D1718187

Therapielexikon Endokrinologie und Stoffwechselkrankheiten

G. K. STALLA (Hrsg.)

Therapielexikon Endokrinologie und Stoffwechselkrankheiten

Mit 79 Abbildungen und 151 Tabellen

2007

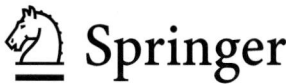 Springer

Prof. Dr. med. GÜNTER K. STALLA
Innere Medizin, Endokrinologie und Klinische Chemie
Max-Planck-Institut für Psychiatrie
Kraepelinstr. 2–10
80804 München
Deutschland

ISBN 978-3-540-20937-9 Springer Medizin Verlag Heidelberg

Bibliografische Information der Deutschen Nationalbibliothek
Die Deutsche Nationalbibliothek verzeichnet diese Publikation in der Deutschen Nationalbibliografie; detaillierte
bibliografische Daten sind im Internet über http://dnb.d-nb.de abrufbar.

Springer Medizin Verlag
Ein Unternehmen von Springer Science+Business Media
springer.de
© Springer Medizin Verlag Heidelberg 2007

Planung: Sandra Fabiani, Heidelberg
Redaktion: Andrew Spencer, Heidelberg
Technische Redaktion: Frank Krabbes, Heidelberg
Umschlaggestaltung: deblik, Berlin
Satz: LE-TEXJelonek, Schmidt & Vöckler GbR, Leipzig
Gedruckt auf säurefreiem Papier   SPIN 10874354   14/2109 – 5 4 3 2 1 0

Vorwort

Sehr geehrte Kolleginnen und Kollegen,

die Themenbereiche Endokrinologie und Stoffwechselkrankheiten haben in den letzten Jahrzehnten einen außerordentlichen Wissenszuwachs zu verzeichnen, der an die einzelnen Ärzte große Anforderungen stellt. Das teils hochspezialisierte Fachwissen, das zum Teil nur in speziellen Fachzeitschriften vermittelt wird, verlangt einen hohen individuellen Aufwand, um auf dem aktuellen Wissensstand zu bleiben. Unter diesem Aspekt schien es dem Herausgeber wichtig, dem interessierten Leser einen schnellen Zugriff zum derzeitigen Kenntnisstand der Krankheitsbilder, Verfahren, Symptome/Syndrome und Medikamente der Gebiete Endokrinologie, Stoffwechselkrankheiten und Diabetologie zu ermöglichen, wofür die Suchmethodik eines Lexikons ideal geeignet erscheint. Die Inhalte der einzelnen Stichworte sind dabei im Vergleich zu einem Lehrbuch komprimierter und auf das wesentliche beschränkt, wodurch ein schneller Überblick erzielt wird. Eine detaillierte Darstellung aller Einzelaspekte wie in einem Fachbuch ist in diesem Rahmen nicht möglich und auch nicht vorgesehen.

Praxisrelevante Therapievorschläge machen dieses Lexikon zu einem täglichen Wegbegleiter in Ihrem ärztlichen Berufsalltag. Sowohl allgemeinmedizinisch tätige als auch in der Weiterbildung zum Internisten, Endokrinologen/Diabetologen stehende Kolleginnen und Kollegen werden von den rasch verfügbaren Darstellungen der Krankheitsbilder und Anleitungen für die Therapie profitieren. Auch die bereits im Fachgebiet Erfahrenen werden von der großen Bandbreite vertiefender Informationen Nutzen ziehen. Relevante Stichworte aus den angrenzenden präklinischen und grundlagenwissenschaftlichen Themenbereichen wurden bewußt mitaufgenommen, um auch hier entsprechendes Hintergrundwissen zu vermitteln.

Der Herausgeber bedankt sich herzlich bei allen Ko-Autoren und Kollegen aus der Inneren Medizin, Endokrinologie, Diabetologie und den Grundlagenwissenschaften für ihre hervorragenden Beiträge und dem Springer-Verlag, speziell Frau Sandra Fabiani und Herrn Andrew Spencer für die ausgezeichnete Zusammenarbeit in allen Stadien der Entstehung dieses Therapielexikons.

G. K. Stalla
München, September 2006

Autorenverzeichnis

Herausgeber

Prof. Dr. med. GÜNTER K. STALLA
Innere Medizin, Endokrinologie und Klinische Chemie
Max-Planck-Institut für Psychiatrie
Kraepelinstr. 2–10
80804 München
Deutschland

Wissenschaftliche Redaktion

Dr. med. JOHANNA PICKEL
Innere Medizin, Endokrinologie und Klinische Chemie
Max-Planck-Institut für Psychiatrie
Kraepelinstr. 2–10
80804 München
Deutschland
pickel@mpipsykl.mpg.de

Prof. Dr. LUDWIG SCHAAF
Innere Medizin, Endokrinologie und Klinische Chemie
Max-Planck-Institut für Psychiatrie
Kraepelinstr. 2–10
80804 München
Deutschland
schaaf@mpipsykl.mpg.de

Prof. Dr. med. FRITZ JOHANNES SEIF
Falkenweg 10
72076 Tübingen
Deutschland

Autoren

PD Dr. med. CHRISTOPH J. AUERNHAMMER
Klinik Medizinische Klinik II Grosshadern
Klinikum der
Ludwig-Maximilians-Universität
München
Marchioninistr. 15
81377 München
Deutschland
Christoph.Auernhammer@med.uni-muenchen.de

Dr. med. MARTIN BIDLINGMAIER
Medizinische Klinik – Innenstadt
Klinikum der Universität
Ziemssenstr. 1
80336 München
Deutschland
Martin.Bidlingmaier@med.uni-muenchen.de

Prof. Dr. med. PETER BOTTERMANN
August-Macke-Weg 8
81477 München
Deutschland
peter.bottermann@lrz.tum.de

Prof. Dr. med. KARL-MICHAEL DERWAHL
Medizinische Klinik und Institut für
klinische Forschung und Entwicklung, St.
Hedwig Kliniken GmbH
Akademisches Lehrkrankenhaus der
Charité
Grosse Hamburger Str. 5–11
10115 Berlin
Deutschland
m.derwahl@Alexius.de

Dr. med. HORST FELDMEIER
Ohlauer Str. 51
80997 München
Deutschland
feldmeier@gmx.de

Dr. med. BIRGIT GERBERT
Medizinische Klinik III
Universitätsklinik Dresden
Fetscherstr. 74
01307 Dresden
Deutschland
bgerbert@rcs.urz.tu-dresden.de

Dr. med. Dipl. Chem. WALTER GREIL
Hermann-Schmid-Str. 2
80336 München
Deutschland
endokrinologie-muenchen@facharzt.de

Dr. med. BODO GUTT
Klinikum München-Bogenhausen, 3.
Med. Abteilung, Endokrinologie,
Diabetologie und Angiologie
Städtisches Klinikum München GmbH
Englschalkinger Str. 77
81925 München
Deutschland
bodo.gutt@kh-bogenhausen.de

Dr. med. FABIAN HAMMER
Division of Medical Sciences, The
Medical School
University of Birmingham
Edgbaston
Birmingham B15 2TT
UK
f.hammer@bham.ac.uk

PD Dr. med. MICHAEL HUMMEL
Krankenhaus München-Schwabing,
Institut für Diabetesforschung und
Medizinische Klinik 3
Städtisches Klinikum München GmbH
Kölner Platz 1
80804 München
Deutschland
Michael.Hummel@lrz.uni-muenchen.de

Dr. med. DIANA IVAN
Zentrum für Innere Medizin, Bereich
Endokrinologie und Diabetologie
Universitätsklinikum Giessen und
Marburg, Standort Marburg
Baldingerstr.
35033 Marburg
Deutschland
ivan@med.uni-marburg.de

PD Dr. med. ONNO E. JANSSEN
Klinik für Endokrinologie, Zentrum für
Innere Medizin
Universitätsklinikum Essen
Hufelandstraße 55
45122 Essen
Deutschland
onno.janssen@uni-essen.de

PD Dr. med. BEATE KARGES
Pädiatrische Endokrinologie und
Diabetologie
Universitätsklinik für Kinder- und
Jugendmedizin
Eythstr. 24
89075 Ulm
Deutschland

PD Dr. Dr. med. MARTIN EKKEHARD KECK
Abteilung für psychiatrische Forschung
Psychiatrische Universitätsklinik Zürich
Minervastr. 145
CH-8032 Zürich
Schweiz
martin.keck@puk.zh.ch

Prof. CHRISTIAN A. KOCH
Division of Endocrinology, Diabetes, and
Metabolism
The University of Missisippi Medical
Center
Jackson, MS 39216
USA
ckoch@medicine.umsmed.edu

PD Dr. HEIKO KRUDE
Institut für Experimentelle Pädiatrische
Endokrinologie
Charité-Universitätsmedizin
Augustenburgerplatz 1
13353 Berlin
Deutschland
heiko.krude@charite.de

Prof. Dr. med. TOBIAS LOHMANN
Klinikum Industriestr.
Städtisches Krankenhaus
Dresden-Neustadt
Industriestr. 40
01129 Dresden
Deutschland
tobias.lohmann@khdn.de

ao. Univ. Prof. Dr. ANTON LUGER
Klinik für Innere Medizin III, Klinische
Abteilung für Endokrinologie und
Stoffwechsel
Medizinische Universität Wien
Währinger Gürtel 18–20
A-1090 Wien
Österreich
anton.luger@meduniwien.ac.at

Dr. med. SUSANNE MIEDLICH
Endocrine Unit
Massachusetts General Hospital
Bulfinch 327, 55 Fruit Street
Boston, MA 02114
USA
smiedlich@partners.org

Dr. TIMO MINNEMANN
I. Medizinische Klinik und Poliklinik
Klinikum der
Johannes-Gutenberg-Universität Mainz
55101 Mainz
Deutschland
timomi@hotmail.com

Dr. med. PANOS NOMIKOS
Neurochirurgische Klinik
Universitätsklinikum Göttingen
Robert-Koch-Str. 40
37075 Göttingen
Deutschland
nomikos@med.uni-goettingen.de

PD Dr. STEPHAN PETERSENN
Klinik für Endokrinologie, Zentrum für
Innere Medizin
Universität Duisburg-Essen
Hufelandstr. 55
45122 Essen
Deutschland

Prof. Dr. med. JOSEF PICHL
Medizinische Klinik des St.
Theresienkrankenhauses
Mommsenstr. 24
90491 Nürnberg
Deutschland
Josef.Pichl@Theresien-Krankenhaus.de

Dr. rer. nat. ULRICH RENNER
Innere Medizin, Endokrinologie und
Klinische Chemie
Max-Planck-Institut für Psychiatrie
Kraepelinstr. 2–10
80804 München
Deutschland
renner@mpipsykl.mpg.de

Prof. Dr. Dr. med. habil. WINFRIED G.
ROSSMANITH
Frauenklinik
Diakonissenkrankenhaus
Diakonissenstr. 28
76199 Karlsruhe
Deutschland
rossmanith@diak-ka.de

PD Dr. med. habil. STEPHAN SCHARLA
Salinenstr. 8
83435 Bad Reichenhall
Deutschland
Dr.Scharla@t-online.de

Dr. med. H. SCHNEIDER
Innere Medizin, Endokrinologie und
Klinische Chemie
Max-Planck-Institut für Psychiatrie
Kraepelinstr. 2–10
80804 München
Deutschland
schneider@mpipsykl.mpg.de

PD Dr. med. BERND SCHULTES
Adipositaszentrum
Kantonspital St. Gallen
Heidenerstr. 11
CH-9400 Rorschach
Schweiz
bernd.schultes@kssg.ch

PD Dr. med. JOCHEN SEUFERT
Medizinische Klinik II und Poliklinik,
Schwerpunkt Stoffwechsel,
Endokrinologie und Molekulare Medizin
Universitätsklinikum Würzburg
97070 Würzburg
Deutschland
j.seufert@mail.uni-wuerzburg.de

PD Dr. CHRISTINE SPITZWEG
Klinikum Großhadern, Medizinische
Klinik und Polyklinik II
Ludwig-Maximilians-Universität
München
Marchioninistr. 15
81377 München
Deutschland
Christine.Spitzweg@med2.med.uni-
muenchen.de

Dr. med. MARIA TICHOMIROVA
Service d'Endocrinolgy
C.H.U. de Liège
Domaine Universitaire du Sart-Tilman
4000 Liège
Belgien

PD Dr. med. EBERHARD UHL
Klinikum Großhadern, Neurochirurgische
Klinik
Ludwig-Maximilians-Universität
Marchioninistr. 15
81377 München
Deutschland
eberhard.uhl@med.uni-muenchen.de

Dr. med. GREISA VILA
Universitätsklinik für Innere Medizin III,
Klinische Abteilung für Endokrinologie
und Stoffwechsel
Medizinische Universität Wien
Währinger Gürtel 18–20
A-1090 Wien
Österreich
greisa@mpipsykl.mpg.de

PD Dr. med. HENRI WALLASCHOFSKI
Abteilung für Gastroenterologie,
Endokrinologie und Ernährungsmedizin
Ernst-Moriz-Arndt-Universität Greifswald
Friedrich-Loeffler-Str. 23a
17487 Greifswald
Deutschland
henri.wallaschofski@uni-greifswald.de

Univ. Prof. Dr. med. MATTHIAS M. WEBER
I. Medizinische Klinik und Poliklinik,
Schwerpunkt Endokrinologie und
Stoffwechselerkrankungen
Klinikum der
Johannes-Gutenberg-Universität Mainz
55101 Mainz
Deutschland
MMWeber@uni-mainz.de

Prof. Dr. med. CHRISTIAN WÜSTER
Praxis für Endokrinologie
Bahnhofplatz 2
55116 Mainz
Deutschland
Wuester@endokrinologie-mainz.de

Lexikalischer Teil

Abadie-Zeichen

Synonyme

Dalrymple-Zeichen.

Englischer Begriff

Abadie's sign.

Definition

Der Krampf des Musculus levator palpebrae superior mit Retraktion des oberen Augenlids (Sclera ist sichtbar über Hornhaut) beim M. Basedow wird als Abadie-Zeichen benannt.

Abbruchblutung

Synonyme

Entzugsblutung.

Englischer Begriff

Withdrawal bleeding.

Definition

Leichte bis mäßige Blutung aus der Gebärmutterschleimhaut (Endometrium) bedingt durch Östrogen- oder Progesteronentzug.

Weiterführende Links

► Hormonentzugsblutung

Abdominelle (viscerale) Adipositas

► Adipositas, androider Typ

Abmagerungsmittel

Substanzklasse

Abmagerungsmittel/Appetitzügler.

Gebräuchliche Handelsnamen

Reductil, Xenical.

Indikationen

Patienten mit einem BMI $\geq$ 30 kg/m^2, Patienten mit einem BMI $\geq$ 27 kg/m^2, bei denen Adipositas-bedingte Risikofaktoren wie Diabetes mellitus Typ 2 oder Dyslipidämie vorliegen.

Wirkung

Xenical (Orlistat) ist ein selektiver Lipaseinhibitor. Reductil (Sibutramin) – ein selektiver Noradrenalin – und Serotonin Reuptake Inhibitor.

Dosierung

Xenical –1 Kapsel 120 mg vor, während oder bis zu 1 Stunde nach jeder Hauptmahlzeit.
Reductil –1 × 10–15 mg/Tag.

Darreichungsformen

Kapseln.

Kontraindikationen

Xenical – chronische Malabsorptionssyndrom, Cholestase. Reductil – Hypertonie, KHK, psychiatrische Erkrankungen u.a.

Nebenwirkungen

Xenical – Fettstühle, Blähungen, gelegentlich Bauchschmerzen. Reductil – Tachykardie, Hypertonie, Flush, Appetitlosigkeit, Obstipation, Übelkeit, Mundtrockenheit, Schlafstörungen.

Wechselwirkungen

Xenical (Orlistat): Es liegen keine Studien vor. Eventuell verminderte Resorption fettlöslicher Stoffe (z.B. Vit. D, E, Cyclosporin). Reductil – Medikamente mit Einfluss auf die CYP3A4-Aktivität, Migränemittel und auch Arzneimittel, die Blutdruck und Herzfrequenz beeinflussen können.

Pharmakodynamik

Orlistat inhibiert die Spaltung der Nahrungsfette im Magen-Darm-Trakt und vermindert die aufgenommenen Fette um ca. 30 %. Sibutramin hemmt zentral die Wiederaufnahme von Noradrenalin und Serotonin, dadurch steigert es das Sättigungsgefühl und den Energieverbrauch, reduziert auch die Energiezufuhr.

Abrahamstrauch

▶ Mönchspfefferfruchtextrakt

Absonderung

▶ Sekretion

Abt-Letterer-Siwe-Syndrom

▶ Hand-Schüller-Christian-Krankheit

Acarbose

Substanzklasse

α-Glukosidasehemmer, orales Antidiabetikum.

Gebräuchliche Handelsnamen

Glucobay, Precose.

Indikationen

Acarbose wird als Zusatztherapie des Diabetes mellitus in Verbindung mit diätetischen Maßnahmen eingesetzt.

Wirkung

Es handelt sich um ein Pseudotetrasaccharid, das keine reaktive Gruppe hat und durch α-Glukosidase nicht abgebaut werden kann, aber es kommt zu einer Bindung des Enzyms an das Oligosaccharid. Dadurch hemmt Acarbose kompetitiv intestinale α-Glukosidase und verzögert die Resorption von Kohlenhydraten im Darm und die weitere Aufnahme der Einfachzucker ins Blut. Hierdurch wird die postprandiale Blutzuckerspitze abgeflacht und anschließend kommt eine Verminderung des Nüchternblutzuckers vor.

Dosierung

Beginn: einschleichend mit 3 × 50 mg. Je nach Blutzuckerwert: bis 3 × 100 mg.

Darreichungsformen

Tabletten.

Kontraindikationen

Patienten unter 18 Jahren, schwangere Frauen und stillende Mütter. Darmerkrankungen mit deutlichen Verdauungs- und Resorptionsstörungen. Zustände, die sich durch verstärkte Gasbildung im Darm verschlechtern können: beispielsweise größere Eingeweidebrüche, Verengungen und Geschwüre des Darms und der Roemheldsche Symptomenkomplex. Schwere Niereninsuffizienz (Kreatinin-Clearance < 25 ml/min).

A

Nebenwirkungen

Starke Blähungen mit Darmgeräuschen, Flatulenz, Bauchschmerzen und gelegentlich Durchfall (durch bakteriellen Abbau im distalen Darm), selten Übelkeit und Verstopfung. In Einzelfällen Subileus und Ileus. Sehr selten Leberenzymanstieg und Abfall des Serum-Eisens. In Einzelfällen: Überempfindlichkeitsreaktionen, Hepatitis und/oder Gelbsucht, periphere Ödeme.

Wechselwirkungen

Cholestyramin, Antazida, Darmadsorbentien wie beispielsweise Kohletabletten und Präparate mit Verdauungsenzymen: mögliche Herabsetzung der Acarbose-Wirkung. Andere orale Antidiabetika und Insulin: Unterzuckerungsgefahr. Digoxin: herzwirksames Glykosid Digoxin wird aus dem Darm reabsorbiert und seine Wirkung kann durch Acarbose verringert werden.

Pharmakodynamik

Acarbose wird schwer absorbiert. Metaboliten entstehen durch Acarboseabbau von α- und β-Amylasen im Intestinum.

ACE

▶ Angiotensin-Konversionsenzym

Acetyl-17β-Methyl-17-Östradiene-4,9dione-3,20

▶ Demegeston

Achard-Thiers-Syndrom

Synonyme

Diabetes in bearded women; diabetic-bearded woman syndrome; diabète des femmes à barbe.

Englischer Begriff

Achard-Thiers syndrome.

Definition

Das Achard-Thiers-Syndrom betrifft postmenopausale Frauen und wird durch Diabetes mellitus, Adipositas und die Entwicklung der sekundären männlichen Geschlechtsmerkmale (Virilisierung) charakterisiert.

Symptome

Kombinierte Eigenschaften des adrenogenitalen Syndroms und Cushing Syndroms. Tiefe männliche Stimme, vermehrte Gesichtsbehaarung, Klitorishypertrophie, stammbezogene Adipositas und Hyperplasie oder Adenome der Nebennierenrinde. Amenorrhoe, Hypertonie, und Osteoporose sind oft vorhanden. Möglicherweise vermehrte Frequenz des Gebärmutterkrebs und der Tumoren oder Hyperplasie der Nebennierenrinde. Pathologische Befunde schließen auch Leberzirrhose, Atrophie oder Sklerose der Eierstöcke und eine Zunahme in der Größe der Langerhans-Inseln ein.

Allgemeine Maßnahmen

Lebensmodifikation

Siehe ▶ Diabetes mellitus.

Diät

Siehe ▶ Diabetes mellitus.

Therapie

Dauertherapie

Siehe Therapie von ▶ Diabetes mellitus.

Operativ/strahlentherapeutisch

Partielle operative Entfernung der Nebennieren, besonders, wenn ein Tumor vorhanden ist.

Literatur

1. E. C. Achard, J. Thiers (1921) Le virilisme pilaire et son association à l'insuffisance glycotique (diabète des femmes à barbe). Bulletin de l'Académie Nationale de Médecine, Paris 3 sér. 86:51–56

Achlorhydrie

Definition

Achlorhydrie entsteht durch die Atrophie der säurebildenden Magenschleimhaut infolge einer Autoimmungastritis (Chronische Gastritis Typ A) mit Bildung von Antikörpern gegen Parietalzellen und gegen den Intrinsic-Factor.

Acidum aceticum

▶ Essigsäure-Derivate

Acne

▶ Akne

Acne vulgaris

▶ Akne

ACTH

▶ adrenokortikotropes Hormon

ACTH-Präkursor

▶ Pro-Opiomelanocortin

ACTH-Resistenz

▶ ACTH-Unempfindlichkeit

ACTH-Syndrom, ektopes

Englischer Begriff

Ectopic ACTH syndrome.

Definition

Sekretion von ACTH von nicht hypophysären Tumoren, am häufigsten kleinzellige Bronchialkarzinome, Karzinoide u.a. Pankreas-, Nieren-, Kolon-, Ovarialkarzinome, C-Zell-Karzinome der Schilddrüse.

Symptome

Hyperpigmentierung bedingt durch erhöhtes ACTH. Metabolische Manifestation infolge akuter Salz-Retention, Glukoneogenetische Effekte der extremen Hyperkortisolämie werden durch Blutdruckanstieg, Ödem, Hypokaliämie, Muskelschwäche und Glukose-Intoleranz charakterisiert. Typischer Cushing-Habitus fehlt oft. Hirsutismus ist ungewöhnlich.

Diagnostik

Hypokaliämische, hypernaträmische Alkalose.
Niedrig dosierter Dexamethason-Hemmtest: keine Kortisol-Supression im Serum.
Freies Kortisol im 24-Stunden-Urin sowie Kortisolspiegel im Serum (mit aufgehobener Tagesrhythmik) erhöht.
Differenzialdiagnose zwischen eutoper und ektoper ACTH-Produktion.
Deutlich erhöhter basaler ACTH-Spiegel.
CRH-Stimulation-Test: keine Stimulation von Plasma-ACTH und Serum-Kortisol.
Dexamethasonhemmtest mit 8 mg über Nacht: meist keine Suppression der Kortisolspiegel.
Katheterisierung des Sinus petrosus inferior: kein Unterschied zwischen zentralen

(im Sinus petrosus inferior) und peripheren ACTH-Spiegeln.

Tumorsuche: bildgebende Verfahren (Röntgen, Sonographie, CT, Kernspintomographie, Octreoscan).

Differenzialdiagnose

Ektopes Cushing-Syndrom siehe Diagnostik.

Therapie

Dauertherapie

Bei inoperablen Tumoren Behandlung mit Octreotid (Sandostatin) 300 µg/Tag s.c. oder adrenostatische Therapie mit Ketokonazol (Nizoral) 0,6 g/Tag, Aminoglutethimid (Orimeten) 1–2 g/Tag, Metyrapon (Metopiron) 2–4,2 g/Tag, Etomidat (Hypnomidate) 2,5–30 mg/Stunde i.v., o'p'DDD (Lysodren) 2–12 g/Tag.

Operativ/strahlentherapeutisch

Entfernung des ACTH-sezenierenden Tumors. In einzelnen Fällen bei inoperablen Tumoren beidseitige Adrenalektomie.

Nachsorge

Bei langsam wachsenden Tumoren Verlaufskontrolle jeden 6.–12. Monat: Labor. Octreoskan, MRT.

Prognose

In der Regel schlecht. Die meisten Patienten sterben innerhalb von einem Jahr. Bei langsam wachsenden Tumoren überleben die Patienten länger als eine Dekade.

Literatur

1. Müller OA, Emons G, Fahlbusch R, et al. (2003) Hypothalamus und Hypophyse. In: Lehnert H (Hrsg) Rationelle Diagnostik und Therapie in Endokrinologie, Diabetologie und Stoffwechsel. Georg Thieme Verlag, Stuttgart, S 17
2. Orth DN und Kovacs WJ (1998) The adrenal cortex. In: Wilson JD, Foster DW, Kronenberg HM, Larsen PR (Hrsg) Williams Textbook of Endocrinology, 9th edn. WB Saunders, Philadelphia, S 586–589
3. Werder K von (1998) Klinische Neuroendokrinologie. Springer-Verlag, Berlin Heidelberg New York

ACTH-Test

A

Synonyme

Synacthen-Test.

Definition

Gabe von ACTH-Präparaten zur Stimulation der Kortisol-Sekretion in der Nebennierenrinde. Test für die Diagnostik Nebennierenrindeninsuffizienz und zum Nachweis eines homozygoten oder heterozygoten Steroidbiosynthesedefekts.

Voraussetzung

Morgens beim nüchternen Patienten. Bei Frauen am 3.–8. Zyklustag. Ovulationshemmer müssen vorher abgesetzt werden.

Kontraindikationen

Vorbehandlung mit ACTH oder Überempfindlichkeit gegen ACTH (BNS-Anfälle im Säuglingsalter unter ACTH-Therapie).

Durchführung

Blutentnahme der Basalwerte von Kortisol, 17-Hydroxy-Progesteron, DHEAS, Androstendion, Testosteron. Danach intravenöse Gabe von 25 IE (250 µg) synthetischem ACTH 1-24 (1 Ampulle Synacthen). Säuglinge bis zu 12 Monaten bekommen 125 µg. Blutentnahme nach 60 Minuten für die Bestimmung der Messparameter.

Bewertung

Bei einem Anstieg des Kortisols im Plasma/Serum um mehr als 200 ng/ml (500 nmol/l) nach 60 Minuten ist eine Nebennierenrindeninsuffizienz ausgeschlossen. Die Nebennierenrindeninsuffizienz ist durch einen erniedrigten basalen Kortisolwert und einen fehlenden oder ungenügenden Anstieg des Kortisols dargestellt.

Ein Anstieg von 17-Hydroxy-Progesteron um mehr als 2,6 ng/ml in 80 % der Fälle spricht für einen heterozygoten 21-Hydroxylase-Defekt bei normalen Basalwerten, während bei klassischen Verlaufsformen aus 21-Hydroxylase-Mangels das Serum-17-Hydroxy-Progesteron bereits um mehr als 10 µg erhöht ist. Ein 17-Hydroxy-Progesteron/Desoxykortikosteron-Quotient ist nach der Injektion bei Heterozygoten größer als 12.

Bei 3β-Hydroxysteroiddehydrogenase-Defekt sind DHEA, Pregnenolon, 17-OH-Pregnenolon basal und nach der Stimulation erhöht.

ACTH-Unempfindlichkeit

Synonyme

ACTH-Resistenz.

Englischer Begriff

Adrenocortical nonresponsiveness.

Definition

ACTH-Unempfindlichkeit ist eine Gruppe der seltenen Krankheiten mit verminderter Empfindlichkeit der Rezeptoren für ACTH in der Nebennierenrinde mit Symptomen der Nebenniereninsuffizienz. In den meisten Fällen handelt es sich um eine Erbkrankheit, aber manchmal tritt auch eine erworbene Störung mit Antikörperbildung gegen ACTH-Rezeptoren auf. Bisher wurden zwei erworbene Störungen beschrieben: autosomal-rezessiv erblicher familiärer Glukokortikoidmangel und Allgrove-Syndrom.

Symptome

Familiärer Glukokortikoidmangel tritt im frühen Kindesalter mit Symptomen der Nebenniereninsuffizienz (z.B. Hyperpigmentation, Hypoglykämie, Schwäche, Müdigkeit) ohne Mineralokortikoidmangel auf, d. h. keine Elektrolytstörungen, keine Dehydratation und Salzverlust. Minerakortikoidproduktion in der Nebennierenrinde liegt primär unter Kontrolle des Angiotensins II und ist relativ unabhängig von ACTH.

Mehrere Patienten mit familiärem Glukokortikoidmangel sind sehr groß, weisen aber keine Wachstumshormonstörungen auf.

Allgrove-Syndrom oder AAA-Syndrom ist charakterisiert durch Nebenniereninsuffizienz mit Achalasie des Ösophagus, Alakrimie (unzureichende Tränenproduktion). Oft wird es von neurologischen Symptomen wie mentaler Retardation, optischer Atrophie, Ataxia, Hyperreflexie oder Taubheit begleitet.

Diagnostik

Im Serum Kortisol erniedrigt, ACTH deutlich erhöht, Renin und Aldosteron liegen im Normbereich. ACTH-Stimulationstest: kein Kortisol-Anstieg.

DD zwischen familiärem Glukokortikoidmangel und AAA-Syndrom: Schirmer Test für Tränenproduktion und Röntgenuntersuchung mit dem Bariumschluck.

Bei AAA-Syndrom kann auch Mineralokortikoidinsuffizienz (niedriger Aldosteron-Spiegel, Hyponatriämie, Hyperkaliämie und metabolische Azidose) vorkommen.

Differenzialdiagnose

AGS, Adrenoleukodystrophie, Nebenniereninsuffizienz anderer Genese.

Therapie

Dauertherapie

Lebenslang Hydrokortisonsubstitution 15–18 mg/m^2/Tag.

Bei AAA-Syndrom artifizielle Tränen und Fludrokortison, wenn Mineralkortikoidinsuffizienz vorhanden ist.

Operativ/strahlentherapeutisch

AAA-Syndrom – Ösophagusdilatation oder Kardiomytomie nach Heller.

Literatur

1. Clark AJL, Weber A (1998) Adrenocorticotropin insensitivity syndroms. Endocrine reviews 19(6):828–843

2. Diaz A, Carrillo A, Danon M (2000) Adrenal in-
    sufficiency, alacrima, ahalasia and neurologic ab-
    normalities in a child with failure to thrive. Inter-
    national Pediatrics 15(3):159–162

Activating Follicle Stimulating Hormone

▶ Aktivin

ADAM

▶ Androgendefizit, des alternden Mannes

Addison, Morbus

Synonyme

Primäre Nebennierenrindeninsuffizienz.

Englischer Begriff

Addison's disease.

Definition

Primäre, chronische Nebennierenrindeninsuffizienz.

Symptome

Abhängig von der Geschwindigkeit und
Ausmaß (ca.90 %) des Verlustes der Nebennierenrindenfunktion.
100 %: Adynamie, Leistungsinsuffizienz,
Gewichtsverlust, Appetitlosigkeit.
95 %: Übelkeit, Erbrechen, Hyperpigmentierung von Haut und Schleimhäuten.
90 %: Hypotension.
30 %: Hypoglykämien.
15 %: Salzhunger, Muskelschmerzen.

Diagnostik

Serum-Kortisol, Plasma-ACTH, ACTH-
Stimulationstest.

Differenzialdiagnose

Häufigste Ursachen der primären Nebennierenrindeninsuffizienz:

- Autoimmunadrenalitis ca. 70 %
- Infektionen (Tbc, AIDS usw.)ca. 20 %
- Adrenoleukodystrophie ca. 1–5 %
- Metastasen selten
- Bilaterale Infarkte bzw. Hämorrhagien
  selten.

Allgemeine Maßnahmen

Lebensmodifikation

Notfallpass für den Patienten und mitbetreu-
ende Ärzte.

Diät

Keine.

Therapie

Kausal

Substitutiontherapie Glukokortikoide: Individuell nach Leistungsfähigkeit und ge-
wichtsadaptiert. In der Regel 20–30 mg
Hydrokortison in mehreren Einzeldosen.
Anpassung in Stresssituationen bis zu
200 mg/Tag. Hydrokortison als Medikament ist zu bevorzugen, wobei Kortisonazetat oder Dexamethason auch möglich
sind.
Substitutionstherapie Mineralokortikoide:
Fludrokortison 0,05–0,2 mg/Tag.
Ziel der Substitutionstherapie: Subjektives
Wohlbefinden bei körperlicher Leistungsfähigkeit, stabilem Körpergewicht, normalen
Blutdruckwerten, ausgeglichenen Seru-
melektrolyten. Plasmareninaktivität im
mittleren bis oberen Normbereich. Bei Adrenoleukodystrophie zusätzlich diätetische
Therapie und Zusatz von Triolein.
Bei Tuberkulose: Tuberkulostatische Therapie.

Probetherapie

Bei Verdacht auf Addison Krise, intensivmedizinische Überwachung, Asservieren
von Serum zur späteren Bestimmung von

Kortisol und Substitution von Hydrokortison 100 mg alle 6 Stunden per infusionem zusätzlich langsamer Ausgleich der Serum-Elektrolyte und der hypotonen Dehydratation.

Akuttherapie

Siehe Therapie kausal bzw. Probetherapie.

Dauertherapie

Siehe Therapie kausal.

Operativ/strahlentherapeutisch

Keine.

Bewertung

Wirksamkeit

Gut.

Verträglichkeit

Individuell verschieden, überwiegend gut.

Pharmakoökonomie

Keine Angaben.

Nachsorge

Regelmäßig erforderlich.

Prognose

Unter adäquater Therapie gut.

Addison-Krise

Symptome

1856 wurden von Addison die typischen Symptome der später nach ihm benannten Erkrankung wie Braunverfärbung der Haut, allgemeine Schwäche und Ermüdbarkeit, Gewichtsverlust, arterielle Hypotonie, Übelkeit, Brechreiz und Erbrechen, Abdominalschmerzen, Muskelschmerzen und Salzhunger beschrieben.

Ursache ist ein zunehmender Funktionsverlust der Nebennierenrinde mit zunehmendem Ausfall der Produktion des Glukokortikosteroids Kortisol, des Mineralokortikosteroids Aldosteron sowie der Androgene der Nebennierenrinde.

Neben der klinischen Symptomatik und den Leitsymptomen der Hyperpigmentierung als Folge der extrem gesteigerten ACTH- und der damit verbundenen MSH-Ausschüttung sind besonders eine arterielle Hypotonie und laborchemisch ein erniedrigter Natrium- und erhöhter Kaliumspiegel (Mineralokortikosteroidverlust) auffällig.

Ursache sind entzündliche (heute überwiegend Immunadrenalitis, früher Tbc) oder, seltener, tumoröse Zerstörungen (Metastasen zum Beispiel eines Bronchialkarzinoms) der Nebennieren, bei längeren Bestehen einer hochdosierten Glukokortikoidtherapie auch eine funktionelle Atrophie der Nebennierenrinde.

Diagnostik

Leitsymptom ist die Diskrepanz zwischen dem „gesunden" Aussehen („gesunde, braune Hautfarbe") und dem subjektiven Mißempfinden.

Bei akuten Belastungssituationen kann die Kortisolproduktion nicht gesteigert werden, um dem Streß adäquat zu entsprechen. Es kommt zur akuten Dekompensation mit Erbrechen, psychischen Veränderungen, zunehmender Bewußtseinseintrübung bis zur Bewusstlosigkeit, Blutdruckabfall, Kreislaufzusammenbruch und Tod.

Differenzialdiagnose

Cave: Übelkeit, Erbrechen, Bauchschmerzen, Abwehrspannung (Pseudoperitonitis bei Exsikkose und Elektrolytverschiebung) → Fehldiagnose „akutes Abdomen" → Laparatomie (nicht kompensierbare Belastungssituation) → Tod!

Therapie

Akuttherapie

Sofort handeln, Zeitverlust vermeiden!

- 50 mg Prednisolon i.v.
- Infusion isotoner Kochsalzlösung
- Einweisung in Intensivstation.

Memo: Jeder Addison-Patient soll ständig Attest bei sich tragen, aus dem Art der Erkrankung und sofort einzuleitende Notfallmaßnahmen hervorgehen.

Addison-Schilder-Syndrom

► Adrenoleukomyelopathien

Adenohypophyse

Synonyme

Hypophysenlappen.

Englischer Begriff

Anterior pituitary; adenohypophysis; anterior pituitary lobe.

Definition

Endokrine Drüse, der vordere Hauptteil der Hypophyse.

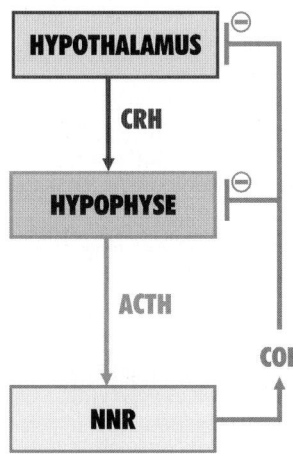

Adenohypophyse, Abb. 1 Steuerung der Synthese und Sekretion der Hypophysenvorderlappenhormone am Beispiel der kortikotropen Achse (NNR: Nebennierenrinde, CRH: Kortikotropin-Releasing Hormon, ACTH: Adrenokortikotropes Hormon, COR: Kortisol).

Grundlagen

Entwicklung aus dem Mundhöhlenektoderm (Rathke Tasche). Unterteilung in die pars distalis, tuberalis und intermedia. Bildungsort von Hypophysenhormonen mit direkter Wirkung: Prolaktin und Somatotropin (STH, Wachstumshormon) und von Hormonen, die die Funktion untergeordneter endokriner Drüsen regulieren: adrenokortikotropes Hormon (ACTH), luteinisierendes Hormon (LH), follikelstimulierendes Hormon (FSH), thyreoideastimulierendes Hormon (TSH, Thyreotropin). Die Steuerung der Hormonsynthese und -sekretion erfolgt über die sog. Releasing-Hormone (RH, Neurohormone), die vom Hypothalamus produziert werden und über ein dichtes Kapillarnetz (Pfortadergefäße der Hypophyse) zur Adenohypophyse gelangen. Darüber hinaus unterliegt der Hypophysenvorderlappen einer negativen Feedback-Kontrolle über die in der Peripherie freigesetzten Hormone der Zieldrüsen. Ein partieller oder kompletter Ausfall der Adenohypophyse führt zu einem Hormonmangel (Hypopituitarismus), der mit spezifischen Symptomen einhergeht und lebensbedrohlich sein kann.

Weiterführende Links

► Hypophysenvorderlappen

Adenom, autonomes der Schilddrüse

Synonyme

Toxisches Adenom der Schilddrüse; heißer Knoten; toxischer Knoten; unifokale Autonomie der Schilddrüse.

Englischer Begriff

Autonomous adenoma of the thyroid; toxic adenoma; hyperfunctioning solitary nodule; toxic nodule.

Definition

Das autonome Adenom (AA) ist eine benigne epitheliale Neoplasie, die durch somatische Mutation aus Thyreozyten hervorgegangen ist. In über 90 % der Adenome findet man eine somatische Gain-of-function-Mutation des Genes für den TSH-Rezeptor oder des $G_{s\alpha}$-Proteins, was zu einer konstitutiven Aktivierung dieser Signaltransduktionsproteinein in den Thyreozyten führt. Diese konstitutive Aktivierung bewirkt die Akkumulation von Iodid sowie die Synthese und Sekretion von Schilddrüsenhormon unabhängig vom regulierten, hypophysären TSH, so daß sich bei gewissem Ausmaß dieser autonomen Sekretion eine Hyperthyreose entwickelt. Das AA proliferiert lokal und ist meist monoklonal. Histologisch liegt häufig ein follikuläres ▶ Schilddrüsenadenom mit fokalen papillären Strukturen vor und ist fast immer von einer bindegewebigen Kapsel umgeben, zeigt eine weitgehend gleichförmige Zell- und Gewebestruktur und unterscheidet sich deutlich vom umgebenden normalen Schilddrüsenparenchym. Das AA ist nicht der globalen thyreoidalen Organstruktur untergeordnet. In extrem seltenen Fällen metastasiert ein klinisch und szintigraphisch diagnostiziertes AA, so daß es sich dadurch als „autonomes" Karzinom manifestiert.

Symptome

Tastbarer, meist schmerzloser Knoten in der Schilddrüse, meist solitär, selten multipel, mit der Schilddrüse schluckverschieblich, dabei zervikale Lymphknoten in der Regel nicht vergrößert. Sobald die Sekretionsleistung des AA die der gesunden Schilddrüse übersteigt, entwickelt sich die Symptomatik einer Hyperthyreose mit Hypersympathikotonus und Hypermetabolismus, aber ohne Basedow-Zeichen, insbesondere ohne Orbitopathie (siehe ▶ Hyperthyreose).

Diagnostik

Basislaborparameter: TSH basal, fT_4, fT_3, TPO-Antikörper; Thyreoglobulin (TG) mit TG-Antikörper. Bei der Ultraschalluntersuchung scharf begrenzter Rundherd, meist mit echoarmem Randsaum. Das Knotenparenchym ist typischerweise homogen echoarm, bisweilen zentral mit Nekrosen und liquiden Einschmelzungen. Bei der Doppler-Sonographie häufig Gefäßreichtum im Randsaum. Bei der ^{99m}Technetium- oder ^{123}Iod-Szintigraphie entspricht die konzentrierte fokale Speicherung über dem AA und die fehlende Speicherung über dem restlichen normalen Schilddrüsenparenchym einem *dekompensierten AA*, d.h. mit Hyperthyreose und supprimiertem TSH. Ist die Speicherung über dem AA betont mit nur gradueller Minderspeicherung über der Restschilddrüse, dann liegt ein *kompensiertes AA* vor, d.h. ohne Hyperthyreose mit TSH im unteren Normbereich. Die meist überflüssige Punktionszytologie zeigt follikuläre Zellcharakteristika, bisweilen auch papilläre Strukturen mit sogenannten Milchglaskernen.

Differenzialdiagnose

Der Schilddrüsenknoten ist gegenüber einer Vielzahl von knotigen Schilddrüsenveränderungen abzugrenzen (siehe ▶ Struma nodosa). Die fokale Mehrspeicherung im Szintigramm über dem scharf begrenzten, homogen echoarmen Knoten ist für ein AA praktisch pathognomonisch. Nicht autonome Schilddrüsenadenome (▶ Schilddrüsenadenom) und Schilddrüsenkarzinome (▶ Schilddrüsenkarzinom) zeigen in der Regel Speicherdefekte. Liegt ein dekompensiertes AA vor, dann ist es von anderen Hyperthyreoseformen zu differenzieren, wie M. Basedow, multifokale Autonomie in einer Struma multinodosa, Hyperthyreose bei Thyreoiditiden u.a.

Therapie

Kausal

Die nuklearmedizinische Ablation des AA mit Radioiod (^{131}Iod, β- und γ-Strahler) ist die Therapie der Wahl, da dabei nur eine vertretbare Strahlenbelastung, aber kein Narkose- und Operationsrisiko bedacht werden muß. Die β-Strahlung führt zur apoptotischen Nekrose des AA. Hierfür günstig ist die Konstellation des dekompensierten AA ohne thyreostatische Vorbehandlung, wobei die hyperthyreote Symptomatik mit Propranolol, 3 bis 4 mal täglich 10–20 mg oral, mitigiert wird. Bei der Konstellation des kompensierten AA kann unter Kontrolle der Stoffwechsellage (basales TSH) bei bestimmten Begebenheiten bis zur Dekompensation zugewartet werden; dennoch ist eine Radioiodtherapie angezeigt. Dazu wird vor der Radioiodapplikation mit Levothyroxin vorbehandelt in einer Dosis, die TSH vollständig supprimiert (TSH < 0,1 mE/l). Dadurch wird die Strahlenbelastung des gesunden Schilddrüsenparenchyms minimiert. Die resultierende Hyperthyreose wird symptomatisch mit Propranolol behandelt. Bei der Radioiodtherapie wird eine Herddosis (D) von 300–400 Gy angestrebt. Je nach Adenomgröße (V= sonographisches Volumen in ml), effektiver Halbwertszeit (T) und maximale Speicherung (S in %) ergibt sich die zu applizierende ^{131}Iod-Aktivität (A in MBq) nach der Marinelli-Formel mit einem Proportionalitätsfaktor γ= 25: A= γ(D x V)/(T x S). Dazu ist vorausgehend eine individuelle Radioiodspeicherdynamik zu erstellen. (Siehe auch ▶ ^{131}Iodtherapie und ▶ Radioiodtherapie). Die Radioiodtherapie ist in der Schwangerschaft kontraindiziert.

Für die chirurgische Entfernung eines AA ist die Konstellation des kompensierten AA günstig, denn dann ist eine thyreostatische Vorbehandlung nicht erforderlich. Beim dekompensierten AA allerdings ist vor der Operation mit einem Thyreostatikum eine Euthyreose zu erzielen, um das allgemeine Narkose- und Operationsrisiko gering zu halten.

Auch durch meist mehrmalige Alkoholinstillation ins gekapselte AA unter sonographischer Kontrolle kann eine Heilung herbeigeführt werden. Äthanol nekrotisiert das AA.

Die Hyperthyreose bei AA kann unter gegebenen Umständen vorübergehend thyreostatisch behandelt werden, ohne daß dadurch eine Heilung, d.h. Elimination des AA als Ursache der Hyperthyreose (definitive Heilung) herbeigeführt wird. Nach Absetzen des Thyreostatikums tritt nach einer variablen Latenzzeit wieder eine Hyperthyreose auf.

In Einzelfällen hat eine spontane Nekrose des AA zur dauerhaften Selbstheilung geführt.

Akuttherapie

Eine Akuttherapie ist nur bei thyreotoxischer Krise (siehe ▶ Krise, thyreotoxische) erforderlich.

Dauertherapie

In der Regel ist eine Dauertherapie nicht notwendig, da durch Radioiod, Operation oder Äthanolinstillation immer eine definitive Heilung, d.h. eine Elimination des AA erreicht wird. Bei einer hyperthyreoten Stoffwechsellage kann umstandshalber eine Zeit überbrückende thyreostatische Behandlung mit einem Thionamid in Kombination mit Propranolol notwendig werden. Perchlorat als Thyreostatikum macht für längere Zeit eine Radioiodtherapie unmöglich. Selten ist eine thyreostatische Dauertherapie gerechtfertigt.

Operativ/strahlentherapeutisch

Die ablative Therapie mittels Radioiod, Operation oder Äthanolinstillation ist oben unter kausaler Therapie beschrieben.

Bewertung

Wirksamkeit

In der Regel führt eine einmalige Radioiodtherapie mit optimaler ^{131}Iod-Aktivität nach 2–3 Monaten zur Nekrose des AA und damit zur Heilung. Bei insuffizientem Resultat kann die Radioiodtherapie nach 6–12 Monaten wiederholt werden. Die chirurgische

Therapie resultiert in einer sofortigen Heilung vom Adenom. Bei der Äthanolinstillation sind häufig mehrere Sitzungen notwendig. Thyreostatika können nur eine Hyperthyreose unterdrücken, aber keine Heilung vom Adenom herbeiführen.

Verträglichkeit

Bei der Radioiodtherapie sind akute Nebenwirkungen selten: Wird die Strahlenthyreoiditis schmerzhaft, dann Behandlung mit Eiskrawatte, NSAR und Prednison, bei Tracheitis ebenfalls Prednison, ebenso bei Sialadenitis mit gleichzeitiger Speichelflußförderung durch saure Säfte, bei Zystitis Steigerung der Flüssigkeitszufuhr, bei Gastritis H_2-Blocker oder Protonenpumpenhemmer. Durch die Strahlenbelastung ergibt sich keine statistisch gesicherte Risiokoerhöhung für Malignome, Infertilität, Fehlgeburten oder angeborene Mißbildungen. Die Radioiodtherapie kann auch zur Schädigung des gesunden Schilddrüsengewebes führen mit einer Rate von $< 15~\%$ für die primäre Hypothyreose.

Die operative AA-Entfernung durch Schilddrüsenteilresektion ist belastet mit dem üblichen, altersentsprechenden Narkose- und Operationsrisiko, Wundschmerz und der postoperativen Rekonvaleszenz.

Nach der Äthanolinstillation bisweilen auftretende Schmerzen und Schwellungen werden mit Eiskrawatte, Analgetika (NSAR) und Prednison behandelt.

Bei Behandlung mit Thyreostika ist auf Nebenwirkungen zu achten.

Pharmakoökonomie

Hierüber liegen keine Untersuchungen vor. Eine Heilung mittels Äthanolinstillation dürfte mit dem geringsten Therapie- und Nachsorgeaufwand verbunden sein.

Nachsorge

Überprüfung und Überwachung der Schilddrüsenfunktion. Bei Resthyperthyreose nach Radioiod thyreostatische Behandlung, vorzugsweise mit Thionamiden, und bei Persistenz erneute Indikationsstellung zur definitiven Therapie nach 6–12 Monaten. Bei euthyreoter Heilung vom AA Überprüfung der Stofwechsellage zunächst alle 6 Monate, später alle 12–24 Monate lebenslang, da einerseits aus persistierendem Restgewebe des AA erneut eine Hyperthyreose entstehen kann und andererseits in 5–15 % der Fälle mit Spätfolgen in Form einer primären Hypothyreose zu rechnen ist, vor allem wenn zusätzlich destruierende Faktoren vorliegen, wie Autoimmunthyreoiditis Hashimoto.

Prognose

Die Prognose bezüglich Heilung ist bei Radioiodtherapie, Äthanolinstillation und chirurgischer Resektion sehr gut.

Literatur

1. Hotze L-A, Schumm-Draeger P-M (2003) Schilddrüsenkrankheiten. Diagnose und Therapie. Berliner Medizinische Verlagsanstalt GmbH, Berlin

Adenom der Schilddrüse

▶ Schilddrüsenadenom

Adenom, eosinophiles

Englischer Begriff

Eosinophilic adenoma.

Definition

Die traditionelle Klassifikation der Hypophysenadenome unterscheidet aufgrund des histologischen Färbeverhaltens mit Haematoxylin und Eosin 3 Varianten: azidophile oder eosinophile, basophile und chromophobe Adenome. Zu eosinophilen Adenomen gehören GH-produzierende, Prolaktin-produzierende und GH-Prolaktin-produzierende Neoplasmen. Die Anwendung der obengenannten Klassifikation wird zur Zeit eingeschränkt, weil keine Korrelation zwischen Hormonproduktion und Adenomtyp besteht. Nur immunohistochemisch lassen sich die einzelnen Hormone in den Zellen differenzieren.

Adenom, follikuläres der Schilddrüse

Synonyme

Schilddrüsenadenom.

Englischer Begriff

Follicular adenoma.

Definition

Häufigste gutartige Neubildung der Schilddrüse mit follikulärer Differenzierung, entsteht aus Schilddrüsenfollikeln und kann bis über 10 cm groß wachsen. Follikuläres Adenom wird nach Bautyp und nach Größe und Anwesenheit von Follikeln klassifiziert (normo-, makro- und mikrofollikulären und trabekulär strukturierten Adenomen). Man unterscheidet auch folgende Varianten: hyalinisiertes trabekuläres Adenom, oxophil (onkozytär) differenziertes follikuläres Adenom, Adenom mit papillärer Hyperplasie, hyperfunktionelles „toxisches" Adenom, atypische (hyperzelluläre) Adenome. Atypische Adenome können entarten, aber zeigen niedrige Invasivität. Tritt am meisten bei Frauen im mittleren Alter auf und kommt oft in Iodmangelgebieten vor.

Symptome

Keine, außer toxisches Adenom, das eine Hyperthyreose verursachen kann (siehe ▶ Adenom, autonomes der Schilddrüse).

Diagnostik

1. TSH, fT_3, fT_4 – normalerweise unauffällig
2. Schilddrüsensonographie: echogleiche, echoreiche (makrofollikuläre Adeno-

me) oder echoarme (mikrofollikuläre Adenome) Areale
3. Falls Knotengröße > 1 cm: Quantitative Szintigraphie (TcU). Follikuläre Adenome zeigen normalerweise keine Radionuklideinreicherung („kalte" Knoten)
4. Bei sonographisch malignomverdächtigen, „kalten" Knoten > 1 cm sollte eine Feinnadelpunktion der Schilddrüse durchgeführt werden.

Differenzialdiagnose

Funktionelle Autonomie, Schilddrüsenkarzinom, autonomes Adenom der Schilddrüse.

Therapie

Dauertherapie

Bei solidem Knoten < 5 mm: Verlaufskontrolle nach 12–24 Monaten. Bei solidem Knoten 5–10 mm: Verlaufskontrolle nach 6 Monaten, gegebenenfalls medikamentöse Therapie mit Iodid 200 µg/Tag. Bei „kaltem" Knoten mit einem Durchmesser von 1 cm bei unauffälligem punktionszytologischem Befund: Verlaufskontrolle nach 6 Monaten, gegebenenfalls medikamentöse Therapie mit Iodid 200 µg/Tag. Bei suspektem/malignem punktionzytologischem Befund besteht eine OP-Indikation.

Literatur

1. Hotze L-A, Schumm-Draeger P-M (2003) Schilddrüsenkrankheiten. Diagnose und Therapie. Berliner Medizinische Verlagsanstalt GmbH, Berlin

Adenom, toxisches

▶ Hyperthyreose

Adenom, toxisches der Schilddrüse

▶ Adenom, autonomes der Schilddrüse

Adenomatose, multiple endokrine

▶ Neoplasie, multiple endokrine

Adenomatose, pluriglanduläre

▶ Neoplasie, multiple endokrine

Adenosinmonophosphate

Synonyme

Adenylat (AMP); zyklisches Adenosinmonophosphat (cAMP).

Englischer Begriff

Adenosine monophosphate.

Definition

Ribonucleotide, die als 5´-Monophosphat (AMP) oder als zyklisches 3´,5´-Monophosphat (cAMP) des Ribonucleosids Adenosin vorliegen.

Grundlagen

Adenosinmonophosphate bestehen aus dem Purin Adenin, einer Ribose und einer Phosphateinheit. Die Synthese von AMP ist ein komplexer Prozess, bei dem zunächst Inosinat (IMP) gebildet wird, aus dem entweder AMP oder das Purin-Nucleotid Guanylat (GMP) entstehen kann. Über negative Feedback-Mechanismen fördert AMP die Synthese von GMP bzw. GMP die Bildung von AMP. Durch zweifache Phosphorylierung von AMP entsteht in den Mitochondrien ATP, der wichtigste Energielieferant energieverbrauchender, biochemischer Reaktionen.
Durch das Enzym Adenylat-Cyclase (Adenylcyclase) kann aus ATP cAMP synthetisiert werden, das als Second Messenger und Signalverstärker bei der Wirkung vieler Hormone und Neurotransmitter eine herausragende Rolle spielt. Nach Bindung des Liganden an seinen Rezeptor wird über ein G-Protein die Adenylatzyklase aktiviert und die cAMP-Bildung induziert. cAMP wiederum stimuliert eine Vielzahl von Protein-Kinasen. Durch eine Phosphodiesterase wird cAMP wieder in AMP gespalten, das keine Second-Messenger-Aktivität aufweist. Die Hemmung der Phosphodiesterase-Aktivität z.B. durch Coffein verlängert die Wirkung von Substanzen, die über cAMP wirksam sind.

Adenylat (AMP)

▶ Adenosinmonophosphate

Adenylat-Cyclase

▶ Adenylcyclase

Adenylcyclase

Synonyme

Adenylat-Cyclase.

Englischer Begriff

Adenylate cyclase.

Definition

Enzym, das die Bildung von zyklischem Adenosinmonophosphat (cAMP) aus ATP katalysiert.

Grundlagen

Die Adenylcyclase ist ein membranstän-
diges Protein, das in einer Magnesium-
abhängigen Reaktion die Bildung von
cAMP aus ATP katalysiert, wobei auch
noch ein Proton und Pyrophosphat entstehen. Viele Hormon- oder Neurotransmitterrezeptoren aktivieren nach Bindung ihrer
Liganden die Adenylcyclase, wobei das
produzierte cAMP als Second Messenger
zur Verstärkung der Hormonwirkung dient.
Die Hormonrezeptoren wirken dabei nicht
direkt auf die Adenylcyclase ein, sondern
aktivieren nach Bindung der Liganden
zunächst ein stimulatorisches G-Protein
(Gs-Protein). Das Gs-Protein besteht neben
einer ß- und γ-Untereinheit aus einer α-
Untereinheit, an die im inaktiven Zustand
GDP (Guanosindiphosphat) gebunden ist.
Nach Aktivierung des Hormonrezeptors
wird GDP durch GTP (Guanosintriphos-
phat) ersetzt, die Gs-α-Untereinheit dissozi-
iert ab und aktiviert die Adenylcyclase. Eine
intrinsische GTPase Aktivität in der Gs-
α-Untereinheit hydrolisiert GTP zu GDP
und terminiert so die Adenylcyclaseaktivierung und damit die cAMP-Produktion.
In manchen endokrinen Tumoren beobachtet man eine konstitutive Aktivierung der
Adenylcyclase aufgrund von Mutationen
in der Gs-α-Untereinheit, die zum Verlust
der intrinsischen GTPase-Aktivität führen.
In etwa 40 % der Wachstumshormon-
produzierenden Hypophysenadenome ist
das gsp-Onkogen, ein mutiertes Gs-Protein
ohne GTPase-Aktivität für die konstitutive Adenylcyclaseaktivierung und die
damit verbundene, exzessive und GHRH-
Rezeptor unabhängige Wachstumshormon-
produktion verantwortlich.

ADH

▶ antidiuretisches Hormon (ADH)

ADH-Mangel

▶ Diabetes insipidus centralis

ADH-Resistenz

▶ Diabetes insipidus renalis

ADH-Sekretion, inadäquate

▶ Pseudo-Bartter-Syndrom

ADH-System

Synonyme

Vasopressin-System.

Englischer Begriff

Antidiuretic hormone system; Vasopressin
system.

Definition

Regulation der Plasmaosmolalität durch das
antidiuretische Hormon (ADH).

Grundlagen

Die Regulation der Plasmaosmolalität erfolgt über das ADH-System, das die Wasseraufnahme bzw. -ausscheidung über die
Niere bedarfsgerecht steuert. Im Gehirn lokalisierte Osmorezeptoren messen hierbei
den osmotischen Druck des Plasmas. Stimulation der Osmorezeptoren durch eine
erhöhte Plasmaosmolalität führt zu ver-
stärktem Durstgefühl und vermehrter Ausschüttung des antidiuretischen Hormons
(ADH) aus dem Hypophysenhinterlappen.
Unter dem Einfluss von ADH werden die

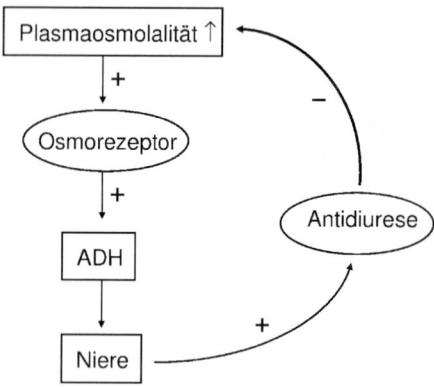

ADH-System, Abb. 1 Das ADH-System.

Sammelrohrzellen der Niere wasserdurchlässig, was eine erhöhte Wasserresorption in den Blutkreislauf und verminderte Wasserausscheidung über die Niere zur Folge hat (siehe Abb. 1).

ADH-Test

Synonyme

Vasopressin-Test.

Definition

ADH-Bestimmung im Plasma bei Verdacht auf Diabetes inspidus. Siehe auch ▶ Durstversuch.

Voraussetzung

12 Stunden vor Blutentnahme: Alkohol-, Kaffee-, Tee-, Nikotinkarenz; vorher Medikamente absetzen.

Durchführung

Vollblut in ein vorgekühltes EDTA-Röhrchen geben und möglichst sofort bei +4°C zentrifugieren. Zusätzlich Bestimmung der Serum- und Urinosmolalität empfehlenswert. Normbereich 2–8 ng/l.

Adiponectin

Englischer Begriff

Adiponectin.

Definition

Gewebehormon, welches von Adipozyten sezerniert wird. Es erhöht die Empfindlichkeit der Zielgewebe auf Insulin, wirkt antiatherosklerotisch und ist in der Pathophysiologie des metabolischen Syndroms impliziert.

Adipositas

Synonyme

Fettsucht; Obesitas; Fettleibigkeit.

Englischer Begriff

Obesity.

Definition

Das Ausmaß der Fettspeicher definiert die Adipositas. Eine Adipositas besteht dann, wenn der Anteil der Fettmasse am Körpergewicht bei Frauen 25–30 % und bei Männern 20 % übersteigt.

Grundlagen

Der Anteil der Fettmasse am Körpergewicht kann indirekt durch den Körpermassenindex (Body mass index (BMI) = Körpergewicht in kg / (Körpergröße in m)^2) abgeschätzt werden.
Klassifikation (WHO): BMI (kg/m^2):
Normalgewicht: 18,5–24
Übergewicht: ≥ 25
Präadipositas: 25,0–29,9
Adipositas Grad I: 30,0–34,9
Adipositas Grad II: 35,0–39,9
Extreme Adipositas Grad III: ab 40.
Man unterscheidet die primäre Adipositas bedingt durch genetische Faktoren z.B. ob-Gen (siehe ▶ Adipositas-Gen),

Überfluss an Ernährung, als psychosomatisches Symptom und die sekundäre Adipositas bei endokrinologischen Erkrankungen (siehe ► Hypothyreose, Insulinom (► Inselzelladenom), hypothalamischen Störungen oder als Teil der seltenen angeborenen Syndrome z.B. Laurence-Moon-Biedl-Syndrom, Prada-Willi-Syndrom) und die zentral bedingte Adipositas (bei Hirntumoren und Zustand nach Operation oder Bestrahlung dieser Tumoren).

Weiterführende Links

► Fettsucht

Adipositas, androider Typ

Synonyme

Abdominelle (viscerale) Adipositas.

Englischer Begriff

Android (abdominal) obesity.

Definition

Androide oder abdominelle Adipositas – Stamm – oder bauchbetonter „Apfeltyp".

Grundlagen

Der Quotient aus Taillen-/Hüftumfang ist bei Männern > 1,0 bzw. bei Frauen > 0,85 (Umfangsmessungen in der Taille, auf der Höhe des Bauchnabels, und der Hüfte, auf der Höhe der Spinae iliacae). Erhöhtes Risiko für metabolische und kardiovaskuläre Komplikationen.

Adipositas, gynoider Typ

Synonyme

Gluteal-femorale Adipositas.

Englischer Begriff

Gynoid obesity.

Definition

Gynoide oder periphere Adipositas, charakterisiert durch hüftbetonte Fettverteilung („Birnenform"). Kommt oft bei Frauen vor. Im Vergleich zum androiden Typ liegen kardiovaskuläre Folgeerkrankungen seltener vor.

Adipositas-Gen

Synonyme

ob-Gen.

Englischer Begriff

Obese gene; ob gene.

Definition

Das ob-Gen kodiert die Synthese von Leptin, einem Protein, das über Rezeptoren dem Hypothalamus Sättigung signalisiert und den Appetit drosselt.

Grundlagen

Die ob-Gen-Expression ist beim Menschen auf Fettzellen beschränkt. Das ob-Gen wird bei Adipösen vermehrt exprimiert, was zu erhöhtem Leptinspiegel führt. Deshalb hält man bei Adipösen eine Leptinresistenz für möglich.

Adipsie

Synonyme

Durstlosigkeit.

Englischer Begriff

Adipsia.

Definition

Fehlendes Bedürfnis nach Flüssigkeitsaufnahme. Der Durst, ausgelöst durch Reizung von Osmorezeptoren im Hypothalamus, reguliert beim Menschen den Wasserbedarf des Organismus. Die krankhafte Verminderung des Durstes, Adipsie, kommt im Alter, bei Störungen im Bereich des Hypothalamus (Fehlbildungen, Traumata, Neoplasien, psychogenen Ursachen, etc) sowie bei der Leberzirrhose vor. Adipsie führt meist zu einer hypernatriämischen Dehydratation. Sie wird durch obligatorische Flüssigkeitsaufnahme (etwa 2 Litern in 24 Stunden) und in manchen Fällen durch Applikation von DDAVP therapiert. Gleichzeitige Überwachung des Natriumspiegels im Plasma ist notwendig.

Weiterführende Links

▶ Durstverhaltensstörungen

Literatur

1. Papadimitriou A, Kipourou K, Manta C, Tapaki G, Philippidis P (1997) Adipsic hypernatremia syndrome in infancy. J Pediatr Endocrinol Metab 10:547–50
2. Johnston S, Burgess J, McMillan T, Greenwood R (1991) Management of adipsia by a behavioural modification technique. J Neurol Neurosurg Psychiatry 54:272–4

Adiuretin

▶ antidiuretisches Hormon (ADH)

Adiuretin-SD

▶ Desmopressin

Adoleszentenstruma

Synonyme

Pubertätsstruma; Struma juvenilis; Struma adolescentium sive juvenilis.

Englischer Begriff

Adolescent goiter.

Definition

In der Adoleszenz auftretende Schilddrüsenvergrößerung (euthyreote Struma diffusa parenchymatosa). Auftreten vor allem bei Mädchen, meist infolge relativen Iodmangels (bei erhöhtem Bedarf in der Pubertät) aber auch bei Östrogen- und IGF1-Störungen.

Symptome

Tast- und sichtbare Schilddrüsenvergrößerung in Abhängigkeit des Stadiums (siehe ▶ Struma).

Diagnostik

Klinik: diffuse Vergrößerung der Schilddrüse mit euthyreoter Funktion. Sonografie und Schilddrüsenhormondiagnostik normal. Bei Feinnadelpunktion findet man in bis zu 50 % der Fälle eine autoimmune Thyreoiditis.

Differenzialdiagnose

Siehe ▶ Struma.

Therapie

Therapie in der Regel nicht erforderlich. In manchen Fällen ist Levothyroxin oder Iodidtherapie nötig, um eine Rückbildung der Struma zu bewirken.

Weiterführende Links

▶ Pubertätsstruma

Literatur

1. Hanna CE, LaFranchi SH (2002) Adolescent thyroid disorders. Adolesc Med 13:13–35

Adrenalektomie

Synonyme

Epinephrektomie.

Englischer Begriff

Adrenalectomy; surrenalectomy.

Definition

Operative Entfernung einer oder beider Nebennieren bei benignen und malignen Nebennierentumoren.
Die wesentlichen Indikationen der Adrenalektomie sind: Conn-Adenom, Cushing-Syndrom, Phäochromocytom, Nebennierentumore mit Virilisierung/Feminisierung und hormoninaktive Nebennierentumore (Incidentalome) über 3 cm Durchmesser.

Voraussetzung

1. Sehr präzise Diagnostik und Differenzialdiagnostik
2. Bei Aldosteronomen sollte der Patient mit 2 × 100 bis 2 × 200 mg Spironolakton über 4 Wochen vorbehandelt werden, um die Hypokaliämie zu kompensieren und den postoperativen sekundären Hyperaldosteronismus zu vermeiden
3. Beim Cushing-Syndrom ist eine hochdosierte intraoperative Kortisolgabe notwendig
4. Bei Phäochromocytomen sollte eine Therapie mit einem α-Rezeptor-Antagonist (z.B. Phenoxybenzamin) über 10–14 Tage vor der Operation durchgeführt werden, um eine ausreichende Normalisierung des Blutdrucks und Blutvolumens zu erreichen. Nebenwirkungen der α-Blockade wie z.B. Tachykardien können mit einem Betablocker behandelt werden. Hochdruckspitzen sind durch Gabe von Phentolamin oder Nitroprussid-Natrium zu beherrschen.

Durchführung

- Laparoskopische unilaterale Adrenalektomie durch retroperitonealen (dorsal oder lateral) oder transperitonealen (anterolateralen) Zugang. Indikation sind unilaterale, kleinere als 6 cm, benigne Adenome. Beim sporadischen unilateralen Phäochromocytom sollte aufgrund der häufigeren Malignominzidenz (5–10 %) die unilaterale totale Adrenalektomie erfolgen.
- Hauptvorteil dieser Technik ist die schnelle Rekonvaleszenz. Kontraindikationen sind eine Tumorgröße von über 6 cm, Malignomverdacht, Voroperationen im ipsilateralen Oberbauch und andere Abdominalerkrankungen
- Konventionell-offene unilaterale Adrenalektomie: Indikationen sind unilaterale Nebennierenadenome und -karzinome. Bei Malignomverdacht: R0-Resektion. Bei Invasion in benachbarte Organe besteht die Indikation zu multiviszeralen En-bloc-Resektionen (paraaortale und paracavale En-bloc-Lymphadenektomie)
- Bilaterale Adrenalektomie: Heute selten durchgeführt. Indikation sind primäre und sekundäre adrenale Störungen, die mit einer Rindenhyperplasie einhergehen: therapierefraktäre bilaterale mikro/makronoduläre hormonell aktive Hyperplasie (Conn/Cushing), ektopes ACTH-Syndrom.

Nachsorge

Kontrolle der Kortisolsekretion und Plasmaelektrolyte.

- Bei Conn-Adenomen: symptomatische Therapie eines passageren Hypoaldosteronismus (siehe ▶ Aldosteronom)
- Bei Cushing-Syndrom: nach unilateraler Tumorentfernung folgt meist eine mehrwöchige bis Monate dauernde Latenzphase bis zur vollen Funktionsaufnahme der supprimierten kontralateralen Nebenniere. Substitution mit einem Glukokortikoid und/oder einem Mineralokortikoid ist indiziert.
- Bei Phäochromocytomen: bei unmittelbar postoperativer Hypotonie, Repletion des Plasmavolumens durch physiologische Kochsalzlösung und kolloidhaltige Lösung

- Bei bilaterale totale Adrenalektomie: Dauersubstitution mit Glukokortikoiden und Mineralokortikoiden.

Adrenalin

Synonyme

Epinephrin.

Englischer Begriff

Adrenaline; epinephrine.

Definition

Zu den Katecholaminen gehörendes biogenes Amin mit Hormon- und Neurotransmitteraktivität.

Grundlagen

Adrenalin ist ein biogenes Amin, das sich wie Dopamin und Noradrenalin (Norepinephrin) von der Aminosäure Tyrosin ableitet; die 3 Substanzen gehören zur Gruppe der Katecholamine. Adrenalin ist zum einen ein Neurotransmitter, der bei Säugetieren nur im ZNS eine Rolle spielt, während Noradrenalin der Neurotransmitter in sympathischen, postganglionären Nervenendigungen ist. Adrenalin stellt aber auch ein Hormon dar, das vorwiegend von Zellen des Nebennierenmarks produziert und sezerniert wird. Adrenalin, aber auch Noradrenalin, sind über verschiedene Typen von Adrenorezeptoren wirksam, die zur Gruppe der Transmembranrezeptoren mit 7 Helixstrukturen gehören. Man unterscheidet α- und β-Adrenorezeptoren, die meist beide in den Zielorganen exprimiert werden und oft gegensätzliche Effekte vermitteln. Bei beiden Adrenorezeptortypen lassen sich weitere Subklassen (α1-, α2-, β1- und β2-Adrenorezeptor) unterscheiden, die über unterschiedliche Second-Messenger-Systeme wirksam sind. Adrenalin ist vermutlich das wichtigste sog. Notfallhormon und neben den Hormonen der HPA-Achse eines der wichtigsten Stresshormone. Notfallsituationen (Blutverlust, Unterkühlung, Hypoxie, Hypoglykämie, Verbrennungen, extreme körperliche Belastungen u.a.) oder emotionaler Stress führen zu einem rapiden und starken Anstieg der Adrenalinkonzentration im Blut. Durch die Wirkung von Adrenalin in Bronchien, Herz und Blutgefäßen werden die Ventilation und der Blutfluß erhöht und dadurch die Sauerstoffversorgung von Herz, Gehirn und Muskeln verbessert. Gleichzeitig induziert Adrenalin die Glykogenolyse in Muskel und Leber sowie die Lipolyse im Fettgewebe (Adrenalin wirkt bei diesen Prozessen ähnlich wie Glukagon und entgegengesetzt wie Insulin). Dadurch werden die Konzentrationen von Glukose und freien Fettsäuren im Blut erhöht und damit die Versorgung von Herz, Muskel und Gehirn mit diesen Substanzen verbessert. Bei der Aktivierung der Adrenalinsekretion spielt der Hypothalamus eine wichtige Rolle.

Adrenarche

Synonyme

Pubarche = Auftreten von Scham- und Axillarbehaarung, häufig in der Literatur synonym mit Adrenarche verwendet.

Englischer Begriff

Adrenarche.

Definition

Beginn der erhöhten Androgenbildung in der Nebenniere am Anfang der Pubertät. Äußeres Zeichen ist der Beginn der Scham- und Axillarbehaarung.

Grundlagen

Kontinuierliche Zunahme der adrenalen Androgensynthese (Mädchen und Knaben 6.–8. Lebensjahr), entsprechend der

Ausreifung der Zona reticularis der Nebennierenrinde. Abgeschlossen im 13.–15. Lebensjahr. Zunächst wird vermehrt DHEA, später auch Androstendion gebildet. DHEA und DHEAS sind daher die empfindlichsten Parameter für den Beginn der Pubertät.

Siehe auch prämature Adrenarche (▸ Blutung, juvenile):

Isoliertes Auftreten von Scham- und gelegentlich auch Axillarbehaarung vor dem 8. Lebensjahr ohne Zeichen einer Östrogenwirkung oder Virilisierung (abnorme Behaarung, Klitorishypertrophie, Stimmveränderung, Akne) häufig mit adultem Schweißgeruch.

Klinik und Besonderheiten:

Leicht erhöhte Serumspiegel von DHEA, DHEAS, Androstendion und Testosteron deuten auf die frühe Reifung der Nebennierenrinde hin. Obwohl die erhöhten Androgenspiegel sich mit Dexamethason supprimieren lassen und damit ACTH-abhängig sind, ist der eigentliche Auslöser dieser frühen Reifungsprozesse der adrenalen Androgenproduktion bisher nicht bekannt. Die DHEAS-Spiegel sind vergleichbar mit denen bei Mädchen im Pubertätsstadium II. Betroffen sind meist Mädchen im Alter von 6–8 Jahren. Sie sind häufig adipös. Es ist unklar, warum Kinder mit Hydrozephalus und zerebraler Schädigung häufiger betroffen sind als gesunde Kinder. Akne und Seborrhoe können vorkommen. Skelettreifung und Wachstum sind normal oder können nur geringfügig beschleunigt sein. Unter den Kindern mit prämaturer Adrenarche finden sich nicht selten Mädchen mit nichtklassischem AGS, bei denen jedoch bereits die basalen 17-Hydroxyprogesteronspiegel (morgendliche Blutabnahme) i.d.R. erhöht sind. In Populationen, in denen eine hohe Inzidenz des nichtklassischen AGS bekannt ist (Ashkanasi-Juden, Spanier, Italiener) fanden Temek et al 1987 bei Mädchen mit prämaturer Adrenarche zwischen dem 2. und 7. Lebensjahr bei 26 % einen nichtklassischen 21-Hydroxylasemangel. In einer Studie mit italienischen Kindern mit prämaturer Pubarche fanden sich in 12% der Kinder milde Störungen der Steroidsynthese.

Diagnostik: Größe und Wachstumsverlauf, Skelettalterbestimmung, basales DHEAS und 17-Hydroxyprogesteron (Abnahme zwischen 7 und 9 Uhr), eventuell ACTH-Test mit Bestimmung von 17-Hydroxyprogesteron zum Zeitpunkt 0 und 60 Minuten.

Therapie und Verlaufsuntersuchungen: Falls Virilisierung oder frühe Östrogeneffekte fehlen handelt es sich um eine harmlose Normvariante und die psychologische Betreuung der Familie steht allen im Vordergrund. Es sollten dann alle 3–6 Monate Kontrollen bezüglich Virilisierung und früher Östrogeneffekte durchgeführt werden. Virilisierung und frühe Östrogeneffekte sollten zu weiterer Diagnostik Anlass geben.

Bei klaren Hinweisen auf einen Adrenalen Enzymdefekt (nicht klassisches AGS) sollte die Diagnose molekulargenetisch gesichert werden. Durch eine Glukokortikoidbehandlung, kann möglicherweise die Entwicklung polyzystischer Ovarien während der Adoleszenz verhindert werden. Auch ohne Behandlung werden die meisten Mädchen einen normale Verlauf von Adoleszenz und Pubertät aufweisen. Einige Patientinnen werden durch Hirsutismus und Zyklusstörungen auffallen.

Glukokortikoidbehandlung bei nichtklassischem AGS: bei Kindern im Wachstum empfiehlt sich Hydrokortison ($5-10 \, mg/m^2$/Tag über den Tag verteilt, 2/3 der Dosis morgens; bei Jugendlichen mit abgeschlossenem Längenwachstum und erwachsenen Frauen kann mit Dexamethason 0,25 mg/Tag) behandelt werden. Daneben hat sich auch die Gabe eines Antiandrogens wie Cyproteronazetat in einer Dosis von $25-50 \, mg/m^2$Körperoberfläche in der Therapie bewährt).

DD: Pubertas praecox (Wachstumsspurt, Östrogenisierung im Vaginalabstrich), nichtklassisches AGS (21-Hydroxylasemangel eventuell 3-β-Hydroxysteroid-

Dehydrogenasemangel) adrenaler oder ovarieller Tumor (Klitorishypertrophie, abnorme Behaarung).
In diesem Zusammenhang ebenfalls zu beachten: prämature Telache, prämature Menarche.

Adrenerg

Synonyme
Adrenergisch.

Englischer Begriff
Adrenergic.

Definition
Die Wirkung von Adrenalin und Noradrenalin betreffend.

Grundlagen
Das adrenerge System ist die Gesamtheit der vegetativen Nervenzellen, die Noradrenalin als Neurotransmitter freisetzen. Die adrenergen Rezeptoren sind integrale Membranglykoproteine, welche mit Noradrenalin oder Adrenalin interagieren.

Adrenerger Rezeptor

▶ Adrenozeptor

Adrenergisch

▶ adrenerg

Adrenocorticotropes Hormon

▶ adrenokortikotropes Hormon

Adrenogenitales Syndrom

Synonyme
AGS; genitoadrenales Syndrom.

Englischer Begriff
Adrenogenital syndrome.

Definition
Gruppe autosomal-rezessiv vererbter Stoffwechselerkrankungen, bei denen infolge verschiedener Enzymdefekte die Steroidsynthese in der Nebennierenrinde gestört ist. Die fehlende Rückkopplung führt zu einer vermehrten Stimulation von ACTH und damit zu einer vermehrten Bildung der vor dem Defekt produzierten Steroide. Ein Teil der aufgestauten Hormonvorstufen wird über einen anderen Stoffwechselpfad in Androgene umgewandelt. Das klinische Bild wird einerseits durch den Hormonmangel und andererseits durch eine Hyperandrogenämie bestimmt.
Es gibt verschiedene Enzymdefekte, die ein adrenogenitales Syndrom verursachen können. Je nach Ort des Stoffwechselblocks gibt es verschiedene Typen eines AGS.
AGS Typ 1 (extrem selten): Pränatal einwirkender Defekt der 20,22-Desmolase mit globaler Niereninsuffizienz, Salzverlustsyndrom im Neugeborenenalter, bei Knaben Pseudohermaphroditismus masculinus, erniedrigte NNR-Steroide, erhöhtes ACTH und Renin.
AGS Typ 2 (extrem selten): Pränatal bestehender Mangel an 3-β-Hydroxysteroid-Dehydrogenase (siehe ▶ 3-β-Hydroxysteroid-Dehydrogenase-Defekt).
AGS Typ 3: Fehlen des Enzyms 21-Hydroxylase, welches für mehr als 95 % der AGS-Fälle verantwortlich ist (siehe ▶ 21-Hydroxylase-Defekt). Die Erkrankung kann sich in verschiedenen Ausprägungen manifestieren (siehe ▶ adrenogenitales Syndrom, kongenitales , ▶ adrenogenitales Syndrom, erworbenes).

AGS Typ 4: Mangel an 11-β-Hydroxylase ist der zweithäufigste Enzymdefekt (siehe ▶ 11-β-Hydroxylase-Defekt).

AGS Typ 5 (extrem selten): Mangel an 17-Hydroxylase, die zu ungenügender Synthese von Androgenen und Östrogenen führt. Ausbleibende Pubertät und Hypertonie bei beiden Geschlechtern, sowie männliche Pseudohermaphroditismus (siehe ▶ Hypertoniesyndrom, adrenogenitales).

Diagnostik

Das diagnostische Prinzip ist bei allen Enzymdefekten vergleichbar: Bestimmung der Serum- und/oder Urinkonzentrationen der verschiedenen Vorstufen und Endprodukte der Steroidbiosynthese. Bei Kindern mit Salzverlustsyndrom ist die Konzentration der Plasma-Renin-Aktivität deutlich erhöht. Eine Chromosomenanalyse ist manchmal empfohlen.

Eine vorgeburtliche Diagnostik kann durchgeführt werden, wenn in einer Familie ein Kind an AGS erkrankt ist und/oder wenn beide Eltern Anlageträger sind.

Therapie

Substitutionstherapie mit einem Glukokortikoid und beim Salzverlustsyndrom auch mit einem Mineralokortikoid. Die Therapie erfolgt lebenslang.

Adrenogenitales Syndrom aufgrund eines Mangels an 11-β-Hydroxylase oder 17-α-Hydroxylase

▶ Hypertoniesyndrom, adrenogenitales

Adrenogenitales Syndrom, erworbenes

Synonyme

Erworbenes AGS; erworbene adrenale Virilisierung.

Englischer Begriff

Acquired adrenogenital syndrome.

Definition

Veralteter Begriff für Virilisierung der erwachsenen Frau oder Pseudopubertas praecox des Kindes durch Androgenüberproduktion einer Nebennierenrindenneoplasie (Nebennierenrindenadenom, Nebennierenrindenkarzinom) oder nodulärer Nebennierenrindenhyperplasie.

Adrenogenitales Syndrom, kongenitales

Synonyme

AGS, kongenitales; angeborenes adrenogenitales Syndrom.

Englischer Begriff

congenital adrenal hyperplasia; CAH.

Definition

Sammelbegriff für nosologische Entitäten mit angeborenen Steroidbiosynthesestörungen, die durch bestimmte Genmutationen entstehen, meist mit daraus resultierendem Kortisolmangel (siehe primäre ▶ Nebennierenrindeninsuffizienz) mit kompensatorischer ACTH-Hypersekretion und Nebennierenrindenhyperplasie, häufig verbunden mit Anomalien der Genitalentwicklung bei abnormer Androgenproduktion sowie Störungen des Elektrolythaushaltes und der Blutdruckregulation bei abnormer Mineralokortikoidsekretion. Die einzelnen Krankheitseinheiten sind unter dem jeweiligen Begriff des Enzymdefektes dargestellt: Lipoidhyperplasie der Nebennieren, Cholesterinseitenkettendesmolase-Mangel, ▶ 3-β-Hydroxysteroid-Dehydrogenase-Defekt, ▶ 21-Hydroxylase-Defekt, ▶ 11-β-Hydroxylase-Defekt, 17α-Hydroxylase-Defekt (siehe ▶ Hypertoniesyndrom, adrenogenitales), 17,20-Desmolase-Defekt, Glukokortikoidresistenz.

Adrenokortikal

Englischer Begriff

Adrenocortical.

Definition

Zur Nebennierenrinde gehörig.

Grundlagen

In der Nebennierenrinde werden drei Zonen unterschieden: Zona glomerulosa, Zona fasciculata und Zona reticularis. Die Epithelzellen dieser Zonen sind die wichtigste Quelle von Steroidhormonen. Die Zona glomerulosa produziert Mineralokortikide, die Zona fasciculata produziert Glukokortikoide und die Zona reticularis mehrere Androgene und Östrogene.

Adrenokortikotropes Hormon

Synonyme

ACTH; Kortikotropin.

Englischer Begriff

Adrenocorticotropic hormone.

Definition

Im Hypophysenvorderlappen gebildetes Hormon, das die Synthese und Ausschüttung der Glukokortikoide in der Nebennierenrinde reguliert.

Grundlagen

ACTH ist ein Peptid aus 39 Aminosäuren und wird im Vorderlappen der Hypophyse aus Proopiomelanocortin (POMC) synthetisiert. ACTH stimuliert in der Nebennierenrinde über den Adenylatzyklase-Pathway die Kortisol-, Androgen- und in geringem Ausmaß auch die Mineralkortikoid-Synthese. Die hypophysäre ACTH-Ausschüttung wird durch das hypothalamische CRH (Corticotropin-Releasing Hormone)

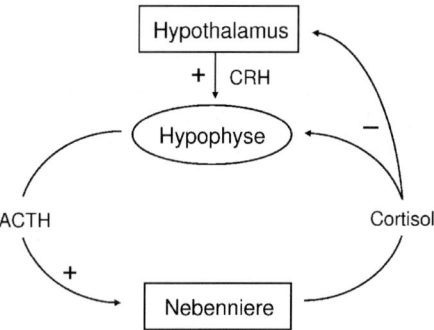

Adrenokortikotropes Hormon, Abb. 1 Regulation der Glukokortikoidsynthese in der Nebennierenrinde.

stimuliert und unterliegt einem zirkadianen Rhythmus (maximale Spiegel am frühen Morgen). Physischer und psychischer Stress (Trauma, Fieber, Hypoglykämie) stimulieren die ACTH-Sekretion. Glukokortikoide hemmen über einen negativen Feedback-Mechanismus die Sekretion von CRH und ACTH (Abb. 1). Erhöhte Serumkonzentrationen von ACTH finden sich bei primärer Nebennierenrindeninsuffizienz, beim M. Cushing, bei ektoper und paraneoplastischer ACTH-Produktion. Diagnostisch wird synthetisches ACTH (Synacthen) zum Ausschluß bzw. Nachweis einer Nebennierenrindeninsuffizienz im Rahmen des ACTH-Tests eingesetzt: Messung von Kortisol im Serum vor und 60 Min. nach Gabe von 250 µg ACTH (Synacthen) i.v. oder i.m. Normal: Anstieg des Serumkortisols auf > 18 µg/dl (> 500 nmol/l).

Adrenoleukodystrophie (ALD)

Englischer Begriff

Adrenoleukodystrophy.

Definition

Die Adrenoleukodystrophie gehört zu den Leukodystrophien, d.h. zu genetischen Erkrankungen, bei denen die Myelinscheiden der Nervenzellen im Gehirn geschädigt sind. Bei Patienten mit Adrenoleukodystrophie ist die peroxisomale β-Oxidation von langkettigen gesättigten Fettsäuren (very long chain fatty acids = VLCFA) gestört. Ursache ist eine Mutation in einem peroxisomalen membranständigen Transportprotein. In der Folge kommt es zu einer Akkumulation von gesättigten, langkettigen Fettsäuren im Gehirn, in der Nebennierenrinde und in den Hoden. Dieser Prozess führt zu neurologischen Ausfällen und zur Nebennierenrindeninsuffizienz.

Symptome

Sehverlust, Lernschwierigkeiten, Dysarthrie, epileptische Anfälle, Dysphagie, Taubheit, Ataxie, Dysdiadochokinese, Müdigkeit, Erbrechen, Hyperpigmentierung und Demenz sind Symptome der klassischen, X-chromosomalen (betroffen sind ausschließlich Jungen) Form der Erkrankung mit Manifestation im Kindesalter (4–10 Jahre). Häufig sind diese Kinder durch Verhaltensstörungen (abweisendes Verhalten, Aggression) und schlechte Leistungen in der Schule auffällig. Mildere, adulte Formen (Auftreten zwischen dem 21. und 35. Lebensjahr) manifestieren sich durch eine progrediente, spastische Paraparese der unteren Extremitäten, eine Ataxie und evtl. eine Demenz. Gelegentlich zeigen auch Frauen als Überträger milde Symptome im Sinne einer spastischen Paraparese der unteren Extremitäten, einer Ataxie, eines erhöhten Muskeltonus, einer milden peripheren Neuropathie und einer Dysurie. Die neonatale Form der Erkrankung betrifft Jungen und Mädchen gleichermaßen und ist charakterisiert durch mentale Retardierung, Gesichtsveränderungen, muskuläre Hypotonie, Netzhautdegeneration, epileptische Anfälle, Hepatomegalie, Nebennierenrindeninsuffizienz sowie Hypogonadismus.

Diagnostik

Neurologischer Status, EMG, Evozierte Potentiale (AEP, VEP, SEP), MRT, Messung langkettiger gesättigter Fettsäuren im Plasma und evtl. in der Fibroblastenkultur, Synacthentest bei v.a. Nebennierenrindeninsuffizienz, Bestimmung von Testosteron-, FSH- und LH-Werten bei v.a. Hypogonadismus.

Differenzialdiagnose

Differenzialdiagnostisch müssen primär degenerative Demenzen, andere Systemdegenerationen, vaskuläre oder raumfordernde Erkrankungen des ZNS, metabolische Enzephalopathien, Liquorzirkulationsstörungen, infektiös-entzündliche Erkrankungen, die multiple Sklerose und andere neurometabolische Erkrankungen in Betracht gezogen werden. Bei isolierter Nebennierenrindeninsuffizienz muss ein M. Addison differenzialdiagnostisch erwogen werden.

Allgemeine Maßnahmen

Lebensmodifikation

Psychologische Betreuung, Physiotherapie, Spezialschulen.

Therapie

Probetherapie

4-Phenylbutyrat.
Lovastatin. Kommentar: Studien zeigen eine Senkung der VLCFA-Werte für beide Substanzen. Ob sich diese auch in einer Beeinflussung des klinischen Verlaufs widerspiegeln, ist bisher nicht geklärt.
Dehydroepiandrosteron (DHEA). Kommentar: Bei Patienten mit Adrenoleukodystrophie werden erniedrigte Werte von DHEA beschrieben. Eine Substitution scheint positive Effekte auf das Allgemeinbefinden zu haben. Ob hiermit auch die pathologische Akkumulation von VLCFA bzw. der allgemeine Krankheitsverlauf beeinflusst wird, ist bisher nicht untersucht worden.

Akuttherapie

Ersatz (akut und permanent) von Hydrokortison, Fludrokortison bei Nebennierenrindeninsuffizienz.

Dauertherapie

Glyceroltrioleat und Glyceroltrierucat (4:1 Mischung, Lorenzo's Öl). Kommentar: normalisiert VLCFA-Werte, Effekte auf Progression der neurologischen Symptomatik nicht sicher nachgewiesen. Möglicherweise protektiver Effekt bei asymptomatischen Patienten. Dauerhafter Ersatz von Hydrokortison, Fludrokortison bei Nebennierenrindeninsuffizienz.

Operativ/strahlentherapeutisch

Knochenmarkstransplantation (KMT). Kommentar: Eine KMT wird empfohlen für betroffene Patienten im a- bzw. oligosymptomatischen Stadium (und Nachweis von demyelinisierten Arealen im MRT), da für diese Klientel ein positiver Langzeiteffekt auf den Krankheitsverlauf beschrieben wird. Bei Patienten mit bereits fortgeschrittener Symptomatik ist eine KMT nicht erfolgreich.

Bewertung

Wirksamkeit

Es gibt aktuell keine kurativen Therapieansätze. Die genannten Therapieformen verzögern zumindest teilweise das Auftreten von Symptomen und mildern den Progress der Erkrankung.

Verträglichkeit

Insbesondere die Knochenmarkstransplantation ist gekennzeichnet durch eine hohe Mortalität und Morbidität. Sie ist kontraindiziert bei Patienten mit der neonatalen oder adulten Form der Adrenoleukodystrophie sowie bei Patienten mit bereits ausgeprägter neurologischer Symptomatik (siehe Kommentar oben).

Pharmakoökonomie

Hohe Kosten der Knochenmarktransplantation, insbesondere bei Komplikationen.

Prognose

Schlecht. Tod innerhalb von 1–10 Jahren nach Auftreten der Symptome.

Literatur

1. Moser HW (1995) Clinical and therapeutic aspects of adrenoleukodystrophy and adrenomyeloneuropathy. J Neuropathol Exp Neurol 54:740–745
2. Peters C, Stewart CG (2003) Hematopoietic cell transplantation for inherited metabolic diseases: an overview of outcomes and practice guidelines. Bone Marrow Transplant 31:229–239
3. Van Geel BM, Assies J, Haverkort EB, Koelman JHTM, Verbeeten JB, Wanders RJA, Barth PG (1999) Progression of abnormalities in adrenomyeloneuropathy and neurologically asymptomatic X-linked adrenoleukodystrophy despite treatment with Lorenzo's oil. J Neurol Neurosurg Psychiatry 67:290–299
4. Assies J, Haverkort EB, Lieverse R, Vreken P (2003) Effect of dehydroandrosterone supplementation on fatty acid and hormone levels in patients with X-linked adrenoleukodystrophy. Clin Endocrinol 59:459–466

Adrenoleukodystrophie, im Erwachsenenalter

Synonyme

Adrenomyeloneuropathie.

Englischer Begriff

Adrenoleukodystrophy, adult.

Definition

Die Adrenoleukodystrophie gehört zu den Leukodystrophien, d.h. zu genetischen Erkrankungen, bei denen die Myelinscheiden der Nervenzellen im Gehirn geschädigt sind. Bei Patienten mit Adrenoleukodystrophie ist die peroxisomale β-Oxidation von langkettigen gesättigten Fettsäuren (very long chain fatty acids = VLCFA) gestört. Ursache ist eine Mutation in einem peroxisomalen membranständigen Transportprotein. In der Folge kommt es zu einer Akkumulation von gesättigten, langkettigen Fettsäuren im Gehirn, in der Nebennierenrinde und in den Hoden. Dieser Prozess führt zu neurologischen Ausfällen und zur Nebennierenrindeninsuffizienz. Bei der adulten Form der Adrenoleukodystrophie handelt es sich um eine milde

Form der Erkrankung mit vorwiegendem Befall des Spinalkanals und der peripheren Nerven, welche sich bei jungen Männern zwischen 2. und 4. Lebensdekade manifestiert. Eine weitere adulte Form der Adrenoleukodystrophie findet man teilweise bei heterozygoten Frauen, ebenfalls gekennzeichnet durch eine milde spinale Symptomatik.

Symptome

Mildere, adulte Formen (Auftreten zwischen 21. und 35. Lebensjahr) manifestieren sich durch eine progrediente spastische Paraparese der unteren Extremitäten, eine Ataxie und evtl. eine Demenz. Gelegentlich zeigen auch die Frauen als Überträger milde, nichtprogressive Symptome im Sinne einer spastischen Paraparese der unteren Extremitäten, einer Ataxie, eines erhöhten Muskeltonus, einer milden peripheren Neuropathie und einer Dysurie.

Diagnostik

Neurologischer Status, EMG, Evozierte Potentiale (AEP, VEP, SEP), MRT, Messung langkettiger gesättigter Fettsäuren im Plasma und evtl. in Fibroblastenkultur, Synacthentest bei v.a. Nebennierenrindeninsuffizienz, Bestimmung von Testosteron-, FSH- und LH-Werten bei v.a. Hypogonadismus.

Differenzialdiagnose

Differenzialdiagnostisch müssen primär degenerative Demenzen, andere Systemdegenerationen, vaskuläre oder raumfordernde Erkrankungen des ZNS, metabolische Enzephalopathien, Liquorzirkulationsstörungen, infektiös-entzündliche Erkrankungen, die multiple Sklerose und andere neurometabolische Erkrankungen in Betracht gezogen werden. Bei isolierter Nebennierenrindeninsuffizienz muss ein M. Addison differenzialdiagnostisch erwogen werden.

Allgemeine Maßnahmen

Lebensmodifikation

Psychologische Betreuung, Physiotherapie.

Therapie

Probetherapie

4-Phenylbutyrat.
Lovastatin. Kommentar: Studien zeigen eine Senkung der VLCFA-Werte für beide Substanzen. Ob sich diese auch in einer Beeinflussung des klinischen Verlaufs widerspiegeln, ist bisher nicht geklärt.
Dehydroepiandrosteron (DHEA). Kommentar: Bei Patienten mit Adrenoleukodystrophie werden erniedrigte Werte von DHEA beschrieben. Eine Substitution scheint positive Effekte auf das Allgemeinbefinden zu haben. Ob hiermit auch die pathologische Akkumulation von VLCFA bzw. der allgemeine Krankheitsverlauf beeinflusst wird, ist bisher nicht untersucht worden.

Akuttherapie

Steroidsubstitution bei Nebennierenrindeninsuffizienz.

Dauertherapie

Glyceroltrioleat und Glyceroltrierucat (4:1 Mischung, Lorenzo's Öl).
Kommentar: normalisiert VLCFA-Werte, Effekte auf Progression der neurologischen Symptomatik nicht sicher nachgewiesen. Möglicherweise protektiver Effekt bei asymptomatischen Patienten.
Dauerhafter Ersatz von Hydrokortison, Fludrokortison bei Nebennierenrindeninsuffizienz.

Bewertung

Wirksamkeit

Es gibt aktuell keine kurativen Therapieansätze. Genannte Therapieformen verzögern zumindest teilweise das Auftreten von Symptomen und mildern den Progress der Erkrankung.

Verträglichkeit

Lorenzo's Öl: gut verträglich.

Pharmakoökonomie

Lorenzo's Öl: nicht untersucht.

Prognose

Verglichen mit der klassischen Form der Adrenoleukodystrophie ist die Prognose der Adrenoleukodystrophie (oder Adrenomyelodystrophie) des Erwachsenen deutlich besser. Sie kann sich in seltenen Fällen auch sehr spät manifestieren (bis 60. Lebensjahr) und ist weniger rasch progredient als die klassische Form.

Literatur

1. Moser HW (1995) Clinical and therapeutic aspects of adrenoleukodystrophy and adreno-myeloneuropathy. J Neuropathol Exp Neurol 54:740–745
2. Van Geel BM, Assies J, Haverkort EB, Koelman JHTM, Verbeeten Jr B, Wanders RJA, Barth PG (1999) Progression of abnormalities in adrenomyeloneuropathy and neurologically asymptomatic X-linked adrenoleukodystrophy despite treatment with Lorenzo's oil. J Neurol Neurosurg Psychiatry 67:290–299
3. Assies J, Haverkort EB, Lieverse R, Vreken P (2003) Effect of dehydroandrosterone supplementation on fatty acid and hormone levels in patients with X-linked adrenoleukodystrophy. Clin Endocrinol 59:459–466
4. Kumar AJ, Kohler W, Kruse B, Naidu S, Bergin A, Edwin D, et al. (1995) MR findings in adult-onset adrenoleukodystrophy. Am J Neuroradiol 16:1227–1237

Adrenoleukomyelopathien

Synonyme

Addison-Schilder-Syndrom; Adrenoleukodystrophie (ALD); Adrenomyeloneuropathie (AMN).

Englischer Begriff

Adrenoleukomyelopathy; Addison-Schilder syndrom; Adrenoleukodystrophy; Adrenomyeloneuropathy.

Definition

Familiäre peroxisomale Lipidspeicherkrankheiten mit identischen biochemischen Veränderungen im Fettstoffwechsel und unterschiedlichem Phänotyp und Manifestationsalter, meist mit X-chromosomalem Erbgang.

Symptome

Das Krankheitsbild ist sehr unterschiedlich, meist eine Kombination eines M. Addison und einer diffusen zerebralen Sklerose (neurologische Ausfälle wie Seh- und Hörstörungen, spastische Paresen, psychomotorische Retardierung, epileptische Anfälle, etc).

Die klassische Form, ALD genannt, beginnt im Kindesalter mit einer rasch fortschreitenden Entzündung im Gehirn, Bewegungsunfähigkeit, Blindheit, Taubheit und führt oft innerhalb weniger Jahre zum Tod.

Wenn die Symptome erst im Jugend- oder Erwachsenalter auftreten (meist AMN genannt), entwickelt sich die Erkrankung sehr langsam über Jahrzehnte. Charakteristisch sind Addison-Krankheit, Schwäche und Steifheit der Beine, Blasen- und Darmschwäche, spastische Paresen, etc.

Es gibt auch andere Formen: einige Patienten haben nur eine Addison-Krankheit und das Nervensystem ist nicht oder nur wenig betroffen; einige Patienten haben nur erhöhte Fettsäure-Konzentrationen und keine neurologischen oder endokrinologischen Symptome.

Diagnostik

Analyse des Spiegels der im Blut vorhandenen überlangkettigen Fettsäuren (eindeutig bei Männern), Genanalyse.

Differenzialdiagnose

Die mildere Form der Adrenomyeloneuropathie kann leicht als Multiple Sklerose (MS) fehlgedeutet werden.

Therapie

- Substitutionstherapie der Nebenniereninsuffizienz
- Diät: Verminderung der Aufnahme der langkettigen Fettsäuren mit der Nahrung

- „Lorenzos Öl": Mischung aus Glyzerin-Trioleat (GTO) und Glyzerin-Trierukat (GTE), welche die körpereigene Bildung der langkettigen Fettsäuren unterdrückt
- Symptomatische Behandlung: (Wasser-) Gymnastik, Schmerztherapie, krampflösende Mittel, etc.
- Knochenmarktransplantation oder Nabelschnurbluttransplantation (bei Kindern, wenn die Krankheit frühzeitig erkannt ist).

Literatur

1. Powers JM (2001) Normal and defective neuronal membranes: structure and function: neuronal lesions in peroxisomal disorders. J Mol Neurosci 16:285-7; discussion 317–321. Review
2. Takano H, Koike R, Onodera O, Tsuji S (2000) Mutational analysis of X-linked adrenoleukodystrophy gene. Cell Biochem Biophys 32:177–185. Review
3. Gartner J, Braun A, Holzinger A, Roerig P, Lenard HG, Roscher AA (1998) Clinical and genetic aspects of X-linked adrenoleukodystrophy. Neuropediatrics 29:3–13

Adrenomyeloneuropathie (AMN)

▶ Adrenoleukodystrophie, im Erwachsenenalter
▶ Adrenoleukomyelopathien

Adrenozeptor

Synonyme

Adrenerger Rezeptor.

Englischer Begriff

Adrenergic receptor.

Definition

Adrenozeptoren sind plasmamembranständige Rezeptoren, über die Katecholamine ihre Wirkung an den Zielorganen auslösen.

Grundlagen

Katecholamine lösen ihre Wirkung über Interaktion mit Adrenozeptoren aus. Adrenozeptoren sind Zellmembran-assoziierte G-Protein-gekoppelte Rezeptoren (Proteine mit einer Molekülmasse zwischen 53.000 und 80.000) mit sieben Transmembrandomänen, einem extrazellulären Aminoterminus, einem intrazellulären Carboxyterminus, und jeweils drei extrazellulären und intrazellulären Loops. Man unterscheidet α- und β-Adrenozeptoren, mit weiterer Unterteilung in $\alpha1$- und $\alpha2$-Adrenozeptoren und $\beta1$-, $\beta2$- und $\beta3$-Adrenozeptoren. Das postsynaptische und präsynaptische Verteilungsmuster von α- und β-Adrenozeptoren ist neben der chemischen Konstitution des Sympathikomimetikums bestimmend für die Wirkungsqualität an den Zielorganen. $\alpha1$- und $\alpha2$-Adrenozeptoren werden stimuliert durch Adrenalin $\geq$ Noradrenalin. Es gibt darüber hinaus für beide α-Adrenozeptor-Subtypen selektive Agonisten und Antagonisten. Stimulation der $\alpha1$-Adrenozeptoren führt unter anderem zu Vasokonstriktion, intestinaler Relaxation, Uteruskontraktion und Pupillendilatation. Stimulation der $\alpha2$-Adrenozeptoren führt zur Hemmung der präsynaptischen Noradrenalinwirkung, gesteigerter Thrombozytenaggregation, Vasokonstriktion und verminderter Insulinsekretion. $\beta1$-Adrenozeptoren werden stimuliert durch Isoprenalin $>$ Noradrenalin $\geq$ Adrenalin, $\beta2$-Adrenozeptoren durch Isoprenalin $>$ Adrenalin $>>$ Noradrenalin, $\beta3$-Adrenozeptoren durch Isoprenalin $\geq$ Noradrenalin $>>$ Adrenalin. Für die jeweiligen β-Adrenozeptor-Subtypen gibt es ebenfalls selektive Agonisten und Antagonisten. Stimulation der $\beta1$-Adrenozeptoren führt zur Erhöhung der Herzfrequenz und Myokard-Kontraktilität, erhöhter Lipolyse und erhöhter Reninsekretion. Stimulation der $\beta2$-Adrenozeptoren bewirkt die Relaxation der glatten Muskulatur, erhöhte Glykogenolyse im Skelettmuskel, erhöhte präsynaptische Noradrenalinwirkung. Stimulation der β3-Adrenozeptoren führt zu erhöhter Thermogenese im braunen Fettgewebe und erhöhter Lipolyse. Der Turnover der Adrenozeptoren wird vor allem durch die extrazelluläre Katecholamin-Konzentration bestimmt. Eine erhöhte Katecholaminkonzentration führt zu einer Downregulation (Desensibilisierung), eine erniedrigte Konzentration zu einer Up-Regulation (Sensibilisierung) der Adrenozeptoren (erniedrigte/erhöhte Rezeptordichte und Signaltransduktion).

Agalactosis

▶ Agalaktie

Agalaktie

Synonyme
Agalactosis; Agalorrhoea; Alaktie.

Englischer Begriff
Agalactia; agalactosis.

Definition
Fehlen der Milchsekretion während der Laktationsperiode. Häufiger ist eine Hypogalaktie (scheinbare sekundäre Agalaktie) infolge Fehlens des Saugreizes. Häufige Ursache der Agalaktie sind eine Mastitis und Medikamente. Sehr selten findet man Entwicklungsstörungen der Brust oder dienzephal-hypophysäre Ausfälle (Störungen).

Agalorrhoea

▶ Agalaktie

Agenesie

Englischer Begriff
Agenesis.

Definition
Fehlende Anlage und Entwicklung eines Organs oder eines Körperteils.

Symptome
Verschieden, abhängig vom betroffenen Organ oder Körperteil.

Diagnostik
Körperliche Untersuchung, bildgebende Diagnostik (Ultraschall, Computertomographie) oder Bestimmung von Hormonen oder Funktionsparametern im Blut und/oder Urin bei inneren Organen.

Differenzialdiagnose
Aplasie, Dysplasie (Anlage, aber keine oder fehlerhafte Entwicklung) oder Atrophie (Rückbildung) eines Organs oder Körperteils.

Allgemeine Maßnahmen
Lebensmodifikation
Prothesen, Hilfsmittel bei fehlenden Körperteilen.

Therapie
Kausal
Z.B. Substitution von Hormonen.

Operativ/strahlentherapeutisch
Z.B. Organtransplantation.

Bewertung
Wirksamkeit
Abhängig vom betroffenen Organ

Verträglichkeit
Abhängig vom Eingriff.

A

Prognose

Abhängig vom betroffenen Organ/Körperteil.

Aglanduläre Hormone

▶ Gewebehormone

Agnus castus Frucht

▶ Mönchspfefferfruchtextrakt

Agonist, partieller

Englischer Begriff

Partial agonist.

Definition

Substanz, die am Rezeptor eines physiologischen Liganden eine submaximale Wirkung hervorruft.

Grundlagen

Besetzung der Rezeptoren durch partiellen Agonist bewirkt einen kleineren Effekt als durch den physiologischen Ligand. In Abwesenheit des Agonists wirkt ein partieller Agonist agonistisch. In Anwesenheit des Agonists wirkt er antagonistisch. Buprenorphin ist z.B. ein partieller Agonist des Morphins an Opioidrezeptoren.

AGS

▶ adrenogenitales Syndrom

AGS, angeborenes

▶ 21-Hydroxylase-Mangel

AGS, klassisches

▶ 21-Hydroxylase-Defekt, salt-wastingform

AGS, kongenitales

▶ adrenogenitales Syndrom, kongenitales

AGS, nicht-klassisches

▶ 21-Hydroxylase-Defekt, late-onset-Form

AGS Typ 2

▶ 3-β-Hydroxysteroid-Dehydrogenase-Defekt

AGS Typ 3

▶ 21-Hydroxylase-Defekt

AGS Typ 4

▶ 11-β-Hydroxylase-Defekt

Ahumada-del-Castillo-Argonz-Syndrom

▶ Galaktorrhoe-Amenorrhoe-Syndrom

Akne

Synonyme

Acne.

Englischer Begriff

Acne.

Definition

Oberbegriff für mit Knötchen-, Knotenbildung einhergehende Erkrankungen des Talgdrüsenapparates und der Haarfollikel mit unterschiedlicher Ätiologie und Klinik. Akne kann in verschiedenen Schweregraden auftreten. Als leichte Akne werden Komedonen bezeichnet (Verstopfung des Ausführungsgangs der Talgdrüsen bei erhöhter Talgproduktion). Im weiteren Verlauf entwickeln sich die Komedonen (durch bakterielle Einflüsse) zu Eiterpusteln. Bei schwereren Formen der Akne kommt es zu entzündeten Knoten, Aknenarben und Fisteln. Die häufigsten Aknetypen sind unter anderem:

- Akne androgenica: hormonabhängige Akneform, die häufig bei Frauen nach der Pubertät vorkommt, aber auch bei Cushing-Syndrom, Stein-Leventhal-Syndrom, androgen-produzierenden Ovarial-Tumoren, etc.
- Akne excoriée: betrifft häufig junge Mädchen und hat psychische Ursachen (Zwang zu quetschen und zu kratzen auch bei geringfügigen Hautveränderungen, der auch zu Infektionen führen kann).
- Akne durch Medikamente und chemische Substanzen (auch Akne professionalis): zu den Substanzen gehören Kosmetikartikel, Hormone (Kortikosteroide, ACTH, etc.), Chlor, Öl, Teer, bromhaltige Schlafmittel, Vitamin B_6 und B_{12}, etc.
- Akne necroticans: Chronische Erkrankung mit papulonekrotischen Herden, möglicherweise Variante der Pyodermie.
- Akne neonatorum: In den ersten Lebenswochen auftretende leichte und spontan irreversible Akne (Hyperaktivität der Talgdrüsen auf mütterliche Hormone).
- Acne vulgaris: Chronische, multifaktorielle Krankheit der talgdrüsenfollikelreichen Hautregionen, häufig im Pubertätsalter. Für die Symptomatik typisch sind entzündliche Knötchen, Pusteln

und Abheilungsstadien im Gesicht, auf Schultern und Rücken. In diese Gruppe gehören Akne comedonica, Akne papulopustulosa und Akne conglobata.

Therapie

Bei milder Akne: korrekte Hautreinigung, Diät sowie Aknetherapeutika wie Peeling-Substanzen, Benzoylperoxid, Tretinoin, Salicylsäure und lokale Antibiotika.

Für schwerste Fälle: Isotretinoin (während der Schwangerschaft kontraindiziert) und orale Antibiotika, chirurgische Therapie, UV-A- und UV-B- Bestrahlung.

Bei Frauen: Hormontherapie mit Östrogenen, Antiandrogenen und Kombinationspräparaten (z.B. Diane) reduziert die Talgproduktion.

Literatur

1. Larsen TH, Jemec GB (2003) Acne: comparing hormonal approaches to antibiotics and isotretinoin. Expert Opin Pharmacother 4:1097–1103. Review
2. Leyden JJ (2003) A review of the use of combination therapies for the treatment of acne vulgaris. J Am Acad Dermatol 49:200–210. Review
3. Akhavan A, Bershad S (2003) Topical acne drugs: review of clinical properties, systemic exposure, and safety. Am J Clin Dermatol 4:473–492. Review

Akromegalie

Englischer Begriff

Acromegaly.

Definition

Ausgeprägte starke Vergrößerung der Akren infolge vermehrter Ausschüttung des Wachstumshormons nach Abschluss des Längenwachstums.

Die Inzidenz wird auf 3 Fälle pro 1 Million Einwohner pro Jahr geschätzt, die Prävalenz beträgt 40–70 pro 1 Million Einwohner.

Die zugrundeliegende vermehrte Wachstumshormonsekretion ist bei über 99 % der Patienten durch einen GH-produzierendes

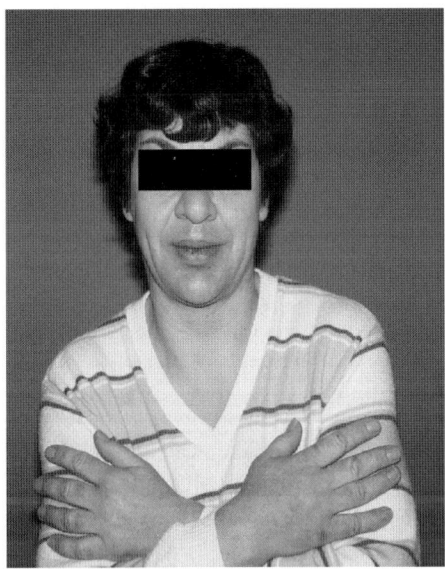

Akromegalie, Abb. 1 Akromegale Patientin mit vergrößerten Gesichtszügen und akromegalen Veränderungen an den Händen.

Hypophysenadenom verursacht (GH = growth hormone). Diese Adenome produzieren nur GH (etwa 45 %) oder GH und andere Hypophysenhormone (Prolaktin/α-subunit/TSH) Die ektope GH- oder GHRH-Produktion ist sehr selten (siehe ▸ Akromegalie, paraneoplastische). Außerdem kann eine Akromegalie im Rahmen einer multiplen endokrinen Neoplasie (MEN I) auftreten.

Symptome

Die klinischen Symptome der Akromegalie sind meist auf die Wirkung des erhöhtes GH und IGF-1 (Insulin-like Growth Factor 1) zurückzuführen. Dazu kommen die Folgen der lokalen Kompression. Beide (GH-Wirkung und lokale Kompression) führen zu anderen endokrinen Störungen.

Diagnostik

• Klinische Diagnose (meist durch die klinisch auffälligen Symptome des Akrenwachstums) wird meist erst spät gestellt

Akromegalie, Tabelle 1 Klinische Manifestationen der Akromegalie.

Aufgrund der GH-Wirkung	Häufigkeit (%)
Vergrößerung der Akren (Nase, Ohren, Kinn, Hände, Füße, etc.)	100
Hyperhidrosis (mit oder ohne Akne)	88
Schwächegefühl	87
Gewichtszunahme	73
Gelenkbeschwerden	46
Struma	32
Karpaltunnel-Syndrom	31
Acanthosis nigricans	29
Hypertonie	24
Kardiomegalie	16
Andere assoziierte endokrine Störungen	
Hyperinsulinämie	70
Mensenanomalien (bei Frauen)	60
Störungen von Libido und Potenz (bei Männern)	60
Pathologische Glukosetoleranz	50
Diabetes mellitus	4–12
Hypothyreose	13
Galaktorrhoe	13
Gynäkomastie	8
Manifestationen der lokalen Kompression	
Sellaveränderung	98
Kopfschmerzen	65
Sehstörungen (bitemporale Hemianopsie)	25

• Erhöhter GH-Spiegel (normal < 5 ng/ml) im Tagesprofil (stündliche Abnahme über 8 Stunden)
• Erhöhter IGF-1-Spiegel im Serum

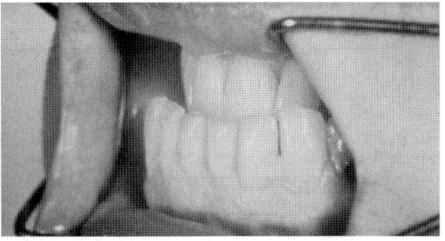

Akromegalie, Abb. 2 Prognatism bei Akromegalie

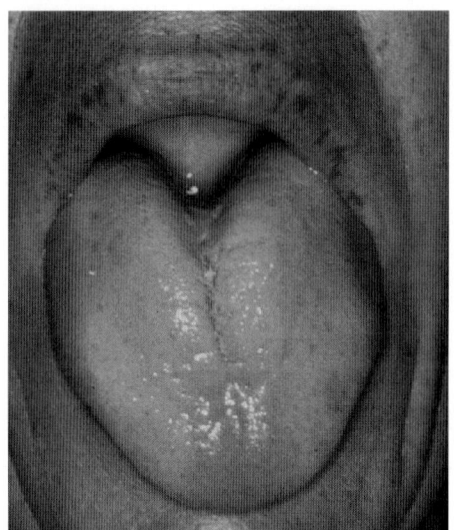

Akromegalie, Abb. 3 Macroglossia bei Akromegalie

- Oraler Glukosetoleranztest (OGTT): fehlende Suppression von GH unter 1 ng/ml und erhöhter Insulin-Spiegel
- TRH-Test oder GnRH-Test: sehr ausgeprägter Anstieg des GH-Spiegels
- GHRH-Bestimmung (einmalig, zum Ausschluss einer ektopen GHRH-Produktion).

Differenzialdiagnose

Erhöhte GH-Werte finden sich bei Angst, akuten Erkrankungen, Hunger und Unterernährung, chronischem Nierenversagen, Leberzirrhose und körperlicher Belastung. Zur Differenzialdiagnose hilft die Tumorlokalisation in der Hypophyse. Bei morphologisch normaler Hypophysenregion ist der Ausschluss einer paraneoplastischen Akromegalie erforderlich.

Therapie

1. Operative Therapie. Die transsphenoidale Adenomektomie ist die Therapie der Wahl. Großen Adenome mit supra- und parasellärer Ausdehnung müssen u.U. transfrontal operiert werden

2. Strahlentherapie. Bei inoperablen Patienten und nicht erfolgreich operierten Patienten kommen die konventionelle Strahlentherapie und die Protonenbestrahlung (Implanten von radioaktivem Gold oder Yttrium in der Hypophyse) zum Einsatz

3. Dopaminagonisten (Bromocriptin, Lisurid) binden an hypophysäre Dopaminrezeptoren und werden in den Regel in höheren Dosen als bei der Hyperprolaktinämie eingesetzt. (siehe ▶ Bromocriptin)

4. Somatostatinanaloga (Octreotide) sind eine wirkungsvolle Alternative. Somatostatin ist ein physiologischer Inhibitor des GH. Das synthetisch hergestellte Analog Octreotid hat eine 45mal stärkere Wirkung als Somatostatin (siehe ▶ Octreotid).

5. Pegvisomant (GH-Antagonist) ist seit kurzem für die Therapie der Akromegalie zugelassen (siehe ▶ Pegvisomant). Dieses Medikament wird für die Behandlung der Akromegalie bei Patienten eingesetzt, bei denen Operation, Strahlentherapie und herkömmliche medikamentöse Therapieansätze nicht zum Erfolg geführt haben oder die nicht für die Therapie geeignet sind.

Bewertung

Wirksamkeit

- Durch die operative Therapie bei einer Adenomgröße bis 10 mm Durchmesser ist bei 80 % der Patienten eine Normalisierung der GH-Spiegel erreicht. Die Rezidivrate beträgt bis zu 20 %. Makroadenomen (> 10 mm Durchmesser) können nur in 30 % der Fälle geheilt werden
- Nach Strahlentherapie ist bei 70 % der Patienten eine Normalisierung des GH-Spiegels nach etwa 10 Jahren erreicht (bei den meisten Patienten ab dem ersten Jahr). Die Protonenbestrahlung zeigt schnellere Wirkung

- Dopaminagonisten führen bei ca. 50 % der Patienten zu einer Reduktion des GH-Spiegels. Bei etwa 20 % der Patienten wird eine Tumorverkleinerung beobachtet
- Somatostatinanaloga senken den GH-Spiegel bei 90 % der Patienten und normalisieren den GH-Spiegel bei 70% und haben einen antiproliferativen Effekt auf die Adenome.

Verträglichkeit

- Nebenwirkungen der *operative Therapie* sind Sinusitis, vorübergehender Diabetes insipidus, lokale Hämorrhagie und sehr selten Meningitis. Eine Hypophysenvorderlappeninsuffizienz wird in weniger als 18 % der Patienten beobachtet
- Nebenwirkungen der *Strahlentherapie* sind Konzentrationsstörungen, Müdigkeit und sehr selten Visusverlust. Eine Hypophysenvorderlappeninsuffizienz ist bei 50 % der Patienten beobachtet.
- Nebenwirkungen der *medikamentösen Therapie*, siehe ▶ Octreotid, ▶ Prolaktinhemmer

Nachsorge

Die Substitutionstherapie einer Hypophyseninsuffizienz ist entscheidend.

Prognose

Die erhöhte Morbidität wird vor allem durch Sekundärkomplikationen hervorgerufen (zerebro- und kardiovaskuläre Erkrankungen, Diabetes mellitus, Wirbelsäulen- und Gelenkbeschwerden).

Weiterführende Links

▶ Pachyakrie

Literatur

1. Melmed S, Casanueva FF, Cavagnini F, Chanson P, Frohman L, Grossman A, Ho K, Kleinberg D, Lamberts S, Laws E, Lombardi G, Vance ML, Werder KV, Wass J, Giustina A (Acromegaly Treatment Consensus Workshop Participants)
(2002) Guidelines for acromegaly management. J Clin Endocrinol Metab 87:4054–4058. Review
2. Kopchick JJ, Parkinson C, Stevens EC, Trainer PJ (2002) Growth hormone receptor antagonists: discovery, development, and use in patients with acromegaly. Endocr Rev 23:623–646.

Akromegalie, paraneoplastische

Englischer Begriff

Ectopic acromegaly; paraneoplastic acromegaly.

Definition

Ektope GH- oder GHRH-Ausschüttung von Tumoren wie Karzinoid-Tumoren (69 %), neuroendokrinen Pankreastumoren, Phäochromocytomen, Paraganglionomen, etc. Die meisten Fälle in der Literatur beruhen auf einer erhöhten GHRH-Produktion.

Symptome

Alle klinische Symptome der Akromegalie (siehe ▶ Akromegalie) ausgenommen Manifestationen der lokalen Kompression durch das Hypophysenadenom.

Diagnostik

Erhöhter GHRH-Spiegel (Normalwert < 60 ng/L, bei Akromegalie < 200 ng/L und bei paraneoplastischer Akromegalie 0,3–5 µg/L) erhöhter GH Spiegel und IGF1-Spiegel.

TRH-Test: ausgeprägter Anstieg des GH-Spiegels bei 100 % der Patienten (nur bei 50 % der Patienten mit klassischer Akromegalie).

Lokalisationsdiagnostik: Computertomographie, MRI, Octreoscan (Szintigraphie mit radioaktivem Octreotid).

Immunhistologischer Nachweis von GHRH oder selten GH in Tumorzellen.

Differenzialdiagnose

Siehe ▶ Akromegalie.

Therapie

Radikale chirurgische Tumorentfernung.

Literatur

1. Doga M, Bonadonna S, Burattin A, Giustina A (2001) Ectopic secretion of growth hormone-releasing hormone (GHRH) in neuroendocrine tumors: relevant clinical aspects. Ann Oncol 12(Suppl 2):89–94. Review
2. Bolanowski M, Schopohl J, Marciniak M, Rzeszutko M, Zatonska K, Daroszewski J, Milewicz A, Malczewska J, Badowski R (2002) Acromegaly due to GHRH-secreting large bronchial carcinoid. Complete recovery following tumor surgery. Exp Clin Endocrinol Diabetes 110:188–192. Review

Akromikrie

Englischer Begriff

Acromicria.

Definition

Abnorme Kleinheit der Akren (Finger, Zehen, Hände, Füße, Gesicht) bei gleichzeitiger Verkürzung, Auftreibung der Skelettteile. Die Akromikrie ist Symptom zahlreicher mit Zwergwuchs eingehender hypophysär-dienzephaler Störungen wie z.B. Progerie, Lorain-Syndrom, Prader-Willi-Syndrom, etc.

Akroosteolyse

Englischer Begriff

Akro-osteolysis.

Definition

Subperiostale Resorptionsherde der Mittel- und Endphalangen der Hände und Füße. Sehr seltene Manifestation des primären Hyperparathyreoidismus und der Sclerodermia diffusa progressiva.

Akropachie

Englischer Begriff

Acropachy.

Definition

Subperiostale Knochenapposition und Weichteilverdickung an Finger- und Zehengliedern (I–III). Symptom einer lang bestehenden Hyperthyreose oder eines Marie-Bamberger Syndroms.

Weiterführende Links

► Pachyakrie

Aktivin

Synonyme

Activating follicle stimulating hormone.

Englischer Begriff

Activin.

Definition

Aktivin ist ein Glykoprotein mit endokrinen sowie autokrinen/parakrinen Wirkungen in einer Vielzahl von Organen.

Grundlagen

Aktivin ist ein Glykoprotein, das zur TGF-β (Transforming Growth Factor-β)-Superfamilie von Wachstums- und Differenzierungsfaktoren gehört. Es wird neben den Gonaden in zahlreichen weiteren Organen synthetisiert, in denen sich auch Aktivin-Rezeptoren nachweisen lassen. Aktivin hat endokrine Wirkungen, insbesondere reguliert es neben Inhibin und Follikulostatin die FSH-Sekretion im Hypophysenvorderlappen, sowie autokrine und parakrine Wirkungen als lokaler Wachstums- und Differenzierungsfaktor. Aktivin stimuliert die Biosynthese und Sekretion von FSH durch Steigerung der

Synthese der FSH β-Untereinheit. Außerdem ist es an der Follikelreifung in den Ovarien beteiligt. In der Zirkulation, in den Gonaden und anderen Geweben gibt es spezielle Bindungsproteine für Aktivin: das α2-Makroglobulin und das Follikulostatin, das sowohl ein Bindungsprotein für Aktivin darstellt als auch dessen biologische Aktivität reguliert. Neben seiner Wirkung im Reproduktionssystem, scheint Aktivin auch bei der Wundheilung, bei der Nierenentwicklung, der Nierenregeneration nach ischämischer Schädigung, bei inflammatorischen Prozessen und beim Knochenmetabolismus eine Rolle zu spielen. Extrazelluläre Modulatoren von Aktivin sind in erster Linie Inhibin und Follikulostatin.

Akute Thyreoiditis

▶ Thyreoiditis, suppurative

Alaktie

▶ Agalaktie

Albright-Butler-Bloomberg-Syndrom

▶ Phosphatstörungen, primäre

Albright-Syndrom

▶ McCune-Albright-Syndrom

Albuminurie

Englischer Begriff

Albuminuria.

Definition

Vermehrte Ausscheidung des Albumin im Harn. Die Albuminurie ist meist Zeichen einer renalen Glomerulopathie, da die glomeruläre Basalmembran und die reguläre Podozytenstruktur eine größenselektive und ladungsselektive Barriere darstellen. Die falsche oder extrarenale Albuminurie ist nicht durch eine Nierenerkrankung bedingt, sondern beruht in erster Linie auf dem Vorhandsein von korpusk. Elementen (Blut, Fibrin, etc.) im Harn, z.B. bei Pyelitis oder Zystitis. Bei Jugendlichen findet man eine lordotische Albuminurie, infolge lordotische WS-Haltung. Die febrile Albuminurie bei fieberhaften Zuständen gilt in der Regel als gutartig. Siehe auch ▶ Mikroalbuminurie.

ALD

▶ Adrenoleukodystrophie (ALD)

Aldolase

Synonyme

Zymohexase.

Englischer Begriff

Aldolase.

Definition

Enzym, das bei der Glykolyse Fructose-1,6-bisphosphat in Dihydroxyacetonphosphat und Glyzerinaldehyd-3-phosphat spaltet.

Grundlagen

Die Aldolase katalysiert bei der energieliefernden Glykolyse (Abbau von Glukose zu Pyruvat) die Spaltung des C6-Moleküls Fructose-1,6-bisphosphat in die C3-Moleküle Dihydroxyacetonphosphat und Glyzerinaldehy-3-phosphat. Die höchsten Aldolaseaktivitäten findet man in Geweben mit hohem Energiebedarf und entsprechender glykolytischer Aktivität, z.B. im Skelettmuskel. Die Aldolaseaktivität im Serum liegt im Bereich von 0,8–7 U/l, sie ist u.a. bei Muskelerkrankungen, Hepatitis, Leberzirrhose, Herzinfarkt und Prostatakarzinom erhöht.

Aldolase B-Mangel

► Fruktoseintoleranz

Aldosteron

Englischer Begriff

Aldosterone.

Definition

In der Zona glomerulosa der Nebennierenrinde produziertes Steroidhormon, das die Regulation der extrazellulären Ionenhomöostase von Natrium und Kalium sicherstellt.

Grundlagen

Aldosteron ist das wichtigste Mineralokortikoid. Seine Wirkung besteht in einem Austausch von Kalium- und Wasserstoffionen (H^+) gegen Natriumionen im distalen Tubus, wo es die Na^+-Rückresorption und die K^+-Exkretion fördert. Es hat auch in anderen epithelialen Zellen (wie z.B. in der Mukosa und in den Speichel- und Schweißdrüsen) prinzipiell denselben Effekt auf den Ionentransport von Natrium und Kalium. Die Bildung von Aldosteron wird durch das Renin-Angiotensin-System und weniger durch ACTH angeregt und ist bei Hypovolämie, Blutdruckabfall, renaler Mangeldurchblutung, Hyponatriämie und Hyperkaliämie erhöht. Die Wirkung von Aldosteron wird durch am distalen Tubulus angreifende Aldosteron-Antagonisten wie Spironolacton gehemmt.

Aldosteron wird mittels eines Radioimmunoassays im Serum gemessen. Der Normalwert im Plasma ist 2–10 μg/100 ml. Vor der Aldosteronbestimmung müssen Aldosteronantagonisten für mindestens 6 Wochen, andere Diuretika für mindestens 4 Wochen und β-Blocker für mindestens 1 Woche abgesetzt werden. Aldosteron-Messungen sind von der Körperposition des Patienten zur Zeit der Blutentnahme stark beeinflusst. Die Konzentrationen steigen bis zum vierfachen beim Aufrichten des Patienten. Während dem letzten Drittel der Schwangerschaft steigen die Werte bis zum zehnfachen.

Aldosteronismus

► Hyperaldosteronismus.

Aldosteronismus, primärer

► Hyperaldosteronismus, primärer.

Aldosteronmangel

► Hypoaldosteronismus

Aldosteronom

Synonyme

Conn-Adenom.

Englischer Begriff

Aldosteronoma.

A

Definition

Aldosteronproduzierendes Nebennieren-
rindenadenom
Das Aldosteronom ist die weitaus häufigste
Form des primären Hyperaldosteronismus.
Die Adenome sind meist singulär, haben ein
Durchmesser von 0,5–2,5 cm und kommen
links häufiger als rechts vor.

Symptome

Die klassische Symptomtrias besteht aus
Hypertonie, metabolischer Alkalose und
Hypokaliämie. Zahlreiche andere Symptome treten infolge der Hypernatriämie
und der Hypokaliämie auf (siehe Tab. 1).
Manche Patienten können phasenweise
normokaliämisch sein, wenn durch eine
salzarme Diät das reduzierte Natriuman-
gebot am Nierentubulussystem zu einer
erniedrigten Kaliumclearance führt.

Aldosteronom, Tabelle 1 Häufigkeit von Symptomen
beim Aldosteronom.

Beschwerden und Befunde	Häufigkeit (%)
Hypertonie, benigne	100
Hypokaliämie	etwa 100
Proteinurie	85
EKG-Veränderungen	80
Muskelschwäche	73
Polyurie/Polydipsie	46–72
Hypernatriämie	65
Retinopathie bis III	50
Parästhesien	24
tetanische Anfälle	21
Müdigkeit	19
Trousseau-Zeichen	17
Muskelschmerzen	16
Chvostek-Zeichen	8
Oedeme	3
Asymptomatisch	6

Diagnostik

Erst nach Sicherung der Diagnose „primärer
Hyperaldosteronismus" (siehe ▶ Hyperaldosteronismus, primärer) erfolgt die
Lokalisationsdiagnostik (Tab. 2), welche
ein Nebennierenadenom feststellt.

Differenzialdiagnose

Wichtig ist die differenzialdiagnostische
Abgrenzung von anderen Ursachen des
primären Hyperaldosteronismus, insbesondere vom idiopathischen Hyperaldosteronismus (idiopathischen Zona-glomerulosa-
Hyperplasie) und vom Glukokortikoid-
supprimierbaren Hyperaldosteronismus
(ausgeschlossen durch Bestimmung der
Aldosteron-Konzentrationen nach Gabe
von Dexamethason über mehrere Tage).

Therapie

Operativ/strahlentherapeutisch

Aldosteron produzierende Adenome sollten operativ entfernt werden: (sub-)totale
Adrenalektomie (siehe ▶ Adrenalektomie).
Vor der Operation ist zur Vermeidung eines
postoperativen Hypoaldosteronismus eine
2monatige Vorbehandlung mit 200–400 mg
Spironolacton erforderlich.

Aldosteronom, Tabelle 2 Diagnostik.

Anamnese und klinische Untersuchung	

Labor-
unter-
suchungen:
	– Plasmaelektrolyte
	  (Hyperkaliämie +/– Hyponatriämie)
	– Aldosteron-Konzentration
	  im Plasma (erhöht)
	– Plasma-Reninaktivität (supprimiert)
	– Aldosteron-Renin-Ratio (erhöht)
	– Aldosteronglukuronid
	  im 24-Stunden-Urin (erhöht)

Lokali-
sations-
diagnostik:
	– Sonographie, Computertomographie,
	  Kernspintomographie
	– Venöse Katheterisierung
	  mit selektiver Blutentnahme
	  aus den Nebennierenvenen
	– Nebennierenszintigraphie
	  mit ^{131}I-Cholesterin

Nachsorge

Blutdruck und Elektrolytkontrolle. Bei postoperativem sekundärem Hypoaldosteronismus (wenn die adenomtragende Nebenniere ohne längere Vorbehandlung mit Spironolakton entfernt wurde) ist eine Therapie mit Fludrokortison (50–100 mg 9α-Fluoro-Hydrokortison) für 6–10 Monate erforderlich.

Prognose

Bei erfolgreicher operativer Tumorentfernung ist die Prognose sehr gut. Wenn die Diagnose viele Jahre nicht gestellt wurde, sind die Folgeerscheinungen der langjährigen Hypertonie nicht reversibel.

Literatur

1.   Brunaud L, Duh QY (2002) Aldosteronoma. Curr Treat Options Oncol 3:327–33

Aldosteron-Synthase-Defekt, kongenitaler

▶ Hypoaldosteronismus, primärer kongenitaler

Alendronat

▶ Alendronsäure

Alendronsäure

Englischer Begriff

Alendronate.

Substanzklasse

Bisphosphonate.

Gebräuchliche Handelsnamen

Fosamax.

Indikationen

Therapie der Osteoporose bei Frauen nach der Menopause. In den USA auch zur Behandlung der Steroid-induzierten Osteoporose bei Männern und Frauen zugelassen.

Wirkung

Alendronsäure hat eine hohe Affinität zu Strukturen der Knochenoberfläche, insbesondere im Bereich der Resorptionslakunen, zwischen den Osteoklasten und der arrodierten Knochenoberfläche. Dies führt zu einer wirksamen Hemmung der Osteoklasten mit verminderter Knochenresorption und damit insgesamt zu einer positiven Bilanz der Knochenmasse.

Dosierung

1 Tablette (10 mg) morgens mir einem vollen Glas Leitungswasser (kein Mineralwasser), nüchtern, nach dem Aufstehen, mindestens 30 Minuten vor dem Essen/Trinken. Danach mindestens 30 Minuten aufrecht stehen oder sitzen.

Darreichungsformen

Tabletten 10 mg, per os. 70 mg 1 × wöchentlich.

Kontraindikationen

Schwere Niereninsuffizienz (Kreatinin-Clearance < 35 ml/min).
Strikturen und Achalasien des Ösophagus.
Schwere akute Entzündungen des Gastrointestinaltraktes.
Hypokalzämie.
Kinder (keine klinische Erfahrung).
Schwangerschaft, Stillzeit.

Nebenwirkungen

Siehe Tab. 1.

Wechselwirkungen

Kalzium, Antacida, Eisen und Magnesium können bei gleichzeitiger Gabe mit Alendronsäure dessen Absorption vermindern.

Alendronsäure, Tabelle 1 Nebenwirkungen.

häufig	– Gastrointestinale Störungen (Ösophaguserosionen, Ösophagitis, Bauchschmerzen, Obstipation, Diarrhoe) – Kopfschmerzen – Muskel-, Knochen- und Gelenkschmerzen – Hautreaktionen – Hypokalzämie, Hypophosphatämie – Erhöhung der alkalischen Phosphatase und der Laktat-Dehydrogenase
selten	– Ulcera ventriculi oder duodeni
in Einzelfällen	– Überempfindlichkeitreaktionen – Verschlechterung der Nierenfunktion

Pharmakodynamik

Intestinal resorbiert und unverändert renal ausgeschieden. Die absolute Bioverfügbarkeit für Dosen zwischen 5 und 40 mg ist 0,6–0,7 %. Die Serumhalbwertszeit ist kurz (0,2–2 Stunden), die Körperhalbwertszeit liegt im Bereich von einigen Jahren. Bei chronischer Applikation erreicht die Akkumulation im Skelett erst nach langer Zeit ein Plateau.

Alfacalcidol

► α-Calcidol

Algomenorrhoe

► Dysmenorrhoe

Alimentation

► Ernährung

A-β-Lipoproteinämie

Synonyme

Bassen-Kornzweig-Syndrom.

Englischer Begriff

Abetalipoproteinemia (ABL) oder a-β-lipoproteinemia.

Definition

Sehr selten vorkommende Störung der Synthese des Apolipoproteins B auf dem Boden eines hereditären genetischen Defektes.

Symptome

Bereits im Kleinkindesalter auftretende Symptome mit Leibschmerzen und Fettstühlen; Wachstum und Gewichtszunahme sind deutlich verzögert. Im späteren Kindesalter zusätzlich neurologische Störungen mit Nachlassen der Muskelkraft, Auftreten von Ataxie und Nystagmus. Durch die Resorptionsstörungen Auftreten eines Vitamin-A- und eines Vitamin E-Mangels.

Diagnostik

Labortechnisch Nachweis des Fehlens von Apolipoprotein B. Hinweise sind stark erniedrigte Gesamtcholesterinwerte und fast völliges Fehlen des LDL-Anteiles. Fehlen einer Chylomikronämie nach einer fetthaltigen Mahlzeit. Plasmatriglyzeride stark erniedrigt.
Im Differenzialblutbild sind im Blutausstrich Acanthoyten (synonym Acanthrocyten) d.h. stechapfelformenähnliche Veränderungen der Erythrozyten als Folge von Störungen in der Lipidzusammensetzung der Erythrozytenmembran zu erkennen.
Auf Grund der Malabsorption offenbar sekundär histologische Veränderungen im Dünndarmepithel.

Differenzialdiagnose

Wesentliche Differenzialdiagnose ist die Unterscheidung von anderen Formen eines

Malabsorptionssyndroms wie Zöliakie und zystischer Pankreasfibrose.

Allgemeine Maßnahmen

Symptomatische Maßnahmen.

Diät

Wegen der Resorptionsstörungen fettarme Kost mit häufigen kleinen Mahlzeiten.

Therapie

Kausal

Eine kausale Therapie ist nicht möglich. Substitution von fettlöslichen Vitaminen, vorzugsweise parenteral.
Gabe mittelkettiger Triglyzeride.

Prognose

Ungünstig. Die meisten Patienten scheinen vor dem 30. Lebensjahr zu sterben.

Literatur

1.   Bassen FA, Kornzweig A-L (1950) Malformation of erythrocytes in a case of atypical retinitis pigmentosa. Blood 5:381
2.   Salt HB, Wolff OH, Lloyd JK, Fosbrooke AS, Cameron AH, Hubble DV (1960) On having no beta-lipoprotein: a syndrome comprising a-beta-lipoproteinaemia, acanthocytosis, and steatorrhea. Lancet 2:325

Alkaliämie

Synonyme

Dekompensierte Alkalose.

Englischer Begriff

Alkalaemia.

Definition

Anstieg des arteriellen pH auf über 7,44 oder Abnahme der H^+-Ionenkonzentration $[H^+] < 36$ nM. Folgt immer einer Alkalose, deren Kompensationsmechanismen nicht mehr ausreichend sind.
Siehe ▶ Alkalose, metabolische sowie ▶ Alkalose, respiratorische.

Alkalose, metabolische

Englischer Begriff

Metabolic alkalosis.

Definition

Anstieg des arteriellen pH-Wertes durch primäre Erhöhung der Bikarbonatkonzentration im Blut.
Die gesunde Niere kann große Mengen Bikarbonat ausscheiden. Durch Mineralokortikoide, Volumendepletion, Wasserstoffionenverlust oder Kaliumdepletion wird sie daran gehindert, Bikarbonat bei normaler Plasmakonzentration im Urin auszuscheiden. Die respiratorische Kompensation ist wegen der Hypoxämie auch eingeschränkt.

Symptome

Zentralnervöse Wirkungen (Bewusstseinstörungen, Parästhesien, Krampfanfälle, gesteigerte Reflexe bis zur Tetanie). Respiratorische Wirkungen (kompensatorische flache Atmung und alveoläre Hy-

Alkalose, metabolische, Tabelle 1 Ursachen.

Metabolische Alkalose	Ursachen
Volumendepletion	– Erbrechen, Magensaftabsaugung – Diuretika (Schleifendiuretika, Thiazide)
Kaliummangel	– Erbrechen, Magensaftabsaugung – Diuretika (Schleifendiuretika, Thiazide)
Hyperkortisolismus	– Cushing-Syndrom – Primärer Hyperaldosteronismus – Bartter-Syndrom – hochdosierte Kortikosteroidtherapie
Leberinsuffizienz	– Chronische Lebererkrankungen – posthyperkapnische Alkalose
Exzessive Alkali-Aufnahme	– Milch-Alkali-Syndrom – übermäßige (therapeutische) Bikarbonatzufuhr – Alkalitherapie beim Ulkus

Alkalose, metabolische, Tabelle 2 Diagnostik der metabolischen Alkalose.

pH > 7,44
Standardbikarbonat > 25 mmol/l
Basenabweichung > + 2 mmol/l
$_pCO_2$ normal oder ↑ (N=38–42 mmHg)

Alkalose, respiratorische, Tabelle 1 Ursachen.

Hyperventilation (zentrale Stimulation des Atemzentrums)	Angst, Fieber, Durchblutungsstörungen, Trauma, Tumoren, Entzündungen (Meningitis, Encephalitis), Pharmaka (Salizylate) Nikotin
Hypoxie	Primäre Lungenerkrankungen, Zyanotische Herzvitien, rascher Höhenaufstieg, extreme Anämie

poventilation mit Hypoxämie, erschwerte O_2-Abgabe in den Geweben).
Kardiale Wirkungen (Herzrhythmusstörungen, meist bei gleichzeitig vorliegender Hypokaliämie).
Hypotension durch Abnahme des peripheren Gefäßwiderstands.

Alkalose, respiratorische, Tabelle 2 Diagnostik der respiratorischen Alkalose.

PH > 7,44
$_pCO_2$ < 35 mmHg
Standardbikarbonat normal oder ↓

Diagnostik

Anamnese.
Blutgasanalyse.
Elektrolytstörungen (Hypokaliämie).

Therapie

Zufuhr von isotoner Natriumchloridlösung.
Kaliumchloridsubstitution bei hypokaliämischer Alkalose.
Aminosäurehydrochloride (H⁺-Ionen-Substitution) bei akuter schwerer Alkalose (pH > 7,5).
Behandlung der Grundkrankheit bei Nebennierenrindenüberfunktion.

Definition

Anstieg des arteriellen pH mit erniedrigtem pCO_2 (CO_2-Partialdruck) aufgrund gesteigerter alveolärer Hyperventilation.
Zentrale Stimulation des Atemzentrums oder Hypoxie führen zur alveolären Hyperventilation und akutem Abfall des arteriellen pCO_2.
Kompensationsmechanismen: Nieren scheiden vermehrt Bikarbonat mit dem Urin aus.

Symptome

Angst, Parästhesien (an Lippen, Fingern, Gesicht), Schwindelgefühl, Bewusstseinsstörungen, tetanische Anfälle, gesteigerte Muskeleigenreflexe, Chvostek-Zeichen, arterielle Hypotension etc.

Diagnostik

Anamnese, Blutgasanalyse.

Differenzialdiagnose

Respiratorisch kompensierte chronisch-metabolische Azidose.

Therapie

Verbale Beruhigung, Sedierung (z.B. Diazepam 10 mg i.v.).

Alkalose, nicht-respiratorische

▶ Alkalose, metabolische

Alkalose, respiratorische

Englischer Begriff

Respiratory alkalosis.

Behandlung der Grundkrankheit (bei chronischer respiratorischer Alkalose).
Acetazolamid zur Prophylaxe der Höhenkrankheit.

Alkaptonurie

Synonyme

Ochronose.

Englischer Begriff

Alkaptonuria.

Definition

Autosomal rezessiv vererbte Stoffwechselerkrankung mit einer Funktionsstörung der Homogentisinsäure-Oxidase. Die Folge ist eine Anhäufung von Homogentisinsäure, einem Zwischenprodukt beim Abbau von Phenylalanin und Tyrosin, welche vermehrt im Urin ausgeschieden wird. Homogentisinsäure lagert sich außerdem im Knochen, in den Gelenken bzw. in der Haut ab.

Symptome

Dunkelfärbung des Urins nach Alkalizusatz bzw. nach Einwirkung von Luftsauerstoff, Arthropathien der großen Gelenke (Knie-, Schulter-, Hüftgelenke) mit Schmerzen, Schwellung und Bewegungseinschränkung, Verkalkung von Herzklappen mit konsekutiver Stenose/Insuffizienz, Atherosklerose, Nieren- und/oder Prostatasteine, Trachea- und/oder Bronchialversteifung, bläuliches Haut/Sklerenkolorit, evtl. Ablagerung von Homogentisinsäurepolymeren in den Zähnen, Fingernägeln, im zentralnervösen System bzw. in endokrinen Organen. Der Enzymmangel besteht von Geburt an. Erste Symptome manifestieren sich in der Regel nach der 3. Lebensdekade, meist durch Gelenkbeschwerden.

Diagnostik

Familienanamnese, Haut-, Urinuntersuchung (auf Dunkelfärbung bzw. Messung von Homogentisinsäure mittels Massenspektrometrie), Röntgenuntersuchungen von betroffenen Gelenken (Nachweis von Kalzifikationen), Echokardiographie bei V.a. Herzklappenvitium.

Differenzialdiagnose

Erkrankungen des rheumatischen Formenkreises. Prolongierte Applikation von Quinakrin, Hydroquinon.

Allgemeine Maßnahmen

Diät

Eiweißarme Diät, insbesondere phenylalanin- und tyrosinarme Diät
Kommentar: Bei Kindern wird durch diese Diät die Ausscheidung von Homogentisinsäure im Urin reduziert. Dieser Effekt ist bei Erwachsenen nicht mehr nachweisbar. Ein sicherer Zusammenhang der Einhaltung einer eiweißarmen Diät mit einer Reduktion von Folgeerkrankungen wurde bisher nicht nachgewiesen. Ein ambulantes Monitoring der Phenylalaninkonzentrationen wird bei Kindern empfohlen, um Mangelsituationen zu vermeiden.

Therapie

Dauertherapie

Vitamin C (Gabe von bis zu 1 g/Tag, Reduktion der Pigmentablagerungen).
Kommentar:
Es wird beschrieben, dass Vitamin C aufgrund seiner milden antioxidativen Eigenschaften die Umwandlung von Homogentisinsäure in Polymere (Ablagerung von Polymeren im Knorpel) verzögert.

Operativ/strahlentherapeutisch

Evtl. Gelenkersatz, Herzklappenersatz.

Wirksamkeit

Alle beschriebenen Therapieansätze sind symptomatisch und verzögern die Progression bzw. behandeln die Folgen der Erkrankung.

Verträglichkeit

Die Gabe von Vitamin C ist unbedenklich (auch in der Schwangerschaft).

Pharmakoökonomie

Bei den operativen Eingriffen handelt es sich um kostenintensive Verfahren. Die Indikationsstellung erfolgt nach den Empfehlungen der Orthopäden bzw. Kardiologen.

Nachsorge

Bei Gelenk- oder Herzklappenersatz nach Maßgabe des Orthopäden bzw. Kardiologen.

Prognose

Erhöhte Morbidität, erhöhtes Risiko eines Herzinfarktes bei älteren Patienten, aber keine Einschränkung in der allgemeinen Lebenserwartung.

Literatur

1. De Haas V, Carbasius Weber EC, de Klerk JB (1998) The success of dietary protein restriction in alkaptonuria patients is age-dependent. J Inherit Metab Dis 21:791–798
2. Garrod AE (1902) The incidence of alkaptonuria: a study in chemical individuality. Lancet 2:1616–1620
3. Levine HD, Parisi AF, Holdsworth DE (1978) Aortic valve replacement for ochronosis of the aortic valve. Chest 74:466–467
4. Mayatepek E, Kallas K, Anninos A (1998) Effects of ascorbic acid and low-protein diet in alkaptonuria [letter]. Eur J Pediatr 157:867–868
5. O'Brien W et al (1963) Biochemical, pathological and clinical aspects of alcaptonuria, achronosis and ochronotic arthropathy: review of the world literature (1584–1962), Kapitel 34:813–838
6. Vavuranakis M, Triantafillidi H, Stefanadis C (1998) Aortic stenosis and coronary artery disease caused by alkaptonuria, a rare genetic metabolic syndrome. Cardiology 90:302–304
7. Wolff JA, Barshop B, Nyhan WL (1989) Effects of ascorbic acid in alkaptonuria: alterations in benzoquinone acetic acid and an ontogenic effect in infancy. Pediatr Res 26:140–144

Allgemeines Anpassungssyndrom

A

Synonyme

Generelles Adaptationssyndrom; unspezifisches Stresssyndrom.

Englischer Begriff

General adaptation syndrom; unspecific stress syndrom.

Definition

Die Gesamtheit alle psychisch-physischen Anpassungs- und Schutzreaktionen des Organismus auf Reizeinwirkungen (Stressoren). Das Syndrom wurde von Dr. Hans Selye 1936 definiert. Stressoren sind Belastungen (z.B. Infektionen, Verletzungen, Vergiftungen, Emotionen, etc), die Stress herbeiführen. Die Anpassungsvorgänge werden durch CRH, ACTH, GH und Prolaktin eingeleitet.

Symptome

Im Ablauf des allgemeines Anpassungssyndrom können drei Stadien unterschieden werden:

1. Alarmphase/-reaktion mit Schocksymptomen: Aktivierung des Sympathikus, erhöhte Adrenalin-, Noradrenalin-, Kortisol- und GH-Ausschüttung, Hyperventilation
2. Widerstandsphase: Abwehrstadium mit voller Adaptation, die sympathische Dominanz ist abgeschwächt, aber die Hypophysenhormonsekretion und Kortisolausschüttung bleiben hoch. Blutbild: Eosinopenie und polymorphkernige Leukozytose
3. Erschöpfungsphase: Zusammenbruch aller Funktionen bei weiterem Einwirken von Stressoren, evtl. Versagen der Nebennierenrinde infolge zu schweren oder zu lange anhaltenden Stresses.

Literatur

1. Selye H (1946) The general adaptation syndrom and the diseases of adaptation. J Clin Endocrin 6:116

Allopurinol

Englischer Begriff

Allopurinol.

Substanzklasse

Gichtmittel, Urikostatika, Xanthinoxidase-Hemmer.

Gebräuchliche Handelsnamen

Siehe Tab. 1.

Indikationen

Primäre und sekundäre Hyperurikämie, Gicht, Chemo- und Radiotherapie bei myeloproliferativen/neoplastischen Erkrankungen, Urat-Nephropathie, Urat-Nephrolithiasis, Prophylaxe von Oxalatsteinen bei gleichzeitiger Hyperurikämie, sowie angeborene Enzymmangelkrankheiten: Alanin-Phosphoribosyl-Transferasemangel, Lesch-Nyhan-Syndrom.

Allopurinol, Tabelle 1 Gebräuchliche Handelsnamen.

Handelsname	Dosis
Allo 100/300 von ct Tabletten	100 mg, 300 mg
Allopurino Hexal 100/300 Tabletten	100 mg, 300 mg
Allopurinol STADA 300 mg Tabletten	300 mg
Foligan 100/300 Tabletten	100 mg, 300 mg
Zyloric 100/ Zyloric 300 Tabletten	100 mg, 300 mg

Wirkung

Als Isomere des Hypoxanthins (Vorstufe der Harnsäure) hemmen Allopurinol und sein Metabolit Oxipurinol die Xanthinoxidase. Das Enzym Xanthinoxidase ist für die Bildung von Harnsäure verantwortlich. Durch Hemmung der Xanthinoxidase verzögert Allopurinol die Oxydation von Hypoxanthin zu Xanthin und die Bildung von Harnsäure aus Xanthin. Die Ausscheidung von wasserlöslichem Xanthin und Hypoxanthin nimmt zu und die Harnsäurespiegel fallen.

Dosierung

Normaldosis 100–300 mg/Tag (1–3mal täglich 100 mg), Maximaldosis 600–800 mg/Tag, maximale Einzeldosis 300 mg, bei eingeschränkter Nierenfunktion Anpassung der Dosis.

Allopurinol, Tabelle 2 Nebenwirkungen.

Häufigkeit	Nebenwirkungen
häufig	– reaktiver Giftanfall zu Beginn der Behandlung
gelegentlich	– gastrointestinale Beschwerden (Übelkeit, Durchfall) – Hautreaktionen (Erytheme, Urtikaria, Hautjucken)
selten	– Schwindel, Kopfschmerzen, Benommenheit – Vasculitis mit Hautveränderungen und Nieren- und Leberbeteiligung
in Einzelfällen	– Überempfindlichkeitsreaktionen (Hautreaktionen, Fieber, Schüttelfrost, Gelenkschmerzen) – Blutbildveränderungen (Leukopenie, Leukozytose, Granulozytopenie, Eosinophilie, Agranulozytose, aplastische Anämie) – Leberfunktionsstörung (Erhöhung der Transaminasen und alkalischen Phosphatase), Granulomatöse Hepatitis, akute Cholangitis, Muskelschmerzen und periphere Neuritis – Allergisch bedingte interstitielle Nephritis mit lymphozytärer Infiltration – Nieren- und Blasensteine aus Xanthin – Haarausfall

A

Bei Kindern: maximal 10 mg/kg KG verteilt auf 3 tägliche Einzeldosen.

Darreichungsformen

Tabletten oder Dragees mit 100, 200 oder 100 mg per os.

Kontraindikationen

Absolut: Allergie gegen Allopurinol, Schwangerschaft, Stillzeit
Relativ: Anwendung bei Kindern und Jugendlichen, Niereninsuffizienz, Blutbildungsstörungen.

Nebenwirkungen

Siehe Tab. 2.

Wechselwirkungen

Siehe Tab. 3.

Pharmakodynamik

Allopurinol wird im oberen Magen-Darm-Trakt zu 80–90 % resorbiert. Die Biover-

fügbarkeit beträgt ca. 80 %. Die maximale Plasmakonzentration wird nach 2–6 Stunden erreicht. Aus Allopurinol entsteht durch Oxidation der biologisch aktive Metabolit Oxipurinol, der ebenfalls die Xanthinoxidase hemmt. Die optimale Wirkkonzentration im Plasma ist schwer zu bestimmen, daher wird der therapeutische Effekt anhand der Harnsäureserumkonzentration gemessen. Allopurinol und Oxipurinol gelangen in die Muttermilch. Die Halbwertszeit von Allopurinol beträgt 1–3 Stunden, von Oxipurinol 18–30 Stunden.

Weiterführende Links

▶ Gichtmittel

Alloxan

Englischer Begriff

Alloxan.

Definition

Mesoxalylharnstoff als Kondensationsprodukt von Allantoin und Oxalsäure.

Grundlagen

Alloxan ist eine toxische Substanz. Besonders empfindlich auf Alloxan reagieren die B-Zellen des Pankreas. Alloxan wird daher in der Diabetesforschung zur tierexperimentellen Erzeugung eines Insulinmangels durch Zerstörung der B-Zellen verwandt; sog. Alloxan-Diabetes. (heute meist durch Streptozotocin ersetzt).

Alopecia

▶ Alopezie

Allopurinol, Tabelle 3 Wechselwirkungen.

Aminophyllin und Theophyllin	Aminophyllin- und Theophyllinmetabolismus bei hoher Allopurinoldosis gehemmt
Antikoagulanzien vom Cumarin-Typ	Metabolismus von Antikoagulanzien verlangsamt, damit deren Wirkung erhöht
Azathioprin, Mercaptopurin	Azathioprin- und Mercaptopurin-Spiegel erhöht (deren Metabolismus verlangsamt)
Chlorpropamid	Wirkungverstärkung des Chlorpropamids
Etacrynsäure	Allopurinolwirkung vermindert
Salizylsäure	Wirkung von Salizylsäure verstärkt
Thiazididuretika	Allopurinolwirkung vermindert
Urikosurika (Probenecid, Sulfinpyrazon)	Allopurinolwirkung vermindert durch beschleunigte Elimination von Oxipurinol Elimination von Probenecid vermindert
Zytostatika	Blutbildveränderungen häufiger

Alopezie

Synonyme

Alopecia.

Englischer Begriff

Alopecia.

Definition

Zustand der Haarlosigkeit unterschiedlicher Ursache. Alopezie kann angeboren oder erworben, reversibel oder irreversibel und häufig idiopathisch sein. Die häufigsten Typen sind:

- Alopecia areata: reversibler, oft plötzlich einsetzender kreisförmiger Haarausfall ohne Zerstörung des Haarfollikels mit unbekannter Ursache (vermutlich autoimmunologisch bedingt). Charakteristisch sind einzelne oder mehrere runde haarlose Herde, häufig im Bereich des Capillitiums
- Alopecia congenita: angeborene Haarlosigkeit verschiedener Typen
- Alopecia diffusa: alle Formen des mehr oder weniger ausgedehnten Haarausfalls, vielfach mit bekannter Ursache, z.B. A. androgenetica, A. cachectica, A. neurotica, A. toxica, etc. Die androgenetische Alopezie (A. androgenetica) ist ein genetisch bedingter Haarausfall mit typischem Muster, der durch die Wirkung von Androgenen bedingt ist. Der Haarverlust ist charakteristisch beim Mann frontotemporal und bei der Frau auf die Scheitelregion beschränkt
- Alopecia senilis: physiologische Alopezie des Alters, ohne wesentliche Seborrhoe und Schuppung.

Differenzialdiagnose

A. areata muß von der Trichotillomanie differenziert werden.
A. androgenetica muß von diffusen Alopezien anderer Ursachen differenziert werden,

Alopezie, Tabelle 1   Therapie der Alopezie.

Alopezia areata	– Lokaltherapie mit kortikosteroid2haltigen Präparaten, Dithranol, Benzylnicotinat, etc. – Bei schweren und therapieresistenten Fällen: Bestrahlung, systemische Therapie mit Glukokortikoiden, Ciclosporin A, und Kombinationtherapie
Alopezia diffusa	– Systemische Therapie mit Glukokortikoide, zusätzlich Zinchydrogenaspartat – Bei therapieresistenten Fällen Behandlung mit DADPS (Dapson-Fetol)
Alopezia androgenetica	*Bei der Frau:* – Anwendungen von entfettenden und teerhaltigen Shampoos. Lokale Therapie mit östrogenhaltigen Tinkturen, Glukokortikoiden, Minoxidil oder Salicylsäure – Bei therapieresistenten Fällen: orale Therapie mit Antiandrogenen (Androcur), Kombinationspräparaten (Diane) *Beim Mann:* – Lokaltherapie mit Pentadecansäuremonoglyzerid, Minoxidil. Orale Therapie mit Finasterid. Transplantation von Eigenhaaren von anderer Lokalisation

z.B. bei hormonellen Störungen (Hypo- und Hyperthyreose, polyendokrine Autoimmuninsuffizienz, etc.), bei der Gabe bestimmter Medikamente (Zytostatika, Retinoide, etc.), bei Infektionskrankheiten (Typhus, Syphilis, etc.), bei Intoxikationen (Thallium, etc.), etc.

Therapie

Siehe Tab. 1.

Literatur

1. Mulinari-Brenner F, Bergfeld WF (2003) Hair loss: diagnosis and management. Cleve Clin J Med 70:705–706,709–10, 712. Review

Alpha-Endorphin

Englischer Begriff

Alpha-endorphin.

A

Definition

Ein endogenes Opioid-Peptid, ein Abkömmling des Pro-Opio-Melanocortin-Präkursors. Es unterscheidet sich vom Gamma-Endorphin durch eine Aminosäure.

Grundlagen

Endorphin ist ein hochpotentes, natürlich vorkommendes Analgetikum. Es ist nachweisbar in der Hypophyse, im Gehirn und in peripheren Geweben.

Alpha-MSH

Englischer Begriff

Alpha melanocyte stimulating hormone.

Definition

Im Hypophysenzwischenlappen gebildetes Polypeptidhormon.

Grundlagen

Das Alpha-MSH entspricht einem hoch konservierten Neuropeptid, das strukturell nahe mit ACTH verwandt ist und aus einem gemeinsamen precursor, dem Proopiomelanocortin (POMC) gebildet wird. Seine 13 Aminosäuren sind identisch mit den ersten 13 von ACTH (siehe ▶ Melanozyten-stimulierendes Hormon (MSH)). Die Hauptwirkungen des Alpha-MSH sind die Hemmung des Appetits und die Förderung der Hautpigmentierung. Die Melanocortin 4 Rezeptoren (MCR4) finden sich im Hypothalamus und kontrollieren die appetitsenkende Wirkung. Die Melanocortin 1 Rezeptoren (MCR1) befinden sich in der Haut und kontrollieren die Haut- und Haarpigmentierung. Neue Untersuchungen zeigen, dass Alpha-MSH auch breite antiinflammatorische Eigenschaften hat.

Alpha-Subunit

▶ Lutropin α

Alpha-Zellen

Synonyme

Glukagon-produzierende Zellen des Pankreas.

Englischer Begriff

Alpha cells.

Definition

Zellen, die in den Langerhans-Inselzellen des Pankreas liegen und das Hormon Glukagon produzieren.

Grundlagen

Bei Verwendung der ersten Insulinpräparationen nach Entdeckung des Insulins durch Banting und Best fiel auf, dass vor Einsetzen der blutzuckersenkenden Wirkung ein kurzfristiger Anstieg der Blutzuckerwerte zu beobachten war. Dies führte zur Entdeckung eines zweiten Hormons der Inselzellen, das zusammen mit Insulin aus den Pankreata von Schlachttieren extrahiert wurde und den damaligen, nach heutigen Begriffen sehr unreinen Insulin-Extrakten beigemischt war. Während Insulin in den Beta-Zellen gebildet wird, stammt das den Blutzucker erhöhende Hormon aus den Alpha-Zellen. Da dieses Hormon zur Freisetzung von Glukose aus der Leber führte, wurde es Glukagon genannt.

Alprostadil

Englischer Begriff

Alprostadil.

Substanzklasse

Mittel gegen erektile Dysfunktion, Prostaglandin E1.

Gebräuchliche Handelsnamen

Caverjet 10 µg/20 µg, Viridal 10 µg/20 µg, MUSE 250 µg/500 µg/1000 µg.

Indikationen

Diagnose und Behandlung der erektilen Dysfunktion aufgrund neurogener, vaskulärer, psychogener oder gemischter Ursachen.

Wirkung

Alprostadil führt zu eine gesteigerten Durchblutung der Penisarterien und zu einer Entspannung der glatten Muskulatur des Schwellkörpers des Penis. Die Folgen sind eine Vergrößerung der Durchmesser der Penisarterien, ein verminderter Abfluss des venösen Bluts bis zu völligem Verschluß der Venen und damit einer anhaltenden Erektion.

Dosierung

Einstellung der Dosis in der Arztpraxis.
Caverjet und Viridal: Empfohlene Anfangdosis 1,25–2,5 µg, Dosissteigerungsrate 2,5–5 µg, Maximaldosis 40 µg. Die niedrigste wirksame Dosis wählen.
Muse: Empfohlene Anfangdosis 250 µg, Dosissteigerungsrate 250 µg, bis zu 1000 µg. Es werden maximal 2 Dosen pro 24 Stunden und 7 Dosen innerhalb von 7 Tagen empfohlen.

Darreichungsformen

Caverjet und Viridal: intracavernöse Injektion.
Muse: Einbringen des Zäpfchens in die Harnröhre durch einen speziellen Applikator.

Kontraindikationen

Patienten unter 18 Jahren und über 80 Jahre, Balanitis, Penisprothesen, anatomische Deformationen des Penis. Männer, für die sexuelle Aktivität kontraindiziert ist (z.B. Herzkrankheiten). Patienten mit erhöhtem Risiko für das Auftreten eines Priapismus (multiples Myelom, Sichelzellenanämie, Thrombozythämie, Polyzythämie). Sorgfältige Überwachung bei Patienten, die mit Antikoagulanzien behandelt werden (erhöhtes Risiko einer Harnröhrenblutung).

Nebenwirkungen

Siehe Tab. 1.

Wechselwirkungen

Substanzen, die ebenfalls zu einer Erektion führen (Papaverin, α-Rezeptoren-Blocker) sollten nicht gleichzeitig gegeben werden. Blutdrucksenkende Arzneimittel: verstärk-

Alprostadil, Tabelle 1 Nebenwirkungen von Alprostadil.

CAVERJET und VIRIDAL	MUSE
Häufig	**Häufig**
Penisschmerzen (34 %), brennendes Gefühl während der Injektion	Penisschmerzen, Brennen in der Harnröhre, geringe Harnröhrenblutung, Hodenschmerzen, Kopfschmerzen, Brennen/Jucken in der Scheide der Partnerinnen
Gelegentlich	**Gelegentlich**
Hämatome, Ecchymosen, Ödeme, Juckreiz an der Injektionsstelle, verlängerte Erektionen, Balanitis. Wärmegefühl, Irritation, Phimose, Pruritus am Penis	Schmerzen in den Beinen und im Perineum
Selten	**Selten**
Priapismus, Schmerzen, Rötungen, Ödeme, Wärmegefühl an den Hoden, Spermatozele, Hämaturie, gestörte Blasenentleerung, Beckenschmerzen, Herz- und Kreislaufstörungen, Wadenkrämpfe, Mydriasis, Schwächegefühl, Schwitzen, Übelkeit, Exanthem, Pruritus, etc.	verlängerte Erektionen/Priapismus, fibrotische Komplikationen im Penis, Harnwegsinfektionen, Hypotonie, Schwindelgefühl

te Blutdrucksenkung und Gefäßerweiterung. Antikoagulanzien: Verstärkung der Wirkung von Antikoagulanzien.

Altersdiabetes

Synonyme

Typ-2-Diabetes mellitus. (Die Begriffe „juveniler Diabetes" und „Altersdiabetes" wurden verlassen, da sie sich nicht an der Pathogenese, sondern einem klinischen Merkmal (Häufigkeitsgipfel in Bezug auf das Manifestationsalter) orientierten. Ebenso verlassen wurden synonyme Begriffe wie „Insulin Dependent Diabetes Mellitus" (IDDM) für den Typ-1-Diabetes und „Non Insulin Dependet Diabetes Mellitus" (NIDDM) für den Typ-2-Diabetes, da sie sich an einem therapeutischen Merkmal orientierten.).

Englischer Begriff

Type 2 diabetes mellitus.

Definition

1. Sog. biochemische Definition: Erhöhung der Blutzuckerwerte als Folge eines relativen Insulinmangels auf dem Boden einer Insulinresistenz und einer Sekretionsstörung der Beta-Zelle bei vorbestehender polygenetischer Grundlage, wobei zusätzlich zur endogenen genetischen Veranlagung exogene umweltbedingte Realisationsfaktoren notwendig sind, damit es zur Manifestation der Erkrankung kommt.
2. Sog. klinisch-symptomatische Definition: Zum Tode führende Erkrankung des Gefäßsystems (Mikro- und Makroangiopathie), die sich ab einem bestimmten Stadium der Gefäßerkrankung an erhöhten Blutzuckerwerten erkennen lässt.

Symptome

Zu Beginn symptomlos oder symptomarm. In ca. 60 % wird der Typ-2-Diabetes als Zufallsbefund anlässlich anderer Untersuchungen festgestellt. Sonst unspezifische Allgemeinsymptome wie Nachlassen der allgemeinen Leistungsfähigkeit mit Verlangsamung und Merkschwäche, was von Patienten meist als „altersbedingt" verkannt wird. Bei höheren Blutzuckerwerten mit Überschreiten der Nierenschwelle Polyurie und Polydipsie, Durstgefühl, muskuläre Schwäche, Neigung zu Haut- und Schleimhautinfektionen (Furunkel, Balanitis, Vulvitis). Sehr selten Exsikkose mit hyperosmolarem Koma, meist nur bei Hinzutreten weiterer akuter Erkrankungen, die das Durstgefühl vermindern.

Diagnostik durch Blutzuckerbestimmung, ggfs. durch orale Glukosebelastung. Einzelheiten siehe Tab. 1.

Differenzialdiagnose

Abgrenzung zum Typ-1-Diabetes mellitus. In der Regel klinisch möglich. In Zweifelsfällen Bestimmung der für den Typ-1-Diabetes typischen Inselzellantikörper (ICA), Inselzellsurface-Antikörper (ICSA), der Glutaminsäuredecarboxlase (GAD)-Antikörper und der Insulin(AI2)-Autoantikörper.

Allgemeine Maßnahmen

Lebensmodifikation

Dem zivilisatorisch bedingten Bewegungsmangel entgegenwirken und bewusst Änderungen im Alltagsablauf herbeiführen (z.B. Rolltreppe, Aufzug meiden, regelmäßig Spazieren gehen). Nach ärztlicher Untersuchung über Leistungsfähigkeit und Ausschluss gravierender Kontraindikationen sportliche Aktivitäten im Sinne eines dosierten und überwachten körperlichen Trainings.

Diät

„Diät" im engeren Sinne gibt es beim Diabetes mellitus nicht, nur eine geregelte Kost, die den derzeitigen Ernährungsempfehlungen der Deutschen Gesellschaft für Ernährung und ähnlicher Institutionen mit

Altersdiabetes, Tabelle 1 Diagnostische Kriterien des Diabetes mellitus

| | Plasmaglukose | | | | Vollblutglukose | | | |
| | venös | | kapillär | | venös | | kapillär | |
	mmol/l	mg/dl	mmol/l	mg/dl	mmol/l	mg/dl	mmol/l	mg/dl
Nüchtern Diabetes	≥ 7,0	≥ 126	≥ 7,0	≥ 126	≥ 6,1	≥ 110	≥ 6,1	≥ 110
IFG	≥ 6,1	≥ 110	≥ 6,1	≥ 110	≥ 5,6	≥ 100	≥ 5,6	≥ 100
OGTT 2 Stunden	≥ 11,1	≥ 200	≥ 12,2	≥ 220	≥ 10,0	≥ 180	≥ 11,1	≥ 200
Diabetes IGT	≥ 7,8	≥ 140	≥ 8,9	≥ 160	≥ 6,7	≥ 120	≥ 200	≥ 140

Orale Glukosetoleranz-Tests (nach den WHO-Kriterien 1985, EK IV, Alberti et Zimmet, 1998b, EK IV, Härtegrad A): Durchführung gemäß Leitlinien der Deutschen Diabetes-Gesellschaft am Morgen (nach 10–16stündiger Nahrungskarenz) nach einer mindestens 3tägigen Ernährung mit mehr als 150 g Kohlenhydraten/Tag. Patient in sitzender oder liegender Position. Rauchen vor und während des Tests ist nicht erlaubt.
Zum Zeitpunkt 0 trinkt der Patient 75 g Glukose (oder äquivalente Menge hydrolysierter Stärke) in 250–300 ml Wasser innerhalb von 5 Minuten. Kinder erhalten 1,75 g/kg Körpergewicht (bis maximal 75 g). Blutentnahmen zur Glukosebestimmung zu den Zeitpunkten 0 und 120 Minuten (der 60 Minuten-Wert ist nicht obligatorisch). Sachgerechte Aufbewahrung der Blutproben bis zur Messung.
Anmerkung: Es ist viel zu wenig bekannt, aber von großer praktischer Bedeutung, dass längeres Fasten oder eine Kohlenhydratmangel-Ernährung auch bei Gesunden zur pathologischen Glukosetoleranz führen kann [Björkman Eriksson 1985, EK IIb]. Eine Reihe von Medikamenten, wie z.B. Glukokortikoide, Epinephrin, Phenytoin, Diazoxid und Furosemid können die Glukosetoleranz verschlechtern.

prozentualer Verteilung der Nahrungskalorien auf etwa 50 % Kohlenhydrate, 25– 30 % Fett und 15–25 % Eiweiß entsprechen sollte. Dabei Kohlenhydrate vorzugsweise in komplexer Form, gesättigte Fettsäuren maximal 10 % der täglichen Gesamtkalorienzufuhr, Bevorzugung einfach ungesättigter Fettsäuren (z.B.Olivenöl), ballaststoffreiche Kost.
Bei Übergewicht kalorienreduzierte Kost, um Übergewicht abzubauen.

Therapie

Kausal

Kausal im direkten Sinne nicht möglich, da genetisch fixierte Erkrankung, jedoch Möglichkeiten der Lebensstiländerung (siehe oben), um Manifestation zu vermeiden oder wenigstens hinauszuschieben.
Sonst symptomatisch: Blutzuckersenkung mit oralen Antidiabetika und/oder Insulin. Mitbehandlung koinzidenter Störungen im Rahmen des metabolischen Syndroms.

Prognose

Abhängig von der Güte der Stoffwechseleinstellung und der Güte der Behandlung von Begleiterkrankungen.

Vermeidung diabetesbedingter Folgeerkrankungen (Mikro-, Makroangiopathie) wie z.B. Nierenversagen, koronarer Herzkrankheit, Apoplex.

Literatur

1. Schatz H (2002) Diabetologie kompakt. Blackwell, Berlin Wien

Altershyperthyreose

Englischer Begriff

Hyperthyroidism in the elderly.

Definition

Nach dem 60. Lebensjahr auftretende Hyperthyreose. Iodexzess ist die häufigste Ursache.

Symptome

Die Symptomatik wird häufig durch Begleiterkrankungen maskiert. Im Vordergrund stehen meist kardiovaskuläre und andere einzelne Organsymptome: Rhythmusstörungen, Herzinsuffizienz, Schwäche, Tremor, Gewichtverlust, etc.

Diagnostik

Siehe ▶ Hyperthyreose.

Therapie

Siehe ▶ Hyperthyreose. Die antithyreoidale Medikation zeigt oft einen unzureichenden therapeutischen Effekt. Die Radioiodtherapie kommt bei Altershyperthyreose häufiger als sonst zum Einsatz. Eine an sich indizierte Operation ist bei diesen Patienten nicht die Therapie der Wahl.

Literatur

1.   Diez JJ (2003) Hyperthyroidism in patients older than 55 years: an analysis of the etiology and management. Gerontology 49:316–323

Altershypothyreose

Englischer Begriff

Hypothyroidism in the elderly.

Definition

Nach dem 60. Lebensjahr auftretende Hypothyreose. Die häufigste Ursache ist eine Autoimmunthyreoiditis (Hashimoto-Thyreoiditis).

Symptome

Die klassischen Symptome der Hypothyreose (Müdigkeit, Kälteintoleranz, Gedächtnisschwierigkeiten, depressive Verstimmung, großes Schlafbedürfnis, Gewichtszunahme, Verstopfung, etc.) können isoliert auftreten oder sich über viele Jahre entwickeln und werden oft als „natürliche Alterserscheinungen" fehlgedeutet.

Diagnostik

Siehe ▶ Hypothyreose.

Therapie

Substitutionstherapie mit Levothyroxin. Wichtig ist zu klären, ob die Patienten Medikamente erhalten haben, die eine Schilddrüsenunterfunktion auslösen könnten: Lithium, Thyreostatika oder iodhaltige Medikamente (z.B. Amiodaron).

Altersosteoporose

▶ Involutionsosteoporose

Altinsulin

Englischer Begriff

Regular insulin; short acting insulin; unmodified insulin.

Substanzklasse

Insulin (Proteohormon; wird in den Inselzellen der Bauchspeicheldrüse gebildet).

Gebräuchliche Handelsnamen

Humaninsuline (Auswahl):
Berlinsulin H normal 3 ml Pen
Huminsulin Normal 40/100 für Pen 3ml
Insulin Actrapid HM 40 I.E./ml (ge)
Insulin Actrapid HM NovoLet 1,5 ml/3 ml 100 I.E./ml (ge)
Insulin Actrapid HM Penfill 1,5 ml/3 ml 100 I.E./ml (ge)
Insulin Actrapid InnoLet 100 I.E./ml Injektionslösung in Fertigspritze
Insulin B. Braun ratiopharm Rapid 40 I.E./ml
Insulin B. Braun ratiopharm Rapid 100 I.E./ml
Insuman Rapid 40 I.E./ml Injektionslösung in einer Durchstichflasche
Insuman Rapid 100 I.E./ml Injektionslösung in einer Patrone
Insuman Rapid 100 I.E./ml OptiSet Injektionslösung.

Indikationen

Diabetes mellitus; zur raschen Blutzuckersenkung, als sog. prandiales Insulin bei der intensivierten konventionellen Insulintherapie mit getrennter Substitution von basalem und prandialem Insulinbedarf, bei Akutsituationen, bei Ketoazidose oder drohender ketoazidotischer oder hyperosmolarer Entgleisung des Stoffwechsels.

Wirkung

Blutzuckersenkung; der Effekt tritt nach subkutaner Applikation dosisabhängig nach 20–30 Minuten auf, das Wirkmaximum ist nach 90–120 Minuten erreicht, die Wirkung nach ca. 6 Stunden weitgehend abgeklungen.

Dosierung

In I.E. (internationalen Insulin-Einheiten); Dosishöhe individuell und je nach aktueller Situation variierend. Beim Erwachsenen unter Normalbedingungen zwischen 4 und 12–20 Einheiten pro Injektion.

Darreichungsformen

Injektionslösung. Altinsulin (synomyn Normalinsulin) liegt in klarer Lösung vor und wird in Durchstichampullen und Patronen für Insulinpens oder in Fertigspritzen in den Handel gebracht.
Cave: Deutschland hat noch einen sog. gespaltenen Insulinmarkt mit Insulinkonzentrationen von 40 I.E./ml (meist in Durchstichflaschen zum Aufziehen von Insulin in eine Spritze) und 100 I.E/ml (meist in Patronen für Insulinpens und in Fertigspritzen).

Kontraindikationen

Allgemein: Bei allen Situationen, in denen kein Diabetes mellitus oder eine Erhöhung der Blutzuckerwerte besteht (Spezialindikationen wie z.B. Glukose-Kalium-Insulin-Infusionen bei akutem Herzinfarkt sind hier nicht gemeint.).
Extrem selten: Allergische Reaktionen im Sinne einer Anaphylaxie.

Nebenwirkungen

Überempfindlichkeitsreaktionen an der Injektionsstelle; Juckreiz, allergische Hautreaktionen,
Insulinödem (meist vorübergehend, zu Beginn einer Insulinbehandlung).
Lipohypertrophie oder Lipatrophie im Bereich der Injektionsstellen.
Merke: Eine Hypoglykämie ist keine Nebenwirkung(!), sondern Folge einer Überdosierung.

Wechselwirkungen

Die blutzuckersenkende Wirkung kann verstärkt werden bei gleichzeitiger Einnahme von Acetylsalicylsäure, Clofibrat und Derivaten.
Die blutzuckersenkende Wirkung kann vermindert sein bei gleichzeitiger Einnahme von Glukokortikoiden, Thiaziddiuretika, Nikotinsäure und Derivaten, Phenothiazinen, Isonikotinsäurehydrazit.
Unter Betarezeptorenblockergabe kann wegen der fehlenden adrenergen Symptomatik eine Hypoglykämie maskiert verlaufen.

Pharmakodynamik

Nach subkutaner Injektion *lag time* von ca. 5 Minuten; T_{max} nach 1–2 Stunden, $T_{2/3\ max}$ nach 3–4 Stunden, $T_{1/3\ max}$ nach 4,5–6 Stunden.

Aluminiumosteopathie

Englischer Begriff

Aluminium osteopathy.

Definition

Toxische Osteopathie, die durch Inhalation von Stäuben in der Aluminiumverarbeitung oder erhöhter Aluminiumzufuhr (z.B. durch Antacida) bei Niereninsuffizienz verursacht ist. Durch vermehrte Durchführung von Organtransplantationen spielt diese Komplikation der chronischen Niereninsuffizienz kaum mehr eine Rolle.

AME

▶ Apparent Mineralocorticoid Excess

Amenorrhoe

Synonyme

Blutungsfreiheit.

Englischer Begriff

Amenorrhea.

Definition

Fehlen oder Ausbleiben der Menstruation
Formen:

1. Physiologische

- vor der Menarche
- während der Schwangerschaft und Laktation
- nach der Menopause.

2. Pathologische

Man unterscheidet die primäre und die sekundäre Amenorrhoe (▶ Amenorrhoe und ▶ Amenorrhoe, sekundäre). Trotzdem gibt es Krankheiten (dysgenesie gonadale, Stein-Leventhal-Syndrom), die zu einer primären oder sekundären Amenorrhoe führen können. Daher wird eine allgemeine Klassifizierung angewandt. Virilisierung und Intersexualität sind nicht berücksichtigt.

Diagnostik

Siehe Tab. 1.

Differenzialdiagnose

Vor jeder aufwendigen endokrinologischen Diagnostik zur Abklärung einer Amenorrhoe sollte zunächst eine Schwangerschaft ausgeschlossen werden (βHCG-Test).
Siehe ▶ Amenorrhoe und ▶ Amenorrhoe, sekundäre.

Therapie

Entsprechend der Grunderkrankung.

A. Bei Kinderwunsch:

- Pulsatile GnRH-Therapie bei primärer hypothalamischer Amenorrhoe und Gestagen-negativer sekundärer hypothalamischer Amenorrhoe (GnRH-Mangel)
- Bei Mangel an Gonadotropinen (FSH, LH) ist eine Gonadotropin Zufuhr durch Gabe von HMG (humanes Menopausen-Gonadotropin) und HCG (humanes Chorion-Gonadotropin) möglich
- Chirurg. Therapie bei Anomalien des Genitaltraktes
- Clomifen bei östrogenpositiven Patientinnen mit normogonadotroper Amenorrhoe
- Dopaminagonisten bei Hyperprolaktinämie. Bei Hirndruckzeichen OP und zusätzlich Gonadotropine
- Tumorbehandlung bei Hypophysenadenomen (eventuell später Gonadotropine).

B. Kein Kinderwunsch:

- Östrogen-Gestagen-Substitution bei hypogonadotroper und hypergonadotroper Amenorrhoe, bei Climacterium präcox

  – Sequenzpräparat zyklisch (Östrogen und Gestagen ohne andere Stoffe), z.B. Cyclo-Progynova, Klimonorm, etc.
  – Zweiphasentherapie mit Östrogen und Gestagen: 2 mg Östradiolvalerat oder 0,025–0,05 mg Ethinylestradiol über 20 Tage täglich und zusätzlich während der letzten 12 Tage ein Gestagen, z.B. 2 mg Chlormadinonazetat oder 5 mg Medroxyprogesteronazetat.

- Antiandrogene (z.B. Androcur) bei Stein-Leventhal-Syndrom.
- Dopaminagonisten bei Hyperprolaktinämie. Bei Hirndruckzeichen OP und zusätzlich Gonadotropine.

Amenorrhoe, Tabelle 1 Zusammenfassung der Ursachen einer Amenorrhoe und entsprechende Diagnostik.

Formen	Ätiologie	Diagnostik
Hypogonado-troper Hypogona-dismus	– Hypothalamisch-hypophysäre Insuffizienz/Tumoren – Hypothalamische Tumoren (Kraniopharyngeom, etc) – Kallmann-Syndrom – Funktionelle hypothalamische Amenorrhoe (Stress, Leistunssport, Karlorienrestriktion zur Gewichtsabnahme, Malnutrition, Anorexia nervosa, Bulimia nervosa) – hypothalamische/hypophysäre entzündliche Prozesse (Sarkoidose, Tuberkulose, etc) – Hypophysäre und perihypophysäre Tumoren – Emptysella syndrom – Hypophysennekrose (Sheehan-Syndrom, Panhypo-pituitarismus) – Idiopathischer hypogonadotrope Hypogonadismus	– Gestagen-Test negativ – Östrogen-gestagen Test positiv – FSH, LH niedrig bis normal – Isolierte Hypophysenhormonen (niedrig bis erhöht) – GnRH-Test – Kernspintomographie – Perimetrie
Normogonado-trope Amenorrhoe	– Uterine Amenorrhoe – Angeborene oder erworbene Anomalien des Genitaltraktes – Missbildungen von Uterus/Scheide: – Inkomplette Aplasie der Müller-Gänge (Mayer-Rokitansky-Küster-Syndrom) – Endometrium Hypoplasie oder Aplasie – Zervixaplasie – Vaginalatresie – Hymenalatresie – Asherman-Syndrom etc.	– FSH, LH und Prolactin normal – Gestagen-Test negativ – Östrogen-Gestagen-Test negativ – Sonographie – Hysteroskopie – Laparoskopie
Hypergonado-troper Hypogonadis-mus	– Ovarialinsufficienz – 45,XO Gonadendysgenesie (Ulrich-Turner-Syndrom) – Swyer-Syndrom (46,XX Gonadendysgenesie) – Climacterium präcox – 17α-Hydroxylase-Defekt – Post-Strahlentherapie, Post-Chemotherapie – Autoimmunerkrankungen	– FSH, LH erhöht – Prolaktin normal – Gestagen-Test negativ – Östrogen-Gestagen-Test positiv – Karyotyp – Spezifische Antikörper
Hyperprolak-tinämie	– Hypophysäres Prolaktinom – Medikamentös induzierte Hyperprolaktinämie – Makroprolaktinämie – Idiopathische Hyperprolaktinämie	– ↑ Prolaktin – FSH, LH niedrig bis normal – Gestagen-Test negativ – Östrogen-Gestagen-Test positiv – Computertomographie – Kernspintomographie – Perimetrie
Zyklusstörungen bei östrogen-positiven Patientinnen (ohne primäre hypothalamo-hypophysäre – Dysfunktion)	– Stein-Leventhal-Syndrom – Nebennierenerkrankungen (Cushing-Syndrom, klassisches adrenogenitales Syndrom) – Schilddrüsenfunktionstörungen – Schwere Allgemeinerkrankungen (Leukämie, M. Hodgkin etc.) – Ovarial-Tumore	– Prolaktin, LH, FSH normal – Gestagen-Test positiv – Östrogen-Gestagen-Test negativ – Testosteron, DHEAS – TSH, fT$_4$, Kortisol – Freies Kortisol im 24-Stunden-Urin – Sonographie – Laparoskopie – Computertomographie – Kernspintomographie

A

- Tumorbehandlung bei Hypophysenadenomen (eventuell später Gonadotropine).

Prognose

Entsprechend der Grunderkrankung.
Bei einer Ovarialinsuffizienz ist die Prognose abhängig von der Dauer und vom Grad der Funktionsminderung der Eierstöcke. Bei ca. 20–25 % erfolgt eine spontane Normalisierung, bei 40–60 % kann mit einer erfolgreichen Therapie gerechnet werden.
Bei Kinderwunsch ist die Prognose insbesondere unter pulsatiler GnRH-Zufuhr sehr gut: nahezu 100 % Ovulationsrate und 40 % Schwangerschaftsrate pro Zyklus.

Literatur

1. Aloi JA (1995) Evaluation of amenorrhea. Compr Ther 10:575–578
2. Santoro N (2003) Mechanisms of premature ovarian failure. Ann Endocrinol (Paris) 2:87–92

Amenorrhoe, sekundäre

Synonyme

Menostase.

Englischer Begriff

Secondary amenorrhea.

Definition

Ausbleiben der Menstruation länger als 3 Monate nach vorher regelmäßigen Zyklen.

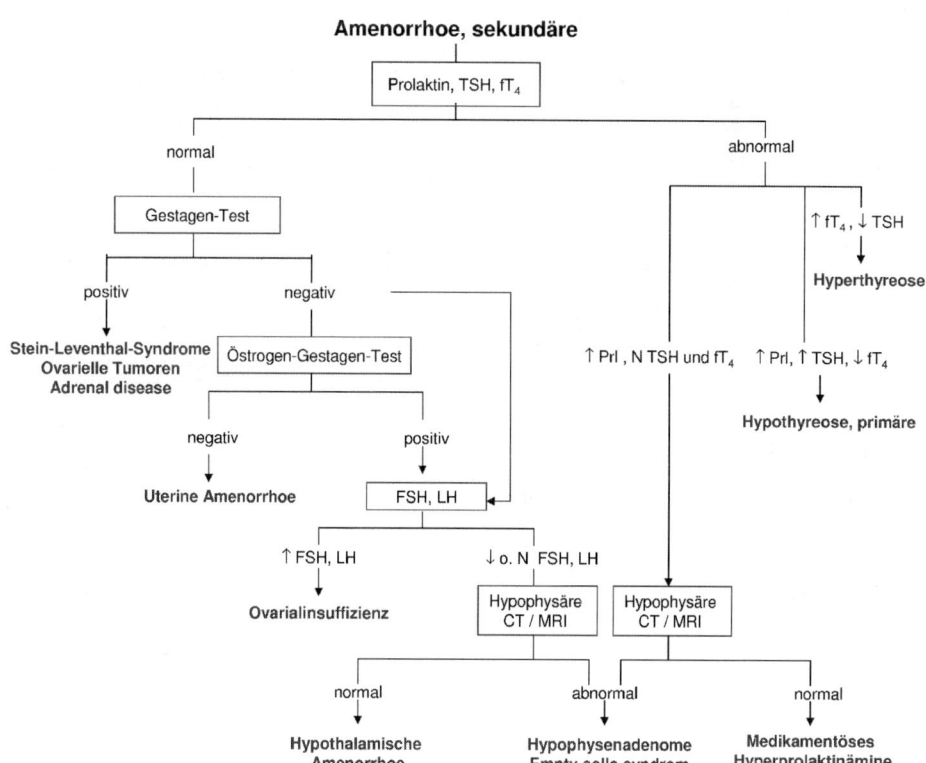

Amenorrhoe, sekundäre, Abb. 1 Diagnostischer Algorithmus bei sekundärer Amenorrhoe.

Symptome

Hirsutismus, Hyperinsulinämie mit peripherer Insulinresistenz bei Stein-Leventhal-Syndrom.

Diagnostik

Anamnese ist sehr wichtig:

- Verdacht auf Sheehan-Syndrom bei extremem Blutverlust während der Geburt
- Hypothalamische Amenorrhoe bei Leistungssport, Anorexia nervosa, etc.
- Stein-Leventhal-Syndrom bei Adipositas, Akne und Hirsutismus
- Medikamentös bedingte Hyperprolaktinämie (Phenothiazine, Thioxantene, Haloperidol, Amitriptylin, Metroclopramid, Domperidon, Reserpin, Alpha-Methyl-Dopa, Östrogene, Cimetidin, etc.).

Differenzialdiagnose

- Schwangerschaft (β-HCG Test), Menopause (FSH, LH)
- Passagere Amenorrhoe nach einer Geburt (Ursache bleibt meist ungeklärt)
- „Post-Pill-Amenorrhoe" (bei ca. 1–2 % aller Frauen, die die Pille einnehmen). Nach Absetzen der Antibabypille ist das Ausbleiben der Menstruation bis zu 6 Monaten normal.

Therapie

Siehe ► Amenorrhoe.

Prognose

Siehe ► Amenorrhoe.

Literatur

1. Warren MP (1996) Clinical review 77: evaluation of secondary amenorrhea. J Clin Endocrinol Metab 2:437–442

Amenorrhoe-Galaktorrhoe-Syndrom

Synonyme

Galaktorrhoe-Amenorrhoe-Syndrom.

Amenorrhoe-Galaktorrhoe-Syndrom, Tabelle 1 Amenorrhoe-Galaktorrhoe-Syndrom: Untergruppen.

Chiari-Frommel-Syndrom (Amenorrhoe bei postpartal persistierender Laktation)
Argonz-del-Castillo-Syndrom (Amenorrhoe und Galaktorrhoe bei Nulliparae)
Forbes-Albright-Syndrom (Amenorrhoe, Galaktorrhoe und gutartige Prolaktinome)

Amenorrhoe-Galaktorrhoe-Syndrom, Tabelle 2 Amenorrhoe-Galaktorrhoe-Syndrom: Ätiologie.

Ätiologie	Erhöhte Prolaktin-Sekretion durch:
Hypophysäre Tumoren: – Mikroprolaktinom, Makroprolaktinom	Vermehrung der Prolaktin-produzierenden Zellen
Medikamente: – Antidepressiva und Neuroleptika (Haloperidol, Amitriptylin, Imipramin) – Antiemetika (Metroclopramid, Domperidon) – Antihistaminika (Cimetidin) – Antihypertensiva (Alpha-Methyl-Dopa, Reserpin) – Hormone (Östrogene, TRH) – Psychopharmaka (Phenothiazine, Thioxanthene)	Medikamentöse Hemmung des Prolaktininhibierenden Faktors (PIF)
Operative oder traumatische Durchtrennung des Hypophysenstiels	Lokaler intrahypophysärer Mangel an PIF
Stress Hypothyreose	Erhöhung der endogenen Prolaktinstimulierung
Sarkoidose, Bronchial-Karzinome	Ektope Prolaktin-Produktion
Makroprolaktinämie	Big big Prolaktin (MG > 100 kD) im zirkulierenden Blut
Idiopathisch	Unbekannter Mechanismus

Englischer Begriff

Galactorrhea syndromes; inappropriate lactation.

Amenorrhoe-Galaktorrhoe-Syndrom, Tabelle 3 Amenorrhoe-Galaktorrhoe-Syndrom: Diagnostische Kriterien.

Primäre oder sekundäre Amenorrhoe
Galaktorrhoe ohne vorausgegangene Schwangerschaft
↑ Prolaktin, ↓ FSH und LH
Normale innere Genitalorgane (Uterus ist meistens relativ klein)
Sterilität

Amenorrhoe-Galaktorrhoe-Syndrom, Tabelle 4 In Deutschland zugelassene Dopaminagonisten.

Präparat	Handelsname	Dosis
Bromocriptin	Bromocriptin Bromocrel Pravidel Kirim	0,25–30 mg/Tag
Cabergolin	Dopergin	0,25–2 mg/Woche
Metergolin	Liserdol	4–12 mg/Tag
Quinagolid	Norprolac	75–150 µg/Tag

Definition

Amenorrhoe und Galaktorrhoe bei erhöhtem Prolaktin-Spiegel.
Die erhöhte Prolaktin-Sekretion regt die lactotrophen Zellen der Mammae zur Milchproduktion an und führt zu einer diencephalen Hemmung der Gonadotropinsekretion und der Follikelreifung bis hin zur Amenorrhoe. Untergruppen siehe Tab. 1; Ätiologie siehe Tab. 2.

Symptome

Amenorrhoe, Galaktorrhoe, reduzierte Libido, Infertilität.
Symptome der Grundkrankheit: (Kopfschmerzen, Sehstörungen bei Makroprolaktinomen;
Klinische Zeichen einer Hypothyreose, etc.).

Diagnostik

Basales Prolaktin, Prolaktinstimulationtests (Metoclopramid oder TRH) zur Bestätigung verdächtiger Prolaktinwerte.
FSH, LH, TSH, fT$_4$, Kernspintomographie der Hypophyse, Perimetrie.

Differenzialdiagnose

Physiologische Amenorrhoe und Galaktorrhoe während der Laktation.

Therapie

Kausal

Entsprechend der Grunderkrankung.
Absetzen von Medikamenten, die eine Prolaktinsekretion fördern.

Dopaminagonistentherapie (siehe Tab. 4, siehe ▶ Bromocriptin).

Operativ/strahlentherapeutisch

Bei Makroprolaktinomen (siehe ▶ Prolaktinom).

Prognose

Die Prognose hat sich durch die Einführung der Dopaminagonisten deutlich verbessert (insbesondere für Prolaktinome). Bei vielen Patientinnen kann die Menstruation innerhalb von 4 Wochen auftreten. Etwa 80 % aller hyperprolaktinämischen Frauen mit Kinderwunsch werden unter Dopaminagonistentherapie schwanger.

Weiterführende Links

▶ Galaktorrhoe-Amenorrhoe-Syndrom

Literatur

1. Falkenberry SS (2002) Nipple discharge. Obstet Gynecol Clin North Am 29(1):21–29
2. Pena KS, Rosenfeld JA (2001) Evaluation and treatment of galactorrhea. Am Fam Physician 9:1763–1770
3. Dickson RA, Seeman MV, Corenblum B (2000) Hormonal side effects in women: typical versus atypical antipsychotic treatment. J Clin Psychiatry 61 (Suppl 3):10–15

AMH

▶ Anti-Müller-Hormon

Amine, biogene

Englischer Begriff

Biogenic amines.

Definition

Klasse biologisch aktiver Stoffe, die durch Decarboxylierung von Aminosäuren entstehen.

Grundlagen

Biogene Amine entstehen durch spezifische Decarboxylierungsreaktionen aus Aminosäuren, im Fall von Tyrosin und Tryptophan gibt es auch Decarboxylierungsprodukte von Derivaten dieser Aminosäuren. Biogene Amine können Hormon- und/oder Neurotransmitterfunktionen haben (siehe Tab. 1). Cysteamin (aus Cystein), β-Alanin (aus Asparaginsäure) und Propanolamin (aus Threonin) sind Bestandteile von Co-Faktoren und Vitaminen; Etanolamin (aus Serin) findet man in Phospholipiden. Sperma enthält das in der Prostata gebildetes Polyamin Spermin (aus Ornithin), das strukturstabilisierend auf die DNA wirkt. Kadaverin und Agmatin sind bakterielle Abbauprodukte von Lysin bzw. Arginin.

Amine, biogene, Tabelle 1 Biogene Amine mit Hormon (H)- und/oder Neurotransmitter (NT)-Funktion.

Biogenes Amin	Abgeleitet von	Funktion
Tyramin	Tyrosin	H
Dopamin	Tyrosin	H, NT
Adrenalin	Tyrosin	H, NT
Noradrenalin	Tyrosin	H, NT
Tryptamin	Tryptophan	H
Serotonin	Tryptophan	NT
Melatonin	Tryptophan	H
Histamin	Histidin	H, NT
γ-Amino-buttersäure	Glutaminsäure	NT

Amine Precursor Upake and Decarboxylation

▶ APUD-System

Amine Precursor Upake and Decarboxylation Zellen

▶ APUD-Zellen

Aminoacidurie

Synonyme

Hyperaminoacidurie.

Englischer Begriff

Aminoaciduria.

Definition

Vermehrte Ausscheidung ($> 1,0$ g/24 Stunden) aller oder einzelner freier Aminosäuren im Harn infolge Rückresorptionsstörung des Nierentubulus. Aminoacidurie kommt bei hereditären Enzymopathien (z.B. Zystinurie, Glyzinurie, De-Toni-Debré-Fanconi-Syndrom), Stoffwechselkrankheiten (z.B. Sprue, Leberatrophie, Wilson Krankheit, Vitamin C- und D-Mangel) und Vergiftungen (z.B. Blei, Kadmium, Uran, Quecksilber) vor.

Aminoazidopathien

Synonyme

Aminosäurestoffwechselstörung.

Englischer Begriff

Aminoacidopathy.

A

Definition

Angeborener genetischer Defekt (meist autosomal-rezessiv vererbt) im Aminosäurenstoffwechsel. Die häufigste Aminoazidopathie ist die Phenylketonurie (PKU). Ursache dieser Erkrankung ist eine Mutation des Enzyms Phenylalanin-Hydroxylase. Andere, allerdings deutlich seltenere Aminoazidopathien sind die Ahornsirupkrankheit, die Tyrosinämie, die Homozystinurie, die Histidinämie, die nonketotische Hyperglyzinämie, der Ornithin-Transcarbamylase-Mangel, die Zitrullinämie, die Argininämie, der Argininosuccinat-Lyase-Mangel (auch Argininbernsteinsäure-Syndrom) und der Tetrahydrobiopterinmangel.

Symptome

Die Symptome sind abhängig vom jeweiligen Enzymdefekt bzw. der Akkumulation bestimmter Aminosäuren bzw. ihrer Metaboliten. Häufig findet man eine erhöhte Irritabilität, Anorexie, ein fehlendes oder mangelhaftes Wachstum des Kindes, Lethargie, Dyspnoe, Erbrechen, Somnolenz, Koma und andere neurologische Auffälligkeiten.

Diagnostik

Die Diagnose wird anhand des quantitativen Nachweises der pathologisch vermehrten Aminosäure bzw. ihrer Metaboliten (z.B. mittels Massenspektrometrie) im Blut bzw. im Urin gestellt. Auffällig ist in den meisten Fällen infolge des gestörten Harnstoffzyklus eine erhöhte Konzentration von Ammoniak (bzw. Ammoniumionen) und eine niedrige Harnstoffkonzentration. Bei einigen Aminoazidopathien kann die Enzymaktivität in kultivierten Fibroblasten des Patienten gemessen werden.

Differenzialdiagnose

Bei gestörtem Harnstoffzyklus (i.e. hohe Ammoniakkonzentration, niedrige Harnstoffkonzentration):

Arginase-Mangel, Argininbernsteinsäuresyndrom, Carbamoylphosphat-Synthetase-Mangel, Zitrullinämie, Hyperammonämie-Hyperornithinämie-Homozitrullinämie-Syndrom, Hyperinsulinämie, Ornithin-Transcarbamylase-Mangel, N-Azetylglutamat-Synthetase-Mangel, Propionyl-CoA-Carboxylase-Mangel, Leberversagen, mitochondriale Defekte, Valproat-Ingestion, L-Asparaginase-Ingestion, Reye-Syndrom. Bei PKU: Tyrosinämie, Tetrahydrobiopterinmangel, andere, mit mentaler Retardierung einhergehende Erkrankungen.

Allgemeine Maßnahmen

Diät

Proteinrestriktion bzw. Restriktion der akkumulierten Aminosäuren, Bereitstellung von ausreichend nichtproteinhaltigen Kalorien.

Therapie

Probetherapie

In einigen wenigen Fällen der Ahornsirupkrankheit wurde eine Lebertransplantation mit gutem Erfolg durchgeführt. Die hohen Kosten dieses Verfahrens rechtfertigen diese Therapieform bei vergleichbaren Ergebnissen der (deutlich kostengünstigeren) diätetischen Therapie allerdings nicht.

Akuttherapie

Bei massiver Hyperammonämie kann eine Hämodialyse zur schnellen Senkung der potentiell neurotoxischen Ammoniakspiegel durchgeführt werden.

Dauertherapie

Protein- bzw. Aminosäurenrestriktion.

Bewertung

Wirksamkeit

In der Regel gute Erfolge der diätetischen Therapie.

Verträglichkeit

Gut.

Pharmakoökonomie

Kosten abhängig vom ursächlichen Defekt und der notwendigen Nahrungsmodifikation.

Nachsorge

Regelmäßige Kontrolle des klinischen, neurologischen und geistigen Status sowie der allgemeinen Entwicklung des Kindes.

Prognose

Abhängig von der Art und der Schwere des Enzymdefektes. Bei frühzeitiger Krankheitserkennung und entsprechender Therapie in der Regel gute Prognose.

Literatur

1. http://www.emedicine.com/ped/topic1787.htm
2. http://www.emedicine.com/ped/topic1057.htm
3. http://www.emedicine.com/ped/topic2745.htm
4. http://www.emedicine.com/ped/topic2744.htm
5. http://www.emedicine.com/ped/topic406.htm
6. http://www.emedicine.com/ped/topic1058.htm

Aminoglutethimid

Englischer Begriff

Aminoglutethimide.

Substanzklasse

Antiöstrogene, Aromatasehemmer.

Gebräuchliche Handelsnamen

Orimeten Tabletten, Rodazol Tabletten.

Indikationen

Hormonabhängige Tumoren.

Wirkung

Aminoglutethimid hemmt die Umwandlung von Cholesterol in Pregnenolon und damit die Sekretion von Steroidhormonen insgesamt (Glukokortikoide, Mineralokortikoide, Östrogene, Androgene).

Dosierung

Siehe Tabelle 1.

Aminoglutethimid, Tabelle 1 Medikation.

Indikationen	Dosierung
Metastasierendes Mamma-karzinom bei Frauen nach der Menopause oder nach Ovarektomie	0,5–1 g täglich (zusätzlich Gabe von täglich 30 mg Hydrokortison oder täglich 37,5 mg Kortisonazetat)
Cushing-Syndrom als Folge von NNR-Adenom und -Karzinom	0,5–1 g täglich
Ektopes ACTH-Syndrom	1–1,75 g täglich

Darreichungsformen

Tabletten per os (1 Tablette enthält 250 mg Aminoglutethimid).

Kontraindikationen

Absolut: Schwangerschaft, Stillzeit, Überempfindlichkeit gegen Aminoglutethimid, induzierbare Porphyrien.
Relativ: Kinder und Jugendliche bis zum Alter von 18 Jahren.

Nebenwirkungen

Müdigkeit, Desinteresse, Verwirrtheit, Durchschlafstörungen, Ataxie, Hypothyreose, Anämie, Leukopenie, Agranulozytose, Thrombozytopenie. Relativ häufig: Anstieg der -GT, Hepatitis. Bei höherer Dosierung: Nausea, Erbrechen, Verstopfung, Diarrhoe. Selten: Kopfschmerzen, Schwindel, Anorexie, Hypotonie. Dosisunabhängig in den ersten 7–14 Tagen möglich: Dermatitis, Stevens-Johnsson-Syndrom. Schilddrüsenfunktions-Tests und regelmäßige Elektrolyt-, Blutdruck- und Blutbildkontrollen sind während der Therapie durchzuführen.

Wechselwirkungen

Abbaubeschleunigung von synthetischen Kortikosteroiden, Theophyllin, Digitoxin, Cumarin-Derivaten, Sulfonylharnstoffen und Medroxiprogesteron. Verminderung der Wirksamkeit von hormonellen Antikonzeptiva möglich.

A

α-Amino-δ-guanidinovalerian-säure

▶ Arginin

Aminosäuren, essentielle

Englischer Begriff

Essential aminoacids.

Definition

Organische Verbindungen, die sowohl die Carboxylgruppe (-COOH) als auch die Aminogruppe ($-NH_2$) enthalten und durch körpereigene Biosynthese nicht ersetzbar sind.

Grundlagen

Die Gruppe der essentiellen Aminoaciden besteht aus acht verschiedenen Verbindungen: Isoleucin (Ile), Leucin (Leu), Lysin (Lys), Methionin (Met), Phenylalanin (Phe), Threonin (Thr), Tryptophan (Trp) und Valin (Val). Bei Säuglingen sind außerdem noch Arginin (Arg) und Histidin (His) essentiell notwendig. Sie müssen mit der Nahrung zugeführt werden. Die Hauptquelle für Aminosäuren ist tierisches Eiweiß: Fleisch, Fisch, Milch und Eier. Aminosäuren sind nicht nur Bausteine von Proteinen, sondern sie haben auch spezielle Aufgaben im Stoffwechsel wie z.B. die Immunabwehr, Hormonsynthese oder Entgiftung. Ein dauerhafter Mangel an essentiellen Aminosäuren kann den Stoffwechsel beeinträchtigen.

Aminosäurenmischung, essentielle

Englischer Begriff

Essential aminoacids mixture.

Substanzklasse

Lösungen zur Zufuhr von Aminosäuren/Eiweißhydrolysate.

Gebräuchliche Handelsnamen

Aminosäurelösungen ohne Kohlenhydrate und ohne Elektrolyte: Aminomel, Aminoplasmal, Aminosteril, Glamin, Intrafusin, Parentamin, Synthamin, Thomaeamin.

Indikationen

Parenterale Ernährung und Flüssigkeitszufuhr (wenn eine orale oder enterale Ernährung nicht möglich, unzureichend oder kontraindiziert ist), insbesondere bei mittel-schwer bis schwer katabolen Patienten.

Wirkung

Zufuhr von essentiellen Aminoaciden, die Bausteine für die Proteinsynthese sind.

Darreichungsformen

Parenteral.

Kontraindikationen

Absolut: Aminosäurenstoffwechselstörungen, Azidosen, Hyperhydratationszustände, Hypokaliämie.
Relativ: Hyponatriämie, Leber- oder Niereninsuffizienz, erhöhte Serumosmolarität (ab 8 %)
Kontrollen der Wasserbilanz und des Serumionogramms erforderlich.

Nebenwirkungen

Bei zu rascher Infusion können Unverträglichkeitserscheinungen, wie z.B. Übelkeit, Erbrechen und Aminosäuren-Verluste über die Nieren auftreten.

Aminosäurestoffwechsel

Englischer Begriff

Amino acid metabolism.

Grundlagen

Aminosäuren als Bausteine von Peptiden und Proteinen fungieren im Stoffwechsel als chemische Botenstoffe und als Intermediärsubstrate.

Aminosäurestoffwechselstörung

▶ Aminoazidopathien

Amiodaron

Englischer Begriff

Amiodarone.

Substanzklasse

Antiarrhythmikum, 2-Butyl-3-benzofuranyl-4-[2-(diethylamino)ethoxy]-3,5-diiodophenyl-keton.

Gebräuchliche Handelsnamen

Cordarex, Amiodaron-Generika.

Indikationen

Schwerwiegende ventrikuläre und supraventrikuläre Tachykardien, bisweilen experimentell auch bei bestimmten Formen der Herzinsuffizienz oder bei Zuständen nach Myokardinfarkt. Die Indikation zur Amiodaron-Therapie ist nach sehr strengen Kriterien zu stellen, siehe unten unter Nebenwirkungen.

Wirkung

Amiodaron (A) und sein Metabolit Desethylamiodaron (DEA) haben entfernt Strukturähnlichkeit mit den Schilddrüsenhormonen. Dadurch Inhibition durch A und DEA der Typ-I-5'-Deiodase und der Typ-II-5'-Deiodase sowie Hemmung des transmembranösen Eintritts der Schilddrüsenhormone in die hormonellen Zielzellen. Daraus resultieren im Serum und zirkulierenden Blut hohe Spiegel von Thyroxin (T_4) und reversem Triiodthyronin (rT_3) sowie ein erniedrigter Spiegel von Triiodthyronin (T_3). Daraus ergibt sich die Konstellation einer leichtgradigen Schilddrüsenhormonresistenz mit TSH-Werten im oberen Normbereich, die mit TRH übermäßig stimulierbar sind. A und insbesondere DEA binden an die Isoformen des Schilddrüsenhormonrezeptors (TR) mit komplexem agonistischen und antagonistischen Effekt, je nach Zielgewebe, und sie inhibieren die T_3-Bindung an $TR\alpha 1$ kompetitiv und an $TR\beta 1$ nonkompetitiv. Die Schilddrüsenhormonresistent einerseits und die komplexe Wirkung an den Isoformen des TR haben zur Folge, daß in vielen Geweben die zelluläre Expression und Dichte der β-Adrenorezeptoren vermindert ist, so insbesondere auch am Myokard. Es wird vermutet, daß die antiarrhythmische Wirkung unter anderem auf diese Interaktionen mit der Schilddrüsenhormonwirkung zurückgeht.

Dosierung

Sofern akut erforderlich initial 5 mg Amiodaron pro kg Körpergewicht langsam intravenös über 3–10 min unter EKG-Kontrolle; Wiederholung frühestens nach 15 min. Aufsättigung über Dauerinfusion, gelöst in 5 %iger Glukoselösung. Orale Aufsättigung mit 3 x 200 mg täglich über 8–10 Tage, dann Erhaltungsdosis um 100–300 mg täglich. Spiegelkontrollen von A und DEA erforderlich.

Darreichungsformen

Ampullen (3 ml) mit 150 mg Amiodaron-HCl. Tabletten zu 100 mg und 200 mg Amiodaron-HCl.

Kontraindikationen

Sinusbradykardie. QT-Verlängerung. Sofern kein Herzschrittmacher implantiert und funktionstüchtig ist, alle Formen einer sinuatrialen, nodalen und atrioventrikulären Leitungsverzögerung, auch kranker Sinusknoten, AV-Block II und II, bi- und trifaszikulärer Block. Gleichzeitige Behandlung mit MAO-Hemmern, Antiarrhythmika der Klasse I und III, sowie andere Pharmaka, die die QT-Zeit verlängern oder Torsades de pointes auslösen. Hypokaliämie. Iodallergie. Relative Kontraindikation: Bei Schilddrüsenerkrankungen, auch latente und subklinische Formen (siehe ▶ Amiodaron-Thyreopathie). Kreislaufinsuffizienz, Ateminsuffizienz, Herzinsuffizienz, Kardiomyopathie, Neugeborene, Schwangerschaft, Stillzeit. Gleichzeitige Behandlung mit Kalziumantagonisten vom Verapamil- oder Diltiazem-Typ, Betarezeptorenblockern.

Nebenwirkungen

Sind vielfältig, praktisch jedes Organ betreffend. Sinusbradykardie, Überleitungsstörungen am Herzen. Korneale Mikroablagerungen (augenärztliche Kontrolle), hepatogastrointestinale Beschwerden, wie Anorexie, Nausea, Leberenzymerhöhung. Steigerung der Photosensitivität der Haut. Grau-bläuliche Hautverfärbung. Ataxie, Tremor, periphere Neuropathie. Interstitielle Pneumonitis, Lungenfunktionsstörung. Epididymitis, Gynäkomastie. Hyperthyreose und Hypothyreose.
Beachte! Bei planbarer A-Therapie ist vor Beginn die Schilddrüsenfunktion und -struktur diagnostisch zu klären, einschließlich eines thyreospezifischen Autoantikörperstatus, und die Resultate sind in die Indikationsstellung einzubeziehen. Bei notfallmäßigem Beginn der A-Therapie sollte die Schilddrüsendiagnostik sobald wie möglich nachgeholt werden; die Abnahme und Asservierung von Blutproben zur Schilddrüsendiagnostik direkt vor Beginn der intravenösen A-Applikation sollte angestrebt werden. Unter A-Therapie ist fortlaufend alle 6 Monate der Schilddrüsenstatus zu kontrollieren, um rechtzeitig eine Amiodaron-Thyreopathie zu erkennen und zu behandeln. Auch nach Absetzen von A ist alle 6 Monate für 1–2 Jahre weiter zu

kontrollieren. Das erneute Auftreten von Rhythmusstörung trotz adäquater Therapie und Wirkspiegel sollte besonderer Anlaß sein, nach einer Hyperthyreose zu fahnden (siehe ▶ Amiodaron-Thyreopathie).

Wechselwirkungen

Herzglykoside, praktisch alle kardial wirksamen Medikament. Hypokaliämisch wirkende Diuretika. Phenytoin, Cyclosporin, Amphotericin B. Vitamin-K-Antagonisten. Bei Statinen erhöhtes Risiko der Myopathie und Rhabdomyolyse. Iod- und Schilddrüsenhormonhaushalt.

Pharmakodynamik

A enthält etwa 37 % (Gewichtsprozent) Iod. Bei einer täglichen Zufuhr von 200–600 mg A werden dem Organismus 7–21 mg Iod zugeführt, was dem 50- bis 100fachen des täglichen Bedarfs von 150–200 μg entspricht. A und DEA sind amphiphil und werden in den Geweben in unterschiedlich hoher Konzentration gespeichert, A: 15–400 mg/kg, DEA: 60–2300 mg/kg. Nach Absetzen von A ist die Eliminationshalbwertszeit im Mittel für A etwa 40–55 Tage und für DEA etwa 50–65 Tage. A wird über verschiedene Wege metabolisiert, wichtig ist die Dealkylierung zu DEA (siehe oben). 60–75 % werden über die Galle und Fäzes ausgeschieden.

Amiodaron-Hyperthyreose

▶ Amiodaron-Thyreopathie

Amiodaron-Hypothyreose

▶ Amiodaron-Thyreopathie

Amiodaron-Thyreopathie

Synonyme

Amiodaron-Hyperthyreose; Amiodaron-Hypothyreose.

Englischer Begriff

Amiodarone-induced thyroid dysfunction; amiodarone thyrotoxicosis; amiodarone hypothyroidism.

Definition

Amiodaron-Thyreopathien sind Hyperthyreosen oder Hypothyreosen, die bei 15–20 % von Patienten unter einer Amiodaron-Therapie neu entstehen oder aus vorbestehender Latenz klinisch manifest werden. Eine Amiodaron-Thyreopathie entsteht durch die Überflutung der Schilddrüse mit dem 50- bis 100fachen des normalen täglichen Iodidangebots (150–200 μg). Diese exzessiven Iodidmengen stammen aus der Deiodierung des Amiodarons (A) und seines Metaboliten, des Desethylamiodarons (DEA), Moleküle, die etwa 36–37 % Iod enthalten und in einer Dosis von täglich 200–600 mg appliziert werden, um Tachyarrhythmien zu unterdrücken (siehe ▶ Amiodaron). Dieses langdauernde Iodüberangebot führt bei manifesten oder latenten Hyperthyreosen, wie Morbus Basedow, autonomes Adenom oder Struma mit funktioneller Autonomie, zunächst über den Wolff-Chaikoff-Effekt zur vorübergehenden Synthese- und Sekretionshemmung von T_4 und T_3; nach einer Latenzzeit mindestens 10–14 Tagen entwickeln die Thyreozyten ein Escape vom Wolff-Chaikoff-Effekt mit der Folge einer Exazerbation oder klinischen Neumanifestation einer Hyperthyreose. Diese hyperthyreoten Thyreopathien werden klassifiziert als **Amiodaron-Hyperthyreose Typ I** (AHyperI). Ferner wirken A und DEA auf Thyreozyten zytotoxisch und induzieren fokal Zellnekrosen und Rupturen der Kolloidfollikel mit konsekutiver Entzündungsreaktion und thyreolytischer Hyperthyreose durch unkontrollierte Freizetzung von Schilddrüsenhormon, eine Pathogenese analog der bei der granulomatösen Thyreoiditis de Quervain. Diese A-Thyreoiditis wird klassifiziert als **Amiodaron-Hyperthyreose Typ II** (AHyperII). Bei vorbestehender Autoimmunthyreoiditis Hashimoto oder bei Disposition zu dieser Erkankung können A und DEA eine Exazerbation oder Manifestation des Autoimmunprozesses bewirken, woraus eine primäre Hypothyreose resultiert, denn in der Regel tritt hierbei kein Escape vom Wolff-Chaikoff-Effekt ein. Diese A-Folgeerkrankung wird als **Amiodaron-Hypothyreose** (AHypo) geführt.

Ein Anstieg von zirkulierendem T_4, rT_4 und TSH und Abfall von T_3 ist regulärer Ausdruck jeder A-Therapie bei gesunden Schilddrüsen. Diese Konstellation ist keine Amiodaron-Thyreopathie, sonder erklärt sich durch eine von A und DEA hervorgerufene, reversible, funktionelle Schilddrüsenhormonresistenz einerseits und durch ein Überangebot von Iodid aus der Deiodierung von A und DEA andererseits (siehe ▶ Amiodaron).

Symptome

AHyperI: Klinische Zeichen der Hyperthyreose, meist mitigiert, da A und DEA den Hypersympathikotonus dämpfen. Bei autonomem Adenom kleine Schilddrüse mit solitärem Knoten, bei funktioneller Autonomie meist Struma multinodosa mit regressiven Veränderungen, bei M. Basedow Struma diffusa und eventuell Zeichen der Orbitopathie. Manchmal erneute klinische Manifestation der Arrhythmie.

AHyperII: Klinische Zeichen der Hyperthyreose, meist mitigiert, da A und DEA den Hypersympathikotonus dämpfen. Meist normal große Schilddrüse oder mäßige Struma mit eingelagerten Knoten, die bisweilen druckempfindlich oder spontan schmerzhaft sind. Manchmal erneute klinische Manifestation der Arrhythmie.

Mischtyp von AHyperI&AHyperII: Dabei Ablauf der pathogenetischen Prozesse von AHyperI und AHyperII in derselben Schilddrüse mit gemischter klinischer Symptomatik, siehe oben.

AHypo: Klinische Zeichen der Hypothyreose. Schilddrüse variabel groß, bei atrophischer Autoimmunthyreoiditis klein, sonst kleinknotige Struma. Häufig deutliche Sinusbradykardie.

Diagnostik

Spezielle Anamnese zu Schilddrüsenerkrankungen. TSH, fT_4 und T_3 in Relation zur A-bedingten funktionellen Schilddrüsenhormonresistenz und zum Iodüberangebot (siehe oben und ▶ Amiodaron). Thyreoglobulin. TPO-, TG- und TSH-Rezeptor-Antikörper. Sonographie der Schilddrüse mit Dopplermessung des vaskulären Blutflusses, Schilddrüsenszintigraphie mit Uptake-Messung. Entzündungsparameter, wie Blutsenkungsreaktion (BSG), C-reaktives Protein (CrP) und Interleukin-6 (IL-6).

AHyperI: Meist Struma vorhanden, in der Sonographie bei autonomem Adenom kleine Schilddrüse mit solitärem Knoten, dieser mit deutlicher Vaskularisation, bei funktioneller Autonomie meist Struma multinodosa mit regressiven Veränderungen und mit normaler bis gesteigerter Vaskularisation, bei M. Basedow Struma diffusa mit homogener Hypervaskularisation. Szintigraphie entsprechend der Grundkrankheit; ^{123}Iod- oder ^{99m}Technetium-Uptake niedrig, normal oder gesteigert. BSG, CrP und IL-6 normal, höchstens leichtgradig erhöht. TSH supprimiert, mit TRH nicht oder nur gering stimulierbar, T_3 erhöht in Relation zur A-bedingten funktionellen Schilddrüsenhormonresistenz und zum Iodüberangebot. Bei M. Basedow TSH-Rezeptor-Antikörper häufig positiv, auch TPO-Antikörper.

AHyperII: Schilddrüse meist normal groß, in der Sonographie normale Grundstruktur mit einzelnen echoarmen, unscharf be-

grenzten Herden unterschiedlicher Größe; verminderte Vaskularisation. In der Szintigraphie weitgehender Speicherungsausfall; ^{123}Iod- oder ^{99m}Technetium-Uptake niedrig, meist jedoch supprimiert. BSG, CrP und IL-6 in der Regel deutlich erhöht. TSH supprimiert, mit TRH nicht oder nur gering stimulierbar, T_3 erhöht in Relation zur A-bedingten funktionellen Schilddrüsenhormonresistenz und zum Iodüberangebot. Thyreoglobulin erhöht.TPO- und TG-Antikörper können vorübergehend niedrigtitrig positiv sein. Nachfolgend kann eine primäre Hypothyreose von unterschiedlicher Dauer folgen.

Mischtyp zeigt Befunde, die sowohl bei AHyperI als auch bei AHyperII typisch sind.

AHypo: Tastbefund und Sonographie zeigen meist die typischen Zeichen einer Autoimmunthyreoiditis Hashimoto. ^{123}Iod- oder ^{99m}Technetium-Uptake niedrig. TSH erhöht, fT_4 und T_3 in Relation zur A-bedingten funktionellen Schilddrüsenhormonresistenz und zum Iodüberangebot erniedrigt. Meist TPO- und TG-Antikörper positiv.

Differenzialdiagnose

Die Abgrenzung unter den verschiedenen A-Thyreopathien siehe oben unter Diagnostik.

Allgemeine Maßnahmen

Lebensmodifikation

Änderungen des Lebensstils ergeben sich aus der kardialen Grundkrankheit.

Diät

Spezielle Diäten werden von der kardialen Grundkrankheit bestimmt, z.B. Kochsalzrestriktion, cholesterinarme und -senkende Ernährung.

Therapie

Kausal

AHyperI: Blockierung der Schilddrüsenhormonsynthese wie bei iodinduzierter

Hyperthyreose; in der Regel werden höhere Thyreostatikadosen benötigt als bei Hyperthyreose ohne Iodkontamination; dadurch erhöhtes Risiko von Nebenwirkungen, die der besonderen Aufmerksamkeit bedürfen. Thiamazol oder Methimazol initial 40 mg oral, fortzusetzen mit 10–20 mg alle 6 Stunden, Halbierung der Einzeldosen nach einigen Tagen, wenn T_3- und T_4-Werte deutlich erkennbar rückläufig sind. Gleichzeitig Hemmung der thyreoidalen Iodidwiederaufnahme mittels Natriumperchlorat, Anfangsdosis 200 mg in Wasser verdünnt etwa 2 Stunden nach Initialdosis von Thiamazol, dann 100–200 mg alle 6 Stunden jeweils 2 Stunden nach Thiamazol oder Methimazol, Dosisredukton mit Absinken der Hormonkonzentration. Unter kardiologischer Mitbetreuung und EKG-Monitoring (beachte Wechselwirkung mit A) eventuell Propranolol zur Dämpfung des Hypersympathikotonus und Senkung der Herzfrequenz, zun chst Probedosis von 10 mg Propranolol oral, bei guter Verträglichkeit und Effektivität Fortsetzung mit 3- bis 4 mal 10 mg täglich. Rechtzeitiges Absetzen von Propranolol mit Besserung der Hyperthyreose oder Erreichen der Euthyreose. Überprüfung der Indikation der A-Therapie. Kann A abgesetzt werden, dann thyreostatische Behandlung, sobald Euthyreose erreicht, dann totale Thyreoidektomie, oder sobald zusätzlich Iodurie normalisiert, dann eventuell Radioiodtherapie möglich. Kann aber A nicht abgesetzt werden oder ist die thyreostatische Therapie ineffektiv, dann konsiliarische Erwägung der totalen Thyreoidektomie, die trotz erhöhten kardialen Risikos meist günstig ist.

AHyperII: Behandlung wie subakute Thyreoiditis de Quervain mit Glukokortikoiden über 2–4 Monate, beginnend mit 30–40 mg Prednison oder Prednisolon pro Tag; Dosisreduktion auf etwa 20 mg täglich sobald T_3- und T_4-Werte deutlich erkennbar rückläufig sind; Erhaltungsdosis liegt selten unter 15 mg/Tag. Darunter Fortführen der A-Therapie. Sobald eine gewisse stabile Euthyreose nach etwa 2–4 Monaten erreicht ist, Glukokortikoide absetzen und kontrollieren, ob sich eine primäre Hypothyreose entwickelt, die mit Levothyroxin euthyreot zu substituieren ist. Überprüfung der Indikation der A-Therapie. Kann aber A nicht abgesetzt werden und ist die Glukokortikoid-Therapie ineffektiv, dann konsiliarische Erwägung der totalen Thyreoidektomie, die trotz erhöhten kardialen Risikos meist günstig ist.

Mischtyp: Kombinierte Therapie mit Thiamazol oder Carbimazol, Natriumperchlorat und Glukokortikoiden, eventuell Propranolol (siehe AHyperI), weiteres siehe oben.

AHypo: Substitution der primären Hypothyreose mit Levothyroxin in einer Dosierung, die TSH in die obere Normhälfte (1,5–2,5 mE/l) absenkt. Bei fortbestehender Indikation ist A-Therapie weiterzuführen.

Probetherapie

Siehe oben, kausale Therapie mit Propranolol.

Akuttherapie

Bei thyreotoxischer Krise gegeben (siehe ▶ Krise, thyreotoxische).

Dauertherapie

Lebenslange euthyreote Substitution mit Levothyroxin bei AHypo oder bleibender primärer Hypothyreose nach AHyperII, ebenso nach totaler Thyreoidektomie.

Operativ/strahlentherapeutisch

Gegebenenfalls totale Thyreoidektomie bei AHyperI und AHyperII, auch Radioiodtherapie bei AHyperI, siehe oben unter kausale Therapie.

Bewertung

Wirksamkeit

Bei AHyperI ist wegen der hohen Iodbelastung durch A die thyreostatische Therapie nicht immer ausreichend effektiv, auch führt sie nicht zu einer definitiven Heilung der thyreoidalen Grundkrankheit, weshalb häufig eine totale Thyreoidektomie erforderlich wird. Mutatis mutandis gilt dies auch für die Glukokortikoid-Therapie bei AHyperII. Primäre Hypothyreosen sind effektiv und nebenwirkungsfrei mit Levothyroxin substituierbar.

Verträglichkeit

Die Thyreostatika, die wegen A-bedingter Iodbelastung höher dosiert werden müssen, sind dadurch mit einem erhöhten Nebenwirkungsrisiko verbunden. Unter langdauernder Glukokortikoid-Therapie kann ein medikamentöses Cushingoid auftreten.

Nachsorge

Unter A-Therapie ist fortlaufend alle 6 Monate der Schilddrüsenstatus zu kontrollieren, um rechtzeitig eine Amiodaron-Thyreopathie zu erkennen und zu behandeln. Auch nach Absetzen von A ist alle 6 Monate für 1–2 Jahre weiter zu kontrollieren. Eine insuffiziente Rhythmisierung oder das erneute Auftreten von Rhythmusstörung trotz adäquater A-Therapie und Wirkspiegel sollte besonderer Anlaß sein, nach einer Hyperthyreose zu fahnden. Solange eine Therapie mit Thyreostatika und Glukokortikoiden läuft, sind kurzfristige Kontrolluntersuchungen bezüglich Wirksamkeit und Nebenwirkungen erforderlich. Bei primärer Hypothyreose, bei AHypo oder nach AHyperII oder auch nach Thyreoidektomie, sind zunächst kurzfristige Kontrollen notwendig, sobald eine stabile Euthyreose erreicht ist, werden die Kontrollintervalle auf 3, dann 6 und schließlich 12 Monate erweitert.

Prognose

Die Prognose quoad vitam bei hyperthyreoter Amiodaron-Thyreopathie ist ohne effektive Therapie (siehe oben) ungünstig. Bei euthyreoter Substitution der Amiodaron-Hypothyreose wird die Prognose allein durch die kardiale Erkrankung bestimmt.

Literatur

1. Martino E, Bartalena L, Bogazzi F, Braverman LE (2001) The effect of amiodarone on the thyroid. Endocrine Reviews 22:240–254

AMP

▶ Adenosinmonophosphate

Amylopektinose

▶ Glykogenose, Typ IV

Anabole Steroide

Synonyme

Anabolika.

Englischer Begriff

Anabole steroids.

Definition

Steroidhormone und deren Derivate, die eine anabole Wirkung zeigen.

Grundlagen

Unter dem Sammelbegriff anabole Steroide sind das männliche Sexualhormon Testosteron, seine aktiven Vorstufen, Zwischen- oder Abbauprodukte sowie davon abgeleitete synthetische Derivate zusammengefaßt. Die Substanzen zeigen u.a. eine anabole Wirkung, d.h. sie steigern den Protein- und damit auch den Muskelaufbau und führen zur Ausprägung des maskulinen Phänotyps. Testosteron und Testosteronderivate (Mesterolon, Testosteronpropionat, -undecanoat, -enantat) werden in der Substitutionstherapie beim männlichen Hypogonadismus verwendet, wobei im Mittelpunkt der Therapie die Wiederherstellung der Sexualfunktion steht, und die anabolen Effekte von Testosteron nur eine untergeordnete Bedeutung haben. Die umfangreiche Gruppe der sog. Anabolika, deren bekanntester Vertreter das Nandrolon ist, spielt in der Medizin bei der Behandlung der Osteoporose, kachektischen oder katabolen Zuständen und chronischen Leber- oder Nierenerkrankungen eine Rolle, wobei ein Nutzen einer Anabolikatherapie wissenschaftlich nicht nachgewiesen wurde. Anabolika werden vor allem, meist nicht unter ärztlicher Kontrolle von Kraftsportlern (v.a. Body-Buildern) oder mißbräuchlich (Doping) von Wettkampfsportlern eingenommen. Die exzessive Einnahme von Anabolika führt bei Frauen zu einer Maskulinisierung, bei Männern entwickeln sich Hodenatrophie und Azoospermie (wegen Hemmung der Gonadotropinsekretion), Steroidakne, Arteriosklerose, Leberfunktionsstörungen und erhöhte Aggressivität. Alle Versuche, synthetische Anabolika zu entwickeln, die nur die anabole Komponente von Steroiden aufweisen, während keine unerwünschten Nebenwirkungen auf Gonaden, Gefäße, Leber und Verhalten auftreten, sind bisher gescheitert.

Anabolika

▶ anabole Steroide

Anabolismus

Synonyme

Aufbaustoffwechsel; Assimilation.

Englischer Begriff

Anabolism.

Definition

Aufbauender Anteil des Metabolismus (Stoffwechsel).

Grundlagen

Gesamtheit der Vorgänge, die zum Aufbau von körpereigenen Substanzen aus Nahrungsbestandteilen führt, was wiederum Voraussetzung für die Entwicklung, das Wachstum und den Erhalt (bzw. Ersatz) von Zellen, Organen und Gesamtorganismus ist. Viele anabolen Prozesse werden durch unterschiedlichste Hormone reguliert. Das Gegenteil des Anabolismus ist der Katabolismus (abbauender Stoffwechsel, Dissimilation).

Anämie, perniziöse

Synonyme

Vitamin-B_{12}-Mangel-Anämie; M. Biermer; Perniziosa.

Englischer Begriff

Pernicious anaemia.

Definition

Die perniziöse Anämie ist die häufigste Form der Vitamin-B_{12}-Mangel-Anämien. Sie tritt bevorzugt bei nordeuropäischen Frauen im Alter zwischen 40–80 Jahren auf und ist durch einen Mangel an dem im Magen gebildeten intrinsic-Faktor bedingt, welcher für die Aufnahme von Vitamin B_{12} im terminalen Ileum essentiell ist. Ursächlich für den Mangel an intrinsic-Faktor ist meist eine autoimmun vermittelte atrophische Gastritis. Der Vitamin-B_{12}-Mangel hat eine Störung der Thymidin- und somit DNA-Synthese in hämatopoetischen Zellen zur Folge und führt somit zu einer makrozytären oder auch megaloblastären Anämie.

Symptome

Langsame Entwicklung der Symptomatik durch schleichendes Fortschreiten der Anämie. Zu Beginn meist gastrointestinale Beschwerden mit diffusen Bauchschmerzen, Diarrhoe, Obstipation, Appetitlosigkeit und Gewichtsverlust, sowie häufig Hunter-Glossitis (atrophische Glossitis mit Zungenbrennen) und Belastungsdyspnoe als Frühsymptom. Ein Ikterus kann durch gesteigerte Hämolyse auftreten, jedoch ohne tastbare Vergrößerung von Leber, Milz oder Lymphknoten. Bei höhergradigem Vitamin-B$_{12}$-Mangel können neurologische Symptome im Sinne einer funikulären Myelose mit Parästhesien, Paresen, Ataxien, Verminderung der Vibrationsempfindung auftreten, ebenso sind Symptome eines hirnorganischen Psychosyndroms möglich.

Diagnostik

Blutbild bzw. Differenzialblutbild: makrozytäre Anämie mit stark verminderter Erythrozytenzahl bei weniger vermindertem Hb und Hk. MCV und MCH sind erhöht.
Zusätzlich besteht häufig eine Thrombopenie, meist auch eine Verminderung der neutrophilen Granulozyten. Im Blutausstrich ist eine Hypersegmentierung der reifen Neutrophilenkerne und eine basophile Tüpfelung der Erythrozyten charakteristisch.
Für die Diagnosestellung ist eine erniedrigte Plasma-Kobalamin-Konzentration < 150 pg/ml wegweisend. Zur Diagnose einer atrophischen Gastritis, welche zum Mangel an intrinsic-Faktor führt, ist die histologische Untersuchung einer gastroskopisch gewonnen Magenschleimhautbiopsie erforderlich. Dies sollte ferner auch zum Ausschluss eines Magen-Ca's erfolgen. Die Bestimmung von Parietalzell-Antikörpern kann die Diagnosestellung unterstützen, jedoch sind diese Antikörper allein nicht spezifisch genug. In Zweifelfällen kann ein so genannter nuklearmedizinischer Schilling-Test, mit welchem die Vitamin-B$_{12}$-Absorption gemessen werden kann, durchgeführt werden.

Differenzialdiagnose

Primär Differenzierung megaloblastär-makrozytäre Anämie gegen nicht-mega-loblastäre Anämie durch Knochenmark-Aspirationszytologie.
Differenzierung gegenüber Folsäuremangel oder Leukämie durch Kobalamin-Spiegelbestimmung.
Differenzialdiagnostische Ursachen für einen Vitamin-B$_{12}$-Mangel können sein: Malnutrition z.B. bei Alkoholikern, „blind loop" Syndrom nach B-II-Magenresektion oder eine Resorptionsstörung im terminalen Ileum z.B. bei Entzündung oder nach Resektion (M. Crohn).

Therapie

Da die intrinsic-Faktor-Produktion gestört ist, stellt die parenterale Substitution von Vitamin B$_{12}$ die einzige therapeutische Option dar. Eine isolierte Zufuhr von Folsäure sollte nicht erfolgen, da diese zu einer primärer Besserung der Anämie aber bei fortbestehendem Vitamin-B$_{12}$-Mangel zu einer fulminanten Verschlechterung des neurologischen Befundes führt. Anfänglich werden meist über einen Zeitraum von 3 Wochen täglich 100 µg Vitamin B$_{12}$ i.m. oder s.c. appliziert.

Dauertherapie

Lebenslang vierteljährliche parenterale Substitution von 500 µg Vitamin B$_{12}$ (alternativ 100 µg alle 4 Wochen).

Prognose

Prinzipiell gut, aber regelmäßige gastroskopische Überwachung wegen erhöhtem Magenkarzinomrisiko bei Formen mit atrophischer Gastritis erforderlich.

Anazidität

Englischer Begriff

Anacidity.

Definition

Fehlen freier Salzsäure im Magensaft.

Grundlagen

Die Anazidität kommt häufig bei chronischen Erkrankungen des Magens vor. Die häufigste Ursache ist die chronisch atrophische Gastritis (Typ A). Weitere Ursachen sind z.B. das Magenkarzinom. Wenn es auch nach Gabe von Pentagstrin (früher Histamin) zu keinem Anstieg der Magensäure kommt, spricht man von Pentagastrin-(Histamin-) refraktärer, absoluter oder kompletter A. oder von Achlorhydrie. Eine Anazidität ist ein obligates Symptom bei perniziöser Anämie.

Andersen-Glykogenose

▶ Glykogenose, Typ IV

Androgenausschüttung

Englischer Begriff

Androgen release.

Definition

LH-stimulierte Produktion von testikulären Androgenen.

Grundlagen

Die Produktion und Freisetzung von testikulärem Testosteron aus Leydig-Zwischenzellen wird durch das im Hypophysenvorderlappen produzierte luteinisierende Hormon (LH) stimuliert. LH seinerseits wird episodisch durch GnRH stimuliert, das unter dem Einfluß eines noch weitgehend unbekannten, zentralen GnRH-Pulsgenerators pulsatil aus hypothalamischen Neuronen in das Portalgefäßsystem ausgeschüttet wird. Die pulsatile GnRH/LH-Sekretion wird bei Neugeborenen beobachtet, kommt aber postpartal schnell zum Erliegen. Erst mit dem Beginn der Pubertät (bei Jungen im Alter zwischen 9 und 11 Jahren) wird über

noch unbekannte Mechanismen der GnRH-Pulsgenerator wieder aktiv, zunächst nur während nächtlicher Tiefschlafphasen, mit Fortschreiten der Pubertät zunehmend ganztägig. GnRH stimuliert die episodische FSH und LH Sekretion. LH stimuliert in Leydig-Zwischenzellen über einen G-Protein/Adenylcyclase-gekoppelten Rezeptor die Freisetzung und Synthese von Testosteron.

Androgendefizit, des alternden Mannes

Synonyme

Hypogonadismus des alternden Mannes.

Englischer Begriff

Hypogonadism in elderly man.

Definition

Unter Androgendefizit versteht man den Abfall des Serum-Testosteronspiegels bei Männern jenseits des 60. Lebensjahres auf Konzentrationen unterhalb des Normalbereiches junger Männer.

Grundlagen

Die Serumkonzentration des Gesamt-Testosterons fällt im Mittel von 600 ng/dl im Alter von 30 Jahren auf im Durchschnitt 400 ng/dl im Alter von 80 Jahren. Unter Berücksichtigung des sehr großen Normbereiches liegen etwa 20 % der Männer über 60 Jahren mit ihrem Serum-Testosteronspiegel unterhalb des Normalbereiches junger Männer.

Androgendefizit, partielles des alternden Mannes

Synonyme

Partieller Androgenmangel des alternden Mannes.

Englischer Begriff

Decreased testosterone concentration in elderly man.

Definition

Relativer Testosteronmangel bei Männern jenseits des 60. Lebensjahres im Vergleich zu den Mittelwerten 30jähriger Männer.

Grundlagen

Vergleiche ▶ Androgendefizit, des alternden Mannes.

Androgendeprivation

Synonyme

Androgenmangel.

Englischer Begriff

Androgen deprivation.

Definition

Mangel an Testosteron aufgrund unterschiedlichster Ursachen.

Grundlagen

Vom pathologischen Androgenmangel abzugrenzen ist die allmähliche, altersabhängige Reduktion der Serumtestosteronspiegel und das Auftreten der entsprechenden Symptome (u.a. reduzierte Libido und Potenz; Osteoporose) beim alternden Mann. Eine pathologisch unzureichende Produktion von Testosteron und die daraus resultierenden Symptome der Androgendeprivation können unterschiedliche Ursachen haben. Verschiedene Störungen auf Ebene der Testes, die zur mangelnden Testosteronbildung in Leydig-Zwischenzellen führen, werden unter dem Begriff primärer Hypogonadismus zusammengefasst. Beim sekundärem Hypogonadismus sind Störungen der hypothalamischen GnRH- bzw. der hypophysären LH-Produktion für die

Androgendeprivation verantwortlich. Letztere wird oft auch durch hypothalamische, hypophysäre und testikuläre Tumoren verursacht und wird bei einer Vielzahl von Allgemeinkrankheiten (u.a. Diabetes mellitus, HIV, Leberzirrhose, Niereninsuffizienz) beobachtet. Unter dem Einfluß von Medikamenten und exogenen Noxen (Genuß- und Umweltgifte, Strahlen) kommt es ebenfalls zum Androgenmangel.

Androgendeprivation während der 9.–14. Schwangerschaftswoche führt zu sexuellen Differenzierungsstörungen (Intersexualität mit unzureichender Ausprägung des männlichen Phänotyps; in einer späteren Phase (bis 24. Schwangerschaftswoche) resultieren aus Testosteronmanel Mikropenis und Hodenlageanomalien.

Während der Pubertät entwickelt sich unter Testosteronmangel das charakteristische Bild des Eunuchoidismus, das in Abhängigkeit des Ausmaßes des Androgenmangels unterschiedlich stark ausgeprägt ist. Wegen des verzögertem Schlusses der Epiphysenfugen werden Arme und Beine überproportional lang; Muskelmasse und -kraft sind wegen der fehlenden anabolen Testosteronwirkung gering. Bartwuchs und Körperbehaarung fehlen oder sind nur spärlich ausgeprägt; ein Stimmbruch tritt nicht ein. Wegen fehlender Talgdrüsenstimulation fehlt die Pubertätsakne und die Haut bleibt trocken. Das pubertäre Wachstum von Hoden, Penis, Prostata und Samenblasen ist reduziert oder unterbleibt.

Im Erwachsenenalter einsetzender Androgenmangel beeinflußt Körperproportionen, Stimmlage und Größe der Genitalien nicht. Libido und sexuelle Potenz nehmen ab; die betroffenen Patienten werden infertil. Körperbehaarung und Bartwuchs werden spärlicher. Mit zunehmender Dauer des Testosteronmangels entwickelt sich eine schwere Osteoporose. Androgenmangel führt wegen mangelnder Stimulation der Erythrozytenproduktion zu einer normozytären Anämie. Aus diesem Grund und wegen des Abbaus der Muskelmasse beob-

achtet man bei Patienten mit Testosteronmangel Leistungsschwäche, nachlassende
Kraft und vermehrte Müdigkeit.

Androgene

Englischer Begriff

Androgens.

Definition

Sammelbegriff für die männlichen Sexualhormone.

Grundlagen

Androgene, die männlichen Sexualhormone, sind Steroidhormone, die nach
Einsetzen der Pubertät vorwiegend in
Leydig-Zwischenzellen im Hoden gebildet
werden. Kleine Mengen an Androgenen
werden auch im Ovar und lebenslang in der
Nebennierenrinde gebildet. Das wichtigste
testikuläre Androgen ist Testosteron, dessen
Produktion und Freisetzung durch hypophysäres LH stimuliert wird. Wegen seines
lipophilen Charakters ist zirkulierendes Testosteron im Blut zu 98 % an Sexualhormonbindendes Globulin (SHBG) gebunden. Nur
das freie bzw. von SHBG abdissoziierte Testosteron ist in den Zielzellen bzw. -organen
biologisch wirksam. In den Zellen mancher
Zielorgane (Samenblasen, Prostata, Talgdrüsen, Haarfollikel) wird Testosteron zu
5-α-Dihydrotestosteron (5-α-DHT) reduziert, das in diesen Zellen das eigentlich
wirksame Androgen darstellt. Andere,
physiologisch weniger bedeutende Androgene sind Androstendion und Androsteron.
Auch synthetische Androgene, die bei der
Substitutionstherapie oder von Sportlern
als Anabolika verwendet werden, werden
allgemein als Androgene bezeichnet. Androgene fördern in Hoden und Nebenhoden
die Spermatogenese und Spermienrei-
fung. In hypothalamischen und limbischen
Strukturen des ZNS stimuliert vorwiegend
Testosteron das Sexualverhalten, aber auch

die Aggressivität. Androgene haben eine
starke anabole Wirkung und fördern durch
Stimulation der Proteinsynthese allgemein
Muskel-, Knochen und Längenwachstum;
sie sind für die Ausprägung des postpuber-
tären, männlichen Habitus verantwortlich,
der in der Regel größer und muskulöser
ausgeprägt ist als der weibliche. Durch
Stimulation des Kehlkopfwachstums und
der damit verbundenen Verlängerung der
Stimmbänder sind Androgene für die tiefere Stimmlage beim Mann verantwortlich.
Verstärkter männlicher Haarwuchs (Bartwuchs, Brustbehaarung etc.) und vermehrte
Talgproduktion ist durch die stimulierende
Wirkung von 5-α-DHT in Haarfollikeln
und Talgdrüsenepithelzellen der Haut bedingt. Androgene werden vor allem in der
Leber, zum Teil auch in der Prostata und in
der Haut abgebaut und über die Niere v.a.
als 17-Ketosteroide (z.B. Androsteron),
z.T. auch als Glukuronide oder Sulfate
ausgeschieden.

Weiterführende Links

▶ Sexualhormone, männliche

Androgenisierung

Synonyme

Virilisierung.

Englischer Begriff

Androgenization; Virilization.

Definition

Sammelbegriff für die Folgen einer vermehrten Androgenwirkung.

Grundlagen

Als Androgenisierung werden die Folgen einer erhöhten Androgenwirkung unterschiedlicher Genese bezeichnet. Androgenisierung findet man demnach bei
verminderter Testosteronbindung im Blut,

erhöhter Reduktion von Testosteron zu 5-α-Dihydrotestosteron (5-α-DHT) in manchen Zielorganen, erhöhter Androgensensitivität in Zielzellen, vermehrter Androgenbildung im Ovar und in der Nebennierenrinde und unter dem Einfluß bestimmter Medikamente. Von den genannten Ursachen wird diagnostisch die tumorbedingte Überproduktion von Androgenen abgegrenzt. Die Folgen der Androgenisierung, eine pathophysiologisch verstärkte Ausprägung männlicher Geschlechtsmerkmale, werden als Virilisierung bezeichnet. Bei Frauen führt Androgenisierung zu Klitorishypertrophie, Hirsutismus, Seborrhoe, Akne, Alopezie, und einer tieferen Stimmlage. Unter Umständen kann es auch zu einer Regression der sekundären weiblichen Geschlechtsmerkmale (sog. Defeminisierung) kommen. Bei männlichen Kindern kann die Androgenisierung zur vorzeitigen Pubertät (Pubertas praecox) führen.

Weiterführende Links

▶ Defeminisierung

Androgenmangel

▶ Androgendeprivation

Androgenresistenz

Englischer Begriff

Androgen resistance.

Definition

Durch Androgenrezeptordefekt bedingte, komplette oder partielle Unwirksamkeit von Androgenen.

Grundlagen

Die Androgenresistenz, eine erbliche Störung der männlichen Sexualentwicklung, führt zur sog. testikulären Feminisierung, einer Form der Intersexualität mit normalem XY-Karyotyp. Eine Viezahl unterschiedlicher Mutationen des auf dem X-Chromosom liegenden Gens des Androgenrezeptors (AR) sind beschrieben worden, die zur kompletten oder partiellen Androgenresistenz führen. Wegen des Funktionsverlustes des AR kommt es trotz normaler oder leicht erhöhter Androgenserumspiegel bei kompletter Androgenresistenz zur Ausprägung eines physisch und psychisch weiblichen Phänotyps mit normaler Brustentwicklung und weiblichem, äußeren Genitale. Die Vagina endet allerdings blind; Uterus, Tuben und Ovar fehlen, ebenso die Sekundärbehaarung. In Abdominal- oder Inguinalhoden findet keine Spermatogenese statt. Bei der partiellen Androgenresistenz mit vermindertem Ansprechen des AR auf Androgene kommt es zur Entwicklung eines intersexuellen Genitale mit Hypospadie, kleinen Hoden, Hodenatrophie. In der Pubertät entwickelt sich eine Gynäkomastie; die Sekundärbehaarung ist spärlich. Je nach Schweregrad der partiellen Androgenresistenz und der dadurch bedingten inkompletten Ausprägung des physischen und psychischen weiblichen Phänotyps kann eine operative Geschlechtskorrektur entsprechend der empfundenen sexuellen Rolle vorgenommen werden.

Weiterführende Links

▶ Feminisierung, testikuläre

Androgenrezeptoren

Englischer Begriff

Androgen receptor.

Definition

Proteine, die im Zellzytoplasma nachweisbar sind. Sie binden spezifisch Androgene und vermitteln deren zelluläre Wirkungen. Der Komplex aus Androgenen und ihren Rezeptoren wandert vom Zytoplasma in den Kern, wo er sich an die DNA verschiedener spezifischer Gene bindet und deren Transkription induziert. In den letzten Jahren wird auch eine nicht-transkriptionale Androgenwirkung diskutiert.

Weiterführende Links

▶ Androgenresistenz

Androgensynthese

Englischer Begriff

Androgen synthesis.

Grundlagen

Die Androgensynthese erfolgt in den Gonaden und der Nebennierenrinde. Alle natürlichen Androgene sind Steroid-Derivate des Androstans. Ferner sind sie Vorläufer der Östrogene. Das wichtigste Androgen ist das Testosteron. Zu den Androgenen der Nebenniere gehören das Dehydroepiandrosteron (DHEA), das Dehydroepiandrosteronsulfat (DHEAS) und das Androstendion.

Androgen-Überschuss

▶ Hyperandrogenämie

Androgynie

Synonyme

Pseudohermaphroditismus masculinus.

Englischer Begriff

Male pseudohermaphroditism.

Weiterführende Links

▶ Pseudohermaphroditismus masculinus

Andropause

Synonyme

Climacterium virile.

Englischer Begriff

Male climacterium.

Definition

Unter Andropause versteht man die sogenannten „Wechseljahre" des Mannes, ein sehr umstrittener Begriff, der körperliche und seelische Veränderungen infolge des Rückgangs der Hormonproduktion zwischen dem 40. bis 60. Lebensjahr beschreibt.

Grundlagen

Der Begriff Andropause wurde analog dem Begriff Menopause der Frau gewählt. Im Gegensatz zur Frau kommt es jedoch beim Mann zu einem kontinuierlichen Abfall der Testosteronproduktion über weit mehr als eine Dekade. Im Vordergrund der Symptomatik stehen Störungen des Vegitativums, Störungen der Leistungsfähigkeit und depressive Symptome, ein Rückgang von Potenz und Libido und Herz-Kreislauf-Beschwerden.

Androstan-Derivate

Englischer Begriff

Androstan derivatives.

Grundlagen

Zusammenfassender Begriff für natürlich vorkommende (z.B. Androstandiol) und synthetische Abkömmlinge (diverse Anabolika) des Androstan.

A

Androstandiol

Englischer Begriff

Androstandiol.

Grundlagen

Abbauprodukt des Testosterons mit noch schwacher androgener Wirkung.

Androstandiolglukuronid

Englischer Begriff

Androstandiol glucuronide.

Definition

Hauptausscheidungsform von Androgenen.

Grundlagen

Androstandiolglukuronid ist die inaktive Hauptausscheidungsform der Androgene. Aktive Glukuronsäure (UDP-Glukuronsäure) wird mittels UDP-Glukuronyltransferase an Androstandiol, das Hauptabbauprodukt des Testosteron gekoppelt, wodurch das Molekül in eine wasserlösliche Form gebracht wird. Androstandiolglukuronid wird vorwiegend in der Haut und in der Leber gebildet und ist ein Indikator für den peripheren Androgenmetabolismus. Daher ist der Androstandiolglukuronid-Serumspiegel für die Diagnostik von Erkrankungen die mit einer Androgenisierung verbunden sind (u.a. idiopathischer Hirsutismus, polyzystisches Ovarialsyndrom) von Bedeutung, da Androstandiolglukuronid schon ansteigt, wenn Testosteron noch Normalwerte aufweist. Nach entsprechender therapeutischer Intervention ist die Normalisierung des Androstandiolglukuronid-Serumspiegels der zuverlässigste Parameter zur Beurteilung des Therapieerfolges.

Androstanolon

Englischer Begriff

Androstanolone.

Definition

Derivat des Testosteron, das als Anabolikum verwendet wird.

Weiterführende Links

▶ Androsteron

5α-Androstan-3α-ol-17-on

▶ Androsteron

Androstendion

Synonyme

4-Androsten-3,17-dion.

Englischer Begriff

Androstendione.

Definition

Schwach androgenes Steroidhormon.

Grundlagen

Androstendion ist ein Zwischenprodukt der Sexualsteroidhormonsynthese und kann entweder aus 17α-Hydroxyprogesteron oder aus Dehydroepiandrosteron (DHEA) gebildet werden. Durch Reduktion der 17-Ketogruppe des Androstendions entsteht Testosteron. Durch Abspaltung der C19-Methylgruppe und Aromatisierung von Ring A kann aus Androstendion auch Östron, ein Östrogen, entstehen.

4-Androstendion

▶ Androstendion

4-Androsten-3,17-dion

▶ Androstendion

5-Androsten-3β-ol-17-one

▶ Dehydroepiandrosteron

Androsteron

Synonyme

5α-Androstan-3α-ol-17-on.

Englischer Begriff

Androsterone.

Definition

Abbauprodukt des Testosterons.

Grundlagen

Androsteron ist im männlichen Harn das mengenmäßig häufigste Abbauprodukt des Testosterons.

Aneurin

▶ Thiamin

Aneurindiphosphat

▶ Thiaminpyrophosphat

Aneurinpyrophosphat

▶ Thiaminpyrophosphat

ANF

▶ Atriopeptin

Angiopathia diabetica

▶ Angiopathien, diabetische

Angiopathien, diabetische

Synonyme

Angiopathia diabetica; diabetische Mikroangiopathie; diabetische Makroangiopathie.

Englischer Begriff

Diabetic angiopathy.

Definition

Schädigungen am Gefäßsystem, die durch einen schlecht eingestellten Diabetes mellitus hervorgerufen werden. Es wird zwischen der Mikroangiopathie, die Kapillaren und Präkapillaren betrifft, und der Makroangiopathie, die sich an den größeren arteriellen Gefäßen abspielt, unterschieden.

Während die Mikroangiopathie mit Veränderungen an Kapillaren und Präkapillaren relativ diabetesspezifisch ist, entspricht die diabetische Makroangiopathie pathologisch-anatomisch weitgehend einer Atheromatose/Arteriosklerose.

Symptome

Die diabetische Mikroangiopathie spielt sich prinzipiell an allen kleinen Gefäßen des Organismus ab, macht sich aber an bestimmten Organen besonders bemerkbar, so am Augenhintergrund als diabetische Retinopathie und an den Nieren als diabetische Nephropathie (Glomerulosklerose). Auch die diabetische sensomotorische Neuropathie scheint, zumindest teilweise, Folge

A

einer Mikroangiopathie der die Nervenstränge versorgenden Gefäße zu sein.

Die diabetische Retinopathie führt über verschiedene Stadien, beginnend mit Mikroaneurysmen über intra- und präretinale Blutungen zu proliferativen Veränderungen mit Netzhautablösungen und Glaskörpereinblutungen zur Erblindung.

Die diabetische Nephropathie (Glomerulosklerose) führt über verschiedene Stadien mit zunehmender Membrandurchlässigkeit (Mikroalbuminurie, dann Proteinurie) und Einschränkung der Filtrationsleistung zur Niereninsuffizienz letztlich mit Nierenversagen und der Notwendigkeit einer Nierenersatztherapie (Dialyse, Transplantation). Die Symptome sind durch den zunehmenden Organfunktionsverlust gekennzeichnet.

Die diabetische Makroangiopathie entspricht in ihrer Symptomatik der Symptomatik der Atheromatose/Arteriosklerose mit koronarer Herzkrankheit, Schlaganfall und peripherer arterieller Verschlusskrankheit.

Differenzialdiagnose

Bei der Retinopathie und Nephropathie (Mikroangiopathie) ist die Zuordnung zum Diabetes einfach, wenn der Diabetes bereits bekannt ist. Das gleich gilt für die sensomotorische Neuropathie; hier steht differenzialdiagnostisch der Alkoholabusus an erster Stelle. Immer wieder kommt es aber vor, dass über die typischen diabetischen Folgeerkrankungen ein bis dato unentdeckter Diabetes vermutet und dann über Blutzuckerbestimmungen entdeckt wird.

Bei der Makroangiopathie, d.h. der Atheromatose/Arteriosklerose, bestehen hinsichtlich diagnostischer und differenzialdiagnostischer Maßnahmen keine Unterschiede zu nichtdiabetischen Patienten.

Therapie

Kausal

Liegt bereits eine diabetische Mikro- oder Makroangiopathie vor, gilt es, durch sorg-

fältige und straffe Blutzuckereinstellung ein Fortschreiten der Folgeschäden möglichst zu vermeiden. Eine kausale Therapie im eigentlichen Sinne ist nicht möglich. Es gelingt allenfalls, durch symptomatische Maßnahmen eine Verschlimmerung aufzuhalten, z.B. durch Laserkoagulation bei Retinopathie, Blutdrucksenkung unter 120/80 mmHg und eiweißreduzierter Kost bei Nephropathie, Behandlung von Begleiterkrankungen wie Hyperlipidämie, Hypertonie bei Makroangiopathie, chirurgische oder angioplastische Maßnahmen bei Gefäßstenosen.

In jedem Falle Nikotinverzicht!!

Prognose

Abhängig vom Ausmaß der vorliegenden Gefäßschädigungen.

Angiotensin I

Englischer Begriff

Angiotensin I.

Definition

Biologisch inaktive Vorstufe von Angiotensin II.

Grundlagen

Das aus Angiotensinogen abgespaltene, biologisch inaktive Dekapeptid Angiotensin I ist die Vorstufe des biologisch aktiven Oktapeptids Angiotensin II im Renin-Angiotensin-Aldosteron-System.

Die Umwandlung von Angiotensin I zu Angiotensin II erfolgt durch das Angiotensin-Konversionsenzym (ACE).

Angiotensin II

Englischer Begriff

Angiotensin II.

Definition

Biologisch aktive Komponente des Renin-Angiotensin-Aldosteron-Systems.

Grundlagen

Das biologisch wirksame Peptidhormon Angiotensin II wird durch das Angiotensin Konversionsenzym aus inaktivem Angiotensin I gebildet. Die biologische Halbwertszeit liegt unter 2 Minuten, da das Oktapeptid Angiotensin II durch Angiotensinasen intra- und extrarenal rasch in unwirksames Angiotensin III und andere Peptide abgebaut wird. Angiotensin II supprimiert die Reninaktivität und wirkt so negativ rückkoppelnd auf seine Synthese. Das Renin-Angiotensin-System spielt eine wichtige Rolle bei der Regulation der glomulären Filtrationsrate (GFR) und insbesondere des Natriumhaushaltes. Im Zusammenhang mit Ersterem wirkt Angiotensin II über renale Vasokonstriktion afferenter (bei Volumenüberschuss) oder efferenter (bei Volumenmangel) Arteriolen stabilisierend auf die GFR. Bei Natriummangel wirkt Angiotensin II direkt stimulierend auf die proximale Natriumaufnahme, und indirekt über die Stimulierung der Aldosteronsekretion in der Nebennierenrinde. Das Mineralokortikoid Aldosteron fördert vor allem die Natrium-, aber auch die Kalium- und Protonenresorption im Tubulus.

Angiotensin III

Englischer Begriff

Angiotensin III.

Definition

Vasokonstriktorisch inaktives Abbauprodukt von Angiotensin II, stimuliert aber die Aldosteronsekretion.

Grundlagen

Das biologisch wirksame Angiotensin II wird durch Angiotensinasen abgebaut und dadurch inaktiviert; das häufigste Abbauprodukt ist das aldosteronstimulierende, aber vasokonstriktorisch unwirksame Heptapeptid Angiotensin III. Der Abbau erfolgt innerhalb und außerhalb der Niere.

Angiotensin-Konversionsenzym

Synonyme

ACE; Kininase II.

Englischer Begriff

Angiotensin converting enzyme (ACE).

Definition

Enzym, das im Renin-Angiotensin-Aldosteron-System Angiotensin I in Angiotensin II umwandelt.

Grundlagen

Das Angiotensin-Konversionsenzym (ACE) ist eine Peptidyl-Dipeptidase, die vorwiegend in den afferenten glomerulären Arteriolen produziert wird. Sie wandelt das biologisch inaktive Dekapeptid Angiotensin I in das aktive Oktapeptid Angiotensin II um. Das ACE ist identisch mit der Kininase II, die im Kallikrein-Kinin-System das biologisch aktive Bradykinin in inaktive Peptidfragmente spaltet. Das ACE wirkt somit aktivierend im Renin-Angiotensin-Aldosteron-System und inaktivierend im Kallikrein-Kinin-System.

Angiotensinogen

Synonyme

Renin-Substrat, Hypertensinogen.

Englischer Begriff

Angiotensinogen.

Definition

Protein, aus dem Angiotensin I gebildet wird.

Grundlagen

Angiotensinogen, ein in der Leber gebildetes und im Blut zirkulierendes α2-Globulin ist das biologisch inaktive Ausgangsubstrat des sog. Renin-Angiotensin-Aldosteron-Systems. Die saure Phosphatase Renin, die vorwiegend in Epitheloidzellen der afferenten, glomerulären Arteriolen produziert wird, spaltet aus Angiotensinogen das ebenfalls biologisch inaktive Angiotensin I ab. Die Renin-vermittelte Angiotensinogenspaltung stellt innerhalb des Renin-Angiotensin-Systems den Reaktionsschritt dar, der die Angiotensinproduktion limitiert. Die Angiotensinogen-Serumspiegel sind u.a. bei Lebererkrankungen erniedrigt; während der Schwangerschaft ist die Angiotensinogenkonzentration erhöht.

Angsterkrankung

Synonyme

Angststörung; Angstneurose; Herzphobie; phobischer Schwankschwindel.

Englischer Begriff

Anxiety disorder.

Definition

Klinisch manifeste Angsterkrankungen gehören mit einem Lebenszeitrisiko von ca. 20% neben affektiven und Suchterkrankungen zu den häufigsten psychiatrischen Erkrankungsformen. Nach der internationalen Systematik psychischer Erkrankungen der Weltgesundheitsorganisation (International Classification of Diseases, ICD-10) werden folgende Angsterkrankungen unterschieden: Am häufigsten sind die soziale Phobie und die spezifischen Phobien (z.B. Tierphobien, Höhenangst) mit einer Lebenszeitprävalenz von ca. 15 %. Die Panikstörung (Lebenszeitprävalenz ca. 4–5 %), d.h. plötzlich und unerwartet auftretende, sehr starke Angst, liegt in über der Hälfte der Fälle (ca. 50–75 %) gemeinsam mit einer Agoraphobie vor. Der aus dem Griechischen stammende Begriff Agoraphobie wird heute sehr weitgefasst und bedeutet weniger die Angst auf großen leeren Plätzen als die Angst vor Menschenmengen. Es handelt sich dabei um die Befürchtung, sich an Orten oder in Situationen zu befinden, in denen im Falle einer Panikattacke eine Flucht schwer möglich oder peinlich wäre, oder keine Hilfe verfügbar wäre. Der generalisierten Angststörung (Lebenszeitprävalenz ca. 5–8 %) liegt eine frei flottierende, d.h. eine nicht auf eine bestimmte Situation oder ein Objekt bezogene, Angst zugrunde, die sich am ehesten als eine dauerhafte Besorgnis beschreiben lässt.

Bei allen Angsterkrankungen sind Frauen in der Regel häufiger betroffen als Männer.

Symptome

Soziale Phobie: Furcht vor prüfender Beobachtung durch andere Menschen in verhältnismäßig kleinen Gruppen. Beschwerden sind z.B. Erröten, Tremor, Übelkeit, Drang zum Wasserlassen oder auch Panikattacken. Vermeidungsverhalten mit sozialem Rückzug. Sie ist abzugrenzen von einer normalen Schüchternheit und geht über diese weit hinaus.

Spezifische Phobie: Starke, als übertrieben empfundene Angst vor bestimmten Objekten oder Situationen. Vermeidungsverhalten. Die Diagnose wird nur dann gestellt, wenn die Angst den normalen Tagesablauf und die üblichen sozialen Aktivitäten beeinträchtigt.

Panikstörung: Episodisch paroxysmale Angst. Anfallsweise auftretende ausgeprägte Angst mit ausgeprägten körperlichen Symptomen (z.B. Tachykardie, Stenokardie, Dyspnoe, Schwindel). Parallel besteht die Angst zu sterben, die Kontrolle zu verlieren oder verrückt zu werden. Auftreten initial oft unerwartet, später jedoch auch durch angstvoll besetzte Situationen auslösbar.

Generalisierte Angststörung: Langanhaltende, frei flottierende Angst. Charakteristisch ist die übertriebene, unrealistische Angst und Sorge bezüglich allgemeiner oder bestimmter Lebensumstände (z.B. finanzielle oder berufliche Angelegenheiten). Motorische Anspannung und vegetative Übererregbarkeit (Schwitzen, Tremor, Schwindel, Hypervigilanz, Schreckhaftigkeit).

Begleitende endokrine Veränderungen auf Ebene der Hypothalamus-Hypophysen-Nebennierenrinden-(HPA)-Achse wurden vorwiegend bei der Panikstörung untersucht:

IntrazerebraleVeränderungen (z.B. im limbischen System) der Synthese und Sekretion verhaltensrelevanter, anxiogener Neuropeptide wie CRH und Vasopressin (AVP) lassen sich nicht notwendigerweise durch periphere Messungen (Blut, Liquor, Speichel) abbilden. Dementsprechend sind die bislang abgebildeten Veränderungen diskret: Bei unveränderter Anzahl der Kortisol-Sekretionspulse ist deren Amplitude erhöht. Bei spontanen Panikattacken findet sich eine erhöhte Kortisolkonzentration im Speichel. In den meisten Untersuchungen zeigt sich nach Dexamethason eine adäquate Suppression, die ACTH-Sekretion nach Gabe von CRH ist jedoch vermindert. Während experimentell-laktatinduzierter Panikattacken wird bei Patienten vermehrt das atriale natriuretische Peptid (ANP), welches die Sekretion von CRH und ACTH inhibiert, freigesetzt. Entsprechend lässt sich unter diesen experimentellen Bedingungen auch keine Aktivierung des HPA-Systems nachweisen.

Einige Studien fanden Störungen der noradrenergen Regulation bei Panikpatienten: z.B. erhöhte Urinausscheidung von Noradrenalin. Clonidin resultiert in einer stärkeren Abschwächung der Plasma-MHPG-Werte und einer schwächeren Wachstumshormonausschüttung als Hinweis auf eine mögliche Hypersensiviät präsynaptischer $\alpha2$-Rezeptoren und/oder eine Hyposensitivität hypothalamischer postsynaptischer $\alpha2$-Rezeptoren.

Diagnostik

Ausführliche Anamnese und Symptombeschreibung. Körperliche Untersuchung. EEG, kraniales NMR, EKG, Belastungs-EKG. Schilddrüsendiagnostik. Bei entsprechender Symptomatik 24-Stunden-EKG/RR, zweimalig 24-Stunden-Sammelurin mit Bestimmung von Katecholaminen (Adrenalin, Noradrenalin) sowie Metanephrin und Normetanephrin (β- und α-Blocker vorher absetzen). Gegebenenfalls Liquorpunktion. Gegebenenfalls HNO-ärztliche Untersuchung.

Differenzialdiagnose

Realangst (normale, adäquate Angst), Depression, organische psychische Störungen, internistische und neurologische Erkrankungen (z.B. Phäochromozytom, kardiale Arrhythmien, Elektrolytstörungen, Insulinom, Karzinoid, Lungenerkrankungen, Neoplasie, Epilepsie, Migräne), Drogenintoxikation, -entzug, posttraumatische Belastungsstörung, Persönlichkeitsstörung. Es liegt eine hohe Komorbidität mit anderen psychiatrischen Erkrankungen vor, z.B. Depression und Suchterkrankungen.

Allgemeine Maßnahmen

Lebensmodifikation

Angstauslösende Situationen sollen keinesfalls vermieden werden, sondern im Rahmen der verhaltenstherapeutischen Intervention aufgesucht werden.

Therapie

Kausal

Bei weitgehend unklarer Ätiologie ist derzeit keine kausale Therapie verfügbar.

A

Akuttherapie

Zeitlich eng begrenzt und unter fachärztlicher Kontrolle Benzodiazepine, wie z.B. Alprazolam.

Dauertherapie

Eine frühzeitige evidenzbasierte Therapie als Kombination von Pharmakotherapie und Verhaltenstherapie bietet die besten Erfolgsaussichten. Grundsätzlich soll die Verordnung einer Psychopharmakotherapie im Rahmen eines Behandlungsplans erfolgen, der neben der medikamentösen Behandlung auch psycho- und eventuell soziotherapeutische Maßnahmen umfasst. Pharmakotherapie: Von den nosologieübergreifend wirksamen Antidepressiva sind selektive Serotoninwiederaufnahmehemmer (SSRI), wie z.B. Paroxetin, Sertralin und Citalopram, und die Trizyklika Imipramin und Clomipramin durch plazebokontrollierte, doppelblinde Studien in ihrer Wirksamkeit belegt. Die Dosierung sollte langsam einschleichend erfolgen. Unklar ist die notwendige Behandlungsdauer, es sollte jedoch ca. ein Jahr mit anschließender langsamer Abdosierung behandelt werden. Bei starker körperlicher Symptomatik können adjuvant β-Blocker hilfreich sein.

Bezüglich psychotherapeutischer Interventionen liegen ausreichende Wirksamkeitsbelege in Form kontrollierter Studien im Wesentlichen für die Verhaltenstherapie vor: Korrektur fehlerhafter Denkmuster und automatisierter Denkabläufe durch kognitive Verfahren und Psychoedukation. Reizexposition mit Reaktionsverhinderung (wirksamste Methode ist hierbei das „Flooding", d.h. die Konfrontation mit den stärksten, angstauslösenden Reizen und Aushalten der Angstreaktion bis zum Abklingen).

Regelmäßiges, moderates Ausdauertraining hat unterstützende anxiolytische Wirkung.

Zusätzlich konsequente Behandlung komorbider psychiatrischer Erkrankungen.

Trotz wirksamer Therapien wird nur ein kleiner Teil der Patienten auch adäquat behandelt. So treten beispielsweise Panikattacken durchschnittlich im Alter von 26–29 Jahren erstmals auf. Eine fachärztliche Behandlung beginnt bei den meisten Patienten jedoch im Mittel erst im Alter von ca. 36 Jahren, d.h. mit einer zehnjährigen Latenz.

Bewertung

Wirksamkeit

Die Kombination von Pharmakotherapie und Verhaltenstherapie hat die größte Effektstärke.

Verträglichkeit

Gute Verträglichkeit der SSRI. In der Anfangsphase häufig Appetitlosigkeit, Übelkeit. Bei höheren Dosierungen eventuell innere Unruhe, Schlafstörungen, Tremor, Schwindel, Schwitzen. Sexuelle Funktionsstörungen, insbesondere Ejakulationsverzögerungen, sind möglich. Selten SIADH.

Prognose

Bei frühzeitiger und konsequenter Therapie sehr gute bis gute Prognose der meisten Angsterkrankungen.

Literatur

1. Bandelow B (2001) Panik und Agoraphobie. Diagnose, Ursachen, Behandlung. Springer, Berlin Heidelberg New York
2. Benkert O, Hippius H (Hrsg) (2003) Kompendium der Psychiatrischen Pharmakotherapie. Springer, Berlin Heidelberg New York
3. Stein DJ, Hollander E (eds) (2002) Textbook of Anxiety Disorders. American Psychiatric Publishing, Washington

Angstneurose

▶ Angsterkrankung

Angststörung

► Angsterkrankung

An-α-Lipoproteinämie

Synonyme

Familiäre An-α-Lipoproteinämie oder Hypo-α-Lipoproteinämie; Tangier-Krankheit.

Englischer Begriff

Familial high-density lipoprotein deficiency.

Definition

Sehr seltene Fettstoffwechselstörung, die genetisch bedingt ist. Es fehlt die Synthese von α-Lipoproteinen. Infolgedessen kommt es zu Ablagerungen von Cholesterin im retikuloendothelialem System (RES) mit ausgeprägter Bildung von Schaumzellen, da offenbar das in den Zellen gebildete Cholesterin auf dem Blutweg nicht zur Leber abtransportiert werden kann.

Symptome

Durch Cholesterineinlagerung mit Bildung von Schaumzellen besonders im retikuloendothelialen System kommt es zur Vergrößerung von Leber, Milz, Lymphknoten und Tonsillen. Die vergrößerten Tonsillen weisen dabei eine charakteristische rötlich-orange Verfärbung auf.

Diagnostik

Klinisches Leitsymptom sind die typischen, vergrößerten und rötlich-orange verfärbten Tonsillen, die den Verdacht auf das Vorliegen einer An- oder Hypo-α-Lipoproteinämie aufkommen lassen. Durch Fehlen der HDL-Lipoproteine, also der Lipoproteine hoher Dichte im Serum niedriger Gesamt-Cholesterinspiegel bei normalen oder leicht erhöhten Triglyzeridwerten.

Differenzialdiagnose

Niemann-Pick Erkrankung, einer Störung im Sphingomyelin-Stoffwechsel, mit neurologischen Symptomen bereits in Kleinkindalter, bei der es zu Schaumzellen mit massiver Hepatosplenomegalie und Tod meist vor dem 3.Lebensjahr kommt.
M. Gaucher, einer Störung im Cerebrosidstoffwechsel, bei der es durch Akkumulation von Cerebrosiden im retikuloendothelialen System zur massiven Vergrößerung von Leber und Milz kommt.

Therapie

Kausal

Keine Therapie bekannt.

Prognose

Schlecht, die Kinder sterben in den ersten drei Lebensjahren.

Literatur

1. Fredrickson DS, Altrocchi PH (1962) Tangier disease (familial cholesterolosis with high-density lioprotein deficiency. In: Aronson SM, Volk BW (eds) Cerebral Sphingolipidosis. Academic Press, New York, p 343

Anorchidie

► Anorchie

Anorchie

Synonyme

Anorchidie; Hodenagenesie.

Englischer Begriff

Anorchia.

Definition

Fehlende embryonale Hodenanlage.

Symptome

Infantile bzw. fehlende geschlechtsspezifische Körperbehaarung, Gynäkomastie, Adipositas (abdominell), Hochwuchs infolge fehlendem Epiphysenschluss, unteres Körpersegment mindestens 5 cm länger als oberes Körpersegment, Armspannweite mindestens 5 cm länger als Körperhöhe, reduzierte muskuläre Entwicklung, Osteopenie/Osteoporose, Depression, reduzierter Antrieb, erhöhte Irritabilität und Nervosität.

Diagnostik

Körperliche Untersuchung (s.o.), fehlende, nicht tastbare Hoden, kleiner Penis. Bestimmung der freien Testosteron-, Dihydrotestosteronkonzentration (Normbereich ≥ 10 % des Testosteronwertes) sowie der FSH- und LH-Werte (FSH = follikelstimulierendes Hormon, LH = luteotropes Hormon). Testosteronkonzentrationen sind bei Anorchie nicht messbar, FSH- und LH-Konzentrationen sind pathologisch erhöht im Sinne des primären Hypogonadismus. hCG (humanes Choriongonadotropin)-Test (zur differenzialdiagnostischen Abgrenzung des Kryptorchismus): Injektion von 1000–2000 IE/Tag für 3–5 Tage: Testosteronanstieg auf 7 nmol/l (oder 2 ng/ml) schließt Anorchie aus. Ultraschalluntersuchung des Skrotums. DXA-Untersuchung von LWS und Femur bei V.a. Osteopenie/Osteoporose.

Differenzialdiagnose

Kryptorchismus, Hodenaplasie, Hodenatrophie.

Allgemeine Maßnahmen

Diät

Bei Osteopenie infolge des Hormonmangels Kalzium- und Vitamin-D-reiche Ernährung.

Therapie

Kausal

Postpubertäre   Testosteronsubstitution: 100–300 mg i.m. alle 1–3 Wochen.

Alternativ perkutane (skrotale oder nonskrotale) Applikation: 4–6 mg/Tag.

Dauertherapie

Testosteron, s.o.

Bewertung

Wirksamkeit

Gut.

Verträglichkeit

Testosteron: gut verträglich, selten allergische Reaktionen, evtl. Natriumretention, Hyperlipidämie (+HDL), Brustkarzinomentwicklung, erhöhtes Risiko für Prostatakarzinom (Kontrolle von PSA = prostataspezifisches Antigen), Kontaktdermatitis bei perkutanen Testosteronapplikationen.

Pharmakoökonomie

Die intramuskuläre Applikation von Testosteron ist kostengünstiger.

Nachsorge

Kontrolle von PSA und Blutfetten.

Prognose

Gut bei rechtzeitiger Diagnose und früher postpubertärer Hormonsubsitution.

Literatur

1. Griffin JE, Wilson JD (2003) Disorders of the testes and the male reproductive tract. In: Larsen PR, Kronenberg HM, Melmed S, Polonsky KS (eds) Williams Textbook of Endocrinology, 10th edn. WB Saunders, Philadelphia, pp 709–769

Anovulation

Synonyme

Anovulatorischer Zyklus; monophasischer Zyklus.

Englischer Begriff

Anovulatory cycle.

Definition

Menstruationszyklus, bei dem aus unterschiedlichsten Gründen die Ovulation unterbleibt. Anovulatorische Zyklen treten in den ersten Jahren nach der Menarche auf; der erste post partum Zyklus und die letzten Zyklen vor dem Klimakterium sind oft anovulatorisch, unter Umständen auch erste Zyklen nach Absetzen von Ovulationshemmern. Anovulation wird auch beobachtet bei primärer (z.B. Ovarialhypoplasie) oder sekundärer (hypothalamisch/hypophysär oder psychogen bedingter) Ovarialinsuffizienz, beim polyzystischen Ovarialsyndrom und bei Ovarialtumoren.

Symptome

Sterilität, manchmal Polymenorrhoe.

Diagnostik

Der Anstieg der Basaltemperatur in der zweiten Zyklushälfte unterbleibt (monophasische Temperaturkurve), ebenso Veränderungen in der Konsistenz des Zervixschleims (Spinnbarkeit, Farnkrauttest). Die Pregnandiolausscheidung im Harn fehlt.

Allgemeine Maßnahmen

Lebensmodifikation

Bei Verdacht auf psychogen bedingte Anovulation Umstellung auf stress-reduzierte Lebensweise (im Beruf, in der Familie, in partnerschaftlichen Beziehungen u.a.).

Diät

Eventuell Ernährungsumstellung (ausgewogene Ernährung statt „Schlankheits"-Diäten).

Therapie

Kausal

Bei Kinderwunsch hormonelle Ovulationsinduktion, wobei nach vorhergehender Stimulation der Follikelreifung (z.B. Behandlung mit HMG, Clomiphen, Epimestrol) die Ovulation durch Gabe von HCG induziert wird.

Literatur

1. De Geyter Ch, Schneider HPD (1994) Ovarielle Funktionsstörungen bei weiblicher Sterilität. In: Krebs D, Schneider HPG (Hrsg) Klinik der Frauenheilkunde und Geburtshilfe Band 3: Endokrinologie und Reproduktionsmedizin III, 3. Auflage. Urban & Schwarzenberg, München Wien Baltimore, S 173–194

Anovulatorischer Zyklus

▶ Anovulation

ANP

▶ Atriopeptin
▶ Peptid, atriales natriuretisches

Antagonist

Englischer Begriff

Antagonist.

Grundlagen

Als Antagonisten werden unterschiedlichste, inhibitorisch wirksame Substanzen zusammengefasst, die Homologien zu Rezeptorliganden oder Enzymsubstraten aufweisen und dementsprechend an Rezeptoren bzw. Enzyme binden, ohne jedoch Rezeptorsignale auszulösen oder enzymatisch umgesetzt zu werden. In Abhängigkeit von der Konzentration des Antagonisten und seiner Affinität zum Rezeptor bzw. Enzym, kommt es zu einer unterschiedlich starken Verdrängung des natürlichen Rezeptorliganden bzw. des Enzymsubstrats und damit zu einer unterschiedlich starken, kompetitiven Inhibition der Ligandenwirkung bzw. der Enzymsubstratumsetzung bis hin zur vollständigen Blockade. Antagonisten können natürlicherweise vorkommende Substanzen sein, wie z.B. der Interleukin-1 (IL-1) Rezeptorantagonist, der die Wirkung von IL-1 am IL-1 Rezeptor kompetitiv inhibiert. In der Regel handelt es sich bei Antagonisten um synthetische Substanzen, die als Pharmaka bei der medikamentösen Therapie unterschiedlichster Erkrankungen verwendet werden. Je nach Konfiguration können Antagonisten hochspezifisch nur eine bestimmte Isoform eines Rezeptors oder Enzyms blockieren, sie können aber auch weniger spezifisch ganze Rezeptor- oder Enzymklassen inhibieren.

Antemenstruum

▶ Prämenstruum

Anthelone

▶ Enterogastron

Antiandrogene

Englischer Begriff

Anti-androgens.

Definition

Kompetitiv wirksame Androgenrezeptor-Antagonisten.

Grundlagen

Unter dem Begriff Antiandrogene sind steroidale (z.B. Cyproteronazetat, Spironolacton) und nicht-steroidale (z.B. Flutamid) Substanzen zusammengefaßt, die kompetitiv die Wirkung von Androgenen am Androgenrezeptor inhibieren. Antiandrogene werden zur Therapie von Androgen-induzierten Beschwerden bei Frauen (z.B. Hirsutismus, Akne, Alopezie) eingesetzt. Beim Prostatakarzinom werden Antiandrogene verwendet, um die stimulierende Wirkung von Androgenen auf die Tumorprogression zu supprimieren.

Anti-Baby-Pille

Englischer Begriff

Birth control pill.

Grundlagen

Umgangssprachliche Bezeichnung für oral wirksame Ovulationshemmer zur hormonellen Kontrazeption.

Weiterführende Links

▶ Kontrazeptiva, hormonelle
▶ Minipille

Antidiabetika

Synonyme

Blutzuckersenkende Substanzen; blutzuckersenkende Medikamente; blutzuckersenkende Tabletten; orale Antidiabetika.

Englischer Begriff

Antidiabetic substances; antidiabetic drugs.

Definition

Medikamente, die zu einer Senkung erhöhter Blutzuckerwerte bei Personen mit Diabetes mellitus führen.

Grundlagen

Zu den Antidiabetika zählen sowohl die verschiedenen Insulinpräparationen (siehe ▶ Insulin), die in der Regel subkutan appliziert werden müssen und deren blutzuckersenkende Wirkung bzw. Wirkdauer von der galenischen Zubereitung anhängig ist als auch die sog. oralen Antidiabetika (▶ Antidiabetika, orale), die in Tablettenform eingenommen werden.

Antidiabetika, orale

Synonyme

Blutzuckersenkende Tabletten; blutzuckersenkende Medikamente.

Englischer Begriff

Oral antidiabetic drugs; oral antidiabetic
compounds.

Definition

Medikamente (Tabletten), die nach oraler
Einnahme zu einer Blutzuckersenkung führen oder die einen übermäßigen Blutzuckeranstieg nach Nahrungszufuhr verhindern
sollen.

Grundlagen

Je nach Wirkungsmechanismus unterscheidet man zwischen β-zytotropen und nicht β-
zytotropen oralen Antidiabetika.
Die β-zytotropen Substanzen führen beim
Typ-2-Diabetiker zu einer Insulinfreisetzung aus den β-Zellen (sofern noch genügend β-zellaktives Restgewebe vorhanden
ist). Sie stimulieren die körpereigene Insulinsekretion. Alle β-zytotropen Substanzen
sind Kaliumkanalhemmer in der Plasmamembran der β-Zelle und unterscheiden
sich unabhängig von ihrer chemischen
Grundstruktur in ihrer Pharmakokinetik
und damit ihrer Wirkdauer. Sie werden
daher, je nach Wirkdauer und vorliegender
Störung, sowohl zur Vermeidung überhöhter Blutzuckeranstiege nach Nahrungszufuhr als auch zur Senkung generell erhöhter
Blutzuckerwerte eingesetzt.
Die nicht β-zytotropen Substanzen erhöhen
die Insulinempfindlichkeit der insulinsensitiven Gewebe bzw. setzen die Insulinresistenz beim Typ-2-Diabetes herab. So
hemmt das Biguanid Metformin die Glu-
kosefreisetzung aus der Leber und fördert
die Glukoseaufnahme der Muskulatur. Die
Thiazolidindione (Glitazone) vermindern
durch Angriff an nukleären Faktoren die

Antidiabetika, orale, Tabelle 1 Medikamentengruppen
und ihre Wirkstoffe.

Medikamentengruppe	Wirkstoff
Alpha-Glukosidasehemmer	Miglitol Acarbose
Biguanide	Metformin
Sulfonylharnstoffe	Glibenclamid Tolbutamid Glimepirid Gliclazid
Glitazone (Thiazolidindione)	Pioglitazon Rosiglitazon
Glinide	Repaglinid Nateglinid

Insulinresistenz und führen ebenfalls zu
einer vermehrten Glukoseaufnahme in
Muskulatur und Fettgewebe.
Eine Sonderstellung nehmen auf Grund
ihres Wirkungsmechanismus die α-Glukosidase-Inhibitoren ein. Sie verzögern
den Stärkeabbau in den oberen Dünndarmabschnitten und tragen somit nach einer
stärkehaltigen Mahlzeit zu einem verzögerten Blutzuckeranstieg bei.
Eine Übersicht der oralen Antidiabetika und
ihrer Wirkstoffe finden Sie in Tabelle 1.

Antidiabetika, pflanzliche

Synonyme

Blutzuckersenkende Pflanzenstoffe.

Englischer Begriff

Antidiabetic substances of plant origin.

Definition

Pflanzliche Antidiabetika im eigentlichen
Sinne gibt es nicht.
Allenfalls könnte man hier Guarmehl an-
führen, das mit Wasser zu einer gelartigen
Masse verquillt und, zusammen mit Nahrung eingenommen, die Magenentleerung
verzögert und auf diese Weise zu einem

verlangsamten Blutzuckeranstieg führt (Guarmehlpräparate haben sich, zumindest in Deutschland, in der Diabetesbehandlung nicht durchgesetzt).

Antidiurese

Englischer Begriff

Antidiuresis.

Definition

Mit Antidiurese wird die aktive Hemmung der Ausscheidung von freiem Wasser in der Niere bezeichnet.

Grundlagen

Die Antidiurese wird durch das Hypophysenhinterlappenhormon Adiuretin (siehe ▶ antidiuretisches Hormon (ADH)), einem Neuropeptid, bewirkt, das je nach Osmolarität im Plasma vermehrt oder vermindert abgegeben wird und die Wasserrückresorption in den Sammelrohren der Niere steuert. Adiuretinmangel führt zu Wasserverlust (Diabetes insipidus). Eine inappropriat gesteigerte Sekretion von Adiuretin (englisch SIAHD = Syndrome of inappropiate secretion of antidiuretic hormone), im deutschen Sprachraum bekannt als Schwartz-Bartter-Syndrom, führt zu einer Verdünnungshyponatriämie mit hypotoner Hyperhydratation. Sie wurde erstmalig von Schwartz bei einem Patienten mit kleinzelligem Bronchialkarzinom beschrieben.

Häufigste Ursache einer übersteigerten Antidiurese ist jedoch die Überdosierung von Adiuretin bzw. dem heute gebräuchlichen synthetischem Derivat Desmopressin bei der Behandlung eines Diabetes insipidus. Chlorpropamid, ein in Deutschland nicht mehr im Handel befindliches β-zytotropes Sulphonylharnstoffderivat kann bei inkomplettem Adiuretinmangel in niedriger, nur gering blutzuckersenkender Dosierung additiv als Antidiuretikum eingesetzt werden.

Antidiuretisches Hormon (ADH)   A

Synonyme

ADH; Vasopressin; Adiuretin.

Englischer Begriff

Antidiuretic hormone.

Definition

Neurohypophysäres Peptidhormon, das in erster Linie den Wasserhaushalt reguliert.

Grundlagen

ADH ist ein Nonapeptid, das aus einem 168 Aminosäuren langen Vorläuferprotein gebildet wird; das Gen für Arginin-Vasopressin (=AVP, ADH) liegt auf Chromosom 20p13. ADH wird im Hypothalamus in magnozellulären Neuronen des Nucleus paraventricularis synthetisiert. Die Axone dieser Neurone ziehen durch den Hypophysenstiel und enden in der Neurohypophyse in synapsenähnlich aufgetriebenen Strukturen, die reich an neurosekretorischen Granula sind. Letztere setzen unter dem Einfluss von Aktionspotentialen, die über unterschiedliche Afferenzen zu den ADH-Neuronen gelangen, ADH frei, das rasch in eng benachbarte Kapillaren diffundiert und von dort weitertransportiert wird.

ADH ist der wichtigste hormonelle Regulator der Wasserhomöostase. Dementsprechend wird die Sekretion von ADH vor allem durch Veränderungen des Blutdrucks und der Osmolarität reguliert, die ihrerseits über Baro- bzw. Osmorezeptoren gemessen werden. Ein Anstieg der Osmolarität (v.a. der Konzentration an Natrium) oder ein Abfall des Blutdrucks bewirken eine Steigerung der ADH Sekretion; ein Abfall der Osmolarität oder eine Zunahme des Blutdrucks supprimieren die ADH Sekretion. Die unterschiedlichen Einflüsse von

Baro- und Osmorezeptoren werden durch die ADH-sezernierenden Neurone koordiniert: Bei geringen Blutdruckänderungen überwiegt in der Regel der Einfluss der Osmorezeptoren. Bei starken Blutdruckabfall überwiegt die Baroregulation, die zur schnellen Freisetzung großer Mengen an ADH führt, welches über spezifische Rezeptoren eine Vasokonstriktion der Kapazitätsgefäße induziert. Die ADH-Freisetzung wird aber auch noch durch andere Faktoren wie z.B. Schilddrüsenhormone beeinflusst. Die ADH-vermittelte Regulation der Diurese (und der damit verbundenen Plasmaosmolarität) erfolgt über die Beeinflussung der Wasserdurchlässigkeit der renalen Sammelrohre. Die Wirkung von ADH wird über V2-Rezeptoren vermittelt, die nach Bindung von ADH cAMP und intrazelluläres Kalzium stimulieren. Letztlich werden unter dem Einfluss von ADH in Vesikeln vorhandene Wasserkanäle vom Typ Aquaporin 2 (AQP2) in die apikale Membran der Sammelrohrepithelzellen eingebaut und dadurch der Einstrom von Wasser erhöht, das über nicht durch ADH regulierte, konstitutiv in der basolateralen Membran vorhandene Aquaporine ins Interstitium gelangt. Die Bedeutung von ADH für den Wasserhaushalt wird dadurch ersichtlich, dass beim Ausfall von ADH 20 bis 30 l Urin ausgeschieden werden und der Wasserhaushalt durch ständige Flüssigkeitszufuhr aufrecht erhalten werden muss (siehe ▶ Diabetes insipidus).

Ein kleiner Anteil von ADH gelangt vermutlich über in die Eminentia mediana projizierende Neurone in den Hypophysenvorderlappen, wo es u.a. die ACTH-Sekretion stimulieren kann, wobei der Effekt jedoch wesentlich geringer ist als der von CRH. Über diesen Weg kann ADH bei bestimmten Stressreaktionen zum Anstieg der ACTH Konzentration beitragen.

Weiterführende Links

▶ Vasopressin (AVP)

Antidysmenorrhoika

Englischer Begriff

Anti-dysmenorrhoica.

Definition

Substanzen, die zur Behandlung bei Dysmenorrhoe eingesetzt werden.

Grundlagen

Substanzen, die bei der Behandlung der Dysmenorrhoe (extrem schmerzhafte Menstruation) eingesetzt werden, sind insbesondere bei der primären Dysmenorrhoe Prostaglandin-Synthasehemmer, die die verstärkte Bildung von Prostaglandin F-2α reduzieren, das maßgeblich für schmerzhaften Myometriumkontraktionen verantwortlich ist. Gestagen-betonte Ovulationshemmer lindern sowohl bei der primären wie auch der sekundären Dysmenorrhoe die Beschwerden.

Antigestagene

Englischer Begriff

Antigestagens.

Definition

Kompetitive Inhibitoren des Progesteronrezeptors.

Grundlagen

Antigestagene sind steroidale Substanzen, die sich von den 19-Norsteroiden ableiten und die die Wirkung von Gestagenen am Progesteronrezeptor kompetitiv inhibieren. Aufgrund von Strukturähnlichkeiten wirken Antigestagene auch unterschiedlich stark kompetitiv inhibierend am Glukokortikoidrezeptor. Das bekannteste und am besten untersuchte Antigestagen ist ▶ Mifepriston (RU486), das Bestandteil der sogenannten Abtreibungspille ist, mit der in der frühen Schwangerschaftsphase ein pharmakologischer Abbruch induziert werden kann.

Antigonadotropine

Synonyme

Gonadotropin-Releasing-Hormon-Antagonisten.

Englischer Begriff

Anti-gonadotropins; gonadotropin antagonists.

Definition

Substanzen, die an den Gonadotropin-Releasing-Hormon-Rezeptor binden und die GnRH-Sekretion hemmen.

Grundlagen

Antigonadotropine hemmen die Freisetzung des follikelstimulierenden Hormons (FSH) und des luteotropen Hormons (LH). Dies führt in der Folge zu einem Abfall z.B. des Testosteronspiegels. Antigonadotropine werden eingesetzt zur Behandlung Androgen-sensitiver Tumoren (Prostatakarzinom) und in den Fertilitätssprechstunde zur Regulation der Freisetzung des luteinisierenden Hormons.

Antihormone

Englischer Begriff

Antihormones.

Definition

Hormonantagonisten (Hormonhemmstoffe).

Grundlagen

Sowohl natürliche Hormone als auch synthetische Hormone (▶ Antiandrogene, ▶ Antiöstrogene) sind als Hormonantagonisten wirksam und werden therapeutisch eingesetzt.

Antiinfektiva, gynäkologische

Synonyme

Antimikrobiell wirksame gynäkologische Lokaltherapeutika.

Englischer Begriff

Anti-infective agents; antiinfectives.

Definition

Zur antimikrobiellen Therapie bei Infektionen im äußeren Genitale und in der Scheide eingesetzte lokal wirksame Medikamente.

Grundlagen

Die Behandlung von Infektionskrankheiten in diesem Bereich erfolgt durch Gabe von Lokaltherapeutika (Creme, Salbe, Zäpfchen u.a.), die antibakteriell oder antimykotisch (gegen Pilze gerichtet) wirksam sind.

Antilipidämika

Synonyme

Lipidsenker.

Englischer Begriff

Anti-lipidamics.

Definition

Pflanzliche, tierische oder synthetische Produkte, die die Blutfette senken.

Grundlagen

Zu den natürlichen Lipidsenkern gehören die Fischöle und der Knoblauch. Sie haben, verglichen mit den synthetischen Lipidsenkern einen geringeren Effekt auf die Senkung der Neutralfette (Triglyzeride) und des Cholesterins. Synthetische Lipidsenker hemmen die Aufnahme von Fetten aus dem Darm (Resorption) oder die Lipidsynthese.

Antimikrobiell wirksame gynäkologische Lokaltherapeutika

▶ Antiinfektiva, gynäkologische

Antimikrosomale Autoantikörper

▶ thyreoidale mikrosomale Antikörper

Anti-Müller-Hormon

Synonyme

AMH.

Englischer Begriff

Anti-mullerian hormone; Mullerian inhibiting substance.

Definition

Peptidhormon, das die Rückbildung der Müller-Gänge induziert.

Grundlagen

AMH ist ein Peptidhormon aus der TGF-β Proteinfamilie, dessen Wirkung über ein Rezeptor-Heterodimer vermittelt wird, das aus einem AMH-spezifischen Rezeptor und einem unspezifischen Rezeptoranteil besteht, und das nach AMH-Bindung die Smad-Proteinkomplexbildung als initiale, zelluläre Signalkaskade induziert. AMH ist während der Embryogenese für die Rückbildung der Müller-Gänge verantwortlich und damit an der Entwicklung der männlichen Genitalien beteiligt. In der frühen Embryonalphase liegen in der noch undifferenzierten Genitalanlage sowohl Müller- als auch Wolff-Gänge vor. Beim männlichen 46-XY-Karyotyp induziert das Genprodukt des auf dem Y-Chromosom liegenden SRY-Gens u.a. die Produktion von AMH, das aktiv die Regression der Müller-Gänge induziert, aus denen sich beim 46-XX-Karyotyp bei Abwesenheit von AMH Teile der weiblichen Genitalien (Tuben, Uterus, oberer Teil der Vagina) entwickeln. Parallel zur degenerativen Wirkung von AMH auf die Müller-Gänge kommt es beim männlichen Fetus unter Wirkung von Testosteron zur Entwicklung von Teilen der männlichen Genitalien aus den Wolff-Gängen. AMH-Mangel aufgrund von Mutationen des auf dem kurzen Arm von Chromosom 19 liegenden AMH-Gens tritt bei einer seltenen autosomal-rezessiven Erbkrankheit auf, die zum männlichen Pseudohermaphroditismus führt. Diese Form der Intersexualität wird in seltenen Fällen auch bei normaler AMH-Produktion gefunden, sodass hier ein Defekt auf Rezeptorebene als Ursache vermutet wird.

Anti-Müller-Hormon-Gen

▶ Anti-Müller-Hormon

Anti-Müller-Hormon-Rezeptor-Gen

▶ Anti-Müller-Hormon

Antiöstrogene

Englischer Begriff

Antiestrogens [Amer.], antioestrogens [Brit.].

Definition

Substanzen, die die Wirkung von Östrogenen hemmen.

Grundlagen

Antiöstrogene, z.B. ▶ Tamoxifen und Toremifen, verdrängen kompetitiv Östrogene von den Östrogen-Rezeptoren und hemmen damit deren Wirkung an den Erfolgsorganen. Sie werden zur Behandlung von Östrogen-Rezeptor-positivem Brustkrebs eingesetzt. Im Gegensatz zu den selektiven Östrogen-Rezeptor-Modulatoren (SERM, z.B. ▶ Raloxifen) binden die Antiöstrogene gleich gut an alle Östrogen-Rezeptoren. Aufgrund der Wirkung am knochenspezifischen Östrogen-Rezeptor wird Raloxifen zur Behandlung der postmenopausalen Osteoporose eingesetzt. Auch das zur Auslösung des Eisprungs bei Frauen mit funktioneller Sterilität eingesetzte ▶ Clomifen ist ein Antiöstrogen. Neben einer Stimulation der hypophysären FSH-Freisetzung durch die antiöstrogene Wirkung hat es auch eine schwache östrogene Aktivität. Phyto- oder Xenoöstrogene, z.B. aus Soja (hohe Konzentration z.B. in Tofu) haben neben einer östrogenen ebenfalls eine antiöstrogene Wirkkomponente.

Weiterführende Links

▶ Östrogenrezeptor-Modulatoren, selektive

α1-Antiproteasedefizienz

▶ α_1-Antitrypsinmangel

α1-Antiproteasemangel

▶ α_1-Antitrypsinmangel

Antithyreoglobulin-Antikörper

▶ Thyreoglobulin-Antikörper

α_1-Antitrypsinmangel

Synonyme

α1-Antiproteasemangel; α1-Antiproteasedefizienz.

Englischer Begriff

α1-antitrypsin-deficiency.

Definition

Eine der drei häufigsten erblichen, letalen Erkrankungen unter Kaukasiern (andere potentiell letale erbliche Erkrankungen: Down-Syndrom, zystische Fibrose). Der α_1-Antitrypsinmangel ist gekennzeichnet durch ein panazinäres Lungenemphysem und seltener durch eine Leberzirrhose. Ursache ist die fehlende bzw. reduzierte Freisetzung der α_1-Antiprotease aus den Hepatozyten und daraus folgend ein Missverhältnis von protektiven Antiproteasen bzw. destruktiven Proteasen, welches in den Lungen zu einer erhöhten Destruktion der Alveolarwände durch Proteasen wie z.B. neutrophile Elastasen, führt.

Symptome

Progrediente Belastungsdyspnoe, produktiver Husten, asthmatische Beschwerden.

Diagnostik

α_1-Antitrypsinkonzentration im Serum, Funktionsassay (Test der Hemmung der Leukozytenelastase), Bildgebung (Röntgen-Thorax, CT, Sonographie von Lunge und Leber), Leberfunktionsparameter (Bilirubin, Albumin, INR, PTT), Lungenfunktionstest.

Differenzialdiagnose

Bronchiektasen, akute und chronisch obstruktive Bronchitis, Lungenemphysem anderer Genese, Kartagener Syndrom, Zilienfunktionsstörung, zystische Fibrose.

Allgemeine Maßnahmen

Lebensmodifikation

Nikotinabusus vermeiden (beschleunigt die Progression der Erkrankung deutlich, [bis zu 10 Jahre] früheres Auftreten der Symptomatik). Aktivitätslevel (physische Konditionierung) erhalten.

Diät

Protein- und evtl. Fettsupplementierung bei pulmonaler Kachexie.

Therapie

Kausal

Substitution von Prolastin (gepoolte und gereinigte α_1-Antiprotease).
Kommentar: Es existieren keine kontrollierten Studien, die einen signifikanten Effekt der Enzymsubstitution auf das Überleben bzw. die Krankheitsprogression haben. Kleine Studien zeigen jedoch positive Effekte auf Überleben und Lungenfunktion. Gemäß den Empfehlungen der Amerikanischen Gesellschaft für Pulmologie wird die Enzymsubstitution bei einem FEV1 < 80 % des Sollwertes empfohlen.

Akuttherapie

Symptomatische bronchodilatative Therapie mit inhalativen Sympathomimetika, Parasympatholytika und Glukokortikoiden.

Zusätzlich evtl. Theophyllin und orale Glukokortikoide. Letztere sind nur bei akuter Verschlechterung der Lungenfunktion bzw. bei Infektexazerbation anzuwenden. Es existieren keine Studien, die einen positiven Effekt von oral applizierten Glukokortikoiden auf den Krankheitsverlauf zeigen. Frühzeitige antibiotische Therapie bei bakterieller Infektion. Sauerstofftherapie bei signifikanter Hypoxämie.

Dauertherapie

Prolastin s.o.

Operativ/strahlentherapeutisch

Lungenlappenresektion, Lungentransplantation.
Kommentar: Ob die Lungenteilresektion bei Patienten mit schwerem Emphysem einen positiven Effekt auf den Krankheitsverlauf hat, ist umstritten, da die Verbesserung der Lungenfunktion postoperativ nur von kurzer Dauer ist und der Krankheitsprogress (gemessen an der Verschlechterung der FEV1) nach der Operation offenbar beschleunigt. Es wurden weitere Studien initiiert, um potentiell positive Effekte der Lungenteilresektion zu prüfen.
Die Lungentransplantation ist für Patienten mit hohem frühen Mortalitätsrisiko (FEV1 reduziert um > 35 %, hohe Bronchoreaktivität) ohne weitere Begleiterkrankungen vorbehalten. Die Anmeldung sollte vor Entwicklung einer schweren pulmonalen Kachexie, physischer Inaktivität und vor Auftreten häufiger pulmonaler Infektionen erfolgen.

Bewertung

Wirksamkeit

Generell sind für alle therapeutischen Ansätze bisher keine sicher lebensverlängernden Effekte beschrieben. Siehe Kommentare oben.

Verträglichkeit

Zu beachten ist das geringe therapeutische Fenster der Theophyllintherapie und die potentiellen Nebenwirkungen von systemischer Glukokortikoidgabe (z.B. Osteoporose). Prolastin sollte nicht angewendet werden bei Patienten mit nachgewiesener Hypersensitivität, selektivem IgA-Mangel und nachgewiesenen IgA-Antikörpern.

Pharmakoökonomie

Ob die Substitution der Antiprotease im Vergleich zu den überwiegend symptomatischen Therapieansätzen einen Kostenvorteil bringt, wurde bisher nicht geprüft.

Nachsorge

Lebenslange regelmäßige Betreuung durch ein interdisziplinäres Ärzteteam.

Prognose

16 % der erkrankten Patienten erleben das 60. Lebensjahr. 72 % versterben an den Folgen des Lungenemphysems, 10 % versterben am chronischen Leberversagen. Patienten, die vor Erkrankungsbeginn diagnostiziert und behandelt werden, haben eine nahezu normale Lebenserwartung. Raucher mit einem α1-Antitrypsinmangel versterben signifikant früher. Andere prognoseverschlechternde Faktoren sind männliches Geschlecht, eine FEV1 < 50 %, eine signifikante bronchodilatatorische Antwort.

Literatur

1. Alpha-1-Antitrypsin Deficiency Registry Study Group (1998) Survival and FEV1 decline in individuals with severe deficiency of alpha1-antitrypsin. The Alpha-1-Antitrypsin Deficiency Registry Study Group. Am J Respir Crit Care Med 158:49–59
2. American Thoracic Society (1989) Guidelines for the approach to the patient with severe hereditary alpha-1-antitrypsin deficiency. American Thoracic Society. Am Rev Respir Dis 140:1494–1497
3. Brantly ML, Paul LD, Miller BH (1988) Clinical features and history of the destructive lung disease associated with alpha-1-antitrypsin deficiency of adults with pulmonary symptoms. Am Rev Respir Dis 138:327–336
4. Celli BR (1997) Pulmonary rehabilitation for patients with advanced lung disease. Clin Chest Med 18:521–534
5. Seersholm N, Wencker M, Banik N (1997) Does alpha1-antitrypsin augmentation therapy slow the annual decline in FEV1 in patients with severe hereditary alpha1-antitrypsin deficiency? Wissenschaftliche Arbeitsgemeinschaft zur Therapie von Lungenerkrankungen (WATL) alpha1-AT study group. Eur Respir J 10:2260–2263
6. Thelin T, Sveger T, McNeil TF (1996) Primary prevention in a high-risk group: smoking habits in adolescents with homozygous alpha-1-antitrypsin deficiency (ATD). Acta Paediatr 85:1207–1212

Apolipoproteine

Englischer Begriff

Apolipoproteins.

Definition

Strukturproteine der Lipoproteine.

Grundlagen

Die Apolipoproteine werden nach immunologischen Eigenschaften, Aminosäuresequenz und Kohlenhydratanteil eingeteilt. Die verschiedenen Lipoproteine enthalten unterschiedliche Mengen an Apolipoproteinen. Im HDL finden sich v.a. Apo-A-I, -A-II, -C und -D; in Chylomikronen v.a. Apo-A-IV, -B-48 und -E; im LDL v.a. Apo-B-100; im VLDL und IDL v.a. Apo-B-100, -C und -E. Andere Apolipoproteine kommen nur in niedrigen Konzentrationen vor (Apo-F, -G u.a.). Die Apolipoproteine sind an der Lipidresorption, Lipidtransport, Aktivierung der Lipoproteinlipase und Steuerung der Lipolyse beteiligt. Die größte klinische Relevanz als Risikofaktoren der Artherosklerose haben ein niedriges Apo-A-I oder hohes Apo-B, die die Hauptkomponenten von HDL bzw. LDL darstellen. Isoformen des Apo-E sind mit einer Hyperlipoproteinämie Typ III (Remnant Disease) und mit der Alzheimer-Krankheit assoziiert. Apolipoproteinopathien durch Strukturvarianten oder völliges Fehlen verursachen primäre Dyslipoproteinämien (Tangier-Krankheit, Apo-A-I$_{Milano}$, Broad-Beta-Disease u.a.).

Apomorphin

Englischer Begriff

Apomorphine.

Substanzklasse

Tetrazyklisches Dibenzochinolinderivat.

Gebräuchliche Handelsnamen

APO-go, Ixense, Uprima.

Indikationen

Als Emetikum bei akuten Vergiftungen, zur Behandlung von Alkohol-, Heroin- bzw. Opiatsucht sowie zur Behandlung von On-off-Phänomenen bei M. Parkinson und zur Behandlung der erektilen Dysfunktion.

Wirkung

Dopaminrezeptor-D1 und -D2 Agonist, bindet nicht an Opiatrezeptoren.

Dosierung

Als Emetikum beim Erwachsenen 10 mg Apomorphin und 10 mg Norfenefrin s.c. oder i.m., bei Kindern nach kgKG angepaßte Dosis, vorher lauwarmes Wasser trinken lassen.
Bei Alkohol-, Heroin- bzw. Opiatsucht drei- bis viermal täglich 10 mg Apomorphin und 10 mg Norfenefrin s.c. oder i.m. für zwei Tage bis das akute Abstinenzsyndrom abgeklungen ist.
Beim M. Parkinson, wenn trotz Therapie mit Dopaminagonisten und gegebenenfalls Decarboxylasehemmer On-off-Phänomene bestehen Bolusgaben von 10 mg Apomorphin, gegebenenfalls in Kombination mit Domperidon oder Odansetron, bis maximal 100 mg täglich.
Zur Behandlung der erektilen Dysfunktion bei Bedarf 2 oder 3 mg sublingual.

Darreichungsformen

Ampullen oder Pen mit 10 mg/ml Apomorphin zur intramuskulären oder subkutanen Injektion und Sublingualtabletten mit 2 oder 3 mg.

Kontraindikationen

Absolute KI: Atemdepression, Demenz, Psychosen, Leberinsuffizienz. Relative KI: Orthostatische Hypotonie, eingeschränkte Leber- oder Nierenfunktion und Patienten mit neuropsychiatrischen Störungen sowie schweren Allgemeinerkrankungen (instabile Angina pectoris, koronare Herzkrankheit, Herzinsuffizienz o.ä.).
Apomorphin soll nicht angewendet werden bei Kindern unter 1 Jahr, bei Verätzungen des oberen Verdauungstraktes mit Laugen und Säuren, bei Patienten im Schock oder bei Bewusstlosigkeit (Aspirationsgefahr!) sowie bei bekannter Überempfindlichkeit gegen Natriumdisulfit (Bronchialasthma) oder Methyl-4-hydroxybenzoat.

Nebenwirkungen

Müdigkeit, zentrale Erregungszustände. Hypotonie, Atemdepression, Kollaps oder Koma können durch die gleichzeitige Gabe eines Sympathomimetikums, wie z.B. Norfenefrin in der Regel verhindert werden.

Wechselwirkungen

Apomorphin verstärkt die Wirkung von Antihypertensiva. Neuroleptika hemmen die emetische Wirkung von Apomorphin. Naloxon hemmt die atemdepressive Wirkung von Apomorphin.

Pharmakodynamik

In therapeutischen Dosen reizt Apomorphin die „Trigger-Zone" der Medulla oblongata und die vegetativen Zentren des Hypothalamus mit nachfolgender Aktivierung des Brechzentrums. Nach Gabe von 5–10 mg i.m. oder s.c. tritt in der Regel nach kurzer Übelkeit im Laufe weniger Minuten Erbrechen ein. In großen Dosen wirkt Apomorphin zentral erregend. Die akute Wirkung hält selten länger als zwei Stunden an. Nach sublingualer Gabe zur

Behandlung der erektilen Dysfunktion setzt die Wirkung nach 20 Minuten ein und hält zwei bis 3 Stunden an.

Apparent Mineralocorticoid Excess

Synonyme

AME; Mineralkortikoidexzess; Pseudohyperaldosteronismus.

Englischer Begriff

Apparent mineralocorticoid excess.

Definition

Syndrom des Mineralokortikoidexzess mit erniedrigten Plasmawerten für Aldosteron und Renin. Verursacht durch Aktivitätsverlust der renalen 11βHydroxysteroiddehydrogenase, die Kortisol zu Kortison inaktiviert. Angeborene (Genmutation) oder erworbene Enzymstörung z.B. durch Glycyrrhizinsäure in Carbenoxolon oder Lakritze.

Symptome

Arterieller Hypertonus, Hypokaliämie, Gedeih- und Wachstumsstörung, Nephrokalzinose.

Diagnostik

Aldosteron und Renin im Plasma erniedrigt, Kortisol normal. Kortisol/Kortison Quotient im Plasma erhöht. THF (Tetrahydrokortisol)/THE (Tetrahydrokortison) Quotient im Urin erhöht.

Differenzialdiagnose

Conn-Syndrom (primärer Hyperaldosteronismus).

Allgemeine Maßnahmen

Lebensmodifikation

gegebenenfalls Meiden von Lakritze oder Carbenoxolon.

Therapie

Dauertherapie

Spironolacton, Antagonist des Mineralkortikoidrezeptors, vollständiger Wirkungseintritt nach 3–4 Tagen, 60 % Resorption, initial 4–5 mg/kg per osoder i.v., ab 5. Tag 1–3 mg/kg/Tag. Dexamethason in niedriger Dosierung supprimiert endogene Kortisol Produktion.

Bewertung

Wirksamkeit

Spironolacton und Dexamethason wirksam zur Normalisierung des Blutdruckes bei AME.

Verträglichkeit

Spironolacton: antiandrogene und gestagene Nebenwirkungen, Gynäkomastie
Kontraindikation: Niereninsuffizienz, Hyperkaliämie.

Nachsorge

Normalisierung des Blutdruckes.

Prognose

Abhängig von auslösender Ursache und Qualität der Blutdruckeinstellung.

Literatur

1. Wilson RC, et al. (2001) Apparent mineralocorticoid excess. Trends endocrinol metab 12(3):104–11
2. Ferrari P, et al. (2001) Juvenile hypertension, the role of genetically altered steroid metabolism. Horm Res 55:213–23

Appetitanregende Mittel

► appetitstimulierende Mittel

Appetitstimulierende Mittel

Synonyme

Appetitanregende Mittel.

Englischer Begriff

Appetizers.

Definition

Aromatische, bittere Pflanzenauszüge (Enzian, Chinarinde, Wermut), Würzsuppen und Fleischbrühen als Anreger der Magensaftsekretion, die supportiv zur Förderung der Nahrungsaufnahme eingesetzt werden.

Appetitstörungen

Synonyme

Essstörung.

Englischer Begriff

Eating disorder.

Definition

Fehlerhafte Anpassung der durch den Appetit regulierten oralen Nahrungsaufnahme an den Nahrungsbedarf, meist als verminderten Appetit (Appetitmangel), seltener mit vermehrtem Appetit (Hyperphagie, Fresssucht) oder auf bestimmte Speisen gerichteter Appetit (Appetitgelüste, z.B. Heißhunger auf Süßigkeiten). Liegt keine erkennbare organische Ursache vor, handelt es sich um eine Essstörung. Während eine kurzfristige Essunlust, insbesondere während akuter Erkrankungen oder kurzdauerndem Stress durchaus normal und unbedenklich ist, kann eine länger dauernde Appetitstörung neben körperlicher oder seelischer Überlastung auch organische Ursachen haben, die zu einer Unterversorgung mit Nährstoffen, Vitaminen und Mineralien führt und daher immer ärztlicherseits abgeklärt werden sollte.

Symptome

Appetitlosigkeit steht am Beginn von Brechreiz und Erbrechen und kann längerfristig zur Gewichtsabnahme und Mangelernährung führen. Besonders bei den psychogenen Essstörungen leugnen die Betroffenen eine Appetitlosigkeit oder Fresssucht, so dass hier ein Fehlgewicht im Vordergrund steht.

Diagnostik

Das Vorliegen einer Appetitstörung ist anamnestisch offensichtlich, die Aufdeckung der Ursachen kann jedoch eine aufwendige organische (endokrinologisch, gastroenterologisch, onkologisch) sowie psychosomatisch/psychiatrische Exploration erfordern.

Differenzialdiagnose

Heißhunger, Hyperphagie oder Fresssucht können durch Hypoglykämien (z.B. Insulinom, Überdosierung von Antidiabetika), Hyperthyreose, Dumping-Syndrom, Malassimilation, hereditäre Fruktoseintoleranz, Glykogenosen, retroperitoneale Tumoren, Hirnerkrankungen (Trauma, Tumor), manische Psychosen oder eine Bulimia nervosa ausgelöst werden. **Appetitlosigkeit** kann Ausdruck von schweren Allgemeinerkrankungen (fieberhafte Zustände, Infekte, Tumorleiden), gastrointestinalen Erkrankungen (Reizmagen, akute Gastritis, Ulkus, Karzinom, Gallenwegserkrankungen, Pankreatitis, Ileus, M. Crohn, Colitis, Hepatitis, Leberzirrhose), Nierenerkrankungen (vor allem Urämie), Endokrinopathien (M. Addison, Hypothyreose, primärer Hyperparathyreoidismus), neurologisch/psychischen Erkrankungen (Stress, Depressionen, M. Alzheimer, Anorexia nervosa) und Nebenwirkung von Medikamenten oder Genussmitteln (vor allem Zytostatika und Opiate sowie Nikotin-, Alkohol- und Drogenabusus) sein.

Allgemeine Maßnahmen

Lebensmodifikation

Bei psychosomatischer oder psychiatrischer Ursache sowie seelischer Überlastung wird Einzel- und Gruppenschulung zur Konfliktbewältigung („coping") eingesetzt.

Diät

Ernährungsberatung und gegebenenfalls Kochkurse zur Optimierung der Ernährungsgewohnheiten. Appetitanregung durch frische Kräuter und hohen Rohkost-Anteil, Vermeidung von Zwischenmahlzeiten (Süßigkeiten!) und stark gesüßten Getränken, Verwendung von appetitanregenden Bitterstoffen (Aperitif, Bittertee), appetitliche Anrichtung der Speisen.

Therapie

Kausal

Bei organischen Ursachen Therapie der Grundkrankheit, soweit möglich.

Probetherapie

Bei leichteren Formen oder supportiv Einsatz von appetitstimulierenden Mitteln.

Akuttherapie

Bei schwerer Mangelernährung ist gegebenenfalls eine intensivmedizinische Überwachung erforderlich.

Dauertherapie

Die Dauertherapie richtet sich nach der Grundkrankheit. Als supportive Maßnahme ist eine ausreichende körperliche Bewegung (Ausdauersport) zu empfehlen.

Literatur

1. Hansen WE (1998) Appetitstörung. In: Classen M, Diehl V, Koch K-M, Kochsiek K, Pongratz D, Scriba PC (Hrsg) Differenzialdiagnose Innere Medizin. Urban & Schwarzenberg, München Wien Baltimore, S 13–16

Applikationshilfe zur subkutanen Injektion

▶ Pen

APUDom

Definition

Vom APUD-System bzw. APUD-Zellen ausgehende neuroendokrin aktive um-

schriebene Tumoren oder diffuse Hyperplasien, die entsprechend ihrer Sekretion typische klinische Symptome hervorrufen.

Grundlagen

Zu ihnen zählen das Dünndarm-Karzinoid, ebenso das Pankreas-Karzinoid mit Produktion und häufig stoßweiser Sekretion von Serotonin, sowie weitere hormonell aktive Pankreastumoren wie das Gastrinom (▶ Zollinger-Ellison-Syndrom) und das VI-Pom (▶ Verner-Morrison-Syndrom). Auch Tumoren wie Insulinome, Glukagonome und Somatostatinome, benannt nach der vorliegenden Hormonsekretion, werden im weiteren Sinne zu den APUDomen gezählt.

Weiterführende Links

▶ Insulinom
▶ Karzinoid-Syndrom
▶ Verner-Morrison-Syndrom
▶ Zollinger-Ellison-Syndrom

APUD-System

Synonyme

APUD steht als Abkürzung für amine precursor upake and decarboxylation; Helle-Zellen-System (ältere Bezeichnung).

Englischer Begriff

Amine precursor upake and decarboxylation; clear-cell system .

Definition

Chromaffine neuroendokrine Zellen, die als gemeinsames Merkmal bestimmte Substanzen aufnehmen und zu Aminen decarboxylieren können.

Grundlagen

Wurde erstmals von Pearce beschrieben. Es handelt sich um neuroendokrine chromaffine Zellen, die aus der Neuralleiste hervorgehen, im Körper verstreut zu finden sind, vornehmlich aber im Magen-Darmtrakt liegen und mit ihren Neurosekreten vermutlich intestinale Regulationsvorgänge beeinflussen, wobei sowohl humorale als auch parakrine Steuerungen erfolgen.

APUD-Zellen

Synonyme

Amine precursor upake and decarboxylation Zellen.

Englischer Begriff

Amine precursor upake and decarboxylation cells .

Definition

Neuroendokrine Zellem, die ein bestimmtes Stoffwechsel- und histologisch bestimmtes Färbeverhalten aufweisen (APUD = *amine precursor upake and decarboxylation*).

Grundlagen

Sie kommen im Köper verstreut vor und stammen von der Neuralleiste ab. Sie können bestimmte neuroendokrine Funktionen ausüben. Gemeinsames Merkmal dieser Zellen ist die Fähigkeit, bestimmte Präkursorsubstanzen aufzunehmen und zu Aminen mit neuroendokrinen Steuerungsfunktionen zu decarboxylieren. (siehe auch ► APUD-System und ► APUDom).

Arachidonsäure

Englischer Begriff

Arachidonic acid.

Definition

Ausgangssubstanz für Leukotriene, Prostacyclin, Prostaglandine, Thromboxan und andere, v.a. als Entzündungsmediatoren wirkende Arachidonsäuremetabolite.

Grundlagen

Die Arachidonsäure ist eine essentielle Fettsäure (vierfach ungesättigte C_{20}-Polyenfettsäure) in tierischen Fetten. Die Arachidonsäuremetaboliten beeinflussen die Aktivität der glatten Muskulatur des Tracheobronchialsystems und der Gefäße, die Permeabilität der Gefäße sowie die Hämostase und Thrombose. Dabei wirken diese Substanzen teilweise synergistisch, teilweise auch antagonistisch.

Arcus lipoides corneae

Synonyme

Arcus senilis; Gerontoxon; Greisenbogen.

Definition

Weißliche Trübung, die ringförmig an der Hornhautperipherie des Auges auftritt, bedingt durch Lipid- und Kalkablagerungen.

Symptome

Keine.

Diagnostik

Fällt bei allgemeiner körperlicher Untersuchung (Inspektion) des Patienten auf.

Differenzialdiagnose

Keine. Der Befund ist so typisch, dass differenzialdiagnostische Erwägungen nicht in Betracht zu ziehen sind.
Ein Arcus lipoides corneae kann jedoch auf eine Fettstoffwechselstörung hinweisen und sollte zu entsprechenden Laboruntersuchungen (Triglyzeride, Gesamt-Cholesterin, HDL- und LDL-Cholesterin) Veranlassung geben.
Im höheren Lebensalter, deswegen auch Arcus senilis, kann ein Arcus lipoides corneae auch ohne ursächliche Fettstoffwechselstörung als degeneratives Zeichen auftreten.

A

Allgemeine Maßnahmen

Keine bezüglich des Arcus lipoides. Falls eine Fettstoffwechselstörung vorliegt, entsprechende Behandlung (siehe ▶ Hyperlipoproteinämie).

Arcus senilis

▶ Arcus lipoides corneae

Arg, R

▶ Arginin

Arginasemangel

▶ Argininämie

Arginin

Synonyme

L-Arginin; L(+)-Arginin; α–Amino-δ-guanidinovaleriansäure; Abkürzung Arg, R.

Englischer Begriff

Arginine.

Definition

Stark basische Aminosäure, die in fast allen Proteinen, besonders in Histonen und Protaminen vorkommt. Summenformel $C_6H_{14}N_4O_2$. Strukturformel (HOOC-CH(NH$_2$)-(CH$_2$)$_3$-NH-C(=NH)-NH$_2$). Molmasse 174.20. Der Name leitet sich vom Lateinischen argentum (= Silber) ab, da die Aminosäure zuerst als Silber-Salz isoliert werden konnte.

Grundlagen

Natürliche, für Kinder essentielle, beim Erwachsenen durch Argininsynthase produzierte, azyklische, basische, positiv geladene, große, glukoplastische Aminosäure. Aufgrund ihrer Polarität vor allem an der Oberfläche von Proteinen gelegen. Im Harnstoff-Zyklus entsteht Arginin aus Carbamoylphosphat, L-Ornithin und L-Aspartat und dient dabei der Entgiftung des Körpers von Ammoniak. Arginin findet als supportive Therapie als Infusion Anwendung bei Leberschäden.

L-Arginin

▶ Arginin

Argininämie

Synonyme

Argininämie-Syndrom; Hyperargininämie; kongenitale Hyperargininämie; Argininurie; Arginasemangel.

Englischer Begriff

Argininaemia.

Definition

Seltene, autosomal-rezessiv erbliche Enzymopathie mit Störung im Harnstoffzyklus durch Arginasemangel.

Symptome

Akut epileptiforme Krämpfe, Diplegie, Myoklonien, unstillbares Erbrechen, Lethargie, Somnolenz, Koma. Spätfolgen sind psychomotorische und geistige Retardierung.

Diagnostik

Nachweis erhöhter Blutspiegel von Arginin und Ammoniak sowie einer verringerten Arginaseaktivität in Erythrozyten.

Differenzialdiagnose

Alle erworbenen und hereditären Hyperammonämien. Im Besonderen ist zwischen Defekten des Harnstoffzyklus und einer Organoazidurie zu unterscheiden.

Allgemeine Maßnahmen

Diät

Eiweißarme, insbesondere argininarme Diät. Gegebenenfalls Substitution mit teilsynthetischen Aminosäuremischungen sowie Spezialnahrungsmitteln mit reinen Fetten und Kohlenhydraten.

Therapie

Kausal

Nicht verfügbar.

Probetherapie

Keine.

Akuttherapie

Sofortiger Stopp jeder Eiweiß- oder Aminosäurezufuhr in den ersten 1–2 Tagen. Umkehr der katabolen Stoffwechselsituation durch Flüssigkeits-, Elektrolyt- und Energiezufuhr, speziell durch Infusion von Natriumbenzoat, Natriumphenylazetat und Carnitin in 10 %iger Glukoselösung, zusätzlich Folsäure und Pyridoxin. Die Argininämie ist die einzige Hyperammonämie, die nicht mit Argininhydrochlorid substituiert wird! Nach Ausgleich eines Flüssigkeitsmangels gegebenenfalls forcierte Diurese mit Furosemid.

Dauertherapie

Die Patienten bedürfen einer lebenslangen diätetischen und medikamentösen Behandlung mit regelmäßigen Kontrollen der neurologischen, kognitiven und somatischen Entwicklung sowie Laborkontrollen (Ammoniak, Arginin, Transaminasen, Gerinnungsstatus). Die Patienten und ihre Eltern müssen für Notfallsituationen geschult werden. Die ärztliche Betreuung sollte unter Federführung eines Stoffwechselzentrums erfolgen. Zur Vermeidung von Infektionen (cave katabole Zustände) sollten alle empfohlenen Impfungen konsequent durchgeführt werden (Pneumokokken, Varizellen und jährlich gegen Influenza).

Bewertung

Wirksamkeit

Bei konsequenter Einhaltung der Diät und der Prophylaxe gut.

Verträglichkeit

Gut, die eiweißarmen, argininarmen Diäten sind jedoch nicht immer sehr schmackhaft.

Nachsorge

Siehe Dauertherapie.

Prognose

Langzeitprognose schlecht.

Literatur

1. Hoffmann GF (2003) Aminosäurestoffwechselstörungen. In: Schölmerich J (Hrsg) Medizinische Therapie in Klinik und Praxis. Springer, Heidelberg Berlin New York, S 446–456
2. Mönch E, Link R (2002) Diagnostik und Therapie bei angeborenen Stoffwechselstörungen. SPS Verlagsgesellschaft mbH, Heilbronn
3. AWMF-Leitlinien-Register Nr. 027/006 Harnstoffzyklusdefekte

Argininämie-Syndrom

▶ Argininämie

Argininurie

▶ Argininämie

Arginin-Vasopressin (AVP)

▶ Vasopressin (AVP)
▶ antidiuretisches Hormon (ADH)

Argipressin

Englischer Begriff

Argipressin; arginin-vasopressin; vasopressin.

Substanzklasse

Antidiuretikum und Hämostyptikum entspricht dem natürlichen antidiuretischem Hormon (siehe ▶ Vasopressin (AVP)).

Gebräuchliche Handelsnamen

Argipressin ist in Deutschland nicht erhältlich, siehe ▶ Desmopressin (DDAVP).

Indikationen

Substitution bei Diabetes insipidus und zur Blutstillung.

Wirkung

Wasserretinierend und vasokonstriktiv, siehe ▶ Desmopressin (DDAVP).

Argonz-Ahumada-Castillo-Syndrom

▶ Galaktorrhoe-Amenorrhoe-Syndrom

Aromatase

Synonyme

Aromatase-Enzym-Komplex; CYP19; cytochrom P450arom (früher: Östrogen-Synthetase).

Englischer Begriff

Aromatase; CYP19; cytochrome P450arom.

Definition

Schlüsselenzym der Sexualsteroidsynthese, das Androgene in Östrogene umwandelt.

Grundlagen

Die Aromatase wandelt Androstendion in Östron sowie Testosteron in Östradiol um. Physiologisch hohe Aktivitäten finden sich in Gonaden, Haut, Fettgewebe, Gehirn, Leber und Plazenta, niedrige Aktivitäten finden sich jedoch auch in anderen Geweben, z.B. dem Knochen. Die Aromatase der Plazenta schützt den weiblichen Feten vor hohen Androgenspiegeln. Pathologisch vermehrte Aromatase-Aktivitäten finden sich bei der Adipositas in Fettgewebe und Haut, bei der Endometriose und bei Brustkrebs.

Aromataseblocker

▶ Aromatasehemmer

Aromatasedefizienz

▶ Aromatasemangel

Aromatase-Enzym-Komplex

▶ Aromatase

Aromatasehemmer

Synonyme

Aromatase-Hemmer; Aromataseinaktivatoren; Aromataseinhibitoren; Aromatase-Inhibitoren; Aromataseblocker.

Englischer Begriff

Aromatase inhibitors.

Definition

Substanzen, die das Enzym Aromatase und damit die Bildung von Östrogenen hemmen.

Grundlagen

Aromatasehemmer lassen sich drei Klassen zuordnen: Glutethimide (Amino- und Pyridoglutethimid), Steroide (z.B. Formestan, Atamestan, Exemestan) und Imidazole (z.B. Fadrozol, Vorozol, Anastrozol, Letrozol). Die Glutethimide sind nicht-selektiv und beeinträchtigen durch ihre Wirkung auf andere Nebennierenenzyme auch die Synthese von Kortisol und Aldosteron. Die Steroid- und Imidazol-Aromatasehemmer sind selektive Aromataseinhibitoren, die in der Behandlung des Mammakarzinoms eingesetzt werden.

Aromataseinaktivatoren

▶ Aromatasehemmer

Aromataseinhibitoren

▶ Aromatasehemmer

Aromatasemangel

Synonyme

Östrogenmangel-Syndrom; Aromatasedefizienz; CYP19-Defekt; $P450_{arom}$-Mangel

Englischer Begriff

Aromatase deficiency

Definition

Absoluter Östrogenmangel durch fehlende Aromatase-Aktivität. Bei der männlichen Form sind bisher drei Fälle beschrieben, die durch homozygote Funktionsverlust-Mutationen im CYP19-Gen hervorgerufen werden.
Bei der weiblichen Form sind bisher fünf Fälle beschrieben, bei der ebenfalls durch homozygote CYP19-Mutationen ein plazentarer Aromatasemangel zum weiblichen 46,XX Pseudohermaphroditismus führt.

Symptome

Bei der männlichen Form findet sich nach normaler Kindheit und Pubertät ein fortschreitender Hochwuchs bis nach dem 20. Lebensjahr mit fehlendem Schluß der Epiphysenfugen, verzögertem Knochenalter und Osteopenie.
Bei der weiblichen Form entwickelt sich ein Pseudohermaphroditismus.

Diagnostik

Bei der männlichen Form werden die offenen Epiphysenfugen und das verzögerte Knochenalter im Röntgen nachgewiesen. Die erniedrigte Knochendichte wird mit der DEXA-Methode bestimmt. Im Labor finden sich nicht-nachweisbar erniedrigte Östrogenspiegel bei hochnormalem oder erhöhtem Testosteron und erhöhten Gonadotropinen. Im Spermiogramm findet sich eine niedrige Spermienzahl mit fehlender Ausreifung und Motilität.
Die weibliche Form offenbart sich schon während der Schwangerschaft durch eine Virilisierung der Mutter.

Differenzialdiagnose

Der gleiche Symptomenkomplex besteht auch beim homozygoten Funktionsverlust des Östrogenrezeptor-α, von dem bislang ein Fall beschrieben wurde. Im Gegensatz zum Aromatasemangel sind die erhöhten Gonadotropine, die Wachstumsstörungen und die Osteopenie jedoch resistent gegen eine Östrogentherapie.

Therapie

Dauertherapie

Bei der männlichen Form ist eine niedrig dosierte Östradiolgabe in Erprobung.
Bei der weiblichen Form erfolgt eine Hormonsubstitution, gegebenenfalls plastische Chirurgie.

Bewertung

Wirksamkeit

Ausreichende Daten zur Behandlung liegen nicht vor.

Verträglichkeit

Ausreichende Daten zur Behandlung liegen nicht vor.

Pharmakoökonomie

Ausreichende Daten zur Behandlung liegen nicht vor.

Nachsorge

Das seltene Krankheitsbild erfordert eine Betreuung in spezialisierten Zentren

Prognose

Ausreichende Daten liegen nicht vor.

Literatur

1. Conley A, Hinshelwood M (2001) Mammalian aromatases. Reproduction 121:685–695
2. Herrmann BL, Saller B, Janssen OE, Gocke P, Bockisch A, Sperling H, Mann K, Broecker M (2002) Impact of estrogen replacement therapy in a male with congenital aromatase deficiency caused by a novel mutation in the CYP19 gene. J Clin Endocrinol Metab 87:5476–5484
3. Ludwig M, Beck A, Wickert L, Bolkenius U, Tittel B, Hinkel K, Bidlingmaier F (1998) Female pseudohermaphroditism associated with a novel homozygous G-to-A (V370-to-M) substitution in the P-450 aromatase gene. J Pediatr Endocrinol Metab 11:657–664

Arterenol

Synonyme

Noradrenalin; Norepinephrin.

Englischer Begriff

Norepinephrine; noradrenaline.

Substanzklasse

Antihypotonika, Sympathomimetika, Katecholamine, Vasokonstriktor.

Gebräuchliche Handelsnamen

Arterenol.

Indikationen

Zur Anhebung des Blutdrucks bei verschiedenen Schockformen, Vergiftungen und schweren Infektionen. In der Anästhesie, besonders in der Zahnheilkunde, Zusatz zu Lokalanästhetika.

Wirkung

Wirksam als Transmitter des Sympathikus. Vasokonstriktion durch Stimulation α_1-adrenerger Rezeptoren sowie Anhebung der Pulsfrequenz und der Koronardurchblutung durch Stimulation β_1-adrenerger Rezeptoren.

Dosierung

Als Antihypotonikum: Infusion mit 0,1 ug/kg/min unter Blutdruckkontrolle.
In der Lokalanästhesie 1 Tropfen (20 ul) Noradrenalin auf 1 ml Anästhesielösung (Kopf-Halsbereich); für alle übrigen Körperregionen 2 Tropfen (40 ul) Noradrenalin auf 10 ml Anästhesielösung. Keine Anwendung im Endstrombereich (Akren, Nasenspitze, Penis): Gefahr der Nekrose durch Vasokonstriktion (Gefäßverschluss!).

Darreichungsformen

Injektionslösung (1:1000): 1 ml enthält 1,22 mg Noradrenalin-HCL, entsprechend 1 mg Noradrenalin.

Kontraindikationen

Absolut: Hypertonie, Thyreotoxikose, Phäochromozytom, Engwinkelglaukom, hochfrequente absolute Arrhythmie.
Relativ: Blasenentleerungsstörung mit Restharnbildung, paroxysmale Tachykardie, schwere Nierenfunktionsstörung, Koronar- und Herzmuskelerkrankungen, Cor pulmonale. Keine Anwendung als Zusatz zur Lokalanästhesie im Endstrombereich (Akren, Nasenspitze, Penis).

Nebenwirkungen

Leichte Hyperglykämie, Herzklopfen, pektanginöse Beschwerden, Unsicherheits- und Angstgefühle, Zittern, Hautblässe, starker Blutdruckanstieg, Möglichkeit des Auslösens von Kammerflimmern.

Wechselwirkungen

Antidiabetika, Halothan, tri- und tetrazyklische Antidepressiva, Guanethidin, Alpha-Rezeptorenblocker.

Pharmakodynamik

Wirkdauer im Blut bei Infusionstherapie einige Minuten. In der Lokalanästhesie bei s.c. oder i.m. Gabe Wirkdauer 1–2 Stunden.

Weiterführende Links

▶ Noradrenalin

Arterielle Durchblutungsstörung

▶ Arteriosklerose

Arterienverkalkung

▶ Arteriosklerose

Arteriosklerose

Synonyme

Atherosklerose; Arterienverkalkung; arterielle Durchblutungsstörung.

Englischer Begriff

Arteriosclerosis.

Definition

Wichtigste und häufigste Systemerkrankung der Arterien (siehe auch ▶ Arteriosklerose) mit Wandverhärtung, -verdickung und -deformierung sowie Elastizitätsverlust und Verengung bzw. Verschluss der Gefäßlichtung durch eine chronisch fortschreitende Degeneration (Atheromatose) und produktive Veränderung der Gefäßwand (Atherosklerose, arteriosklerotische Plaques, sekundäre Thrombosen). Neben konstitutionellen Faktoren (positive Familienanamnese, Hyperlipoproteinämie, Hyperfibrinogenämie, Hyperhomozysteinämie) und zunehmendem Alter wird die Arteriosklerose durch die Lebensweise (z.B. lipidreiche Ernährung), Noxen (z.B. Nikotin), Stoffwechselerkrankungen (z.B. Diabetes mellitus), Bluthochdruck und chronische Entzündungen (z.B. rheumatische Erkrankungen, Infektion mit Chlamydia pneumoniae, CRP-Erhöhung) beeinflusst.

Symptome

In den Stadien I (Fettstreifen) und II (fibröse Plaques) nach WHO ist die Aterosklerose in der Regel beschwerdefrei. Im Stadium III (komplizierte Läsion mit klinisch manifester Folgeerkrankung) sind die Symptome von der Lokalisation der betroffenen Arterien abhängig. Der akute Verschluss durch Stenose oder Embolie mit plötzlich einsetzendem Schmerz (z.B. Myokardinfarkt bei Koronarsklerose) oder Funktionsverlust (z.B. Apoplex bei ischämischem Hirninsult) wird von der chronisch fortschreitenden Beeinträchtigung (z.B. Claudicatio intermittens bei pAVK) unterschieden. Die Gefäßeinengungen bis -verschlüsse der Arterien führen zu vielfältigen allgemeinen (Kältegefühl, zunächst belastungsabhängige Schmerzen, später Ruheschmerz, Abmagerung, geistige und körperliche Leistungsschwäche) und organspezifischen (Aorten-, Koronar-, Zerebralarterien- und Nephrosklerose; Sonderform Mönkeberg-Sklerose) Symptomen sowie Infarkten und Malazien (z.B. Gehirn und Herzmuskel), Gangrän der Gliedmaßen, atrophische Schrumpfung (z.B. Schrumpfniere), Diapedeseblutung und Gefäßeinrissen (Apoplexia cerebri, Hirnischämie), Aneurysmen und Embolien.

Diagnostik

Die klinisch manifeste Arteriosklerose (z.B. pAVK, Koronarsklerose) lässt sich fast ausnahmslos bereits nach Anamnese und körperlicher Untersuchung (Palpation und Auskultation, Lagerungs- und Faustschlussprobe, gegebenenfalls Gehtest und Ergometrie) feststellen. Das Ausmaß der Wandunregelmäßigkeiten, Stenosen und Gefäßverschlüsse wird Farbdoppler- und Duplex-sonographisch sowie angiographisch beurteilt. Ausgeprägte Gefäßverkalkungen sind im nativen Röntgen sichtbar. Größere Gefäße können in der Magnetresonanztomographie beurteilt werden. Im Labor ist nach den Risikofaktoren zu fahnden: Nüchternblutzucker, Glukosetoleranztest, HbA1c (Diabetes mellitus), Gesamtcholesterin, LDL, HDL, Triglyzeride (Fettstoffwechselstörungen), Fibrinogen, Homozystein, Hämoglobin, Hämatokrit, Thrombozyten (Hyperkoagulopathie).

Differenzialdiagnose

Der arteriosklerotisch bedingte Schmerz ist von dem durch Nervenschädigung oder venösen Thrombosen sowie Gelenk- oder Wirbelsäulenerkrankungen zu unterscheiden.

Allgemeine Maßnahmen

Lebensmodifikation

Für bestimmte Verhaltensweisen und Lebensumstände konnte ein protektiver Effekt nachgewiesen werden. Dazu gehört die Normalisierung des Körpergewichtes, die Vermeidung von Noxen (z.B. Nikotin) und regelmäßige Bewegung (Ausdauersport), die gemeinsam auch eine Absenkung eines erhöhten Blutdruckes bewirken.

Diät

Günstig in der primären und sekundären Prävention der Arteriosklerose ist eine „mediterrane Ernährung" mit einem niedrigen Anteil an tierischem Eiweiß, einem hohen Anteil mehrfach-ungesättigter Fettsäuren, reichlich Obst und Gemüse, Bevorzugung von Kohlenhydraten mit einem hohen Faseranteil bzw. niedrigem glykämischen Index sowie Vermeidung gesättigter Fettsäuren und cholesterinreicher Nahrungsmittel. Auch ein geringer bis mäßiger Alkoholkonsum ist protektiv.

Therapie

Kausal

Nur die konsequente Reduktion modifizierbarer Risikofaktoren ist als kausale Therapie anzusehen.

Akuttherapie

Akute Gefäßverschlüsse (z.B. der Koronararterien) werden interventionell wiedereröffnet (z.B. Herzkatheter) und gegebenenfalls mit Stent versorgt. Langstreckig veränderte Gefäße können durch Interponate ersetzt werden (z.B. bei Aortensklerose) oder überbrückt werden (z.B. Bypass-OP bei Koronarverschluss). Darüberhinaus sind allgemeine Maßnahmen erforderlich (z.B. Schmerztherapie, Blutdruckregulation).

Dauertherapie

Bei hohem Risiko wird in der Primärprävention, in jedem Fall in der Sekundärprävention eine Normalisierung des Blutdruckes eine Absenkung erhöhter Cholesterin- und Triglyzeridwerte bzw. Anhebung des HDL-Cholesterins (siehe ▶ Lipidsenker: ▶ HMG-CoA-Reduktasehemmer (▶ Statine), Fibrate, ▶ Nicotinsäurederivate, Gallensäuren bindende Mittel (Austauscherharze), Fischöl), eine Optimierung der Blutzuckereinstellung bei Diabetes mellitus, eine Verringerung der Hyperkoagulopathie (Thrombozytenfunktionshemmer, Antikoagulanzien, gegebenenfalls Absenkung stark erhöhter

Homozysteinwerte durch Folsäure und Vitamin B_6/B_{12}) angestrebt. Ein Gehtraining vom Intervalltyp (Ergotherapie) kann die Reservedurchblutung erhöhen.

Operativ/strahlentherapeutisch

Bei nicht ausreichender Wiederherstellung der Funktion durch die perkutane transluminale Angioplastie, gegebenenfalls mit Stentversorgung, erfolgen gefäßchirurgische Eingriffe: Interponat, z.B. bei Aortensklerose, oder Bypass, z.B. bei Koronarverschluss.

Bewertung

Wirksamkeit

Die akut lumeneröffnenden Maßnahmen sowie gefäßchirurgische Eingriffe haben eine hohe Erfolgsrate, die jedoch durch den chronisch rezidivierenden Verlauf langfristig eingeschränkt wird. Nur eine konsequente multifaktorielle medikamentöse und Lebensstilmodifizierende Therapie hat eine mittel- und langfristig ausreichende Wirksamkeit.

Verträglichkeit

Die Verträglichkeit der Therapie entspricht den verschiedenen Einzelinterventionen.

Pharmakoökonomie

Die akute und chronische Therapie sowie Primär- und Sekundärprävention der Arteriosklerose ist in den Industrieländern der größte Posten in der Krankenversorgung.

Nachsorge

Die konsequente Nachsorge und Überprüfung der Risikofaktoren ist für den Erfolg einer Sekundärprävention ausschlaggebend.

Prognose

Die Prognose der chronisch fortschreitenden Arteriosklerose ist langfristig schlecht, der individuelle Verlauf wird vom Risikoprofil bestimmt, der mit verschiedenen Scores (ATP-III Klassifikation des National Cholesterol Education Programs

(NCEP) nach der Framingham Heart Study, SCORE-System der European Society of Cardiology oder PROCAM-Rechner der CHD-Taskforce) abgeschätzt werden kann. Patienten mit Diabetes mellitus haben dabei bereits in der Primärprävention das gleiche Risiko wie Nicht-Diabetiker in der Sekundärprävention.

Weiterführende Links

▶ Makroangiopathie

Literatur

1. Cullen P, Assmann G (1999) High risk strategies for atherosclerosis. Clin Chim Acta 286:31–45
2. Creutzig A (2002) Krankheiten der Gefäße. In: Berdel WE, Böhm M, Classen M, Diehl V, Kochsiek K, Schmiegel W (Hrsg) Innere Medizin. 5. Auflage, Urban & Fischer, München Jena, S 383–412
3. Linton MF, Fazio S (2003) National Cholesterol Education Program (NCEP) – the third Adult Treatment Panel (ATP III) A practical approach to risk assessment to prevent coronary artery disease and its complications. Am J Cardiol 92:19i–26i

Arthritis bei endokrinen Störungen

Synonyme

Endokrin oder metabolisch verursachte Gelenkentzündungen oder Arthrosen.

Englischer Begriff

Arthritis associated with endocrinopathies; endocrine arthrosis.

Definition

Gelenkentzündungen oder Arthrosen, die durch endokrinologische Erkrankungen verursacht werden. Ganz im Vordergrund steht dabei die Gicht mit den typischen, stark schmerzhaften Entzündungen im Finger- und Großzehengrundgelenk. Häufige Assoziationen sind auch die Arthrosis deformans bei diabetischer Polyneuropathie und Akromegalie, die Koxarthrose nach

Epiphysenlösung bei Hypogonadismus im Kindesalter und bei Kretinismus sowie die aseptische Knochennekrose bei und nach Kortikosteroidtherapie.

Symptome

Schmerzhafte Entzündung der Gelenke, gegebenenfalls mit Gelenkdeformationen und Einschränkung der Beweglichkeit.

Diagnostik

Neben der Untersuchung der betroffenen Gelenke mittels Sonographie, Röntgen, gegebenenfalls Punktion erfolgt eine spezifische Diagnostik in Abhängigkeit von der vermuteten endokrinen Grundkrankheit.

Differenzialdiagnose

Bei der **Hyperurikämie** (Gicht) kommt es durch Uratablagerungen zur Arthritis (Tophi: Podagra, Chiragra) und durch subchondrale Entkalkung und Osteolysen zur Arthrose. Bei der **Chondrokalzinose** (Pseudogicht) kommt es durch Kalziumpyrophosphatdihydratablagerung zur Arthritis. Beim **Diabetes mellitus** können sich eine hyperostotische Spondylosis deformans, neuropathische Arthropathie (Charcot-Gelenk), Cheiropathie, Periarthritis durch Sehnen- und Knorpelverkalkung, infektiöse Arthritis, Arthrose durch Osteoporose, auch lokalisiert als Sudeck-Syndrom und selten eine Arthrose durch Epiphysendysplasien oder eine juvenile rheumatoide Arthritis bei Typ-1-Diabetes entwickeln. Durch Kalziumhydroxylapatitablagerungen kann eine **Hydroxylapatitarthropathie** (akute kalzifizierende Periarthritis) entstehen. Bei der **Akromegalie** entwickelt sich durch Proliferation und anschließender Ulzeration und Degeneration des Gelenkknorpels eine Arthrosis deformans sowie eine Chondrokalzinose und eine Arthrose durch Osteoporose. Bei der **Glukokortikoidtherapie**, besonders bei intraartikulärer Injektion, selten jedoch beim Cushing-Syndrom, kann sich eine Arthrose durch aseptische Knochennekrosen, Osteoporose, Mikrofrakturen oder infektiöse Arthritis bilden. Nach einer Glukokortikoidtherapie kann eine Nebenniereninsuffizienz durch Sehnen- und Knorpelverkalkung zur Periarthritis führen. Beim **Hypogonadismus** kann es durch Epiphysenlösung und Osteoporose zur Arthrose kommen. Die **Hypothyreose** kann durch Epiphysendysgenesie zur Myxödem-Arthropathie (Kretinen-Hüfte) und Chondrokalzinose führen und selten einen Gichtanfall auslösen. Die **Hyperthyreose** führt zur Chondrokalzinose, thyreogenen Akropachie (Osteoarthropathia hypertrophicans) und Arthrose durch Osteoporose, selten kann sie auch eine Hydroxylapatitarthropathie auslösen. Die **Hashimoto-Thyreoiditis** kann mit einer (häufig seronegativen) chronischen Polyarthritis einhergehen. Bei **Schilddrüsenkarzinomen** kann selten eine Osteoarthropathia hypertrophicans vorliegen. Beim primären und sekundär autonomen **Hyperparathyreoidismus** und bei der **renalen Osteopathie** kommt es zur Chondrokalzinose, erosiven Arthritis durch Kortikalisusuren der Fingerknochen, Knochenzysten und Osteodystrophia fibrosa cystica generalisata sowie Arthrose durch Osteoporose. Bei Skelettatrophie mit Knochenentkalkung und Spontanfrakturen führt die **Osteoporose** zu Arthrosen. Bei der **Rachitis/Osteomalazie** kommt es durch Knochendeformierung mit Kyphoskoliose, becherartigen Metaphysen, Genua vara oder valga und Epiphysenlösungen zur Arthrose. Die **Alkaptonurie** führt zur Arthritis (Ochronosis) durch Homogentisinsäureablagerung (verkalkende Spondylodiszitis). Der **kongenitale nephrogene Diabetes insipidus** kann mit einer Hyperurikämie einhergehen. Das **polyglanduläre Autoimmunsyndrom (PAS)** und das **Karzinoid-Syndrom** gehen selten mit Arthralgien, das PAS auch mit Arthritis einher. Eine Hämochromatose kann an den Fingergrundgelenken II und III sowie auch an größeren Gelenken zur Arthropathie führen. Auch Hypercholesterinämien können selten zur Arthrose führen. Eine **Östrogen-Therapie** kann eine rheumatoide Arthritis (chronische Polyarthritis) oder eine durch einen systemischen Lupus erythematodes bedingte Arthralgie und Arthritis auslösen oder verschlechtern.

Die allgemeinen Maßnahmen, Therapie und Prognose richten sich nach der Grundkrankheit.

Literatur

1. Janssen OE, Scriba PC (1998) Endokrin/metabolisch verursachte Arthrosen. In: Classen M, Diehl V, Koch K-M, Kochsiek K, Pongratz D, Scriba PC (Hrsg) Differenzialdiagnose Innere Medizin. Urban & Schwarzenberg, München Wien Baltimore, S 557–559

Arthritis urica

► Gichtarthropathie
► Gicht

Arthropathia urica

► Gicht

Arthrosen

► Arthritis bei endokrinen Störungen

Ascorbinsäure

► Vitamin C

Assimilation

► Anabolismus

Atherosklerose

► Arteriosklerose

Äthinyl-19-Nortestosteron

► Norethisteron

Äthinylöstradiol

Synonyme
Ethinyl estradiol.

Englischer Begriff
Ethinylestradiol.

Definition
Oral wirksames synthetisches Östrogen.

Grundlagen
Östrogenderivat (19-Nor-17α-pregna-1,3,5(10)-trien-20-in-3,17-diol), das biologisch weit aktiver ist als natürliches Östradiol. Verwendung diagnostisch im Östrogentest zur Überprüfung der Reaktionsfähigkeit des Endometriums und therapeutisch zur Östrogensubstitution bei Amenorrhoe, dysfunktionellen Blutungen und Endometritis, dabei individuell dosiert mit entsprechenden Therapiepausen und gegebenenfalls in Kombination mit einem Gestagen.

17α-Äthinyl-Δ4-östren-17β-ol

► Lynestrenol

Äthylen

► Ethylen

Athyreose

► Schilddrüsenaplasie

Ätiocholanolon

Englischer Begriff

Etiocholanolone.

Definition

Ätiocholan-3α-ol-17-on; natürliches Reduktionsprodukt des Testosterons und der Kortikosteroide, das bei beiden Geschlechtern im Harn ausgeschieden wird.

Grundlagen

Ätiocholanolon ist ein natürliches Abbauprodukt der Steroide ohne bekannte Wirkung in physiologischen Konzentrationen. Erhöhte Serumspiegel wirken humanspezifisch fiebererregend (Ätiocholanolonfieber; Steroidfieber) und sind mit einem periodischen familiären Mittelmeerfieber (Siegal-Cattan-Mamou-Syndrom) assoziiert.

Atmungskette

Englischer Begriff

Respiratory chain.

Definition

Mitochondriales Multienzymsystem, das die Oxidation von substratgebundenem Wasserstoff zu Wasser katalysiert, wobei letztlich ATP entsteht.

Grundlagen

Die Atmungskette besteht aus 3, in der inneren Mitochondrienmembran lokalisierten, assymetrischen Enzymkomplexen, der NADH-Q-Reduktase, der Cytochrom-Reduktase und der Cytochrom-Oxidase. Die Enzyme übertragen Elektronen von $NADH+H^+$ bzw. $FADH_2$ (die im Zuge der Glykolyse und des Citrat-Zykls gebildet werden) auf Sauerstoff, wobei Wasser entsteht. Die NADH-Q-Reduktase übernimmt die Elektronen von $NADH+H^+$ und überträgt sie mittels Ubichinol auf die Cytochrom-Reduktase. Ubichinol ist auch direkt der Elektronenakzeptor von $FADH_2$, dessen Elektronen daher nur 2 der 3 Atmungskettenenzyme durchlaufen. Durch Cytochrom werden die Elektronen von der Cytochrom-Reduktase auf die Cytochrom-Oxidase transportiert, die sie dann auf Sauerstoff überträgt. Beim Elektronenfluss durch jedes der 3 Enzyme wird jeweils ein Proton vom Innenraum des Mitochondriums in den Raum zwischen innerer und äußerer Mitochondrienmembran transportiert, sodass an der inneren Mitochondrienmembran ein Protonengradient und ein elektrisches Potential entsteht. Den so entstandenen Energiegradienten nutzt die in der inneren Mitochondrienmembran lokalisierte ATP-Synthase zur Bildung von ATP bei gleichzeitigem Abbau des Protonen- und Potentialgradienten.

A

Atrialer natriuretischer Faktor

► Atriopeptin

Atriales natriuretisches Hormon

► Atriopeptin

Atriales natriuretisches Peptid

▶ Atriopeptin

Atriopeptid

▶ Atriopeptin

Atriopeptin

Synonyme

Atriopeptid; atriales natriuretisches Hormon; atrialer natriuretischer Faktor; atriales natriuretisches Peptid; Abk.: ANP; ANF.

Englischer Begriff

Atriopeptin; atriopeptide; atrial natriuretic hormone.

Definition

Natriuretisches Peptidhormon von 33 Aminosäuren Länge, das als Aldosteron-Antagonist wirkt.

Grundlagen

Bei Volumenbelastung der Herzvorhöfe werden die Vorhofmyokardzellen durch Dehnung der Volumenrezeptoren zur Ausschüttung von Atriopeptin angeregt. Dieses bewirkt eine Steigerung der Natrium-Ausscheidung der Nieren mit nachfolgender Abnahme des Blutvolumens und des Blutdrucks (ANP-Mechanismus).

Atrophia

▶ Atrophie
▶ Atrophie, pathologische

Atrophia generalisata

▶ Atrophie, generalisierte

Atrophie

Synonyme

Atrophia.

Englischer Begriff

Atrophy; atrophia.

Definition

Schwund eines ursprünglich normal entwickelten Gewebes.

Atrophie, endokrine

Englischer Begriff

Endocrine atrophy; endocrine atrophia.

Definition

Organatrophie von Organen, die zur Aufrechterhaltung ihrer normalen Struktur und Funktion von endokriner Stimulation abhängig sind. Bei nachlassender oder fehlender trophischer hormoneller Stimulation tritt diese endokrine Atrophie ein, die physiologisch (z.B. Menopause) oder pathologisch (z.B. Hypopituitarismus) sein kann.

Atrophie, generalisierte

Synonyme

Atrophia generalisata.

Englischer Begriff

Generalized atrophy; generalized atrophia.

Definition

Den ganzen Körper betreffender, krankhafter Gewebsschwund infolge Mangelernährung von Organen oder Geweben infolge ungenügender Substratzufuhr, Substratverwertungsstörungen oder Überwiegen von katabolen Stoffwechselprozessen z.B. als Hungcratrophie, bei konsumierenden Krankheiten, bei der Hypophysenvorderlappeninsuffizienz (Simmonds-Kachexie) und der durch Mangelernährung bedingten Säuglingsatrophie.

Atrophie, kompensatorische

Englischer Begriff

Compensatory atrophy; compensatory atrophia.

Definition

Atrophie eines endokrinen Organs, die durch negative Feedback-Mechanismen bei Überschuß eines dem Organ eigenen Sekretionsprodukt ähnlichen oder identischen Regulators aus anderer Quelle hervorgerufen wird (z.B. Nebennierenatrophie nach protrahierter Therapie mit Kortikosteroiden oder Hodenatrophie nach längerfristiger Testosterontherapie).

Atrophie, pathologische

Synonyme

Atrophia

Englischer Begriff

Atrophy; atrophia

Definition

Krankhafter Gewebsschwund infolge Mangelernährung von Organen oder Geweben

infolge ungenügender Substratzufuhr, Substratverwertungsstörungen oder Überwiegen von abbauenden Stoffwechselprozessen (Katabolismus), im Gegensatz zur physiologischen Altersatrophie (z.B. der Geschlechtsdrüsen) und Involutionsatrophie (z.B. des Thymus).

Grundlagen

Bei der pathologischen Atrophie werden **generalisierte Formen** z.B. als Hungeratrophie, bei konsumierenden Krankheiten, bei der Hypophysenvorderlappeninsuffizienz (Simmonds-Kachexie) und der durch Mangelernährung bedingten Säuglingsatrophie von **lokal begrenzten Formen** infolge Minderbeanspruchung (Inaktivitätsatrophie oder funktionelle Atrophie), Störungen der Blutversorgung (vaskuläre Atrophie z.B. bei Arteriosklerose) oder Erkrankung der organversorgenden Nerven (neurogene Atrophie, Sudeck-Atrophie) und **organspezifische Formen** (z.B. Muskelatrophie, Leberatrophie) unterschieden. Atrophie endokriner Drüsen durch Wegfall tropher Hormone, Schilddrüsenatrophie durch TSH-Mangel, NNR-Atrophie durch ACTH-Mangel, u.a.

Atrophie, physiologische

Englischer Begriff

Physiological atrophy; physiological atrophia.

Definition

Natürlicher Gewebeschwund im Rahmen der körperlichen Entwicklung oder Alterung.

Grundlagen

Physiologische Formen des Atrophie betreffen das Verschwinden embryonaler Strukturen (Ductus Botalli, Nabelgefäße, etc), die Verkleinerung des Thymus in der Pubertät, die Rückkehr eines Organs zur

Normalgröße (Uterus nach der Schwangerschaft, Mamma nach der Laktation), oder die Alterung (Altersatrophie).

Aufbauphase des Uterusepithels

► Proliferationsphase

Aufbaustoffwechsel

► Anabolismus

Aufsteigende Hitze

► Wallungen

Aufwachtemperatur

Synonyme
Basaltemperatur.

Englischer Begriff
Basal body temperature.

Definition
Die normalerweise mit ca. 36 °C um etwa 1 °C unter der Abendtemperatur liegende Körpertemperatur beim Erwachen; siehe auch ► Basaltemperatur.

Weiterführende Links
► Basaltemperatur

Auslösung des Eisprungs

► Ovulationsinduktion

Ausscheidung

► Sekretion

Autoimmunadrenalitis

Definition
Häufigste Form des M. Addison, siehe auch ► Nebennierenrindeninsuffizienz, ► Addison, Morbus.

Autoimmune Polyendokrinopathie-Candidiasis-Ektodermale Dystrophie (APECED)

► polyglanduläres Autoimmunsyndrom Typ I

Autoimmune Thyreoiditis

► Thyreoiditis, autoimmune
► Thyreoiditis, chronische
► Hashimoto-Thyreoiditis

Autoimmunes polyglanduläres Syndrom (APS)

► polyglanduläres Autoimmunsyndrom

Autoimmunes polyglanduläres Syndrom Typ I (APS-I)

► polyglanduläres Autoimmunsyndrom Typ I

Autoimmun-Polyendokrinopathie

▶ polyglanduläres Autoimmunsyndrom

Autoimmunsyndrom, polyglanduläres

▶ polyglanduläres Autoimmunsyndrom

Autoimmunsyndrom, polyglanduläres, Typ I

▶ polyglanduläres Autoimmunsyndrom Typ I

Autoimmunsyndrom, polyglanduläres, Typ II

▶ polyglanduläres Autoimmunsyndrom Typ II

Autoimmunthyreoiditis Hashimoto

▶ Thyreoiditis, autoimmune

Autoimmunthyreopathie vom Typ Basedow

▶ Graves' disease
▶ Basedow, Morbus

Autointoxikation

Synonyme

Autotoxikose; Selbstvergiftung.

Englischer Begriff

Autointoxication; self-poisoning.

Definition

Selbstvergiftung durch Stoffwechselprodukte des eigenen Körpers.

Grundlagen

Dabei handelt es sich um körpereigene krankhafte oder aber durch physiologische, jedoch aus Krankheitsgründen nicht ausgeschiedene Stoffwechselprodukte, am häufigsten durch Leber- und Nierenfunktionsstörungen verursacht. Bei einer Leberfunktionsstörung kommt es zu einer mangelnden Entgiftung ZNS-toxischer Stoffe (Ammoniak, Mercaptan, Fettsäuren, γ-Aminobuttersäure GABA), meistens infolge einer Leberzirrhose. Bei der Nierenfunktionsstörung kommt es zu einer Harnvergiftung (Urämie) meistens infolge einer terminalen Niereninsuffizienz. Weitere Formen der Autointoxikation sind die Cholämie durch mechanischen Choledochusverschluß und die Koprämie durch langdauernde Obstipation. Die Therapie der Autointoxikation orientiert sich an der zugrunde liegenden Ursache.

Autonome Struma

▶ Autonomie, multifokale der Schilddrüse

Autonomie, angeborene der Schilddrüse

▶ Autonomie, kongenitale der Schilddrüse

Autonomie der Schilddrüse

Synonyme

Schilddrüsenautonomie; Struma mit Autonomie.

Englischer Begriff

Thyroid autonomy; autonomy of the thyroid gland.

Definition

Von der hypophysären TSH-Sekretion unabhängige und damit von der Schilddrüsenhormonwirkung unkontrollierte, sprich „autonome" Hormonproduktion der Schilddrüse, die auf einer thyreozytär inhärenten, konstitutiven Aktivitätssteigerung der Iodidaufnahme sowie der Biosynthese und Sekretion der Schilddrüsenhormone Thyroxin und Triiodthyronin beruht. Der Begriff der Autonomie der Schilddrüse bezieht sich nur auf die Hormonproduktion und nicht auf ein autonomes Wachstum, wie es für Neoplasien charakteristisch ist.

Grundlagen

Man unterscheidet 3 verschiedene Ausprägungen dieser konstitutiven Autonomie der Schilddrüse:

1. Das autonome Adenom der Schilddrüse, das sich meist solitär, seltener multipel manifestiert. Als Ursache liegt in über 99 % der Fälle eine funktionssteigernde somalische Mutation (gain-of-function mutation) des Genes für den TSH-Rezeptor oder für das G_{sa}-Protein vor (siehe ▶ Adenom, autonomes der Schilddrüse).

2. Die kongenitale Autonomie der Schilddrüse, die sich homogen im gesamten Schilddrüsenparenchym manifestiert. Ursächlich findet man eine gain-of-function mutation des Genes für den TSH-Rezeptor in der Keimbahn (siehe ▶ Autonomie, kongenitale der Schilddrüse).

3. Die funktionelle Autonomie der Schilddrüse, die sich in Strumen entwickelt, welche unter chronischem Iodmangel proliferieren und Knoten bilden (siehe ▶ Autonomie, funktionelle der Schilddrüse; ▶ Autonomie, disseminierte der Schilddrüse).

Autonomie der Struma nodosa

▶ Autonomie, funktionelle der Schilddrüse

Autonomie, disseminierte der Schilddrüse

Synonyme

Disseminierte Autonomie der Schilddrüse.

Englischer Begriff

Multifocal toxic goitre; diffuse toxic goitre.

Definition

Bei der funktionellen Autonomie der Schilddrüse unterliegt die Hormonproduktion nicht den physiologischen Regelmechanismen. Es handelt sich um eine Abkoppelung der Schilddrüsenfunktion von der Steuerung der Hypophyse, die vor allem in Iodmangelgebieten gehäuft auftritt. Es wird zwischen unifokalen (ein einziger Herd, z.B. heißer Knoten, autonomes Adenom), multifokalen (mehrere Herde über die Schilddrüse verstreut) und disseminierten (gleichmäßig verteilt) Formen unterschieden. Bei der multifokalen Autonomie sezernieren mehrere Bezirke der Schilddrüse unabhängig von der TSH-Sekretion der Hypophyse. Bei der disseminierten Autonomie handelt es sich um eine unabhängige Aktivität des gesamten Schilddrüsenparenchyms von der hypophysären Steuerung. Beide Formen gehen in der Regel mit einer erhöhten Produktion von Schilddrüsenhormonen einher.

Symptome

Sehr variabel. Häufig findet sich eine knotige Struma bei euthyreotem Patienten. Leichte, subklinische Hyperthyreose. Schwere Hyperthyreose mit thyreotoxischer Krise bei nicht erkannter Autonomie und Gabe von iodhaltigen Medikamenten, klinisch häufig Gewichtsabnahme, innere Unruhe, Herzrasen, Herzstolpern und Schlafstörungen.

Diagnostik

- Anamnese und klinischer Befund
- Laboruntersuchungen: wichtigster Parameter ist das basale TSH; FT_3, FT_4 (bereits bei erniedrigtem TSH und normalen FT_3- und FT_4-Werten besteht der V.a. Autonomie); Antikörperbestimmung (Anti-TPO-AK, TSH-Rezeptor-AK) negativ
- Schilddrüsensonografie und -szintigrafie (mit Uptake-Messung).

Differenzialdiagnose

Unifokale, multifokale o. disseminierte Schilddrüsenautonomie, M. Basedow, andere Formen der Thyreoiditis.

Allgemeine Maßnahmen

Diät

Eine verstärkte Iodzufuhr über die Nahrung sollte vermieden werden.

Therapie

Dauertherapie

Häufig liegt eine subklinische Autonomie mit peripherer Euthyreose, niedrigem oder normalem TSH-Spiegel bei einem Patienten mit kleiner Struma vor. Unter Umständen (keine Begleiterkrankungen wie Herzrhythmusstörungen, keine vorgesehenen Untersuchungen mit iodhaltigen Medikamenten) kann in solchen Fällen eine abwartende Haltung gerechtfertigt sein.

Operativ/strahlentherapeutisch

Bei der Autonomie handelt es sich um eine nicht reversible Funktionsstörung der Schilddrüse. Spontanremissionen sind nicht zu erwarten. Daher soll bei Hyperthyreose nach medikamentöser Einstellung eine ablative Therapie angestrebt werden. Dabei werden bei einer „funktionskritischen" Operation bevorzugt die szintigrafisch autonomen Areale reseziert. Bei älteren

Patienten ohne schwerwiegende mechanische Hindernisse (Schluckstörungen, Einflussstauung), bei Rezidivstrumen und bei Patienten mit erhöhtem operativem Risiko steht die Radioiodbehandlung als Therapie der Wahl zur Verfügung.

Bewertung

Verträglichkeit

Operative Komplikationen sind bei der modernen Schilddrüsenchirurgie sehr selten (Rekurrensparese und parathyreoprive Tetanie bei weniger als 1–3 % der Patienten). Die Radioiodtherapie ist ebenfalls risikoarm und wird in der Regel gut vertragen.

Nachsorge

Regelmäßige klinische Untersuchungen und Kontrollen der Laborparameter. Bei posttherapeutischer Hypothyreose kann eine Substitutionstherapie erforderlich sein.

Prognose

In der Regel kommt es durch die Behandlung zu einer Rückbildung der Hyperthyreose.

Weiterführende Links

▶ Autonomie der Schilddrüse
▶ Autonomie, funktionelle der Schilddrüse

Literatur

1. Reinwein D, Röher HD, Emrich D (1993) Therapie der Hyperthyreose – Aktueller Stand. Dtsch Med Wschr 118:1036–43
2. Seeger T, Emrich D, Sandrock D (1995) Radioiodtherapie der funktionellen Autonomie unter Verwendung des funktionellen autonomen Volumens. Nucl Med 34:135–40

Autonomie, funktionelle der Schilddrüse

Synonyme

Disseminierte Autonomie der Schilddrüse; multifokale Autonomie der Schilddrüse; Autonomie der Struma nodosa; Struma nodosa mit Autonomie; Morbus Plummer.

Englischer Begriff

Functional autonomy of the thyroid; toxic multinodular goiter; Plummer's disease.

Definition

Unter funktioneller Autonomie (FA) versteht man eine von der hypophysären TSH-Sekretion unabhängige und damit von der Schilddrüsenhormonwirkung unkontrollierte Hormonproduktion der Schilddrüse, die auf einer thyreozytär inhärenten, konstitutiven Aktivitätssteigerung der Iodidaufnahme sowie der Biosynthese und Sekretion der Schilddrüsenhormone, Thyroxin und Triiodthyronin, beruht. Die FA entwickelt sich in Strumen, die unter chronischem Iodmangel proliferieren und Knoten bilden (siehe ▶ Struma infolge Iodmangels; ▶ Struma nodosa), wozu eine relativer Selenmangel und bisweilen auch eine familiäre Disposition beitragen. Die genetischen Dispositionsfaktoren sind noch nicht bekannt; funktionssteigernde somatische Mutationen des TSH-Rezeptor-Gens oder des $G_{s\alpha}$-Gens sind nicht regelmäßig zu finden, außer in einzelnen Knoten. Wachstumshormon sowie para- und autokrine Zytokine, wie IGF-1, EGF und FGF, sind involviert. Die FA läßt sich durch Thyroxin oder Triiodthyronin nicht supprimieren; die Hormonproduktion wird durch Iodgaben gesteigert. Die FA entwickelt sich in einzelnen Thyreozyten, die disseminiert oder multifokal über das gesamte Parenchym einer Struma nodosa, seltener einer Struma diffusa, verteilt liegen. Die FA ist zunächst latent, die Euthyreose bleibt erhalten, allerdings mit eingeschränktem Funktionsabstand zur Hyperthyreose. Durch Proliferation der autonomen Thyreozyten oder durch höhere Iodzufuhr übersteigt schließlich die autonome Hormonsekretion die normale, euthyreote Sekretionsleistung einer gesunden Schilddrüse. Daraus resultiert dann eine Hyperthyreose mit supprimiertem TSH. Das typische histologische Bild zeigt eine Struma multinodosa

ohne sicher abgrenzbare Adenome (siehe ▶ Schilddrüsenadenom), aber mit Parenchymknoten, bestehend aus unterschiedlich großen Follikeln, die sich zwischen Bindegewebssepten ausdehnen, außerdem findet man regressive Veränderungen sowie Kolloid-, Lymph- und unterschiedlich organisierte Blutungszysten.

Symptome

Struma multinodosa, die typischerweise die gesamte Thyreoidea einnimmt; selten Struma diffusa; keine Atrophie der extranodulären Schilddrüse. Bei latenter FA besteht eine Euthyreose. Meist nach höherer Iodapplikation (iodhaltiges Röntgenkontrastmittel, iodhaltiges Desinfizienz, Seetang u.a.), seltener nach weiterem Strumawachstum manifestiert sich eine Hyperthyreose (siehe ▶ Hyperthyreose) mit Hypersympathikotonus und Hypermetabolismus, aber ohne Basedow-Zeichen. Häufig Vorhofflimmern. Das Risiko, daß in einer Struma nodosa eine FA vorliegt, steigt mit dem Alter des Patienten, mit dem Ausmaß der Struma und ihrer knotigen Umwandlung, mit der Dauer des Iodmangels. Frauen sind häufiger betroffen als Männer.

Diagnostik

Labor: TSH basal, fT_4, T_3, TPO-Antikörper, Thyreoglobulin mit TG-Antikörper, Kalzitonin. Im Sonogramm typischerweise fast vollständige knotige Umwandlung der Thyreoidea oder Vorstufen davon, heterogene Echodichte der Knoten, außerdem narbige und zystische Strukturen. Im Radionuklidszintigramm das bunte Bild der multifokalen Autonomie (siehe ▶ Autonomie, multifokale der Schilddrüse) mit heißen Arealen neben warmen und kalten Bezirken. Eine Kongruenz der sonografischen Knoten mit den fokalen Autonomieherden besteht in der Regel nicht. Im quantitativen Radionuklid-Uptake, meist als [99m]Technetium-Uptake, bei hyperthyreoter FA erhöhter und bei latenter FA normaler Wert (Normwerte von regionaler Iodversorgung abhängig). Nur bei latenter FA, mit nicht supprimiertem TSH, ist ein Suppressionsszintigramm (siehe ▶ Suppressionsszintigraphie) mit Uptake erforderlich. Nach Schilddrüsenhormongabe übersteigt hierbei die Uptake-Messung die obere, regional verschiedene Suppressionsnorm, z.B. von 3 % der applizierten Nukliddosis.

Differenzialdiagnose

Abgrenzung von anderen Formen der Schilddrüsenautonomie und Hyperthyreosen, auch von Neoplasien, siehe vor allem auch unter ▶ Struma nodosa. Beim multiplen autonomen Adenom ist das extranoduläre Thyreoideaparenchym atrophisch und im Sonogramm sind die Adenomknoten homogen echoarm und scharf berandet (siehe ▶ Adenom, autonomes der Schilddrüse). Die kongenitale Autonomie manifestiert sich meist mit einer Hyperthyreose früh im Kindesalter, zunächst mit Struma diffusa, im Szintigramm mit homogener Nuklidspeicherung über der gesamten Schilddrüse. (siehe ▶ Autonomie, kongenitale der Schilddrüse). Schwirrende Struma diffusa, Orbitopathie und positive TSH-Rezeptor-Antikörper sind charakteristisch für M. Basedow (siehe ▶ Basedow, Morbus).

Allgemeine Maßnahmen

Lebensmodifikation

Vor definitiver Therapie Vermeidung überhöhter Iodzufuhr.

Diät

Vor definitiver Therapie Vermeidung überhöhter Iodaufnahme. Bei diagnostizierter und ärztlich überwachter FA ist über die Verwendung von iodiertem Speisesalz individuell zu entscheiden.

Therapie

Kausal

Eradikation der FA durch Strumaresektion oder ausnahmsweise durch Radioiod; siehe unten unter operativer Therapie und Strahlentherapie.

Akuttherapie

Bei thyreotoxischer Krise erforderlich, siehe ▶ Krise, thyreotoxische.

Dauertherapie

Eine Dauertherapie mit Thyreostatika, meist in niedriger Dosierung, läßt sich nur in wenigen Ausnahmefällen einer hyperthyreoten FA begründen.

Operativ/strahlentherapeutisch

Da in der Regel eine Struma multinodosa vorliegt, ist die Strumaresektion unter Mitnahme aller heißen und kalten Areale, aller Knoten, Zysten und makroskopisch erkennbaren regressiven Veränderungen durchzuführen, auch bei nur latenter FA. Da trotz adäquater Substitutionstherapie durchaus mit Rezidiven zu rechnen ist, wird neuerdings vermehrt die totale Thyreoidektomie favorisiert. Besteht eine Hyperthyreose, dann ist die Strumaoperation aufzuschieben, bis unter Thyreostatika eine stabile Euthyreose erreicht ist. Mögliche Malignome, die gleichzeitig in einer Struma nodosa mit FA vorliegen können, werden durch die oben genannten Operationsverfahren, am günstigsten durch die totale Thyreoidektomie extirpiert.

Bei kleiner Struma ohne Verdrängungssymptomatik, bei punktionszytologisch unwahrscheinlicher Malignität und bei vertretbarer Strahlenbelastung kann die FA durch Radioiodtherapie eliminiert werden, z.B. in besonders gelagerten Fällen, wie bei erhöhtem Operationsrisiko. Bei latenter FA ist vorher mit Levothyroxin oder Liothyronin die TSH-Sekretion zu supprimieren (TSH < 0,1 mE/l), um die nicht autonomen Gewebsareale zu schonen.

Bewertung

Wirksamkeit

Die totale Thyreoidektomie ist am effektivsten. Sie eliminiert die FA samt Struma nodosa, auch möglicherweise eingeschlossene Malignome, und verhindert Rezidive. Die Radioiodtherapie beseitigt nur die FA und führt zu einer nur graduellen Verkleinerung der Struma. Thyreostatika können nur die Hormonsynthese unterdrücken, aber die FA nicht eliminieren, so daß nach Absetzen früher oder später die Hyperthyreose rezidiviert.

Nachsorge

Nach einer Strumaresektion ist zur Rezidivprophylaxe in der Regel lebenslang eine euthyreote Substitution mit Levothyroxin in einer Dosis erforderlich, die TSH partiell supprimiert (basales TSH im unteren Normdrittel), denn die Resektion führt meist zu einem operationstechnisch bedingten Verlust von funktionstüchtigem Parenchym. Die Levothyroxin-Substitution wird nach der Operation begonnen, sobald die Histologie vorliegt und sich kein Schilddrüsenmalignom ergeben hat. Kontrolle der partiell TSH supprimierenden Levothyroxin-Dosis alle 3 Monate, sobald stabile Einstellung erreicht alle 6 Monate, später alle 12 Monate lebenslang. Ist Schilddrüsenrestgewebe verblieben, dann zusätzlich 100–150 μg Iodid täglich, eventuell noch 50 μg Selen täglich, um das Rezidivrisiko zu mindern; sonographische Kontrolle des Schilddrüsenrestes 1 mal pro Jahr. Auch nach Radioiodtherapie ist eine partiell TSH supprimierende Levothyroxin-Substitution erforderlich in Kombination mit Iodid, eventuell auch Selen; sonographische Kontrolle des Schilddrüse 1 mal pro Jahr.

Prognose

Bei operativ verbliebenem Schilddrüsenrest und nach Radioiodtherapie sind Rezidive in einigen Fällen zu erwarten. Statistische Untersuchungen liegen nicht vor.

Literatur

1. Krohn K, Wohlgemuth S, Gerber H, Paschke R (2000) Hot microscopic areas of iodine-deficient euthyroid goitres contain constitutively activating TSH receptor mutations. J Pathol 192:37–42
2. Reeve TS, Delbridge L, Cohen A et al. (1987) Total thyroidectomy. The preferred option for multinodular goiter. Ann Surg 206:782–794

Autonomie, kongenitale der Schilddrüse

Synonyme

Angeborene Autonomie der Schilddrüse; hereditäre Autonomie der Schilddrüse; familiäre Autonomie der Schilddrüse; kongenitale Hyperthyreose; hereditäre Hyperthyreose; familiäre Hyperthyreose.

Englischer Begriff

Congenital hyperthyroidism; hereditary hyperthyroidism; familial hyperthyroidism; inherited nonautoimmune autosomal dominant hyperthyroidism.

Definition

Angeborene, autosomal dominante Autonomie der Schilddrüse und Hyperthyreose, sehr selten, verursacht durch Keimbahnmutation des Thyreotropin(TSH)-Rezeptor-Gens mit TSH-unabhängiger, konstitutiver Aktivierung des TSH-Rezeptors (gain of function mutation) aller Thyreozyten der Schilddrüse.

Symptome

Hyperthyreose, Struma diffusa, im Verlaufe der Zeit auch Struma nodosa, mit hoher Radioiodaufnahme. Die klinische Manifestation der Hyperthyreose ist postpartal variabel und abhängig vom Grad der konstitutiven TSH-Rezeptor-Aktivierung, des Iodangebots und der thyreozytären Proliferation. Keine Zeichen eines M. Basedow, wie Orbithopathie, Dermopathie („prätibiales Myxödem") und Akropachie.

Diagnostik

Nachweis einer Hyperthyreose mit erhöhten Spiegeln von Thyroxin und Triiodthyronin bei supprimiertem TSH. Fehlen von schilddrüsenspezifischen Autoantikörpern, insbesondere von TSH-Rezeptor-Antikörpern. Radioiodaufnahme der Schilddrüse erhöht, auch ohne klinisch manifeste Hyperthyreose, mit homogener Aktivitätsbelegung. Weitere Familienmitglieder sind betroffen; auch neue Keimbahnmutation bedenken. Genanalyse mit Nachweis der Mutation.

Differenzialdiagnose

Abzugrenzen von der Neugeborenenhyperthyreose bei Müttern mit M. Basedow, bei älteren Kindern und Erwachsenen vom M. Basedow, jeweils Bestimmung von TSH-Rezeptor-Antikörpern. Bei Vorliegen einer Neugeborenenstruma Abgrenzung von den anderen Formen.

Therapie

Kausal

Zunächst Vorbehandlung mit Thyreostatikum bis zur Euthyreose, dann Thyreoidektomie, anschließend euthyreote Dauersubstitution mit Levothyroxin (basales TSH soll in der untereren Normhälfte liegen). Bei nachgewiesener Autonomie ohne Hyperthyreose auch primär ablative Radioiodtherapie ohne Vorbehandlung mit Thyreostatikum möglich.

Akuttherapie

Eine thyreotoxische Krise ist wie diese zu behandeln.

Dauertherapie

Nach ablativer Therapie mittels Thyreoidektomie oder Radioiod entsteht eine bleibende primäre Hypothyreose, die lebenslang mit Levothyroxin bei euthyreoter Stoffwechsellage (basales TSH in der unteren Normhälfte) zu substituieren ist.

Operativ/strahlentherapeutisch

Bei Hyperthyreose in der Regel Thyreoidektomie nach Erreichen der Euthyreose durch Thyreostatikum. Bei Autonomie ohne Hyperthyreose auch ablative Radioiodtherapie möglich.

Bewertung

Wirksamkeit

Die oben beschriebene ablative Therapie beseitigt Autonomie und Hyperthyreose mit der Konsequenz einer permanenten primären Hypothyreose, die lebenslang zu substituieren ist. Die Keimbahnmutation des TSH-Rezeptor-Gens bleibt bestehen und wird weiter vererbt.

Verträglichkeit

Die Thyreoidektomie ist mit den spezifischen und allgemeinen Narkose- und Operationsrisiken behaftet. Die euthyreote Substitution mit Levothyroxin stellt eine physiologische Hormonwirkung ohne Nebenwirkungen her. Der Ausfall des Kalzitonins verursacht akut keine erkennbaren Veränderungen des Kalziumstoffwechsels. Folgen eines Langzeitmangels sind klinisch nicht erkennbar und nicht bekannt.

Nachsorge

Lebenslange Justierung der euthyreoten Substitution mit Levothyroxin. Genanalyse, endokrinologische und humangenetische Beratung des Patienten und seiner Familienmitglieder.

Prognose

Die vollständige Thyreoidektomie oder die ablative Radioiodtherapie beseitigen definitiv Autonomie und Hyperthyreose. Bei euthyreoter Substitution der postablativen primären Hypothyreose ist eine Beeinträchtigung der Lebensqualität und der Lebenserwartung nicht zu erwarten.

Literatur

1. Leclère J, Béné MC, Aubert V (1997) Clinical consequences of activating germline mutations of the TSH receptor, the concept of toxic hyperplasia. Horm Res 47:158–162
2. Grüters A, Schöneberg T, Biebermann H, et al. (1998) Severe congenital hyperthyroidism caused by a germ-line neomutation in the extracellular portion of the thyrotropin receptor. J Clin Endocrinol Metab 83:1431–1436

Autonomie, multifokale der Schilddrüse

Synonyme

Funktionelle Autonomie der Schilddrüse; Morbus Plummer.

Englischer Begriff

Multifokal autonomy of the thyroid; functional autonomy of the thyroid; toxic multinodular goiter; Plummer's disease.

Definition

Deskriptive, nuklearmedizinische Bezeichnung für die heterogene Radionuklidverteilung über einer Struma nodosa mit funktioneller Autonomie, wobei sich größere Ansammlungen von autonomen Thyreozyten als Foci hoher Radionuklidspeicherung darstellen. Ein ähnliches Szintigraphiebild zeigt sich bei multiplen autonomen Adenomen der Thyreoidea.

Weiterführende Links

▶ Autonomie der Schilddrüse
▶ Autonomie, funktionelle der Schilddrüse
▶ Adenom, autonomes der Schilddrüse

Autonomie, unifokale der Schilddrüse

▶ Adenom, autonomes der Schilddrüse

Autorezeptor

Englischer Begriff

Autoreceptor.

Grundlagen

Unter dem Begriff Autorezeptor sind Rezeptoren für unterschiedlichste Substanzen (Hormone, Neurotransmitter, Wachstumsfaktoren usw.) zusammengefasst, denen gemeinsam ist, dass sie auf oder in der gleichen Zelle lokalisiert sind, in der auch der entsprechende Rezeptorligand produziert und freigesetzt wird. Autorezeptoren können unterschiedlichste Funktionen haben und zum Beispiel der Wiederaufnahme von ausgeschütteten Neurotransmittern dienen oder inhibierend auf die Sekretion von Hormonen (z.B. GH-Rezeptoren in somatotropen Hypophysenzellen) einwirken und im Sinne eines ultrakurzen Feedback-Mechanismus eine übermäßige Hormonausschüttung unterbinden.

Autotoxikose

▶ Autointoxikation

AVP-Mangel (Arginin-Vasopressin-Mangel)

▶ Diabetes insipidus centralis

AVP-Resistenz (Arginin-Vasopressin-Resistenz)

▶ Diabetes insipidus renalis

Axillartemperatur

Englischer Begriff

Axillary temperature.

Definition

In der Achsel (Axilla) gemessene Körpertemperatur.

Grundlagen

Die Körpertemperatur unterliegt komplizierten regulatorischen und periodischen Schwankungen. Man unterscheidet beim Menschen die Kern-, Haut- und Körpermitteltemperatur, dabei ist die Kerntemperatur die wichtigste Messgröße. Sie wird benannt nach dem Messort, z.B. Axillar-, Innenohr-, Oral-, Rektal- und Vaginaltemperatur und ist abhängig vom Messort und verwendeter Messmethode. Die Tagesmitteltemperatur beträgt für den Mann 36,7 °C, für die Frau 37,0 °C und für Säuglinge und Kleinkinder 37,5 °C (Rektaltemperatur). Tagesschwankung 0,7–2,1 °C. Temperaturminimum morgens um 6 Uhr, Maximum abends um 18 Uhr.

Azazort

▶ Deflazacort

Azetat

▶ Essigsäure-Derivate

Azidämie

▶ Azidose
▶ Azidose, metabolische
▶ Azidose, respiratorische

Azidose

Synonyme

Azidämie.

Englischer Begriff

Acidosis.

Definition

Entgleisung des Säure-Basen-Haushaltes zugunsten von sauren Metaboliten.

Grundlagen

Die Konstanz der Wasserstoffionen (Isohydrie) wird durch Pufferung, respiratorische und renale Regulation aufrechterhalten. Dabei hat die Pufferung durch das Kohlensäure-Bikarbonatsystem die wichtigste Rolle und wird durch die Henderson-Hasselbalch Pufferungsgleichung beschrieben: $pH = 6,1 + \log (HCO_3^-)/(H_2CO_3)$. Je nach Ursache der Störung unterscheidet man zwischen metabolischer (Abfall der Bikarbonatkonzentration) und respiratorischer (Anstieg von CO_2 durch alveoläre Hypoventilation) Azidose. Bei einem im Rahmen der Kompensation im Normbereich (7,36–7,44) gelegenen pH-Wert handelt es sich um eine kompensierte Azidose. Bei einem Abfall des pH-Wertes unterhalb des Normbereiches infolge Erschöpfung der Kompensationsmechanismen spricht man dagegen von einer dekompensierten Azidose.

Azidose, diabetische

▶ Diabetes mellitus, Typ 1
▶ Coma diabeticum
▶ Azidose, metabolische

Azidose, metabolische

Synonyme

Azidämie.

Englischer Begriff

Metabolic acidosis.

Definition

Stoffwechselbedingte Zunahme von H+-Ionen im Blut mit pH-Abfall (pH < 7,36). Ätiologie: Additionsazidose (Ketoazidose durch Diabetes mellitus, C2-Abusus), Laktatazidose (durch Schock, Hypoxie, Intoxikation), Retentionsazidose (Niereninsuffizienz) und Subtraktionsazidose (Bikarbonatverlust z.B. durch Diarrhoe, Ileus).

Symptome

Vertiefte Atmung (Kussmaul-Atmung), Blutdruckabfall, Schock.

Diagnostik

Klinik und arterielle Blutgasanalyse.

Therapie

Kausal

Beseitigung der ursächlichen metabolischen Störung (siehe Ätiologie).

Akuttherapie

Langsame Korrektur durch Zufuhr von Puffersubstanzen (Natriumbikarbonat, Tris-Puffer). Am häufigsten mit Natriumbikarbonat nach der Formel: $NaHCO_3$ (mmol) = negative Basenabweichung (mmol/l) $\times$ 0,3 $\times$ kg Körpergewicht. Eine eventuelle Hypokaliämie wird ebenfalls substituiert.

Prognose

Richtet sich nach der zugrunde liegenden Erkrankung.

Azidose, renal-tubuläre

Synonyme

RTA.

Englischer Begriff

Renal tubular acidosis.

Definition

Nierenbedingte (durch Störung der Tubulusfunktion hervorgerufene) hyperchlorämische metabolische Azidose mit einer normalen Anionlücke im Serum. Je nachdem, welche Aspekte des renalen Säure-Basen-Gleichgewichts betroffen sind, lassen sich vier Formen unterscheiden:

1. Typ I: distale renal-tubuläre Azidose (selten)
2. Typ II: proximale renal-tubuläre Azidose (selten)
3. Typ III: gemischte renal-tubuläre Azidose (sehr selten)
4. Typ IV: renal-tubuläre Azidose (am häufigsten). Die Ursachen sind unzureichende Aldosteronproduktion (z.B. hyporeninämicher Hypoaldosteronismus) oder intrinsische Nierenerkrankung mit tubulärer Aldosteronresistenz (z.B. obstruktive Uropathie, Sichelzellanämie).

Therapie

Typ I: Bikarbonatsubstitution und Kaliumsubstitution. Die Alkalidosis sollte so lange erhöht werden bis sowohl die Azidose als auch die Hyperkalziurie beseitigt sind. Der Bedarf an Alkali steigt bei Erkrankungen, bleibt aber unter 4 mmol/kg täglich. Bei angeborener Typ I RTA ist auch eine genetische Untersuchung der Angehörigen von Patienten indiziert, da die Therapie eine Wachstumshemmung bei Kindern verhindern kann.

Typ II: Zufuhr großer Mengen Alkali (5–15 mmol/kg täglich) und Kalium. Der Kaliumbedarf steigt mit der Alkalitherapie an. Kalium sparende Diuretika verhindern den renalen Bikarbonatverlust.

Typ IV: kaliumarme Diät und Verzicht auf Medikamente die die Aldosteronproduktion unterdrücken oder den Aldosteroneffekt blockieren. Wenn nötig Fludrocortison 0,1–0,2 mg täglich (bei Mineralokortikoidenresistenz höhere Dosis), aber nicht bei Patienten mit Hypertonie oder Herzinsuf-

Azidose, renal-tubuläre, Tabelle 1 Die vier Formen der renal-tubuläre Azidose

A

	Pathophysiologie	Befunde
Typ I	vererbt oder erworben: verminderte Ammoniak- und Wasserstoffionensekretion im distalen Tubulus	– hypokaliämische hyperchlorämische Azidose – Urin pH-Wert > 6 – Hyperkalzurie, Hyperkaliurie – Volumendepletion – Nephrokalzinose – Bei Kindern: Wachstumstörungen und rachitische Veränderungen – Bei Erwachsenen: Osteoporose oder Osteomalazie
Typ II	vererbt oder erworben (auch als Teil eines Fanconi-Syndroms), Verminderte Bikarbonat-Rückresorption im proximalen Tubulus	– hypokaliämische hyperchlorämische Azidose – Urin pH-Wert < 6 – Bicarbonaturie, Hyperkalzurie, Hyperkaliurie – Hypophosphatämie – Bei Kindern: Wachstumstörungen – Bei Erwachsenen: Osteoporose oder Osteomalazie keine Nephrokalzinose
Typ III	Mangel an Karboanhydrase II, welche sowohl im proximalen als auch im distalen Tubulus vorhanden ist	Merkmale von Typ I und Typ II
Typ IV	Erworben: Generalisierte Dysfunktion des distalen Nephrons aufgrund von Aldosteronmangel oder Aldosteronresistenz	– hyperkaliämische hyperchlorämische Azidose – Urin pH-Wert < 6 – Hypokaliurie – keine Nephrokalzinose

fizienz. Bedarf an Alkali ist 2–3 mmol/kg täglich.

Literatur

1. Morris RC Jr, Sebastian A (2002) Alkali therapy in renal tubular acidosis: who needs it? J Am Soc Nephrol 13:2186–8. Review

Azidose, respiratorische

Synonyme

Azidämie.

Englischer Begriff

Respiratoric acidosis.

Definition

Atmungsbedingter (lungenbedingter) Abfall von H^+-Ionen im Blut mit pH-Abfall (pH < 7,36). Ätiologie: Hypoventilation durch respiratorische Insuffizienz bei zentraler Atemdepression, akuten Kreislaufstörungen, Störungen der Atemmechanik.

Störung des Gasaustauschs durch Lungenkrankheit.

Symptome

Dyspnoe, Zyanose, Schwäche, Tachykardie, Desorientiertheit bis Eintrübung.

Diagnostik

Klinik und arterielle Blutgasanalyse.

Therapie

Kausal

Beseitigung der Ursache (siehe Ätiologie).

Akuttherapie

Steigerung der Ventilation. Je nach Ursache: Bronchospasmolyse, Sekretolyse bei chronischer respiratorischer Insuffizienz. Intubation und maschinelle Beatmung bei akuter respiratorischer Insuffizienz.

Prognose

Richtet sich nach der zugrunde liegenden Erkrankung.

Azotämie

Synonyme

Hyperazotämie; Stadium der kompensierten Retention bei Niereninsuffizienz.

Englischer Begriff

Azotemia.

Definition

Vermehrung von harnpflichtigen stickstoffhaltigen Substanzen im Blut. Im wesentlichen handelt es sich dabei um Endprodukte des Eiweißstoffwechsels (Harnstoff und Kreatinin). Ursache ist meistens eine Minderausscheidung aufgrund einer Nierenfunktionsstörung (Glomerulonephritis, interstitielle Nephritis, Zystenniere, vaskulärer Nierenschaden, z.B. bei arterieller Hypertonie), aber auch ein gestörter Eiweißstoffwechsel (extrarenale, metabolische Azotämie) kommt als Ursache ebenfalls in Frage (z.B. bei schweren Blutungen, Exsikkose mit Salzmangelzustand, Diabetes mellitus, Verbrennungen, M. Addison, Bestrahlungsschaden).

Symptome

Renale Azotämie: Es handelt sich um eine kompensierte Retention ohne klinische Urämiesymptome (urämischer Fötor, Schwäche, Pruritus, Konzentrationsschwäche, Lungenödem, Herzinsuffizienz).
Gestörter Eiweißstoffwechsel: diverse Symptome je nach Ursache (u.a. Tachykardie, Kreislaufdysregulation, Eintrübung).

Diagnostik

1. Labor:

- *Blut:* Harnstoff, Kreatinin erhöht, Kreatininclearance vermindert, evtl. Elektrolytstörungen, Anämie, gestörte Glukosetoleranz, Hypertriglyzeridämie, evtl. Hb-Abfall, evtl. Hypokortisolismus

- *Urin:* Spezifisches Gewicht ca. 1010, Osmolalität, Harnstoffkonzentration erniedrigt.

2. Bildgebung zur Abklärung der Ursache

- Sonografie, evtl. Computer- und/oder Kernspintomografie).

Allgemeine Maßnahmen

Lebensmodifikation

Renale Azotämie: Ernährungsumstellung, erhöhte Flüssigkeitszufuhr.

Diät

Renale Azotämie:

- Verminderung des anfallenden Harnstoffs durch eiweißarme Diät; die Eiweißzufuhr soll dem Verlust entsprechen (Stickstoffgleichgewicht); z.B. „Schwedendiät": normale Diät mit täglicher Eiweißbeschränkung auf 0,2 g/kg KG unter Zugabe von ca. 20 g essentiellen Aminosäuren
- Erhöhung der Ausscheidung von Harnstoff durch reichliche Flüssigkeitszufuhr mit Steigerung der Diurese.

Therapie

Kausal

Behandlung der renalen Grunderkrankung, Behandlung von Begleiterkrankungen (arterielle Hypertonie, Herzinsuffizienz, Diabetes mellitus), Behandlung der Ursache der Eiweißstoffwechselstörung.

Dauertherapie

Renale Azotämie: Ziel ist es, die Niereninsuffizienz lange Zeit im Stadium der kompensierten Retention zu erhalten durch:

- Diät (siehe oben)
- Kontrolle des Wasser-, Elektrolyt- und Säure-Basen-Haushalts mit evtl. Korrektur der Störung
- Behandlung einer renalen Anämie durch Gabe von Erythropoetin

- Anpassung der Dosis evtl. erforderlicher Medikamente.

Nachsorge

Renale Azotämie: bei Verschlechterung frühzeitige Kontaktaufnahme mit nephrologischem Zentrum zwecks Einleitung weiterer Maßnahmen.

Prognose

Richtet sich nach der zugrunde liegenden Erkrankung.

Azoturie

A

Englischer Begriff

Azoturia.

Definition

Erhöhte Ausscheidung stickstoffhaltiger Verbindungen im Harn.

Grundlagen

Ursache ist ein Hyperkatabolismus infolge Zelluntergangs, z.B. durch äußere Schädigung von Körpergewebe (Trauma, Operation), Glukoseverwertungsstörungen, akute Durchblutungsstörung, Blutgerinnungsstörungen, respiratorische und renale Insuffizienz.

Baber-Zell-Tumor

▶ Struma postbranchialis

Babinski-Fröhlich-Syndrom

▶ Fröhlich, Morbus

Bakterielle Thyreoiditis

▶ Thyreoiditis, akute
▶ Thyreoiditis, suppurative

Balanitis albicans

▶ Balanitis candidomycetica

Balanitis candida mycetica

▶ Balanitis candidomycetica

Balanitis candidomycetica

Synonyme

Balanitis candida mycetica; Balanitis albicans; Soorbalanitis.

Englischer Begriff

Candidal balanitis

Definition

Entzündung der Glans penis und des inneren Präputialblattes durch Candida albicans, meist bei Vorliegen eines unerkannten oder schlecht eingestellten Diabetes mellitus.

Symptome

Weißliche Beläge auf der Glans penis und dem Präputium. Bei reiner Candidabesiedlung meist keine sonderlichen Beschwerden. Bei Mischinfektionen Juckreiz und Rötung, evtl. auch Erosionen (siehe auch ▶ Balanitis diabetica).

Diagnostik

Typisches klinisches Bild (Inspektion). Erregernachweis durch Abstrich.

Differenzialdiagnose

Balanitis diabetica; Balanitis vulgaris; Balanitis specifica (Syphilis, Gonorrhoe).

Allgemeine Maßnahmen

Hygiene, Genitalpflege. Nach unentdecktem Diabetes mellitus fanden bzw. bekannten Diabetes optimal einstellen.

Therapie

Kausal

Lokale Behandlung mit Antimykotikum. Wegen bekannter Rezidivneigung von Soormykosen konsequente weitere Lokalbehandlung auch nach Abklingen der akuten klinischen Erscheinungen. Partnerbehandlung.

Balanitis diabetica

Definition

Entzündung der Glans penis und des inneren Präputialblattes bei Vorliegen eines unerkannten oder schlecht eingestellten Diabetes mellitus, verursacht durch bakt. Entzündung, wobei eine Mischung von Smegma und glukosehaltigem Urin (mangelhafte Genitalpflege) einen idealen bakt. Nährboden darstellt. Meist zusätzlich Candidamykose, sodass in der Regel Mischbild vorliegt.

Symptome

Juckreiz, Rötung, ödematöse Schwellung des Präputiums, Erosionen.

Weiterführende Links

▶ Balanitis candidomycetica

Barorezeptor

▶ Barosensor

Barosensor

Synonyme

Barorezeptor.

Englischer Begriff

Baroreceptor.

Definition

Ein Peptid, das als Empfänger (Rezeptor) im Kreislauf auf Dehnungsreize reagiert.

Grundlagen

Barosensoren oder Barorezeptoren finden sich in der Wand der Vorhöfe des Herzens, in der Vena cava (Hohlvene), im Aortenbogen und im Carotissinus (Zusammenfluss der Carotisschlagadern). Sie reagieren auf eine Dehnung der Wand, die durch eine Drucksteigerung im Gefäß oder im Herzen ausgelöst wird.

Barosensorreflex

Synonyme

Pressorezeptorreflex.

Englischer Begriff

Baroreceptor; baroceptor; pressoreceptor.

Definition

Durch die Barorezeptoren der Gefäßwand vermittelter Reflex zur kurz bis mittelfristigen Steuerung des Blutdrucks.

Grundlagen

Die Barorezeptoren sind hauptsächlich an vier Orten des Arteriensystems vorhanden, beiderseits im Gebiet der A. carotis sowie am Aortenbogen und an der A. anonyma. Deren Signale gelangen über afferente Äste des N. glossopharyngeus und N. vagus zu den rhombenzephalen Kreislaufzentren. So beeinflussen die Barorezeptoren die Medulla oblongata ständig in dem Sinne, dass einer Erhöhung des Blutdrucks entgegen gewirkt wird. Bei diesem Vorgang handelt es sich um einen Reflex (Barosensorreflex), weil die Änderung des arteriellen Blutdrucks wieder als modifizierter Reiz auf die Barosensoren wirkt. Der Reflex dient dazu, nach einer Störung (z.B. Änderung der Körperlage) einen stabilen Zustand des Blutdrucks zu erreichen.

Bartter-Schwartz-Syndrom

▶ Syndrom der inadäquaten ADH-Sekretion

Bartter-Syndrom

Englischer Begriff

Bartter's syndrome.

Definition

Seltene autosomal-rezessiv vererbte Endokrinopathie, welche durch einen Defekt des aktiven Natrium-Chlorid Transportes im aufsteigenden Ast der Henle-Schleife verursacht wird. Der resultierende Na^+- und Cl^--Verlust führt zur Aktivierung des Renin-Angiotensin-Aldosteron-Systems und erhöhter Prostaglandinsynthese. Die Hypokaliämie induziert einen nephrogenen Diabetes Mellitus.

Symptome

Antenatales Bartter-Syndrom: Polyhydramnion, stark erhöhtes Risiko einer Frühgeburt, Fieber, Dehydratation, Nephrokalzinose, Wachstumsstörungen, verringerte Knochendichte.
Klassisches Bartter-Syndrom: Symptome treten in der Kindheit auf. Verlangen nach Salz, Muskelschwäche, Muskelkrämpfe, Dehydratation, Polyurie, Nykturie, weniger häufig Nephrokalzinose.

Diagnostik

Hypokaliämische hypochlorämische metabolische Alkalose, erhöhter Renin- und Aldosternspiegel bei normalem bis niedrigerem Blutdruck.
Hohe Prostanglandin E Werte bei antenatalem Bartter-Syndrom.

Differenzialdiagnose

1. Gitelman-syndrome (Hypokalzurie, Hypomagnesiämie)
2. Pseudo-Bartter-Syndrom (Diuretika- oder Laxianzienmissbrauch): Die metabolischen Störungen des Pseudo-Bartter-Syndroms sind vom Bartter-Syndrom nicht zu unterscheiden, daher sind mehrmalige Harn-Untersuchungen auf Diuretika nötig
3. chronisches Erbrechen (niedrige Chloridkonzentration im Urin)
4. Magnesiummangel (Hypomagnesiämie, Hypomagnesiurie)

Allgemeine Maßnahmen

Diät

Kaliumreiche Kost.

Therapie

1. Zufuhr von Natrium und Kalium: Kaliumchlorid 10mmol/kg/d
2. Kombination vom Natriumchlorid (10–15 mmol/kg/d) mit Spironolacton (1–5 mg/kg/d)
3. Prostaglandin-Synthesehemmer (z.B. Indomethacin 2 mg/kg/d)
4. ACE-Hemmer.

Literatur

1. Shaer AJ (2001) Inherited primary renal tubular hypokalemic alkalosis: a review of Gitelman and Bartter syndromes. Am J Med Sci 322:316–32

Basaltemperatur

Synonyme

Morgentemperatur; Aufwachtemperatur.

Englischer Begriff

Basal body temperature.

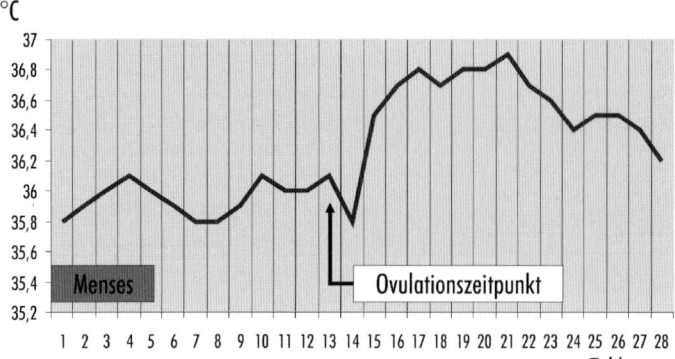

**Basaltemperatur,
Abb. 1** Biphasischer Verlauf der Basaltemperatur.

Definition

Die morgens nach dem Aufwachen und vor dem Aufstehen rektal oder oral gemessene Temperatur bei der Frau, als Kontrolle des Zeitpunktes der Ovulation (Eisprung) bei der Abklärung von Menstruationsstörungen und bei der Konzeptionsverhütung nach der Knaus-Ogino-Methode.

Grundlagen

Etwa 24 Stunden nach der Ovulation und unter dem Einfluss des Progesterons auf das Wärmeregulationszentrum des Körpers kommt es zu einem während der zweiten Zyklushälfte gleichbleibenden Anstieg der Körpertemperatur um 0,4–0,6°C mit erneutem Abfall kurz vor der Menstruation (biphasischer Temperaturverlauf). Das Progesteron steigt nur nach einem vorausgegangenen Eisprung. So kann der Temperaturanstieg als ein zuverlässiges Zeichen für einen Eisprung gewertet werden. Bei fehlendem Eisprung bleibt das Temperaturniveau während des ganzen Zyklus gleich niedrig (monophasischer Temperaturverlauf). Bei einer atypisch verlaufenden biphasischen Kurve handelt es sich am wahrscheinlichsten um eine Gelbkörperinsuffizienz bzw. -persistenz.

Weiterführende Links

▶ Aufwachtemperatur

Basedow, Morbus

Synonyme

Basedowsche Krankheit; Immunhyperthyreose.

Englischer Begriff

Graves' disease.

Definition

Autoimmunerkrankung der Schilddrüse mit gestörter Immuntoleranz gegenüber spezifischen Komponenten der Thyreozyten und mit Autoantikörperbildung gegen den TSH-Rezeptor (TSH-R), die Thyreoperoxidase (TPO), den Iodidkanal ($2Na^+/I^-$-Symporter, NIS) und gegen den Hauptbestandteil des Kolloids, das Thyreoglobulin (TG). Die TSH-Rezeptor-Antikörper (TSH-R-AK) binden an ihr Antigen, den membranständigen TSH-Rezeptor, und bewirken durch entsprechende Konformationsänderung des Rezeptor eine thyreozytäre Aktivierung der Signaltransduktion über den Adenylatzyklase- und Phospholipase-C-Pfad. Darin gleicht die TSH-R-AK-Wirkung weitgehend der des TSH am Thyreozyten. TSH-R-AK stimulieren somit die Iodidaufnahme, die Synthese und Sekretion der Schilddrüsenhormone (Thyroxin, T_4; Triiodthyronin, T_3). Eine Feed-back-Inhibition der Antikörperproduktion in den

B-Lymphozyten und Plasmazellen durch erhöhte T_4- und T_3-Wirkung, wie dies hypophysär bezüglich TSH geschieht, findet nicht statt, so daß die Stimulation der Schilddrüse durch TSH-R-AK unkontrolliert ist. Daraus resultieren eine Übersekretion von T_4 und T_3 und damit eine **Hyperthyreose** mit supprimiertem TSH. Unter TSH-R-AK hypertrophieren und proliferieren die Thyreozyten wie unter TSH, induzieren eine Hypervaskularisation des gesamten Organs. Die Transduktionssignale bewirken auch eine antiapoptotische Konstellation der Thyreozyten, die einem immunreaktiven Zelltod entgegenwirkt. Dies bedingt das klinische Bild der **schwirrenden Struma diffusa**. Fibroblasten und Proadipozyten in der Orbita, in den äußeren Augenmuskeln und bisweilen auch perivaskulär im Corium der Haut exprimieren an der Zelloberfläche Strukturen, die dem TSH-Rezeptor ähneln und durch „Kreuzreaktion" in das immunreaktive Entzündungsgeschehen einbezogen werden. Dadurch entwickelt sich die **Orbitopathie** und **Dermatopathie** sowie beim Übergreifen auf nachbarschaftliches Periost die **Akropachie**.
Die TSH-R-AK sind polyklonale IgG, die zum Teil am TSH-Rezeptor nicht stimulierend, sondern blockierend auf die Signaltransduktion wirken. Überwiegen diese blockierenden AK, dann findet sich klinisch ein **euthyreoter** oder gar **hypothyreoter M. Basedow**. Der transplazentare Übertritt reifer IgG von der Mutter zum Föten in den letzten Schwangerschaftswochen zum Zwecke des Infektionsschutzes transferiert bei einer Graviden mit M. Basedow auch TSH-R-AK, wodurch bereits intrauterin eine **Neugeborenen-Hyperthyreose** entstehen kann.
Es besteht eine familiäre Disposition zu M. Basedow und zu anderen Autoimmunerkrankungen, wobei eine bestimmte Form des CTLA4-Gens, dessen Produkt ein Modulator der T-Zell-Funktion ist, autosomal dominant die Bildung von schilddrüsenspezifischen Autoantikörpern begünstigt. Das

Erkrankungsrisiko ist weiters verbunden mit bestimmten Haplotypen des human leucocyte antigen (HLA), bei Europäern mit HLA-DR3 und HLA-DQA10501, bei Japanern mit HLA-B35 und bei Chinesen mit HLA-Bw46, wobei diese Haplotypen keine eigentlichen Erkrankungsgene sind.
Im Vergleich zur Autoimmunthyreoiditis Hashimoto zeigt die Basedow-Schilddrüse histologisch nur eine geringe lymphozytäre Infiltration. Die Follikel sind kolloidarm. Die Thyreozyten sind hypertroph und bilden pseudopapilläre Proliferationen (Sandersonsche Polster), die in das Follikellumen hinein ragen.

Symptome

In der Regel liegt eine Hyperthyreose vor, selten eine Euthyreose oder primäre Hypothyreose (siehe oben). So findet man meist als Ausdruck der Hyperthyreose die vielfältigen Symptomen eines stark erhöhten Sympathikotonus und eines katabolen Metabolismus (siehe ▶ Hyperthyreose), selten die Zeichen einer Hypothyreose (siehe ▶ Hypothyreose, ▶ Myxödem). Darüber hinaus sind für den Morbus Basedow die immunreaktiven Symptome charakteristisch: Struma diffusa, wenn nicht eine Struma nodosa vor Ausbruch des M. Basedow bestanden hat, meist im Frühstadium mit Schwirren; fast regelmäßig die sogenannte „endokrine" Ophthalmopathie mit Druckerhöhung in der Orbita durch Entzündungsinfiltration und Exophthalmus, meist nicht seitengleich ausgeprägt (siehe ▶ Orbitopathie, endokrine); selten Dermatopathie (sogenanntes „prätibiales Myxödem"), vorzugsweise im Bereich der Unterschenkel und des Fußrückens (siehe ▶ Myxödem, prätibiales), extrem selten eine Akropachie (siehe ▶ Akropachie).

Diagnostik

Allgemeinstatus mit Gewicht und Körpergröße, unter besonderer Berücksichtigung der Organe im Halsbereich, der Herz-, Lungen- und Kreislauffunktion, der Haut und der Augen, neurologischer Status mit Reflexverhalten und Prüfung der groben Kraft. Exophthalmometrie, Prüfung auf Diplopie. Labor: TSH basal, fT_4, T_3, TSH-R-AK, TPO-AK; Blutbild, Differentialblutbild, Leber- und Cholostaseenzyme, Kalzium und Albumin, Blutzucker und HB^{A1C}, altersentsprechend bei Frauen Schwangerschaftstest. Sonographie der Schilddrüse einschließlich farbkodierter Doppler-Gefäßdarstellung. Ophthalmologische Untersuchung. Kernspintomographie der Orbitae einschließlich T2-Messung. Unter besonderer Fragestellung, auch hinsichtlich einer möglichen Radioiodtherapie, quantitative Schilddrüsenszintigraphie mit Uptake-Messung.

Differenzialdiagnose

Abgrenzung von anderen Formen einer Hyperthyreose, gegebenenfalls auch Hypothyreose, insbesondere auch vom ▶ Marine-Lenhart-Syndrom; dabei entwickelt sich in einer vorbestehenden Struma nodosa mit funktioneller Autonomie ein M. Basedow. Bei Orbitopathie und Exophthalmus Differenzierung von Raumforderungen und anderen Entzündungen, die auf die Orbita übergegriffen haben.

Allgemeine Maßnahmen

Lebensmodifikation

Absolute Abstinenz vom Tabakgenuß, der infiltrative Orbitopathie aggraviert.

Diät

Meidung von Nahrungsmittel mit exzessivem Iodgehalt, wie Meerestang, Kelp und andere. Die Iodzufuhr durch Nahrungsmittel, die mit iodiertem Speisesalz gewürzt sind, ist unbedenklich.

Therapie

Kausal

Hemmung der Hormonsynthese mit Thiamazol, initial täglich 15–40 mg oral, in 3 Dosen über den Tag verteilt, meist 3 × 10 mg/Tag. Minderung auf 2/3 oder 1/2 der Initialdosis nach etwa 10–20 Tagen, wenn T_3- und T_4-Werte deutlich erkennbar rückläufig sind. Über Wochen langsame Reduktion auf eine Erhaltunsdosis von einmal täglich 2,5–10 mg. Die Erhaltungsdosis ist positiv korreliert mit der Strumagröße, dem Titer von TSH-R-AK und der alimentären Iodzufuhr. Alternativ bei Verwendung des Prodrugs Carbimazol, das enteral und hepatisch in Thiamazol umgewandelt wird (auf molarer Wirkbasis entsprechen 10 mg Carbimazol 6,13 mg Thiamazol), sind gering höhere Dosen notwendig, initial täglich 25–60 mg, Erhaltungsdosis einmalig täglich 5–15 mg. Weiterhin kann bei Unverträglichkeit von Thiamazol oder Carbimazol ein anderes Thionamid eingestzt werden, Propylthiourazil, das sich jedoch vergleichsweise nur gering in der Schilddrüse anreichert, weshalb Erhaltungsdosen bei täglich einmaliger Applikation nicht ausreichend effektiv sind: initial täglich 150–300 mg, in 3 Dosen über den Tag verteilt; Erhaltungsdosis täglich 25–100 mg, in wenigstens 2 Dosen über den Tag verteilt. Manche verwenden während Schwangerschaft und Stillperiode vorzugsweise Propylthiourazil anstatt Thiamazol oder Carbimazol. Unabhängig von der Wahl des Thionamidthyreostatikum sollte in der Schwangerschaft mit der geringsten effektiven Dosierung behandelt werden, um Risiko und Ausmaß einer Neugeborenenstruma und einer Neugeborenenhypothyreose möglichst klein zu halten. Perchlorat ist ebenfalls wirksam, hat bei M. Basedow jedoch den Nachteil, daß darunter die Struma wächst und die Hypervaskularisation persistiert oder zunimmt. Außerdem Dämpfung des Hypersympathikotonus mit Propranolol oral, als Einzeldosis sind selten 20 mg notwendig, meistens 10 mg gut ausreichend, 3–4 × täglich mit dem Ziel, die Herzfrequenz auf < 100/min zu senken, nötigenfalls Dosis und Intervall anpassen.

Ist eine frische oder aktive Orbitopathie klinisch erkennbar, dann ist zur Vermeidung einer Progression, zur Erhaltung des aktuellen Status oder auch mit dem Ziel der Besserung eine immunsuppressive Medikation durchzuführen. Gut bewährt haben sich Glukokortikoide. Während der hyperthyreoten Phase sind wegen ihrer gesteigerten Metabolisierung höhere Dosen notwendig als in der Euthyreose. Bei Hyperthyreose initial täglich 50–100 mg Prednisolon, bei Euthyreose 40–60 mg, über etwa 2 Wochen, dann Reduktion der Tagesdosis um 5–10 mg pro Woche, bis Erhaltungsdosis von etwa 20 mg/Tag bei Euthyreose erreicht ist. Diese Erhaltungsdosis sollte über etwa 6 Monate fortgeführt werden, nötigenfalls Anpassung an therapeutischen Effekt. Eine Erhaltungsdosis < 15 mg/Tag ist meist nicht mehr ausreichend effektiv. Immunsuppressive Therapie mit Immunglobulinen in hoher Dosierung, mit Somatostatinanaloga, mit Cyclosporin A, Azathioprin, Cyclophosphamid oder Methotrexat ist als Behandlungsversuch einzustufen. Retrobulbärbestrahlung und Orbitadekompressionsoperation siehe unten.

Akuttherapie

Bei inzipienter oder manifester thyreotoxischen Krise notwendig, siehe ► Krise, thyreotoxische. Visusminderung und Skotombildung durch Druck auf N. opticus ist Indikation zur raschen Orbitadekompressionsoperation, siehe unten.

Dauertherapie

Kommt eine frühzeitige Thyreoidektomie nicht in Betracht, dann ist die Thyreostatika-Therapie mit Thionamiden wenigstens über 12 Monate fortzuführen, besser über 18–24 Monate, da erst dann in etwa 20–40 % der Fälle mit einer Spontanremission zu rechnen ist. Günstigt für eine Spontanremission sind vor allem eine kleine Struma und TSH-R-AK-Titer, die in den niedrigtitrigen oder negativ Bereich bleibend abgesunkten sind. Bei Rezidiv nach absetzen der Thyreostatika, in 25–50 % der Fälle zu erwarten, erneute Therapie mit Thionamiden, sobald

Euthyreose erreicht, totale Thyreoidektomie (siehe unten).

Operativ/strahlentherapeutisch

Bei Unverträglichkeit der Thionamidthyreostatika, bei medikamentös schwer beherrschbarer Hyperthyreose, meist bei insuffizienter Compliance, bei unbekannten Iodquellen, bei großer Struma, bei Marine-Lenhart-Syndrom, bei hohen Erhaltungsdosen der Thyreostatika, bei aktiver oder progredienter Orbitopathie, bei Persistenz hoher Titer der TSH-R-AK oder bei Rezidiv nach immunologischer Remission (siehe oben) ist nach medikamentös eingestellter Euthyreose dann durch einen speziell ausgewiesenen Chirurgen die totale Thyreoidektomie (oder fast totale, „nearly total", mit Gesamtschilddrüsenrest von < 3 ml) vorzunehmen und anschließend die primäre Hypothyreose lebenslang mit Levothyroxin euthyreot zu substituieren. Nach totaler oder fast totaler Thyreoidektomie bessert sich meist eine aktive Orbitopathie. Bei einer primär diffusen Basedow-Struma, die im Verlaufe der Erkrankung sekundär Knoten entwickelt, ist ebenfalls die totale Thyreoidektomie indiziert, da das Entartungsrisiko dieser Knoten sehr hoch ist.

Als weitere ablative Therapie des M. Basedow gilt die Radioiodtherapie. Hierunter kann es in Einzelfällen vorübergehend zur Aktivierung der immunreaktiven Manifestationen kommen, auch der Orbitopathie, weshalb immer für 10–14 Tage vorausgehend und für 15–30 Tage nach Radioiod eine ausreichende Immunsuppression mit Glukokortikoiden (z.B. Prednisolon 20–60 mg/Tag) vorzunehmen ist. Als ablative Herddosis gelten 250–300 Gy; nach Analyse der Radioioddynamik ist die zu applizierende Aktivitätsmenge des [131]Iods nach der Marinelli-Formel zu errechnen. Die Strahlentherapie der aktiven Orbitopathie (Retrobulbärbestrahlung, Orbitaspitzenbestrahlung) bei gleichzeitiger Glukokortikoidtherapie ist nach einigen Wochen in 60–70 % effektiv; die Applikationsdauer der notwendigen Glukokortikoide wird erheblich verkürzt. Je früher durchgeführt, desto besser das Resultat. Mit dem Linearbeschleuniger wird eine Herddosis von 10–20 Gy angestrebt, eine sogenannte Entzündungsbestrahlung. Die Einzeldosen betragen 1–2 Gy und verteilen sich auf 10–20 Einzelsitzungen über 2–4 Wochen. Dadurch werden die infiltrierenden, lokal immunkompetenten Lymphozyten apoptotisch und es entwickelt sich eine leichte Fibrose. Eine Wiederholung kann frühestens nach 6 Monaten durchgeführt werden, wenn die erste Herddosis unter 20 Gy lag. Kontraindikation besteht bei Visusminderung oder Skotombildung durch Kompression des Nervus opticus.

Die Orbita-Dekompressionsoperation ist umgehend erforderlich bei Visusminderung oder Skotombildung durch Kompression eines N. opticus, auch bei Korneaschädigung durch Lagophthalmus, bei Doppelbildern. Eine Tarsoraphie ist indiziert bei Korneaschädigung durch Lagophthalmus. Ist eine stabile Inaktivierung der Orbitopathie erreicht, dann sind bisweilen Lidkorrekturen notwendig, bei bleibenden Doppelbildern Prismengläser und Schieloperationen.

Bewertung

Wirksamkeit

Durch konsequente Thyreostatika-Therapie läßt sich die Hyperthyreose in der Regel immer in eine Euthyreose überführen. In 20–40 % der Fälle ist nach ein- bis zweijähriger Pharmakotherapie mit einer immunologischen Remission zu rechnen. Die totale oder fast totale Thyreoidektomie beseitigt ablativ die Hyperthyreose und erreicht in vielen Fällen eine Besserung und Inaktivierung der Orbitopathie. Die Retrobulbärbestrahlung ist in 60–70 % effektiv und führt zur Einsparung von Glukokortikoiden.

Verträglichkeit

Auf die Nebenwirkungen der Thyreostatika, insbesondere bezüglich Hämatopoese und Leberfunktion, ist zu achten (Laborkontrollen!). Die erforderlichen pharmakologischen Glukokortikoiddosen bedingen in der Regel immer ein Cushingoid mit z.B. Glukoseintoleranz, Infektanfälligkeit, Reduktion der Knochenmasse, Hypertonie. Bei Thyreoidektomie ist das Risiko einer permanenten Rekurrenzparese und parathyreopriven Tetanie im gewissem Maße immer gegeben; ein erfahrener Schilddrüsenchirurg erreicht < 1 %.

Pharmakoökonomie

Je früher eine totale oder fast totale Thyreoidektomie und eine Retrobulbärbestrahlung durchgeführt werden, desto schneller wird eine immunologische Remission erreicht, desto geringer der Aufwand der Pharmakotherapie, desto geringer das Risiko der komplizierenden Orbitopathie und der Notwendigkeit korrigierender Operationen.

Nachsorge

Bei spontaner Remission Kontrolluntersuchungen mit Labor alle 3 Monate, bei Persistenz alle 6 Monate. Nach Thyreoidektomie Substitution mit Levothyroxin in einer Dosis, die TSH in das untere Normdrittel absenkt; Kontrollen alle 3 Monate, bei stabiler Einstellung alle 6 und später alle 12 Monate. Ophthalmologische Kontrollen der Orbitopathie alle 6–12 Monate.

Prognose

Der unter Thyreostatika spontan remittierte M. Basedow birgt ein hohes Rezidivrisiko in sich, nach 1 Jahr 25–30 % der remittierten Fälle, nach 2 Jahren 30–35 %, nach 3–10 Jahren 40–50 %, weshalb grundsätzlich eine frühe ablative Therapie anzustreben ist.

Basedow-Koma

▶ Krise, thyreotoxische

Basedow-Struma

▶ Struma bei Morbus Basedow

Basedowsche Krankheit

▶ Basedow, Morbus
▶ Graves' disease

Basis-Bolus-Prinzip

Synonyme

Intensivierte Insulintherapie.

Englischer Begriff

Multiple daily injections insulin therapy.

Definition

Therapieform des Diabetes mellitus Typ 1, bei der die natürliche Insulinsekretion des Organismus nachgeahmt wird.

Grundlagen

Die sog. Basis bildet ein 2–3mal täglich injiziertes Verzögerungsinsulin. Zu den Mahlzeiten wird nach Messung des Blutzuckerspiegels der erhöhte Insulinbedarf mit zusätzlichen Injektionen von schnell wirksamem Insulin (Normalinsulin) abgedeckt. Dadurch können eindeutig bessere Behandlungsergebnisse erreicht werden. Ein weiterer Vorteil ist die Verbesserung der Lebensqualität der Patienten, weil die Zeiten der Nahrungsaufnahme frei gestaltet werden können. Diese Behandlungsmethode setzt die Bereitschaft des Patienten, sich mehrmals am Tag zu injizieren und Blutzuckerselbstkontrollen durchzuführen, voraus. Zur Einstellung wird in der Regel etwas weniger als die Hälfte des täglichen Insulinbedarfs in Form von Verzögerungsinsulin (Basis) in zwei täglichen Dosen injiziert. Der zusätzlich erforderliche Bolus

mit Normalinsulin wird nach dem Kohlenhydratgehalt der Mahlzeiten berechnet. Die Dosis wird nach dem gemessenen Blutzuckerspiegel angepasst.

Bassen-Kornzweig-Syndrom

▶ A-β-Lipoproteinämie

Bauchspeicheldrüse

Synonyme

Pankreas.

Englischer Begriff

Pancreas.

Definition

Drüsiges Organ, das sowohl exkretorische Funktionen (Verdauungssäfte) als auch inkretorische Funktionen (vor allem Insulin und Glukagon) aufweist.

Grundlagen

Das Pankreas ist sowohl ein exkretorisches wie ein inkretorisches Organ. Die exkretorische Funktion umfasst die Sekretion von Flüssigkeit (Wasser) und Elektrolyten (hydrokinetische Funktion, durch das Hormon Sekretin stimuliert) sowie von Verdauungsenzymen wie Amylase, Lipase und Proteasen, hauptsächlich Trypsin(ogen) und Chymotrypsin(ogen), deren Freisetzung hormonal durch Cholecystokinin-Pankreozymin und nerval durch den Vagus gesteuert wird. Die Angabe der Verdauungssekrete erfolgt über den Ductus Wirsungianus und, sofern ein Pankreas divisum besteht, auch über den Ductus Santorini in das Duodenum.

In den in das Pankreasgewebe eingestreuten Langerhans-Inselzellen werden vor allem die Hormone Insulin und Glukagon gebildet und direkt an die Blutbahn (Portalkreislauf) abgegeben.

Weiterführende Links

▶ Pankreas

B₁-Avitaminose

▶ Beriberi

BE

▶ Broteinheit (BE)

BE-Faktor

▶ Insulin-Glukose-Dosiereinheit

Beischilddrüsen

▶ Epithelkörperchen

Belastung

▶ Stress

Belastungstest

▶ Suppressionstest

Benzbromaron

Englischer Begriff

Benzbromarone.

Substanzklasse

Urikosurikum.

Gebräuchliche Handelsnamen

Monopräparate: Benzbromaron AL 100, Benzbromaron-ratiopharm. Kombinationspräparate: Allo.comp-ratiopharm, Allomaron.

Indikationen

Hyperurikämie bei Serumharnsäurewerten > 8,5 mg/ml, Gicht.

Wirkung

Hemmung der Harnsäurerückresorption im Nierentubulus.

Dosierung

Einschleichende Dosierung mit ca. 20 mg. Empfohlene Tagesdosis 50–100 mg/täglich, Dosisanpassung bei eingeschränkter Nierenfunktion.

Darreichungsformen

Tabletten, Dragees.

Kontraindikationen

Nierensteindiathese, Überproduktion von Harnsäure (HRPTase-Mangel oder Zerfall).

Nebenwirkungen

Übelkeit, Erbrechen, Völlegefühl, allergische Reaktion, Kopfschmerzen. Bei Therapiebeginn kann ein akuter Gichtanfall ausgelöst werden.

Wechselwirkungen

Bei gleichzeitiger Gabe von Thiaziddiuretika muss die Dosis von Benzbromaron erhöht werden. Die Ausscheidung einiger saurer Pharmaka, z.B. Penicillin und Indometacin kann gesenkt werden.

Pharmakodynamik

Lange Wirkung (Halbwertszeit 36 Stunden). Leicht uricostatische Wirkung. Ausscheidung zu 95 % biliär, zu 5 % renal.

Weiterführende Links

▶ Gichtmittel

Berechnungseinheit

▶ Broteinheit (BE)

Beriberi

Synonyme

Vitamin-B$_1$-Mangelkrankheit; B$_1$-Avitaminose.

Englischer Begriff

Beriberi; Thiamine deficiency; Vitamin B$_1$ deficiency.

Definition

Klassische Avitaminose bei Vitamin-B$_1$-Mangel, v.a. bei einseitiger Ernährung mit poliertem Reis, bei gastrointestinalen Erkrankungen (Malabsorption), chronischem Alkoholabusus.

Symptome

Uncharakteristische Frühsymptome: Appetitlosigkeit, Übelkeit, Schlafstörungen, Apathie.
Beriberi kann sich nach dieser Prodromalphase in drei sich teils überschneidenden Formen darstellen:
„Trockene" Form als periphere Polyneuropathie mit Schmerzen und Störungen sowohl der motorischen als auch der sensorischen Reizleitung, bevorzugt an den unteren Extremitäten.
„Feuchte" Form mit nicht kardial bedingten Pleura- und Perikardergüssen, Larynxödem; des weiteren Kardiomyopathie mit häufig tödlicher kardial-bedingter pulmonaler Stauung. Im EKG typisches Beriberiherz (Shoshin-Zustand): Ruhebradykardie und starke Balastungstachykardie bei Niedervoltage.
Zerebrale Form im Sinne einer Wernicke-Enzephalopathie, teils übergehend in ein neuropsychologisch-psychiatrisches Syndrom (Korsakoff-Syndrom).

Besonders schwerwiegend die akute Säuglingsberiberi bei gestillten Kindern von Müttern mit Vitamin-B$_1$-Mangel: schwere Herzinsuffizienz mit häufig letalem Ausgang.

Diagnostik

Diagnostisch beweisend eine erniedrigte Thiamin-Konzentraion im Blut und nach Thiamingabe fehlende Ausscheidung im Urin. Außerdem zeigt sich eine Anämie im Blutbild, ein erhöhter Blut-Pyruvatspiegel, sowie ein erniedrigter Transketolasegehalt im Erythrozyten.
Im Röntgen-Thorax fallen die Vergrößerung des Herzschattens und Stauungszeichen sowie evtl. Pleuraergüsse auf.

Differenzialdiagnose

Polyneuropathien anderer Genese, organische Psychosyndrome, kardiale Erkrankungen und Komplikationen anderer Genese. Differenzierbar stets durch Bestimmung der Thiaminkonzentration im Blut.

Diät

Eine hohe Konzentration an Vitamin B$_1$ weisen Hefe, Gemüse und Kartoffeln auf. Auch tierische Organe sind thiaminhaltig, wobei Leber, Nieren, Herz und Gehirn die höchsten Konzentrationen haben.
Der tägliche Bedarf an Vitamin B$_1$ hängt von der Nahrungszusammensetzung ab: Fette senken, Kohlenhydrate und Alkohol erhöhen den Thiaminbedarf. In der Regel liegt der tägliche Bedarf jedoch zwischen 1 und 2 mg. Der Bedarf ist bei Schwangeren erhöht.

Therapie

Kausal

Substitution von Vitamin B$_1$. Im Allgemeinen genügt eine orale Gabe von Vitamin B$_1$ in einer Dosierung von 10 (–40) mg/Tag, jedoch können kurzzeitig auch bis zu 300 mg/Tag verabreicht werden. Wegen der Gefahr von anaphylaktischen Reaktionen ist die parenterale Gabe von fettlöslichen Thiaminderivaten nur bei Resorptionsstörungen indiziert. Die Applikation muss stets langsam und unter sorgfältiger Kontrolle des Patienten erfolgen.

Prognose

Die Prognose hängt stark vom Beginn der Therapie ab. Unbehandelt endet Beriberi letal. Liegen noch keine schwerwiegenden kardialen Komplikationen vor, sind die Veränderungen reversibel und die Prognose ist gut. Gleiches gilt für die neurologischen Symptome, sofern frühzeitig mit der Behandlung begonnen wird. Ist dies nicht der Fall, können Symptome wie Gedächtnisstörungen persistieren.

Betacaroten

Synonyme

β-Carotin; Karotin; Provitamin A.

Englischer Begriff

Beta carotene.

Substanzklasse

Dermatikum, Lichtschutzmittel, Provitamin A.

Gebräuchliche Handelsnamen

Monopräparate: Carotaben, Carotinora Kapseln, Kombinationspräparate: Carotin-Dragees, Carotin-Kapseln.

Indikationen

Erythropoetische Protoporphyrie, polymorphe Lichtdermatose, Pigmentanomalien (akrale Vitiligo, Chloasma, Hyperpigmentierungen), Unterstützung der Sonnenbräunung, Prophylaxe von Vitamin-A-Mangelzuständen.

Wirkung

Vorstufe (Provitamin) des Vitamin A, die im Darm in die aktive Form umgewandelt wird. Schutz vor freien Radikalen (z.B. nach UV-Strahlung).

Dosierung

Akrale Vitiligo: 3–5 Wochen 75–125 mg/ täglich, Erhaltungsdosis 25–50 mg/täglich, erythropoetische Protoporphyrie und polymorphe Lichtdermatose: 50–200 mg/täglich, Kinder 50–125 mg/täglich, Unterstützung der Sonnenbräunung 3 mal täglich 5–10 mg, Vitamin-A-Mangelzustand   Prophylaxe: 25 mg jeden 2. Tag.

Darreichungsformen

5 und 25 mg Kapseln.

Kontraindikationen

Leberschäden.

Nebenwirkungen

Stuhlunregelmäßigkeiten.

Wechselwirkungen

Vitamin-A-Präparate: Hypervitaminose.

Beta-Endorphin

Englischer Begriff

Beta-endorphin.

Definition

Ein Peptid, welches durch Abspaltung aus dem von der Hypophyse synthetisierten Vorläufermolekül   Proopiomelanocortin (POMC) gebildet wird.

Grundlagen

Beta-Endorphin wurde 1997 entdeckt, kommt v.a. im Nucleus arcuatus des Hypothalamus, in der Hypophyse und im periaquäduktalen Grau vor und ist das potenteste endogene Opioid. Durch Bindung an Morphin μ-Rezeptoren wirkt Beta-Endorphin analgetisch und euphorisierend. Der Ausstoß wird durch physischen und psychischen Stress aktiviert. Die intravenöse Gabe des Peptids zeigt keinen Effekt auf die Stimmung oder Schmerzempfindlichkeit. Beta-Endorphin soll für das sogenannte „runner's high" verantwortlich sei, einen rauschähnlichen Zustand, der von manchen Langstreckenläufern berichtet wird.

Literatur

1. Carr DB, Bullen BA, Skrinar GS, et al. (1981) Physical conditioning facilitates the excercise-induced secretion of beta-endorphin and beta-lipotropin in women. N Engl J Med 305:560–563

Beta-HCG

Synonyme

β-Kette des Choriongonadotropin.

Englischer Begriff

β-HCG; β-subunit of human chorionic gonadotrophin.

Definition

β-Untereinheit des humanen Choriongonadotropins (HCG: Glykoprotein mit einem Molekulargewicht von ca. 40 kDa, aus zwei nicht-kovalent verbundenen Alpha- und Beta-Untereinheiten aufgebaut).

Grundlagen

Verwendung als:

1. Tumormarker bei HCG-bildenden Tumoren der Keimdrüsen (Diagnostik und Verlaufskontrolle): Hodentumoren, Chorionepitheliomen und Germinomen des zentralen Nervensystems
2. Empfindlichster Schwangerschaftstest (bereits vor Ausbleiben der Menstruation positiv) zur Frühdiagnose einer entopen oder ektopen Schwangerschaft.

Referenzbereich (Männer und nicht gravide Frauen): < 5 U/l.

Betamethason

Englischer Begriff

Betamethasone.

Substanzklasse

Halogenierte Glukokortikoide.

Gebräuchliche Handelsnamen

Beta-Wolff Creme, Betnesol (Rektal-Instillation Lösung, -V Creme, -V crinale 1 % Lösung, -V Lotio 0,1 %, -V Salbe), Celestamine (0,5 liquidum, Tabletten), Celestan (solubile, Depot, -V Crème, -V crinale Lösung), Psorcutan Beta, Terracortril N (Augentropfen).

Indikationen

Allergische, rheumatische und andere Erkrankungen, die auf eine Kortikoidbehandlung ansprechen, insbesondere entzündliche Hauterkrankungen (Dermatitiden, Dermatosen, Ekzeme, Psoriasis capitis, Seborrhoea capitis, Alopecia, Intertrigo).

Wirkung

Verminderung der von den H-Substanzen (Histamin, Serotonin) bei entzündlichen und allergischen Reaktionen ausgelösten Folgereaktionen. Zusätzlich wird die Lysosomenmembran stabilisiert, wodurch die lysosomalen Enzyme schlechter abgegeben werden können (Frühwirkung). Bei der Spätwirkung wird durch Einschmelzung des lymphatischen Gewebes mit konsekutiver Behinderung der Leukozyten- und Lymphozytenbildung eine Senkung der Antikörperbildung erreicht.

Dosierung

Richtet sich nach der Art und Schwere der Erkrankung sowie der Darreichungsform.

Darreichungsformen

Tabletten, Ampullen, Creme, Lotio, Salbe.

Kontraindikationen

- Systemisch: Magen-Darm-Ulzera, schwere Osteoporose, Herpesinfektion, Varizellen, Systemmykosen, Amöbeninfektion, parenterale Depotpräparate und Kristallsuspensionen: Kinder unter 6 Jahren, Kinder von 2–6 Jahren nur bei vitaler Indikation
- Lokale Hauttherapie: spezifische Hautprozesse, Vakzinationsreaktionen, Mykosen, bakterielle Infektionen, periorale Dermatitis, Rosacea
- Ophthalmologisch: Herpes corneae, bakterielle Infektionen am Auge, Verletzungen und ulzeröse Prozesse der Hornhaut, Glaukom.

Nebenwirkungen

- Systemisch: iatrogenes Cushing-Syndrom nach Überschreitung der Cushing-Schwellen-Dosis
- Lokale Hauttherapie: selten allergische Reaktionen, bei längerer Anwendung Hautatrophien, Teleangiektasien, Striae, Steroidakne, Hypertrichosis
- Ophthalmologisch: Glaukom, Katarakt.

Wechselwirkungen

Herzglykoside (Wirkung durch Kaliummangel verstärkt), Saluretika (zusätzliche Kaliumausscheidung), Antidiabetika (Verhinderung der Blutzuckersenkung), nicht-steroidale Antiphlogistika (GI-Blutungsgefahr).

Pharmakodynamik

Relative Glukokortikoidwirkung: 25–30, relative Mineralokortikoidwirkung: 0, Cushing-Schwellen-Dosis: 2 mg. Betamethason wird oral gut resorbiert, kann aber auch über die Haut resorbiert oder per injektionem verabreicht werden.

Beta-MSH

▶ Melanozyten-stimulierendes Hormon (MSH)

Beta-3-Rezeptor, adrenerger

Englischer Begriff

Beta-3-adrenergic-receptor.

Definition

Der adrenerge Beta-3-Rezeptor gehört zur Gruppe der Betarezeptoren. Diese sind G-Protein gekoppelte Membranrezeptoren, die durch adrenerge Transmitter des sympathischen Systems (Adrenalin, Noradrenalin) und ihre Agonisten aktiviert werden, in die Subpopulationen beta-1, -2 und -3 differenziert werden und durch Aktivierung des Adenylatcyklase-Systems unterschiedliche Wirkungen an bestimmten Organen hervorrufen.

Grundlagen

Der Beta-3-Rezeptor findet sich vor allem im abdominellen Fettgewebe und scheint hier sowohl bei der Regulation der Lipolyse als auch der Thermogenese eine wichtige Rolle einzunehmen. Genetische Veränderungen des Rezeptors sind mit der Gewichtsregulation und der Entstehung von Adipositas assoziiert. Studien belegen auch, dass dieser Rezeptor bei der Insulinresistenz und Diabetes mellitus eine Rolle spielen kann, da übermäßiges abdominelles Fett mit einer zunehmenden Unempfindlichkeit des Gewebes gegenüber Insulin verbunden ist.

Literatur

1. Garcia-Rubi E, Calles-Escandon J (1999) Insulin resistance and type 2 diabetes mellitus: its relationship with the beta 3-adrenergic receptor. Arch Med Res 30(6):459–464

B

2. Walston J, Silver K, Bogardus C et al. (1995) Time of onset of non-insulin-dependent diabetes mellitus and genetic variation in the beta 3-adrenergic-receptor gene. N Engl J Med 333:343–346

Beta-3-Rezeptor-Gen, adrenerges

Englischer Begriff

Beta-3-adrenergic-receptor gene.

Definition

Gen zur Exprimierung des adrenergen Beta-3-Rezeptors, der mit der Gewichtsregulation, der Entstehung von Adipositas, der Insulinresistenz und des Typ-2 Diabetes mellitus assoziiert wird.

Grundlagen

Mutationen im menschlichen Beta-3-Rezeptor Gen wurden nachgewiesen, bei denen ein Cytosin zu Thymidin-Austausch zum Ersatz eines Tryptophanrestes durch einen Argininrest an Position 64 der Aminosäurensequenz (Trp64Arg) führt. Studien belegen, dass bei Trägern der Mutation eine über 25 Jahre verfolgte Gewichtszunahme von 67 kg gemessen wurde, während homozygote Träger des nicht-mutierten Gens in diesem Zeitraum durchschnittlich nur 51 kg zunahmen (1). Eine signifikante Beziehung der Mutation besteht auch zum Umfang des abdominellen Fetts und der Insulinresistenz, sodass diese auch in Zusammenhang mit der Entwicklung bzw. dem Beginn eines Typ-2 Diabetes mellitus diskutiert werden muss (2).

Literatur

1. Clement K, Vaisse C, Manning BS, et al. (1995) Genetic variation in the beta-3-adrenergic-receptor and an increased capacity to gain weight in patients with morbid obesity. N Engl J Med 333:382–383
2. Widden E, Lehto M, Manning BS, et al. (1995) Association of a polymorphism in the beta-3-adrenergic-receptor gene with features of the insulin resistance syndrome in Finns. N Engl J Med 333:348–351

Bezugsgrößen

▶ Einheit

bFGF

▶ Fibroblastenwachstumsfaktor, basischer

Bicalutamid

Englischer Begriff

Bicalutamide.

Substanzklasse

Antiadrogen.

Gebräuchliche Handelsnamen

Casodex.

Indikationen

Fortgeschrittenes Prostatakarzinom, bei dem in Kombination mit Maßnahmen zur Suppression des Plasmatestosterons auf Kastrationsniveau eine maximale Androgenblockade erreicht werden soll.

Wirkung

Nichtsteroidales Antiandrogen, welches als kompetitiv wirksamer Hormonantagonist die Bindung des physiologischen Liganden an den Androgenrezeptor hemmt.

Dosierung

1mal täglich 50 mg.

Darreichungsformen

Filmtablette 50 mg.

Kontraindikationen

Frauen und Kinder.

Nebenwirkungen

Hitzewallungen, Libido- und Potenzstörungen, Juckreiz, Gynäkomastie, Übelkeit, Verstopfung, Diarrhoe, Leberfunktionsstörung, Anämie, Schwindel, Ausschlag, Schwitzen, Hirsutismus, trockene Haut, Gewichtszunahme, Ödeme, Schwächegefühl, Schüttelfrost, Beckenschmerzen, selten auch Magen-Darm-Beschwerden, Erbrechen, Atemnot, Haarausfall.

Wechselwirkungen

Arzneimittel, die die Oxidationsprozesse in der Leber hemmen, z.B. Cimetidin, Ketoconazol, können die Plasmakonzentration von Bicalutamid erhöhen und zu vermehrten Nebenwirkungen führen. Bei Antikoagulanzien vom Cumarintyp kann es zu einer Veränderung der Thrombinzeit kommen.

Pharmakodynamik

Halbwertszeit 7,4 Tage.

Biguanide

Englischer Begriff

Biguanide.

Substanzklasse

Orales Antidiabetikum, heute nur noch Metformin gebräuchlich.

Indikationen

Diabetes mellitus Typ 2.

Wirkung

Hemmung der Atmungskette durch Anreicherung in den Epithelzellen des Darms und in der Leber, wodurch der aktive Transport von Glukose aus dem Darm gehemmt wird. Mit Ausnahme von Metformin wurden Guanidderivate 1978 wegen der z.T. schwerwiegender Nebenwirkungen vom Markt genommen.

Dosierung

Individuell 500 bis 3000 mg täglich über 1–3 Dosen verteilt.

Darreichungsformen

Filmtablette 850 mg Metformin, Filmtablette retard 500 mg Metformin.

Kontraindikationen

Niereninsuffizienz, dekompensierte Herzinsuffizienz, respiratorische Insuffizienz, schwere Leberfunktionsstörung.

Nebenwirkungen

Gastrointestinale Störungen, Blutbildveränderungen, Laktatazidose (Koma mit 90 % Letalität), Gefäßkomplikationen.

Wechselwirkungen

Chlorpromazin, Kortikoide, Nicotinate, Saluretika, Schilddrüsenhormone und Sympathomimetika vermindern die Blutzuckersenkung. Nicht-steroidale Antirheumatika, Cimetidin und Röntgenkontrastmittel (i.v.) sowie Alkohol erhöhen das Risiko der Entwicklung einer Laktatazidose. Eine Abschwächung der Wirkung von Phenprocoumon ist ebenfalls möglich.

Bioassay

Synonyme

Biologischer Assay.

Englischer Begriff

Bioassay.

Definition

Besonders in der Forschung eingesetztes Meßinstrument, durch das sich die biologische Aktivität einer körpereigenen Substanz messen lässt.

B

Durchführung

Bioassays verwenden heute im Allgemeinen lebende Zellen, die in Kultur gehalten und gezüchtet werden. Tierversuche kommen nicht mehr zum Einsatz. In Bioassays werden z.B. Infektionserreger nachgewiesen (Beispiel: Tuberkelbakterien) oder es wird die biologische Aktivität, z.B. eines Hormons, gemessen.

Biokatalysatoren

Synonyme

Enzyme.

Englischer Begriff

Biocatalysators; enzymes.

Definition

Siehe ▶ Enzyme.

Weiterführende Links

▶ Enzyme

Biologischer Assay

▶ Bioassay

Biosterol

▶ Vitamin A_1

Biotin

Englischer Begriff

Biotin.

Substanzklasse

Vitamin H (Vitamin B_7).

Gebräuchliche Handelsnamen

BIO-H-TIN, BIOKUR, Biotin-ratiopharm, Biotin STADA, Biotin IMPULS, Biotin Hermes, Biotin-ASmedic und als Kombinationspräparat BVK Roche, Carotin-Dragees, Cernevit, Deacura, Eunova, FrekaVit, Gabunat, medobiotin, Merz Spezial Dragees, Multibionta.

Indikationen

Prophylaxe und Therapie von Biotin-Mangelzuständen verschiedener Ursachen, die ernährungsmäßig nicht behoben werden können, u.a. beim sehr seltenen Biotin-abhängigen, multiplen Carboxylasemangel.

Wirkung

Als Coenzym von decarboxylierenden Enzymen.

Dosierung

2,5–10 mg/Tag vor den Mahlzeiten.

Darreichungsformen

Tabletten 2,5–10 mg.

Nebenwirkungen

In Einzelfällen allergische Reaktionen der Haut (Urtikaria).

Wechselwirkungen

Antikonvulsiva können den Plasmaspiegel von Biotin senken.

Biphosphonate

▶ Bisphosphonate

Bisphosphonate

Synonyme

Diphosphate.

Englischer Begriff

Bisphosphonate.

Definition

Osteotrope Medikamente, Analoga des Pyrophosphats, die zu diagnostischen und therapeutischen Zwecken bei verschiedenen Knochen- und Kalziumstoffwechselkrankheiten entwickelt wurden. Heute gehören sie zur Standardbehandlung folgender Erkrankungen: M. Paget, Tumor-Hyperkalzämie, Osteoporose, Osteogenesis imperfecta, transitorische Osteoporose, Knochenmetastasen und Multiples Myelom.

Grundlagen

Bisphosphonate haben eine hohe Affinität zu Strukturen der Knochenoberfläche. Dies führt zu Hemmung der Osteoklasten mit verminderter Knochenresorption und damit insgesamt zu einer positiven Bilanz der Knochenmasse. Zusätzlich findet sich eine verminderte Produktion von IL-6 und eine verminderte Freisetzung von Wachstumsfaktoren aus der Knochenmatrix. Dadurch wird ein antiproliferativer Effekt auf das Tumorwachstum vermittelt. So scheinen Bisphosphonate die Entstehung und die Progression von Knochenmetastasen zu vermindern und die Proliferation des multiplen Myeloms zu hemmen. Die gebräuchlichen Handelsnamen sind Actonel, Aredia, Bondronat, Bonefos, Clodron, Didronel, Diphos, Etidronat, Fosamax, Ostac, Skelid und Zometa. Eine Anwendungsbeschränkung besteht bei aktiven gastrointestinalen Erkrankungen vor allem des oberen GI-Traktes.

Bitemporale Hemianopsie

▶ Chiasma-Syndrom

Blutdruck

Englischer Begriff

Blood pressure.

Definition

Der in den Gefäßen des Körper- und Lungenkreislaufs herrschende Druck wird unterschieden in:

1. *Systolischer Blutdruck:* Blutdruck im Augenblick der Kontraktion (Systole, höchster Punkt der Druckkurve bei phasischer Registrierung und direkter Messung) des Herzmuskels und beträgt normal etwa 120 mmHg.
2. *Diastolischer Blutdruck:* Blutdruck im Augenblick der Erschlaffung (Diastole, niedrigster Punkt der Druckkurve bei phasischer Registrierung und direkter Messung) des Herzmuskels, beträgt normal etwa 80 mmHg.
3. *Mittlerer Blutdruck:* durchschnittlicher Wert des Drucks während einer bestimmten Zeitspanne (z.B. Puls), der durch Integrieren bestimmt werden kann. Bei arterieller Messung entspricht dieser etwa dem arithmetischen Mittel aus 1 und 2, bei peripherer Messung etwa $2 + 1/3(1-2)$ und beträgt normal etwa 100 mmHg.

Grundlagen

Der arterielle Blutdruck gleicht dem Produkt aus Herzzeitvolumen und peripherem Strömungswiderstand in den Gefäßen. Die Regelung erfolgt über Messfühler, die so genannten Barorezeptoren, die Signale hauptsächlich an rhombenzephalische Kreislaufzentren (Medulla oblongata) senden, die wiederum Signale auf dem Nervenweg oder hormonal über die Nebenniere an das Herz (Herzzeitvolumen) und an die glatte Muskulatur der Gefäße (Strömungswiderstand) weiterleiten.

Blutglukose

▶ Blutzucker

Bluthochdruck

▶ Hypertonie, arterielle

Blutung, anovulatorische

Englischer Begriff

Anovulatory bleeding.

Definition

Es handelt sich um dysfunktionelle Blutungen infolge einer gestörten Ovarialfunktion mit Fehlen der Ovulation und Corpus-luteum-Bildung. Dabei können das Follikelwachstum und die Östrogenbildung eingeschränkt sein. Als Ursache wird eine zentrale Regulationsstörung angenommen, die durch psychische Insulte und somatische Faktoren bedingt sein kann. Dabei ist in der Regel die Sekretion der Gonadotropine quantitativ und qualitativ nicht verändert, bei Profilmessungen fehlt jedoch das typische Zyklusprofil, vor allem aber der präovulatorische LH-Anstieg.

Symptome

Blutungen ohne Ovulation in völlig unregelmäßigen (azyklische Blutung), aber auch in regelmäßigen, normalen (Eumenorrhoe) oder abnormalen intermenstruellen Abständen (Poly-/Oligomenorrhoe) mit normaler, verstärkter (Hypermenorrhoe) oder abgeschwächter (Hypomenorrhoe) Blutungsintensität.

Diagnostik

Basaltemperaturmessung (fehlender Anstieg in der Mitte des Zyklus, monophasischer Verlauf), Hormondiagnostik (Fehlen des präovulatorischen LH-Gipfels, fehlender Anstieg des Progesterons in der 3.–4. Zykluswoche), Strichabrasio (atrophisches, hypoplastisches oder proliferierendes Endometrium jenseits des 25. Zyklustages), Zytologie (Fehlen des luteogenen Effektes jenseits des 25. Zyklustages), Nebennierenrindenfunktion (ACTH-Test), Schilddrüsenfunktion, Leberfunktion, Ausschluss einer diabetogenen Stoffwechsellage, Ausschluss einer organischen Ursache.

Differenzialdiagnose

Ovulatorische dysfunktionelle Blutungen, organisch bedingte Blutungen.

Allgemeine Maßnahmen

Lebensmodifikation

Abbau von Stressfaktoren.

Therapie

Akuttherapie

Blutstillung bei teils erheblichen akuten Blutungen durch Gabe von Östrogen-Gestagen-Kombinationspräparaten bis zur Hämostase. Wenn keine organische Ursache der Blutung vorliegt, kommt es in 2–3 Tagen zur Blutstillung. Danach kommt es zu einer Entzugsblutung.

Dauertherapie

Voraussetzung einer medikamentösen Dauertherapie ist der Ausschluss einer organischen Ursache der anovulatorischen Blutung. Zyklusregulierung durch Gabe von synthetischen Gestagenen in der 2. Zyklushälfte (z.B. Duphaston 10–20 mg/Tag oder Orgametril 5–10 mg/Tag). Nach einigen Monaten kann die Medikation abgesetzt werden, um erneut durch Messung der Basaltemperatur den Zyklus zu beurteilen. Bei Persistenz der Dysregulation sollte die zusätzliche Gabe von Östrogenen (Kaufmannsches Schema) in Betracht gezogen werden. Mitbehandlung einer evtl. begleitenden psychischen Alteration.

Weiterführende Links

▶ Zyklusstörungen

Blutung, dysfunktionelle

Englischer Begriff

Dysfunctional bleeding.

Definition

Zyklusstörungen im Sinne von Blutungsanomalien, die weder durch organische
Ursachen noch durch exogene Hormonzufuhr hervorgerufen werden.

Grundlagen

Es wir unterschieden in:

1. Anovulatorische Blutungen infolge einer
   gestörten Ovarialfunktion mit Fehlen der
   Ovulation und Corpus-luteum-Bildung.
   Dabei können das Follikelwachstum und
   die Östrogenbildung eingeschränkt sein.
   Sie treten vor allem in der Adoleszenz
   und der Prämenopause auf. Während der
   eigentlichen Geschlechtsreife sind nicht
   organisch bedingte anovulatorische Blutungen sehr selten.
2. Ovulatorische Blutungen im Sinne einer
   Mittel- oder Ovulationsblutung, einer
   verzögerten Abstoßblutung und einer
   prä- oder postmenstruellen Schmierblutung.

Weiterführende Links

▶ Zyklusstörungen

Blutung, juvenile

Synonyme

Prämature Menarche.

Englischer Begriff

Juvenile bleeding.

Definition

Die prämature Menarche stellt wahrscheinlich eine Antwort auf eine transient erhöhte
Östrogenproduktion der Ovarien (Follikelzysten) dar. Es handelt sich um präpubertä-
re Mädchen, welche uterine Blutungen von
1–5 Tagen Dauer haben, als einziges Ereignis oder zyklisch sich über mehrere Monate
wiederholend, ohne dass andere Östrogeneffekte nachweisbar wären. Blanco-Garcia
et al (1985) fanden Östradiolspiegel signifikant über dem normalen präpubertären Ni-
veau und eine saisonale Häufung zwischen
September und Januar, welche ungeklärt ist.
Die prämature Menarche stellt jedoch eine
Ausschlussdiagnose dar. Andere Ursachen
einer vaginalen Blutung (Infektionen, Verletzungen, Fremdkörper, Tumoren) müssen
ausgeschlossen werden.

Symptome

Gelegentlich ist der Uterus leicht vergrößert
und in den Ovarien sind Follikelzysten erkennbar, die rasch wieder verschwinden.

Diagnostik

Eingehende Untersuchungen sind erforderlich, um die Blutungsquelle zu eruieren: Ultraschall von Uterus und Ovarien, gegebenenfalls Vaginoskopie.

Differenzialdiagnose

Infektionen, Verletzungen, Fremdkörper,
Tumoren.

Allgemeine Maßnahmen

Regelmäßige Kontrolle von Wachstum und
Entwicklung. Eine medikamentöse Therapie erübrigt sich bei der prämaturen Menarche ohne krankhaftem Lokalbefund. Eventuell psychologische Betreuung und eingehende Aufklärung der Familie.

Therapie

Kausal

Bei Follikelzysten kommt eine Behandlung
mit Cyproteronazetat oder Medroxyprogesteronazetat in Frage (Kaplan 1990), ist

aber auf Grund des passageren Charakters der Störung häufig entbehrlich. Eine chirurgische Intervention ist selten indiziert. Sie sollte den Fällen vorbehalten bleiben, in denen eine Unterscheidung von ovariellen Tumoren nicht anders möglich ist, oder lokale Komplikationen (z.B. Torsion) zur Intervention zwingen.

Operativ/strahlentherapeutisch

Nur bei Unklarheit ob Tumor (ovarieller Tumor) oder Komplikation (Torsion) vorliegt.

Weiterführende Links

▶ Zyklusstörungen

Literatur

1. Kaplan SL, Grumbach MM (1990) Pathophysiology and treatment of sexual precocity. J clin Endocrinol 71:785

Blutung, organisch bedingte

Englischer Begriff

Bleeding due to organic cause.

Definition

Zyklusstörungen im Sinne von Blutungsanomalien (abnorme Menstruationsintervalle, abnormer Blutungscharakter bei normalem Menstruationsintervall), die durch organische Ursachen hervorgerufen werden.

Grundlagen

Aus Sicherheitsgründen sollten bei allen Blutungsanomalien zunächst durch entsprechende Diagnostik alle organischen Ursachen ausgeschlossen werden, bevor die Störung als dysfunktionell angesehen wird und eine medikamentöse Dauertherapie eingeleitet wird. Als vornehmlich organische Ursachen für Blutungsanomalien sind zu beachten:

- Uterusgröße-, Form- und Lageanomalien
- Myome

- Endometritis, Adnexentzündung
- Endometriose
- Karzinom, Polypen oder Adenome des Endometriums
- Blutung aus Zervix und/oder Vagina bei Entzündung, Präkanzerose oder Karzinom
- Hypophysentumoren
- Hypertonus, Vitium cordis, Gerinnungsstörung.

Weiterführende Links

▶ Zyklusstörungen

Blutung, ovulatorische

Englischer Begriff

Ovulatory bleeding.

Definition

Es handelt sich um dysfunktionelle Blutungen, die im ovulatorischen Zyklus auftreten und sich von der typischen Menstruation abgrenzen lassen. Man kann unterteilen in Mittel- oder Ovulationsblutung, verzögerte Abstoßblutung, prä- und postmenstruelle Schmierblutung.

Symptome

Mittel- oder Ovulationsblutung: Meist schwache und kurz dauernde Blutung zur Zyklusmitte. Vermutlich ist sie Folge eines relativen Östrogensmangels, wie er nach der Ovulation eintreten kann.
Verzögerte Abstoßblutung: Verlängerte Blutung als Folge einer unvollständigen und protrahierten Abstoßung des Endometriums. Als Ursache wird eine Persistenz des Corpus luteum angesehen.
Prämenstruelle Schmierblutung: Schwache Blutung aufgrund einer Corpus-luteum-Insuffizienz. Selten liegt die Ursache in Blutungen aus kleinen Gefäßen der Portio und des Zervikalkanals.

Postmenstruelle Schmierblutung: Unmittelbar nach der Menstruation und nach einem Intervall von wenigen Tagen auftretende Schmierblutungen. Ihre Ursache kann eine organische Störung, eine mangelnde Regenerationsbereitschaft des Endometriums, ein relativer Östrogenmangel oder eine verzögerte Abstoßung des Endometriums sein.

Diagnostik

Basaltemperaturmessung, Hormondiagnostik, Strichabrasio, Zytologie, Nebennierenrindenfunktion, Schilddrüsenfunktion, Leberfunktion, Ausschluss einer diabetogenen Stoffwechsellage, Suche nach organischer Ursache.

Differenzialdiagnose

Anovulatorische dysfunktionelle Blutungen, organisch bedingte Blutungen.

Therapie

Dauertherapie

- *Mittel- oder Ovulationsblutung:* Nach Ausschluss einer organischen Ursache käme eine medikamentöse Behandlung mit kleinen Östrogengaben vom 10.–15. Zyklustag in Frage.
- *Verzögerte Abstoßblutung:* Bei der Corpus-luteum-Persistenz ist eine hormonelle Behandlung meistens unbefriedigend. Eine Abrasio käme in Frage, um das Auftreten gleicher Störungen im nächsten Zyklus zu vermeiden. Evtl. Gabe eines Ovulationshemmers, um die Bildung eines insuffizienten Corpus luteum zu verhindern.
- *Prämenstruelle Blutung:* Ausschluss einer lokalen Blutung der Portio und des Zervikalkanals (Behandlung mit Adstringentien oder Thermokoagulation). Günstige Beeinflussung durch die zyklische Verabreichung von Gestagenen. Bei ausbleibendem Erfolg und unter der Annahme einer gleichzeitigen Östrogeninsuffizienz kann in der zweiten Zyklushälfte ein Kombinationspräparat gegeben werden.
- *Postmenstruelle Blutung:* Wenn eine organische Ursache ausgeschlossen werden kann, kommt die Gabe von kleinen Östrogenmengen ab den 2. Tag der Regelblutung für ca. 7 Tage in Frage.

Weiterführende Links

▶ Zyklusstörungen

Blutungsfreiheit

▶ Amenorrhoe

Blutungsstörungen

▶ Zyklusstörungen

Blutzucker

Synonyme

Blutglukose; Blutzuckerspiegel; Glukosekonzentration im Blut.

Englischer Begriff

Blood glucose concentration.

Definition

Monosaccharid, das nach Abbau von mit der Nahrung aufgenommener Stärke oder Oligosacchariden die Transportform für Kohlenhydrate vom Darm bzw. von der Leber über das Blut zu den glukoseutilisierenden Geweben darstellt.

Grundlagen

Die Blutglukosekonzentration ist eine in engen Grenzen geregelte Größe. Die aus

Blutzucker, Tabelle 1 Feststellung eines manifesten Diabetes mellitus anhand des Nüchtern-Blutzucker-Wertes sowie des Zwei-Stunden-Blutzucker-Wertes nach oralem Glukosetoleranztest (75 g oGTT)

	Plasmaglukose				Vollblutglukose			
	venös		kapillär		venös		kapillär	
	mmol/l	mg/dl	mmol/l	mg/dl	mmol/l	mg/dl	mmol/l	mg/dl
Nüchtern	$\geq$ 7,0	$\geq$ 126	$\geq$ 7,0	$\geq$ 126	$\geq$ 6,1	$\geq$ 110	$\geq$ 6,1	$\geq$ 110
2 Stunden nach oGTT	$\geq$ 11,0	$\geq$ 200	$\geq$ 12,2	$\geq$ 220	$\geq$ 10,0	$\geq$ 180	$\geq$ 11,0	$\geq$ 200

der Nahrung gewonnene Glukose wird entweder zur Energiegewinnung direkt abgebaut oder zur Energiedeposition als Glycogen in der Leber und der Muskulatur oder, nach metabolischer Umwandlung in Fettsäuren, als Fett deponiert. Deposition und Wiederfreisetzung werden von Insulin und Glukagon gesteuert.

Bei absolutem (Typ-1-Diabetes mellitus) oder relativem (Typ-2-Diabetes mellitus) Insulinmangel kommt es zu einem Anstieg des Blutzuckers. Merke: Die Höhe des Blutzuckerspiegels ist je nach Messort etwas unterschiedlich. Im arteriellen Blut (Kapillarblut ist überwiegend arterielles Mischblut) liegen höhere Blutzuckerkonzentrationen als im venösen Blut vor. Es muss bei diagnostischer Beurteilung von Blutzuckerwerten beachtet werden, ob Messungen im Vollblut oder Serum vorgenommen wurden. Nähere Einzelheiten über Blutzuckergrenzwerte siehe Tabelle.

Weiterführende Links

► Glykämie

Blutzuckerkonzentration

► Glykämie

Blutzuckersenkende Medikamente

► Antidiabetika
► Antidiabetika, orale

Blutzuckersenkende Pflanzenstoffe

► Antidiabetika, pflanzliche

Blutzuckersenkende Substanzen

► Antidiabetika

Blutzuckersenkende Tabletten

► Antidiabetika
► Antidiabetika, orale

Blutzuckerspiegel

► Blutzucker
► Glykämie

B-Lymphozyten

Synonyme
B-Zellen.

Englischer Begriff
B-lymphocytes.

Definition

Die beim Menschen nicht von der Bursa fabricii (Kloakentasche der Vögel), sondern vom zuständigen lymphatischen Gewebe (Lamina propria des Dünndarms, Peyer's Plaques) abhängigen Lymphozyten, die sich aus der pluripotenten Stammzelle des Knochenmarks entwickeln. Ihre Phänotypisierung erfolgt aufgrund des zugehörigen Oberflächenantigens CD-20.

Grundlagen

Durch sie wird die humorale Immunität vermittelt. Durch Kontakt mit den Antigenen der Erreger wird ihre Differenzierung in die Antikörper(Immunglobuline)-bildenden Plasmazellen und in die sog. Gedächtnis(Memory)zellen ausgelöst. Angeborene Funktionsstörungen (Bruton's Agammaglobulinämie oder im Rahmen einer Severe Combined Immune Deficiency, SCID) sind sehr selten. Erworbene Funktionsstörungen werden u.a. bei Non-Hodgkin Lymphomen, Plasmozytom, Zytostatika- und Steroidtherapie beobachtet.

Bösartige Schilddrüsentumoren

▶ Schilddrüsentumoren, maligne
▶ Schilddrüsenkarzinom

Bradykinin

Englischer Begriff

Bradykinin.

Definition

Ein Nonapeptid, das wichtige regulative Funktionen als Mediator von Schmerz- und Entzündungsreaktionen und Blutdrucksenker wahrnimmt.

Grundlagen

Es wird im Blutplasma aus der inaktiven Vorstufe Bradykininogen gebildet

durch proteolytische Enzyme bzw. durch aktiviertes Serum-Kallikrein. Humanes Bradykinin hat die Aminosäurensequenz Arg-Pro-Pro-Gly-Phe-Ser-Pro-Phe-Arg, wirkt gefäßerweiternd und harntreibend und stellt somit einen wichtigen Gegenspieler des Angiotensins II dar. Letzteres wird durch die Endopeptidase angiotensin-convertin-enzyme (ACE) aus Angiotensin I gebildet und führt zu erhöhten Blutdruckwerten. ACE baut als Peptidase aber auch den Blutdrucksenker Bradykinin ab. Daher gehören Inhibitoren dieses Enzyms, sogenannte ACE-Hemmer, zu den erfolgreichsten Medikamenten gegen Hypertonus. Die gefäßerweiternde Wirkung von Bradykinin spielt ebenfalls bei Entzündungsprozessen, Ödemen, septischem Schock und Asthma eine wichtige Rolle. Seine Wirkung wird vor allem über den Bradykinin-B2-Rezeptor vermittelt. Ihre Hemmung erfolgt unter Verwendung von entsprechenden selektiven Antagonisten, die in den 70er und 80er Jahren von der Pharmaindustrie entwickelt wurden. Aktuell laufen klinische Studien mit dem hochpotenten und selektiven Bradykinin-Antagonisten Icatibant (Jerini AG, Berlin) zur Behandlung von akuten Angioödem-Attacken und der fortgeschrittenen Leberzirrhose.

Braune Fettzellen

▶ Fettzellen, plurivakuoläre

Braunes Fettgewebe

▶ Fettzellen, plurivakuoläre

Brittle Diabetes

Synonyme

Nicht einstellbarer Diabetes.

Englischer Begriff

Brittle diabetes (der Name stammt aus der angelsächsischen Literatur).

Definition

Extrem schwankende Blutzuckerwerte bei Typ-1-Diabetikern mit ständigem Wechsel zwischen Hypoglykämien und extremen Hyperglykämien mit Neigung zur Ketose.

Symptome

Charakteristisch ist der rasche Wechsel zwischen extrem hohen und extrem niedrigen Blutzuckerwerten, der sich trotz aller therapeutischen Bemühungen nicht beherrschen lässt.
Wird meist bei jüngeren Frauen beobachtet.

Diagnostik

Neben den erwähnten starken Blutzuckerschwankungen oft psychisch auffällige Diabetiker(innen).

Differenzialdiagnose

Ausschluss exogener Faktoren wegen grober Unwissenheit über die Diabeteserkrankung; Ausschluss eines ungeregelten Tagesablaufes mit ungeregelter, nicht auf die Insulingaben abgestimmter Nahrungszufuhr; unregelmäßig erfolgende körperliche Aktivität unterschiedlicher Intensität; Infekte, Eßstörungen.

Allgemeine Maßnahmen

Lebensmodifikation

Diabetikerschulung, um mögliche Missverständnisse und Fehler in der Behandlung auszuräumen.

Diät

Geregelte Kost.

Therapie

Kausal

Keine spezielle Therapie, da Charakteristik des *brittle diabetes* extreme Blutzuckerschwankungen trotz aller therapeutischen Bemühungen sind. Der *brittle diabetes* wird als nicht einstellbarer Diabetes angesehen, der therapeutisch nicht beherrschbar sei (Cave: Alle Untersuchungen am künstlichen Pankreas – BIOSTATOR – haben gezeigt, dass es eine Nichteinstellbarkeit **nicht** gibt!).
Zuziehung eines Psychologen / Psychotherapeuten, da häufige Ursache Akzeptanzprobleme des Diabetes sind. Auch andere psychologisch erklärbare Ursachen möglich, so Versuch, andere auf diesem Wege auf Problemsituationen aufmerksam zu machen oder Versuch, Problemsituationen auf diese Weise zu entgehen.
Gelegentlich sind auch ärztliche Behandlungsfehler (rascher Wechsel der Therapieregime) ursächlich (*„brittle doctor"*).
Abhilfe: Arztwechsel.

Nachsorge

Enge Anbindung an den behandelnden Arzt: Der Patient muss anberaumte Kontrolltermine verlässlich wahrnehmen und gleichzeitig bei seinem Therapeuten Verständnis für mögliche Probleme finden.

Prognose

Meist handelt es sich um Problempatienten, die in der Regel schon stärker schwankende Blutzuckerwerte aufweisen und schwieriger zu führen sind, bei denen sich dann die Blutzuckerschwankungen zu „brittle" Phasen aufschaukeln.
Während dieser Phasen wegen der Möglichkeit letal verlaufender hypoglykämischer Schocks Prognose schlecht.

Broca-Formel

Synonyme

Broca-Index.

Englischer Begriff

Broca's formula; Broca's index; ideal body weight formula.

Definition

Ältere, heute umstrittene Formel vom französischen Arzt P. Broca aus dem Jahre 1871 zur Berechnung des Normal- und Idealgewichtes.

Grundlagen

Berechnung:
Wünschenswertes Normalgewicht in kg = Körpergröße (cm) minus 100.
Idealgewicht in kg = wünschenswertes Normalgewicht minus 15 % bei Frauen, 10 % bei Männern.
Dabei wird jedoch der Körperbau (Muskel-, Fettmasse) nicht berücksichtigt. Große Abweichungen entstehen ebenfalls bei „großen" bzw. „kleinen" Personen. Aus diesem Grund richtet man sich heute nach dem sogenannten Body Mass Index (BMI) = Körpergewicht (kg)/(Körpergröße (m))^2.

Broca-Index

► Broca-Formel

Bromocriptin

Englischer Begriff

Bromocriptine.

Substanzklasse

Ergotaminderivat, Dopamin-D2-Agonist, Parkinsonmittel.

Gebräuchliche Handelsnamen

Bromocriptin-ratiopharm, Kirim, Pravidel.

Indikationen

Hemmung der Laktation, Behandlung von Prolaktinomen, Behandlung der durch andere Medikamente verursachten, symptomatischen Hyperprolaktinämie, Behandlung des M. Parkinson als Monotherapie oder Zusatzmedikation zur Levodopa-Bahandlung.

Wirkung

Reversible Bindung am Dopamin-D2-Rezeptor und Stimulation desselben. Dadurch kommt es zur Suppression der Synthese und Sekretion von Prolaktin.

Dosierung

Ab 1,25 mg/Tag und Erhöhung der Dosis bis zum gewünschten Effekt, bei Prolaktinomen bis 30 mg/Tag.

Darreichungsformen

2,5 mg Tabletten.

Kontraindikationen

Leberinsuffizienz.

Nebenwirkungen

Übelkeit, Erbrechen, Schwindel, Müdigkeit, Obstipation, Verwirrtheit, Unruhe, Sehstörungen, Mundtrockenheit, Ödeme, Dyskinesie, Halluzinationen, Blutdruckabfall, Bradykardie, Angina pectoris, akrale Durchblutungsstörungen.

Wechselwirkungen

Gleichzeitige Einnahme von anderen Ergotalkaloiden (z.B. Methylergometrin).

Pharmakodynamik

Halbwertszeit: 39 Stunden.

Bronzediabetes

Synonyme

Kein eigenständiges Krankheitsbild, sondern ein Symptom der Hämochromatose.

Englischer Begriff

Hemochromatosis.

Definition

Es handelt sich um ein Spätsymptom der Hämochromatose, bei der es durch Hyperpigmentation zu einer bronzefarbigen Verfärbung der Haut kommt. Gleichzeitig führt die der Erkrankung zu Grunde liegende pathologische Eisenspeicherung zu einer Fibrose des Pankreas mit nachfolgendem Diabetes mellitus. Diese beiden Symptome der Hämochromatose haben zu der Bezeichnung Bronzediabetes geführt. Weitere Symptome dieser autosomal rezessiv vererbten Thesaurismose (Speicherkrankheit) sind eine Pigmentzirrhose der Leber sowie als Folge der Eisenspeicherung in weiteren Organen wie Herzmuskel, Nebennieren, Gonaden und Hypophyse entsprechende Organfunktionsstörungen und Ausfallserscheinungen, wobei durch Ausfall der FSH- und LH-Sekretion relativ früh ein sekundärer Hypogonadismus auftreten kann.

Symptome

Neben der bronzeartigen Verfärbung der Haut die Symptome der Organfunktionsstörungen, hier des insulinpflichtigen Diabetes mellitus.

Diagnostik

Bronzeartige Hautverfärbung und Schleimhautverfärbungen, Diabetes mellitus, Hepatomegalie und Kardiomyopathie sind die führenden Symptome, bei Männern als relatives Frühsymptom der sekundäre Hypogonadismus.

Gesichert wird die Diagnose durch die Serumeisenbestimmung (Werte über 180 µg/dl), eine ausgeschöpfte Eisenbindungskapazität (sog. freie Eisenbindungskapazität praktisch Null), d.h. eine Transferrinsättigung über 80 % und eine Serumferritinkonzentratiuon über 500–700 µg/dl. Die histologische Diagnosesicherung kann durch Leberbiopsie erfolgen mit quantitativer Eisenbestimmung im gewonnenen Lebergewebe.

Differenzialdiagnose

Alle anderen Formen des Diabetes mellitus. Bei Braunverfärbung der Haut an M.Addison denken! Alkoholbedingte Leberzirrhose, die häufig mit einer vermehrten Eisenspeicherung (Hämosiderose, nicht Hämochromatose) einhergeht.

Allgemeine Maßnahmen

Lebensmodifikation

Möglichst Einhalten einer eisenarmen Kost.

Diät

Bei Vorliegen eines Diabetes mellitus entsprechende, auf den Diabetes ausgerichtete diätetische Maßnahmen. Alkoholkarenz.

Therapie

Kausal

Behandlung des Grundleidens, d.h. der Hämochromatose (Aderlassbehandlung, um über Entfernung und dadurch induzierte beschleunigte Neubildung von Erythrozyten bzw. Hämoglobin Eisen aus dem Organismus zu entfernen; ggfs. auch Deferoxaminbehandlung (Desferal)).

Sonst symptomatisch: Einstellung des Diabetes mellitus, Hormonsubstitution z.B. bei primärem oder sekundärem Hypogonadismus. Symptomatische Behandlung der Leberzirrhose.

Dauertherapie

Die Aderlasstherapie muss als Dauertherapie lebenslang durchgeführt werden.

Bewertung

Wirksamkeit

Bei konsequent durchgeführter Aderlasstherapie gelegentlich Besserung des Diabetes mellitus (Rückgang des Insulinbedarfs). Besserung der Herzinsuffizienz bei bestehender Kardiomyopathie.

Prognose

Abhängig vom Ausmaß der Folgeerkrankungen (Diabetes mellitus, Leberzirrhose,

Kardiomyopathie). Wird die Diagnose Hämochromatose vor Eintreten der Organschädigungen gestellt und eine konsequente Aderlasstherapie durchgeführt, ist die Lebenserwartung nicht verringert.

Broteinheit (BE)

Synonyme

Die Abkürzung BE für Broteinheit steht auch für Berechnungseinheit.
Statt BE wird auch KE = Kohlenhydrateinheit gebraucht.

Englischer Begriff

Nicht vorhanden. Der Begriff der BE oder KE als Hilfsgröße für die Bemessung der Kohlenhydrate in der Diabeteskost existiert nur im deutschen Sprachraum.

Definition

1 BE ist definiert als 12 g verdauliche Kohlenhydrate in einem Nahrungsmittel.

Grundlagen

Die BE wurde als Hilfsgröße eingeführt, um die Berechnung, besser die Abschätzung des Kohlenhydratgehaltes in Nahrungsmitteln für den Diabetiker zu erleichtern. Eine beliebige Nahrungsmittelmenge, die 1 BE = 12 g verdauliche Kohlenhydrate enthält, kann gegen eine andere Nahrungsmittelmenge, die ebenfalls 12 Gramm verdauliche Kohlenhydrate enthält, ausgetauscht werden. So entspricht z.B. eine Scheibe Mischbrot von etwa 30 g einer BE, da sie 12 g verdauliche Kohlenhydrate enthält. Eine hühnereigroße Kartoffel, die ebenfalls 12 g verdauliche Kohlenhydrate enthält, entspricht somit einer Scheibe Mischbrot von 30 g und stellt ebenfalls eine BE dar.
Die Broteinheit oder besser Berechnungseinheit soll dem Diabetiker die Abschätzung des Kohlenhydratgehaltes einzelner Nahrungsmittel erleichtern. Die BE ist

ein Schätzwert, der sich heute nicht mehr in Gramm-Mengen an Kohlenhydraten, sondern an üblichen Küchenmaßen und Lebensmittelportionen orientiert.
Die BE ist eine Hilfsgröße, die grobe Fehler bei der mengenmäßigen Zusammenstellung an Kohlenhydraten in der Nahrung zu vermeiden hilft. Mit ihr lässt sich jedoch nicht die unterschiedliche Verdauungsgeschwindigkeit für Kohlenhydrate bei gemischter Kost abschätzen. Ebenso muss die unterschiedliche Magenentleerungsgeschwindigkeit bei unterschiedlicher Zusammensetzung der Nahrung gesondert kalkuliert werden.

Brustdrüse

Synonyme

Mamma.

Englischer Begriff

Breast; mammary gland.

Definition

Es handelt sich um eine apokrine Drüse, die zusammen mit Fettgewebe, Bindegewebssepten und Brustwarze die Brust der Frau (sekundäres Geschlechtsmerkmal) bildet und nur in rudimentärer Form beim Mann vorhanden ist.

Grundlagen

Sie besteht aus 10–20 Drüsenläppchen mit tubuloalveolären Endstücken und mit Milchgängen, die nach Erweiterung auf der Brustwarze münden. Die Entwicklung der Brust beginnt etwa zwischen dem 10. und 11. Lebensjahr (Thelarche) und ist etwa im 17. Lebensjahr abgeschlossen. Dabei kann es zu Fehlentwicklungen (Polythelie, Polymastie und Mamma aberrata), Hyper-, Hypoplasie und zu einer ungleichen Entwicklung kommen. Hauptaufgabe

ist die Milchproduktion, die durch Absonderung von Casein-Granula und Lipidtröpfchen durch den Golgi-Apparat erfolgt. Der Milcheinschuss erfolgt am 2.–4. Wochenbettstag. Die Milchabgabe wird durch das beim Saugakt reflektorisch ausgeschütteten Hormon Oxytocin gefördert.
Krankheiten der Brustdrüse:
Mastopathie (Dysplasie der Mamma): Gewebsveränderungen im Sinne von Fibrosen, Zystenbildung und Epithelproliferationen. Einige Formen werden als Präkanzerosen eingestuft.
Gutartige Tumoren: Adenome, Milchgangspapillome (vom Epithel ausgehend), Fibroadenome (epithelial-mesenchymal), Fibrome und Lipome (vom Mesenchym ausgehend).
Mammakarzinom: (15–20 % der Krebstodesfällen bei Frauen, zunehmende Morbidität).

Weiterführende Links

▶ Milchdrüse

Brustdrüsenentwicklung

▶ Thelarche

Budenosid

Englischer Begriff

Budenoside.

Substanzklasse

Nichthalogeniertes Glukokortikoid.

Gebräuchliche Handelsnamen

Benosid Aerosol, Budecort, Budenofalk, Budenosid-ratiopharm, Budenosid-Stada, Budenosid von ct, Entocort, Novopulmon, Pulmicort, Respicort.

Indikationen

1. Asthma bronchiale und andere chronisch obstruktive Atemwegserkrankungen bei denen eine Kortikosteroidtherapie erforderlich ist. Nicht zur Behandlung des akuten Asthma-Anfalls oder eines Status asthmaticus geeignet
2. Akuter M. Crohn leichten und mittelschweren Grades mit Beteiligung des Ileums und des Colon ascendens.

Wirkung

Hemmung der allergischen Reaktion, Stabilisierung von Membranen und Lysosomen, antiphlogistische Wirkung durch die Hemmung der Proliferation von Fibroblasten und von entzündlichem Granulationsgewebe, Bronchusdilatation.

Dosierung

2 × 1–2 Sprühstöße/Tag vor den Mahlzeiten.
3 × 1 Kapsel vor den Mahlzeiten.

Darreichungsformen

10–20 ml Suspension und Treibmittel.
3 mg magensaftresistente Kapseln.

Kontraindikationen

Lungenmykose und Lungen-Tbc.
Lokale Infektionen des Darmes, schwere Lungenfunktionsstörungen, Kinder.

Nebenwirkungen

Leichte Reizungen der Schleimhaut der Atemwege mit Schluckbeschwerden, vereinzelt Überempfindlichkeitsreaktionen, paradoxe Bronchospasmen und Hustenreiz.
Symptome der Langzeiteinnahme von systemisch wirksamen Glukosteroiden (iatrogenes Cushing-Syndrom): Gewichtszunahme, Hypertonus, Diabetes mellitus, Hautveränderungen, Glaukom, Osteoporose, peptisches Ulkus, Immunsuppression, Nebennierenrindenatrophie und Kortisonmangel nach Absetzen.

Wechselwirkungen

Normalisierung der Ansprechbarkeit auf β2-Sympathomimetika.
Verstärkung der Wirkung von Herzglykosiden, Kaliummangel bei Saluretika, Verstärkung der Cortikosteroidwirkung durch Cytochrom P450-Inhibitoren, Abschwächung der Wirkung durch Antacida.

Pharmakodynamik

Halbwertszeit: 4 Stunden (orale Anwendung), 2,8 Stunden (inhalatorische Anwendung).

Buformin

Englischer Begriff

Buformin.

Substanzklasse

Gehört zu den Biguaniden.

Gebräuchliche Handelsnamen

Nicht mehr im Handel.

Indikationen

Diente als orales Antidiabetikum; wurde aber ebenso wie das Biguanid Phenformin wegen tödlich verlaufender Laktazidosen aus dem Handel gezogen.
Jetzt steht aus der Substanzklasse der Biguanide nur noch Metformin zur Verfügung, da unter Metformin deutlich weniger Laktazidosen als unter Buformin und Phenformin beobachtet wurden. Einzelheiten: siehe ▶ Metformin.

Busen

▶ Mamma

Buserelin

Englischer Begriff

Buserelin.

Substanzklasse

Antineoplastisches Mittel, Gonadorelin-Analogon.

Gebräuchliche Handelsnamen

Profact Depot Monatsimplantat, Profact nasal, Profact pro injectione.

Indikationen

• Fälle von Prostatakarzinom, bei denen eine Unterdrückung der testikulären Hormonbildung angezeigt ist.
• Pubertas praecox zur Normalisierung des Pubertätsablaufs.

Wirkung

GnRH-Agonist. Bewirkt akut LH- und FSH-Freisetzung, nach wenigen Tagen vollständige Blockade der LH- und FSH-Sekretion.

Dosierung

Prostatakarzinom: Einleitung mit Profact pro injectione (3 × 0,5 ml s.c./Tag) über 7 Tage, dann 1,2 mg/Tag intranasal (6 × 1 Sprühstoß).
Pubertas praecox: 1,2–1,8 mg/Tag intranasal.

Darreichungsformen

10 g Lösung mit Dosierpumpen, Injektionslösung zur s.c. Applikation.

Kontraindikationen

Hormonunempfindlichkeit des Tumors sowie nach Hodenentfernung. Überempfindlichkeit von LH-RH-Analoga.

Nebenwirkungen

Prostatakarzinom: Kurzfristiger Serum-Testosteron-Anstieg, Testosteronwirkung vermeidbar durch Vorbehandlung mt einem Antiandrogen. Thrombosen und Lungenembolie, leichte Knöchel- und Unterschenkelödeme, Hypertonus, diabetogene Stoffwechsellage, Erhöhung der Leberenzyme, Thrombopenie, Leukopenie, Juckreiz, Hautausschläge, Durchfall, Verstopfung, Gewichtszunahme.
Pubertas praecox: Kurzfristiger Anstieg von LH und FSH im Serum. Bei Kindern finden sich keine nennenswerten Nebenwirkungen.

Pharmakodynamik

Halbwertszeit: 1–2 Stunden.

Butterstuhl

▸ Salbenstuhl

B-Zellen

▸ B-Lymphozyten

Cabaseril

Synonyme

Cabergolin (generic name).

Englischer Begriff

Cabergoline.

Substanzklasse

Parkinson-Mittel, Mutterkornalkaloid-Abkömmling, Dopamin D2-Rezeptor-Agonist.

Gebräuchliche Handelsnamen

Cabaseril.

Indikationen

Zur Behandlung des M. Parkinson als Monotherapie in der Frühphase der Erkrankung, um den Einsatz von Levodopa hinauszuzögern, als Kombinationstherapie mit Levodopa/Dopa-Decarboxylasehemmern in späteren Stadien der Erkrankung.

Wirkung

Dopaminagonist.

Dosierung

Beginn mit 1 mg/Tag. In 1–2wöchigen Abständen erfolgt die Steigerung der Tagesdosis um 0,5–1 mg bis zum Erreichen der optimalen Dosierung. Die empfohlene Tagesdosis beträgt 2–6 mg/Tag als Einmaldosis.

Darreichungsformen

1, 2 und 4 mg Tabletten.

Kontraindikationen

Überempfindlichkeit gegenüber anderen Mutterkornalkaloid-Abkömmlingen.

Nebenwirkungen

Übelkeit, Erbrechen, Verdauungsstörungen, Gastritis, Schwindel, Blutdrucksenkung, Dyskinesien, Hyperkinesien, Halluzinationen, Verwirrtheit, Durchblutungsstörungen der Akren, Leberfunktionsstörungen, gelegentlich Angina pectoris und periphere Ödeme, nach Langzeitbehandlung gelegentlich Pleuraergüsse und Fibrose.

Wechselwirkungen

Herabsetzung der Wirksamkeit durch Dopamin-Antagonisten (Neuroleptika), Erhöhung der Bioverfügbarkeit und Nebenwirkungen durch Makrolidantibiotika (z.B. Erythromycin).

Cabergolin

Englischer Begriff

Cabergoline.

Substanzklasse

Dopamin D2-Rezeptor-Agonist.

Gebräuchliche Handelsnamen

Dostinex, Cabaseril.

Indikationen

Reduktion des exzessiven Prolaktinspiegels, Inhibition der Laktation, M. Parkinson, Akromegalie, Migräne.

Wirkung

Hemmung der Prolaktinfreisetzung infolge direkter Stimulation von Dopaminrezeptoren.

Dosierung

Dostinex: Anfangsdosis 0,5 mg pro Woche, verteilt 1- oder 2mal wöchentlich. Weitere Steigerung um 0,5 mg wöchentlich in monatlichen Intervallen. Therapeutische Dosis 1 mg (2 Tabletten/Woche).
Cabaseril: Anfangsdosis 1 mg, dann weitere Steigerung um 0,5–1 mg in 1–2 wöchentlichen Abständen. Tagesdosis 2–6 mg/Tag als Einmalgabe.

Darreichungsformen

Tabletten.

Kontraindikationen

Hypersensitivität für Ergot-Alkaloide. Relative Kontraindikationen: Psychische Störungen, Patienten unter antipsychotischen Medikamenten, Leberinsuffizienz, Schwangerschaft und Stillzeit, Lungenerkrankungen mit fibrotischer Gewebedegeneration, Herz-Kreislauf-Erkrankungen, Raynaud-Syndrom, peptische Ulzera oder gastrointestinale Blutung.

Nebenwirkungen

Müdigkeit, Halluzinationen, Dyskinesien, Schwindel, Übelkeit, Leibschmerzen.

Wechselwirkungen

Antihypertensiva, Domperidone, Phenothiazine, Butirophenone, Metoclopramid, Macrolide.

Pharmakodynamik

Dosisabhängige Senkung des Serumprolaktins ist bei einer Dosis von 0,2 mg und mehr mit einer Hemmung des spontanen zirkadianen Rhythmus. Bei akromegalen Patienten wurde ein wachstumshormonsenkender Effekt nach 0,6 mg Cabergolin beobachtet. Eine Einmalgabe von 1; 1,5; 2 mg Cabergolin bewirkt bei Parkinson-Patienten eine verschobene und verzögerte Verbesserung nach 12–24 Stunden und dauert bis 24–48 Stunden.

Caeruloplasmin

▶ Zäruloplasmin

Calcidiol

▶ Calcifediol

α-Calcidol

Synonyme

Alfacalcidol; 1α-Hydroxy-Vitamin D_3; 1α(OH)D_3; 1α-Hydroxycholecalciferol; 1α-Calciol.

Englischer Begriff

α-Calcidol; alfacalcidol 1α-hydroxyvitamin D_3; 1α-Hydroxycholecalciferol.

Substanzklasse

Vitamin-D-Metabolit.

Gebräuchliche Handelsnamen

Siehe Tab. 1.

α-Calcidol, Tabelle 1 Medikation.

Fertigarzneimittel	Darreichungsformen	Initialdosis
Bondiol	0,25 µg/1 µg Kapseln (per os)	Erwachsene und Kinder > 20 kg: 1 µg täglich. Kinder < 20 kg: 0,05 µg/kg/Tag
Doss	0,25 µg/1 µg Kapseln (per os)	Erwachsene und Kinder > 20 kg: 1 µg täglich. Kinder < 20 kg: 0,05 µg/kg/Tag
EinsAlpha Kapseln	0,25 µg/1 µg Kapseln (per os)	Erwachsene und Kinder > 20 kg: 1 µg täglich. Kinder < 20 kg: 0,05 µg/kg/Tag
EinsAlpha Injektionslösung	0,5 µg/1 ml Amp. (1 ml enthält α-Calcidol 2 µg)	1 µg bei Verabreichung unter Hämodialyse

Indikationen

Indiziert bei Störungen des Vitamin-D_3-Metabolismus durch Beeinträchtigung der 1α-Hydroxylierung:

- Postmenopausale Osteoporose
- Glukokortikoid-induzierte Osteoporose
- Osteomalazie mit einem Ca-Plasmaspiegel < 2,2 mmol/l
- Renale Osteodystrophie mit einem Ca-Plasmaspiegel < 2,2 mmol/l
- Hypophosphatämische Rachitis (Zusatztherapie)
- Hypoparathyreoidismus (Zusatztherapie)
- Zusatztherapie bei Langzeithämodialyse.

Wirkung

Die Wirkungen umfassen Steigerung der intestinalen Kalzium- und Phosphabsorption, Mobilisierung von Kalzium aus dem Knochen und Beeinflussung der renalen Kalzium- und Phosphatexkretion. Das Nettoresultat ist ein Anstieg des Serumkalziums.

Dosierung

Bei stärker ausgeprägter Knochenerkrankungen: 1–3 µg täglich.
Bei fortlaufender Behandlung ist die Dosis entsprechend dem Blutkalziumspiegel und gegebenenfalls dem Parathormonspiegel anzupassen. Sorgfältige Überwachung bei

α-Calcidol, Tabelle 2 Kontraindikationen.

α-Calcidol	Kontraindikationen
Absolute	– Schwangerschaft – Vitamin-D-Intoxikation – Hyperkalzämie – Ca x P-Produkt > 3,7 $(mmol/L)^2$ – Alkalose (Blut-pH-Wert > 7,44) – Hypermagnesiämie
Relative	– Nierensteine in der Vorgeschichte – Sarkoidose

eingeschränkter Beweglichkeit, gleichzeitiger Benzothiadiazin-Behandlung und Pseudohypoparathyreoidismus. Bei Hypoparathyreoidismus: Dosisverminderung bei Erreichen normaler Blutkalziumwerte. Ziel: Kalzium im unteren Normbereich.

Darreichungsformen

Siehe Tab. 1.

Kontraindikationen

Siehe Tab. 2.

Nebenwirkungen

Wie alle Vitamin-D-Metabolite ist α-Calcidol eine toxische Substanz mit geringer therapeutischer Breite. Die prinzipielle Nebenwirkung ist die Hyperkalzämie mit folgenden Symptomen: Durstgefühl, Übelkeit, Erbrechen, Appetitslosigkeit, Gewichtsverlust, Herzrhythmusstörungen, psychische Symptome, Bewusstseinsstörungen, vermehrter Harndrang, Nierensteinbildung, Nierenverkalkung, Verkalkung in Geweben außerhalb des Knochens, etc.

Bei Überdosierung kommt es zum lebensbedrohlichen Hyperkalzämiesyndrom mit akutem Nierenversagen, Herzrhythmusstörungen, neurologisch-psychiatrischen Störungen, gastrointestinalen Symtomen, etc. Die Therapie beinhaltet Stoppen der Kalzium-Zufuhr, kalziumarme Diät, isotonische NaCl-Lösung (3–6 l in 24 Stunden) mit Zusatz von Furosemid und Natriumedetat (bei ausreichender Nierenfunktion) unter fortlaufender Kalzium- und EKG-Kontrolle. Bei Oligo-Anurie ist eine Hämodialysetherapie indiziert. Glukokortikoide und Kalzitonin können versucht werden. In Einzelfällen sind tödliche Verläufe bekannt.

Wechselwirkungen

Diuretika und Benzothiadiazin-Derivate erhöhen das Hyperkalzämie-Risiko. Die hepatische Aktivierung des α-Calcidol kann durch Lebererkrankungen und Medikamente, die die Cytochrom-P_{450} Aktivität verändern, beeinflußt werden.

Pharmakodynamik

α-Calcidol wird durch Hydroxilierung an Kohlenstoffatom 25 zu Calcitriol hepatisch aktiviert. α-Calcidol weist eine kurze Plasmahalbwertszeit (8–24 Stunden) und kürzere biologische Wirkungsdauer (4–8 Tage) auf.

Calcifediol

Synonyme

3β,25-Dihydroxycholecalciferol; 3β,25-Dihydroxy-Vitamin D_3; 3β,25(OH)$_2$$D_3$; Calcidiol.

Englischer Begriff

Calcifediol; 3β,25-dihydroxyvitamin D_3.

Substanzklasse

D-Vitamine.

Gebräuchliche Handelsnamen

Dedrogyl.

Indikationen

Renale Osteopathie (Niereninsuffizienz, nephrotisches Syndrom, CAPD) oder Hypokalzämie/Osteomalazie Leberzirrhose, Osteomalazie infolge Vitamin-D-Mangel (Osthopathia antiepileptica, nach Magen-Darm-Operationen, Steatorrhoe), idiopatischer oder postoperativer Hypoparathyreoidismus, im Kindesalter bei Vitamin-D-Mangelrachitis und Vitamin-D-resistenter Rachitis.

Wirkung

Calcifediol ist biologisch inaktiv. Die biologische Wirkung des Vitamin-D-Systems im Kalziumstoffwechsel tritt erst nach Hydroxylierung der Vorstufen zur Calcitriol ein. Siehe ▶ Calcitriol.

Dosierung

0,15 mg/ml Lösung. Erwachsene: Tagesdosis 10–25 Tropfen. Kinder und Säuglinge: Tagesdosis 4–15 Tropfen. Vitamin-D-resistente Rachitis: Tagesdosis 30–60 Tropfen. Frühgeborene: Tagesdosis 1–2 Tropfen. Die Dosis ist dem Serumkalziumspiegel und gegebenenfalls dem Parathormonspiegel anzupassen.

Darreichungsformen

Tropfen.

Kontraindikationen

Granulomatöse Erkrankungen, Hyperkalzämie.

Nebenwirkungen

Siehe ▶ Calcitriol.

Wechselwirkungen

Siehe ▶ Calcitriol.

Pharmakodynamik

Calcifediol wird von der Dünndarm-schleimhaut gut absorbiert und wird weiter von allen Geweben aufgenommen, aber nicht in ihnen gespeichert. Es bindet an Vitamin-D-Rezeptoren. Seine Hauptwirkung wird über eine Steigerung der Calcitriolproduktion (siehe ► Calcitriol) vermittelt.

Calciferole

► Vitamin D

1α-Calciol

► α-Calcidol

Calcitonin

► Kalzitonin
► Thyreokalzitonin

Calcitriol

Synonyme

1α,25-Dihydroxycholecalciferol;   1α,25-Dihydroxy-Vitamin D_3; 1α,25(OH)$_2$$D_3$.

Englischer Begriff

Calcitriol; 1α,25-dihydroxyvitamin D_3.

Substanzklasse

D-Vitamine.

Gebräuchliche Handelsnamen

Rocaltrol.

Indikationen

Renale Osteodystrophie bei Patienten mit Niereninsuffizienz unter Hämodialyse, idiopatischer oder postoperativer Hypoparathyreoidismus, Pseudohypoparathyreoidismus, Vitamin-D-resistente Rachitis.

Wirkung

Steigerung der intestinalen Kalzium- und Phosphataufnahme sowie ihrer renalen Exkretion, Suppression der Nebenschilddrüsenfunktion und Senkung des endogenen Calcitriolspiegels.

Dosierung

Anfangsdosis: 0,25 µg/2. Tag, dann 2–3 × 0,25 µg/Tag mit adäquater täglicher Kalziumzufuhr unter Serumkalzium und Phosphatkontrolle. Die Dosis ist dem Serumkalziumspiegel und gegebenenfalls dem Parathormonspiegel anzupassen.

Darreichungsformen

Kapseln.

Kontraindikationen

Hyperkalzämie.

Nebenwirkungen

Nervensystem und Psyche: Psychische Symptome, Bewusstseinsstörungen; Verdauungsbeschwerden: Übelkeit, Erbrechen, Appetitlosigkeit, Gewichtsverlust, verstärktes Durstgefühl; Elektrolyte: Hyperkalzämie, Hyperphosphatämie; Herzrhythmusstörungen; Urogenitaltrakt: vermehrter Harndrang, Nierensteinbildung, Nierenverkalkung; Verkalkung in Geweben außerhalb der Knochen.

Wechselwirkungen

Vitamin D und seine Metaboliten, Digitalispräparate, Thiazid-Diuretika, aluminiumhaltige Medikamente (z.B. Antacida), Phosphatbinder, Barbiturate, Östrogene, Sulfonamide, Antikonvulsiva, Cholestyramin, Kortikosteroide.

Pharmakodynamik

Calcitriol wirkt als typisches Steroidhormon über Bindung an ein nukleäres Rezeptorprotein, den Vitamin-D-Rezeptor. Vitamin-D-Rezeptoren sind in zahlreichen Zellen vorhanden; in den Villi intestinales, Osteoblasten, Tubuli renales distales, Nebenschilddrüsen und auch in Organen, die nicht am Kalziumstoffwechsel beteiligt sind: z.B. hämatopoetische Zellen, Muskulatur, mehrere endokrine Organe (Eierstöcke, Hoden, Hypophyse, Pankreas), Epidermis, im Gehirn, maligne Zelllinien, Tumorgewebe u.a. Die Hauptzielorgane von Calcitriol sind Dünndarm, Muskulatur und Knochen, wo es den Kalzium- und Phosphattransport stimuliert. Neben seiner kalzitropen Wirkung beeinflusst Calcitriol das Zellwachstum, die Differenzierung und Proliferation in obengenannten Organen und bei mehreren Neoplasien (Brust-, Haut- und Colonkrebs sowie leukmischen Zelllinien, was eine breite Perspektive für therapeutische Anwendung eröffnet.

Calcium

▶ Kalzium

cAMP

▶ Cyclo-Adenosinmonophosphat

cAMP Response-Element-Binding-Protein

Synonyme

Cyclic-AMP-response-element-binding-protein; CREB.

Englischer Begriff

cAMP response-element-binding-protein.

Definition

Durch den second messenger (2. Botenstoff) cAMP-aktiviertes Eiweißmolekül, das an spezifische DNA-Sequenzen bindet und so die Genaktivität reguliert.

Grundlagen

Das an Rezeptoren als second messenger gebundene cAMP aktiviert Proteinkinasen (im Zellplasma befindliche Fermente), die unter anderem das cAMP-response-element-binding-protein phosphorylieren (durch die Bindung von Phosphat aktivieren). Das phosphorylierte cAMP-response-element-binding-protein bindet im Zellkern an spezifische DNA-Sequenzen und aktiviert so spezifische Gene.

Cannon's Stresstheorie

Englischer Begriff

Cannon's fight or flight response.

Definition

Nach Cannon (1932) führt ein Stressor zu einer reflexartigen Anwort des Gehirns, was sich nur in zwei Verhaltensmustern, Fliehen oder Kämpfen, äußert.

Grundlagen

Dies erfolgt über Sympathikusaktivierung und Ausschüttung von Adrenalin und Noradrenalin aus dem Nebennierenmark sowie der Sekretion von Kortisol (Mensch u.a.) oder Kortikosteron (Ratte, Maus u.a.) aus der Nebennierenrinde.

Caput quadratum

▶ Stirn, viereckige

Carbetocin

Definition

Carbetocin ist ein synthetisches Derivat des Oxytocins. Hauptwirkungen: Induktion und Steigerung der Uteruskontraktionen sowie physiologischer Kontraktionen myocpithelialer Elemente in den Alveolen und kleinen Milchgängen, Milchejektion.

Grundlagen

Es wird in Veterinär- und Humanmedizin zur Geburtseinleitung verwendet, bei primärer und sekundärer Wehenschwäche und Laktationsstörungen. Im Vergleich zum Oxytocin hat es eine verlängerte Wirksamkeit und weniger ausgeprägte Nebenwirkungen.

Carbimazol

Englischer Begriff

Carbimazole.

Substanzklasse

Thyreostatika.

Gebräuchliche Handelsnamen

Carbimazol Henning, Neo-Thyreostat.

Indikationen

Hyperthyreose.

Wirkung

Hemmung der Schilddrüsenhormonsynthese durch Blockierung der Schilddrüsenperoxidase und Reduktion des Iodeinbaus.

Dosierung

Anfangsdosis: leichte Fälle 5 mg 3 × täglich, mittelschwere Fälle 10 mg 3 × täglich, schwere Fälle 10 mg 4–5 × täglich. Erhaltungsdosis: 1–3 × 5 mg täglich. Regelmäßige Überwachung des Blutbildes und der Leberwerte zum rechtzeitigen Erkennen von Nebenwirkungen (s.u.).

Darreichungsformen

Tabletten.

Kontraindikationen

Transitorische destruktive Formen der Hyperthyreose: z.B. Thyreoiditis de Quervain, schmerzlose Thyreoiditis post partum; schwere Überempfindlichkeitsreaktionen, Knochenmarksschädigung oder Leberschaden durch Thyreostatika in der Vorgeschichte.

Nebenwirkungen

Übelkeit, Erbrechen, Diarrhoe, Anorexie, Strumavergrößerung, Myxödem, Hypothyreose, Neutropenie, Thrombozytopenie, Agranulozytose. Arzneimittelexanthem.

Wechselwirkungen

Iod, iodhaltige Medikamente, Röntgenkontrastmittel.

Pharmakodynamik

Nach der Resorption wird Carbimazol schnell hydroxiliert, decarboxiliert und zu Thiamazol, seinem aktiven Metaboliten, im Blut umgewandelt. Thiamazol wird in Zellen mit Peroxidase-System (Schilddrüsen-Follikel, Speicheldrüsen, Neutrophilen, Makrophagen/Monozyten) gespeichert. In der Schilddrüse wird durch Peroxidase-Blockierung die Oxidation von Iodid zu Iod gehemmt. Zusätzlich hat Thiamazol eine immunsuppressive Wirkung durch die Hemmung der Produktion der Sauerstoffradikale in Monozyten und verminderte Antigen-Präsentation von antikörperproduzierenden Lymphozyten.

Carbutamid

Englischer Begriff

Carbutamide.

Gebräuchliche Handelsnamen

Oranil, Invenol und Nadisan, nicht mehr im Handel (s.u.).

Definition

Als erster Vertreter der Sulfonamidreihe mit insulin-sekretagoger Wirkung (Hemmung des ATP-abhängigen K^+-Kanals der β-Zelle) wurde Carbutamid als orales Antidiabetikum 1955 in die Therapie eingeführt.

Grundlagen

Carbutamid hatte aufgrund der freien Aminogruppe noch deutlich bakteriostatische Nebenwirkungen. Die folgenden Nebenwirkungen wie z.B. allergische Hautreaktion, Übelkeit, Erbrechen, Blutbildveränderungen und Leberschäden wurden unter Carbutamid Behandlung beobachtet. Dazu traten 8 Todesfälle auf, die sich auf eine Carbutamid-Therapie zurückführen ließen. 1956 wurde Carbutamid vom Markt genommen. Jedoch initiierte diese Substanz die Synthese von vielen Tausenden von Analoga.

Carcinoid-Syndrom

▶ Karzinoid-Syndrom

Carney Komplex

Synonyme

CNC.

Englischer Begriff

Carney complex; CNC.

Definition

Sehr seltene, autosomal-dominante Erbkrankheit mit u.a. endokrinen Neoplasien.

Grundlagen

Als Carney Komplex wird eine sehr seltene, autosomal-dominante Erbkrankheit bezeichnet, die ein heterogenes Krankheitsbild aufweist, das durch Pigmentierungsstörungen (Lentiginosis), Myxome der Haut, des Herzens und der Mamma sowie durch Neoplasien endokriner Organe (Hypophyse, Hoden, Nebenniere, Schilddrüse) charakterisiert ist. Die Krankheit ist auch genetisch heterogen, da Genloci auf Chromosom 17q22-24 (CNC1-Locus) und/oder 2p16 (CNC2-Locus) mutiert sein können. Störungen am CNC1-Locus sind mit inaktivierenden Mutationen des PRKAR1A Tumor Suppresor Gens assoziiert; welche Gene am CNC2-Locus mutiert sind (Störungen an diesem Locus treten auch bei sporadischen Schilddrüsenkarzinomen und Nebennierentumoren auf), ist noch nicht bekannt.

Carpenter-Syndrom

▶ polyglanduläres Autoimmunsyndrom Typ II

Cassidy-Scholte-Syndrom

▶ Karzinoid-Syndrom

Castle-factor

▶ Intrinsic Factor

Cataracta diabetica

Synonyme

Diabetische Linsentrübung.
Grauer Star bei Diabetes mellitus.

Englischer Begriff

Diabetic cataract.

Definition

Als Katarakt wird eine Trübung der Augenlinse bezeichnet, die sich in der Regel erst im höheren Lebensalter entwickelt. Man unterscheidet eine Kernkatarakt, bei der vornehmlich der Linsenkern von der Trübung betroffen ist, eine Rindenkatarakt mit keilförmigen Speichen, die von der Rinde der Linse zum Zentrum der Linse verlaufen, und eine subkapsuläre Katarakt, die unter der Linsenkapsel, oft im hinteren Teil der Linse, beginnt. Rindenkatarakt und subkapsuläre Katarakt werden häufiger bei Diabetikern gesehen. Ein schlecht eingestellter Diabetes kann zu einer vorzeitigen und frühzeitigen Linsentrübung beitragen.

Symptome

Zunehmende Sehverschlechterung mit Verschwommensehen, Blendempfindlichkeit, zunehmender Kurzsichtigkeit, zunehmender Abblassung des Farbsehens (die Farben verlieren ihren leuchtenden Charakter und nehmen Grautöne an, deswegen auch grauer Star), Notwendigkeit für helleres Licht beim Lesen und hellere Beleuchtung bei allgemeinen Arbeiten.

Diagnostik

Ophthalmoskopische Untersuchung.

Differenzialdiagnose

Speziell bei Diabetikern mit Sehstörungen diabetische Retinopathie und diabetisches Makulaödem.

Allgemeine Maßnahmen

Lebensmodifikation

Lebensmodifikation wegen des Diabetes.

Diät

Geregelte Kost wegen des Diabetes. Möglichst gute Einstellung des Diabetes.

Therapie

Kausal

Star-Operation mit Entfernung der getrübten Linse und Ersatz durch eine künstliche Linse (Kunststoff).

Bewertung

Wirksamkeit

Bei ca. 95 % der Fälle erfolgreiche Operation. Mögliche Komplikationen sind Infekte, Blutungen, Ödeme oder Netzhautablösung.

Nachsorge

Keine spezielle Nachsorge notwendig. Meist wird postoperativ aber eine Brille benötigt(z.B. Lesebrille), da die implantierte Linse starr ist und keine Brechungsänderungen im Sinne einer physiol. Akkommodation erlaubt.

Prognose

Gut bezüglich implantierter Linse und Behebung der Sehstörungen durch die Katarakt. Bei erneuter Sehverschlechterung liegen parallel sich entwickelnde andere Störungen vor.

CBG

▶ Corticosteroid Binding Globulin
▶ Transkortin

Celecoxib

Englischer Begriff

Celecoxib.

Substanzklasse

Analgetika/Antirheumatika.

Gebräuchliche Handelsnamen

Celebrex.

Indikationen

Degenerative Gelenkerkrankungen, chronische Polyarthritis.

Wirkung

Analgetische, antipyretische.

Dosierung

1–2 × 100–200 mg per os täglich.

Darreichungsformen

Hartkapseln.

Kontraindikationen

Überempfindlichkeit gegen Sulfonamide, Auftreten von Asthma und anderen allergischen Erkrankungen nach NSAR- Gabe, aktive peptische Ulzera, gastrointestinale Blutungen, entzündliche Darmerkrankungen, schwere Herz- oder Niereninsuffizienz, schwere Lebererkrankungen, Schwangere und Kinder.

Nebenwirkungen

Bauchschmerzen, Diarrhoe, Dyspepsie, Flatulenz, Schwindelgefühl, periphere Ödeme, Kopfschmerzen, Schlaflosigkeit, Pharyngitis, Rhinitis, Sinusitis, Infektion der oberen Atemwege, Hautausschlag.

Wechselwirkungen

Warfarin, ACE-Hemmer, Furosemid, Aspirin, Fluconazol, Lithium, Methotrexat.

Pharmakodynamik

Inhibition der Prostaglandinsynthese primär durch Hemmung von Cyclooxygenase-2 (COX-2).

Centrum ossificationis

▶ Knochenkern

Cetrorelix

Englischer Begriff

Cetrorelix.

Substanzklasse

Synthetische Hypothalamushormone, Gonadorelininhibitoren.

Gebräuchliche Handelsnamen

Cetrotide.

Indikationen

Verhinderung zu früher Ovulation bei einer kontrollierten ovariellen Stimulation zur Vorbereitung einer Eizellenentnahme und künstlicher Befruchtung.

Wirkung

GnRH-Antagonist.

Dosierung

Am 7. Tag nach der Ovarienstimulation mit Gonadotropinen wird 3 mg Cetrorelix s.c. in die untere Bauchwand injiziert. Falls der Reifungsgrad der Follikel keine Ovulation am 5. Tag nach der Cetrorelix-Injektion auslöst (Sonokontrolle), wird beginnend 96 Stunden nach der Injektion von Cetrorelix 3 mg bis zum Tag der Auslösung der Ovulation zusätzlich 1 × täglich 0,25 mg Cetrorelix gegeben.

Darreichungsformen

Injektionslösung.

Kontraindikationen

Postmenopause, mittelschwere und schwere Einschränkungen der Leber- und Nierenfunktion, Überempfindlichkeit gegen exogene Peptidhormone.

Nebenwirkungen

Kopfschmerzen; Übelkeit; leichtgradige Reaktionen an der Injektionsstelle: Schwellung, Rötung, Juckreiz; ovarielles Hyperstimulationssyndrom.

Wechselwirkungen

Mit Medikamenten, die über Zytochrom P450 metabolisiert werden.

Pharmakodynamik

Cetrorelix konkurriert mit natürlichem GnRH um Bindung an Membranrezeptoren in den Hypophysezellen und kontrolliert dadurch dosisabhängig die LH- und FSH-Freisetzung. Der Beginn der LH-Supression tritt ca. 1 Stunde nach Gabe von 3 mg und ca. 2 Stunden nach Gabe von 0,25 mg auf.

Charcot Fuß, diabetischer

Synonyme

Diabetische neuropathische Osteoarthropathie; Charcot-Arthropathie; Neuroosteoarthropathie.

Englischer Begriff

Charcot's foot; Charcot's disease.

Definition

Die nichtinfektiöse Zerstörung von Knochen und Gelenken in Zusammenhang mit einer Neuropathie als Sonderform des diabetischen Fuß-Syndroms stellt eine Spätkomplikation des Diabetes mellitus dar.

Grundlagen

Ursächlich für den diabetischen Charcot-Fuß sind wiederholte Mikro- und Makrotraumen des wegen einer Neuropathie dauerhaft fehlbelasteten Fußes. Auch lokale Hyperperfusion infolge autonomer Neuropathie wird als Ursache diskutiert. Der Charcot-Fuß tritt sowohl bei Patienten mit Typ-1-Diabetes wie Typ-2-Diabetes auf; zumeist nach einer Diabetesdauer von länger als zehn Jahren und in ca. einem Drittel der Fälle beide Füße betreffend. Die akute ist von der chronischen Verlaufsform zu unterscheiden. Am häufigsten sind die Gelenke zwischen Fußwurzel- und Mittelfußknochen betroffen. Symptome sind im initialen Stadium Rötung, Überwärmung und Schwellung. Wegen der vorliegenden Neuropathie tritt Schmerz nur in zwei Drittel der Fälle auf. Diagnostisch beweisend ist in diesem Stadium das Knochenödem im Bereich des Mittelfußes in der Kernspintomographie mit Gadoliniumsulfat. Im weiteren Verlauf kommt es zur Entmineralisierung des Knochens, progredienter Knochenfragmentierung und Gelenkdestruktionen. Im Endstadium liegen irreversible Fehlstellungen, Subluxationen, Luxationen und Ulzera vor. Therapeutisch ist bei klinischen Zeichen des akuten Charcot-Fußes eine sofortige komplette Druckentlastung des Fußes notwendig (z.B. durch Aircasts). Die einmalige Gabe von Bisphosphonaten scheint einen günstigen Einfluss zu haben, ist aber noch nicht abschließend als wirksam gesichert. Die Ruhigstellung ist in der Regel für drei bis sechs Monate notwendig, anschließend wird der Patient mit Maßschuhen oder einer dynamischen Unterschenkelorthese versorgt. Kann ein chronischer Charcot-Fuß durch äußere Maßnahmen nicht adäquat druckentlastet werden oder liegen instabile Gelenke vor, muss eine operative Korrektur durch erfahrene Chirurgen vorgenommen werden.

Charcot-Arthropathie

▶ Charcot Fuß, diabetischer

Chiasma-Syndrom

Synonyme

Scheuklappenblick; bitemporale Hemianopsie.

Englischer Begriff

Chiasmal syndrome.

Definition

Der Begriff wurde erstmals von Harvey Cushing (1930) eingeführt, um einen Symptomkomplex bei Patienten mit Sehstörungen zu beschreiben.

Symptome

Die Symptomtrias besteht aus:

- Gesichtsfeldausfällen (bitemporale Hemianopsie)
- ein- oder doppelseitiger Abnahme des Sehvermögens
- einer Opticusatrophie, die sich als Spätsymptom manifestiert.

Diagnostik

Ophthalmologische Untersuchung (Visus, Gesichtsfeld, Fundusskopie).
Radiologische Diagnostik (Magnetresonanztomografie, Computertomografie).
Endokrinologische Diagnostik bei Tumoren im Bereich der Sella-Region.

Differenzialdiagnose

Augenerkrankungen, Läsionen im Verlauf der Sehbahn, Hirninfarkt, Pseudotumor cerebri, Hydrocephalus.

Therapie

Kausal

Beseitigung der Ursache. In der Regel handelt es sich um Läsionen im Bereich der Sella-Region. Am häufigsten führen intra- und nach suprasellär entwickelte Hypophysenadenome zu einem Chiasma-Syndrom. 90 % dieser Läsionen können auf transsphenoidalem Wege entfernt werden.

Akuttherapie

Es besteht eine dringliche Operationsindikation falls die Sehstörung akut einsetzt und von Kopfschmerzen, Übelkeit und Erbrechen begleitet ist. Hier ist häufig eine Einblutung in ein Hypophysenadenom (Hypophysenapoplex) die Ursache.

Bewertung

Wirksamkeit

Im Falle eines Tumors der Sella-Region kommt es nach transsphenoidaler Operation bei 90 %, bei transkranieller Operation bei 50 % der Patienten zu einer Besserung bzw. Normalisierung des Sehvermögens.

Chlorkalium

▶ Kaliumchlorid

Chlormadinon

Substanzklasse

Gestagene.

Gebräuchliche Handelsnamen

Gestafortin, Chlormadinon 2 mg JENA-PHARM.

Indikationen

Oligo-, Poly- und Hypermenorrhoe, funktionelle Dysmenorrhoe, Endometriose, Mastopathie, sekundäre Amenorrhoe.

Wirkung

Chlormadinonazetat ist ein synthetisches Gestagen mit geringgradiger, antiandrogener Eigenschaft und hat keine anabole oder mineralokortikoide und nur eine sehr geringe glukokortikoide Wirkung.

Dosierung

2–4 täglich zu bestimmten Zykluszeiten entsprechend der Indikationsstellung. Oligomenorrhoe: 16.–25. Zyklustag 1–2 Tabletten täglich. Poly-, Hypermenorrhoe: 16.–25. Zyklustag 1–2 Tabletten täglich. Funktionelle Dysmenorrhoe: über 10–14 Tage bis zum 25. Zyklustag 1 Tablette täglich. Endometriose: 2 Tabletten täglich beginnend am 5. Zyklustag, 4–6 Monate lang. Sekundäre Amenorrhoe: 16.–25. Zyklustag 1 Tablette täglich zusätzlich zu einem Östrogenpräparat.

Darreichungsformen

Tabletten.

Kontraindikationen

Ungeklärte vaginale Blutungen, akute und chronisch fortschreitende Lebererkrankungen, vorausgegangene oder bestehende Lebergeschwülste, Gallenstau (intrahepatische Cholestase, auch in der Vorgeschichte).

Nebenwirkungen

Zwischenblutungen, Kopfschmerzen, Magen-Darm-Trakt Beschwerden, selten Libidoverlust, Blutdruckerhöhung, Nervosität, Schwindel, Übelkeit, depressive Verstimmungen, prämenstruelle Spannungen, Mastodynie, Dysmenorrhoe, Amenorrhoe, Rückenschmerzen, Gewichtszunahme, Wasserretention.

Wechselwirkungen

Barbiturate, Benzodiazepine, Phenytoin, Phenylbutazon, Hydantoin, Carbamazepin, Rifampicin, Griseofulvin.

Chlorotrianisen

Substanzklasse

Endokrin wirkende antineoplastische Mittel.

Gebräuchliche Handelsnamen

Fosfestrol, Honvan, Merbentul, nicht mehr im Handel.

Indikationen

Metastasierendes Prostata-Karzinom, Nebenschilddrüsenkarzinom.

Wirkung

Nichtsteroidales Östrogen.

Dosierung

Prostata-Kazinom: Beginn: 10 Tage i.v. 1200 mg (20 ml) oder 3 × täglich 360–480 mg (3–4 Tabletten). Weiterbehandlung hängt vom klinischen Befund ab. Dosisreduzierung bzw. Weiterbehandlung 3 × täglich 1–2 Filmtabletten. Nebenschilddrüsenkarzinom: Beginn 1000 mg täglich 4 Tage, dann 200 mg 3 × täglich.

Darreichungsformen

Filmtabletten, Injektionslösung.

Kontraindikationen

Thromboembolische Erkrankungen, Herzschwäche in der Anamnese, eingeschränkte Nieren- und/oder Leberfunktion.

Nebenwirkungen

Übelkeit, Erbrechen, Herzkreislaufkomplikationen, Feminisierungserscheinungen, thromboembolische Komplikationen. In Einzelfällen Blutarmut, Gelbsucht, Leberfunktionsstörungen, Porphyria cutanea tarda.

Wechselwirkungen

Kalzium und Magnesiumsalze.

Pharmakodynamik

1. Hemmung der LH-Produktion in der Hypophyse und damit indirekt der Testosteronsynthese
2. Hemmung der Knochenreabsorption
3. Direkte zytostatische Effekte auf das Karzinomgewebe (besondere Selektivität der Prostata).

Chlorpropramid

Englischer Begriff

Chlorpropramide.

Substanzklasse

Sulfonylharnstoffderivate.

Gebräuchliche Handelsnamen

Diabinese, Meldian, Glicornorm, Glymese.

Indikationen

Diabetes mellitus Typ 2, partieller zentraler Diabetes inspidus.

Wirkung

Glukose- stimulierende Insulinausscheidung von pankreatischen β-Zellen.

Dosierung

Anfangsdosis 100–125 mg täglich, Dosiserhöhung in 2 Wochen-Intervall bei Typ-2-Diabetes mellitus, 100 mg täglich bei Diabetes insipidus.

Darreichungsformen

Tabletten.

Kontraindikationen

Diabetes mellitus Typ 1, Schwangerschaft, Leber- und Nierenerkrankungen, diabetische Ketoazidose, Herzinsuffizienz und Syndrom der inappropriaten Überproduktion von ADH (SIADH).

Nebenwirkungen

Chlorpropramid alcohol flush (CPAF)-Erröten von Gesicht und Hals, Gewichtszunahme, Hyponatriumämie.

Wechselwirkungen

Phenylbutazon, Salycilate, Coumarine, Thiazid-Diuretika, Phenytoin, Kortikosteroide, Betablocker.

Pharmakodynamik

Blockierung von K^+-ATP Kanälen durch Chlorpropramid verursacht Insulin-Freisetzung im Pankreas. Zusätzlich Erhöhung der Glykogen-Synthese und Hemmung der Glykogenolyse und Glukoneogenese in der Leber. Chlorpropramid erhöht ADH-Sekretion im Hypophysenhinterlappen und potenziert ADH-Wirkung in Tubuli renale und dadurch Wasserretention.

Cholecystokinin

Synonyme

Cholezystokinin; CKK.

Englischer Begriff

Cholecystokinine; Pancreozymine.

Definition

Ein aus 33 Aminosäuren bestehendes aglanduläres Hormon.

Grundlagen

CKK wird nach dem Essen (Freisetzungsreize: Proteinabbauprodukte und langkettige Fettsäuren) in I-Zellen des proximalen Duodenums und des Jejunums gebildet, stimuliert Pankreasenzymausschüttung, Gallenblasenkontraktion, Relaxation des Sphinkter Oddi, verstärkt Sekretinwirkung und Pepsinogensekretion, vermindert HCl-Sekretion und verzögert Magenentleerung. CKK regt die Cholezystokinin-Rezeptoren im ventromedialen Hypothalamus an. Hierdurch kommt es zu einer Hemmung der Nahrungsaufnahme über ein erhöhtes Sättigungsgefühl.

Cholestatische Hypercholesterinämie

▶ Fettstoffwechselstörungen, Gallenwegserkrankungen

Cholesterinsynthesehemmer

▶ HMG-CoA-Reduktasehemmer
▶ Statine

Cholesterol-Synthese-Enzym-Hemmer

▶ Statine

Cholezystokinin

▶ Cholecystokinin
▶ Pankreozymin

Cholinergika

▶ Prokinetika

Choriongonadotropin

Englischer Begriff

Chorionic gonadotropin.

Substanzklasse

Gonadotrope Hormone, Glykoproteinhormone.

Gebräuchliche Handelsnamen

Choragon 1500/5000; Predalon 500/5000.

Indikationen

Gynäkologie: Zur Aufrechterhaltung der Corpus-luteum-Funktion bei Patientinnen mit Lutealphaseninsufizienz. Pädiatrie/Andrologie bei hypogonadotropem Hypogonadismus in Kombination mit HMG.

Wirkung

Gynäkologie: Siehe Indikationen.
Andrologie: Stimulation der Spermatogenese bei sekundärem (hypogonadotropem) Hypogonadismus.

Dosierung

Gynäkologie: Zur Aufrechterhaltung der Corpus-luteum-Funktion 3 × 1 Ampulle Choragon 1500 z. B. am 3., 6., 9. Tag post Ovulationem; alternativ 3 × 1000 oder 3 × 5000 Einheiten.
Andrologie: In Kombination mit HMG zunächst 1000–2500 I.E. HCG 2 × wöchentlich i.m. oder s.c. über 4–8 Wochen.

Die Dosis wird je nach Testosteronwerten angepasst. Anschließend werden unter Fortsetzung der HCG-Injektionen 3 × wöchentlich 150 Einheiten HMG i.m. oder s.c. injiziert.

Darreichungsformen

I.m., s.c. Injektionen.

Kontraindikationen

Bei klarer Indikationsstellung keine Kontraindikationen.

Nebenwirkungen

Gelegentlich allergische Reaktionen. Bei Frauen Überstimulation der Ovarien. Bei Kindern mit Kryptorchismus, Erektionen, gelegentlich geringe Penisvergrößerung und frühzeitiger Epiphysenschluß.

Pharmakodynamik

Halbwertszeit: ca. 30 Stunden.

Weiterführende Links

▶ Beta-HCG

Chorionthyreotropin, humanes

Englischer Begriff

Human chorionic thyrotropin (hCT).

Definition

Hormon der Plazenta mit thyreotroper Wirkung.

Grundlagen

Die Plazenta ist für mütterliche Schilddrüsenhormone und TSH weitgehend undurchlässig. Die fetale Schilddrüse versorgt ab der 10. Schwangerschaftswoche den Fetus mit Schilddrüsenhormonen. Neben der Stimulation der fetalen Schilddrüse durch eigenes TSH bildet auch die Plazenta eine thyreotrope Hormonaktivität. Das humane Chorionthyreotropin (hCT) ist ein Glykoprotein, welches immunologisch mit

Antiseren gegen TSH von unterschiedlichen Spezies Kreuzreaktionen aufweist.

Christian-Schüller-Krankheit

► Hand-Schüller-Christian-Krankheit

Chvostek-Zeichen

Englischer Begriff

Chvostek's sign.

Definition

Beklopfen des N. facialis präaurikular (im Bereich der Wange) löst im positiven Fall eine Kontraktion der Gesichtsmuskulatur mit Zucken der Mundwinkel aus. Ein positives Chvostek-Zeichen findet man bei Hypokalzämie (Tetanie), Hypomagnesiämie, Hypoparathyreoidismus, Malabsorption, Hyperventilationssyndrom, etc.

Weiterführende Links

► Fazialiszeichen

Chylomikronen

Synonyme

Chyluströpfchen; Lipomikronen.

Englischer Begriff

Chylomicrons.

Definition

Chylomikronen gehören zur Klasse der Lipoproteine. Sie bestehen aus eiweiß- und phosphatidhaltigen Fetttröpfchen mit einem Durchmesser von mehr als 100 nm mit ca. 90 % Triglyzeridgehalt.

Grundlagen

Mit den Chylomikronen werden die im Darm aus Nahrungsfetten freigesetzten langkettigen Fettsäuren, die bei der Resorption in den Darmzellen zu Triglyzeriden synthetisiert werden, unter Umgehung der Leber bzw. des portalen Kreislaufs über den Lymphweg (Ductus thoracicus) in den großen Kreislauf transportiert. Die Lymphflüssigkeit nimmt dabei eine milchige Trübung an.

Chyluströpfchen

► Chylomikronen

CKK

► Cholecystokinin

Claudicatio intermittens

► Verschlusskrankheit, periphere arterielle

Climacterium praecox

Synonyme

Vorzeitiges Klimakterium; vorzeitige Wechseljahre; vorzeitige primäre Ovarialinsuffizienz; vorzeitige Menopause.

Englischer Begriff

Precocious menopause.

Definition

Eintritt einer primären Ovarialinsuffizienz vor dem 40. Lebensjahr mit Verlust der generativen und endokrinen Ovarfunktion (griechisch: klimakter: kritischer Punkt im menschlichen Leben, lateinisch: praecox: vorzeitig).

Symptome

Das Climacterium praecox wird ausschließlich aufgrund seiner Symptome erkannt. Vornehmlich erkennbar ist der Eintritt einer sekundären Amenorrhoe vor dem 40. Lebensjahr. Dieses Zeichen eines endogenen Östrogenverlustes ist von einigen oder allen Beschwerden eines klimakterischen Beschwerdebildes begleitet. Im Vordergrund stehen dabei vasovegetative Beschwerden wie Hitzewallungen, Schlafstörungen und Stimmungsschwankungen. Bei längerem unbeeinflusstem Verlauf werden die Symptome eines prolongierten Östrogenmangels deutlich: trockene Haut, Osteoporose, Hypo- und Atrophie der sekundären Geschlechtsmerkmale.

Diagnostik

Unabhängig von der Herkunft bleibt das führende Zeichen eines endogenen Östrogenmangels die Amenorrhoe. Für die Diagnosestellung ist die Erhebung der Anamnese wichtig, auch um unterschiedliche Ursachen eines Climacterium praecox abzugrenzen – etwa Umwelteinwirkungen oder genetisch-familiäre Disposition. Die Erhebung des allgemeinen und gynäkologischen Status weist auf mögliche Begleiterkrankungen (Autoaggressionserkrankungen, Bestrahlungsfolgen) hin und erlaubt dann die Abgrenzung einer primären (Ursache ovarbedingt) von einer sekundären (Ursache außerhalb des Ovars) ► Ovarialinsuffizienz. Weitere wesentliche diagnostische Schritte sind die Bildgebung (durch Ovarsonographie) und die Analyse endokriner Serumparameter: empfehlenswert als Minimalprogramm ist die Bestimmung von Östradiol und follikelstimulierendem Hormon FSH. Sollte sich der Verdacht auf das Vorliegen einer vorzeitigen primären Ovarialinsuffizienz durch den endokrinen Befund eines hypergonadotropen Hypogonadismus bestätigen, kann dann weiterführende Diagnostik etwa durch eine genetische Analyse oder La-

paroskopie mit Ovarialbiopsien veranlasst werden.

Differenzialdiagnose

Wegen unterschiedlicher Therapie und Prognose müssen andere Formen einer Ovarialinsuffizienz vom Climacterium praecox abgegrenzt werden. Eine sekundäre Ovarialinsuffizienz (durch Störung der hypothalamisch-hypophysären Regulation der Ovarien, durch veränderte metabolische Lage bei Diabetes mellitus, Hyperthyreose oder Nebenniereninsuffizienz, durch körperliche oder seelische Überbelastung bei Anorexie) muss unterschieden werden von der primären Ovarialinsuffizienz; denn letztere ist irreversibel, sie verläuft prognostisch schlecht und bedarf einer langfristigen Hormonsubstitution. Unter den Formen der primären Ovarialinsuffizienz ist das Resistente-Ovar-Syndrom als potentiell reversible Form von einem verfrühten Klimakteriums als dem irreversiblen Verlust der Ovarfunktion abzugrenzen. Eine bioptische laparoskopische Sicherung des Nachweises von Primordialfollikeln in den Ovarien grenzt diese Form mit günstigerer Prognose von der des Climacterium praecox ab.

Allgemeine Maßnahmen

Zur Verhinderung eines verfrühten Klimakteriums sind Maßnahmen geeignet, die Noxen mit Kompromittierung der Ovarfunktion zu meiden oder zumindest zu minimieren. So geht mit einer Bestrahlung oder Chemotherapie in jungen Jahren häufig der Eintritt verfrühter Wechseljahre mit Funktionsverlust der Gonaden einher. Andere Einflüsse sind genetisch terminiert und deshalb nicht vermeidbar; dies gilt auch für Erkrankungen, die infolge ihres autoaggressiven Charakters die Ovarfunktion beeinträchtigen können (etwa Lupus erythematodes), autoimmuner M. Addison. Dagegen spielen Ernährungsgewohnheiten, Menarchealter oder Paritätsstatus keine entscheidende Rolle für die Entstehung eines Climacterium praecox.

Therapie

Jegliche Behandlung ist rein symptomatisch und richtet sich auch nach zwei Notwendigkeiten: Ersatz der generativen wie der hormonellen Ovarfunktion. Um Spätschäden eines prolongierten Östrogenmangels zu vermeiden, ist die Substitution mit ovariellen Sexualsteroiden indiziert und notwendig, zumindest bis zu den Lebensjahren, in denen üblicherweise die Wechseljahre einsetzen. Dabei beschränkt sich die Behandlung nicht nur auf den Ersatz von Sexualsteroiden (zyklusgerechte Verabreichung von Östrogenen und Gestagenen: etwa 1–2 mg Östradiolvalerat über 28 Tage, 1 mg Norethisteronazetat vom 14.–28 Einnahmetag). Vielmehr müssen bei Hinweisen auf Folgeerkrankungen eines Östrogenmangels (wie etwa Osteoporose) zusätzliche therapeutische Maßnahmen ergriffen werden (großzügige Kalziumsupplementierung von mindestens 1000 mg/Tag, Vitamin D 400–800 IE/Tag). Der Verlust der generativen Ovarfunktion kann bei Kinderwunsch nur durch Oozytenspende behandelt werden.

Nachsorge

Frauen mit Climacterium praecox müssen in enger Abfolge auf ausreichende Serumspiegel der Sexualsteroide (Östradiol, Östron, gegebenenfalls Androgene mit Testosteron) untersucht werden. Eventuelle Folgen eines Östrogenmangels trotz Substitution sind dadurch rechtzeitig erkennbar und können gegebenenfalls behandelt werden. Die Substitution mit Sexualsteroiden – v.a. mit Substitutionsöstrogenen – muss den Serumspiegeln angeglichen werden. Zusätzliche bildgebende Diagnostik wie Osteodensitometrie oder Sonographie der östrogenabhängigen Organe Uterus, Brust und Haut in die Nachsorge einzubeziehen ist sinnvoll und notwendig.

Prognose

Da beim Climacterium praecox ein irreversibler Verlust der generativen und endokrinen Funktion des Ovars vorliegt, ist die Prognose dieser Erkrankung ungünstig. Eine an Symptomen des Östrogenmangels orientierte Langzeittherapie mit Sexualsteroiden ist daher notwendig.

Literatur

1. Leidenberger FA (1998) Klinische Endokrinologie für Frauenärzte. Springer, Berlin Heidelberg New York, S 367–380
2. Fauser BCJM, Schoemaker J (2001) Secondary amenorrhea. In: Pinchera A (ed) Endocrinology and Metabolism. McGraw Hill, London, S 481–502

Climacterium virile

▶ Andropause

Climax tarda

▶ Klimakterium tardum

Clodronsäure

Englischer Begriff

Clodronate.

Substanzklasse

Bisphosphonate.

Gebräuchliche Handelsnamen

Ostac Filmtabletten, Kapseln, Infusionslösungskonzentrat, Bonefos Filmtabletten, Kapseln, Infusionslösungskonzentrat.

Indikationen

Hyperkalzämie infolge ausgedehnter Knochenmetastasierung oder durch Tumoren induzierte Knochenzerstörung ohne Knochenmetastasen. Osteolysen infolge von Knochenmetastasen solider Tumoren oder infolge hämatologischer Neoplasien.

Wirkung

Verminderte Knochenresorption durch Hemmung der Osteoklasten.

Dosierung

Filmtabletten und Kapseln: 1600 mg/Tag, maximal 3200 mg/Tag. 1 Stunde vor und nach der Einnahme darf nichts gegessen werden. Nicht mit kalziumreichen Flüssigkeiten einnehmen. Die Dauer der Therapie beträgt im Allgemeinen 6 Monate.
Infusionen: 1 Ampulle (entspricht 300 mg Clodronsäure) pro Tag. Den Inhalt in 500 ml isotoner NaCl oder 5 % Glukose langsam über mindestens 2 Stunden i.v. infundieren. Dauer der Therapie: normalerweise 2–5 Tage, maximal 7 Tage (10 Tage für Ostac Infusionen).

Darreichungsformen

Filmtabletten und Kapseln per os; Infusionslösungen intravenös.

Kontraindikationen

Schwangerschaft, Stillzeit, Niereninsuffizienz, schwere akute Entzündungen des Gastrointestinaltraktes. Keine klinischen Erfahrungen bei Kindern. Bei Verschlechterung der Nierenfunktion und / oder Hypokalzämie soll die Dosis reduziert werden.

Nebenwirkungen

Gastrointestinale Störungen, Hautreaktionen, Hypokalzämie, Hypophosphatämie, Anstieg der alkalischen Phosphatase, der Laktat-Dehydrogenase und des Serumparathormons. Nach i.v. Anwendung: passagere Proteinurie, in Einzelfällen Verschlechterung der Nierenfunktion oder akutes Nierenversagen.

Wechselwirkungen

Kalzium (z.B. auch in Milch und Milchprodukten), Eisen, Magnesium und Antacida vermindern die Absorption der Bisphosphonate. Aminoglykoside verstärken die hypokalzämische Wirkung.

Clofibrat

Englischer Begriff

Clofibrate.

Substanzklasse

Lipidsenker.

Gebräuchliche Handelsnamen

Clofibrat STADA 500 Kapseln. 1 Kapsel enthält 500 mg Clofibrat.

Indikationen

Schwere primäre Hyperlipoproteinämien: familiäre Hypercholesterinämie, familiäre Hypertriglyzeridämie, familiäre kombinierte Hyperlipidämie.
Schwere sekundäre Hypertriglyzeridämien, die trotz Behandlung der Grundkrankheiten weiterbestehen.

Wirkung

Clofibrat senkt die VLDL-Synthese in der Leber und erhöht die Lipoproteinlipase-Aktivität. Senkt daher Plasmatriglyzeride (40 %) und weniger stark Cholesterin (6 %).

Dosierung

Erwachsene: 1,5–2 Gramm (morgens 2 Kapseln, abends 1–2 Kapseln) nach der Mahlzeit
Kinder: Fehlende Erfahrungen (Dosis wird vom Kinderarzt festgelegt).

Darreichungsformen

Per os.

Clofibrat, Tabelle 1 Nebenwirkungen.

häufig	– Allergische Reaktionen – Gewichtszunahme – Kopfschmerzen – Schwindel – Übelkeit, Diarrhoe und Flatulenz
selten	– Haarausfall – Hepatomegalie – Myotoxische Erscheinungen – Potenzstörungen – Rhabdomyolyse – Transaminasenanstieg

Einzelfälle	– Arthralgie
	– Generalisierte Überempfindlich-
	  keitsreaktionen
	– Hyperthermie
	– Leukopenie, Thrombopenie
	– Photophobie
	– Reversible photoallergische oder
	  phototoxische Reaktionen

Clofibrat, Tabelle 2 Wechselwirkungen.

Präparate	Wechselwirkung
HMG-CoA-Reduk- tase-Hemmer	Rhabdomyolyse
MAO-Hemmer	Hepatotoxizitätrisiko erhöht
Antikoagulanzien	Antikoagulanzienwirkung verstärkt
Insulin, Orale Antidiabetika	Hypoglykämiewirkung verstärkt
Immunsuppressiva	Serumkreatininwerte erhöht
Colestyramin	Resorption von Clofibrat beeinträchtigt
Phenytoin	Phenytoin-Wirkung verstärkt
Urikosurika	Harnsäurewerte gesenkt

Kontraindikationen

Absolut: Schwangerschaft, Stillzeit, schwere Niereninsuffizienz (Kreatinin-Clearance < 15 ml/min.), Lebererkrankungen (Ausnahme: Fettleber), Gallenblasenerkrankungen, gleichzeitige Therapie mit MAO-Hemmern oder Perhexilinhydrogenmaleat, bekannte photoallergische/phototoxische Reaktion nach Einnahme von Fibraten.
Relativ: gleichzeitige Einnahme von HMG-CoA-Reduktasehemmern, Niereninsuffizienz (Kreatinin-Clearance < 60 ml/min.), Hypoalbuminämie.

Nebenwirkungen

Siehe Tab. 1.

Wechselwirkungen

Siehe Tab. 2.

Pharmakodynamik

Clofibrat wird bei peroraler Gabe mit der Mahlzeit sehr schnell und effizient (> 90 %) absorbiert. Die maximale Plasmakonzentration ist innerhalb von 2–4 Stunden erreicht.

Clofibrinsäure

▶ Clofibrat

Clofibrinsäurederivate

Synonyme

Fibrate.

Englischer Begriff

Fibrates.

Definition

Substanzen, die Lipoproteinlipase aktivieren, VLDL-Werte im Blut senken, Cholesterolbildung in der Leber hemmen und dadurch eine besonders zuverlässige Senkung der Triglyzeride im Blut bewirken.

Grundlagen

Anwendung zur Therapie schwerer Hypertriglyzeridämien, Hypercholesterinämien und kombinierter Hyperlipidämien. Hauptsubstanzen sind Bezafibrat, Clofibrat, Gemfibrozil und Fenofibrat (siehe ▶ Clofibrat). Dürfen nicht gleichzeitig mit

HMG-CoA-Reduktase-Hemmern (Statine) eingenommen werden, da dann das Risiko einer Rhabdomyolyse stark ansteigt.

Clomifen

Englischer Begriff

Clomiphene.

Substanzklasse

Primäre Antiöstrogene. Chemisch definierte Ovulationsauslöser.

Gebräuchliche Handelsnamen

Clomhexal 50 Tabletten, Clomifen-ratiopharm Tabletten, Dyneric Henning Tabletten.
Jede Tablette enthält 50 mg Clomifendihydrogencitrat.

Indikationen

Kausale Therapie der Ovarialinsuffizienz bei Patientinnen mit Kinderwunsch und positiven Östrogenwerten, normalen FSH-, LH-, Androgen- und Prolaktinwerten.

Wirkung

Hemmt kompetitiv die Östrogenrezeptoren im Hypothalamus und in der Hypophyse.
Durch die antiöstrogene Wirkung kommt es zu vermehrter Gonadotropinausschüttung. FSH stimuliert das Follikelwachstum. LH führt zum Eisprung und unterstützt die Lutealphase.

Dosierung

50 mg Clomifen (1 Tablette) täglich vom 5.–9. Zyklustag. Maximaldosis 100–150 mg täglich vom 5.–9. Zyklustag (bei fehlendem Ansprechen der Therapie).
Beendigung der Therapie nach maximal 6 Behandlungszyklen (bei längerer Behandlungsdauer ist die Erfolgswahrscheinlichkeit sehr gering und es besteht ein eventuell erhöhtes Risiko für Ovarialtumore).

Manche Autoren empfehlen eine gleichzeitige intrauterine Insemination oder eine mittzyklische Östrogengabe, um die antiöstrogenen Effekte auf die Zervixdrüsen und das Endometrium zu überwinden.

Darreichungsformen

Per os.

Kontraindikationen

Schwangerschaft.
Stillzeit, schwere Leberfunktionsstörungen.
Ovarielle Funktionsstörungen.
Ovarialzysten (einschließlich Endometriose mit Beteiligung der Ovarien; ausgenommen Stein-Leventhal-Syndrom).
Ungeklärte Uterusblutungen.
Hypophysen- und ovarielle Tumoren.
Sehstörungen bei vorangegangener Clomifenbehandlung.
Anwendungsbeschränkungen bei funktionellen Blutungsstörungen.

Nebenwirkungen

Siehe Tab. 1 und Abb. 1.

Clomifen, Tabelle 1 Nebenwirkungen.

häufig	– Hämokonzentration, erhöhte Gefahr thromboembolischer Ereignisse – Hitzewallungen – Mehrlingsschwangerschaften – Polyfolliculäre Reaktion – Salzretention – Unterbauchbeschwerden – Vergrößerung der Ovarien
selten	– Allergische Hauterscheinungen – Beeinträchtigung der Leberfunktion – Gewichtszunahme – Häufige Miktion – Krampfanfälle – Lichtempfindlichkeit – Passagerer Haarausfall – Schlaflosigkeit, Depressionen, Müdigkeit, Nervosität – Verstärkte Menstruationen
gelegentlich	– Brustspannen – Kopfschmerzen – Übelkeit, Erbrechen

$$O-CH_2-CH_2-N\overset{\displaystyle C_2H_5}{\underset{\displaystyle C_2H_5}{}}$$

Clomifen, Abb. 1 Strukturformel von Clomifen.

Wechselwirkungen

Thyroxin: Thyroxin-Plasmakonzentration erhöht.

Pharmakodynamik

Clomifen wird bei peroraler Gabe schnell absorbiert. Die Halbwertszeit beträgt 5–7 Tage (bei aktiven Metaboliten auch mehr).

Clomifentest

Englischer Begriff

Clomiphene test.

Definition

Verfahren zur Differenzierung einer zentral bedingten Amenorrhoe und zur Ovulations-induktion bei anovulatorischem Zyklus. Am meisten verwendet nach positivem Gestagentest bei Kinderwunschpatientin-nen. Durch die zentral antiöstrogene Wirkung wird der mittzyklische FSH/LH-Peak verstärkt und die Ovulation ausgelöst.

Kontraindikationen

Siehe ▶ Clomifen.

Durchführung

100 mg Clomifen per os für 5 Tage mit Beginn des 5. Zyklustages (menstruierende Frauen).

Nachsorge

Blut für LH, FSH und Östradiol wird an den Tagen 3, 5, 7, 10 und 13 abgenommen. Im Normalfall steigen LH und FSH bis zum 5. Behandlungstag an, und fallen nach der letzten Dosis wieder ab. Ein sekundärer LH-Anstieg wird zwischen 9. und 14. Zyklus-tag beobachtet. Positives Ergebnis ist eine Menstruation ca. 14 Tage nach der letzten Dosis.
Ein negatives Ergebnis (kein LH-Anstieg) bei normalem GnRH-Test deutet auf eine hypothalamische Erkrankung hin.

Cloprednol

Englischer Begriff

Cloprednol.

Substanzklasse

Glukokortikoide.

Gebräuchliche Handelsnamen

Syntestan 2,5/5,0 Tabletten.

Indikationen

Asthma brochiale, chronische Polyarthritis.

Wirkung

Antiinflammatorische Wirkung.

Dosierung

1,25–12,5 mg 1 × täglich morgens mit et-was Flüssigkeit einnehmen. Höhere Gaben können bei Verschlimmerung der Krankheit notwendig werden. Die Dosisreduzierung ist langsam durchzuführen.

Darreichungsformen

Tabletten per os.

Cloprednol, Tabelle 1 Nebenwirkungen.

Haut	Striae, Urtikaria, Petechien, Ekchymosen, Exantheme, Ekzeme, verzögerte Wundheilung, Depigmentierung
Muskel und Skelett	Muskelschwäche, Osteoporose
Augen	Glaukom, Katarakt
Nervensystem und Psyche	Müdigkeit, Schlafstörungen, Unruhe, Opticusnervschäden, Depressionen, Euphorie
Gastrointes-tinaltrakt	Sodbrennen, Ulkus ventriculi, Ulcus duodeni, Pankreatitis
Endokrinium und Stoffwechsel	– Verminderte Glukosetoleranz, Diabetes mellitus, Natrium-retention mit Ödembildung, Vollmondgesicht, vermehrte Kaliumausscheidung – Wachstumstörungen bei Foeten und Kindern
Kreislauf und Gefäßsystem	Hypertonie, Vaskulitis, Erhöhung des Thromboserisikos

Cloprednol, Tabelle 2 Wechselwirkungen.

Herzglykoside	Glykosidwirkung durch Kaliummangel verstärkt
Schleifendiuretika, Saluretika, Laxanzien	Verstärkter Kaliumverlust
Antidiabetika	Antidiabetikawirkung vermindert
Orale Antikoagu-lanzien	Antikoagulanzienwirkung abgeschwächt
Östrogene	Cloprednolwirkung verstärkt
Enzyminduktoren für Cytochrom P-450	Cloprednolwirkung vermindert
Nichtsteroidale Antirheumatika	Gastrointestinale Blutungs- und Ulkusgefahr erhöht
ACE-Hemmer	Erhöhtes Risiko des Auftretens von Blutbildveränderungen
Cloroquin, Hydroxychloroquin, Mefloquin	Erhöhtes Risiko des Auftretens von Myopathien, Kardiomyopathien
Somatropin	Somatropinwirkung vermindert

Kontraindikationen

Absolut: Schwangerschaft, Stillzeit, akute Leberinsuffizienz, Virushepatitis, Lungen-tuberkulose.
Relativ: Nieren- und/oder Herzinsuffizienz, Hypertonie, Myasthenia gravis, frische intestinale Anastomosen.
Dosisreduktion und entsprechende Überwachung bei schwerer Leberzirrhose, Hypothyreose, schwerer Colitis ulcerosa.

Nebenwirkungen

Siehe Tab. 1 und 2.

CNC

▶ Carney Komplex

Cobalamin

▶ Vitamin B$_{12}$

Coeruloplasmin

▶ Zäruloplasmin

Coeruloplasminmangel

▶ Zäruloplasminmangel

Colchicin

Englischer Begriff

Colchicine.

Substanzklasse

Pflanzliche Gichtmittel.

Gebräuchliche Handelsnamen

Colchicum-Dispert 0,5 mg Dragees, Colchysat Bürger Lösung (1 g entspricht 0,5 mg Colchicin).

Indikationen

Akuter Gichtanfall, familiäres Mittelmeerfieber (FMF).
Wegen seiner Nebenwirkungen wird Colchicin heute meistens durch moderne Substanzen aus der Gruppe der glukokortikoidfreien Entzündungshemmer (NSAR) ersetzt. Bei manchen Patienten läßt sich der akute Gichtanfall nur durch die Gabe von Colchicin beherrschen.

Dosierung

Gichtanfall: Initialdosis 1 mg, gefolgt von 0,5–1,5 mg alle 1–2 Stunden bis zum Abklingen der Schmerzen. Die Tagesdosis soll 8 mg nicht überschreiten.
FMF: Anfangs 0,5 mg, 3mal tägl., bei gastrointestinalen Beschwerden weniger, z.B. 1–2 × 0,5 mg tägl.

Darreichungsformen

Dragees und Tropfen per os.

Kontraindikationen

Schwangerschaft und Stillzeit.
Eingeschränkte Nierenfunktion.
Magen-Darmerkrankungen, Lebererkrankungen.
Eingeschränkte Herz-Kreislauf-Funktion.
Blutbildveränderungen.
Schlechter Allgemeinzustand.

Nebenwirkungen

Häufig: Durchfall, Übelkeit, Erbrechen, Bauchschmerzen.
Gelegentlich: Leukopenie, Myoneuropathie
Selten: Agranulozytose, aplastische Anämie, Alopezie.
Colchicin-Intoxikation: Schluckbeschwerden, initiale Leukocytose, Brechdurchfall, Delirien, Oligurie, Hämaturie, Cyanose, Herzkreislauf- und Atemlähmung. Bei Überleben tritt in der 3. Woche Haarausfall auf. Therapie: Magenspülung, Kreislaufhilfe, Elektrolyt-Haushalt, Antidottherapie mit Anti-Colchicin-Fab-Fragmenten, Verlegung in klinische Toxikologie.

Wechselwirkungen

Erythromycin hemmt den Metabolismus von Colchicin und bei gleichzeitiger Anwendung kommt es zu einer manifesten Colchicin-Toxizität.

Weiterführende Links

► Gichtmittel

Colecalciferol

Synonyme

Cholecalciferol; Vitamin D_3.

Englischer Begriff

Cholecalciferol.

Substanzklasse

Vitamin D_3.

Gebräuchliche Handelsnamen

Siehe Tab. 1.

Indikationen

Siehe Tab. 2.

Wirkung

Siehe ► α-Calcidol.

Kontraindikationen

Siehe ► α-Calcidol.

Nebenwirkungen

Siehe ► α-Calcidol.

Wechselwirkungen

Siehe ► α-Calcidol.

Colecalciferol, Tabelle 1 Handelsnamen.

Fertigarznei-mittel	Darreichungsformen
D$_3$-Vicotrat Injektions-lösung	1 Ampulle (1 ml) enthält 2,5 mg (100.000 IE) Colecalciferol (intramuskulär)
Dedrei Dragees	1 Dragee enthält 10 mg (1000 IE) Colecalciferol-Trockenkonzentrat (per os)
Dekristol 20000 Kapseln	1 Kapsel enthält 0,5 mg (20.000 IE) Colecalciferol (per os)
Dekristol 400 Tabletten	1 Tablette enthält 0,01 mg (400 IE) Colecalciferol (per os)
Dekristol 5400 Lösung	1 ml Lösung enthält 0,135 mg (5400 IE) (per os)
D-Mulsin Emulsion	1 ml enthält ölige Lösung von Co-lecalciferol 6 mg (6000 IE) (per os)
D-Tracetten Tabletten	1 Tbl. enthält Colecalciferol 0,25 mg (10.000 IE) (per os)
Ospur D$_3$ Tabletten	1 Tablette enthält Colecalciferol 0,025 mg (1000 I.E.) (per os)
Vigantoletten 500/1000 Tabletten	1 Tablette enthält Colecalciferol 0,0125/0,025 mg (500 / 1000 IE) (per os)
Vigantol 50000 Ampullen	1 Ampulle (1 m) enthält Colecalciferol 1,25 mg (50.000 IE) (intramuskulär)
Vigorsan 500/1000 Tabletten	1 Tablette enthält Colecalciferol 0,0125/0,025 mg (500/1000 IE) (per os)
Vitamin D$_3$-Hevert Tabletten	1 Tablette enthält Colecalciferol 0,025 mg (1000 IE) (per os)

Colecalciferol, Tabelle 2 Indikationen und Dosierung.

Indikationen	Dosierung
Vitamin-D-Prophylaxe beim Säugling	500 I.E. Vitamin D/Tag per os, in besonderen Fällen (z.B. Frühgeborene) 1000 I.E./Tag per os
Vitamin-D-Prophylaxe bei Malabsorption	3000–5000 I.E./Tag per os oder i.m.
Rachitis und Osteomalazie durch Vitamin-D-Mangel	1000–5000 I.E./Tag per os
Unterstützende Behandlung bei Osteoporose	1000–3000 I.E./Tag per os
Idiopathischer oder postoperativer Hypoparathyreoidismus	10000–200000 I.E./Tag per os

Bei höheren Dosen und/oder langfristiger Anwendung sind Kontrollen des Serumkalziums und der Nierenwerte erforderlich.

Coma basedowicum

▶ Basedow-Koma

Coma diabeticum

Synonyme

Hyperglykämisches Koma; Koma, diabetisches.

Englischer Begriff

Diabetic coma; Kussmaul's coma.

Definition

Unabhängig von der Bewusstseinslage wird das diabetische Koma durch eine Hyperglykämie über 600 mg/dl und/oder eine Ketoazidose mit pathologischem Säure-Basen-Status (Blut-pH-Wert venös unter 7,3) definiert.

Pharmakodynamik

Colecalciferol ist das natürliche Vitamin D$_3$, das kutan unter dem Einfluss von UV-Licht aus Provitamin D$_3$ gebildet wird. In physiologischer Konzentration ist es biologisch inaktiv. Die biologische Wirkung wird nach Hydroxylierung in der Leber und in den Nieren aktiviert und klingt nach 6–20 Wochen ab. Die Plasmahalbwertszeit beträgt ca. 30 Tage.

Coma diabeticum, Tabelle 1 Symptome des diabetischen Koma

	Diabetische Ketoazidose	Hyperosmolares Koma
Präkoma	– Appetitlosigkeit, Erbrechen – Durst, Polydipsie, Polyurie – Schwäche, Tachypnoe – Exsikkose, Kollapsneigung – (vor allem bei hyperosmolarem Koma)	
	Eventuell azidotische Atmung; evtl. Pseudoperitonitis	Schleichender Beginn
Koma	– Exsikkose und Schockentwicklung – Oligo-Anurie, erlöschte Eigenreflexe – Hypokaliämie, evtl. Rhythmusstörungen	

Coma diabeticum, Tabelle 2 Pathophysiologie des diabetischen Koma.

Diabetische Ketoazidose	Hyperosmolares Koma
– **absoluter** Insulinmangel mit fehlender Hemmung der hepatischen Glukoseproduktion – **ungebremste** Lipolyse mit Ketogenese und Ketoazidose – rasche Entwicklung (Stunden)	– **relativer** Insulinmangel mit unzureichender Hemmung der hepatischen Glukoseproduktion – verminderte periphere Glukoseutilisation – **noch ausreichende** Kontrolle der Lipolyse, daher keine oder nur milde Ketoazidose – langsame Entwicklung (Tage)

Symptome

Wesentliche Symptome können ein erhöhtes Durstgefühl, Polyurie, Nykturie, Exsikkose, Sehstörungen, Schwäche, Übelkeit, Erbrechen, abdominelle Schmerzen, Kussmaul-Atmung, Verwirrtheit, Krampfanfälle und Koma sein (Tab. 1).

Diagnostik

Da das Schicksal von Koma-Patienten entscheidend von der Krankheitsdauer und vom Zeitpunkt des Behandlungsbeginns abhängt, muss die richtige Diagnose rasch gestellt und ein unverzüglicher Transport in die Klinik veranlasst werden. Nach Blutabnahme für Notfallwerte und entsprechenden Schnelltests (Blutglukose mit Hilfe von Teststreifen mit visueller Auswertung oder mit Schnellmessgeräten, Ketonkörperschnelltests im Harn oder Plasma) muss die Komatherapie noch vor Eintreffen der Analysen beginnen.

Differenzialdiagnose

Die diabetische Ketoazidose muss vom hyperosmolaren Koma abgegrenzt werden. Die unterschiedlichen Symptome und die differente Pathophysiologie sind in Tab. 1

und 2 dargestellt. Häufigste Ursache für ein diabetisches Koma sind Infektionen mit fehlender oder inadäquater Anpassung der Insulindosis. Weitere Ursachen sind:

Fehlende oder ungenügende exogene Insulinzufuhr

- Erstmanifestation (25 % der Fälle)
- Unterlassene Injektion, Unterbrechung bei Insulinpumpe
- Tabletten statt Insulin bei Insulinbedürftigkeit
- ungenügende Dosis, technische Fehler

Erhöhter Insulinbedarf

- Infekt (40 % der Fälle)
- Diätfehler
- Operation, Unfall, Schwangerschaft, gastrointestinale Erkrankungen, Herzinfarkt, Hyperthyreose
- Therapie mit Kortikoiden etc.

Therapie

Akuttherapie

Die einzelnen Therapiemaßnahmen können folgendermaßen unterteilt werden:

1. Insulintherapie: Siehe Tabelle 3.
2. Flüssigkeitssubstitution: Siehe Tabelle 4.
3. Elektrolytsubstitution: Siehe Tabelle 5.

Coma diabeticum, Tabelle 3 Insulintherapie des diabetischen Koma

Zeitplan	Normalinsulin
initial	eventuell 5–10 IE intravenöser Bolus
1.–6. Stunde	4–6 IE pro Stunde über Perfusor i.v.
7.–12. Stunde	2–3 IE pro Stunde über Perfusor i.v.

– Blutzucker um 50(–100) mg/dl pro Stunde senken, nicht mehr!
– ab Blutzucker < 250 mg/dl zusätzliche Gabe von Glukose 5 % (z.B. 50–100 ml/Stunde)
– auf keinen Fall Insulinperfusor abstellen!
– niedrige Blutzucker-Werte werden durch Erhöhung der Glukoseinfusionsrate und Senken der Insulinrate angehoben
– geringerer Insulinbedarf beim hyperosmolaren Koma

Coma diabeticum, Tabelle 4 Flüssigkeitssubstitution bei der Therapie des diabetischen Koma.

Zeitplan	NaCl 0,9%
1. Stunde	1000 ml i.v.
2.–6. Stunde	400–500 ml i.v. (bei Blutzucker < 250 mg/dl zum Teil Ersatz durch Glukose 5 %)
ab 6. Stunde	200–250 ml i.v. (bei Blutzucker < 250 mg/dl zum Teil Ersatz durch Glukose 5 %)

– bei Na > 155 mmol/l NaCl 0,45 %
– bei Risikopatienten Zufuhr nach Zentralvenendruck-Kontrolle (10–12 cm H_2O)
– hypovolämischer Schock: zusätzliche Volumensubstitution
– cave Niereninsuffizienz, Volumen an Ausscheidung anpassen

4. Azidosekorrektur:

- Grundlage der Behandlung einer Azidose ist eine adäquate Insulinzufuhr
- bei pH-Wert < 7,0–7,1 muss wegen drohender Funktionsstörungen des Herz-Kreislauf-Systems eine Korrektur mit Na-Bikarbonat erfolgen
- es ist nur ein Drittel des errechneten Basendefizits (Basenabweichung (mmol/l) × Körpergewicht (kg) × 0,3)

Coma diabeticum, Tabelle 5 Elektrolytsubstitution bei der Therapie des diabetischen Koma.

Serum-Kalium	Kaliumchlorid i.v.
> 5,5 mmol/l	abwarten
4–5,5 mmol/l	5–10 mmol/h über Perfusorspritze
3–4 mmol/l	10–15 mmol/h
< 3 mmol/l	15–20 mmol/h

– bei pH < 7,1 ist evtl. mehr Kalium nötig
– Phosphat erst bei < 1,0 mg/dl substituieren: 4–8 mmol/h Kaliumphosphat
– evtl. Magnesium und Kalzium substituieren

in mmol langsam in 2–3 Stunden zu infundieren

- z.B. initial 50–100 mmol Natriumbikarbonat 8,4% langsam in 1–3 Stunden.

5. Thromboseprophylaxe und allgemeine Maßnahmen:

- Heparin in niedriger Dosierung, z.B. 15.000 IE intravenös/Tag
- Anlage eines Dauerkatheters – Bilanzierung Ein-/Ausfuhr
- evtl. Anlage eines Zentralen Venenkatheters
- Warmhalten des Körpers
- Magensonde bei Atonie; Protonenpumpenblocker 1 × täglich intravenös
- Korrekte Lagerung bei Bewusstseinsstörung
- gegebenenfalls Breitbandantibiotika nach Sicherung von Untersuchungsmaterial
- Dekubitusprophylaxe
- Intubation/Beatmung bei tiefem Koma

Grundsätzlich gilt, dass Insulin in der häufig lebensbedrohlichen Situation von Anfang an in effektiven Dosen verabreicht werden muss: Richtdosen um 5 (4–6) IE/Stunde über die ersten Stunden sind oft ausreichend. Nach etwa sechs Stunden kann die Insulindosis reduziert werden. Nach

12 Stunden sind bei „normalisierten" Blutglukosekonzentrationen um 250 mg/dl nur noch etwa 2–3 IE/Stunde notwendig. Die Dauer der intravenösen Insulinverabreichung orientiert sind individuell am Schweregrad des Komas, an Komplikationen und Begleiterkrankungen sowie ganz allgemein an der Notwendigkeit einer Infusionsbehandlung. Sie darf nicht bei Blutglukosewerten von 250–300 mg/dl unterbrochen oder gar abgebrochen werden. Wichtige Therapieziele sind ein Abfall der Blutglukosekonzentration von nicht mehr als 50 % des Ausgangswerts in 6–8 Stunden und im selben Zeitraum bei Ketoazidose eine Anhebung des Blut-pH-Werts an die untere Normgrenze. Anhaltspunkte für die Blutglukosesenkung in den ersten 6 Stunden der Intensivbehandlung sind etwa 50 mg/dl/Stunde beim ketoazidotischen Koma und 60–70 mg/dl/Stunde beim hyperosmolaren Koma. Sinkt die Blutglukose etwa zwei Stunden nach Therapiebeginn nicht ab, muss die Infusionsrate von Insulin verdoppelt werden. Die kontinuierliche intravenöse Insulinzufuhr mit vorprogrammierbaren Infusionspumpen erlaubt eine gute Steuerbarkeit und Sicherheit im Hinblick auf Therapiekomplikationen. Absorptionseffekte von Insulin an Infusionssysteme müssen nicht berücksichtigt werden, wenn zu Therapiebeginn mit der vorbereiteten Insulinlösung (z.B. 50 IE in 50 ml NaCl-Lösung) kurz durchgespült wird und Spritzen- und Schlauchsysteme mit kleinen Oberflächen (z.B. 50 ml Perfusorspritze) angewandt werden. Nach anfänglich rascher Substitution mit etwa 1 Liter NaCl 0,9 % in der ersten Stunde können um 400–500 ml/Stunde während der nächsten 5–6 Stunden, vor allem bei jüngeren Patienten, verabreicht werden. Wegen der hypertonen Dehydratation (größere Wasser- als Elektrolytverluste) sind die Blutelektrolyte bei vermindertem Gesamtpool häufig normal oder sogar erhöht. Kaliumverluste von 300–1000 mmol oder 3–10 mmol/kg Körpergewicht erfordern jedoch in der Regel eine sofortige Kaliumsubstitution. Nur bei anfänglich deutlich erhöhten Serum-Kalium-Werten über 5,5–6,0 mmol/l und Oligurie/Anurie können kurzfristige Laborkontrollen ohne Substitution erfolgen. Die Kaliumzufuhr kann am besten über eine Perfusorspritze gesteuert werden. Richtdosen bei Ausgangswerten im mittleren bis oberen Normbereich sind 5–15 mmol Kalium/Stunde. Grundlage der Behandlung einer Azidose ist eine adäquate Insulinzufuhr. Bei deutlich erniedrigtem pH-Wert $< 7,0–7,1$ muss wegen drohender Funktionsstörungen des Herz-Kreislauf-Systems eine Korrektur mit Bikarbonat erfolgen. Es ist nur ein Drittel des errechneten Basendefizits (Basenabweichung (mmol/l) × Körpergewicht (kg) × 0,3) in mmol als Natriumbikarbonat langsam in 2–3 Stunden zu infundieren, um eine initiale Anhebung des Blut-pH-Wertes zu erreichen. Therapeutische Richtdosen liegen bei 100 mmol $NaHCO_3$. Eine Bikarbonatgabe bei Kindern ist nur bei besonders strenger Indikationsstellung gerechtfertigt (cave Hirnödem). Thromboseprophylaxe: Wegen möglicher thromboembolischer Komplikationen sollte beim hyperosmolaren Koma immer eine niedrig dosierte Heparinbehandlung (etwa 15.000 E/Tag) durchgeführt werden. Für die weitere intensivmedizinische Versorgung gelten die üblichen Kautelen. Hierzu gehören ein Blasenkatheter zur Kontrolle des Harnvolumens, evtl. ein zentraler Katheter (Indikation zurückhaltend stellen), Warmhalten des Körpers, insbesondere bei bestehender Hypothermie, eine Magensonde bei Magenatonie und die richtige Lagerung bewusstseinsgestörter Patienten. Breitbandantibiotika sollten nur gezielt und nach vorheriger Sicherung von Untersuchungsmaterial eingesetzt werden.

Therapiekontrolle:

- Puls, Blutdruck, Temperatur, Zentralvenendruck- und Monitorüberwachung
- Blutzucker stündlich in den ersten 2–4 Stunden

- Blutzucker zweistündlich bis zur 12. Stunde und vierstündlich über den weiteren Therapieverlauf
- Kalium und Natrium zunächst zweistündlich, später im Abstand von 4–6 Stunden bis zur Stabilisierung
- Säure-Basen-Status, pH-Wert, Bestimmung des „base-excess" alle 4–6 Stunden
- Gegebenenfalls Laktat, Alkohol
- Unspezifisch erhöhte Laborparameter wie Amylase, Creatinkinase, Transaminasen, Leukozyten müssen zumindest täglich kontrolliert werden.

Bewertung

Verträglichkeit

Folgende Therapiekomplikationen sind möglich (Tab. 6): Relativ häufig kommt es zu einer mäßigen Hypokaliämie (unter 3,5 mmol/l). Ein Abfall der Blutglukose unter 200–250 mg/dl muss anfangs wegen der Gefahr einer Hypoglykämie vermieden werden. Zu wenig bekannt ist, dass sich bei Behandlung eines ketoazidotischen Komas die Blutglukosekonzentrationen, die sowieso häufig nicht sehr stark erhöht sind, schneller als die Ketoazidose zurückbilden können. Wird hier die Insulinzufuhr zu stark reduziert oder ganz gestoppt, besteht die Gefahr eines Rezidivs der Ketoazidose. Wenn einer der Eckpfeiler der Komatherapie (nicht zu viel Insulin, ausreichend Flüssigkeit, rechtzeitige und ausreichend hohe Kaliumsubstitution); nur unzureichend beachtet wird, kann es innerhalb weniger Stunden zu schweren, häufig irreversiblen Komplikationen wie therapieresistenten Rhythmusstörungen oder hypovolämischem Schock kommen. Die wichtigsten Fehler bei der Therapie des diabetischen Koma:

- Zu schnelle Blutzuckersenkung
- Inadäquate Kaliumsubstitution
- Unterbrechung der Insulinzufuhr
- Unüberlegter Azidoseausgleich
- Unbilanzierte Flüssigkeitssubstitution.

Coma diabeticum, Tabelle 6 Komplikationen bei der Therapie des diabetischen Koma.

Komplikationen	Ursachen
Kreislaufschock	Volumenmangel, Sepsis, schwere Azidose, Myokardinfarkt
Infektion	Pyelonnephritis, Pneumonie
Herzrhythmusstörung	Hypokaliämie
Hirnödem (vor allem bei Kindern)	zu schnelles Absinken der Plasmaosmolalität
ANV, ARDS, DIC	Hypotonie, Hyponatriämie, etc.
Rhabdomyolyse	Hyperosmolalität, Ketoazidose, Elektrolytstörungen
Hypo-magnesiämie, -kalzämie, -phosphatämie, Thrombose, Embolie, etc. – tritt nach 6–12 Stunden auf	

Wichtige komplizierende Erkrankungen sind akute Infektionen sowie kardiovaskuläre, thrombembolische und renale Komplikationen. Bereits während der initialen Flüssigkeitszufuhr oder bei zu großen Infusionsmengen (z.B. bei älteren Patienten mit Herzinsuffizienz) besteht die Gefahr eines Lungenödems. Während der Komabehandlung kann außerdem ein akutes Atemnotsyndrom (ARDS) auftreten. Tritt beim diabetischen Koma ein ausgeprägter Anstieg der Creatinkinase auf, ist an eine Rhabdomyolyse zu denken.

Nachsorge

Bei jedem diabetischen Koma muss die Ursache der Stoffwechselentgleisung geklärt werden. Als Konsequenz daraus soll der Patient zur Vermeidung eines erneuten diabetischen Koma entsprechend aufgeklärt und gegebenenfalls neu geschult werden, z.B. über die Anpassung der Insulindosis bei Vorliegen eines Infektes.

Prognose

2–5 % der Typ-1-Diabetiker in der USA erleiden eine Ketoazidose, in Deutschland 0,02 Fälle pro Patient und Jahr. Die Mortalität des diabetischen Komas bei Kindern beträgt 1–2 %, bei Erwachsenen ist die Mortalitätsrate noch höher (bis zu 10 %). Die Inzidenz des diabetischen Koma ist nach Einführung strukturierter Schulungsprogramme gesunken.

Literatur

1. American Diabetes Association (1994) Diabetic Ketoacidosis. In: Medical management of insulin-dependent (type 1) diabetes. Clinical Education Series:76–82
2. Haslbeck M (1989) Therapie des Coma diabeticum. DMW 114:338–92
3. Lebovitz HE (1995) Diabetic ketoacidosis. Lancet 345:767–72

Coma hypoglycaemicum

▶ Koma, hypoglykämisches

Coma thyreotoxicum

▶ Basedow-Koma

Conn-Adenom

▶ Aldosteronom

Conn-Syndrom

▶ Hyperaldosteronismus, primärer

Copalchirindenextrakt

Englischer Begriff

Extract of the bark of Copalchi.

Definition

Naturheilmittel, das als Antidiabeticum wirkt.

Grundlagen

Die Tropfen werden aus der Copalchirinde des Busches Coutera latifolia hergestellt. Hauptindikation sind leichte Formen von Diabetes Typ 2, die nicht medikamentös behandelt werden müssen. Die Plasmaglukosewerte müssen regelmäßig überprüft werden.

Cori-Glykogenose

▶ Glykogenose, Typ III

Corpus luteum

Synonyme

Gelbkörper.

Englischer Begriff

Corpus luteum.

Definition

Gelbkörper des Eierstocks, welcher aus den Granulosa- und Theka-interna-Zellen des gesprungenen Eifollikels entsteht und Progesteron und Östrogene produziert.

Grundlagen

Die Funktion des Corpus luteum steht unter der Kontrolle des hypophysären LHs. Er produziert nach dem Eisprung das Progesteron, das die Gebärmutter und den weiblichen Körper auf die mögliche Aufnahme eines befruchteten Eis vorbereitet. Diese Funktion dauert etwa 14 Tage, sofern keine Schwangerschaft eintritt (siehe ▶ Corpus luteum menstruationis), und länger, wenn es zur Befruchtung der Eizelle kommt (siehe ▶ Corpus luteum graviditatis).

Die Gelbfärbung des Corpus luteum ist Ausdruck eines gesteigerten Lipidstoffwechsels. Genügende Mengen von LDL-Cholesterin für die Progesteronbiosynthese werden in die Corpus-luteum-Zellen aufgenommen.

Corpus luteum cysticum

► Corpus-luteum-Zyste

Corpus luteum graviditatis

Synonyme
Schwangerschaftsgelbkörper.

Englischer Begriff
Corpus luteum of pregnancy.

Definition
Corpus luteum, welcher bis zum 3. Schwangerschaftsmonat wächst und aktiv ist und sich danach langsam zurückbildet.

Grundlagen
Die Funktionsabläufe in der Lutealphase ändern sich, wenn es zur Befruchtung der Eizelle kommt. Signale der Zygote bewirken sehr früh ein Fortbestehen der Corpusluteum-Funktion für ca. 12 Wochen, anstatt ca. 14 Tage bei einem Nichtkonzeptionszyklus. Ausgelöst durch den Stimulus des vom Trophoblasten gebildeten humanen Choriongonadotropins (wirkungsidentisch mit LH) reift der Gelbkörper zum Corpus luteum graviditatis. Die Progesteronproduktion ist weiter stimuliert. Diese Funktion ist nur in den ersten Wochen für die Erhaltung der Schwangerschaft notwendig, da später die Plazenta die Hormonproduktion übernimmt.

Corpus luteum menstruationis

Synonyme
Menstruations-Gelbkörper.

Englischer Begriff
Corpus luteum of menstruation.

Definition
Corpus luteum, der bei ausbleibender Konzeption in der 4. Woche des Menstruationszyklus seine hormonale Tätigkeit einstellt und sich zurückbildet. Infolge der abfallenden Hormonproduktion setzt die Menstruation ein.

Grundlagen
Der Gelbkörper produziert Progesteron, das notwendig für den Umbau der Gebärmutterschleimhaut und die Implantation ist. Diese Funktion dauert etwa 14 Tage, sofern keine Schwangerschaft eintritt.
Bei fehlender Befruchtung des Eis verlieren die Lutealzellen ihre LH-Rezeptoren. Durch diese verminderte Empfindlichkeit gegenüber LH kommt es zur verminderten Progesteronsynthese und zum Absinken der Progesteronwerte. Das im Corpus luteum gebildete Östradiol supprimiert die hypophysäre LH-Sekretion. Das Corpus luteum begrenzt so selbst seine Lebensdauer.

Corpus pineale

Synonyme
Zirbeldrüse; Epiphysis; Glandula pinealis.

Englischer Begriff
Pineal body; pineal gland.

Definition
Intrakranielles, endokrines Organ oberhalb der Vierhügelplatte an der Hinterwand des III. Ventrikels.

Grundlagen

Besteht aus sekretorischen Neuronen und Gliazellen (Astrozyten), ist von einer Bindegewebskapsel umhüllt, enthält Kalkablagerungen und ist daher häufig im Nativ-Röntgenbild sichtbar. Produziert Melatonin, ein Tryptophanderivat, welches ausschließlich nachts synthetisiert wird, über multisynaptische neuronale Wege den Nucleus suprachiasmaticus hypothalami erreicht und den zirkadianen Rhythmus steuert. Tumoren der Pinealis-Region: Pinealom, Pinealoblastom, pilozytisches Astrozytom, Gliom, Germinom.

Corpus-luteum-Hormon

▶ Progesteron

Corpus-luteum-Insuffizienz

Synonyme

Gelbkörperschwäche.

Englischer Begriff

Luteal phase dysfunction; luteal phase defect.

Definition

Endokrine Störung des Menstruationszyklus mit unzureichender Progesteronproduktion, wobei die Höhe des Progesteronspiegels zu gering ist und/oder die Dauer der Lutealphase 10 Tage oder weniger beträgt. Zentrale und periphere Veränderungen können eine Schwäche des Gelbkörpers bewirken.

Ursachen der Corpus-luteum-Insuffizienz:

- Adipositas
- Stress, Leistungssport
- Hyperprolaktinämie
- Hypocholesterinämie
- Perimenopause

- Hyperandrogenämie
- Hypothyreose
- Idiopathisch.

Symptome

Amenorrhoe, Polymenorrhoe, Mastopathie, prämenstruelles Syndrom, Infertilität, Fehlgeburt.

Diagnostik

Serielle Progesteronbestimmungen im Plasma (niedriger Progesteronspiegel) Basaltemperaturkurve (atypische). Vaginalsonographie. Biopsie der Gebärmutterschleimhaut.

Differenzialdiagnose

Hyperprolaktinämie.

Therapie

Entsprechend der Grundkrankeit bei Hyperprolaktinämie, Hyperandrogenämie, Hypothyreose und Hypocholesterinämie. Progesteron (siehe ▶ Gestagene). Bei Kinderwunsch: Clomifen, Gonadotropine.

Literatur

1. Ginsburg KA (1992) Luteal phase defect. Etiology, diagnosis, and management. Endocrinol Metab Clin North 1:85–104

Corpus-luteum-Phase

Synonyme

Lutealphase; Gelbkörperphase.

Englischer Begriff

Luteal phase; Corpus luteum phase.

Definition

Die 2. Phase des Menstruationszyklus, die von der Ovulation (LH-Peak) bis zur nächsten Zyklusblutung (Menstruation) reicht.

Grundlagen

Die Dauer dieser Phase ist weitgehend konstant: 14 (± 2) Tage. Sie beschreibt die gesamte Lebensdauer des funktionstüchtigen Corpus luteum und ist vom Progesteron beherrscht. Das Progesteron ist für die Transformation der Gebärmutterschleimhaut von der Proliferationsphase in die Sektretionsphase wichtig und ist eine Voraussetzung für die Implantation.

Corpus-luteum-Zyste

Synonyme

Gelbkörperzyste; Corpus luteum cysticum; zystisches Corpus luteum; Thekaluteinzyste; Luteinzyste.

Englischer Begriff

Corpus luteum cysts; luteal cysts.

Definition

Zyste, die während des Menstruationszyklus oder während der Schwangerschaft entsteht und sich in der Regel spontan zurückbildet, aber manchmal bestehen bleibt und hormonell aktiv sein kann.
Die Corpus-luteum-Zysten sind meistens klein (1–1,5 cm) und gelegentlich (bei Zwillingschwangerschaften oder nach längerer hochdosierter Anwendung von Gonadotropinen) bis 5 cm groß. Die Zysten entstehen aus einem verbleibenden und vergrößerten Gelbkörper, finden sich meist in der Schwangerschaft. Eine besondere Form ist die Luteinzyste, die durch einen zu hohen Gehalt an β-HCG entsteht.

Symptome

Im Normalfall keine Beschwerden. Gelegentlich Krämpfe im Abdominalbereich in der frühen Schwangerschaft.
Bei Einklemmung der Struktur im Beckenraum: Unterbauchschmerzen, Rückenschmerzen, Völlegefühl, Blasen- oder Stuhlentleerungsstörungen.

Bei Drehung der Zyste um ihre eigene Achse: starke Bauchschmerzen, Übelkeit, Schweißausbrüche.

Diagnostik

Transvaginale Sonographie, Computertomographie, Laparoskopie.
Nach Eintritt der Menopause sind komplizierte Zysten mit suspekten Innenstrukturen histologisch abzuklären.

Differenzialdiagnose

Andere Ovarialzysten: Follikelzysten, Parovarialzysten, polyzystische Ovarien, gutartige Ovarialtumore.

Therapie

Corpus-luteum-Zysten bilden sich in der Regel spontan zurück (Sonographiekontrolle).
Bei akuten Komplikationen: Laparoskopische Operation.

Literatur

1. Oyelese Y, Kueck AS, Barter JF, Zalud I (2002). Asymptomatic postmenopausal simple ovarian cyst. Obstet Gynecol Surv 12:803–809

Cortexon

▶ Desoxycorton
▶ 11-Desoxykortikosteroide
▶ Desoxykortikosteron

Corticoide

▶ Kortikoide

Corticoide, natürliche

▶ Kortikoide, natürliche

Corticoliberin

▶ Corticotropin-Releasing Hormone
▶ CRH

Corticosteroid Binding Globulin

Synonyme

Kortikosteroid bindendes Globulin; Kortisol bindendes Globulin; Transcortin; Abk. CBG.

Englischer Begriff

Corticosteroid-binding globulin (CBG).

Definition

Kortikosteroid bindendes α1-Globulin mit hoher Affinität zu Kortisol und Kortikosteron.

Grundlagen

Das CBG ist das wichtigste Transportprotein des Serum-Kortisols, hat ein Molekulargewicht von 52 kDa und wird in der Leber gebildet. Ungefähr zwei Drittel des Kortisols sind im Plasma an das CBG gebunden. Nur das ungebundene Kortisol ist biologisch aktiv und wird von den Nieren ausgeschieden. Die Serum-Konzentration des CBG bestimmt den Anteil des freien Serum-Kortisols und moduliert damit wesentlich alle biologischen Kortikosteroidwirkungen.

Das CBG wird mittels eines Radioimmunoassays im Serum gemessen. Der Normalwert im Plasma ist 3,7 mg/dl. Hohe CBG-Werte treten insbesondere in der Schwangerschaft und unter Einnahme von Ovulationshemmern auf. Erniedrigte Werte werden während der Akutphase-Reaktion beobachtet.

Corticosteroide

▶ Kortikosteroide

Corticotropin

▶ adrenokortikotropes Hormon

Corticotropin-Releasing Factor

▶ CRH

Corticotropin-Releasing Hormone

Synonyme

CRH; Corticotropin-Releasing Factor CRF.

Englischer Begriff

Corticoliberin.

Definition

CRH ist ein im Hypothalamus gebildetes Peptid, das im Hypophysenvorderlappen Kortikotropin (ACTH) freisetzt.

Weiterführende Links

▶ CRH

Cortisol

▶ Kortisol

Cortison

▶ Kortison

Cortisonacetat

▶ Kortisonazetat

C

Cortistatin

▶ Kortistatin

COX

▶ Cyclooxygenase

CREB

▶ cAMP Response-Element-Binding-Protein

CRF

▶ CRH

CRH

Synonyme

Corticotropin-Releasing Hormone; Kortikotropin freisetzendes Hormon; Corticotropin-Releasing Factor; CRF; Corticoliberin.

Englischer Begriff

Corticotropin releasing hormone; corticotropin releasing factor; corticoliberin releasing factor.

Definition

Polypeptidhormon (41 Aminosäuren) welches im Hypothalamus aus einem Prohormon synthetisiert wird und in der Adenohypophyse die Synthese und Freisetzung des Adrenokortikotropen Hormons (ACTH) stimuliert.

Grundlagen

CRH wird vorwiegend in den Neuronen des N. paraventrikularis (Hypothalamus) in einem circadianem Rhythmus synthetisiert. Über das Pfortadersystem gelangt CRH zur Adenohypophyse, wo es die Synthese und Sekretion von ACTH stimuliert. Psychischer und physischer Stress und niedrige Kortisolspiegel im Blut sind physiologische Stimuli der CRH-Sekretion, während Glukokortikoide im Sinne eines negativen Feedback-Mechanismus die CRH-Sekretion hemmen. Im Rahmen des CRH-Stimulationstestes wird durch die Applikation von CRH die Stimulierbarkeit der Hypophysenvorderlappen-/Nebennierenrinden-Achse getestet (siehe auch ▶ Kortisol, Abb. 3).

Weiterführende Links

▶ Corticotropin-Releasing Hormone

CRH-Syndrom, ektopes

▶ Cushing-Syndrom durch ektope CRH-Produktion

CSE-Hemmer

▶ HMG-CoA-Reduktasehemmer
▶ Statine

CSII

▶ Insulinpumpe

CST

▶ Kortistatin

Cushing, Morbus

Synonyme

Cushingsche Krankheit; zentraler Morbus Cushing; hypophysäres Cushing-Syndrom.

Englischer Begriff

Cushing's disease; pituitary-dependent Cushing's disease.

Definition

Beim Morbus Cushing (MC) liegt ein Hyperkortisolismus vor, der auf ein Mikro- oder Makroadenom der Adenohypophyse zurückgeht, das unkontrolliert ACTH synthetisiert und sezerniert, wodurch die Kortisolsekretion der Nebennierenrinde unphysiologisch überstimuliert wird und sich letztlich im Organismus eine pathologische Kortisolwirkung (Hyperkortisolismus) entfaltet. Durch die unkontrollierte ACTH-Sekretion geht die diurnale Rhythmik verloren. Gleichermaßen entwickelt sich eine Hyperandrogenisierung und Virilisierung durch adrenale Mehrsekretion von DHEA und Androstendion. Der Hyperkortisolismus stimuliert den Eiweißkatabolismus, wodurch vermehrt Aminosäuren freisetzt werden; ebenso stimuliert er die hepatische und renale Glukoneogenese, welche Aminosäuren in Glukose umbaut. Die vermehrte Kortisolwirkung führt zur Proliferation und Hypertrophie des viszeralen Fettgewebes, zur Suppression des Immunsystems und, über den Mineralokortikoidrezeptor vermittelt, zu Manifestationen einer übersteigerten Mineralokortikoidwirkung. Die pathologische ACTH-Stimulation führt zur beidseitigen Nebennierenrindenhyperplasie. In 5–20 % der Fälle, die den diagnostischen Kriterien eines MC entsprechen, läßt sich ein kortikotropes Adenom nicht finden, allenfalls eine disseminierte, multifokale Hyperplasie der kortikotropen Zellen. In diesen Fällen wird eine Überstimulation der ACTH-Zellen durch hypothalamisches CRH oder Vasopressin, auch durch ektopes CRH, vermutet, zumal bei diesen Patienten nach transsphenoidalem Eingriff die Rezidivrate hoch ist.

Symptome

Symptomatik des Hyperkortisolismus: Proximale Muskelatrophie mit Muskelschwäche; atrophische Haut mit gesteigerter Verletzlichkeit, Gefäßfragilität, Ekchymosen und Hämatomen; rote Striae cutis distensae im Bereich des Unterbauchs, der Schulter-, Pektoralis- und Glutealregion; Osteoporose mit Rückenschmerzen; bei Kindern Wachstumsverzögerung oder Wachstumsstillstand. Stammbetonte Adipositas, Mondgesicht, Büffelnacken, supraklavikuläre Fettpolster. Pathologische Glukosetoleranz, Diabetes mellitus. Infektanfälligkeit, Follikulitiden, Soorbefall der Schleimhäute. Arterielle Hypertonie, Hypokaliämie mit Myopathie; metabolische Alkalose; Nephrolithiasis. Oligomenorrhoe, sekundäre Amenorrhoe; Libido- und Potenzstörungen. Posteriore subkapsuläre Katarakt. Emotionale Labilität, psychotische Reaktionen.
Symptomatik des ACTH-Exzesses: Disposition zu Hyperpigmentierung.
Symptomatik des Androgenexzesses: Akne, Seborrhoe, Hirsutismus; Klitorishypertrophie.

Diagnostik

Dexamethason-Kurztest (1 mg um 23 Uhr) über Nacht mit ausbleibender Suppression des Plasmakortisols um 8 Uhr. Freies Kortisol im 24-Std-Sammelurin erhöht. Tagesrhythmik des Kortisols aufgehoben mit fehlendem Abfall am Nachmittag und Abend. ACTH mäßig erhöht und mit CRH stimulierbar. Im Dexamethason-Suppressionstest mit 2 mg, 6stündlich über 48 h, partielle Suppression des Kortisols auf < 50 % des Ausgangswertes. Kernspin des Schädels mit Nachweis des Hypophysenvorderlappenadenoms. Sofern dabei ein wahrscheinliches Mikroadenom nicht lokalisierbar, dann seitengetrennte Sinus-petrosus-inferior-Katheterisierung zur ACTH-Bestimmung vor und nach CRH-Stimulation. DHEA-Sulfat erhöht. Hypertonie, Hypokaliämie; Granulozytose, Lymphopenie, Eosinopenie; pathologische Glukosetoleranz, Hyperglykämie.

Differenzialdiagnose

Siehe Tabelle 1 und Abb. 1 unter ▶ Cushing-Syndrom.

Therapie

Kausal

In der Regel transsphenoidale Adenomektomie, die in 80–100 % zur vollständigen Remission führt. Bei persistierendem MC kann transsphenoidal revidiert werden. Bei Makroadenomen, die in die Umgebung infiltriert sind, gelingt die neurochirurgische Sanierung nicht immer; hier ist eine lokal fokusierte Strahlentherapie indiziert, z.B. Gamma-knife-Therapie, deren Effekt erst nach einigen Jahren eintritt. Zwischenzeitlich Adrenostatika zur Hemmung der Kortisolsynthese, wie Mitotane, Ketokonazol, Aminoglutethimid, auch Metyrapon. Experimentelle Therapie auch mit Mifepriston, das auf den Glukokortikoidrezeptor antagonistisch wirkt. In seltenen Fällen, wenn all diese therapeutischen Maßnahmen nicht ausreichend effektiv sind, wird eine beidseitige Adrenalektomie durchgeführt und die resultierende primäre Nebennierenrindeninsuffizienz (NNRI) mit Hydrocortison, Fludrocortison und eventuell DHEA substituiert. Da daraus ein Nelson-Syndrom (expansives Wachstum des kortikotropen Adenoms) entstehen kann, sollte prophylaktisch eine Hypophysenbestrahlung durchgeführt werden oder bei ersten Anzeichen Adenomektomie oder Hypophysektomie. Gegebenenfalls Osteoporosetherapie, Substitution von Gonadeninsuffizienz und hypophysären Ausfälle. Bei manifestem Diabetes mellitus Insulintherapie. Antihypertensiva bei arterieller Hypertonie. Bei MC mit kortikotroper Hyperplasie der Adenohypophyse läßt sich ACTH manchmal für einige Zeit mit Bromocriptin, Cyproheptadin oder Valproat senken.

Akuttherapie

Nur bei Hypophysenapoplexie eines Makroadenoms, dann transsphenoidale Adenomektomie und Entlastungsoperation.

Dauertherapie

Siehe oben, kausale Therapie.

Operativ/strahlentherapeutisch

Siehe oben, kausale Therapie.

Bewertung

Wirksamkeit

Gelingt die selektive Extirpation des kortikotropen Hypophysenvorderlappenadenoms, dann ist damit die bleibende Sanierung des MC erreicht. Ein günstiger Indikator dafür ist das Abfallen des Plasmakortisols postoperativ auf unterhalb der Nachweisgrenze (< 3 µg/dl). Rezidive sind möglich. Die Wirksamkeit einer Strahlentherapie zeigt sich erst nach einer Latenz von einigen Jahren. Die beidseitige Adrenalektomie beseitigt definitiv den Hyperkortisolismus um den Preis einer lebenslang substitutionsbedürftigen primären NNRI, eventuell auch eines Nelson-Syndroms. Wegen Nebenwirkungen wird bei adrenostatischer Medikation das therapeutische Ziel häufig nur teilweise und nur vorübergehend erreicht.

Verträglichkeit

Nach transspenoidalem Eingriff mögliche Komplikationen: Liquorrhoe, lokale Blutung, basale Meningitis, Diabetes insipidus; Letalität < 2 %. Die pharmakologische Adrenostase zeigt medikamentenspezifische Nebenwirkungen; meist resultieren daraus auch NNRI und Gonadeninsuffizienz, die zu substituieren sind. Die primäre NNRI nach beidseitiger Adrenalektomie ist in der

Regel günstiger zu werten als das Fortbestehen eines Hyperkortisolismus mit seinen irreparablen Folgen.

Nachsorge

Lebenslang notwendig, ist zu richten auf Optimierung der Substitution und Medikation, auf mögliche Rezidive (bis zu 20 %), auf Osteoporose, gegebenenfalls auf Hypophysenvorderlappeninsuffizienz und Gonadeninsuffizienz. Bei stabilem Status Kontrollen wenigstens einmal pro Jahr. Ein Notfallausweis ist auszustellen.

Prognose

Von einer bleibenden Remission nach selektiver Adenomektomie ist dann auszugehen, wenn unter subphysiologischer Hydrocortisonsubstitution (10–20 mg/Tag) postoperativ für 12–18 Monate die ACTH-Sekretion vermindert ist. Die Normalisierung der ACTH-Sekretion ist erreicht, wenn sich wieder ein diurnaler Rhythmus der endogenen ACTH- und Kortisolsekretion eingestellt hat und die Reninaktivität nicht erhöht ist. In bis zu 20 % der Fälle mit den diagnostischen Kriterien eines MC läßt sich ein kortikotropes Adenom nicht finden, allenfalls eine disseminierte, multifokale Hyperplasie der kortikotropen Zellen; somit kann eine Sanierung meist nur durch Hypophysektomie oder mit Latenz durch Strahlentherapie erreicht werden.

Cushingoide Facies

▶ Mondgesicht

Cushingsche Krankheit

▶ Cushing, Morbus

Cushing-Syndrom

Synonyme

Hyperkortisolismus; Glukokortikoid-Exzeß.

Englischer Begriff

Cushing's syndrome.

Definition

Der Begriff des Cushing-Syndroms (CS) ist zweideutig: 1. Unter einem Cushing-Syndrom im weiteren Sinne versteht man die klinische Manifestation aller Krankheitsbilder, die durch einen Hyperkortisolismus hervorgerufen werden, unabhängig von der zugrunde liegenden Ätiopathoge-

Cushing-Syndrom, Tabelle 1 Cushing-Syndrome und ihre unterschiedliche Ätiopathogenese.

Cushing-Syndrom	Ätiopathogenese
ACTH-abhängig:	– Morbus Cushing, durch hypophysäres kortikotropes Adenom – durch ektope ACTH-Produktion, paraneoplastische – durch ektope CRH-Produktion, paraneoplastische
ACTH-unabhängig:	– durch adrenokortikale Neoplasie, Adenom oder Karzinom – durch adrenokortikale Neoplasie bei MEN I, bei McCune-Albright-Syndrom, bei Li-Fraumeni-Syndrom – durch noduläre Nebennierenrinden-Hyperplasie, mikronodulär, sporadisch, bei Carney-Komplex – durch noduläre Nebennierenrinden-Hyperplasie, makronodulär – durch adrenal aberrante Rezeptorexpression
Iatrogen:	– durch ACTH- oder Tetracosactid-Injektionen in supraphysiologischer Dosierung – durch Kortisol (Hydrokortison), Kortison oder synthetische Glukokortikoide in supraphysiologischer Dosierung – durch Gestagene, wie Megestrol, Medroxyprogesteron

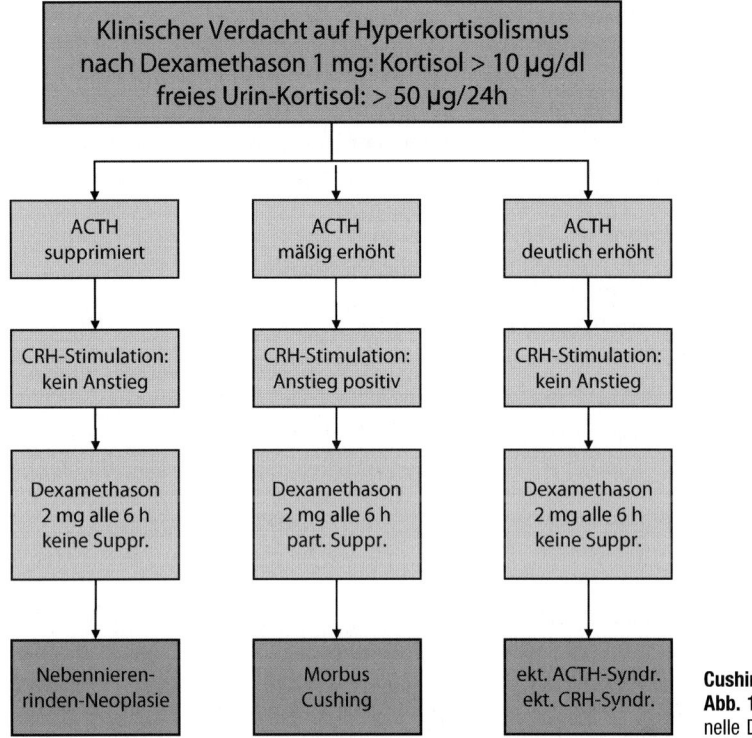

Cushing-Syndrom, Abb. 1 Hormonal funktionelle Differentialdiagnostik.

nese. Dieser Begriff umfaßt damit auch den Morbus Cushing. 2. Unter einem Cushing-Syndrom im engeren Sinne versteht man ebenfalls die klinische Manifestation aller Hyperkortisolismen unterschiedlichster Ätiopathogenese, jedoch unter Ausschluß des Morbus Cushing, der durch ein kortikotropes Hypophysenvorderlappenadenom hervorgerufen wird. Das Cushing-Syndrom im engeren Sinne ist Abgrenzungsbegriff zum Morbus Cushing.

Die unterschiedlichen Krankheitseinheiten, die zu einem Cushing-Syndrom führen, werden nach ihrer Ätiopathogenese differenziert und in drei Hauptgruppen eingeteilt (siehe Tab. 1): 1. Cushing-Syndrome, deren Hyperkortisolismus von einer ACTH-Sekretion abhängt (ACTH-abhängig). 2. Cushing-Syndrome, deren Hyperkortisolismus nicht von einer ACTH-Sekretion abhängt (ACTH-unabhängig). 3. Cushing-

Syndrome, die durch Medikamente hervorgerufen werden (iatrogen). Definition, Diagnostik und Therapie der Krankheitseinheiten sind unter den Stichworten zu finden, die in der Tabelle 1 aufgeführt sind.

Symptome

Bei jeder Form eines CS bildet sich die Symptomatik eines Hyperkortisolismus aus: Proximale Muskelatrophie mit Muskelschwäche; atrophische Haut mit gesteigerter Verletzlichkeit, Gefäßfragilität, Ekchymosen und Hämatomen; rote Striae cutis distensae im Bereich des Unterbauchs, der Schulter-, Pektoralis- und Glutealregion; Osteoporose mit Rückenschmerzen; bei Kindern Wachstumsverzögerung oder Wachstumsstillstand. Stammbetonte Adipositas, Mondgesicht, Büffelnacken, supraklavikuläre Fettpolster. Pathologische Glukosetoleranz, Diabetes mellitus. Infektanfälligkeit, Follikulitiden, Soorbefall der Schleimhäute. Arterielle Hypertonie, Hypokaliämie mit Myopathie; metabolische Alkalose; Nephrolithiasis. Oligomenorrhoe, sekundäre Amenorrhoe; Libido- und Potenzstörungen. Posteriore subkapsuläre Katarakt. Persönlichkeitsveränderung, emotionale Labilität, psychotische Reaktionen. Die den zugrunde liegenden Krankheitseinheiten spezifische Symptomatik ist dort dargestellt; Weiterführung über Tab. 1.

Diagnostik

Dexamethason-Kurztest (1 mg um 23 Uhr) über Nacht mit ausbleibender Suppression des Plasmakortisols um 8 Uhr ($> 10\,\mu g/dl$). Freies Kortisol im 24-Std-Sammelurin erhöht ($> 50\,\mu g/24h$). Tagesrhythmik des Kortisols aufgehoben mit fehlendem Abfall am Nachmittag und Abend. Die krankheitsspezifische Diagnostik ist bei den zugrunde liegenden Krankheitseinheiten dargestellt; Weiterführung über Tab. 1.

Differenzialdiagnose

Eine erste funktionelle Differenzierung unter den Krankheitseinheiten gewinnt man mit dem in Abb. 1 dargestellten Ablaufschema. Weitere krankheitsspezifische Einzelheiten sind unter den Stichworten zu finden, die in der Tab. 1 aufgeführt sind.

Weiterführende Links

Zu den Krankheitseinheiten über Tab. 1; außerdem:
▶ Hyperkortisolämie
▶ Hyperkortisolismus
▶ Pseudo-Cushing-Syndrom

Cushing-Syndrom, adrenales

▶ Cushing-Syndrom durch noduläre Nebennierenrinden-Hyperplasie

Cushing-Syndrom durch adrenal aberrante Rezeptorexpression

Synonyme

Makronoduläre Nebennierenrinden-Hyperplasie.

Englischer Begriff

Macronodular adrenocortical hyperplasia; Cushing's syndrome due to aberrant receptor expression in the adrenal cortex.

Definition

Hyperkortisolismus, verursacht durch adrenokortikale Zellmembranrezeptoren, die bei regulärer Differenzierung adrenokortikaler Faszikulatazellen dort typischerweise nicht exprimiert werden. Diese ektopen oder aberranten Rezeptoren sind wie der ACTH-Rezeptor an die Signaltransduktionskette der Adenylatzyklase und der Proteinkinase A gekoppelt und stimulieren bei Ligandenbindung unkontrolliert, von ACTH entkoppelt, die Kortisolsynthese und -sekretion. Dazu zählen Rezeptoren spezifisch für gastrointestinales Polypeptid (GIP), für β-adrenerge Agonisten, für LH oder hCG, für Interleukin-1. Außerdem gibt es adrenokortikal eutope Rezeptoren mit abnorm gesteigerter Aktivität, die auf gleiche Weise die Kortisolproduktion unkontrolliert stimulieren, wie Vasopressin- und Serotonin-Rezeptoren. Auf diese Weise werden stimulierende Wirkungen von Hormonen außerhalb des hypophysär-adrenalen Regelkreises auf die Nebennierenrinde fehlgeleitet mit der Konsequenz einer ACTH-unabhängigen Hypertrophie, Hyperplasie und Kortisolproduktion. Bei der beidseitigen grobnodulären Hyperplasie ist von Keimbahnmutationen auszugehen, während bei entsprechenden somatischen Mutationen adrenokotikale Neoplasien entstehen können (siehe ▶ Cushing-Syndrom durch adrenokortikale Neoplasie). Bei adrenal aberranter Expression des GIP-Rezeptor (GIPR) führt Nahrungsaufnahme zur Hyperkortisolämie und letztlich zum Hyperkortisolismus. Bei aberrantem β-AR entsteht durch Orthostase eine Hyperkortisolämie. Primärer Hypogonadismus, Menopause und Schwangerschaft verursachen bei ektopem LH-Rezeptor (LHR) einen Hyperkortisolismus. Gleiches wird bei chronischem Dursten über adrenal aberrante Vasopressin-Rezeptoren (V1-AVPR) vermittelt.

Symptome

Symptomatik des Hyperkortisolismus (▶ Cushing-Syndrom), der sich abhängig von variablen Reizen außerhalb des hypophysär-adrenalen Regelkreises (s.o.) meist episodisch manifestiert. Arterielle Hypertonie. Als Zeichen des ACTH-Mangels Schwund der Hautpigmentierung und Neigung zu Sonnenbrand. Bei Androgenexzeß Hyperandrogenisierung und Virilisierung. Nach beidseitiger Adrenalektomie Gefahr der akuten oder protrahierten sekundären und primären Nebennierenrindeninsuffizienz.

Diagnostik

Freies Kortisol im 24-Std-Sammelurin erhöht. Tagesverlauf des Plasmakortisols und des ACTH ist atypisch, abhängig von den Stimulatoren außerhalb des Regelkreises, z.B. bei GIPR und Fasten über Nacht morgens Kortisol erniedrigt, nach Mahlzeit erhöht; bei β-AR und Liegen über Nacht, morgens vor dem Aufstehen, Kortisol erniedrigt, nach dem Aufstehen erhöht. Das ACTH verhält sich gegenläufig. Stimulierbarkeit des ACTH mit CRH variabel. Trotz Dexamethason Kortisol mit Rezeptor-Agonist stimulierbar, z.B. GIP oder Nahrungsaufnahm; Isoproterenol, Orthostase oder Belastungs-EKG; hCG-Applikation; Applikation von Arginin-Vasopressin etc. Durch Reizsuppression oder Rezeptor-Antagonist über längere Zeit Suppression der Hyperkortisolämie und Besserung des

Hyperkortisolismus, z.B. durch Leuprorelin, Triptorelin oder Propranolol. Bisweilen DHEA-Sulfat, DHEA, Androstendion und Testosteron erhöht. Hypertonie, Hypokaliämie; Granulozytose, Lymphopenie, Eosinopenie; pathologische Glukosetoleranz, Hyperglykämie. Sonographie, CT oder Kernspintomographie der Nebennierenregion zeigt noduläre Hyperplasie der beiden Nebennieren, häufig mit Knotendurchmesser > 5 mm, bisweilen massive Vergrößerung der Nebennieren. Siehe auch ▶ Cushing-Syndrom durch noduläre Nebennierenrinden-Hyperplasie.

Differenzialdiagnose

Abgrenzung von Krankheiten, die ACTH-unabhängig sind, siehe ▶ Cushing-Syndrom, ▶ Cushing-Syndrom durch adrenokortikale Neoplasie, ▶ Cushing-Syndrom durch adrenal aberrante Rezeptorexpression, die ACTH-abhängig sind, siehe ▶ Cushing, Morbus, ▶ Cushing-Syndrom durch ektope ACTH-Produktion, ▶ Cushing-Syndrom durch ektope CRH-Produktion.

Allgemeine Maßnahmen

Lebensmodifikation

Sofern durch Diagnostik eruiert, für den Krankheitsverlauf sinnvoll und tolerabel Minimierung oder Meiden von Reizen, die von außerhalb des hypophysär-adrenalen Regelkreises die Nebennierenrinde stimulieren, z.B. Fasten bei GIPR, reichlich Flüssigkeitszufuhr bei V1-AVPR.

Therapie

Kausal

In der Regel wird die beidseitige Adrenalektomie durchgeführt, die kurativ bezüglich des Hyperkortisolismus ist mit der Konsequenz einer permanenten primären Nebennierenrinden-Insuffizienz und lebenslangen Substitutionsbedürftigkeit mit Hydrocortison und Fludrokortison, eventuell auch mit DHEA. Partielle Adrenalektomie kann Substitutionsbedürftigkeit vorübergehend umgehen; nach variabler Latenzzeit wird Hyperkortisolismus wieder manifest, dann Nachresektion. Sofern Pharmaka zur Verfügung stehen, die Stimulatoren supprimieren (z.B. Leuprorelin) oder aberrante Rezeptoren blockieren (z.B. Propranolol), kann eine entsprechende Vorbehandlung zur Mitigation des Hyperkortisolismus und Reduktion des Operationsrisikos durchgeführt werden. Eine Dauertherapie mit solchen Pharmaka ist derzeit als experimentell einzustufen.

Probetherapie

Pharmaka, die Stimulatoren von außerhalb des hypophysär-adrenalen Regelkreises supprimieren (z.B. Leuprorelin) oder aberrante Rezeptoren blockieren (z.B. Propranolol), können zur differentialdiagnostischen Klärung des pathogenetischen Prozesses beitragen (Diagnosis ex iuvantibus).

Dauertherapie

Die durch beidseitige Adrenalektomie bedingte primäre Nebennierenrinden-Insuffizienz ist lebenslang zu substituieren mit Hydrocortison, z.B. 25–35 mg /Tag (8.00 Uhr: 2/3 der Tagesdosis, 16.00 Uhr: 1/3), Fludrocortison 0,05–0,1 mg/Tag, DHEA 20–50 mg/Tag. Eine Dauertherapie dieser Form des Hyperkortisolismus allein, ohne Adrenalektomie, mit supprimierenden oder blockierenden Pharmaka ist derzeit als experimentell einzustufen.

Operativ/strahlentherapeutisch

Siehe kausale Therapie.

Bewertung

Wirksamkeit

Die beidseitige Adrenalektomie ist kurativ bezüglich des Hyperkortisolismus mit der Konsequenz einer permanenten primären Nebennierenrinden-Insuffizienz und lebenslangen Substitutionsbedürftigkeit. Eine wahrscheinliche genetische Ursache wird dadurch nicht eliminiert. Die Effek-

tivität supprimierender oder blockierender Pharmaka ist individuell zu ermitteln.

Verträglichkeit

Die postoperativ permanente primäre Nebennierenrinden-Insuffizienz ist bei Kooperation des Patienten und optimaler Substitution günstiger zu beurteilen als die Persistenz des Hyperkortisolismus mit seiner exzessive hohen Morbidität und Mortalität. Die partielle Adrenalektomie (3/4- bis 9/10-Resektion) birgt die Gefahr des Rezidiv oder auch der primären Nebennierenrinden-Insuffizienz in sich.

Nachsorge

Die aus der beidseitigen Adrenalektomie resultierende primäre Nebennierenrinden-Insuffizienz ist lebenslang zu substituieren und bedarf der regelmäßigen Kontrolluntersuchungen, zunächst engmaschig, dann bei stabiler Substitution wenigstens einmal pro Jahr. Ein Notfallausweis („Kortisol-Paß") ist auszustellen. Bei langdauernder Wachstumshormon-Suppression kann eine vorübergehende Substitution notwendig werden, insbesondere bei Kindern mit Wachstumsverzögerung und noch nicht geschlossenen Epiphysenfugen, bei bestimmten Konstellationen auch bei Erwachsenen, z.B. Osteoporose, Bindegewebsfragilität. Unter experimenteller Therapie mit supprimierenden oder blockierenden Pharmaka ist die Effektivität bezüglich Besserung des Hyperkortisolismus laufend zu überwachen.

Prognose

Durch beidseitige Adrenalektomie ist eine Heilung des Hyperkortisolismus immer zu erzielen, allerdings um den Preis der primären Nebennierenrinden-Insuffizienz. Die somatischen Veränderungen durch den Hyperkortisolismus bilden sich im Laufe von Monaten zurück; bisweilen kann die somatische Reparation durch Substitution mit Wachstumshormon beschleunigt und kompensiert werden.

Literatur

1. Lacroix A, N'Diaye N, Tremblay J, Hamet P (2001) Ectopic and abnormal hormone receptors in adrenal Cushing's syndrome. Endocrine Reviews 22:75–110

Cushing-Syndrom durch adrenokortikale Neoplasie

Englischer Begriff

Cushing's syndrome due to adrenocortical neoplasia.

Definition

Hyperkortisolismus, verursacht durch unkontrollierte, ACTH-unabhängige, autonome Sekretion von Kortisol aus Nebennierenrinden-Adenomen oder -Karzinomen. Die Neoplasie entsteht durch somatische Mutation einer adrenokortikalen Zelle und ihre monoklonale Proliferation. Bei einigen Neoplasien wurden aberrante Rezeptorexpressionen gefunden, so daß diese monoklonal proliferierten Tumoren der gleichen Ätiopathogenese unterliegen wie die grobnoduläre Hyperplasie (siehe ▶ Cushing-Syndrom durch adrenal aberrante Rezeptorexpression). Begleitsekretion von DHEA, DHEA-Sulfat, auch Androstendion, selten von Testosteron und Östrogenen, meist bei Karzinomen, seltener bei Adenomen. Der Hyperkortisolismus supprimiert die hypophysäre ACTH-Sekretion mit konsekutiver Atrophie der durch ACTH regulierten, nicht neoplastischen Nebennierenrinde. Bei 50 % der Kinder mit Cushing-Syndrom liegt eine adrenokortikale Neoplasie vor; in allen Altergruppen sind Frauen häufiger betroffen als Männer, etwa 4:1.

Symptome

Symptomatik des Hyperkortisolismus, siehe ▶ Cushing, Morbus, ▶ Cushing-Syndrom. Als Zeichen des ACTH-Mangels Schwund der Hautpigmentierung und Nei-gung zu Sonnenbrand. Bei Karzinomen findet man meist Androgenexzeß mit Hyperandrogenisierung und Virilisierung. Nach Extirpation der Neoplasie Gefahr der akuten oder protrahierten sekundären und primären Nebennierenrindeninsuffizienz.

Diagnostik

Dexamethason-Kurztest (1 mg um 23 Uhr) über Nacht mit ausbleibender Suppression des Plasmakortisols um 8 Uhr. Freies Kortisol im 24-Std-Sammelurin erhöht. Tagesrhythmik des Kortisols aufgehoben mit fehlendem Abfall am Nachmittag und Abend. ACTH supprimiert und mit CRH nicht stimulierbar. Im Dexamethason-Suppressionstest mit 2 mg, 6stündlich über 48 h, keine Suppression des Kortisols. Bisweilen DHEA-Sulfat, DHEA, Androstendion und Testosteron erhöht. Hypertonie, Hypokaliämie; Granulozytose, Lymphopenie, Eosinopenie; pathologische Glukosetoleranz, Hyperglykämie. Sonographie, CT oder Kernspintomographie der Nebennierenregion zeigt meist den solitären Tumor mit Atrophie des Restgewebes auf der Tumorseite und Atrophie der kontralateralen Nebennierenrinde. Bei DHEA-Sulfat-Erhöhung und Verdacht auf Karzinom Suche nach möglichen Metastasen in Leber, Lungen und anderen Organen, außerdem Ganzkörper-Szintigraphie mit ^{131}I-6β-Iodomethyl-19-norcholesterol zur Detektion möglicher, klinisch inapparenter Metastasen zur Planung des therapeutischen Procedere.

Differenzialdiagnose

Für Adenom sprechen: Durchmesser < 3 cm, DHEA-Sulfat erniedrigt; für Karzinom: Durchmesser > 6 cm, DHEA-Sulfat erhöht. Abgrenzung von anderen Formen des Cushing-Syndroms, auch von Li-Fraumeni-Syndrom, MEN I und McCune-Albright-Syndrom siehe ▶ Cushing-Syndrom, ▶ Neoplasie, multiple endokrine Typ I, ▶ McCune-Albright-Syndrom.

Therapie

Kausal

Unilaterale Adrenalektomie der neoplasiebefallenen Nebenniere einschließlich des periadrenalen Fettgewebes; bei periadrenaler Tumorinfiltration, damit bei hohem Grad des Karzinomverdachts, Resektion weit im Gesunden. Bereits intraoperativ ist mit einer Nebennierenrindeninsuffizienz zu rechnen, weshalb ab Operationstag eine perioperative Vollsubstitution mit Hydrocortison notwendig ist, initial mit 200–300 mg/24h, dann graduelle Dosisreduktion je nach klinischer Erholung über 5–10 Tage zur Erhaltungsdosis von 25–35 mg/Tag, nötigenfalls zusätzlich 0,05–0,1 mg Fludrocortison/Tag. Da Adaptation an hohe Kortisolspiegel besteht, sind meist Substitutionsdosen im oberen Bereich notwendig. Bei Metastasierung und Inoperabilität oder bei Zustand nach subradikaler Extirpation adrenostatische Palliativtherapie, vorzugsweise mit Mitotane (o.p'-DDD; über Internationale Apotheke zu beziehen), das über Schädigung der Mitochondrien andrenolytisch wirkt; initial 2- bis 4 mal täglich 500 mg, Dosissteigerung um 500 mg in 5-Tageabständen bis zu einer Dosis, die gerade noch toleriert wird oder die zwischen 8 und 12 g pro Tag liegt (Nebenwirkungen: s.u. Verträglichkeit). In Einzelfällen konnte durch anfänglich hohe Dosierung ein guter therapeutischer Effekt erzielt werden, der dann über Jahre mit 2- bis 4 mal 250 mg Mitotane pro Tag aufrechterhalten werden konnte. Mitotane führt immer zu primärer Nebennierenrindeninsuffizienz, die mit Hydrocortison und Fludrocortison zu substituieren ist.

Dauertherapie

Die Hydrocortison-Substitution der postoperativen Nebennierenrindeninsuffizienz ist in der Regel über Wochen und Monate fortzuführen, bis sich die Funktion des hypophysär-adrenalen Systems normalisiert hat; sofern tolerabel sind relativ niedrige Dosen günstig, z.B. Hydrocortison 8.00 Uhr: 15 mg, und 16.00 Uhr 10 mg. Mitotane-Dauertherapie mit Substitution von Hydrocortison und Fludrocortison, siehe oben unter kausaler Therapie.

Operativ/strahlentherapeutisch

Operative Therapie siehe kausale Therapie. Adrenokortikale Karzinome sprechen sehr schlecht auf Strahlentherapie an.

Bewertung

Wirksamkeit

Bei Nebennierenrinden-Adenom Heilung durch Adrenalektomie des betroffenen Organs und allmähliche Rückbildung des Hyperkortisolismus über Wochen und Monate; außerdem allmähliche Funktionswiederaufnahme der verbliebenen Nebenniere bei niedrig normaler Substitution mit Hydrocortison (s.o.). Bei Nebennierenrinden-Karzinom Sanierung durch Adrenalektomie nur in etwa 20 % der Fälle zu erwarten. Palliativtherapie mit Mitotane führt in Einzelfällen zu befriedigenden Langzeitresultaten bezüglich Hyperkortisolismus, Karzinomwachstum und Metatasierung.

Verträglichkeit

Die einseitige Adrenalektomie wegen Nebennierenrinden-Neoplasie führt vorübergehend immer zu postoperativer primärer und sekundärer Nebennierenrindeninsuffizienz, die zu substituieren ist (s.o.). Nebenwirkungen von Mitotane: primäre Nebennierenrindeninsuffizienz, Gonadeninsuffizienz; Anorexie, Übelkeit, Erbrechen, Diarrhoe; Neuropathie und Neurodegeneration, Schwindelerscheinungen, neuropsychiatrische Symptomatik; Arzneimittelexanthem u.a.; die Nebennierenrindeninsuffizienz muß substituiert werden.

Nachsorge

Bei Adenom vorübergehende Substitution der postoperativen Nebennierenrindeninsuffizienz und Überwachung der Rückbildung des Hyperkortisolismus; danach Kontrollen in jährlichem Abstand. Bei langdauernder Wachstumshormon-Suppression kann vorübergehende Substitution notwendig sein, insbesondere bei Kindern mit nicht geschlossenen Epiphysenfugen, bei bestimmten Konstellationen auch bei Erwachsenen. Bei operativ saniertem Karzinom gleiches Procedere wie bei Adenom, jedoch mit Kontrollen der „Tumormarker" Kortisol und DHEA-Sulfat. Bei nicht saniertem Karzinom Therapieversuch mit Mitotane, bei intolerablen Nebenwirkungen Behandlung des Hyperkortisolismus mit anderen Adrenostatika, wie Ketokonazol, Aminoglutethimid, Metyrapon oder Trilostan, die allerdings nicht antiproliferativ wirken. Suramin kann antiproliferativ wirken neben Hemmung der Steroidsynthese. Bei MEN I, McCune-Albright-Syndrom und Li-Fraumeni-Syndrom und anderen genetischen Dispositionen ist mit Rezidiven zu rechnen.

Prognose

Bei Adenom ist Heilung durch extirpierende Adrenalektomie in der Regel immer zu erwarten, bei Karzinom nur in 20 % der Fälle. Hyperkortisolismus bildet sich über Monate zurück; auch ist nach Monaten mit Funktionsnormalisierung der hypophysäradrenalen Achse zu rechnen. Bei nicht saniertem Nebennierenrinden-Karzinom überleben die Patienten selten die 2-Jahresgrenze nach Diagnosestellung. Rezidivneigung bei MEN I, McCune-Albright-Syndrom und Li-Fraumeni-Syndrom und anderen genetischen Dispositionen.

Literatur

1. Cook DM, Loriaux DL (1997) Cushing's: Medical approach. In: Bardin CW (Hrsg) Current Therapy in Endocrinology and Metabolism. Mosby, St. Louis, S 59–62
2. Nieman LK (1997) Cushing's syndrome. In: Bardin CW (Hrsg) Current Therapy in Endocrinology and Metabolism. Mosby, St. Louis, S 161–164

Cushing-Syndrom durch ektope ACTH-Produktion

Synonyme

Cushing-Syndrom durch paraneoplastische ACTH-Produktion.

Englischer Begriff

Ectopic adrenocorticotropic hormone syndrome.

Definition

Hyperkortisolismus, verursacht durch nicht hypophysäre, d.h. ektope, und paraneoplastische ACTH-Synthese und -Sekretion aus einer meist malignen Neoplasie. Dazu können zählen: Bronchialkarzinome, meist kleinzellig, Inselzelltumoren, Thymome, Karzinoide des Pankreas, des Gastrointestinaltraktes, des Thymus, der Bronchien, medulläre Schilddrüsenkarzinome, Phäochromozytome, Karzinome der Niere, der Postata, der Mamma, des Ovars, der Gallenblase, des Kolons. Die paraneoplastische Sekretion besteht meist nicht nur aus ACTH, sonder auch aus Pro-Opiomelanokortin (POMC) und seinen Derivaten, bisweilen auch aus anderen Peptidhormonen und biogenen Aminen. Die unphysiologische ACTH-Stimulation führt zur beidseitigen Nebennierenrindenhyperplasie.

Symptome

Symptomatik des Hyperkortisolismus wie bei Morbus Cushing (siehe ▶ Cushing, Morbus). Meist rasche Manifestation ohne volle Ausbildung der klinischen Zeichen, dann keine Stammfettsucht, sondern Gewichtsabnahme und Kachexie; Ödembildung. Häufig ausgeprägte Hypokaliämie und Myopathie. Durch POMC und MSH rasch zunehmende Hyperpigmentation der Haut, bisweilen ausgeprägter als bei M. Addison. Hyperandrogenisierung, Virilisierung. Bei ektopem ACTH aus „semimalignen"

Karzinoiden überwiegend langsame Progression der klinischen Zeichen wie bei Morbus Cushing. Klinische Symptomatik der neoplastischen Grundkrankheit.

Diagnostik

Dexamethason-Kurztest (1 mg um 23 Uhr) über Nacht mit ausbleibender Suppression des Plasmakortisols um 8 Uhr. Freies Kortisol im 24-Std-Sammelurin erhöht. Tagesrhythmik des Kortisols aufgehoben mit fehlendem Abfall am Nachmittag und Abend. ACTH deutlich bis extrem erhöht und mit CRH nicht stimulierbar. Im Dexamethason-Suppressionstest mit 2 mg, 6stündlich über 48 h, keine Suppression des Kortisols und des ACTH. Im Kernspin des Schädels kein Nachweis eines Hypophysenvorderlappenadenoms. Zur Lokalisation der ektopen ACTH-Quelle und der zugrunde liegenden Neoplasie: Venöser Stufenkatheter zur lokalen ACTH-Bestimmung (kleine Karzinoide anders oft nicht lokalisierbar), Radio-Octreotid-Szintigraphie, Ganzkörper-CT oder -Kernspintomographie. DHEA-Sulfat erhöht. Hypertonie, Hypokaliämie; Granulozytose, Lymphopenie, Eosinopenie; pathologische Glukosetoleranz, Hyperglykämie.

Differenzialdiagnose

Siehe Tabelle 1 und Abb. 1 unter ▶ Cushing-Syndrom.

Therapie

Kausal

Ziel der Therapie ist die Extirpation der Neoplasie und damit die Elimination der paraneoplastischen ACTH-Produktion; sofern günstig, nötigenfalls auch Zytostatika- und Strahlentherapie. Läßt sich die ACTH-Quelle nicht beseitigen, dann medikamentöse Adrenostase oder beidseitige Adrenalektomie (siehe ▶ Cushing, Morbus), in Abhängigkeit vom Verlauf der Grundkrankheit.

Dauertherapie

Bezüglich medikamentöser Adrenostase und Dauersubstitution einer primären Nebennierenrindeninsuffizienz nach beidseitiger Adrenalektomie, siehe ▶ Cushing, Morbus.

Operativ/strahlentherapeutisch

Siehe kausale Therapie.

Bewertung

Wirksamkeit

Gelingt die Extirpation des ACTH produzierenden Tumors, dann stellt sich eine Remission des Cushing-Syndroms ein. Dies wird am ehesten bei Karzinoiden erreicht. Die beidseitige Adrenalektomie beseitigt definitiv den Hyperkortisolismus um den Preis einer lebenslang substitutionsbedürftigen primären Nebennierenrindeninsuffizienz. Wegen ausgeprägter Nebenwirkungen wird bei adrenostatischer Medikation das therapeutische Ziel häufig nur teilweise und nur vorübergehend erreicht.

Verträglichkeit

Die pharmakologische Adrenostase zeigt medikamentenspezifische Nebenwirkungen; meist resultiert daraus auch eine Nebennierenrindeninsuffizienz, die zu substituieren ist, ferner eine Gonadeninsuffizienz, sofern bezüglich Tumorerkrankung opportun, auch Substitution. Eine primäre Nebennierenrindeninsuffizienz nach beidseitiger Adrenalektomie ist bisweilen günstiger zu werten als das Fortbestehen eines Cushing-Syndroms mit seinen Folgen. Bei der Abwägung der Vor- und Nachteile sind Stadium und Fortschreiten der zugrunde liegenden Tumorerkrankung einzubeziehen.

Nachsorge

Lebenslang notwendig, ist zu richten auf die zugrunde liegende Tumorerkrankung, auf Optimierung einer Substitutionstherapie und anderer Medikationen, auf mögliche Rezidive, auf Osteoporose, gegebenenfalls auf Gonadeninsuffizienz. Vom Krankheitsverlauf abhängig engmaschige Kontrolluntersuchungen und Therapieanpassungen. Bei Vollremission und stabilem Status Kontrollen wenigstens einmal pro Jahr. Ein Notfallausweis ist gegebenenfalls auszustellen.

Prognose

Die Prognose wird im wesentlichen vom neoplastischen Grundleiden bestimmt.

Cushing-Syndrom durch ektope CRH-Produktion

Synonyme

Ektopes CRH-Syndrom.

Englischer Begriff

Ectopic CRH syndrome.

Definition

Seltene Form eines Hyperkortisolismus, verursacht durch meist nicht hypothalamische, d.h. ektope, und paraneoplastische CRH-Synthese und -Sekretion aus einer Neoplasie. Dazu können zählen: Bronchialkarzinoid, Prostatakarzinom, medulläres Schilddrüsenkarzinom, auch Gangliozytome des Hypothalamus. Die unphysiologische CRH-Sekretion führt zu vermehrter hypophysärer ACTH-Ausschüttung und dadurch zu beidseitiger Nebennierenrindenhyperplasie.

Symptome

Symptomatik wie bei Morbus Cushing (siehe ▶ Cushing, Morbus). Daneben eventuell klinische Zeichen der neoplastischen Grundkrankheit.

Diagnostik

Dexamethason-Kurztest (1 mg um 23 Uhr) über Nacht mit ausbleibender Suppression des Plasmakortisols um 8 Uhr. Freies Kortisol im 24-Std-Sammelurin erhöht. Tagesrhythmik des Kortisols aufgehoben mit fehlendem Abfall am Nachmittag und Abend. ACTH erhöht und mit CRH meist nicht stimulierbar. Im Dexamethason-Suppressionstest mit 2 mg, 6stündlich über 48 h, keine Suppression des Kortisols und des ACTH oder partielle Suppression von weniger als 50 %. Im Kernspin des Schädels kein Nachweis eines Hypophysenvorderlappenadenoms, aber gegebenenfalls hypothalamischen Gangliozytoms. Zur Lokalisation der ektopen CRH-Quelle und zum Ausschluß einer extrahypophysären ACTH-Quelle: Venöser Stufenkatheter zur lokalen CRH- und ACTH-Bestimmung (kleine Karzinoide anders oft nicht lokalisierbar) einschließlich Abnahme aus Sinus petrosus inferior beidseits vor und nach CRH-Stimulation. Radio-Octreotid-Szintigraphie, Ganzkörper-CT oder -Kernspintomographie. DHEA-Sulfat erhöht. Hypertonie, Hypokaliämie; Granulozytose, Lymphopenie, Eosinopenie; pathologische Glukosetoleranz, Hyperglykämie.

Differenzialdiagnose

Siehe Tabelle 1 und Abb. 1 unter ▶ Cushing-Syndrom. Wenn CRH-Bestimmung nicht verfügbar, dann eindeutige Abgrenzung vom M. Cushing nicht immer möglich (siehe ▶ Cushing, Morbus).

Therapie

Kausal

Ziel der Therapie ist die Extirpation der Neoplasie und damit die Elimination der paraneoplastischen CRH-Produktion; sofern günstig, nötigenfalls auch Zytostatika- und Strahlentherapie. Läßt sich die CRH-Quelle nicht beseitigen, dann in Abhängigkeit von Status und Progression der Grundkrankheit eventuell Hypophysektomie oder medikamentöse Adrenostase oder beidseitige Adrenalektomie (siehe ▶ Cushing, Morbus).

Dauertherapie

Bezüglich medikamentöser Adrenostase und Dauersubstitution einer primären Nebennierenrindeninsuffizienz nach beidseitiger Adrenalektomie, siehe ► Cushing, Morbus.

Operativ/strahlentherapeutisch

Siehe kausale Therapie.

Bewertung

Wirksamkeit

Gelingt die Extirpation des CRH produzierenden Tumors, dann stellt sich eine Remission des Cushing-Syndroms ein. Dies wird am ehesten bei Karzinoiden erreicht. Die Hypophysektomie eliminiert die Hyperplasie der kortikotropen Zellen und damit die CRH-stimulierte ACTH-Sekretion; dabei wird der Ausfall aller anderen tropen Funktionen der Adenohypophyse in Kauf genommen. Die beidseitige Adrenalektomie beseitigt definitiv den Hyperkortisolismus um den Preis einer lebenslang substitutionsbedürftigen primären Nebennierenrideninsuffizienz. Wegen ausgeprägter Nebenwirkungen wird bei adrenostatischer Medikation das therapeutische Ziel häufig nur teilweise und nur vorübergehend erreicht.

Verträglichkeit

Die pharmakologische Adrenostase zeigt medikamentenspezifische Nebenwirkungen; meist resultiert daraus auch eine Nebennierenrideninsuffizienz, die zu substituieren ist, ferner eine Gonadeninsuffizienz, sofern bezüglich Tumorerkrankung opportun, auch Substitution. Ein Panhypopituitarismus nach Hypophysektomie oder eine primäre Nebennierenrideninsuffizienz nach beidseitiger Adrenalektomie ist bisweilen günstiger zu werten als das Fortbestehen eines Cushing-Syndroms mit seinen Folgen. Bei der Abwägung der Vor- und Nachteile sind Stadium und Fortschreiten der zugrunde liegenden Tumorerkrankung einzubeziehen.

Nachsorge

Lebenslang notwendig, ist zu richten auf die zugrunde liegende Tumorerkrankung, auf Optimierung einer Substitutionstherapie und anderer Medikationen, auf mögliche Rezidive, auf Osteoporose, gegebenenfalls auf Gonadeninsuffizienz. Vom Krankheitsverlauf abhängig engmaschige Kontrolluntersuchungen und Therapieanpassungen. Bei Vollremission und stabilem Status Kontrollen wenigstens einmal pro Jahr. Ein Notfallausweis ist gegebenenfalls auszustellen.

Prognose

Die Prognose wird im wesentlichen vom neoplastischen Grundleiden bestimmt.

Cushing-Syndrom durch noduläre Nebennierenrinden-Hyperplasie

Synonyme

ACTH-unabhängige Nebennierenrinden-Hyperplasie; adrenales Cushing-Syndrom; noduläre Nebennierenrinden-Hyperplasie.

Englischer Begriff

Cushing's syndrome due to adrenocortical hyperplasia; hyperplasia of the adrenal cortex.

Definition

Makronoduläre Nebennierenrinden-Hyperplasie (MakroNH): ACTH-unabhängige, beidseitige, grobknotige Nebennierenrindenhyperplasie von unbekannter Ätiopathogenese, die durch Kortisolübersekretion zum Hyperkortisolismus führt. Neuerdings wurde in einigen Fällen eine aberrante Rezeptorexpression in den Nebennierenrindenzellen festgestellt, sporadisch und familiär (siehe ► Cushing-Syndrom durch adrenal aberrante Rezeptorexpression).

Mikronoduläre pigmentierte Nebennie-renrinden-Hyperplasie (MikroNH): Hyperkortisolismus, der zurückgeht auf eine ACTH-unabhängige, beidseitige, kleinknotige Nebennierenrindenhyperplasie, durch Lipofuszineinlagerung hyperpigmentiert („schwarze Nebenniere"). Selten sporadisch, meist beim familiären Carney-Komplex zu finden, durch dessen Ätiopathogenese erklärbar (siehe ▶ Carney Komplex).

ACTH-abhängige bilaterale Hyperplasie beider Nebennieren, siehe ▶ Cushing, Morbus, ▶ Cushing-Syndrom durch ektope ACTH-Produktion, ▶ Cushing-Syndrom durch ektope CRH-Produktion.

Symptome

Symptomatik des Hyperkortisolismus bei supprimiertem ACTH (siehe ▶ Cushing-Syndrom, ▶ Cushing-Syndrom durch adrenokortikale Neoplasie).

MakroNH: Klinisches Manifestationsalter häufig nach dem 30. Lebensjahr. Hyperkortisolismus häufig intermittierend und von zeitlich variabler Ausprägung (siehe ▶ Cushing-Syndrom durch adrenal aberrante Rezeptorexpression).

MikroNH: Klinisches Manifestationsalter sehr variabel, in der Regel vor dem 30. Lebensjahr, mit 15 Jahren etwa 50 % klinisch manifest. Meist mit klinischen Zeichen des Carney-Komplexes: Endokard- oder Vorhof-Myxome, Pigmentflecken der Haut, blaue Naevi, Hautmyxome, bei Frauen beidseits Fibroadenome der Mammae, bei Männern Hodentumoren, selten Adenome des Hypophysenvorderlappens, Schilddrüsenkarzinome, Hepatome, Akustikusneurinome, Schwannome des Magens.

Diagnostik

MakroNH: Freies Kortisol im 24-Std-Sammelurin erhöht. Tagesverlauf des Plasmakortisols und des ACTH ist atypisch, abhängig von den Stimulatoren außerhalb des Regelkreises (siehe ▶ Cushing-Syndrom

durch adrenal aberrante Rezeptorexpression). Sonographie, CT oder Kernspintomographie der Nebennierenregion zeigt noduläre Hyperplasie der beiden Nebennieren, Knotendurchmesser > 5 mm, bisweilen massive Vergrößerung der Nebennieren.

MikroNH: Im Dexamethason-Kurztest (1 mg um 23 Uhr) über Nacht ausbleibende Suppression des Plasmakortisols um 8 Uhr. Freies Kortisol im 24-Std-Sammelurin erhöht. Tagesrhythmik des Kortisols aufgehoben mit fehlendem Abfall am Nachmittag und Abend. ACTH supprimiert und mit CRH meist nicht stimulierbar. Im Dexamethason-Suppressionstest mit 2 mg, 6stündlich über 48 h, keine Suppression des Kortisols. Bisweilen DHEA-Sulfat, DHEA, Androstendion erhöht. Hypertonie, Hypokaliämie; Granulozytose, Lymphopenie, Eosinopenie; pathologische Glukosetoleranz, Hyperglykämie. Sonographie, CT oder Kernspintomographie der Nebennierenregion zeigt noduläre Hyperplasie der beiden Nebennieren mit Knoten von meist nur 2–4 mm Durchmesser, bei älteren Patienten auch größer, mit Atrophie des ACTH-regulierten Zwischengewebes, Knötchen häufig als perlschnurartige Aufreihung erkennbar.

Differenzialdiagnose

Differentialdiagnose zwischen MakroNH und MikroNH siehe oben unter Diagnose. Weitere Abgrenzungen von Krankheiten, die ACTH-unabhängig sind, siehe ▶ Cushing-Syndrom, ▶ Cushing-Syndrom durch adrenokortikale Neoplasie, ▶ Cushing-Syndrom durch adrenal aberrante Rezeptorexpression, die ACTH-abhängig sind, siehe ▶ Cushing, Morbus, ▶ Cushing-Syndrom durch ektope ACTH-Produktion, ▶ Cushing-Syndrom durch ektope CRH-Produktion.

Therapie

Kausal

Bei *MakroNH* und bei *MikroNH* ist die beidseitige Adrenalektomie kurativ bezüglich des Hyperkortisolismus mit der Konsequenz einer permanenten primären Nebennierenrinden-Insuffizienz und lebenslangen Substitutionsbedürftigkeit mit Hydrocortison und Fludrokortison, eventuell auch mit DHEA. Partielle Adrenalektomie kann Substitutionsbedürftigkeit vorübergehend umgehen; nach variabler Latenzzeit wird Hyperkortisolismus wieder manifest, dann Nachresektion. Siehe auch ▶ Cushing-Syndrom durch adrenal aberrante Rezeptorexpression.

Probetherapie

Partielle Adrenalektomie, siehe oben.

Dauertherapie

Die durch beidseitige Adrenalektomie bedingte primäre Nebennierenrinden-Insuffizienz ist lebenslang zu substituieren mit Hydrocortison z.B. 25–35 mg /Tag (8.00 Uhr: 2/3 der Tagesdosis, 16.00 Uhr: 1/3), Fludrocortison 0,05–0,1 mg/Tag, DHEA 20–50 mg/Tag. Siehe auch ▶ Cushing-Syndrom durch adrenal aberrante Rezeptorexpression.

Operativ/strahlentherapeutisch

Siehe kausale Therapie.

Bewertung

Wirksamkeit

Die beidseitige Adrenalektomie ist kurativ bezüglich des Hyperkortisolismus mit der Konsequenz einer permanenten primären Nebennierenrinden-Insuffizienz und lebenslangen Substitutionsbedürftigkeit. Eine wahrscheinliche genetische Disposition wird dadurch nicht eliminiert.

Verträglichkeit

Die postoperativ permanente primäre Nebennierenrinden-Insuffizienz ist bei Kooperation des Patienten und optimaler Substitution günstiger zu beurteilen als die Persistenz des Hyperkortisolismus mit seiner exzessive hohen Morbidität und Mortalität. Die partielle Adrenalektomie

(3/4- bis 9/10-Resektion) birgt die Gefahr des Rezidiv oder auch der primären Nebennierenrinden-Insuffizienz in sich.

Nachsorge

Die aus der beidseitigen Adrenalektomie resultierende primäre Nebennierenrinden-Insuffizienz ist lebenslang zu substituieren und bedarf der regelmäßigen Kontrolluntersuchungen, bei stabiler Substitution wenigstens einmal pro Jahr. Ein Notfallausweis („Kortisol-Paß") ist auszustellen. Bei langdauernder Wachstumshormon-Suppression kann eine vorübergehende Substitution notwendig werden, insbesondere bei Kindern mit Wachstumsverzögerung und noch nicht geschlossenen Epiphysenfugen, bei bestimmten Konstellationen auch bei Erwachsenen, z.B. Osteoporose, Bindegewebsfragilität.

Prognose

Durch beidseitige Adrenalektomie ist eine Heilung des Hyperkortisolismus immer zu erzielen, allerdings um den Preis der primären Nebennierenrinden-Insuffizienz. Die somatischen Veränderungen durch den Hyperkortisolismus bilden sich im Laufe von Monaten zurück; bisweilen kann die Reparation durch Substitution mit Wachstumshormon beschleunigt und kompensiert werden.

Cushing-Syndrom durch paraneoplastische ACTH-Produktion

▶ Cushing-Syndrom durch ektope ACTH-Produktion

Cushing-Syndrom, exogenes

▶ Cushing-Syndrom, iatrogenes

Cushing-Syndrom, hypophysäres

▶ Cushing, Morbus

Cushing-Syndrom, iatrogenes

Synonyme

Cushing-Syndrom, exogenes.

Englischer Begriff

Iatrogenic Cushing's syndrome; exogenic Cushing's syndrome.

Definition

Hyperkortisolismus, hervorgerufen durch Medikamente in pharmakologischer Dosierung, die direkt auf den Glukokortikoid-Rezeptor und teilweise auch auf den Mineralokortikoid-Rezeptor aktivierend wirken. Dazu zählen Hydrocortison, Cortison, synthetische Glukokortikoide, wie Prednison, Prednisolon, Dexamethason u.a. Auch bestimmte synthetische Gestagene, wie Megestrol und Medroxyprogesteron binden aktivierend an den Glukokortikoid-Rezeptor und verursachen einen dosis-abhängigen Hyperkortisolismus. Ferner das adrenokortikotrope Hormon, ACTH, und sein synthetisches Äquivalent, Tetracosactid (β^{1-24}Corticotropin), die beide die Kortisol- und DHEA-Sekretion der Nebennierenrinde stimulieren und dadurch einen Hyperkortisolismus hervorrufen können. Diese Pharmaka werden eingesetzt zur Entzündungshemmung, Immunsuppression, zur Ausreifung von Knochenmarkszellen und bei bestimmten Malignomen. Exogen zugeführte Glukokortikoide und glukokortikoidwirksame Gestagene hemmen die endogene ACTH- und Kortisolsekretion und bedingen bei längerer Anwendung eine Atrophie der kortikotropen Hypophysenzellen und der Nebennierenrinde. Unter

ACTH oder Tetracosactid atrophieren nur die kortikotropen Hypophysenzellen, während die Nebennieren hypertrophieren und hyperplasieren.

Symptome

Symptomatik des Hyperkortisolismus, siehe ▶ Cushing, Morbus, ▶ Cushing-Syndrom. Unter Glukokortikoiden und glukokortikoidwirksamen Gestagenen Schwund der Hautpigmentierung und Neigung zu Sonnenbrand. Unter ACTH oder Tetracosactid, beide mit MSH-Wirkung, zeigt sich Hyperpigmentation, bisweilen auch Hyperandrogenisierung und Virilisierung. Bei Absetzen der Pharmaka nach längerer Anwendung Gefahr der akuten oder protrahierten sekundären und primären Nebennierenrindeninsuffizienz.

Diagnostik

Unter Glukokortikoiden oder Gestagenen: ACTH, Kortisol und DHEA-Sulfat erniedrigt; unter ACTH oder Tetracosactid: ACTH erniedrigt, Kortisol und DHEA-Sulfat erhöht. Hypertonie, Hypokaliämie; Granulozytose, Lymphopenie, Eosinopenie; pathologische Glukosetoleranz, Hyperglykämie.

Differenzialdiagnose

Abgrenzung von endogenen Formen des Cushing-Syndroms (▶ Cushing-Syndrom), vom M. Addison (▶ Addison, Morbus), von anderen Krankheiten mit Hyperpigmentation, wie Hämochromatose, Hämosiderose, Leberzirrhose und chronischer Niereninsuffizienz.

Therapie

Kausal

Kritische Prüfung der Indikationsstellung für die Anwendung der genannten Pharmaka; gegebenenfalls Dosisreduktion oder ausschleichendes Absetzen. Nötigenfalls gezielte Behandlung der Nebenwirkungen, wie arterielle Hypertonie, Diabetes mellitus, Osteoporose, Infektionen.

Dauertherapie

Siehe kausale Therapie.

Bewertung

Wirksamkeit

Da der Hyperkortisolismus dosisabhängig ist, sind Dosisreduktion oder ausschleichendes Absetzen der Pharmaka effektiv. Dabei ist auf das Auftreten einer Nebennierenrindeninsuffizienz zu achten. Arterielle Hypertonie, Diabetes mellitus und Osteoporose bilden sich meist spontan zurück.

Verträglichkeit

Bei Dosisreduktion oder ausschleichendem Absetzen der Pharmaka ist mit Exazerbation oder Reaktivierung der behandelten Grundkrankheit zu rechnen, ferner mit dem Auftreten einer akuten oder protrahierten sekundären und primären Nebennierenrindeninsuffizienz.

Nachsorge

Die Nachsorge hat zum Ziel, das Auftreten einer sekundären und primären Nebennierenrindeninsuffizienz rechtzeitig zu erkennen und zu substituieren, am besten mit Hydrocortison in einer physiologischen Dosierung, z.B. 8.00 Uhr: 15 mg und 16.00 Uhr: 10 mg. Laborkontrollen von ACTH und Kortisol morgens nüchtern vor Einnahme des substitutiven Hydrocortisons, ein Notfallausweis ist auszustellen. Gegebenenfalls Kontrolle und Therapie der Nebenwirkungen und der Grundkrankheit.

Prognose

Nach Absetzen der genannten direkt oder indirekt glukokortikoidwirksamen Pharmaka bilden sich die Zeichen eines Hyperkortisolismus allmählich über Wochen zurück. Eine Nebennierenrindeninsuffizienz kann über Monate fortbestehen.

Cyclic-AMP-Response-Element-Binding-Protein

▶   cAMP   Response-Element-Binding-Protein

Cyclo-Adenosinmonophosphat

Synonyme

Zyclisches AMP; cAMP

Englischer Begriff

Cyclic adenosine monophosphate.

Definition

Wichtiger intrazellulärer Second Messenger.

Grundlagen

cAMP gehört zu den Second Messengern, einer Gruppe niedermolekularer Substanzen, die nach Bindung unterschiedlichster Hormone, Neurotransmitter, Peptide, Wachstumsfaktoren usw. an ihre Rezeptoren die stimulatorischen oder inhibitorischen Effekte der genannten Substanzen induzieren und verstärken. Cyclisches AMP wird durch das Membranprotein Adenylatzyklase aus ATP gebildet. Der Ligand-Rezeptorkomplex interagiert nicht direkt mit der Adenylatzyklase, sondern aktiviert stimulatorische oder inhibitorische G-Proteine, die die Adenylatzyklase und damit die cAMP Bildung stimulieren oder inhibieren. Da es nach Bindung eines Liganden zu einer länger andauernden Aktivierung (bzw. Inhibition) der Adenylatzyklase kommt, wird das durch den Liganden ausgelöste Signal entsprechend verstärkt. cAMP aktiviert die Proteinkinase A, die unterschiedlichste Zielproteine phosphoryliert und dabei verschiedene genomische (nach Phosphorylierung des Transkriptionsfaktors CREB) und nicht genomische (z.B. Ausschüttung eines Hormons) Effekte vermittelt. Das Enzym Phosphodiesterase hydrolysiert cAMP zu AMP und terminiert damit die cAMP-Wirkung. Verschiedene Pharmaka und Toxine stimulieren die cAMP-Bildung bzw. -wirkung. Forskolin erhöht die cAMP-Bildung durch direkte Einwirkung auf die Adenylatzyklase. Indirekt stimulierend auf die cAMP-Synthese wirken Choleratoxin (hemmt die Inaktivierung des stimulierenden G-Proteins) und Pertussistoxin (hemmt die Induktion des inhibierenden G-Proteins). Coffein und Theophyllin verlängern die Wirkdauer von cAMP, indem sie die Phosphodiesteraseaktivität hemmen.

Cyclofenil

Englischer Begriff

Cyclofenil.

Substanzklasse

Nichtsteroidales Antiöstrogen.

Gebräuchliche Handelsnamen

Fetodur 200 mg, Menopax 200 mg.

Indikationen

Anovulatorische Infertilität, menstruelle Beschwerden.

Wirkung

Östrogene und antiöstrogene Effekte, Inhibition von PRL und FSH, ohne Effekt auf LH.

Dosierung

3 × 200 mg pro Tag für 5 Tage.

Darreichungsformen

Tabletten.

Kontraindikationen

Cyclofenil Unverträglichkeit.

Nebenwirkungen

Reversible Hepatotoxizität, milde hämolytische Anämie, Kopfschmerzen.

Wechselwirkungen

Nicht beschrieben.

Pharmakodynamik

Akkumulation in den Ovarien, Halbwertszeit ca. 29 Stunden.

Cyclooxygenase

Synonyme

COX.

Englischer Begriff

Cyclooxygenase.

Definition

Die Cyclooxygenase ist das Schlüsselenzym des Arachidonsäurestoffwechsels. Es werden prinzipiell zwei COX-Gruppen (COX1 und COX2) unterschieden, die durch unterschiedliche Cyclooxygenaseblocker inhibiert werden können.

CYP19

▶ Aromatase

CYP19-Defekt

▶ Aromatasemangel

CYP21-Defekt

▶ 21-Hydroxylase-Mangel

CYP21A2-Defekt

▶ 21-Hydroxylase-Mangel

Cyproheptadin

Englischer Begriff

cyproheptadine.

Substanzklasse

5-HT-Rezeptor-Antagonist.

Gebräuchliche Handelsnamen

Peritol Tabletten.

Indikationen

Appetitlosigkeit bei Untergewicht, chronisch allergische Erkrankungen.

Wirkung

Zentral als 5-HT_{2A}-, 5-HT_{2B}-, H_1-Rezeptor-Antagonist.

Dosierung

als Appetitstimulans Erwachsene und Kinder ab 7 Jahren 2–3 Tabletten täglich.

Darreichungsformen

Tabletten.

Kontraindikationen

Engwinkelglaukom, Schwangerschaft, Stillzeit.

Nebenwirkungen

Mundtrockenheit, zentralnervös: Sedierung bis zu Exzitationserscheinungen.

Wechselwirkungen

Zentral dämpfende Pharmaka und Alkohol.

Pharmakodynamik

Halbwertszeit 6–9 Stunden.

Cyproteron

Englischer Begriff

Cyproterone.

Substanzklasse

Antiandrogen.

Gebräuchliche Handelsnamen

Androcur, Climen, Diane-35, Virilit.

Indikationen

Beim Mann: Triebdämpfung bei Hypersexualtität und Sexualdeviationen, palliative Therapie des inoperablen Prostatakarzinoms, wenn LHRH-Therapie nicht möglich.
Bei der Frau: Androgenisierungserscheinungen wie Hirsutismus, Alopezie, Seborrhoe und Akne.

Wirkung

Starke gestagene Wirkung mit Hemmung der Gonadotropinsekretion und kompetitivem Antagonismus am Androgenrezeptor.

Dosierung

Nach Indikation: 2–200 mg per os am Tag bzw. 300 mg i.m. in der Woche.

Darreichungsformen

Tabletten, Depot-Lösung zur i.m. Injektion.

Kontraindikationen

Lebererkrankungen, Schwangerschaft, Stillzeit.

Nebenwirkungen

Beim Mann: Gynäkomastie, Spermatogenesehemmung, Antriebsminderung, Depressionen
Bei der Frau: Spannungsgefühl in den Brüsten, Osteoporose.

Wechselwirkungen

Barbiturate, Alkohol, Veränderung der Glukosetoleranz bei Diabetes mellitus.

Pharmakodynamik

Halbwerstzeit: 48 ± 10 Stunden.

Cytochrom P450arom

▶ Aromatase

Cytochrom-P450C21-Mangel

▶ 21-Hydroxylase-Mangel

Cytokine

Englischer Begriff

Cytokines.

Definition

Als Cytokine werden eine Gruppe von im Körper produzierten Eiweißen (Peptiden) bezeichnet, die insbesondere von Zellen des Immunsystems (T-Lymphozyten), z.B. bei Infektionen als Folge der Immunantwort freigesetzt werden.

Grundlagen

Cytokine sind interzelluläre Mediatoren. Neben der proinformatorischen und immunregulatorischen Wirkung steuern Cytokine auch die Hämatopoese (Blutbildung) und Mechanismen bei der Reparatur von Gewebsschäden. Ferner haben sie eine Wirkung als Wachstumsfaktoren.

Weiterführende Links

▶ Zytokine

C-Zellen

Synonyme

Parafollikuläre Schilddrüsenzellen; Kalzitonin-Zellen.

Englischer Begriff

C-cells; parafollicular cells of the thyroid.

Definition

Begriff aus dem Fachgebiet der Histologie. Bezeichnung für die das Kalzitonin produzierenden parafollikullären Zellen der Schilddrüse und für beim Menschen selten nachweisbare, Granula-freien Zellen des Inselorgans des Pankreas, deren Funktion nicht definitiv geklärt ist.

Grundlagen

In der Schilddrüse liegen die C-Zellen vereinzelt zwischen den Follikelzellen. Das Kalzitonin, welches dort produziert wird, ist an der Regulation des Kalziumstoffwechsels beteiligt und ist der „Gegenspieler" des Parathormons, das in den Nebenschilddrüsen synthetisiert wird. Aus den C-Zellen der Schilddrüse kann ein medulläres Schilddrüsenkarzinom entstehen, welches zu einer überschießenden Freisetzung von Kalzitonin führt. Letzteres kann daher auch als Tumormarker verwendet werden.

C-Zell-Karzinom der Schilddrüse

▶ Schilddrüsenkarzinom, medulläres

DAG

▶ Diazylglyzerin

Dalrymple-Zeichen

Synonyme

Abadie-Zeichen; Oberlidretraktion.

Englischer Begriff

Dalrymple's sign; Abadie's sign.

Definition

Klinisches Zeichen, das beim Blick gerade-aus zwischen Oberlidrand und Kornea einen Sklerastreifen sichtbar werden läßt. Es ist Ausdruck einer Oberlidretraktion, wie sie bei Morbus Basedow durch Exophthalmus im Rahmen einer infiltrativen Orbitopathie und durch erhöhten Sympathikotonus bei Hyperthyreose zustande kommt. (Nach John Dalrymple, 1804-1852, Augenarzt in London).

Weiterführende Links

▶ Basedow, Morbus
▶ Orbitopathie, endokrine
▶ Hyperthyreose

Danazol

Englischer Begriff

Danazol.

Substanzklasse

Sexualsteroid.

Gebräuchliche Handelsnamen

Danazol-ratiopharm.

Indikationen

Endometriose, Knotenbildung der Brust, Angioneurotisches Ödem.

Wirkung

Hemmung der Gonadotropinsekretion.

Dosierung

Einschleichend beginnen, maximal 800 mg/Tag.

Darreichungsformen

Kapseln.

Kontraindikationen

Schwere Lebererkrankung, thromboembolische Erkrankungen, Hyperlipoproteinämie, androgenabhängige Tumoren.

Nebenwirkungen

Dosisabhängig und reversibel bis auf Stimmvertiefung, selten Entwicklung eines Lebertumors, Vaginitis, Veränderung der Libido, Klitorishypertrophie, Seborrhoe.

Wechselwirkungen

Antikoagulanzien, Antiepileptika, Cyclosporin, Antihypertensiva.

Pharmakodynamik

Halbwertszeit 4.5–29 Stunden.

DA1-Rezeptor

▶ D1-Rezeptoren
▶ Dopaminrezeptoren

DA2-Rezeptor

▶ D2-Rezeptoren
▶ Dopaminrezeptoren

Darmhormone

Synonyme

Intestinale Hormone; Gastrointestinale Hormone; enteroendokrines System.

Englischer Begriff

Gastrointestinal hormones.

Definition

Darmhormone dienen der Regulation und dem Zusammenspiel von Nahrungsaufnahme, Verdauung, Stoffwechsel und Nervensystem, wesentliche Vertreter sind Cholezystokinin-Pankreozymin, Enteroglucagon, Gastrin, Ghrelin, GIP, Motilin, Sekretin, Somatostatin, Substanz P, VIP. Diese werden hauptsächlich im APUD-System des Verdauungstraktes gebildet, sind aber auch in anderen Körperbereichen nachweisbar.

DDAVP

▶ Desmopressin

Debré-de Toni-Fanconi-Syndrom

▶ Fanconi-Syndrom

Defeminisierung

Synonyme

Androgenisierung; Virilisierung.

Englischer Begriff

Siehe ▶ Hyperandrogenämie.

Definition

Form der Androgenisierung der Frau mit Uterus- und Mammaatrophie, Amenorrhoe und Sterilität.

Defirin

▶ Desmopressin

Deflan

▶ Deflazacort

Deflazacort

Synonyme

Azacort; Deflan; Oxazacort; Lautadin; DL-458-IT; L-5458; MDL-458. CAS-Nummer: 14484-47-0.

Englischer Begriff

Deflazacort.

Substanzklasse

Glukokortikoid.

Gebräuchliche Handelsnamen

Calcort 6 mg Tabletten.

Indikationen

Zulassung Rote Liste 2003: Rheumatoide Arthritis.
Off-label use: Rezidivierendes nephrotisches Syndrom bei Kindern. Duchenne'sche Muskeldystrophie.

Wirkung

Antiinflammatorisch, immunsuppressiv.

Dosierung

6–18 mg pro Tag.

Darreichungsformen

Per os.

Kontraindikationen

Magen-Darm-Ulzera, Osteoporose, Diabetes mellitus, psychiatrische Anamnese, schwere systemische bakterielle Infekte, Tuberkulose in der Anamnese, Herpes simplex, Varizellen, Herpes zoster, Poliomyelitis, ca. 8 Wochen vor bis 2 Wochen nach Schutzimpfungen, Amöbeninfektionen, Systemmykosen, Eng- und Weitwinkelglaukom. Strenge Indikationsstellung in Schwangerschaft und Stillzeit.

Nebenwirkungen

Striae rubrae, Petechien, Ekchymosen, verzögerte Wundheilung, Infektneigung, Osteoporose, aseptische Knochennekrosen, Steroidmyopathie, Glaukom, Katarakt, Steroidpsychose, stammbetonte Adipositas, Vollmondgesicht, Insulinresistenz, Diabetes mellitus, Natriumretention und Ödembildung, arterielle Hypertonie, Hypokaliämie, Nebennierenrindeninsuffizienz, Wachstumsverzögerung bei Kindern, Störungen der Sexualhormonsekretion, Ulcus ventriculi, Pankreatitis, Thromboserisiko, Steroidentzugssyndrom bei abruptem Ab-

setzen, sehr selten allergische Reaktionen. Kopfschmerzen, Schwindel, Schlaflosigkeit, innere Unruhe, Pseudotumor cerebri.

Wechselwirkungen

Saluretika, Schleifendiuretika, Laxanzien, Carbenoxolon, Beta-2-Sympathomimetika, Theophyllin, Amphotericin: Verstärkung des Hypokaliämieriskos. Herzglykoside: Aufgrund des Hypokaliämierisikos verminderte Glykosidverträglichkeit. Nichtsteroidale Antiphlogistika/Antirheumatika, Salicylate: Erhöhung des Risikos für gastrointestinale Ulzera und Blutungen. Antidiabetika: verminderte Wirkung der Antidiabetika. Kumarinderivate: verminderte Wirkung der oralen Antikoagulanzien. Rifampicin, Phenytoin, Carbamazepin, Barbiturate, Primidon, Aminoglutethimid: Glukokortikoidmetabolismus beschleunigt, Glukokortikoidwirkung vermindert. Mifepriston: Glukokortikoidwirkung vermindert. Wachstumshormon: somatotrope Wirkung vermindert. ACE-Hemmer, Methotrexat: erhöhtes Risiko des Auftretens von Blutbildveränderungen. Chloroquin, Hydroxychloroquin, Mefloquin: Erhöhung des Risikos für Myopathien, Kardiomyopathien.

Pharmakodynamik

Deflazacort ist ein Oxazolin-Derivat des Prednisolons. Die glukokortikoide Potenz von 6 mg Deflazacort ist mit 5 mg Prednisolon vergleichbar. Deflazacort selbst ist eine unwirksame Prodrug und wird rasch zu dem wirksamen Metaboliten 21-Desacetyldeflazacort metabolisiert. Halbwertszeit von 21-Desacetyldeflazacort 1,5 Stunden. Plasmaeiweißbindung 40 %. Dosisanpassung bei Niereninsuffizienz nicht notwendig, da 21-Desacetyldeflazacort zu 80 % extrarenal ausgeschieden wird. Deflazacort ist kein selektiver Glukokortikoid-Rezeptor-Modulator (GERM); die Studienlage zu einem angeblich verbesserten Nebenwirkungsprofil von Deflazacort gegenüber Prednisolon ist unzureichend.

Dehydroepiandrosteron

Synonyme

DHEA; 3β-Hydroxy-5-Androsten-17-on.
IUPAC Name: 5-Androsten-3β-ol-17-one.
CAS-Nummer 53-43-0.

Englischer Begriff

Dehydroepiandrosterone.

Substanzklasse

Adrenales Androgen.

Gebräuchliche Handelsnamen

Keine Zulassung als Medikament in Europa
oder den USA. In den USA als Nahrungsergänzungsmittel von vielen Anbietern erhältlich.

Indikationen

Gesicherte Indikation: Substitutionstherapie bei Frauen mit Androgendefizienz
auf dem Boden einer primären oder sekundären Nebennierenrindeninsuffizienz.
Bisher nicht gesicherte Indikationen: anderweitig bedingte Androgendefizienz der
Frau, Adrenopause bei Frau und Mann.

Wirkung

Die Zona reticularis der Nebennierenrinde des Erwachsenen sezerniert täglich
etwa 4 mg DHEA. Etwa 50 % des gesamten DHEA stammen aus der Nebenniere.
Während DHEA bei Männern nur relativ
wenig zum Gesamtpool an Androgenen
beiträgt, stellen die adrenalen Androgene
eine wichtige Androgenquelle bei Frauen
dar. Die Sekretion von DHEA ist altersabhängig. Während die fetale Nebenniere
viel DHEA sezerniert, kommt es nach der
Geburt zu einem raschen Abfall der DHEA-
Konzentration. In der Adrenarche (siehe
► Adrenarche) kommt es zu einem erneuten
Anstieg der DHEA-Sekretion, die beim jungen Erwachsenen ein Maximum mit Serumspiegeln von etwa 30 nmol/l erreicht. Mit
zunehmendem Lebensalter kommt es dann
zu einem kontinuierlichen Rückgang der
DHEA-Sekretion auf bis zu 20 % der maximalen Serumspiegel bei über 70-Jährigen
(siehe auch ► Dehydroepiandrosteronsulfat
(DHEAS)).
Bisher ist kein spezifischer nukleärer Steroidrezeptor für DHEA bekannt. DHEA
wird in peripheren Geweben (siehe In-
trakrinologie) in DHEAS, sowie in die

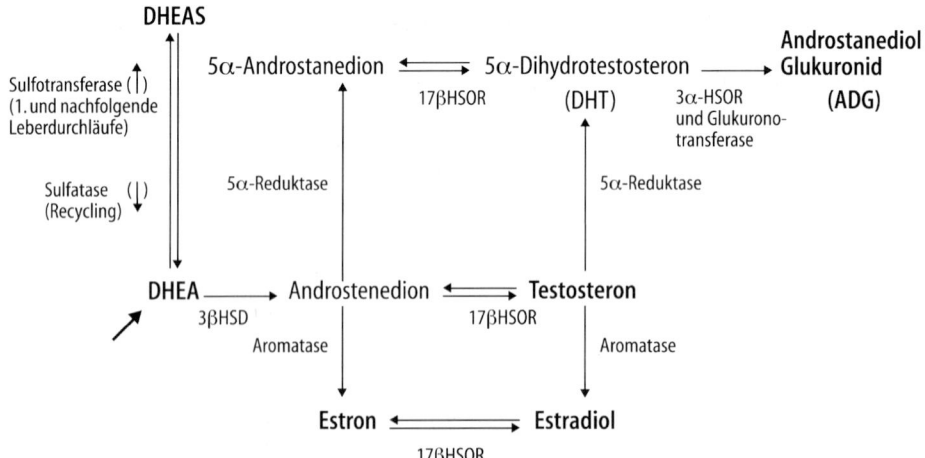

Dehydroepiandrosteron, Abb. 1 Metabolismus von DHEA(S).
Aus: Legrain S, et al (2000) Dehydroepiandrosterone replacement administration: pharmacokinetic and pharmacodynamic
studies in healthy elderly subjects. J Clin Endocrinol Metab 85:3208–17.

aktiv wirksamen Androgene Testosteron und 5α-Dihydrotestosteron umgewandelt (siehe Abb. 1). Weitere diskutierte Wirkungsmechanismen von DHEA sind nichtgenomische Effekte und die Wirkung von DHEA als Neurosteroid.

Dosierung

Bei Frauen mit Androgendefizienz auf dem Boden einer primären oder sekundären Nebennierenrindeninsuffizienz: 25–50 mg DHEA pro Tag.

Darreichungsformen

Per os, einmal täglich.

Kontraindikationen

Androgen- und/oder östrogenabhängiger Tumor.

Nebenwirkungen

Hirsutismus, Akne, Alopezie, Seborrhoe, Änderung der Stimmlage, Änderung der Stimmungslage, Erhöhung der Östrogenspiegel.

Wechselwirkungen

Nicht bekannt – Studienlage unzureichend.

Pharmakodynamik

Oral appliziertes DHEA hat eine Halbwertszeit von 20 Stunden, was durch Umwandlung in das stabilere DHEAS (Sulfotransferase) und Rückumwandlung aus dem DHEAS-Pool in DHEA (Sulfatase) erklärt ist.

Dehydroepiandrosteronsulfat

Synonyme

DHEAS.

Englischer Begriff

Dehydroepiandrosterone sulfate.

Substanzklasse

Adrenales Androgen. Sulfatester von DHEA (siehe ▶ Dehydroepiandrosteron). CAS-Nummer 1099–87–2.

Gebräuchliche Handelsnamen

Keine Zulassung als Medikament in Europa oder den USA. In den USA als Nahrungsergänzungsmittel von vielen Anbietern erhältlich.

Indikationen

Siehe ▶ Dehydroepiandrosteron (DHEA).

Wirkung

Die Zona reticularis der Nebennierenrinde des Erwachsenen sezerniert täglich etwa 7 bis 15 mg DHEAS. Mit maximalen Serumspiegeln von 10 bis 15 µmol/l im jungen Erwachsenenalter stellt DHEAS das adrenale Androgen mit der höchsten Serumkonzentration dar. DHEAS und DHEA werden durch eine Sulfatase und Sulfotransferase jeweils ineinander übergeführt. Die Sekretion von DHEAS ist altersabhängig (siehe Abb. 1).

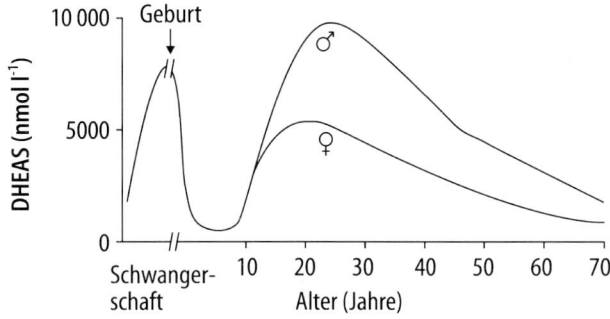

Dehydroepiandrosteronsulfat, Abb. 2 Altersabhängige Serumkonzentrationen von DHEAS. Aus: Rainey WE et al (2002) Dissecting human adrenal androgen production. Trends Endocrinol Metab 13:234–239.

Weiterführende Links

▶ Dehydroepiandrosteron

Dehydroepiandrosteronsulfat-Test

▶ DHEAS-Test

Dehydrogesterone

▶ Dydrogesteron

3-Dehydroretinol

▶ Vitamin A

Dekompensierte Alkalose

▶ Alkaliämie

Demegeston

Synonyme

Demegestonum; Lutionex; RU-2453; Acetyl-17β-Methyl-17-Östradiene-4,9dione-3,20. CAS-Nummer 10116-22-0.

Englischer Begriff

Demegestone.

Definition

Gestagen, Progesteronderivat.

Grundlagen

Demegeston ist ein 19-Norprogesteronderivat.

Demegestonum

▶ Demegeston

Demenz

Synonyme

Demenzielles Syndrom; hirnorganisches Psychosyndrom (HOPS).

Englischer Begriff

Dementia.

Definition

Durch primäre Hirnerkrankungen oder sekundäre Gehirnfunktionsstörungen (z.B. Vitaminmangel) erworbene, eventuell reversible, leichte bis schwergradige Minderung kognitiver Fähigkeiten. Es existieren über 50 mögliche Ursachen. Das Demenz-Syndrom ist durch eine Beeinträchtigung des Gedächtnisses bei gleichzeitigem Fehlen einer Bewusstseinsstörung charakterisiert. Nach der internationalen Systematik psychischer Erkrankungen der Weltgesundheitsorganisation (International Classification of Diseases, ICD-10) muss eine Beeinträchtigung der Alltagsbewältigung über mindestens 6 Monate vorliegen. Prävalenz bei über 85jährigen: 20–40 %, bei 65–70jährigen: 2–6 %.

Symptome

Kernsymptome sind die Beeinträchtigung von Merkfähigkeit und Gedächtnis (z.B. Lernfähigkeit für neue Informationen) sowie ein progredienter Verlust früherer intellektueller Fähigkeiten (z.B. abstraktes Denken, Auffassung, Urteilsvermögen, Konzentrationsfähigkeit). Charakteristisch ist zudem eine Veränderung der Persönlichkeit (z.B. Akzentuierung vorhandener Persönlichkeitszüge, Sozialverhalten). Typische Frühsymptome sind Änderungen des Affektes, Antriebsminderung, sozialer

Rückzug, Abneigung gegen Neues, leichte Beeinträchtigungen der Konzentrations- und Merkfähigkeit sowie eine Verarmung der intellektuellen Fähigkeiten mit gleichzeitiger Bagatellisierung.

Nach Leitsymptomen erfolgt die Einteilung in drei verschiedene psychopathologische Subtypen:

Kortikale Demenz: Vorherrschende Störung von Gedächtnis, Denkvermögen, räumlichen Leistungen mit möglicherweise Apraxie, Aphasie, Agnosie bei nur geringer Veränderung der Persönlichkeit (z.B. Demenz vom Alzheimer-Typ).

Frontale Demenz: Ausgeprägter Wandel der Persönlichkeit und des Sozialverhaltens bei zunächst vergleichsweise gut erhaltener Gedächtnisfunktion und Orientierungsfähigkeit, evtl. Sprachverödung/Aphasie (z.B. fronto-temporale Demenz, M. Pick).

Subkortikale Demenz: Verlangsamung des psychischen Tempos, Verminderung von Konzentration, Wachheit und Vigilanz dominieren, häufig fluktuierende Symptomatik und Affektlabilität (z.B. Multiinfarkt-Demenz, M. Binswanger).

In ca. 40–50 % liegt eine komorbide Depression vor.

Diagnostik

Der Fokus liegt auf der Erkennung behandelbarer Ursachen. Ausführliche Anamnese/Fremdanamnese und Symptombeschreibung. Altersnormierte neuropsychologische Testung. Körperliche Untersuchung inkl. Neurostatus. EEG, kraniales NMR, gegebenenfalls mit Spektroskopie, gegebenenfalls FDG-PET, EKG. Dopplersonographie hirnversorgender Gefäße. Internistische Labor- inklusive Schilddrüsendiagnostik, TPHA, gegebenenfalls Phospholipidantikörper, ANA, Zink, Kupfer/Coeruloplasmin, Folsäure, Vitamin B_{12}, Homocystein. Liquordiagnostik: Amyloid-$\beta42$, Tau-Protein, Borrelien-Serologie, gegebenenfalls 14-3-3/S-100 Protein bei V.a. Creutzfeldt-Jakob, NSE. Gendiagnostik bei v.a. Chorea Huntington.

Differenzialdiagnose

Benigne Altersvergesslichkeit, leichte kognitive Störung, Delir, Depression, Residualsymptomatik bei Schizophrenie, dissoziative Störung, organisches amnestisches Syndrom, chronisches subdurales Hämatom, Normaldruck-Hydrocephalus, transitorische globale Amnesie.

Allgemeine Maßnahmen

Lebensmodifikation

Hier steht die Beratung und Schulung der Angehörigen betroffener Patienten im Vordergrund.

Therapie

Kausal

Ca. 5–10 % der Demenz-Syndrome sind ursächlich behandelbar, z.B. Vitaminmangelzustände, Hypo-/Hyperparathyreoidismus, Hypo-/Hyperthyreose, Hypophyseninsuffizienz, Nebennierenrindendysfunktion.

Akuttherapie

Ein Behandlungsversuch sollte mindestens über 3–6 Monate erfolgen.

Dauertherapie

Grundsätzlich ist ein multimodaler Behandlungsplan erforderlich, der neben der medikamentösen Behandlung auch psycho- und eventuell soziotherapeutische Maßnahmen umfasst. Unerlässlich sind psychosoziale Entlastung, Schulung und Beratung der Angehörigen, bei denen sich sonst in ca. 80 % eine Depression entwickelt.

Pharmakotherapie: Demenz vom Alzheimer-Typ: Cholinesteraseinhibitoren (z.B. Rivastigmin, Donepezil, Galantamin, Tacrin), Memantin, α-Tocopherol (Vitamin E, 2000 IE/Tag). Evtl. Kombination von Memantin mit Donepezil.

Vaskuläre Demenzen: Neben Basistherapie und gegebenenfalls Acetylsalicylsäure, Ginkgo biloba, Memantin, Nicergolin, Nimodipin.

Bei zusätzlicher Depression/depressiven Symptomen: Serotoninwiederaufnahmehemmer (z.B. Citalopram), keine trizyklischen Antidepressiva mit anticholinerger Komponente.

Bei zusätzlichem paranoidem Syndrom: Neuroleptika mit lediglich geringer oder fehlender anticholinerger Komponente in niedriger Dosierung (z.B. Haloperidol 0,5–3 mg/Tag oder Risperidon 0,5–3 mg/Tag).

Bei Schlafstörungen/nächtlicher Unruhe: Melperon, Pipamperon. Keine Benzodiazepine.

Bewertung

Wirksamkeit

Wichtig ist neben der Besserung der Symptomatik (Hirnleistung, Beeinträchtigung sozialer Alltagsaktivitäten) auch eine Minderung der Progression. Durch doppelblinde, plazebokontrollierte Studien in ihrer Wirksamkeit, insbesondere bei der Demenz vom Alzheimer-Typ, sind belegt Cholinesteraseinhibitoren (z.B. Rivastigmin, Donepezil, Galantamin, Tacrin) und Memantin. Effekte wurden auch beschrieben für α-Tocopherol (Vitamin E), Indomethacin, Selegilin, Nimodipin, Ginkgo biloba.

Eine randomisierte, plazebokontrollierte, doppelblinde Studie zeigt die Überlegenheit einer Kombinationstherapie von Donepezil mit Memantin gegenüber einer Monotherapie mit Donepezil bei mittelschwerer und schwerer Demenz vom Alzheimer-Typ.

Kein gesicherter Wirksamkeitsnachweis: Co-dergocrin, Piracetam, Pyritinol.

Verträglichkeit

Alle Cholinesteraseinhibitoren können gastrointestinale Nebenwirkungen auslösen. Tacrin hat das ungünstigste Nebenwirkungsprofil.

Nachsorge

Regelmäßige fachärztliche Kontrolluntersuchungen.

Prognose

Verlauf und Prognose richten sich nach der Ätiologie. Ca. 10 % der Demenz-Syndrome sind ursächlich behandelbar. Bei der Demenz vom Alzheimer-Typ und der Lewy-Körper-Demenz können Cholinesterasehemmer die Progredienz verlangsamen.

Literatur

1. Benkert O, Hippius H (Hrsg) (2003) Kompendium der Psychiatrischen Pharmakotherapie. Springer, Berlin Heidelberg New York
2. Beyreuther K, Einhäupl KM, Förstl H, Kurz A (2002) Demenzen. Thieme, Stuttgart
3. Tariot PN, Farlow MR, Grossber GT, Graham SM, McDonald S, Gergel I (2004) Memantine treatment in patients with moderate to severe Alzheimer disease already receiving donepezil – a randomized controlled trial. JAMA 291:317–324

Demenzielles Syndrom

▶ Demenz

Demoxytocin

Synonyme

Demoxytocinum; Desaminooxytocin; Odeax; Sandopral; Sandopart ODA-914. CAS-Nummer 113-78-0.

Englischer Begriff

Demoxytocin.

Gebräuchliche Handelsnamen

In Deutschland nicht im Handel. Grindex.

Indikationen

Siehe ▶ Oxytocin.

Wirkung

Demoxytocin ist ein Analogon von Oxytocin, das als bukkal zu verabreichende Tablette zur Verfügung steht. Im Vergleich zu parenteral appliziertem Oxytocin zeigte sich das bukkal applizierte Demoxytocin bei den Indikationen Wehenauslösung und Uteruskontraktion jedoch weniger wirksam.

Dosierung

Tablette à 50 IE.

Darreichungsformen

Bukkal.

Weiterführende Links

► Oxytocin

Demoxytocinum

► Demoxytocin

Deoxycorticosteron

► Desoxycorton

11-Deoxykortikosterone

► Desoxycorton

Depression

Synonyme

Depressive Episode; rezidivierende depressive Störung; monopolare Depression; unipolare Depression.

Englischer Begriff

Major depression.

Definition

Eine depressive Episode kann im Rahmen einer uni- oder bipolaren (d.h. manische und depressive Episoden) Störung auftreten. Die Lebenszeitprävalenz liegt bei ca. 15 % (Männer: 10 %, Frauen: 20 %). In ca. 15–20 % entwickelt sich ein chronischer Verlauf. In ca. 50–75 % der Fälle folgt eine zweite Episode. Mit steigender Episodenzahl wächst das Risiko des Auftretens einer weiteren Krankheitsepisode. Es besteht ein hohes Suizidrisiko: 15 % aller Patienten mit schweren depressiven Episoden begehen Suizid. Untersuchungen der WHO zufolge wird die Depression bis zum Jahr 2020 nach ischämischen Herzerkrankungen diejenige Erkrankung sein, für welche die größten Ressourcen verbraucht werden. Gleichzeitig ist eine Depression ein Risikofaktor für ischämische Herzerkrankungen und vice versa. Begriffe wie „endogene Depression", „neurotische Depression" und „reaktive Depression" sind wegen ihrer irreführenden ätiologischen Implikation veraltet.

Symptome

Eine depressive Episode kann vielfältige Symptome aufweisen. Leitsymptome sind eine gedrückte Stimmung, Hemmung von Antrieb und Denken sowie körperlich-vegetative Störungen. Phänomenologisch lassen sich anhand der vorherrschenden Symptomatik Subtypen unterscheiden: Gehemmte Depression (im Vordergrund steht die Reduktion von Antrieb und Psychomotorik), agitierte Depression, larvierte Depression (somatisierte Depression, d.h. vegetative Störungen und funktionelle Organbeschwerden stehen im Vordergrund), anankastische Depression (Zwangssymptome stehen im Vordergrund), psychotische Depression (Wahnideen dominieren) sowie die melancholische Depression, hier sind ein ausgeprägtes Morgentief, Gewichtsverlust, Freudlosigkeit, Libido- und Interesseverlust charakteristisch.

Endokrine Veränderungen: Am besten dokumentiert sind Veränderungen in der Regulation des Hypothalamus-Hypophysen-Nebennierenrinden (HPA)-Systems. Die Entdeckung eines zeitlichen Zusammenhangs zwischen dem Auftreten einer peripher messbaren Funktionsstörung des HPA-Systems und dem psychopathologischen Syndrom führte zur Formulierung einer ätiologischen Hypothese, nach der die Entstehung einer Depression durch eine Dysregulation des HPA-Systems mitverursacht wird. Die bei der Depression gut dokumentierte Überaktivität des HPA-Systems ist primär durch eine vermehrte zentralnervale Synthese und Freisetzung von ▶ CRH und ▶ Vasopressin (AVP) erklärbar. Dies stimmt mit Befunden einer erhöhten CRH-Konzentration im Liquor sowie einer gegenregulatorisch verminderten CRH-Bindung im frontalen Kortex bei Patienten, die wegen Depression Suizid verübten, überein. Ebenfalls wurde in solchen Patientenkollektiven eine bis zu vierfach erhöhte Genexpression von CRH sowie eine erhöhte Zahl CRH und AVP koexprimierender, parvozellulärer hypothalamischer Neurone nachgewiesen. In der Mehrzahl der Studien zeigt sich bei depressiven Patienten eine erhöhte CRH-Konzentration im Liquor; es fanden sich jedoch auch unveränderte und sogar verminderte Konzentrationen, wobei nicht ausgeschlossen werden kann, dass de facto verschiedene Subpopulationen depressiver Patienten untersucht wurden. Antidepressive Therapieverfahren, wie Pharmakotherapie oder Elektrokrampftherapie, können zu einer Verminderung der CRH- und AVP-Konzentrationen führen. Die Tatsache, dass die CRH-Konzentration im Liquor bei depressiven Patienten invers mit der ACTH-Sekretion nach CRH-Stimulation korreliert ist, legt nahe, dass periphere Messungen im Einzelfall Rückschlüsse auf die zentrale CRH-Produktion ermöglichen. 50–60 % der depressiven Patienten zeigen eine basal erhöhte Plasmakonzentration von ACTH und Kortisol. Die Ergebnisse neuroendokriner Funktionstests beweisen ebenfalls eine gestörte Regulation des HPA-Systems bei Depression. Zum einen werden ACTH und Kortisol durch Dexamethason nicht adäquat unterdrückt, zum anderen ist die ACTH-Sekretion nach CRH-Stimulation bei Depressiven geringer als bei Kontrollen, was für eine gegenregulatorisch verminderte hypophysäre CRH_1-Rezeptor-Kapazität als Folge einer dauerhaften Stimulation durch CRH spricht. Bei Durchführung eines kombinierten Dexamethason-Suppressions/CRH-Stimulations-Tests zeigt sich bei bis zu 90 % der untersuchten depressiven Patienten eine paradoxe Reaktion insofern, als nach Dexamethason-Vorbehandlung die Suppression von ACTH ausbleibt und es sogar zu einer verstärkten ACTH-Freisetzung kommt, trotz erhöhter endogener (Kortisol) und exogener (Dexamethason) Glukokortikoidkonzentrationen.

Diagnostik

Ausführliche Anamnese und Symptombeschreibung. Körperliche Untersuchung inklusive Neurostatus. EEG, kraniales NMR, EKG. Internistische Labor- inklusive Schilddrüsendiagnostik. TPHA (Lues-Reaktion). Dexamethason/CRH-Test.

Differenzialdiagnose

Nach derzeitiger Nomenklatur: Somatogene Depression, d.h. symptomatische Depression als Begleiterkrankung körperlicher bzw. extrazerebraler Erkrankungen (z.B. Endokrinopathien, pharmakogen, nach Myokardinfarkt) und „organische Depression" basierend auf sog. strukturellen Veräderungen des Gehirns (z.B. Neoplasie). Es handelt sich hierbei um eine veraltete und somit problematische Terminologie, da die Depression zweifelsohne eine Erkrankung des Gehirns ist und somit per se „organisch".

Andere psychiatrische Erkrankungen, z.B. Anpassungsstörung, schizophrene Psychose, Alkoholabhängigkeit.

Allgemeine Maßnahmen

Lebensmodifikation

Verhaltenstherapeutisch: z.B. Einsatz aktiver Stressbewältigungsstrategien.

Diät

Bei Therapie mit Tranylcypromin (irreversibler nichtselektiver Monoaminooxidasehemmer) ist zur Vermeidung hypertensiver Krisen die Einhaltung einer tyraminarmen Diät zwingend erforderlich.

Therapie

Kausal

Die Beeinflussung zentralnervaler neuropeptiderger Schaltkreise mit CRH_1-Rezeptor-Antagonisten und NK1-Rezeptor-Antagonisten wird derzeit in präklinischen und klinischen Studien als möglicher kausaler Therapieansatz untersucht. Der eigentliche Wirkmechanismus der derzeit gebräuchlichen Antidepressiva (s.u.) ist noch unbekannt.

Probetherapie

In kontrollierten Studien war die adjuvante Gabe von L-Triiodthyronin (T_3) auch bei euthyreoter Stoffwechsellage erfolgreich. Auch die adjuvante Gabe von Psychostimulantien (z.B. Methylphenidat) kann in therapieresistenten Fällen sinnvoll sein.

Akuttherapie

Eine frühzeitige Therapie als Kombination von Pharmakotherapie und Verhaltenstherapie bietet die besten Erfolgsaussichten. Grundsätzlich soll die Verordnung einer Psychopharmakotherapie im Rahmen eines Behandlungsplans erfolgen, der neben der medikamentösen Behandlung auch psycho- und eventuell soziotherapeutische Maßnahmen umfasst.
Pharmakotherapie: Antidepressiva sind durch plazebokontrollierte, doppelblinde Studien in ihrer Wirksamkeit belegt. Die Auswahl des Wirkstoffs erfolgt nach Zielsymptomen und Nebenwirkungsprofil. Ihre Einteilung erfolgt nach dem primären Angriffspunkt im ZNS: selektive oder überwiegende Serotoninwiederaufnahmehemmer (SSRI) (z.B. Paroxetin, Sertralin, Citalopram), selektive oder überwiegende Noradrenalinwiederaufnahmehemmer (z.B. Reboxetin, Duloxetin), kombinierte Serotonin- und Noradrenalinwiederaufnahmehemmer (z.B. Venlafaxin, Amitryptilin), Monoaminooxidasehemmer (z.B. Moclobemid, Tranylcypromin), andere Wirkmechanismen. Bei akuter Suizidalität oder starker Unruhe und Angst zeitlich eng begrenzt und unter fachärztlicher Kontrolle Benzodiazepine (z.B. Lorazepam, Alprazolam).
Bezüglich psychotherapeutischer Interventionen liegen die zahlreichsten Wirksamkeitsbelege in Form kontrollierter Studien im Wesentlichen für die kognitive Verhaltenstherapie vor.
Nonpharmakologische Therapieverfahren: Schlafentzugstherapie, Elektrokonvulsionstherapie (bei schwerer Depression), Lichttherapie.

Dauertherapie

Erhaltungstherapie (ca. 6–12 Monate): Weiterführung der erfolgreichen Therapie in unveränderter Form in der Remissionsphase, da hier eine erhöhte Vulnerabilität besteht. Bei 30–50 % der Patienten kommt es innerhalb von vier Monaten nach Absetzen einer erfolgreichen Medikation zum Wiederauftreten der Symptomatik.
Rezidivprophylaxe: Bei mehr als drei depressiven Episoden oder bei zwei depressiven Episoden mit kurzem Intervall sowie bei positiver Familienanamnese, höherem Erkrankungsalter, schwerer und lang dauernder Episode sowie Komorbidität (z.B. Angsterkrankung) sollte eine Rezidivprophylaxe über mehrere Jahre bis eventuell lebenslang durchgeführt werden.
Antidepressiva immer ausschleichend absetzen.

Bewertung

Wirksamkeit

Gute Wirksamkeit. Bei Antidepressiva ist grundsätzlich mit einer Wirklatenz von ca. 2–4 Wochen zu rechnen. Typischerweise treten im Behandlungsverlauf zunächst Nebenwirkungen auf, danach erst der antidepressive Effekt. Der häufigste Grund für eine ausbleibende Wirkung ist eine nicht ausreichende Dosierung.

Verträglichkeit

Je nach Antidepressivum: z.B. Sexuelle Funktionsstörungen, Gewichtszunahme, Sedierung, anticholinerge Nebenwirkungen, Schwitzen. SSRIs weisen das günstigste Nebenwirkungsprofil auf.

Nachsorge

Regelmäßige fachärztliche Kontrolluntersuchungen (inkl. Labor, EEG, EKG unter Pharmakotherapie).

Prognose

Gut. In ca. 15–20 % entwickelt sich jedoch bei den derzeit verfügbaren Behandlungsstrategien ein chronischer Verlauf.

Literatur

1. Holsboer F (2000) The corticosteroid receptor hypothesis of depression. Neuropsychopharmacology 23:477–501
2. Keck ME, Holsboer F (2001) Hyperactivity of CRH neuronal circuits as a target for therapeutic interventions in affective disorders. Peptides 22:835–844
3. Künzel HE, Binder EB, Nickel T, Ising M, Fuchs B, Majer M, Pfennig A, Ernst G, Kern N, Schmid DA, Uhr M, Holsboer F, Modell S (2003) Pharmacological and nonpharmacological factors influencing hypothalamic-pituitary-adrenocortical axis reactivity in acutely depressed psychiatric in-patients, measured by the Dex-CRH test. Neuropsychopharmacology 28:2169–2178

Depressive Episode

► Depression

Desaminooxytocin

► Demoxytocin

Desmopressin

Synonyme

DDAVP; Adiuretin-SD; Defirin; Minirin; Minurin; Stimate. CAS-Nummer: 16679-58-6.

Englischer Begriff

Desmopressin.

Substanzklasse

Vasopressinanaloga. 1-(3-Mercaptopropionsäure)-8-D-arginin-vasopressin.

Gebräuchliche Handelsnamen

Desmogalen, Desmopressin, Minirin, Nocutil, Octostim.

Indikationen

Antidiuretikum: Therapie des Diabetes insipidus centralis und der Enuresis nocturna. Diagnostikum bei Diabetes insipidus. Hämostyptikum: Von-Willebrand-Jürgens-Syndrom, leichte Hämophilie A.

Wirkung

Antidiuretisch: Rückresorption von Wasser in den Sammelrohren der Niere. Hämostyptisch: Freisetzung der Blutgerinnungsfaktoren VIIIC und vWF aus Endothelzellen.

Dosierung

Diabetes insipidus centralis/Enuresis nocturna: Desmopressin nasal 10 bis 40 µg/Tag, oral 0,1–1,0 mg/Tag, parenteral 0,5–4 µg/Tag–jeweils verteilt auf 1–2 Dosen/Tag.

Von-Willebrand-Jürgens-Syndrom: Desmopressin parenteral 0,3–0,4 µg/kg Körpergewicht – als Einmalgabe.

Darreichungsformen

Nasal, oral, subkutan, intramuskulär, intravenös.

Kontraindikationen

Psychogene Polydypsie, habituelle Polydypsie. Strenge Indikatiionsstellung in der Schwangerschaft und Stillzeit.

Nebenwirkungen

Wasserretention, Gewichtszunahme, Wasserintoxikation, Hyponatriämie, Hypoosmolalität, Krampfanfälle, Bewusstlosigkeit. Kopfschmerzen, Übelkeit, abdominelle Krämpfe, Lokalreaktionen, Überempfindlichkeitsreaktionen.

Wechselwirkungen

Oxytocin: Verstärkung des antidiuretischen Effekts und Abschwächung der Uterusdurchblutung. Clofibrat, Indometacin, Carbamazepin: Verstärkung des antidiuretischen Effekts. Glibenclamid: Verminderung des antidiuretischen Effekts.

Pharmakodynamik

Desmopressin bindet an den Vasopressin Typ 2 Rezeptor an der Niere und stimuliert so die vermehrte Expression der Wasserkanäle Aquaporin-2, wodurch die Rückresorption von Wasser in den Sammelrohren der Niere gesteigert wird. Im Vergleich zu Vasopressin besitzt Desmopressin eine 2000-fach höhere Affinität zum Vasopressin Typ 2 Rezeptor (Antidiurese), bindet aber sehr viel schwächer an den Vasopressin Rezeptor Typ 1 (Vasokonstriktion).

Desmopressin stimuliert rasch die Freisetzung der in Endothelzellen gespeicherten Blutgerinnungsfaktoren VIIIC und des vWF und kann so vorübergehend für wenige Tage die Aktivität der beiden Gerinnungsfaktoren anheben.

Desogestrel

Englischer Begriff

Desogestrel.

Substanzklasse

Gestagen, Progesteronderivat, Progestagen, ethinyliertes 19-Nortestosteronderivat, 18-Ethylgonan. 13-Ethyl-11-methylen-18,19-dinor-17α-pregn-4-en-20-in-17-ol. CAS-Nummer: 54024-22-5. $C_{22}H_{30}O$.

Gebräuchliche Handelsnamen

Desmin 20/-30 Filmtabletten, Lamuna 20/-30 Filmtabletten, Lovelle Tabletten, Marvelon Filmtabletten – (Einphasenpräparate), Biviol Tabletten, Oviol 22 Tabletten, Oviol 28 Tabletten – (Zweiphasenpräparate), Novial Filmtabletten (Dreiphasenpräparat), Cerazette Filmtabletten – (Minipille), Cyclosa Tabletten – (Östrogen/Gestagenpräparat – nicht zur Kontrazeption geeignet).

Indikationen

Das 19-Nortestosteronderivat Desogestrel wird als Gestagen hauptsächlich zur oralen Kontrazeption sowohl in kombinierten Östrogen-/Gestagenpräparaten, als auch als reines Gestegnpräparat (Minipille) eingesetzt.

Wirkung

Siehe orale Kontrazeptiva (► Pille), ► Mini-1pille. Hemmung der östrogeninduzierten Endometriumproliferation, Endometriumtransformation, Beeinflussung des Zervixschleims und der Tubenmotilität.

Dosierung

In Östrogen-/Gestagenpräparaten: 0,125–0,150 mg Desogestrel pro Tag. Gestagenmonopräparat (Minipille): 0,075 mg Desogestrel pro Tag.

Darreichungsformen

Per os.

Kontraindikationen

Siehe ▶ Pille, ▶ Gestagene.
Thrombembolische Erkrankungen; Raucherinnen älter als 30 Jahre. Sichelzellenanämie. Lebererkrankungen, cholestatischer Ikterus, Lebertumore. Hormonabhängige Tumoren. Vorausgegangene Schwangerschaften mit Cholestase, Ikterus, Herpes gestationis, progredienter Otosklerose. Ungeklärte vaginale Blutungen. Schwer einstellbarer arterieller Hypertonus oder Dyslipidämie. Migraine accompagnee.

Nebenwirkungen

Siehe ▶ Pille, ▶ Gestagene.
Kopfschmerzen, migräneartig, ungewohnt stark. Epileptische Anfälle, sensorische Ausfälle, akute Seh- oder Hörstörungen. Lebertumore, Cholestase, Hepatitis, generalisierter Pruritus. Phlebitiden, arterielle und venöse Thrombembolien (Beinvenenthrombose, Lungenembolie, Apoplex, Myokardinfarkt). Arterieller Hypertonus. Gewichtszunahme, periphere Ödeme. Akne, Alopezie, Hirsutismus. Stimmungsschwankungen. Libidoveränderung. Übelkeit, Erbrechen. Brustspannen. Vaginitis, Dysmenorrhoe, Ovarialzytsen. Schwierigkeiten beim Tragen von Kontaktlinsen. Erythema nodosum, Urtikaria. Als Monopräparat (Minipille) häufig Schmier- und Zwischenblutungen, Amenorrhoe, Zyklusunregelmässigkeiten.

Wechselwirkungen

Siehe ▶ Pille, ▶ Gestagene.
Rifampicin, Rifabutin, Griseofulvin, Barbiturate, Antiepileptika (Carbamazepin, Phenytoin, Primidon, Oxcarbazepin, Barbexaclon): Gestagenmetabolismus beschleunigt, Gestagenwirkung vermindert. Carbo medicinalis, Breitbandantibiotika: Gestagenwirkung vermindert.

Desoxycorticosteron

▶ Desoxycorton
▶ Desoxykortikosteron

Desoxycorticosteronacetat

▶ Desoxycorton

11-Desoxycorticosterone

▶ Desoxycorton

Desoxycorton

Synonyme

Desoxykortikosteron; Desoxycorticosteron; 11-Desoxycorticosterone; Deoxycorticosteron; 11-Deoxycorticosterone; DOC; Desoxycorticosteronacetat; Desoxykortikosteronazetat; DOCA; Cortexon; Kendall's desoxy compound B; 21-Hydroxyprogesterone; 21-Hydroxy-pregn-4-en-3,20-dion. IUPAC Name: 4-Pregnen-21-ol-3,20-dione. $C_{21}H_{30}O_3$.

Englischer Begriff

Deoxycorticosterone; deoxycortone.

Definition

Desoxycortonacetat $C_{21}H_{30}O_3$. CAS-Nummer: 64-85-7.

Grundlagen

Desoxykortikosteron (DOC) ist ein schwach wirksames Mineralokortikoid welches als Vorläufersubstanz von Kortikosteron und Aldosteron in der Zona glomerulosa der Nebennierenrinde gebildet wird. Steroidsyntheseweg (Steroidsyntheseenzym, Gen): Cholesterol (SCC,

CYP11A1)–Pregnenolon (3β-Hydroxyste-
roiddehydrogenase, HSD3B2)–Progesteron
(21-Hydroxylase, CYP21A2)–DOC (11β-
Hydroxylase, CYP11B1) – Kortikosteron (Aldosteronsynthetase, CYP11B2) –
Aldosteron. Die relative mineralokortikoide Potenz von DOC im Vergleich zu
Aldosteron beträgt 0,1 zu 1. Die mineralokortikoide Wirkung von DOC spielt
pathophysiologisch bei der Akkumulation von DOC eine Rolle; siehe Pseudohyperaldosteronismus (▶ Apparent Mineralocorticoid Excess) durch Akkumulation von DOC, bei 11β-Hydroxylase
Mangel oder 17α-Hydroxylasemangel
(▶ Hypertoniesyndrom, adrenogenitales),
DOC-produzierendes Nebennierenkarzi-
nom (▶ Nebennierentumoren).

11-Desoxykortikosteroide

Synonyme

11-Desoxykortisol; 11-Desoxykortikoste-
ron; Cortexon.

Englischer Begriff

11-deoxycorticosteroids.

Definition

Biologisch aktive Zwischenprodukte bei
der Glukokortikoid- und Mineralokortiko-
idbiosynthese.

Grundlagen

Desoxykortikosteroide werden vorwiegend in der Nebennierenrinde aus dem
gemeinsamen Vorläuferprodukt Pregnenolon synthetisiert. Desoxykortisol wird
durch das Enzym 11β-Hydroxylase in Kortisol, das beim Menschen wichtigste Glukokortikoid umgewandelt. Aus Desoxykortikosteron entsteht unter Wirkung der
11β-Hydroxylase zunächst Kortikosteron,
aus dem über ein weiteres Zwischenprodukt (18-Hydroxykortikosteron) letztlich

Aldosteron, das wichtigste Mineralokortikoid gebildet wird. Desoxykortikosteroide
haben ein ähnliches biologisches Wirkungsspektrum wie ihre Endprodukte, liegen aber
im Vergleich zu Kortisol und Aldosteron
in wesentlich geringeren Konzentrationen
vor.

Desoxykortikosteron

Englischer Begriff

Deoxycorticosterone.

Substanzklasse

Mineralokortikoid.

Gebräuchliche Handelsnamen

In Deutschland nicht mehr als Medikament verfügbar. Cortiron (Desoxykortikosteronazetat, DOCA), Cortiron-Depot
(Desoxykortikosteronenanthat).

Indikationen

Von Schering 1939 als Cortiron zur Substitution bei primärer Nebennierenrindeninsuffizienz und bei adrenogenitalem Syndrom mit Salzverlustsyndrom eingeführt.
Heute ersetzt durch Fludrokortison.

Wirkung

Siehe ▶ Desoxycorton.

Dosierung

Desoxykortikosteronenanthat alle 3 Wochen 50–100 mg i.m.

Darreichungsformen

Intramuskulär.

Kontraindikationen

Keine.

Nebenwirkungen

Bei Überdosierung Natriumretention, Was-
sereinlagerung, Gewichtszunahme, Hypertonie, Hypokaliämie.

Weiterführende Links

▶ Desoxycorton

11-Desoxykortikosteron

▶ 11-Desoxykortikosteroide

Desoxykortikosteronazetat

▶ Desoxycorton

11-Desoxykortisol

▶ 11-Desoxykortikosteroide

DEXA

▶ Dual-x-Ray Absorptiometry

Dexamethason

Englischer Begriff

Dexamethasone.

Substanzklasse

Fluoriertes Glukokortikoid. 9α-Fluor-16α-methyl-prednisolon.
CAS-Nummer: 50-02-2. $C_{22}H_{29}FO_5$.

Gebräuchliche Handelsnamen

Dexamethason, Dexa, Dexagalen, Dexahexal, Dexa-ratiopharm, Fortecortin.

Indikationen

Zur systemischen und lokalen Pharmakotherapie mit Glukokortikoiden z.B. Hirnödem, anaphylaktischer Schock, Status asthmaticus, rheumatische Erkrankungen, Kollagenosen, arthritische Symptome an einzelnen Gelenken, Hauterkrankungen. Prinzipiell auch zur Substitutionstherapie von Glukokortikoiden einsetzbar z.B. adrenogenitales Syndrom.

Wirkung

Antiinflammatorisch, immunsuppressiv.

Dosierung

Systemisch 2 bis 100 mg.

Darreichungsformen

Intravenös, intramuskulär, oral, intraartikulär, lokal-topisch in Dermatika und Ophthalmika.

Pharmakodynamik

Plasmahalbwertszeit 4–5 Stunden. Sehr lange biologische Halbwertszeit > 48 h. Relative glukokortikoide Potenz im Vergleich zu Kortisol: 30. Cushing-Schwellen-Dosis 1,5 mg/Tag. Mineralokortikoide Potenz: keine.

Dexamethason-Test

▶ Suppressionstest

Dextro-Thyroxin

▶ D-Thyroxin

DFS

▶ diabetisches Fuß-Syndrom

DHEA

▶ Dehydroepiandrosteron

DHEAS

▶ Dehydroepiandrosteronsulfat

DHEAS-Test

Synonyme

Dehydroepiandrosteronsulfat-Test.

Englischer Begriff

Dehydroepiandrosterone sulfate loading test.

Definition

DHEAS aus der mütterlichen und der fetalen Nebenniere wird von der Plazenta in Östradiol (E2) und Östron (E1) umgewandelt. Als mengenmäßig wichtigstes Östrogen in der Schwangerschaft wird von der intakten fetoplazentaren Einheit durch Umwandlung von DHEAS in 16a-OH-DHEAS in der fetalen Leber und anschließende Weitermetabolisierung in der Plazenta Östriol (E3) gebildet. Das ausschließlich in der Schwangerschaft vorkommende Östetrol (E4) entsteht durch 15a-Hydroxylierung von 16a-OH-DHEAS in der fetalen Nebenniere und anschließender Weitermetabolisierung in der Plazenta. E3 und E4 spiegeln also nicht nur die Funktion der Plazenta sondern die Funktion der fetoplazentaren Einheit wider. Prinzip des DHEAS-Tests ist es durch intravenöse oder intraamniale Gabe von DHEAS und anschließende Messung der Östrogenspiegelanstiege im mütterlichen Blut oder Urin die Metabolisierungsleistung der fetoplazentaren Einheit zu beurteilen. Der Stellenwert des DHEAS-Tests zur Beurteilung der fetoplazentaren Einheit in der Spätschwangerschaft und Diagnose einer chronisch nutritiven Plazentainsuffizienz ist gering; der DHEAS-Test bringt hier keinen zusätzlichen Informationsgewinn im Vergleich zur alleinigen Bestimmung von E3.

Voraussetzung

Indikation: Beurteilung der fetoplazentaren Funktion bei V.a. chronisch nutritive Plazentainsuffizienz in der Spätschwangerschaft.

Durchführung

Intravenöse Injektion von 50 mg DHEAS. Blutentnahmen in 15–30minütigen Abständen über einen Zeitraum von 3–5 Stunden zur Messung der Östrogenspiegel. Alternativ: Intraamniale Injektion von 200 mg DHEAS. Messung der Östrogenspiegel im Urin.

DHT

▶ Dihydrotachysterol
▶ 5-α-Dihydrotestosteron

5αDHT

▶ 5-α-Dihydrotestosteron

DHT2

▶ Dihydrotachysterol

Diabète des femmes à barbe

▶ Achard-Thiers-Syndrom

Diabetes

▶ Diabetes mellitus
▶ Diabetes insipidus

Diabetes, Herzerkrankungen

Englischer Begriff

Diabetic heart diseases

Definition

Diabetiker haben ein erhöhtes Risiko für kardiovaskuläre ischämische Ereignisse und Herzinsuffizienz.

Grundlagen

Die kardiovaskuläre Morbidität und Letalität ist bei Diabetikern 2–6mal höher als in der Allgemeinbevölkerung. Die Manifestation des Myokardinfarkts kann beim Diabetiker als Folge der Neuropathie schmerzlos – „stumm" – erfolgen. Die Primärprävention richtet sich auf die aggressive Therapie der beeinflussbaren Risikofaktoren Rauchen, Übergewicht, Hypertonie, Hyperglykämie und Dyslipoproteinämie (siehe ▶ Diabetes mellitus, Typ 1 und ▶ Diabetes mellitus, Typ 2; Zielwerte siehe ▶ Diabetes mellitus). Sekundäre Interventionsstrategien (ASS, Statine, ACE-Hemmer) sollen bei gefährdeten Diabetikern schon in der Primärprävention zum Tragen kommen. Bei akutem Myokardinfarkt ist nach den Daten der DIGAMI-2-Studie eine intensivierte Insulintherapie bezüglich der Reduktion der Mortalität anderen Maßnahmen zur Blutzucker-Optimierung nicht überlegen. Auch bei diabetischer Retinopathie muss rasch eine Thrombolyse durchgeführt werden. Weitere Maßnahmen umfassen die Langzeittherapie mit ASS, kardioselektiven Betablockern und ACE-Hemmern nach Myokardinfarkt sowie eine lipidsenkende Therapie mit dem LDL-Cholesterin-Zielwert 100 mg/dl.

Diabetes in bearded women

▶ Achard-Thiers-Syndrom

Diabetes, infantiler

▶ Diabetes mellitus, Typ 1

Diabetes insipidus

Englischer Begriff

Diabetes insipidus.

Definition

Diabetes insipidus bezeichnet den Zustand vermehrter Diurese von nicht konzentriertem, wasserklarem, hypostenurischem Urin (Urinosmolalität < 200 mosmol/l, spezifisches Gewicht < 1,005).

Symptome

Polyurie, Polydypsie.
Bei inadäquater Flüssigkeitszufuhr Hypernatriämie, Hyperosmolalität, Dehydratation, Exsikkose, Koma, Tod.

Diagnostik

Bilanzierung (Einfuhr/Ausfuhr) über 24 Stunden: Polyurie, Polydypsie.
Durstversuch: inadäquater oder fehlender Anstieg der Urinosmolalität trotz Anstieg der Serumosmolaliät; bei komplettem Diabetes insipidus bleibt die Urinosmolalität kleiner als die Serumosmolalität. Zur weiteren Differenzialdiagnostik (siehe ▶ Diabetes insipidus centralis und ▶ Diabetes insipidus renalis).

Differenzialdiagnose

Diabetes insipidus centralis. Diabetes insipidus renalis.
Psychogene oder habituelle Polydypsie.

Allgemeine Maßnahmen

Lebensmodifikation

Trinkmenge anpassen; auf kontinuierliche ausreichende Flüssigkeitszufuhr achten. Kompensatorisch gesteigerte Trinkmenge je nach Ausmaß der Polyurie.

Diät

Keine.

Therapie

Kausal

Siehe ▶ Diabetes insipidus centralis und ▶ Diabetes insipidus renalis.

Probetherapie

Siehe ▶ Diabetes insipidus centralis und ▶ Diabetes insipidus renalis.

Akuttherapie

Korrektur der Hypovolämie und Hypernatriämie mit i.v. Gabe von Glukose 5 % und NaCl 0,9 %.

Weiterführende Links

Siehe ▶ Diabetes insipidus centralis und ▶ Diabetes insipidus renalis.

Diabetes insipidus centralis

Synonyme

Diabetes insipidus neurohormonalis; ADH-Mangel (ADH=Antidiuretisches Hormon); AVP-Mangel (Arginin-Vasopressin-Mangel).

Englischer Begriff

Diabetes insipidus centralis.

Definition

Siehe ▶ Diabetes insipidus.
Beim Diabetes insipidus centralis liegt eine meist erworbene Synthese- und/oder Sekretionsstörung von Antidiuretischem Hormon (ADH) vor aufgrund von Erkrankungen des Hypothalamus, des Hypophysenstiels und/oder der Neurohypophyse. Eine Sonderform bei hypothalamischen Läsionen stellt der Diabetes insipidus hypersalaemicus dar (siehe ▶ Durstverhaltensstörungen). Eine sehr seltene Form des Diabetes insipidus centralis tritt beim autosomal vererbten Wolfram-Syndrom (Syn. DIDMOAD: Diabetes insipidus, Diabetes mellitus, Optikusatrophie und Taubheit (deafness)) auf. Das Wolfram-Syndrom manifestiert sich meist im Kindesalter zunächst mit Diabetes mellitus und Optikusatrophie als Leitsymptomen (siehe auch ▶ DIDMOAD-Syndrom).

Symptome

Polyurie, Polydypsie.

Diagnostik

Im Durstversuch (siehe ▶ Diabetes insipidus) Vasopressin nicht messbar oder im untersten Normbereich; nach Gabe von Desmopressin deutlicher Anstieg der Urinosmolalität um > 50 %. In differentaildiagnostisch schwierigen Fällen Kochsalzinfusionstest mit Bestimmung von Vasopressin im Serum.

Differenzialdiagnose

Diabetes mellitus. Diabetes insipidus renalis. Psychogene Polydypsie.

Allgemeine Maßnahmen

Lebensmodifikation

Trinkmenge anpassen; auf kontinuierliche ausreichende Flüssigkeitszufuhr achten. Kompensatorisch gesteigerte Trinkmenge je nach Ausmaß der Polyurie.

Diät

Keine.

Therapie

Kausal

Substitutionstherapie mit dem Vasopressinanalogon ▶ Desmopressin.

Probetherapie

Therapieversuch mit einmaliger Gabe von Desmopressin zur Nacht. Bei Diabetes insipidus centralis sofortiger Wirkungseintritt mit Sistieren der Polyurie.

Akuttherapie

Korrektur der Hypovolämie und Hypernatriämie mit i.v. Gabe von Glukose 5 % und NaCl 0,9 %. Gabe von 2–4 μg Desmopressin i.v, i.m. oder s.c.

Dauertherapie

Substitutionstherapie mit ▶ Desmopressin.

Bewertung

Wirksamkeit

Substitutionstherapie mit Desmopressin sehr effektive Massnahme zur Behandlung des Diabetes insipidus centralis.

Verträglichkeit

Cave: Überdosierung von Desmopressin mit der Gefahr der „Wasserintoxikation"; Hypoosmolalität mit neurologischen Komplikationen (siehe ▶ Hyponatriämie).

Pharmakoökonomie

Die nasale Applikation von Desmopressin ist kostengünstiger als die orale Applikation.

Nachsorge

Gewichtskontrolle (gegebenenfalls Bilanzierung).
Bestimmung von Serumnatrium und Serumosmolalität.

Prognose

Gut.

Diabetes insipidus neurohormonalis

▶ Diabetes insipidus centralis

Diabetes insipidus renalis

Synonyme

Nephrogener Diabetes insipidus; ADH-Resistenz (ADH=Antidiuretisches Hormon); AVP-Resistenz (Arginin-Vasopressin-Resistenz).

Englischer Begriff

Diabetes insipidus renalis.

Definition

Angeborene oder erworbene ADH-Resistenz an der Niere. Ursachen: x-chromosomal rezessiv vererbter Diabetes insipidus renalis bei Mutationen des Vasopressin Typ 2 Rezeptors; autosomal rezessiv vererbter Diabetes insipidus renalis bei Mutationen des Wasserkanals Aquaporin-2; erworbener Diabetes insipidus renalis durch Medikamente (Lithium, Amphotericin B, Vincristin, Demeclocyclin), Hypokaliämie, Hyperkalzämie, Polydypsie, polyurische Phase des akuten Nierenversagens. Interstitielle Nephritis; polyurische Phase nach akutem Nierenversagen.

Symptome

Siehe ▶ Diabetes insipidus.

Diagnostik

Im Durstversuch (siehe ▶ Diabetes insipidus) Anstieg des Vasopressins auf > 5 pg/ml; nach Gabe von Desmopressin kein Anstieg der Urinosmolalität.

Differenzialdiagnose

Diabetes insipidus centralis. Psychogene Polydipsie.

Allgemeine Maßnahmen

Lebensmodifikation

Trinkmenge anpassen; auf kontinuierliche ausreichende Flüssigkeitszufuhr achten. Kompensatorisch gesteigerte Trinkmenge je nach Ausmaß der Polyurie.

Diät

Keine.

Therapie

Kausal

Angeborene Formen des Diabetes insipidus renalis: kausale Therapie derzeit nicht verfügbar; prinzipiell in Zukunft Gentherapie vorstellbar.

Erworbene Formen des Diabetes insipidus renalis: Absetzen der auslösenden Medikamente, Korrektur der Elektrolytentgleisung.

Probetherapie

Keine.

Akuttherapie

Korrektur der Hypovolämie und Hypernatriämie mit i.v. Gabe von Glukose 5 % und NaCl 0,9 %.

Dauertherapie

Angeborene Formen des Diabetes insipidus renalis: Natriumrestriktion, Diuretika vom Thiazidtyp, Amilorid. Indometacin.

Operativ/strahlentherapeutisch

Keine.

Bewertung

Wirksamkeit

Medikamentöse Therapie bei den angeborenen Formen des Diabetes insipidus renalis nur eingeschräänkt wirksam; häufig keine vollständige Normalisierung der Harn- und der Trinkmenge.

Verträglichkeit

Gut.

Pharmakoökonomie

Preisgünstig.

Nachsorge

Bestimmung von Serumnatrium und Serumosmolalität.

Prognose

Gut.

Diabetes, juveniler

▶ Diabetes mellitus, Typ 1

Diabetes mellitus

D

Englischer Begriff

Diabetes mellitus.

Definition

Heterogene Stoffwechselerkrankung, die auf einem absoluten oder relativen Insulinmangel beruht und deren Leitbefund eine chronische Hyperglykämie ist.

Grundlagen

Gemeinsames Kennzeichen der verschiedenen Formen des Diabetes mellitus (griechisch „honigsüßer Durchfluß") ist die Hyperglykämie. Ein manifester Diabetes wird nach den Kriterien der Amerikanischen Diabetesgesellschaft ADA (und den Leitlinien der deutschen Diabetesgesellschaft DDG) diagnostiziert, wenn die Plasmaglukose-Konzentration nüchtern 126 mg/dl und/oder der 2-Stunden Plasmaglukosewert im 75 g-oGTT 200 mg/dl überschreitet und/oder bei Gelegenheitsblutzuckermessungen Werte von über 200 mg/dl (plus Diabetessymptome wie Polyurie, Polydipsie, nicht geklärter Gewichtsverlust) erfasst werden. Bei Gestationsdiabetes gelten niedrigere Grenzwerte. Tab. 1 stellt die ätiologisch orientierte Klassifikation der verschiedenen Diabetesformen dar (ADA 1997). In Deutschland leiden ca. 95 % der sechs Millionen Diabetiker an einem Typ-2-Diabetes, ca. 5 % an einem Typ-1-Diabetes und weniger als 1 % an den übrigen Diabetesformen. Die Prävalenz sowohl des Typ 2 als auch des Typ-1-Diabetes steigt deutlich. Durchschnittlich leben Diabetiker in Deutschland 6–7 Jahre kürzer als die Standardbevölkerung. Verantwortlich für die erhöhte Morbidität und Mortalität sind vor allem

Diabetes mellitus, Tabelle 1 Klassifikation des Diabetes mellitus.

I. Diabetes mellitus Typ 1 (Beta-Zell-Zerstörung, die zum absoluten Insulinmangel führt)
– Immunologisch vermittelt – Idiopathisch
II. Diabetes mellitus Typ 2 (Insulinresistenz und/oder Defekt der Beta-Zellsekretion)
III. Andere Diabetestypen
A. Genetische Defekte der Beta-Zellfunktion B. Genetische Defekte der Insulinsekretion C. Erkrankungen des exokrinen Pankreas D. Endokrinopathien E. Medikamenten- oder chemikalieninduzierte Formen F. Infektionen G. Seltene Formen des immunvermittelten Diabetes mellitus H. Andere genetische Syndrome, die mit einem D iabetes mellitus assoziiert sein können
IV. Gestationsdiabetes

(ADA, 1997).

kardiovaskuläre Folgeerkrankungen. Basis der Therapie aller Diabetesformen ist die Schulung der Patienten, ergänzt durch die Selbstkontrolle der Blutzuckerwerte (Therapieziele siehe Tab. 2). Darauf aufbauend

Diabetes mellitus, Tabelle 2 Therapieziele bei der Behandlung des Diabetes mellitus.

HbA1c	≤ 6,5 %
Blutzucker nüchtern und vor dem Essen	80–120 mg/dl
Gesamt-Cholesterin	< 180 mg/dl
LDL-Cholesterin	< 100 mg/dl
HDL-Cholesterin	> 45 mg/dl
Triglyzeride	< 150 mg/dl
Blutdruck	< 130/85 mmHg, bei Albuminurie < 120/80 mmHg
bei Übergewicht	Gewichtsreduktion
körperliche Aktivität	

Nach den Praxis-Leitlinien der DDG, 2002.

besteht die Behandlung in einer diabetesgerechten Ernährung, ergänzt gegebenenfalls durch orale Antidiabetika und/oder Insulin.

Diabetes mellitus, akute Komplikationen

Englischer Begriff

Diabetes mellitus with acute complications.

Definition

Akute Komplikationen des Diabetes mellitus bzw. dessen Behandlung sind Hypoglykämien, ketoazidotische und hyperosmolare Entgleisungen und selten Laktatazidosen.

Grundlagen

Häufigste akute Komplikation bei Therapie des Diabetes mellitus ist die leichte bzw. schwere Hypoglykämie. Leichte Hypoglykämien können durch den Patienten selbst behoben werden, schwere Hypoglykämien bedürfen der Fremdhilfe. Therapeutisch steht bei schweren Hypoglykämien die rasche intravenöse Gabe von Glukoselösung im Vordergrund, z.B. 100 ml Glukose 20 %. Therapie der zweiten Wahl ist die intramuskuläre Gabe von 1 mg Glukagon. Eine weitere akute Komplikation stellt das ► Coma diabeticum dar, Therapie siehe dort. Eine sehr seltene Komplikation ist die Laktatazidose bei Biguanidtherapie (Metformin). In nahezu allen beschriebenen Fällen einer Laktatazidose wurden die Kontraindikationen einer Biguanidtherapie nicht beachtet, insbesondere wurde das orale Antidiabetikum bei eingeschränkter Nierenfunktion verabreicht. Bei einem Creatininwert über 1,3 mg/dl sollte kein Biguanid verabreicht werden. Des weiteren muss zur Vermeidung dieser lebensgefährlichen Komplikationen (Letalität 50 %) eine Biguanidtherapie perioperativ und bei interventionellen Eingriffen/Kontrastmittelgaben, z.B. Angiographie, pausiert werden.

Diabetes mellitus, chronische Komplikationen

Synonyme

Diabetes mellitus, Folgeerkrankungen.

Englischer Begriff

Diabetes mellitus with chronic complications.

Definition

Chronische Komplikationen des Diabetes mellitus manifestieren sich u.a. an kleinen und großen Gefäßen und verursachen das Bild der diabetischen Nephropathie, Neuropathie, Retinopathie und des diabetischen Fußsyndroms sowie als klinische Manifestation der Makroangiopathie koronare Herzerkrankungen (KHK), periphere arterielle Verschlusskrankheit (pAVK) und cerebrovaskuläre Insuffizienz.

Grundlagen

Die chronischen Komplikationen des Diabetes mellitus lassen sich in diabetesunspezifische makro- und diabetesspezifische mikrovaskuläre Komplikationen unterteilen. Entsprechend den wesentlich betroffenen Zielorganen unterscheidet man letztere in die diabetische Nephropathie (siehe ▶ Diabetes mellitus, Nephropathie), Neuropathie (siehe ▶ Diabetes mellitus, Neuropathie), Retinopathie (siehe ▶ Retinopathie, diabetische) und in das multikausal, vor allem neuropathisch bedingte diabetische Fußsyndrom (mit der Spezialform diabetischer Charcot Fuß). Die kardiovaskuläre Morbidität und Letalität von Diabetikern ist 2–6 mal höher als in der Allgemeinbevölkerung (siehe ▶ Diabetes, Herzerkrankungen). Interessanterweise korreliert die Mikroalbuminurie mit den Koronarerkrankungen und ist somit ein wertvoller Indikator für eine KHK. Neben genetischen Faktoren ist die Hyperglykämie ein wesentlicher ursächlicher Faktor für die Entstehung der chronischen Komplikationen. Pathogenetisch diskutiert werden folgende Mechanismen: AGE-Moleküle, oxidativer Stress, PKC-Aktivierung, Polyol-Weg und Hormone bzw. Wachstumsfaktoren. Eine bessere Blutzuckereinstellung reduziert die Entstehung der chronischen Komplikationen.

Diabetes mellitus, Fettstoffwechselstörungen

▶ Fettstoffwechselstörungen, Diabetes mellitus

Diabetes mellitus, Folgeerkrankungen

▶ Diabetes mellitus, chronische Komplikationen

Diabetes mellitus, infolge genetischer Defekte

Englischer Begriff

Diabetes caused by genetic defects.

Definition

Seltene Formen des Diabetes mellitus als Folge erblicher Defekte der ß-Zellfunktion oder der Insulinsekretion.

Grundlagen

Genetische Defekte der β-Zellfunktion führen – entsprechend der ADA-Klassifikation – zu MODY 3 (Chromosom 12, HNF-1α-Defekt), MODY 2 (Chromosom 7, Glukokinase-Defekt), MODY 1 (Chromosom 20, HNF-4α-Defekt) und MIDD (maternally inherited diabetes and deafness; Punktmutation der mitochondrialen DNA). Sehr selten sind die genetischen Defekte der Insulinsekretion/-wirkung wie bei Insulinresistenz Typ A (nur ein Allel betreffende Mutation am Insulinrezeptor), Leprechaunismus (homozygote Mutation am Insulinrezeptor), Rabson-Mendenhall-Syndrom und lipoatrophischem Diabetes. Klinisch am wichtigsten, da am häufigsten (bis zu 2 % aller Diabetiker), sind die verschiedenen MODY Formen. Sie manifestieren sich vor dem 25. Lebensjahr, sind mindestens fünf Jahre nicht insulinpflichtig und zeigen keine Neigung zur Ketoazidose. Die Erkrankungen werden autosomal dominant vererbt. MODY 2 führt – häufig bereits im Kindesalter – zu einer milden, chronischen Hyperglykämie, die Blutzuckerspiegel sind im weiteren Verlauf der Erkrankung stabil. MODY 1 und MODY 3 weisen deutliche Insulinsekretionsdefizite auf und werden wie ein Typ-2-Diabetes behandelt; zunächst neben Diät mit oralen Antidiabetika, im weiteren Verlauf ist oft eine Insulintherapie notwendig. Äußerst selten sind die MODY-Formen MODY 4 (bisher weltweit drei Familien) und MODY 5.

Diabetes mellitus, insulinunabhängiger

▶ Diabetes mellitus, Typ 2

Diabetes mellitus, klinisch manifester

▶ Diabetes mellitus

Diabetes mellitus, latenter

▶ Prädiabetes

Diabetes mellitus, Nephropathie

Synonyme

Glomerulosklerose Kimmelstiel-Wilson.

Englischer Begriff

Diabetic nephropathy.

Definition

Mikroangiopathische Spätkomplikation des Diabetes mellitus mit gesteigerter Eiweißausscheidung, Hypertonie und progredientem Filtratverlust.

Symptome

Die diabetische Nephropathie verläuft in Stadien (Tab. 1 und 2). Entscheidend ist das rechtzeitige Erfassen einer Mikroalbuminurie (30–300 mg Albumin/24 h); in diesem Stadium ist der Patient noch asymptomatisch. Arterielle Hypertonie, Ödeme und weitere Zeichen der Niereninsuffizienz sind bereits Marker der späten Phasen einer diabetischen Nephropathie.

Diagnostik

Die Urin-Albumin-Ausscheidung (erster Morgenurin) und das Serum-Kreatinin müssen bei Diabetikern mindestens einmal jährlich kontrolliert werden (bei Typ-2-Diabetikern (T2D) ab Diagnosestellung, bei Typ-1-Diabetikern (T1D) ab 5 Jahre nach Diagnosestellung). Eine sorgfältige Erhebung des kardiovaskulären Status und aller entsprechenden Risikofaktoren hat zu erfolgen. Weiterhin ist bei Kreatininanstieg (Kreatinin-Clearance < 60 ml/min) ein sekundärer, renaler Hyperparathyreodismus (Kalzium, Phosphat, Parathormon) und eine renale Anämie abzuklären/auszuschließen.

Differenzialdiagnose

Hinweise auf eine nichtdiabetische Nierenerkrankung sind ein pathologisches Harnsediment (z.B. Erythrozyten, Leukozyten), ein rascher Anstieg der Proteinurie oder des Serum-Kreatinins und Diabetesdauer kleiner fünf Jahre bei Typ-1-Diabetikern. Eine begleitende diabetische Retinopathie untermauert die Diagnose diabetische Nephropathie (relativ enge Assoziation vor

Diabetes mellitus, Nephropathie, Tabelle 1 Stadien der diabetischen Nephropathie.

Stadium	Zeitverlauf (bei T1D)	Glomeruläre Filtrationsrate	Urin-/Blutbefund	Blutdruck*
I. Hyperfunktion	bei Diabetes-diagnose	erhöht	Albuminurie (reversibel)	meist in der Norm
II. Klinische Latenz	unterschiedlich	normal oder erhöht	normal	meist in der Norm
III. Beginnende Nephropathie	6–15 Jahre	normal oder erhöht	Mikroalbuminurie	Anstieg
IV. Klinisch manifeste Nephropathie	15–25 Jahre	Abnehmend (um ca. 10 ml/min/Jahr)	Makroalbuminurie Creatininanstieg	Hypertonie in 60–70 %
V. Niereninsuffizienz	15–30 Jahre	erniedrigt	Persistierende Proteinurie/Kreatinin erhöht	Hypertonie in 90–100 %

* Bei Typ-2-Diabetikern tritt die arterielle Hypertonie oft bereits in einem früheren Stadium auf.

Diabetes mellitus, Nephropathie, Tabelle 2 Stadien der diabetischen Nephropathie (Neu-Klassifikation) gemäß Leitlinien der Deutschen Diabetes-Gesellschaft.

Nieren-schädigung	Stadium/ Beschreibung	Albumin-ausscheidung (mg/l)	Kreatin-Clearance (ml/min)	Bemerkungen
mit normaler Nierenfunktion	Mikroalbuminurie Makroalbuminurie	20–200 > 200	> 90	– S-Kreatin im Normbereich – Blutdruck im Normbereich steigend oder Hypertonie – Dyslipidämie, raschere Progression von KHK, AVK, Retinopathie und Neuropathie
mit Nieren-insuffizienz	leichtgradig mässiggradig hochgradig terminal	> 200	60–89 30–59 15–29 < 15	S-Kreatin grenzwertig oder erhöht, Hypertonie, Dyslipidämie, Hypoglykämie-Neigung, rasche Progression von KHK, AVK, Retinopathie und Neuropathie. Anämie-Entwicklung, Störung des Knochenstoffwechsels

allen bei Patienten mit T1D; eine Retinopathie tritt aber insgesamt häufiger als eine Nephropathie auf).

Allgemeine Maßnahmen

Lebensmodifikation

Gewichtsnormalisierung, Vermeiden von Rauchen, strenge Blutzucker- und Blutdruckeinstellung sowie vermutlich die Therapie einer Dyslipidämie reduzieren das Risiko für die Entwicklung bzw. die Progression einer diabetischen Nephropa-

thie. All diese Maßnahmen erfordern eine hohe Compliance des Patienten.

Diät

Die tägliche Eiweißaufnahme soll 0,8 g/kg Körpergewicht betragen. Eine Salzrestriktion auf 6 g/Tag ist sinnvoll, da hierdurch ein positiver Effekt auf die arterielle Hypertonie und die linksventrikuläre Hypertrophie ausgeübt wird. Dyslipidämie erfordert eine fettmodifizierte Diät mit niedrigem Cholesteringehalt und hohem Anteil an ungesättigten Fettsäuren. Bei fortgeschrittener Niereninsuffizienz gelten bezüglich Flüssigkeitsaufnahme und Elektrolythaushalt die gleichen Vorschriften wie bei nichtdiabetischen Patienten; Malnutrition/Katabolismus ist zu vermeiden. Rauchen ist ein Risikofaktor für die Progression der Nephropathie.

Therapie

Dauertherapie

Die Therapie erfolgt stadiengerecht. Die wirksamste Prävention der diabetischen Nephropathie ist eine normnahe Blutzuckereinstellung (DCCT, UKPDS 33). Eine weitere zentrale Rolle spielt die antihypertensive Therapie (UKPDS 38): bei Patienten ohne Spätkomplikationen wird ein Ziel-Blutdruckwert von 130/85 (Prävention), bei Mikroalbuminurie von 125/75 mmHg und bei Proteinurie von 120/70 angestrebt (WHO/ISH Guidelines 1999). Bei bestätigter Mikroalbuminurie soll eine Therapie mit ACE-Hemmern bzw. Angiotensin-Rezeptorblockern initiiert werden (HOPE-Studie) (zusätzlich Hemmung der Progression bei Retinopathie und Senkung der kardiovaskulären Mortalität für ACE-Hemmer nachgewiesen). Bei fortgeschrittener Nephropathie ist meist eine Kombination mehrerer Antihypertensiva notwendig (zusätzlich Betablocker, Diuretika, langwirkende Kalzium-Antagonisten z.B. vom Diltiazem- oder Verapamil-Typ). Weitere Therapiemaßnahmen sind Nikotinverzicht, Thrombozyten-Aggregationshemmer (z.B. ASS 100 mg/Tag), LDL-Cholesterinsenkung auf < 100 mg/dl. Röntgenkontrastmittelgaben sind zu vermeiden, Harnwegsinfekte müssen konsequent antibiotisch therapiert werden. Bei nachlassender Kreatinin-Clearance soll die Diabetes-Therapie auf Insulin umgestellt werden; der Insulinbedarf sinkt im Verlauf. Bei terminal niereninsuffizienten Diabetikern muss die Dialyse frühzeitig, d.h. bei einer GFR von 15–20 ml/min eingeleitet werden. Die frühe Behandlung der renalen Anämie ist von Nutzen. Vor dem Einsatz von Erythropoietin ist ein Eisenmangel zu beheben.

Operativ/strahlentherapeutisch

Die kombinierte Nieren-Pankreas-Transplantation ist bei dialysepflichtigen Diabetikern eine Behandlungsoption, die der alleinigen Nierentransplantation vorzuziehen ist (zumindest bei Typ-1-Diabetikern). Auch eine portale Inselzelltransplantation wird mit Nierentransplantation kombiniert.

Nachsorge

Bei Beginn Stadium 1b (Makroalbuminurie) ist die Mitbetreuung durch einen Nephrologen notwendig.

Prognose

Etwa 20–30 % der Typ-1- und Typ-2-Diabetiker entwickeln eine Nephropathie. Mikroalbuminurie ist ein prädiktiver Marker für eine erhöhte Gesamt-Letalität, eine erhöhte kardiovaskuläre Mortalität und Morbidität sowie terminales Nierenversagen. Bei gleichzeitig bestehender diabetischer Retinopathie ist die Korrelation mit diesen Endpunkten noch ausgeprägter. Die kardiovaskuläre Mortalität ist bei Vorliegen einer Nephropathie drastisch gesteigert, die relative Sterblichkeit des Typ-1-Diabetikers mit Proteinurie ist um den Faktor 50–200 höher als bei Diabetikern ohne Proteinurie.

Literatur

1. Ritz E, Orth SR (1999) Nephropathy in patients with type 2 diabetes mellitus. Review. N Engl J Med 341:1127–33
2. Lewis EJ, Hunsicker LG, Clarke WR, Berl T, Pohl MA, Lewis JB, Ritz E, Atkins RC, Rohde R, Raz I; Collaborative Study Group (2001) Renoprotective effect of the angiotensin-receptor antagonist irbesartan in patients with nephropathy due to type 2 diabetes. N Engl J Med 345:851–60
3. Gde P, Vedel P, Larsen N, Jensen GVH, Parving HH, Pedersen O (2003) Multifactorial intervention and cardiovascular disease in patients with type 2 diabetes. N Engl J Med 348:383–393

Diabetes mellitus, Neuropathie

Englischer Begriff

Diabetic neuropathy.

Definition

Durch Diabetes mellitus bedingte Dysfunktion peripherer Nerven.

Symptome

Diabetes mellitus führt zu verschiedenen Formen der Neuropathie (Klassifikation siehe Tab. 1). Am häufigsten – bei knapp 30 % der Diabetiker (T2D > T1D) – finden sich die distal-symmetrischen Formen, dann folgen die oft asymptomatischen autonomen Neuropathien (ANP). Bei 30–50 % der Patienten mit peripherer Neuropathie liegt begleitend eine asymptomatische, kardiale Neuropathie vor. Distal-symmetrische Polyneuropathien imponieren v.a. durch sensible Störungen, motorische Defizite sind diskret.

Diagnostik

Entsprechend der Klinik ist nach Anamnese und Inspektion eine entsprechende Basis- bzw. Spezialdiagnostik notwendig.

Differenzialdiagnose

Die Symptome bei diabetischer Neuropathie sind nicht diabetes-spezifisch, d.h. gegebenenfalls müssen andere Ursachen von Neuropathien ausgeschlossen werden. Bei symmetrischer, vorwiegend sensibler PNP sind unter anderen folgende Differenzialdiagnosen zu bedenken: pAVK, Alkoholabusus, Hypothyreose, Niereninsuffizienz, Medikamente, Vitamin-B_{12}-Mangel, HIV, Neoplasie, Toxine, Restless legs Syndrom.

Allgemeine Maßnahmen

Lebensmodifikation

Die entscheidende und auch kausal wirkende Maßnahme bei diabetischer Neuropathie ist die Optimierung der Stoffwechsellage;

Diabetes mellitus, Neuropathie, Tabelle 1 Klassifikation der diabetischen Neuropathien.

Distal-symmetrische Polyneuropathien (vorwiegend sensibel)	– Sensible PNP – Schmerzhafte PNP – Sensomotorische PNP – Motorische PNP
Proximal-asymmetrische Polyneuropathien	– Diabetische Amyotrophie
Fokale und multifokale Neuropathien (vorwiegend motorisch)	– Hirnnerven – Periphere Nerven – Engpasssyndrome – Rumpfnerven
Trophische Neuropathien	– Vaso- und Sudomotorenstörung – Neuroarthropathie, Neuroosteopathie
Autonome Neuropathien	– Kardiovaskulär (CAN) – Respiratorisch – Gastrointestinal – Urogenital
Pathogenetische Sonderformen	– Therapie-induziert – Hypoglykämie-bedingt

dies gilt um so mehr, je kürzer der Diabetes bzw. die Neuropathie besteht. Die Behandlung aller weiteren Risikofaktoren ist sinnvoll. Gründliche Fußpflege.

Diät

Hier gelten die gleichen Regeln wie bei der Therapie des Diabetes mellitus Typ 1 oder Typ 2 ohne Vorliegen einer Neuropathie. Hypertonie, Fettstoffwechselstörungen, Alkoholabusus und Nikotinabusus sollten in des multimodale Therapiekonzept des Diabetes mellitus grundsätzlich eingebunden sein.

Therapie

Kausal

Die entscheidende und auch kausal wirkende Maßnahme bei diabetischer Neuropathie ist die Optimierung der Stoffwechsellage; dies gilt um so mehr, je kürzer der Diabetes bzw. die Neuropathie besteht. Zusätzliche Noxen sind zu vermeiden. Spontane Besse-

Diabetes mellitus, Neuropathie, Tabelle 2 Klinisch wichtige Manifestationen, zugeordnete Diagnostik und spezielle Therapie der autonomen diabetischen Neuropathie. Nach den Praxisleitlinien der Deutschen Diabetesgesellschaft DDG. (*Fortsetzung s. nächste Seite*)

Organmanifestation und Klinik	Untersuchungsmethoden	Therapie

Kardiovaskuläres System
 	
– Ruhetachykardie
– Reduzierte Herzfrequenzvariation
– Belastungsintoleranz
– perioperative Instabilität
– orthostatische Hypotonie
– verminderte bzw. fehlende Wahrnehmung von Myokardischämien
	Tests der Herzfrequenzvariation:
	– Expositions-/Inspirationsquotient unter tiefer Respiration
	– Max/Min- 30:15-Quotient-Valsalva-Quotient (Valsalva-Manöver)
	– Orthostase-Test, Kipptischtest
		Kardiovaskuläre Neuropathie:
		– Im allgemeinen keine spezielle Behandlung notwendig (wichtig: Diagnose und Therapie koronarer Herzkrankheit und Herzinsuffizienz)
		Orthostasesyndrom:
		– Allgemeine Maßnahmen
		  – liberalisierte Kochsalzzufuhr
		  – körperliches Training
		  – Kompressionsstrümpfe, Beachtung hypoton wirkender Pharmaka
		– evtl. Fludrokortison
		– Blutdrucksteigernd wirksame Medikamente mit kurzer Halbwertszeit (z.B. Midodrin)

Gastrointestinales System – diabetische Gastropathie (dyspeptische Symptome, postprandiale Hypoglykämie) – diabetische Cholezystopathie – diabetisches Diarrhoe – diabetische Obstipation (Hypomotilität des Kolons) – anorektale Dysfunktion (Stuhlinkontinenz)	– Magenentleerung (Szintigraphie, Sonographie) – gastrokolische Transitzeit (Röntgen, H₂-Exhalationstest, Szintigraphie) – ösophago-gastrointestinale Manometrie – Gallenblasenkontraktion (Sonographie)	**Gastroparese (Gastropathie):** – Pharmakotherapie: Metoclopramid, Domperidon, Erythromycin **Diarrhoe:** – Loperamid – Clonidin – Antibiotika (Doxicyclin, Ampicillin) – Andere Substanzen: Pankreasenzyme, Colestyramin, Psyllium-Samen, Kaolin und Pektin **Obstipation:** – reichlich Flüssigkeit, Ballaststoffe, Bewegung, evtl. Laktulose, Magnesiumsulfat, Natriumsulfat, motilitäts- und sekretionswirksame Laxantien (Bisacodyl, Antrachinone) – Versuch mit Prokinetika: Metaclorpramid, Domperidon **Stuhlinkontinez:** – Antidiarrhoika – Biofeedback-Techniken

Diabetes mellitus, Neuropathie, Tabelle 2 *(Fortsetzung)* *(Fortsetzung s. nächste Seite)*

Urogenitales System

- diabetische Zystopathie (Blasenentleerungsstörung)
- erektile Dysfunktion
- Sexualstörung der Frau

| |
- Maximales Nach-Morgen-Urinvolumen
- Sonographie
- urologische Funktionstests
- standardisierter Fragebogen zur sexuellen Gesundheit beim Mann (IIEF-5)

Diabetische Zystopathie:
- Selbstkatheterisation
- Parasympathikomimetika
- Diagnose und Therapie einer Prostatahyperplasie, konservative (z.B. Ballondilatation, Alpharezeptorenblocker) oder operative urologische Maßnahmen

Erektile Dysfunktion:
- Vermeidung medikamentöser Nebenwirkungen (bedingt durch Antihypertonika, Tranquilizer, Antidepressiva)
- 5-Phosphodiesterase-Hemmer (Sildenafil, Tadalafil, Vardenafil)
- Erektionshilfesysteme (Vakuumpumpe)
- Intraurethrale Applikation von Alprostadil (MUSE)
- Schwellkörper-Autoinjektionstherapie (SKAT)
- Schwellkörperimplantat

Neuroendokrines System (endokrine Dysfunktion)

- hypoglykämieassoziierte autonome Dysfunktion (Reduktion bzw. Fehlen der hormonellen Gegenregulation und Hypoglykämiewahrnehmung)
- verminderte Katecholaminsekretion im Stehen und unter körperlicher Belastung

- engmaschige Blutglukosekontrollen (insbesondere Selbstkontrollen) besonders auch nachts

- Vermeidung von symptomatischen und asymptomatischen (oftmals nächtlichen) Hypoglykämien

Sudomotorik und Vasomotorik

- Dyshidrose, Anhidrose („trockene Füße")
- gustatorisches Schwitzen

- Schweißtests

- fett- oder harnstoffhaltige Externa
- Vermeidung starker Hitzeexposition
- Prophylaxe bei identifizierter Ursache des Schwitzens (Nahrungsbestandteile)
- Anticholinergika, Clonidin (niedrige Dosis)

D

Diabetes mellitus, Neuropathie, Tabelle 2 (*Fortsetzung*)

Trophik

– neuropathisches Ulkus – Neuroosteopathie und Neuroosteoarthropathie (Charcot-Fuß) – Neuropathisches Ödem	– Fußinspektion – klinisch-neurologische und angiologische Untersuchung – Röntgen, gegebenenfalls CT bzw. NMR – Pedographie (zur Qualitätskontrolle orthopädie-schuhtechnischer Maßnahmen und optionell zur Testung der Druckbelastung unter der Fußsohlen) – klinische Untersuchung	– Fußpflege (Schulung) – Druckentlastung (z.B. Einlagen und Schuhversorgung) – Infektionsbekämpfung – lokale chirurgische Maßnahmen – konservative oder operative Therapie einer arteriellen Verschlußkrankheit – Saluretika

Pupillomotrisches System

– Miosis – gestörte Pupillenreflexe – verminderte Dunkeladaption	– klinische Untersuchung – Infrarotupupillometrie (Myadriasegeschwindigkeit, Latenzzeit des Pupillenreflexes)	– Saluretika – Hinweis für den Patienten auf verminderte Dunkeladaption und Gefährdung bei Nachtblindheit – Glaukomgefährdung (Kontrolle des Augendrucks)

Respiratorisches System

– zentrale Fehlregulation der Atmung mit herabgesetztem Atemantrieb gegenüber Hyperkapnie bzw. Hypoxämie – fragliche Schlafapnoe	– gegebenenfalls Schlaflabor

rung neuropathischer Symptome kommen vor.

Dauertherapie

Die symptomatische Therapie ist neben der Stoffwechseloptimierung und Behandlung aller begleitenden Risikofaktoren die zweite Säule der Behandlung. Therapiemöglichkeiten sind unter anderem trizyklische Antidepressiva und SSRI, Antikonvulsiva, Antiarrhythmika, Capsaicin, Opiate, Vitamine und physikalische Therapie. Insbesondere trizyklische Antidepressiva (Medikament der ersten Wahl bei chronisch-schmerzhafter Neuropathie) und Gabapentin verfügen über einen guten Wirkungs-/Nebenwirkungs-/Kosten-Quotienten. Bei chronisch schmerzhafter Neuropathie ist laut DDG-Leitlinien der Einsatz von α-Liponsäure – zunächst zwei Wochen intravenös und dann bei Erfolg Weiterführung der Therapie oral – gerechtfertigt (ALADIN-Studien). Dies ist unter Experten aber weiterhin umstritten. Die Neuropathie-Therapie sollte durch einen erfahrenen Diabetologen erfolgen. Dies gilt insbesondere auch für die autonomen Neuropathien (Übersicht in Tab. 1). Bei Orthostasesyndrom kann neben allgemeinen Maßnahmen (NaCl, körperliches Training etc.) Fludrokortison verabreicht werden. Bei Gastroparese Therapieversuch zunächst mit Metoclopramid oder Domperidon. Als neue Therapiemöglichkeit steht hier für ausgewählte Fälle der Einsatz eines Magenschrittmachers zur Verfügung. Bei autonomer Diarrhoe ist ein Therapieversuch mit synthetischen Opioiden (Loperamid), Clonidin und Antibiotika (z.B. Gyrasehemmer, Doxicyclin) sinnvoll. Bei diabetischer Zystopathie werden physikalische Maßnahmen, Parasympathomimetika und Selbstkatheterisierung eingesetzt. Bei erektiler Dysfunktion stehen verschiedene Therapieoptionen zur Verfügung, wobei durch die Phosphodiesteraseinhibitoren Erfolgsraten bis zu 65 % erreicht werden (strikte Beachtung der Kontraindikationen!).

Bewertung

Wirksamkeit

Die Wirksamkeit einer optimierten Blutzuckerkontrolle ist nachgewiesen – auch unter präventiven Aspekten.

Prognose

Neuropathien führen zu deutlichen Einschränkung der Lebensqualität. Bei pathologischen kardiovaskulären Funktionstests bei autonomer Neuropathie ist die Mortalität mindestens dreifach höher als bei Patienten ohne ANP. Wesentliche Langzeitkomplikation der PNP sind das diabetische Fußsyndrom und der diabetische Charcot Fuß.

Literatur

1. DCCT Research Group (1998) The effect of intensive diabetes therapy on measures of autonomic nervous system function in the diabetes control and complications trial. Diabetologia 41:416–23
2. Gde P, Vedel P, Larsen N, Jensen GVH, Parving HH, Pedersen O (2003) Multifactorial intervention and cardiovascular disease in patients with type 2 diabetes. N Engl J Med 348:383–393

Diabetes mellitus, potentieller

▶ Prädiabetes

Diabetes mellitus, Typ 1

Synonyme

Diabetes mellitus Typ I; juveniler Diabetes.

Englischer Begriff

Type 1 diabetes; type I diabetes; juvenile diabetes; juvenil-onset diabetes; insulin-dependent diabetes.

Definition

Organspezifische Autoimmunerkrankung mit progredienter Zerstörung der insulinproduzierenden Betazellen des Pankreas und daraus folgender chronischer Hyperglykämie.

Symptome

Die Manifestation des Typ-1-Diabetes (T1D) kann rasch – d.h. innerhalb von Tagen – verlaufen. Polyurie, Polydipsie, Nykturie und Gewichtsabnahme sind die wesentlichen Leitsymptome. Des weiteren können Müdigkeit, Leistungsschwäche, Konzentrationsstörungen, Infektanfälligkeit, Pruritus, transistorische Refraktionsanomalien, Übelkeit, Erbrechen, Pseudoperitonitis diabetica, Muskelkrämpfe und Bewusstseinsstörungen auftreten. Die Erstmanifestation kann auch zum ketoazidotischen Coma diabeticum führen.

Diagnostik

Bei klassischer Symptomatik und Anamnese ist die Diagnose bei pathologisch erhöhten Blutzuckerwerten einfach zu stellen. Ketonkörper im Urin dokumentieren den absoluten Insulinmangel. Eine Antikörperbestimmung (siehe ▶ Inselzellantikörper, ▶ Glutamatdekarboxylaseantikörper) ist bei klinisch eindeutigen Fällen nicht notwendig.

Differenzialdiagnose

Aus therapeutischen Gründen wichtig ist die Abgrenzung gegenüber anderen Diabetesformen, insbesondere gegenüber dem Diabetes mellitus Typ 2 und MODY Diabetes. Hinweise für einen Diabetes mellitus Typ 1 sind ein Manifestationsalter unter 25 Jahren, schlanker Körperbau, negative Familienanamnese (oder Verwandte mit Typ-1-Diabetes), rasche Entwicklung der klassischen Symptome, Gewichtsabnahme und Ketosenachweis. Zunehmend häufiger wird der LADA-Diabetes (late onset autoimmunity diabetes in the adult)

diagnostiziert. Diese Spätform des T1D zeichnet sich durch Manifestation nach dem 40. Lebensjahr, meist schlanken Körperbau, langsamere Krankheitsprogression und rascher – nach Monaten bis wenigen Jahren auftretender – Insulinpflichtigkeit aus (falls nach der Fehldiagnose Diabetes mellitus Typ 2 eine Therapie mit oralen Antidiabetika initiiert wurde). LADA Patienten sind in der Regel GADA-positiv. Bei der Abgrenzung des T1D gegenüber anderen Diabetesformen ist die Antikörperdiagnostik hilfreich. Vor dem 10. Lebensjahr wird eine Screeningdiagnostik mit IAA und GADA empfohlen, nach dem 10. Lebensjahr mit GADA. Bei pathologischen Blutzuckerwerten bestätigen positive Antikörpertiter die Diagnose T1D, ein negativer Antikörpernachweis schließt die Erkrankung T1D aber nicht zu 100 % aus. Bei Verdacht auf MODY Diabetes ist eine entsprechende genetische Untersuchung indiziert.

Allgemeine Maßnahmen

Lebensmodifikation

Eine lebenslange, selbstangepasste, intensivierte Insulintherapie mit täglich mehrmaligen Stoffwechselkontrollen mit dem Ziel einer normnahen Blutzuckereinstellung ist notwendig. Bezüglich der Therapieziele siehe auch ▶ Diabetes mellitus, Tab. 2.

Diät

Ernährungsempfehlungen für Patienten mit T1D unterscheiden sich nicht von denen für die zur Erhaltung der Gesundheit ausgesprochenen Empfehlungen für die Allgemeinbevölkerung. Der Energiegehalt sollte der Erhaltung des gewünschten Körpergewichtes (BMI zwischen $19-25\,\mathrm{kg/m^2}$) angepasst sein. Nährstoffrelation: 60–70 % Kohlenhydrate, 10–15 % Eiweiß, 10–25 % Fette (v.a. ungesättigte Fettsäuren). Alkohol ist in geringen Mengen (1–2 Gläser Wein oder äquivalente Alkoholmenge) möglich, allerdings muss dem Hypoglykämierisiko – Alkohol hemmt die Glukoneogenese in der

Leber – adäquat Rechnung getragen werden, z.B. durch eine langanhaltende Zusatz-BE. Eine Supplementierung von Vitaminen und Mineralstoffen ist in der Regel nicht notwendig. Speziallebensmittel für Diabetiker bieten ernährungsphysiologisch keine Vorteile, kalorienfreie Süßstoffe können eingesetzt werden. Nahrungs- und Insulinzufuhr müssen bei Patienten mit T1D optimal aufeinander abgestimmt sein. Wichtig ist, dass Patienten mit T1D im Rahmen der Schulung das Abschätzen des Kohlenhydratgehaltes von Nahrungsmitteln erlernen. Zur praktischen Vereinfachung weist man dabei ca. 12 g Kohlenhydraten eine Broteinheit (BE) zu. Abgestimmt auf die jeweilige BE-Menge spritzt der Patient dann – angepasst an seinen individuellen BE-Faktor – die entsprechende Menge kurzwirksames Insulin. Zahl und Zeitpunkt der Mahlzeiten ist variabel (funktionelle Insulintherapie). Der Patient muss stets sogenannte Notkohlenhydrate (z.B. Traubenzucker) bei sich tragen, um eine Hypoglykämie wirksam und schnell behandeln zu können.

Therapie

Kausal

Eine kausale Therapie steht derzeit – zumindest für den Großteil der 300.000 deutschen T1D Patienten – nicht zur Verfügung. Die intraportale Inselzelltransplantation als kausalorientierte Ersatztherapie wird in Deutschland lediglich in der Universitätsklinik Gießen durchgeführt (www.med.uni-giessen.de/itr). Behandelt werden u.a. Patienten mit schwer einstellbarem T1D, die rezidivierend an schweren Hypoglykämien leiden sowie Patienten mit vorausgegangener Nierentransplantation. Eine immunsuppressive Begleittherapie ist lebenslang notwendig und weist ihrerseits potentiell gravierende unerwünschte Wirkungen auf, so dass das Risiko/Nutzen-Verhältnis individuell jeweils genau geprüft wird. Auch trotz neuer Immunsuppressiva und wiederholter Inselzellgabe ist ein

Teil der behandelten Patienten langfristig weiterhin insulinpflichtig, die Stoffwechseleinstellung kann aber in der Regel sehr gut stabilisiert werden. Weitere kausale Therapieansätze, z.B. embryonale oder adulte Stammzelltherapie und präventive Strategien werden intensiv erforscht.

Akuttherapie

Siehe ► Coma diabeticum.

Dauertherapie

Strukturierte Schulung, diabetesgerechte Ernährung, Bewegung und Blutzuckerselbstkontrolle stellen die Basis der Therapie dar. Die intensivierte konventionelle Therapie (ICT) bzw. funktionelle Insulintherapie ist der konventionellen Therapie mit zweimaliger Gabe eines Mischinsulins überlegen (verminderte Rate von Spätkomplikationen; DCCT-Studie) und stellt heute die Standardtherapie des T1D dar. Die ICT wird nach dem Basis-Bolus Prinzip durchgeführt, d.h. der basale Insulinbedarf wird mit langwirksamem Insulin abgedeckt, die bei den Mahlzeiten zu sich genommenen Kohlenhydrate werden unabhängig davon mit kurzwirksamem Insulin abgedeckt. Der Insulinbedarf liegt bei Patienten mit T1D bei ca. 0,5–0,8 IE pro kg/KG. Das quantitative Verhältnis Basis zu Bolus Insulin sollte bei ca. 40:60 liegen. Der prandiale Insulinbedarf pro BE (BE-Faktor) ist in der Regel morgens am größten und mittags am geringsten. Zielwerte der Stoffwechseleinstellung sind Blutzuckerwerte zwischen 80–120 mg/dl vor der Mahlzeiten, 100–140 mg/dl vor der Nachtruhe sowie ein normnaher HbA1c. Während der Schwangerschaft gelten niedrigere Zielbereiche, siehe ► Diabetes, Schwangerschaft. Als kurz-wirksames Insulin werden Normalinsulin oder Insulinanaloga verwendet. Normalinsulin (z.B. Insuman Rapid, Actrapid, Huminsulin Normal) hat seinen Wirkbeginn nach 30 Minuten, den Wirkgipfel nach 1,5–2 Stunden und eine Wirkdauer von 4–6 Stunden; ein Spritz-Eß-Abstand (SEA)

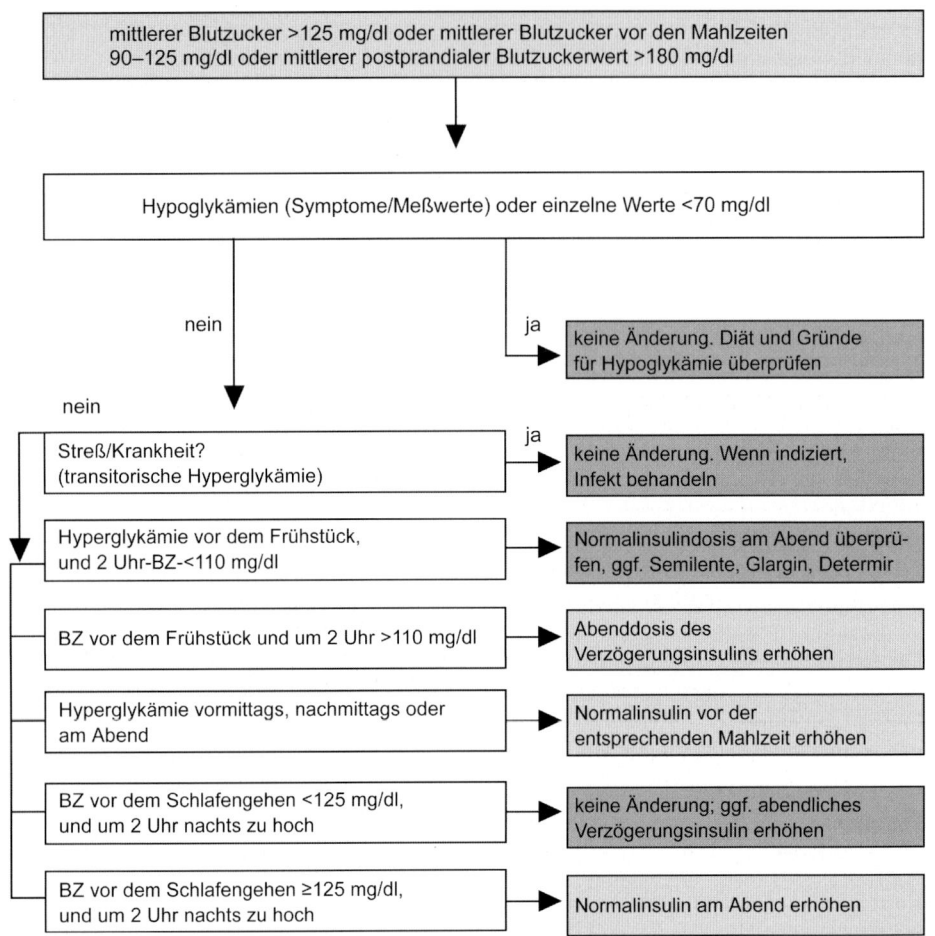

Diabetes mellitus, Typ 1, Abb. 1   Algorithmus zum Vorgehen bei zu hohen Blutzuckerwerten (vereinfacht nach: European Diabetes Policy Group 1998).

von ca. 15 Minuten sowie eine Zwischenmahlzeit müssen in der Regel eingehalten werden. Kurzwirksame Insulinanaloga (z.B. Humalog, NovoRapid, Apidra) sind in der Aminosäuresequenz gegenüber dem Normalinsulin geringfügig verändert, die subkutane Hexamerbildung wird verhindert und die Resorption aus dem subkutanen Fettgewebe dadurch beschleunigt. Kurzwirksame Insulinanaloga haben ihren Wirkbeginn nach 15 Minuten, den Wirkgipfel nach 1 Stunde und eine Wirkdauer von 2–3 Stunden. Ein SEA muss nicht eingehalten werden (gegebenenfalls auch Gabe nach dem Essen möglich), eine gewünschte Zwischenmahlzeit später als zwei Stunden nach Insulingabe muss erneut mit dem Insulinanalogon abgedeckt werden. Die Entscheidung, ob Normalinsulin oder kurzwirksame Insulinanaloga verwendet werden, hängt v.a. von den individuellen Bedürfnissen des Patienten ab. Auch bei den Basalinsulinen stehen neben den konventionellen Verzögerungsinsulinen gentechnisch veränderte Insulinanaloga zur Verfügung. NPH-Insuline (z.B. Insuman Basal, Protaphan,

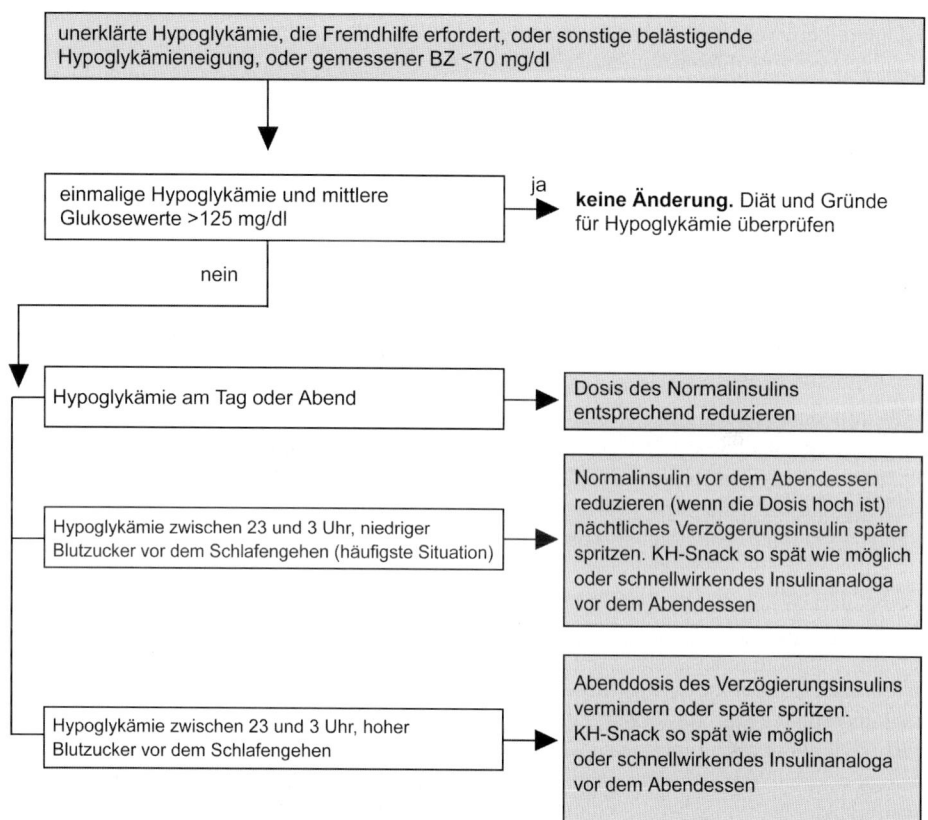

Diabetes mellitus, Typ 1, Abb. 2 Algorithmus zum Vorgehen bei Hypoglykämien (vereinfacht nach: European Diabetes Policy Group 1998).

Huminsulin Basal) haben ihren Wirkbeginn nach ca. 2 Stunden, das Wirkmaximum nach 4–6 Stunden und eine Wirkdauer von 8–12 Stunden. In der Regel müssen sie zumindest zweimal täglich, z.B. morgens und spät abends oder mittags und spät abends, verabreicht werden. Das langwirksame Insulinanalogon Glargin (Lantus) hat seinen Wirkbeginn nach ca. 3 Stunden, ein ausgeprägtes Wirkmaximum ist nicht erkennbar und hat eine Wirkdauer von bis zu 30 Stunden. Vorteil dieses Insulins ist unter anderem, dass oftmals mit einer einmaligen Insulininjektion der Basisbedarf für einen Tag abgedeckt werden kann. Ein weiteres langwirksames Insulinanalogon, Insulin Detemir (Levemir), ist seit Ende 2004 erhältlich.

Es muß zweimal täglich verabreicht werden und zeichnet sich durch eine besonders geringe intraindividuelle Variabilität aus. Bei ausgeprägtem Dawn-Phänomen kann ein Therapieversuch mit amorphem Zinkinsulin (Novo Semilente, einem Schweineinsulin) unternommen werden. Eine Alternative zur ICT stellt die Behandlung mit der Insulinpumpe (kontinuierliche subkutane Insulininfusion, CSII) dar. Zum Vorgehen bei zu hohen Blutzuckerwerten bzw. Hypoglykämien siehe Algorithmus in Abb. 1 und 2.

Operativ/strahlentherapeutisch

Siehe kausale Therapie. Pankreastransplantationen werden in der Regel nur bei Typ-

1-Diabetikern vorgenommen, die simultan eine Nierentransplantation erhalten. Die kombinierte Insel-Niere-Transplantation ist weniger komplikationsträchtig, aber nicht so erfolgreich wie die kombinierte Organtransplantation.

Bewertung

Wirksamkeit

Die Ergebnisse der DCCT-Studie belegen, dass durch eine ICT/CSII im Vergleich zur konventionellen Insulintherapie CT innerhalb von durchschnittlich 6,5 Jahren eine ca. 50 %ige Reduktion der diabetischen Spätkomplikationen Retino-, Nephro- und Neuropathie zu erreichen ist. Allerdings steigt auch die Rate der Hypoglykämien unter diesem Therapieregime um den Faktor drei an.

Verträglichkeit

Wichtigste Komplikation der (intensivierten) Insulintherapie sind Hypoglykämien und des weiteren Lipodystrophien bei mangelndem Wechsel der Insulininjektionsstelle. Insulin-bedingte Ödeme sind gelegentlich bei Therapiebeginn zu beobachten, dieses Phänomen ist aber zeitlich auf maximal einige Wochen begrenzt.

Prognose

Die Mortalitätsrate ist bei T1D mindestens 5fach erhöht. 20–30 % der Patienten mit T1D entwickeln eine diabetische Nephropathie. Nach Manifestation der Nephropathie beträgt – nach Daten der 80er Jahre – die Überlebensprognose 14 Jahre. Die Prognose wird durch die Qualität der Stoffwechseleinstellung entscheidend beeinflusst, die Lebenserwartung konnte durch Fortschritte in der Therapie deutlich gebessert werden.

Literatur

1. Aktinson MA, Eisenbarth GS (2001) Type 1 diabetes: new perspectives on disease pathogenesis and treatment. Lancet 358:221–29
2. The Diabetes Control and Complication Trial Research Group (1993) The effect of intensive treatment of diabetes on the development and progression of long-term complications in insulin-dependent diabetes mellitus. N Engl J Med 329:977–86
3. The Diabetes Control and Complication Trial Research Group (1996) Lifetime benefits and costs of intensive therapy as practised in the diabetes control and complication trial. JAMA 276:1409–15

Diabetes mellitus, Typ 2

Synonyme

Diabetes mellitus Typ II.

Englischer Begriff

Type 2 diabetes; type II diabetes; adult-onset diabetes; maturity-onset diabetes; non-insulin-dependent diabetes.

Definition

Durch eine verminderte periphere Insulinwirkung (Insulinresistenz) und eine gestörte Insulinsekretion bedingte chronische Hyperglykämie.

Symptome

Die Entstehung des Typ-2-Diabetes (T2D) kann langsam, über Monate bis Jahre verlaufen. Die Patienten sind oft adipös und zeigen weitere Elemente des metabolischen Syndroms. Polyurie, Polydipsie und Nykturie sind die wesentlichen Leitsymptome. Des weiteren können Müdigkeit, Leistungsschwäche, Konzentrationsstörungen, Infektanfälligkeit, Pruritus, transistorische Refraktionsanomalien, Muskelkrämpfe und Bewusstseinstörungen auftreten. Die Erstmanifestation kann auch zum hyperosmolaren Coma diabeticum führen. Oft sind die Patienten aber symptomarm oder -los, sodass die Diagnose zu spät oder nicht gestellt wird. Zu beachten ist weiterhin, dass T2D nicht nur zahlenmäßig zunimmt, sondern dass das Manifestationsalter zum Teil deutlich absinkt. So steigt der Anteil von Kindern und Jugendlichen mit T2D kontinuierlich an.

Diagnostik

Bei klassischer Symptomatik und Anamnese ist die Diagnose bei pathologisch erhöhten Blutzuckerwerten einfach zu stellen. Oft besteht eine positive Familienanamnese hinsichtlich T2D; andere pathologische Charakteristika aus dem Kreis des metabolischen Syndroms unterstützen die Diagnoseklassifizierung (z.B. Hyperlipidämie). C-Peptid Messungen unterliegen vielen Einflussfaktoren und sind in der Regel nicht notwendig.

Differenzialdiagnose

Aus therapeutischen Gründen wichtig ist die Abgrenzung gegenüber anderen Diabetesformen, insbesondere gegenüber dem Diabetes mellitus Typ 1 und MODY Diabetes. Hinweise für einen Typ-2-Diabetes sind ein Manifestationsalter über 40 Jahre, adipöser Körperbau, positive Familienanamnese, langsame Entwicklung der klassischen Symptome und negativer Ketosenachweis. Wichtig ist die Abgrenzung gegenüber dem LADA-Diabetes (late onset autoimmunity diabetes in the adult), einer Spätform des Diabetes mellitus Typ 1. Die Klärung dieser differenzialdiagnostischen Frage gelingt mit Hilfe der Antikörperdiagnostik. LADA Patienten sind in der Regel GADA-positiv. Bei Verdacht auf MODY Diabetes ist eine entsprechende genetische Untersuchung indiziert.

Allgemeine Maßnahmen

Lebensmodifikation

Für eine erfolgreiche Therapie des T2D ist eine Modifikation der Lebensgewohnheiten entscheidend. Ernährungsumstellung, Gewichtsabnahme und gesteigerte Bewegung sind zentrale Elemente der Therapie:

- individuelle Schulung über gesunde Ernährung
- Ernährungstherapie

- bei Übergewicht Reduktionsdiät
- reduzierte Fettzufuhr, besonders der gesättigten Fettsäuren
- ballaststoffreiche Kost

- körperliche Aktivität, individueller Sport-Plan
- Reduktion des Alkoholkonsums (Kalorien), Nikotinverzicht
- Zu Unterstützung dieser Maßnahmen ist eine strukturierte Schulung essentiell.

Große Studien haben eindeutig den positiven Effekt dieser Interventionen, auch zur Prävention des manifesten T2D, nachgewiesen. Die sogenannten „Life-Style" Maßnahmen sind den oralen Antidiabetika (OAD) im Ausmaß der HbA1c-Senkung überlegen (anfängliche Senkung des HbA1c um 2 % in der UKPDS-Studie durch nichtmedikamentöse Maßnahmen!). Die Schulung des Patienten mit T2D stellt die Basis jeglicher Therapie dar. Bezüglich der Therapieziele siehe auch ► Diabetes mellitus, dort Tab. 2.

Diät

Für übergewichtige Patienten mit T2D ist eine energiebegrenzte, fettarme Kost mit dem Ziel der langfristigen Gewichtsabnahme primäres und zentrales Element der Therapie. Bereits eine Gewichtsabnahme von 5–7 kg bringt dem Patienten eindeutig Vorteile. Ernährungsempfehlungen für Patienten mit T2D unterscheiden sich im Prinzip aber nicht von denen für die zur Erhaltung der Gesundheit ausgesprochenen Empfehlungen für die Allgemeinbevölkerung. Der Energiegehalt sollte der Erhaltung bzw. dem Erreichen des gewünschten Körpergewichtes (BMI zwischen 19–25 kg/m^2) angepasst sein. Nährstoffrelation: 60–70 % Kohlenhydrate, 10–15 % Eiweiß, 10–20 % Fette (v.a. ungesättigte Fettsäuren). Alkohol ist in geringen Mengen (1–2 Gläser Wein oder äquivalente Alkoholmenge) möglich, allerdings muss dem Hypoglykämierisiko – Alkohol hemmt die Glukoneogenese in der Leber – adäquat Rechnung getragen wer-

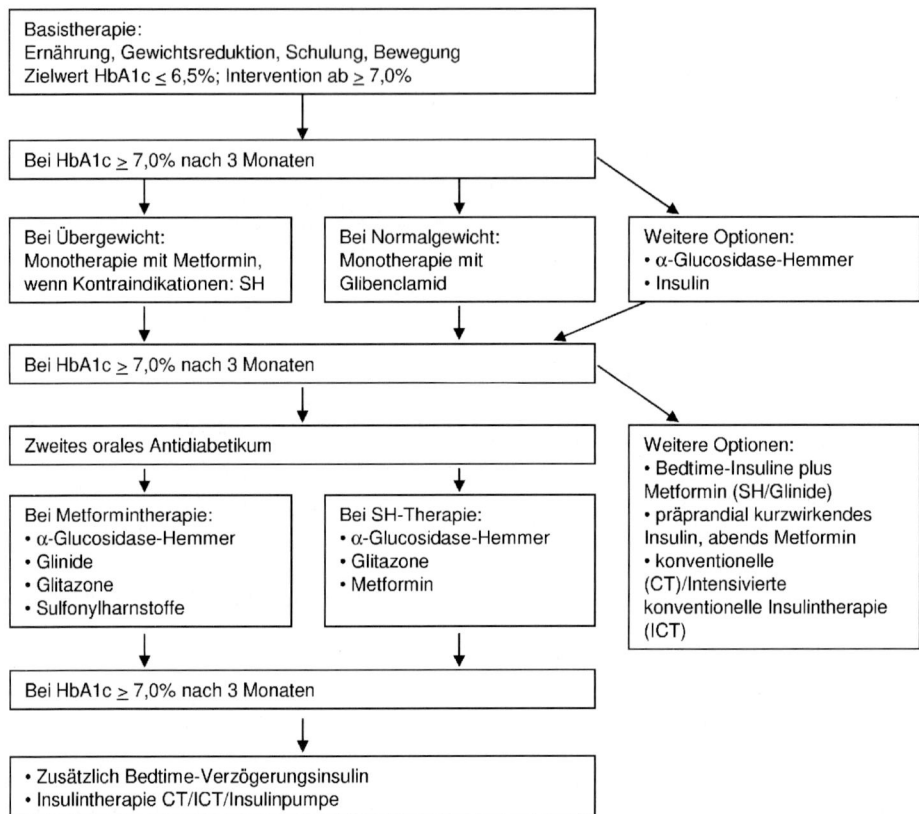

Diabetes mellitus, Typ 2, Abb. 1   Stufenplan der Therapie des Typ-2-Diabetes (nach den Praxisleitlinien der Deutschen Diabetesgesellschaft DDG, 2002).

den, z.B. durch eine langanhaltende Zusatz-BE (Alkohol ist aber kalorienreich, deswegen bei Ziel Gewichtsabnahme möglichst meiden). Eine Supplementierung von Vitaminen und Mineralstoffen ist in der Regel nicht notwendig. Speziallebensmittel für Diabetiker bieten ernährungsphysiologisch keine Vorteile, kalorienfreie Süßstoffe können eingesetzt werden. Nahrung und medikamentöse Therapie müssen bei Patienten mit T2D aufeinander abgestimmt sein.

Therapie

Kausal

T2D ist eine Kombination von vererbter und erworbener Insulinresistenz und In-

sulinsekretionsstörung. Übergewicht z.B. erhöht die Insulinresistenz, eine Gewichtsabnahme stellt somit einen kausalen Therapieansatz bei T2D dar.

Akuttherapie

Siehe ▶ Coma diabeticum.

Dauertherapie

Die Therapie des T2D erfolgt in Stufen analog den Leitlinien in Abb. 1. Strukturierte Schulung, diabetesgerechte Ernährung, Gewichtsabnahme und Bewegung stellen die unabdingbare Basis der Therapie dar. Diese Maßnahmen sind sehr effizient; in der UKPDS-Studie wurde hierdurch eine HbA1c Senkung von 2 % erreicht. Wird

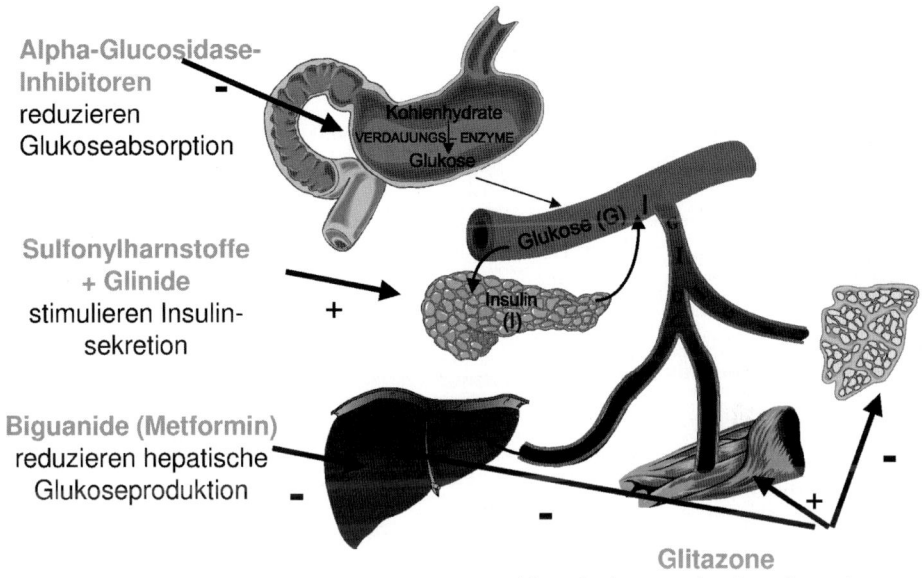

Alpha-Glucosidase-Inhibitoren reduzieren Glukoseabsorption

Sulfonylharnstoffe + Glinide stimulieren Insulinsekretion

Biguanide (Metformin) reduzieren hepatische Glukoseproduktion

Glitazone Verminderung der Insulinresistenz

Diabetes mellitus, Typ 2, Abb. 2 Behandlungsmöglichkeiten des Typ-2-Diabetes mit oralen Antidiabetika.

mit Hilfe dieser Maßnahmen kein HbA1c Wert unter 7,0 % erreicht, ist eine individualisierte medikamentöse Therapie nötig. Bei Übergewicht sind Substanzen, die das Gewicht weiter erhöhen, nicht empfehlenswert. Eine frühe Kombination von zwei verschiedenen OAD ist oft sinnvoll, ebenso gegebenenfalls die Kombination Metformin plus Insulin. Sollte der Ziel-HbA1c nicht erreicht werden, ist nach spätestens drei Monaten eine Therapieanpassung vorzunehmen. Die Wirkungsweise der verschiedenen OAD ist vereinfacht in Abb. 2, ihre initiale therapeutische Effizienz in Tab. 1 dargestellt.

Die Charakteristika der wichtigsten OAD-Gruppen finden sich unten. Werden die metabolischen Therapieziele mit Basistherapie und OAD nicht erreicht (Sekundärversagen), muss eine Insulintherapie solitär oder in Kombination mit OAD initiiert werden. Zwingende Gründe für eine Insulinierung sind perioperative Diabeteseinstellung, akute Stoffwechselentgleisungen, Ketonurie (außer Hungerketonurie) und akuter

Myokardinfarkt bei Diabetes. Verschiedene Insulinschemata sind möglich: mit Basal-Insulin zur Nacht unterstützte OAD-Therapie (BOT), konventionelle Insulintherapie (CT), prandiale Insulintherapie und intensivierte Insulintherapie (ICT, siehe ▶ Diabetes mellitus, Typ 1). Essentiell ist neben der Diabetestherapie die effiziente Therapie aller begleitenden Erkrankungen des metabolischen Syndroms, z.B. Hyperlipidämie und Hypertonie (Steno-2 Studie).

Diabetes mellitus, Typ 2, Tabelle 1 Initiale Effizienz der medikamentösen Behandlungsoptionen bei Patienten mit Typ-2-Diabetes

Wirkstoffgruppe	Durchschnittliche HbA$_{1c}$ (%)-Senkung
α-Glukosidase Inhibitoren	0,5–1,0
Biguanide	1,0–1,5
Glitazone	0,5–1,5
Sulfonylharnstoffe	1,0–1,5
Glinide	1,0–1,5
Insulin	1,0–2,0

Charakteristika von Metformin

Wirkweise:

- Hauptwirkung: hemmt die hepatische Glukoseproduktion
- steigert die Sensitivität von peripherem Gewebe gegenüber Insulin
- steigert die periphere Glukoseaufnahme
- vermindert die Glukoseabsorption aus dem Darm
- steigert *nicht* die Insulinsekretion
- keine Hypoglykämie
- führt zu Gewichtsreduktion.

Indikation:

- Übergewichtige Typ-2-Diabetiker, die durch alleinige nicht-medikamentöse Behandlung insuffizient eingestellt sind
- kann in Kombination mit anderen oralen Antidiabetika und mit Insulin eingesetzt werden.

Dosierung:

- Beginn mit 500 mg ein- bis zweimal/Tag. Maximale Wirkstärke bei 2000 mg /Tag.

Nebenwirkungen:

- Gastrointestinal: Bauchschmerzen, Völlegefühl, Durchfälle (zu Beginn häufiger als im weiteren Verlauf der Behandlung)
- megaloblastäre Anämie (Vitamin-B_{12}-Mangelabsorption)
- Laktatazidose (tritt bei Beachtung der Kontraindikationen so gut wie nie auf).

Kontraindikationen:

- verminderte Nierenfunktion
- verminderte Leberfunktion
- Alkoholabhängigkeit
- Zustände, die eine Gewebe-Hypoxie fördern: z.B. dekomp. koronare Herzerkrankung oder Herzinsuffizienz
- Schwangerschaft
- Typ-1-Diabetes, Ketoazidose.

Gesicherte Effekte (bei Patienten mit Typ-2-Diabetes und Adipositas):

- reduziert die Sterblichkeit
- reduziert das Risiko eines Schlaganfalles
- reduziert das Risiko eines tödlichen Herzinfarkts

Metformin ist deshalb das *Medikament der 1. Wahl* bei adipösen Typ-2-Diabetikern.

Charakteristika der Sulfonylharnstoffe

Wirkweise:

- Über eine Bindung an Sulfonylharnstoffrezeptoren der pankreatischen β-Zelle kommt es zu einer Stimulation der Insulinsekretion
- Diskutiert wird beim Glimepirid (Amaryl) zusätzlich eine extrapankreatische Wirkung
- Kombination mit anderen OADs möglich – z.B. Glitazonen.

Indikation:

- Erfolglose nicht-medikamentöse Intervention bei normalgewichtigen Typ-2-Diabetikern
- diätetisch einstellbarer Diabetes unter interkurrenten Belastungen (Infekte, kleine Operationen)

Dosierung:

- 2. Generation, z.B. Glibenclamid 1,75–10,5 mg/Tag
- 3. Generation, z.B. Glimepirid 1–6 mg/Tag.

Nebenwirkungen:

- selten: gastrointestinale Störungen (Völlegefühl, Übelkeit)
- selten: Störungen der Hämatopoese, Leukopenie, Thrombozytopenie
- allergische Reaktionen.

Kontraindikationen:

- Typ-1-Diabetes, Gestationsdiabetes
- Verschlechterung der Stoffwechsellage mit Ketoazidose
- *Niereninsuffizienz* (Ausnahme: Gliquidon), Ausscheidung meist über die Niere: bei älteren Patienten Eliminationshalbwertszeit erhöht!
  - Auch heutzutage wird eine Niereninsuffizienz häufig nicht beachtet:

Niereninsuffizienz bei 21% der Patienten mit schweren Hypoglykämien bei 80% der letalen Verläufe!

- Leberinsuffizienz
- Kreuzallergien mit Sulfonamiden
- bei größeren Infekten und Operationen
- Schwangerschaft und Stillzeit.

Charakteristika der α-Glukosidase-hemmer

Wirkweise:
Siehe Abb. 3.

Anwendungshinweise:

- Die α-Glukosidaseinhibitoren müssen zusammen mit der Mahlzeit eingenommen werden
- Keine Wirkung bei reiner Glukose (Traubenzucker!), Milch, Joghurt, Kornsirup, Honig, Obst
- Die Kohlenhydrate werden unter der Therapie mit α-Glukosidase-Inhibitoren vermehrt im distalen Ileum und Kolon absorbiert (deshalb auch die häufigen Nebenwirkungen)
- Wirkung ist ähnlich einer ballaststoffreichen Diät.

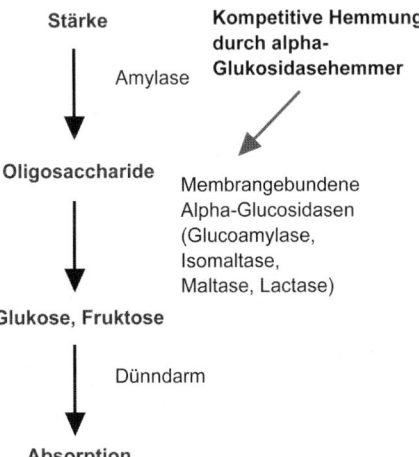

Diabetes mellitus, Typ 2, Abb. 3 Wirkweise der α-Glukosidasehemmer.

Indikation:

- Typ-2-Diabetes, vor allem bei postprandialer Hyperglykämie.

Dosierung:

- Acarbose und Miglitol: Anfangsdosis 1 × 50 mg/Tag, Steigerung bis auf maximal 3 × 100 mg.

Nebenwirkungen:

- häufig: Blähungen, Durchfall, Bauchschmerzen (bei langsamem Beginn mit niedrigeren Dosen (25 mg) deutlich weniger Nebenwirkungen).

Kontraindikationen:

- Patienten < 18 Jahre
- Schwangerschaft, Stillzeit
- Chronische Darmerkrankungen
- Schwere Niereninsuffizienz.

Charakteristika der Glinide

Wirkweise:

Glinide binden an den Sulfonylharnstoffrezeptor; bezüglich des insulinotropen Effektes siehe Abb. 4.

Anwendungshinweise:

Repaglinid – Benzoesäurederivat; zugelassen als Monotherapie und in Kombination mit Metformin
Nateglinid – D-Phenylalaninderivat, zugelassen nur in Kombination mit Metformin.

Indikation:

- Typ-2-Diabetes, vor allem bei postprandialer Hyperglykämie.

Dosierung:

- Repaglinid (Novonorm): Beginn mit jeweils 0,5 mg zu den Mahlzeiten, Steigerung bis 3 × 2 mg/Tag
- Nateglinid (Starlix): Beginn mit jeweils 60 mg zu den Mahlzeiten, Steigerung bis 3 × 120 mg/Tag.

Nebenwirkungen:

- selten Hypoglykämie

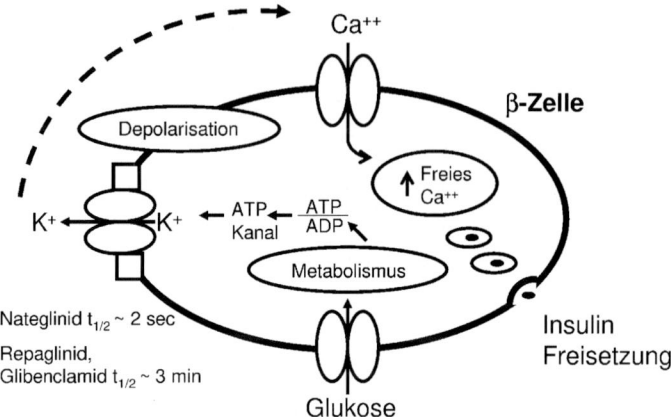

Diabetes mellitus, Typ 2, Abb. 4 Insulinotrope Wirkweise der Glinide an der β-Zelle.

- gastrointestinal: Übelkeit, Erbrechen, Diarrhoe
- allergische Reaktionen.

Kontraindikationen:

- Typ-1-Diabetes, diabetische Ketoazidose
- Niereninsuffizienz: Nateglinid, (Repaglinid bei Creatinin-Clearance von > 30 ml/min möglich)
- Leberinsuffizienz
- Schwangerschaft, Stillzeit.

Charakteristika der Glitazone (Insulinsensitizer)

Wirkweise:

Verminderung der Insulinresistenz in Fettgewebe, Skelettmuskulatur und Leber (siehe Abb. 5)

Anwendungshinweise/Indikation:

- Kombination mit Metformin bei übergewichtigen Patienten
- Kombination mit Sulfonylharnstoffen oder Monotherapie bei Patienten mit Metformin-Unverträglichkeit oder Metformin-Kontraindikationen.

Dosierung:

- Anfangsdosis: 1 × 4 mg täglich (Rosiglitazon, Avandia) oder 1 × 15 mg täglich (Pioglitazon, Actos)
- Falls nötig, Dosis-Steigerung auf 1 × 8 mg bzw. 1 × 30 mg.

Nebenwirkungen:

- Gewichtzunahme
- Ödeme

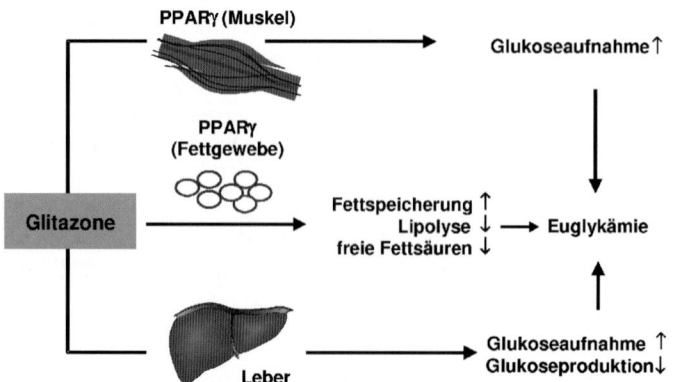

Diabetes mellitus, Typ 2, Abb. 5 Glitazone reduzieren die Insulinresistenz an verschiedenen Zielgeweben.

- Cephalgien
- Transaminasen-Erhöhung.

Kontraindikationen:

- Herzinsuffizienz (NYHA I–IV)
- Leberinsuffizienz
- Kombination mit Insulin (in Deutschland nicht zugelassen)
- Schwangerschaft und Stillzeit
- Überempfindlichkeit gegen den Inhaltsstoff
- Schwere Niereninsuffizienz.

Bewertung

Wirksamkeit

Siehe oben.

Pharmakoökonomie

Die jährlichen GKV-Kosten für einen Patienten mit T2D ohne Komplikationen belaufen sich auf ca. 3400 Euro/Patient und 8160 Euro bei Patienten mit Komplikationen (CODE-2-Studie).

Prognose

Die Mortalitätsrate ist bei T2D deutlich erhöht. Die Prognose wird durch die Qualität der Stoffwechseleinstellung entscheidend beeinflusst, die Lebenserwartung konnte durch Fortschritte in der Therapie gebessert werden. Erkranken Diabetiker an einer KHK, pAVK oder zerebrovaskulären Insuffizienz, so haben sie eine ungünstigere Prognose als Nichtdiabetiker.

Literatur

1. Nationale Versorgungsleitlinie Diabetes mellitus Typ 2 (2002)   http://www.leitlinien.de/versorgungsleitlinien/index/diabetes/pdf/nvldiabetes
2. UK Prospective Diabetes Study (UKPDS) Group (1998) Effect of intensive blood-glucose control with metformin on complications in overweight patients with type 2 diabetes (UKPDS 34). Lancet 352:854–65
3. Gde P, Vedel P, Larsen N, Jensen GVH, Parving HH, Pedersen O (2003) Multifactorial Intervention and Cardiovascular Disease in Patients with Type 2 Diabetes. N Engl J Med 348:383–393

Diabetes salinus renalis

▶ Salzverlustsyndrom
▶ Salzverlustsyndrom, renales

D

Diabetes, Schwangerschaft

Synonyme

Schwangerschaftsdiabetes.

Englischer Begriff

Pregnancy diabetes.

Definition

Unter Schwangerschaftsdiabetes versteht man eine Schwangerschaft bei vorbestehendem Diabetes.

Diagnostik

Wichtig ist zu wissen, an welcher Form des Diabetes mellitus die Schwangere leidet. Zumeist handelt es sich um einen Typ-1-Diabetes, aber bedingt durch die Zunahme und das frühere Manifestationsalter des Typ-2-Diabetes nimmt die Zahl der Patientinnen mit Typ-2-Diabetes und Schwangerschaft deutlich zu. Auch ein vorbestehender MODY-Diabetes muss differenzialdiagnostisch bedacht werden. Bei Unklarheiten über den Diabetestyp sollte die Abklärung diesbezüglich aber bereits vor dem Eintritt der Schwangerschaft erfolgen, z.B. mit einem Antikörperscreening (GADA, gegebenenfalls ergänzt durch IAA und IA2A) und/oder einer genetischen Untersuchung (MODY).

Differenzialdiagnose

Zu unterscheiden vom Schwangerschaftsdiabetes ist der Gestationsdiabetes, jene Form des Diabetes, die erstmals in der Schwangerschaft diagnostiziert wird.

Allgemeine Maßnahmen

Lebensmodifikation

Entscheidend für eine optimale Therapie des Schwangerschaftsdiabetes ist eine gut geschulte Patientin, die die Ernährungs- und Therapieempfehlungen und die vorgeschriebenen Stoffwechselkontrollen einhält. In der Regel ist die Compliance der Patientinnen extrem hoch, da sie wissen, dass die durchgeführten Maßnahmen der Gesundheit des Kindes zu Gute kommen. Wichtig ist, bereits vor Eintritt der Schwangerschaft eine optimale Stoffwechseleinstellung zu realisieren; dies senkt die kindliche Mißbildungsrate. Typ-2-Diabetikerinnen sollten drei Monate vor geplanter Schwangerschaft auf Humaninsulin umgestellt werden. Orale Antidiabetika, auch Sulfonylharnstoffe, sind in den deutschsprachigen Ländern während der Schwangerschaft kontraindiziert, werden aber in anderen Ländern, z.B. Mexiko, oft benutzt. Die medikamentöse Therapie erfolgt mit Humaninsulin, Insulinanaloga sollten derzeit (noch) nicht verwendet werden.

Diät

Die Nahrung soll eiweißreich (bis 2 g/kg KG) und fettarm (bis 1 g/kg KG) sein und kann 150–200 g Kohlenhydrate pro Tag enthalten. In den ersten sechs Monaten der Schwangerschaft soll das Gewicht nicht mehr als ein Kilogramm pro Monat, ab dem sechsten Monat bis zu 1,5 kg pro Monat zunehmen. Wie auch bei nichtschwangeren Diabetikern sollen schnell resorbierbare Kohlenhydrate vermieden werden. Eine Verteilung der Kohlenhydrate auf sechs Mahlzeiten ist zu empfehlen. Sicherstellung einer ausreichenden Eisen- und Folsäurezufuhr.

Therapie

Dauertherapie

Eine absolute Kontraindikationen für eine Schwangerschaft bei einer Diabetikerin stellt eine fortgeschrittene KHK mit Zustand nach Myokardinfarkt dar, relative Kontraindikationen sind eine fortgeschrittene Nephropathie (Creatininclearance < 30 ml/min), eine fortgeschrittene proliferative Retinopathie und eine ausgeprägte pAVK der Beckenarterien. In 30 % der Schwangerschaften kommt es während der Schwangerschaft zu einer Verschlechterung der bestehenden diabetischen Retinopathie, allerdings bildet sich diese in den meisten Fällen post partum wieder zurück. Eine bestehende Proteinurie und Hypertonie können sich im 2. und 3. Trimenon erheblich verschlechtern, aber auch hier ist eine Rückbildung nach Beendigung der Schwangerschaft häufig zu beobachten. Jede diabetische Schwangerschaft stellt eine Risikoschwangerschaft dar. Mütterliche Risiken bei Schwangerschaftsdiabetes sind Hyperemesis, Hypoglykämie, Ketoazidose, Nephropathie und Präeklampsie. Hypertonie wird in der Schwangerschaft z.B. mit Dihydralazin und Alpha-Methyldopa behandelt, ACE-Hemmer sind absolut kontraindiziert. Abhängig von der Blutzuckereinstellung während der Schwangerschaft haben Kinder von Schwangerschaftsdiabetikerinnen ein erhöhtes Risiko für Fehlbildungen, intrauterinen Fruchttod, Frühgeburt und Unreifezeichen, Makrosomie (diabetische Fetopathie), erhöhte perinatale Morbidität und Mortalität und ein erhöhtes Risiko für eine pathologische Glukosetoleranz bereits im Kindes- und Jugendalter (abhängig vom fetalen Insulinspiegel). Entscheidend ist deswegen eine optimale Blutzuckereinstellung während der Schwangerschaft. Ziel der optimierten Stoffwechseleinstellung ist es, präprandiale Blutzuckerwerte von 60–90 mg/dl und eine Stunde postprandial Blutzuckerwerte kleiner als 140 mg/dl zu erreichen (und zwei Stunden postprandial kleiner 120 mg/dl), der mittlere Blutzucker soll kleiner 100 mg/dl sein. Der HbA1c ist während der Schwangerschaft hingegen nicht der entscheidende, primäre Zielparameter, soll aber im Normalbereich sein. Die wesentlichen Therapiemaßnahmen sind:

- Geplante Schwangerschaft
- Schwangerschaft möglichst in jungen Jahren der Mutter
- Gute Blutzuckereinstellung bereits vor der Konzeption
- Schulung
- Ernährungsberatung
- Blutzuckerselbstkontrolle
  - 6 Werte täglich: vor jeder Mahlzeit und eine Stunde nach jeder Mahlzeit
  - Blutzuckerwerte dokumentieren
  - Besprechen der Blutzuckerprotokolle alle 14 Tage
- Humaninsulintherapie nach dem intensivierten Schema (ICT oder CSII), eventuell früh morgens zusätzliche Altinsulin-Gabe
- Spezielle gynäkologische und geburtshilfliche Überwachung.

Die medikamentöse Therapie erfolgt mit Humaninsulin, Insulinanaloga sollten derzeit (noch) nicht verwendet werden. Die Insulinbehandlung folgt dem Basis-Bolus-Prinzip (ICT) und kann auch mit der Insulinpumpe (CSII) durchgeführt werden. Die Insulintherapie muss folgenden Veränderungen des Kohlenhydratstoffwechsel während der Schwangerschaft Rechnung tragen:

- gesteigerte Insulinempfindlichkeit im ersten Trimenon (cave Hypoglykämien v.a. zwischen 10. und 18. SSW)
- ab der 20.–24. SSW deutliche Steigerung (bis 100 % und mehr) des Insulinbedarfs bei stabilerem Stoffwechsel
- Maximum des Insulinbedarfs um die 36. SSW, danach Absinken des Insulinbedarfs um ca. 10 % bis zur Geburt
- bei der Entbindung Hypoglykämieneigung
- nach der Entbindung – v.a. durch den Wegfall der kontrainsulinären plazentaren Hormone – ein abrupter Abfall des Insulinbedarfs.

Bei nächtlichen Unterzuckerungen ist die Gabe einer ballaststoffreichen, eiweißreichen und langsamwirkenden Spätmahlzeit besonders wichtig. Ist der Nüchternblutzucker hoch, muss eventuell eine zusätzliche Altinsulingabe frühmorgens erwogen werden (oder Therapie mit Insulinpumpe). Zu beachten ist auch, dass bei Tokolyse mit Beta-Mimetika und Partusisten sowie bei RDS-Prophylaxe mit Steroiden deutlich mehr Insulin benötigt wird.

Operativ/strahlentherapeutisch

Ein Schwangerschaftsdiabetes ist keine Indikation für eine Sectio, aber bestimmte Umstände, z.B. ein vermutetes Geburtsgewicht über 4500 g, können eine abdominelle Entbindung notwendig machen.

Bewertung

Wirksamkeit

Erreichen Patientinnen mit Schwangerschaftsdiabetes die Therapieziele, liegen die mütterlichen Schwangerschaftskomplikationen und die kindlichen Komplikationen nicht oder nicht wesentlich über der Rate von nicht-diabetischen Schwangerschaften.

Prognose

Die Prognose für Mutter und Kind hängt vom Erreichen der Therapieziele ab: werden diese erfüllt, liegen die mütterlichen Schwangerschaftskomplikationen und die kindlichen Komplikationen nicht wesentlich über der Rate von nichtdiabetischen Schwangerschaften. Kinder von Müttern mit Typ-1-Diabetes haben ein ca. 15fach erhöhtes Risiko, ebenfalls an Typ-1-Diabetes zu erkranken. Bereits bei Geburt kann bei diesen Kindern durch eine HLA-Typisierung aus dem Nabelschnurblut eine noch genauere Risikoabschätzung erfolgen und Hochrisikokinder gegebenenfalls in Primärpräventionsstudien (BABYDIÄT, TRIGR) eingeschlossen werden.

Weiterführende Links

► Gestationsdiabetes

Literatur

1. Kjos SL, Buchanan TA (1999) Current Concepts: Gestational Diabetes Mellitus. N Engl J Med 341:1749–56
2. Berger W, Grimm JJ (1998) Betreuung schwangerer Diabetikerinnen aus internistischer Sicht. Gynäkologe 31:31–37

Diabetesauslösend

► diabetogen

Diabetic-Bearded Woman Syndrome

► Achard-Thiers-Syndrom

Diabetische Embryopathie

► Fetopathia diabetica

Diabetische Fetopathie

► Fetopathia diabetica

Diabetische Linsentrübung

► Cataracta diabetica

Diabetische Makroangiopathie

► Angiopathien, diabetische

Diabetische Makrosomie

► Fetopathia diabetica

Diabetische Mikroangiopathie

► Angiopathien, diabetische

Diabetische neuropathische Osteoarthropathie

► Charcot Fuß, diabetischer

Diabetischer Fuß

► diabetisches Fuß-Syndrom

Diabetisches Fuß-Syndrom

Synonyme

DFS; diabetischer Fuß.

Englischer Begriff

Diabetic foot.

Definition

Komplexes Syndrom mit einer Läsion des Fußes bedingt durch Neuropathie und/oder Makroangiopathie als Folgekrankheit des Diabetes mellitus.

Symptome

Drei Typen des diabetischen Fuß-Syndroms sind zu unterscheiden:

*   1. Neuropathischer diabetischer Fuß (35 % der Fälle)
*   2. Angiopathischer Fuß bei Makroangiopathie/pAVK (20 % der Fälle)
*   3. Neuropathisch-angiopathischer Fuß als Kombination aus 1. und 2. (40 % der Fälle).

Eine Sonderform des diabetischen Fuß-Syndroms stellt der Charcot Fuß dar.

Diagnostik

Die klinische Untersuchung umfasst die Inspektion von Fuß und Schuhwerk sowie das Erfassen neurologischer und angiologischer (Pulsstatus?) Parameter. Laborchemisch ist die Bestimmung der Entzündungsparameter wichtig, radiologisch erfolgt neben der konventionellen Aufnahme gegebenenfalls eine Knochenszintigrapie/CT/MR. Dopplersonographie und gegebenenfalls Angiographie. Das DFS sollte bei Aufnahme und im Verlauf per Foto dokumentiert werden.

Differenzialdiagnose

Die verschiedenen Unterformen des DFS sollten gegeneinander abgegrenzt werden, eine periphere (und autonome) Neuropathie ist die häufigste und meist wichtigste Ursache der Läsion.

Allgemeine Maßnahmen

Lebensmodifikation

Neben den spezifischen Maßnahmen bei DFS sind alle Komponenten des Diabetes mellitus optimal zu therapieren. Eine absolut zentrale Komponente der Behandlung des DFS ist die Druckentlastung; ohne 100 %ige Compliance des Patienten diesbezüglich ist eine erfolgreiche Therapie in der Regel nicht möglich.

Therapie

Akuttherapie

Zunächst ist für die stadiengerechte Therapieplanung neben der Erfassung der Lokalisation eine Klassifikation der Ausdehnung der Läsion („Wagnerstadium") und des Stadiums der Wundheilung wichtig. Stadium 1: Infektion, Nekrose. Stadium 2: Granulation. Stadium 3: Epithelialisierung. Die Ätiopathogenese des DFS – siehe oben – sollte geklärt sein. Die wichtigsten Therapiestrategien sind:

- Komplette Druckentlastung
- Antibiotische Therapie
- Stadienabhängige Wundversorgung
- Revaskularisation
- Stoffwechseloptimierung
- Chirurgische (Minimal-)Intervention
- Schuhversorgung/Prophylaxe.

Entscheidend für die erfolgreiche Therapie ist die sofortige und komplette Ruhigstellung des Fußes. Dies kann durch Hilfsmittel erreicht werden, eine stationäre Aufnahme ist aber des öfteren nicht zu umgehen (Bettruhe). Ohne eine radikale Druckentlastung wird man keinen therapeutischen Erfolg verzeichnen können. Ab Wagner-Stadium IIa ist eine Antibiotikagabe obligat. Wichtig ist auf eine ausreichende Knochen- und Weichteil-Gängigkeit des Medikaments zu achten. Gute Knochengängigkeit weist z.B. Clindamycin auf. Ein bewährtes Antibiotikum in niedrigeren und höheren Wagner-Stadien ist die Kombination von Ampicillin und Sulbactam, bei Pseudomonasbesiedelung z.B. Gyrasehemmer. Nach Erhalt des Antibiogramms der initial entnommenen tiefen Wundabstriche muss die Antibiose gegebenenfalls angepasst werden. Die lokale Wundtherapie erfolgt stadiengerecht: im Nekrosestadium/Akutstadium steht die Wundreinigung im Vordergrund. Gründliches Debridement und mechanische Wundreinigung. Gegebenenfalls enzymatische Reinigung mit z.B. Varidase. Lokal bakterizide Substanzen, z.B. Octenisept dürfen angewendet werden. Wunde feucht halten, z.B. mit Ringer-Lösung. Im Granulationsstadium wird die feuchte Wundbehandlung mit Ringerlösung fortgeführt. Keine bakteriziden Substanzen mehr. Hyperkeratosen müssen regelmäßig entfernt werden. Eventuell ist die Gabe von granulationsfördernden Substanzen zu erwägen, z.B. Wachstumsfaktoren (Regranex) oder Hydrokolloidverbände (Askina). Im Stadium der Epithelialisierung erfolgt nach Beendigung der feuchten Wundbehandlung eine Abdeckung mit Fettgaze. Bei großen Defekten kann nun eine plastische Deckung erfolgen. Bei pAVK

Versuch der Revaskularisaton vor weiterer Therapie, entweder durch PTA oder gefäßchirurgische Intervention. Speziell auch cruro-pedale Bypässe müssen bei Diabetikern erwogen werden. Begleitend Optimierung der Stoffwechsellage; oft ist hierzu eine Insulinisierung notwendig.

Operativ/strahlentherapeutisch

Bei pAVK Versuch der Revaskularisaton vor weiterer Therapie, entweder durch PTA oder gefäßchirurgische Intervention. Speziell müssen bei Diabetikern auch cruro-pedale Bypässe erwogen werden. Gegebenenfalls chirurgische Intervention sobald sich bei Amputationsnotwendigkeit die Amputationsgrenze klar demarkiert. Major-Amputationen (oberhalb des Fußes) sind zu vermeiden.

Bewertung

Pharmakoökonomie

Die mittlere Liegedauer bei DFS beträgt 20 Tage, nach Amputationen 37–55 Tage. Das DFS verursacht 25 % der Gesamtkosten für stationäre Aufenthalte von Diabetikern.

Nachsorge

Eine adäquate Schuhversorgung ist von zentraler Wichtigkeit, um Rezidive und erneute Ulzera zu vermeiden. Die regelmäßige Kontrolle der Füße gehört zum Standardprogramm bei Patienten mit Diabetes mellitus.

Prognose

Diabetiker entwickeln 20–50mal häufiger eine Fußgangrän als Nichtdiabetiker. Diabetiker haben ein mindestens 15fach höheres Risiko, Amputationen (ca. 25.000 pro Jahr) zu erleiden, die Sterblichkeitsrate von Patienten mit diabetischen Fuß-Syndrom ist mehr als verdoppelt im Vergleich zur Durchschnittsbevölkerung.

Literatur

1. Armstrong DG, Lavery LA, Harkless LB (1998) Validation of a diabetic wound classification. Diabetes Care 21:855–59

2. Standl E, Stiegler H, Janka HU, Hillebrand B (2003) Das diabetische Fußsyndrom. In: Mehnert H, Standl E, Usadel KH, Häring HU (Hrsg) Diabetologie in Praxis und Klinik. Thieme, Stuttgart, S 579–605

Diabetisches Koma

▶ Coma diabeticum

Diabetogen

Synonyme

Diabetesauslösend.

Englischer Begriff

Diabetogenic; causing diabetes.

Diabetogen, Tabelle 1 Auswahl von Medikamenten, die eine Erhöhung der Blutzuckerwerte auslösen können.

Hormone	– Glukokortikoide – Wachstumshormon, Prolactin, ACTH – Sexualsteroide, Kontrazeptiva (bei hohem Gestagenanteil) – Glukagon – Katecholamine – Schilddrüsenhormone
Diuretika und Antihypertensiva	– Thiazide – Betablocker
Psychopharmaka/ Antiepileptika	– Phenytoin – Lithium
Zytostatika, Beta-Zell-Toxine	– L-Asparaginase – Alloxan – Cyclophosphamid
Immunsuppressiva	– Tacrolimus – Cyclosporin A
Antiarrhythmika	– Amiodaron
Andere Medikamente	– Proteaseinhibitoren bei HIV-Therapie – Theophyllin – Tokolytika

Definition

Diabetes auslösend (oder durch Diabetes bedingt).

Grundlagen

Zahlreiche Medikamente verschlechtern potenziell die Glukosetoleranz und können somit diabetogen wirken (Auswahl in Tab. 1). Bei bereits manifestem Diabetes mellitus können diese Substanzen die Stoffwechseleinstellung verschlechtern. Die klinisch relevanteste Substanz sind Glukokortikoide; wird hiermit therapiert, sind regelmäßige Kontrollen der Blutzuckerwerte obligat (siehe ▶ Steroiddiabetes).

Dialyse

Englischer Begriff

Dialysis.

Definition

Bei der Dialyse erfolgt mit Hilfe einer semipermeablen Membran die Abtrennung von in Flüssigkeit gelösten Teilchen durch freie Diffusion entlang eines Konzentrationsgradienten vom Flüssigkeitskompartiment mit hoher Teilchendichte zu dem Flüssigkeitskompartiment mit niedriger Teilchendichte. In Abhängigkeit von der Art der semipermeablen Membran ist diese für Teilchen bis zu einer bestimmten Molekülgröße und elektrischen Ladung passierbar. Durch Ultrafiltration (hydrostatische Drücke) und Osmose (kolloid-osmotische Drücke) findet außerdem auch eine Flüssigkeitsverschiebung durch die semipermeable Membran statt. Im Rahmen der Dialysebehandlung in der Nephrologie werden die Hämodialyse und die Peritonealdialyse unterschieden.

Voraussetzung

Hämodialyse: Gefäßzugang zur Hämodialyse durch einen nativen Shunt z.B. Cimino-Brescia-Fistel, eine Shuntprothese aus synthetischen Materialien z.B. PTFE-Graft, oder einem zentralen doppellumigen Venenkatheter z.B. Sheldon-Katheter. Antikoagulation während der extrakorporalen Blutreinigung.
Peritonealdialyse: Zugangsweg zur Bauchhöhle durch Peritonealdialyse-Katheter. Kooperationsfähigkeit der Patienten.

Kontraindikationen

Hämodialyse: keine absoluten Kontraindikationen.
Peritonealdialyse: Intraabdominelle Entzündungen, Verwachsungen, Raumforderungen. Mangelnde Kooperationsfähigkeit des Patienten, mangelnde hygienische Verhältnisse im häuslichen Umfeld. Bauchwand-, Nabel-, Leistenhernien.

Durchführung

Hämodialyse: Extrakorporales Blutreinigungsverfahren bei dem Blut und Dialysat meist im Gegenstromprinzip den Dialysator durchfließen und harnpflichtige Substanzen mit Hilfe einer semipermeablen Membran entlang des Konzentrationsgradienten durch freie Diffusion abgetrennt werden. Durch Ultrafiltration kann auch eine Flüssigkeitsabtrennung erfolgen. Bei Dauerdialyse erfolgt die Hämodialyse im allgemeinen 3mal pro Woche.
Peritonealdialyse: Bei der Peritonealdialyse stellt das Peritoneum die Dialysemembran dar. Das Dialysat wird über einen Peritonealdialyse-Katheter in die Bauchhöhle eingebracht und regelmässig gewechselt. Bei der kontinuierlichen ambulanten Peritonealdialyse (CAPD) erfolgt der Wechsel des Dialysats 4–5mal täglich manuell. Bei der automatischen Peritonealdialyse (APD) erfolgt der Wechsel des Dialysats durch ein Dialysatwechselgerät in kürzeren Intervallen; durch die höhere Frequenz des Dialysatwechsels kann die Dialysezeit verkürzt werden und die Dialyse während der Nacht durchgeführt werden.

Nachsorge

Zur Überwachung eines adäquaten Dialyseerfolgs sollen klinische und laborchemische Parameter herangezogen werden. Daneben sollte der Dialyseerfolg auch regelmässig durch Bestimmung verschiedener Kinetikmodelle wie der verteilungsvolumenbezogenen Harnstoffeliminaton (Kt/V), der Harnstoffverschwinderate (URR) und der Normalized Protein Catabolic Rate (NPCR) überprüft werden. Eine adäquate Dialyse ist durch eine Kt/V > 1,2, eine URR > 65 % und eine minimale NPCR von 0,8 g/kg KG bei Hämodialyse und 0,9 g/kg Körpergewicht bei Peritonealdialyse definiert.

Diaphragma sellae

Englischer Begriff

Sellar diaphragm.

Definition

Teil der basalen Meningen (Dura mater), welches den Türkensattel (Sella turcica) überspannt. Durch eine Perforation in seiner Mitte verläuft der Hypophysenstiel bestehend aus dem Infundibulum des Hypophysenhinterlappens und der Pars tuberalis des Hypophysenvorderlappens.

Grundlagen

Eine Verlagerung des Diaphragma sellae nach kranial deutet auf eine hypophysäre Raumforderung hin. Häufig findet sich ein größerer zentraler Defekt. Dadurch kann es zu einer spontanen, meist angeborenen Herniation der suprasellären Zisterne nach intrasellär kommen (primäre partielle „empty sella"). Dies kann aber auch der Fall nach Entfernung einer hypophysären Läsion sein (sekundäre partielle „empty sella"). Entstehungsort des gutartigen Diaphragmasellae-Meningioms.

Diät

Synonyme

Krankenkost.

Englischer Begriff

Diet.

Definition

Spezielle Ernährungsempfehlungen / Kostformen bei bestimmten Krankheitsbildern. Prinzipiell müssen Diäten mit Anreicherung einzelner (z.B. proteinreiche Kost) oder aller (Aufbaukost) Nahrungsanteile von Diäten mit Reduktion einzelner (z.B. kalium- und phosphatarme Kost bei terminaler Niereninsuffizienz, eiweißreduzierte Kost bei hepatischer Enzephalopathie oder Nephropathie, fettreduzierte Kost bei Hyperlipoproteinämie) oder aller (Reduktionskost bei Übergewicht und Adipositas) Nahrungsanteile unterschieden werden. Die Empfehlungen der Deutschen Gesellschaft für Ernährung (http://www.dge.de/) und der Deutschen Gesellschaft für Ernährungsmedizin (http://www.dgem.de/) können als Leitlinien gelten.

Diazoxid

Englischer Begriff

Diazoxide.

Substanzklasse

Benzothiadiazin-Derivat. CAS-Nummer: 364-98-7.

Gebräuchliche Handelsnamen

Proglicem 25/–100 mg Kapseln.
Präparate zur intravenösen Applikation (Hypertonalum) in Deutschland nicht mehr im Handel; als Hyperstat über die internationale Apotheke zu beziehen.

Indikationen

Früher Einsatz als Antihypertensivum (Hypertonalum) mit Nebenwirkung: Hyperglykämie. Heute für die Indikation arterieller Hypertonus in Deutschland nicht mehr zugelassen. Aktuell zugelassen als Antihypoglykämikum (Proglicem) zur Therapie folgender Hypoglykämieformen: Hypoglykämien durch gut- und bösartige Insulinome, Hypoglykämien durch extrapankreatische Tumoren, Leucin-sensitive Hypoglykämien, Hypoglykämien bei Glykogenspeicherkrankheiten, Hypoglykämien unbekannter Herkunft.

Wirkung

Hyperglykämische Wirkung durch Hemmung der Insulinfreisetzung an der Betazelle. Vasodilatatorische und antidiuretische Wirkung.

Dosierung

Dosis 3–8 mg/kg Körpergewicht; Dosissteigerung bis gewünschte Wirkung eintritt. Mittlere Tagesdosis 200–600 mg.

Darreichungsformen

Oral.

Kontraindikationen

Schwangerschaft, Stillzeit. Überempfindlichkeit gegenüber Benzothiadiazin-Derivaten. Diabetes mellitus. Niereninsuffizienz. Phäochromozytom.

Nebenwirkungen

Häufig: Natriumretention, Wassereinlagerungen, Ödeme, Gewichtszunahme. Blutdrucksenkung, Hypotonie. Schwindel, Übelkeit, Erbrechen. Muskelschwäche. Selten: Hirsutismus, Blutbildveränderungen.

Wechselwirkungen

Wirkungsminderung von Phenytoin durch vermehrten Metabolismus. Wirkungsverstärkung von Antihypertensiva.

Pharmakodynamik

Bei oraler Gabe tritt der antihypoglykämische Effekt nach 1 Stunde ein und dauert bei normaler Nierenfunktion 8 Stunden an. Die Plasmahalbwertszeit beträgt 20–36 Stunden.

Diazylglyzerin

Synonyme

DAG.

Englischer Begriff

Diacylglycerol.

Definition

Phospholipase C induzierter Second Messenger.

Grundlagen

Eine Reihe von Rezeptoren von Hormonen, Neurotransmittern usw. stimulieren nach Bindung ihres Liganden die Phospholipase C (PLC), die in Biomembranen vorhandenes PIP2, ein zweifach phosphoryliertes Derivat des Phosphatidylinositols, in Inositoltriphosphat (IP3) und Diazylglyzerin (DAG) spaltet. Beide Substanzen wirken als Second Messenger, wobei sie oft gleichsinnige und synergistische Wirkungen in der Zelle auslösen. DAG stimuliert die Aktivität der Proteinkinase C (PKC), die ihrerseits Serin und Threoninreste in einer Vielzahl von Zielproteinen phosphoryliert und damit aktiviert. Durch Hydrolyse zu Glyzerin und Fettsäuren oder durch Recycling zu Phospatidylinositol wird dir Wirkung von Diazylglyzerin terminiert.

Diclofenac

Englischer Begriff

Diclofenac.

Substanzklasse

Nichtsteroidales Antirheumatikum (NSAR).

Gebräuchliche Handelsnamen

Allvoran, Diclac, Diclo, Diclofenac, Diclophlogont, Dolgit, Duravolten, Effekton, Janafenac, Monoflam, Rewodina, Voltaren.

Indikationen

Entzündungen. Entzündlich aktivierte degenerative und rheumatische Erkrankungen. Schmerzen.

Wirkung

Hemmung der Cyclooxygenasen COX1 und COX2, Hemmung der Synthese von Prostaglandin und Thromboxan. Antiphlogistisch, analgetisch, antipyretisch. Thrombozytenaggregationshemmung.

Dosierung

50–150 mg/Tag.

Darreichungsformen

Per os oder rektal. Intramuskulär als Einzeldosis.

Kontraindikationen

Gastrointestinale Ulzera, Blutungsneigung, Analgetikaintoleranz. Schwangerschaft, Stillzeit, Kinder unter 6 Jahren. Niereninsuffizienz. Eingeschränkte Leberfunktion. Akute hepatische Porphyrie.

Nebenwirkungen

Gastrointestinale Unverträglichkeit, gastrointestinale Ulzera. Nierenfunktionsstörungen. Überempfindlichkeitsreaktionen, systemischer Lupus erythematodes.

Wechselwirkungen

Deutlich erhöhte ulzerogene Wirkung bei gleichzeitiger Gabe von NSAR und Steroiden.

Pharmakodynamik

Gute orale Resorption. Plasmahalbwertszeit 1–2 Stunden. Hepatische Metabolisierung.

DIDMOAD-Syndrom

Synonyme

Wolfram-Syndrom.

Englischer Begriff

Wolfram syndrome.

Definition

Seltene, autosomal-rezessive Erkrankung mit Diabetes mellitus und bilateraler Optikusatrophie (obligat), fakultativ Diabetes insipidus, sensineurale Taubheit.

Symptome

Manifestation des Diabetes mellitus und der Optikusatrophie vor dem 10. Lebensjahr, Diabetes insipidus, Taubheit, Atonie der Harnwege mit Hydronephrose und Megaureter vor dem 20. Lebensjahr, neurologische und psychiatrische Störungen im 20.–30. Lebensjahr, selten megaloblastäre, sideroblastische Anämie.

Diagnostik

Typische Konstellation mit Hyperglykämie, Glukosurie, Optikusatrophie, verminderter Osmolalität im Urin, fehlender renaler Konzentrationsfähigkeit im Durstversuch. Sonographisch Hydronephrose. Sensineurale Taubheit, Atrophie des Gehirns im MRT, selten Anämie.

Differenzialdiagnose

Friedreich Ataxie, Refsum-Syndrom, Alström-Syndrom, Biedl-Bardet-Syndrom.

Therapie
Probetherapie
Thiamin bei Anämie.

D

Dauertherapie

Symptomatisch: Behandlung des Diabetes mellitus mit Insulin, Behandlung des Diabetes insipidus mit DDAVP.

Nachsorge

Multidisziplinär.

Prognose

Neurodegenerativ, langsame Progression, Tod durch Ateminsuffizienz bei Hirnstammatrophie im 30.–40. Lebensjahr.

Literatur

1. Simsek E, at al. (2003) Wolfram (DIDMOAD) syndrome: a multidisciplinary clinical study in nine Turkish patients and review of the literature. Acta Paediatr 92(1):55–61

Didrogesteron

▶ Dydrogesteron

Diencephalon

▶ Zwischenhirn

Dienestrol

Synonyme

Dienoestrol; Dienöstrol; 4,4'-(1,2-Diethyliden-ethylen)-diphenol.

Englischer Begriff

Dienestrol.

Definition

Synthetisches Östrogen; verwandt mit Diethylstylbestrol.

Grundlagen

In Deutschland wegen seiner Nebenwirkungen nicht zugelassen. Zur vaginalen Applikation als Creme (Ortho Dienestrol) in den USA und Kanada im Handel. Therapeutischer Einsatz bei Vulva- und Vaginalatrophie.

Dienoestrol

▶ Dienestrol

Dienogest

Synonyme

Dienogestril; STS-557.

Englischer Begriff

Dienogest.

Substanzklasse

Gestagen, Progesteronderivat, Progestagen, nicht ethinyliertes 19-Nortestosteronderivat. Sogenanntes Hybridgestagen mit Eigenschaften der 19-Nortestosteron-Abkömmlinge als auch der 17a-Hydroxyprogesteronabkömmlinge.   17a-Hydroxy-3-oxo-19-nor-17a-pregna-4,9-dien-21-nitril. CAS-Nummer: 65928-58-7.

Gebräuchliche Handelsnamen

Climodien 2/2 mg überzogene Tabletten, Lafamme 2/2 mg Dragees, Valette Dragees.

Indikationen

Das 19-Nortestosteronderivat Dienogest wird als Gestagen mit antiandrogener Partialwirkung sowohl in kombinierten Östrogen-/Gestagenpräparaten zur Hormonsubstitution, als auch als orales Kontrazeptivum eingesetzt.

Wirkung

Synthetisches Gestagen. 19-Nortestosteronderivat das eine starke gestagene Wirkung am Endometrium und eine antiandrogene Partialwirkung aufweist. Gestagene mit antiandrogener Partialwirkung siehe auch: ► Drospirenon. Keine androgene, östrogene oder antiöstrogene Partialwirkung.

Dosierung

Dienogest 2 mg pro Tag.

Darreichungsformen

Per os.

Kontraindikationen

Siehe ► Pille, ► Gestagene.
Thrombembolische Erkrankungen; Raucherinnen älter als 30 Jahre. Sichelzellenanämie. Lebererkrankungen, cholestatischer Ikterus, Lebertumore. Hormonabhängige Tumoren. Vorausgegangene Schwangerschaften mit Cholestase, Ikterus, Herpes gestationis, progredienter Otosklerose. Ungeklärte vaginale Blutungen. Schwer einstellbarer arterieller Hypertonus oder Dyslipidämie. Migraine accompagnee.

Nebenwirkungen

Siehe ► Pille, ► Gestagene.
Kopfschmerzen, migräneartig, ungewohnt stark. Epileptische Anfälle, sensorische Ausfälle, akute Seh- oder Hörstörungen. Lebertumore, Cholestase, Hepatitis, generalisierter Pruritus. Phlebitiden, arterielle und venöse Thrombembolien (Beinvenenthrombose, Lungenembolie, Apoplex, Myokardinfarkt). Arterieller Hypertonus. Gewichtszunahme, periphere Ödeme. Akne, Alopezie, Hirsutismus. Stimmungsschwankungen. Libidoveränderung. Übelkeit, Erbrechen. Brustspannen. Vaginitis, Dysmenorrhoe, Ovarialzytsen. Schwierigkeiten beim Tragen von Kontaktlinsen. Erythema nodosum, Urtikaria.

Wechselwirkungen

Siehe ► Pille, ► Gestagene.
Rifampicin, Rifabutin, Griseofulvin, Barbiturate, Antiepileptika (Carbamazepin, Phenytoin, Primidon, Oxcarbazepin, Barbexaclon): Gestagenmetabolismus beschleunigt, Gestagenwirkung vermindert. Carbo medicinalis, Breitbandantibiotika: Gestagenwirkung vermindert.

Pharmakodynamik

Orale Bioverfügbarkeit 95 %. Halbwertszeit 9 Stunden. Proteinbindung 90 %. Selektive Bindung an den Progesteronrezeptor, starke gestagene Wirkung am Endometrium. Antiandrogene Partialwirkung; relative antiandrogene Potenz von 0,4 im Vergleich zu Cyproteronazetat mit 1,0. Hauptsächlich renale Elimination.

Dienogestril

► Dienogest

Dienöstrol

► Dienestrol

4,4'-(1,2-Diethyliden-ethylen)-diphenol

► Dienestrol

Diethylstilbestrol

Englischer Begriff

Diethylstilbestrol.

Substanzklasse

Synthetisches Östrogen. 4,4,'-(1,2-Diethyl-1,2-ethenediyl)bisphenol. Abk.: DES.

Gebräuchliche Handelsnamen

In Deutschland und den USA nicht mehr zugelassen (siehe Nebenwirkungen).
In Großbritannien noch zur oralen (Apstil 1 und 5 mg Tabletten) Applikation bei Prostatakarzinom und zur vaginal-topischen Applikation (Tampovagan) bei Vulva- und Vaginalatrophie zugelassen.

Indikationen

Wegen der potentiellen Risiken sollte DES generell nicht mehr eingesetzt werden.

Wirkung

Stilbenderivat mit östrogener Wirkung.

Dosierung

Siehe Indikationen.

Darreichungsformen

Siehe Handelsnamen.

Kontraindikationen

Schwangerschaft.

Nebenwirkungen

Diethylstilbestrol wurde seit 1938 zur Behandlung von drohenden Spontanaborten rezeptiert und für diese Indikation erst 1971 in den USA und 1983 in Europa vom Markt genommen; außerdem wurde es in den USA als postkoitales Kontrazeptivum eingesetzt. Die Studienlage zeigt jedoch, dass eine Diethylstilbestrolexposition in utero zu einer erhöhten Rate an Fehl- und Frühgeburten führte. Diethylstilbestrolexposition in utero erhöht bei weiblichen Nachkommen das Risiko für folgende Erkrankungen: klarzelliges Adenokarzinom der Vagina bei jungen Frauen, Vaginalepithelveränderungen, Anomalitäten des Reproduktionstrakts, Infertilität, ektope Schwangerschaften, Fehlgeburten, Frühgeburten. Inwieweit die Diethylstilbestrolexposition in utero bei weiblichen Nachkommen auch die Inzidenz von Mammakarzinomen erhöht, ist statistisch nicht gesichert. Diethylstilbestrolexposition in utero erhöht bei männlichen Nachkommen das Risiko für Anomalitäten des Reproduktionstrakts (Nebenhodenzysten, hypoplastische Testes, Kryptorchismus) und Infertilität. Es zeigt sich jedoch bisher keine statistisch gesicherte Erhöhung der Inzidenz von Karzinomen. Auch zur Therapie des Prostatakarzinoms ist DES heutzutage aufgrund häufiger Nebenwirkungen (kardiovaskuläres Risiko, Ödeme, Gynäkomastie, Impotenz) obsolet.

Differenziertes Schilddrüsen-Ca.

▶ Schilddrüsenkarzinom, differenziertes

Differenzierung, sexuelle, Störung

Synonyme

Intersexualität;   Zwischengeschlechtlichkeit.

Englischer Begriff

Intersex.

Definition

Störung der Geschlechtsdifferenzierung mit Vorkommen von Geschlechtsmerkmalen beider Geschlechter; kann auf einer Störung des chromosomalen Geschlechtes (gemischte Gonadendysgenesie, Ullrich-Turner-Syndrom) des gonadalen Geschlechtes (testikuläre Dysgenesie, reine Gonadendysgenesie) oder des phänotypischen Geschlechtes (Pseudohermaphroditismus, AGS) beruhen; viele Störungen gehen mit einer Intersexfehlbildung des äußeren Geschlechtes einher, die eine Zuordnung zu einem Geschlecht erschwert.
Weitere Begriffe in diesem Zusammenhang: Angeborene Anorchie

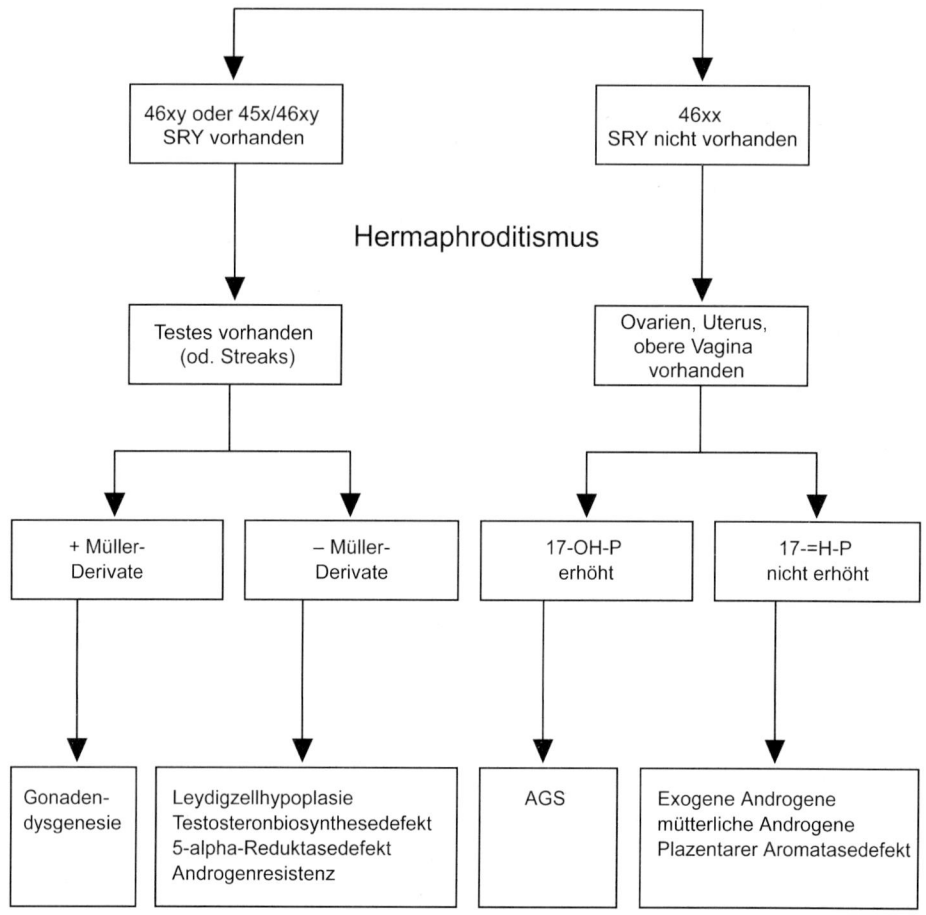

Differenzierung, sexuelle, Störung, Abb. 1   Differenzialdiagnose.
AGS = adrenogenitales Syndrom; SRY = sexdeterminierende Region des Y-Chromosoms; 17-OH-P = 17-α-Hydroxy-progesteron.

Kallmann-Syndrom und IHH
Konstitutionelle Entwicklungsverzögerung
Prader-Labhard-Willi-Syndrom
Bardet-Biedl- und Laurence-Moon-Syndrom
Klinefelter-Syndrom
XX-Mann und XYY-Mann
Androgenresistenzsyndrom
Sweyer-Syndrom
Reifenstein-Syndrom
Minimalformen der Androgenresistenz wie
undervirilized man
5-α-Reduktase-2 Defizit (Periskrotale Hypospadie mit Pseudovagina).

Symptome

Ambivalentes Genitale (siehe Abb. 1).

Diagnostik

Familienanamnese: Bekannte Indexfälle (z.B. Enzymdefekte der Testosteron- und Nebennierensteroidsynthese, Androgenresistenz, 5-α-Reduktasemangel) oder die mütterliche Hormoneinnahme oder Virilisierungserscheinungen der Mutter während der Schwangerschaft bekannt?
Körperliche Untersuchung: Tastbare Gonaden? Wenn ja: Pseudohermaphroditismus masculinus (außer bei echtem Hermaphro-

ditismus). Ist bei Neugeborenen Sekret aus der Vagina exprimierbar? Wenn ja, ist ein Uterus vorhanden. Der Virilisierungsgrad ist ein wichtiges Kriterium für die Festlegung des Geschlechts. Assoziierte Symptome weisen gegebenenfalls auf das Vorliegen eines komplexen Syndroms oder einer chromosomalen Störung hin.

Untersuchung des inneren Genitale: Das innere Genitale sollte immer sonographisch gegebenenfalls auch vaginoskopisch oder röntgenologisch (Genitographie) untersucht werden. Ist das innere Genitale weiblich, handelt es sich entweder um eine Gonadendysgenesie, oder um einen Pseudohermaphroditismus femininus (AGS, Aromatasemangel, exogene mütterliche Androgenwirkung während der Schwangerschaft). Sind keine Müller-Derivate vorhanden, so handelt es sich immer um einen Pseudohermaphroditismus masculinus (Androgenresistenz, Testosteronbiosynthesedefekt, 5-α-Reduktasemangel, Leydig-Zell-Hypoplasie, aber nicht Gonadendysgenesie).

Laboruntersuchungen: Chromosomenanalyse, 17-α-Hydroxyprogesteron (AGS?), Testosteron, Östradiol, Gonadotropine, gegebenenfalls Stimulationstest mit hMG und/oder ACTH selten erforderlich.

Spezielle Diagnostik:

A. Gonaden, Karyotyp und inneres Genitale weiblich, siehe ▶ Pseudohermaphroditismus femininus. Häufigste Ursache ist das AGS. Diagnostisch wegweisend ist das erhöhte 17-α-Hydroxyprogesteron im Serum, gegebenenfalls exzessiver Anstieg nach ACTH. Abzugrenzen:

1. Weibliche Feten, die durch plazentaren Aromatasedefekt sowie exogene mütterliche Androgene während der Schwangerschaft virilisiert wurden.

2. Echter Hermaphroditismus (tastbare Gonaden in der Inguinalregion, Ovotestes. Diagnostisch ist hier die Stimulierbarkeit von Östradiol und Testosteron im hCG/hMG-Stimulationstest sowie der histologische Nachweis ovariellen und testikulären Gewebes.

B. Gonaden und Karyotyp sind männlich, Müller-Strukturen sind vorhanden (Pseudohermaphroditismus masculinus). Meist partielle oder beidseitige Gonadendysgenesie. Das äußere Genitale ist ambivalent. Abzugrenzen ist wiederum der echte Hermaphroditismus. Bei der (kompletten) reinen Gonadendysgenesie ist der Phänotyp weiblich.

C. Gonaden und Karyotyp sind männlich. Müller-Strukturen sind nicht vorhanden, siehe ▶ Pseudohermaphroditismus masculinus: Die häufigste Ursache ist die partielle oder komplette Androgenresistenz. Sie kann in-vivo durch eine verminderte SHBG-Reaktion auf Stanozolol im Androgenresistenztest und in-vitro durch eine Störung der Bindungscharakteristika des Androgenrezeptors in Fibroblastenkulturen aus Genitalhaut, sowie durch die molekulargenetische Analyse des Androgenrezeptors nachgewiesen werden. Der hCG-Test ergibt einen deutlichen Testosteronanstieg. Beim Steroid 5-α-Reduktase-2-Defekt ist der Testosteron-/Dihydrotestosteron-Quotient im Serum nach hCG-Stimulation erhöht. Die verminderte 5-α-Reduktaseaktivität kann auch in Fibroblastenkulturen aus Genitalhaut nachgewiesen werden. Die DNA-Analyse des SRD5A2-Gens gestattet eine definitive Diagnose. Die Testosteronbiosynthesedefekte sind durch charakteristische Hormonprofile nach Stimulation mit hCG und ACTH charakterisiert. Die DNA-Analyse gestattet auch hier definitive Diagnosen. Auch die Leydig-Zell-Hypoplasie geht mit einem verminderten Testosteronanstieg im hCG-Test einher. Während sich bei den Biosynthesedefekten das Verhältnis von Hormonvorstufen zu Testosteron und Östradiol unter Stimulation durch Anstieg der Vorstufen zu deren Gunsten ändert, ist die Reaktion bei der Leydig-Zell-Hypoplasie insgesamt vermindert. Die DNA-Analyse gestattet den Nachweis von LH-/hCG-Rezeptormutationen.

Allgemeine Maßnahmen

Die Geburt eines Kindes mit ambivalentem Genitale bedeutet einen psychosozialen Notfall. Im Kreissaal sollte darauf verzichtet werden, schon den Versuch der Geschlechtszuordnung zu unternehmen. Auch Mutmaßungen sollten unbedingt vermieden werden. Die rasche richtige und sichere Festlegung des Geschlechts, in dem ein Kind mit ambivalenten Genitale aufwachsen soll, ist für seine weitere Entwicklung von erheblicher Bedeutung. Die Entscheidung basiert auf der Einschätzung, in welchem Geschlecht am ehesten mit einer normalen Genitalfunktion gerechnet werden kann.

Therapie

Hormontherapie: Die Substitutionstherapie mit Sexualhormonen wird bei hypogonadalen Kindern zum Zeitpunkt der normalerweise einsetzenden Pubertät begonnen, bei Mädchen also im 12. Lebensjahr und bei Jungen im 13. Lebensjahr. Ziel der Substitutionstherapie sollte ein möglichst natürlicher Ablauf der Pubertätsentwicklung sein. Mädchen werden anfangs mit 0,3 mg konjugierter Östrogene per os kontinuierlich behandelt. Nach 6–12 Monaten, oder wenn Durchbruchsblutungen auftreten, wird eine zyklische Östrogen-Gestagen-Therapie mit einem Präparat begonnen, dessen Dosierung einer Substitutionstherapie entspricht. Dazu wird das Östrogen während der ersten 21 Tage und zusätzlich ein Gestagen (z.B. Medroxyprogesteronazetat) gegeben. Danach Medikamentenpause vom 22–28. Tag. Die Östrogendosis wird während der nächsten 2–3 Jahre bis auf 0,6–1,25 mg konjugierte Östrogene angehoben. Die Verwendung von Ovulationshemmern geht immer mit einer unphysiologisch starken Hormonwirkung einher und ist daher nicht zweckmäßig. Bei Patientinnen mit assoziierten Wachstumsproblemen (z.B. Ullrich-Turner-Syndrom) muss der wachstumsfördernde Einfluss hochdosierter Östrogene berücksichtigt werden. Eine zusätzliche Wachstumshormon-Substitution sollte erwogen werden.

Jungen werden im ersten halben Jahr mit 50 mg Testosteronoenanthat i.m. alle 4 Wochen, danach alle 2 Wochen behandelt. In ca. 6monatigen Abständen sollte die Dosis um 50–100 mg pro Monat gesteigert werden, bis eine Vollsubstitution von 250 mg alle 2–3 Wochen erreicht ist. Die Schnelligkeit der Dosissteigerung hängt nicht nur vom chronologischen Alter, sondern auch vom Skelettalter und dem noch zu erwartendem Wachstum ab.

Akuttherapie

Nur bei Patienten, die als Jungen aufwachsen sollen und einen sehr kleinen Penis aufweisen, sollte frühzeitig eine Testosteronoenanthat-Gabe i.m. über 3 Monate mit 25–50 mg Testosteronoenanthat pro Monat erfolgen, um eine ausreichende Penislänge zu erzielen und die chirurgische Therapie der Hypospadie zu unterstützen.

Dauertherapie

Ab dem Pubertätsalter sollten die Patienten, die als Jungen aufwuchsen, eine regelmäßige Testosteronsubstitution erhalten.

Die Patienten, die als Mädchen aufwuchsen, sollten eine regelmäßige Hormonersatztherapie mit Östrogenen, bei vorhandenem Uterus auch mit Gestagenen, erhalten.

Operativ/strahlentherapeutisch

Die operativen Korrekturmöglichkeiten und auch die kulturellen Gegebenheiten der betroffenen Familie müssen berücksichtigt werden. Deshalb sollte diese Entscheidung gemeinsam mit Fachvertretern der Gynäkologie, Urologie oder der Kinderchirurgie, Psychologie und Humangenetik getroffen werden. Der äußere Aspekt des Genitale sollte weder bei den Eltern noch beim Kind selbst und bei seinen Spielgefährten Zweifel an seiner Geschlechtsidentität aufkommen lassen. Deshalb ist bei allen Kindern, die als Mädchen aufwachsen werden, eine möglichst frühzeitige Korrektur des äußeren Genitale anzustreben. Reduktionsplastik der Klitoris, bei der unter Erhaltung der Gefäß-Nervenstränge und der Glans nur der Phallusschaft entfernt wird, kann bei phallusähnlicher Klitorishypertrophie indiziert sein. Eine Klitorektomie ist obsolet, eine Vulvaplastik sollte durchgeführt werden. Eine Vaginalplastik soll erst in der Pubertät oder später angelegt werden, da die Schrumpfungstendenzen der Neovagina und des Introitus durch Vernarbung traumatisierende und lästige Bougierungsbehandlungen der Vagina in der Kindheit nötig machen, denen durch die Östrogene und regelmäßige Kohabitation im Erwachsenenalter besser vorzubeugen ist. Aufgrund des Entartungsrisikos dysgenetischer Gonaden, die ein Y-Chromosom enthalten, ist die Gonadektomie bei allen Patienten auch bei solchen, die als Jungen aufwachsen, angezeigt. Nur Gonaden, die im Skrotum liegen und dadurch einer regelmäßigen Palpation gut zugänglich sind, können unter guter klinischer Überwachung zunächst belassen werden, um bei ausreichender Restfunktion eine spontane männliche Pubertät zu ermöglichen.

Häufig ist bei Kindern, die als Jungen aufwachsen, eine Aufrichtungsoperation notwendig. Je nach Ausprägung der Ambivalenz wird das Skrotum plastisch gestaltet, gegebenenfalls mit einer Hodenprothese versorgt und meist in mehreren Sitzungen die Hypospadie durch Neuanlage einer penilen Urethra behandelt. Bei sehr kleinem Phallus ($< 2,5$ cm) sollte frühzeitig Testosteronoenanthat 25–50 mg einmal/Monat i.m. über 3 Monate injiziert werden. Die dadurch induzierte Verlängerung des Phallus normalisiert den äußeren Aspekt des Genitale, erleichtert operative Korrekturen der Hypospadie und verbessert wahrscheinlich auch die Endlänge des Penis in der Pubertät.

Bewertung

Bei rechtzeitiger, „richtiger" Zuweisung des Geschlechts durch pädiatrische Endo-krinologie, Gynäkologie, Humangenetik, Psychologie, und Kinderchirurgie unter Einbeziehung der psychosozialen Rahmenbedingungen (Einstellung der Eltern) und kontinuierliche ärztliche und psychologische Betreuung des Kindes und der Familie sollten die Voraussetzungen geschaffen sein, dass das Kind später ein normales Leben inklusive Partnerschaft und Sexualität führen kann.

Verträglichkeit

Unter Berücksichtigung der Dosisgrenzen keine wesentlichen Unverträglichkeiten.

Pharmakoökonomie

Bei Knaben und Männern ist die intramuskulär zur Anwendung kommende Ersatztherapie wesentlich günstiger als die täglich zu applizierenden Gelpräparationen oder im 3tägigen Wechsel zu applizierenden Pflastersysteme.

Nachsorge

Eine lebenslange Betreuung ist notwendig.

Literatur

1. Kruse K, Dörr HG, Grüters A, Holl R, Kiess W, Sinnecker GH (1999) Pädiatrische Endokrinologie. Georg Thieme Verlag, Stuttgart

Diffuse parenchymatöse Struma

▶ Struma diffusa parenchymatosa

Dihydrotachysterin

▶ Dihydrotachysterol

Dihydrotachysterol

Synonyme

Dihydrotachysterol; Dihydrotachysterin; DHT; DHT2.

Dihydrotachysterol, Tabelle 1 Wirkung von Dihydrotachysterol im Vergleich zu den einzelnen Vitamin-D_3-Metaboliten

	D_3	DHT	25-OH-D_3	1,25-OH$_2$-D_3
Erhaltungsdosis (µg/Tag)	500–2500 (20000–100000 I.E.)	250–1500	50–200	0,5–1,5
Potenz (D3=1)	1	2–3	10–15	1000–1500
Dauer bis zum Erreichen der Normokalzämie (Wochen)	4–6	2–4	1–2	0,5–1
Dauer des Abklinkens einer Hyperkalzämie (Wochen)	6–18	3–12	1–12	0,5–1

Aus: Deutsche Gesellschaft für Endokrinologie (2003) Rationelle Diagnostik und Therapie in Endokrinologie und Stoffwechsel. Thieme Verlag, Stuttgart.

Englischer Begriff

Dihydrotachysterol; dichysterol.

Gebräuchliche Handelsnamen

A.T. 10, Tachystin, DHT.

Indikationen

Hypoparathyreoidismus. Pseudohypoparathyreoidismus. A.T. 10 wurde ursprünglich als antitetanisches Präparat Nr. 10 registriert.

Wirkung

DHT ist ein synthetisches Vitamin-D_2-Analogon (Ergosterolderivat; 5,6-trans-Analog von D_2).

Dosierung

0,25–1,5 mg/Tag. Therapieziel: Serumkalzium im unteren Normbereich.

Darreichungsformen

Per os.

Kontraindikationen

Hyperkalzämie, Hyperkalziurie. Vitamin-D-Überdosierung. Hyperventilationstetanie.

Nebenwirkungen

Bei Überdosierung Hyperkalzämie, Hyperkalziurie, Nephrolithiasis, Verschlechterung der Nierenfunktion. Regelmässige Kontrollen der Serumspiegel von Kalzium, Phosphat und Kreatinin!

Wechselwirkungen

In Kombination mit kalziumsparenden Thiaziden erhöhte Hyperkalzämiegefahr. Keine gleichzeitige Gabe mit Vitamin-D_3-Metaboliten. Wirkungsminderung von DHT durch Phenytoin und Phenobarbital.

Pharmakodynamik

Gute orale Resorption. Zur Aktivierung von DHT ist nur die 25-Hydroxylierung in der Leber, jedoch nicht die 1α-Hydroxylierung in der Niere notwendig. Bzgl. relativer Potenz, Wirkungseintritt und Wirkungsdauer von DHT im Vergleich zu den einzelnen Vitamin-D_3-Metaboliten siehe Tab. 1.

5-α-Dihydrotestosteron

Synonyme

5αDHT.

Englischer Begriff

Dihydrotestosterone.

Definition

5-α-Dihydrotestosteron ist ein C19 Steoridhormon. Es entsteht in den Testes und hauptsächlich in den Erfolgsorganen wie

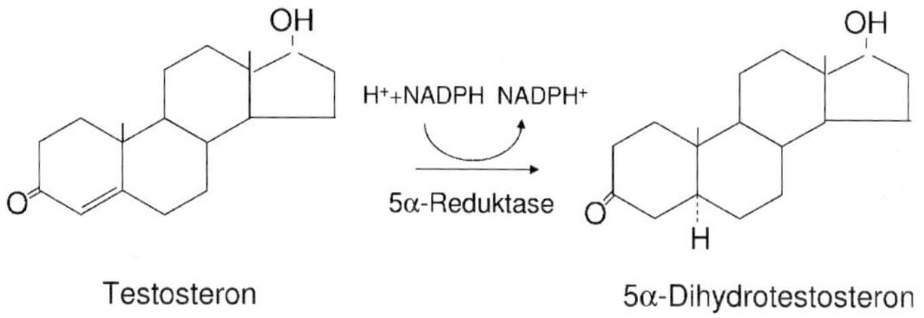

5-α-Dihydrotestosteron, Abb. 1 Bildung von Dihydrotestosteron aus Testosteron.

D

Prostata, Samenblase, Talgdrüsen und Haut aus Testosteron durch enzymatischen Umbau (siehe Abb. 1 und ▶ 5-α-Reduktase) und stellt sich als zellulärer Mediator der adrogenischen Wirkung dar.

Grundlagen

Während der 8.–12. Woche der Fetusentwicklung stimuliert DHT eine männliche Differenzierung im Bereich des urogenitalen Sinus und des äußeren Genitals, einschließlich Prostatadifferenzierung; Wachstum des Genitalhöckers, der sich weiter zum Penis entwickelt; Zusammenschluss der urogenitalen Falten mit weiterer Bildung der penilen Urethra und Hemmung des Wachstums des vesicovaginalen Septums, wodurch eine Vaginaentwicklung ausbleibt.
DHT ist auch verantwortlich für den männlichen Behaarungstyp sowie für die Abnahme der Kopfbehaarung bei genetischer Disposition.
DHT-Spiegel im Serum korreliert mit Testosteron-Spiegel, liegt aber im niedrigen Bereich (6–20 ng/dl bei Frauen; 16–110 ng/dl bei Männern).
Einen verminderten DHT-Spiegel erwartet man bei folgenden Erkrankungen: primärer oder sekundärer Hypogonadismus, 5-α-Reduktase-Defekt, Klinefelter-Syndrom, Pseudohermaphroditismus masculinus, Leberzirrhose, Östrogentherapie. Erhöht: Nebennierenrindentumoren, angeborene Nebennierenrinden-Hyperplasie, Hodentumoren, Ovarialtumoren, Pubertas preacox, PCO-Syndrom, Hirsutismus.

1α,25-Dihydroxycholecalciferol

▶ Calcitriol

3β,25-Dihydroxycholecalciferol

▶ Calcifediol

1α,25-Dihydroxy-Vitamin D_3

▶ Calcitriol

3β,25-Dihydroxy-Vitamin D_3

▶ Calcifediol

Dinatriummonofluorophosphat

▶ Natriumfluorphosphat

Diphosphate

▶ Bisphosphonate

DL-458-IT

▶ Deflazacort

DOC

▶ Desoxycorton

DOCA

▶ Desoxycorton

Donohue-Syndrom

▶ Leprechaunismus

Dopamin

▶ prolaktininhibierendes Hormon

Dopaminagonisten

▶ Prolaktinhemmer

Dopamin1-Rezeptor

▶ D1-Rezeptoren

Dopamin2-Rezeptor

▶ D2-Rezeptoren

Dopamin-Rezeptor-Scan

Synonyme

Dopaminrezeptorszintigraphie.

Englischer Begriff

Dopamin receptor scan; scintigraphy.

Definition

Szintigraphische Untersuchung, bei der die postsynaptische Rezeptordichte des dopaminergen Systems dargestellt und quantifiziert werden kann. Sie dient zur Differenzialdiagnose von Parkinson-Syndromen. Kann auch zum in-vivo Nachweis von Dopaminrezeptoren bei verschiedenen Tumoren (z.B. Prolaktinomen) dienen.

Voraussetzung

Gabe von Perchlorat (ClO_4^-, Irenat) zur Blockade der ^{123}Iod-Aufnahme in die Schilddrüse.

Durchführung

Die Untersuchungsdauer beträgt in der Regel bis 4 Stunden p.i., die Messzeit je Zeitpunkt nach Aufwand 30–60 Minuten. Verwendet wird das Radiopharmakon ^{123}I-IBZM (3-Iod-6-Methoxy-Benzamid). Die Aktivitätsmenge beträgt 185–222 MBq, die Strahlenexposition 3,6–4,4 mSv. Im Rahmen der Patientenvorbereitung wird Perchlorat gegeben. Die Auswertung erfolgt mittels Mehrkopf-SPECT-Gammakamera, Fan-Beam-Kollimator und einer Dokumentationseinheit visuell und semiquantitativ in ROI (regions of interest)-Technik.

Dopaminrezeptoren

Englischer Begriff

Dopamine receptors.

Definition

Rezeptoren für den Neurotransmitter bzw. das Hormon Dopamin.

Grundlagen

Sammelbegriff für membranständige Rezeptoren, über die Dopamin als Neurotransmitter oder als Hormon wirksam wird. Man unterscheidet 5 Typen von Dopaminrezeptoren, D1R bis D5R, die alle sog. 7-Transmembran-Proteine (7 helikale Aminosäureketten des Proteins durchziehen die Biomembran) darstellen. Aufgrund struktureller, funktioneller und pharmakologischer Eigenschaften werden die Dopaminrezeptortypen in zwei Gruppen zusammengefasst, die D1-Rezeptorfamilie (D1R, D5R) und die D2-Rezeptorfamilie (D2R, D3R, D4R). Die Dopaminrezeptortypen selbst können in unterschiedlichen Formen vorliegen; zum Beispiel existieren vom D2R eine kurze (D2Rs) und eine lange (D2Rl) Isoform des Rezeptors, die durch alternatives Spleißen entstehen. Dopaminrezeptoren können mit Second-Messenger-Systemen (z.B. G-Protein/Adenylatzyklase) oder, insbesondere in neuronalen Strukturen, mit Ionenkanälen assoziiert sein. Für das Endokrinium ist der wichtigste Dopaminrezeptor der D2R, der in laktotropen Zellen die inhibitorische Wirkung von hypothalamischem Dopamin, das über das Portalgefäßsystem in den Hypophysenvorderlappen gelangt, auf die Prolaktinproduktion und das Wachstum laktotroper Zellen vermittelt. Der D2R wirkt dabei über ein inhibitorisches G-Protein supprimierend auf die Adenylatzyklase und damit auf die cAMP-Bildung. In den meisten Prolaktinomen, die durch eine exzessive Prolaktinsekretion gekennzeichnet sind, ist der D2R meist intakt, Dopamin gelangt vermutlich wegen der Abkopplung vom Portalgefäßsystem (wegen Tumor-Neoangiogenese) nicht mehr an die D2-Rezeptoren in Prolaktinomzellen. In den meisten Prolaktinomen können daher langlebige und potente Dopaminagonisten (Bromocriptin, Cabergolide u.a.) die Prolaktinsekretion normalisieren und eine Regression des Tumorvolumens bewirken. Eine Ausnahme bildet die kleine Gruppe der dopaminresistenten Prolaktinome, wo der D2R fehlt oder in einer funktionell inaktiven Form vorliegt und wo Dopaminagonisten weder die Prolaktinsekretion noch das Wachstum supprimieren können.

Dopaminrezeptorszintigraphie

▶ Dopamin-Rezeptor-Scan

Dreimonatsspritze

Englischer Begriff
Every-three-month-injection.

Definition
Depotgestagenpräparate zur hormonellen Kontrazeption.
Im Gegensatz zu den niedrigdosierten oralen Gestagenpräparaten (Minipille) hemmen die Depotgestagenpräparate aufgrund höherer Serumspiegel die Follikelreifung und Ovulation. Zusätzlich kommt es bei den Depotgestagenpräparaten wie bei der Minipille zu einer Viskositätserhöhung des Zervixschleims und damit einhergehender Behinderung der Spermienaszension. Bei längerer Anwendung kommt es häufig zur Endometriumatrophie.

Grundlagen
Die Dreimonatsspritze ist zur hormonalen Kontrazeption für Frauen zugelassen, bei denen andere Formen der Kontrazeption nicht geeignet sind und die keine oralen Kontrazeptiva einnehmen können. Pearl-Index 0,5. Als Dreimonatsspritze sind in Deutschland Medroxyprogesteronazetat 150 mg (Depo-Clinovir) und Norethisteronenanthat 200 mg (Noristerat) zugelassen. Depo-Clinovir wird alle 12 Wochen i.m. appliziert. Noristerat wird zunächst alle 8 Wochen und ab der 5. Dosis dann alle 12 Wochen i.m. appliziert. Häufige Nebenwirkungen der Dreimonatsspritze sind Zwischen- und Schmierblutungen, sowie bei längerer Anwendung Amenorrhoe.

Dreiphasenpille

► Dreistufenpille

Dreistufenpille

Synonyme

Dreiphasenpille.

Englischer Begriff

Triphasic oral contraceptive.

Definition

Östrogen-/Gestagen Kombinationspräparate zur hormonalen Kontrazeption.

Grundlagen

Dreistufenpillen sind Kombinationspräparate mit gleichzeitiger Gabe von Östrogen und Gestagen über 21 Tage. Die Östrogen- und die Gestagendosis werden nach der Step-up-Methode in drei Stufen von je 7 Tagen jeweils so angepasst, dass bei möglichst geringer Gesamthormondosis die kontrazeptive Sicherheit und Zyklusstabilität noch gewährleistet sind. Trotz dieser theoretisch vorteilhaften Erwägungen ist der klinische Vorteil der Dreistufenpille gegenüber der Zweistufenpille und der niedrigdosierten Einphasenpille (Mikropillle) nicht gesichert. In Deutschland zugelassene Dreistufenpillen: Novial, Pramino, Synphasec, Triette Dragees, Trigoa, Trinordiol21, TriNovum, Triquilar, Trisiston.

D1-Rezeptoren

Synonyme

Dopamin1-Rezeptor; DA1-Rezeptor.

Englischer Begriff

D1 dopamine receptor; DA1 receptor.

Definition

Der Dopamin-Rezeptor gehört zu der Familie der G-Protein gekoppelten Rezeptoren mit 7-transmembranären Domänen.

Grundlagen

Pharmakologisch werden zwei Subklassen der DA-Rezeptoren unterschieden; die D1- Rezeptoren, deren Aktivierung zur Stimulation der Adenylatcyclase führt und die D2-Rezeptoren, deren Aktivierung die Adenylatcyclase inhibieren. Zu der D1-Subfamilie gehören der D1- und D5-Rezeptor, wohingegen die Rezeptoren D2, D3 und D4 der D2-Subfamilie zuzuordnen sind. Die D1- und D2-Rezeptoren werden vielerorts im Gehirn exprimiert. Außerhalb des ZNS werden die D2-Rezeptoren in der Retina, in den Nieren im Gefäßsystem und der Hypophyse exprimiert.

Weiterführende Links

► Dopaminrezeptoren

Literatur

1. Vallone D, Picetti R, Borrelli E (2000) Structure and function of dopamine receptors. Neurosci Biobehav Rev 24:125–132

D2-Rezeptoren

Synonyme

Dopamin2-Rezeptor; DA2-Rezeptor.

Englischer Begriff

Dopamine2-receptor; DA2 receptor.

Definition

Der Dopamin2-Rezeptor gehört zu der Familie der G-Protein gekoppelten Rezeptoren mit 7-transmembranären Domänen.

Weiterführende Links

► D1-Rezeptoren.
► Dopaminrezeptoren

Dritter Raum

Synonyme

Interstitieller Raum.

Englischer Begriff

Third space.

Definition

Die Flüssigkeit des interstitiellen Raums (Zellzwischenraums) wird als dritter Raum bezeichnet. Zum dritten Raum zählen neben der interstitiellen Flüssigkeit auch noch die sogenannten potentiellen Räume wie z.B. Pleura, Peritonealhöhle, Magen-Darm-Trakt oder Harnblase, in welche bei verschiedenen Krankheitsbildern relevante Mengen an Flüssigkeit verschoben werden können.

Grundlagen

Das Gesamtkörperwasser macht etwa 60 % des Körpergewichts (KG) aus. Das Gesamtkörperwasser setzt sich aus dem intrazellulären Volumen (40 % des KG) und aus dem extrazellulären Volumen (20 % des KG) zusammen. Beim extrazellulären Volumen werden intravaskuläres Volumen (5 % des KG) und interstitielle Flüssigkeit = dritter Raum (15 %) unterschieden.

Drospirenon

Englischer Begriff

Drospirenone.

Substanzklasse

Gestagen, Progesteronderivat, Progestagen, nicht ethinyliertes 19-Nortestosteronderivat. 6b, 7b, 15b, 16b-Dimethylen-3-oxo-4-pregnen-21,17b-carbolacton.

Gebräuchliche Handelsnamen

Petibelle, Yasmin.

Indikationen

Das 19-Nortestosteronderivat Drospirenon wird als Gestagen mit antiandrogener Partialwirkung in kombinierten Östrogen-/Gestagenpräparaten zur hormonalen Kontrazeption eingesetzt.

Wirkung

Synthetisches Gestagen. 19-Nortestosteronderivat, das eine gestagene Wirkung am Endometrium und eine antiandrogene Partialwirkung aufweist. Gestagene mit antiandrogener Partialwirkung siehe auch: ▶ Dienogest. Außerdem weist Drospirenon als Spironolactonderivat eine schwache antimineralokortikoide Partialwirkung auf.

Dosierung

Einphasenpräparate mit jeweils Ethinylestradiol 0,03 mg und Drospirenon 3 mg.

Darreichungsformen

Per os.

Kontraindikationen

Siehe ▶ Kontrazeptiva, hormonelle, ▶ Ovulationshemmer, ▶ Gestagene. Thrombembolische Erkrankungen; Raucherinnen älter als 30 Jahre. Sichelzellenanämie. Lebererkrankungen, cholestatischer Ikterus, Lebertumore. Hormonabhängige Tumoren. Vorausgegangene Schwangerschaften mit Cholestase, Ikterus, Herpes gestationis, progredienter Otosklerose. Ungeklärte vaginale Blutungen. Schwer einstellbarer arterieller Hypertonus oder Dyslipidämie. Migraine accompagnee.

Nebenwirkungen

Siehe ▶ Kontrazeptiva, hormonelle, ▶ Ovulationshemmer, ▶ Gestagene. Kopfschmerzen, migräneartig, ungewohnt stark. Epileptische Anfälle, sensorische Ausfälle, akute Seh- oder Hörstörungen. Lebertumore, Cholestase, Hepatitis, generalisierter Pruritus. Phlebitiden, arterielle

und venöse Thrombembolien (Beinvenenthrombose, Lungenembolie, Apoplex,
Myokardinfarkt). Arterieller Hypertonus.
Gewichtszunahme, periphere Ödeme. Akne, Alopezie, Hirsutismus. Stimmungsschwankungen. Libidoveränderung. Übelkeit, Erbrechen. Brustspannen. Vaginitis,
Dysmenorrhoe, Ovarialzytsen. Schwierigkeiten beim Tragen von Kontaktlinsen.
Erythema nodosum, Urtikaria.

Wechselwirkungen

Siehe ► Kontrazeptiva, hormonelle
► Ovulationshemmer, ► Gestagene.
Rifampicin, Rifabutin, Griseofulvin, Barbiturate, Antiepileptika (Carbamazepin,
Phenytoin, Primidon, Oxcarbazepin, Barbexaclon): Gestagenmetabolismus beschleunigt, Gestagenwirkung vermindert. Carbo
medicinalis, Breitbandantibiotika: Gestagenwirkung vermindert.

Drüse

Synonyme

Glandula.

Englischer Begriff

Gland.

Definition

Organe von epithelialem Aufbau, die Sekrete bzw. Hormone bilden und ausschleu-
sen (sezernieren). Exokrine Drüsen (mit
Ausführungsgang): synthetisieren ein Sekret, welches in das Ausführungsganglu-
men sezerniert wird, z.B. Speicheldrüsen.
Schweißdrüsen, Tränendrüsen, exokrines
Pankreas. Endokrine Drüsen (ohne Ausführungsgang): synthetisieren ein Inkret
(Hormon), welches über das Interstitium
in den Blutkreislauf sezerniert wird (siehe
► Drüsen, endokrine).

Drüsen, endokrine

Englischer Begriff

Glands, endocrine.

Definition

Endokrine Drüsen sind Drüsen ohne Ausführungsgang (siehe auch ► Drüse), die
Hormone bilden und in den Blutkreislauf
sezernieren (siehe ► Hormone).

Grundlagen

Zu den endokrinen Drüsen gehören: Hypophyse, Glandula pinealis, Nebennierenrinde, Nebennierenmark, Schilddrüse, Nebenschilddrüse, Gonaden, Pankreasinseln, gastrointestinale endokrine Zellen.

Drüsenhormone

Synonyme

Hormone.

Englischer Begriff

Hormones.

Definition

Hormone sind von den endokrinen Drüsen
gebildete und ins Blut sezernierte Botenstoffe (siehe auch ► Sekretion), die durch
den Blutkreislauf zu den jeweiligen Erfolgsorganen transportiert werden, um dort
über Bindung an spezifische Rezeptoren
spezifische Wirkungen zu entfalten.

Grundlagen

Entsprechend ihrer chemische Abstammung werden Steroidhormone (Glukokortikoide, Mineralokortikoide, Sexualhormone), Amine (Katecholamine, Serotonin), Peptide (hypothalamische Releasing-
Hormone, gastrointestinale Peptidhormone) und Proteine (hypophysäre Hormone,
Insulin) unterschieden. Entsprechend ihres

Wirkungsortes werden hypothalamische Releasing-Hormone, hypophysäre glandotrope Hormone und effektorische Hormone mit Wirkung an verschiedenen Endorganen unterschieden.

Dual-x-Ray Absorptiometry

Synonyme

DXA; DEXA.

Englischer Begriff

Dual x-ray absorptiometry; dual-energy x-ray absorptiometry.

Definition

Zwei-Energie-Röntgenabsorptiometrie, Methode zur nicht-invasiven Quantifizierung der Knochendichte, wichtiges radiologisches Instrumentarium zur Früherkennung der Osteoporose. Der Knochendichtewert einer densitometrischen Messung, ausgedrückt im T-score, ist ein Maß für das materialbezogene Frakturrisiko in der untersuchten Skelettregion. Der Messwert ist nur ein Baustein in der Osteoporosediagnostik und muss im Zusammenhang mit den anderen Untersuchungsergebnissen gewertet werden.

Voraussetzung

Da es sich um Projektionsverfahren handelt, ist die korrekte Lagerung und Positionierung des Patienten im Strahlengang sehr wichtig. Das Untersuchungsfeld muss frei von Überlagerungen von Kleidungs- oder Schmuckstücken sein. Mögliche Messorte: Lendenwirbelsäule, proximaler Femur, distaler Radius, Calcaneus, Hand, Finger, Ganzkörper.

Kontraindikationen

Für die DXA-Untersuchung der LWS besteht eine eingeschränkte Indikation bei degenerativen Wirbelsäulenveränderungen

jeglicher Art und bei starken Aortenverkalkungen. Keine Indikation zu dieser Untersuchung ist gegeben, wenn ausgeprägte Skoliosen, Wirbelkörperfrakturen und eine Spondylosis deformans vorliegen. Die genannten Erkrankungen führen durch erhöhten Mineralgehalt außerhalb der Wirbelsäule oder in den kortikalen Abschnitten zu artifiziell erhöhten Knochendichtewerten. Es ist in diesen Fällen zu empfehlen, eine DXA-Untersuchung des proximalen Femur durchzuführen. Bei einem Zustand nach Bandscheibenoperation sind bei Hemilaminektomien zu niedrige Messwerte zu erwarten. Inkorrekte Positionierung des proximalen Femur und kurze Schenkelhälse können falsche Messergebnisse liefern. Bei der DXA-Untersuchung des proximalen Femur ist streng auf eine korrekte Positionierung mit geringer Innenrotation zu achten.

Die Untersuchung des proximalen Femurs kann durch anlagebedingte Verkürzung des Schenkelhalses, durch Coxarthrose oder durch Knochenzysten falsche Meßwerte liefern. Bei der Beurteilung sind diese Fehlermöglichkeiten zu beachten.

Durchführung

Bei der DXA, der Zwei-Energie Röntgenabsorptiometrie, besteht die Strahlungsquelle aus einer speziellen Röntgenröhre. Durch den Ersatz der Nuklidquelle (Gd bei DPA) durch eine Röntgenröhre verkürzte sich die Messzeit, verringerte sich die Strahlendosis und eine bessere Ortsauflösung wurde ermöglicht. Dadurch wird eine genaue Konturfindung erzielt und dies führt zu besser reproduzierbaren Messergebnissen. Die Scanrichtung verläuft parallel zur Achse des Untersuchungsabschnittes.

Nachsorge

Nimmt die Knochendichte um mehr als 5 % pro Jahr ab, so kennzeichnet dies einen pathologischen Knochenmassenverlust. Um eine solche Veränderung jedoch sicher zu erfassen, ist eine Reproduzierbarkeit der Messergebnisse von weniger als 2 % notwendig. Moderne Geräte, die mit der erforderlichen Qualitätssicherung betrieben werden, erfüllen diese Anforderungen. Eine Verlaufskontrolle ist in folgenden Fällen und in folgenden zeitlichen Abständen angezeigt:

- bei Risikopatienten

Knochendichte normal: Kontrollmessung nach 3–5 Jahren
Knochendichte signifikant erniedrigt ($< -2,5$ SD T-score): Kontrollmessung frühestens 1 Jahr nach Therapiebeginn

- bei klinischer Verschlechterung einer Osteoporose
- wenn bei bekannter verminderter Knochendichte neue Symptome auftreten
- unter medikamentöser Therapie: Kontrolluntersuchungen im Abstand von minimal 1 Jahr.

Durst

Englischer Begriff

Thirst.

Definition

Mechanismus zur Stimulation der Wasseraufnahme mit dem Ziel einer Regulation des Wasserhaushalts.

Grundlagen

Anstiege der Serumosmolalität bewirken über die Reizung von Osmorezeptoren im Hypothalamus eine Aktivierung des Durstgefühls. Ein Anstieg der Serumosmolalität beim Menschen um nur 2–3 % löst bereits Durst aus.

Durstlosigkeit

▶ Adipsie

Durstverhaltensstörungen

Synonyme

Adipsie; Hypodipsie; Polydipsie.

Englischer Begriff

Adipsia; hypodipsia; polydipsia.

Definition

Adipsie: fehlendes Durstgefühl und fehlende Flüssigkeitsaufnahme. Hypodipsie: vermindertes Durstgefühl und verminderte Flüssigkeitsaufnahme. Zur Adipsie oder Hypodipsie können Hypothalamusläsionen führen, welche die Osmorezeptoren im anterioren Hypothalamus schädigen. Häufige Ursache einer Hypodipsie (insgesamt selten) sind Blutungen aus Aneurysmen der Arteria anterior communicans, Einblutungen in den Hypothalamus, Ligatur entsprechender Aneurysmen. Weitere Ursachen können gelegentlich mit einer Hypodipsie einhergehen: Tumoren (Karniopharyngeome, Pinealome), granulomatöse Erkrankungen (Sarkoidose, Tuberkulose, Histiozytose), Schädel-Hirn-Trauma und Hydrozephalus. Häufig kommt es durch die Hypothalamusläsion zum gleichzeitigen Ausfall des osmotisch vermittelten Durstgefühls und der osmotisch vermittelten Sekretion von Vasopressin (siehe auch ▶ Diabetes insipidus centralis); diese Kombination wird als Hypodipsie-Hypernatriämie-Syndrom (Diabetes insipidus hypersalaemicus) bezeichnet.
Polydipsie: vermehrtes Durstgefühl und vermehrte Flüssigkeitsaufnahme. Ursachen einer Polydipsie sind: primäre oder psychogene Polydipsie (dipsogener Diabetes insipidus), ▶ Diabetes insipidus centralis und ▶ Diabetes insipidus renalis.

Symptome

Hypodipsie: inadäquat niedrige Flüssigkeitszufuhr, Negativbilanzierung, Dehydratation, Hyernatriämie. Polydipsie: Exzessiv gesteigerte Trinkmenge von 4–15 Liter/Tag, Polyurie.

Therapie

Dauertherapie

Hypodipsie: Tägliche Gewichtskontrolle und Bilanzierung, regelmässige engmaschige Kontrollen des Serumnatriums. Festlegung und Überwachung der notwendigen Flüssigkeitszufuhr von 2–3 Liter/Tag. Bei Diabetes insipidus hypersalaemicus durch zusätzliche Gabe von Desmopressin (siehe ▶ Diabetes insipidus centralis und ▶ Desmopressin) Urinvolumen von 2 Liter/24 Stunden anstreben.
Polydispie: siehe ▶ Diabetes insipidus centralis und ▶ Diabetes insipidus renalis.

Durstversuch

Englischer Begriff

Water deprivation test.

Definition

Der Durstversuch ist zur Diagnosestellung bei V.a. ▶ Diabetes insipidus indiziert. Physiologischerweise führt ein durch fehlende Flüssigkeitszufuhr bedingter Anstieg der Serumosmolalität um nur 1 % bereits zu einer vermehrten Sekretion von Vasopressin, wodurch die Rückresorption von Wasser in den Sammelrohren der Niere gesteigert und die Diurese reduziert wird und eine verminderte Ausscheidung von konzentriertem Urin (Urinausscheidung < 30 ml/Stunde mit Urinsomolalität > 800 mosmol/kg) resultiert. Beim Diabetes insipidus kommt es dagegen im Durstversuch trotz Anstieg der Serumosmolalität zu keinem adäquaten Anstieg der Urinosmolalität (Anstieg der Urinosmolalität < 30 mosmol/kg/Stunde; am Testende häufig Urinosmolalität noch < 300 mosmol/kg und/oder Urinosmolalität < Serumosmolalität). Beim Diabetes inipidus

centralis fehlt typischerweise der Vasopressinanstieg im Durstversuch; nach Gabe von Desmopressin am Testende kommt es jedoch zu einem Anstieg der Urinosmolalität um > 50 %. Beim Diabetes inipidus renalis ist Vasopressin typischerweise > 5 pg/µl; auch nach Gabe von Desmopressin am Testende kommt es nicht zu einem Anstieg der Urinosmolalität.

Kontraindikationen

Glukosurie, Exsikkose, Dehydratation.

Durchführung

Testbeginn nüchtern, am Morgen. Keine Flüssigkeitsaufnahme während des gesamten Tests. Beim Patienten werden stündlich Körpergewicht, Urinvolumen, Urinosmolalität und spezifisches Gewicht des Urins, Serumnatrium und Serumosmolalität bestimmt. Überwachung des Patienten: Testabbruch bei Gewichtsverlust > 3–5 % des Ausgangsgewichts, Hyperosmolarität, Hypernatriämie. Zur DD Diabetes inipidus centralis vs. Diabetes inipidus renalis wird zu Testbeginn und bei Testabbruch Vasopressin bestimmt. Am Testende Applikation von Desmopressin und Bestimmung der Urinosmolalität nach 2 Stunden.

DXA

▶ Dual-x-Ray Absorptiometry

Dydrogesteron

Synonyme

Dehydrogesterone; Didrogesteron; Dydrogesterone; NSC-92336.

Englischer Begriff

Dydrogesterone.

Substanzklasse

Synthetisches Gestagen, Progesteronderivat, Progestagen, nicht acetyliertes 17-OH-Progesteronderivat, Pregnan. 9b,10a-Pregna-4,6-dien-3,20-dion. CAS-Nummer: 152-62-5. $C_{21}H_{28}O_2$.

Gebräuchliche Handelsnamen

Duphaston, Dufaston, Duvaron, Gestatron, Isopregnenone, Prodel, Retrone, Merrill, Daphaston, Gynorest, Terolut

Indikationen

Monotherapie bei Zyklusanomalien oder in der sequentiellen Östrogen/Gestagentherapie bei Frauen mit intaktem Uterus.

Wirkung

Synthetisches Gestagen. 17-OH-Progesteronderivat, das eine gestagene Wirkung am Endometrium aufweist; keine östrogenen oder androgenen Partialwirkungen.

Dosierung

Dydrogesteron 10 mg pro Tag.

Darreichungsformen

Per os.

Kontraindikationen

Siehe ▶ Kontrazeptiva, hormonelle, ▶ Gestagene.
Thrombembolische Erkrankungen; Raucherinnen älter als 30 Jahre. Sichelzellenanämie. Lebererkrankungen, cholestatischer Ikterus, Lebertumore. Hormonabhängige Tumoren. Vorausgegangene Schwangerschaften mit Cholestase, Ikterus, Herpes gestationis, progredienter Otosklerose. Ungeklärte vaginale Blutungen. Schwer einstellbarer arterieller Hypertonus oder Dyslipidämie. Migraine accompagnee.

Nebenwirkungen

Siehe ▶ Kontrazeptiva, hormonelle, ▶ Gestagene.
Kopfschmerzen, migräneartig, ungewohnt stark. Epileptische Anfälle, sensorische Ausfälle, akute Seh- oder Hörstörungen. Lebertumore, Cholestase, Hepatitis, generalisierter Pruritus. Phlebitiden, arterielle und venöse Thrombembolien (Beinvenenthrombose, Lungenembolie, Apoplex, Myokardinfarkt). Arterieller Hypertonus. Gewichtszunahme, periphere Ödeme. Akne, Alopezie, Hirsutismus. Stimmungsschwankungen. Libidoveränderung. Übelkeit, Erbrechen. Brustspannen. Vaginitis, Dysmenorrhoe, Ovarialzytsen. Schwierigkeiten beim Tragen von Kontaktlinsen. Erythema nodosum, Urtikaria.

Wechselwirkungen

Siehe ▶ Kontrazeptiva, hormonelle, ▶ Gestagene.
Rifampicin, Rifabutin, Griseofulvin, Barbiturate, Antiepileptika (Carbamazepin, Phenytoin, Primidon, Oxcarbazepin, Barbexaclon): Gestagenmetabolismus beschleunigt, Gestagenwirkung vermindert. Carbo medicinalis, Breitbandantibiotika: Gestagenwirkung vermindert.

Dydrogesterone

▶ Dydrogesteron

Dysfunktion, hypothalamisch-hypophysäre

Synonyme

Hypothalamisch-hypophysäre Funktionsstörung.

Englischer Begriff

Dysfunction of the hypothalamic-pituitary axis.

Definition

Durch angeborene oder erworbene Schädigung des Hypothalamus kommt es zu einem isolierten oder kombinierten Ausfall von hypothalamischen Releasing-Hormonen und einer hierdurch bedingten partiellen oder kompletten Hypophysenvorderlappeninsuffizienz.

Der Ausfall der einzelnen Releasing-Hormone resultiert in folgenden Insuffizienzen:

Corticotropin-Releasing Hormon (CRH) – tertiäre Nebennierenrindeninsuffizienz;
Thyreotropin-Releasing Hormon (TRH) – tertiäre Hypothyreose;
Gonadotropin-Releasing-Hormon (GnRH) – tertiäre Gonadendysfunktion;
Growth Hormon Releasing Hormon (GHRH) – hypothalamischer Wachstumshormonmangel.

Symptome

Siehe ► Hypophysenvorderlappeninsuffizienz, ► Nebennierenrindeninsuffizienz, ► Hypothyreose, ► Minderwuchs, hypophysärer.

Diagnostik

Siehe ► Hypophysenvorderlappeninsuffizienz, ► Nebennierenrindeninsuffizienz, ► Hypothyreose, ► Minderwuchs, hypophysärer.

Differenzialdiagnose

Hypophysenstielläsion. Hypophysenvorderlappeninsuffizienz.

Therapie

Akuttherapie

Substitutionstherapie mit Glukokortikoiden und L-Thyroxin (siehe Addison Krise (► Addison, Morbus), ► Nebennierenrindeninsuffizienz, ► Hypothyreose.

Dauertherapie

Substitutionstherapie mit Glukokortikoiden, L-Thyroxin, Sexualhormonen und Wachstumshormon (siehe ► Nebennierenrindeninsuffizienz, ► Hypothyreose, ► Minderwuchs, hypophysärer).

Bei Kinderwunsch jeweils entweder GnRH-Pumpentherapie oder Gonadotropintherapie (Mann: hCG/hMG-Therapie; Frau: hMG/hCG-Therapie).

D

Dyshormonogenese, thyreoidale

Synonyme

Thyreoidale Hormonsynthesestörung; thyreoidaler Hormonsynthesedefekt; Iodfehlverwertung.

Englischer Begriff

Thyroid dyshormonogenesis; defects of thyroid hormone synthesis.

Definition

Heterogene Gruppe von hereditären Schilddrüsenerkrankungen, die auf unterschiedliche Defektmutationen im Genom zurückgehen. Außer beim autosomal dominanten $G_{s\alpha}$-Defekt ist der Erbgang autosomal rezessiv, wobei Homozygotie oder zusammengesetzte Heterozygotie zweier unterschiedlicher Mutationen zu primärer Hypothyreose führt und bei

Dyshormonogenese, thyreoidale, Tabelle 1 Krankheitseinheiten thyreoidaler Dyshormonogenesen.

Signaltransduktionsdefekte ohne Struma	– TSH-Rezeptor-Defekt – $G_{s\alpha}$-Defekt im Rahmen des Pseudohypoparathyreoidismus Typ 1a – andere ungeklärte Defektmutationen im Signaltransduktionsweg des TSH
Iodfehlverwertungen mit Struma	– Iodidtransport-Defekt – Thyreoperoxidase-Defekt – Pendred-Syndrom – Thyreoglobulinsynthese-Defekt – Iodtyrosyldehalogenase-Defekt

Iodfehlverwertungen auch zu gegenregulatorischem Strumawachstum. Sofern der Funktionsverlust der Genprodukte der Defektmutationen sehr ausgeprägt oder komplett ist, manifestiert sich die Erkrankung als ▶ Neugeborenenhypothyreose, ▶ Kretinismus und ▶ Neugeborenenstruma (siehe Tab. 1).

Literatur

1. De Vijlder JJM, Vulsma T (2000) Hereditary metabolic disorders causing hypothyroidism. In: Braverman LE, Utiger RD (eds) The Thyroid: A Fundamental and Clinical Text, 8th edn. Lippincott Williams & Wilkins, Philadelphia, S 733–742
2. Foley TP (1985) Familial thyroid dyshormonogenesis. In: Delange F, Fisher DA, Malvaux P (eds) Pediatric Thyroidology. Karger, Basel, S 174–188
3. Medeiros-Neto G, Stanbury JB (1994) Inherited Disorders of the Thyroid System. CRC Press, Boca Raton

Dyslipoproteinämien

▶ Lipidstoffwechselstörungen

Dysmenorrhoe

Synonyme

Algomenorrhoe.

Englischer Begriff

Dysmenorrhoea; algomenorrhoea.

Definition

Stark schmerzhafte Regelblutung mit ausgeprägten Allgemeinbeschwerden.

Grundlagen

Als Dysmenorrhoe wird ein Krankheitsbild bezeichnet, das etwa 5–10 % aller Frauen betrifft und das durch stark schmerzhafte Regelblutungen mit ausgeprägten Allgemeinbeschwerden, vor allem zu Beginn der Menstruation, gekennzeichnet ist. Die primäre Dysmenorrhoe tritt mit Einsetzen der Regelblutungen auf und bessert sich oft mit zunehmendem Lebensalter oder nach einer Schwangerschaft. Vermutlich ist eine Überproduktion von Prostaglandin F-2a (PGF-2a) aufgrund eines Ungleichgewichtes von Östrogenen (die die Produktion von PGF-2a stimulieren) und Progesteron (inhibiert die Bildung von PGF-2a) für die primäre Dysmenorrhoe verantwortlich. Ein Übermaß an PGF-2a könnte für die spastischen Kontraktionen des Myometriums mit krampfartigen Schmerzen und für die systemischen Beschwerden verantwortlich sein. Die sekundäre Dysmenorrhoe wird erst spät erworben und ist meist auf organische Ursachen (u.a. Endometriose, Adenomyose, Myome, Uterusfehlbildungen, Zervikalstenose, Intrauterinpessare, Entzündungen des Endometriums) oder auf psychische Probleme zurückzuführen. Als Antidysmenorrhoika haben sich insbesondere bei der primären Dysmenorrhoe Prostaglandin-Synthesehemmer und Ovulationshemmer bewährt. Bei der Therapie der sekundären Dysmenorrhoe steht die Beseitigung der Grunderkrankungen bzw. eine Psychotherapie im Vordergrund.

Dysphonie, endokrin bedingte

Synonyme

Stimmstörung.

Englischer Begriff

Dysphonia.

Definition

Durch hormonelle Veränderungen bedingte Stimmstörung mit Änderung der Stimmqualität und/oder der Stimmlage.

Symptome

Bei Hypothyreose: Heiserkeit durch myxödematöse Infiltration und Verdickung der Stimmlippen. Bei Hypogonadismus:

Ausbleiben des Stimmbruchs; hohe Fistelstimme beim Mann. Bei Hyperandrogenisierung: Stimmlagenänderung (tiefere Stimmlage) bei der Frau (siehe auch ▶ Virilisierung).

Diagnostik

Siehe ▶ Hypothyreose, ▶ Hypogonadismus, ▶ Hyperandrogenämie.

Differenzialdiagnose

Funktionelle Dysphonie. Dysphonie bei Erkrankungen des Kehlkopfs und der Stimmlippen -dysplastisch, entzündlich, neoplastisch, traumatisch.

Therapie

Dauertherapie

Bei Hypothyreose/Hypogonadismus: Substitutionstherapie; Dysphonie reversibel. Bei Hyperandrogenämie: Beseitigung der Ursache des Androgenexzesses; Dysphonie irreversibel.

Dysplasie, fibröse

Synonyme

Polyostotische fibröse Dysplasie; Jaffe-Lichtenstein-Syndrom; Osteofibrosis deformans juvenilis; mono- oder polyostotische fibröse Knochendysplasie; McCune-Albright-Syndrom.

Englischer Begriff

Polyostotic fibrous dysplasia; Jaffe-Lichtenstein-disease.

Definition

Die fibröse Dysplasie ist eine in der Mehrzahl der Fälle (70 %) monoostotisch (MOFD), gelegentlich auch polyostotisch (POFD) auftretende Knochenerkrankung. Bei der fibrösen Dysplasie kommt es zu einer Zerstörung der normalen Knochenarchitektur durch vom Knochenmarksraum ausgehende „tumor-like lesions" welche die Kortikalis mitbetreffen können, diese jedoch im Regelfall nicht überschreiten. Die Läsionen entsprechen Vermehrungen von faserreichem Bindegwebe und spindelförmigen fibroblastenähnlichen Zellen. Die Trias Hyperpigmentierungen (Cafeau-lait), Pubertas praecox und fibröse Dysplasie wird als McCune-Albright-Syndrom bezeichnet. Die sehr seltene Kombination von muskulären Myxomen und fibröser Dysplasie wird als Mazabraud-Syndrom bezeichnet.

Die fibröse Dysplasie ist durch sporadisch auftretende somatische aktivierende Mutationen des Gsα-Gens (GNAS1) in Stromazellen des Knochenmarks verursacht. Die aktivierende Mutation des Gsα-Gens führt zu einer konstitutiven Aktivierung des cAMP–Signalwegs (PKA, c-fos, AP-1) mit in Folge Inhibierung der Osteoblastenreifung (spindelförmige fibroblastenähnliche Zellen in den Knochenläsionen) sowie vermehrter IL-6 Synthese und hierdurch bedingter Osteoklastenrekrutierung – letzteres trägt durch Knochenabbau zum konzentrischen Wachstum der Läsion bei. Somatische aktivierende Mutationen des Gsα-Gens (GNAS1) sind in verschiedenen Mosaikmustern im Körper nachweisbar und bedingen hierdurch unterschiedliche Krankheitsbilder (MOFD, POFD, McCune-Albright-Syndrom, Mazabraud-Syndrom, verschiedene endokrine Tumoren wie z.B. GH-sezernierende Hypophysenadenome). Heteozygote inaktivierende Mutationen des Gsα-Gens (GNAS1) sind dagegen die Ursache der hereditären Albright-Osteodystrophie (Pseudohypoparathyreoidismus, Pseudopseudohypoparathyreoidismus).

Symptome

Verteilungsmuster: Dysplastische Knochenläsionen meist meta-/diaphysär in den langen Röhrenknochen der Extremitäten (Femur, Tibia, Fibula, Humerus, Radius), den Rippen und im Gesichtsschädel;

häufig ausschließlicher Befall einer Körperhälfte. Manifestationsalter: POFD meist im Kindesalter; MOFD häufig in der 2. und 3. Lebensdekade. Symptome: Knochenschmerzen, Knochendeformationen, Knochenfrakturen; bei Beteiligung des Schädels häufig neurologische Komplikationen durch Kompression der Hirnnerven.

Diagnostik

Röntgenbild: Milchglasartige pseudozystische Läsionen, Abnahme der Kortikalisdicke, Knochendeformierungen. CT und MRT: Fehlen des typischen Knochenmarksignals; weichteildichtes Gewebe.

Knochenszintigramm: typischerweise starke Anreicherung der Läsionen.

Labordiagnostik: Kalzium und Phosphat normal. Alkalische Phosphatase meist im Normbereich, kann gelegentlich erhöht sein.

Gendiagnostik: in der Routinediagnostik nicht indiziert. In aus den Knochenläsionen gewonnenem Gewebe können die entsprechenden Mutationen des Gsα-Gens (GNAS1) nachgewiesen werden.

Therapie

Probetherapie

Bisphosphonate. Effektiv zur Therapie der Knochenschmerzen bei fibröser Dysplasie, jedoch bisher sehr limitierte Studienlage (Pamidronat) bei Kindern und Jugendlichen. Bisphosphonate hemmen die Osteoblasten und somit die Größenprogression der Knochenläsionen bei fibröser Dysplasie; radiologisch nachweisbare Stabilisierung der Knochenläsion mit Wiederauffüllung des Defekts.

Operativ/strahlentherapeutisch

Indikation zur chirurgischen Therapie nur selten gegeben. Cave: gestörte postoperative Heilung, hohe Rezidivneigung. Korrekturoperation nach Knochenfrakturen oder zur Nervendekompression im Schädelbereich. Bei progressiven Herden evtll. Kürettage der Läsion und Spongiosaplastik mit Homograft.

Prognose

Insgesamt gut; häufig einzelne Läsionen über Jahrzehnte größenstabil. Das Risiko der malignen Transformationen und der Entwicklung von Osteosarkomen ist mit 2,5 % relativ gering.

Literatur

1. Schoenau E, Rauch F (2002) Fibrous dysplasia. Horm Res 57(Suppl 2):79–82
2. Weinstein LS, Yu S, Warner DR, Liu J (2001) Endocrine manifestations of stimulatory G protein alpha-subunit mutations and the role of genomic imprinting. Endocr Rev 22:675–705

Dystrophia adiposogenitalis

▶ Fröhlich, Morbus

E

E1

▶ Östron

E2

▶ Östradiol

E3

▶ Östriol

Echter Zwitter

▶ Hermaphroditismus verus

EGF

▶ Epidermal Growth Factor

Eierstocksaktivität

▶ Ovarialfunktion

Eierstockshormone

▶ Ovarialhormone

Einheit

Synonyme

Bezugsgrößen.

Englischer Begriff

Unit.

Definition

Bezugsgrößen, in welchen z.B. Strecken, Zeiten oder Konzentrationen gemessen bzw. angegeben werden.

Grundlagen

Gesetzlich vorgeschrieben ist die Verwendung des Système International des Unités

Einheit, Tabelle 1 Vorsätze und Vorzeichen für dezimale Vielfache von Einheiten.

Zehnerpotenz	Vorsatz-Wortteil	Symbol
10^9	Giga	G
10^6	Mega	M
10^3	Kilo	k
10^2	Hekto	h
10^{-1}	Dezi	d
10^{-2}	Zenti	c
10^{-3}	Milli	m
10^{-6}	Mikro	µ
10^{-9}	Nano	n
10^{-12}	Piko	p
10^{-15}	Femto	f

(SI-Einheiten). Konzentrationen werden hierbei z.B. in Substanzmenge (in mol) pro Volumen (in Liter), d.h. mol/l angegeben, wobei dezimale Vielfache durch bestimmte Symbole gekennzeichnet werden (siehe Tab. 1). Häufig werden in der Medizin auch noch andere Einheiten verwendet wie z.B. mmHg anstatt der SI-Einheit Pascal für den Blutdruck oder die Konzentration wird auf das Verteilungsvolumen bezogen. In der Regel sind die verschiedenen Einheiten jedoch durch einfache Multiplikation mit einem spezifischen konstanten Faktor ineinander transformierbar (Beispiel für die Plasmaglukosekonzentration: mmol/l = 0,05551 × mg/dl).

Eisen

Synonyme

Ferrum; Fe.

Englischer Begriff

Iron.

Definition

Essentielles Spurenelement, welches als zweiwertiges Eisen (Fe^{2+}; Ferro-) und als dreiwertiges Eisen (Fe^{3+}; Ferri-) Verbindungen eingehen kann. Gesamteisenbestand des Körpers beträgt 4–5 Gramm, davon sind etwa 70 % im Hämoglobin gebunden.

Eisenresorption und Eisentransportproteine: Oral aufgenommenes Eisen wird im Duodenum und oberen Jejunum bevorzugt als Fe^{2+} von den Enterozyten resorbiert. Hierzu wird Fe^{3+} durch die Duodenal Cytochrom-B-like Ferrireduktase (DCYTB) zu Fe^{2+} reduziert. Fe^{2+} wird anschliessend von dem Divalent Metal Transporter 1 (DMT1; Syn.: DCT1, NRAMP2) vom gastrointestinalen Lumen in den Enterozyten transportiert. Ferro-

portin 1 bewirkt anschließend den Eisentransport an der basolateralen Seite des Enterozyten. Da Eisen im Blut und in der Extrazellulärflüssigkiet als Fe^{3+} an Transferrin gebunden transportiert wird, muss es vorher durch die intrazelluzläre Ferroxidase Hephaestin und die im Serum befindliche Ferroxidase Coeruloplasmin wieder zu Fe^{3+} oxidiert werden. Die Endozytose des Eisen-Transferrin-Komplexes an den Zielzellen erfolgt durch den Transferrin Rezeptor 1 und den Transferrin Rezeptor 2. Intrazellulär wird Fe^{3+} durch eine noch nicht charakterisierte Ferrireduktase wieder zu Fe^{2+} reduziert und durch DMT-1 von den Endosomen ins Zytoplasma transportiert. Intrazellulär gespeichertes Eisen liegt grösstenteils an Ferritin gebunden vor. HFE bindet an den Transferrin-Rezeptor und vermindert die Affinität des Transferrin-Rezeptors zu Transferrin; die exakte physiologische Funktion des HFE Gens – welches als Gen der hereditären Hämochromatose Typ 1 eine wichtige pathophysiologische Rolle spielt – ist bisher nicht bekannt.

Differenzialdiagnose

Eisenspeichererkrankungen: Angeborene primäre Eisenspeicherkrankungen durch Genmutation von Eisentransportproteinen. Häufig (85 % aller hereditären Hämochromatosen): Hereditäre Hämochromatose Typ 1: HFE Gen (Cys282Tyr Mutation), autosomal rezessiv. Selten: Hereditäre Hämochromatose Typ 2 (juvenile Hämochromatose): bisher unbekanntes Gen, autosomal rezessiv. Hereditäre Hämochromatose Typ 3: TFR2 Gen (Transferrin Rezeptor 2), autosomal rezessiv. Hereditäre Hämochromatose Typ 4: SLC11A3 Gen (Ferroportin), autosomal dominant. Acoeruloplasminämie: CP Gen (Coeruloplasmin), autosomal rezessiv. Hypotransferrinämie: TF Gen (Transferrin), autosomal rezessiv. Erworbene sekundäre Eisenspeichererkrankungen (sekundäre Hämochromatose) bei häufiger Transfusion von Erythrozyten. Klinik der Hämochromatose: Leberzirrhose, (Bronze-) Diabetes, Kardiomyopathie, Arthralgien, Hypogonadismus.

Eisenmangel: Meist durch Blutverluste bedingter Eisenmangel, durch unzureichende Zufuhr mit der Nahrung, Resorptionsstörung. Klinik des Eisenmangels: mikrozytäre hypochrome Anämie, Plummer-Vinson-Syndrom, Alopezie, Cheilitis angularis (Mundwinkelrhagaden), Erkrankungen der Nägel.

Allgemeine Maßnahmen

Diät

Die Deutsche Gesellschaft für Ernährung empfiehlt die tägliche Zufuhr der folgenden Eisenmenge (Milligramm/Tag): Säuglinge 0–4 Monate: 0,5 mg/Tag; Säuglinge 4–12 Monate und Kinder 1–7 Jahre: 8 mg/Tag; Kinder 7–10 Jahre 10 mg/Tag; Heranwachsende: 12–15 mg/Tag; prämenopausale Frauen 15 mg/Tag; Schwangere: 30 mg/Tag; Stillende: 20 mg/Tag; postmenopausale Frauen: 10 mg/Tag; Männer: 10 mg/Tag.

Eisenharte Struma Riedel

► Riedel-Struma
► Strumitis fibrosa

Eisprung

Synonyme

Ovulation.

Englischer Begriff

Ovulation.

Definition

In der Mitte des physiologischen Ovarialzyklus durch den LH-Peak getriggerte Rup-

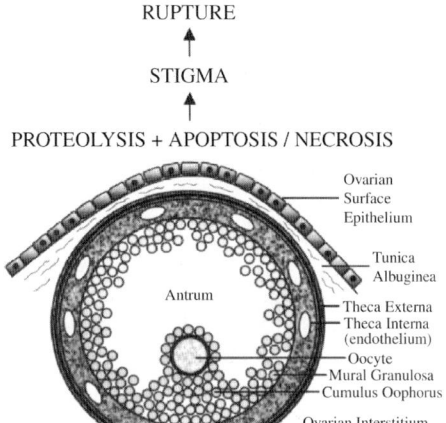

Eisprung, Abb. 1

tur meist eines Graafschen Follikels (Abb. 1) und Freisetzung der reifen Eizelle.

Grundlagen

Die Ovulation wird durch den in Zyklusmitte stattfindenden LH-Peak ausgelöst. LH stimuliert im Oberflächenepithelium des Ovars die Freisetzung eines Plasminogenaktivators, wodurch Plasminogen zu Plasmin aktiviert wird. Plasmin stimuliert die Aktivierung von Kollagenasen und die Freisetzung von Tumor Nekrosis Faktor (TNF)-α im Follikel. Die Ruptur der Follikelwand des Ovars bei der Ovulation wird durch Plasmin und TNF-α vermittelten Abbau der Follikelwand durch proteolytische Mechanismen (Kollagenasen) und durch Zelltod (Apoptose/Nekrose) ausgelöst (Abb. 2).

Weiterführende Links

► Follikelsprung
► Ovulation

Eisprungstests

► Ovulationstests

OVARIAN-FOLLICULAR APEX

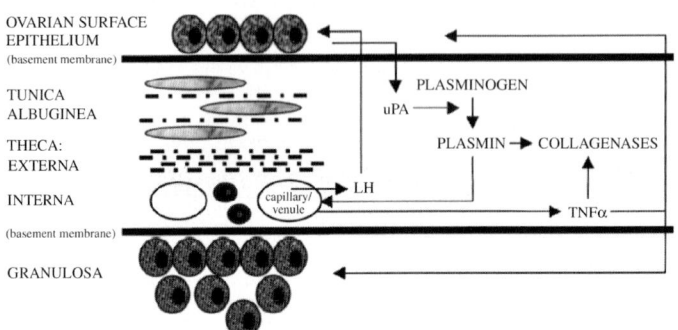

Eisprung, Abb. 2 Modell der zur Ovulation führenden Mechanismen.
Aus: Murdoch WJ (2000) Biol Signals Recept 9:102–114.

Eitrige Schilddrüsenentzündung

▶ Thyreoiditis, suppurative

Eitrige Thyreoiditis

▶ Thyreoiditis, akute
▶ Thyreoiditis, suppurative

Ektope Hormonproduktion

▶ Syndrom, paraneoplastisches

Ektope Schilddrüse

▶ Schilddrüsendystopie

Ektopische hormonelle Symptome

▶ Paraneoplasie

Ektopisches hormonelles Syndrom

▶ Paraneoplasie

Elektrolyte

▶ Mineralstoffe

Ellison-Syndrom

▶ Zollinger-Ellison-Syndrom

Empfängnisverhütende Mittel

▶ Kontrazeptiva

Empty-sella-Syndrom

Synonyme
„Leere" Sella.

Englischer Begriff
Empty sella syndrome.

Definition

Empty sella ist definiert als eine vergrößerte oder deformiert Sella turcica, welche partiell oder komplett mit Liquor cerebrospinalis gefüllt ist und aus diesem Grund in der radiologischen Diagnostik (Computer- bzw. Kernspintomografie) „leer" erscheint. In der Regel handelt es sich um einen bedeutungslosen Zufallsbefund. Selten bestehen jedoch klinische Symptome, wie intermittierende Kopfschmerzen, endokrinologische Störungen und ganz selten Sehstörungen im Sinne einer meist vorübergehendes Visusminderung, die als Empty-sella-Syndrom zusammengefasst werden. In seltenen Fällen kann es zur Bildung einer Liquorfistel mit konsekutiver Rhinoliquorrhoe kommen.

Grundlagen

Ursache kann ein meist angeborener Defekt des Diaphragma sellae (primäre Empty-sella) oder der Zustand nach Operation oder medikamentöser Behandlung eines Hypophysentumors (sekundäre Empty-sella) sein. Die Diagnose wird aufgrund radiologischer Untersuchungen gestellt. Da eine Empty-sella in der Regel asymptomatisch ist, bedarf die zufällige Diagnosestellung keiner ärztlichen Intervention. Bei klinischer Symptomatik wird eine symptombezogene medikamentöse Behandlung empfohlen. Bei Hormonstörungen ist meistens eine Substitutionstherapie erforderlich. Bei Visusstörungen hat man früher mit einer Operation versucht, das Diaphragma sellae anzuheben. Dieses Verfahren hat sich allerdings nicht bewährt. Lediglich bei einer Liquorfistel besteht eine Indikation zu einer neurochirurgischen Intervention (Deckung der Sella turcica).

Endemische Struma

▶ Struma infolge Iodmangels

Endemischer Kropf

▶ Struma infolge Iodmangels

Endokrin oder metabolisch verursachte Gelenkentzündungen

▶ Arthritis bei endokrinen Störungen

Endokrine Hypertonie

▶ Hypertonie, endokrin bedingt

Endokrine Krise

▶ Schock, endokriner

Endokrine Ophthalmopathie

▶ Orbitopathie, endokrine

Endokrine Pankreasinsuffizienz

▶ Pankreasinsuffizienz

Endokrine Sekretion

▶ Sekretion, innere

Endokriner Kleinwuchs

▶ Minderwuchs, endokriner

E

Endokrinologie, allgemein

Englischer Begriff

Endocrinology.

Definition

Lehre von den endokrinen Drüsen (siehe ► Drüsen, endokrine) und den Hormonen (siehe ► Hormone).

Grundlagen

Leben bedeutet im weiteren Sinne Kommunikation eines Lebewesens mit der Umwelt („Kontakt nach außen"), aber auch Kommunikation mit der Innenwelt („Kontakt nach innen"), das heißt regulative Verknüpfung einzelner Kompartimente, Organe oder Organsysteme innerhalb eines Lebewesens untereinander.

Hierfür stehen drei teilweise ineinander greifende Kommunikationssysteme zur Verfügung, das Nervensystem, das endokrine System und das Immunsystem.

Das endokrine System besteht aus Zellen, die entweder zusammengefaßt in sogenannten endokrinen Drüsen vorlegen, oder aber disseminiert in verschiedenen Organen oder Gewebe des Organismus anzutreffen sind.

Endokrine Zellen haben die Fähigkeit, organische Substanzen zu bilden, die bestimmte Wirkungen ausüben oder induzieren, um dadurch bestimmte Funktionen des Organismus zu regulieren oder zu koordiniert an. Diese Substanzen werden Hormone genannt.

Hormone werden von den sie bildenden Zellen an die Blutbahn abgegeben (Endokrinie) und vom Blut an ihren Wirkort transportiert. Hormonwirkungen können jedoch auch innerhalb eines Gewebsverbandes direkt von Zelle zu Zelle erfolgen (Parakrinie). Hormone können aber auch direkt auf die eigene Zelle zurückwirken (Autokrinie). Innerhalb des Nervensystems wird bei Weitergabe von Informationen an den Synapsen und motorischen Endplatten durch Überträgerstoffe von einer neurokrinen Signalübermittlung gesprochen.

Hormone lassen sich chemisch in drei große Gruppen unterteilen, Peptidhormone, Steroidhormone sowie Dipeptide und Tyrosinderivate.

Hormone binden entweder an einen membranständigen Rezeptor oder nach Passage der Zellmembran an einen zytoplasmatischen Rezeptor und entfalten direkte Wirkungen am Zellkern.

Endokrine Erkrankungen können durch eine verminderte oder gesteigerte Hormonproduktion, eine Sekretion von Hormonen, deren Primärstruktur, genetisch bedingt, Veränderungen aufweisen, durch eine Hormonresistenz oder durch Störungen des Hormontransportes oder des Hormonabbaus gekennzeichnet sein.

Über- oder Unterfunktionszustände führen zu Krankheitsbildern, die sich in bestimmten klinischen Symptomen äußern. Sie können durch Messung von Konzentrationsänderungen von Substrate oder aber durch Messung der Hormonkonzentration selbst diagnostiziert werden.

Für den Nachweis fast aller für die klassische Endokrinologie relevanter Hormone stehen heute genügend empfindliche Bestimmungsmethoden zur Messung im Serum oder Plasma zur Verfügung. Gemeinhin sprechen erniedrigte Hormonkonzentrationen für Unter-, erhöhte Hormonkonzentrationen für über Funktionszustände. In Grenzfällen können Funktionsteste hilfreich sein, mit denen sich Regelkreise überprüfen lassen.

Bei Verdacht auf Unterfunktionszustände wird man Stimulationsteste, bei Verdacht auf Überfunktionszustände dagegen Suppressionsteste durchführen, d. h. versuchen, den Regelkreis jeweils in gegensinniger Richtung zu beeinflussen.

Das Vorgehen bei der Diagnostik endokriner Erkrankungen entspricht dem üblichen diagnostischen Vorgehen in der Medizin. Zunächst wird die Anamnese erhoben. Dann folgt die klinische Untersuchung. Erst anschließend kommen technische Verfahren, so die Laboratoriumsdiagnostik, zum Zuge. Bei Laboruntersuchungen wird je nach der Verdachtsituation zwischen einer Ausschlussdiagnostik („eine endokrine Erkrankung ist möglich, aber wenig wahrscheinlich") und einer Nachweisdiagnostik („es bestehen deutliche klinische Hinweise auf das Vorliegen einer endokrinen Erkrankung") unterschieden.

An letzter Stelle steht die Lokalisationsdiagnostik. Sie wird bei Verdacht auf einen endokrin aktiven Tumor durchgeführt. Jedoch erst wenn zweifelsfrei nachgewiesen worden ist, daß eine bestimmte Endokrinopathie besteht, etwa ein Überfunktionszustand, der durch einen Tumor hervorgerufen werden kann, ist es sinnvoll, eine Lokalisationsdiagnostik mit bildgebenden Verfahren zur Tumorsuche einzuleiten. („Es hat erst Sinn, nach einem Tumor zu suchen, wenn zweifelsfrei feststeht, daß ein Tumor vorhanden sein muß").

Endokrinologische Funktionsdiagnostik

▶ Hypophysenfunktions-Test

Endokrinopathien

Englischer Begriff

Enocrinopathies.

Definition

Endokrinopathien sind Erkrankungen der endokrinen Drüsen und des Hormonsystems.

Grundlagen

Zu den Endokrinopathien im weiteren Sinne zählen Erkrankungen der Drüsen mit Zuständen des Hormonexzesses oder des Hormonmangels, Störungen der Hormonsynthese oder der Regulation der Hormonsynthese, Hormonresistenzsyndrome und paraneoplastische Endokrinopathien.

Endokrinopathien, paraneoplastische

Synonyme

Paraendokrine Syndrome.

Englischer Begriff

Paraneoplastic syndromes; ectopic humoral syndromes.

Definition

Als paraneoplastische Syndrome werden im Rahmen der Tumorerkrankung auftretende aber nicht direkt durch die Tumorinvasion oder -filiarisierung ausgelöste Krankheitserscheinungen bezeichnet. Im Falle der paraneoplastischen Endokrinopathien treten die Krankheitserscheinungen durch eine ektope Hormonproduktion des Tumors auf.

Grundlagen

Beispiele für paraneoplastische Endokrinopathien sind: humoral vermittelte Tumorhyperkalzämie durch Parathormonrelated Peptid (z.B. Bronchial-, Mamma-, Nieren-, Blasen-, Ösophaguskarzinom), Syndrom der inadäquaten ADH-Sekretion (z.B. kleinzelliges Bronchialkarzinom), Cushing-Syndrom im Rahmen des ektopen ACTH Syndroms (z.B. kleinzelliges Bronchialkarzinom, neuroendokrine Tumoren des gastro-entero-pankreatischen Systems, medulläres Schilddrüsenkarzinom) und sehr selten der ektopen CRH-Sekretion, Gynäkomastie im Rahmen der ektopen hCG Sekretion (z.B. Trophoblastzelltumore, Chorionkarzinome), Tumorhypoglykämie durch exzessive Sekretion von IGF-II (z.B. mesenchymale Tumoren, hepatozelluläre Karzinome), Akromegalie durch ektope GHRH-Sekretion (z.B. kleinzelliges Bronchialkarzinom) und sehr selten ektope GH-Sekretion (z.B. neuroendokrine Tumoren des gastro-entero-pankreatischen Systems, Lymphome).

Weiterführende Links

▶ Syndrom, paraneoplastisches

Endometriose

Englischer Begriff

Endometriosis.

Definition

Ektopes, außerhalb des Cavum uteri gelegenes, endometriumartiges Gewebe. Nach der sogenannten Transplantationstheorie wahrscheinlich durch retrograde Menstruation ins kleine Becken und Implantation von vitalen Zellen des Endometriums bedingt; weitere Ausbreitungswege durch kontinuierliche, hämatogene, lymphogene Verschleppung.

Symptome

Dysmenorrhoe, Dyspareunie, Pelvipathie, Rückenschmerzen, Infertilität.

Diagnostik

Laparoskopie. Visuelle Stadieneinteilung der Endometriose (Grad 1 bis 4) nach der revidierten Empfehlung der American Fertility Society (R-AFS) von 1986 bzw. der revidierten Empfehlung der American Society for Reproductive Medicine von 1996. Die Score-Systeme beschreiben jeweils Lokalisation, Ausmaß und Invasionstiefe der Endometrioseherde bzw. auch das morphologische Erscheinungsbild der Endometrioseherde.
Gynäkologische Untersuchung, Sonographie, Computertomographie und Magnetresonanztomographie haben nur eine

sehr eingeschränkte Wertigkeit in der Diagnosestellung. Labormarker zur Diagnosestellung einer Endometriose sind nicht verfügbar; CA125 besitzt keinen Stellenwert.

Therapie

Akuttherapie

Zur symptomatischen Therapie der Dysmenorrhoe können nichtsteroidale Antirheumatika (NSAR) gegeben werden.

Dauertherapie

Die Ovulationshemmung mit oralen Kontrazeptiva (Einphasenpräparate), Gestagenen (Medroxyprogesteronazetat), Danazol oder GnRH-Analoga ist zur Therapie der Schmerzen (Dysmenorrhoe, Dyspareunie, Pelvipathie, Rückenschmerzen) bei Endometriose wirksam. Dagegen konnte die Wirksamkeit des vorübergehenden Einsatzes von oralen Kontrazeptiva, Gestagenen, Danazol oder GnRH-Analoga zur Fertilitätsverbesserung (nach Absetzen der Medikation) nicht nachgewiesen werden.

Operativ/strahlentherapeutisch

Die operative Ablation/Exzision der Endometrioseherde und Adhäsiolyse ist im allgemeinen bei Infertilität indiziert. Der Stellenwert des operativen Vorgehens zur Infertilitätstherapie bei Endometriose wurde in randomisierten Studien kontrovers beurteilt und ist somit bisher nicht eindeutig belegt.

Bewertung

Wirksamkeit

Orale Kontrazeptiva, Gestagene, GnRH-Analoga und Danazol sind zur Schmerztherapie in etwa gleich wirksam.

Verträglichkeit

Medroxyprogesteronazetat: Flüssigkeitsretention, Gewichtszunahme, Brustspannen, Übelkeit, depressive Verstimmung.
Danazol: Flüssigkeitsretention, Gewichtszunahme, androgene Partialeffekte (Akne,

Seborrhoe, Hirsutismus, Stimmlagenänderung).

GnRH-Analoga: Hypoöstrogenismus (vasomotorische Beschwerden, vaginale Trockenheit). Zur Therapie des Hypoöstrogenismus kann die Therapie mit GnRH-Analaoga mit der niedrigdosierten Östrogen/Gestagensubstitution (add-back regimen) kombiniert werden.

Prognose

Die R-AFS Klassifikation der Endometriose korreliert nicht mit der Fertilitätswahrscheinlichkeit und nur schlecht mit dem Ausmaß der Schmerzen und der Dyspareunie.

Literatur

1. Winkel CA (2003) Evaluation and managment of women with endometriosis. Obstretics Gynecology 102:397–408
2. Hughes E, Fedorkow D, Collins J, Vandekerckhove P (2003) Ovulation suppression for endometriosis. Cochrane Database Syst Rev (3):CD000155
3. American Society for Reproductive Medicine (1997) Revised American Society for reproductive Medicine classification of endometriosis: 1996. Fertil Steril 67:817–821

Endorphine

Englischer Begriff

Endorphines.

Definition

Endorphine gehören zu der großen Gruppe endogener (im Körper produzierter) Opioid-Peptide. Es sind Polypeptide, die sich vom Pro-Opio-Melanocortin-Präkursor ableiten und biologisch hochpotente, natürlich vorkommende Analgetika (Schmerzmittel) sind.

Grundlagen

Endorphine sind nachweisbar in der Hypophyse, im Gehirn und in peripheren Geweben. Es werden Alpha-, Beta- und Gamma-Endorphine unterschieden.

Englische Krankheit

► Rachitis
► Vitamin-D-Mangel-Rachitis

Enkephaline

E

Englischer Begriff

Encephalines.

Definition

Natürlich vorkommende Polypeptide, die an Opiat-Rezeptoren binden.

Grundlagen

Enkephaline sind Pentapeptide, das heißt, aufgebaut aus fünf Peptiden, die durch Peptidbrücken aneinander gebunden sind.

Enteroanthelone

► Enterogastron

Enteroendokrines System

► Darmhormone

Enterogastron

Synonyme

Anthelone; Enteroanthelone.

Englischer Begriff

Enterogastrones.

Definition

Enterogastrone: Entero-Gastro-Hormone. Von der Mukosa des Duodenums nach fettreicher Mahlzeit sezernierte Peptide, welche die Magensekretion und -motilität hemmen. Der Begriff Enterogastron wurde ursprünglich 1930 von Kosaka & Lim für eine damals unbekannte humorale Substanz mit dem obigen Wirkungsprofil geprägt. Zu den Enterogastronen gehören z.B. Gastric Inhibitory polypeptide (GIP), Cholezystokinin (CCK), Glukagon like Peptide 1 (GLP-1), Glukagon like Peptide 2 (GLP-2), Neurotensin (NT), Pancreatic Polypeptide (PP), Protein YY (PYY), Sekretin, Somatostatin.

Literatur

1. Kosaka T, Lim RKS (1930) Demonstration of the humoral agent in fat inhibition of gastric secretion. Proc Soc Exp Biol Med 27:890

Entwicklungsverzögerung, konstitutionelle

Synonyme

KEV; konstitutionelle Entwicklungsverzögerung; konstitutionelle Verzögerung von Wachstum und Pubertät.

Englischer Begriff

Constitutional delay of growth and maturation.

Definition

Normvariante der Entwicklung mit Kleinwuchs im Kindesalter bei normaler Wachstumsgeschwindigkeit, verspäteter Pubertätsentwicklung nach dem 13. Lebensjahr (Mädchen) bzw. 14. Lebensjahr (Jungen) und Erreichen einer normalen Endgröße. Ausschlussdiagnose.

Symptome

Kleinwuchs als Kind besonders präpubertär, verspätete Pubertätsentwicklung mit verspätetem und abgeschwächtem Pubertätswachstumsschub.

Diagnostik

Bestimmung des Knochenalters (Röntgenbild der nichtdominanten Hand) nach Greulich und Pyle retardiert, Berechnung der prospektiven Endgröße nach Bayley und Pinneau normal, d.h. Endgröße entspricht der elterlichen Zielgröße. Zur Sicherung der Diagnose KEV ist eine Verlaufsbeurteilung erforderlich. Ausschlussdiagnostik anderer Formen von Kleinwuchs und verzögerter Pubertät.

Differenzialdiagnose

Familiärer Kleinwuchs, Wachstumshormonmangel, Hypothyreose, Pubertas tarda bei hypogonadotropem Hypogonadismus, schwere Allgemeinerkrankung z.B. Zöliakie, Ullrich-Turner-Syndrom bei Mädchen, Anorexie, psychosozialer Kleinwuchs.

Allgemeine Maßnahmen

Lebensmodifikation

Aufklärung über normale Wachstumsprognose und normale, verspätete Pubertätsentwicklung als Normvariante.

Therapie

Kausal

Generell zurückhaltende Therapie. Bei Jungen > 14 Jahre mit großem Leidensdruck und psychologischer Belastung: Testosteronenanthat 50 mg i.m. 1 × monatlich, maximal 4–6 Injektionen.

Bewertung

Wirksamkeit

Beginnende Virilisierung nach der vierten Injektion und Anstieg der Wachtumsgeschwindigkeit auf 10 cm im folgenden Jahr.

Verträglichkeit

Gut. Bei höheren Testosterondosen Gefahr der Knochenalterakzeleration mit Reduktion der Endgröße.

Nachsorge

Dokumentation der spontan fortschreitenden, normalen, kompletten Pubertätsentwicklung.

Prognose

Gut.

Literatur

1. Lampit M, et al. (2003) Androgen therapy in constitutional delay of growth. Horm Res 59:270–275
2. De Luca F, et al. (2001) Management of puberty in constitutional delay of growth and puberty. J Pediatr Endocrinol Metab 14(Suppl 2):953–957

Entzugsblutung

▶ Abbruchblutung
▶ Hormonentzugsblutung

Enzyme

Synonyme

Biokatalysatoren.

Englischer Begriff

Enzymes.

Definition

Proteine, die biochemische Reaktionen katalysieren.

Grundlagen

Enzyme sind Proteine, die in biologischen Systemen biochemische Reaktionen katalysieren, d.h. sie führen Substratumwandlungen durch, ohne dabei selbst verändert zu werden, und ohne selbst das Reaktionsgleichgewicht zwischen Substrat und Produkt zu beeinflussen. Enzyme sind für alle metabolischen Prozesse (Anabolismus, Katabolismus, Intermediärstoffwechsel) essentiell, die Verfügbarkeit von Enzymsubstrat bzw. der Verbrauch von Enzymprodukt bestimmt im wesentlichen den Reaktionsablauf (Fließgleichgewicht). Enzyme sind wirkungsspezifisch, d.h. sie können nur eine bestimmte Reaktion für ein Substrat katalysieren, oft sind sie auch substratspezifisch. Die Enzyme werden in 6 Hauptgruppen eingeteilt (Oxidoreduktasen, Transferasen, Hydrolasen, Lyasen, Isomerasen und Ligasen) die sich je nach Reaktion (welche chemischen Bindungen gespalten bzw. geknüpft werden, welche Gruppen übertragen werden) weiter in viele Untergruppen aufteilen lassen. Wenn Enzyme Moleküle auf Substrate übertragen bzw. von Substraten abspalten, benötigt das Enzym unterschiedliche Coenzyme, die als Donor bzw. Akzeptor der entsprechenden Moleküle fungieren. Bei komplexen Umwandlungen, bei denen ein Substrat über mehrere Reaktionsschritte in ein Produkt überführt wird, liegen die an den Reaktionen beteiligten Enzyme oft als Multienzymkomplexe vor oder sind als Enzymketten in Biomembranen verankert, damit die Reaktionszwischenprodukte von einem Enzym zum nächsten „weitergereicht" werden können. Enzyme haben eine bestimmte Affinität zu ihren Substraten, die durch die Michaelis-Menten-Konstante (K_m) beschrieben wird, und eine spezifische Aktivität (Units pro mg Protein) bzw. Wechselzahl (Umsatz von Mol Substrat pro Mol Enzym pro Minute). Charakteristisch ist auch, dass Enzyme ein Aktivitätsmaximum in Abhängigkeit vom pH-Wert (pH-Optimum) und der Temperatur (Temperaturoptimum) aufweisen. Die Regulation der Enzyme erfolgt durch Neusynthese (Enzyminduktion) oder Degradation, durch Rückkopplungsmechanismen von Enzymprodukten, und durch Aktivatoren oder Inhibitoren. Bei der Enzymhemmung unterscheidet man kompetitive Hemmung (eine substratähnliche Substanz bindet an das Enzym, kann

E

aber nicht umgesetzt werden), allosterische Hemmung (Veränderung der Raumstruktur des Enzyms nach Inhibitor-Bindung) und Substrathemmung (Inhibition durch Substratüberangebot). Bei komplexen Substratumwandlungen wird dabei oft nur eines der Enzyme (Schlüsselenzym) in einem Multienzymkomplex oder in einer Enzymkette reguliert.

Für endokrine Erkrankungen und Stoffwechselstörungen hat die Enzymdiagnostik (Bestimmung von Enzymen und Enzymaktivitäten in Serum, Liquor, Körperausscheidungen) einen hohen Stellenwert, da sie Rückschlüsse über das Ausmaß der Störung bei Diagnosestellung und den Therapieerfolg liefert.

Weiterführende Links

▶ Biokatalysatoren

Enzyminduktion

Englischer Begriff

Enzymeinduction.

Definition

Verstärkung der enzymabhängigen Metabolisierung von endogenen oder exogenen Substraten, die auf die betreffende Substanz selbst oder eine andere zurückzuführen ist.

Enzym-Inhibitoren

Englischer Begriff

Enzyme inhibitors.

Definition

Hemmstoffe von Enzymen.

Grundlagen

Bei den Enzym-Inhibitoren müssen kompetitive und nicht-kompetitive Enzym-Inhibitoren unterschieden werden. Kompetitive Inhibitoren konkurrieren mit dem jeweiligen Substrat um die Substratbindungsstelle des Enzyms. Nicht-kompetitive Enzym-Inhibitoren binden nicht an die Substratbindungsstelle des Enzyms sondern führen durch Bindung an einer anderen Stelle zu einer Konformationsänderung und hierdurch bedingten Aktivitätsabnahme des Enzyms; dieser Mechanismus wird auch als allosterische Enzymhemmung bezeichnet. Weiterhin werden reversible und irreversible Enzyminhibitoren unterschieden; im letzteren Fall kann der Organismus die Enzymaktivität nur durch die Neusynthese des Enzyms wiedererlangen. Beispiele für wichtige Enzym-Inhibitoren in der Pharmakotherapie: Angiotensin-Converting-Enzym-Hemmer (arterielle Hypertonie), HMG-CoA-Redukatsehemmer (Hypercholesterinämie), Acetylcholinesterase-Hemmer (M. Parkinson).

Epidermal Growth Factor

Synonyme

Epidermaler Wachstumsfaktor; EGF.

Englischer Begriff

Epidermal growth factor.

Grundlagen

Der epidermale Wachstumsfaktor ist ein pleiotroper Faktor, der physiologischerweise nicht nur Wachstum und/oder Funktion epidermaler, sondern auch vieler anderer Zelltypen meist stimuliert. EGF wirkt über einen Tyrosinkinase-Rezeptor, EGFR, der auch als Rezeptor für den Transforming Growth Factor-α fungiert und dessen vielfältige Wirkungen vermittelt. In vielen endokrinen Organen beeinflußt EGF das

Wachstum und die Funktion endokriner Zellen. Da nicht nur der EGFR sondern oft EGF selbst in endokrinen Geweben synthetisiert wird, wird EGF als auto- bzw parakrin wirksamer Faktor diskutiert. Da in einer Reihe von Tumoren der EGFR überexprimiert wird, wird EGF auch als pathophysiologisch wirksamer Tumorprogressionsfaktor angesehen. Zudem existieren vom EGFR trunkierte Formen, die als Onkogene wirksam sind. Hier ist in erster Linie das Onkogen ERBB2 zu nennen, das insbesondere in aggressiven Tumoren exprimiert wird und das konstitutiv und unabhängig von EGF die Proliferation von Tumorzellen stimuliert.

Epidermaler Wachstumsfaktor

▶ Epidermal Growth Factor

Epimestrol

Englischer Begriff

Epimestrol.

Substanzklasse

Östrogen.

gebräuchliche Handelsnamen

Alene 5 mg, Stimovul 5 mg.

Indikationen

Ovulationsstimulation und menstruelle Beschwerden, ohne belegte Studien.

Wirkung

Nicht exakt bekannt, Einfluss auf PRL und LH aber nicht auf FSH.

Dosierung

Nach Hersteller.

Darreichungsformen

Tabletten.

Kontraindikationen

Nicht bekannt.

Nebenwirkungen

Nicht bekannt.

Wechselwirkungen

Nicht bekannt.

Pharmakodynamik

Renale Ausscheidung, ohne weitere Angaben.

Epinephrektomie

▶ Adrenalektomie

Epinephrin

Synonyme

Adrenalin.

Englischer Begriff

Epinephrin.

Substanzklasse

Sympathikomimetikum.

gebräuchliche Handelsnamen

Suprarenin, Adrenalin.

Indikationen

Im wesentlichen als Notfallmedikament, gegebenenfalls als Zusatz zur Vasokonstriktion.

Wirkung

Agonist adrenerger Rezeptoren, Wirkung ist abhängig von der Dosis und Rezeptorverteilung des entsprechenden Organsystems.

Dosierung

Als Notfallmedikament Dosierung nach Wirkung mindestens 0.37 mg.

Darreichungsformen

Ampullen zur intravenösen oder intramuskulären Injektion.

Kontraindikationen

Als Notfallmedikament keine.

Nebenwirkungen

Als Notfallmedikament keine.

Wechselwirkungen

Multiple.

Pharmakodynamik

Kurz wirksam.

Weiterführende Links

▶ Adrenalin

Epiphysenhormon

▶ Melatonin

Epiphysis

▶ Corpus pineale

Episodische Paralyse, hyperthyreote

Synonyme

Periodische Paralyse, hyperthyreote; periodische Paralyse, thyreotoxische.

Englischer Begriff

Thyrotoxic periodic paralysis.

Definition

Hypokaliämische episodische Schwäche oder Paralyse (EP) der Skelettmuskulatur bei hyperthyreoter Stoffwechsellage, gleich welcher Ätiopathogenese die Hyperthyreose ist. EP tritt spontan auf; kann provoziert werden durch Maßnahmen, die Kalium (K^+) von extrazellulär nach intrazellulär verschieben bei konstantem Körperkalium. Im Intervall besteht Normokaliämie. Die EP wird in der Adoleszenz manifest, ist in Europa selten, in Asien viel häufiger; in Japan sind 4–9 % der Männer und < 0,5 % der Frauen betroffen. Es besteht eine genetische Disposition. Die Ursache ist unbekannt; eine hyperaktive Na^+,K^+-ATPase wird vermutet; eine Mutation des spannungssensitiven Kalziumkanals der Muskulatur ist bisher nicht gefunden worden.

Symptome

Attacken schlaffer Lähmung, die über Stunden bis einige Tage anhält; besonders ausgeprägt an der proximalen Muskulatur, seltener betroffen sind die okulären, bulbären und respiratorischen Muskeln; der seltene Befall der Atemmuskulatur kann fatal enden. Bisweilen Dauerschwäche der Muskulatur. Kohlenhydratreiche Mahlzeiten, erhöhte Natriumzufuhr, körperliche Anstrengungen, Alkoholgenuß, hypersympathikotoner Streß am Vorabend können EP auslösen, meist im Schlaf in der zweiten Nachhälfte. Durch Applikation von Insulin, Glukose oder Azetazolamid können Attacken provoziert werden. Klinische Zeichen einer Hyperthyreose; klinische Manifestation der Paralyse auch bei subklinischer Hyperthyreose; gegebenenfalls Zeichen eines Morbus Basedow.

Diagnostik

Serum-Kalium (K^+) im lähmungsfreien Intervall normal, während der Attacke erniedrigt, dann K^+ meist < 3 mmol/l. Im EKG Hypokaliämiezeichen, wie U-Wellen, abgeflachtes T und ST-Senkung. Im EMG elektrische Stille während der Attacke, auch nach elektrischer Nervenreizung; keine myotonen Reaktionen. CK kann erhöht sein. TSH immer supprimiert, außer bei thyreotropem Adenom der Hypophyse, fT_4 und T_3 meist erhöht.

Differenzialdiagnose

Abgrenzung von den nicht hyperthyreoten, autosomal dominanten episodischen Paralysen, der hypokaliämischen episodischen Paralyse bei Mutation des spannungssensitiven Kalziumkanals und der hyperkaliämischen episodischen Paralyse bei Anomalien des Natriumkanals.

Allgemeine Maßnahmen

Lebensmodifikation

Prophylaxe durch Einschränkung körperlicher Anstrengungen.

Diät

Kohlenhydratarme, natriumarme und kaliumreiche Nahrungsmittel. Mäßigen Alkoholgenuß.

Therapie

Kausal

Akut bei Lähmungen: Kaliumzufuhr, sofern es der Lähmungsgrad erlaubt, oral 0,2–0,6 mmol K^+/kg Körpergewicht, z.B. bei 70 kg etwa 15–40 mmol als Einzeldosis (1 Kalinor Brausetabletten= 40 mmol K^+); bei unzureichendem therapeutischen Effekt an EKG, K^+-Spiegel und Muskelkraft kann die Dosis nach 15–30 min wiederholt werden. Bei Schluckstörungen oder Erbrechen intravenöse Kaliumgabe, 0,1–0,2 mmol/kg, als Einzeldosis über 5–10 min (z.B. 70 kg etwa 10–20 mmol) bei laufender EKG-Überwachung am Monitor; als Vehikel ist Manitol zu verwenden, da 5%ige Glukose oder 0,9%ige NaCl-Lösung die Hypokaliämie verschlimmern können. Leichte Attacken können spontan enden.
Die Behandlung der zugrunde liegenden Hyperthyreose, d.h. ihre thyreostatische Überführung in eine Euthyreose, beseitigt die Lähmungsattacken. Überbrückungstherapie, bis Euthyreose erreicht, mit β-Rezeptoren-Blockern, welche die Attackenhäufigkeit und den Grad ihrer Ausprägung reduzieren. Azetazolamid ist unwirksam.

Akuttherapie

Siehe unter kausaler Therapie.

Dauertherapie

Mit Thionamidthyreostatika, nur bis zur baldigen definitiven Therapie der Hyperthyreose mittels Strumaresektion oder Radioiodtherapie, je nach zugrunde liegender Art der Hyperthyreose.

Operativ/strahlentherapeutisch

Nach thyreostatisch eingeleiteter Euthyreose, je nach Hyperthyreoseart, definitive Therapie mittels Strumaresektion, Thyreoidektomie oder Radioiodtherapie.

Bewertung

Wirksamkeit

Akuttherapie der Lähmungsattacken mittels Kaliumsubstitution ist sehr effektiv. Mit der Beseitigung der Hyperthyreose werden Lähmungsattacken eliminiert.

Verträglichkeit

Bei der Kaliumsubstitution darf keinesfalls überdosiert werden, vor allem nicht bei intravenöser Applikation, da Hyperkaliämie hypotone Kreislaufregulationsstörungen, Kreislaufschock, Arrhythmien und Herzstillstand zur Folge haben kann. Deswegen nur niedrigdosierte Einzelgaben und engmaschiges Monitoring der Substitutionseffekte (siehe oben). Solange mit Thyreostatika therapiert wird, ist auf ihre Nebenwirkungen zu achten, auch durch regelmäßige Laborkontrollen.

Nachsorge

Die Nachsorge richtet sich nach der Erkrankung, welche die Hyperthyreose verursacht, siehe dort.

Prognose

Nach definitiver Therapie der Hyperthyreose ist mit Lähmungsattacken nicht mehr zu rechnen. Akute Lebensgefahr droht, wenn die hypokaliämische Attacke die Atemmuskulatur befällt und die resultierende Ateminsuffizienz nicht rechtzeitig beseitigt wird durch assistierte Beatmung und Kaliumsubstitution.

Epithelkörperchen

Synonyme

Nebenschilddrüsen; Beischilddrüsen; Glandulae parathyreoideae.

Englischer Begriff

Parathyroid glands.

Definition

Parathormon produzierende endokrine Drüse.

Grundlagen

Innersekretorische Drüsen (in der Regel 4 Stück), die sich von hinten an die Schilddrüse anlegen. Histologisch lassen sich 3 Zelltypen unterscheiden: 1. hormonaktive helle (wasserklare) Zellen, 2. dunkle Hauptzellen und 3. oxyphile Zellen. Die Hauptzellen sezernieren überwiegend Parathormon. Wesentliche Erkrankungen betreffen den autonomen primären oder tertiären Hyperparathyreoidismus der auf eine Hyperplasie oder ein Nebenschilddrüsenadenom zurückgeführt werden kann und der regulative sekundäre Hyperparathyreoidismus bei einer Kalziumstoffwechselstörung. Ebenso kann es iatrogen oder idiopathisch zum Hypoparathyreoidismus kommen. Selten ergibt sich ein Nebenschilddrüsenkarzinom.

Epithelkörperchenadenom

▶ Parathyreoidadenom

4α,5-Epoxy-17β-hydroxy-3-oxo-5α-androstan-2α-carbonitril

▶ Trilostan

Equine Östrogene

▶ Östrogene, konjugierte

Erbliche Gicht

▶ Gicht, primäre

Erdheim-Tumor

▶ Kraniopharyngeom

Erektile Dysfunktion

Synonyme

Erektionsstörung.

Englischer Begriff

Erectile dysfunction.

Definition

Gestörte Erektion des Penis in der Situation des Geschlechtsverkehrs.

Grundlagen

Eine Erektion kommt durch ein kompliziertes Zusammenspiel der autonomen Nervenversorgung der glatten Gefäß- und Trabekelmuskulatur mit Zunahme des arteriellen Blutflusses und Drosselung des venösen Abflusses zustande. Die erektile Dysfunktion bezeichnet die über einen Zeitraum von mehr als 6 Monaten bestehende oder wiederholt auftretende Unfähigkeit, eine ausreichende Erektion für einen befriedigenden Geschlechtsverkehr zu erreichen und / oder aufrecht zu erhalten. Sie betrifft ca. 1.9 % der Männer über dem 40. Lebensjahr und mit steigender Häufigkeit von 25–50 % bei Männern über 65. Eine pathophysiologische Unterteilung kann nach neurogen/psychisch, endokrinologisch, vaskulär und medikamentös bedingten Störungen getroffen werden. Die Diagnostik umfasst eine Klärung der Diagnose mit Abschätzung des Leidensdruckes, eine Differenzierung nach ätiologischen Faktoren und die Aufdeckung von Einflussgrößen und Risikofaktoren, sowie die Risikoabklärung von Therapiemaßnahmen.

Erektionsstörung

► erektile Dysfunktion

Ergocalciferol

Englischer Begriff

Ergocalciferol.

Substanzklasse

Vitamin D_2 pflanzlicher Herkunft.

gebräuchliche Handelsnamen

Frubiase, Summavit, Osspulvit S Forte.

Indikationen

Vitamin-D-Mangelzustände, Familiäre Hypophosphatämie, Hypoparathyreoidismus, Osteoporose und Osteomalazie.

Wirkung

Umwandlung in Vitamin D_3.

Dosierung

In Abhängigkeit der Erkrankung 400–50000 IE/Tag unter Kontrolle des Kalzium- und Phosphathaushaltes.

Darreichungsformen

Tabletten, Kapseln, Dragees, Trinkampullen.

Kontraindikationen

Ergocalciferol-Unverträglichkeit.

Nebenwirkungen

Vitamin-D-Intoxikation.

Wechselwirkungen

Vermittelt über Vitamin-D-Intoxikation.

Pharmakodynamik

Serum-Peak nach ca. 4–8 Stunden, hohe Proteinbindung mit Metabolisierung in Leber und Niere zu 1,25-Dihydroxyvitamin D, Halbwertszeit ca. 19 Tage, bei Niereninsuffizienz verlängert.

Erhöhte Wasserausscheidung

► Wasserdiurese

Erkrankung der Schilddrüse

► Schilddrüsenerkrankung

E

Erkrankungen des Phosphatstoffwechsels

▶ Phosphatstörungen, primäre

Ernährung

Englischer Begriff

Nutrition; feeding.

Definition

Zufuhr und Aufnahme, der zur Erhaltung des Lebens (des Betriebs und Baustoffwechsels) notwendigen flüssigen und festen Nährstoffe.

Grundlagen

Ernährung der Menschen soll möglichst in Form gemischter tierischer und pflanzlicher Kost sein. Eine ausgewogene Ernährung ist eine wichtige Voraussetzung für Gesundheit und Wohlbefinden, und damit auch für eine optimale körperliche und geistige Entwicklung und Leistungsfähigkeit. Voraussetzung einer gesunden Ernährung ist eine angemessene Aufnahme von Makronährstoffen (Kohlenhydrate, Fette, Proteine) und Mikronährstoffen (Vitamine A, B_1, B_2, B_3, B_5, B_6, B_{12}, C, D, E, Folsäure, Kalzium, Phosphor, Magnesium, Kupfer, Chrom, Iod, Eisen, Mangan, Molybdän, Selen und Zink).
Beim Fehlen der physiologischen Aufnahme der Nährstoffe, z.B. bei Bewusstseinsstörungen ist eine Ernährung auf nichtphysiologischem Wege (künstliche Ernährung mittels Sonde, Fistel oder parenterale Ernährung) notwendig.

Erniedrigtes Serumkalzium

▶ Hypokalzämie

Erniedrigung des Serumkaliumspiegels unter den Normalbereich

▶ Hypokaliämie

Erniedrigung des Serummagnesiumspiegels

▶ Hypomagnesiämie

Erniedrigung des Serumphosphatspiegels

▶ Hypophosphatämie

Ersatztherapie

▶ Substitutionstherapie

Erworbene adrenale Virilisierung

▶ adrenogenitales Syndrom, erworbenes

Erworbenes AGS

▶ adrenogenitales Syndrom, erworbenes

Erythropoetin

Englischer Begriff

Erythropoietin.

Definition

Glykoprotein, welches die Umwandlung der für die Erythropoese bestimmten Stammzellen im Knochenmark stimuliert.

Grundlagen

Erythropoetin ist ein hämatopoetischer Wachstumsfaktor der postnatal hauptsächlich in den Nieren gebildet wird. Physiologischer Reiz der Erythropoetinbildung ist der Sauerstoffmangel in den peritubulären Fibroblasten. Die Wirkung entfaltet Erythropoetin durch Bindung an Oberflächenrezeptoren der Stammzellen I. Ordnung und Differenzierung zu Erythroblasten. Bei renaler Anämie wird rekombinantes humanes Erythropoetin zur Therapie eingesetzt.

Essentielle Hyperlipoproteinämie

▶ Hyperlipoproteinämie, primäre

Essigsäure-Derivate

Synonyme

Acidum aceticum; Azetat.

Englischer Begriff

Acetate derivatives.

Definition

Organische Säure-Verbindungen.

Grundlagen

Die Essigsäure und deren Derivate sind organische Säureverbindungen und wichtige Zwischenprodukte im Intermediärstoffwechsel zwischen Kohlenhydrat- und Fettstoffwechsel.

Essstörung

▶ Appetitstörungen

Esszentrum

▶ Hungerzentrum

Estradiol

▶ Östradiol

17β-Estradiol

▶ Östradiol

Estradiolvalerat

▶ Östradiol-Valerat

Estren-Derivate

Synonyme

Progestine.

Englischer Begriff

Estren.

Definition

Estren ist ein selektiver Östrogen Rezeptor Modulator (SERM) mit einem ausgewiesenen Effekt auf den Thymus, sowie moderatem Einfluss auf den Uterus und die Knochentrabekel.

Literatur

1. Moverare S, Dahllund J, Andersson N, Islander U, Carlsten H, Gustafsson JA, Nilsson S, Ohlsson C (2003) Estren is a selective estrogen receptor modulator with transcriptional activity. Mol Pharmacol 64:1428–1433

Estriol

▶ Östriol

E

Estriolsuccinat

▶ Östriol-Succinat

Estrogene

▶ Östrogene

Estrogene, konjugierte

▶ Östrogene, konjugierte

Estrogenrezeptor-Modulatoren

▶ Östrogenrezeptor-Modulatoren, selektive

Estron

▶ Östron

Ethinylöstradiol

Synonyme
Äthinylöstradiol.

Englischer Begriff
Ethinyl estradiol.

gebräuchliche Handelsnamen
Progynon C Tabletten, Ethinylestradiol Jenapharm und verschiedene Kombinationspräparate.

Indikationen
Estrogentest, Endometritis, dysfunktionelle Blutung, als Kombinationspräparat zur Kontrazeption.

Dosierung
In Abhängigkeit des Präparates 0.02–0.5 mg pro Tag.

Darreichungsformen
Tabletten, Dragees.

Kontraindikationen
Lebererkrankungen, östrogenabhängige Tumoren, unklare genitale Blutungen, Fettstoffwechselstörungen.

Nebenwirkungen
Ödeme, Mastodynie, thromboembolische Komplikationen, bei längerer alleiniger Anwendung erhöhtes Risiko von Endometriumkarzinomen.

Wechselwirkungen
Enzyminduktion durch Metoprolol, Benzodiazepine und Antibiotika.

Ethisteron

Englischer Begriff
Ethisteron.

Substanzklasse
Gestagen.

gebräuchliche Handelsnamen
Ethisteron, Pregnin.

Darreichungsformen
Tabletten.

Ethylen

Synonyme
Äthylen.

Englischer Begriff
Ethylene.

Definition

Kohlenwasserstoffverbindung, $H_2C = CH_2$.

Grundlagen

Ethylen ist eine Kohlenwasserstoffverbindung, welche als Gas brennbar bzw. im Luftgemisch explosiv ist. Ethylen wurde früher als Inhalationsnarkotikum verwendet, ist aber jetzt obsolet. Als Gas nimmt Ethylen unter den Pflanzenhormonen eine Sonderstellung ein. Es greift in zahlreiche Lebensvorgänge von der Keimung bis zur Fruchtreifung und Alterung ein. Insbesondere Längenwachstum, der Abwurf von Blättern, Blüten und Früchten wird durch Ethylen beeinflusst.

Ethynodiol

Englischer Begriff

Ethynodiol.

Substanzklasse

Gestagen.

gebräuchliche Handelsnamen

In keinem in Deutschland erhältlichen Kontrazeptivum enthalten, im Ausland z.B. Femulen (Monopräparat), Demulen, Zovia (Kombinationspräparat mit Ethynilöstradiol).

Indikationen

Kontrazeption.

Wirkung

Veränderung des Cervix-Scleims, des Endometriums sowie der Gelbkörperfunktion. Bei Kombinationspräparaten Verhinderung der Ovulation.

Dosierung

0,5 mg/Tag.

Darreichungsformen

per os

Kontraindikationen

Schwangerschaft, venöse Thrombosen, gestagenabhängige Tumoren. Fettstoffwechselstörungen, zerebrale Angiopathien, koronare Herzerkrankung. Schwere Lebererkrankungen, solange die Leberfunktionswerte nicht normalisiert sind. Nicht abgeklärte vaginale Blutungen.

Nebenwirkungen

Kardiovaskuläre Nebenwirkungen (Thrombose, Schlaganfall, Herzinfarkt), Cholelithiasis, Blutungen, Leberfunktionsstörungen, Malignome.

Wechselwirkungen

Bei Raucherinnen deutlich erhöhtes Nebenwirkungsrisiko, insbesondere im kardiovaskulären Bereich.
Wirksamkeit von Kontrazeptiva kann durch gleichzeitige Einnahme verschiedener Medikamente (z.B. Barbiturate, Antibiotika, Antiepileptika) herabgesetzt werden.

Pharmakodynamik

Rasche Metabolisierung zu Norethisteron, Ethynodiol selbst wird nicht im Plasma nachgewiesen. Maximaler Anstieg der Norethisteronkonzentration innerhalb von 1–4 Stunden, danach Abfall. Halbwertszeit im Urin15 Stunden.

Etidronsäure

Englischer Begriff

Etidronate.

Substanzklasse

Bisphosponate.

gebräuchliche Handelsnamen

Z.B. Didronel, Diphos.

Indikationen

Manifeste postmenopausale Osteoporose, M. Paget, Versuche auch bei steroidinduzierter Osteoporose.

Wirkung

Adsorption an Hydroxyapatitkristalle, Hemmung der Osteoklastenaktivität, Erhöhung der Knochendichte.

Dosierung

Bei Osteoporose 14 Tage 400 mg/Tag, dann von Tag 15–Tag 76 Kalziumsubstitution (Ziel. 500 mg/Tag). Nicht gleichzeitig mit Kalzium geben! Bei M. Paget 5–10 mg/kg KG/Tag für 3 Monate, dann Therapiepause (mind. 3 Monate).

Darreichungsformen

Tabletten (200 mg/400 mg).

Kontraindikationen

Klinisch manifeste Osteomalazie, schwere akute Entzündungen des Gastrointestinaltraktes, Niereninsuffizienz, Kinder (keine klinischen Erfahrungen), Schwangerschaft und Stillzeit.

Nebenwirkungen

Gastrointestinale Störungen, Hypokalzämie, Erhöhung von alkalischer Phosphatase, Laktat-Dehydrogenase und Parathormon im Serum.

Wechselwirkungen

Die Absorption der Bisphosphonate wird durch Kalzium, Eisen, Magnesium und Antazida vermindert.

Etomidat

Englischer Begriff

Etomidate.

Substanzklasse

Imidazole.

gebräuchliche Handelsnamen

Etomidat-Lipuro, Hypnomidate.

Indikationen

Einleitung einer Allgemeinanästhesie, Kurzzeithypnotikum (in Verbindung mit einem Analgetikum).

Wirkung

Hypnotisch, keine analgetischen oder muskelrelaxierenden Eigenschaften.

Dosierung

Die effektive hypnotische Dosis von Etomidat liegt zwischen 0,15 mg/kg KG und 0,30 mg/kg KG. Die Gesamtdosis von 60 mg sollte nicht überschritten werden. Bei Kindern bis zu 15 Jahren und bei älteren Patienten Dosisanpassung (0,15–0,2 mg/kg KG) je nach Wirkung.

Darreichungsformen

Injektionsflüssigkeit (i.v.).

Kontraindikationen

Kinder unter 6 Jahren und Stillzeit (geht in die Muttermilch über). Strenge Indikationsstellung in der Schwangerschaft.

Nebenwirkungen

Übelkeit, Erbrechen, Husten, Schluckauf, Schüttelfrost, selten Atemdepression, Apnoe, Herzrhythmusstörungen, Krämpfe. Selten allergische Reaktionen, sehr selten Bronchospasmus, Laryngospasmus und anaphylaktoide Reaktionen. Bei nicht ausreichender Prämedikation Myoklonien. Häufig starke Schmerzen bei der Injektion. Thrombophlebitis. Venenschmerzen können durch Prämedikation mit Analgetika oder Tranquilizern deutlich reduziert werden. Unter Etomidat können die Plasma-Glukokortikoid- und Mineralokortikoid-Spiegel absinken und deren streßbedingte Erhöhung ausbleiben. Dies gilt auch für die postpartalen Kortisolspiegel des Neugeborenen bei Einsatz in der Geburtshilfe (plazentagängig)! Bei Patienten mit bekannter

Nebennierenrindeninsuffizienz und bei sehr langen chirurgischen Eingriffen sollte daher eine einmalige prophylaktische Kortikoidsubstitution erfolgen.

Wechselwirkungen

Etomidat führt zu einer leichten Verminderung des peripheren Gefäßwiderstandes. Diese Wirkung kann sich verstärken bei Kombination mit ebenfalls blutdrucksenkenden Medikamenten. Die hypnotische Wirkung von Etomidat wird durch Neuroleptika, Opioide oder die Einnahme von Sedativa sowie von Alkohol verstärkt.

Pharmakodynamik

Rascher Wirkungseintritt, Narkosedauer bei Dosis von 2 mg ca. 4–5 Minuten.

Etongestrel

Englischer Begriff

Etonogestrel.

Substanzklasse

Gestagen.

gebräuchliche Handelsnamen

Implanon implantat.

Indikationen

Kontrazeption.

Wirkung

Unterdrückung der Ovulation, Viskositätserhöhung (Verdickung) des Zervixschleims.

Dosierung

Ein Implantat enthält 68 mg Etongestrel, durchschnittlich werden über 3 Jahre 40 μg pro Tag freigesetzt.

Darreichungsformen

Implantat (Stäbchen, 40 × 2 mm) zur Insertion an der Innenseite des Oberarms.

Kontraindikationen

Schwangerschaft, venöse Thrombosen, gestagenabhängige Tumoren. Schwere Lebererkrankungen, solange die Leberfunktionswerte nicht normalisiert sind. Nicht abgeklärte vaginale Blutungen.

Nebenwirkungen

Unregelmäßige Blutungen (30 %), Amenorrhoe (40 %). Mastodynie, Akne. Selten Alopezie, Depression, Libidoveränderung und Blutdruckanstieg.

Wechselwirkungen

Verminderter Kontrazeptionsschutz bei gleichzeitiger Anwendung von Barbituraten, Rifampicin und Antiepileptika.

Pharmakodynamik

Plasmaspiegel erreichen 1–13 Tage nach Implantation ihr Maximum, langsamer Abfall über 3 Jahre (durchschnittliche Plasmaspiegel am Ende der 3 Jahre 156 pg/ml).

Eunuchismus

Synonyme

Eunuchoidismus.

Englischer Begriff

Eunuchism; eunuchoidism.

Definition

Konstitutionelle Veränderungen, welche mit einem präpubertären Hypogonadismus des Mannes einhergehen bei einem Versagen der Testosteronproduktion in den Leydigzellen des Hodens.

Symptome

Infantile bzw. fehlende geschlechtsspezifische Körperbehaarung, Gynäkomastie, Adipositas (abdominell), Hochwuchs infolge fehlendem Epiphysenschluss, unteres Körpersegment mindestens 5 cm länger als oberes Körpersegment, Armspannweite mindestens 5 cm länger als Körperhöhe, reduzierte muskuläre Entwicklung, Osteopenie/Osteoporose, Depression, reduzierter Antrieb, erhöhte Irritabilität und Nervosität.

Diagnostik

Körperliche Untersuchung, atrophe oder fehlende Hoden, (Volumen < 4 ml), kleiner Penis. Bestimmung der freien Testosteron-, Dihydrotestosteronkonzentration (Normbereich $\geq$ 10 % des Testosteronwertes) sowie der FSH- und LH-Werte (FSH = follikelstimulierendes Hormon, LH = luteotropes Hormon) im Serum zur Differenzierung eines primären bzw. sekundären Hypogonadismus. hCG (humanes Choriongonadotropin)-Test: Injektion von 1000–2000 IE/Tag für 3–5 Tage: Testosteronanstieg auf 7 nmol/l (oder 2 ng/ml) schließt einen primären Hypogonadismus aus. GnRH (Gonadorelin)-Test bei V.a. einen sekundären Hypogonadismus: physiologisch ist ein LH-Anstieg auf das 3–5fache in 30 min. Bei V.a. einen primären Hypogonadismus ist die basale Bestimmung von LH ausreichend. Bei entsprechendem Verdacht MR-Untersuchung der Hypophyse. Ultraschalluntersuchung des Hodens. DXA-Untersuchung von LWS und Femur bei V.a. Osteopenie/Osteoporose.

Differenzialdiagnose

Konstitutionelle Adipositas.
Kommentar: Ein Eunuchismus kann prinzipiell bei allen Formen des präpubertären Hypogonadismus von männlichen Patienten gefunden werden. Dazu gehören Erkrankungen wie das Klinefelter-Syndrom (47, XXY), das Kallmann-Syndrom, ein angeborener isolierter oder kombinierter LH/FSH-Mangel, FSH/LH-Rezeptormutationen, GnRH-Mangel, Androgenrezeptordefekte, der Kryptorchismus, autoimmune Erkrankungen (APS – autoimmunes Polyglandulärsyndrom), Hypophysenerkrankungen (Tumoren, In-

farkte), Infektionen (z.B. Mumpsorchitis), Medikamente (z.B. Chemotherapeutika).

Allgemeine Maßnahmen

Diät

Bei Osteopenie infolge des Hormonmangels Kalzium- und Vitamin-D-reiche Ernährung.

Therapie

Kausal

Bei Patienten mit primärem Hypogonadismus: postpubertäre Testosteronsubstitution:
100–300 mg i.m. alle 1–3 Wochen.
Alternativ perkutane (skrotale oder nonskrotale) Applikation: 4–6 mg/Tag.
Bei Patienten mit Fertilitätswunsch:
Gonadorelin 25–600 ng/kg i.v., s.c. alle 90–120 Minuten via Pumpe über 1–2 Jahre.
HMG (humanes Menotropin = FSH und LH) 12,5 IU i.m. 3 × pro Woche.
HCG (humanes Choriongonadotropin) 1000–6000 U i.m. pro Woche.

Dauertherapie

Testosteron, s.o.

Operativ/strahlentherapeutisch

Transsphenoidale Resektion von Hypophysentumoren, evtl. Radiatio.

Bewertung

Wirksamkeit

Substitution von Testosteron in der Regel effektiv. Fertilitätsbehandlung mit Gonadotropinen genauso erfolgreich wie Therapie mit Gonadorelinpumpe. Optimale Spermatogenese nach 1–2 Jahren. Bei chronischer Therapie Entwicklung von Antikörpern möglich.

Verträglichkeit

Testosteron: gut, selten allergische Reaktionen, evtl. Natriumretention, Hyperlipidämie (+HDL), Brustkarzinomentwicklung, erhöhtes Risiko für Prostatakarzinom (Kontrolle von PSA = prostataspezifisches Antigen), Kontaktdermatitis bei perkutanen Testosteronapplikationen.

Pharmakoökonomie

Zur Fertilitätsbehandlung ist die Therapie mit Gonadotropinen zu bevorzugen, da kostengünstiger und ebenso effektiv.

Nachsorge

Kontrolle von PSA und Blutfetten (s.o.). Weitere Nachsorgeuntersuchungen in Abhängigkeit von der Grundkrankheit (z.B. MR-Untersuchungen bei Hypophysentumoren).

Prognose

Gut betreffs Testosteronmangel. Im übrigen abhängig von der Grunderkrankung.

Literatur

1. Griffin JE, Wilson JD (2003) Disorders of the testes and the male reproductive tract. In: Larsen PR, Kronenberg HM, Melmed S, Polonsky KS (eds) Williams Textbook of Endocrinology, 10th edn. WB Saunders, Philadelphia, pp 709–769

Eunuchoidismus

▶ Eunuchismus

Eunuchoidismus, fertiler

Synonyme

Idiopathischer hypogonadotroper Hypogonadismus; Pasqualini-Syndrom.

Englischer Begriff

Idiopathic hypogonadotropic hypogonadism; fertile eunuch syndrome.

Definition

Isolierte Sekretionsstörung von LH als Subform des kongenitalen isolierten hypogonadotropen Hypogonadismus. Bislang als idiopathisch bezeichnet (Pasqualini-Syndrom). Bei Androgenmangel verminderte bis normale Spermiogenese und Fertilität. Nur einige Patienten mit Kallmann-Syndrom sind auch fertile Eunuchen. Männliche Fertilität unter echten Hermaphroditen ist nur einmal berichtet, während weibliche Fertilität bei 5 % vorhanden ist, meist mit dem Karyotyp 46,XX.

Symptome

Unzureichende Virilisierung bei meist normal großen Hoden.

Diagnostik

Normal große Hoden, verminderte LH- und Testosteronspiegel, normale FSH-Werte im Serum. Manche Patienten mit Pasqualini-Syndrom haben Mutationen im LH-Beta-Subunit-Gen oder im GnRH-Rezeptor-Gen.

Differenzialdiagnose

Andere Formen des Hypogonadismus wie Angelman-Syndrom, Prader-Labhart-Willi-Syndrom, Laurence-Moon-Bardet-Biedl-Syndrom, Pubertas tarda, Anorexia nervosa, Hyperprolaktinämie.

Allgemeine Maßnahmen

Lebensmodifikation
Keine.

Diät
Keine.

Therapie

Kausal

Falls Tumor vorliegt, Behandlung desselben, ansonsten nur symptomatische Therapie möglich.

Probetherapie

HCG bei Kinderwunsch.

Akuttherapie

Testosteron (und andere Hormone, falls diese ausgefallen sind).

Dauertherapie

Testosteron (und andere Hormone, falls diese ausgefallen sind).

Operativ/strahlentherapeutisch

Keine.

Bewertung

Wirksamkeit

Gut.

Verträglichkeit

Gut.

Pharmakoökonomie

Gut.

Nachsorge

Lebenslang.

Prognose

Gut.

Literatur

1. DeGroot LJ, Jameson L (ed) (2001) Endocrinology, 4th edn. WB Saunders, Philadelphia
2. Pitteloud N, Boepple PA, DeCruz S, Valkenburgh SB, Crowley WF Jr, Hayes FJ (2001) The fertile eunuch variant of idiopathic hypogonadotropic hypogonadism: spontaneous reversal associated with a homozygous mutation in the gonadotropin-releasing hormone receptor. J Clin Endocrinol Metab 86(6):2470–2475

Euthyreose

Englischer Begriff

Euthyroidism.

Definition

Normale Schilddrüsenfunktion.

Grundlagen

Der Begriff Euthyreose beschreibt eine der physiologischen Situation angemessene Syntheseleistung der Schilddrüse mit normaler Wirkung der Schilddrüsenhormone in der Peripherie. Laborchemisch ist in aller Regel insbesondere ein normaler TSH-Wert (siehe ► Thyreotropin) hinweisend auf eine adäquate Schilddrüsensekretion.

Euthyreoter Kropf

► Struma, euthyreote

Eutope Struma

► Struma, eutope Lokalisation

Exokrine Pankreasinsuffizienz

► Pankreasinsuffizienz

Exophthalmie

► Exophthalmus

Exophthalmos

► Exophthalmus

Exophthalmus

Synonyme

Exophthalmie; Exophthalmos; Protrusio bulbi.

Englischer Begriff

Exophthalmos.

Definition

Pathologisches Hervortreten des Augapfels aus der Augenhöhle, ein- oder beidseitig. Verursacht wird der Exophthalmus durch verschiedene Erkrankungen, die mit einer retrobulbären Druckerhöhung einhergehen. Endokriner Exophthalmus (auch endokrine Orbitopathie): Volumenzunahme des retrobulbären Gewebes einhergehend mit lymphozytärer Infiltration (bei endokrinem Exophthalmus), genetisch determinierte Autoimmunerkrankung, meist einhergehend mit Schilddrüsenfunktionsstörung. Maligner Exophthalmus (englisch: malignant exophthalmos): Rasch progrediente, sehr schmerzhafte Vorwölbung des Augapfels, die meist zu Bindehautentzündung und Hornhautgeschwüren führt.

Symptome

Sichtbare Vorwölbung des Augapfels, erschwerter, teilweise unmöglicher Lidschluss, Austrocknen der Hornhaut, entzündliche Veränderungen sowie Doppelbilder (durch die Bewegungseinschränkung). Insbesondere beim malignen Exophthalmos starke Schmerzen.

Diagnostik

Blickdiagnose, gegebenenfalls ursächliche Abklärung (Schilddrüsendiagnostik, Ultraschall, Gesichtsfelduntersuchung).

Differenzialdiagnose

Endokriner Exophthalmus, entzündlicher Exophthalmus, retrobulbäre Tumoren, Sinus cavernosus-Thrombose, angeborene Schädelfehlbildung.

Therapie

Die mögliche Therapie richtet sich nach der Grunderkrankung.

Kausal

Unbekannt.

Probetherapie

Experimentell: Immunadsorption.

Akuttherapie

Maligner Exophthalmus: Operative Dekompression.

Dauertherapie

Wenn möglich bzw. bekannt, Behandlung der Grunderkrankung.

Weiterführende Links

▶ Orbitopathie, endokrine
▶ Orbitadekompression

Extraadrenales Phäochromocytom

▶ Paragangliom

Facies lunata

▶ Mondgesicht

„falsche" Zwittrigkeit

▶ Pseudohermaphroditismus

„falsche" Zwittrigkeit mit weiblicher Ausprägung

▶ Pseudohermaphroditismus femininus

Falscher Zwitter

▶ Hermaphroditismus spurius

Familiäre An-α-Lipoproteinämie

▶ An-α-Lipoproteinämie

Familiäre Autonomie der Schilddrüse

▶ Autonomie, kongenitale der Schilddrüse

Familiäre Gicht

▶ Gicht, primäre

Familiäre Hyperlipoproteinämie

▶ Hyperlipoproteinämie, primäre

Familiäre Hyperthyreose

▶ Autonomie, kongenitale der Schilddrüse

Fanconi-Syndrom

Synonyme

Debré-de Toni-Fanconi-Syndrom; Glukose-Phosphat-Diabetes.

Englischer Begriff

Fanconi's syndrome.

Definition

Angeborener (primäres Fanconi-Syndrom) oder erworbener (sekundäres Fanconi-Syndrom) generalisierter Defekt des Transports im proximalen Tubulus mit erheblichem renalen Verlust an Glukose, Phosphat, Natrium, Kalium, Bikarbonat, Aminosäuren, Harnsäure und Proteine.

Das idiopathische Fanconi-Syndrom kann autosomal dominant, autosomal rezessiv oder X-chromosomal vererbt werden oder sporadisch sein. Das sekundäre Fanconi-Syndrom tritt in Zusammenhang mit Stoffwechselkrankheiten (wie Zystinose, Galaktosämie, Morbus Wilson, Fruktoseintoleranz, Tyrosinämie) auf. Es kann auch bei Vergiftungen (Blei, Quecksilber), Störungen des Eiweißstoffwechsels (z.B. Myelom, Amyloidose, nephrotisches Syndrom) und durch Chemotherapeutika erworben werden.

Symptome

Klinisch auffällig: Polyurie, Dehydratation. Bei Kindern rachitischer Knochenstatus mit Minderwuchs, bei Erwachsenen Osteoporose und Frakturen. Bei ausgeprägter Kalziurie: Nephrokalzinose und Nephrolithiasis.

Diagnostik

Blut: hypokaliämische hyperchlorämische Azidose, Hypourikämie, Hypophosphatämie.
24-h-Urin: Polyurie, Glucosurie, Hyperaminoacidurie, Hyperphosphaturie, Proteinurie.

Allgemeine Maßnahmen

Diät

Reichliche Flüssigkeitszufuhr.

Therapie

spezifisch

Möglich wenn die Grunderkrankung bekannt und therapierbar ist (z.B. bei Galaktosämie, Morbus Wilson, Fruktoseintoleranz und Tyrosinämie). Bei Vergiftung und Medikament-induziertem Fanconi-Syndrom ist eine weitere Akkumulation der Noxe zu verhindern.

symptomatisch

- Alkalitherapie (Natriumbikarbonat oder -zitrat)
- Thiaziddiuretika, Kaliumsubstitution (2–4 mmol/kg täglich)

- $1,25(OH)_2$ Vitamin D_3
- Carnitinsubstitution bei Muskelschwäche.

Bewertung

Wirksamkeit

Bei rechtzeitigem Beginn der spezifischen Therapie ist eine komplette Resolution des Fanconi-Syndroms zu erwarten. Dies ist bei Zystinose nicht der Fall.

Fazialiszeichen

Synonyme

Chvostek Zeichen.

Englischer Begriff

Chvostek's sign.

Definition

Kurze Zuckung in der gleichseitigen Gesichtsmuskulatur bei Beklopfen des Stammes des Nervus facialis vor dem Ohr/Kiefergelenk. Bei generalisierter neuromuskulärer Übererregbarkeit (Tetanie) unterschiedlicher Genese kommt es zu Zuckungen und Spasmen im gesamten Fazialisgebiet, bei vegetativer Übererregbarkeit kommt es zu lokalisierten Zuckungen im Bereich der Nasenflügel und des Mundwinkels.

Diagnostik

Beklopfen des Facialis-Stammes vor dem Ohr/Kiefergelenk mit dem Reflexhammer.

Differenzialdiagnose

Endokrinologisch bedeutsam ist die Hypokalzämie beim Hypoparathyreoidismus, die mit einer gesteigerten neuromuskulären Erregbarkeit einhergeht.

Allgemeine Maßnahmen

Lebensmodifikation

Nach Grunderkrankung.

Therapie

Nach Grunderkrankung.

Nachsorge

Nach Grunderkrankung.

Prognose

Nach Grunderkrankung.

Weiterführende Links

► Hypokalzämie

Fe

► Eisen

Feedback-Mechanismus

Synonyme

Rückkopplungsmechanismus.

Englischer Begriff

Feedback mechanism.

Definition

Aus der Regelungstechnik entlehnter Begriff zur Beschreibung eines Selbstregelungsmechanismus in einem geschlossenen Regelkreis: Ein auslösendes Signal wird in seiner Intensität durch die Antwort des Signalempfängers reguliert.

Grundlagen

Feedback-Mechanismen können positive sowie negative Rückkopplung enthalten. Letztere ist im lebenden Organismus ein sehr häufiges Prinzip der Regulation. So wird z.B. die Sekretion von hypothalamischen Releasingfaktoren für hypophysäre Gonadotropine durch die von den peripheren endokrinen Drüsen (Gonaden) in Antwort auf die Gonadotropine produzierten Steroidhormone inhibiert, was wiederum zur Reduktion der hypophysären Gonadotropinsekretion führt. Negative Feedback-Mechanismen bilden auch die Grundlage vieler endokrinologischer Funktionstests (z.B. Dexamethason-Hemmtest).

Fehlernährung

► Malnutrition

Feinnadelpunktion

Englischer Begriff

Fine needle aspiration biopsy.

Definition

Verfahren zur Gewinnung von Zellmaterial für die zytologische Untersuchung (Punktionszytologie) durch Aspiration mittels dünner Hohlnadeln.

Grundlagen

Voraussetzung: Das Verfahren wird zur Differenzialdiagnostik von Schilddrüsenknoten eingesetzt. In lange bestehenden Iodmangelstrumen sind sogenannte regressive Veränderungen und Knoten ein häufiger Befund. Dies erschwert besonders in Strumaendemiegebieten die frühzeitige Diagnose von Schilddrüsenkarzinomen. Die Differenzierung zwischen benignen und malignen Herdbefunden ist die Hauptindikation zur Durchführung der Feinnadelpunktion der Schilddrüse. Um den hohen diagnostischen Stellenwert der Punktionszytologie zu gewährleisten, ist es notwendig, dass die Punktion von einem in der Punktionstechnik erfahrenen Arzt durchgeführt wird. Ebenso wichtig ist die Beurteilung des Aspirats durch einen erfahrenen Zytopathologen.
Kontraindikationen: Wichtige Kontraindikationen sind bekannte Gerinnungsstörungen sowie die Einnahme gerinnungshemmender Medikamente (Heparin, Marcumar,

F

Aspirin). Evtl. muss die Medikation über einen ausreichend langen Zeitraum pausiert werden. Ein Verschleppen von Tumorzellen im Stichkanal kann in der Regel bei korrekter Durchführung ausgeschlossen werden.

Der Durchführung einer Feinnadelaspiration muss immer eine Schilddrüsensonographie vorausgehen. Hierbei ist die Differenzierung zwischen zystischen und soliden Prozessen möglich. Die Randbegrenzung des Herdbefundes kann beurteilt werden. Außerdem sollte in der Regel eine Schilddrüsenszintigraphie vor einer Feinnadelpunktion erfolgen. Die Aspirationszytologie wird in der Regel nur bei sogenannten kalten Knoten durchgeführt. Auch bei palpablen Knoten sollte die Feinnadelpunktion immer unter Ultraschallkontrolle durchgeführt werden. Es werden 10 ml Einmalspritzen sowie Nadeln mit einem Durchmesser von 0,6–0,8 mm verwendet. Eine Oberflächenanästhesie der Haut ist nicht zwingend. Ein Spritzenhalter kann die Punktion erleichtern, ist jedoch nicht unbedingt erforderlich. Die Nadelspitze wird zunächst in den zentralen Bereich des Knotens vorgeschoben. Nach Zurückziehen des Spritzenkolbens bewegt man die Nadel innerhalb des Knotens mehrmals unter Aufrechterhalten des Unterdrucks fächerförmig vor und zurück, wodurch eine ausreichende Aspiration von Zellmaterial erreicht wird. Die Punktion wird – außer bei Zysten – abgeschlossen, sobald Gewebsflüssigkeit oder ein Blutstropfen im Spritzenkonus sichtbar wird. Man lässt den Spritzenkolben in die Ausgangsstellung zurückgleiten. Dadurch wird verhindert, dass beim Herausziehen der Nadel bei Aufrechterhalten des Sogs nichtrepräsentatives Zellmaterial aspiriert wird. Bei kleinen Knoten hat sich zur besseren Führung der Nadel die Punktion allein mit der Kanüle ohne Sog bewährt. Die Aspirate bzw. die bei Punktionen ohne Sog in der Kanüle befindlichen Zellen werden auf Objektträger gebracht, in einem Zug unter leichtem Druck ausgestrichen und anschließend an der Luft getrocknet oder fixiert. Bei der Punktion von Schilddrüsenzysten sollte die gewonnene Zystenflüssigkeit im Anschluss zentrifugiert und das Zellsediment zytologisch untersucht werden.

Nachsorge

Unmittelbar nach Entfernen der Nadel aus dem Knoten wird die Punktionsstelle mit einem Tupfer für einige Minuten komprimiert. Das Risiko einer Nachblutung ist bei der oben beschriebenen Vorgehensweise äußerst gering. In Einzelfällen kann nach mehreren Monaten bzw. bei unklaren Befunden eine erneute Punktion notwendig sein.

Feminisierung, testikuläre

Synonyme

Androgenresistenz; Hairless-woman-Syndrom.

Englischer Begriff

Testicular feminization; androgen insensitivity syndrome; hairless woman syndrom.

Definition

X-chromosmal rezessiv vererbte Form der Intersexualität bei normal männlichem Karyotyp auf Grundlage einer kompletten (Hairless-women-Syndrom) oder teilweisen (z.B. Reifenstein-Syndrom, Gilbert-Dreyfus-Syndrom) Resistenz der Androgenrezeptoren.

Symptome

Es besteht bei der klassischen testikulären Feminisierung ein komplett weiblicher Phänotyp bei männlichem Karyotyp. Daher finden sich Brustentwicklung, (blind endende) Vagina, intraabdominal oder im Leistenkanal gelegene Hoden ohne Spermatogenese, primäre Amenorrhoe und Sterilität. Fehlende oder sehr spärliche Sekundärbehaarung, leicht erhöhte LH-, Testosteron- und Östradiolspiegel, FSH meist normal. Inzwischen konnten über 300 verschiedene Mutationen im Androgenrezeptorgen als mögliche Ursache identifiziert werden.

Diagnostik

Klinische Untersuchung, Ultraschall, Hormonanalytik, Molekularbiologie. Pränataldiagnostik möglich.

Differenzialdiagnose

Andere Formen der Intersexualität, insbesondere der 5-α-Reduktasemangel sowie andere Störungen der Steroidbiosynthese. Pseudohermaphroditismus verus, Leydig-Zell-Agenesie.

Therapie

Dauertherapie

Bei der kompletten Androgenresistenz muss abhängig vom Zeitpunkt der Gonadenentfernung die Pubertät durch niedrig dosierte Östrogengaben induziert werden. Die Östrogengaben werden dann über mehrere Jahre hinweg auf die Erwachsenendosis gesteigert, die dann als Dauertherapie weitergeführt wird.
Über die ungleich schwierigere Therapie der partiellen Androgenresistenz muss in Abhängigkeit von der phänotypischen Ausprägung zu einem sehr frühen Zeitpunkt entschieden werden. Je nach gewünschter Geschlechtszuordnung müssen dann die geeigneten Hormonsubstitutionen durchgeführt werden.

Operativ/strahlentherapeutisch

Das normal weibliche Erscheinungsbild bei der kompletten Androgenresistenz erfordert keine plastischen Operationen. Bei inkompletten Formen der Androgenresistenz ist eine operative Korrektur des intersexuellen Genitales abhängig vom Grad der Feminisierung machbar. Indikation wie Erfolgsaussichten eines operativen Vorgehens sind nur interdisziplinär unter Berücksichtigung der psychosexuellen Identität des Patienten, der anatomischen Gegebenheiten, des sozialen Umfelds, des Alters usw. sinnvoll zu beurteilen.
Wegen des hohen Risikos einer malignen Hodenerkrankung ist die operative Entfernung der Gonaden jedoch unabdingbar.

Nachsorge

Eine umfassende psychologische, endokrinologische sowie gegebenenfalls auch chirurgische Betreuung ist bei den betroffenen Patientinnen über die verschiedenen Lebensphasen hinweg nötig.

Prognose

Bei entsprechend intensiver, interdisziplinärer Betreuung können insbesondere bei kompletter Androgenresistenz bei einem Großteil der betroffenen Patientinnen langfristig befriedigende Ergebnisse hinsichtlich der psychosexuellen Identität, der Lebensqualität wie des körperlichen Wohlbefindens erzielt werden. Bei Fällen inkompletter Resistenz ist die Prognose stark von der phänotypischen Ausprägung der Intersexualität abhängig. Die Wertigkeit des operativen Vorgehens ist sehr umstritten. Aufgrund insgesamt oft unbefriedigender Ergebnisse ist heutzutage eine sehr restriktive Indikationsstellung an vielen Zentren üblich.

Literatur

1. Quigley CA, De Bellis A, Marschke KB, el-Awady MK, Wilson EM, French FS (1995) Androgen receptor defects: historical, clinical, and molecular perspectives. Endocr Rev 16:271–321
2. Wisniewski AB, Migeon CJ, Meyer-Bahlburg HFL, Gearhart JP, Berkovitz GD, Brown TR, Money J (2000) Complete androgen insensitivity syndrome: Long-term medical, surgical, and psychosexual outcome. J Clin Endocrinol Metab 85:2664–2669

Fenofibrat

Englischer Begriff

Fenofibrate.

Substanzklasse

Clofibrat-Analogon, Lipidsenker.

Gebräuchliche Handelsnamen

Z.B. Normalip, Durafenat.

Indikationen

Fettstoffwechselstörungen.

Wirkung

Fibrate steigern den Fettsäureabbau, indem sie die Expression von am Fettstoffwechsel beteiligten Genen induzieren. Dies wird über den Peroxisome proliferator-activated receptor-α (PPARα) vermittelt. Der Effekt auf die Triglyzeride ist ausgeprägter als der auf das Gesamtcholesterin.

Dosierung

2–3 × 250 mg/Tag.

Darreichungsformen

per os

Kontraindikationen

Primär biliäre Zirrhose, Lebererkrankungen (Ausnahme Fettleber), schwere Niereninsuffizienz (Kreatinin > 6 mg/dl).

Nebenwirkungen

Allergische Reaktionen, Haarausfall, Muskelschmerzen, Rhabdomyolyse (bei gleichzeitiger Therapie mit HMG-CoA-Reduktase-Hemmstoffen), Gallensteinbildung.

Wechselwirkungen

Die Wirkung von Antikoagulantien, oralen Antidiabetika sowie Insulin wird verstärkt.

Ferroxidase I

▶ Zäruloplasmin

Ferrum

▶ Eisen

Fetopathia diabetica

Synonyme

Diabetische Fetopathie; Diabetische Embryopathie; Diabetische Makrosomie.

Englischer Begriff

Diabetic fetopathy.

Definition

Pränatale Störung mit ungenügender Organreife und postpartalen Störungen wie Hypoglykämie, Hypokalziämie, Hypomagnesiämie, Polyzythämie und Hyperbilirubinämie auf dem Boden eines meist unzureichend eingestellten Diabetes mellitus der Mutter während der Schwangerschaft.

Symptome

Übergroße und überschwere Kinder mit cushingoidem Aussehen (Makrosomie), Atemnotsyndrom und den o.g. Störungen.

Diagnostik

Typische klinische Symptomatik bei diabetischer Schwangeren/Mutter.

Therapie

Kausal

Zur Vermeidung einer Fetopathia diabetica soll der Stoffwechsel der Schwangeren optimal eingestellt werden, bei geplanter Schwangerschaft bereits mehrere Monate präkonzeptionell.
Postpartal, gleichgültig ob klinische Zeichen einer Fetopathie bestehen oder nicht, muss das Neugeborene einer neonatologischen Intensivüberwachung zugeführt werden.

Bewertung

Wirksamkeit

Die perinatale Mortalität liegt laut Perinatalerhebung (1998) mit etwa 2 % deutlich über der allgemeinen Mortalität von 0,2–0,5 % bei nichtdiabetischen Schwangeren.

Fettbiosynthese

▶ Lipogenese

Fettbrust

▶ Lipomastie

Fettgewebe, braunes

▶ Fettzellen, plurivakuoläre

Fettgewebe, viszerales

Synonyme

Intraabdominelles Fettgewebe.

Englischer Begriff

Visceral adipose tissue; abdominal adipose tissue.

Definition

Fettgewebe im intraabdominellen Bereich.

Grundlagen

Fettgewebe dient zur Speicherung überschüssig zugeführter Nahrungskalorien nach Umwandlung in Triglyzeride. Die Speicherung erfolgt im Unterhautfettgewebe sowie in intraabdominelles, omentales Fettgewebe, in das die Darmschlingen eingelagert sind (viscerales Fettgewebe). Das viscerale/abdominelle Fettgewebe gilt hinsichtlich des metabolischen Syndroms als besonders ungünstig (siehe auch ▶ Fettverteilung, abdominale, ▶ Fettverteilung, androide).

F

Fettgewebe, weißes

Englischer Begriff

White adipose tissue.

Definition

Das Fettgewebe besteht aus in Bindegewebe eingelagerten Fettzellen. Durch Stränge kollagenen Bindegewebes werden läppchenartige Strukturen gebildet.

Grundlagen

Das weiße Fettgewebe dient als Energiespeicher (siehe auch ▶ Fettgewebe, viszerales) im Gegensatz zum braunen Fettgewebe, das mehr funktionelle Bedeutung hat (mechanisches Fettpolster in Handfläche und Fußsohle) und im Tierreich in die Wärmeregulation mit einbezogen ist.

Weiterführende Links

▶ Fettzellen, plurivakuoläre

Fettleibigkeit

▶ Adipositas
▶ Fettsucht

Fettsäuren

Englischer Begriff

Fatty acids.

Definition

Unverzweigte Monokarbonsäuren. Sie bestehen aus einer Carboxylgruppe und einer unterschiedlich langen Kohlenstoffkette mit 4–24 C-Atomen. Fast alle natürlich vorkommenden Fettsäuren enthalten eine gerade Anzahl von C-Atomen. Die in Nahrungsfetten enthaltenen Fettsäuren haben Kettenlängen zwischen 12 und 20 C-Atomen.
Unterschieden wird in Abhängigkeit von der Zahl der Kohlenstoffatome in kurzkettige (weniger als 6 C-Atome), mittelkettige (6–12 C-Atome) und langkettige (mehr als 12 C-Atome) Fettsäuren. Weiterhin wird unterschieden zwischen gesättigten und ungesättigten Fettsäuren. Die einfach ungesättigten Fettsäuren besitzen eine, die mehrfach ungesättigten Fettsäuren mehrere Doppelbindungen zwischen den C-Atomen der Monocarbonsäurekette.

Grundlagen

In tierischen Fetten finden sich überwiegend gesättigte Fettsäuren; pflanzliche Fette und Öle enthalten überwiegend ungesättigte Fettsäuren. Überwiegend langkettige Fettsäuren sind, mit Glyzerin zu Triglyzeriden verestert, in den Fettzellen des Fettgewebes gespeichert. Sie dienen in dieser Form als Energiereserve des Organismus.

Fettsäuren, essentielle

Englischer Begriff

Essential fatty acids

Definition

Essentielle Fettsäuren sind Fettsäuren, die vom Organismus nicht synthetisiert werden können. Zu ihnen gehören die pflanzlichen Öle Linolsäure (zweifach ungesättigte Fettsäure) und Linolensäure (dreifach ungesättigte Fettsäure).

Grundlagen

Linolsäure ist Vorstufe der Arachidonsäure, die als Vorläufer für die Prostaglandinsynthese dient (siehe auch ▶ Fettsäuren und ▶ Fettsäuren, ungesättigte).

Fettsäuren, freie

Synonyme

Unveresterte Fettsäuren; nicht veresterte Fettsäuren; (gebräuchliche Abkürzung für freie Fettsäuren: FFS).

Englischer Begriff

Free fatty acids (FFA); non esterified fatty acids (NEFA).

Definition

Fettsäuren, die nicht mit Glyzerin zu Mono-, Di- oder Triglyzeriden verestert sind.

Grundlagen

Bei der Hydrolyse der im Fettgewebe gespeicherten Triglyzeride durch Fettgewebslipasen werden pro Triglyzerid ein Molekül Glyzerin und drei Moleküle Fettsäuren freigesetzt. Wegen der schlechten Wasserlöslichkeit langkettiger Fettsäuren werden die freien Fettsäuren im Blut als Symplex an Albumin gebunden transportiert. Freie Fettsäuren sind neben Glukose die hauptsächlichen Energielieferanten für die Zellen des Organismus. Die Triglyzeridhydrolyse wird durch Insulin gehemmt und u.a. durch Glukagon und Katecholamine gefördert. Die Konzentration der freien

Fettsäuren ist abhängig von der augenblicklichen Stoffwechselsituation und deswegen ständigen Schwankungen unterworfen. Ihre Halbwertszeit im Blut beträgt nur wenige Minuten.

Fettsäuren, gesättigte

Englischer Begriff

Saturated fatty acids.

Definition

Monokarbonsäuren unterschiedlicher Kettenlänge (siehe ► Fettsäuren), die keine Doppelbindungen zwischen den C-Atomen der Fettsäurekette aufweisen.

Grundlagen

Gesättigte Fettsäuren wie Palmitinsäure (C 16) und Stearinsäure (C 18) sind die häufigsten, im menschlichen Organismus vorkommenden Fettsäuren. Sie werden, verestert mit Glyzerin als Triglyzeride im Fettgewebe als Energieträger gespeichert, bei Bedarf durch Fettgewebslipasen hydrolytisch freigesetzt und im Blut, als Symplex an Albumin gebunden, als freie Fettsäuren transportiert (siehe auch ► Fettsäuren und ► Fettsäuren, ungesättigte).

Fettsäuren, ungesättigte

Englischer Begriff

Unsaturated fatty acids.

Definition

Ungesättigte Fettsäuren enthalten eine oder mehrere Doppelbindungen zwischen den C-Atomen (einfach oder mehrfach ungesättigte Fettsäuren).

Grundlagen

Beispiele: Ölsäure ist eine einfach ungesättigte Fettsäure, Linolsäure eine zweifach ungesättigte Fettsäure, Linolensäure eine dreifach ungesättigte Fettsäure.

Einfach ungesättigte Fettsäuren gelten als ernährungsphysiologisch besonders wertvoll.

Linolsäure und Linolensäure können vom Organismus nicht synthetisiert werden. Sie haben deswegen Vitamin-Charakter (in der Laienpresse gelegentlich auch als Vitamin F bezeichnet).

Fettstoffwechsel

Synonyme

Lipidstoffwechsel; Lipoproteinstoffwechsel.

Englischer Begriff

Lipid metabolism; lipoprotein metabolism.

Definition

Unter dem Begriff Fettstoffwechsel lassen sich sämtliche Vorgänge im Organismus zusammenfassen, die mit der Aufnahme, der Verdauung, dem Transport des Fettes im Blut, der Speicherung im Fettgewebe und dem Abbau in der Zelle zur Energiegewinnung zusammenhängen.

Grundlagen

„Fette" sind Substanzen, deren physiko-chemische Gemeinsamkeit durch ihre „Wasserunlöslichkeit" gegeben ist. Sie lassen sich in verschiedene Klassen wie freie Fettsäuren (siehe ► Fettsäuren, freie), Glycerolipide (z.B. Triglyzeride), Sphingolipide, Glycosphingolipide und Steroide (zu denen auch Cholesterin gerechnet wird) unterteilen.

Weiterführende Links

► Lipidstoffwechsel

Fettstoffwechselstörungen

Synonyme

Lipidstoffwechselstörungen; Lipoproteinstoffwechselstörungen.
Nicht ganz korrekt werden Fettstoffwechselstörungen mit Hyperlipidämien bzw.
Hyperlipoproteinämien gleichgesetzt. Die
verschiedenen Formen der Hyperlipoproteinämien machen zwar die Mehrzahl
der Fettstoffwechselstörungen aus, jedoch gehören im Prinzip auch die sehr
seltenen Hypolipoproteinämien (Bassen-
Kornzweig-Syndrom, Tangier-Krankheit)
zu den Fettstoffwechselstörungen.

Englischer Begriff

Abnormal lipid metabolism; abnormal lipoprotein metabolism.

Definition

Eine Fettstoffwechselstörung liegt bei Abweichungen der Triglyzerid- und/oder
der Cholesterinkonzentration im Serum
von der Norm vor (siehe Tab. 1), wobei
zu bemerken ist, dass die Normwerte
epidemiologisch-arbitrarisch   festgelegt
sind. Da erhöhte Fettstoffwechselwer-
te als Risikofaktor für die Entwicklung
atheromatöser/arteriosklerotischer Gefäßveränderungen gelten, wird heute mehr von
wünschenswerten Konzentrationen gesprochen, die je nach sonstigen Risikofaktoren
für degenerative Gefäßerkrankungen niedriger angesetzt werden (Tab. 2).

Fettstoffwechselstörungen, Tabelle 1 Normalwerte im
Serum nach 12stündiger nächtlicher Nahrungskarenz.

Normalwerte	
Triglyzeride	70–200 mg/dl
Gesamt-Cholesterin	150–240 mg/dl
LDL-Cholesterin	90–150 mg/dl
VLDL-Cholesterin	5–40 mg/dl
HDL-Cholesterin	35–75 mg/dl

Fettstoffwechselstörungen, Tabelle 2 Arterioskleroserisiko bei erhöhten Cholesterinwerten.

Risiko		angestrebte LDL-Werte
gering	keine weiteren Risikofaktoren	nicht über 150 mg/dl
mäßig	ein weiterer Risikofaktor	nicht über 130 mg/dl
hoch	mehrere Risikofaktoren	nicht über 100 mg/dl

LDL-Zielwerte bei erhöhten Cholesterinwerten in Anhängigkeit vom Vorliegen
weiterer Risikofaktoren.
Risikofaktoren sind: koronare Herzkrankheit, periphere arterielle Verschlusskrankheit, Nikotin, arterielle Hypertonie, Diabetes mellitus, sodann Übergewicht und
körperliche Inaktivität.

Grundlagen

Lipide sind im Blut grundsätzlich an Transportproteine gebunden. Hyperlipidämien
sind daher grundsätzlich auch Hyperlipoproteinämien. Es wird zwischen primären
und sekundären, im Gefolge anderer Erkrankungen auftretenden Fettstoffwechselstörungen unterschieden. Die primären
Fettstoffwechselstörungen machen etwa
vier Fünftel aller Fettstoffwechselstörungen aus.

Fettstoffwechselstörungen, Tabelle 3 Einteilung nach
Frederickson.

Typ	Triglyzeride, Gesamtcholesterin	Lipoproteine
I	Triglyzeride stark erhöht	Chylomikronen
II a	Cholesterin erhöht	LDL
II b	Triglyzeride und Choles-terin erhöht	LDL und VLDL
III	Triglyzeride und Choles-terin erhöht	VLDL-Remnants
IV	Triglyzeride erhöht	VLDL
V	Triglyzeride stark erhöht	VLDL und Chylomikronen

Die Einteilung der Fettstoffwechselstörungen kann deskriptiv entweder nach Höhe der Cholesterin- und Triglyzeridwerte (siehe Tab. 2) oder nach der elektrophoretischen Auftrennung der Lipoproteine nach Frederickson in die Typen I bis V (siehe Tab. 3) oder aber nach genetischen Gesichtspunkten erfolgen. Sekundäre Fettstoffwechselstörungen finden sich hauptsächlich im Gefolge von Adipositas, Diabetes mellitus, Alkoholabusus, Hypothyreose, nephrotischem Sydrom und chronischer Niereninsuffizienz sowie cholestatischen Lebererkrankungen.

Weiterführende Links

▶ Lipidstoffwechselstörungen

Fettstoffwechselstörungen, Diabetes mellitus

Synonyme

Sekundäre Hyperlipidämie; Hyperlipoproteinämie bei Diabetes mellitus, beim metabolischen Syndrom.

Definition

Fettstoffwechselstörung infolge Diabetes mellitus.

Grundlagen

Wird bei schlecht eingestellten Typ-2-Diabetikern beobachtet.
In der Regel besteht eine Hypertriglyzeridämie bei erhöhten LDL- und meist auch erniedrigten HDL-Cholesterinwerten. Diese Konstellation ist Teil des metabolischen Syndroms.

Fettstoffwechselstörungen, Gallenwegserkrankungen

Synonyme

Cholestatische Hypercholesterinämie.

Definition

Cholesterinanstieg bei Gallenwegserkrankungen mit Cholestase.

Grundlagen

Bei Rückstau von Gallenflüssigkeit infolge Abflussstörungen wird ein pathologisches Lipoprotein x gebildet, das für den Cholesterinanstieg verantwortlich ist.

Fettstoffwechselstörungen, Hypothyreose

Synonyme

Hypothyreote Hypercholesterinämie.

Definition

Cholesterinanstieg bei Hypothyreose.

Grundlagen

Im Rahmen der hypothyreoten Funktionslage mit Verlangsamung aller Stoffwechselvorgänge ist auch der Cholesterinabbau verlangsamt. Besonders das LDL-Cholesterin steigt an. Auch bei der subklinischen oder latenten Hypothyreose (T_3- und T_4- Werte noch normal, TSH schon erhöht) kann es bereits zu einem LDL-Cholesterin-Anstieg kommen. Unter Substitution mit Schilddrüsenhormonen ist diese sekundäre Fettstoffwechselstörung voll reversibel.

Fettstoffwechselstörungen, Lebererkrankungen

Synonyme

Hepatobiliäre Hyperlipoproteinämie.

Definition

Cholesterinanstieg bei primärer biliärer Zirrhose.

Grundlagen

(Siehe auch ► Fettstoffwechselstörungen, Gallenwegserkrankungen).
Die primär biliäre Leberzirrhose ist durch eine chronische Cholestase gekennzeichnet, durch die es über die Bildung von Lipoprotein x zu einer Hypercholesterinämie kommt.

Fettstoffwechselstörungen, Nierenerkrankungen

Synonyme

Nephrogene Hyperlipoproteinämie.

Definition

Hypertriglyzeridämie bei Niereninsuffizienz, bei Bestehen eines nephrotischen Einschlags auch mit Hypercholesterinämie.

Grundlagen

Durch Synthese- und Abbaustörungen bedingte Hypertriglyzeridämie und Hypercholesterinämie. Beim nephrotischen Syndrom neben der „großen Proteinurie" mikroskopisch im Urinsediment auch Auftreten von Fetttröpfchen. Cholesterinester im polarisierten Licht stellen sich unter dem Mikroskop als sogenannte Malterserkreuze dar.

Fettstuhl

► Pankreasstuhl

Fettsucht

Synonyme

Adipositas; Obesitas; Fettleibigkeit.

Englischer Begriff

Obesity; adiposity.

Definition

Eine das Normalmaß übersteigende Vermehrung des Körperfettes; Zunahme der Fettdepots.
Ein gebräuchliches Maß ist der Körpermassenindex (body mass index) (BMI), definiert als Quotient von Gewicht und Körpergröße zum Quadrat (kg/m^2).
Gewichtsklassifikation bei Erwachsenen (WHO):

*   Untergewicht: BMI < 18,5
*   Normalgewicht: BMI 18,5–24,9
*   Übergewicht: BMI > 25

    *   Präadipositas: BMI 25–29,9
    *   Adipositas Grad I: BMI 30–34,9
    *   Adipositas Grad II: BMI 35–39,9
    *   Adipositas Grad III: BMI $\geq$ 40.

Grundlagen

Ursache einer Adipositas sind neben genetischer Disposition v.a. der zivilisatorische Lebensstil mit Bewegungsmangel und Fehl-/Überernährung. Mit zunehmendem Übergewicht steigt das Risiko für Begleiterkrankungen wie z.B. Diabetes mellitus, Hypertonie, Hyperlipidämie und degenerativen arteriellen Gefäßerkrankungen (Schlaganfall, Herzinfarkt bzw. koronarer Herzkrankheit und peripherer arterieller Verschlusskrankheit (pAVK)). Siehe auch ► metabolisches Syndrom.

Weiterführende Links

► Adipositas

Fettverteilung, abdominale

Synonyme

Viszerale Fettverteilung.

Englischer Begriff

Abdominal adiposity; visceral adiposity.

Definition

Überwiegend intraabdominale oder viszerale Fettverteilung.

Grundlagen

Speziell der intraabdominale oder viszerale Fettverteilungstyp gilt hinsichtlich des metabolischen Syndroms und der Folgeerkrankungen an Herz und Kreislauf als ungünstig.

Fettverteilung, androide

Synonyme

Männlicher Fettverteilungstyp.

Definition

Der bei Männern überwiegend gefundene Fettverteilungstyp mit Speicherung des Fettes im Abdominalbereich.

Grundlagen

Siehe ► Fettverteilung, abdominale.

Fettverteilung, gluteal-femorale

Synonyme

Gynoide Fettverteilung.

Definition

Siehe ► Fettverteilung, gynoide.

Grundlagen

Siehe ► Fettverteilung, gynoide.

Fettverteilung, gynoide

Synonyme

Weiblicher Fettverteilungstyp.

Definition

Der überwiegend bei Frauen gefundene Typ der Fettspeicherung im Bereich der Hüften und Oberschenkel.

Grundlagen

Gilt in metabolischer Hinsicht als weniger gefährlich als die abdominale/viszerale/androide Fettverteilung bzw. Fettspeicherung.

Fettzellen, plurivakuoläre

Synonyme

Braunes Fettgewebe; braune Fettzellen.

Englischer Begriff

Brown fat cells; multilocular adipose cell; cell containing multiple lipid droplets.

Definition

Die Zellen enthalten mehrere fettgefüllte Vakuolen oder Fetttropfen. Diese Zellen bilden das braune Fettgewebe.

Grundlagen

Das braunes Fettgewebe kommt fast ausschließlich beim Säugling – zwischen den Schulterblättern, am Hals, auf dem Aortenbogen und im Retroperitonealraum – vor. Mit fortschreitendem Alter verliert das braune Fettgewebe seine spezifische Funktion und in der Folge auch sein charakteristisches Erscheinungsbild. Das betrifft zunächst nur einzelne, allmählich aber alle Zellen, die abschließend wie univakuoläre, „weiße" Fettzellen aussehen. Deshalb findet man beim Erwachsenen nur noch selten braunes Fettgewebe, z. B. in der Nierenkapsel oder zum Teil noch um die Aorta. Die plurivakuolären Zellen besitzen viele kleine Fetttropfen und ein „schaumiges" Zytoplasma. Lockeres Bindegewebe gliedert die dicht gelagerten Fettzellen – wie beim univakuolären Fettgewebe – in gut abgegrenzte Läppchen und führt Nerven sowie sehr viele Kapillaren bis an die einzelnen Zellen heran. Die Zellen des plurivakuolären Fettgewebes sind nur etwa ein drittel so groß wie univakuoläre Fettzellen. Der runde Zellkern ist zentral gelegen. Sie besitzen viele Mitochondrien mit hohem Cytochromgehalt (daher die typische Eigenfarbe), die direkt zur zitterfreien Wärmeproduktion verwendet werden können. Braunes Fettgewebe wird durch paravasale Sympathikusfasern innerviert und hat thermoregulatorische Funktionen. Die Fettmobilisierung wird nervös ausgelöst. Das an den Nervenendigungen freigesetzte Noradrenalin stimuliert die Freisetzung von freien Fettsäuren aus den von Mitochondrien umgebenden Fetttröpfchen und die Fettsäureoxidation. Pharmakologische Blockade des Sympathikus durch Blockade der adrenergen ß-Rezeptoren führt zur Aufhebung der zitterfreien Wärmebildung.

FFS

▶ Fettsäuren, freie

FGF

▶ Fibroblastenwachstumsfaktoren

FGF2

▶ Fibroblastenwachstumsfaktor, basischer

FH

▶ Östradiol

Fibrate

▶ Clofibrinsäurederivate

Fibroblastenwachstumsfaktor, basischer

Synonyme

bFGF; FGF2.

Englischer Begriff

Basic fibroblast growth factor.

Definition

Wichtigster Fibroblastenwachstumsfaktor.

Grundlagen

FGF2 ist ein pleiotroper Fibroblastenwachstumsfaktor, der meist stimulierend auf Funktion und Proliferation von überwiegend epidermalen und endothelialen Zellen einwirkt, wobei sowohl normale als auch neoplastisch transformierte Zellen stimuliert werden. FGF2 ist einer der wichtigsten angiogenetischen Faktoren und reguliert sowohl die physiologische Gefäßbildung als auch die Neovaskularisation in Tumoren. FGF2 stimuliert das Wachstum und/oder die Hormonproduktion unterschiedlichster endokriner Zelltypen, so z.B. die Prolaktinsekretion und Proliferation von normalen und adenomatösen laktotropen Zellen. Wegen der Produktion von FGF2 im Zuge der Neoangiogenese dient FGF2 bei einigen Tumortypen als Tumormarker. FGF2 ist z.B. im Serum von Patienten mit MEN1, die mit zunehmendem Lebensalter endokrine Tumoren entwickeln, erhöht. FGF2 wird unter anderem durch Östradiol stimuliert, was in östrogen-beeinflussten endokrinen Organen zur Folge hat, dass FGF2 bei Frauen zyklusabhängige Fluktuationen aufweist, die mit den Veränderungen der Östradiolkonzentration im Serum korrelieren.

Fibroblastenwachstumsfaktoren

Synonyme

FGF.

Englischer Begriff

Fibroblast growth factors.

Grundlagen

Die mehr als 20 Mitglieder FGF-Protein-familie sind pleiotrope Faktoren, die Entwicklung, Wachstum und Funktion einer Vielzahl unterschiedlichster Zellen beeinflussen. Die Fibroblastenwachstumsfaktoren wirken über insgesamt 4 verschiedene Tyrosinkinase-Rezeptoren (FGFR1 bis FGFR4). Manche der FGFs wirken als embryonale Differenzierungsfaktoren (z.B. FGF8 und FGF10 bei der embryonalen Induktion des Hypophysenvorderlappens), andere sind nur in adulten Zellen und Organen wirksam. Der wichtigste und am besten untersuchte Fibroblastenwachstumsfaktor ist FGF2 (vormals basischer Fibroblastenwachstumsfaktor, bFGF).

Fibröse Dysplasie

▶ McCune-Albright-Syndrom
▶ Dysplasie, fibröse

Fibröse Struma

▶ Struma fibrosa

Fibrosklerotische Thyreoiditis

▶ Riedel-Struma
▶ Strumitis fibrosa

Finasterid

Englischer Begriff

Finasteride.

Substanzklasse

5-α-Reduktase Hemmstoff.

Gebräuchliche Handelsnamen

Propecia, Proscar.

Indikationen

Alopecia androgenetica, benigne Prostatahyperplasie, Einsatz beim Prostatakarzinom und beim Hirsutismus in Erprobung.

Wirkung

Hemmung der Konversion von Testosteron zu Dihydrotestosteron.

Dosierung

Alopecie: 1 mg/Tag; benigne Prostatahyperplasie: 5 mg/Tag.

Darreichungsformen

per os

Kontraindikationen

Schwere Leberfunktionsstörungen.
Frauen, insbesondere während Schwangerschaft und Stillzeit, sollten die Tabletten nicht einnehmen.

Nebenwirkungen

Erektile Dysfunktion, verminderte Libido, Berührungsempfindlichkeit und Vergrößerung der Brust.

Pharmakodynamik

Die Halbwertszeit beträgt 6–8 Stunden, die Supprimierung der Serumkonzentration von Dihydrotestosteron ist jedoch noch 14 Tage nach Absetzen nachweisbar.

Fischwirbelbildung

Englischer Begriff

Cod fish vertebra formation.

Definition

Wirbelkörperdeformierung mit zentraler Höhenminderung sowie konkaver Verformung der Wirbelseitenwände. Röntgenologisch vermehrte Strahlendurchlässigkeit. Klassisches Symptom der Osteoporose.

Fischwirbelform

Englischer Begriff

Cod fish vertebra.

Definition

Form der (insbesondere Lenden-) Wirbelkörper im a.-p. Röntgenbild mit zentraler Höhenminderung sowie bikonkaver Verformung der Wirbelseitenwände. Klassisches Symptom der Osteoporose.

Fliegende Hitze

▶ Hitzewallungen
▶ Wallungen

Fludrokortison

Englischer Begriff

Fludrocortisone; 9-α-fluorohydrocortisone.

Substanzklasse

Mineralokortikoid.

Gebräuchliche Handelsnamen

Z.B. Astonin H.

Indikationen

M. Addison. Adrenogenitales Syndrom. Konstitutionelle (essentielle) Hypotonie.

Wirkung

Natriumretention, Kaliumausscheidung (renal am distalen Tubulus), konsekutiv Volumenerhöhung und Blutdrucksteigerung.

Dosierung

0,05–0,3 mg/Tag.

Darreichungsformen

per os

Kontraindikationen

Hypertonie, Volumenmangelschock, kardial bedingte Hypotonie, Hypokaliämie.

Nebenwirkungen

Hypokaliämie, metabolische Alkalose, Flüssigkeitsretention, Blutdrucksteigerung, Kopfschmerz, Gewichtszunahme.

Wechselwirkungen

Verstärkung einer möglichen Hypokaliämie bei gleichzeitiger Anwendung von Saluretika, Digitalisglycosiden, Laxanzien. Verstärkung der blutdrucksteigernden Wirkung von Prostaglandininhibitoren möglich.

Pharmakodynamik

Angesichts der sehr starken mineralokortikoiden Wirkung von Fludrokortison ist die glukokortikoide Wirkung klinisch nicht relevant.

Fluocortolon

Englischer Begriff

Fluocortolone.

Substanzklasse

Glukokortikoid.

Gebräuchliche Handelsnamen

Z.B. Ultralan, Doloproct.

Indikationen

Systemische, meist jedoch topische Gluko-kortikoidtherapie.

Wirkung

Antiphlogistisch, immunsuppressiv, diabe-togen, lipolytisch, katabol.

Dosierung

Als Substitution ca. 10–20 mg/Tag (Er-wachsene), zirkadiane Rhythmik beachten!

Darreichungsformen

per os oder zur topischen Applikation (Sal-be, Zäpfchen).

Kontraindikationen

Magen-Darm-Ulzera, schwere Osteoporo-se, Infektionskrankheiten.

Nebenwirkungen

Nebennierenrindenatrophie (bei Langzeit-anwendung), Osteoporose, Muskelatro-phie, Immunsuppression, Striae, Steroid-akne, Hautveränderungen, Glaukom, Ge-wichtszunahme, Wachstumsverzögerung, Störung der Glukosetoleranz.

Wechselwirkungen

Wirkung von Antidiabetika und Antikoagu-lantien wird vermindert, Wirkung von Herz-glykosiden, Saluretika, Schleifendiuretika wird durch Kaliummangel verstärkt, En-zyminduktoren für Cytochrom P-450, z.B. Rifampicin, Phenytoin, Barbiturate, Primi-don vermindern die Glukokortikoidwir-kung. Die Blutungs- und Ulkusgefahr steigt bei gleichzeitiger Anwendung von nichtste-roidalen Antiphlogistika/Antirheumatika.

Pharmakodynamik

Die glukokortikoide Wirkung ist ca. 5mal stärker als die von Hydrokortison, die Cushing-Schwellendosis liegt bei 20 mg/Tag.

Fluorid

Englischer Begriff

Fluoride.

Substanzklasse

Spurenelement.

Indikationen

Osteoporose, Kariesprophylaxe.

Wirkung

Förderung von Kalziumeinbau in die Zähne und in die Knochen, direkte antimikrobielle Wirkung.

Dosierung

Empfohlene Aufnahme pro Tag (Deutsche Gesellschaft für Ernährung) 3,8 mg (Män-ner) bzw. 3,1 mg (Frauen), Kinder und Ju-gendliche deutlich weniger.

Darreichungsformen

per os als Gel, Zahnpasta, Tablette oder Iod-salz.

Kontraindikationen

Kinder unter 6 Monate (da präeruptiv nicht wirksam).

Nebenwirkungen

Bei Überdosierung Fluorose (Zahnbil-dungsstörung), in toxischer Dosis Verät-zungen im Magen-Darm-Trakt, Hypokalz-ämie, Hypokaliämie.

Fluoride

▶ Fluorid

Fluoxymesteron

Englischer Begriff

Fluoxymesterone.

F

Substanzklasse

Androgen-anaboles Steroid.

Gebräuchliche Handelsnamen

Halotestin (außer Handel).

Indikationen

Androgenmangel.

Wirkung

Starke androgene bei vergleichsweise geringer anaboler Wirkung.

Dosierung

Im Dopingbereich werden 15–30 mg/Tag verwendet. Versuche, den anabolen Effekt bei Patienten mit malignen Tumoren zu nutzen, wurden eingestellt.

Darreichungsformen

per os

Kontraindikationen

Prostatakarzinom, Frauen, Kinder und Jugendliche.

Nebenwirkungen

Stark hepatotoxisch, cholestatischer Ikterus, potentiell karzinogen, Virilisierung, Akne, Gynäkomastie, Hochdruck.

Flush-Syndrom

► Karzinoid-Syndrom

Flutamid

Englischer Begriff

Flutamide.

Substanzklasse

Nichtsteroidales Antiandrogen.

Gebräuchliche Handelsnamen

Z.B. Flumid, Flutamid, Fugerel.

Indikationen

Fortgeschrittenes Prostatakarzinom. Einsatz beim adrenogenitalen Syndrom und beim Hirsutismus in Erprobung.

Wirkung

Blockade der Androgenwirkung auf Rezeptorebene.

Dosierung

750 mg/Tag (3 × 250 mg).

Darreichungsformen

per os

Kontraindikationen

Schwere Leberfunktionsstörungen.

Nebenwirkungen

Änderung des Behaarungstypus, Leberfunktionsstörungen, cholestatischer Ikterus, Leberzellnekrose, Gynäkomastie mit Galaktorrhoe, verminderte Libido, verringerte Spermienproduktion.

Wechselwirkungen

Multiple Interferenzen mit dem Metabolismus von Steroiden (z.B. Verlängerung der Halbwertszeit von Kortisol).

Folliculus ovaricus maturus

► Graaf-Follikel

Follikelhormon

► Östradiol

Follikelreifungshormon

► Follikelstimulierendes Hormon

Follikelsprung

Synonyme

Ovulation; Eisprung.

Englischer Begriff

Rupture of follicle; ovulation.

Definition

Durch die Gonadotropine ausgelöste Ruptur des aus dem Sekundärfollikel herangereiften Graaf-Follikels des Ovars bei der Ausstoßung der reifen Eizelle, bei der geschlechtsreifen Frau mit normalem 28tägigem Menstruationszyklus etwa 14 Tage nach dem Einsetzen der Blutung. Der Follikelsprung stellt den Zeitpunkt der maximalen Empfängnisfähigkeit dar.

Weiterführende Links

▶ Ovulation

Follikelstimulierendes Hormon

Synonyme

Follitropin; Follikelreifungshormon; FSH.

Englischer Begriff

Follicle-stimulating hormone (FSH).

Definition

Im Hypophysenvorderlappen gebildetes, wie LH zu den Gonadotropinen zählendes Glykoprotein (Molekulargewicht 34.000), das unter Einfluss des hypothalamischen Releasingfactors LHRH freigesetzt wird. Dabei spielt die Frequenz der hypothalamischen LHRH-Pulse eine bedeutende Rolle, seltene Pulse erhöhen relativ zu LH die Sekretion von FSH. FSH reguliert beim Mann die Spermatogenese über Bindung an Rezeptoren auf den Sertoli-Zellen im Hoden. Die Sekretion von FSH wird wiederum durch das dort gebildete Inhibin gehemmt.

Bei der Frau bindet FSH an Rezeptoren auf den follikulären Granulosazellen und ist zusammen mit LH zentrales Hormon bei der Steuerung des Menstruationszyklus (Follikelreifung). FSH hat eine längere Halbwertszeit als LH (ca. 3 Stunden) und wird über die Niere ausgeschieden.

Follikelstimulierendes Hormon-Releasing-Hormon

Synonyme

Luteinisierendes Hormon-Releasing Hormon.

Englischer Begriff

Gonadotrophin releasing hormone (GnRH); gonadotropin releasing hormone (oder factor).

Definition

Wenig gebräuchlicher Name für ein im Hypothalamus (Nucl. Arcuatus, Area praeoptica) gebildetes Dekapeptid, das über den Portalkreislauf am Hypophysenvorderlappen die Freisetzung der Gonadotropine reguliert. Dieser hypothalamische Releasing-Factor ist für FSH und LH identisch, gebräuchlich ist die Bezeichnung LHRH oder aber GnRH.

Follitropin

▶ Follikelstimulierendes Hormon

Follitropin beta

Englischer Begriff

Follitropin beta.

Definition

Im angelsächsischen Sprachraum z.B. unter dem Handelsnamen Follistim geläufiges rekombinantes FSH zur Injektion. Das Präparat wird bei nicht ovariell bedingter Infertilität zur Induktion von Ovulationen sowie im Rahmen der assistierten Reproduktion eingesetzt.

Forbes-Glykogenose

▶ Glykogenose, Typ III

FP(O)(ONa)$_2$

▶ Natriumfluorphosphat

Freies Serum-Thyroxin

▶ Thyroxin, freies

Freies T$_4$

▶ Thyroxin, freies

Fröhlich, Morbus

Synonyme

Dystrophia adiposogenitalis; Babinski-Fröhlich-Syndrom.

Englischer Begriff

Fröhlich's syndrome; Fröhlich obesity; Launois-Cléret syndrome; adiposogenital dystrophia.

Definition

Zerstörung verschiedener Hypothalamuskerne, zumeist durch Tumoren, mit partieller Hypothalamus-Hypophysen-Insuffizienz (vor allen FSH, LH, STH betroffen) und gesteigertem Appetit.

Grundlagen

Die typischen Symptome und Befunde sind 1. Adipositas mit weiblichem Fettverteilungstyp, 2. Hypogenitalismus (Atrophie oder Hypoplasie der Gonaden, verminderte sekundäre Geschlechtsmerkmale), 3. Minderwuchs und 4. fakultativ: Kopfschmerzen, mentale Retardierung, Visusverlust bzw. Gesichtsfeldausfälle, Polyurie und Polydipsie im Rahmen eines Diabetes insipidus. Der Häufigkeitsgipfel der seltenen, nicht-erblichern Erkrankung liegt in der Pubertät, Männer sind häufiger als Frauen betroffen. Postpubertär sind die FSH- und LH-Spiegel erniedrigt. Die differentialdiagnostische Abgrenzung erfolgt einerseits zu den verschiedenen Formen der Adipositas wie der „einfachen" Adipositas, dem Cushing-Syndrom, dem Laurence-Moon-Biedl-Syndrom und dem Prader-Willi-Syndrom wie andererseits zu der konstitutionellen Pubertas tarda. Die Befunde aus Klinik, Labor und der Bildgebung sind in der Regel wegweisend.

Frons quadrata

▶ Stirn, viereckige

Fruchtzucker

▶ Fruktose

Fructose

▶ Fruktose

D-Fructose

► Fruktose

Fructosurie

► Fruktosurie

Fructus Agni casti

Synonyme

Frucht des Mönchspfeffers; Frucht des Keuschlammstrauches.

Englischer Begriff

Fruit of chaste tree.

Substanzklasse

Phytopharmakon aus Mönchspfeffer (Vitex agnus-casti), ein Eisenkrautgewächs (Verbenacea).

Gebräuchliche Handelsnamen

Z.B. Biofem, Agnucaston, Cefanorm, Femicur.

Indikationen

Phytopharmakon zur Therapie prämenstrueller Beschwerden.

Wirkung

Prolaktinsenkung durch im Fruchtextrakt enthaltene Diterpene (dopaminerge Wirkung).

Darreichungsformen

per os (Tabletten oder Lösung).

Kontraindikationen

Hypophysentumoren, Mammkarzinome.

Nebenwirkungen

Hautjucken, allergische Reaktionen, Präparate enthalten meist Alkohol!

Wechselwirkungen

Wirkungsabschwächung bei Kombination mit Dopamin-Rezeptorantagonisten.

Frühwochenbett

► Puerperium

Frühzeitige Pubertät

► Pubertas praecox, zentrale

Fruktose

Synonyme

Fructose; D-Fructose; Lävulose; Fruchtzucker.

Englischer Begriff

Fructose.

Definition

Natürliches Monosaccharid (Hexose) welches in Früchten und Honig sowie gebunden in Glykosiden, z.B. mit Glukose im Haushaltszucker (Saccharose, Rübenzucker, Rohrzucker), vorkommt.

Grundlagen

Fruktose macht in der Ernährung des Menschen ca. 9 % der Gesamtenergiezufuhr aus. Fruktose hat ein hohes Süßungspotenzial und zeigt einen geringeren postprandialen Blutzuckeranstieg als Saccharose und Stärke. Sie wird z.T. über Glukose in Glykogen umgewandelt, aber auch direkt verstoffwechselt. Bei erhöhten Blutglukosespiegeln kommt es via Polyolweg (Bildung von Fruktose aus Glukose) zu einem Anstieg der Fruktosekonzentration unter anderem im Linsengewebe und führt zur diabetischen

Katarakt. In der Samenblase sind Enzyme des Polyolweges testosteronabhängig und somit erlaubt die Fruktosebestimmung (Normwert $\geq$ 13 µmol pro Ejakulat) des Spermas Rückschlüsse auf die Testosteronproduktion der Hoden. Fruktose führt zu einer Erhöhung der Lipide und ist kariesfördernd. Bei Fruktoseintoleranz (autosomal-rezessive Enzymopathie) und Fruktosuriesyndrom ist Fruktose im Urin nachweisbar.

Fruktose-1,6-Diphosphatase-Mangel

Englischer Begriff

Fructose-1,6-biphosphate deficiency.

Definition

Autosomal rezessive Erkrankung, bei der Fruktose-1,6-Diphosphatase, ein Schlüsselenzym der Glukoneogenese, vermindert ist mit der Folge einer schweren Laktatazidose.

Symptome

Bereits in der 1. Lebenswoche infolge der Laktatazidose Hyperventilation, muskuläre Hypotonie, Lethargie bis Koma; hypoglykämische Zustände.

Diagnostik

Laktaterhöhung, Hyperketonämie und Ketonurie.

Differenzialdiagnose

Keine.

Allgemeine Maßnahmen

Lebensmodifikation

Lange Nüchternperioden meiden.

Diät

Fett- und eiweißreiche Nahrung sind ungünstig, Fruktose aus der Nahrung weglassen, lange Nüchternphasen meiden.

Therapie

Kausal

Keine.

Probetherapie

Keine.

Akuttherapie

Parenteral Glukose und Bikarbonat.

Dauertherapie

Fruktose aus der Nahrung weglassen.

Operativ/strahlentherapeutisch

Keine.

Bewertung

Wirksamkeit

Mäßig.

Verträglichkeit

Gut.

Pharmakoökonomie

Gut.

Nachsorge

Lebenslang.

Prognose

Ungünstig.

Fruktoseintoleranz

Synonyme

Aldolase B-Mangel.

Englischer Begriff

Fructose intolerance.

Definition

Akkumulation von Fruktose-1-phosphat infolge eines Mangels an Aldolase B mit konsekutivem Verbrauch von Phosphat und Blockierung der Glukoneogenese.

Symptome

Bauchschmerzen, Blähungen, Durchfall, Erbrechen, Hypoglykämie.

Diagnostik

In der hereditären Form (1:20.000 Neugeborenen), Gen-Test (Fructaldolase B auf Chromosom 9q21.3); bei negativem Gen-Test Fruktosebelastungstest mit 200 mg/kg/KG Fruktose perioral und Messung von Glukose und Phosphat im Serum über 3 Stunden (pathologisch: Glukose < 40 mg/dl, Phosphat < 1,5 mg/dl); evtl. Bestimmung der Aldolase in der Leberbiopsie bei negativem Gen-Test und nicht eindeutigem Fruktosebelastungstest.

Differenzialdiagnose

Fruktosurie, Laktoseintoleranz.

Allgemeine Maßnahmen

Lebensmodifikation

Fruktose- und sorbitfreie Ernährung.

Diät

Fruktose- und sorbitfreie Ernährung.

Therapie

Kausal

Keine.

Probetherapie

Keine.

Akuttherapie

Keine.

Dauertherapie

Keine.

Operativ/strahlentherapeutisch

Keine.

Bewertung

Wirksamkeit

Gut (falls fruktose- und sorbitfreie Diät).

Verträglichkeit

Gut.

Pharmakoökonomie

Gut.

Nachsorge

Keine.

Prognose

Gut bei Diät. Bei Ernährungsfehlern Entwicklung einer Leberzirrhose und eines hepatozellulären Karzinoms möglich.

Literatur

1. Koop I (2002) Gastroenterologie Compact. Thieme Verlag, Stuttgart
2. Ali M, Rellos P, Cox TM (1998) Hereditary fructose intolerance. J Med Genet 35(5):353–365
3. Feldman M (2002) Sleisenger & Fordtran's Gastrointestinal and Liver Disease, 7th edn. WB Saunders, Philadelphia
4. Choi YK, Johlin FCJ, Summers RW, Jackson M, Rao SS (2003) Fructose intolerance: an under-recognized problem. Am J Gastroenterol 98(6):1348–1353

Fruktosurie

Synonyme

Fructosurie.

Englischer Begriff

Fructosuria.

Definition

Das Auftauchen von Fruktose im Urin (nichtdiabetische Melliturie), kommt sowohl in Form einer klinisch harmlosen, autosomal-rezessiven Stoffwechselanomalie (verminderte Aktivität des Enzyms Fruktokinase, Häufigkeit ca. 1:120.000) als auch bei schweren hepatischen Erkrankungen vor. Vorübergehend auch Verzehr großer Mengen Obst.

Diagnostik

Die heutzutage in der Urindiagnostik eingesetzten Teststreifen sind in aller Regel Glukose-spezifisch. Daher wird damit eine Fructosurie nicht mehr miterfasst.

FSH

▶ Follikelstimulierendes Hormon

FSH-RH

▶ Follikelstimulierendes Hormon-Releasing-Hormon

fT_4, FT_4

▶ Thyroxin, freies

Funktionelle Autonomie der Schilddrüse

▶ Autonomie, funktionelle der Schilddrüse
▶ Autonomie, multifokale der Schilddrüse

Funktionelle Ovarhypoplasie

▶ Ovarialinsuffizienz

G

GAD Antikörper

▶ Glutamatdekarboxylaseantikörper

GADA

▶ Glutamatdekarboxylaseantikörper

Galaktorrhoe-Amenorrhoe-Syndrom

Englischer Begriff

Galactorrhea-amenorrhea syndrome.

Definition

Sammelbezeichnung für klinische Symptomenkomplexe bei Erkrankungen mit Hyperprolaktinämie unterschiedlicher Genese. Spezielle Formen sind das Chiari-Frommel-Syndrom als persistierende Hyperprolaktinämie nach Gravidität sowie das Argonz-Ahumada-Castillo-Syndrom als idiopathische Form bei Nulliparae. Auch Psychopharmaka, suprasellär wachsende Hirntumoren sowie andere Tumoren, die den Hypophysenstil komprimieren, können zum Galaktorrhoe-Amenorrhoe-Syndrom führen.

Symptome

Die Hyperprolaktinämie führt durch Stimulation der Brustdrüsen zu Milchfluss (Galaktorrhoe) sowie durch Hemmung der Ovarialfunktion zur Amenorrhoe. Zusätzlich Potenz- und Libidoverlust.

Diagnostik

Prolaktinmessung im Serum, zusätzlich Überprüfung weiterer hypophysärer Hormone (gonadotrope, adenokortikotrope, somatotrope Achse, Schilddrüse). Gegebenenfalls Computertomographie bzw. Kernspintomographie der Sellaregion.

Weiterführende Links

▶ Amenorrhoe-Galaktorrhoe-Syndrom

Galaktosämie

Synonyme

Galaktoseintoleranz.

Englischer Begriff

Galactosemia.

Definition

Pathologisch erhöhte Galaktosekonzentration im Blut aufgrund autosomal-rezessiv vererbten Fehlens oder Funktionseinschränkung von am Galaktosestoffwechsel beteiligten Enzymen. Mit der Nahrung

(Muttermilch) wird Laktose aufgenommen, die in Glukose und Galaktose gespalten wird. Letztere kann bei den betroffenen Patienten nicht zu oder nicht ausreichend zu UDP-Glukose umgebaut werden. Es kommt daher zur Anhäufung von toxischen Zwischenprodukten. Formen:

1. Galaktokinasemangel (Häufigkeit ca. 1:500.000), frühzeitig Kataraktbildung
2. Mangel an Galaktose-1-Phosphat-Uridyltransferase (GALT), sog. klassische Galaktosämie (Häufigkeit 1:85.000). Bereits sehr früh nach der Geburt Gedeihstörung, Erbrechen, Krampfanfälle, Ikterus gravis, progrediente Leber- und Nierenfunktionsstörung. Bei Überleben langfristig Kataraktbildung, Störungen des Nervensystems (Intelligenzverlust, Störung der Feinmotorik), bei Mädchen Ovarialinsuffizienz
3. Epimerasemangel (Häufigkeit 1:50.000), Schwere des Krankheitsbildes abhängig von der Lokalisation des Enzymdefektes, Spektrum reicht von asymptomatischen Formen bis hin zum Vollbild der klassischen Galaktosämie.

Diagnostik

Neonatalscreening aus Blutstropfen auf Filterpapier, Bestimmung der Konzentrationen von Galaktose und Galaktose-1-Phosphat. Bei auffälligem Screeningtest verschiedene Bestätigungstests einschließlich molekularbiologischer Typisierung.

Therapie

Im Säuglingsalter milchfreie Ernährung, lebenslang galaktosefreie Diät.

Galaktoseintoleranz

▶ Galaktosämie

Gamma-Carboxy-Glutamat-Protein

▶ Osteocalcin

Gamma-Knife-Therapie

Synonyme

Stereotaktische Radiochirurgie.

Englischer Begriff

Gamma-knife treatment; Radiosurgery.

Definition

Hochpräzisionsbestrahlung, die 1968 von dem schwedischen Neurochirurgen Lars Leksell und dem Physiker Börje Larsson eingeführt wurde. Bestrahlungsmethode bei der mittels Bilddiagnostik und einem äußeren Bezugssystem (stereotaktischer Rahmen) die Lage der Läsion so genau definiert wird, dass die bei der konventionellen Bestrahlung üblichen Sicherheitsabstände deutlich reduziert werden können. Dadurch wird das umliegende gesunde Gewebe optimal geschützt. Aufgrund dieser „fast chirurgischen" Präzision wurde durch Leksell der Begriff Radiochirurgie eingeführt.

Voraussetzung

Hohe mechanische Stabilität, klare Abgrenzung des Tumors gegenüber dem gesunden Gewebe in der Bilddiagnostik. Typische Indikationen sind arteriovenöse Malformationen, Kavernome, Akustikusneurinome, Hypophysenadenome, Meningiome, Metastasen und Gliome im ZNS sowie Tumoren der Augen (Aderhautmelanom, Metastase der Orbita) und funktionelle Erkrankungen (Trigeminusneuralgie, Epilepsie).

Kontraindikationen

Tumordurchmesser > 3,0–3,5 cm, keine klaren Tumorgrenzen.

Durchführung

Es handelt sich um eine Einzeitbestrahlung. Die Strahlung wird von insgesamt 201 ^{60}Co-Quellen auf einen Punkt (Isozentrum) ausgerichtet. Dabei können irreguläre Zielvolumina durch die Kombination mehrerer kugelförmiger Bestrahlungsvolumina erfasst werden. Die Behandlung erfolgt ambulant, oder im Rahmen eines kurzen stationären Aufenthaltes. Nach Befestigung eines stereotaktischen Rahmens am Kopf wird ein hochauflösendes Kernspintomogramm durchgeführt. Je nach Art der Erkrankung kann ein Computertomogramm oder eine Angiographie erforderlich sein. Dabei dient der markierte Rahmen als Referenz. Nach Auswertung der Bilder wird ein individueller Bestrahlungsplan berechnet. Danach erfolgt die eigentliche Bestrahlungsbehandlung. Im Anschluss daran wird der Rahmen entfernt.

Nachsorge

Regelmäßige Kontrollen mittels Bilddiagnostik erforderlich, Hormondiagnostik in regelmäßigen Abständen nach Behandlung von Sella-Tumoren.

Gammazellen der Hypophyse

Englischer Begriff

Gamma cells of pituitary gland.

Definition

Der Vorderlappen der Hypophyse (Hirnanhangsdrüse) enthält azidophile Alpha-, basophile Beta- und chromophobe Gamma-Zellen sowie Delta- und Epsilonzellen.

Grundlagen

Tumoren der Hypophyse (Hypophysenadenome) entstehen als eosinophile Adenome aus Alphazellen, als basophile Adenome aus Betazellen und als chromophobe Adenome aus Gammazellen.

Gastric inhibitory polypeptide

Synonyme

GIP; Glucose-dependent insulinotropic polypeptide.

Englischer Begriff

Gastric inhibitory polypeptide.

Definition

Gastrointestinales Hormon mit inhibierender Wirkung auf die Magensäureproduktion und stimulierender Wirkung auf die Insulinsekretion.

Grundlagen

GIP ist ein 42 Aminosäuren langes Polypeptid aus der heterogenen VIP-Sekretin-Glukagon Peptidfamilie, der neben den bereits genannten Peptiden u.a. auch noch PACAP, GHRH und PTH angehören. GIP wird vorwiegend in den endokrinen Magenepithelzellen gebildet und während einer Mahlzeit freigesetzt. GIP wirkt über einen 7-Transmembranrezeptor und nachgeschaltete Second Messenger Systeme. Bei der GIP-induzierten Inhibition der Magensäuresekretion ist cAMP beteiligt, der GIP induzierte Anstieg des intrazellulären Kalziumspiegels führt in pankreatischen Beta-Zellen zur Stimulation der Insulinsekretion. GIP stimuliert die Insulinsekretion aber nur in Gegenwart erhöhter Glukosespiegel. GIP-Rezeptoren finden sich auch in Adipozyten, wo GIP die Fetteinlagerung fördert. Vor kurzem sind transgene Mäuse generiert worden, denen der GIP-Rezeptor fehlt. Diese GIP-k.o. Mäuse bleiben im Gegensatz zu normalen Mäusen auch nach einer Fütterung mit fettreicher Nahrung schlank. Die Kreuzung von GIP-k.o. Mäusen mit adipösen Mausstämmen erzeugt Nachkommen mit deutlich reduziertem Fettanteil und Körpergewicht. Es wird vermutet, daß GIP-Rezeptor Antagonisten (die derzeit allerdings noch nicht zur Verfügung stehen) bei der Behandlung der Adipositas von Bedeutung sein könnten.

Gastrin

Synonyme

Gastrin-1; Gastrin 2.

Englischer Begriff

Gastrin; gastrin-1; gastrin-2.

Definition

Gastrin ist ein aus 17 Aminosäuren bestehendes, von den G-Zellen im Magenantrum sezerniertes Peptidhormon (Molekulargewicht 2000). Beim Gastrin-1 fehlt im Gegensatz zu Gastrin-2 eine Sulfatester-Gruppe am Tyrosin in Position 12.

Grundlagen

Gastrin befördert die Freisetzung von Magensäure und pankreatischen Verdauungsenzymen. Umgekehrt wird die Gastrinsekretion bei niedrigem pH im Magenlumen gehemmt. Extrem hohe Gastrinspiegel werden beim Zollinger-Ellison-Syndrom gefunden. Gastrinproduzierende Tumoren (Gastrinome), meist im Duodenum oder Pankreas lokalisiert, finden sich auch bei ca. 40 % aller Patienten mit multipler endorkiner Neoplasie-1 (MEN-1).

Gastrin-1

▶ Gastrin

Gastrin-2

▶ Gastrin

Gastrinom

▶ Zollinger-Ellison-Syndrom

Gastrointestinale Hormone

▶ Darmhormone

Gaucher-Krankheit

Synonyme

M. Gaucher; Zerebrosidlipidose.

Englischer Begriff

Gaucher's disease.

Definition

Autosomal-rezessiv vererbter Enzymdefekt der β-Glukocerebrosidase, durch den beim Abbau von Erythrozytenmembranen Glukozerebroside anfallen, welche nicht weiter verstoffwechselt werden können und somit akkumulieren. Sie werden von Makrophagen phagozytiert, was zur Bildung der typischen Gaucher-Zellen führt. Es werden drei Typen des M. Gaucher unterschieden: der adulte, der infantile und der juvenile Typ.

Symptome

Durch die Akkumulation von Gaucherzellen vor allem in Leber, Milz, Knochenmark und Skelett kommt es zur Hepatosplenomegalie, sowie zu Knochen- und Gelenkschmerzen. Gaucherzellen beeinträchtigen im Knochenmark die Blutbildung, was zusammen mit der Milzschädigung zu Thrombopenie, Leukopenie und Anämie führt. Auch neurodegenerative Symptome wie Krampfanfälle, geistige Retardierung, abnehmender Muskeltonus oder Spastik sind beschrieben. Ferner kann es am Herzen infolge der Infiltrationen durch Gaucherzellen zu Rhythmusstörungen und in der Lunge zur Induktion einer Fibrose kommen.

Diagnostik

Nachweis von Gaucherzellen im Knochenmark und, falls hier fehlend, in der Milz. Nachweis der Enzymaktivität von lysosomaler β-Glukosidase in Hautfibroblasten oder Leukozyten.
Eine DNA-Analyse ermöglicht den Nachweis von häufigen Mutationen.

Differenzialdiagnose

Hämatologische Systemerkrankungen, Thrombopenien anderer Ursachen, Osteoporose und Osteomalazie anderer Ursachen. Hierbei kann es zum Auftreten von Pseudo-Gaucher-Zellen kommen. Eine Differenzierung erfolgt über den Nachweis bzw. das Fehlen von typischen Strukturen im elektronenmikroskopischen Bild.

Therapie

Die Therapie besteht in der Substitution des fehlenden Enzyms, sei es durch Applikation des Enzyms in modifizierter Form oder durch Knochenmarkstransplantation. Symptomatisch werden Knochenschmerzen intensiv analgetisch behandelt. Aufgrund der erhöhten Frakturgefahr, sollte die sportliche Aktivität eingeschränkt werden.

Probetherapie

Bisphosphonate werden zur Therapie der Knochenveränderungen eingesetzt. Ergebnisse aus kontrollierten Studien zur Wirkung fehlen aber bislang.
Experimentell wird das Einschleusen der „Enzym-DNA" in Fibroblasten mit Hilfe von retroviralen Vektoren versucht.

Dauertherapie

Eine kausale Therapie wird durch die Substitution des modifizierten Enzyms versucht. Während der Behandlung ist ein Rückgang der Veränderungen in Leber, Milz und Knochenmark zu beobachten. Die Applikation des Enzyms muss alle zwei Wochen erfolgen und ist sehr kostenintensiv.

Operativ/strahlentherapeutisch

Bei fulminanter Splenomegalie mit Thrombopenie ist bisweilen eine Splenektomie notwendig. Die orthopädisch-chirurgische Versorgung von Frakturen und Gelenksdislokationen gestaltet sich wegen des schlechten Knochenstatus oft als sehr schwierig.

Prognose

Die Prognose richtet sich nach dem Typ der Erkrankung: die infantile Form mit Manifestationsalter 3–18 Monaten hat eine schlechte Prognose. Die adulte chronische Form (Manifestationsalter 5–20 Jahre) hat einen stark progredienten Verlauf und somit eine schlechtere Prognose als die in jedem Lebensalter auftretende juvenile Form mit langsamer Progredienz.

Gegengeschlechtliche Hormontherapie

▶ Hormonersatztherapie, paradoxe

Gehirnanhangsdrüse

▶ Hypophyse

Gelbkörper

▶ Corpus luteum

Gelbkörperhormon

▶ Gestagene

Gelbkörperphase

▶ Corpus-luteum-Phase
▶ Lutealphase

Gelbkörperreifungshormon

▶ Luteinisierendes Hormon

Gelbkörperschwäche

▶ Corpus-luteum-Insuffizienz

Gelbkörperzyste

▶ Corpus-luteum-Zyste

Generelles Adaptationssyndrom

▶ allgemeines Anpassungssyndrom

Genitalzyklus

▶ Menstruationszyklus
▶ Ovarialzyklus

Genitoadrenales Syndrom

▶ adrenogenitales Syndrom

Gerontoxon

▶ Arcus lipoides corneae

Gesamt 3,5,3',5'-Tetraiodthyronin

▶ Gesamt-Thyroxin

Gesamt 3,5,3'-Triiodthyronin

▶ Gesamt-Triiodthyronin

Gesamtfette

▶ Gesamtlipide

Gesamtlipide

Synonyme
Gesamtfette.

Englischer Begriff
Total lipids.

Definition
Gesamtgehalt an Lipiden (Fetten), die in einer Probe (z.B. Serum, Gewebe) nachgewiesen werden können.

Grundlagen
Lipide können z.B. durch Extraktion mit Methanol und Chloroform aus Probenmaterial abgetrennt werden. Medizinisch interessant ist insbesondere die Analyse der Zusammensetzung der Gesamtlipide in einer Probe (Cholesterin, Triglyzeride etc.).

Gesamt-T$_3$

▶ Gesamt-Triiodthyronin

Gesamt-T$_4$

▶ Gesamt-Thyroxin

Gesamt-Thyroxin

Synonyme

Gesamt-T$_4$; Gesamt 3,5,3',5'-Tetraiodthyronin; TT$_4$; Tetraiodthyronin; T$_4$; L-Thyroxin.

Englischer Begriff

Total Thyroxine; l-thyroxine.

Definition

Schilddrüsenhormon. Vorstufe von aktivem Schilddrüsenhormon 3,5,3'-Triiodthyronin (T$_3$). Im Gegensatz zum freien Thyroxin umfasst das Gesamtthyroxin sowohl die an Thyroxinbindendes Globulin (TBG) im Serum gebundene, als auch die nicht gebundene Thyroxin-Fraktion.

Grundlagen

Die Schilddrüse setzt sich aus Follikeln zusammen, die aus einzelnen, aneinander gereihten Zellen bestehen, welche einen mit Kolloid gefüllten Hohlraum umgeben. Im Kolloid werden Schilddrüsenhormone im Thyreoglobulinmolekül synthetisiert und gespeichert. Biologische Bedeutung haben die Hormone Thyroxin (T$_4$) und Triiodthyronin (T$_3$). Vom T$_4$ liegt 10–20mal so viel vor wie von T$_3$. Beide Hormone unterscheiden sich chemisch lediglich durch ein Iodatom (siehe ▶ Gesamt-Triiodthyronin, Abb. 1). Aus den Vorstufen Monoiodthyrosin und Diiodthyrosin entstehen durch Kopplung T$_3$ und aus zwei Molekülen Diiodthyrosin wird T$_4$ gebildet. Die Kopplung der iodierten Komponenten geschieht im Thyreoglobulinmolekül. Schlüsselenzym der Schilddrüsenhormonsynthese ist die thyreoidale Peroxidase (TPO), die die

Bindung von Iod an die Aminosäure Tyrosin bewirkt, aber auch an der Kopplung von Monoiodthyrosin und Diiodthyrosin innerhalb des Thyreoglobulinmoleküls beteiligt ist. Im Erwachsenenalter repräsentieren nur die sehr geringen Konzentrationen der nichtproteingebundenen freien Schilddrüsenhormone (normal etwa 0,03 % des Gesamt-T$_4$ und 0,3 % des Gesamt-T$_3$ im Serum) die aktuelle Schilddrüsenfunktion. In der Pädiatrie kann die Primärdiagnostik mit der Bestimmung der Gesamt-T$_4$ Konzentration erfolgen. Bestimmung im Serum durch Immunoassays (RIA, LIA, ELISA). Keine besonderen Vorbedingungen hinsichtlich Nahrungsaufnahme und/oder Tageszeit. Messung ca. 12–24 Stunden nach letzter Einnahme eines Levothyroxinpräparates empfohlen. Indikation: Nachweis einer Funktionsstörung der Schilddrüse und Verlaufskontrolle unter Therapie. Cave: Das Ergebnis der Gesamt-T$_4$-Bestimmung wird von der Konzentration an TBG beeinflusst (Störgrößen: Schwangerschaft, Östrogeneinnahme, Hypoproteinämien, Leberzirrhose). Referenzbereich: ca. 4,5–12 µg/dl.

G

Gesamt-Triiodthyronin

Synonyme

Gesamt-T$_3$; Gesamt 3,5,3'-Triiodthyronin; TT$_3$; Liothyronin.

Englischer Begriff

Total 3,5,3'-Triiodothyronine; Liothyronine.

Definition

Biologisch aktives Schilddrüsenhormon. Im Gegensatz zum freien Triiodthyronin umfasst das Gesamt-Triiodthyronin sowohl die an Thyroxinbindendes Globulin (TBG) im Serum gebundene, als auch die nicht gebundene Triiodthyronin-Fraktion.

Tyrosin

3-Monoiodtyrosin

3,5-Diiodtyrosin

**3,5,3'-Triiodthyronin
(aktives T3)**

**3,5,3',5'-Tetraiodthyronin
(Thyroxin)**

3,3',5'-Triiodthyronin
(reverse T3)

Gesamt-Triiodthyronin, Abb. 1   Schilddrüsenhormone und ihre Vorstufen.

Grundlagen

Die Schilddrüse setzt sich aus Follikeln zusammen, die aus einzelnen, aneinander gereihten Zellen bestehen, welche einen mit Kolloid gefüllten Hohlraum umgeben. Im Kolloid werden Schilddrüsenhormone im Thyreoglobulinmolekül synthetisiert und gespeichert. Biologische Bedeutung haben die Hormone Thyroxin (T_4) und Triiodthyronin (T_3). Vom T_4 liegt 10–20mal so viel vor wie von T_3. Beide Hormone unterscheiden sich chemisch lediglich durch ein Iodatom (siehe Abb. 1). Aus den Vorstufen Monoiodthyrosin und Diiodthyrosin entstehen durch Kopplung T_3 und aus zwei Molekülen Diiodthyrosin wird T_4 gebildet. Die Kopplung der iodierten Komponenten geschieht im Thyreoglobulinmolekül. Schlüsselenzym der Schilddrüsenhormonsynthese ist die thyreoidale Peroxidase (TPO), die die Bindung von Iod an die Aminosäure Tyrosin bewirkt, aber auch an der Kopplung von Monoiodthyrosin und Diiodthyrosin innerhalb des Thyreoglobulinmoleküls beteiligt ist. Im Erwachsenenalter repräsentieren nur die sehr geringen Konzentrationen der nichtproteingebundenen freien Schilddrüsenhormone (normal etwa 0,03 % des Gesamt-T_4 und 0,3 %

des Gesamt-T_3 im Serum) die aktuelle Schilddrüsenfunktion. In der Pädiatrie kann die Primärdiagnostik mit der Bestimmung der Gesamt-T_4 Konzentration erfolgen. Bestimmung im Serum durch Immunoassays (RIA, LIA, ELISA). Keine besonderen Vorbedingungen hinsichtlich Nahrungsaufnahme und/oder Tageszeit. Indikation: Nachweis einer Funktionsstörung der Schilddrüse und Verlaufskontrolle unter Therapie. Cave: Das Ergebnis der Gesamt-T_3-Bestimmung wird (weniger als die von Gesamt-T_4) von der Konzentration an TBG beeinflusst (Störgrößen: Schwangerschaft, Östrogeneinnahme, Hypoproteinämien, Leberzirrhose). Referenzbereich: ca. 70–190 ng/dl.

Geschlechtsangleichung

▶ Geschlechtsumwandlung

Geschlechtsanpassung

▶ Geschlechtsumwandlung

Geschlechtsdifferenzierung

▶ Sexualdifferenzierung

Geschlechtshormone

Synonyme
Sexualhormone.

Englischer Begriff
Sex hormones.

Definition
Oberbegriff für die an der sexuellen Differenzierung, Reifung und Funktion beteiligten Steroidhormone.

Grundlagen
Zu den natürlichen Geschlechtshormonen gehören Androgene (z.B. Testosteron, Dehydroepiandrosteron), Östrogene (z.B. Östradiol, Östron) und Gestagene (z.B. Progesteron). Geschlechtshormone werden von den Gonaden (Ovarien, Hoden), der Plazenta sowie der Zona reticularis der Nebennierenrinde gebildet.

Weiterführende Links
▶ Sexualhormone

G

Geschlechtsreife

Synonyme
Pubertät.

Englischer Begriff
Sexual maturity; puberty.

Definition
Allgemein das Lebensalter, in dem die Fortpflanzungsfähigkeit eintritt.

Grundlagen
Unter dem Einfluss der hypophysären Gonadotropine kommt es zum Auftreten sekundärer Geschlechtsmerkmale sowie zur Menarche bzw. Spermatozoenreifung. Beim Menschen tritt die Geschlechtsreife stark variabel ein (7.–17. Lebensjahr bei Jungen, 9.–17. Lebensjahr bei Mädchen). Die Geschlechtsreife tritt in den letzten Jahren statistisch gesehen immer früher ein (Akzeleration).

Weiterführende Links
▶ Pubertät

Geschlechtsreifung

▶ Pubertät

Geschlechtstransformation

▶ Geschlechtsumwandlung

Geschlechtsumwandlung

Synonyme

Geschlechtstransformation; Geschlechts-anpassung; Geschlechtsangleichung.

Englischer Begriff

Sex change; sex reassignment.

Definition

Prozess der Änderung des angeborenen Geschlechts durch chirurgische, endokrinologische und psychologische Intervention.

Voraussetzung

Neben Fällen von Intersexualität aufgrund angeborener endokrinologischer Störungen (z.B. adrenogenitales Syndrom) kommt die eigentliche Geschlechtsumwandlung im Zusammenhang mit einer transsexuellen Persönlichkeitsstruktur des Patienten in Frage. In Deutschland regelt das Transsexuellengesetz von 1980 hierzu die Fragen der Namensänderung sowie der Feststellung des Geschlechts. Die Indikationsstellung zur Geschlechtsumwandlung wird stets in engem Zusammenwirken von Patient, Psychotherapeut, Endokrinologen, Gynäkologen und Chirurg erfolgen.

Kontraindikationen

Insbesondere müssen nur vorrübergehende Identitätsstörungen sowie schwere psychiatrische Erkrankungen vor Einleitung irreversibler Maßnahmen ausgeschlossen sein.

Durchführung

Die Geschlechtsumwandlung erfolgt in aller Regel in 3 Stufen, wobei zunächst eine mehrjährige Vorbereitungszeit unter psychologisch-psychiatrischer Betreuung vorgesehen ist. Anschließend erfolgt die hormonelle Substitution über einen Zeitraum von mindestens 6 Monaten. Die chirurgische Korrektur des äußeren Genitales stellt den letzten Schritt dar. Hierbei ist die Umwandlung vom Mann zur Frau deutlich einfacher als der umgekehrte Weg.

Nachsorge

Die potentiell lebenslängliche hormonelle Substitution bei transsexuelle Patientinnen und Patienten bedarf der endokrinologischen Kontrolle.

Geschlechtsumwandlungs-operation

▶ Umwandlungsoperation

Geschlechtszyklus

▶ Ovarialzyklus

Gesichtsrötung

▶ Rubeosis faciei
▶ Karzinoid-Syndrom

Gestagene

Englischer Begriff

Gestagens.

Definition

Bezeichnung einer Gruppe von C21-Steroidhormonen, die der Vorbereitung und Erhaltung der Schwangerschaft dienen (lat. gestare, tragen). Wichtigster physiologischer Vertreter ist das Progesteron. Zudem existieren eine Vielzahl synthetisch hergestellter, progesteronartiger Substanzen (Progestine), deren pharmakologische Eigenschaften von der jeweiligen Struktur abhängen.

Grundlagen

Physiologischerweise werden die Gestagene im Gelbkörper des Ovars unter LH-Einfluss sowie bei Schwangeren in der Plazenta gebildet. Progesteron fördert im normalen Zyklus die Transformation des unter Östrogeneinfluss proliferierten Endometriums, in der Schwangerschaft Deziduabildung und Implantation durch Modifikation der Beschaffenheit von Tuben, Uterus und Zervikalsekret. Gestagene haben partiell auch androgene oder östrogene, bei entsprechender chemischer Modifikation auch antiandrogene bzw. antiöstrogene Eigenschaften. Therapeutisch bedeutsam sind die Gestagene insbesondere als Bestandteil vieler Kontrazeptiva (allein (Minipille) oder in Kombination mit Östrogenen), bei Endometriose sowie bei Mamma- und Endometriumskarzinomen.

Weiterführende Links

▶ Progestagene

Gestationsdiabetes

Englischer Begriff

Gestational diabetes; pregnancy diabetes.

Definition

Störung der Glukosetoleranz, die erstmals in der Schwangerschaft auftritt.

Symptome

Der Gestationsdiabetes ist oft symptomlos; ansonsten sind die Symptome vergleichbar wie bei anderen Formen des Diabetes mellitus. Die Diagnose sollte aber immer vor dem Auftreten von Symptomen gestellt werden.

Diagnostik

In Deutschland wird eine Häufigkeit des Gestationsdiabetes (GDM) bei ca. 6 % der Schwangeren erwartet; die Krankheit wird oft zu spät oder gar nicht diagnostiziert. Die Diagnose wird in der Regel nach der Durchführung eines oralen Glukosetoleranztests mit 75 g Glukose gestellt. Die Grenzwerte sind niedriger als bei nicht-schwangeren Personen und betragen derzeit: nüchtern kapillär 90 mg/dl, nach 60 Minuten 180 mg/dl und nach 120 Minuten 155 mg/dl (Tab. 1). Als Suchtest wird speziell von Gynäkologen oft ein Belastungstest mit 50 g Glukose durchgeführt. Vorteil ist hierbei, dass die Tageszeit oder eine vorausgegangene Mahlzeit bei der Durchführung keine Rolle spielen. Ist der Blutzucker bei diesem Test größer als 140 mg/dl muss alsbald möglich ein oraler Glukosetoleranztest (oGTT) mit 75 g Glukose nach standardisierten Bedingungen zur definitiven Diagnosestellung durchgeführt werden (zweizeitiges Vorgehen). Der Suchtest wird als Screeningtest in der 24.–28. Schwangerschaftswoche eingesetzt. Bei Schwangeren, bei denen ein erhöhtes Risiko für einen GDM besteht, sollte zumindest der Suchtest bereits im

Gestationsdiabetes, Tabelle 1 Kriterien zur Diagnose des Gestationsdiabetes.

	kapillär	venöses Plasma
Nüchtern-Blutzucker	90 mg/dl	95 mg/dl
Blutzucker nach 60 min	180 mg/dl	180 mg/dl
Blutzucker nach 120 min	155 mg/dl	155 mg/dl

Der orale Glukosetoleranztest wird mit 75 g Glukose durchgeführt. Werden zwei von drei Grenzwerten überschritten, gilt der GDM als diagnostiziert.

ersten Trimenon erfolgen. Ein erhöhtes Risiko für einen GDM besteht bei Personen mit Übergewicht (Body mass index BMI größer als 27 kg/m^2), Diabetes in der Familienanamnese bei Verwandten ersten Grades, bei GDM bereits in einer vorangegangen Schwangerschaft und eine auffällige geburtshilfliche Anamnese mit Makrosomie > 4500 g, Fetopathie, Totgeburt oder mehrfachen Aborten. Idealerweise wird bei diesen Personen bei Feststellung der Schwangerschaft gleich ein oGTT mit 75 g Glukose durchgeführt (einzeitiges Vorgehen); bei normalem Ergebnis Wiederholung in der 24.–28. Schwangerschaftswoche. HbA1c- und Urinzucker-Bestimmungen sind bei der Diagnosestellung nicht entscheidend. Zu den hier angegebenen Grenzwerten ist anzumerken, dass diese in Zukunft eventuell nach unten korrigiert werden – dies hängt von den Ergebnissen laufender prospektiver Studien ab.

Differenzialdiagnose

Zu unterscheiden von Gestationsdiabetikerinnen sind Frauen mit Diabetes, die schwanger werden (Schwangerschaftsdiabetes), siehe hierzu ▶ Diabetes, Schwangerschaft.

Allgemeine Maßnahmen

Lebensmodifikation

Entscheidend für eine optimale Therapie des Gestationsdiabetes ist eine gut geschulte Patientin, die die Ernährungsempfehlungen und die vorgeschriebenen Stoffwechselkontrollen einhält. In der Regel ist die Compliance der Patientinnen extrem hoch, da sie wissen, dass die durchgeführten Maßnahmen der Gesundheit des Kindes zu Gute kommen.

Diät

Die Nahrung soll eiweißreich (bis 2 g/kg KG) und fettarm (bis 1 g/kg KG) sein und kann 150–200 g Kohlenhydrate pro Tag enthalten. In den ersten sechs Monaten der Schwangerschaft soll das Gewicht nicht mehr als ein Kilogramm pro Monat, ab dem sechsten Monat bis zu 1,5 kg pro Monat zunehmen. Wie auch bei nicht-schwangeren Diabetikern sollen schnell resorbierbare Kohlenhydrate vermieden werden. Bei zahlreichen Gestationsdiabetikerinnen können allein mit einer adäquaten Ernährung die Therapieziele erreicht werden, eine Insulinisierung ist dann nicht notwendig.

Therapie

Dauertherapie

Abhängig von der Blutzuckereinstellung während der Schwangerschaft haben Kinder von Gestationsdiabetikerinnen ein erhöhtes Risiko für Fehlbildungen, intrauterinen Fruchttod, Frühgeburt und Unreifezeichen, Makrosomie (diabetische Fetopathie), erhöhte perinatale Morbidität und Mortalität und ein erhöhtes Risiko für eine pathologische Glukosetoleranz bereits im Kindes- und Jugendalter. Entscheidend ist deswegen eine optimale Blutzuckereinstellung während der Schwangerschaft. Ziel der optimierten Stoffwechseleinstellung ist es, präprandiale Blutzuckerwerte von 60–90 mg/dl und eine Stunde postprandial Blutzuckerwerte kleiner als 140 mg/dl zu erreichen (und zwei Stunden postprandial kleiner 120 mg/dl), der mittlere Blutzucker soll ≤ 100 mg/dl sein. Der HbA1c ist während der Schwangerschaft hingegen nicht der entscheidende, primäre Zielparameter, soll aber im Normalbereich sein. Die wesentlichen Therapiemaßnahmen sind:

- Schulung
- Ernährungsberatung
- Blutzuckerselbstkontrolle
  - 6 Werte täglich: vor jeder Mahlzeit und eine Stunde nach jeder Mahlzeit
  - Blutzuckerwerte dokumentieren
  - Besprechen der Blutzuckerprotokolle alle 14 Tage
- Keine oralen Antidiabetika
- Gegebenenfalls Humaninsulintherapie nach dem intensivierten Schema (ICT oder CSII)

- Spezielle gynäkologische und geburtshilfliche Überwachung.

Werden die Therapieziele mit einer alleinigen Ernährungsumstellung nicht erreicht, muss umgehend eine Therapie mit Insulin initiiert werden. Orale Antidiabetika, auch Sulfonylharnstoffe, sind in den deutschsprachigen Ländern während der Schwangerschaft kontraindiziert, werden aber in anderen Ländern, z.B. Mexiko, oft benutzt. Die medikamentöse Therapie erfolgt mit Humaninsulin, Insulinanaloga sollten derzeit (noch) nicht verwendet werden. Sind zwei der sechs erhobenen Blutzuckerwerte des Blutzuckertagesprofils bei alleiniger Ernährungstherapie oberhalb des Zielbereichs, darf eine Insulinisierung nicht hinaus gezögert werden. Die Insulinbehandlung folgt dem Basis-Bolus-Prinzip (ICT) und kann auch mit der Insulinpumpe (CSII) durchgeführt werden. Siehe auch ▶ Diabetes, Schwangerschaft.

Operativ/strahlentherapeutisch

Ein GDM ist keine Indikation für eine Sectio, aber bestimmte Umstände, z.B. ein vermutetes Geburtsgewicht über 4500 g, können eine abdominelle Entbindung notwendig machen.

Bewertung

Wirksamkeit

Erreichen Patientinnen mit GDM die Therapieziele, liegen die mütterlichen Schwangerschaftskomplikationen und die kindlichen Komplikationen nicht oder nicht wesentlich über der Rate von nicht-diabetischen Schwangerschaften.

Nachsorge

Auch nach der Schwangerschaft sollten Gestationsdiabetikerinnen weiterbetreut werden, da sie ein deutlich erhöhtes Risiko – ca. 40–50 % 10 Jahre postpartal – für die Entwicklung eines Diabetes mellitus Typ 2 haben. Bereits drei Monate nach Entbindung sollte ein erster oGTT zur Kontrolle

durchgeführt werden (unabhängig davon, ob die Mutter stillt oder nicht), der nächste ein Jahr postpartal. Frauen mit Gestationsdiabetes sollte nach der Schwangerschaft gegebenenfalls eine Gewichtsabnahme empfohlen werden.

Prognose

Die Prognose für Mutter und Kind hängen vom Erreichen der Therapieziele ab: werden diese erfüllt, liegen die mütterlichen Schwangerschaftskomplikationen und die kindlichen Komplikationen nicht oder nicht wesentlich über der Rate von nicht-diabetischen Schwangerschaften. Bei folgenden Merkmalen tritt ein Diabetes mellitus Typ 2 im späteren Leben der Frau mit GDM gehäuft auf: Adipositas, Notwendigkeit der Insulinbehandlung während der Schwangerschaft und Diabetes in der Familienanamnese. Hinter einem neu aufgetreten Diabetes in der Schwangerschaft (GDM) kann sich aber auch ein neu-manifester Diabetes mellitus Typ 1 verbergen, insbesondere wenn die Frau vor der Schwangerschaft schlank war und während der Schwangerschaft Insulin-pflichtig wurde. Eine Antikörperdiagnostik (primär mit Screening auf GAD-Antikörper) ermöglicht eine korrekte Klassifizierung.

Weiterführende Links

▶ Gestationsdiabetes

Literatur

1. Kjos SL, Buchanan TA (1999) Current concepts: Gestational diabetes mellitus. N Engl J Med 341:1749–56
2. Langer O, Conway DL, Berkus MD, Xenakis EMJ, Gonzales O (2000) A comparison of glyburide and insulin in woman with gestational diabetes mellitus. N Engl J Med 343:1134–38

Gestoden

Englischer Begriff

Gestodene.

Substanzklasse

Gestagen.

Gebräuchliche Handelsnamen

Femovan, Minulet.

Indikationen

Kontrazeption.

Wirkung

In Kombination mit Ethinylöstradiol: Unterdrückung der Ovulation, Viskositätserhöhung (Verdickung) des Zervixschleims.

Dosierung

0,075 mg/Tag.

Darreichungsformen

per os

Kontraindikationen

Schwangerschaft, venöse Thrombosen, gestagenabhängige Tumoren. Schwere Lebererkrankungen, solange die Leberfunktionswerte nicht normalisiert sind. Nicht abgeklärte vaginale Blutungen.

Nebenwirkungen

Thrombose, Gewichtszunahme, Kopfschmerzen, Leberfunktionsstörungen, Hochdruck.

Wechselwirkungen

Wirkungsbeeinträchtigung bei gleichzeitiger Anwendung von Barbituraten, Antiepileptika, Antibiotika u.a.

Gestonoron

Englischer Begriff

Gestonoron; Gestronol.

Substanzklasse

Gestagen.

Gebräuchliche Handelsnamen

Depostat Injektionslösung.

Indikationen

Endokrin wirkendes Gestagen zur antineoplastischen Therapie, beim Mann: Prostataadenom, bei der Frau: Mammakarzinom, Endometriumkarzinom.

Wirkung

Gestagene zytostatische Wirkung.

Dosierung

200–400 mg pro Woche.

Darreichungsformen

Injektionslösung zur i.m. Injektion.

Kontraindikationen

Lebererkrankungen, Asthma, Epilepsie.

Nebenwirkungen

Hustenreiz, Kreislaufdysregulation, beim Mann Gynäkomastie und Störung der Spermatogenese.

Wechselwirkungen

Antiepileptika, Antidiabetika.

Gestörte Glukosetoleranz

▶ Glukosetoleranzstörung

Gestrinon

Englischer Begriff

Gestrinone; RU2323.

Substanzklasse

Gestagen.

Gebräuchliche Handelsnamen

Dimetriose, Nemestran, Tridomose.

Indikationen

Therapie der Endometriose.

Wirkung

Gestagen.

Dosierung

$2 \times 2,5$ mg/7 Tage, einschleichend beginnen.

Darreichungsformen

Kapseln.

Getzowa-Struma

▶ Struma postbranchialis
▶ Hürthle-Zell-Karzinom

Gewebehormone

Synonyme

Aglanduläre Hormone.

Englischer Begriff

Tissue hormones.

Definition

Hormone, die nicht von Drüsen, sondern von Einzelzellen disseminiert in Geweben oder Organsystemen gebildet werden, z.B. Intestinalhormone, Neurohormone, Ghrelin, Adiponectin usw.

Gewicht-Längen-Indizes

Synonyme

Quetelet-Index; Körpermasseindex.

Englischer Begriff

Body mass index.

Definition

Quotient aus Körpergewicht [in kg] und dem Quadrat der Körpergröße [in m] zur Bestimmung des Normalgewichtes bzw. des Unter- oder Übergewichtes.

Grundlagen

Die bei einem Kind erhobenen Messdaten sind nur zu interpretieren, wenn sie korrekt in eine Perzentilenkurve oder ein Somatogramm eingetragen werden. Die benutzten Referenzkurven müssen für die Population, aus der das entsprechende Kind stammt, relevant sein. Liegt ein Messwert z.B. auf der 25. Perzentile für das entsprechende Alter und Geschlecht, so bedeutet das, dass von 100 Kinder desselben Alters und Geschlechts 75 größere und 25 kleinere Messwerte aufweisen als der Messwert dieses Kindes. Kinder, deren Messwerte unter die 3. Perzentile bzw. über die 97. Perzentile einzuordnen sind bzw. 2 Standardabweichungen hinsichtlich eines Wachstumsparameters von ihrer Referenzpopulation abweichen, sollten eingehender untersucht werden. Die 3 % Grenze stellt einen willkürlichen Schwellenwert dar, der auch von den Verhältnissen von Kosten, Aufwand, Nutzen für das Kind bestimmt wird.

Weichen Messdaten eines Kindes um mehr als 15 Perzentilenpunkte von dem dem Kind bisher eigenen Perzentilenkanal ab, werden ebenfalls sofort weitere diagnostische Schritte nötig. Bei Erwachsenen gelten die Werte in Tab. 1.

Gewicht-Längen-Indizes, Tabelle 1 BMI für Erwachsene.

BMI (kg/m²)	Körpergewicht:
< 20	Untergewicht
20–24,9	Normalgewicht
25–29,9	Übergewicht
30–39,9	Adipositas
> 40	Extreme Adipositas

GH

► Wachstumshormon

Ghrelin

Englischer Begriff

Ghrelin.

Definition

Endogener Ligand des Rezeptors von Wachstumshormonsekretagoga.

Grundlagen

Ghrelin ist ein 28 Aminosäuren umfassendes Polypeptid, welches im wesentlichen in der Mukosa im Bereich des Fundus des Magens und des Dünndarms gebildet wird und konnte bisher in geringeren Konzentrationen in nahezu allen Geweben nachgewiesen werden. Ghrelin stimuliert rezeptorvermittelt die Wachstumshormonsekretion und wirkt zudem zentral und peripher über weitere Rezeptoren stimulierend auf die laktotrophe und kortikotrophe Achse, es wirkt orexigen. Ghrelin beeinflusst die gastropankreatische Funktion und hat somit metabolische, kardiovaskuläre und antiproliferative Effekte.

GHRH

► Growth-Hormone-Releasing-Hormone
► Somatoliberin
► Somatorelin

GHRH-(1-29)-NH2

► Sermorelin

GHRH-(1-29)-Peptidamid

► Sermorelin

GHRIH

► Somatostatin

GHS

► Wachstumshormon-Sekretagoga

GH-Sekretagoga

► Wachstumshormon-Sekretagoga

GHS-Rezeptor

Englischer Begriff

Growth hormone secretagogues receptor.

Definition

Der GHS-Rezeptor gehört zu einer Familie G-Protein-gekoppelter Rezeptoren, die Wachstumshormon-Sekretagoga binden und zu einer Freisetzung von Wachstumshormon führen. Der endogene Ligand dieses Rezeptors ist ► Ghrelin.

Gianirelix

Englischer Begriff

Gianirelix.

Substanzklasse

GnRH-Antagonist.

Gebräuchliche Handelsnamen

Orgalutran.

Indikationen

Kontrollierte ovarielle Stimulation.

Wirkung

Suppression endogener Gonadotropine

Dosierung

0,25 mg/Tag.

Darreichungsformen

Subkutane Injektion oder intranasal.

Kontraindikationen

Ganirelix-Unverträglichkeit, Leberschaden oder Niereninsuffizienz.

Nebenwirkungen

Lokale Hautreaktionen, Übelkeit, Schwindel, ovarielles Hyperstimulationssyndrom.

Pharmakodynamik

Serum peak nach 1 Stunde bzw. 40 Minuten nach subkutaner oder intranasaler Applikation, biliäre Ausscheidung, Halbwertszeit ca. 13–16 Stunden.

Gibberelline

Englischer Begriff

Gibberellin.

Substanzklasse

Pflanzliches Hormon.

Gicht

Synonyme

Arthritis urica.

Englischer Begriff

Gout.

Definition

Gicht ist ein klinisches Syndrom, das durch die Ablagerung von Uratkristallen im Gewebe bedingt ist. Aufgrund einer Störung der tubulären Harnsäureausscheidung oder einer gesteigerten Harnsäuresynthese entsteht zunächst eine chronische Hyperurikämie (Harnsäure > 6,4 mg/dl bzw. > 380 µmol/l). Als Folge manifestiert sich häufig eine Monoarthritis, aber auch eine Ablagerung der Uratkristalle in anderen Geweben wie im Nierenmark und Nephrolithiasis sind möglich.

G

Symptome

In der Regel verläuft die Hyperurikämie viele Jahre asymptomatisch. Beim akuten Gichtanfall handelt es sich um eine kristallinduzierte Arthritis, die zumeist das Großzehengrundgelenk befällt (Podagra). Das Gelenk zeigt sich dann gerötet, überwärmt, geschwollen und sehr schmerzhaft. Unbehandelt klingt ein Anfall nach Tagen bis zu drei Wochen wieder ab. Zwischen den Anfällen bestehen im interkritischen Stadium symptomlose Intervalle. Bei der chronischen Gicht sind Uratablagerungen (Tophi) an Weichteilen, z.B. Ohrmuschel oder Sehnenscheiden, und radiologisch fassbare Knochentophi bis hin zu chronischen Gelenkdestruktionen zu beobachten. Bei der renalen Manifestation der Hyperurikämie unterscheidet man zwischen einer Uratnephrolithiasis und einer Uratnephropathie, einer primär abakteriellen interstitiellen Nephritis. Bei plötzlichem Anfall großer Mengen von Harnsäure, z.B. im Rahmen einer Chemotherapie oder Bestrahlungstherapie, kann es durch Verstopfung der Nierentubuli und der Ureteren zu einer akuten obstruktiven Uratnephropathie mit akutem Nierenversagen kommen.

Diagnostik

Die Diagnose ist bei entsprechender Anamnese und Klinik – typischer Anfall mit Auslöser (z.B. purinhaltige Mahlzeit, Alkoholgenuss, Saluretikagabe, Ketoazidose, Chemotherapie etc.), frühere vergleichbare Attacken, Symptomfreiheit im Intervall – leicht zu stellen. In der Regel liegt der Harnsäurewert über 6,4 mg/dl. Promptes Ansprechen auf Colchicin ist nahezu beweisend. Eine Gelenkpunktion mit Nachweis intrazellulär gelegener Uratkristalle ist nur bei unklaren Fällen diagnostisch notwendig. Frühsymptom der Uratnephropatie ist eine Mikroalbuminurie, Uratsteine geben im Röntgenbild keinen Schatten. Knochentophi sind radiologisch als gelenknahe, zystische Aufhellungen zu detektieren. Bei jugendlichen Gichtpatienten mit stark erhöhten Harnsäurespiegeln und einer schweren Verlaufsform muss nach sehr seltenen Formen von Enzymdefekten des Purinstoffwechsels, z.B. Hypoxanthin-Guanin-Phosphorribosyltransferase (HPRT) Mangel, gefahndet werden (siehe ▶ Gicht, primäre).

Differenzialdiagnose

Sekundäre Hyperurikämie (siehe ▶ Gicht, sekundäre), Chondrokalzinose (Kalziumpyrophosphatgicht, Pseudogicht); Arthritiden durch Hydroxyapatit; alle akuten Monarthritiden.

Allgemeine Maßnahmen

Lebensmodifikation

Die Gicht gehört zu den sogenannten Wohlstandserkrankungen und wird durch vermehrte Purinzufuhr mitbedingt. Des weiteren ist die Gicht mit dem metabolischen Syndrom assoziiert. Eine kausale Therapie der primären Hyperurikämie muss also eine Modifikation der Ernährung beinhalten. Neben der Verringerung der Purinzufuhr und dem Meiden alkoholischer Getränke ist auch auf die Normalisierung des Körpergewichts zu achten.

Diät

Eine purinarme Diät mit weniger als 300 mg Harnsäure/Tag bildet die Basis der Therapie. Hierzu sollte höchstens einmal pro Tag Fisch, Fleisch oder Wurst (100 g) gegessen werden, Innereien sind ebenso zu meiden wie Hülsenfrüchte und andere purinreiche pflanzliche Lebensmittel wie z.B. Kohl. Bei Alkoholzufuhr kommt es durch die reaktive Laktatazidose zu temporärer Hemmung der Harnsäureausscheidung. Alkoholexzesse sind deswegen oft Auslöser eines akuten Gichtanfalles. Bei Genuss von Bier ist auch der Puringehalt von 15 mg Harnsäure pro 100 ml zu berücksichtigen.

Therapie

Kausal

Die Behandlung des Gichtanfalles ist streng von der Dauertherapie zu unterscheiden. Bei letzterer stellen Diät und medikamentöse Therapie einen kausalen Behandlungsansatz dar.

Akuttherapie

Mittel der ersten Wahl sind nichtsteroidale Antirheumatika (NSAR). Diclofenac, Indometacin und Ibuprofen können z.B. eingesetzt werden, allerdings sind in der Regel hohe Dosen notwendig, z.B. 150 mg Diclofenac täglich. In diagnostisch unklaren Fällen sollte Colchicin bevorzugt eingesetzt werden, da es beim Gichtanfall weitgehend spezifisch wirkt. In den ersten vier Stunden werden 1 mg stündlich, dann 0,5–1 mg alle zwei Stunden bis zu einer maximalen Tagesdosis von 8 mg verordnet. Am zweiten Tag gibt man nur noch die halbe Dosis, am dritten Tag 1,5 mg. Nach drei bis fünf Tagen kann man die Behandlung beenden. Nur wenn die Colchicintherapie nicht ausreichend wirksam ist, sollte mit Kortikosteroiden (50 mg Prednisolon) kombiniert werden.

Dauertherapie

Ziel der Dauertherapie ist die Verminderung des Harnsäurebestandes des Körpers. Bei asymptomatischer Hyperurikämie wird bis zu 9 mg/dl nur diätetisch behandelt. Manifeste Gicht und Harnsäurewerte > 9 mg/dl werden zusätzlich medikamentös thera-

Gicht, Tabelle 1 Inzidenz der Gicht in Abhängigkeit vom Serum-Harnsäurespiegel.

Serumharnsäure-spiegel	Jährliche Inzidenz der Gicht
≤ 6,9 mg/dl	0,1–0,5 %
7,0–8,9 mg/dl	0,5–1,2 %
≥ 9,0 mg/dl	4,9–5,7 %

piert. Mittel der Wahl ist das Urikostatikum Allopurinol. Durch die Hemmung der Xanthinoxidase fällt weniger Harnsäure an. Allopurinol wird einmal täglich in einer Dosis von 200–300 mg verabreicht, eine Dosisanpassung bei eingeschränkter Nierenfunktion ist notwendig. Bei Unverträglichkeit von Allopurinol kann alternativ ein Urikosurikum wie Benzbromaron (Tagesdosis 25–100 mg) oder Probenecid (Tagesdosis 1–3 g) verabreicht werden. Urikosurika hemmen die tubuläre Harnsäureresorption. Die Behandlung mit Urikosurika beginnt einschleichend und wird von gleichzeitiger Gabe von Alkalipräparaten und einer reichlichen Flüssigkeitszufuhr zum Vermeiden von Harnsäureausfällungen begleitet. Die Dauertherapie ist in der Regel lebenslänglich durchzuführen. Siehe Tab. 1.

Operativ/strahlentherapeutisch

Große, funktionsbehindernde Tophi können chirurgisch entfernt werden, Inzisionen in durch die Gicht verändertem Gewebe sind hingegen obsolet.

Bewertung

Wirksamkeit

Die medikamentösen Maßnahmen sind so wirkungsvoll, dass die diätetischen Maßnahmen oft vernachlässigt werden. Durch eine suffiziente Diät kann aber eine Medikation vermieden oder verringert werden.

Verträglichkeit

NSAR sind vor allem wegen ihrer besseren Verträglichkeit im akuten Anfall Medikamente der ersten Wahl. Kolchizin führt dosisabhängig nahezu regelhaft zu gastrointestinalen Nebenwirkungen, insbesondere zu Diarrhoe (Therapie mit z.B. Loperamid). Nebenwirkungen bei Allopurinol sind selten bis sehr selten: initial gastrointestinale Störungen, Hypersensitivitätsreaktionen, Leukozytopenie und, insbesondere bei Überdosierung, Vaskulitis. Auch bei Benzbromaron und Probenecid sind gastrointestinale (vor allem Diarrhoe) und allergische Reaktionen als Nebenwirkungen selten zu erwarten.

Nachsorge

Regelmäßige Kontrollen des Harnsäurespiegels sind in halbjährlichen Abständen vorzunehmen.

Prognose

Patienten mit chronischer Gicht werden heute nur bei fehlender oder inkonsequenter Therapie gesehen. Die Lebenserwartung wird erst beeinträchtigt, wenn es zur Uratnephropathie mit renaler Hypertonie oder durch Steine begünstigten Pyelonnephritis kommt. Hyperurikämie und Gicht sollten aber immer als Risikoindikator für den Patienten gewertet werden und neben einer spezifischen Therapie muss therapeutisch auf das oft assoziierte metabolische Syndrom und Fettstoffwechselstörungen eingegangen werden. Hyperurikämie per se scheint aber kein unabhängiger Risikofaktor für z.B. arteriosklerotische Erkrankungen zu sein.

Literatur

1. Emmerson BT (1996) The management of gout. New Engl J Med 334:445–451

Gicht, chronisch-tophöse

Englischer Begriff

Tophaceous gout.

Definition

Chronische Verlaufsform der Gicht, die durch Ablagerungen von Uratkristallen (Tophus) in Weichteilen und/oder Knochen charakterisiert ist.

Grundlagen

Weichteiltophi finden sich charakteristischerweise an Ohrmuschel, Sehnenscheiden, Schleimbeutel sowie an Großzehe, Ferse und Olekranon. Knochentophi sind Charakteristika der Gichtarthropathie. Große, funktionsbehindernde Tophi können chirurgisch entfernt werden, Inzisionen in durch die Gicht verändertem Gewebe sind hingegen obsolet. Insgesamt werden die Verlaufsformen der chronischen Gicht durch die frühere Behandlung heute deutlich seltener beobachtet.

Gicht, primäre

Synonyme

Erbliche Gicht; familiäre Gicht.

Englischer Begriff

Familial gout.

Definition

Häufige Form der Gicht, die durch erbliche Defekte der Sekretion oder Produktion von Harnsäure bedingt ist.

Grundlagen

Bei über 99 % der Patienten mit primärer Gicht liegt eine Störung der tubulären Harnsäuresekretion vor. Bei gleichem Harnsäureplasmaspiegel scheiden Betroffene somit weniger Harnsäure aus als Gesunde. Diese Stoffwechselstörung ist polygen vererbt und manifestiert sich bei purinreicher Ernährung und Übergewicht. Die Therapie der primären Gicht erfolgt diätetisch und medikamentös (siehe ▶ Gicht). In weniger als 1 % der Fälle ist eine primäre Gicht durch Überproduktion von Harnsäure infolge von Enzymdefekten des Purinstoffwechsels bedingt. Der häufigste Defekt betrifft das Enzym Hypoxanthin-Guanin-Phosphoribosyltransferase (HPRT) und wird X-chromosomal rezessiv vererbt. Abhängig vom Grad der Enzymaktivität unterscheidet man zwei Verlaufsformen. Ist eine Restaktivität des Enzyms von zirka 10 % erhalten, dann tritt das Kelley-Seegmiller-Syndrom (juvenile Gicht) auf. Es ist gekennzeichnet durch Hyperurikämie mit frühzeitig auftretenden Gichtanfällen und Harnsäuresteinen. Bei kompletten Verlust der Enzymaktivität tritt das Lesch-Nyhan-Syndrom auf. Es ist neben den Zeichen der Gicht durch neurologische Symptome wie Chorea, Spastik und verzögerte geistige und körperliche Entwicklung und Verhaltensauffälligkeiten wie Neigung zur Selbstverstümmelung gekennzeichnet. Therapeutisch wird hinsichtlich der Gichtsymptomatik neben Diät medikamentös erfolgreich mit Allopurinol behandelt. Die neurologischen und psychiatrischen Symptome sind dadurch aber nicht beeinflussbar. Das monogene Lesch-Nyhan-Syndrom ist deswegen ein potentieller Kandidat für gentherapeutische Eingriffe.

Gicht, sekundäre

Englischer Begriff

Secondary gout.

Definition

Seltenere Form der Gicht, die durch vermehrte endogene Harnsäurebildung oder verminderte renale Harnsäureausscheidung bei Nierenerkrankungen bedingt ist.

Grundlagen

Eine vermehrte endogene Harnsäurebildung tritt bei chronischen myeloproliferativen Erkrankungen, hämolytischen Anämien und unter zytostatischer oder strahlentherapeutischer Tumortherapie mit hohem Zellzerfall auf. Die Symptome imponieren wie bei primärer Gicht. Therapeutisch sind neben Diät und medikamentöser Therapie (siehe ▸ Gicht) eine gesteigerte Diurese und gegebenenfalls prophylaktisch eine Alkalisierung des Harns notwendig. Der Ziel-pH des Urins beträgt hierbei 7,0. Die sekundäre Gicht durch verminderte Harnsäureausscheidung tritt z.B. im Rahmen einer Niereninsuffizienz auf. Die Symptome imponieren wie bei primärer Gicht, Nephrolithiasis tritt allerdings selten auf. Die Behandlung der Grunderkrankung steht im Vordergrund.

Gichtarthropathie

Synonyme

Arthritis urica.

Englischer Begriff

Gouty arthritis; uratic arthritis.

Definition

Bei chronischer Hyperurikämie durch Uratablagerung (Tophus) hervorgerufene Schädigung der Gelenke.

Grundlagen

Ursächlich für die Gelenkschädigung ist die Präzipitation von Uratkristallen in Gelenken und periartikulären Weichteilen. Die Erkrankung verläuft im akuten Stadium als schmerzhafte, anfallsweise Arthritis, im chronischen Stadium als deformierende Arthropathie. In der Regel beginnt die Erkrankung monoartikulär und zeigt im Verlauf ein polyartikuläres Befallsmuster. Häufigster Manifestationsort der Erkrankung ist das Großzehengrundgelenk (Podagra), seltener sind die übrigen Fußgelenke, Knie-, Hand- oder Schultergelenk und andere Gelenke betroffen. Knochentophi lassen sich im Röntgenbild nachweisen. Typischerweise finden sich durch intraossäre

Tophi gelenknahe Knochendefekte (Usur). Begleitend besteht eine gelenknahe Osteoporose und Gelenkspaltverschmälerung. Als reaktive Periostveränderungen bilden sich Osteophyten. Im Verlauf bilden sich an gelenkbildenden Knochen charakteristische becherförmige Gelenkmutilationen. In diesem Stadium der Gicht wird gelegentlich auch operativ interveniert.

Gichtmittel

G

Synonyme

Allopurinol; Benzbromaron; Kolchizin; Probenecid; Urikostatika; Urikosurika.

Englischer Begriff

Antihyperuricemic agents.

Definition

Therapeutika der Gicht sind streng zu unterteilen in Medikamente für den akuten Anfall und andererseits Präparate für die Dauerbehandlung der Hyperurikämie.

Grundlagen

Im akuten Anfall werden antientzündliche Medikamente gewählt. Mittel der Wahl sind nichtsteroidale Antirheumatika (NSAR). Diclofenac, Indometacin und Ibuprofen können z.B. eingesetzt werden; in der Regel sind hohe Dosen notwendig. In diagnostisch unklaren Fällen sollte Kolchizin bevorzugt werden, da es beim Gichtanfall weitgehend spezifisch wirkt. Kolchizin hemmt die Phagozytenaktivität im erkrankten Gewebe. Nur wenn die Colchicintherapie nicht ausreichend wirksam ist, sollte mit Kortikosteroiden kombiniert werden. Zur Dauertherapie stehen Urikostatika und Urikosurika zur Verfügung. Das Urikostatikum Allopurinol hemmt das Enzym Xanthinoxidase und verringert somit den Anfall von Harnsäure. Urikosurika wie Benzbromaron oder Probenecid hemmen die tubuläre Harnsäureresorption.

Weiterführende Links

▶ Urikostatika

Gigantismus

Synonyme

Proportionierter Hochwuchs; Riesenwuchs.

Englischer Begriff

Gigantism.

Definition

Proportionierter Hochwuchs (zwei Standardabweichungen über dem Mittelwert der Norm = 97. Längenperzentile).

Symptome

Siehe oben.

Diagnostik

Familienanamnese, Beurteilung der Wachstums- und Pubertätsentwicklung und auxologische Daten; davon ausgehend entsprechend der Verdachtsdiagnose weiterführende Diagnostik.

Differenzialdiagnose

Familiärer Hochwuchs.
Konstitutionelle Entwicklungsbeschleunigung.
Endokrine Störungen.

- ▶ Riesenwuchs, hypophysärer
- Hyperthyreose
- Pubertas praecox vera und Pseudopubertas praecox.

Stoffwechselerkrankungen wie Marfan-Syndrom, Homozystinurie.
Konnatale Syndrome.
Chromosomale Abberrationen wie Klinefelter-Syndrom.

Therapie

Kausal

Spezifisch.

Weiterführende Links

▶ Riesenwuchs

Gigantismus, hypophysär

Synonyme

Siehe ▶ Gigantismus.

Englischer Begriff

Siehe ▶ Gigantismus.

Definition

Siehe ▶ Gigantismus, bedingt durch eine pathologische Überproduktion von Wachstumshormon.

Symptome

Siehe ▶ Gigantismus, zudem nach Abschluss der Ossifikation der langen Röhrenknochen eine Vergrößerung der Akren sowie Kopfschmerz, Hyperhidrosis, Hypertrichosis, Mensesanomalien, Hypogonadismus, Karpaltunnelsyndrom, pathologische Glukosetoleranz bis Diabetes mellitus.

Diagnostik

Siehe ▶ Gigantismus, zudem erhöhte IGF-I Werte und fehlende STH- Suppression unter Glukosebelastung (100 g). Bei gesichertem Wachstumshormonexzess erfolgt eine Überprüfung aller weiteren hypophysären Achsen und Lokalisationsdiagnostik mittels MRT mit Kontrastmittel, gegebenenfalls Sinus petrosus-Katheter mit seitengetrennter Blutentnahme. Bei positiver Familienanamnese MEN I bedenken.

Differenzialdiagnose

Siehe ▶ Gigantismus.

Therapie

Kausal

Beseitigung des Wachstumshormonexzess durch transsphenoidale Adenomektomie.

Akuttherapie

Somatostatinanaloga und Dopaminagonisten.

Dauertherapie

Operation gegebenenfalls in Kombination mit Bestrahlung.

Operativ/strahlentherapeutisch

Primär operatives Vorgehen. Bei Versagen Strahlentherapie und/oder Somatostatinanaloga in Kombination mit Dopaminagonisten. Gegebenenfalls Wachstumhormonrezeptor-Antagonisten.

Bewertung

Wirksamkeit

Primäre Heilung bei Mikro- bzw. Makroadenomen 85 %–50 % in Abhängigkeit von der Erfahrung des Neurochirurgen.

Nachsorge

Regelmäßige Kontrollen erforderlich.

Prognose

Patienten mit nicht beherrschter Erkrankung haben ein erhöhtes Risiko für kardiovaskuläre Erkrankungen und das Auftreten von Malignomen insbesondere Adenokarzinome des Kolon und Mammakarzinome, auch Melanome.

Gilbert-Meulengracht-Syndrom

Synonyme

Icterus intermittens Meulengracht; Morbus Gilbert-Meulengracht.

Englischer Begriff

Gilbert's syndrome.

Definition

Familiäres Hyperbilirubinämiesyndrom auf Grund einer Konjugationsstörung mit gestörter Bilirubinaufnahme in die Leberzelle.

Symptome

Indirekte Hyperbilirubinämie mit Ikterus ansonsten uncharakteristisch.

Diagnostik

Erhöhung des indirekten Bilirubin $< 6\,mg/dl$, übriges Labor unauffällig, keine Hämolyse, Fasten bzw. Nikotinsäuretest führen zum Anstieg des indirekten Bilirubins.

Differenzialdiagnose

Crigler-Najjar-Syndrom, Hämolyse.

Therapie

Probetherapie

Phenobarbital zur Enzyminduktion.

Prognose

Gut, Disposition zu Gallensteinen.

GIP

► Gastric inhibitory polypeptide

Gitelman-Syndrom

Englischer Begriff

Gitelman's syndrome.

Definition

Autosomal-rezessiv vererbte Endokrinopathie, durch Mutationen im Thiazidsensitiven NaCl-Kotransporter verursacht. Die Störungen der Elektrolyte und Hormone im Blut und Urin sind mit denjenigen einer Thiazidtherapie vergleichbar. In den meisten Fällen gibt es eine gestörte Rückresorption des NaCl im distalen Tubulus, die zu einer leichten Volumendepletion führt. Klassisch sind eine ausgeprägte Hypomagnesiämie mit hypokaliämischer metabolischer Alkalose bei normalem Blutdruck.

Symptome

Symptomen können ab dem 6. Lebensjahr auftreten: Verlangen nach Salz, Müdigkeit, Muskelkrämpfe und Muskelschwäche bis hin zur Bewegungsunfähigkeit, Polyurie, Nykturie, Gelenkschmerzen, abdominale Schmerzen, migräneartige Kopfschmerzen, Schwindelgefühl. Es gibt keine Wachstumstörungen.

Diagnostik

Blut- und 24h-Urintest: metabolische Alkalose, Hypokaliämie bei normalen Natriumwerten, Hypomagnesiämie, Hypermagnesiurie, Hypokalziurie, normal bis erhöhter Renin- und Aldosteronspiegel bei normalem Blutdruck.

Differenzialdiagnose

Klinisch vom Bartter-Syndrom durch Hypomagnesiämie und Hypokalziurie zu unterscheiden.

Allgemeine Maßnahmen

Diät

Salzreiche Kost.
Zusätzliche Kalium- und Magnesiumgabe.
Kaliumsparende Diuretika.

Literatur

1. Shaer AJ (2001) Inherited primary renal tubular hypokalemic alkalosis: a review of Gitelman and Bartter syndromes. Am J Med Sci 322:316–32

Glandotrop

Definition

Glandotrop bezeichnet eine auf eine periphere Drüse einwirkende bzw. gerichtete Eigenschaft oder Wirkung, z.B. die der Hormone des Hypophysenvorderlappens mit Ausnahme von GH.

Glandotrope Hormone

Englischer Begriff

Glandotrope hormones.

Definition

Hormone, die in endokrinen Drüsen wirksam sind.

Grundlagen

Glandotrope Hormone sind per Definition Hormone, die über spezifische Rezeptoren in einer nachgeschalteten endokrinen Drüse wirksam sind und dort erneut die Produktion bzw. Sekretion eines Hormons oder eines anderen Faktors beeinflussen. Glandotrope-Releasing Hormone wirken dabei stimulierend, Glandotrope-Inhibiting Hormone inhibierend auf die Produktion. Glandotrope Hormone sind demnach die hypothalamischen Hormone, die die Hormonsekretion im Hypophysenvorderlappen regulieren und die deshalb oft auch als hypophysiotrope Faktoren bezeichnet werden. Stimulierende Hormone sind hierbei GHRH (stimuliert GH), CRH (stimuliert ACTH), GnRH (stimuliert LH und FSH), TRH (stimuliert v.a. TSH, in geringerem Umfang PRL), während Somatostatin (inhibiert GH und in geringerem Umfang auch TSH) und Dopamin (inhibiert PRL) inhibitorische hypophysiotrope Faktoren darstellen. Im Hypophysenvorderlappen sind 4 der 6 dort produzierten Hormone glandotrope, stimulierende Faktoren: TSH stimuliert die Bildung und Sekretion von Schilddrüsenhormon, ACTH stimuliert die Glukokortikoidproduktion in der Nebenniere, LH und FSH stimulieren u.a. die Produktion von Sexualsteroidhormonen in den Gonaden. GH (stimuliert IGF-I in der Leber) und PRL (ist in verschiedenen Zellen wirksam) sind keine glandotropen Hormone. Im weitesten Sinne sind Hormone peripherer

Drüsen (T_3/T_4, Glukokortikoide, Östrogene und Androgene), die meist negativrückkoppelnd auf die Hormonproduktion in Hypophyse und Hypothalamus wirken, als glandotrope Hormone anzusehen.

Glandotrope-Inhibiting Hormone

▶ Glandotrope Hormone

Glandotrope-Releasing Hormone

▶ Glandotrope Hormone

Glandula

▶ Drüse

Glandula lactifera

▶ Milchdrüse

Glandula parathyroidea

▶ Epithelkörperchen

Glandula pinealis

▶ Corpus pineale

Glandula pituitaria

▶ Hypophyse

Glandula suprarenalis

▶ Nebenniere

Glandula thyreoidea

▶ Schilddrüse

Glandulae parathyreoideae

G

▶ Epithelkörperchen

Glasknochenkrankheit

▶ Osteogenesis imperfecta
▶ Osteopsathyrose

Glibenclamid

Substanzklasse

Orales Antidiabetikum (Sulfonylharnstoff).

Gebräuchliche Handelsnamen

Azuglucon, Bastiverit, Duraglucon, Euglucon, Glib, Gliben, Glibenclamid, Glucoremed, Glukovital, Humedia, Jutaglucon, Maninil, Praeciglucon.

Indikationen

Nicht insulinabhängiger Diabetes mellitus Typ 2.

Wirkung

Sulfonylharnstoffe setzen mobilisierbares Insulin aus den B-Zellen des Pankreas frei durch Erniedrigung der Kaliumpermeabilität infolge Kaliumkanalblockade und der dadurch bedingten Öffnung von Kalziumkanälen mit konsekutiv gesteigerter Insulinfreisetzung.

Dosierung

Einzeldosis:1,7–7 mg; Tagesdosierung 3,5–10,5 mg; auf 1–2 Einzeldosen verteilt. (2/3 der Dosis morgens, 1/3 der Dosis abends). Therapiebeginn mit 1,75–3,5 mg.

Darreichungsformen

Tablette.

Kontraindikationen

Insulinpflichtiger Diabetes Typ 1. Sekundärversagen der Glibenclamid-Therapie. Diabetisches Präkoma und Koma. Nach Pankreasresektion. Schwere Nierenfunktionsstörung (Kreatinin-Clearance < 30 ml/min). Schwere Leberfunktionsstörung. Schwangerschaft und Stillzeit.

Nebenwirkungen

Hypoglykämie mit Koma und letalem Ausgang. In seltenen Fällen: Gastrointestinale Störunge, Sehstörungen, vorübergehende neurologische Ausfallerscheinungen, Hyponatriämie, gering bis stark ausgeprägte Thrombopenie oder andere Schädigungen des hämatopoetischen Systems bis hin zur Agranulozytose.

Wechselwirkungen

Andere Medikamente können eine unerwünschte Verstärkung (z.B. Insulin, ACE-Hemmer) oder Abschwächung (z.B. Beta-Rezeptorblocker, weibliche Sexualhormone, Schilddrüsenhormone) der blutzuckersenkenden Wirkung hervorrufen. Die Wirkung von Cumarinderivaten kann verstärkt oder abgeschwächt werden.

Pharmakodynamik

Maximale Serumkonzentration nach 1–2 Stunden, Serumhalbwertszeit 2–5 Stunden. Wird vollständig hepatisch metabolisiert, Ausscheidung der Metabolite zu gleichen Teilen über Galle und Urin.

Glibornurid

Substanzklasse

Orales Antidiabetikum (Sulfonylharnstoff).

Gebräuchliche Handelsnamen

Gluborid, Glutril.

Indikationen

Nicht insulinabhängiger Diabetes mellitus Typ 2.

Wirkung

Sulfonylharnstoffe setzen mobilisierbares Insulin aus den B-Zellen des Pankreas frei durch Erniedrigung der Kaliumpermeabilität infolge Kaliumkanalblockade und der dadurch bedingten Öffnung von Kalziumkanälen mit konsekutiv gesteigerter Insulinfreisetzung.

Dosierung

Einzeldosis 1/2–2 Tabletten, Tagesdosierung bis 3 Tabletten. Therapiebeginn mit 1/2 Tablette zum Frühstück.

Darreichungsformen

Tablette.

Kontraindikationen

Insulinpflichtiger Diabetes Typ 1. Schwere diabetische Stoffwechselentgleisung (Präkoma und Koma). Nach Pankreasresektion. Schwere Nierenfunktionsstörung. Schwangerschaft.

Nebenwirkungen

Hypoglykämie mit Koma und letalem Ausgang. In seltenen Fällen: Gastrointestinale Störungen, allergische Hauterscheinungen. Gering bis stark ausgeprägte Thrombopenie.

Wechselwirkungen

Andere Medikamente können eine unerwünschte Verstärkung (z.B. Beta-Rezeptorblocker) oder Abschwächung (z.B. Diuretika, Schilddrüsenhormone) der blutzuckersenkenden Wirkung hervorrufen.

Pharmakodynamik

Serumhalbwertszeit 8 Stunden. Wird vollständig hepatisch metabolisiert, Ausscheidung der Metabolite zu 2/3 renal, 1/3 über Galle.

Gliclazid

Substanzklasse

Orales Antidiabetikum (Sulfonylharnstoff).

Gebräuchliche Handelsnamen

Diamicron.

Indikationen

Nicht insulinabhängiger Diabetes mellitus Typ 2.

Wirkung

Sulfonylharnstoffe setzen mobilisierbares Insulin aus den B-Zellen des Pankreas frei durch Erniedrigung der Kaliumpermeabilität infolge Kaliumkanalblockade und der dadurch bedingten Öffnung von Kalziumkanälen mit konsekutiv gesteigerter Insulinfreisetzung.

Dosierung

Einzeldosis 1/2–1 Tabletten, Tagesdosierung bis 2 Tabletten. Therapiebeginn mit ½ Tablette (40 mg) zum Frühstück.

Darreichungsformen

Tablette.

Kontraindikationen

Insulinpflichtiger Diabetes Typ 1. Schwere diabetische Stoffwechselentgleisung (Präkoma und Koma). Schwere Nieren- oder Leberinsuffizienz. Behandlung mit Miconazol. Schwangerschaft und Stillzeit.

Nebenwirkungen

Hypoglykämie mit Koma und letalem Ausgang. In seltenen Fällen: Gastrointestinale Störungen, Sehstörungen, allergische Hauterscheinungen, Erhöhung der Leberenzymwerte und Hepatitis, Störungen des Blutbildes bis hin zur Agranulozytose und Panzytopenie.

Wechselwirkungen

Andere Medikamente können eine unerwünschte Verstärkung (z.B. Beta-Rezeptorblocker, ACE-Hemmer) oder Abschwächung (z.B. Chlorpromazin, Glukokortikoide, Salbutamol) der blutzuckersenkenden Wirkung hervorrufen. Abgeraten wird von Kombinationen mit Phenylbutazon, Alkohol, Danazol. Die Wirkung von Cumarinderivaten kann verstärkt werden.

Pharmakodynamik

Maximale Serumkonzentration nach 4 Stunden. Serumhalbwertszeit 12 Stunden. Wird vollständig hepatisch metabolisiert, Ausscheidung der Metabolite zu 70 % renal, 30 % über Fäzes.

Glimepirid

Substanzklasse

Orales Antidiabetikum (Sulfonylharnstoff).

Gebräuchliche Handelsnamen

Amaryl.

Indikationen

Nicht insulinabhängiger Diabetes mellitus Typ 2.

Wirkung

Sulfonylharnstoffe setzen mobilisierbares Insulin aus den B-Zellen des Pankreas frei durch Erniedrigung der Kaliumpermeabilität infolge Kaliumkanalblockade und der dadurch bedingten Öffnung von Kalziumkanälen mit konsekutiv gesteigerter Insulinfreisetzung.

Dosierung

Einzel- und Tagesdosierung bis 4–6 mg. Therapiebeginn mit 1 mg unmittelbar vor dem Frühstück.

Darreichungsformen

Tablette.

Kontraindikationen

Insulinpflichtiger Diabetes Typ 1. Schwere diabetische Stoffwechselentgleisung (Präkoma und Koma). Schwere Nieren- oder Leberinsuffizienz. Schwangerschaft und Stillzeit.

Nebenwirkungen

Hypoglykämie mit Koma und letalem Ausgang. In seltenen Fällen: gastrointestinale Störungen, Sehstörungen, allergische Hauterscheinungen, Erhöhung der Leberenzymwerte, Hyponatriämie, Störungen des Blutbildes bis hin zur Agranulozytose und Panzytopenie.

Wechselwirkungen

Andere Medikamente können eine unerwünschte Verstärkung (z.B. ACE-Hemmer) oder Abschwächung (z.B. Diuretika, Glukokortikoide, Östrogene, Schilddrüsenhormone) der blutzuckersenkenden Wirkung hervorrufen. Die Wirkung von Cumarinderivaten kann verstärkt oder vermindert werden.

Pharmakodynamik

Maximale Serumkonzentration nach 2,5 Stunden. Serumhalbwertszeit 5–8 Stunden. Wird vollständig hepatisch metabolisiert, Ausscheidung der Metabolite zu 58 % renal, 35 % über Fäzes.

Glipizid

Substanzklasse

Orales Antidiabetikum (Sulfonylharnstoff).

Gebräuchliche Handelsnamen

Glibenese (seit 1999 laut Hersteller vom deutschen Markt genommen).

Indikationen

Nicht insulinabhängiger Diabetes mellitus Typ 2.

Gliquidon

Substanzklasse

Orales Antidiabetikum (Sulfonylharnstoff).

Gebräuchliche Handelsnamen

Glurenorm.

Indikationen

Nicht insulinabhängiger Diabetes mellitus Typ 2.

Wirkung

Sulfonylharnstoffe setzen mobilisierbares Insulin aus den B-Zellen des Pankreas frei durch Erniedrigung der Kaliumpermeabilität infolge Kaliumkanalblockade und der dadurch bedingten Öffnung von Kalziumkanälen mit konsekutiv gesteigerter Insulinfreisetzung.

Dosierung

Tagesdosierung 1/2–4 Tabletten (15–120 mg), verteilt auf 1–3 Gaben. Therapiebeginn mit 1/2 Tablette (15 mg) morgens. Einnahme zu Beginn der Mahlzeit.

Darreichungsformen

Tablette.

Kontraindikationen

Insulinpflichtiger Diabetes Typ 1. Schwere diabetische Stoffwechselentgleisung (Präkoma und Koma). Schwere Leberinsuffizienz. Schwangerschaft und Stillzeit.

Nebenwirkungen

Hypoglykämie mit Koma und letalem Ausgang. In seltenen Fällen: gastrointestinale Störungen, Überempfindlichkeitsreaktionen der Haut.

Wechselwirkungen

Andere Medikamente können eine unerwünschte Verstärkung (z.B. ACE-Hemmer, Beta-Rezeptorblocker, Alkohol) oder Abschwächung (z.B. Diuretika, Glukokortikoide, Schilddrüsenhormone) der blutzuckersenkenden Wirkung hervorrufen.

Pharmakodynamik

Maximale Serumkonzentration nach 2–3 Stunden. Serumhalbwertszeit 1,5 Stunden. Wird vollständig hepatisch metabolisiert, Ausscheidung der Metabolite zu 5 % renal, 95 % biliär.

Glisoxepid

Substanzklasse

Orales Antidiabetikum (Sulfonylharnstoff).

Gebräuchliche Handelsnamen

Pro-Diaben (laut Hersteller vom deutschen Markt genommen).

Indikationen

Nicht insulinabhängiger Diabetes mellitus Typ 2.

Globulin, thyroxinbindendes

Synonyme

TBG.

Englischer Begriff

Thyroxine binding globulin.

Definition

TBG ist ein 54 kD Glykoprotein von 395 Aminosäuren und vier Asparagingebundenen Oligosaccharidketten. Es ist das wesentliche Transportprotein für die Schilddrüsenhormone im Serum. Etwa 75 % des T_4 und 80 % des T_3 sind an TBG gebunden.

Grundlagen

Syntheseort: Leber. Serum TBG-Konzentrationen: 1,5 mg/dl (0,27 µmol/L). Weitere Transportproteine der Schilddrüsenhormone sind Transthyretin (TTR) und Thyroxin bindendes Prealbumin (TBPA) und Albumin.

Glomerulosklerose, diabetische

Synonyme

Kimmelstiel-Wilsonsche Glomerulosklerose.

Definition

Durch Diabetes mellitus bedingte Gefäßschädigung (Mikroangiopathie) der Glomerula der Niere, kenntlich an einer Verdickung der glomerulären Basalmembran und nachfolgender Hyalinose der afferenten und efferenten Arteriolen, häufig vom Typ der von Kimmelstiel und Wilson beschriebenen nodulären Sklerose.

Symptome

Zunehmende Durchlässigkeit der Basalmembran für Eiweiß, zu Beginn als sogenannte Mikroalbuminurie, bei Fortschreiten als zunehmende Proteinurie.

Fortschreitende Abnahme der glomerulären Filtrationsleistung, kenntlich am Rückgang der Kreatinin-Clearance.

Diagnostik

Zum Nachweis einer beginnenden diabetischen Nierenschädigung dient der mehrfache Nachweis einer Mikroalbuminurie (nach Ausschluss von Störfaktoren und/oder anderer Ursachen einer Eiweißausscheidung im Urin).

Differenzialdiagnose

Entzündliche Nierenerkrankungen immunologischer oder bakterieller Genese.

Allgemeine Maßnahmen

Lebensmodifikation

Optimierung der Diabeteseinstellung.

Diät

Reduktion der Eiweißzufuhr mit der Nahrung auf 0,8–1,0 g pro kg Körpergewicht.

Therapie

- Senkung des Blutdrucks auf Werte unter 120/80 mm Hg (ACE- Hemmer und/oder AT-II-Blocker Mittel der ersten Wahl)
- Nikotinverzicht
- Thrombozytenaggregationshemmer (z.B. ASS 100 mg/Tag)
- Senkung der LDL-Cholesterinkonzentration < 100 mg/dl.

Bei fortschreitender Niereninsuffizienz schließlich Nierenersatztherapie (Dialyse, Transplantation).

Kausal

Nicht möglich, wenn man von Optimierung der Diabeteseinstellung absieht.

Prognose

Zu Beginn kann durch konsequente Therapie Fortschreiten verhindert werden: Schwinden der Mikroalbuminurie. In späteren Stadien nur noch Verlangsamung des Fortschreitens zur Niereninsuffizienz möglich.

Glomerulosklerose Kimmelstiel-Wilson

▶ Diabetes mellitus, Nephropathie
▶ Glomerulosklerose, diabetische

Glucagon

▶ Glukagon

Glucagonom

▶ Glukagonom

Glucagontest

▶ Glukagontest

Glucagonum

▶ Glukagon

Glucose-dependent inhibitory polypeptide

▶ Gastric inhibitory polypeptide

Glucose-dependent insulinotropic polypeptide

▶ Gastric inhibitory polypeptide

Glukagon

Synonyme

Glucagonum.

Englischer Begriff

Glucagon.

Definition

Glukagon ist ein Polypeptid des Pankreas, welches als Insulinantagonist wirkt.

Grundlagen

Glukagon ist ein einkettiges Polypeptid, bestehend aus 29 Aminosäureestern mit einem Molekulargewicht von 3485, welches in den A Zellen des Pankreas über sein Vorläuferhormon Proglukagon gebildet wird. Die Halbwertszeit beträgt ca. 10 Minuten. Wichtigster Stimulus für die Glukagonsekretion ist ein Abfall des Glukosespiegels. Weiterhin können andere Substrate, wie Aminosäuren, Hormone oder Pankreozymin, stimulierend auf die Sekretion wirken, wohingegen freie Fettsäuren eher senkenden Einfluss haben.

An den Zielzellen bindet Glukagon an seinen Rezeptor und führt durch Aktivierung der Adenylatcyclase zum cAMP-Anstieg. In der Leber fördert Glukagon die Glukoneogenese. In der Muskulatur bzw. im Fettgewebe werden durch Glukagon Eiweiße bzw. Fettgewebe abgebaut und dem Energiestoffwechsel zur Verfügung gestellt. Im wesentlichen wirkt Glukagon als Insulinantagonist. Zudem stimuliert Glukagon die Katecholaminfreisetzung.

Der Glukagontest zur Stimulation des Wachstumshormons über α-adrenerge Mechanismen oder zur Diagnostik eines Phäochromozytoms zählt nicht mehr als Diagnostikum der Wahl und wird nur noch in Ausnahmefällen genutzt. Als Antihypoglykämikum wird Glukagon als Notfallmedikament eingesetzt.

Wichtige aber seltene Krankheitsbilder sind das McQuarrie-Syndrom, bei dem es auf Grund von Fehlen der A Zellen zu Hypoglykämien kommt und das Glukagonom.

Glukagonom

Englischer Begriff

Glucagonoma.

Definition

Zur Gruppe der APUDome gehörender Tumor im Verdauungstrakt, meist Pankreas. Bildet und sezerniert unreguliert Glukagon. In 80 % als maligner Tumor auftretend, bei Diagnosestellung meist bereits metastasiert.

Symptome

Charakteristische Hautveränderungen im Sinne einer nekrotisierenden Dermatitis. Diabetische Stoffwechselstörung.

Diagnostik

Klinische Hinweise durch charakteristische Hautveränderungen in Verbindung mit diabetischer Stoffwechselstörung.

Nachweis durch Glukagonbestimmung im Serum, die extrem erhöhte Werte ergibt. Lokalisation durch Kernspintomographie oder Somatostatin-Rezeptor-Szintigraphie.

Differenzialdiagnose

Nekrotisierende Dermatitis anderer Genese, keine Erhöhung der Glukagonkonzentration im Serum.

Therapie

Kausal

Operative Entfernung des Primärtumors, auch bei bereits bestehender Metastasierung, um durch Tumorverkleinerung das Ausmaß der Glukagonsekretion zu reduzieren und derart die nekrotisierende Dermatitis zu bessern.

symptomatisch

Behandlung mit Somatostatinanaloga zur Reduktion der Glukagonsekretion. Bei Versagen Versuch einer Chemotherapie.

Prognose

Die 5-Jahresüberlebensrate liegt bei etwa 50 %.

Glukagon-produzierende Zellen des Pankreas

► Alpha-Zellen

Glukagontest

Definition

Pharmakologischer Test; bei Verdacht auf Insulinom, bei Verdacht auf Phäochromozytom.

Voraussetzung

Wurde früher als Stimulationstest bei V.a. Insulinom (Inselzelltumor, der unreguliert Insulin ausschüttet und somit zu schweren Hypoglykämien führt) und bei Verdacht auf Vorliegen eines Phäochromozytoms (Provokation eines Anfalles) durchgeführt. Zur Insulinomdiagnostik weitgehend zu Gunsten anderer Testverfahren verlassen.

Durchführung

Intravenöse Bolusinjektion von 1 mg Glukagon: löst Sekretion von Insulin und Katecholaminen aus. Bei der Phäochromozytomdiagnostik nur als Infusionstest mit Infusor in langsam aufsteigender Dosierung.

Kontraindikationen

Gilt bei Phäochromozytom heute als obsolet, da als zu gefährlich angesehen; abgelöst durch Clonidintest.

Glukokortikoide

Synonyme

Glukokortine.

Englischer Begriff

Glucocorticoids.

Definition

Glukosteroide, die in der Zona fasciculata der Nebennierenrinde unter dem Einfluss von ACTH gebildet werden.

Grundlagen

Glukosteroide, sind an der Regulation des Glukosehaushalts (daher Gluko-Kortikoide) via Induktion der Glukoneogenese beteiligt. Weiterhin supprimieren sie die zellvermittelte Immunität durch Hemmung der Eiweißsynthese der Lymphozyten und weisen eine antiphlogistische Wirkung auf. Zudem besteht ein Einfluss auf die Hämatopoese, Muskel-, Wasser- und Elektrolytstoffwechsel. Hinsichtlich ihrer Funktion dienen sie zur Anpassung an Stressvorgänge und können durch Stressfaktoren via ACTH vermehrt ausgeschüttet werden. Die Synthese erfolgt in der Zona fasciculata aus Cholesterin. Die Ausschüttung schwankt im Tagesverlauf. Die wichtigsten natürlichen Glukosteroide sind Kortisol (Hydrokortison), Kortison und bei Nagern Kortikosteron.

Glukokortikoid-Exzeß

▶ Hyperkortisolismus
▶ Cushing-Syndrom

Glukokortikoid-induzierter Diabetes mellitus

▶ Steroiddiabetes

Glukokortikoid-Resistenz, kongenitale

Synonyme

Kongenitale Kortisol-Resistenz; Glukokortikoid-Rezeptor-Defekt; Kortisol-Rezeptor-Defekt.

Englischer Begriff

Congenital glucocorticoid resistance; congenital cortisol resistance; glucocorticoid receptor defect; cortisol receptor defect.

Definition

Autosomal dominante Mutation des Gens des Glukokortikoid-Rezeptors Typ II (GR), meist im Bereich der Ligandenbindungsdomäne mit reduzierter Bindungsaffinität für Kortisol und Dexamethason, aber noch erhaltener Funktion als Transkriptionsfaktor. Normale Kortisolwirkung wird über individuell hochregulierte ACTH- und Kortisolkonzentrationen erreicht, bei erhaltenem diurnalen Rhythmus, ohne klinische Zeichen eines Cushing-Syndroms. Dabei ACTH-bedingte Erhöhung auch von Androstendion, Dehydroepiandrosteron (DHEA) und seinem Sulfat (DHEAS) mit vermehrter Testosteronproduktion. Die Mineralokortikoide 11-Desoxykortikosteron (DOC) und Kortikosteron sind erhöht bei niedrigem Renin und Aldosteron. Erhöhtes Plasmakortisol ist nur mit hohen, aber nicht mit normal niedrigen Dexamethasondosen (0,5–1,25 mg abends) supprimierbar.

Symptome

Keine Zeichen eines Cushing-Syndroms, bei Heterozygotie Androgenexzess mit Pseudopubertas praecox und Mineralokortikoidexzess mit arterieller Hypertonie, Hypokaliämie, erniedrigtem Renin und Aldosteron. Bei 46XX auch Akne, Hirsutismus, Menstruationsstörungen, Oligomenorrhoe, Anovulation und Infertilität. Homozygotie bei 46XX mit Pseudohermaphroditismus femininus.

G

Diagnostik

Nachweis von erhöhtem Plasmakortisol bei niedrig normalem Transkortin und erhöhtem ACTH sowie erhaltenem Tagesrhythmus. Erhöhung von Androstendion, DHEAS und Testosteron, ferner von DOC bei niedrigem Aldosteron, Renin und Kalium. Dexamethason-Suppression nur mit Tagesdosen von über 1,5 mg. Gezielte Genanalyse.

Differenzialdiagnose

Abzugrenzen von Funktioneller Hyperkortisolämie bei endogener Depression, Alkoholismus; von M. Cushing und ACTH-abhängigem Cushing-Syndrom mit aufgehobenem diurnalen Rhythmus, wobei in der Regel Zeichen eines Hyperkortisolismus mit reduzierter Knochendichte bestehen; von anderen Formen eines kongenitalen adrenogenitalen Syndroms, einer Pseudopubertas praecox, eines Hirsutismus der Frau und eines Pseudohermaphroditismus femininus; von anderen Formen einer hyporeninämischen hypokaliämischen Hypertonie ohne Aldosteronerhöhung, wie anscheinender Mineralokortikoidexzess (apparent mineralocorticoid excess) und Liddle-Syndrom.

Therapie

Kausal

Das therapeutische Ziel besteht in der Suppression der endogenen ACTH- und

Kortisolsekretion mit dem potenten exogenen Glukokortikoid Dexamethason ohne Manifestation eines medikamentösen Cushingoids bei gleichzeitigem Versiegen des Androgen- und Mineralokortikoidexzesses mit Rückgang der pathologischen Virilisierung und Normalisierung der arteriellen Hypertonie. Als orientierende Dosis bei Heterozygotie sind 1,5–3 mg Dexamethason täglich anzusetzen, z.B. morgens 1/3 und abends 2/3 der Tagesdosis, bei Homozygotie bis zu 6 mg/Tag, wobei die erforderlichen Dosen individuell nach Wirksamkeit zu titrieren sind.

Dauertherapie

Die oben beschriebene kausale Therapie ist eine lebenslange Dauertherapie mit Anpassung an Alter und Geschlecht.

Bewertung

Wirksamkeit

Über ACTH-Suppression und Kortisolersatz mittels Dexamethason wird die konkomitante adrenale Überproduktion von Androgenvorstufen und Mineralokortikoiden effektiv unterbunden, wodurch sich Hyperandrogenisierung und arterielle Hypertonie rückbilden.

Verträglichkeit

Wegen langer Halbwertszeit neigt Dexamethason zur Kumulation und birgt bei Langzeittherapie die Gefahr der Überdosierung in sich, weshalb regelmäßige Kontrolluntersuchungen notwendig sind. Langzeiterfahrungen liegen noch nicht vor. Unterbrechen oder Absetzen der Dexamethasontherapie kann zu akuter Nebennierenrindeninsuffizienz führen.

Nachsorge

Enge Kooperation von Hausarzt mit Endokrinologen oder endokrinologischem Zentrum zur lebenslangen Anpassung der Therapie. Genetische Beratung des Patienten und seiner Familienangehörigen, verbunden mit Genanalyse. Unterrichtung von Patient und Angehörigen über Wesen der Erkrankung, Notwendigkeit der lebenslangen Substitution, Planung der Medikation, Gefahren der Therapieunterbrechung, Mitführen eines Notfallausweises (Kortisolpass) mit Diagnose und Therapie.

Prognose

Frühzeitige Diagnose und effektive Therapie normalisieren den Blutdruck und verhindern sekundäre Hypertonieschäden, normalisieren die Hyperandrogenisierung, verhindern oder minimieren Pseudopubertas praecox, Minderwuchs und Virilisierung. Aufgrund mangelnder Fallzahlen und Langzeitbeobachtungen sind zuverlässige Aussagen zur Lebenserwartung noch nicht möglich.

Literatur

1. Malchoff CD, Reardon G, Javier EC, et al. (1994) Dexamethasone therapy for isosexual precocious pseudopuberty caused by generalized glucocorticoid resistance. J Clin Endocrinol Metab 79:1632–1636
2. Mendonca BB, Leite MV, de Castro M, et al. (2002) Female pseudohermaphroditism caused by a novel homozygous missense mutation of the GR gene. J Clin Endocrinol Metab 87:1805–1809
3. Vingerhoeds AC, Thijssen JH, Schwarz F (1976) Spontaneous hypercortisolism without Cushing's syndrome. J Clin Endocrinol Metab 43:1128–1133

Glukokortikoid-Rezeptor-Defekt

▶ Glukokortikoid-Resistenz, kongenitale

Glukokortine

▶ Glukokortikoide

Glukoneogenese

Englischer Begriff

Gluconeogenesis.

Definition

Glukoneogenese ist die Glukosebildung aus Nicht- Kohlenhydratvorstufen und findet hauptsächlich in der Leber und Niere statt.

Grundlagen

Einige Organe, im wesentlichen Leber und Niere, sind zur Glukoseneubildung aus Nicht-Kohlenhydratvorstufen, wie Aminosäuren und Laktat oder Glyzerin, in der Lage. Somit dient die Glukoneogenese der Verwertung der Abbauprodukte des Stoffwechsels im Muskel- bzw. Fettgewebe und zur Aufrechterhaltung des Blutglukosespiegels bei Hunger.

Glukose/Insulin-Quotient

▶ Insulin-Glukose-Äquivalent

Glukosekonzentration im Blut

▶ Blutzucker

Glukose-Phosphat-Diabetes

▶ Fanconi-Syndrom

Glukosetoleranzstörung

Synonyme

Gestörte Glukosetoleranz.

Englischer Begriff

Impaired glucose tolerance.

Definition

Unter Glukosetoleranzstörung im allgemeinen Sinne lässt sich das Unvermögen des Organismus verstehen, in einer bestimmten Zeiteinheit eine bestimmte zugeführte Kohlenhydratmenge zu verwerten. Im engeren Sinne liegt eine ▶ Glukosetoleranzstörung vor, wenn nach oraler Glukosebelastung der Anstieg der Blutzuckerwerte ein bestimmtes Maß überschreitet oder die nach intravenöser Glukosebelastung erhöhte Blutzuckerkonzentration zu langsam auf den Ausgangswert abfällt. Maßzahlen für eine gestörte Glukosetoleranz nach oraler Glukosebelastung siehe ▶ Glukose-Toleranztest, oraler. Die intravenöse Glukosebelastung zur Feststellung einer Glukosetoleranzstörung ist zu Gunsten des oralen Glukosetoleranztestes weitgehend verlassen worden. Auch bei Vorliegen einer Glukosetoleranzstörung nimmt – wie bei Vorliegen eines manifesten Diabetes – die Gefahr makroangiopathischer Folgeerkrankungen bereits zu.

Glukose-Toleranztest, oraler

Synonyme

Gebräuchliche Abkürzung: oGTT.

Englischer Begriff

Oral glucose tolerance test.

Definition

Dient zur Erfassung einer Kohlenhydratstoffwechselstörung im Sinne eines Diabetes mellitus oder einer funktionellen Hypoglykämie.

Voraussetzung

Nächtliche, mindestens 8stündige Nahrungskarenz.

Kontraindikationen

Test bei Zustand nach Magenresektion sinnlos; außerdem Gefahr der Auslösung einer Dumping-Syndrom-Reaktion.

Durchführung

Standardisierte Gabe (nach WHO) von 75 Gramm Glukose (oder eines Stärkehydrolysates), gelöst in 300 ml Wasser. Bei Kindern Gabe von 1,75 g/kg Körpergewicht; maximal 75 g. Lösung muss innerhalb von 5 Minuten getrunken werden. Blutentnahmen unmittelbar vor sowie 120 Minuten nach Glukosegabe. Bewertung: Siehe ▶ Altersdiabetes Tab. 1.

α-Glukosidasehemmer

▶ α-Glukosidaseinhibitoren

α-Glukosidaseinhibitoren

Synonyme

α-Glukosidasehemmer.

Englischer Begriff

α-Glucosidase inhibitors.

Definition

Orale Antidiabetika, welche gezielt die postprandiale Hyperglykämie kontrollieren.

Grundlagen

Die α-Glukosidaseinhibitoren agieren als kompetitive Inhibitoren der intestinalen α-Glukosidasen, welche Oligosaccharide in Monosaccharide hydrolysieren. Das führt zu einer Verzögerung der Resorption komplexer Kohlenhydrate mit verminderten postprandialen Glukose- und Insulinspiegeln. In geringerem Ausmaß bewirken diese Medikamente eine Senkung des Nüchternblutzuckerspiegels und des

HbA1c. Der Einsatz dieser Substanzgruppe liegt vor allem in der medikamentösen first-line Monotherapie bei Typ-2 Diabetikern ohne oder mit geringem Übergewicht (BMI < 27 kg/m2). Sie sind aber gleichermaßen auch für die Kombinationstherapie mit anderen oralen Antidiabetika und Insulin geeignet. Medikamente dieser Substanzgruppe sind: ▶ Acarbose und ▶ Miglitol. Bis auf einen sehr selten beobachteten Transaminasenanstieg (bei Acarbose) haben sie ein günstiges Risikoprofil. Die hohe Rate an Therapieabbrechern erklärt sich aus dem gastrointestinalen Nebenwirkungsprofil (Krämpfe, Meteorismus, Durchfall).

Glukosurie

Synonyme

Harnzuckerausscheidung.

Englischer Begriff

Glucosuria.

Definition

Nachweis von Glukose im Harn.
Zum Übertritt von Glukose in den Harn kommt es, wenn der Blutzuckerspiegel die sog. Nierenschwelle überschreitet. Diese liegt bei 160–180 mg/dl. Die Nierenschwelle kann mit zunehmendem Alter deutlich ansteigen. Sehr selten (genetischer Defekt) wird die Nierenschwelle bereits bei normalen Blutzuckerwerten überschritten. Während einer Schwangerschaft kann die Nierenschwelle physiologisch erniedrigt sein, so dass bereits bei normalen Blutzuckerwerten eine Glukosurie auftritt.

Diagnostik

Reduktionsproben, unspezifisch, weitgehend verlassen; heute meist mittels Teststreifen.

Differenzialdiagnose

Vorliegen anderer Monosaccharide wie z.B. Fruktose. Störfaktoren durch Medikamente: Unspezifische Reaktion bei Vitamin C-Ausscheidung bei Einnahme hoher Dosen an Vitamin C.

Bewertung

Urinzuckerbestimmungen sind zur Diagnostik eines Diabetes mellitus wenig geeignet, da nur fortgeschrittenen Stadien, bei Überschreiten der Nierenschwelle, erfasst werden. Heute vorzugsweise durch Blutzuckerbestimmungen ersetzt (auch ▶ Glukose-Toleranztest, oraler).
Zur Erfassung eines Gestationsdiabetes sind Harnzuckerbestimmungen wegen des physiologischen Absinkens der Nierenschwelle während Schwangerschaft sinnlos.
Die quantitative Bestimmung der Harnzuckerausscheidung z.B. im 24-Stunden-Sammelurin zur Beurteilung der Güte einer Diabeteseinstellung heute zugunsten der Blutzuckerselbstkontrolle verlassen.
Fazit: Die Bestimmung der Harnglukose ist weitgehend überflüssig geworden und sollte verlassen werden.

Weiterführende Links

▶ Glykosurie

Glutamatdekarboxylase-antikörper

Synonyme

GAD Antikörper; GADA.

Englischer Begriff

Glutamic acid decarboxylase antibodies.

Definition

Antikörper die gegen die Glutamatdecarboxylase, ein Inselzellprotein, gerichtet sind.

Grundlagen

GADA sind gegen ein 64 kDa Inselzellprotein, die Glutamatdecarboxylase, gerichtet. Zwei GADA Isoformen bestehen, GSD65 und GAD67, die von unterschiedlichen Genen codiert werden. Für den humanen Diabetes mellitus Typ 1 sind ausschließlich GAD65 Antikörper von Bedeutung und treten bei ca. 60–70 % der neumanifestierten Patienten mit Diabetes mellitus Typ 1 oder LADA auf. Zudem werden diese Antikörper bei Patienten mit Stiff-man-Syndrom oder mit polyglandulärem Autoimmunsyndrom detektiert. Die Sensitivität ist im Vergleich zu anderen Autoantikörpern hoch, aber die GADA sind weniger spezifische Marker für einen Diabetes mellitus Typ 1 und sollten deshalb zur Verbesserung der Spezifität mit anderen Antikörpern kombiniert verwendet werden.

Gluteal-femorale Adipositas

▶ Adipositas, gynoider Typ

Glycämie

▶ Glykämie

Glycogenese

▶ Glykogensynthese

Glycogenolyse

▶ Glykogenolyse

Glycogenose, hepatorenale

▶ Glykogenose, Typ I

Glycogenose, Typ I

▶ Glykogenose, Typ I

Glycogenose, Typ II

▶ Glykogenose, Typ II

Glycogenose, Typ III

▶ Glykogenose, Typ III

Glycogenose, Typ IV

▶ Glykogenose, Typ IV

Glycogenose, Typ V

▶ Glykogenose, Typ V

Glycogenose, Typ VI

▶ Glykogenose, Typ VI

Glycogenose, Typ VII

▶ Glykogenose, Typ VII

Glycogenosen

▶ Glykogenosen

Glycosurie

▶ Glykosurie

Glykämie

Synonyme

Blutzucker; Blutzuckerspiegel; Blutzucker-konzentration.

Englischer Begriff

Glycemia.

Definition

Zuckergehalt bzw. Glukosegehalt des Blutes. Der Begriff wird meist im Sinne eines erhöhten Blutzuckergehaltes (Hyperglykämie) verwandt.

Diagnostik

Blutzuckerbestimmung mit enzymatischem Nachweis der Höhe der Glukosekonzentration.

Beachte: Es muss zwischen venöser und kapillärer Plasmaglukose und venöser und kapillärer Vollblutglukose unterschieden werden. Die Werte sind besonders postprandial deutlicher different. (Anmerkung: Der Begriff Plasmaglukose wird im angelsächsischen Sprachraum verwandt. Dort wird offenbar nicht zwischen Serum und Plasma unterschieden, sodass die angesächsische Plasmaglukose der Serumglukose im deutschen Sprachraum entsprechen dürfte.) Blutproben zur Bestimmung von Glukose müssen entweder sofort bearbeitet (enteiweißt) oder mit einem Glykolysehemmer zur Verhinderung des Glukoseabbaues in den Erythrozyten versetzt werden. Glukosebestimmungen aus Serum, das zur Bestimmung üblicher klinisch-chemischer Parameter dient, sind daher sinnlos (und sollten von den Krankenkassen nicht mehr vergütet werden).

Glykane

▶ Polysaccharide

Glykogen

Synonyme

Tierische Stärke.

Grundlagen

Aus Glucosemolekülen bestehendes Polysaccharid; Speicherform als komplexes Kohlenhydrat bei Tier und Mensch. Im Pflanzenreich liegen komplexe Kohlenhydrate als Amylase = Stärke vor.

Die Glucosemoleküle im Glykogen sind 1,4 α-glykosidisch verknüpft mit Verzweigungen durch 1,6 α-glykosidische Bindungen. Durch diese Verknüpfungen können sehr große Glykogenmoleküle hergestellt werden.

Glykogen wird hauptsächlich in der Leber, weniger in der Niere sowie in der Muskulatur gespeichert. Die Muskulatur enthält etwa 200 bis 300 Gramm Glykogen. In der Leber können 50–100 Gramm Glykogen gespeichert werden.

Glykogen stellt einen intrazellulären Speicher für Glucose dar. In der Muskulatur dienen die Glykogen-Vorräte als rasch mobilisierte Energiereserve, indem bei Bedarf durch endständige Abspaltung aus dem Glykogenmolekül Glucose freigesetzt wird. Die Leber nimmt in Abhängigkeit von der Blutzuckerhöhe Glucose auf und deponiert sie als Glykogen (Glykogensynthese) oder gibt Glucose an das Blut ab (Glykogenolyse).

In der Leber dient Glykogen also als rasch verfügbare Glucosereserve, um den Blutzuckerspiegel konstant zu halten, da das Nervensystem (Gehirn) keine Energie speichern kann und auf kontinuierlichen Glucosenachschub aus dem Blut angewiesen ist.

Glykogensynthese und Glykogenolyse in der Leber werden durch zwei unterschiedliche Enzymsysteme gesteuert. Störungen in der Glykogenolyse führen zu Glykogen-Speicherkrankheiten (Glykogenosen Typ I bis IV, und andere. Siehe dort).

Glykogenabbau

▶ Glykogenolyse

Glykogenese

▶ Glykogensynthese

Glykogenolyse

Synonyme

Glykogenabbau.

Englischer Begriff

Glycogenolysis.

Definition

Abbau von Glykogen zu Glukose.

Grundlagen

Die Hauptmenge des Glykogens ist in Leber (bis zu 150 g) und Muskel (bis zu 250 g) gespeichert. Die Leber kann nach einer kohlenhydratreichen Mahlzeit 5–10 % Glykogen enthalten, nach 12–18stündigem Fasten ist sie praktisch glykogenfrei. Der Abbau von Glykogen wird durch die phosphorolytische Spaltung der 1,4-glykosidischen Bindung des Glykogens gestartet. Dabei entsteht Glukose-1-Phosphat. Dieser Schritt ist für die Glykogenolyse reaktionsgeschwindigkeitsbestimmend. In Organen (Leber und Niere), die das Enzym Glukose-6-Phosphatase besitzen, ist der Abbau bis zur Glukose möglich. Bei Glykogenosen treten, durch Enzymdefekte bedingt, krankhafte intrazelluläre Glykogenansammlungen auf. In der hochkomplexen Regulierung des Glykogenstoffwechsels durch Proteinkinasen beeinflussen zum

Beispiel Adrenalin und Glukagon deren Aktivität und erhöhen den Glykogenabbau.

Glykogenose, Typ I

Synonyme

Von-Gierke-Glykogenose; hepatorenale Glykogenose.

Englischer Begriff

Type 1 glycogen storage disease; Gierke's disease; glucose-6-phosphatase deficiency; hepatorenal glycogenosis.

Definition

Durch einen autosomal rezessiv vererbten Mangel von mikrosomaler Glukose-6-Phosphatase bedingte Leber-Glykogenspeicherkrankheit.

Symptome

Die Erkrankung manifestiert sich bereits im Neugeborenenalter durch schwere Hypoglykämien im Nüchternzustand. Auffallend sind im späteren Lebensalter ein puppenhaftes Gesicht, vorgewölbtes Abdomen und Minderwuchs. Die Leber ist durch die Glykogenablagerung stark vergrößert, die Nieren sind ebenfalls vergrößert und zeigen im Frühstadium eine Proteinurie. Des weiteren tritt Hyperurikämie und Hyperlipidämie, vor allem Hypertriglyzeridämie, auf. Gelegentlich besteht eine ausgeprägte Blutungsneigung, die Zahl der Thrombozyten ist erhöht. Bei Infekten besteht die Gefahr des Auftretens von Laktatazidosen. Bei dem Glykogenose Subtyp Ib treten Neutropenie und Granulozytenfunktionsstörungen auf.

Diagnostik

Die Diagnose wird durch die Bestimmung der Aktivität der Glukose-6-Phospatase in der Leber gesichert. Bei der sehr seltenen Typ-Ib-Glykogenose betrifft der Defekt die Glukose-6-Phosphat-Translokase. Die Defekte sind auch auf genetischer Ebene eruierbar; dies erlaubt eine pränatale Diagnostik.

Differenzialdiagnose

Die Abgrenzung gegenüber Muskelglykogenosen ist klinisch möglich, die Unterscheidung zu anderen Leberglykogenosen hingegen erfordert die Enzymbestimmung im Lebergewebe.

Therapie

Kausal

Grundprinzip der Behandlung ist zur Vermeidung der Hypoglykämien eine möglichst kontinuierliche Gabe von Glukose. Dies ist notwendig, da durch den Glukose-6-Phosphatase-Mangel die Bereitstellung freier Glukose weder aus dem Glykogenabbau noch aus der Glukoneogenese aus Proteinen, Fruktose oder Galaktose möglich ist.

Dauertherapie

65–70 % der Kalorien sollen als Oligo- oder Polysaccharide zugeführt werden. Über Nacht kann die kontinuierliche Applikation von Glukose- oder Oligosaccharidlösungen durch eine nasogastrale Sonde mit Dosierpumpe sicher gestellt werden. Die Dosis beträgt 7–10 mg Glukose pro kg Körpergewicht und Minute. Des weiteren kann die kontinuierliche Glukoseversorgung durch die regelmäßige Gabe von nur langsam aufschließbaren Kohlenhydraten erfolgen, z.B. ungekochte Maisstärke in einer Dosierung von zirka zwei Gramm pro kg Körpergewicht und Tag. Die Dosis muss individuell angepasst werden; die Nüchterntoleranz kann hiermit bis auf sieben Stunden ausgedehnt werden. Die Gabe von Saccharose und Fruktose ist nicht erlaubt, von Laktose dürfen nur geringe Mengen verabreicht werden. Durch die ständige Glukosezufuhr werden auch die Sekundärprobleme Hypertriglyzeridämie, Hyperurikämie und Hyperlaktatazidämie therapiert. Bei weiterhin signifikanter Hyperurikämie (siehe ▶ Gicht) wird zusätzlich mit Allopurinol behandelt. Bei Infekten mit Fieber und Erbrechen gibt man zur Vermeidung der Laktatazidose prophylaktisch Glukoselösung und Natriumbikarbonat. Bei dem Glykogenose Subtyp Ib kann die Gabe von GCSF (2–3 μg/kg/24h) notwendig sein.

Operativ/strahlentherapeutisch

Portokavale Shunts bringen keine Verbesserung. Die Indikation zur Lebertransplantation wird vor allem bei Leberadenomen gestellt; die Langzeitkomplikationen sind allerdings bei dieser Patientenpopulation beträchtlich. Nierentransplantationen erfolgen bei Nierenversagen. Eine kombinierte Transplantation ist nur für sehr wenige Patienten sinnvoll.

Prognose

Bei guter Überwachung hat sich die Prognose heutzutage deutlich gebessert. Normales Wachstum wird nur erzielt, wenn Normoglykämie erreicht und Laktatazidosen vermieden werden. Spätkomplikationen sind das Auftreten von Leberadenomen, die maligne entarten können, sowie eine progrediente Niereninsuffizienz.

Literatur

1. Goldberg T, Slonim AE (1993) Nutrition therapy for hepatic glycogen storage diseases. J Am Diet Assoc 93:1423–30
2. Rake JP, Visser G, Labrune P, Leonard JV, Ullrich K, Smit GP, European study on glycogen storage disease type I (ESGSD I) (2002) Guidelines for management of glycogen storage disease type I - European study on glycogen storage disease type I (ESGSD I). Eur J Pediatr 161(Suppl 1):112–9

Glykogenose, Typ II

Synonyme

Pompe-Glykogenose.

Englischer Begriff

Type II glycogen storage disease; Pompe's disease; generalized glycogenosis; acid-maltase deficiency.

Definition

Durch einen autosomal rezessiv vererbten Mangel oder Fehlen von lysosomaler α-1,4-Glukosidase bedingte Muskel-Glykogenspeicherkrankheit.

Symptome

Es lassen sich drei Verlaufsformen unterscheiden. Alle beinhalten eine Myopathie; Manifestationsalter, Progression und Organbeteiligung sind aber unterschiedlich. Bei der infantilen Verlaufsform entwickeln sich bereits im ersten Lebensmonat eine Muskelhypotonie, Makroglossie sowie Herz- und Lebervergrößerung. Die Kinder versterben innerhalb des ersten Lebensjahres an einer progredienten Kardiomyopathie. Bei der juvenilen Form sind die Symptome ähnlich. Die Progredienz der Erkrankung ist aber langsamer, so dass die Patienten meist zwischen dem 15. und 20. Lebensjahr an der durch die Muskelschwäche bedingten Ateminsuffizienz versterben. Bei der adulten Verlaufsform besteht eine langsam progrediente Muskelschwäche (vor allem Stamm und untere Extremitäten), während kardiale Symptome fehlen.

Diagnostik

Das EMG zeigt einen uncharakteristischen Befund, die Kreatinkinase im Serum ist deutlich, die Transaminasen nur gering erhöht. Der Glukosestoffwechsel und die Laktatkonzentration im Serum sind normal. Die Diagnose wird durch den Nachweis des Enzymdefektes und der lysosomalen Glykogenspeicherung gestellt. In der Regel führt man hierzu eine Muskelbiopsie durch, prinzipiell lassen sich die Defekte aber in allen Körperzellen nachweisen.

Differenzialdiagnose

Myotonie, Polymyositis, Muskeldystrophie. Der Nachweis des Enzymdefekts ist differenzialdiagnostisch wegweisend.

Allgemeine Maßnahmen

Diät

Der postulierte positive Effekt einer Diät mit hohem Proteinanteil konnte in Studien bisher nicht gesichert werden.

Therapie

Dauertherapie

Eine kausale Therapie ist nicht möglich, die symptomatische Therapie versucht die Progression der respiratorischen Insuffizienz zu verlangsamen. Die therapeutische Substitution der rekombinanten sauren α-Glukosidase erfolgt in klinischen Studien. Genetische Therapien sind Gegenstand der Forschung.

Prognose

Patienten mit einem infantilem Verlaufstyp versterben innerhalb des ersten Lebensjahres, Patienten mit einem juvenilen Verlaufstyp vor dem 20. Lebensjahr, beim adulten Verlaufstyp ist eine große Varianz bis hin zur nicht eingeschränkten Lebenserwartung zu beobachten.

Literatur

1. Anonym (2000) Glycogen storage disease types 1 and 2: recent developments, management and outcome. Proceedings of an international symposium. Eur J Pediatr 161(Suppl 1):1–123
2. Raben N, Plotz P, Byrne BJ (2002) Acid alpha-glucosidase deficiency (glycogenosis type II, Pompe disease). Curr Mol Med 2:145–66
3. Reuser AJ, Kroos MA, Hermans MM, Bijvoet AG, Verbeet MP, Van Diggelen OP, Kleijer WJ, Van der Ploeg AT (1995) Glycogenosis type II (acid maltase deficiency). Muscle Nerve 3:61–9

Glykogenose, Typ III

Synonyme

Cori-Glykogenose; Forbes-Glykogenose; Grenzdextrinose.

Englischer Begriff

Type III glycogen storage disease; Forbes' disease; debrancher deficiency; limit dextrinosis.

Definition

Durch einen autosomal rezessiv vererbten Defekt der 4-α-Glukanotransferase und der Amylo-1,6-Glukosidase bedingte relativ milde verlaufende Leber-Glykogenspeicherkrankheit.

Symptome

Bereits im Kindesalter findet sich eine ausgeprägte Hepatomegalie; sie ist aber geringer ausgebildet als bei der Typ-I-Glykogenose. Die Transaminasen sind deutlich erhöht. Hypoglykämien treten auf, sind aber milder als bei der Typ-I-Glykogenose, da die Glukoneogenese nicht beeinträchtigt ist und ein geringgradiger Glykogenabbau möglich ist. Laktatazidose und Hyperurikämie treten nicht auf. Selten ist auch die Muskulatur von dem Enzymdefekt betroffen; dann treten mit zunehmendem Alter Muskelhypotonie und Kardiomegalie auf.

Diagnostik

Die Diagnose wird durch den Nachweis des Enzymdefektes im Leberpunktat gesichert. Hinweisend ist der Befund, dass Glukagongabe nach einer Mahlzeit zu einem Blutzuckeranstieg führt, während nach einer Fastenperiode durch Glukagon kein Blutzuckeranstieg auslösbar ist.

Differenzialdiagnose

Die Abgrenzung gegenüber Muskelglykogenosen ist klinisch möglich, die Unterscheidung zu anderen Leberglykogenosen hingegen erfordert die Enzymbestimmung im Lebergewebe. Das Fehlen von Laktatazidose und Hyperurikämie gibt einen differenzialdiagnostischen Hinweis bei der Abgrenzung gegen die Typ-I-Glykogenose.

Therapie

Kausal

Grundprinzip der Behandlung ist zur Vermeidung der Hypoglykämien eine möglichst kontinuierliche Gabe von Glukose durch häufige kohlenhydratreiche Mahlzeiten. Im Prinzip wird die Behandlung wie bei einer Typ-I-Glykogenose durchgeführt; aber wegen der geringeren Hypoglykämieneigung müssen die Therapiemaßnahmen nicht so streng gehandhabt werden. Bei Muskelbeteiligung wird eine proteinreiche Kost empfohlen. Proteine in hoher Konzentration können die Glukosebildung stimulieren, da die Glukoneogenese intakt ist.

Prognose

Die Prognose ist deutlich besser als bei der Typ-I-Glykogenose.

Glykogenose, Typ IV

Synonyme

Andersen-Glykogenose; Amylopektinose.

Englischer Begriff

Type IV glycogen storage disease; Andersen's disease; brancher deficiency glycogenosis.

Definition

Durch einen autosomal rezessiv vererbten Defekt der Amylo-1,4-1,6-Transglukosidase bedingte, letal verlaufende, sehr seltene Leber-Glykogenspeicherkrankheit.

Grundlagen

Bereits in den ersten Lebensmonaten manifestiert sich eine progressiv verlaufende Leberzirrhose; Hypoglykämien treten nicht auf. Begleitend besteht eine Wachstumsverzögerung und teilweise eine extreme Hypotonie der Muskeln. Die Diagnose wird durch den Nachweis des Enzymdefektes im Leberpunktat gesichert. Eine

pränatale Diagnosestellung ist möglich. Die Prognose ist sehr schlecht; die betroffenen Personen versterben im Kindesalter. Eine effektive Therapie gibt es nicht.

Glykogenose, Typ V

Synonyme

McArdle-Glykogenose.

Englischer Begriff

Type V glycogen storage disease; McArdle's disease; McArdle-Schmid-Pearson disease; muscle phosphorylase deficiency.

Definition

Durch einen autosomal rezessiv vererbten Mangel der Muskelphosphorylase bedingte, mild verlaufende Muskel-Glykogenspeicherkrankheit.

Grundlagen

Die Erkrankung manifestiert sich meist im frühen Erwachsenenalter. Nach kurzer, intensiver körperlicher Belastung bemerken die Patienten eine Muskelschwäche, Schmerzen und Krämpfe. Geringe, auch lang andauernde Belastung wird hingegen gut vertragen, da hierbei der Abbau von Fettsäuren Energie für die Muskelkontraktion liefert. Die Kreatinkinase ist nach Belastung deutlich erhöht; ebenso steigt die Ammonium- und Harnsäurekonzentration an, Laktat hingegen nicht. Die Diagnose wird durch den Nachweis der verminderten Enzymaktivität im Muskelbiopsat gestellt. Therapeutisch muss der Patient kurze, starke körperliche Belastungen vermeiden. Die Gabe von Glukose vor starker körperlicher Belastung kann die Symptome reduzieren. Eine spezifische Therapie der Erkrankung ist nicht nötig. Die Lebenserwartung ist in der Regel nicht eingeschränkt.

Glykogenose, Typ VI

Synonyme

Hers-Glykogenose.

Englischer Begriff

Type VI glycogen storage disease; Hers' disease; hepatic phosphorylase deficiency.

Definition

Durch einen X-chromosomal vererbten Mangel der VIa-Phosphorylase-b-Kinase bzw. autosomal rezessiv vererbten Mangel der VIb-Phosphorylase bedingte Leber-Glykogenspeicherkrankheit.

Grundlagen

Es handelt sich um eine symptomarm verlaufende Glykogenspeicherkrankheit. Neben einer ausgeprägten Hepatomegalie wird eine Wachstumsretardierung beobachtet. Die Transaminasen können leicht erhöht sein, eine diskrete Neigung zu Hypoglykämien und Hyperlipidämie wird beobachtet. Die Symptomatik ist im Erwachsenenalter rückläufig. Die Diagnose wird durch den Nachweis des Enzymdefektes in der Leber gesichert. Pränatale Diagnosestellung ist möglich. Bei asymptomatischem Verlauf ist keine Therapie nötig. Ansonsten ist das Grundprinzip der Behandlung die Vermeidung von Hypoglykämien. Eine möglichst kontinuierliche Gabe von Glukose durch häufige kohlenhydratreiche Mahlzeiten wird angestrebt. Im Prinzip wird die Behandlung wie bei einer Typ-III-Glykogenose durchgeführt; aber wegen der geringeren Hypoglykämieneigung müssen die Therapiemaßnahmen nicht so streng gehandhabt werden.

Glykogenose, Typ VII

Synonyme

Tauri-Glykogenose.

Englischer Begriff

Type VII glycogen storage disease; Tauri disease; muscle phosphofructokinase deficiency.

Definition

Durch einen autosomal rezessiv vererbten Mangel des Phosphofruktokinase-Muskelisoenzyms bedingte seltene Muskel-Glykogenspeicherkrankheit.

Grundlagen

Die Erkrankung verläuft in der Regel mild und manifestiert sich meist im Erwachsenenalter. Nach kurzer, intensiver körperlicher Belastung bemerken die Patienten eine Muskelschwäche, Schmerzen und Krämpfe. Geringe, auch lang andauernde Belastung wird hingegen gut vertragen, da hierbei der Abbau von Fettsäuren Energie für die Muskelkontraktion liefert. Die Kreatinkinase ist nach Belastung deutlich erhöht, Laktat hingegen nicht. Des weiteren haben die Patienten eine diskrete hämolytische Anämie. Die Diagnose wird durch den Nachweis der verminderten Enzymaktivität im Muskelbiopsat gestellt. Therapeutisch muss der Patient kurze, starke körperliche Belastungen vermeiden. Die Gabe von Glukose vor starker körperlicher Belastung kann die Symptome reduzieren. Eine spezifische Therapie der Erkrankung ist nicht nötig. Die Lebenserwartung ist in der Regel nicht eingeschränkt.

Glykogenosen

Synonyme

Glykogenspeicherkrankheiten.

Englischer Begriff

Glycogenosis; glycogen storage disease; dextrinosis.

Definition

Bei den Glykogenosen handelt es sich um vererbbare Stoffwechselkrankheiten, bei denen durch Enzymdefekte bedingt normal oder pathologisch strukturiertes Glykogen vermehrt intrazellulär gespeichert wird. Entsprechend dem Enzymdefekt werden sieben verschiedene Typen der Krankheit unterschieden (siehe Glykogenose, Typ I–VII).

Symptome

Leber- und Muskel-Glykogenosen können unterschieden werden. Leitsymptom der ersteren sind Hypoglykämien. Eine Hepatomegalie wird regelhaft beobachtet. Bei den Muskelglykogenosen tritt eine verminderte Muskelkontraktionsfähigkeit auf.

Diagnostik

Abgesehen von der Typ-IV-Glykogenose, die X-chromosomal vererbt wird, ist der Erbgang autosomal rezessiv. Die definitive Diagnosestellung erfolgt durch Bestimmung der entsprechenden Enzymaktivität im Leber- oder Muskelbiopsat. Pränatale Diagnostik ist möglich. Belastungstests – oraler Glukosetoleranztest (Laktaterniedrigung bei Typ I), oraler Galaktosetoleranztest (Laktatanstieg bei Typ III), Glukagonbelastung (Glukoseverminderung, Laktatanstieg bei Typ I, III), Exercise-Test (fehlender Laktatanstieg bei Typ V, VII) – sind nur in Einzelfällen notwendig und hilfreich.

Differenzialdiagnose

Die Abgrenzung von Leber- gegenüber Muskelglykogenosen ist meist klinisch möglich, die definitive Diagnose hingegen erfordert die Enzymbestimmung im Biopsat.

Therapie

Siehe Tab. 1.

Kausal

Grundprinzip der Behandlung von Leberglykogenosen ist zur Vermeidung der Hypoglykämien eine möglichst kontinuierliche Gabe von Glukose durch häufige kohlenhydratreiche Mahlzeiten. In Abhängigkeit von der Ausprägung der Symptome müssen die Therapiemaßnahmen unterschiedlich intensiv durchgeführt werden. Bei den Muskelglykogenosen wird bei Typ II symptomatisch-orientiert versucht, die Progression der respiratorischen Insuffizienz zu verlangsamen. Bei den anderen Muskelglykogenosen wird der Patient angehalten, kurze, starke körperliche Belastungen zu vermeiden. Die Gabe von Glukose vor starker körperlicher Belastung kann die Symptome reduzieren. Eine spezifische Therapie dieser Muskel-Erkrankungen ist nicht möglich. Die spezifischen therapeutischen Besonderheiten sind bei den entsprechenden Glykogenosen Typ I–VII erwähnt. Die Betreuung und Diätberatung sollte in Spezialambulanzen erfolgen.

Prognose

Die Prognose der Erkrankung ist innerhalb der sieben Glykogenosetypen sehr verschieden. So versterben bei der infantilen Form der Glykogenose Typ II die Kinder zumeist bereits im ersten Lebensjahr, während einige Muskelglykogenosen sicher unterdiagnostiziert sind, da sie wegen ihrer Symptomarmut nicht entdeckt werden und die Lebenserwartung nicht beeinträchtigt ist.

Literatur

1. Anonym (2000) Glycogen storage disease types 1 and 2: recent developments, management and outcome. Proceedings of an international symposium. Eur J Pediatr 161(Suppl 1):1–123
2. Goldberg T, Slonim AE (1993) Nutrition therapy for hepatic glycogen storage diseases. J Am Diet Assoc 93:1423–30
3. Rake JP, Visser G, Labrune P, Leonard JV, Ullrich K, Smit GP, European study on glycogen storage disease type I (ESGSD I) (2002) Guidelines for management of glycogen storage disease type I - European study on glycogen storage disease type I (ESGSD I). Eur J Pediatr 161(Suppl 1):112–19

G

Glykogenosen, Tabelle 1   Charakteristika und Therapie der Glykogenosen Typ I–VII

Krankheit	Enzymdefekt	Labor	Symptome	Therapie
Typ I (von Gierke)	Glukose-6-Phosphatase	Schwere Hypoglykämien, Laktatazidose, Hyperurikämie, Hyperlipidämie	Hepato- und Nephromegalie, Kleinwuchs, hämorrhagische Diathese, Leberadenome	Häufige Nahrungszufuhr (alle 2–3 Stunden), hoher Anteil von Kohlenhydraten, evtl. Bikarbonat, Allopurinol; Typ 1b GCSF
Typ II (Pompe)	lysosomale α-1,4-Glukosidase	Erhöhte Kreatinkinase, keine Hypoglykämie	Kardiomegalie, progressive Muskelhypotonie, Hepatomegalie	keine kausale Therapie möglich; symptomatische Progressionshemmung der respiratorischen Insuffizienz
Typ III (Corl, Forbes)	4-α-Glukanotransferase, Amylo-1,6-Glukosidase	Hypoglykämie, Hyperlipidämie, Laktat und Harnsäure normal	Hepatomegalie, teilweise milde Muskelhypotonie	Häufige Nahrungszufuhr, hoher Anteil von Kohlenhydraten, Milchprodukte und Früchte ohne Restriktion
Typ IV (Andersen)	Amylo-1,4–1,6-Transglukosidase	Keine Hypoglykämie	Wachstumsverzögerung, Leberzirrhose im Kindesalter	Keine effektive Therapie möglich; gegebenenfalls Lebertransplantation
Typ V (McArdle)	Muskelphosphorylase	Erhöhte Kreatinkinase nach Anstrengung, Myoglobinurien	Muskelschwäche, -schmerz, Muskelkrämpfe nach kurzer, starker Anstrengung	Vermeidung von starker Muskelarbeit; Glukose oder Fruktose vor Muskelbelastung
Typ VI (Hers)	VIa-Phosphorylase-b-Kinase bzw. VIb-Phosphorylase	Milde Hypoglykämieneigung, Hyperlipidämie	Hepatomegalie	Häufige Nahrungszufuhr, hoher Anteil von Kohlenhydraten; oft nur geringe Behandlungsintensität nötig
Typ VII (Tauri)	Phosphofruktokinase	Erhöhte Kreatinkinase nach Anstrengung, milde hämolytische Anämie	Muskelschwäche, -schmerz, Muskelkrämpfe nach kurzer, starker Anstrengung	Vermeidung von starker Muskelarbeit; Glukose oder Fruktose vor Muskelbelastung

Glykogenspeicherkrankheiten

▶ Glykogenosen

Glykogensynthese

Englischer Begriff

Synthesis of glycogene.

Definition

Synthese von Glykogen aus Glukosebausteinen vorwiegend in der Leber.

Glykosurie

Synonyme

Glukosurie.

Englischer Begriff

Glycosuria.

Definition

Erhöhte Ausscheidung von Glukose im Harn.

Grundlagen

Glykosurie bezeichnet eine erhöhte Glukoseausscheidung im Harn. Die glomerulär filtrierte Glukose wird nahezu vollständig im proximalen Tubulus rückresorbiert. Die physiologische Glykosurie beträgt im Mittel 15 mg/dl = 0,8 mmol/l. Sie verhält sich proportional zur Blutglukose bis zu einem Wert von ca. 150–180 mg/dl = 8,3–10 mmol/l (Nierenschwelle). Bei höherem Blutglukosespiegel steigt die Glykosurie exponentiell an. Der Nachweis erfolgt im klinischen Alltag semiquantitativ durch Teststreifen. Falsch negative Ergebnisse sind durch bakteriellen Glukoseabbau bei längerem Stehenlassen zu erwarten.

Neben dem Diabetes mellitus sind noch renale Störungen mit erhöhter Glykosurie bei normalem Blutzuckergehalt bekannt. Störungen der tubulären Rückresorption können angeboren sein, wie z.B. De Toni-Debré-Fanconi-Syndrom, oder erworben im Rahmen von organischen Nierenschädigungen.

GNAS1-Gendefekt

▶ $G_s\alpha$-Defekt

GnRH

▶ Gonadotropin-Releasing-Hormon

GnRH-Agonisten

Synonyme

GnRH-Analoga; LH-RH-Agonisten.

Englischer Begriff

GnRH-agonists.

Definition

Synthetisch hergestellter GnRH-Agonist, welcher eine gleichartige Wirkung wie das physiologische hypothalamische Releasing-Hormon besitzt.

Grundlagen

Die Wirkstärke ist deutlich erhöht durch die verzögerte Inaktivierung durch Amidasen. Die chronische Überstimulierung durch das GnRH-Analogon führt zu einer reversiblen Down-regulation des GnRH-Rezeptors und so zu einer Suppression der Gonadotropinsekretion und somit zur Supprimierung der Sexualhormone in den Gonaden.

Indikationen für die Gabe von GnRH-Agonisten sind z.B. die Therapie des Hirsutismus bei ovariell bedingter Hyperandrogenämie wie beim Polyzystischen Ovar-Syndrom oder der Kinderwunsch bei Patienten mit hypogonadotropem Hypogonadismus (z.B. Kallmann-Syndrom), Mamma- und Prostatakarzinom, Endometriose.

Weiterführende Links

▶ Gonadotropin-Releasing-Hormon-Analoga

GnRH-Analoga

▶ GnRH-Agonisten
▶ Gonadotropin-Releasing-Hormon-Analoga

GnRH-Test

▶ Gonadotropintest
▶ LHRH-Test

Goitrogen

▶ strumigene Substanzen

Gonadarche

Synonyme

Beginn der Pubertät.

Englischer Begriff

Gonadarche.

Definition

Beginn der Hormonproduktion der Keimdrüsen in der Pubertät.

Grundlagen

Der Beginn der Pubertät wird von einer
Reduktion der zentralen Hemmung des
ZNS auf den hypothalamischen Pulsgenerator eingeleitet und die Empfindlichkeit
des negativen Rückkopplungsmechanismus nimmt ab. Die im Rahmen der zuvor
begonnenen Adrenarche erhöht gebildeten
adrenalen Androgene verstärken im Hypothalamus die pulsatile GnRH-Sekretion.
Erstes Zeichen der bevorstehenden Pubertät ist der Anstieg der Amplitude und der
Frequenz der hypophysären LH-Sekretion,
was dadurch möglich wird. Zwischen dem
9.–11. Lebensjahr steigen dann die Serumkonzentrationen von LH und FSH an. Es
kommt zum Übergang von der schlafin-
duzierten GnRH-Sekretion zur erhöhten
tonischen und pulsatilen LH-Freisetzung
mit höheren Amplituden.

Im Ovar:

- Einsetzen der ovariellen Östrogensekre-
  tion
- Bildung von FSH-Rezeptoren in den
  Granulosazellen
- Bildung von LH-Rezeptoren in den The-
  ka interna Zellen
- Synthese von Testosteron und Andros-
  tendion in den Zellen der Theka interna
  unter Einfluss von LH
- Umwandlung der Androgene in Östroge-
  ne durch vermehrte Aktivität der Aroma-
  tase (Testosteron-A-Ring-Reduktase)
- Zunehmende Häufigkeit biphasischer
  Menstruationszyklen.

Im Hoden:

- Testosteron wir unter LH-Einfluss in den
  Leydig-Zellen der Hoden produziert.

- Als erstes Pubertätszeichen wird bei den
  Knaben das Hodenvolumen von 1–2 ml
  ab dem 10. Lebensjahr auf 3–8 ml noch
  vor dem Auftreten der ersten Schamhaare
  ansteigen. Am Ende der Pubertät wird die
  endgültige Größe von 10–25 ml erreicht.
  Im Hoden kommt es unter FSH-Einfluss
  zur Entwicklung der Samenkanälchen
  und Initiierung der Spermatogenese. Auf
  den die Keimzellen umgebenden Sertolizellen befinden sich entsprechende
  Rezeptoren für FSH. Die Aufrechterhaltung der Spermatogenese verlangt hohe
  intratestikuläre Androgenspiegel, die
  durch die LH-Sekretion gewährleistet
  werden.

Gonadenagenesie

Englischer Begriff

Gonadal agenesis.

Definition

Fehlende Gonadenanlage. Die Gonadenagenesie kommt extrem selten vor, ist
sowohl bei weiblichem als auch bei männlichem Karyotyp beobachtet worden und
könnte durch Regression von Mittellinien-
strukturen während der Embryonalentwicklung entstehen. Je nach Karyotyp können
die Patienten verschiedene Phänotypen
haben: männlich, weiblich oder partiell
intersexuelle Bilder.

Gonadendysgenesie

Synonyme

Ovarialhypoplasie.

Englischer Begriff

Gonadal dysgenesis.

Definition

Störung der Gonadenentwicklung, die zu einer Störung der Entwicklung des äußeren Genitale führen kann.; Oberbegriff für Ullrich-Turner-Syndrom, Klinefelter-Syndrom, Swyer-Syndrom, reine oder gemischte Gonadendysgenesie und testikuläre Dysgenesie.

Gemischte Gonadendysgenesie (engl: mixed gonadal dysgenesis): Relativ häufige Störung der Geschlechtsdifferenzierung, bei der ein Hoden und auf der anderen Seite eine Stranggonade vorliegt; meist findet man ein 45 X0/46 XY Mosaik; trotz des Vorhandenseins eines Hodens kommt es zu inkompletter Maskulinisierung mit Fehlbildung des äußeren Geschlechts [alle Formen der Hypospadie] und der Hoden verbleibt meist intraabdominell [Bauchhöhle]; fast immer findet sich eine Vagina, ein Uterus und ein Eileiter.

Reine Gonadendysgenesie (engl: pure gonadal dysgenesis): Es liegen beidseitig Stranggonaden [Bindegewebssträge ohne Keimepithel und ohne Hormonproduktion] vor; das äußere Geschlecht ist komplett weiblich, karyotypisch handelt es sich um Männer [46 XY] oder Frauen [46 XX]; während der Pubertät kommt es wegen der fehlenden Hormonbildung nicht zu einer Feminisierung; wegen des erhöhten Tumorrisikos müssen die Stranggonaden entfernt werden.

Symptome

Zentrales Symptom aller Gonadendysgenesien ist die Pubertas tarda beim Mädchen (> 13 LJ keine Pubertätszeichen sichtbar). Hierfür können eine konstitutionelle Entwicklungsverzögerung, eine Störung der Hypothalamus/Hypophysenfunktion, der Gonadenfunktion verantwortlich sein.

Bei inkompletter gemischter Gonadendysgenesie (Karyotyp 46 XY/X0): Individuell sehr unterschiedliche Differenzierungsstörung, welche auf beiden Seiten gleich oder häufiger seitendifferent und asymmetrisch vorkommen kann. Das Spektrum reicht von einseitig normal differenzierten und kontralateral dysgenetischen Hoden bis zur kompletten Gonadendysgenesie mit beidseits bindegewebigen Strängen. Klinisch findet sich in mehr als 50 % ein weiblicher Phänotyp mit mehr oder weniger ausgeprägten Zeichen der Virilisierung. Eine Pubertätsentwicklung tritt bei Patientinnen mit weiblichem Phänotyp und beidseits Stranggonaden nicht ein.

Ullrich-Turner-Syndrom: Die Häufigkeit eines partiellen oder totalen Verlusts eines X-Chromosoms wird mit 1:2500–1:3000 für lebendgeborene Mädchen angegeben. Bei Spontanaborten findet sich ein partieller oder totaler X-Verlust jedoch in 4 %, so dass anzunehmen ist, dass diese Karyotypen zu einer erhöhten Spontanabortrate prädisponieren. Ein Mosaik wird in verschiedenen Untersuchungsserien bei 31–82 % gefunden. Im Einzelnen ist es extrem schwierig, ein Mosaik auszuschließen, ohne eine große Anzahl von Mitosen in verschiedenen Geweben zu untersuchen. In nahezu 100 % der Mädchen mit Ullrich-Turner-Syndrom findet sich ein Kleinwuchs, häufige weitere Symptome betreffen das Skelettsystem, das Lymphgefäßsystem, den kardiovaskulären Bereich, das Gastrointestinum sowie endokrinologische Probleme. Die psychointellektuelle Entwicklung der Patientinnen ist normal bis auf Störungen in Einzelbereichen (Perzeption, visomotorische Koordination, motorisches Lernen). Siehe Tab. 1.

Komplette, sog. reine Gonadendysgenesie (Karyotyp 46 XX oder 46 XY; Swyer-Syndrom): Mädchen mit reiner Gonadendysgenesie sind von normaler Körpergröße oder hochwüchsig. Die pubertäre Brustentwicklung ist nur gering oder fehlend. Da die Stranggonaden weder Testosteron noch Anti-Müller-Hormon bilden, sind äußere und innere Genitalien normal weiblich ausgebildet. Mädchen mit einem Karyotyp 46 XY tragen ein erhöhtes Risiko, gonadale Tumoren zu entwickeln. Die Stranggona-

G

Gonadendysgenesie, Tabelle 1 Klinische Symptome beim Ullrich-Turner-Syndrom.

Symptom	Relative Häufigkeit
Minderwuchs	Fast 100 %
Schildthorax	80 %
Hypoplastische Nägel	77 %
Cubitus valgus	65 %
Flügelfell	55 %
Multiple Pigmentnaevi	52 %
Kardiovaskuläre Anomalien	30 %
Aortenisthmusstenose	20 %
Nierenfehlbildung	35 %
Lymphödem	39 %

den müssen daher entfernt werden. Labor: Erhöhte Gonadotropine bei niedrig pubertären Estradiolspiegeln.

17-α-Hydroxylasemangel: Bei diesem seltenen Enzymdefekt, welcher zu Nebennereninsuffizienz, arterieller Hypertonie und einer gestörten Bildung gonadaler Steroide (Östrogene und Androgene) führt, handelt es sich eigentlich nicht um eine Erkrankung des Ovars. Bei Mädchen mit 46 XX Karyotyp findet sich ein weiblicher Phänotyp, sekundäre Geschlechtsmerkmale (Brustentwicklung, Scham- und Axillabehaarung) bilden sich jedoch nicht aus. Mädchen mit einem Karyotyp 46 XY zeigen ebenfalls einen weiblichen Phänotyp mit Sinus urogenitalis und fehlenden Müller-Strukturen. Im Gegensatz zu Mädchen mit einer Androgeninsensitivität (testikuläre Feminisierung) bleibt hier die Brustentwicklung aus.

Diagnostik

Bestimmung der Gonadotropine, sind diese erhöht, immer Chromosomenanalyse um Gonadendysgenesie auszuschließen. Bei niedrigen Gonadotropinwerten und fehlender Stimulierbarkeit sollten chronisch zehrende Erkrankungen (Anorexia nervosa, Bulimie, schwere internistische Systemerkrankungen) aber auch Hypophysenerkrankungen (Kallmann-Syndrom, isolierter oder generalisierter Hypogonadismus, Kraniopharyngeom, Fehlbildungen im Bereich der Hypophyse und des Hypothalamus (Arachnoidalzyste, „empty sella") durch weiterführende endokrinologische Hypophysenfunktionstests und Bildgebung (Dünnschicht NMR der Sellaregion) ausgeschlossen werden.

Immer Ultraschalluntersuchung des inneren Genitale. Uterus in präpubertärer Größe, Stranggonaden meist nicht darstellbar. Bei einer gemischten Gonadendysgenesie lässt sich häufig abdominell bzw. inguinal eine Gonade nachweisen, bei der es sich meist um einen Testis handelt.

Bestimmung von ACTH und DHEAS: Bei normalen Werten wahrscheinlich intakte Nebennierenfunktion.

Bestimmung von Progesteron, evtl. auch Pregnenolon und Desoxykortikosteron: Im Zusammenhang mit einem arteriellen Hypertonus würden erhöhte Werte einen 17-α-Hydroxylasemangel bestätigen.

Differenzialdiagnose

- Normvariante: Konstitutionelle Entwicklungsverzögerung
- Hypothalamische Störungen: kongenital (isolierter GnRH-Mangel, ohne Anosmie, mit Anosmie (Kallmann-Syndrom) GnRH- und GHRH-Mangel:(genetischer Hypopituitarismus, septooptikale Dysplasie)
- Tumoren, Zysten, Granulomata, Traumen
- Assoziation mit Prader-Willi-Labhardt-Syndrom oder Laurence-Moon-Biedl-Syndrom
- Hypophysäre Störung: kongenital: Aplasie der Hypophyse, des Hypophysenstiels, genetischwer Hypopituitarismus, Tumoren, Zysten (Prolaktinom, destruktive Läsion), Trauma Radiatio, Autoimmunhypophysitis

Gonadendysgenesie, Tabelle 2 Substitution von Sexualsteroiden bei weiblichem Hypogonadismus. Beginn mit einem Skelettalter von 11–12 Jahren*.

Zeitraum	Präparat	Dosierung
0–6 Monate	Östradiolvalerat	0,2 mg/Tag
6–12 Monate	Östradiolvalerat	0,5 mg/Tag
Oder		
0–6 Monate	Konjug. Östrogene	0,3 mg/Tag
6 Monate	Konjug. Östrogene	0,6 mg/Tag
2. Therapiejahr	Östradiolvalerat Chlormadinonazetat	1,0 mg/Tag Tag 1–25 2,0 mg/Tag Tag 14–25
Oder		
2. Therapiejahr	Konjug. Östrogene Chlormadinonazetat	0,9 mg/Tag Tag 1–25 2,0 mg/Tag Tag 14–25
3. Therapiejahr	Östradiolvalerat Chlormadinonazetat	1,5 mg/Tag Tag 1–25 2,0 mg/Tag Tag 14–25
Oder		
3. Therapiejahr	Konjug. Östrogene Chlormadinonazetat	1,25 mg/Tag Tag 1–25 2,0 mg/Tag Tag 14–25
Danach		
Ab 4. Therapiejahr	Übergang auf Substitution mit Cycloprogynova Trisequens Trisequens forte	2 mg Estradiolvalerat Norgestrel 0,5 mg Estradiol 1 mg (2 mg) Norethisteronazetat:1 mg Estradiol 4 mg (2 mg) Norethisteronazetat 1 mg
Äquivalenzdosen	Östradiolvalerat Konjug. Östrogene Ethinyl-Östradiol	2 mg 0,6–1,25 mg 0,02 mg

* Nach Nawroth PP, Ziegler RUH (2000)

- Gonadale Störungen: kongenital (reine Gonadendysgenesie, gemischte Gonadendysgenesie, Ullrich-Turner-Syndrom, 17-α-Hydroxylasemangel, Aromatasemangel) Trauma, Radiatio, Chemotherapie, Chirurgie, Mumpsoophoritis, infiltrative Prozesse der Ovarien (Tbc, Mukopolysaccharidose), Autoimmun: Atrophie der Ovarien.

Therapie

Bei Mädchen besteht nach der Abklärung der zugrunde liegenden Störung die Therapie in einer Substitution mit natürlichen oder konjugierten Östrogenen in ansteigender Dosis, beginnend bei einem Skelettalter von 11–12 Jahren (siehe Tab. 2). Nach 2–3 Jahren kann auf eine zyklische Therapie mit einer Östrogen-Gestagen-Kombination übergegangen werden.

Bei Patientinnen mit Ullrich-Turner-Syndrom kann das Körperwachstum und die Erwachsenengröße durch die Therapie mit rekombinantem Wachstumshormon in pharmakologischen Dosen (u.U. in Kombination mit Oxandrolon in niedriger Dosis) in vielen Fällen verbessert werden. Hier gilt der Grundsatz, dass Oxandrolon nicht vor einem Skelettalter von 9–11 Jahren eingesetzt werden soll. Eine zusätzliche Substitution mit Östrogenen sollte auch hier bei einem Skelettalter von 11–12 Jahren beginnen.

Dauertherapie

Siehe oben.

Operativ/strahlentherapeutisch

Operative Entfernung der Stranggonaden.

Nachsorge

Lebenslange regelmäßige Kontrollen durch Frauenarzt und Endokrinologen notwendig.

Literatur

1. Nawroth PP, Ziegler RUH (2000) Konstitutionelle Entwicklungsverzögerung und Pubertas tarda. In: Nawroth PP, Ziegler RUH (Hrsg) Klinische Endokrinologie und Stoffwechsel. Springer-Verlag, Berlin Heidelberg New York
2. Sinnecker GHG (1999) Störung der Keimdrüsen und der sexuellen Entwicklung. In: Kruse K (Hrsg) Pädiatrische Endokrinologie. Thieme Verlag, Stuttgart
3. Reuter P (2004) Springer Lexikon Medizin. Springer-Verlag, Berlin Heidelberg New York

Gonadendysgenesie 46,XX

Englischer Begriff

Gonadal dysgenesis.

Definition

Syndrom mit fehlender/unvollständiger Pubertätsentwicklung und Amenorrhoe infolge einer primären Anlagestörung der weiblichen Gonaden (bindegewebige Stränge, Stranggonaden). Karyotyp, inneres und äußeres Genitale sind weiblich.

Symptome

Fehlende Pubertät im 14. Lebensjahr, primäre Amenorrhoe, eunuchoider Habitus.

Diagnostik

Normale Chromosomenanalyse, Sonographisch Nachweis von Müllerschen Strukturen (normal angelegter Uterus und Tuben), LH, FSH im Serum erhöht.

Differenzialdiagnose

Ullrich-Turner-Syndrom, Androgenresistenz.

Therapie

Dauertherapie

Induktion der Pubertät bei Knochenalter 11–12 Jahre mit Östrogen, dann zyklische Östrogen/Gestagen-Substitution. Behandlungsziel: Ausbildung der sekundären Geschlechtsmerkmale, regelmäßiger Zyklus, Prävention der Osteoporose. Siehe Abb. 1.

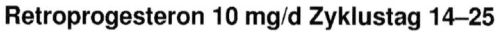

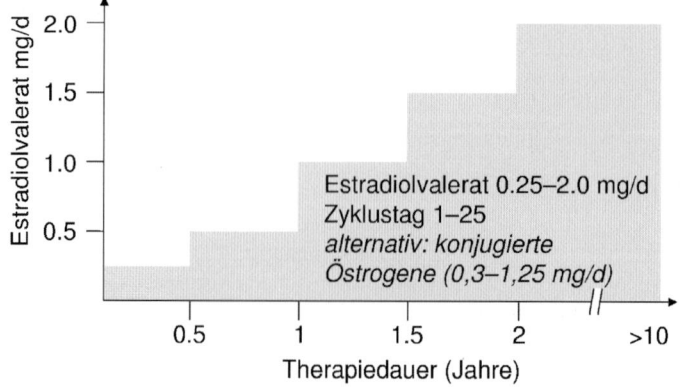

Gonadendysgenesie 46,XX, Abb. 1 Therapie der Gonadendysgenesie 46,XX (Beginn 11.–12. Lebensjahr).

Bewertung

Wirksamkeit

Sexualhormonsubstitution wirksam zur Induktion der sekundären Geschlechtsmerkmale und Prävention der Osteoporose.

Verträglichkeit

Gut.

Nachsorge

Osteoporoseprävention durch regelmäßige Östrogen/Gestagensubstitution.

Prognose

Infertilität, in vitro Fertilisation möglich.

Literatur

1. Meyers CM, et al. (1996) Gonadal (ovarian) dysgenesis in 46,XX individuals: frequency of the autosomal recessive form. Am J Med Genet 63(4):518–24
2. Simpson JL, et al (1999) Ovarian differentiation and gonadal failure. Am J Med Genet 89(4):186–200

Gonadendysgenesie 46XY, Swyer-Syndrom

Synonyme

Komplette Gonadendysgenesie.

Englischer Begriff

Gonadal dysgenesis.

Definition

Heterogene Störung der sexuellen Differenzierung. Phänotyp weiblich (inneres und äußeres Genitale), fehlende/inkomplette Pubertätsentwicklung und primäre Amenorrhoe, Karyotyp 46XY.

Symptome

Fehlende Pubertät, primäre Amenorrhoe, bei inkompletten Formen intersexuelles äußeres Genitale.

Diagnostik

Chromosomenanalyse 46XY, z.T. Mutation im SRY-Gen nachweisbar. Sonographisch Nachweis von Müllerschen Strukturen (Uterus, Tuben). LH, FSH im Serum erhöht infolge der primären Gonadeninsuffizienz.

Differenzialdiagnose

Androgenresistenz.

Therapie

Kausal

Frühzeitige Gonadektomie wegen des erhöhten Entartungsrisikos der Stranggonaden. Danach Induktion der Pubertät mit Östrogen und zyklische Östrogen/Gestagen-Substitution (siehe ▶ Gonadendysgenesie 46,XX, Abb. 1). Bei männlichen Individuen Testosteron zur Induktion der sekundären Geschlechtsmerkmale z.B. Testosteronenanthate/-propionat 50 mg/Monat i.m., halbjährlich steigern bis zur Erhaltungsdosis 250 mg/Monat i.m. oder Testosteronundecanoat oral Beginn mit 1×40 mg/Tag und steigern innerhalb von 2 Jahren auf 3×40 mg/Tag.

Prognose

Infertilität, In vitro Fertilisation nach Oozytendonation möglich.

Literatur

1. Migeon CJ, et al. (2002) 46,XY Intersex Individuals: Phenotypic and etiologic classification, knowledge of condition, and satisfaction with knowledge in adulthood. Pediatrics 110(3):e32,616–21
2. Migeon CL, et al. (2002) Ambigous genitalia with perineoscrotal hypospadias in 46,XY individuals: Long-term medical, surgical and psychosexual outcome. Pediatrics 110(3):e31

Gonadoblastom

Englischer Begriff

Gonadoblastoma.

Definition

Maligner, hormonproduzierender Tumor der Keimzellen, der bei Patienten mit einer Gonadendysgenesie auftreten kann.

Grundlagen

In ca. 95 % der Fälle liegt ein männlicher Genotyp vor, meist 46,XY; Wegen der meist völlig fehlenden endokrinen Aktivität der Gonaden besteht phänotypisch eine vollständige Feminisierung, seltener eine Intersexualität.

Die Gonaden, die als strangförmige Gebilde („streak-gonads") im Bereich der Genitalleiste oder in Position der Ovarien liegen, haben ein hohes Risiko der malignen Entartung (Gonadoblastom), weswegen diese vor der Pubertät entfernt werden sollten.

Gonadoliberin

▶ Gonadotropin-Releasing-Hormon

Gonadoliberin-Analoga

▶ Gonadotropin-Releasing-Hormon-Analoga

Gonadorelin

Substanzklasse

Luteinisierungshormon-Releasinghormon.

Gebräuchliche Handelsnamen

Kryptocur, LHRH Ferring, Lutrelef, Relefact LH-RH.

Indikationen

Differenzierung von Funktionsstörungen der Hypophyse und der Keimdrüsen, z.B. primärer/sekundärer Hypogonadismus. Ein- und beidseitiger Kryptorchismus (Kryptocur); Hypothalamische Amenorrhoe, hypothalamische Ovarialinsuffizienz durch endogenen GnRH-Mangel und intakter Hypophyse sowie zur Induktion der Pubertätsentwicklung, Spermatogenese bzw. Follikelreifung und Ovulation, Pubertas tarda (Lutrelef).

Wirkung

Gonadorelin bindet an die LH-RH-Rezeptoren der gonadotropen Zellen der Adenohypophyse und setzt dort die Gonadotropine LH und FSH frei. Gonadoliberin-Analoga des hypothalamischen Oligopeptid-Hormons LH-RH haben eine gleichartige Wirkung des physiologischen Releasing-Hormons (LH-RH).

Dosierung

LH-RH-Stimulationstest: nach initialer Blutabnahme bei Säuglingen und Kindern 0,025 mg, bei Erwachsenen 0,1 mg Gonadorelin intravenös. Nach 30 min zweite Blutabnahme.

Bei Kryptorchismus: Tagesdosis 1,2 mg Kryptocur unabhängig von Alter und Körpergewicht: 3 × täglich je 1 Sprühstoß in jedes Nasenloch mindestens über 28 Tage. Zur Induktion der Ovulation, Spermatogenese: pulsatil (z.B. Hormonpumpe) pro Puls 5 µg bis 20 µg in Abständen von 90 min (bei der Frau s.c. oder i.v.) bzw. 120 min (beim Mann s.c.), solange bis sich der gewünschte Therapieerfolg einstellt.

Darreichungsformen

Lösung zum Einsprühen in die Nase; Injektionslösung; Trockensubstanz und Lösungsmittel.

Kontraindikationen

Überempfindlichkeit gegen Benzylalkohol (Kryptocur), Mannitol (LHRH Ferring).

Nebenwirkungen

Vegetative Reaktionen, in Einzelfällen bei Hypophysentumoren neurologische Komplikationen; unbeabsichtigte Ovulation nach Stimulationstest; anaphylaktischer Schock.

Wechselwirkungen

Keine.

Pharmakodynamik

Kryptocur: Wirkmaximum: 15 min, sonstige sofort. Plasmahalbwertszeit: 5–6 min; hauptsächlich hepatische und renale Inaktivierung durch Exopeptidasen und Endopeptidasen.

Gonadotrope Hormone

▶ Gonadotropin, humanes hypophysäres

Gonadotrophinum hypophysicum

▶ Gonadotropin, humanes menopausales

Gonadotrophinum sericum

▶ Serumgonadotropin

Gonadotropin, humanes hypophysäres

Synonyme

Gonadotrope Hormone.

Englischer Begriff

Gonadotropin; hypophyseal.

Definition

Die hypophysären Gonadotropine LH (= ICSH) und FSH sind Glykoprotein-Hormone, die in Zellen des Hypophysenvorderlappens synthetisiert und sezerniert werden.

Grundlagen

Die Gonadotropine LH und FSH bestehen aus jeweils zwei Polypeptidketten, einer α- und einer β-Untereinheit, wobei die β-Untereinheit für das jeweilige Hormon charakteristisch ist und für dessen spezifische Wirkung verantwortlich ist.

Ihre Synthese und Freisetzung wird durch das hypothalamische GnRH stimuliert, welches pulsatil in das hypothalamische-hypophysäre Pfortadersystem abgegeben wird. Ihre Wirkung vermitteln sie über G-Protein gekoppelte Rezeptoren.

LH (Luteinisierendes Hormon) bzw. ICSH (Interstitial cell stimulating hormone): Stimuliert beim Mann die Testosteronsynthese in den Leydig-Zellen. Die präovulatorische LH-Ausschüttung bewirkt bei der Frau die Ovulation und die Luteinisierung des Follikels. Biologische Halbwertszeit von etwa 20 Minuten; Glykoprotein, MG 28000.

FSH (Follikelstimulierendes Hormon); regt beim Mann über die Sertoli-Zellen die Spermatogenese an. Bei der Frau bewirkt FSH im normalen Menstruationszyklus die Heranreifung einer Kohorte von Follikeln und die Endreifung des dominanten Follikels. Biologische Halbwertszeit von etwa 2 Stunden; Glykoprotein, MG 34000.

Gonadotropin, humanes menopausales

Synonyme

Humanes Menopausen-Gonadotropin (HMG), Urogonadotropin.

Englischer Begriff

Human menopausal gonadotropin.

Definition

Die von Frauen nach der Menopause mit dem Harn vermehrt ausgeschiedenen hypophysären Gonadotropine LH und FSH, deren Wirkung weitestgehend der des FSH entspricht.

Gonadotropin, urinäres

Definition

Frauen in der Menopause scheiden mit dem Harn vermehrt die hypophysären Gonadotropine LH und FSH aus. Diese aus dem Urin von menopausale Frauen gewonnenen Gonadotropine sind das sog. HMG (humanes menopausales Gonadotropin). Es wird genutzt in der weiblichen Sterilitätsbehandlung.

Gonadotropine

Englischer Begriff

Gonadotropins.

Definition

Hormone des Hypophysenvorderlappens, deren Wirkung primär auf die Gonaden gerichtet ist. Die hypophysären Gonadotropine LH und FSH unterliegen der Regulation des Hypothalamus. Das GnRH bewirkt die Synthese und Freisetzung der Gonadotropine LH und FSH. Das LH (Luteinisierendes Hormon) bzw. ICSH (Interstitial cell stimulating hormone) stimuliert beim Mann die Testosteronsynthese in den Leydig-Zellen, bei der Frau bewirkt die präovulatorische LH-Ausschüttung die Ovulation und die Luteinisierung des Follikels. FSH (Follikelstimulierendes Hormon) ist an der generativen Gonadenfunktionen beteiligt, beim

Mann bei der Spermatogenese, bei der Frau fördert es die Follikelreifung.

Das HMG (das humane Menopausengonadotropin) ist hypophysäres LH und FSH, welches bei Frau in der Menopause vermehrt im Harn ausgeschieden wird.

Das in der Plazenta gebildete Proteohormon Human-Choriongonadotropin (HCG) entspricht biologisch und immunologisch weitgehend dem LH. Es unterhält in der Frühgravidität die Funktion des Corpus luteum.

Weiterführende Links

▶ Gonadotropin, humanes hypophysäres
▶ Gonadotropin, humanes menopausales
▶ Luteotropes Hormon
▶ Follikelstimulierendes Hormon
▶ Beta-HCG

Gonadotropine, männliche

Englischer Begriff

Gonadotropins.

Definition

Bei Mann differenziert man das hypophysäre Gonadotropin LH (= ICSH) vom FSH. Es handelt sich bei beiden um Glykoprotein-Hormone, die in Zellen des Hypophysenvorderlappen synthetisiert und ins Blut sezerniert werden. Sie induzieren die Spermatogenese (FSH) bzw. Testosteronsynthese (LH). Siehe ▶ Gonadotropin, humanes hypophysäres; LH (▶ Luteotropes Hormon); FSH (▶ Follikelstimulierendes Hormon).

Gonadotropine, rekombinante

Englischer Begriff

Recombinant gonadotropin.

Definition

Gentechnisch hergestelltes Gonadotropin. Das r-hCG (rekombinantes Choriongonadotropin Alfa) findet Anwendung bei Sterilitätsbehandlung der Frau. Es induziert die Ovulation von infertilen Frauen, die mit FSH vorbehandelt wurden. Präparatename: Ovidrel.

Gonadotropin-Releasing-Hormon

Synonyme

LH-RH; luteinisierendes Hormon-Releasing-Hormon; Gonadoliberin; Gonadorelin.

Englischer Begriff

Gonadotropin-releasing-hormone (GnRH, GRH).

Definition

Ein im Hypothalamus produziertes Dekapeptid, welches pulsatil in das hypothalamische-hypophysäre Pfortadersystem sezerniert wird und im Hypophysenvorderlappen die Synthese und Freisetzung der Gonadotropine LH (Luteinisierendes Hormon) und FSH (Follikel-stimulierendes Hormon) bewirkt. Molekulargewicht 1181; biologische Halbwertszeit: 2–10 Minuten; Elimination renal.
Aminosäuresequenz: p-Glu–His–Trp–Ser–Tyr–Gly–Leu–Arg–Pro–Gly–NH$_2$

Gonadotropin-Releasing-Hormon-Analoga

Synonyme

GnRH-Analoga; GnRH-Agonist (▶ GnRH-Agonisten).

Gonadotropin-Releasing-Hormon-Antagonisten

▶ Antigonadotropine

Gonadotropintest

Synonyme

LHRH-Test; GnRH-Test.

Definition

Test zur Beurteilung der Hypophysenvorderlappen-Funktion bezüglich der gonadalen Achse, meist im Rahmen eines kombinierten Hypophysenvorderlappen-Funktionstests bei Panhypopituitarismus eingesetzt. Ferner zur Differenzierung zwischen niedrig normalen und pathologisch niedrigen LH- und FSH-Werten, zur Differnzierung zwischen hypothalamischem und hypophysärem Hypogonadismus, beim Kind/Jugendlichen zur Differenzierung zwischen Pubertas praecox, Pseudopubertas praecox und prämaturer Pubarche sowie zur Differenzierung zwischen konstitutioneller Pubertas tarda und idiopathischem hypogonadotropem Hypogonadismus. Bei der Frau in der Diagnostik des PCO-Syndroms.

Durchführung

Beim Erwachsenen: 100 µg LHRH i.v. Blutentnahmen basal und 30 Minuten nach Injektion. Andere Autoren empfehlen auch basal, 30, 45 und 60 Minuten nach Injektion. Beim Kind: 60 µg/m^2 Körperoberfläche, mindestens aber 25 µg, maximal 100 µg. Blutentnahmen basal und 30 Minuten nach Injektion. Gegebenenfalls GnRH-Vorbehandlung: 36stündige pulsatile GnRH-Vorbehandlung mit 5 µg alle 90 Minuten über eine Pumpe.

Bewertung

Siehe Tab. 1.

Gonadotropintest, Tabelle 1 Bewertung des Gonadotropintests.

Adulter Mensch	Physiologisch	LH: Anstieg um 1,5–2fache FSH: oft nur geringer Anstieg (beim Mann)
	Hypophysäre Insuffizienz der gonadalen Achse	Völlig fehlender Anstieg, auch nach pulsatiler GnRH-Vorbehandlung
	Hypothalamische Insuffizienz	Initial fehlender Anstieg, jedoch Anstieg nach pulsatiler GnRH-Vorbehandlung
	PCO-Syndrom	Überschießender LH-Anstieg; LH/FSH-Quotient > 3,0 ist Hinweis auf PCO-Syndrom
Kind	Physiologisch	Stark vom Alter des Kindes und Pubertätsstadium abhängig, ist Tabellen zu entnehmen (z.B. Partsch et al. (1990) Reference ranges of lutropin and follitropin in the luliberin test in prepubertal and pubertal children using a monoclonal immunoradiometric assay. J Clin Chem Clin Biochem (1):49–52)
	Idiopathischer hypogonadotroper Hypogonadismus	Nach Stimulation: LH-Anstieg unter 2,5 IE/l, Serum-Testosteron kann ansteigen
	Konstitutionelle Entwicklungsverzögerung	Nach Stimulation: LH-Anstieg über 4,0 IE/l, Serum-Testosteron steigt nicht an

Gonadotropinum sericum

▶ Serumgonadotropin

Gonagra

Synonyme

Kniegelenksgicht.

Englischer Begriff

Gout in the knee.

Definition

Degenerative Veränderungen des Kniegelenkes, meist bei chronischer Gicht.

Symptome

Verformung des Kniegelenkes. Bei Gichtanfall heftigste Scherzen, Schwellung mit rötlich-livider Verfärbung.

Diagnostik

Typisches klinisches Bild bei bekanntem Gichtleiden.

Differenzialdiagnose

Bakteriell entzündliche Gelenkserkrankung, mit hohem, septischen Fieber einhergehend; vorausgegangene Gelenkverletzung?
Gelenkbefall bei rheumatischem Fieber; charakteristisch ist hier der Befall auch anderer Gelenke und das Springen der Beschwerden von Gelenk zu Gelenk.

Allgemeine Maßnahmen

Lebensmodifikation

Behandlung der Grunderkrankung mit diätetischen Maßnahmen; Alkoholkarenz.

Diät

Purinarme Kost.

Therapie

Kausal

Prophylaxe durch gemäßigten Lebenswandel.

Probetherapie

Kolchizin; sofern nicht bereits im Rahmen der chronischen Gicht fixierte Beschwerden, sondern anfallsartige Verschlimmerungen bestehen, ist das Ansprechen auf eine Kolchizinbehandlung beweisend für einen Gichtanfall.

Akuttherapie

Kolchizin. Siehe oben.

Dauertherapie

Symptomatisch nichtsteroidale Antirheumatika, u.U. auch Langzeitbehandlung mit niedrigen Kolchizindosen.

Prognose

Eine Gelenkgicht ist nicht lebensverkürzend, führt aber zur Invalidität.

Gordon-Syndrom

Synonyme

Pseudohypoaldosteronismus Typ II.

Englischer Begriff

Gordon's syndrome; pseudohypoaldosteronism type II.

Definition

Familiäre Hyperkaliämie, autosomal dominant vererbt, mit arterieller Hypertonie, Hyperchlorämie und metabolischer Alkalose bei normaler glomerulärer Filtrationsrate, ohne Salzverlust. Das zirkulierende Volumen ist expandiert mit Suppression des Renins und Aldosterons. Exogene Mineralokortikoide wirken nicht kaliuretisch. Der pathogenetische Mechanismus ist noch nicht geklärt. Diskutiert wird ein erhöhter Chlorid-Shunt im distalen Tubulus verbunden mit einer elektroneutralen Na^+-Reabsorption. Es gibt Hinweise auf eine Loss-of-function-Mutation des WNK4-Gens, das eine Serin-Threonin-Kinase kodiert. Keine Defektmutation des Mineralokortikoid-Rezeptors (MR) oder des amiloridsensitiven Natriumkanals (ENaC).

Symptome

Arterielle Hypertonie, Herzrhythmusstörungen, Muskelschwäche, reversible Paresen, Benommenheit. Hyperkaliämische episodische Paralyse.

Diagnostik

Arterielle Hypertonie, Hyperkaliämie, Hyperchlorämie, metabolische Azidose. Reninaktivität, Angiotensin II und Aldosteron supprimiert niedrig. Kortisol und DHEA normal. Hyperkaliämie-EKG mit fehlendem P, verlängerter Überleitung, breitem deformierten QRS und ventrikulärer Arrhythmie.

Differenzialdiagnose

Ausschluß anderer Formen einer Hyperkaliämie, wie Niereninsuffizienz, primäre Nebennierenrindeninsuffizienz, Aldosteronmangel, Hyporeninämie, Medikamente (ACE-Hemmer, nicht-steroidale Antirheumatika, Heparin, kaliumsparende Diuretika, Trimethoprim, Pentamidin, Cyclosporin etc) u.a., auch ► Pseudohypoaldosteronismus Typ I.

Allgemeine Maßnahmen

Diät

Restriktion der Kaliumzufuhr.

Therapie

Kausal

Kritische Hyperkaliämie mit $K^+ > 6,5$ mmol/l, siehe unten unter Akuttherapie. Die Kombination von Furosemid, Desmopressin und Natriumbikarbonat normalisieren Hyperkaliämie, Hyperchlorämie, metabolische Azidose und Hypertonie.

Akuttherapie

Eine Hyperkaliämie von $K^+ > 6,5$ mmol/l ist kritisch, von $K^+ > 7,5$ mmol/l ist potentiell fatal. Intensivstation, Monitoring der Vitalfunktionen. Die Akuttherapie zielt auf folgendes ab: 1. Unter EKG-Kontrolle die Zellmembran-Depolarisation zu minimieren mit 10 ml Ca-Glukonat 10% i.v.

über 3 min; Wirkung setzt nach einigen Minuten ein und hält über 30–60 min an; wenn 5–10 min nach Injektion im EKG keine Besserung, dann Dosis wiederholen. 2. Verschiebung von K^+ nach intrazellulär mit insulinstimulierter Glukoseutilisation, z.B. 10–20 Einheiten Alt-Insulin in 25–50 g Glukose intravenös; wenn wirksam, dann fällt K^+ um etwa 0,5–1,5 mmol/l innerhalb von 15–30 min; Wirkung kann über mehrere Stunden anhalten. 3. Pufferung der metabolischen Azidose mit Natriumbikarbonat 134 mmol/l, Dosis nach Säure-Basen-Status rechnerisch abschätzen, z.B. 45 mmol i.v. über 5–10 min, Wirkungseintritt innerhalb von 15 min; gegebenenfalls Wiederholung nach 10–15 min. 3. Zur Verschiebung von K^+ nach intrazellulär sind auch β2-adrenerge Agonisten hilfreich, z.B. Salbutamol 0,5 mg i.v. 4. K^+-Elimination enteral mit Kationenaustauscherharz, z.B. Na^+-Salz der Poly(styrol,divinylbenzol)sulfonsäure (z.B. ResoniumA), renal mit Furosemid oder Hydrochlorothiazid oder durch Hämodialyse.

Dauertherapie

Kaliumrestriktion. Furosemid, Desmopressin und Natriumbikarbonat, siehe oben.

Bewertung

Wirksamkeit

Die Akuttherapie unter Intensivüberwachung ist effektiv hinsichtlich einer gefährlichen Hyperkaliämie. Die Dauertherapie zielt darauf ab, durch die Kombination von Furosemid, Desmopressin und Natriumbikarbonat die Hyperkaliämie, Hyperchlorämie, metabolische Azidose und Hypertonie für die Zeitdauer der Medikation zu normalisieren. Absetzen führt zum Rezidiv. Eine dauerhafte Heilung wird erst nach künftiger Entwicklung einer spezifischen Gentherapie möglich sein.

Nachsorge

Lebenslange Kontrolle der Wirksamkeit der Dauermedikation. Genetische Beratung des Patienten und seiner Verwandten. Ein Notfallausweis ist auszustellen.

Prognose

Durch Diätfehler, interkurrente Erkrankungen und hyperkaliämisch wirkende Pharmaka können kritische und damit potentiell fatale Hyperkaliämien zustande kommen und mithin eine Notfalltherapie akut erforderlich werden.

Goserelin

Synonyme

Goserelin Azetat.

Englischer Begriff

Goserelin.

Definition

Synthetischer GnRH-Agonist, der als Hormonpräparat zur Tumortherapie (Prostatakarzinom, Mamakarzinom) und zur Behandlung der Endometriose eingesetzt wird.

Grundlagen

Goserelin ist ein synthetisches Analogon des Gonadotropin-Releasing-Hormons (GnRH/LHRH). Während die pulsatile Gabe von LH zur Erhöhung des Serum-Testosterons führt, bewirkt eine kontinuierliche Gabe von Goserelin die Inhibierung der Sekretion von Gonadotropinen und somit auch der Testosteron- und Östrogenspiegel im Blut.
Die Reduktion des Serumöstrogens sind Therapieansätze in der Behandlung der Endometriose und des Rezeptor-positiven Mammakarzinoms, während die Verminderung der Testosteronspiegel bei der Behandlung des Prostatakarzinoms günstig ist.
Goserelin steht zur s.c. Gabe als Monatsdepotpräparat oder als 3-Monats-Implantat zur Verfügung.

Goserelin Azetat

▶ Goserelin

G-Protein-Defekt

▶ $G_s\alpha$-Defekt

Graaf-Follikel

Synonyme

Folliculus ovaricus maturus.

Englischer Begriff

Graafian follicle; graafian vesicle; Graaf's follicle.

Definition

Bezeichnet den sprungreifen Tertiärfollikel.

Grundlagen

Nach Regnier de Graaf 1641–1673, Anatom aus Delft.
Der sprungreife Tertiärfollikel geht aus dem Sekundärfollikel hervor. Er erreicht einen Durchmesser von 20–25 mm. Das die Follikelhöhle auskleidende Follikelepithel, Stratum granulosum folliculi, wölbt sich an einer Stelle zu einem Hügel in die Höhle hinein, der Cumulus oophorus, in dem die Oozyte eingeschlossen ist. Das die Oozyte umgebende Follikelepithel ist radiär ausgerichtet, es bildet die Corona radiata. Die Follikelhöhle ist mit dem Liquor folliculi gefüllt und vom breiten Stratum granulosum und der Theca folliculi begrenzt.

Graefe-Zeichen

Englischer Begriff

Graefe's sign.

Definition

Zurückbleiben des Oberlids bei Blicksenkung bzw. Bewegung des Auges nach unten. Die Sklera bleibt sichtbar. Zeichen der endokrinen Orbitopathie (E.O.)/(Thyreoidea assoziierten Orbitopathie (TAO) bei immunogener Thyreopathie vom Typ Basedow. Nach Albrecht von Graefe, 1828–1870, Ophtalmologe, Berlin.

Graham-Tumor

Definition

Kleines, nicht abgekapseltes, inselförmiges Adenokarzinom mit fibrösem Stroma (Mikrokarzinom) von geringer Malignität in einer hyperplastischen Struma.

Diagnostik

Histologisch.

Granulom, eosinophiles

▶ Hand-Schüller-Christian-Krankheit

Granulomatöse Thyreoiditis

▶ Thyreoiditis de Quervain

Grauer Star bei Diabetes mellitus

▶ Cataracta diabetica

Graves' disease

Synonyme

Basedow-Krankheit; Immunogene Hyperthyreose vom Typ Basedow; Autoimmunthyreopathie vom Typ Basedow.

Englischer Begriff

Graves' disease.

Definition

Im Angelsächsischen gebräuchlicher Begriff für die Basedow-Krankheit nach Robert J. Graves, 1796–1853, Internist, Dublin.

Greisenbogen

▶ Arcus lipoides corneae

Grenzdextrinose

▶ Glykogenose, Typ III

Grenzwertdiabetes

▶ Prädiabetes

GRF

▶ Growth-Hormone-Releasing-Hormone
▶ Somatoliberin
▶ Somatorelin

Großwuchs

Synonyme

Hochwuchs; Riesenwuchs; Gigantismus; Makrosomie.

Englischer Begriff

Tall stature.

Definition

Körpergröße, die oberhalb der 2fachen Standardabweichung (97. Perzentile) des Längenwachstums einer standardisierten (alters- und geschlechtsspezifischen) Vergleichspopulation liegt.

Symptome

Aktuelle Größe oder (prospektive) Endgröße liegen oberhalb der 97. Perzentile.

Diagnostik

Standardisierte Höhenmessung mit Harpenden-Stadiometer, (bei Kindern < 2 Jahre: Liegeschale), Bestimmung des Knochenalters nach Greulich und Pyle (Röntgenbild der linken Hand) und Berechnung der prospektiven Endgröße (nach Bayley und Pinneau). Zum Ausschluß eines Wachstumshormonexzess IGF-1-Bestimmung und gegebenenfalls Wachstumshormon-Suppressionstest mit oraler Glukosebelastung.

Differenzialdiagnose

Mögliche Ursachen des Großwuchses: familiär, Wachstumshormonexzess, Hyperthyreose, vermehrte Östrogen- oder Androgenproduktion, Klinefelter-Syndrom, Marfan-Syndrom, Homozystinurie, Sotos-Syndrom, Weaver-Syndrom, Wiedemann-Beckwith-Syndrom.

Therapie

Kausal

Wachstumsbremsung bei starker Dysproportionierung (z.B. Klinefelter-Syndrom) oder Skoliose (z.B. Marfan-Syndrom) indiziert. Bei familiärem Grosswuchs nur relative Behandlungsindikation aus psychologischen/kosmetischen Gründen. Bremsung des Wachstums bei Jungen mit Wachstumsprognose > 196–205 cm und spontan begonnener Pubertät mit hochdosiertem Testosteronenanthate; bei Mädchen mit Wachstumsprognose > 184–187 cm mit konjugierten Östrogenen. Behandlung

Großwuchs, Tabelle 1 Therapie des Hochwuchses mit Sexualhormonen. Ziel: Beschleunigung der Knochenreifung und vorzeitiger Epiphysenschluss.

Jungen	Mädchen
Testosteronenanthate 250 mg alle 7–14 Tage i.m.	Konjugierte Östrogene 6–8 mg/Tag oral (einschleichender Beginn, innerhalb von 3 Wochen auf volle Dosis steigern) Zusätzlich 22.–28. Tag: Gestagen (z.B. Norethisteronazetat) 10 mg/Tag oral

der endokrinen Grunderkrankung z.B. bei Wachstumshormonexzess Operation des Hypophysenadenoms, Thyreostatika bei Hyperthyreose, Hydrokortison bei adrenogenitalem Syndrom, Operation eines androgenproduzierenden Nebennierentumors, Behandlung der zentralen Pubertas praecox mit GnRH-Agonist. Siehe Tab. 1.

Bewertung

Wirksamkeit

Hochdosierte Gabe von Sexualhormonen beschleunigt Knochenreife und führt zum vorzeitigen Epiphysenfugenschluss. Beginn der Behandlung: Jungen mit Knochenalter 12–13 Jahre, Mädchen mit Knochenalter 10–11 Jahre. Dauer mindestens 1,5–2 Jahre. Beschleunigung des Knochenalters um 1,4–1,8 Jahre pro Therapiejahr.

Verträglichkeit

Gut, Gewichtszunahme von 10 %, Ödeme und Übelkeit bei Mädchen, daher in den ersten 3 Therapiewochen schrittweise auf volle Östrogendosis steigern. Wegen Thrombophilie unter Östrogenbehandlung kompletter Gerinnungsstatus vor Therapie. Kein Hinweis auf Fertilitätsstörungen.

Prognose

Abhängig von Grunderkrankung, bei familiärem Großwuchs und frühzeitigem Therapiebeginn Reduktion der Endgröße um 4,5–6 cm.

Weiterführende Links

▶ Wachstumsstörungen

Literatur

1. Drop SL, et al. (2001) Current concepts in tall stature and overgrowth syndromes. J Pediatr Endocrinol Metab 14(Suppl 2):975–84

Growth Hormone

▶ Wachstumshormon

Growth-Hormone-Releasing-Factor

▶ Growth-Hormone-Releasing-Hormone
▶ Somatoliberin
▶ Somatorelin

Growth-Hormone-Releasing-Hormone

Synonyme

Somatotropin-Releasing-Hormone; Somatoliberin; GHRH.

Englischer Begriff

Growth hormone-releasing hormone/factor; Somatotropin-releasing hormone.

Definition

Im Hypothalamus gebildetes Hormon, das die Bildung und Sekretion von Wachstumshormon induziert.

Grundlagen

GHRH ist als letztes der hypothalamischen Releasing-Hormone 1982 durch die

Arbeitsgruppen von Guillemin und Vale (Salk-Institut in La Jolla) charakterisierte worden. Es ist ein langkettiges Neuropeptid mit 40 bzw. 44 Aminosäuren, welches sich hauptsächlich in Zellen des Nucleus arcuatus findet, deren Axone in die äußere Palisadenzone der Eminentia mediana reichen. Dort finden sie Anschluss an den kapillären Plexus des hypophysären Portalkreislaufes. Nach Bindung an den an der Zelloberfläche der somatotrophen Zellen liegenden GHRH-Rezeptor wird G-Protein vermittelt über zyklisches Adenosinmono phosphat (cAMP) die Wachstumshormontranskription und -sekretion induziert. Extrahypothalamisch findet sich GHRH auch im Nervengewebe sowie im Gastrointestinaltrakt, wie z.B. in tumorösen Neoplasien beim ektopen GHRH-Syndrom.

▶ Somatoliberin
▶ Somatorelin

Growth Hormone-Releasing Inhibiting-Hormone

▶ Somatostatin

G$_s\alpha$-Defekt

Synonyme

G-Protein-Defekt;   GNAS1-Gendefekt; Pseudohypoparathyreoidismus Typ 1a.

Englischer Begriff

G-protein defect; Gsα defect; GNAS1 gene defect; pseudohypoparathyroidism type 1a.

Definition

Autosomal dominante Funktionsverlustmutation mit maternalem Imprinting des GNAS1-Genes auf Chromosom 20, dadurch Aktivitätsminderung des G$_s\alpha$-Proteins um etwa 50 % in der Signaltransduktion von Parathyrin, Thyreotropin, Gonadotropinen und Glukagon. G$_s\alpha$-Defekt ist ätiopathogenetische Ursache des Pseudohypoparathyreoidismus Typ 1a.

Guarmehl

Substanzklasse

Orales Antidiabetikum.

Gebräuchliche Handelsnamen

Guar Verlan.

Indikationen

Als Zusatztherapie in Verbindung mit Diät bei Diabetes mellitus und Hypercholesterinämie.

Wirkung

Verzögert die Magenentleerung und Dünndarmpassage.

Dosierung

Einschleichend dosieren, maximal 3 Beutel täglich. Einnahme 30 min vor den Mahlzeiten.

Darreichungsformen

Granulat.

Kontraindikationen

Exokrine Pankreasinsuffizienz, Erkrankungen des Ösophagus, Magens und Darms, Einnahme von oralen Kontrazeptiva.

Nebenwirkungen

Völlegefühl, Magendruck, Übelkeit, Diarrhoe.

Wechselwirkungen

Verzögerte Resorption anderer Arzneimittel möglich.

Pharmakodynamik

Wird mit den Fäzes ausgeschieden.

Gutartige Schilddrüsentumoren

▶ Schilddrüsentumoren, benigne

Gynäkologika

Definition

Präparate, die in der Gynäkologie (Frauenheilkunde) eingesetzt werden.

Gynäkomastie

Englischer Begriff

Gynaecomastia.

Definition

Ein- oder beidseitige Ausbildung eines Mammadrüsenkörpers beim Mann (echte Gynäkomastie). Sie ist von der Lipomastie (unechte oder falsche Gynäkomastie) bei Adipositas zu unterscheiden, die lediglich in einer Fettansammlung im Brustbereich ohne Ausbildung eines Drüsenkörpers besteht.

Transitorische Gynäkomastie bei Neugeborenen (Hexenbrust), die als physiologisch zu werten ist. Häufige Ausbildung einer Pubertätsgynäkomastie (ca. 14. Lebensjahr), welche sich nach 2–3 Jahren zurückbildet. Verlängerte Persistenz bei adipösen Jugendlichen (Pseudogynäkomastie).

Als Ursache einer pathologischen Gynäkomastie auf dem Boden eines Östrogenüberschusses bzw. einer gesteigerten peripheren Aromatisierung kommen hCG produzierende Tumoren, Hodentumoren, Hermaphroditismus verus, Lebererkrankungen, adrenogenitales Syndrom und eine Hyperthyreose in Betracht. Klinefelter-Syndrom, idiopathischer hypogonadotroper Hypogonadismus, Kallmann-Syndrom, Anorchie, Defekte des Androgenrezep-

tors sowie Defekte der Androgensynthese können zur Gynäkomastie führen, wie die Auswirkungen von Hypophysentumoren, Orchitis, Orchidektomie sowie Niereninsuffizienz. Ferner treten Gynäkomastien als Nebenwirkung von zahlreichen Pharmaka auf, wie z.B. Östrogenen, ACE-Hemmern, Spironolacton, Antidepressiva oder Protonenpumpenhemmern.

Symptome

Die Klassifizierung entspricht derjenigen der weiblichen Brust. Einteilung nach Tanner B_1 bis B_5.
Tannerstadium:
B_1: Kein Drüsenköper.
B_2: Brustknospe mit lediglich in den vergrößerten Warzenhof vorgewölbter Drüse.
B_3: Drüsenparenchym überschreitet Warzenhof deutlich.
B_4: Mamma ist als eigenes Organ abgrenzbar.
B_5: Entspricht der reifen weiblichen Brust.

Diagnostik

Allgemeine Anamnese und Medikamentenanamnese (auch der Lebenspartner hinsichtlich östrogenhaltiger Präparate wie z.B. östrogenhaltige Haarwässer oder Cremes), Blutentnahmen vor Palpation (Prolaktin), Palpation der Brust sowie generelle körperliche Untersuchung einschließlich der Hoden.

Bildgebung: Sonographie der Brust und des Drüsenkörpers sowie der Hoden (Hodentumore). Bei verdächtigem Tast- oder Sonographiebefund kann eine Mammographie angeschlossen werden (Mammakarzinom). Bei Malignomverdacht weiterführende Röntgenaufnahmen, MRT.

Biochemische Diagnostik: Testosteron, SHBG, Estradiol, LH, FSH und Prolaktin. Bei v.a. Hodentumor hCG, Estradiol. Für die Diagnostik von ▶ Nebennierenrindentumoren, ▶ Hyperthyreose, ▶ Klinefelter-Syndrom und ▶ Androgenresistenz siehe dort.

Differenzialdiagnose

Lipomastie bei ▶ Adipositas (siehe oben). Mammatumor.

Allgemeine Maßnahmen

Lebensmodifikation

Bei Lipomastie ist eine Besserung durch Gewichtsreduktion zu erwarten.

Therapie

Kausal

Die Therapie richtet sich nach der Ursache. Substitutionsbehandlung eines Hypogonadismus oder Testosteronmangels. Korrektur eines Östrogenüberschusses mit Antiöstrogenen (siehe ▶ Tamoxifen). Eine lange bestehende Gynäkomastie, die fibrösen Umbau zeigt und einer medikamentösen Therapie nicht mehr zugänglich ist (Therapieversuch > 3 Monate), kann operativ (kosmetisch, plastisch) saniert werden.

Bei Hyperprolaktinämie medikamentöse Therapie mit Dopaminagonisten.

Bei Malignomen kausale Therapie mit Beseitigung der Neoplasie und gegebenenfalls weiterführender Radio- und/oder Chemotherapie.

Gynoide Fettverteilung

▶ Fettverteilung, gluteal-femorale

G-Zellen

Englischer Begriff

G cells; gastrin producing cells.

Definition

Gastrinproduzierende Zellen der Schleimhaut des Magenantrums.

Grundlagen

Die G-Zellen befinden sich in der Schleimhaut des Magenantrums, teilweise auch in den oberen Dünndarmabschnitten. Sie sezernieren unter Stimulation durch Nahrungsbestandteile, Magendehnung, Acetylcholin (N. vagus) sowie Bombesin und Gastrin releasing peptide (GRP) das Hormon Gastrin.

Hairless Woman Syndrom

▶ Feminisierung, testikuläre.

Hämochromatose

▶ Bronzediabetes

Hamolsky-Test

▶ RT_3U
▶ T_3-Test

Hand-Schüller-Christian-Krankheit

Synonyme

Histiozytose X; Langerhanszell-Histiozytose; Abt-Letterer-Siwe-Syndrom; eosinophiles Granulom.

Englischer Begriff

Hand-Schuller-Christian disease; histiocytosis X; Langerhans cell granulomatosis.

Definition

Erkrankung des Monozyten-Makrophagen-Systems aufgrund einer Autoimmunregulationsstörung mit histologisch Granulomen aus Histiozyten, Cholesterin enthaltenden Schaumzellen, Lymphozyten, Plasmazellen, und eosinophilen Granulozyten. Pathognomonisch sind Langerhans-Granula. Diabetes insipidus (durch Infiltration histiozytärer Zellen im Hypothalamus und Sella turcica), Exophthalmus und (Kalotten)-Osteolysen.

Symptome

Polyurie (bei DI), Kopfschmerzen, Doppelbilder (bei Exophthalmus), Zahnlockerung, Rückenschmerzen bei Kompressionsfrakturen.

Diagnostik

Nachweis von Langerhans-Zellen in der Histologie. Je nach Befall der Hypophyse entsprechende Hormonausfälle, auf die getestet werden muss.

Differenzialdiagnose

Bei zentralem Diabetes insipidus andere Ursachen bedenken, bei osteolytischen Knochenläsionen an ein multiples Myelom denken, bei Exophthalmus an einen M. Basedow, retrobulbäre Tumoren und Lymphome denken.

Allgemeine Maßnahmen

Lebensmodifikation

Nach Symptomen.

Diät

Keine.

Therapie

Kausal

Keine.

Probetherapie

Chemotherapie.

Akuttherapie

Keine bzw. nach Hormonausfällen oder Augensymptomatik.

Dauertherapie

Vasopressinanaloga bei DI, bei Hypophysenvorderlappenausfall entsprechende Hormonsubstitution, z.B. L-Thyroxin, Hydrokortison/Fludrokortison, Testosteron/Estradiol.

Operativ/strahlentherapeutisch

Bei schwerem Exophthalmus.

Bewertung

Wirksamkeit

Gut.

Verträglichkeit

Gut.

Pharmakoökonomie

Gut.

Nachsorge

Gut.

Prognose

Gut, der Diabetes insipidus ist meist irreversibel.

Literatur

1. Shahla A, Parvaneh V, Hossein HD (2004) Langerhans cells histiocytosis in one family. Pediatr Hematol Oncol 21(4):313–320
2. Scolozzi P, Lombardi T, Monnier P, Jaques B (2003) Multisystem Langerhans' cell histiocytosis (Hand-Schuller-Christian disease) in an adult: a case report and review of the literature. Eur Arch Otorhinolaryngol 261(6):326–30
3. Nezelof C, Basset F (1998) Langerhans cell histiocytosis research. Past, present, and future. Hematol Oncol Clin North Am 12(2):385–406

Harnglukose

Synonyme

Harnzucker; Uringlukose.

Englischer Begriff

Urinary glucose.

Definition

Im Harn nachweisbare Glukose.

Grundlagen

Die glomerulär filtrierte Glukose wird im proximalen Tubulus der Niere fast vollständig rückresorbiert, wird aber nach Überschreiten der physiologischen, individuell variablen Nierenschwelle bei Blutzuckerwerten über ca. 150–180 mg/dl mit dem Harn ausgeschieden. Glukose im Urin (Glukosurie) kann auch Folge einer erniedrigten Nierenschwelle, z.B. innerhalb der Schwangerschaft oder bei tubulären Syndromen, sein. Mit dem Alter steigt die Nierenschwelle an und liegt bei 60jährigen bei ca. 200 mg/dl. Glukosemessung im Urin wird auch zur Therapiekontrolle bei Diabetes mellitus verwendet.

Weiterführende Links

► Glukosurie

Harnkonkrement

► Harnstein

Harnsäure

Synonyme

2,6,8-Trihydroxypurin; Urat.

Englischer Begriff

Uric acid; lithic acid.

Definition

Beim Menschen ist die Harnsäure das Stoffwechselendprodukt beim Abbau von Nukleinsäuren bzw. Purinbasen. Die schwer in Wasser lösliche Säure wird mit dem Harn ausgeschieden.

Grundlagen

Der Gesamtharnsäurepool des Menschen beträgt ca. 1,2 g und kann bei Patienten mit Gicht auf bis zu 30 g ansteigen. Gesunde scheiden – bei Normalkost – täglich weniger als 600 mg Harnsäure im Urin aus. Die meisten Säugetiere können Harnsäure zu Allantoin oxidieren, dem Menschen fehlt das dazu notwendige Enzym Urat-Oxidase. Im Plasmawasser ist die Löslichkeit von Harnsäure bei 6,4 mg/dl überschritten, es kommt zur Ausfällung und Ablagerung und den damit verbundenen Symptomen der Gicht. Frauen haben einen um 10 % niedrigeren Harnsäurespiegel. Nach der Menopause steigen jedoch durch Verminderung der urikosurischen Wirkung der Östrogene die Harnsäurewerte an.

Harnsäurenephrolithiasis

Synonyme

Uratnephrolithiasis.

Englischer Begriff

Nephrolithiasis caused by uric acid stones.

Definition

Durch Uratkonkremente bedingtes Steinleiden der Niere im Rahmen einer Gichterkrankung.

Symptome

Die Symptomatik ist abhängig von Größe, Lage und Beweglichkeit der Harnsäuresteine. Kleine Steine können bei Obstruktion des Kelchhalses, des Nierenbeckenabganges oder des Harnleiters Koliken (krampfartige Schmerzen) auslösen. Die Schmerzen projizieren sich in die Flanke, die Leiste oder bei tiefsitzenden Steinen in das äußere Genitale (Hoden bzw. Schamlippe). Während einer Kolik besteht Pollakisurie und Dysurie; Brechreiz und reflektorischer Subileus können beobachtet werden. Mikro- oder Makrohämaturie sind nahezu immer nachweisbar. Ca. 80 % der Harnleitersteine gehen spontan ab.

Diagnostik

Der Urin wird hinsichtlich pH, spezifischem Gewicht, Erythrozyten, Leukozyten, Bakterien und Eiweiß untersucht. Harnkristalle werden mikroskopisch untersucht, abgegangene Harnsteine bezüglich ihrer Zusammensetzung analysiert (Infrarotspektroskopie). Im 24-Stunden Urin werden aus differenzialdiagnostischen Gründen obligat Volumen, Osmolalität, Kalzium, Oxalat, Harnsäure, Citrat und fakultativ Zystin, Magnesium, anorganisches Phosphat und Ammonium gemessen. Im Serum werden Kalzium, Phosphat, Harnsäure, Magnesium und Kreatinin bestimmt. Bildgebende Diagnostik: bei der Ultraschalluntersuchung ist auf Steinschatten, Stauung des Nierenbeckens und Ureters und Nierenmorphologie zu achten. Eine Verschmälerung des Nierenparenchyms weist auf einen chronischen Harnstau hin. Lässt sich sonographisch kein Stein nachweisen, sollte ein Ausscheidungsurogramm durchgeführt werden. Uratsteine sind hierbei lediglich anhand einer Kontrastmittelaussparung zu sehen (bei Kontrastmittel-Allergie: MR-Urografie).

Differenzialdiagnose

Papillennekrose, Niereninfarkt, Tumoren der Nieren und Harnwege, Nierenvenen-

414   Harnsäurenephrolithiasis

thrombose. Extrarenal müssen vor allen abdominelle Erkrankungen wie Gallenkolik, Appendizitis, Pankreatitis, Divertikulitis und Ileus abgegrenzt werden. Bei Männern sind des weiteren Hodentorsion, bei Frauen Extrauteringravidität, Adnexitis und stielgedrehte Ovarialzyste differenzialdiagnostisch zu bedenken. Von der Harnsäurenephrolithiasis ist die Uratnephropathie (Gichtniere) abzugrenzen. Letztere kann als primär abakterielle interstitielle Nephritis aufgefasst werden, welche mit renaler Hypertonie und langsamem Funktionsverlust verbunden sein kann.

Allgemeine Maßnahmen

Lebensmodifikation

Die Harnsäurenephrolithiasis als Manifestationsform der Gicht wird wie diese in der Regel durch vermehrte Purinzufuhr mitbedingt. Eine kausale Therapie muss also eine Modifikation der Ernährung beinhalten. Neben der Verringerung der Purinzufuhr und dem Meiden alkoholischer Getränke ist auch auf die Normalisierung des Körpergewichts zu achten.

Diät

Um ein Überschreiten des Löslichkeitsproduktes zu verhindern ist eine kontinuierliche Harndilution notwendig. Ziel ist ein spezifisches Gewicht des Urins unter 1010 g/l. Ein Urinvolumen von 2,5 l/Tag wird angestrebt. Als Basistherapie wird eine purinarme Diät mit weniger als 300 mg Harnsäure/Tag verordnet. Hierzu sollte höchstens einmal pro Tag Fisch, Fleisch oder Wurst (100 g) gegessen werden, Innereien sind ebenso zu meiden wie Hülsenfrüchte und andere purinreiche pflanzliche Lebensmittel wie z.B. Kohl. Bei Alkoholzufuhr kommt es durch die reaktive Laktatazidose zur temporären Hemmung der Harnsäureausscheidung. Alkoholexzesse sind deswegen oft Auslöser eines akuten Gichtanfalles. Bei Genuss von Bier ist auch der Puringehalt von 15 mg Harnsäure pro 100 ml zu berücksichtigen.

Therapie

Kausal

Primär stellt die Behandlung der zugrundeliegenden Hyperurikämie den kausalen Behandlungsansatz dar. Des weiteren sollte in diesem Stadium der Gicht auf Harnverdünnung sowie Alkalisierung des Urin-pH geachtet werden.

Akuttherapie

Führt die Harnsäurenephrolithiasis zu einer akuten Kolik, wird diese mit Analgetika und Spasmolytika therapiert, eine bewährte Kombination ist Pethidin (Dolantin) und N-Butylscopolaminbromid (Buscopan). Eine Litholyse kann durchgeführt werden. Mit der Gabe von Hydrogencitrat (Uralyt U) wird die Alkalisierung des Harns (Ziel-pH 6,2–6,8) angestrebt und durch die Gabe des Xanthinoxidasehemmers Allopurinol die endogene Harnsäuresynthese blockiert. Siehe Tab. 1.

Dauertherapie

Ziel der Dauertherapie ist die Behandlung der Grunderkrankung. Hierbei wird die Verminderung des Harnsäurebestandes des Körpers angestrebt. Mittel der Wahl ist hierfür neben den diätetischen Maßnahmen das Urikostatikum Allopurinol. Urikosurika sind hingegen bei Harnsäurenephrolithiasis kontraindiziert, da sie durch Hemmung der tubulären Reabsorption die Harnsäureausscheidung noch steigern. Eine Dosisanpas-

Harnsäurenephrolithiasis, Tabelle 1 Dosierung von Allopurinol bei eingeschränkter Nierenfunktion.

Kreatinin-Clearance	Erhaltungsdosis
10 ml/min	50 mg täglich
20 ml/min	100 mg täglich
40 ml/min	150 mg täglich
60 ml/min	200 mg täglich
80 ml/min	250 mg täglich
>100 ml/min	300 mg täglich

sung von Allopurinol bei eingeschränkter Nierenfunktion ist notwendig. Wichtige Allgemeinmaßnahme ist das Steigern der Trinkmenge auf mindestens 2–2,5 l/Tag mit dem Ziel, dass der Urin ein spezifisches Gewicht von unter 1010 g/l aufweist.

Operativ/strahlentherapeutisch

Methode der Wahl ist die extrakorporale Stoßwellenlithotripsie (ESWL). Ideal ist eine Steingröße zwischen 0,5 und 2 cm. Die Stoßwellen werden elektromagnetisch oder piezoelektrisch erzeugt und über einen mit einem Wasserkissen ausgestatteten Stoßwellenkopf nach Ankopplung an den Körper fokussiert eingeleitet. Das Konkrement wird radiologisch oder sonographisch geortet. Eine Anästhesie ist in der Regel nicht notwendig, die Behandlung ist schmerzarm. Behandlungsdauer ca. 35–40 Minuten. Die Steinfragmente gehen über den Harnleiter ab, in 10 % der Fälle kommt es hierbei zu Koliken. Gelegentlich wird ein Doppel-J-Katheter begleitend eingelegt, welcher eine schmerzlose Harnleiterpassage sichert. Die Erfolgsrate der ESWL beträgt über 90 %. Deutlich seltener wird die perkutane Nephrolitholapaxie (perkutane Nephrolithotomie, PNL) angewendet, insbesondere besteht bei Harnabflussstörung oder akut notwendiger Entlastung die spezifische Indikation. Hierbei handelt es sich um eine perkutane Endoskopie des Nierenbeckens mit instrumenteller Steinzerkleinerung, -entfernung oder Laserlithotripsie. Offene Operationen sind heute nur noch selten indiziert, z.B. wenn gleichzeitig mit der Steinsanierung eine Abflussbehinderung operativ therapiert werden kann.

Bewertung

Wirksamkeit

Sowohl die Maßnahmen der Akuttherapie als auch die in der Dauertherapie bzw. Rezidivprophylaxe eingesetzten Therapeutika sind hoch wirksam. Durch eine konsequente Prophylaxe lässt sich die Rezidivquote bei Harnsteinen von über 50 % auf unter 5 %

senken. Insbesondere bei der Nachsorge sollte auf die hohe Wertigkeit von ernährungsmedizinischen Einflüssen geachtet werden.

Nachsorge

Die Nachsorge entspricht einer Rezidivprophylaxe, da ohne diese über die Hälfte der Patienten erneut Harnsteine entwickeln. Wichtigste Allgemeinmaßnahme ist das Steigern der Trinkmenge auf mindestens 2–2,5 l/Tag mit dem Ziel, dass der Urin ein spezifisches Gewicht von unter 1010 g/l aufweist. Zu weiteren Maßnahmen der Rezidivprophylaxe bzw. Nachsorge siehe bitte Dauertherapie.

H

Prognose

Häufigste Komplikation bei Harnsteinen ist ein Harnwegsinfekt, der zur Urosepsis fortschreiten kann. Selten führt ein Harnstau zur Fornixruptur. Durch eine konsequente Prophylaxe lässt sich die Rezidivquote bei Harnsteinen von über 50 % auf unter 5 % senken.

Literatur

1.   Emmerson BT (1996) The management of gout. New Engl J Med 334:445–51

Harnstein

Synonyme

Harnkonkrement; Urolithiasis.

Englischer Begriff

Urolith; urinary calculus.

Definition

Konkrement innerhalb der Niere oder in den ableitenden Harnwegen. Ca. 60 % der Steine sind Kalziumoxalatsteine, 20 % Harnsäuresteine, 15 % Phosphatsteine und 1 % Zystinsteine. Prävalenz des Harnsteinleidens in Deutschland: 4 %.

Symptome

Die Symptomatik ist abhängig von Größe, Lage und Beweglichkeit der Harnsteine. Nierenbeckenkelchausgusssteine bleiben oft jahrelang symptomlos, kleinere Steine können hingegen bei Obstruktion des Kelchhalses, des Nierenbeckenabganges oder des Harnleiters Koliken mit krampfartigen Schmerzen auslösen. Die Schmerzen projizieren sich in die Flanke, die Leiste oder bei tiefsitzenden Steinen in das äußere Genitale (Hoden bzw. Schamlippe). Während einer Kolik besteht Pollakisurie und Dysurie; Brechreiz und reflektorischer Subileus können beobachtet werden. Mikro- oder Makrohämaturie sind nahezu immer nachweisbar. Ca. 80 % der Harnleitersteine gehen spontan ab.

Diagnostik

Der Urin wird hinsichtlich pH, spezifischem Gewicht, Erythrozyten, Leukozyten, Bakterien und Eiweiß untersucht. Harnkristalle werden mikroskopisch untersucht, abgegangene Harnsteine bezüglich ihrer Zusammensetzung analysiert (Infrarotspektroskopie). Im 24-Stunden Urin werden obligat Volumen, Osmolalität, Kalzium, Oxalat, Harnsäure, Citrat und fakultativ Zystin, Magnesium, anorganisches Phosphat und Ammonium gemessen. Im Serum werden Kalzium, Phosphat, Harnsäure, Magnesium und Kreatinin bestimmt. Bei Hyperkalzämie/Hyperkalzurie sollte das Parathormon bestimmt werden. Bildgebende Diagnostik: bei der Ultraschalluntersuchung ist auf Steinschatten, Stauung des Nierenbeckens/Ureters und Nierenmorphologie zu achten. Eine Verschmälerung des Nierenparenchyms weist auf einen chronischen Harnstau hin. Lässt sich sonographisch kein Stein nachweisen, sollte ein Ausscheidungsurogramm durchgeführt werden. Kalziumhaltige Steine sind bereits in der Leeraufnahme sichtbar, Urat- und Zystinsteine sind lediglich anhand einer Kontrastmittelaussparung zu sehen (bei Kontrastmittel-Allergie: MR-Urografie).

Differenzialdiagnose

Papillennekrose, Niereninfarkt, Tumoren der Nieren und Harnwege, Nierenvenenthrombose. Extrarenal müssen vor allen abdominelle Erkrankungen wie Gallenkolik, Appendizitis, Pankreatitis, Divertikulitis und Ileus abgegrenzt werden. Bei Männern sind des weiteren Hodentorsion, bei Frauen Extrauteringravidität, Adnexitis und stielgedrehte Ovarialzyste differenzialdiagnostisch zu bedenken.

Allgemeine Maßnahmen

Lebensmodifikation

Die Ätiologie der Harnsteine ist multifaktoriell, Trinkvolumen und Ernährungsfaktoren spielen aber bei der Lithogenese eine entscheidende Rolle. In heißen Klimazonen sind Harnsteine teils endemisch; mit steigendem Wohlstand steigt ernährungsbedingt die Ausscheidung von Harnsäure, Oxalat und Kalzium und konsekutiv die Inzidenz des Harnsteinleidens.

Diät

Um ein Überschreiten des Löslichkeitsproduktes zu verhindern ist bei allen Steinarten eine kontinuierliche Harndilution notwendig. Ziel ist ein spezifisches Gewicht des Urins unter 1010 g/l. Bei Patienten mit Zystinsteinen wird ein Urinvolumen von 3,5 l/Tag, bei anderen Steinarten von 2,5 l/Tag angestrebt. Alkohol erhöht das Steinrisiko, da nach der dadurch ausgelösten kurzanhaltenden Diurese eine adiuretische Phase mit konsekutiv hohen Konzentrationen von lithogenen Ionen im Harn besteht. Des weiteren führt Alkohol über Laktatbildung zur Steigerung der renalen Säureausscheidung und einer Abnahme des Urin-pH. Tierische Proteine erhöhen ebenfalls via Senkung des Urin-pH und Förderung der Kalziumausscheidung das Steinrisiko (Ziel: Proteinzufuhr 0,8 g/kg KG/Tag). Bei Kalziumoxalatlithiasis sollten insbesondere oxalsäurereiche Lebensmittel wie z.B. Rhabarber, Spinat und Kakao eingeschränkt werden. Purine siehe ▶ Gicht, ▶ Harnsäurenephrolithiasis.

Therapie

Kausal

Kausale Behandlungsansätze stellen die Harnverdünnung, eine adäquate Diät (z.B. Einschränken der Milchprodukte bei absorptiver Hyperkalziurie), Beeinflussung des Urin-pH (Ansäuerung bei Phosphat- und Infektsteinen, Alkalisierung bei Harnsäure- und Zystinsteinen), eine konsequente Infektbekämpfung beziehungsweise eine operative Korrektur bei obstruktiver Uropathie dar.

Akuttherapie

Die akute Kolik wird mit Analgetika und Spasmolytika therapiert, eine bewährte Kombination ist Pethidin (Dolantin) und N-Butylscopolaminbromid (Buscopan). Eine Litholyse wird nur bei Harnsäure- und Zystinsteinen durchgeführt. Bei Harnsäuresteinen wird mit der Gabe von Hydrogencitrat (Uralyt U) die Alkalisierung des Harns (Ziel-pH 6,2–6,8) angestrebt und durch die Gabe des Xanthinoxidasehemmers Allopurinol die endogene Harnsäuresynthese blockiert. Bei der Litholyse von Zystinsteinen wird durch die Gabe von Hydrogencitrat (Uralyt U) der pH auf 7,5–8,0 eingestellt. Die Therapeutika Mercaptopropionylglyzin (600 mg Thiola/Tag) oder Penicillamin (2–3 g/Tag) überführen Zystin in das besser lösliche Zysteindisulfid, zu bevorzugen ist aber wegen der geringeren Nebenwirkungen Ascorbinsäure (5 g Vitamin C/Tag), welches Zystin in das leichter lösliche Zystein überführt.

Dauertherapie

Da mindestens 50 % der Patienten mit Harnsteinen ein Rezidiv erleiden, entspricht die Dauertherapie der Rezidivprophylaxe (siehe Nachsorge).

Operativ/strahlentherapeutisch

Methode der Wahl bei den meisten Harnsteinleiden ist die extrakorporale Stoßwellenlithotripsie (ESWL). Ideal ist eine Steingröße zwischen 0,5 und 2 cm. Die Stoßwellen werden elektromagnetisch oder piezoelektrisch erzeugt und über einen mit einem Wasserkissen ausgestatteten Stoßwellenkopf nach Ankopplung an den Körper fokussiert eingeleitet. Das Konkrement wird radiologisch oder sonographisch geortet. Eine Anästhesie ist in der Regel nicht notwendig, die Behandlung ist schmerzarm. Behandlungsdauer ca. 35–40 Minuten. Die Steinfragmente gehen über den Harnleiter ab, in 10 % der Fälle kommt es hierbei zu Koliken. Gelegentlich wird ein Doppel-J-Katheter begleitend eingelegt, welcher eine schmerzlose Harnleiterpassage sichert. Die Erfolgsrate der ESWL beträgt über 90 %. Deutlich seltener wird die perkutane Nephrolitholapaxie (perkutane Nephrolithotomie, PNL) angewendet, insbesondere besteht bei Harnabflussstörung oder akut notwendiger Entlastung die spezifische Indikation. Hierbei handelt es sich um eine perkutane Endoskopie des Nierenbeckens mit instrumenteller Steinzerkleinerung/-entfernung oder Laserlithotripsie. Bei z.B. sehr großen Ausgusssteinen lässt sich die PNL auch mit der ESWL kombinieren. Offene Operationen sind heute nur noch selten indiziert, z.B. wenn gleichzeitig mit der Steinsanierung eine Abflussbehinderung operativ therapiert werden kann. Harnleitersteine gehen in der Regel bis zu einer Größe von 5 mm spontan ab bzw. sollte hier ein konservativer Versuch der Steinaustreibung mit Spasmolytika und erhöhtem Trinkvolumen erfolgen. Bei Harnleitersteinen in den beiden oberen Dritteln sollte alternativ mit ESWL, bei Steinen im unteren Harnleiterdrittel mit Ureteroskopie und Extraktion des Steines per Schlinge behandelt werden.

Bewertung

Wirksamkeit

Sowohl die Maßnahmen der Akuttherapie als auch die in der Dauertherapie bzw. Rezidivprophylaxe eingesetzten Therapeutika sind hoch wirksam. Durch eine konsequente Prophylaxe lässt sich die Rezidivquote bei Harnsteinen von über 50 % auf unter 5 % senken. Insbesondere bei der Nachsorge sollte auf die hohe Wertigkeit von ernährungsmedizinischen Einflüssen geachtet werden.

Nachsorge

Die Nachsorge entspricht einer Rezidivprophylaxe, da ohne diese über die Hälfte der Patienten erneut Harnsteine entwickeln. Wichtigste Allgemeinmaßnahme ist das Steigern der Trinkmenge auf mindestens 2–2,5 l/Tag mit dem Ziel, dass der Urin ein spezifisches Gewicht von unter 1010 g/l aufweist. Die weiteren Maßnahmen der Rezidivprophylaxe bzw. Nachsorge erfolgen in Abhängigkeit von der Art des Steins. Bei kalziumhaltigen Steinen sollte nach Ausschluss spezifisch behandelbarer Grunderkrankungen (► Hyperparathyreoidismus, renal tubuläre Azidose, Immobilisation, Vitamin-D-Überdosierung, maligne Erkrankung, Sarkoidose) Kalzium in der Ernährung auf 1000 mg/Tag beschränkt werden (aber nicht weniger, insbesondere bei Osteoporose-gefährdeten Patienten). Beträgt bei der absorptiven oder renalen Form der Hyperkalzurie die Kalziumausscheidung im Urin mehr als 320 mg/Tag sollte mit Thiaziden (50–100 mg/Tag) behandelt werden. Bei Infektsteinen handelt es sich in der Regel um Magnesium-Ammonium-Phosphatsteine (Struvit), welche grundsätzlich eine komplette Steinsanierung notwendig machen. Eine resistenzgerechte Antibiose bei Harnwegsinfekten und eine Ansäuerung des Urins (z.B. mit L-Methionin) mit dem Ziel-pH < 6,0 als Langzeitprophylaxe sind entscheidend. Nachsorge bei Harnsäuresteinen siehe ► Harnsäurenephrolithiasis, ► Gicht. Bei Zystinsteinen Trinkmenge auf 3–3,5 l/Tag anheben, Alkalisierung des Harns, gegebenenfalls Medikation wie bei Litholyse (siehe akute Therapie).

Prognose

Ca. 80 % der Harnleitersteine gehen spontan ab. Häufigste Komplikation bei Harnsteinen ist ein Harnwegsinfekt, der zur Urosepsis fortschreiten kann. Selten führt ein Harnstau zur Fornixruptur. Durch eine konsequente Prophylaxe lässt sich die Rezidivquote bei Harnsteinen von über 50 % auf unter 5 % senken.

Literatur

1. Curhan GC, Willett WC, Rimm EB, Stampfer MJ (1993) A prospective study of dietary calcium and other nutrients and the risk of symptomatic kidney stones. N Engl J Med 328:833
2. Resnick MI, Pak CYC (1990) Urolithiasis – A Medical and Surgical Reference. WB Saunders, Philadelphia

Harnzucker

► Harnglukose
► Glukosurie

Harnzuckerausscheidung

► Glukosurie

Hashimoto Struma

► Struma lymphomatosa

Hashimoto-Thyreoiditis

Synonyme

Autoimmune Thyreoiditis; Struma lymphomatosa Hashimoto; immunogene Thyreopathie.

Englischer Begriff

Hashimoto's thyroiditis.

Definition

Nach Hakaru Hashimoto, japanischer Pathologe, 1881–1934. Autoimmunerkrankung der Schilddrüse, die mit einer chronisch lymphozytären Thyreoiditis einhergeht. Es kommt zur Ausprägung von schilddrüsenspezifischen Antikörpern (TPO-AK und TG-AK). Meist ist die Erkrankung asymptomatisch, im weiteren Verlauf kommt es zur Entwicklung einer Hypothyreose.

Symptome

Zeichen der Hypothyreose mit Müdigkeit, verminderter Belastbarkeit, Frieren, Obstipation oder Depression.

Diagnostik

Schilddrüsensonographie: Meist echoarme Schilddrüse, die sich im Duplex deutlich hyperperfundiert darstellt. In der Serologie erhöhte Schilddrüsenantikörper für TPO-AK, initial auch der TG-AK.

Differenzialdiagnose

Immunogene Hyperthyreose vom Typ Basedow, Struma anderer Ursache.

Therapie

Kausal

Bei laborchemisch hypothyreoter Schilddrüsenstoffwechsellage Substitutionstherapie mit Schilddrüsenhormonen. Die Substitutionsbehandlung ist dann lebenslang. Ziel ist der Ausgleich des Hormondefizits und die Wiederherstellung der euthyreoten Stoffwechsellage. Die Therapiedosis liegt bei 1,5–2,0 µg/kg KG Levothyroxin. Die Initialdosis liegt bei 50–100 µg/Tag Levothyroxin. Eine Iodidsubstitutionsbehandlung sollte gemieden werden.

Probetherapie

Eine Substitution mit Selenase kann eine Verminderung der Schilddrüsenantikörper bewirken.

Weiterführende Links

► Thyreoiditis, autoimmune

Hashitoxikose

► Thyreoiditis, schmerzlose

Haushalt, Kalium

► Kaliumhaushalt

Haushalt, Kalzium

► Kalziumhaushalt

Haushalt, Magnesium

► Magnesiumhaushalt

Haushalt, Natrium

► Natriumhaushalt

Haushalt, Natrium und Wasser

► Natrium- und Wasserhaushalt

Haushalt, Phosphat

► Phosphathaushalt

Haushalt, Säure-Basen

► Säure-Basen-Haushalt

Haushalt, Wasser

▶ Wasserhaushalt

HCG

▶ Choriongonadotropin

HCG-Test

▶ Human Chorionic Gonadotropin Stimulation Test
▶ Leydig-Zellfunktionstest

HCS

▶ Plazentalaktogen, humanes

HDL

▶ Lipoproteine, hoher Dichte

Heißer Knoten

▶ Adenom, autonomes der Schilddrüse
▶ Schilddrüsenknoten, heißer
▶ Autonomie der Schilddrüse

Helle-Zellen-System

▶ APUD-System

Hemmtest

▶ Suppressionstest

Hepatobiliäre Hyperlipoproteinämie

▶ Fettstoffwechselstörungen, Lebererkrankungen

Hepatolentikuläre Degeneration

▶ Wilson-Krankheit

Hepatorenale Glykogenose

▶ Glykogenose, Typ I

Hepatosplenomegalie, lipoidzellige

Synonyme
Niemann-Pick-Erkrankung; Sphingomyelinose; Sphingomyelin-Lipoidose.

Englischer Begriff
Hepatosplenomegalia; hepatosplenomegaly.

Definition
Erblich bedingte Fettspeicherkrankheit mit Ablagerung von Sphingomyelinen im RES, vorwiegend der Leber und der Milz. Autosomal-rezessiv vererbt, infantile und adulte Form.

Symptome
Hepatosplenomegalie.

Diagnostik
Nachweis von Schaumzellen in Knochenmarksbiopsie.

Weiterführende Links
▶ Sphingolipidosen

Hereditäre Autonomie der Schilddrüse

► Autonomie, kongenitale der Schilddrüse

Hereditäre Hyperlipoproteinämie

► Hyperlipoproteinämie, primäre

Hereditäre Hyperthyreose

► Autonomie, kongenitale der Schilddrüse

Hermaphroditismus spurius

Synonyme

Pseudohermaphroditismus; falscher Zwitter; Intersexualität.

Englischer Begriff

Pseudohermaphroditism.

Definition

Im Gegensatz zum echten Hermaphroditismus liegen beim falschen im gleichen Individuum nicht gleichzeitig Ovarien (mit Follikeln) und Hoden (mit seminiferösen Tubuli) vor. Das chromosomale Geschlecht ist eindeutig (XX oder XY) mit dazu passenden Keimdrüsen (Ovarien oder Testes), jedoch ohne eindeutige, damit intersexuelle Geschlechtsorgane und sekundäre Geschlechtsmerkmale. Ein Pseudohermaphrodit femininus hat XX und hat männliche Geschlechtsmerkmale (z.B. männlicher Körperbau), ein Pseudohermaphrodit masculinus XY und weibliche Geschlechtsmerkmale (z.B. weibliche Brust).

Symptome

Pseudohermaphrodit femininus: falls ein adrenogenitales Syndrom zugrunde liegt, Symptome des entsprechenden Subtyps (z.B. bei 21-Hydroxylasemangel Salzverlust, Klitorishypertrophie; bei 17-Hydroxylasemangel Hypertonus etc.). Pseudohermaphrodit masculinus: Symptome der inkompletten Maskulinisierung, z.B. fehlende Sekundärbehaarung (Pubis, Axilla), spärlicher Bartwuchs, gut ausgebildete Mammae, primäre Amenorrhoe, Azoospermie/Infertilität; bei AGS z.B. 17-Hydroxylasemangel Hypertonie, bei 17-β-Hydroxysteroid-Dehydrogenase-Mangel blind endende Vagina, weiblicher Habitus, inguinale Testes, primäre Amenorrhoe, bei 20,22-Desmolase-Mangel Tod in früher Kindheit aufgrund Nebenniereninsuffizienz, etc. Feminisierung eines männlichen Feten durch Einnahme von Antiandrogenen in der Schwangerschaft.

Diagnostik

Vaginale und rektale Untersuchung sowie eingehende klinische Untersuchung. Chromosomenanalyse. LH, FSH, freies Testosteron, Estradiol; zum Ausschluß AGS: 17-OH-Progesteron im Serum, evtl. 11-Desoxykortisol, 11-Desoxykortikosteron, DHEA, DHEAS, Sonografie evtl. Laparotomie zur Gondadensicherung. P. femininus: Fertilität vorhanden. Pseudohermaphrodit masculinus: 5-Dihydrotestosteron; bei AGS wie oben; bei Leydigzellaplasie/-hypoplasie: Mutationsanalyse des LH-Rezeptors auf Chromosom 2p21, HCG-Test; bei Androgenresistenz der Endorgane: Mutationsanalyse des Androgenrezeptors; bei Störungen der testikulären Steroidbiosynthese (Testosteron) insbesondere 17-β-Hydroxysteroid-Dehydrogenase-Mangel: Testosteron und Estradiol niedrig, Androstendion und Östron erhöht.

Differenzialdiagnose

Pseudohermaphrodit femininus: AGS, in utero Exposition von Androgenen, Gonadendysgenesie. Pseudohermaphrodit masculinus: AGS, Androgenresistenz der Endorgane komplett oder partiell, Leydigzellaplasie/-hypoplasie, Biosynthesestörung von Testosteron, Störung der Umwandlung von Testosteron in 5-Dihydrotestosteron.

Allgemeine Maßnahmen

Lebensmodifikation

Nach Geschlechtsrolle.

Diät

Keine.

Therapie

Kausal

Keine. Bei AGS entsprechende Hormonsubstitution.

Probetherapie

Keine.

Akuttherapie

Bei AGS Glukokortikoide.

Dauertherapie

Bei Patientinnen mit eher männlichem Genitale: Erziehung als Jungen mit Korrektur der Hypospadie und Überprüfung der Hormonsubstitutionsbehandlung in der Pubertät. Bei ausgeprägtem Enzymdefekt (z.B. 17-β-Hydroysteroid-Dehydrogenase-Mangel) mit weiblichem äußeren Genitale, Habitus, und blind endender Vagina Erziehung als Mädchen mit frühzeitiger Entfernung der Testes und Östrogensubstitution ab der Pubertät.

Operativ/strahlentherapeutisch

Falls die Geschlechtszuordnung fraglich ist, sollte die Diagnose im Kleinkindesalter gestellt sein. Die Geschlechtszuweisung hängt vom Vorhandensein eines männlichen Genitale ab. Evtl. sollte eine rekonstruktive Chirurgie des äußeren Genitale erfolgen, wobei die Gestaltung eines weiblichen Genitale oft sinnvoller erscheint. Gegengeschlechtliche Gonaden sollten entfernt werden. Retinierte Testes sollten verlagert oder

entfernt werden. Bei einem Y-Chromosom im Karyotyp ist das Tumorrisiko erhöht. Bei bereits Adoleszenten/Erwachsenen sollte man die angenommene Geschlechtsrolle respektieren und entsprechend danach behandeln.

Bewertung

Wirksamkeit

Gut.

Verträglichkeit

Gut.

Pharmakoökonomie

Gut.

Nachsorge

Lebenslang.

Prognose

Gut.

Literatur

1. Reinwein, Benker, Jockenhövel (2000) Checkliste Endokrinologie und Stoffwechsel. Thieme Verlag, Stuttgart
2. DeGroot LJ, Jameson L (eds) (2001) Endocrinology, 4th edn. Saunders, Philadelphia
3. Mendonca B, et al. Male pseudohermaphroditism. In: De Groot's Textbook of Endocrinology. http://www.endotext.com

Hermaphroditismus testicularis

▶ Pseudohermaphroditismus masculinus

Hermaphroditismus verus

Synonyme

Echter Zwitter.

Englischer Begriff

True hermaphroditism.

Definition

Hermaphroditismus verus (HV) ist ein intersexuelles Krankheitsbild, das durch das gemeinsame Vorliegen bei einem Individuum sowohl von Hoden- als auch von Ovargewebe, das Oozyten enthält, charakterisiert ist.Chromosomal findet man: Mosaik der Geschlechtschromosomen, Chimerismus, Y-Translokation auf X-Chromosom oder ein Autosom oder Mutationen von X-chromosomalen und autosomalen Genen, die an der Geschlechtsdifferenzierung mitwirken. Karyotypie: am häufigsten 46,XX, gefolgt von 46,XX/46,XY- oder 46,YY/47,XXY-Chimerismus, dann Mosaikformen und selten 46,XY (< 10 %). Nur etwa 10 % der HV-Patienten mit Karyotyp 46,XX exprimieren SRY. Familiäre Häufung selten, dann autosomal rezessiv oder auch dominant, manchmal auch X-chromosomal. Die Derivate des Wolffschen und Müllerschen Gangs entwickeln sich nach der ipsilateralen Gonade mit variabler Ausprägung, ebenso das äußere Genitale; ein Ovotestis differenziert vorzugsweise weiblich. Die oozytenhaltigen Ovarien, auch Ovotestes, können zyklisch ovulieren und ein Corpus luteum bilden entsprechend einer zyklischen FSH- und LH-Sekretion mit ausreichender Östradiol- und Progesteron-Produktion. Die Funktion der Testes ist spermatogenetisch und inkretorisch meist insuffizient.

Symptome

Äußeres Genitale männlich, weiblich oder meist zwittrig. Zwei Drittel der Fälle sind als Neugeborene soweit maskulinisiert mit deutlichem Phallus, aber meist mit variabler Hypospadie von perineal bis penil, daß sie ohne medizinische Beratung meist als Knaben erzogen werden. In weniger als 10 % liegt ein weitgehend männliches Genitale vor. Die Labioskrotalfalten sind meist inkomplett fusioniert, fast immer asymmetrisch, dann meist rechtsbetont und mit ausreichend deszendiertem Testis oder Ovotestis. Häufig ist eine Gonade inguinal tastbar; Kryptorchismus häufig. Wenn Leistenhernie, dann Inhalt nicht selten Ovar oder Ovotestis mit Tube und Uterus. Bei den meisten Patienten ist eine Vagina (Sinus urogenitalis) und ein Uterus unicornui oder hypoplastischer Uterus ausgebildet. In der Pubertät meist weibliche Brustentwicklung und vielfach Menstruationsblutungen, bei überwiegend männlichem Genitale bisweilen nur als periodische Hämaturie erkennbar; seltener Virilisierung. Ovulationen sind nicht ungewöhnlich, dabei auch schmerzhafter Hoden; bei 46,XX-Karyotyp auch Schwangerschaft möglich. Selbstbefruchtungen finden nicht statt. Spermatogenese meist stark gestört, häufig interstitielle Fibrose und später Tubulussklerose. Bisher nur ein Fall von HV mit Karyotyp 46,XY bekannt, der ein Kind gezeugt haben soll. Fehlbildungen anderer Organsysteme liegen bei HV in der Regel nicht vor.

Diagnostik

Karyotypisierung. Sonographie und Kernspintomographie zur Darstellung der inneren Genitalstrukturen. Es ergeben sich 3 Konstellationen: 1. Kontralaterale Gonadenzwittrigkeit (20 % der Fälle) bedeutet: Testis auf einer Seite und Ovar auf der Gegenseite, dabei Ovar häufig links. 2. Bilaterale Zwittrigkeit (30 %): Testikuläres und ovarielles Gewebe beidseits vorhanden, meist als Ovotestis. 3. Unilaterale Zwittrigkeit (45   50 %): Testikuläres und ovarielles Gewebe (Ovotestis) nur einseitig vorhanden, häufiger rechts, auf der Gegenseite Testis oder Ovar. Die Ovarien liegen meist an typischer Stelle im kleinen Becken, während Testes oder Ovotestes überall entlang des Deszendenzpfads von infraadrenal bis labioskrotal lokalisiert sein können. In den ersten 6 Monaten nach der Geburt Plasma-Testosteron > 40 ng/dl; danach basal < 15 ng/dl, aber mit hCG auf > 40 ng/dl stimulierbar, als Hinweis auf funktionstüchtige Leydig-Zellen. Nachweis von Inhibin

B und Anti-Müller-Hormon (AMH) vor der Pubertät sind Indikatoren für funktionstüchtige Sertoli-Zellen. Östradiolanstieg nach wiederholter Injektion von rekombinantem hFSH weist auf oozyten- und follikelhaltiges Ovargewebe hin, ebenso der Nachweis von Inhibin A in den ersten 4 Monaten nach der Geburt und nach dem 10. Lebensjahr. Letztlich histologischer Nachweis von ovariellem und testikulärem Gewebe. Bei Mammaentwicklung in der Pubertät überwiegen von Östradiol, bei Virilisierung überwiegen von Testosteron, das jedoch nur selten für eine suffiziente Spermatogenese ausreicht.

Differenzialdiagnose

Abgrenzung von allen Formen eines Pseudohermaphroditismus masculinus und femininus.

Allgemeine Maßnahmen

Lebensmodifikation

Geschlechtszuordnung, Erziehung und soziale Geschlechterrolle siehe unten unter Therapie.

Therapie

Wird die Diagnose in früher Kindheit gestellt, wenn noch keine Geschlechterrolle aufgenommen ist, dann ist die Geschlechtszuordnung frei wählbar, sollte sich aber nach den anatomischen Strukturen ausrichten. Den Hermaphroditen mit 46,XX, Vagina und Uterus sollte das weibliche Geschlecht zugeordnet werden, zumal mit gewisser Wahrscheinlichkeit zu erwarten ist, daß in der Pubertät eine Brustentwicklung eintritt, häufig auch spontane Ovulationen und Menstruationsblutungen, vereinzelt auch Fertilität. Testikuläres Gewebe und Derivates des Wolffschen Ganges werden chirurgisch entfernt und die operativ plastische Anpassung des äußeren Genitale gelingt meist sehr befriedigend. Bei echten Hermaphroditen mit Y-Chromosom (46,XY; 46,XX/46,XY; 46,XX/47,XXY)

sollte vorzugsweise die männliche Geschlechtszuordnung gewählt werden, vor allem dann, wenn ein Testis nach labioskrotal deszendiert und der Phallus ausreichend groß für eine Penisplastik ist, wenn ein Uterus fehlt oder nur ein Anlagerest vorhanden ist. Entsprechend sind zum deszendierten Testis kontralateral die Gonade (Ovar oder Ovotestis) und die Müllerschen Derivate zu entfernen. In Einzelfällen wird der deszendierte Hoden belassen, obwohl bei HV Testis und testikulärer Anteil eines Ovotestis als dysgenetisch anzusehen und mit einem erhöhten Entartungsrisiko behaftet ist; mit Prävalenz von 3–4 % bei 46,XX-Hermaphroditen. Das Entartungsrisiko ovarieller Strukturen ist unbekannt. Mit Eintritt in das Pubertätsalter sind bei fehlender oder insuffizienter endogener Geschlechtshormonproduktion diese geschlechtspezifisch zu substituieren. Älteren Patienten mit HV, die als Knaben oder Mädchen erzogen wurden oder schon eine aktive partnerschaftliche Geschlechtsbeziehung praktiziert haben, sollten die angenommene psychosoziale Geschlechtsidentität beibehalten und das äußere und innere Genitale entsprechend plastisch umgestalten lassen.

Nachsorge

Lebenslange Kontrolluntersuchungen sind erforderlich, insbesondere bezüglich einer altersangepaßten Substitution mit Geschlechtshormonen. Bei verbliebenen Gonaden sind regelmäßige Vorsorgeuntersuchungen auf Entartung ratsam.

Literatur

1. Grumbach MM, Hughes IA, Conte FA (2003) Disorders of sex differentiation. In: Larsen PR et al. (Hrsg) Williams Textbook of Endocrinology. 10. Aufl. WB Saunders, Philadelphia, S 908–911

Hers-Glykogenose

▶ Glykogenose, Typ VI

Herzphobie

▶ Angsterkrankung

Heterochronie

Englischer Begriff
Heterochronia.

Definition
Die zeitliche Verschiebung eines (auch physiologischen) Geschehens im Vergleich zur Norm; z.B. die Pubertas praecox als frühzeitiger Beginn einer endokrinen Funktion.

Heultage

▶ Postpartum Depression

Hexosemonophosphat-Shunt

▶ Pentosephosphatzyklus

Hexosemonophosphatzyklus

▶ Pentosephosphatzyklus

hGH

▶ Wachstumshormon
▶ Wachstumshormon, humanes

HHG

▶ Gonadotropin, humanes hypophysäres

High Density Lipoproteins

▶ Lipoproteine, hoher Dichte

Hirnanhangdrüse

▶ Hypophyse

Hirnorganisches Psychosyndrom (HOPS)

▶ Demenz

Hirsutismus

Englischer Begriff
Hirsutism.

Definition
Vermehrte Behaarung der Frau vom männlichen Typ. Idiopathisch auf dem Boden einer gesteigerten Empfindlichkeit der Haarfollikel gegenüber Androgenen oder aber symptomatisch infolge vermehrter Bildung von Androgenen in der Haut (Kutane androgenisierende Symptomatik), im Ovar (Funktioneller ovarieller Hyperandrogenismus wie Stein-Leventhal-Syndrom, Ovarialtumoren, Hyperthekose, Luteom), in der Nebennierenrinde (Funktioneller adrenaler Hyperandrogenismus wie adrenogenitales Syndrom, androgenbildende Tumoren, ACTH-abhängiges Cushing-Syndrom, familiäre Glukokortikoidresistenz), beim Hyperandrogenämie-Hyperinsulinämie-Adipositas-Syndrom (Metabolisches Syndrom) oder infolge Östrogenmangels in der Menopause sowie bei Behandlung mit Androgenen oder anabolen Steroiden.

Symptome

Quantifizierung des Hirsutismus in den 9 androgenabhängigen Hautarealen nach Ferriman und Gallwey (Oberlippe, Kinn, Brust, Rücken, Lenden, Oberbauch, Unterbauch, Oberarme und Oberschenkel).

Diagnostik

Anamnese incl. Zyklusanamnese. Bei klinischem Hinweis auf Prolaktinom, Cushing-Syndrom, Akromegalie oder medikamentös induziertem Hirsutismus erfolgt eine entsprechend weiterführende endokrine Diagnostik.

Laborchemische Basisdiagnostik: Freier Androgenindex (Testosteron und SHBG), Androstendion und DHEAS. Normale Androgene sind hinweisend auf idiopathischen Hirsutismus (milder Hirsutismus, regelmäßiger Zyklus), bei deutlichem Hirsutismus und Oligo-/Amenorrhoe weiterführende Diagnostik hinsichtlich funktionellem adrenalen bzw. ovariellen Hyperandrogenismus, während Hirsutismus mit Virilisierung an Nebennieren- und Ovarialtumoren bzw. an einen 21-Hydroxylasemangel denken lassen müssen.

Bildgebung: Bei V.a. ovariellen Hyperandrogenismus transvaginale sonographische Darstellung der Ovarien. Bei v.a. tumorbedingte Hyperandrogenämie computertomographische Bildgebung der Nebennierenregion sowie des kleinen Beckens.

Differenzialdiagnose

Hypertrichosis, Virilisierung.

Therapie

Kausal

Bei symptomatischem oder tumorbedingtem Hirsutismus sollte die Behandlung der Grunderkrankung erfolgen. Bei idiopathischem Hirsutismus kommen Ovulationshemmer, Antiandrogene und Glukokortikoide (Dexamethason 0,25–0,5 mg zur Nacht) zum Einsatz.

Bewertung

Wirksamkeit

Eine komplette Rückbildung der vermehrten Behaarung bei idiopathischem Hirsutismus ist selten, meist kommt es zu einer deutlichen Reduktion der Haarwuchsgeschwindigkeit innerhalb der ersten 6–12 Monate nach Therapiebeginn.

Histamin

Englischer Begriff

Histamine.

Definition

Basisches biogenes Amin (4-(2'-Aminoäthyl)-Imidazol), welches durch Decarboxylierung von Histidin entsteht. Es ist einer der bekanntesten Mediatoren allergischer Entzündungen.

Grundlagen

Histamin kommt ubiquitär im menschlichen Körper vor. Speicherorte sind Granula, v.a. in Mastzellen, aber auch in verminderter Menge in basophilen Granulozyten, Thrombozyten und im zentralen Nervensystem (auch als Neurotransmitter). Verschiedene exogene und endogene Liberatoren wie IgE, Komplementspaltprodukte, Gewebshormone wie Gastrin, verschiedene Pharmaka und Röntgenkontrastmittel bewirken eine Histaminfreisetzung. Histamin bewirkt so über H1-Rezeptoren vermittelt eine Kontraktion der glatten Muskulatur in Darm, Uterus und besonders der Bronchien, eine Dilatation kleiner Gefäße, was zu Hautrötungen führt, eine Steigerung der Kapillarpermeabilität. Es führt zu einer gesteigerten Adrenalinausschüttung sowie zu Schmerzen und Juckreiz. Über H2-Rezeptoren kommt es sowohl zur gesteigerten Magensäuresekretion als auch zu einer Tachykardie.

Histiozytose X

▶ Hand-Schüller-Christian-Krankheit

Histrelin

Englischer Begriff

Histrelin.

Substanzklasse

Gonadotropin-Inhibitor;
Gonadotropin-Releasing-Hormon-Analog.

Gebräuchliche Handelsnamen

Supprelin.

Indikationen

Zentrale Pubertas praecox bei Jungen und
Mädchen.

Wirkung

Die chronische Überstimulierung durch das
GnRH-Analogon führt zu einer reversiblen
Down-regulation des GnRH-Rezeptors und
so zu einer Suppression der Gonadotropinsekretion.

Dosierung

Einmalige, tägliche subkutane Gabe von
10 µg/kg KG.

Darreichungsformen

Subkutan.

Kontraindikationen

Bekannte Überempfindlichkeit gegen
Histrelin oder GnRH-Analoga. Schwangerschaft. Stillzeit.

Nebenwirkungen

Zu Therapiebeginn weiteres Pubertieren mit
Brustvergrößerung und leichten vaginalen
Blutungen. Kopfschmerz, Hautveränderungen, abdominelle Schmerzen, Diarrhoe;
selten: Flushsymptomatik, allergische Reaktionen, Krampfanfälle.

Hitzewallungen

Synonyme

Fliegende Hitze.

Englischer Begriff

Hot flushes.

Definition

Bei ca. ein bis zwei Drittel aller Frauen auf-
tretendes Symptom im Rahmen des Klimakteriums.

Therapie

Siehe ▶ Klimakterium und ▶ Hormonersatztherapie.

HMG

▶ Gonadotropin, humanes menopausales
▶ Menopausengonadotropin, humanes

HMG-CoA-Reduktasehemmer

Synonyme

CSE-Hemmer;   Cholesterinsynthesehemmer.

Definition

Substanzen zur Hemmung der endogenen
Cholesterinsynthese.

Grundlagen

Durch kompetitive Hemmung des Hydroxy-
methyl-glutaryl-Coenzyms A erfolgt eine
Hemmung der intrazellulären Cholesterinsynthese, wodurch die hepatische Choles-
terinproduktion vermindert wird.

Weiterführende Links

▶ Statine

Hochwuchs

- ▶ Großwuchs
- ▶ Hochwuchs, hypophysärer
- ▶ Riesenwuchs
- ▶ Makrosomie
- ▶ Wachstumsstörungen

Hochwuchs, hypophysärer

Synonyme

Hochwuchs, neurohormonaler.

Englischer Begriff

Pituitary gigantism.

Definition

Der hypophysäre Gigantismus durch Wachstumshormonexzess ist Folge eines benignen, hormonell aktiven, eosinophilen Hypophysentumors. Der Gigantismus tritt als Folge der noch nicht verschlossenen Epiphysenfugen auf und geht mit einem proportionierten Hochwuchs einher. Die prospektive Endgröße (familiäre Veranlagung) wird deutlich überschritten, die Knochenreifung ist nur gering beschleunigt und die Wachstumsperiode nicht wie z.B. bei der Nebennierenhyperplasie, verkürzt.

Symptome

Stark beschleunigtes Längenwachstum gegenüber Gleichaltrigen. Kopfschmerzen durch Tumorkompression, Sehstörungen im Sinne einer bitemporalen Hemianopsie durch Kompression des Chiasma opticum. Partielle oder komplette Hypophysenvorderlappeninsuffizienz durch Kompression der gesunden Hypophysenanteile, oft mit Fehlen der Pubertätsentwicklung bzw. sekundärer Hypogonadismus.

Diagnostik

Anamnese: Familienanamnese, Geburtsanamnese und Eigenanamnese bezüglich der Wachstums- und Pubertätsentwicklung. Abschätzen der genetischen Zielgröße nach Tanner, Verlauf von Schwangerschaft und Geburt, vegetative Anamnese und Medikamentenanamnese.

Körperliche Untersuchung: Auxologische Daten (Größe, Gewicht, Armspannweite, Verhältnis von Ober- zu Unterkörper, Pubertätsstadium, bei Knaben Palpation und Größenbestimmung der Hoden mittels Orchidometer.

Labor und Funktionstests: Basales IGF-1, IGFBP-3, und Wachstumshormon. Schilddrüsenhormone, Sexualsteroide, Kortisol, Plasmarenin. Bei Hinweisen auf Wachstumshormonexzess im Rahmen einer MEN 1: Parathormon, Gastrin, Prolaktin, ACTH. Als Funktionstest bei V.a. Wachstumshormonexzess wird der orale Glukosetoleranztest durchgeführt: Der Patient erhält hierzu 1,75 g/kg (max. 75 g) Glukose oral. Blutentnahmen zur Bestimmung von Glukose, Insulin und Wachstumshormon erfolgen alle 30 Minuten bis 180 Minuten nach der Glukosegabe. Eine Suppression des Wachstumshormons unter 1 ng/ml schließt einen hypophysären Gigantismus sicher aus. Meist ist dann auch eine überschießender Anstieg von Insulin zu verzeichnen.

Bildgebung: Röntgen der Hand links, und Bestimmung des Knochenalters nach Greulich und Pyle. Darstellung der Hypophyse (Kernspintomographie in Dünnschichttechnik zum Nachweis eines Adenoms (erst nach biochemischer Diagnose, da Häufigkeit der hypophysären Inzidentalome hoch).

Differenzialdiagnose

Alle anderen Formen des proportionierten Hochwuchses (siehe ▶ Hochwuchs).

Allgemeine Maßnahmen

Lebensmodifikation

Keine.

Diät

Keine.

Therapie

Kausal

Der hypophysäre Gigantismus wird bei Nachweis eines Wachstumshormon produzierenden Tumors durch selektive neurochirurgische Resektion des Tumors behandelt. Bei entsprechender Tumorgröße sollte immer zunächst ein transsphenoidaler Zugang erwogen werden. Durch die operative Therapie wird eine Heilung angestrebt.

Präoperativ zur Senkung der erhöhten Wachstumshormonspiegel oder bei Versagen der chirurgischen Therapie kann eine Behandlung mit Somatostatinanaloga erfolgen. Die Tumorgröße lässt sich durch die medikamentöse Therapie nicht verringern. Strahlentherapeutische Maßnahmen zeigen erst sehr spät einen therapeutischen Effekt. Dabei werden bei nicht operablen oder chirurgisch und medikamentös nicht beherrschbaren Erkrankungen in einem Teil der Fälle konventionell fraktioniert 40–50 Gy in Einzeldosen von 1,8 Gy verabreicht (Therapiedauer 4–6 Wochen) Bis zur Normalisierung der Laborwerte vergehen meist mehrere Jahre (90 % der Patienten zeigen Wachstumshormonwerte < 5 ng/ml nach 20 Jahren). Eine Normalisierung der IGF-1-Spiegel wird bei 60–80 % der Patienten in ca. 10 Jahren erreicht. Etwa 50 % der Patienten entwickeln im Laufe der Jahre eine partielle oder komplette Hypophyseninsuffizienz. Eine weitere Möglichkeit stellt die stereotaktische Radiochirurgie (Gamma-Knife) dar, die bei geringerer Gesamtstrahlendosis und kürzerer Therapiedauer einen rascheren therapeutischen Effekt ermöglicht. Langzeitdaten sind jedoch hierüber noch nicht verfügbar.

Probetherapie

Keine.

Akuttherapie

Primär operative Therapie.

Dauertherapie

Bei Versagen der primär operativen Therapie und Fehlen einer Indikation zur Be-strahlungstherapie, steht die medikamentöse Dauertherapie mit Somatostatinanaloga oder seit neuerer Zeit mit Wachstumshormon-Rezeptoragonisten (z.B. Pegvisomant) zur Verfügung.

Operativ/strahlentherapeutisch

Primäre Therapie operativ. Transsphenoidaler Zugang anzustreben. Strahlentherapie nur falls Operation nicht erfolgreich und medikamentös keine Kontrolle über die Aktivität der Erkrankung (IGF-1-Spiegel, Wachstumshormonsuppression im oralen Glukosetoleranztest) zu erreichen ist.

Bewertung

Wirksamkeit

Postoperativ zeigt sich bei erfahrenen Chirurgen nach transsphenoidalem Eingriff bei Mikroadenomen (Durchmesser < 1cm) eine Heilungsrate (normalisiertes IGF-1 und Wachstumshormon < 1 ng/ml im OGTT) von 80 %, bei Makroadenomen (> 1 cm Durchmesser) bei nur 50 %. In bis zu 10 % aller primär erfolgreich operierten Patienten findet sich nach 10 Jahren ein Rezidiv der Erkrankung.

Ca. 25 % der Patienten sprechen bereits auf eine medikamentöse Therapie mit Dopaminagonisten an. Unter Somastotatinanaloga weisen 70 % der behandelten Patienten eine subjektive Besserung auf, bei 50 % der Behandelten findet sich sogar eine mäßige Verkleinerung des Tumors. Unter dem Wachstumshormon-Rezeptoragonisten Pegvisomant weisen alle Behandelten eine subjektive Verbesserung der Symptome auf. Bis zum Einsetzen der Wirkung der Strahlentherapie dauert es meist mehrere Jahre (90 % der Patienten zeigen Wachstumshormonwerte < 5 ng/ml nach 20 Jahren) Eine Normalisierung der IGF-1-Spiegel wird bei 60–80 % der Patienten in ca. 10 Jahren nach der Bestrahlung erreicht.

Verträglichkeit

Die Mortalität der Operation liegt bei transsphenoidalen Eingriffen < 1 %. Als Nebenwirkung des operativen Vorgehens stellt sich bei ca. 15 % der Patienten eine partielle oder komplette Hypophysenvorderlappeninsuffizienz ein. Ein postoperativer Diabetes insipidus, eine Liquorrhoe, oder eine Meningitis findet sich in jeweils 2 %. Unter Dopaminagonisten kommen als häufigste Nebenwirkungen Kreislaufbeschwerden, Übelkeit, Erbrechen und Kopfschmerzen vor. Diese Nebenwirkungen sind hier häufiger als bei der Therapie von Prolaktinomen, da die Dosierung der Medikamente wesentlich höher ist.

Unter Somatostatinanaloga kommt es häufig zu vorübergehenden gastrointestinalen Beschwerden, aber auch zu einer Hemmung der Gallenbalsenmotilität bei 25 % der Behandelten, was die Häufigkeit von Gallensteinbeschwerden, und die Notwendigkeit einer Gallensäurensubstitution erklärt. Selten findet sich auch eine Verschlechterung der Glukosetoleranz (diabetische oder prädiabetische Stoffwechsellage) sowie eine chronische Gastritis mit Vitamin-B_{12}-Mangel.

Die neue Therapie mit Wachstumshormon-Rezeptoragonisten (Pegvisomant) scheint außer einer passageren Transaminasenerhöhung keine ernsthaften Nebenwirkungen zu zeigen. Da aber der Feedback-Mechanismus zwischen Effekthormon (IGF-1) und Hypophyse gestört wird, kann in Analogie zur Entwicklung eines Nelson-Tumors nach beidseitiger Adrenalektomie unter der Behandlung mit Pegvisomant ein verstärktes Wachstum eines Hypophysenadenoms erwartet werden. Entsprechende Langzeitergebnisse liegen noch nicht vor.

Nebenwirkungen der Strahlentherapie: Etwa die Hälfte der Patienten entwickeln nach mehreren Jahren eine substitutionspflichtige Hypophysenvorderlappeninsuffizienz, des Weiteren können Gehirnnervenlähmungen, Sehstörungen, Gedächtnisstörungen oder der Apoplex eines Adenoms (Kopfschmerzen, Sehstörungen) auftreten. Patienten weisen nach 10 Jahren eine deutliche Erhöhung der Inzidenz (1,7 % der Bestrahlten) für Astrozytome, Glioblastome und Meningiome auf.

Pharmakoökonomie

Hohe Behandlungskosten unter Somatostatinanaloga, daher immer vorher einen Therapieversuch mit Dopaminagonisten starten. Vor Beginn einer Langzeittherapie sollte das Ansprechen auf die Octreotid-Gabe durch Testdosis (50 µg Octreotid sollte zu einem Abfall des Wachstumshormonspiegels nach 4 Stunden um > 50 % führen) oder einmonatigen Therapieversuch mit 100 µg bis max. 500 µg alle 8 Stunden dokumentiert werden.

Nachsorge

Da auch 10 Jahre nach primär erfolgreicher Operation ein Rezidiv möglich ist, sollte eine lebenslange Nachsorge erfolgen. Nach Operation endokrinologische Kontrolle auf vollständige Entfernung des Wachstumshormon produzierenden Tumors, sowie auf Erhalt der übrigen Partialfunktionen des Hypophysenvorderlappens.

Bei unvollständiger Entfernung, Zweittherapie planen, Einstellung auf eine konservative Therapie mit dem Einzelfall angemessenen Kontrollen.

Bei Hypophysenvorderlappeninsuffizienz nach Operation oder Bestrahlung Einstellung auf eine Substitutionstherapie sowie Überwachung.

Auch nach Heilung zumindest 5 Jahre lang einmal jährlich endokrinologische Kontrolle (Wachstumshormon, IGF-1, übrige Hypophysenvorderlappenfunktion), gegebenenfalls Überwachung einer Substitutionstherapie, falls 5 Jahre kein Rezidiv, größere Abstände möglich.

Achten auf mögliche Manifestationen einer MEN1.

Mögliche Folgeerkrankungen beachten: Kolontumore (alle 2 Jahre Koloskopie), Schlafapnoetest, oraler Glukosetoleranztest, Echokardiographie, insbesondere bei nicht ausreichend kontrolliertem Wachstumshormonexzess.

Prognose

Erhöhte Morbidität infolge Diabetes, kardiovaskulärer Erkrankungen, orthopädischer Beschwerden und Neigung zu Kolontumoren. Mögliche Begünstigung anderer Tumoren umstritten.

Erhöhte Mortalität: Infolge kardiovaskulärer Ursachen (Myokardhypertrophie, diastolische Dysfunktion, abnehmender Leistungsfähigkeit des Herzens und Herzbeteiligung).

Bei frühzeitig erfolgreicher Behandlung und Fehlen von Komplikationen deutlich bessere Prognose.

Weiterführende Links

▶ Akromegalie

Literatur

1. Jockenhövel F (2002) Erkrankungen von Hypothalamus und Hypophyse UNI-MED Verlag, Bremen
2. Haak T, Usadel KH (2001) Hochwuchs. In: Nawroth PP, Ziegler RUH (Hrsg) Klinische Endokrinologie und Stoffwechsel. Springer-Verlag, Heidelberg Berlin New York
3. Müller O-A, et al. (2003) Hypothalamus und Hypophyse. In: Lehnert H (Hrsg) Rationelle Diagnostik und Therapie in der Endokrinologie, Diabetes und Stoffwechsel. Thieme Verlag, Stuttgart

Hochwuchs, neurohormonaler

▶ Hochwuchs, hypophysärer

Hochwuchs, thyreogener

▶ Hochwuchs, hypophysärer

Hoden, Lageanomalien

Synonyme

Hodendystopie; Malposition.

Englischer Begriff

Testicular dystopia.

Definition

Fehllage eines oder beider Hoden innerhalb oder außerhalb des Skrotums. Ursächlich ist oft ein unvollständiger Hodenabstieg vom embryonalen Bildungsort (Maldescensus testis). Lageanomalien bestehen inguinal (Testis inguinalis), abdominal (Kryptorchismus), femoral (Schenkelhoden) oder als Gleithoden. Ferner führen Hodenluxationen als Unfallfolge zu Lageanomalien.

Diagnostik

Siehe ▶ Maldescensus testis.

Therapie

Kausal

Siehe ▶ Maldescensus testis.

Konservativ mit Gonadorelin oder operativ mit Orchidolyse und Orchidopexie vor Ende des 2. Lebensjahrs; jenseits des 20. Lebensjahrs wird der ektope Hoden wegen des Entartungsrisikos und der fehlenden spermatogenen Funktion entfernt.

Hodenagenesie

▶ Anorchie

Hodendystopie

▶ Hoden, Lageanomalien

Hodengeschwulst

▶ Hodentumoren

Hodenhochstand

▶ Maldescensus testis

Hodeninsuffizienz, sekundäre

Englischer Begriff

Testicular insufficiency.

Definition

Mangelhafte Leistung der Hoden infolge hypothalamischer-hypophysärer Störung.

Symptome

Hypogonadismus, Sterilität, Impotenz, Libidoverlust.

Diagnostik

Erniedrigte basale Gonadotropine (LH und FSH) bei erniedrigtem freien Androgenindex. Zur Differenzierung zwischen niedrig normalen und pathologisch niedrigen LH- und FSH-Werten oder zur Differenzierung zwischen hypothalamischem und hypophysärem Hypogonadismus kann ein LH-RH-Test angeschlossen werden. Siehe auch ▶ Hypogonadismus und ▶ Hypophysenvorderlappeninsuffizienz.

Differenzialdiagnose

Primäre Hodeninsuffizienz.

Therapie

Dauertherapie

Siehe ▶ Hypogonadismus, hypogonadotroper.
Substitutionstherapie mit Testosteron (z.B. Testosteron Depot 250 mg alle 3–4 Wochen i. m.; Transdermales Pflaster 1–2 Pflaster à 2,5 mg im täglichen Wechsel; Testosteron Skrotalpflaster im täglichen Wechsel; Testosteron-Gel 50–100 mg täglich großflächig auftragen) bzw. bei Kinderwunsch Injektionsbehandlung mit Gonadotropinen (z.B. Choragon 1500 2 × 1 Ampulle pro Woche s.c. sowie Menogon 3 × 1 bis 3 × 2 Ampullen pro Woche).

Bewertung

Wirksamkeit

Die Wirksamkeit der Testosteronsubstitution wird durch die Bestimmung der Testosteronspiegel (z.B. am Ende des Spritzintervalls nach 3 Wochen) bestimmt, gegebenenfalls Dosisadaptation durch Änderung des Spritzintervalls bzw. der Pflaster- oder Gelmenge.
Bei Kinderwunsch und Behandlung mit Gonadotropinen wird die Substitutionsbehandlung zum einen anhand der Testosteronspiegel bewertet als auch am Spermiogramm. Erste Spermatozoen sind frühestens nach ½ Jahr zu erwarten. Eintreten der Fertilität kann 2–4 Jahre dauern.

Nachsorge

Die Betreuung der Substitutionstherapie bzw. der Therapie mit Gonadotropinen sollte an einem spezialisierten endokrinologischen Zentrum erfolgen.

Hodentumoren

Synonyme

Hodengeschwulst.

Englischer Begriff

Testicular tumor.

Definition

Oberbegriff für verschiedene gut- und bösartige Tumoren der Testes. Gutartige Tumoren des Hodens wie Teratome, Fibrome, Rhabdomyome und Adenome sind selten. Die malignen Tumoren sind die häufigsten beim jüngeren Mann. Bei 85–90 % der Fälle handelt es sich um germinale Hodentumoren (Keimzelltumoren wie Seminome, nichtseminomatöse Keimzelltumoren wie das maligne und differenzierte Teratom, das

Polyembryom, der Dottersacktumor und das Chorionkarzinom, kombinierte nicht-seminomatöse Keimzelltumoren oder kombinierte Tumoren). In den übrigen Fällen handelt es sich um nicht-germinale Hodentumore, die vom Gonadenstroma ausgehen, wie Leydig-Zell-Tumoren, Sertoli-Zell-Tumoren oder kombinierte Leydig-Sertoli-Zell-Tumoren, Granulosazelltumoren, Keimzellen-Stroma-Mischtumoren (Gonadoblastom), maligne Lymphome oder um paratestikuäre Tumoren.

Symptome

Hodenvergrößerung, Knoten, Infertilität, inguinale Lymphknoten.

Diagnostik

Ultraschall, NMR.

Therapie

Kausal

Dem Tumor entsprechend.

Homovanillinsäure

Synonyme

3-Methoxy-4-hydroxy-phenylessigsäure.

Englischer Begriff

Homovanillic acid.

Definition

Abbauprodukt im Katecholamin-Stoffwechsel.

Grundlagen

Wird vermehrt bei Neuroblastomen, Phäochromozytomen und Ganglioneuromen ausgeschüttet. Die quantitative Bestimmung der Homovanillinsäure erfolgt aus dem 24-Stundensammelurin (10 ml 10 %ige Salzsäure ins Sammelgefäß vorgegeben). Oberer Referenzwert/Entscheidungsbereich bei Erwachsenen: 6,9 mg/24 Stunden bzw. 38 μmol/24 Stunden.

Hormon, adrenokortikotropes

▶ adrenokortikotropes Hormon

Hormon, antidiuretisches

▶ antidiuretisches Hormon (ADH)

Hormon, follikelstimulierendes

▶ Follikelstimulierendes Hormon

Hormon, laktotropes

▶ Prolaktin

Hormon, luteinisierendes

▶ Luteinisierendes Hormon

Hormon, luteotropes

▶ Luteotropes Hormon

Hormon, somatotropes

▶ Wachstumshormon

Hormon, zwischenzellstimulierendes

▶ zwischenzellstimulierendes Hormon
▶ Luteinisierendes Hormon

Hormonaktive oder hormonsezernierende Hypophysenadenome

▶ Hypophysenadenom, endokrin aktives

Hormonbildung, ektope

Englischer Begriff

Ectopic hormone secretion.

Definition

Hormonsezernierung aus primär nicht endokrinem Gewebe, z.B. im Rahmen eines paraneoplastischen Syndroms.

Weiterführende Links

▶ Syndrom, paraneoplastisches

Hormone

Englischer Begriff

Hormones.

Definition

Physiologische Botenstoffe, die meist aus endokrinen Organen in die Blutbahn sezerniert werden und ihre Wirkung über einen Hormonrezeptor am Zielorgan vermitteln.

Grundlagen

Nach dem Bildungsort werden glanduläre, d.h. aus endokrinen Organen sezernierte Hormone, neurosekretorische und Gewebshormone des APUD-Systems unterschieden. Ferner gibt es ektopische Hormone, die aus primär nicht endokrinem Gewebe stammen (siehe ▶ Paraneoplasie). Entsprechend biochemischer Kriterien werden Steroidhormone, Polypeptid- oder Proteohormone, Amine und von ungesättigten Fettsäuren abstammende Hormone (Prostaglandine) unterschieden. Die Sekretion der physiologischen Hormone unterliegt einer Kontrolle von Regelkreisen.

Weiterführende Links

▶ Drüsenhormone

Hormone der Adenohypophyse

▶ Hypophysenvorderlappenhormone

Hormone der Schilddrüse

▶ Schilddrüsenhormone

Hormone, gastrointestinale

Englischer Begriff

Gastrointestinal hormones.

Definition

Hormone, die vornehmlich im Magen-Darm-Trakt gebildet werden.

Grundlagen

Die gastrointestinalen Hormone entstammen einem peripheren endokrinen Zellsystem (APUD-System). Sie dienen der Aufspaltung und Resorption der Nahrung und der Regulation der Magen-Darm-Motilität. Zu den gastrointestinalen Hormonen zählen Bulbogastrone, Cholecystokinin, Enteroglucagon, Enteropeptidase, Gastrin, GIP, GLP, Motilin, Sekretin, Serotonin, Somatostatin, Substanz P, Villikinin oder VIP.

Hormone, renale

Englischer Begriff

Renal hormones.

Definition

In der Niere gebildete Hormone wie Renin, Erythropoetin, Prostaglandine und Vitamin D$_3$.

Hormonelle Kontrazeptiva

▶ Ovulationshemmer
▶ Pille

Hormonelle Verhütungsmittel

▶ Ovulationshemmer
▶ Minipille

Hormonentzugsblutung

Synonyme

Entzugsblutung; Abbruchblutung; Östrogenentzugsblutung.

Englischer Begriff

Withdrawal bleeding.

Definition

Nach Beendigung oder Unterbrechung einer Hormonbehandlung oder -substitution und nach Absinken der Hormonkonzentrationen (anovulatorischer Zyklus) kommt es durch den Östrogen- oder Progesteronentzug zu einer leichten uterinen Blutung infolge der Abstoßung des Endometriums.

Symptome

Wie die physiologische Menstruation, meist jedoch von geringerer Intensität.

Hormonersatztherapie

Synonyme

Hormon-Substitutionstherapie; ▶ Substitutionstherapie.

Englischer Begriff

Hormone replacement therapy; HRT.

Definition

Hormonersatztherapie wird meist für die Substitution von Östrogenen mit oder ohne Gestagenen bei Frauen in der Menopause verwendet. Darüber hinaus trifft die Definition aber für jede andere Hormon-Substitutionstherapie zu, z.B. mit Testosteron beim Hypogonadismus des Mannes, Thyroxin bei Schilddrüsenhormonmangel, Hydrokortison bei der Nebennierenrinsuffizienz oder Wachstumshormon beim Somatotropinmangel.

H

Voraussetzung

Klinische Symptome und biochemischer Nachweis eines Hormonmangels.

Kontraindikationen

Hormonabhängige Tumoren, insbesondere bei Östrogen/Gestagen Therapie, Thromboembolie sowie schwere Leberschäden oder kardiovaskuläre Erkrankungen.

Durchführung

Dosis und Zeitpunkt der Verabreichung der Hormonersatz-Therapie sollte den physiologischen Gegebenheiten möglichst nahe kommen. Hormonersatztherapie in der Menopause sollte aufgrund der möglichen negativen Effekte wie gesteigertes Risiko für Mamma-Karzinom und Herz-Kreislauf-Erkrankungen nur bei strenger Indikationsstellung und dann möglichst kurz gegeben werden. Es stehen dazu eine Vielzahl von Östrogen-Präparaten zur Verfügung, die oral, transdermal, transnasal oder intramuskulär verabreicht werden können, bei Frauen mit intaktem Uterus jedenfalls in Kombination mit Gestagenen.

Nachsorge

Regelmäßige Kontrollen der Serum- oder Plasma-Konzentrationen des verabreichten

Hormons sind erforderlich, um zu gewähr-leisten, dass Werte im physiologischen Referenzbereich erzielt werden. Bei Ver-abreichung von Östrogenen/Gestagenen oder Androgenen sind regelmäßige gynä-kologische oder urologische Kontrollen erforderlich.

Hormonersatztherapie, paradoxe

Synonyme

Gegengeschlechtliche Hormontherapie.

Englischer Begriff

Cross-sex hormone treatment.

Definition

Bei Mann-Frau-Transsexuellen Therapie mit Östrogenen mit oder ohne Gestagenen in Kombination mit Anti-Androgenen, bei Frau-Mann-Transsexuellen Therapie mit Androgenen.

Voraussetzung

Psychotherapeutisch abgesichertes Vorlie-gen von Transsexualismus.

Kontraindikationen

Thromboembolie, schwere Leberschäden oder kardiovaskuläre Erkrankungen inkl. nicht suffizient eingestellte Hypertonie.

Durchführung

Bei Mann-Frau-Transsexuellen meist 100 µg Äthinyl-Östradiol täglich oder 2–4 mg Östradiol-Hemihydrat täglich oder 1,25–2,5 mg konjugierte Östrogene oder 100 µg 17β-Östradiol transdermal zwei-mal pro Woche eventuell in Kombination mit 50–100 mg Cyproteronazetat oder 100–200 mg Spironolacton und optio-nal 5–10 mg Medroxyprogesteronazetat 2 Wochen pro Monat oder auch kontinuier-lich. Bei Frau-Mann-Transsexuellen meist

250 mg Testosteron-Ester alle 2–4 Wo-chen intramuskulär oder Testosteron-Gel 25–50 mg täglich.

Nachsorge

Kontrollen in auf diese Problematik spezia-lisierten Zentren, dabei Kontrolle der sub-stituierten Hormone, von Blutdruck sowie Serum-Konzentrationen von Blutfettwerten und Leberfunktionsparametern.
Regelmäßige Kontrolle der Knochendichte.

Hormoninaktive Hypophysenadenome

► Hypophysenadenom, endokrin inaktives

Hormonpräkursor

► Prohormon

Hormonproduzierende Ovarialtumoren

► Ovarialtumoren, hormonaktive

Hormonproduzierende Ovartumoren

► Ovarialtumoren, hormonaktive

Hormonrezeptoren

Englischer Begriff

Hormone receptors.

Definition

Spezifische Rezeptoren für Hormone.

Grundlagen

Hormonrezeptoren vermitteln die Wirkung eines Hormons in seinem Zielorgan bzw. seiner Zielzelle, wobei die Rezeptoren in der Regel spezifisch für das jeweilige Hormon sind. Die Rezeptoren für Proteo- und Peptidhormone sowie für biogene Amine, die als Hormone wirken, liegen als Transmembranproteine in der Biomembran der Zielzelle vor. Membranständige Hormonrezeptoren sind mit Proteinen (u.a. G-Proteine, Adenylatzyklase, Guanylatzyklase, Phospholipase-C) von Second Messenger Systemen assoziiert, sodass es nach Bindung des Hormons an den Rezeptor zur Stimulation bzw. Inhibition von cAMP, cGMP, Inositolphosphat oder Kalzium kommt. Nachfolgend können Mechanismen induziert werden, die z.B. zur Entleerung von sekretorischen Vesikeln führen (schnelle Hormoneffekte im Bereich von Sekunden und Minuten) oder die z.B. die Neusynthese von Hormonen in der Zielzelle stimulieren (langsame, genomische Effekte im Bereich von Stunden).

Rezeptoren für Steroidhormone, die aufgrund ihrer lipophilen Struktur durch die Zellmembran diffundieren können, finden sich im Cytosol (z.B. Glukokortikoid-Rezeptor) oder im Zellkern (Östrogenrezeptor) der Zielzelle. Nach Bindung des Steroidhormons an seinen Rezeptor interagiert der Hormon-Rezeptorkomplex mit der DNA und induziert in der Regel langsame, genomische Effekte in den Zellen. In jüngerer Zeit sind jedoch für nahezu alle Steroidhormone auch membranständige Rezeptoren beschrieben worden, die auch schnelle Effekte vermitteln (z.B. zellulärer Protonenexport durch Aktivierung des Natrium-Protonen-Antiporters durch den membranständigen Aldosteronrezeptor).

Die Hormonwirkung auf die Zielzelle wird meist durch Internalisation (bei membranständigen Hormonrezeptoren) und Degradation des Rezeptor-Hormonkomplexes terminiert.

Von vielen Hormonrezeptoren existieren mehrere Formen, z.B. 5 Rezeptoren für Somatostatin, 2 Dopamin-D2-Rezeptor-Isoformen, 2 verschiedene Östrogenrezeptoren usw. Die verschiedenen Formen haben unterschiedliche Affinitäten zu ihren Liganden und weisen ein unterschiedliches Expressionsmuster auf. Ihre möglicherweise unterschiedlichen Funktionen sind allerdings noch weitgehend unklar.

In seltenen Fällen werden genetische Veränderungen bei Hormonrezeptoren beobachtet, die dazu führen, dass die Bindung des Liganden an den Rezeptor gestört ist und/oder die Induktion der nachgeschalteten Second-Messenger Kaskade nicht oder nur unzureichend erfolgt. Dies hat unterschiedlich schwere endokrine Störungen zur Folge.

H

Hormonsubstitution

► Hormonersatztherapie
► Substitutionstherapie

Hormon-Substitutionstherapie

► Hormonersatztherapie
► Substitutionstherapie

Houssay-Biasotti-Phänomen

Synonyme

Houssay-Phänomen.

Englischer Begriff

Houssay phenomenon.

Definition

Diabetes-Remission bei Auftreten von Hypophysenvorderlappeninsuffizienz.

Grundlagen

Zunächst beim Hund beschriebene Beobachtung, dass Hypophysektomie bei pankreatektomierten Tieren zu einer deutlichen Abnahme des Insulinbedarfs führt. Auch beim Menschen ist das Auftreten einer Hypophysenvorderlappeninsuffizienz mit einer Zunahme der Insulin-Sensitivität verbunden, sicherlich mitbedingt durch Ausfall oder Abnahme der insulin-antagonistischen Hormone GH und Kortisol.

Houssay-Phänomen

► Houssay-Biasotti-Phänomen

Howard-Hopkins-Connor-Test

Englischer Begriff

Howard-Hopkins-Connor-Test.

Definition

Test zur Funktionsüberprüfung der Glandulae parathyreoideae. Dieser Test ist nur von historischem Interesse und durch modernere Verfahren und Methoden ersetzt.

Voraussetzung

Verdacht auf Funktionsstörung der Epithelkörperchen.

Kontraindikationen

Massive Hyperkalzämie.

Durchführung

Bei gleichbleibender Diät werden an zwei aufeinanderfolgenden Tagen Kalzium und Phosphat im Serum und Harn bestimmt, wobei am zweiten Tag 0,75–1 g Kalziumglukonat in einem Liter 0,9 % Kochsalzlösung über 4 Stunden verabreicht werden. Bei gesunden Personen steigen Serum-Kalzium und Phosphat-Konzentrationen an, wohingegen die Phosphatausscheidung

im Harn absinkt. Bei Hypoparathyreoidismus hingegen steigt die Phosphatexkretion im Harn. Bei Hyperparathyreoidismus steigen Serum Phosphat-Konzentrationen geringer an als bei gesunden Personen bei weitgehend unveränderter Ausscheidung im Harn.

HPL

► Plazentalaktogen, humanes

HRT

► Hormonersatztherapie

hTG

► Thyreoglobulin

Human Chorionic Gonadotropin Stimulation Test

Synonyme

HCG-Test; humaner Choriongonadotropin-Test.

Englischer Begriff

Human chorionic gonadotropin test.

Definition

Test zur Differenzialdiagnose zwischen Anorchie und Kryptorchismus bzw. zum Nachweis eines 5α-Reduktase-2 Mangels.

Voraussetzung

Verdacht auf Vorliegen eines der angeführten Krankheitsbilder.

Kontraindikationen

Überempfindlichkeit gegen hCG.

Durchführung

Es bestehen verschiedene Varianten, den Test durchzuführen, von denen nur zwei angeführt werden. Zur Differenzialdiagnose Anorchie-Kryptorchismus werden 5000 IE hCG (bzw. bei kleineren Kindern 5000 IE/m^2 Körperoberfläche) intramuskulär verabreicht und davor sowie nach 48 und/oder 72 Stunden die morgendliche Serum-Testosteron-Konzentration bestimmt. Fehlender Anstieg spricht für Anorchie, verminderter für Kryptorchismus. Zum Nachweis eines 5α-Reduktase-2 Mangels ist bei präpubertären Knaben nach intramuskulärer Verabreichung von 1500 IE hCG/m^2 Körperoberfläche über drei Tage der Testosteron/Dihydrotestosteron-Quotient im Serum auf etwa das Doppelte gegenüber gesunden Knaben erhöht.

Human Growth Hormone

▶ Wachstumshormon, humanes

Human Securin

▶ Pituitary Tumor Transforming Gene

Humaner Choriongonadotropin-Test

▶ Human Chorionic Gonadotropin Stimulation Test

Humanes Chorionsomatotropin

▶ Plazentalaktogen, humanes

Humanes menopausales Gonadotropin (HMG)

▶ Urofollitropin
▶ Gonadotropin, humanes menopausales
▶ humanes Menopausen-Gonadotropin

Humanes Menopausen-Gonadotropin

Synonyme

Humanes menopausales Gonadotropin (HMG); Menotropin; Urogonadotropin; Urofollitropin

Englischer Begriff

Menotropin.

Substanzklasse

Proteohormon, Gonadotropin.

Gebräuchliche Handelsnamen

Menogon.

Indikationen

Frauen: Sterilität mit hypo- bzw. normogonadotroper Ovarialinsuffizienz, Stimulation des Follikelwachstums; kontrollierte ovarielle Hyperstimulation zur Entwicklung multipler Follikel im Rahmen der assistierten Reproduktionsmedizin.
Männer: Kombination mit HCG bei hypogonadotropem Hypogonadismus.

Wirkung

Mischgonadotropin mit überwiegender FSH- und geringer LH-Wirkung.

Dosierung

Frau: 1–2 Ampullen Menogon i.m. oder s.c. pro Tag. Bis zum Erreichen des präovulatorischen Östradiolserumspiegels. Zur Ovulationsauslösung werden 1–2 Tage

nach der letzten HMG-Gabe einmalig 5000 oder 10.000 IE HCG i.m. injiziert.
Mann: 150 IE s.c. oder i.m. 3 × pro Woche in Kombination mit HCG.

Darreichungsformen

Subkutane bzw. intramuskuläre Injektionen.

Kontraindikationen

Frau: Ovarvergrößerung oder Zysten, die nicht auf ein polyzystisches Ovarsyndrom zurückzuführen sind. Gynäkologische Blutungen unbekannter Ursache, Uterus-, Ovar und Brusttumoren.

Nebenwirkungen

Frau: Ovarielle Überstimulation mit Auftreten von großen Ovarialzysten, die zur Ruptur neigen und zu intraabdominellen Blutungen führen können. Aszites, Hydrothorax, Oligurie, Mehrlingsschwangerschaften.

Pharmakodynamik

Halbwertszeit 40 Stunden.

Humanes plazentares Laktogen

▶ Plazentalaktogen, humanes

Humanes Thyreoglobulin

▶ Thyreoglobulin

Humaninsulin

Englischer Begriff

Insulin.

Definition

Menschliches Peptidhormon aus zwei durch zwei Sulfidbrücken verbundenen Peptidketten mit anaboler und antikataboler Stoffwechselwirkung sowie stimulierender Wirkung auf Transportvorgänge an Membranen.

Grundlagen

Humaninsulin wird in den Betazellen der Langerhans-Inseln aus den Vorstufen Prä-Proinsulin und Proinsulin synthetisiert. Humaninsulin besteht aus 51 Aminosäuren (Molekulargewicht 5807 Da) und unterscheidet sich in drei Aminosäuren von Rinderinsulin und in einer Aminosäure von Schweineinsulin (Position B30 der B-Kette). Heutzutage wird Humaninsulin zumeist gentechnisch über E. coli oder Saccharomyces cerevisiae hergestellt. Für therapeutische Anwendungen wird die Insulinmenge in Internationalen Einheiten (IE) angegeben, definiert nach seiner blutzuckersenkenden Wirkung bei Kaninchen und Mäusen. 1 mg Insulin entspricht ca. 25 IE. Durch Zugabe bestimmter Substanzen wie z.B. Protamin kann die Wirkdauer und Wirkcharakteristik des Humaninsulins für therapeutische Maßnahmen verändert werden. Eine Insulinwirkung lässt sich an zahlreichen Organen nachweisen, die wichtigsten sind an Leber, Muskel und Fettgewebe. Insulin stimuliert die Protein-, Glykogen-, Triglyzerid- und Fettsäuresynthese (anabole Wirkung), hemmt die Lipolyse, Proteolyse und Glukoneogenese (antikatabole Wirkung) und stimuliert den Membrantransport von Zuckern, Aminosäuren und Ionen; siehe auch ▶ Insulinrezeptoren.

Hungerzentrum

Synonyme

Esszentrum; Sättigungszentrum.

Englischer Begriff

Hunger center; satiety center.

Definition

Hypothalamisches Zentrum zur Regulation von Hunger und Sättigung.

Grundlagen

Der Hypothalamus gilt als zentrale Regulationsstelle der Nahrungsaufnahme. Die ventromediale Kerngruppe des Hypothalamus wird als Sättigungsareal erachtet, eine ventrolaterale Kerngruppe als Appetitareal bezeichnet; des weiteren spielen der Nucleus paraventricularis und arcuatus eine regulierende Rolle. Wichtig für die Appetitkontrolle sind des weiteren Areale des Hirnstamms wie z.B. die ventrolaterale Medulla, wo autonome neuronale Informationen integriert werden. Viele Fragen bezüglich der sehr komplexen Hungerregulation sind unbeantwortet, allerdings sind zunehmend beeinflussende Neuromodulatoren des Hungerzentrums bekannt. So wirken GABA, Serotonin und Neuropeptid Y stimulierend, CRF, Dopamin, Leptin, Kalzitonin und Glukagon inhibitorisch auf das Hungerzentrum des Hypothalamus. Pharmaka, die wie z.B. Sibutramin das serotoninerge System aktivieren und die Noradrenalinfreisetzung im ZNS stimulieren, werden in der Adipositastherapie eingesetzt.

Hunter-Krankheit

Synonyme

M. Hunter; Mukopolysaccharidose II.

Englischer Begriff

Hunter syndrome; Mucopolysaccharidosis II.

Definition

X-chromosal vererbte, lysosomale Speichererkrankung durch Deletion oder Punktmutation des Gens (Xq27,3-q28), das für die Iduronatsulfatase kodiert.

Symptome

Durch Anhäufung von Heparan-Sulfat und Dermatansulfat im Bindegewebe kommt es zu Skelettveränderungen mit groben Gesichtszügen und Gelenksversteifung, geistiger Retardierung, Retinadegeneration, Hepato- und Splenomegalie sowie granulierten Lymphozyten. Es bestehen verschiedene Verlaufsformen, die von einer schweren mit Tod im Kindesalter bis zu einer milderen mit normaler ZNS-Funktion und Überleben bis ins Erwachsenenalter reichen.

Diagnostik

Mukopolysaccharid-Analyse, gegebenfalls Haut-, Knochenmark-, Rektum-, Leber- oder Nerven-Biopsie. Molekulargenetische Analyse.

Differenzialdiagnose

Andere lysosomale Speichererkrankungen wie Mukopolysaccharidose I und III, Glykoproteinosen, Mukolipidosen.

Therapie

Kausal

Enzymtherapie, noch keine ausreichenden Erfahrungen.

Probetherapie

Knochenmarkstransplantation.

Bewertung

Wirksamkeit

Bezüglich Enzymtherapie liegen zu wenig Erfahrungen vor, die Knochenmarkstransplantation ist bei der schweren Verlaufsform wenig erfolgreich, bei der milderen Variante liegen darüber keine ausreichenden Erfahrungen vor.

H

Prognose

Schlecht, wobei auch eine mildere Verlaufsform existiert, bei der die Patienten das Erwachsenenalter erreichen.

Literatur

1. Grabowski GA, Schmidt HHJ (2003) Lysosomale Speichererkrankungen. In: Dietel M, Dudenhausen J, Suttorp N (Hrsg) Harrison's Principles of Internal Medicine, deutsche Ausgabe, 15. Auflage. ABW Wissenschaftsverlag, Berlin, S 2480–2485

Hürthle-Tumor

▶ Schilddrüsenadenom
▶ Schilddrüsenkarzinom
▶ Hürthle-Zell-Karzinom

Hürthle-Zell-Carcinom

▶ Hürthle-Zell-Karzinom

Hürthle-Zellen

Englischer Begriff

Hurthle cells.

Definition

Onkozyten in Schilddrüsentumoren (Hürthle-Tumor).

Grundlagen

Hürthle-Zellen sind thyroidale Onkozyten, die die sogenannten Hürthle-Tumoren der Schilddrüse bilden, bei denen es sich meist um benigne Schilddrüsen-Adenome und selten um maligne Karzinome handelt.

Hürthle-Zell-Karzinom

Synonyme

Hürthle-Zell-Tumor; Hürthle-Zell-Carcinom; onkozytäres Schilddrüsen-Karzinom.

Englischer Begriff

Hurthle cell carcinoma.

Definition

Aggressivere Variante des follikulären Schilddrüsen-Adenoms oder Karzinoms, das durch ein eosinophiles, Mitochondrienreiches Zytoplasma gekennzeichnet ist.

Symptome

Meist schmerzloser solitärer, derber Schilddrüsen-Knoten, erst spät Schluckbeschwerden, Heiserkeit, mangelnde Schluckverschieblichkeit und vergrößerte zervikale Lymphknoten.

Diagnostik

Palpation, Ultraschall und Szintigraphie der Schilddrüse, Feinnadelpunktion und Histologie.

Differenzialdiagnose

Andere Schilddrüsen-Tumore.

Therapie

Kausal

Chirurgische Resektion in Form einer totalen Thyreoidektomie meist mit zentraler Lymphadenektomie und systematischer Lymphadenektomie bei Lymphknotenmetastasen.

Operativ/strahlentherapeutisch

Chirurgische Resektion in Form einer totalen Thyreoidektomie meist mit zentraler Lymphadenektomie und systematischer Lymphadenektomie bei Lymphknotenmetastasen. Perkutane Strahlentherapie, da Radioiod nicht gespeichert wird.

Bewertung

Wirksamkeit

Stadiumabhängig unterschiedlich.

Nachsorge

Da Hürthle-Zell-Karzinome kein Radioiod aufnehmen, jedoch Thyreoglobulin sezernieren, ist primär die Kontrolle der Serum-Thyreoglobulin-Konzentration, nicht aber die ^{131}I-Szintigraphie geeignet. Darüber hinaus Palpation und Sonographie des Halses, Thorax-Röntgen und eventuell PET-Szintigraphie mit F-18 FDG.

Prognose

Die 10-Jahres-Überlebenszeit des Hürthle-Zell-Karzinoms beträgt 50–60 %.

Literatur

1. Hotze L-A, Schumm-Draeger P-M (2003) Schilddrüsenkrankheiten. Diagnose und Therapie. Berliner Medizinische Verlagsanstalt GmbH, Berlin

Hürthle-Zell-Tumor

▶ Hürthle-Zell-Karzinom
▶ Struma postbranchialis

HVL

▶ Hypophysenvorderlappen

HVL-Insuffizienz

▶ Hypophysenvorderlappeninsuffizienz

HVL-Insuffizienz, isolierte

▶ Hypophyseninsuffizienz

Hydrocortison

▶ Hydrokortison
▶ Kortisol

Hydrokortison

Synonyme

Kortisol.

Substanzklasse

Glukokortikoide.

Gebräuchliche Handelsnamen

Hydrokortison.

Indikationen

Substitutionstherapie bei primärer oder sekundärer Nebennierenrindeninsuffizienz. Entzündliche, allergische und rheumatische Erkrankungen.

Wirkung

Entsprechend dem physiologisch sezernierten Kortisol.

Dosierung

Substitutionstherapie: 25–30 mg auf 3–4 Einzeldosen (z.B. 10–5–5–5 mg). Bei physischem/psychischem Stress oder körperlicher Erkrankung Verdoppelung bis Verdreifachung der täglichen Dosis. In der Addison-Krise nach initial hochdosierter i.v. Gabe 100 mg über 24 Stunden als Dauerinfusion.

Darreichungsformen

Tabletten, Infusionslösungen.

Kontraindikationen

Bei der Substitutionstherapie einer Nebenniereninsuffizienz gibt es keine Kontraindikation.

Nebenwirkungen

Bei der Substitutionstherapie gibt es keine Nebenwirkungen.

Wechselwirkungen

Vermehrte Kaliumausscheidung mit Saluretika. Cumarin-Derivate werden abgeschwächt.

Pharmakodynamik

Serumhalbwertszeit 1,5 Stunden. Bei oraler Gabe 97 % Resorption; Cave: bei Diarrhoe deutlich verminderte Resorption mit Gefahr der Addison-Krise bei Patienten mit Nebenniereninsuffizienz.

3β-Hydroxy-5-Androsten-17-on

▶ Dehydroepiandrosteron

1α-Hydroxycholecalciferol

▶ α-Calcidol

25-Hydroxycholecalciferol

Substanzklasse

Vitamin-D_3-Derivat.

Gebräuchliche Handelsnamen

Calderol, Dedrogyl.

Indikationen

Renale Osteopathie; Osteomalazie infolge Vitamin-D-Mangel; idiopathischer oder postoperativer Hypoparathyreoidismus; Hypokalzämie bei Leberzirrhose; Kinder: Vitamin-D-Mangelrachitis; Vitamin-D-resistente Rachitis; Frühgeborene: Neonatale Hypokalzämie.

Wirkung

25-Hydroxycholecalciferol wird in der Niere aktiviert zu 1-25-Dihydroxy-cholecalciferol (Calcitriol), in Leber und Fettdepots gespeichert.
Steigert die Kalziumresorption aus dem Darm, die Rückresorption von Kalziumionen in den Nierentubuli und die Osteoklastentätigkeit im Knochen.

Dosierung

Erwachsene: 0,05–0,125 mg Startdosis; Steigerung nach Serumkalzium.
Kinder: Vitamin-D-Mangelrachitis: 0,02–0,05 mg/Tag, Vitamin-D-resistente Rachitis: 0,15–0,3 mg/Tag.

Darreichungsformen

Oral: Dedrogyl: Tropfen (1 Tropfen = 0,005 mg); Calderol: Kapsel (20 mcg und 50 mcg).

Kontraindikationen

Hyperkalzämie, Hyperphosphatämie, Hyperkalzurie; Schwangerschaft, Stillzeit; relative Kontraindikation: Nierensteinanamnese, Sarkoidose.

Nebenwirkungen

Nur bei Überdosierung: Gefahr der Hyperkalzämie bzw. Kalziumphosphatablagerungen außerhalb des Skeletts. Übelkeit, Erbrechen, Appetitlosigkeit, Müdigkeit, Durst.

Wechselwirkungen

Mit Thiaziden ist das Risiko einer Hyperkalzämie erhöht.

Pharmakodynamik

Maximale Plasmakonzentration 4–8 Stunden nach Einnahme; Halbwertszeit: 30–360 Stunden; Exkretion: Fäzes.

17-Hydroxycorticosteroide

▶ 17-Hydroxykortikosteroide

5-Hydroxyindolessigsäure

Definition

5-Hydroxyindolessigsäure ist ein Abbauprodukt des Neurotransmitters Serotonin. In der Leber wird Serotonin durch eine mitochondriale Monoamino-Oxidase zuerst in 5-Hydroxyindolaldehyd transformiert und dann nach einer Dehydrierung in 5-Hydroxyindolessigsäure umgewandelt und im Urin ausgeschieden.

Grundlagen

Erhöhung bei: Karzinoid-Syndrom, idiopathischer Sprue, starken Verbrennungen, Urticaria pigmentosa, Säuglingstoxikose und nach frischem Myokardinfarkt.

17-Hydroxykortikosteroide

Englischer Begriff

17-hydroxycorticosteroids.

Definition

Eine Gruppe der Kortikosteroide – inaktive Metaboliten des Kortisols, die eine Hydroxy Gruppe an C-17 Position tragen. Harnausscheidung dieser Substanzen benutzte man früher in der Diagnostik der Nebennierenrindenfunktion.

11-β-Hydroxylase

Englischer Begriff

11-β-hydroxylase.

Definition

Ein Schlüsselenzym der NNR-Steroidbiosynthese, das zur Umwandlung von 11-Desoxykortisol in Kortisol und 11-Desoxykortikosteron (DOC) zu Kortikosteron benötigt wird. 11-β-Hydroxylase besteht aus 503 Aminosäuren inklusive eines Signalpeptides (24 Aminosäuren).

Grundlagen

Das Gen für die 11-β-Hydroxylase (CYP11B1) ist lokalisiert auf dem Chromosom 8q22. CYP11B1 wird in der Zona fasciculata und Zona glomerulosa exprimiert und durch ACTH reguliert.

11-β-Hydroxylase-Defekt

Synonyme

AGS Typ 4; 11-β-Hydroxylase-Mangel.

Englischer Begriff

CYPIIB1 deficiency; Steroid 11-β-hydroxylase deficiency.

Definition

Salzretinierende Form des AGS (5 % der Fälle), entsteht durch den Mangel an 11-β-Hydroxylase in der Nebennierenrinde und führt zu verminderter Bildung von Kortisol und Aldosteron und sekundär durch negativen Feedback zu vermehrter ACTH Sekretion. ACTH stimuliert das Wachstum der Nebennierenrinde (Nebennierenhyperplasie) und eine Überproduktion der Steroidpräkursoren vor dem 11-β-Hydroxylase Schritt.

Symptome

Virilisierung weiblicher Feten, Pseudopubertas praecox bei beiden Geschlechtern und Hypertonie.

Diagnostik

Kortisol und Aldosteron sowie Plasma-Reninaktivität (PRA) bzw. Reninkonzentration sind erniedrigt. Erhöhte basale Konzentration von 11-Desoxykortisol, 11-Desoxykortikosteron, DHEA, ACTH und Testosteron. 17α-Hydroprogesteron normal oder leicht erhöht, kann auch erst nach ACTH-Stimulationstest ansteigen. 17-Ketosteroide im 24-Stunden-Urin erhöht. Die molekulargenetische Diagnostik dient als Nachweis einer Mutation des CYPIIB1-Gens durch PCR und anschließende direkte Sequenzanalyse. Pränatale Diagnostik ist möglich (siehe ▶ 21-Hydroxylase-Defekt).

Differenzialdiagnose

Syndrom der polyzystischen Ovarien, androgenbildende Ovarialtumoren, androgenbildende NNR-Tumoren.

Therapie

Lebenslang Hydrokortison 15–20 mg/m^2/ Tag. Tagesdosis wird auf 3 Einzeldosen aufgeteilt.

Operativ/strahlentherapeutisch

Die plastisch-chirurgische Korrektur der vergrößerten Klitoris am Ende des ersten Lebensjahres.

Prognose

Gut bei adäquater Therapie.

Literatur

1. Dörr HG (1996) Adrenogenitales Syndrom. In: Allolio B, Schulte HM (Hrsg) Praktische Endokrinologie, S 250–256

21-Hydroxylase-Defekt

Synonyme

AGS Typ 3.

Englischer Begriff

21-hydroxylase deficiency.

Definition

Eine autosomal-rezessiv vererbte Störung der Kortisolbiosynthese, die durch 21-Hydroxylase-Mangel in der Nebennierenrinde entsteht, wobei ein Teil der vor dem Enzymdefekt angestauten Steroidvorstufen (besonders 17-OH-Progesteron) zu Androgen umgewandelt wird und der andere Teil v.a. als Pregnantriol im Urin ausgeschieden wird. Mehr als 90% aller AGS-Erkrankungen werden durch einen Defekt der 21-Hydroxylase verursacht. Die molekulare Basis dieser Erkrankungen ist eine Mutation in dem CYP21-Gen, das auf dem kurzen Arm von Chromosom 6 (6p21.3) liegt. Der Defekt der 21-Hydroxylase tritt klinisch als klassisches AGS mit Salzverlustsyndrom   („salt-wasting"-Form) oder unkompliziertes („simple-virilizing"-Form) AGS sowie als nicht klassisches late-onset AGS und cryptic AGS auf.

Symptome

Siehe ▶ 21-Hydroxylase-Defekt, late-onset-Form, ▶ 21-Hydroxylase-Defekt, salt-wasting-Form und ▶ 21-Hydroxylase-Defekt, simple-virilizing-Form. Cryptic AGS läuft mit typischem Hormonprofil, aber ohne wesentliche Symptomatik ab.

Diagnostik

Labor: erhöhtes ACTH, 17-OHP, 4-Androstendion, Testosteron; erniedrigt Kortisol und Aldosteron (nur mit Salzverlustsyndrom) im Plasma. Erhöhtes Pregnantriol im Urin. Late-onset-AGS und kryptische Verlaufsform können meist nur im ACTH-Stimulationstest entdeckt werden: Anstieg von 17-OHP erst nach ACTH-Gabe. Die molekulargenetische Diagnostik dient als Nachweis einer Mutation im CYP21B-Gen durch PCR und anschließende direkte Sequenzanalyse. Pränatal Diagnostik: Bestimmung von 17-OHP im Fruchtwasser, HLA-Typisierung angezüchteter Amnion und Chorionzellen, Analyse des CYP21-Gens in Chorionzellen. Siehe Algorithmus für die pränatale Diagnose und Therapie des 21-Hydroxylase-Defektes in Abb. 1.

Differenzialdiagnose

Syndrom der polyzystischen Ovarien, androgenbildende Ovarialtumoren und androgenbildende Nebennierentumoren, andere Formen virilisierender Enzymdefekte, Androgenexposition in Schwangerschaft.

Therapie

Akuttherapie

Siehe ▶ 21-Hydroxylase-Defekt, salt-wasting-Form.

Dauertherapie

Lebenslange Substitution mit Hydrokortison 15–20 mg/m^2/Tag. Tagesdosis wird auf 3 Einzeldosen aufgeteilt, wobei Morgendosis ca. 50 % der Tagesdosis beträgt. Mineralokortikoidsubstitution beim Salzverlustsyndrom: siehe ▶ 21-Hydroxylase-Defekt, salt-wasting-Form.

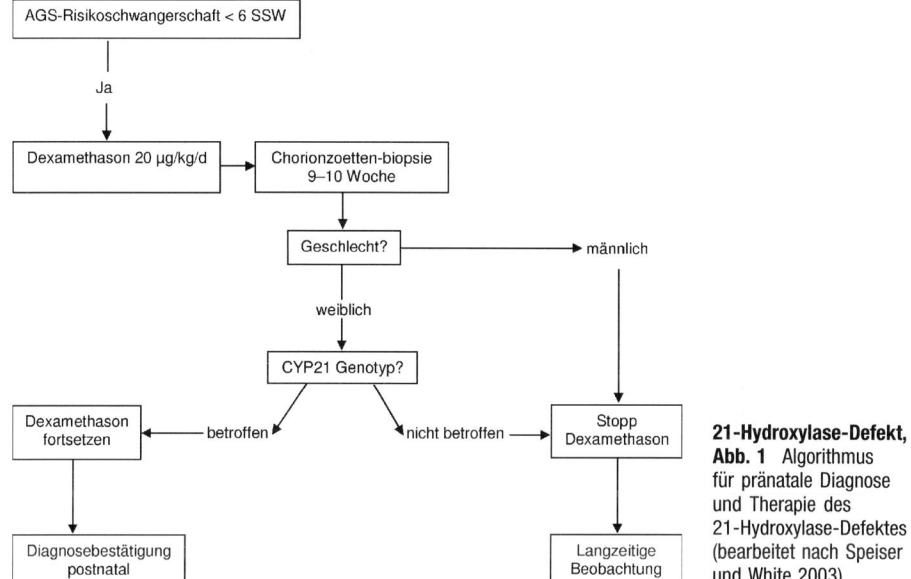

21-Hydroxylase-Defekt, Abb. 1 Algorithmus für pränatale Diagnose und Therapie des 21-Hydroxylase-Defektes (bearbeitet nach Speiser und White 2003).

Operativ/strahlentherapeutisch

Die plastisch-chirurgische Korrektur der vergrößerten Klitoris am Ende des ersten Lebensjahres.

Literatur

1. Dörr HG (1996) Adrenogenitales Syndrom. In: Allolio B, Schulte HM (Hrsg) Praktische Endokrinologie, S 248–249,253,256–258
2. Speiser PW, White PC (2003) Congenital adrenal hyperplasia. New Engl J Med 349(8):785

21-Hydroxylase-Defekt, late-onset-Form

Synonyme

Nicht-klassisches AGS; Spätmanifestation des 21-Hydroxylase-Defekts.

Englischer Begriff

Late-onset 21-hydroxylase deficiency.

Definition

Late-onset-Form entsteht durch milden 21-Hydroxylasedefekt und darauffolgende vermehrte Androgensekretion mit Manifestation der Symptome in der Pubertät.

Symptome

Mädchen: kein intersexuelles Genitale bei der Geburt, im Gegensatz zum klassischen 21-Hydroxylase-Defekt, aber eine vermehrte Androgensekretion verursacht die vorzeitige Entwicklung der Pubesbehaarung im frühen Kindesalter, beschleunigtes lineares Wachstum und Knochenreifung und dadurch entstehenden Kleinwuchs bei Erwachsenen, Akne, Alopezia von männlichem Typ, Hirsutismus, Zyklusstörungen und Infertilität bei erwachsenen Frauen.

Knaben: vorzeitige Entwicklung der Pubesbehaarung, Wachstumsspurt und Bartwachstum, Genitalereifung vor Beginn der Pubertät durch Androgenexzess. Oligospermie und verminderte Fertilität kommen oft vor.

Diagnostik

Kortisol und Aldosteron im Normbereich, 17-OHP mäßig erhöht, Testosteron. ACTH-Stimulationstest-Anstieg 17-OHP erst nach ACTH-Gabe.

Differenzialdiagnose

Nebennierentumoren, androgenbildende Gonadentumoren, bei erwachsenen Frauen PCO-Syndrom.

Therapie

Dauertherapie

Siehe ▶ 21-Hydroxylase-Defekt.

Literatur

1. Dörr HG (1996) Adrenogenitales Syndrom. In: Allolio B, Schulte HM (Hrsg) Praktische Endokrinologie, S 250–251

21-Hydroxylase-Defekt, salt-wasting-Form

Synonyme

Klassisches AGS; adrenogenitales Salzverlustsyndrom; 21-Hydroxylase-Defekt mit Salzverlust.

Englischer Begriff

21-hydroxylase deficiency, salt wasting form.

Definition

Ungefähr 75 % der Patienten mit klassischem 21-Hydroxylase-Defekt haben schwer beeinträchtigte 21-Hydroxylation von Progesteron und 17-OH-Progesteron und dadurch sowohl gestörte Aldosteron- als auch Kortisolsynthese.

Symptome

Infolge des Defektes der Aldosteronsynthese tritt meist in der 2.–3. Lebenswoche eine Salzverlustkrise auf, die von Hyponatriämie, Hyperkaliämie, Hypovolämie und Hyperreninämie begleitet ist. Leitsymptome sind Erbrechen, Gewichtsverlust, Gedeihstörungen, Trinkschwäche. Aufgrund der inadäquaten Glukokortikoidproduktion: Müdigkeit, Apathie, verminderte

Stresstoleranz, Hypoglykämie, erhöhte Infektionsneigung, Addison-ähnliche Krisen, Nebennierenrindenhyperplasie. Zusätzlich wird der 21-Hydroxylase-Defekt durch vermehrte Androgenproduktion charakterisiert: pränatale Virilisierung des äußeren weiblichen Genitales und Pseudopubertas preacox bei beiden Geschlechtern. Die Virilisierung wird nach Prader klassifiziert.

Diagnostik

Hyponatriämie, Hyperkaliämie, Plasmasteroide: erhoht 17-OHP (massiv), Androstendion und Testosteron; erniedrigt Aldosteron und Kortisol; erhöht Pregnantriol im Urin.

Differenzialdiagnose

Siehe ▶ 21-Hydroxylase-Defekt.

Therapie

Akuttherapie

Bei Salzverlustkrise:

- sofort i.v. oder i.m.: Prednisolon 20 mg/m^2 KOF: Säuglinge 10 mg, Kinder 25 mg, Erwachsene 50 mg
- Infusion 0,9 % NaCl und Glukose 5 % = 1:1 bzw. Päd-III-Lösung, oder 75 ml 5,85 % NaCl ad 1000 ml Glukose 5 %. Menge: 100–200 ml/kg KG/24h, anfangs 10–20 ml/kg KG/Stunde
- Transport zur Intensivpflegestation.

Dauertherapie

Glukokortikoidtherapie: siehe ▶ 21-Hydroxylase-Defekt.
Mineralokortikoidtherapie: 9α-Fluorkortisol (Astonin H) oder sein Azetat (Fludrokortisol, Florinef) in einer altersabhängigen Absolutdosis von 20–200 μg/Tag in 2–3 Einzeldosen. Zusätzlich zur Nahrung 0,5–1 g NaCl per os bei Säuglingen in den ersten 6 Monaten.

Operativ/strahlentherapeutisch

Operative Genitalkorrektur vor dem 3. Lebensjahr.

Literatur

1. Dörr HG (1996) Adrenogenitales Syndrom. In: Allolio B, Schulte HM (Hrsg) Praktische Endokrinologie. Urban und Fischer, München, S 248–257

21-Hydroxylase-Defekt, simple-virilizing-Form

Synonyme

Unkompliziertes AGS.

Englischer Begriff

Simple-virilizing 21-hydroxylase deficiency.

Definition

Primär Defekt der Hydroxylation am C-21 von Progesteron und von 17-Hydroprogesteron in den Nebennieren, der nur die Kortisolbiosynthese betrifft. Die Inzidenz ist 1/50.000 und beträgt 25 % der Fälle mit 21-Hydroxylase-Defekt.

Symptome

Exzessive pränatale Produktion der Androgene bei betroffenen Mädchen mit intersexuellem Genitale (Pseudohermophroditismus femininus). Die Virilisierung ist nicht so schwer wie beim Salzverlustsyndrom (Prader I–III). Unbehandelte Patienten weisen vorzeitige Pubesbehaarung, Akne, Clitorismegalie (oder die Vergrößerung des Penis bei Knaben), beschleunigte muskuläre Entwicklung, schnelles Wachstum mit vorzeitigem Epiphysenschluss mit Kleinwuchs in der Adoleszenz und im Erwachsenenalter.

Diagnostik

Plasmasteroide: erhöhte 17-OHP, Androstendion, Testosteron; erniedrigt Kortisol. Erhöht Pregnantriol im Urin.

Therapie

Dauertherapie

Lebenslängliche Glukokortikoidtherapie, siehe ▶ 21-Hydroxylase-Defekt.

Operativ/strahlentherapeutisch

Operative Genitalkorrektur vor dem 3. Lebensjahr.

Literatur

1. Speiser PW, White PC (2003) Congenital adrenal hyperplasia. N Engl J Med 349(8):776–778

H

21-Hydroxylase-Defekt, Spätmanifestation des

▶ 21-Hydroxylase-Defekt, late-onset-Form

11-β-Hydroxylase-Mangel

▶ 11-β-Hydroxylase-Defekt

21-Hydroxylase-Mangel

Synonyme

Angeborenes adrenogenitales Syndrom; angeborenes AGS; angeborene virilisierende adrenale Hyperplasie; CYP21-Defekt; CYP21A2-Defekt; Cytochrom-P450C21-Mangel.

Englischer Begriff

21-hydroxylase deficiency; congenital adrenal hyperplasia; CAH; CYP21 deficiency; CYP21A2 deficiency; cytochrome P450C21 deficiency.

Definition

Autosomal (6p21–3) rezessiver Gendefekt (Mutation des CYP21A2-Gens), der homozygot oder zusammengesetzt heterozygot zu einem völligen oder partiellen Funktionsausfall der 21-Hydroxylase bei der Steroidhormonbiosynthese führt mit fehlender oder unzureichender Kortisol- und Aldosteronsynthese. Dadurch liegt eine angeborene primäre Nebennierenrindeninsuffizienz vor. Aus dem Kortisolmangel resultiert eine gegenregulatorisch hohe ACTH-Stimulation der Nebennierenrinde mit Substratstau von Progesteron und 17-Hydroxyprogesteron, das zu exzessiver Synthese androgener Vorstufen, Androstendion, Dehydroepiandrosteron (DHEA) und DHEA-Sulfat (DHEAS), sowie zur Virilisierung weiblicher Föten bis zur vollen Ausprägung eines Pseudohermaphroditismus femininus führt. Betroffene Knaben sind phänotypisch männlich. Bei schwerem Kortisolmangel adrenomedulläre Unterfunktion mit Mangel an Adrenalin. Der 21-Hydroxylase-Mangel findet sich in etwa 90 % aller Formen eines angeborenen adrenogenitalen Syndroms. Wird unterteilt in 3 Manifestationsformen: (I) Vollbild des 21-Hydroxylase-Mangels mit Salzverlust (21-hydroxylase deficiency with salt loss, salt-wasting form) (75 %, 1: 20.000 Geburten), siehe oben. (II) einfach virilisierende Form (simple virilizing form) (25 %, 1: 60.000) mit minimaler Aktivität (1 %) der 21-Hydroxylase, Virilisierung wie bei (I), Kortisolmangel durch Aldosteron kompensiert, wodurch Salzverlust nicht spontan eintritt. (III) spätmanifestierende Form (late onset 21-hydroxylase deficiency, nonclassic 21-hydroxylase deficiency, cryptic form) (1:1000) mit ausreichender Aktivität (30–50 %) der 21-Hydroxylase ohne Kortisol- und Aldosteronmagel, ohne zwittriges Genitale, aber klinische Manifestation eines Androgenexzesses in später Kindheit und Adoleszenz.

Symptome

(I): Bei weiblichem Genotyp (46XX) des Neugeborenen Klitoromegalie, zwittriges äußeres Genitale mit Fusion der Labioskrotalfalten in wechselndem Ausmaß bis zum vollen Pseudohermaphroditismus femininus mit peniler Urethra. Internes Genitale weiblich mit Uterus, Tuben und Ovarien, Derivate des Wolffschen Ganges vollständig zurückgebildet. Bei männlichem Genotyp (46XY) bisweilen nur Penisvergrößerung, sonst unauffälliger Phänotyp. Unbehandelt bei beiden Geschlechtern Pseudopubertas praecox, Akne, zunehmende Klitoris- oder Penisvergrößerung, Muskelhypertrophie, Stimmbruch, rasches Wachstum in Kindheit mit vorzeitigem Epiphysenschluß und Minderwuchs in Adoleszenz und Erwachsenenalter. – Bei beiden Geschlechtern Hyperpigmentation, Dehydratation, niedriger Blutdruck, abnehmende Vigilanz, Trinkschwäche, Gewichtsverlust, Erbrechen, Kreislaufversagen und Tod mit Hyponatriämie, Hyperkaliämie, renaler Azidose, Kortisolmangel, Aldosteronmangel, Hyperreninämie, Hypoglykämie, Adrenalinmangel, niedriges Metanephrin, mit Erhöhung von ACTH, 17-Hydroxyprogesteron, Androstendion, Testosteron, DHEA und DHEAS. Im Urin Erhöhung des Pregnantriols und der 17-Ketosteroide. Akute Nebennierenrindeninsuffizienz oder Salzverlustkrise meist spontan 6–14 Tage nach Geburt.

(II): Virilisierung und zwittriges Genitale wie bei (I) mit Androgenexzess, Kortisolmangel nicht so ausgeprägt wie bei (I), nicht ausreichend, durch Aldosteron kompensiert, wodurch Salzverlust in der Regel nicht eintritt oder selten später nach 6–12 Wochen, dann meist ausgelöst durch Stress, z.B. Infekt.

(III): Bei 46XX vorzeitige Pubesbehaarung, beschleunigtes Längenwachstum, vorzeitige Knochenreifung, später leichter Minderwuchs, Akne, Hirsutismus, Menstruationsstörungen, sekundäre Amenorrhoe, polyzystische Ovarien, Infertilität. Bei 46XY häufig normale Pubertät und Adoleszenz, bisweilen vorzeitige Pubes- und Bartbehaarung, vorzeitiges Peniswachstum, beschleunigtes Längenwachstum, vorzeitige Knochenreifung, leichter Minderwuchs, Oligospermie, verminderte Fertilität.

Diagnostik

(I) und (II): Nachweis von Hyponatriämie, Hyperkaliämie, eventuell Hypoglykämie, erhöhtes 17-Hydroxyprogesteron zwischen 90 und 1200 nmol/l (3000–40.000 mg/dl), alters- und geschlechtsabhängig erhöhtes Androstendion und Testosteron, Kortisol und Aldosteron erniedrigt bei hohem Renin, weiterhin DHEA und DHEAS erhöht, Metanephrin erniedrigt, Pregnantriol im Urin erhöht. Karyotypisierung, gezielte Genanalyse. Diese Diagnostik ist vor allem notwendig bei zwittrigem Genitale, bei männlichem Phänotyp mit bilateralem Kryptorchismus, bei Neugeborenen, Säuglingen und Kindern mit Exsikkose und Kreislaufversagen.

(III): Bei Mädchen und Jungen mit Virilisierung vor der Pubertät, bei Minderwuchs, bei Frauen mit Hirsutismus Nachweis von normalem Kortisol, Aldosteron und Renin und überhöhtem Anstieg von 17-Hydroxyprogesteron nach ACTH-Stimulation auf 500–2500 nmol/l, Erhöhung von Androstendion, DHEAS und Testosteron, gezielte Genanalyse auf 21-Hydroxylase-Mangel.

Pränataldiagnostik: Bei Schwangeren betroffener Familien können durch Chorionzottenbiopsie in der 9. bis 10. Schwangerschaftswoche (SSW) und molekulare Genanalyse CYP21-Defekte erkannt und weibliche Föten einer pränatalen maternofötalen Dexamethasontherapie zugeführt werden. Amniozentese in der 14. bis 16. SSW liefert Zellmaterial für Genanalyse und Geschlechtsbestimmung sowie Amnionflüssigkeit zum Nachweis erhöhter Spiegel von 17-Hydroxyprogesteron und Androstendion.

Differenzialdiagnose

Bei zwittrigem Genitale oder Pseudohermaphroditismus femininus ist der 21-Hydroxylase-Mangel abzugrenzen von anderen androgenabhängigen und nicht

21-Hydroxylase-Mangel, Tabelle 1 Ursachen eines Pseudohermaphroditismus femininus.

Durch Androgene induziert	fötalen Ursprungs	*kongenitale adrenale Hyperplasie:* – 21-Hydroxylasemangel mit Salzverlust – 21-Hydroxylasemangel, einfach virilisierende Form – 11β-Hydroxylasemangel (mit arterieller Hypertonie) – 3β-Hydroxysteroiddehydrogenase-Typ 2-Mangel (mit primärer Nebennierenrindeninsuffizienz) Aromatase-Mangel (CYP19-Defekt) partielle Kortisolresistenz (Mutation des Glukokortikoidrezeptorgens)
	maternalen Ursprungs	*exogene Zufuhr von:* – Testosteron, anderen Androgene – synthetischen Progestagenen mit androgener – Restwirkung *virilisierende Tumoren:* – der Nebennierenrinde (erworbenes AGS) – der Ovarien – Luteom in der Schwangerschaft inadäquat behandelte kongenitale adrenale Hyperplasie
Andere Differenzierungstörungen des Urogenitaltraktes	nicht durch Androgene induziert, idiopathisch	

androgenabhängigen Anomalien und Erkrankungen. Die Differenzialdiagnostik ergibt sich aus der Ursachenklassifikation des Pseudohermaphroditismus femininus, siehe Tab. 1. Bei (III) ist abzugrenzen gegenüber Pubertas praecox und Pseudopubertas praecox, bei hirsuten Frauen gegenüber Cushing-Syndrom, virilisierenden Tumoren der Nebennierenrinde oder der Ovarien, Syndrom der polyzystischen Ovarien (PCO-Syndrom), idiopathischem Hirsutismus. Bei Kortisolmangel und Salzverlustkrise ist zu differenzieren gegenüber den verschiedenen Formen der primären und sekundären Nebennierenrindeninsuffizienz.

Allgemeine Maßnahmen

Lebensmodifikation

Lebenslange Betreuung durch Endokrinologen, bis Ende der Adoleszenz Mitbetreuung durch Eltern, Familie, Freunde, Vertrauensperson. Aufklärung über Auslöser und erste Zeichen einer akuten Nebennierenrindeninsuffizienz und ihre Akuttherapie, über akute Selbsthilfe. Notfallausweis, Kortisolpaß. Der Krankheit angepaßte Berufswahl.

Diät

Normale ausgewogene Kost, keine Kochsalzrestriktion.

Therapie

Kausal

(I): Ziel ist, Kortisol- und Aldosteronmangel adäquat zu substituieren bei gleichzeitiger Normalisierung des adrenalen Androgenexzesses. Als Verlaufsparameter dienen somatische Entwicklung, Wachstumsgeschwindigkeit, Knochenalter, Blutdruck, Differenzialblutbild, 17-Hydroxyprogesteron (eventuell auch nach ACTH-Stimulation), Androstendion, DHEAS, Testosteron, Na^+, K^+, Renin, Kreatinin, Harnstoff. Hydrokortison (Kortisol) oder Kortisonazetat, peroral, Neugeborenes erhält etwa 12,5–15,0 mg/ 24 Stunden, auf 3 Dosen verteilt in 8stündigem Abstand über 5–7 Tage, dann 10–25 mg/m^2/24 Stunden, in (2 bis) 3 Dosen über den Tag verteilt, den natürlichen diurnalen Rhythmus nachahmend, morgens 1/2 Tagesdosis, mittags 1/4 und abends 1/4. Bisweilen wird in inversem Tagesrhythmus substituiert, um nachts eine effektivere ACTH- und Androgensuppression zu erreichen, morgens 1/4, mittags 1/4 und spät abends 1/2 Tagesdosis, besser mit einmaliger Dexamethason-Dosis erreichbar, abends 0,2–0,5 mg/24 Stunden per os, hierbei besonders auf Überdosierung achten. Ferner Fludrokortison als Mineralokortikoid, abends 0,1–0,2 mg/24 Stunden per os. Mit zunehmendem Alter kann sich Aldosteronmangel bessern und Fludrokortison überflüssig werden.

Gesunde Kinder und Adoleszenten sezernieren täglich durchschnittlich etwa 7 mg Kortisol pro m^2, während die üblich notwendigen Substitutionsdosen zur Suppression des Androgenexzesses um 15 mg/m^2/24 Stunden (10–20 mg/m^2/ 24 Stunden) supraphysiologisch sind. Die Resultate sind unbefriedigend, wie eingeschränktes Längenwachstum, reduzierte Knochendichte, Übergewicht und cushingoider Habitus, weshalb experimentell andere Therapien versucht werden: Adrenalektomie beidseits mit physiologischer Substitution von Hydrokortison, Fludrokortison, Androgenen und Östrogenen. Außerdem Aromatasehemmer zur Suppression der Umwandlung von Androgenen in Östrogene zur Vermeidung einer vorzeitigen Knochenreifung, eventuell in Kombination mit Antiandrogenen (siehe ▶ Flutamid).

(II): Hydrokortison, Kortisonazetat und Dexamethason wie bei (I). Fludrokortison ist nicht notwendig, fördert aber Längenwachstum.

(III): Erwachsene, Hydrokortison, 15–30 mg/24 Stunden, oder Kortisonazetat, 20–40 mg/24 Stunden, auch ersatzweise Prednison, 5–10 mg/24 Stunden, auf

2 Dosen über den Tag verteilt, morgens 2/3 und nachmittags 1/3 der Tagesdosis, auch einmalig abends Dexamethason, 0,25–0,75 mg/24 Stunden. Bei Frauen noch zusätzlich Antiandrogene.

Pränataltherapie: Sie ist heute noch als experimentell einzustufen. Dexamethason ist plazentagängig, hemmt den fötalen und embryonalen Androgenexzess und bei 46XX die Virilisierung des Genitales. Bei Risikoembryonen von Eltern, die beide Genträger sind, kann ab 5. bis 6. SSW zunächst prophylaktisch eine maternofetale Dexamethasontherapie erfolgen, 20–25 µg/kg/24 Stunden, per os, wobei maternal das endogene Kortisol supprimiert sein soll, z.B. 3mal 0,5 mg täglich, nach der Pränataldiagnostik (s.o.) bei homozygoten oder zusammengesetzt heterozygoten, weiblichen Embryonen wird Therapie bis zum Partus fortgesetzt. Danach bei Mutter langsamer Dosisabbau des Dexamethasons, beim Neugeborenen Hydrokortisonsubstitution und Diagnostik. Langzeiteffekte von Dexamethason auf die Kinder sind noch nicht zu beurteilen.

Akuttherapie

Salzverlustkrise oder akute Nebennierenrindeninsuffizienz (Addison-Krise) bei Neugeborenen, Säuglingen und Kleinkindern: Über venösen Zugang bei Hypoglykämien initial Glukosebolus von 250 mg/kg Körpergewicht, maximal 25 g, bei Hypotonus und Exsikkose physiologische NaCl-Lösung, 20 ml/kg, dann Hydrokortison-21-hydrogensuccinat·Natrium (klare wäßrige Lösung(!), cave: keine alkoholische Hydrokortisonlösung) zunächst als Bolus von 50 mg/m^2, weiterhin 50–100 mg/m^2 in den nächsten 24 Stunden. Bei Hyponatriämie und Hyperkaliämie außerdem 0,1 mg Fludrokortison fein zerstoßen in Suspension über nasogastrale Sonde. Mit klinischer Besserung allmählicher Übergang zu Dauersubstitution (s.o.). Auslösende Ursachen sind zu behandeln oder zu eliminieren. Bei Adoleszenten und Erwachsenen Therapie mit physiologischer NaCl-Lösung, Glukose, Hydrokortison-21-hydrogensuccinat·Natrium oder ersatzweise anderes lösliches Glukokortikoid, eventuell Fludrokortison. (siehe Therapie der akuten ▶ Nebennierenrindeninsuffizienz), ferner Therapie einer auslösenden Erkrankung.

Dauertherapie

Die oben beschriebene kausale Therapie (s.o.) ist eine lebenslange Dauertherapie mit Anpassung an Alter, Geschlecht, Lebensraum, Tätigkeit und somatische Belastungen, z.B. Erkrankung.

Operativ/strahlentherapeutisch

Zwittrige Genitalia werden mit den Methoden der plastischen Chirurgie korrigiert.

Bewertung

Wirksamkeit

Die adäquat angepaßte Substitutionstherapie mit Hydrokortison und Fludrokortison gleicht den Kortisol- und Aldosteronmangel aus, verhindert effektiv lebensbedrohliche Krisen der Nebennierenrindeninsuffizienz sowie den Androgenexzess (mit Virilisierung bei 46XX). Es ist schwierig, ein Optimum von normalem Längenwachstum und Normalisierung des Androgenexzesses zu erreichen.

Verträglichkeit

Die angepaßte Substitutionstherapie mit Hydrokortison wird nebenwirkungsfrei vertragen, bei den allerdings häufig notwendigen, leicht supraphysiologischen Dosen können sich cushingoider Habitus und Adipositas einstellen mit reduziertem Längenwachstum und verminderter Knochendichte. Fludrokortison und Dexamethason haben lange Halbwertszeiten, neigen zur Kumulation, bergen somit bei Langzeittherapie die Gefahr der Überdosierung.

Pharmakoökonomie

Das billigere synthetische Prednison oder Prednisolon kann als Ersatzglukokortikoid im Notfall eingesetzt werden. Bei Dauertherapie ist zu bedenken, daß in Dosierungen äquivalent zum physiologischen Kortisol die Mineralokortikoidwirksamkeit reduziert ist.

Nachsorge

Enge Kooperation von Hausarzt mit Endokrinologen oder endokrinologischem Zentrum zur lebenslangen Anpassung der Therapie. Kontrolluntersuchungen bei Säuglingen alle 2–3 Monate, bei Kleinkindern alle 4 Monate, bei Schulkindern alle 6 und bei Erwachsenen alle 12 Monate, sowie bei allen drohenden Entgleisungen, z.B. bei Infekten, Erbrechen, Diarrhoe, Unfall, Operation. Genetische Beratung des Patienten und seiner Familienangehörigen, verbunden mit Genanalyse auf CYP21A2-Mutation. Unterrichtung von Patient und Angehörigen über Wesen der Erkrankung, Notwendigkeit der lebenslangen Substitution, Planung der Medikation, auch für Reisen, Gefahren der Entgleisung, Formen der Akuttherapie mit Selbst- und Fremdmedikation, Mitführen eines Notfallausweises (Kortisolpaß) mit Diagnose und Therapie. Anschluß an Selbsthilfegruppen für Eltern und Patienten.

Prognose

Bei laufender adäquater Therapie und Beachtung der Gegenmaßnahmen bei drohender oder eingetretener Entgleisung ist die Lebenserwartung praktisch nicht eingeschränkt. Mit einem leichtgradigen Minderwuchs, auch Osteoporose ist zu rechnen, ebenso mit reduzierter Fertilität. Patienten mit insuffizienter Therapie (Non-Compliance) weisen ein erhöhtes Risiko für adrenale Inzidentalome, Adenome und Karzinome, auf. Bei Knaben und Männern, insbesondere unter insuffizienter Therapie, kann eine noduläre Leydig-Zellhyperplasie (testikuläre Tumoren von versprengtem Adrenalgewebe, ACTH-abhängig) mit knotiger Hodenvergrößerung auftreten.

Literatur

1. Grumbach MM, Hughes IA, Conte FA (2003) Disorders of sex differentiation. In: Larsen PR, Kronenberg HM, Melmed S, Polonsky KS (eds) Williams Textbook of Endocrinology, 10th edn. Saunders/ Elsevier Science, Philadelphia, S 842–1002
2. Speiser PW (2001) Congenital adrenal hyperplasia. In: Becker KL, et al. (eds) Principles and Practice of Endocrinology and Metabolism, 3rd edn. Lippincott Williams & Wilkins, Philadelphia, S 743–751

Hydroxylasen

Synonyme

Monooxygenasen; mischfunktionelle Oxidasen.

Englischer Begriff

Hydroxylases; monooxygenases.

Definition

Enzyme (Oxygenasen), die den Einbau eines Sauerstoffatoms des molekularen Sauerstoffs (O_2) in einer Redoxreaktion in organische Substrate katalysieren (= Monooxygenasen), das andere Sauerstoffatom reagiert mit einem Wasserstoffdonator unter Bildung von H_2O.
Zu den Oxidoreduktasen gehörende Enzyme (Tetrahydrobiopterin und Häm), die bei den durch sie katalysierten Redoxreaktionen ein Sauerstoffatom des beteiligten O_2 in das Substrat einführen.

Grundlagen

Wichtige Hydroxylasen sind die 21-, 17β- und 11β-Hydroxylasen der Steroidbiosynthese (Coenzyme des Zytochrom P450), deren Defekte die verschiedenen Formen des adrenogenitalen Syndroms verursachen sowie die mikrosomalen Monooxygenasen der Leber, die durch Hydroxylierung die Biotransformation z.B. von Medikamenten bewirken.

11-β-Hydroxylierung

Englischer Begriff

11-β-hydroxylation.

Definition

Hydroxylierung von Deoxykortikosteron zu Kortikosteron und von 11-Deoxykortisol zu Kortisol im Rahmen der Kortisol-Biosynthese.

Grundlagen

Die 11-β-Hydroxylierung stellt den letzten Hydroxylierungsschritt im Rahmen der Kortisol-Biosynthese dar (von 11-Deoxykortisol zu Kortisol) und wird katalysiert durch die 11-β-Hydroxylase. Die 11-β-Hydroxylierung des Deoxykortikosteron zu Kortikosteron ist Vorbedingung für die Aldosteronsynthese.

3-Hydroxy-3-Methylglutaryl-Coenzym-A-Reduktasehemmer

▶ Statine

21-Hydroxy-pregn-4-en-3,20-dion

▶ Desoxycorton

17-Hydroxypregnenolon

Englischer Begriff

17-Hydroxypregnenolone.

Definition

17-Hydroxypregnenolon ist der Ausgangsstoff für Biosynthese der Kortikosteroide und Geschlechtshormone, wird in der NNR und den Gonaden aus Pregnelon gebildet. 17-Hydroxypregnenolon wird einerseits durch P-450$_{C17}$ (17α-Hydroxylase und 17, 20-Lyase) zu DHEAS umgewandelt, andererseits durch 3β-Hydroxysteroid-Dehydrogenase (3βHSD) zu 17-Hydroxyprogesteron metabolisiert. Erhöht bei 3β-Hydroxysteroid-Dehydrogenase (3βHSD) Mangel, Hirsutismus, Nebennierentumor. Supprimierbar durch Dexamethason.

Hydroxyprogesteron

Substanzklasse

Gestagen.

Gebräuchliche Handelsnamen

Gravibinon, Proluton, Progesteron-Depot.

Indikationen

Corpus-luteum-Insuffizienz bei habituellem oder drohendem Abort; zur Umwandlung des unzureichend transformierten Endometriums.

Wirkung

Entsprechend dem physiologischen Progesteron.

Dosierung

Bei habituellem Abort: 250–500 mg i.m.; bei drohendem Abort: 2–3 × 500 mg/Woche i.m. bis die Blutung steht.

Darreichungsformen

Injektionslösung zur i.m. Gabe.

Kontraindikationen

Lebertumore, Herpes gestationis.

Nebenwirkungen

In seltenen Fällen gutartige, noch seltener bösartige Lebertumore.

Wechselwirkungen

Antidiabetika.

Pharmakodynamik

Serumhalbwertszeit 6 Tage. Max. Plasmakonzentration 2 Tage nach Injektion. Elimination in Form von Konjugaten zu etwa 20 % renal, 80 % hepatisch.

17-Hydroxyprogesteron

Definition

17-Hydroxyprogesteron ist eine Zwischenstufe der Steroidbiosynthese von zentraler Bedeutung. Wird aus 17-Hydroxypregnenolon in der Nebenierenrinde und den Gonaden produziert. 17-Hydroxyprogesteron wird durch 21-Hydroxylase und 11-β-Hydroxylase weiter zu Kortisol umgewandelt und gleichzeitig durch P-450$_{C17}$ (17α-Hydroxylase und 17, 20-Lyase) zu Androstendion konvertiert.

Grundlagen

Erhöht bei Defekten der 21- und 11-Hydroxylase, der 17,20-Lyase sowie bei Cushing-Syndrom. Vermindert bei M. Addison. Therapie mit Glukokortikoiden.

17-α-Hydroxyprogesteron

▶ 17-Hydroxyprogesteron

21-Hydroxyprogesterone

▶ Desoxycorton

3-β-Hydroxysteroid-Dehydrogenase-Defekt

Synonyme

AGS Typ 2.

Englischer Begriff

3-β-hydroxysteroid-dehydrogenase-deficiency.

Definition

Eine seltene genetische Krankheit (1 % der AGS-Fälle), die durch 3-β-Hydroxysteroid-Dehydrogenase-Mangel entsteht und die Steroidbiosynthese v.a. von 3 Gruppen der Nebennierensteroide (Mineralokortikoiden, Glukokortikoiden und Geschlechtshormonen sowie Steroidproduktion in den Gonaden) beeinträchtigt.

Symptome

Bei verminderter Sekretion von Mineralokortikoiden sind Salzverlustsyndrome mehr oder weniger bei beiden Geschlechtern ausgeprägt. Betroffene neugeborene Mädchen haben entweder normale äußere Genitale oder aufgrund eines erhöhten DHEA-Spiegels einen unterschiedlichen Grad von Klitorishypertrophie und labialer Fusion. Zeichen von Androgen-Exzess wie Akne, vorzeitige Pubarche, akzeleriertes Längenwachstum können vor der Pubertät auftreten. In der Adoleszenz oder bei erwachsenen Frauen kommen oft Hirsutismus und milde Klitorishypertrophie vor. Neugeborene Knaben sind meist unvollständig maskulinisiert und haben unterschiedlich ausgeprägte Hypospadie. Die Hoden sind normalerweise tastbar. Patienten mit mildem Defekt zeigen in der Adoleszenz intersexuelles Genitale und schwache Virilisation. Gynäkomastie ist auch oft in der Pubertät vorhanden.

Diagnostik

Plasmasteroide: erhöhtes DHEA, Pregnenolon, 17-OH-Pregnenolon; erniedrigte Aldosteron, Testosteron, 17-OH-Progesteron und Kortisol. Erhöht Pregnantriol und DHEA im Urin.

Differenzialdiagnose

21-Hydroxylase-Defekt, salt-wasting-Form.

Therapie

Dauertherapie

Siehe ▶ 21-Hydroxylase-Defekt.

Literatur

1. Dörr HG (1996) Adrenogenitales Syndrom. In: Allolio B, Schulte HM (Hrsg) Praktische Endokrinologie. Urban und Fischer, München, S 250
2. Orth DN, Kovacs WJ (1998) The adrenal cortex. In: Wilson JD, Foster DW, Kronenberg HM, Larsen PR (eds) Williams Textbook of Endocrinology, 9th edn. WB Saunders, Philadelphia, S 603–604

1α-Hydroxy-Vitamin D$_3$

▶ α-Calcidol

Hyperaldosteronismus

Englischer Begriff

Hyperaldosteronism.

Definition

Erhöhte Serum-Aldosteron-Konzentration.

Symptome

Hypertonie, Hypokaliämie, metabolische Alkalose, Muskelschwäche, Polyurie, eventuell Flüssigkeitsretention und Störung des Kohlenhydratstoffwechsels.

Diagnostik

Nachweis erhöhter Serum-Aldosteron-Konzentration.

Differenzialdiagnose

▶ Hyperaldosteronismus, primärer vs.
▶ Hyperaldosteronismus, sekundärer, siehe dort.

Allgemeine Maßnahmen

Diät

Siehe ▶ Hyperaldosteronismus, primärer ▶ Hyperaldosteronismus, sekundärer.

Weiterführende Links

▶ Aldosteronismus

Hyperaldosteronismus, durch Glukokortikoide supprimierbar

Synonyme

Mineralokortikoidexzess, durch Glukokortikoide supprimierbar.

Englischer Begriff

Glucocorticoid-suppressible hyperaldosteronism; glucocorticoid-remediable hyperaldosteronism; glucocorticoid-suppressible mineralocorticoid excess.

Definition

Dieser durch Glukokortikoide supprimierbare Hyperaldosteronismus ist familiär, wird autosomal dominant vererbt und ist in etwa 3 % der Fälle mit primärem Hyperaldosteronismus zu finden. Hierbei handelt es sich um eine chimärische Genduplikation, die aus einem Crossing-over zwischen den beiden hochgradig homologen Genen der 11β-Hydroxylase (CYP11B1) und der Aldosteronsynthase (CYP11B2=CYP18) zustande kommt in der Form, daß die ACTH-aktivierbare Promotorregion des CYP11B1 der enzymkodierenden Sequenz des CYP11B2 voransteht, so daß die Aldosteronsynthase in der Zona fasciculata aberrant exprimiert ist und von ACTH stimuliert wird; in der Zona fasciculata wird somit neben Kortisol auch das hoch effektive, atypische Mineralkortikoid 18-Hydroxykortisol synthetisiert. Demnach kommt der Mineralokortikoid-Exzeß nicht durch reninabhängiges Aldosteron, sondern durch ACTH-abhängiges 18-Hydroxykortisol und Aldosteron zustande. Arterielle Hypertonie, Hypokaliämie und Hyporeninämie sind die charakteristischen Manifestationen, die durch ACTH-Suppression mittels Dexamethason oder anderer Glukokortikoide gebessert werden.

Symptome

Klinische Manifestation der arteriellen Hypertonie in Kindheit, die auf konventionelle Therapie nicht gut anspricht. Myopathie, reversible Paresen, Herzrhythmusstörungen, Darmatonie, Obstipation.

Diagnostik

Dauerhypertonie, manchmal auch nur in leichter Ausprägung. Hypokaliämie und metabolische Alkalose, manchmal auch nur grenzwertig. Aldosteron im Plasma und 24-Std-Sammelurin erhöht, dabei Reninaktivität und Angiotensin II supprimiert. Diurnaler Verlauf des Aldosteronwerts parallel dem Kortisol, unter Orthostase nicht ansteigend. Mittels Spezialmethoden, wie Gaschromatographie und Massenspektrometrie, lassen sich hohe Konzentrationen von 18-Hydroxykortisol und 18-Oxokortisol im 24-Std-Sammelurin nachweisen. Aldosteron, 18-Hydroxykortisol und 18-Oxokortisol durch Dexamethason supprimierbar. Genanalytischer Nachweis der DNS-Sequenzanomalie.

Differenzialdiagnose

Abgrenzung von anderen Formen des primären Hyperaldosteronismus (siehe ▶ Hyperaldosteronismus, primärer) sowie von der „essentiellen Hypertonie".

Therapie

Kausal

Die klinischen Manifestationen, Hypertonie und Hypokaliämie, bilden sich unter ACTH-supprimierender Glukokortikoid-Medikation zurück. Diese ist am effektivsten bei grenzwertig supraphysiologischen Dosen, die jedoch einen leichtgradigen Hyperkortisolismus und bei Kindern eine entsprechende Wachstumshemmung bedingen. Für die Dauertherapie sind bei Kindern deshalb Glukokortikoide mit kurzer Halbwertszeit vorzuziehen, wie Prednison, Prednisolon oder Hydrocortison, diese in der geringsten wirksamen Tagesdosis, z.B. Hydrocortison, 10 mg/m^2 täglich, am besten unter Anleitung eines Kinderendokrinologen, der in der Glukokortikoid-Therapie des AGS erfahren ist. Auch bei Erwachsenen besteht das Therapieziel in der Normalisierung des Blutdrucks und der Hypokaliämie, z.B. spät abends 0,1–0,25 mg Dexamethason täglich; auch hier sind Langzeitfolgen zu bedenken, wie Osteoporose und Diabetes mellitus. Um diese zu vermeiden, kann Spironolakton appliziert werden, 100–500 mg/Tag, mit den Nebenwirkungen bei Männern: Erektile Dysfunktion, Libidominderung und Gynäkomastie, bei Frauen: Zyklusstörungen. Alternativ auch Amilorid, 5–15 mg täglich auf 2 Einzeldosen verteilt.

Dauertherapie

Lebenslange Dauertherapie unter regelmäßiger Kontrolle der Wirksamkeit und Nebenwirkungen, gegebenenfalls Anpassung oder Änderung der Medikation. Familenuntersuchung, genetische Beratung, auch der betroffenen Verwandtschaft.

Bewertung

Verträglichkeit

Die Folgeschäden an Nieren, Herz und Gefäßsystem durch die unbehandelte oder insuffizient behandelte Hypertonie sind in der Regel ungünstiger einzuschätzen als die Nebenwirkungen der oben genannten Medikationen.

Nachsorge

Lebenslange Nachsorge mit Überprüfung der Effektivität der Medikation, gegebenenfalls Anpassung der Dosierung. Genanalytische Untersuchungen der erstgradiger Verwandtschaft mit genetischer Beratung.

Literatur

1. Lifton RP, Dluhy RG, Powers M et al. (1992) A chimaeric 11β-hydroxylase/aldosterone synthase gene causes glucocorticoid-remediable aldosteronism and human hypertension. Nature 355: 262–265.

Hyperaldosteronismus, primärer

Synonyme

M. Conn; Conn-Syndrom; primärer Aldosteronismus.

Englischer Begriff

Conn's disease; primary hyperaldosteronism.

Definition

Erhöhte Serum-Aldosteron-Konzentration bei gleichzeitig supprimierter Plasma-Renin-Konzentration. Meist durch ein Aldosteron-produzierendes Adenom verursacht, seltener durch bilaterale Nebennieren-Hyperplasie. Weitere seltene Ursachen können eine makronoduläre Hyperplasie, ein Dexamethason-supprimierbarer Hyperaldosteronismus oder ein Aldosteron-produzierendes Nebennieren-Karzinom sein.

Symptome

Hypertonie, Hypokaliämie, metabolische Alkalose, Muskelschwäche, Polyurie, Flüssigkeitsretention, Störung des Kohlenhydrat-Stoffwechsels.

Diagnostik

Serum-Kalium-Konzentration erniedrigt oder im unteren Normbereich, Nachweis erhöhter Serum-Aldosteron-Konzentration bei supprimierter Plasma-Renin-Aktivität und erhöhter Aldosteron-Ausscheidung im 24 Stunden-Harn. Cave: Interferenz mit Spironolacton und Beeinflussung von Aldosteron durch Diuretika, ACE-Hemmer, AII-Antagonisten, Betablocker. Nach biochemischem Beweis Lokalisation durch bildgebende Verfahren (Kernspintomographie, Computertomographie, evtl. selektive Aldosteron-Bestimmung aus Nebennieren-Venen, Iod-Cholesterin-Szintigraphie).

Differenzialdiagnose

Sekundärer Hyperaldosteronismus, Hypokaliämie durch Diuretika oder Laxantien bei gleichzeitig bestehender essentieller Hypertonie.

Therapie

Kausal

Wenn durch unilaterales Adenom verursacht, unilaterale Adrenalektomie oder Adenektomie.

Akuttherapie

Spironolacton 100–200 mg/Tag.

Dauertherapie

Operation bei unilateralem Adenom. Sonst Spironolacton 50–200 mg bzw. Amilorid 25 mg oder Triamteren 50–200 mg. Bei Dexamethason-supprimierbarem Hyperaldosteronismus Dexamethason (0,5 mg–2 mg) meist in Kombination mit Spironolacton.

Operativ/strahlentherapeutisch

Unilaterale Adrenalektomie oder Adenomektomie.

Bewertung

Wirksamkeit

Durchwegs gut.

Verträglichkeit

Spironolacton verursacht häufig Gynäkomastie, Mastodynie, Libidoverminderung, Impotenz, Zyklusstörungen.

Nachsorge

Kontrollen von Blutdruck und Serum-Kalium-Konzentration.

Prognose

Bis auf das äußerst seltene Aldosteron-produzierende Nebennieren-Karzinom sehr gut.

Literatur

1. Lehnert H, Allolio B, Buhr HJ, Hahn K, Mann B, Mohnike K, Weiss M (2003) Nebenniere. In: Deutsche Gesellschaft für Endokrinologie, Lehnert H (Hrsg) Rationelle Diagnostik und Therapie in Endokrinologie, Diabetologie und Stoffwechsel. Georg Thieme Verlag, Stuttgart, S 137–177

Hyperaldosteronismus, sekundärer

Englischer Begriff

Secondary hyperaldosteronism.

Definition

Erhöhte Serum-Aldosteron-Konzentration, die auf erhöhte Plasma-Renin-Aktivität zurückzuführen ist.

Symptome

Siehe ▶ Hyperaldosteronismus, primärer.

Diagnostik

Erhöhte Serum-Aldosteron-Konzentration bei gleichzeitig erhöhter Plasma-Renin-Aktivität, Caveats siehe ▶ Hyperaldosteronismus, primärer.

Differenzialdiagnose

Ausschluss eines primären Hyperaldosteronismus. Medikamente: Diuretika, Laxantien. In Schwangerschaft erhöhte Reninsubstrat-Bildung durch Östrogene. Verminderte Nierendurchblutung infolge einer Nierenarterienstenose, Hypovolämie bei Durchfall und Erbrechen, aber auch bei Herzinsuffizienz, Leberzirrhose oder nephrotischem Syndrom. Maligne Hypertonie. Sehr selten Renin-produzierender Tumor (auch extrarenal, z.B. Ovar). Bartter-Syndrom, Gitelman-Syndrom.

Allgemeine Maßnahmen

Diät

Kochsalzrestriktion.

Therapie

Kausal

Dilatation oder Stent bei Nierenarterienstenose, Volumenausgleich, Absetzen oder Dosisreduktion von Diuretika und Laxantien, wenn möglich. Entfernung eines Renin-produzierenden Tumors.

Dauertherapie

Siehe kausale Therapie.

Operativ/strahlentherapeutisch

Nur bei Renin-produzierendem Tumor. Gegebenenfalls operative Gefäßplastik bei Nierenarterienstenose.

Bewertung

Wirksamkeit

Mäßig, außer bei Dilatation oder Stent bei Vorliegen einer Nierenarterienstenose, bei Rehydrierung bzw. Absetzen von Diuretika oder Östrogenen.

Nachsorge

Kontrolle von Blutdruck, Serum-Kalium-Konzentration, Hydratationszustand, eventuell bildgebende Verfahren.

Prognose

Abhängig von zugrundeliegender Erkrankung.

Literatur

1. Lehnert H, Allolio B, Buhr HJ, Hahn K, Mann B, Mohnike K, Weiss M (2003) Nebenniere. In: Deutsche Gesellschaft für Endokrinologie, Lehnert H (Hrsg) Rationelle Diagnostik und Therapie in Endokrinologie, Diabetologie und Stoffwechsel. Georg Thieme Verlag, Stuttgart, S 137–177

Hyperalimentarismus

▶ Überernährung

Hyperalimentation

▶ Überernährung

Hyperaminoacidurie

▶ Aminoacidurie

Hyperandrogenämie

Synonyme
Androgen-Überschuss.

Englischer Begriff
Androgen excess; excess of androgens; hyperandrogenism.

Definition
Oberhalb des Referenzbereiches gelegene Werte der Serum-Konzentration von Androgenen bei der Frau.

Symptome
Hirsutismus, Akne, Alopezie, Virilisierung, Oligomenorrhoe oder Amenorrhoe, Infertilität, Insulin-Resistenz, Adipositas.

Diagnostik
Bestimmung der Serum-Konzentrationen von Testosteron, Sexualhormon-bindendem Globulin (SHBG), DHEA-S, Androstendion, 17-OH-Progesteron, Östradiol, LH, FSH und Prolaktin in den ersten 7 Tagen des Menstruationszyklus, und Kortisol. Zur Differenzierung adrenale oder ovarielle Ursache auch nach Verabreichung von Dexamethason. Zur Bestätigung eines Enzymdefekts bei kongenitaler adrenaler Hyperplasie Stimulation mit 250 µg Tetracosactid (ACTH).

Differenzialdiagnose
Polyzystisches Ovar-Syndrom, kongenitale adrenale Hyperplasie, Androgenproduzierende Tumoren der Ovarien oder Nebennieren.

Allgemeine Maßnahmen
Lebensmodifikation
Bei polyzystischem Ovar-Syndrom führt gesteigerte körperliche Aktivität mit Gewichtsreduktion zu Besserung der Insulin-Sensitivität und Abfall der erhöhten Androgen-Werte sowie Anstieg von SHBG.

Diät
Kalorienrestriktion mit Gewichtsabnahme führt bei den meist adipösen Patientinnen mit PCO zu Besserung der Insulin-Sensitivität und Abfall der erhöhten Androgen-Werte sowie Anstieg von SHBG.

Therapie
Kausal
Abhängig von Ursache, bei Androgenproduzierenden Tumoren operative Entfernung derselben.

Dauertherapie
Bei polyzystischem Ovar-Syndrom Antiandrogen (50 mg Cyproteronazetat) in Kombination mit Östrogen, alternativ dazu Spironolacton (100–200 mg) oder Insulin-Sensitizer wie Metformin (1–2 g) oder Thiazolidindione. Als Alternative (eingeschränkt durch ihre Nebenwirkungen) stehen noch Flutamid und Finasterid zur Verfügung. Bei kongenitaler adrenaler Hyperplasie Glukokortikoide.

Operativ/strahlentherapeutisch
Die Operation ist bei den seltenen Androgenproduzierenden Tumoren Therapie der Wahl.

Bewertung
Wirksamkeit
Operation sehr gut, antiandrogene Therapie unterschiedlich.

H

Verträglichkeit

Unterschiedlich.

Nachsorge

Kontrolle der Hormonparameter, Kontrolle der Leberfunktionsparameter bei medikamentöser Therapie.

Prognose

Abhängig von zugrundeliegender Ursache.

Literatur

1. Carr BR (1998) Disorders of the ovaries and the female reproductive tract. In: Wilson JD, Foster DW, Kronenberg HM, Larsen PR (eds) Williams Textbook of Endocrinology, 9th edn. WB Saunders, Philadelphia, pp 751–817
2. Hyperandrogenic Disorders Task Force (2001) American Association of Clinical Endocrinologists Medical Guidelines for Clinical Practice for the Diagnosis and Treatment of Hyperandrogenic Disorders. Endocrine Practice 7:120–134

Hyperargininämie

▶ Argininämie

Hyperazotämie

▶ Azotämie

Hypercalcämische Krise

▶ Krise, hyperkalzämische

Hypercholesterinämie

Englischer Begriff

Hypercholesteremia; hypercholesterolemia.

Definition

Erhöhung des Serumcholesterinspiegels. Der Cholesterinspiegel im Serum wird aus zwei Quellen gespeist, der Cholesterinzufuhr mit der Nahrung und der endogenen Cholesterinsynthese. Hier unterscheidet man zwischen der familiären monogenen Hypercholesterinämie (selten, unter 10 %) und der polygenen Hypercholesterinämie (häufig, ca. 80 %). Erhöhte Cholesterinspiegel sind zu etwa 60–70 % endogen polygenetisch bedingt.

Symptome

Gewöhnlich keine, sofern man nicht die makroangiopathischen degenerativen Gefäßerkrankungen mit klinischen Folgeerscheinungen wie koronarer Herzkrankheit, periphere arterieller Verschlusskrankheit und Schlaganfall mit einbezieht. Selten bei stark erhöhten Cholesterinspiegeln Xanthome in Form flacher Erhebungen im Bereich der Fingerstrecksehnen, der Achillessehne und als Xanthelasmen an den Augenlidern (Ansammlung von cholesterin- und phospholipoidhaltigen Schaumzellen). Auch Arcus lipoides corneae als grau-weißlicher Trübungsring am Rand der Cornea. (Merke: Xanthelasmen und Arcus lipoides sind unspezifisch und können auch bei normalen Cholesterinwerten auftreten. Der Arcus lipoides kann normale Alterserscheinung (Arcus senilis) sein.) Das (Gesamt)-Cholesterin wird im Blut hauptsächlich als HDL(high-density-lipoprotein)-Cholesterin und LDL(low-density-lipoprotein)-Cholesterin transportiert. Das LDL-Cholesterin gilt als besonders atherogen, während dem HDL-Cholesterin ein gewisser gefäßprotektiver Effekt zugeschrieben wird.

Diagnostik

Laboruntersuchung mit Bestimmung der Cholesterinkonzentration. Normalwerte im eigentlichen Sinne gibt es nicht, da die Cholesterinkonzentration keine strikt gere-

Hypercholesterinämie, Tabelle 1 Diagnostik der Hypercholesterinämie anhand des makroangiopathischen Risikos (angelehnt an EUR. Diab. Policy Group,1999. Andere, aber ähnliche Maßzahlen werden von unterschiedlichen Gremien genannt).

Risiko (mg/dl)	Niedrig	Erhöht	Hoch
Gesamt-Cholesterin	< 185	185–230	> 230
LDL-Cholesterin	< 115	115–155	> 155
HDL-Cholesterin	> 46	46–40	< 40

gelte Größe ist. Vielmehr wird anhand des makroangiopathischen Risikos eingeteilt (siehe Tab. 1).

Merke: Nach derzeitiger übereinstimmender Ansicht sollte bei einem sonstigen Risikofaktor für degenerative makroangiopathische Gefäßerkrankungen die LDL-Cholesterinkonzentration auf 100 mg/dl oder niedriger gesenkt werden.

Differenzialdiagnose

Unterscheidung in mehr endogene Erhöhung und mehr nutritiv-alimentäre Erhöhung.

Allgemeine Maßnahmen

Lebensmodifikation

Nutritiv-alimentäre Komponente weitgehend ausschalten. Ernährungsberatung.

Diät

Ernährungsumstellung mit maximal 30 % Fettkalorien. Bevorzugte Verwendung von einfach ungesättigten Fetten (Olivenöl). Bestehendes Übergewicht reduzieren.

Therapie

Kausal

Ernährungsumstellung, um nutritive Komponente zu beeinflussen.

Medikamentös über gallensäurebindende Mittel (z.B. Cholestyramin) kann versucht werden, Gallensäuren dem enterohepatischen Kreislauf zu entziehen, sodass sie für die Cholesterinsynthese nicht mehr zur Verfügung stehen. Neuerdings stehen

Substanzen (Ezetimib) zur Verfügung, die isoliert die Cholesterinresorption im Darm hemmen.

Meist jedoch nur unzureichender Erfolg, sodass medikamentöse Maßnahmen notwendig werden. Mittel der ersten Wahl ist die Gabe von HMG-CoA-Reduktasehemmern (CSE-Hemmern) zur Reduzierung der endogenen Cholesterinsynthese. Nicotinsäure und Derivate werden wegen der bei höherer Dosierung erheblichen Flush-Symptomatik kaum mehr eingesetzt.

Bewertung

Wirksamkeit

Mit den Cholesterinsynthesehemmern meist ausreichende Senkung des Cholesterinspiegels möglich. Bei unzureichendem Effekt wird derzeit frühzeitige Kombination mit einem Resorptionshemmer, vorzugsweise jetzt Ezetimib empfohlen.

Verträglichkeit

Meist gut. Gelegentlich Anstieg der Leberenzyme. Myopathische Beschwerden mit Anstieg der Kreatinkinase. Selten Rhabdomyolyse. Relative Kontraindikationen bestehen in einer Kombination mit Fibraten, speziell Gemfibrozil und Makrolid-Antibiotika.

Prognose

Diverse Studien haben unter Behandlung mit HMG-CoA-Reduktasehemmern einen signifikanten Rückgang makroangiopathischer Folgeerkrankungen ergeben.

Hypergenitalismus

Synonyme

Übergroße Genitalien.

Englischer Begriff

Hypergenitalism; precocious puberty; congenital adrenal hyperplasia (female)

Definition

Übermäßige Entwicklung der äußeren Geschlechtsorgane.

Symptome

Je nach zugrundeliegender Erkrankung. Bei Pubertas präcox vor dem 6. bzw. 8. Lebensjahr einsetzende Pubertät (bei Pseudopubertas präcox Überproduktion von Steroidhormonen ohne Gonadotropinerhöhung z.B. beim adrenogenitalen Syndrom, Nebennierentumor, Ovarialtumoren, Hodentumoren, McCune-Albright-Syndrom, exogene Zufuhr). Bei Rabson-Mendenhall Syndrome Insulinresistenz, Acanthosis nigricans, vermehrte Behaarung, Kleinwuchs. Bei AGS je nach Enzymdefekt.

Diagnostik

Eingehende klinische Untersuchung und Anamnese (einschließlich Schwangerschaft der Mutter). Geschlechtsorgane messen und nach chronologischem Alter einteilen in Standarddeviations (z.B. ein Mikropenis liegt bei Neugeborenen vor bei einer Penislänge von < 1,9 cm, was 2,5 SDs unter dem Durchschnitt für diese Altersgruppe liegt). Je nach Verdachtsdiagnose und zugrunde liegender Erkrankung (z.B. bei Pubertas präcox: Kopf MRT, LH, FSH, GnRH Test, Testosteron, Estradiol, TSH, freies Thyroxin, AGS-Diagnostik, Plasma HCG (Jungen), Ultraschall der Gonaden/Nebennieren).

Differenzialdiagnose

Pubertas präcox centralis aufgrund von ZNS-Läsionen, ektopen Gonadotropin- oder HCG-sezernierenden Tumoren, LH-Rezeptormutationen, Nebennierenerkrankungen wie 21- oder 11-Hydroxylasemangel, primärer Glukokortikoidresistenz, Leydigzelltumoren, schwerer primärer Hypothyreose (TSH kann LH und FSH-Rezeptoren aktivieren), extraglandulärer Aromatisierung; Rabson-Mendenhall Syndrome (starke Insulinresistenz mit Kleinwuchs, Riesenphallus/Klitoromegalie, Pseudopubertas präcox).

Allgemeine Maßnahmen

Lebensmodifikation

Erschwerte Partnersuche.

Diät

Keine.

Therapie

Kausal

Bei ZNS Läsionen.

Probetherapie

Keine.

Akuttherapie

Nach Grundleiden, siehe entsprechende Kapitel, z.B. ▶ Pubertas praecox, zentrale, (▶ adrenogenitales Syndrom), etc.

Dauertherapie

Nach Grundleiden, siehe entsprechende Kapitel, z.B. ▶ Pubertas praecox, zentrale, (▶ adrenogenitales Syndrom), etc.

Operativ/strahlentherapeutisch

Nach Patientenwunsch „Verkleinerungsplastik".

Bewertung

Wirksamkeit

Gut.

Verträglichkeit

Gut.

Pharmakoökonomie

Gut.

Nachsorge

Lebenslang.

Prognose

Meist gut.

Literatur

1. DeGroot LJ, Jameson L (eds) (2001) Endocrinology, 4th edn. WB Saunders, Philadelphia
2. McDermott, M (2002) Endocrine Secrets, 3rd edn. Hanley & Belfus Inc., Philadelphia

---

Hyperglykämie

▶ Glykämie

Hyperglykämisches Koma

▶ Coma diabeticum

Hypergonadismus

Synonyme

Fälschlicherweise oft benutzt anstelle von Hypergenitalismus; heutzutage nicht mehr gebräuchlich.

Englischer Begriff

Hypergonadism.

Definition

Krankhaft gesteigert Produktion der Sexualhormone, z.B. aus Leydigzelltumoren oder Thekazelltumoren.

Symptome

Beim Leydigzelltumor in der Kindheit Pubertas präcox, im Erwachsenenalter Gynäkomastie. Beim Thekazelltumor evtl. übermäßige Östrogenproduktion. Bei Nebennierentumoren, die Sexualhormone produzieren, evtl. Virilisierung (Frau) bzw. Gynäkomastie (Mann). Beim AGS entsprechende Symptome. Beim polyzystischen Ovarialsyndrom anovulatorische Zyklen und Zeichen der Androgenisierung.

Diagnostik

FSH, LH, Testosteron, Estradiol, Sonografie (Hoden, Ovarien, Nebennieren). Bei AGS 17-OH Progesteron etc.

Differenzialdiagnose

Exogene Ursachen für einen Exzess von Sexualhormonen (z.B. Anabolika). Hoden-, Ovarial-, Nebennierentumoren, AGS, PCOS.

Allgemeine Maßnahmen

Lebensmodifikation
Keine.

Diät
Keine.

Therapie

Kausal
Tumorentfernung, falls Tumor die Ursache. Mögliche exogene Quellen (Nahrung, etc.) evaluieren und beseitigen.

Probetherapie
Keine.

Akuttherapie
Wie unter der entsprechenden zugrunde liegenden Erkrankung abgehandelt.

Dauertherapie
Wie unter der entsprechenden zugrunde liegenden Erkrankung abgehandelt. Evtl. Hormonblockade, z.B. Antiandrogene bei der Frau mit Androgenexzess.

Operativ/strahlentherapeutisch
Bei Tumor operative Entfernung.

Bewertung

Wirksamkeit
Gut.

Verträglichkeit
Gut.

Pharmakoökonomie
Gut.

Nachsorge

Lebenslang.

Prognose

Meist gut.

Hypergonadotroper Hypogonadismus

▶ Hypogonadismus, primärer

Hyperhidrose

Synonyme

Hyperhydrosis; übermäßiges Schwitzen; Sudorrhoe.

Englischer Begriff

Hyperhidrosis; sudorrhea.

Definition

Über das normale Ausmaß zur Regulation der Körpertemperatur hinausgehendes Schwitzen.

Symptome

Übermäßiges Schwitzen, das den ganzen Körper betreffen kann (häufig sekundäre Form) oder auf Gesicht, Hand- und Fußflächen oder Axillen (meist essentielle Form, gelegentlich auch Kombination mehrerer Lokalisationen) beschränkt sein kann.

Diagnostik

Ausschluss einer sekundären Ursache wie Hyperthyreose, Hypogonadismus und Phäochromozytom durch Bestimmung von FT_4, TSH, E2 oder Testosteron sowie LH und FSH und bei Phäochromozytom-Verdacht Metanephrin/Normetanephrin im Plasma/Harn.

Differenzialdiagnose

Primäre oder sekundäre (Hyperthyreose, Adipositas, Menopause, Androgen-Defizit beim Mann auch als Folge der Behandlung eines Prostata-Karzinoms, Phäochromozytom) Form.

Allgemeine Maßnahmen

Lebensmodifikation

Bei Übergewicht Reduktionsdiät und vermehrte körperliche Aktivität.

Diät

Bei Übergewicht Reduktionsdiät.

Therapie

Kausal

Bei Hyperthyreose und Phäochromozytom Korrektur durch Operation, bei Hyperthyreose Radioiodtherapie oder thyreostatische Therapie, bei Hypogonadismus (wenn nicht therapiebedingt) evtl. Substitutionstherapie.

Probetherapie

Botulinum-Toxin.

Dauertherapie

Bei primärer Form topische Anwendung von Aluminiumchlorid in alkoholischer Lösung. Anticholinergische Medikamente sind meist erst in einer Dosierung wirksam, die mit starken unerwünschten Effekten (Mundtrockenheit, Blasenentleerungsstörung, verschwommenes Sehen, u.a.) verbunden ist.

Operativ/strahlentherapeutisch

Thorakale oder lumbale Sympathektomie kann bei primärer Hyperhidrose bei schweren Formen und hohem Leidensdruck in Erwägung gezogen werden, wenn die Symptomatik auf Hände und Gesicht bzw. die Fußsohlen beschränkt ist.

Bewertung

Wirksamkeit

Bei sekundären Formen, die operativ oder medikamentös behandelbar sind, gut, sonst mäßig.

Nachsorge

Bei sekundären Formen Kontrolle der Hormonparameter.

Hyperhydrosis

▶ Hyperhidrose

Hyperinsulinämie

Synonyme

Seruminsulinspiegelerhöhung.

Englischer Begriff

Hyperinsulinemia.

Definition

Insulinspiegel im Blut, die über den Werten einer stoffwechselgesunden normalgewichtigen Person liegen.

Bewertung

Überhöhte Insulinspiegel sind Zeichen einer Insulinunterempfindlichkeit (Insulinresistenz). Der Organismus benötigt nach Glukosezufuhr mehr Insulin, um einen bestimmten Blutzuckerwert nicht zu überschreiten, zu erreichen oder aufrecht zu erhalten. Gelingt die Kompensation der Insulinunterempfindlichkeit (Insulinresistenz) durch Mehrsekretion von Insulin nicht mehr, steigt der Blutzuckerspiegel an (Manifestation eines Diabetes Typ 2.) Da Übergewicht eine Insulinunterempfindlichkeit (Insulinresistenz) bedingt, besteht bei Übergewicht regelhaft eine Hyperinsulinämie.
Cave: bei übergewichtigen Diabetikern Typ 2 finden sich in der Regel Insulinspiegel, die über den Werten einer stoffwechselgesunden normalgewichtigen Person liegen (Hyperinsulinämie). Für den betreffenden Patienten ist dieser Insulinspiegel in Anbetracht seiner erhöhten Blutzuckerwerte jedoch zu niedrig (unter regulativer Sicht individuell also Hypoinsulinämie).

Hyperinsulinismus

Synonyme

Perniziöser Hyperinsulinismus; organischer Hyperinsulinismus.

Englischer Begriff

Hyperinsulinism.

Definition

Bezeichnung für eine pathologische Mehrsekretion von Insulin bei Vorliegen eines Inselzelltumors, der unreguliert Insulin bildet und ausschüttet und somit zu schweren Hypoglykämien führt. Cave: Der Begriff Hyperinsulinismus wird häufig auch für Hyperinsulinämie bei Insulinresistenz gebraucht, Verwechslungsgefahr, siehe ▶ Hyperinsulinämie.

Symptome

Einzelheiten siehe ▶ Insulinom (▶ Inselzellkarzinom).

Hyperinsulinismus, angeborener

▶ Nesidioblastose

Hyperkaliämie

Englischer Begriff

Hyperkalemia.

Definition

Oberhalb des Normbereiches (5,0 mmol/L) gelegene Serum-Kalium-Konzentration.

H

Symptome

Im EKG zunächst hohe, spitze, schmal-basige T-Wellen vor allem in den Brust-wandableitungen und Verkürzung des QT-Abstands. Bei deutlich erhöhten Kalium-werten Arrhythmien, Verbreiterung des QRS-Komplexes, Verlängerung des PR-Abstands, Verlust der P-Wellen, Degenera-tion des QRS-Komplexes und Verschmel-zung mit T-Welle, schließlich Asystolie oder Kammerflimmern. Muskelschwäche, die bis zur schlaffen Lähmung und Hypo-ventilation bei Befall der Atemmuskulatur reichen kann. Metabolische Azidose.

Diagnostik

Bestimmung der Serum-Kalium-Konzen-tration, zusätzlich immer Serum-Konzen-trationen von Kreatinin, BUN = Harnstoff-Stickstoff, Glukose, LDH und Blutgas-analyse. Selten erforderlich: Bestimmung der Serum-Konzentration von Kortisol (bei unklarem Befund basal und nach Stimu-lation mit 250 µg Tetracosactid [ACTH]) und/oder Aldosteron sowie der Plasma-Renin-Aktivität.

Differenzialdiagnose

Personen mit normaler Nierenfunktion kön-nen nur in Ausnahmefällen eine Hyperka-liämie entwickeln, daher immer Kontrolle der Nierenfunktion. Kaliumsparende Di-uretika, ACE-Hemmer und Angiotensin-II-Antagonisten können eine Hyperkaliämie begünstigen, aber auch nichtsteroidale Antirheumatika, Heparin, Trimethoprim, Pentamidin, Digitalisintoxikation, Lithium, Betablocker, Succinylcholin und Cyclospo-rin. Hyperkaliämie kann auch Symptom ei-ner Nebennieren-Insuffizienz sein, sowohl bei M. Addison als auch bei Nebennieren-Enzymmangel wie z.B. 21-Hydroxylase oder 3β-Hydroxysteroiddehydrogenase. Durch Azidose kommt es zu einer Ver-schiebung von Kalium vom Intrazellulär-in den Extrazellulärraum. Beschleunigter Zelluntergang durch Hämolyse, Rhabdo-myolyse oder Tumorgewebsuntergang führt ebenfalls zu Hyperkaliämie. Unter Pseudo-Hyperkaliämie versteht man durch langes Stauen bei der Blutabnahme oder langes Intervall bis zur Analyse sowie Schütteln des Röhrchens entstandene Hyperkaliämie. Hyperkaliämie-bedingte periodische Läh-mung (autosomal dominant vererbte Stö-rung). Pseudohypoaldosteronismus oder anders verursachte Aldosteron-Resistenz. Gordon-Syndrom.

Allgemeine Maßnahmen

Diät

Bei Nieren-Insuffizienz kaliumarme Diät.

Therapie

Kausal

Bei arzneimittelbedingter Hyperkaliämie Weglassen des auslösenden Medikamen-tes. Bei Nieren-Insuffizienz Behandlung derselben sowie Korrektur des Säure-Basen-Haushaltes, bei Hyperglykämie Wiederherstellen von Normoglykämie, bei Nebennieren-Insuffizienz (gleichgültig ob primär oder sekundär) Glukokortikoid-Substitution (10–40 mg Hydrokortison) eventuell in Kombination mit Mineralokor-tikoid-Substitution (0,05–0,1 mg Fludro-kortison).

Akuttherapie

Flüssigkeitszufuhr in Kombination mit Furosemid, Natrium Polystyren-Sulfonat peroral oder als Klysma. Bei lebensbedroh-licher Hyperkaliämie Verabreichung von Glukose und Insulin z.B. 10–20 Einhei-ten Insulin intravenös gefolgt von rascher Infusion von 100 ml 33 % Glukose und danach rascher Infusion von 500 ml 5 % unter laufender Kontrolle des Blutzuckers. Alternativ 10–20 ml 10 % Kalziumglukonat über 5–10 Minuten intravenös, allerdings nicht bei digitalisierten Patienten. Hohe Dosen von inhalativen β_2-Agonisten wie z.B. 10–20 mg Albuterol über 10 Minuten. Im Notfall und bei Patienten mit Nierenin-suffizienz Hämodialyse.

Dauertherapie

Siehe kausale Therapie.

Operativ/strahlentherapeutisch

Bewertung

Wirksamkeit

Gut.

Verträglichkeit

Gut.

Nachsorge

Kontrollen der Serum-Kalium-Konzentration.

Prognose

Gut.

Literatur

1. Singer GG, Brenner BM, Dennhardt R (2003) Störungen des Flüssigkeits- und Elektrolythaushaltes. In: Dietel M, Dudenhausen J, Suttorp N (Hrsg) Harrison's Principles of Internal Medicine. Deutsche Ausgabe. 15. Auflage. ABW Wissenschaftsverlag, Berlin, S 306–318

Hyperkalzämie

Englischer Begriff

Hypercalcemia.

Definition

Serum-Kalzium-Konzentration über 2,6 mmol/L.

Symptome

Müdigkeit, Muskelschwäche, depressive Stimmung, Polyurie, Dehydrierung, Elektrolytverlust (Kalium, Magnesium), Nephrolithiasis, Nephrokalzinose, Obstipation, Übelkeit, Erbrechen, selten auch peptische Ulzera und Pankreatitis, Cholelithiasis, EKG-Veränderungen: verkürzter QT-Abstand und Arrhythmien.

Diagnostik

Bestimmung der Serum-Kalzium-Konzentration, dazu auch immer Serum-Albumin und Kreatinin, Parathormon, eventuell PTH-related Peptid (PTHrP).

Differenzialdiagnose

Primärer, sekundärer und tertiärer Hyperparathyreoidismus, Malignom (osteolytische Knochenmetastasen oder humoral durch PTHrP oder ektope $1,25(OH)_2$ Vitamin-D-Produktion), granulomatöse Erkrankungen (Sarkoidose, Tuberkulose, Lepra, Wegener'sche Granulomatose, Silikoninduzierte Granulome, aber auch disseminierte Candidiasis und Kokzidien-Mykose), Medikamente (Vitamin D, Lithium, Thiazid-Diuretika, Vitamin A, Theophyllin, Östrogene, aber auch Anti-Östrogene), Salicylat- und Aluminium-Vergiftung, Milch-Alkali-Syndrom, Nebennieren-Insuffizienz, Hyperthyreose, Immobilisation, idiopathische Hyperkalzämie bei Kindern, familiäre hypokalzurische Hyperkalzämie, Jansen-Syndrom.

Allgemeine Maßnahmen

Diät

Kalziumarme Diät, keine Milch und kein kalziumreiches Mineralwasser, reichlich Flüssigkeitszufuhr.

Therapie

Kausal

zugrundeliegende Erkrankung behandeln, z.B. Entfernung des Nebenschilddrüsen-Adenoms oder Absetzen der Hyperkalzämie verursachenden Medikation, operative Tumorentfernung, Chemotherapie, Strahlentherapie, Mobilisierung.

Akuttherapie

Zunächst intravenöse Zufuhr größerer Mengen (in Abhängigkeit einer bereits vorliegenden Nierenfunktionsstörung oder Herzinsuffizienz) von 0,9 % Kochsalzlösung, um die Hyperkalzämie-induzierte

Dehydratation auszugleichen und dann
weitere Verabreichung von 0,9 % Kochsalzlösung mit 20–40 mg Furosemid pro
Liter, um die Kalziumausscheidung über
den Harn zu steigern. Bisphosphonate nach
Rehydratation, z.B. 30–90 mg Pamidronat, aber auch Kalzitonin (4–8 E/kg s.c.).
Glukokortikoide insbesondere bei hämatologischen (Multiples Myelom, M. Hodgkin) oder granulomatösen Erkrankungen
(40–100 mg Prednisolon/Tag), selten Gal-
liumnitrat oder Plicamycin. In Notfällen
Akut-Hämodialyse.

Dauertherapie

Bisphosphonate, Kalzitonin, Glukokortikoide.

Operativ/strahlentherapeutisch

Bei primärem Hyperparathyreoidismus
Entfernung eines Nebenschilddrüsen-
Adenoms, bei tertiärem Hyperparathyreoidismus manchmal operatives Vorgehen
erforderlich, bei Malignomen operative Tumorentfernung, eventuell in Kombination
mit Radiotherapie.

Bewertung

Wirksamkeit

Von Grunderkrankung abhängig, meist gut.

Verträglichkeit

Von Therapieform abhängig.

Nachsorge

Kontrolle der Serum-Kalzium-Konzentration.

Prognose

Von zugrundeliegender Erkrankung abhängig, sehr gut bis infaust.

Literatur

1. Pollak MR (2000) Disturbances of Calcium Metabolism. In: Brenner BM (ed) The Kidney, 6th
   ed. WB Saunders, Philadelphia, pp 1037–1054
2. Potts JT, Hörmann R (2003) Erkrankungen der
   Nebenschilddrüse und andere Störungen des Kal-
   ziumstoffwechsels. In: Dietel M, Dudenhausen J,
   Suttorp N (Hrsg) Harrison's Principles of Internal
   Medicine. Deutsche Ausgabe, 15. Auflage. ABW
   Wissenschaftsverlag, Berlin, S 2407–2427
3. Ziegler R, Kruse K, Rothmund M, Seibel MJ
   (2003) Nebenschilddrüsen und metabolische
   Osteopathien. In: Deutsche Gesellschaft für
   Endokrinologie, Lehnert H (Hrsg) Rationelle
   Diagnostik und Therapie in Endokrinologie,
   Diabetologie und Stoffwechsel. Georg Thieme
   Verlag, Stuttgart, S 91–133

Hyperkalzämie, hypokalziurische

Grundlagen

Ursache des vom primären Hyperparathyreoidismus abzugrenzenden Krankheitsbildes der familiären benignen hy-
pokalziurischen Hyperkalzämie sind inaktivierende Mutationen des Calcium-
Sensing-Rezeptors (autosomal dominant).
Die Inzidenz wird auf 1:78000 geschätzt.
Der Pathomechanismus erklärt sich durch
eine Verschiebung der Empfindlichkeit
des Calcium-Sensing-Rezeptor-Proteins,
im Sinne einer reduzierten Sensitivität.
Auch bei normwertigen Serumspiegeln
von Kalzium und Magnesium registriert das
Calcium-Sensing-Rezeptor-Protein einen
vermeintlichen Mangel an diesen Kationen.
Studien an großen Familienkollektiven
zeigten, daß die Hyperkalzämie in der Regel bei normwertigen Serum-PTH-Spiegeln
symptomlos war bei normaler Morphologie
der Epithelkörperchen und einer normalen
Knochenmasse, Plasma-Kalzitonin und
Kalzitriolspiegel waren meist im normalen
oder subnormalen Bereich. Meist keine
weiteren Komplikationen bis auf ein erhöhtes Auftreten von Gallensteinen bei
betroffenen Familienmitgliedern.

Hyperkalzämie, idiopathische

Synonyme

Infantile idiopathische Hyperkalzämie;
Williams-Beuren-Syndrom.

Englischer Begriff

Idiopathic hypercalcemia of infancy; Williams syndrome; Williams-Beuren syndrome.

Definition

Autosomal-dominant vererbte Erkrankung mit Hyperkalzämie (in 15 % der Fälle) und zahlreichen anderen kongenitalen Defekten. Die Hyperkalzämie tritt meist nur in den ersten Lebensjahren auf.

Symptome

Neben der Hyperkalzämie supravalvuläre Aortenstenose, multiple periphere Pulmonalstenosen, geistige Retardierung, Gesichts-, Zahn- und Nierenmissbildungen, Iris stellata, blaue Iris und sehr häufig Hypertonie.

Diagnostik

Bei klinischem Verdacht Nachweis einer Mikrodeletion am Chromosom 7 (7q11.23).

Differenzialdiagnose

Hyperkalzämie anderer Ursache.

Allgemeine Maßnahmen

Diät

Kalziumarme Diät, Vermeidung von Milch und Vitamin D, reichlich Flüssigkeitszufuhr.

Therapie

Kausal

Kalziumarme Diät, Vermeidung von Milch und Vitamin D, reichlich Flüssigkeitszufuhr.

Dauertherapie

Kalziumarme Diät, Vermeidung von Milch und Vitamin D, reichlich Flüssigkeitszufuhr.

Bewertung

Wirksamkeit

Bezüglich Hyperkalzämie gut.

Verträglichkeit

Gut.

Nachsorge

Siehe Richtlinien der American Academy of Pediatrics (insbesonders für Symptome neben Hyperkalzämie, Literaturzitat).

Prognose

Für Hyperkalzämie gut.

Literatur

1. American Academy of Pediatrics (2001) Health care supervision for children with Williams syndrome. Pediatrics 107:1192–1204

Hyperkalzämie, maligne

Synonyme

Tumorhyperkalzämie; Tumor-assoziierte Hyperkalzämie.

Englischer Begriff

Malignancy-related hypercalcemia; tumour related hypercalcemia.

Definition

Durch maligne Neoplasien verursachte Hyperkalzämie, entweder durch osteolytische Metastasen (am häufigsten bei Mamma- und Prostata-Karzinom, multiples Myelom, Leukämie, Lymphom) oder paraneoplastisch durch PTHrP (häufig Bronchus [Plattenepithel]-, Mamma- und Nierenzell-Karzinom) oder durch Produktion von $1,25(OH)_2$ Vitamin D vermittelt.

Symptome

Siehe ▶ Hyperkalzämie.

Diagnostik

Siehe ▶ Hyperkalzämie.

Differenzialdiagnose

Siehe ▶ Hyperkalzämie. Selten ist die Hyperkalzämie aber das erste Symptom, das zur Diagnose eines bis dahin unbekannten Karzinoms führt.

Therapie

Kausal

Therapie des die Hyperkalzämie auslösenden Tumors durch Operation, Chemotherapie oder Radiatio.

Akuttherapie

Siehe ▶ Hyperkalzämie.

Dauertherapie

Therapie des der Hyperkalzämie zugrundeliegenden Tumors und wenn erforderlich zusätzlich Bisphosphonate, Kalzitonin oder Glukokortikoide.

Operativ/strahlentherapeutisch

Operative Entfernung des Tumors oder Größenreduktion kann zur Heilung oder Besserung der Hyperkalzämie führen, eventuell Strahlentherapie in Abhängigkeit des auslösenden Tumors.

Bewertung

Wirksamkeit

Abhängig vom Malignom, das die Hyperkalzämie auslöst.

Verträglichkeit

Abhängig von der gewählten Therapieform.

Nachsorge

Kontrolle der Serum-Kalzium-Konzentrationen und bildgebende Diagnostik des Tumors und gegebenenfalls der Metastasen.

Prognose

Abhängig von der Behandelbarkeit des Tumors, der die Hyperkalzämie verursacht.

Literatur

1. Potts JT, Hörmann R (2003) Erkrankungen der Nebenschilddrüse und andere Störungen des Kalziumstoffwechsels. In: Dietel M, Dudenhausen J, Suttorp N (Hrsg) Harrison's Principles of Internal Medicine. Deutsche Ausgabe, 15. Auflage. ABW Wissenschaftsverlag, Berlin, S 2407–2427

Hyperkalzämiesyndrom

▶ Krise, hyperkalzämische

Hyperkalzurie

Englischer Begriff

Hypercalciuria.

Definition

Kalziumausscheidung im Harn, die bei Männern 300 mg/24 h und bei Frauen 250 mg/24 h bzw. 4 mg/kg/24 h bei Männern und Frauen, übersteigt.

Symptome

Nephrolithiasis, Nephrokalzinose.

Diagnostik

Bestimmung der Kalzium-Ausscheidung im 24h-Harn.

Differenzialdiagnose

Idiopathische Hyperkalzurie, Hyperthyreose, Cushing-Syndrom, Sarkoidose, Vitamin D Intoxikation, Karzinome, Immobilisation, Furosemid, rasch progrediente Knochenerkrankung, M. Paget, renale tubuläre Azidose.

Allgemeine Maßnahmen

Diät

Flüssigkeitszufuhr > 2,5 L/Tag. Kalzium-Restriktion.

Therapie

Kausal

Abhängig von zugrundeliegender Erkrankung. Bei Hyperthyreose und Cushing-Syndrom Korrektur der Überfunktion durch Operation oder medikamentös bzw. Radioiodtherapie, bei Furosemid und Vitamin D Absetzen der Präparate, bei renal tubulärer Azidose und metabolischer Azidose Korrektur der Azidose und/oder Alkalisierung des Harnes mit Kaliumzitrat.

Dauertherapie

Siehe kausale Therapie. Weiters Hydrochlorothiazid 50 mg/Tag, Orthophosphat 1–2 g/Tag.

Operativ/strahlentherapeutisch

Siehe kausale Therapie.

Bewertung

Wirksamkeit

Abhängig von zugrundeliegender Erkrankung.

Verträglichkeit

Abhängig von zugrundeliegender Erkrankung.

Nachsorge

Kalziumausscheidung und Kontrollen der auslösenden Erkrankung entsprechend.

Literatur

1. Asplin JR, Favus MJ, Coe FL (2000) Nephrolithiasis. In: Brenner BM (ed) The Kidney, 6th edn. WB Saunders, Philadelphia, pp 1774–1819

Hyperkalzurie, idiopathische

Englischer Begriff

Idiopathic hypercalciuria.

Definition

Hyperkalzurie (siehe Definition ▶ Hyperkalzurie) bei Normokalzämie durch verminderte renale tubuläre Kalzium-Rückresorption und gesteigerte intestinale Absorption nach Ausschluss der unter Differenzialdiagnose angeführten Krankheitsbilder. Wahrscheinlich autosomal dominant vererbte Erkrankung.

Symptome

Nephrolithiasis. Osteoporose im Spätstadium. Eine Sonderform stellt die Dent'sche Erkrankung dar, die zu Nierenversagen führt und rezessiv vererbt wird.

Diagnostik

Hyperkalzurie (siehe Definition ▶ Hyperkalzurie) und Ausschluss der unter Differenzialdiagnose angeführten Krankheitsbilder.

Differenzialdiagnose

Hyperthyreose, Cushing-Syndrom, Sarkoidose, renale tubuläre Azidose, Karzinome, Immobilisation, Vitamin-D-Intoxikation, Furosemid-Einnahme, rasch progrediente Knochenerkrankung und M. Paget.

Allgemeine Maßnahmen

Diät

Flüssigkeitszufuhr > 2,5 L/Tag. Eventuell Kalzium-Restriktion, wobei allerdings der Knochenmineralgehalt durch eine negative Kalziumbilanz reduziert werden kann. Auch Kochsalzrestriktion trägt durch Senkung der glomerulären Filtrationsrate und Steigerung der distalen Kalziumrückresorption zu einer Abnahme der Hyperkalzurie bei.

Therapie

Kausal

Thiazid-Diuretika, z.B. Hydrochlorothiazid 50 mg/Tag.

Dauertherapie

Thiazid-Diuretika.

Bewertung

Wirksamkeit

Gut.

Verträglichkeit

Gut.

Nachsorge

Kontrollen von Kalzium-Ausscheidung im Harn und Serum-Kalzium-Konzentration, bei Therapie mit Thiazid-Diuretika auch von Serum-Kalium-Konzentration. Osteoporoserisiko erhöht.

Prognose

Gut.

Literatur

1.   Asplin JR, Favus MJ, Coe FL (2000) Nephrolithiasis. In: Brenner BM (ed) The Kidney, 6th edn. WB Saunders, Philadelphia, pp 1774–1819

Hyperkortisolämie

Englischer Begriff

Hypercortisolemia.

Definition

Meßwert des Kortisolspiegels in Blut oder Plasma, der oberhalb der statistischen Populationsnorm liegt, aber keine Aussage darüber trifft, ob im Organismus eine vermehrte Kortisolwirkung (Hyperkortisolismus) vorliegt oder nicht.

Grundlagen

Der Kortisolspiegels in Blut oder Plasma resultiert aus der adrenalen Sekretionsrate, der metabolischen und renalen Eliminationsrate sowie der zirkulierenden Konzentration des Transkortins (cortisol-binding globulin, CBG), des spezifischen Bindungs- und Transportproteins für Kortisol, das in der Leber synthetisiert wird. 90 % des zirkulierenden Kortisols sind an Transkortin gebunden. Bei einer zirkulatorischen Halbwertszeit von 70 – 120 min unterliegt der hypothalamisch gesteuerte und über ACTH stimulierte Kortisolspiegel einer diurnalen Tagesrhythmik mit hohen Werten früh morgens und niedrigen spät abends. Bei einem Transkortin-Mittelwert um 27 mg/dl (700 nmol/l) liegen die normalen Plasmakortisolspiegel, gemessen um 8.00 Uhr bei 9–25 µg/dl (250–690 nmol/l), um 16.00 Uhr bei 3–14 µg/dl (80–380 nmol/l), um 23 Uhr unter 5 µg/dl (< 135 nmol/l). Labormeßwerte oberhalb der oberen Normgrenze entsprechen einer Hyperkortisolämie, ohne daß eine pathologische Kortisolwirkung (Hyperkortisolismus) vorliegen muß. Unter erhöhter Östrogenwirkung steigt Transkortin an, so daß unter Einnahme östrogenhaltiger hormoneller Kontrazeptiva oder in der Schwangersschaft eine Hyperkortisolämie ohne Hyperkortisolismus mit erhaltener Tagesrhythmik resultiert. Bei der Glukokortikoidresistenz ergibt sich eine hochregulierte Hyperkortisolämie ohne übersteigerte Kortisolwirkung, aber ebenfalls mit erhaltener Tagesrhythmik. Bei Hyperkortisolämie mit übermäßiger Kortisolwirkung und aufgehobener Tagesrhythmik liegt ein krankhaftes Geschehen vor: Hyperkortisolismus.

Weiterführende Links

► Hyperkortisolismus
► Cushing, Morbus
► Cushing-Syndrom
► Glukokortikoid-Resistenz, kongenitale

Hyperkortisolismus

Synonyme

Glukokortikoid-Exzeß; Cushing-Syndrom.

Englischer Begriff

Hyperkortisolism.

Definition

Übermäßige Kortisolwirkung im Organismus mit Ausbildung von typischen Krankheitssymptomen, meist verbunden mit einer Hyperkortisolämie und aufgehobener diurnaler Tagesrhythmik. Hyperkortisolismus ist charakteristisch für die Krankheitsbilder des Cushing-Syndroms im weiteren Sinne.

Weiterführende Links

► Hyperkortisolämie
► Cushing-Syndrom

Hyperkortizismus

Englischer Begriff

Hyperadrenocorticism.

Definition

Überfunktion der Nebennierenrinde mit Cushing-Syndrom, Conn-Syndrom und/oder Überproduktion von Androgenen.

Weiterführende Links

► Hyperaldosteronismus, primärer
► Hyperandrogenämie
► Hyperkortisolismus

Hyperlipidämie

► Hyperlipoproteinämie
► Hypertriglyzeridämie

Hyperlipidämie, kombinierte familiäre

► Hyperlipoproteinämie, primäre

Hyperlipoidämie

► Hyperlipoproteinämie

Hyperlipoproteinämie

Synonyme

Hyperlipidämie; Hyperlipoidämie.

Englischer Begriff

Hyperlipoproteinemia.

Definition

Erhöhter Spiegel von Lipiden – Cholesterin und/oder Triglyzeride oder Phosphatide – im Nüchternblut. Die Hyperlipoproteinämien werden in primäre, also hereditäre bzw. familiäre und sekundäre, symptomatische Hyperlipoproteinämien unterteilt.

Symptome

Tuberöse, plane, tendinöse und eruptive Xanthome, Xanthelasmen im Augenbereich, Arcus lipoides corneae vor dem 30. Lebensjahr bei primären Hyperlipoproteinämien, Lipaemia retinalis, Adipositas, Hepatosplenomegalie, vorzeitige und akzelerierte Atherosklerose und bei Triglyzeriden über 1000 mg/dl Pankreatitiden sind Symptome von Hyperlipoproteinämien.

Diagnostik

Leiden mehrere Verwandte ersten Grades ebenfalls an Hyperlipidämien ist eine primäre Hyperlipoproteinämie wahrscheinlich. Die Abgrenzung gegenüber sekundären Hyperlipoproteinämien ist wichtig, da letztere kausal therapiert werden können. Diagnostisch ausreichend und zur Abschätzung des Risikoprofils wichtig sind in der Regel die laborchemische Bestimmung von Triglyzeriden, HDL und LDL (individuelle, quantifizierte Risikoberechnung auf Basis der PROCAM-Studie unter www.chd-taskforce.de). Lipoprotein (a) ist ein zusätzlicher, unabhängiger Risikofaktor. Die quantitative und qualitative Bestimmung von Apolipoproteinen ist ebenso wie die Untersuchung von am Lipidstoffwechsel beteiligten Enzymen

H

(z.B. Lipoproteinlipase) selten notwendig. DNA-Analysen, mit PCR zur Bestimmung von Punktmutationen im Gen des ApoB100, oder bezüglich ApoE und des LDL-Rezeptors sind Speziallabors vorbehalten. (siehe ► Hyperlipoproteinämie, primäre, Tab. 1).

Differenzialdiagnose

Wichtigste Differenzialdiagnose ist die Abgrenzung der primären versus der sekundären Hyperlipoproteinämien. Für letztere hinweisend sind ein unzureichend eingestellter Diabetes, Adipositas, Niereninsuffizienz, Urämie, Glykogenosen, Hypothyreose, Cholestase, Lebererkrankungen, nephrotisches Syndrom, Pankreatitis, Cushing-Syndrom, Akromegalie, Anorexia nervosa, Bulimie, Alkoholabusus oder Therapie mit Thiazid-Diuretika, Glukokortikoiden, Kontrazeptiva, Betablocker, Cyclosporin A, Östrogenen, Phenytoin und Phenobarbital. Leiden mehrere Verwandte ersten Grades ebenfalls an Hyperlipidämien ist eine primäre Hyperlipoproteinämie wahrscheinlich.

Allgemeine Maßnahmen

Lebensmodifikation

Veränderungen von Ernährungsgewohnheiten und des Lebensstils (ausreichend Bewegung, Körpergewicht normalisieren) stellen die Basis der Therapie dar. Dies gilt auch für die primären Hyperlipoproteinämien, da neben den genetisch determinierten Lipoproteinkonzentrationen oft auch zusätzlich exogene Faktoren relevant sind. Insgesamt sind Hypertriglyzeridämien durch Modifikationen des Lebensstils deutlich besser beeinflussbar als LDL-Hypercholesterinämien.

Diät

Bei Hypercholesterinämie soll die Fettzufuhr auf höchstens 30 % der Gesamtenergiezufuhr reduziert werden, gesättigte Fettsäuren sollen hierbei maximal 7–10 % der Gesamtenergiezufuhr ausmachen. Erreicht wird dies durch Austausch von tierischen gegen pflanzliche Öle, magere statt fettreiche tierische Produkte, Verzicht auf chemisch gehärtete Pflanzenfette und das Bevorzugen von fettarmen Zubereitungsmethoden wie Dämpfen, Dünsten und Garen in Folie. Des weiteren soll der Anteil an einfach und mehrfach ungesättigten Fettsäuren erhöht werden (Oliven- und Rapsöl). Die Zufuhr von komplexen Kohlenhydraten und Ballastoffen wird gesteigert. Insgesamt soll weniger als 300 mg Cholesterin pro Tag zugeführt werden, also vor allem der Verzehr von Eiern, Innereien, Krusten- und Schalentieren eingeschränkt werden. Durch konsequente Diät kann das LDL-Cholesterin um 20–60 mg/dl gesenkt werden.

Bei Hypertriglyzeridämien ist eine Alkoholkarenz außerordentlich wichtig und wirksam. Zucker, Süßigkeiten und Zuckeraustauschstoffe sollen gemieden werden. Omega-3 Fettsäuren – z.B. in Makrelen, Hering, Thunfisch oder Lachs (100–200 mg täglich bei Normalgewichtigen) – sind zu bevorzugen.

Bei kombinierter Hyperlipidämie wird der Schwerpunkt der Ernährungstherapie je nach Lipidprofil gewählt. Bei der Kombination von niedrigem HDL, erhöhtem LDL und erhöhten Triglyzeriden ist durch ungesättigte fettsäurenreiche Kost, Alkoholkarenz und ballaststoffreiche Nahrung ein positiver Effekt auf alle drei Parameter zu erzielen.

Bei dem sehr seltenen Chylomikronämie-Syndrom finden sich Triglyzeride über 1000 mg/dl. Die Fettzufuhr ist dramatisch einzuschränken. Auf Speisefette und -öle muss verzichtet werden, stattdessen werden mittelkettige Triglyzeride (MCT) verwendet. Diese werden direkt ohne Chylomikronenbildung über die Pfortader zur Leber transportiert. Um den Bedarf an essentiellen Fettsäuren zu decken, sollten zusätzlich täglich 5–10 g eines linolsäurereichen Öls aufgenommen werden. Komplexe Kohlenhydrate in ballaststoffreichen Lebensmittel sind zu bevorzugen.

Therapie

Kausal

Während bei sekundären Hyperlipoproteinämien die kausale Therapie im Vordergrund steht (also z.B. Optimierung der diabetogenen Stoffwechsellage) wird bei primären Hyperlipoproteinämien entsprechend dem Lipidprofil symptomatisch therapiert.

Akuttherapie

Kommt es bei Triglyzeridwerten über 1000 mg/dl zu einer akuten Pankreatitis, ist eine entsprechende Therapie inklusive Nulldiät notwendig. Bei dem sehr seltenen Chylomikronämie-Syndrom kann auch eine einmalige Apherese (siehe ▶ LDL-Apherese) notwendig werden.

Dauertherapie

Die Behandlung hängt davon ab, ob eine isolierte Hypertriglyzeridämie, eine isolierte Hypercholesterinämie oder eine kombinierte Hyperlipidämie vorliegt. Bezüglich der Therapieziele siehe Tab. 1. Unterschieden werden muss unter Einbeziehung weiterer Risikofaktoren in die Primär- und Sekundärprävention. Basis der Therapie stellt grundsätzlich eine Modifikation des Lebensstils und eine adäquate Diät dar sowie

die intensive Behandlung zusätzlicher Risikofaktoren wie Diabetes, arterielle Hypertonie und Nikotinabusus. Werden mit diesen Maßnahmen die Zielwerte nicht erreicht, ist eine medikamentöse Therapie notwendig. Zur medikamentösen Lipidsenkung stehen prinzipiell Fibrate, Ionenaustauscherharze, Ezetimib, Nikotinsäure, Probucol und Cholesterinsynthesehemmer (HMG-CoA-Reduktase-Hemmer) zur Verfügung (siehe ▶ Lipidsenker, Tab. 1). Fibrate senken das Gesamt- und LDL-Cholesterin um bis zu 20 %, Ionenaustauscher um bis zu 30 % und Cholesterinsynthesehemmer um bis zu 50 %. Bei isolierter Hypercholesterinämie sind in der Regel Cholesterinsynthesehemmer Mittel der ersten Mahl, bei isolierter Hypertriglyzeridämie Fibrate und bei kombinierter Hyperlipidämie entscheidet man abhängig von der führenden Fettstoffwechselstörung. Nur in ausgewählten Fällen, z.B. bei homozygoter familiärer Hypercholesterinämie, ist eine LDL-Apherese indiziert.

Operativ/strahlentherapeutisch

Verfahren wie gastrointestinale Bypass-Operationen und Lebertransplantationen zur Senkung atherogener Lipoproteine wurden verlassen; die LDL-Apherese ist nun das Verfahren der Wahl bei bestimmten Formen schwerer Hyperlipoproteinämien.

Hyperlipoproteinämie, Tabelle 1 Zielwerte der Lipidtherapie.

Risikofaktoren	Primärprävention		Sekundärprävention
	Kein weiterer Risikofaktor	Mit zusätzlichem Risikofaktor	Diabetes, kardiovaskuläres Ereignis, Arteriosklerose
Cholesterin (mg/dl)	< 240	< 200	< 160
LDL (mg/dl)	< 160	< 130*	< 100
HDL (mg/dl)	> 40	> 40	> 40
LDL/HDL	< 4	< 3	< 2
Triglyzeride (mg/dl)	< 150	< 150	< 150

* bei ≥ zwei zusätzlichen Risikofaktoren profitiert der Patient nach neueren Studien von einer LDL-Senkung < 100 mg/dl.

Bewertung

Wirksamkeit

Am kausalen Zusammenhang zwischen Hyperlipoproteinämie und Atherosklerose gibt es heute keinen Zweifel. Insbesondere für die Cholesterinsynthesehemmer ist die Wirksamkeit auch hinsichtlich „harter" Endpunkte sehr gut belegt. Sie vermindern das Myokardinfarktrisiko und die Gesamtmortalität innerhalb der Primärprävention und erreichen in der Sekundärprävention der koronaren Herzerkrankung eine Reduktion der Gesamtmortalität um 30 %. Beispielhaft seien die Ergebnisse der britischen Heart Protection Study (HPS) genannt. Innerhalb dieser Studie wurden über 20.000 Erwachsene zwischen 40–80 Jahren, die entweder eine koronare Herzerkrankung, eine andere arterielle Verschlusserkrankung, eine behandelte arterielle Hypertonie oder Diabetes hatten, über 5 Jahre doppelblind mit 40 mg Simvastatin bzw. Plazebo behandelt. Einschlusskriterium war weiterhin ein Gesamtcholesterin größer als 135 mg/dl. Die wichtigsten Ergebnisse dieser Studie bei Patienten mit vaskulärem Risiko sind hier erläutert:
Ergebnisse der Heart Protection Study (HPS).

- 40 mg Simvastatin täglich reduziert das Risiko für einen Herzinfarkt, für einen Apoplex und eine revaskulisierende Maßnahme jeweils um zirka ein Drittel.
- Die Behandlung mit einem Statin über 5 Jahre verhindert unabhängig vom Cholesterin-Spiegel diese schweren vaskulären Ereignisse bei
  - 10 von jeweils 100 Patienten mit vorausgegangenem Myokardinfarkt
  - 8 von jeweils 100 Patienten mit anderer koronarer Herzerkrankung
  - 7 von jeweils 100 Patienten mit zerebrovaskulärer Erkrankung
  - 7 von jeweils 100 Patienten mit anderer arterieller Verschlusserkrankung
  - 7 von jeweils 100 Patienten mit Diabetes (Alter höher als 40).

Prognose

Bei normalem HDL-Cholesterin besteht bei einem Gesamtcholesterin von 300 mg/dl ein vierfach höheres Risiko an einem letalen Myokardinfarkt zu versterben als bei einem Gesamtcholesterin von 200 mg/dl. Eine individuelle und quantifizierte Risikoberechnung auf Basis der PROCAM-Studie ist unter www.chd-taskforce.de möglich. Merkregel: sinkt das Cholesterin um einen Prozentpunkt, so sinkt das koronare Risiko um 2 %

Literatur

1. Heart Protection Study Collaborative Group (2002) MRC/BHF Heart Protection Study of cholesterol lowering with simvastatin in 20536 high-risk individuals: a randomised placebo-controlled trial. Lancet 360:7–22
2. www.chd-taskforce.de
3. www.lipid-liga.de

Hyperlipoproteinämie bei Diabetes mellitus, beim metabolischen Syndrom

▶ Fettstoffwechselstörungen, Diabetes mellitus

Hyperlipoproteinämie, primäre

Synonyme

Essentielle Hyperlipoproteinämie; hereditäre Hyperlipoproteinämie; familiäre Hyperlipoproteinämie.

Englischer Begriff

Primary hyperlipoproteinemia; familial hyperlipoproteinemia.

Definition

Durch erbliche Faktoren bedingte Hyperlipidämien.

Grundlagen

Die Charakteristika der wichtigsten primären Hyperlipoproteinämien sind in Tab. 1 erläutert. Symptome sind Xanthome, Xanthelasmen im Augenbereich, Arcus lipoides corneae vor dem 30. Lebensjahr, Lipaemia retinalis, Adipositas, Hepatosplenomegalie, vorzeitige und akzelerierte Atherosklerose und bei Triglyzeriden über 1000 mg/dl Pankreatitiden. Leiden mehrere Verwandte ersten Grades ebenfalls an Hyperlipidämien ist eine primäre Hyperlipoproteinämie wahrscheinlich. Wichtig ist die laborchemische Bestimmung von Triglyzeriden (nach 12stündiger Nahrungskarenz), Gesamtcholesterin, HDL und LDL. Die quantitative und qualitative Bestimmung von Apolipoproteinen ist ebenso wie die Untersuchung von am Lipidstoffwechsel beteiligten Enzymen (z.B. Lipoproteinlipase) selten notwendig. DNA-Analysen, mit PCR zur Bestimmung von Punktmutationen im Gen des ApoB100, oder bezüglich ApoE und des LDL-Rezeptors sind Speziallabors vorbehalten. Bei primären Hyperlipoprote-

inämien wird entsprechend dem Lipidprofil symptomatisch therapiert. Nur in ausgewählten Fällen, z.B. bei homozygoter familiärer Hypercholesterinämie, ist eine LDL-Apherese indiziert. Bezüglich der Therapie siehe auch ▶ Hyperlipoproteinämie.

Hyperlipoproteinämie, sekundäre

Synonyme

Symptomatische Hyperlipoproteinämie.

Englischer Begriff

Acquired hyperlipoproteinemia; nonfamilial hyperlipoproteinemia; secondary hyperlipoproteinemia.

Definition

Durch andere Erkrankungen oder medikamentöse Therapie bedingte Hyperlipidämien.

Hyperlipoproteinämie, primäre, Tabelle 1 Charakteristika primärer Hyperlipoproteinämien.

	Cholesterin	Triglyzeride	Stoffwechseldefekt	Anmerkung
Polygene Hypercholesterinämie	↑–↑↑	normal-↑	polygen	Häufig; Manifestation durch Zusammenwirken endogener und exogener Faktoren
Familiäre Hypercholesterinämie	↑↑↑	normal-↑	LDL-Rezeptordefekt	autosomal-dominant, Heterozygote 1:500, Homozygote 1:1000000 ? bereits im Jugendalter KHK
Familiär defektes Apo B-100	↑↑–↑↑↑	normal-↑	Mutation des ApoB-100	Häufigkeit 1:750
Familiär kombinierte Hyperlipidämie	normal-↑↑	normal-↑↑	Überproduktion von ApoB-100	Häufigkeit 1:400, aut.-dom.
Remnant Hyperlipidämie	↑↑↑	↑↑	Mutation des ApoE	Verminderte Apo-E-Rezeptor-Bindungskapazität, Manifestation 1:5000
Chylomikronämie-Syndrom	↑	↑↑↑	Lipoproteinlipase-Mangel oder Apo-C-II-Mangel	Sehr seltener Stoffwechseldefekt
Familiäre Hypertriglyzeridämie	↑	↑↑	unbekannt	Häufigkeit 1:500, autosomal-dominant

Grundlagen

Sekundäre Hypertriglyzeridämien werden durch unzureichend eingestellten Diabetes, Adipositas, Niereninsuffizienz, Glykogenosen, Alkoholabusus oder Therapie mit Glukokortikoiden und Thiazid-Diuretika (Triglyzeriderhöhungen um bis zu 20 %!) ausgelöst. Sekundäre Hypercholesterinämien finden sich z.B. bei Hypothyreose, Cholestase, Lebererkrankungen, Pankreatitis und nephrotischem Syndrom. Auch ein Cushing Syndrom, Akromegalie, Anorexia nervosa, Bulimie und Urämie sowie die Therapie mit Kontrazeptiva, Betablocker, Cyclosporin A, Östrogenen, Anabolika, Phenytoin und Phenobarbital sind seltenere Gründe für eine sekundäre Hyperlipoproteinämie. Die erfolgreiche Behandlung der Grundkrankheit führt in der Regel zu einer Normalisierung der Blutfette. Bleibt allerdings z.B. bei optimaler Einstellung eines Diabetes mellitus eine Hyperlipidämie fortbestehen, liegen wahrscheinlich zwei Grunderkrankungen – Diabetes mellitus und eine primäre Hyperlipoproteinämie – vor. Bezüglich der Therapie siehe auch ▶ Hyperlipoproteinämie.

Hyperlipoproteinämie, Typ I

▶ Hyperlipoproteinämie

Hypermagnesiämie

Synonyme

Magnesiumintoxikation.

Englischer Begriff

Hypermagnesemia.

Definition

Erhöhter Magnesiumblutspiegel über 2,5 mg/dl (> 1 mmol/l), der beim akuten und chronischen Nierenversagen oder erhöhter Magnesiumzufuhr (in Antazida oder in Magnesiumsulfat-haltigen Einläufen) auftreten kann.

Symptome

Hohe Magnesiumkonzentrationen > 6,1 mg/dl (> 2,5 mmol/l) gehen einher mit einer Hyporeflexie (verminderte Kontraktilität der Muskulatur durch direkten Kalziumantagonismus), Hypotonie durch Hypervolämie und gegebenenfalls Herzrhythmusstörungen, ab 12,2 mg/dl (5 mmol/l) tritt eine Lähmung der Atemmuskulatur und Koma ein.

Diagnostik

Bestimmung von Magnesium in Serum oder Plasma.

Differenzialdiagnose

Andere Elektrolytstörungen, insbesondere Hyperkalzämie und Hyperkaliämie.

Therapie

Kausal

Behebung des Nierenversagens bzw. Hämodialyse sowie Absetzen magnesiumhaltiger Medikamente.

Nachsorge

Bei kardiovaskulären Erkrankungen, chronischen intestinalen Resorptionsstörungen, Alkoholentzug, parenteraler Ernährung, Niereninsuffizienz oder langfristiger Therapie mit Diuretika, Antazida oder nephrotoxischen Substanzen sollte die Indikation zur regelmäßigen Kontrolle des Magnesiumspiegels großzügig gestellt werden.

Prognose

Gut.

Literatur

1. Dörner K (2000) Magnesium (Mg). In: Thomas L (Hrsg) Labor und Diagnose, 5. erweiterte Auflage. TH-Books, Frankfurt, S 348–350

Hypermastie

► Mammahypertrophie

Hypermenorrhoe

Englischer Begriff

Hypermenorrhea.

Definition

Zu starke Periodenblutung.

Symptome

Zu starke Periodenblutung.

Diagnostik

Gynäkologische Untersuchung, Ausschluss einer Gerinnungsstörung.

Differenzialdiagnose

Uterus myomatosus, Blutgerinnungsstörung, Malignom, Follikelreifungsstörung, Corpus luteum Insuffizienz.

Therapie

Kausal

Spezifisch entsprechend der Ursache.

Dauertherapie

Entsprechend der Ursache.

Nachsorge

Immer gynäkologische Abklärung.

Prognose

Entsprechend der Ursache.

Weiterführende Links

► Zyklusstörungen

Hypermetabolismus

Englischer Begriff

Increased metabolism.

Definition

Steigerung des Stoffwechsels im gesamten Organismus.

Symptome

Siehe ► Hyperthyreose.

Diagnostik

Hyperthyreose.

Differenzialdiagnose

Amphetaminintoxikation, Hyperthermie.

Therapie

Kausal

Siehe ► Hyperthyreose.

Akuttherapie

Entsprechend der Ursache.

Hypernatriämie

Englischer Begriff

Hypernatremia.

Definition

Serum Natrium > 145 mmol/l.

Symptome

Neurologische Symptomatik: Tachypnoe, Muskelschwäche, Unruhezustände bis Koma, bei Hypovolämie zusätzlich Tachykardie, orthostatische Hypotension.

Diagnostik

Serumelektrolyte, Osmolalität im Harn und Serum.

H

Differenzialdiagnose

Hypovolämische Hypernatriämie: Harn-Osmolalität > 800 mosm/kg extrarenaler Wasserverlust bzw. ungenügende Zufuhr. Harn-Osmolalität < 800 mosm/kg renaler Wasserverlust. Anstieg der Harnosmolalität nach ADH, Diabetes insipidus centralis. Kein Anstieg der Harnosmolalität nach ADH Diabetes insipidus renalis.

Hypervolämische Hypernatriämie: Unkontrollierte Zufuhr von Kochsalzlösungen, Primärer Hyperaldosteronismus, Cushing-Syndrom.

Therapie

Kausal

Elektrolyt- und Volumenausgleich in Abhängigkeit des Zeitraums der Entwicklung. Schnell entwickelt (wenige Stunden): maximaler Ausgleich um 1 mmol/l in der Stunde.

Langsam entwickelt (Tage): maximaler Ausgleich um 0,5 mmol/l in der Stunde und Therapie der Grunderkrankung. Bei Diabetes insipidus centralis DDAVP, bei Diabetes insipidus renalis Hydrochlorothiazid.

Akuttherapie

Langsamer Elektrolyt- und Volumenausgleich.

Dauertherapie

Spezifisch, siehe oben.

Bewertung

Wirksamkeit

Gut.

Verträglichkeit

Gut.

Pharmakoökonomie

Nachsorge

Regelmäßig.

Prognose

Gut.

Literatur

1. Adrogue HJ, Madias NE (2000) Hypernatremia. N Engl J Med18;342:1493–1499

Hyperparathyreoidismus

Englischer Begriff

Hyperparathyroidism.

Definition

Parathormonexzess.

- ▶ Hyperparathyreoidismus, primär
- ▶ Hyperparathyreoidismus, sekundär
- ▶ Hyperparathyreoidismus, tertiär

Differenzialdiagnose

Primärer Hyperparathyreoidismus, sekundärer Hyperparathyreoidismus, tertiärer Hyperparathyreoidismus.

Hyperparathyreoidismus, primär

Synonyme

Osteitis fibrosa cystica.

Englischer Begriff

Primary hyperparathyroidism.

Definition

Der primäre Hyperparathyreoidismus ist gekennzeichnet durch eine autonome Mehrproduktion von Parathormon aus einem oder mehreren Epithelkörperchen.

Symptome

Die klinischen Symptome sind von großer Variabilität und werden zum einen durch die Hyperkalzämie und zum anderen durch Parathormoneffekte direkt bedingt. Klassische Symptomatik einer Stein-, Bein- und Magenpein wird heutzutage seltener beobachtet da die Patienten frühzeitig bei Routineuntersuchungen mit Kalziumerhöhungen auffallen.

- Knochen: Osteitis fibrosa cystica, subperiostale Resorptionszonen, Osteopenie bis Osteoporose
- Niere: Nephrolithiasis, Nephrokalzinose mit Niereninsuffizienz
- Gastrointestinal: Magen-Duodenalulzera, Pankreatitis
- Systemisch: Hyperkalzämie, muskuläre Schwäche, Depressionen, Polyurie, erhöhtes kardiovaskuläres Risiko, Bradykardie, verkürzte QT-Zeit.

Diagnostik

Ionisiertes Serumkalzium, Phosphat, intaktes Parathormon, Kalziumausscheidung im 24h-Sammelharn.

Differenzialdiagnose

Bei nicht erhöhtem Parathormon und Hyperkalzämie, siehe ▶ Hyperkalzämie.
Bei erhöhtem Parathormon:

- sekundärer Hyperparathyreoidismus (▶ Hyperparathyreoidismus, sekundär)
- tertiärer Hyperparathyreoidismus (siehe ▶ Hyperparathyreoidismus, tertiär)
- familiäre hypokalziurische Hyperkalzämie (siehe ▶ Hyperkalzämie, hypokalziurische).

Allgemeine Maßnahmen

Lebensmodifikation

Ausreichende Trinkmenge.

Therapie

Kausal

Operative Entfernung.

Akuttherapie

Rehydratation, Förderung der Kalziumexkretion durch Schleifendiuretika, Bisphosphonate.

Dauertherapie

Operation.

Operativ/strahlentherapeutisch

Operationsindikation nach Konsensuskonferenz 2002 siehe unten.

Bewertung

Wirksamkeit

95 % erfolgreiche Operation bei beidseitiger Hals-Exploration.

Verträglichkeit

Gut.

Nachsorge

Regelmäßig erforderlich, bei familiärer Häufung MEN bedenken.

Prognose

Gut.

Literatur

1. Bilezikian JP, Potts JT Jr, Fuleihan Gel-H, Kleerekoper M, Neer R, Peacock M, Rastad J, Silverberg SJ, Udelsman R, Wells SA (2002) Summary statement from a workshop on asymptomatic primary hyperparathyroidism: a perspective for the 21st century. J Clin Endocrinol Metab 87:5353–5361

Hyperparathyreoidismus, sekundär

Definition

Der sekundäre Hyperparathyreoidismus ist durch eine gesteigerte Produktion von Parathormon gekennzeichnet, die durch eine ständige Hypokalzämie bedingt ist, die die Epithelkörperchen stimuliert. Hinsichtlich des Pathomechanismus werden ein intestinaler (Malabsorption und Maldigestion), Vitamin-D-Mangel und ein renaler Hyperparathyreoidismus (chronische Niereninsuffizienz) unterschieden.

Symptome

Entsprechend der Grunderkrankung.
Intestinale Symptomatik: Osteomalazie,
Hypokalzämie mit Tetanie.
Renale Symptomatik: renale Osteopathie,
extraossäre Kalzifizierungen.

Diagnostik

In Abhängigkeit der renalen bzw. intestinalen Grunderkrankung. Ionisiertes Serumkalzium, Phosphat, intaktes Parathormon, Kalziumausscheidung im 24-Stunden-Sammelharn, 1,25 $(OH)_2D_3$, alkalische Serumphosphatase.

Differenzialdiagnose

Im Gegensatz zum primären Hyperparathyreoidismus ein erhöhtes intaktes Parathormon, Hypokalzämie, Hyperphosphatämie, erhöhte alkalische Serumphosphatase, erniedrigtes 1,25 $(OH)_2D_3$.

Allgemeine Maßnahmen

Lebensmodifikation

In Abhängigkeit der Grunderkrankung.

Diät

In Abhängigkeit der Grunderkrankung.

Therapie

Kausal

In Abhängigkeit der Grunderkrankung. Normalisierung der Serumphosphatkonzentration. Regulation der Kalziumzufuhr ca. 1 g/Tag. Vitamin-D-Therapie.

Dauertherapie

Siehe oben.

Operativ/strahlentherapeutisch

Sollte bei Ausnutzung der medikamentösen Therapie dennoch ein intaktes Parathormon über dem 3fachen der oberen Norm bestehen, ist eine subtotale Parathyroidektomie zu erwägen.

Bewertung

Wirksamkeit

Gut.

Verträglichkeit

Gut.

Nachsorge

Regelmäßig.

Prognose

In Abhängigkeit der Grunderkrankung.

Hyperparathyreoidismus, tertiär

Englischer Begriff

Tertiary hyperparathyroidism.

Definition

Autonome Parathormonsekretion als Komplikation eines sekundären Hyperparathyreoidismus.

Symptome

Die durch die Mehrsekretion von Parathormon induzierte Hyperkalzämie steht im Vordergund (siehe ▶ Hyperparathyreoidismus, primär).

Diagnostik

Siehe ▶ Hyperparathyreoidismus, primär.

Differenzialdiagnose

Die Differentialdiagnostik bereitet in der Regel keine Schwierigkeiten, da anamnestisch in der Regel ein sekundärer Hyperparathyreoidismus, bedingt durch eine chronische Niereninsuffizienz, vorbesteht. Grundsätzlich sind auch bei unklaren Fällen die beim primären Hyperparathyreoidismus erwähnten Differentialdiagnosen zu berücksichtigen.

Therapie

Totale Parathyreoidektomie mit Autotransplantation. Indikation: Hyperkalzämie bei geplanter Nierentransplantation. Renale Osteodystrophie. Symptome eines primären Hyperparathyreoidismus. Hyperkalzämie bei Patienten mit Z.n. erfolgreicher Nierentransplantation. Kalzium-Phosphatprodukt > 70. Eine gleichzeitige Thymektomie ist umstritten.

Nachsorge

Konsequente Substitution mit Vitamin D und Kalzium. Kalzium sollte im unteren Normbereich oder knapp unterhalb des Normbereichs liegen (siehe Substitutionstherapie des Hypoparathyreoidismus).

Hyperphagie

▶ Überernährung

Hyperphosphatämie

Englischer Begriff

Hyperphosphatemia.

Definition

Erhöhte Serumkonzentration an anorganischen Phosphaten (> 1,67 mmol/l).

Symptome

Extraossäre Verkalkung in Abhängigkeit des Kalzium-Phosphatproduktes (Ca x P > 5,7 mmol/l). Senkung des ionisierten Kalziums mit Stimulation des Parathormons und Inhibition der Vitamin-D-Umwandlung in der Niere.

Diagnostik

Serumphosphat, Serumkalzium, intaktes Parathormon, Serumeiweiß, pH.

Differenzialdiagnose

Plasmaeiweißbindung:
Verminderte renale Elimination:

- Niereninsuffizienz, Hypoparathyreoidismus, Pseudohypoparathyreoidismus Typ I und II
- Akromegalie, Bisphosphonattherapie, Hyperthyreose.

Erhöhte intestinale Aufnahme:

- Vitamin-D-Intoxikation, granulomatöse Entzündungen (Tbc, Sarkoidose).

Interne Verteilungsstörungen:

- Azidose.

Zelluläre Freisetzung:

- Rhabdomyolyse, Tumorlyse, thyreotoxische Krise, Hämolyse, Lymphome.

Parenterale Zufuhr.

Allgemeine Maßnahmen

Diät

Phosphatarme Ernährung.

Therapie

Kausal

Entsprechend der Grunderkrankung.

Akuttherapie

Volumentherapie gegebenenfalls Hämodialyse, Phosphatbinder enteral, Behandlung der Grunderkrankung.

Dauertherapie

Entsprechend der Grunderkrankung.

Prognose

In Abhängigkeit der Grunderkrankung.

Literatur

1. Malluche HH, Monier-Faugere MC (2000) Hyperphosphatemia: pharmacologic intervention yesterday, today and tomorrow. Clin Nephrol 54:309–317

Hyperplasie der Schilddrüse

▶ Schilddrüsenhyperplasie

Hyperplasie, adrenale angeborene virilisierende

▶ 21-Hydroxylase Mangel

Hyperprolaktinämie

Englischer Begriff

Hyperprolactinemia.

Definition

Erhöhtes Serum Prolaktin.

- Autonome Produktion bei Prolaktinom (Hypophysenadenom)
- Begleit- bzw. Entzügelungshyperprolaktinämie bei Entkopplung hypothalamisch inhibierender Regulation (Kompression des Hypophysenstiels, supraselläre Prozesse Makroadenome)
- Hypothyreose
- Neurogen, Herpes zoster, Mammaprothesen
- Stress.

Medikamente: Neuroleptika; Antidepressiva, Antihistaminika, Antiemetika, Östrogene, Opiate.

Symptome

Bei der Frau: Amenorrhoe, Galaktorrhoe, Infertilität.
Beim Mann: Libido- und Potenzverlust, Gynäkomastie, Hypogonadismus, Kopfschmerz, Chiasmasyndrom.

Diagnostik

Anamnese (Medikamente), Prolaktin im Serum, TSH.
Bei Serumprolaktinwerten > 300 ng/ml gilt das Prolaktinom als gesichert.
Bei Serumprolaktinwerten > 40 ohne Anhalt auf Hypothyreose oder Medikamente MRT zur Differenzierung erforderlich.
Bei gesichertem Prolaktinom MRT und Funktionsdiagnostik der Hypophyse.

Differenzialdiagnose

Siehe oben.

Therapie

Kausal

Entsprechend der Ursache:

- Medikamente: Substitution von Sexualsteroiden und gegebenenfalls Wechsel
- Hypothyreose: Substitutionstherapie
- Makroprolaktinom: Behandlung mit Dopaminagonisten, bei Versagen operative, gegebenenfalls Strahlentherapie
- Mikroprolaktinom: Prolaktin < 200 ng/ml individuelle Therapie mit Dopaminagonisten möglich oder nur Substitution von Sexualsteroiden
- Andere Tumoren: entsprechend der Entität.

Akuttherapie

Dopaminagonisten.

Dauertherapie

Siehe oben.

Operativ/strahlentherapeutisch

Siehe oben.

Bewertung

Wirksamkeit

Bei Dopaminagonisten gut.

Verträglichkeit

Dopaminagonisten der 2. Generation werden besser vertragen.

Nachsorge

Regelmäßig.

Prognose

Gut.

Literatur

1. Schlechte JA (2003) Clinical practice. Prolactino-
    ma. N Engl J Med 349:2035–2041

Hyperreninismus

Synonyme

Reninismus.

Englischer Begriff

Hyperreninism; reninism.

Definition

Hyperreninämie mit arterieller Hypertonie, Hypokaliämie und metabolischer Alkalose, die nicht gegenregulatorisch entstanden ist, wie z.B. bei Natriummangel, Volumenmangel oder Nierenarterienstenose, sondern neoplastisch durch ein Reninom der Niere (siehe ▶ Reninom) oder ektop, paraneoplastisch durch einen anderen Tumor, z.B. Arrhenoblastom, Hämangioperizytom, Leberhamartom, Pankreaskarzinom u.a. Beim paraneoplastischen Hyperreninismus zirkulieren in hoher Konzentration nicht nur Renin, sondern auch Prorenin, sein biochemischer Vorläufer. Als Folge der Hyperreninämie ist Angiotensin II erhöht und es hat sich ein sekundärer Hyperaldosteronismus ausgebildet.

Symptome

Klinische Manifestationen einer arteriellen Hypertonie. Myopathie, reversible Paresen, Herzrhythmusstörungen, Darmatonie, Obstipation.

Diagnostik

Dauerhochdruck, Hypokaliämie, metabolische Alkalose. Renin und Prorenin, Reninaktivität, Angiotensin II und Aldosteron erhöht, durch Na^+-Belastung nicht supprimierbar, durch Furosemid nicht stimulierbar. Zur Lokalisation Stufenkatheter mit venöser Blutentnahme zur Reninbestimmung, auch aus beiden Nierenvenen zur Seitendifferenzierung.

Differenzialdiagnose

Abgrenzung von jeder Form einer gegenregulatorischen Hyperreninämie, auch ▶ Bartter-Syndrom, ▶ Gitelman-Syndrom, Nierenarterienstenose u.a.

H

Therapie

Kausal

Die Extirpation des reninproduzierenden Tumors beseitigt die Hyperreninämie und damit auch die arterielle Hypertonie. Ist eine operative oder strahltherapeutische Sanierung nicht möglich, dann Medikation mit ACE-Hemmern, Aldosteronantagonisten (z.B. Spironolacton), auch Ca-Antagonisten; gegebenenfalls K^+-Substitution.

Akuttherapie

Bei hypertensiver Krise Infusion von z.B. Nifedipin oder Nitroprussidnatrium.

Operativ/strahlentherapeutisch

Extirpation des reninproduzierenden Tumors, siehe oben.

Bewertung

Wirksamkeit

Sofern die vollständige chirurgische Extirpation des paraneoplastisch reninproduzierenden Tumors gelingt, beseitigt sie die Hyperreninämie und damit auch die arterielle Hypertonie. Die operative Sanierung wird dabei im wesentlichen vom Malignitätsgrad der Neoplasie bestimmt. Bestrahlungs- und/oder Zytostatikatherapie sind bei entsprechend sensiblen Tumoren weitere therapeutische Optionen. Siehe auch ▶ Reninom.

Nachsorge

Kontrolluntersuchungen und Therapieanpassungen werden vom Verlauf der neoplastischen Grundkrankheit bestimmt.

Prognose

Kontrolluntersuchungen und Therapieanpassungen werden vom Verlauf der neoplastischen Grundkrankheit bestimmt.

Literatur

1. Corvol P, Pinet F, Galen FX et al. (1989) Seven lessons from seven renin-secreting tumors. In: Laragh JH, Brenner BM, Kaplan NM (Hrsg) Endocrine Mechanisms in Hypertension. Raven Press, New York, S 189–199

Hyperthyreoiditis

▶ Thyreoiditis, schmerzlose

Hyperthyreose

Synonyme

Thyreotoxikose.

Englischer Begriff

Hyperthyroidism; thyrotoxicosis.

Definition

Überangebot an Schilddrüsenhormonen mit Hypermetabolismus.

Symptome

Sehr variabel in Abhängigkeit der Ausprägung des Krankheitsbildes und Alter des Patienten.
Häufige Symptome:

- Psyche: innere Unruhe, Schlafstörungen, Dissimulation

- Haut: Wärmeintoleranz, Hyperhidrosis, Haarausfall
- Kreislauf: Tachykardie, hohe Blutdruckamplitude
- Magendarmtrakt: vermehrte Stuhlentleerungen, Gewichtsverlust.

Diagnostik

Bestimmung des TSH und der freien Schilddrüsenhormone fT_3 und fT_4. TSH erniedrigt, fT_3 und fT_4 normal, latente Hyperthyreose. TSH erniedrigt, fT_3 und fT_4 erhöht, manifeste Hyperthyreose.

Differenzialdiagnose

Latente Hyperthyreose: Suppression des TSH durch andere Pharmaka wie: Dopamin, Steroide, Heparin, Metoclopramid usw.
Häufigste Formen der Hyperthyreose: immunogene Hyperthyreose M. Basedow, Autonomie, Hyperthyreosis factitia, Schwangerschaftshyperthyreose, TSHom, nichtautoimmune familiäre Hyperthyreose.

Allgemeine Maßnahmen

Lebensmodifikation

Körperliche Schonung, Ruhe.

Therapie

Kausal

Thyreostatika, Radioiodtherapie, Thyroidektomie.

Akuttherapie

Thyreostatisch, Betablocker. Bei thyreotoxischer Krise Frühoperation.

Dauertherapie

M. Basedow: thyreostatische Therapie 6–18 Monate, dann Auslassversuch, bei Rezidiv ablative Therapie. Autonomie: ablative Therapie. Hyperthyreosis factitia: Reduktion bzw. Absetzen der Schilddrüsenhormonmedikation. Schwangerschaftshyperthyreose in der Regel selbstlimitierend, keine spezifische Therapie notwendig.

TSHom: Operation des TSHom, gegebenenfalls Therapie mit Somatostatin. Nichtautoimmune familiäre Hyperthyreose: Thyroidektomie mit anschließender Radioiodtherapie.

Operativ/strahlentherapeutisch

Bei ablativer Therapie immer individuelle Entscheidung.

Bewertung

Verträglichkeit

Thyreostatische Therapie, Radioiodtherapie, Operation.

Weiterführende Links

▶ Thyreotoxikose

Hyperthyreosis factitia

Englischer Begriff

Thyreotoxicosis factitia.

Definition

Überdosierung exogen zugeführter Schilddrüsenhormone.

Symptome

Siehe ▶ Hyperthyreose.

Diagnostik

Zur Differenzialdiagnostik der Hyperthyreosis factitia von anderen Formen der Hyperthyreose dient die Bestimmung von Thyreoglobulin, welches bei exogener Zufuhr hoher Schildrüsenhormonmengen deutlich erniedrigt ist.

Differenzialdiagnose

Siehe Diagnostik.

Therapie

Kausal

Anpassung der Dosis bzw. Absetzen der Schilddrüsenmedikamente, gegebenenfalls mit begleitender Psychotherapie.

Weiterführende Links

▶ Thyreotoxikose

Hyperthyreote Krise

▶ Krise, hyperthyreote
▶ Krise, thyreotoxische

Hyperthyreotes Koma

▶ Krise, thyreotoxische

Hypertonie, arterielle

Synonyme

Bluthochdruck; Hypertonus.

Englischer Begriff

High blood pressure; hypertension.

Definition

Eine leichte Hypertonie (Schweregrad 1) liegt vor, wenn der Blutdruck bei wiederholten Messungen in Ruhe systolisch auf 140–159 mmHg und/oder diastolisch auf 90–99 mmHg erhöht ist.
Eine mittelschwere Hypertonie (Schweregrad 2) liegt vor, wenn der Blutdruck bei wiederholten Messungen in Ruhe systolisch auf 160–179 mmHg und/oder diastolisch auf 100–109 mmHg erhöht ist.
Eine schwere Hypertonie (Schweregrad 3) liegt vor, wenn der Blutdruck bei wiederholten Messungen in Ruhe systolisch auf $\geq$ 180 mmHg und/oder diastolisch auf $\geq$ 110 mmHg erhöht ist.
Eine maligne oder akzelerierte Hypertonie liegt vor, wenn der Blutdruck diastolisch auf Werte $\geq$ 120 erhöht ist bzw. wenn es

zu einem schnellen Blutdruckanstieg mit
Blutungen, Exsudaten und Papillenödem
am Augenhintergrund oder zu einer progredienten Einschränkung der Nierenfunktion
kommt.

Eine isolierte systolische Hypertonie liegt
vor, wenn der Blutdruck bei wiederholten
Messungen systolisch auf $\geq$ 140 mmHg bei
diastolischen Werten $<$ 90 mmHg erhöht
ist.

Symptome

Beschwerden können längere Zeit fehlen.
Typisch ist der frühmorgendlich auftretende
Kopfschmerz, häufig im Hinterkopfbereich.
Weitere Symptome sind Schwindelanfäl-
le, Ohrensausen, Nervosität, Präkordi-
alschmerz, Herzklopfen, vasomotorische
Labilität, häufiges Nasenbluten und Belas-
tungsdyspnoe.

Diagnostik

Anamnese (akute Beschwerden: Kopf-
schmerzen, Übelkeit, Erbrechen, Sehstörungen, Müdigkeit, Dysurie, Diarrhoe,
Medikamentenanamnese, Nikotin-, Alkoholkonsum, Körpergewicht, frühere
Erkrankungen, Familienanamnese).
Blutdruckmessung an beiden Armen, Pulsstatus, abdominelle Auskultation, Augenhintergrund, eventuell 24 Stunden-
Blutdruckmessung.
Labordiagnostik: Harnstatus (Mikroalbuminurie?), 24 h-Kreatininclearance,
Serumelektrolyte, Blutzucker, Cholesterin
und Triglyzeride.
Apparative Diagnostik: EKG, Röntgen-
Thorax, Herzecho, Sonografie des Abdomens, eventuell Urografie, eventuell
digitale Substraktionsangiografie (Nierenarterienstenose).

Allgemeine Maßnahmen

Lebensmodifikation

Regelmäßige körperliche Aktivität, Abbau
von Stressfaktoren, Überprüfung der Indikation für eine laufende Therapie mit nicht

Hypertonie, arterielle, Tabelle 1 Schema der medikamentösen Hochdruckbehandlung.

Therapietyp	Medikation	
Monotherapie	– Betablocker – Diuretikum – Kalzium-Antagonist – ACE-Hemmer – Angiotensin II-Antagonist	
Zweifach- Kombinationen	Diuretikum plus	– Betablocker – Kalzium-Antagonist – ACE-Hemmer – Angiotensin II- Antagonist
	Kalzium- Antagonist plus	– Betablocker – ACE-Hemmer – Angiotensin II- Antagonist

Das dargestellte Schema gilt insbesondere für Patienten,
die außer der Hypertonie keine weiteren Erkrankungen aufweisen. Bei vielen Patienten liegen jedoch Begleiterkrankungen vor, die zu bevorzugter Anwendung bestimmter
Substanzen Anlass geben. Daneben müssen zu erwartende
Nebenwirkungen und Befindlichkeitsstörungen sowie Kosten bei der Auswahl der Substanzen berücksichtigt werden.

steroidalen Antirheumatika, Steroiden und
oralen Kontrazeptiva.

Diät

Beseitigung des Übergewichts, Beschrän-
kung des Kochsalzkonsums auf weniger
als 6 g/Tag, Senkung des Alkoholkonsums
unter 30 g/Tag, bei kardiovaskulärem Risiko zusätzlich Aufgabe des Rauchens,
Beseitigung einer Fettstoffwechselstörung
(Diät oder medikamentöse Therapie) und
konsequente Behandlung eines Diabetes
mellitus.

Therapie

Siehe Abb. 1 und Tab. 1.

Literatur

1. Deutsche Hochdruckliga (Hrsg) Empfehlungen
    zur Hochdruckbehandlung. Deutsche Hypertonie
    Gesellschaft, Heidelberg
2. World Health Organisation (1999) International
    study of hypertension. Guidelines for the mana-
    gement of hypertension. Journal of Hypertension
    17:151–183

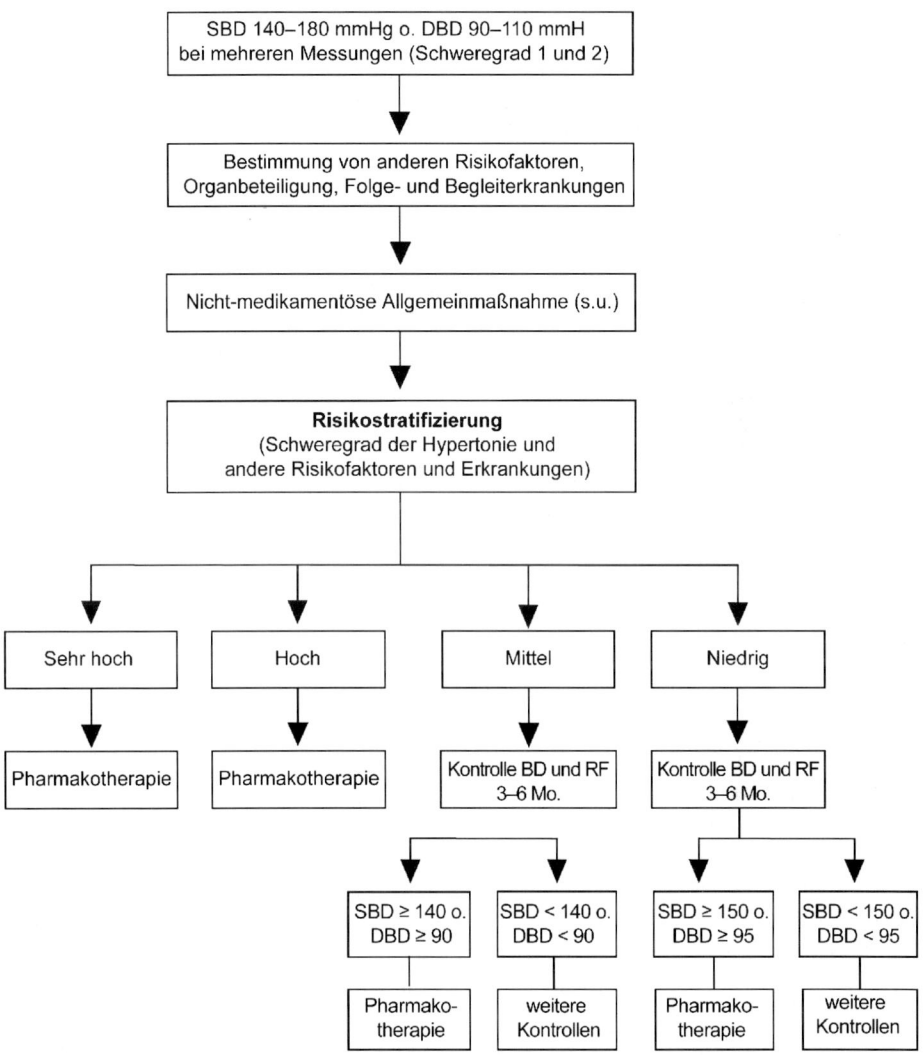

Hypertonie, arterielle, Abb. 1 Flussdiagramm: Indikationsstellung zur Therapie in Abhängigkeit von Blutdruck und Risikofaktoren. (BD = Blutdruck; SBD = systolischer BD; DBD = diastolischer BD; RF = Risikofaktoren)

Hypertonie, endokrin bedingt

Synonyme

Endokrine Hypertonie.

Englischer Begriff

Endocrine hypertension.

Definition

Endokrin bedingter Hypertonus ist eine seltene (< 1 %) sekundäre Form des Hypertonus. Im wesentlichen können folgende Erkrankungen dafür auslösend sein:

- Phäochromozytom
- Primärer Hyperaldosteronismus
- Cushing-Syndrom

- Glukokortikidabhängiger Hyperaldosteronismus
- Kortisolresistenz
- adrenogenitales Syndrom
- Hyperparathyreoidismus
- Pseudohypoparathyreoidismus
- Akromegalie
- Hyperthyreose
- Reninproduzierende Tumoren.

Symptome

Ein endokrin bedingter Hypertonus sollte bei schwerem, nicht einstellbarem Hypertonus oder bei einer Manifestation im jungen Erwachsenenalter bedacht werden. Spezielle Symptome siehe Grunderkrankung.

Diagnostik

Siehe Grunderkrankung.

Differenzialdiagnose

Siehe Grunderkrankung.

Allgemeine Maßnahmen

Lebensmodifikation

Siehe Grunderkrankung.

Diät

Siehe Grunderkrankung.

Therapie

Kausal

Siehe Grunderkrankung.

Probetherapie

Siehe Grunderkrankung.

Hypertoniesyndrom, adrenogenitales

Synonyme

Adrenogenitales Syndrom aufgrund eines Mangels an 11-β-Hydroxylase oder 17-α-Hydroxylase.

Englischer Begriff

Congenital adrenal hyperplasia.

Definition

Das adrenogenitale Syndrom bezeichnet eine Familie von Erbkrankheiten, die auf Biosynthesedefekten im Kortisolmetabolismus der Nebenniere beruhen. Diese Enzymdefekte werden autosomal rezessiv vererbt. Beim 11-β-Hydroxylase-Mangel kommt es zu einer vermehrten Synthese von Desoxykortikosteron, welches mineralokortikoid wirkt und dadurch zu einer vermehrten Natriumretention mit Hypertonie in zwei Dritteln der betroffenen Patienten führt. Beim 17-α-Hydroxylase-Mangel kommt es oft zur vermehrten Produktion von Desoxykortikosteron und Corticosteron, welche eine Hypertonie hervorrufen. Gleichzeitig sind dabei jedoch die Geschlechtshormone vermindert.

Symptome

11-β-Hydroxylase-Mangel: Eventuell Salzverlust und hypotoner Schock in den ersten Lebenstagen, jedoch in zwei Dritteln Bluthochdruck. Mädchen werden intersexuell durch vermehrt Testosteron, Jungen entwickeln eine vorzeitige Virilisierung.
17-α-Hydroxylase-Mangel: klinisch heterogen. Bluthochdruck mit Hypokaliämie kann auftreten. Mädchen und Jungen können eine verzögerte Pubertät durchlaufen. Jungen können intersexuell werden durch vermindertes Testosteron.

Diagnostik

11-β-Hydroxylase-Mangel: 11-Deoxykortisol und 11-Deoxycorticosteron sowie ACTH und Testosteron erhöht, Kortisol und Aldosteron sowie Renin erniedrigt, bei Mädchen intersexuelles Genitale, Pseudopubertas präcox bei Jungen.
17-α-Hydroxylase-Mangel: 11-Deoxycorticosteron, Corticosteron, Pregnenolon, und Progesteron erhöht, Kortisol, Testosteron, Östrogene vermindert, Renin supprimiert,

Aldosteron normal, bei Jungen intersexuelles Genitale.

Differenzialdiagnose

Bei eindeutiger Hormonkonstellation keine. Bei Hypertonie mit Hypokaliämie an andere Ursachen der endokrinen Hypertension denken (siehe www.endotext.com, Adrenal Disease, Chapter 26: Overview of endocrine hypertension by Koch et al).

Allgemeine Maßnahmen

Lebensmodifikation
Salzarme Diät, Osteoporoseprophylaxe.

Diät
Salzarm essen, Vitamin D und Kalzium bei verminderten Geschlechtshormonen als Osteoporoseprophylaxe.

Therapie

Kausal
Keine.

Probetherapie
Keine.

Akuttherapie
Falls Salzverlust in den ersten Lebenstagen bei 11-Hydroxylasemangel: Prednisolon 20 mg/m^2 Körperoberfläche oder Hydrokortison 100 mg i.v. oder i.m., 0,9 % NaCl Infusion 100–200 ml/kg KG in 24 Stunden. Bei Hyperkaliämie (K > 8 mmol/l) zunächst Kalzium i.v., dann evtl. Insulin-Glukoselösung und/oder Ionenaustauscher (z.B. Resonium A).

Dauertherapie
Glukokortikoid- und Geschlechtshormonsubstitution (17-Hydroxylasemangel). Hydrokortison 12–20 mg/m^2/Tag beim Erwachsenen oder äquivalentes Glukokortikoid (z.B. Dexamethason 0,25 mg), Antihypertensivum/a, evtl. Antiandrogen z.B. Cyproteronazetat 25–50 mg/m^2 Körperoberfläche.

Operativ/strahlentherapeutisch
Keine.

Bewertung

Wirksamkeit
Gut.

Verträglichkeit
Gut.

Pharmakoökonomie
Gut.

Nachsorge
Lebenslang.

Prognose
Gut.

Literatur

1. Marshall I, Maria IN (2002) Pediatric endocrinology, endocrine hypertension. In: De Groot's Textbook of Endocrinology. http://www.endotext.com
2. Koch CA, Ayala A, Pacak K (2002) Adrenal Physiology and Disease, Overview of Endocrine Hypertension. In: De Groot's Textbook of Endocrinology. http://www.endotext.com
3. Reinwein D, Benker G, Jockenhövel F, et al (2000) Checkliste Endokrinologie und Stoffwechsel. Thieme Verlag, Stuttgart

Hypertonus

▶ Hypertonie, arterielle

Hypertrichiasis

▶ Hypertrichose

Hypertrichose

Synonyme
Hypertrichiasis.

Englischer Begriff
Hypertrichosis.

Definition

Vermehrte Behaarung einzelner Haut-
abschnitte (Unterarme, Unterschenkel,
Lumbosakralregion) oder des gesamten
Körpers. Siehe auch ▶ Hirsutismus.

Grundlagen

Zusätzlich zur allgemeinen Hypertrichose
lässt sich eine Hypertrichosis lanuginosa
abgrenzen, die sich auf eine exzessive Zunahme der Lanugobehaarung zurückführen
lässt. Dies ist häufig im Sinne eines paraneoplastischen Syndroms zu deuten, auch
bei chronischen Hungerzuständen (z.B.
Anorexie). Außerdem kann eine Hypertrichosis circumscripta abgegrenzt werden.
Dies bezieht sich auf einen umschriebenen
Haarwuchs an untypischen Stellen, z.B.
Haarbüschel über dem Kreuzbein (Hypertrichosis sacralis). Dies tritt häufig bei
Spina bifida auf. Außerdem wird eine Hypertrichosis irritativa nach lang anhaltender
mechanischer oder thermischer Hautrei-
zung beschrieben. Dies kann z.B. bei Las-
tenträgern im Schulterbereich auftreten.
Als medikamentöse Nebenwirkung kann
eine Hypertrichosis medicamentosa nach
Langzeitbehandlung mit Hydantoinprä-
paraten, Streptomycin, Glukokortikoiden,
Ciclosporin A etc. auftreten.

Weiterführende Links

▶ Polytrichie

Hypertrigliceridämie

▶ Hypertriglyzeridämie

Hypertriglyzeridämie

Synonyme

Hypertrigliceridämie;   (Hyper)Lipämie
(Vermehrung des Fettgehaltes im Blut;
häufig auch bei Hypertriglyzeridämie verwandt), Hyperlipidämie (bezeichnet sowohl
eine Erhöhung der Cholesterin- als auch
der Trigyzeridkonzentration).

Englischer Begriff

Hypertriglyceridemia.

Definition

Erhöhung der Triglyzeride im Serum, als
endogene Hypertriglyzeridämie (genetisch
bedingt), als exogene Hypertriglyzeridämie, besonders postpradial.
Primär oder sekundär, im Gefolge anderer
Erkrankungen auftretend.

Symptome

In der Regel keine. Milchigtrübes Serum,
gewöhnlich bei Blutsenkung auffallend.
Nur bei extrem erhöhten Werten (mehrere
tausend mg/dl) akute oder rezidivierende
Pankreatitis (meist bei Alkoholikern; aber
auch bei jungen Frauen, Ursache unklar).
Eruptive Xanthome: Plötzlich Auftreten
von gelb-roten Papeln, oft in Gelenknähe.
Fettleber.

Diagnostik

Laboruntersuchung mit Bestimmung der
Triglyzeridkonzentration. Normalwerte im
eigentlichen Sinne gibt es nicht, da keine
strikt geregelte Größe. Einteilung anhand
des makroangiopathischen Risikos:

- Niedrig: 50–149 mg/dl
- Mäßig erhöht: 150–200 mg/dl
- Sehr deutlich erhöht: über 200 mg/dl.

Differenzialdiagnose

Unterscheidung in primäre und sekundäre
Formen.

Allgemeine Maßnahmen

Lebensmodifikation

Gewichtsreduktion bei Übergewicht.
Alkoholkarenz.

Ernährungsumstellung mit Reduktion der Fettkalorien in der Nahrung auf unter 30 %, Meidung von gesättigten Fettsäuren zu Gunsten vorwiegend einfach ungesättigter Fettsäuren (z.B. Olivenöl).

Diät

Bei sekundärer Hypertriglyzeridämie bei Diabetes mellitus Beachtung der diätetischen Vorschriften, ebenso bei Leber- und Nierenerkrankungen.

Therapie

Kausal

Medikamentöse Maßnahmen vorwiegend mit Fibraten (Bezofibrat, Phenofibrat; Gemfibrozil, Cave gleichzeitige Gabe von Cholesterinsynthesehemmern: Gefahr der Rhabdomyolyse).

Bewertung

Wirksamkeit

Meist deutliche Senkung des Trigyzeridspiegels, sofern sich der Patient gleichzeitig an diätetische Maßnahmen hält.

Verträglichkeit

Gut. Jedoch Gefahr der Rhabdomyolyse bei gleichzeitiger Gabe von Cholesterinsynthesehemmern.

Hypertrophe Autoimmunthyreoiditis

▶ Thyreoiditis, autoimmune

Hypertrophes Neugeborenes

▶ Riesenkind

Hyperurikämie

Synonyme

Wird häufig, wenn auch nicht richtig, als Gicht bezeichnet. (Die Gichterkrankung ist die Folge einer Hyperurikämie).

Englischer Begriff

Hyperuricemia; gout.

Definition

Vermehrung der Harnsäure im Blut.

Symptome

Bei länger dauernder Erhöhung des Harnsäurespiegels über 6,5 g/dl im Blut mit Überschreiten des Löslichkeitsprodukts von Harnsäure kommt es zu Harnsäureausfällungen im Organismus, vornehmlich in bradytrophen Geweben gelenknah, die zunächst zu akuten intermittierenden Gichtanfällen mit typischen klinischen Gelenkerscheinungen, später zur chronischen Gelenkgicht mit persistierenden Schmerzen und Gichttophi führen.
Eine infolge der Hyperurikämie gesteigerte renale Harnsäureausscheidung kann zu einer akuten Uratnephropathie, zur Bildung von Uratsteinen mit Nierensteinkoliken und über interstitielle renale Harnsäureausfällungen zur chronischen Gichtniere führen.

Diagnostik

Laboruntersuchung mit Bestimmung der Harnsäurekonzentration (normal < 6,5 mg/dl).

Differenzialdiagnose

Differenzialdiagnose des Gichtanfalls: „Pseudogicht" (Chondrokalzinose) und Hydroxylapatit-Krankheit (Klärung durch Gelenkpunktion), akute Polyarthritis (rheumatisches Fieber), Infektarthritiden(„rheumatoide Arthritis").

H

Allgemeine Maßnahmen

Lebensmodifikation

Vermeidung von Fehl- und Überernährung. Alkoholreduktion.

Diät

Purinarme Kost.

Therapie

Kausal

Urikosurika (Benzbromaron), Urikostatika (Allopurinol).

Akuttherapie

Beim akuten Gichtanfall ist Kolchizin Mittel der Wahl (Dosierungsvorschriften exakt beachten!); alternativ auch nichtsteroidale Antirheumatika oder Glukokortikoide.

Dauertherapie

Urikostatika (Allopurinol).

Bewertung

Wirksamkeit

Sehr gut. Bei konsequenter Einnahme eines Urikostatikums können die Harnsäuredepots langsam ausgeschwemmt werden, der Harnsäurespiegel sinkt, weitere Gichtanfälle treten nicht mehr auf, eine chronische Gichtniere wird vermieden.

Verträglichkeit

Gut.

Prognose

Gut. Invalidität durch Gelenkveränderungen wird vermieden.

Hyperurikämiesyndrom

Synonyme

Primäre kindliche Gicht; Lesch-Nyhan-Syndrom.

Englischer Begriff

Lesch-Nyhan-Syndrom.

Definition

Eine nur bei Knaben auftretende Überproduktion von Harnsäure mit Hyperurikämie und Hyperurikosurie.

Symptome

Gelenkerscheinungen und zentralnervöse Störungen mit choreatisch-athetotischen Bildern und spastischen Paresen. Geistige Entwicklungsverlangsamung. Tendenz zur Autoaggression.

Diagnostik

Harnsäurebestimmung.

Differenzialdiagnose

Andere angeborene zentralnervöse Störungen.

Therapie

Kausal

Durch Urikostatika (Allopurinol) lassen sich die Gelenkerscheinungen gut, die zentralnervösen Störungen leider nicht beeinflussen.

Hypervaskularisierte Struma

▶ Struma vasculosa

Hypervaskularisierter Kropf

▶ Struma vasculosa

Hypervolämie

▶ Volumenüberschuss

Hypoaldosteronismus

Synonyme

Verminderte Aldosteronsekretion.

Englischer Begriff

Hypoaldosteronism.

Definition

Die Erniedrigung des Serum-Aldosterons geht einher mir erhöhtem oder erniedrigtem Renin.

Symptome

Hyponatriämie, Hyperkaliämie, arterielle Hypotonie, Exsikkose, Kollaps.

Diagnostik

Renin, Aldosteron, evtl. Orthostase- oder Captopriltest.

Differenzialdiagnose

Renin erhöht: M. Addison, 21-Hydroxylase-Mangel, idopathischer Hyperparathyreoidismus, chronischer Stress, Therapie mit Kalziumantagonisten.
Renin erniedrigt: chronische Niereninsuffizienz, interstitielle Nephritis, Lupus erythematodes, AIDS, Diabetes mellitus, Therapie mit Beta-Blockern oder nichtsteroidalen Antiphlogistika.

Therapie

Kausal

Fludrokortison 0,05–0,2 mg/Tag per os

Akuttherapie

Hydrokortison 100 mg als Kurzinfusion i. v. (hat auch mineralokortikoide Wirkung).

Dauertherapie

Siehe oben.

Operativ/strahlentherapeutisch

Je nach Genese.

Bewertung

Wirksamkeit

Dosis wird mittels klinischer Symptomatik bzw. Blutdruck eingestellt.

Verträglichkeit

Überdosierungen sind an Beinödemen und arterieller Hypertonie zu sehen.

Pharmakoökonomie

Nachsorge

Regelmäßige Kontrollen mit Blutdruck-Messung, Elektrolyt-Bestimmung erforderlich, Serum-Renin sollte normalisiert werden.

Prognose

Je nach Grundkrankheit.

Weiterführende Links

▶ Aldosteronmangel

Literatur

1. www.dge.net

Hypoaldosteronismus, hyporeninämischer

Englischer Begriff

Hyporeninemic hypoaldosteronism.

Definition

Verminderte Mineralokortikoidwirkung durch Aldosteronmangel, sekundär bedingt durch Reninmangel, meist verursacht durch Schädigung des juxtaglomerulären Apparats bei Nierenerkrankungen. Zusätzlich wird ein gesteigerter ANP-Effekt vermutet.

Symptome

Meist bei älteren Patienten. Muskelschwäche, Herzrhythmusstörungen. Normaler bis erhöhter Blutdruck. Keine Zeichen einer Exsikkose. Zusätzlich Symptomatik der Grundkrankheit, die zur Nierenschädigung geführt hat: Diabetes mellitus Typ 1 und Typ 2 (mehr als 75 % der Fälle), interstitielle Nephritis (Analgetika-Nephritis), systemischer Lupus erythematosus, Krankheiten mit Paraproteinämie und Amyloidose, HIV-Infektion und AI-

DS, distale renale tubuläre Azidose Typ 4, idiopathisch. Durch Medikamente verursacht oder verstärkt: β-Rezeptorenblocker, Prostaglandinsynthese-Hemmer (nichtsteroidale Antirheumatika), Triamteren, Amilorid, Trimethoprim, Pentamidin.

Diagnostik

Hyperkaliämie, die ausgeprägter ist als durch den Grad der Niereninsuffizienz zu erwarten wäre. Hyperchlorämie, metabolische Azidose. Aldosteron, Reninaktivität und Angiotensin II erniedrigt, durch Orthostase, Natriumentzug oder Furosemid nicht stimulierbar. Kortisol normal oder erhöht. DHEA-Sulfat altersentsprechend normal.

Differenzialdiagnose

Andere Formen des Aldosteronmangels, wie M. Addison, Atrophie der Zona glomerulosa bei Zustand nach operativer Sanierung eines Conn-Syndroms, schwerster Allgemeinerkrankung (meist moribund; Nekrose der Glomerulosa), Abgrenzung von Steroidsynthesedefekten, wie 21-Hydroxylasedefekt, 3β-Hydroxysteroid-Dehydrogenasedefekt, Lipoidhyperplasie der Nebennierenrinden, Nebennierenrinden-Hypoplasie, auch CYP11B2-Defektmutation (siehe ▶ Hypoaldosteronismus, primärer kongenitaler), Pseudohypoaldosteronismus Typ 1 und Typ 2.

Therapie

Mineralokortikoidsubstitution mit Fludrocortison 0,05–0,2 mg täglich unter Kontrolle des K^+, Cl^-, Na^+ und des Blutdrucks; bei Hypertonie zusätzlich Schleifendiuretikum, wie Furosemid, das auch die metabolische Azidose bessern kann. Erhöhte Kaliumzufuhr vermeiden. Therapie und Nachsorge der Grundkrankheit.

Hypoaldosteronismus, primärer

Englischer Begriff

Primary Hypoaldosteronism.

Definition

Beim primären Hypoaldosteronismus handelt es sich entweder um eine Erkrankung aufgrund einer generalisierten Nebennierenrindeninsuffizienz (siehe ▶ Addison, Morbus) oder um eine isolierte, kongenitale Störung, die bei Enzymdefekten der Steroidbiosynthese auftritt (z.B. 17-α- oder 11-β-Monooxygenase-Mangel).

Symptome

Hyponatriämie, Hyperkaliämie, Hypovolämie. Insbesondere bei Aldosteronsynthasemangel (CYP11B2) tritt bei Säuglingen im Rahmen dieser autosomal rezessiven Erkrankung eine rezidivierende Dehydratation, Salzverlust sowie eine Gedeihstörung auf.

Diagnostik

Zur genauen Lokalisation des Enzymdefektes können die verschiedenen Steroidmetaboliten (11-Desoxykortisol, Corticosteron, 18-Hydroxycorticosteron, 18-Hydroxydesoxykortisol und Aldosteron) im Plasma bestimmt werden.

Differenzialdiagnose

Je nach dem Serumverteilungsmuster der obengenannten Glukokortikoidmetaboliten können verschiedene Typen (Aldosteronsynthasemangel Typ 1, Aldosteronsynthasemangel Typ 2) unterschieden werden. Hierbei ist das Verhältnis der Plasmakonzentration von 18-Hydroxycorticosteron zu Plasmaaldosteron entscheidend. Beim Typ 1 liegt es unter 10, bei Typ 2 über 100.

Allgemeine Maßnahmen

Entscheidend ist eine ausreichende Salz- und Flüssigkeitszufuhr. Eine salzlose Ernährung sollte gemieden werden.

Therapie

Die Therapie besteht bei allen Formen des Hypoaldosteronismus in der ausreichenden Gabe von Mineralokortikoiden und gegebenenfalls auch Glukokortikoiden. Als Präparat wird in der Regel Fludrokortison (Astonin H) in einer Dosis von 0,05–0,1 mg/Tag gegeben. Bei der akuten Dekompensation kann auch eine intravenöse Gabe von Glukokortikoiden, z.B. Hydrokortison 50–100 mg/Tag nötig sein. Gleiches gilt für eine akute Dekompensation im Rahmen eines fieberhaften Allgemeininfektes oder einer Infektion.

Bewertung

In der Regel ist die Therapie sehr gut verträglich, da es sich hierbei um eine Hormonersatzbehandlung und nicht um eine Pharmakotherapie handelt.

Nachsorge

Regelmäßige Kontrolluntersuchungen im Abstand von 6–8 Monaten werden empfohlen. Außerdem sollten jährlich Kontrollen bei einem Spezialisten (pädiatrischer oder Erwachsenenendokrinologe) stattfinden. Jeder Patient mit dieser seltenen Erkrankung sollte einen Notfallausweis bei sich tragen. Hierbei muss die genaue Diagnose sowie das Verhalten in Standard- und Ausnahmesituationen, insbesondere bei Erbrechen/Durchfall/hohem Fieber etc. vermerkt sein.

Prognose

Bei ausreichender Substitution gut.

Hypoaldosteronismus, primärer kongenitaler

Synonyme

Aldosteron-Synthase-Defekt, kongenitaler.

Englischer Begriff

Primary congenital hypoaldosteronism; aldosterone synthase deficiency.

Definition

Verminderte Mineralokortikoidwirkung durch angeborenen Aldosteronmangel, bedingt durch Defekt der Aldosteronsynthase (rezessive Defektmutation des CYP11B2-Gens auf Chromosom 8q24.3). Dadurch ist die enzymatische Konversion von Kortikosteron zu 18-Hydroxykortikosterone und/oder von 18-Hydroxykortikosterone zu Aldosteron insuffizient mit der Folge eines Salzverlustsyndroms beim Neugeborenen, bisweilen teilweise kompensiert durch die Mineralokortikoidwirkung des erhöhten 11-Desoxykortikosterons (DOC) und Kortikosterons.

Symptome

Akutes oder protrahiertes Salzverlustsyndrom beim Neugeborenen mit arterieller Hypotonie, Dehydratation, Erbrechen, Gedeihstörungen, das sich etwa 1 Woche bis 3 Monate nach der Geburt manifestiert, mit zunehmendem Alter sich bessert und manchmal Behandlungsbedürftigkeit verliert. Hyperkaliämie-EKG. Herzrhythmusstörungen, hyperkaliämische Muskelparesen, hyperkaliämische episodische Paralyse.

Diagnostik

Hyperkaliämie, Hyponatriämie, metabolische Azidose. Reninaktivität und Angiotensin II erhöht. Aldosteron erniedrigt oder nicht nachweisbar, Kortikosteron und/oder 18-Hydroxykortikosteron erhöht, Kortisol normal bis erhöht, DHEA-Sulfat normal. Genanalytischer Nachweis der Defektmutation des CYP11B2-Gens.

Differenzialdiagnose

Abgrenzung von anderen Steroidsynthesedefekten, wie 21-Hydroxylasedefekt, 3β-Hydroxysteroid-Dehydrogenasedefekt, Lipoidhyperplasie der Nebennierenrinden, Nebennierenrinden-Hypoplasie, hyporeninämischer Hypoaldosteronismus, Pseudohypoaldosteronismus Typ 1 und

Typ 2, Atrophie der Zona glomerulosa bei Zustand nach operativer Sanierung eines Conn-Syndroms, M. Addison.

Allgemeine Maßnahmen

Diät

Keine Einschränkung der Kochsalzzufuhr. Meidung kaliumreicher Kost.

Therapie

Kausal

Mineralokortikoid-Substitution mit Fludrokortison täglich 0,15–0,3 mg/m^2 Körperoberfläche in den ersten Lebensmonaten, im 2. Lebensjahr etwa die halbe Anfangsdosis, im 3. Lebensjahr etwa 1/4–1/3 der Anfangsdosis, später 0,05–0,2 mg täglich. Flüssigkeitszufuhr.

Akuttherapie

Fludrokortison-Tabletten zermalen und aufgeschwemmt über nasogastrale Sonde zuführen, Initialdosis 0,2 mg. Parenteraler Flüssigkeitsausgleich mit physiologischer NaCl-Lösung. Auf Kaliumverlauf achten.

Dauertherapie

Langzeitsubstitution mit Fludrokortison. Dosisanpassung an Alter, körperlicher Belastung und Klima. Regelmäßige Kontrollen von Na$^+$, K$^+$ und Reninaktivität. In der Pubertät ausschleichender Auslaßversuch unter ärztlicher Kontrolle.

Bewertung

Wirksamkeit

Fludrokortison kann fehlendes Aldosteron effektiv ersetzen. Gentechnische Korrektur des CYP11B2-Defektes noch nicht möglich.

Verträglichkeit

Bei optimaler Dosierung ist Fludrokortison nebenwirkungsfrei. Bei Überdosierung Hypertonie, Hypokaliämie und Ödeme; bei Unterdosierung Symptomatik wie oben angegeben.

Nachsorge

Meist Lebenslang notwendig, siehe oben unter Dauertherapie. Notfallausweis ist auszustellen. Genetische Beratung des Patienten und seiner Verwandten.

Hypoaldosteronismus, sekundärer

Englischer Begriff

Secondary hypoaldosteronism.

Definition

Beim sekundären Hypoaldosteronismus handelt es sich um einen Aldosteronmangel, der nicht auf einer primären Nebennierenrindeninsuffizienz oder einem Enzymdefekt der Aldosteronbiosynthese beruht. Dies kann z.B. im Rahmen einer Heparintherapie geschehen, die bisweilen mit einer verstärkten Natriurese einhergeht. Er kann mit oder ohne einer deutlichen Hyperkaliämie auftreten. Bisweilen tritt dies auch bei einem Diabetes mellitus auf. Heparin supprimiert die Aldosteronsynthese, was zu einer kompensatorischen Erhöhung der Plasmareninaktivität führt. In der Regel ist dies ausreichend, um einen Aldosteronmangel zu beheben. Allerdings ist dieser Kompensationsmechanismus bei manchen Menschen durch ein aus anderen Gründen supprimiertes Renin-Angiotensinsystem behindert. Wie oben erwähnt, kann dies bei einem Diabetes mellitus auftreten.

Symptome

Persistierende Hypotension bei kritisch kranken Patienten. In der Regel besteht eine inadäquat niedrige Plasmaaldosteronkonzentration im Vergleich zur Reninaktivität. Als Folge besteht oft eine Hyponatriämie und entsprechend eine Hypovolämie.

Diagnostik

Elektrolytbestimmung im Serum und im Urin, insbesondere Natrium und Kalium. Außerdem Plasmaaldosteron und Reninaktivität im Serum und im Urin.

Differenzialdiagnose

Sämtliche Formen einer Hyponatriämie und einer Hyporeninämie.

Therapie

Kausal

Ausreichende Hydrierung, gegebenenfalls Mineralokortikoid- bzw. Glukokortikoidsubstitution (siehe ▶ Hypoaldosteronismus, primärer, Therapie).

Bewertung

Wirksamkeit

In der Regel ist eine Glukokortikoid- bzw. Mineralokortikoidsubstitution unproblematisch. Die evtl. vorliegende Grunderkrankung, z.B. ein Diabetes mellitus, muss adäquat behandelt sein.

Nachsorge

Siehe ▶ Hypoaldosteronismus, primärer.

Prognose

Bei ausreichendem Ausgleich gut.

Hypodipsie

▶ Durstverhaltensstörungen
▶ Oligodipsie

Hypogenitalismus

Synonyme

Kleines Genitale.

Englischer Begriff

Micropenis; small vagina.

Definition

Unterentwicklung der äußeren Geschlechtsorgane, evtl. mit Hypospadie. Ein Mikropenis liegt bei Neugeborenen vor bei einer Penislänge von < 1,9 cm, was 2,5 SDs unter dem Durchschnitt für diese Altersgruppe liegt.

Symptome

Je nach zugrunde liegender Erkrankung, z.B. hypo- oder hypergonadotroper Hypogonadismus, Hermaphroditismus verus, Wachstumshormonmangel.

Diagnostik

Bei kongenitalem Mikropenis einen hypergonadotropen (Klinefelter-Syndrom, Leydigzellhypoplasie, Noonan's Syndrom, Myotonische Dystrophie, Testosteronbiosynthesedefekte, kongenitale Anorchie (vanishing testis syndrome)) und hypogonadotropen Hypogonadismus (z.B. Panhypopituitarismus, Kallmann-Syndrom, Prader-Willi-Syndrom) ausschließen. Karyotyp. Gonadotropine, Testosteron, Estradiol. STH, IGF-1.

Differenzialdiagnose

Siehe unter Diagnostik, z.B. ▶ Klinefelter-Syndrom, ▶ Leydig-Zell-Hypoplasie, Biosynthesedefekte in der Testosteronsynthese.

Allgemeine Maßnahmen

Lebensmodifikation
Geschlechtsanpassung.

Diät
Keine.

Therapie

Kausal
Keine.

Probetherapie
Keine.

H

Akuttherapie

Wie unter zugrunde liegender Erkrankung genannt.

Dauertherapie

Wie unter zugrunde liegender Erkrankung genannt.

Operativ/strahlentherapeutisch

Bei Wunsch Penisplastik, Scheidenplastik.

Bewertung

Wirksamkeit

Gut.

Verträglichkeit

Gut.

Pharmakoökonomie

Gut.

Nachsorge

Lebenslang.

Prognose

Gut.

Literatur

1. Migeon CJ, Wisniewski AB. Pediatric endo-crinology, ambiguous genitalia in the newborn. In: De Groot's Textbook of Endocrinology. http://www.endotext.com
2. Mendonca BB, et al. Pediatric endocrinology, male pseudohermaphroditism. In: De Groot's Textbook of Endocrinology. http://www.endotext.com

Hypoglykämie

Synonyme

Unterzuckerung; Zuckerschock.

Englischer Begriff

Hypoglycemia; Hypoglycaemia.

Definition

Erniedrigung der Glukosekonzentration im Blut unterhalb eines altersabhängigen Wertes. Kinder und Erwachsene < 40 mg/dl, Neugeborene < 30 mg/dl, Säuglinge < 40 mg/dl.
Im Bereich der Forschung wird häufig schon bei Werten um 55 mg/dl von einer Hypoglykämie gesprochen.

Symptome

Klassischerweise werden die während einer Hypoglykämie auftretenden Symptome in 2 Gruppen eingeteilt: Autonome und neuroglykopene Symptome (siehe Tab. 1). Während die autonomen Symptome durch die Aktivierung des autonomen Nervensystems hervorgerufen werden, sollen die neuroglykopenen Symptome direkt durch einen Glukosemangel im Gehirn hervorgerufen werden. Diese Einteilung wird allerdings häufig heterogen verwendet und von einigen Experten als artifiziell angesehen. Zu beachten ist ferner, dass eine Hypoglykämie nicht immer Symptome hervorrufen muss, insbesondere wenn mehrere Hypoglykämieepisoden dem Ereignis vorausgegangen sind, wie dies häufig bei Patienten mit einem Typ-1-Diabetes mellitus oder einem Insulinom der Fall ist. Die fehlende Perzeption von hypoglykämie-typischen Symptomen wird häufig auch als Hypoglykämie-Wahrnehmungsstörung be-

Hypoglykämie, Tabelle 1 Beispiele hypoglykämie-typischer Symptome eingeteilt in 2 Gruppen.

Autonom	Neuroglycopen
Zittern	Schwindel
Hunger	Verschwommenes Sehen
Kardiale Palpitationen	Konzentrationsstörungen
Schwitzen	Müdigkeit
Nervosität	Kribbeln um den Mundbereich
Angstgefühle	Juckreiz

zeichnet (engl.: Hypoglycemia unawareness). Hinzukommen können Veränderungen im Bereich Stimmung und Verhalten (z.B. Aggressivität, erhöhte Risikobereitschaft). Fällt die Glukosekonzentration im Blut unterhalb eines kritischen Wertes (etwa 30 mg/dl) können Krampfanfälle oder eine Bewusstlosigkeit (Koma) auftreten (siehe auch ▶ Koma, hypoglykämisches).

Diagnostik

Messung der Glukosekonzentration im Blut, Plasma oder Serum. Hierzu ist unbedingt eine genaue Messmethode notwendig, da viele Blutglukosemessgeräte gerade im niedrigen Konzentrationsbereich nur sehr ungenau messen.

Differenzialdiagnose

Alle weiteren Erkrankungen bzw. Zustände, welche die oben genannten Symptome hervorrufen können, insbesondere Synkopen bei zerebralen Ischämien, Psychosen, Krampfanfälle anderer Ursache, Komata andere Genese z.B. metabolisch, endokrin, vaskulär, traumatisch (siehe ▶ Koma, hypoglykämisches).

Bei nachgewiesener Hypoglykämie muss immer nach möglichen Ursachen gesucht werden. Bei Kindern und erwachsenen Personen, die keinen Diabetes mellitus mit entsprechender Hypoglykämie-induzierender Medikation aufweisen, ist insbesondere ein Insulinom durch die Durchführung eines 72 Stunden Hungerversuchs auszuschließen. Differenzialdiagnostisch kommen auch postprandiale Hypoglykämien besonders bei Personen, welche eine vorausgehende Operation im Bereich des oberen Gastrointestinaltrakts haben, in Betracht (Essversuch als Provokationstest). In seltenen Fällen resultieren Hypoglykämien aus einem Versagen der Sekretion der so genannten Gegenregulationshormone (Katecholamine, Glukagon, Kortisol und Wachstumshormon) z.B. im Rahmen von pathologischen Veränderungen im Bereich der Hypophyse oder der Nebennieren.

Des Weiteren kann auch im Rahmen von septischen Krankheitsbildern sowie nach übermäßigen Alkoholgenuss eine Hypoglykämie auftreten.

Bei Jugendlichen und Erwachsenen mit Hypoglykämien unklarer Ursache immer auch an eine heimliche Medikamenteneinnahme (Sulfonylharnstoffe/Insulin) denken (Faktizia-Syndrom).

Bei Neugeborenen ist Ursache für eine postpartale Hypoglykämie meist ein bei der Mutter bestehender, unzureichend therapierter Diabetes mellitus.

Allgemeine Maßnahmen

Lebensmodifikation

Personen mit Diabetes mellitus müssen lernen, eine Anpassung der medikamentösen Therapie z.B. Insulin oder Tabletten an den jeweiligen Tagesablauf insbesondere unter Berücksichtigung der Essensgewohnheiten sowie der körperlichen Belastung (z.B. Sport) vorzunehmen. Personen, die zu Hypoglykämien aus verschiedenen Gründen neigen, sollten immer einen Vorrat an Traubenzucker oder anderen schnell resorbierbaren Kohlenhydraten bei sich tragen.

Diät

Bei Neigung zu postprandialen Hypoglykämien sollten langsam resorbierbare Kohlenhydrate bevorzugt und das isolierte Verspeisen von schnell resorbierbaren Kohlenhydraten vermieden werden.

Therapie

Kausal

Bei Personen mit Diabetes mellitus Durchführung eines speziellen Schulungsprogramms zur Vermeidung des Auftretens und zur Verbesserung der Wahrnehmung von Hypoglykämien. Bei diesen Patienten sollte insbesondere auch das Auftreten von diabetestherapieinduzierten Hypoglykämien strikt vermieden werden (auch unter Inkaufnahme einer passageren Verschlechterung der Stoffwechselsituation), da sich hierdurch die Hypoglykämie-Wahrnehmung wieder entscheidend verbessern kann.

Bei Patienten mit nachgewiesenem Insulinom nach Möglichkeit Resektion des Insulin sezernierenden Tumors (sonst siehe ► Insulinom).

Akuttherapie

Bei wachen Personen zunächst orale Einnahme von rasch resorbierbaren Kohlenhydraten (z.B. Traubenzucker, Cola, Fruchtsaft) gefolgt von langsam resorbierbaren Kohlenhydraten. Leitspruch: Erst Essen, dann Messen!

Bei bewusstlosen Personen intravenöse Gabe von ca. 10–20 g Glukose gefolgt von einem engmaschigen Monitoring mit gegebenenfalls weiterer Glukosezufuhr. Alternativ subkutane, intramuskuläre oder intravenöse Glukagoninjektion (Fertigspritzen im Handel).

Insbesondere bei sulfonylharnstoffinduzierten Hypoglykämien muss die Glukosekonzentration im Blut für einen längeren Zeitraum relativ engmaschig kontrolliert werden, da noch nach ca. 48 Stunden schwere Hypoglykämien auftreten können.

Bei Neugeborenen engmaschiges Monitoring der Glukosekonzentration im Blut und gegebenenfalls intravenöse Glukosezufuhr.

Literatur

1. Service FJ (1995) Medical Progress: Hypoglycemic Disorders, N Engl J Med 332:1144–1152
2. Gonder-Frederick L, Cox D, Kovatchev B, Schlundt D, Clarke W (1997) A biopsychobehavioral model of risk of severe hypoglycemia. Diabetes Care 20:661–669

Hypogonadismus

Englischer Begriff

Hypogonadism.

Definition

Hormonelle Unterfunktion der Gonaden (= Keimdrüsen), deren Ursache in einer Insuffizienz der Gonaden (primärer Hypogonadismus) oder der hypothalamisch-hypophysären Funktion (sekundärer Hypogonadismus) liegt.

Symptome

Sie sind abhängig vom Grad und Zeitpunkt des Hormonmangels.

Bei Auftreten vor der Pubertät resultiert typischerweise das Ausbleiben der Pubertät (sexueller Infantilismus, primäre Amenorrhoe, Eunuchismus). Liegt ein gleichzeitiger Mangel an Wachstumshormon (Somatotropin) vor, kann es zu einem hypophysär bedingtem Minderwuchs führen.

Bei Auftreten im Erwachsenenalter können sich primäre und sekundäre Geschlechtsmerkmale (evtl. reversibel) zurückbilden. Daneben bestehen Fruchtbarkeitsstörungen und es kommt zum Nachlassen von Libido und erektiler Potenz sowie zu allgemeinen Zeichen des Sexualhormonmangels (z.B. Sterilität, Zyklusstörungen der Frau). Anämie, Osteoporose, Erektile Dysfunktion. Vergleiche Pasqualini-Syndrom (► Eunuchoidismus, fertiler); ► adrenogenitales Syndrom.

Diagnostik

Hormonanalytik (Gonadotropine, Gonadalsteroide), Endokrinologische Funktionsdiagnostik (HCG-Test, LHRH-Test), bildgebende Diagnostik (Schädel-MRT) unter besonderer Berücksichtigung der Sella-Region, urologische bzw. gynäkologische Untersuchung der Gonaden; genetische Untersuchung und Karyotyp.

Differenzialdiagnose

Hypothalamisch-hypophysärer Hypogonadismus, Kallmann-Syndrom, Gonadenabnormalitäten, Androgenresistenz.

Allgemeine Maßnahmen

Lebensmodifikation

Kalorienbewusste Ernährung.

Diät

Fettreduzierte Diät.

Therapie

Kausal

Hormonersatztherapie (Testosteron, Estradiol/Gestagen) oder stimulative Therapie (HCG/HMG-Therapie, pulsatile LHRH-Therapie).

Probetherapie

Hormonersatztherapie.

Akuttherapie

Hormonersatztherapie.

Dauertherapie

Hormonersatztherapie oder stimulative Therapie.

Operativ/strahlentherapeutisch

OP bei Tumoren des Hirns oder der Hypophyse oder der Gonaden.

Bewertung

Wirksamkeit

Sofort.

Verträglichkeit

Gesteigerte Thromboseneigung und Blutdruckanstieg unter Hormonersatztherapie.

Pharmakoökonomie

Hormonersatztherapie kostengünstiger als stimulative Therapie.

Nachsorge

Halbjährliche Hormonkontrollen (inkl. PSA bei Männern) erforderlich, bildgebende Diagnostik bei Tumorleiden, gegebenenfalls genetische Beratung.

Prognose

Chronische Erkrankung.

Weiterführende Links

▶ Ovarialinsuffizienz

Literatur

1. Francis S, Greenspan DG, Gardner (2001) Basic & Clinical Endocrinology, 6th edn. McGraw-Hill, New York

Hypogonadismus des alternden Mannes

▶ Androgendefizit, des alternden Mannes

H

Hypogonadismus, hypogonadotroper

Synonyme

Sekundärer Hypogonadismus; Kallmann-Syndrom.

Englischer Begriff

Secondary hypogonadotropic hypogonadism.

Definition

Erniedrigung der Geschlechtshormone bei gleichzeitiger Erniedrigung der Gonadotropine.

Symptome

Je nach Alter des Auftretens: z.B. fehlender oder verzögerter Pubertätseintritt, fehlende Ausprägung der sekundären Geschlechtsmerkmale, Hitzewallungen, Hautveränderungen, Osteoporose, Libidoverlust.

Diagnostik

LH, FSH evtl. LHRH-Test, Estradiol bzw Testosteron (bei Frau bzw. Mann), SHBG, Osteodensitometrie, MRT Hypophyse, Riechsinn überprüfen (beim Kallmann-Syndrom, dann auch genetische Untersuchung).

Differenzialdiagnose

Hyperprolaktinämie, Hypophysentumoren, Hypophysitis, Hypothalamusprozesse, Craniopharyngeome, Empty sella Syndrom, reduzierter Allgemeinzustand, Sepsis, Anorexie, Bulimie, Hyperthyreose.

Therapie

Kausal

Sexualsteroide, evtl. Estradiol-Präparate in Kombination mit Gestagenen bei intaktem Uterus oder Testosteron- bzw. HCG-Therapie beim Mann.

Dauertherapie

Siehe kausale Therapie.

Operativ/strahlentherapeutisch

Bei Hypophysentumoren.

Bewertung

Wirksamkeit

Sehr gut, da kausal.

Verträglichkeit

Je nach Dosis.

Nachsorge

Regelmäßige Mammographien bei der Frau bzw. PSA-Bestimmungen beim Mann sollten jährlich durchgeführt werden.

Prognose

Restitutio ad integrum bei frühzeitiger Therapieeinleitung.

Literatur

1. www.dge.net

Hypogonadismus, hypothalamischer idiopathischer

Englischer Begriff

Idiopathic hypothalamic hypogonadism.

Definition

Hormonale Unterfunktion der Keimdrüsen (= Gonaden) unklarer Genese bedingt durch eine anlagebedingte Störung der GnRH-Funktion.

Symptome

Die Störung der Hodenfunktion führt zu einer Störung der Hormon- als auch der Samenproduktion. Folge ist ein Androgenmangel und Infertilität. Leitsymptom ist eine ausbleibende oder inkomplette Pubertätsentwicklung mit Ausbleiben des Stimmbruches, horizontale Pubeshaar- und gerade Stirnhaargrenze, mangelnder Bartwuchs, Ausbleiben der Akne, Hautblässe, periorale Hautfältelung, Osteoporose und eunuchoider Hochwuchs. Die Muskulatur bleibt unterentwickelt. Infantiler Penis, kleine Prostata, vermindertes Hodenvolumen, evtl. Hodenhochstand, Infertilität, da die Spermatogenese nicht initiiert wird. Libido und Potenz entwickeln sich nicht. Erektile Dysfunktion. Leichte Anämie, Osteoporose. Zunahme des Körperfettgehaltes mit femininer Verteilung. Verminderte Leistungsfähigkeit, Erschöpfung, Abnahme der kognitiven Leistungen, Depression.

Diagnostik

Anamnese (Entwicklung in der Pubertät, Leistungsabfall, Verstimmung, Abnahme der Libido, Erektionsfähigkeit und Koitusfrequenz). Körperliche Untersuchung (Körperproportionen, Fettverteilung, Gynäkomastie, sekundäre Behaarung, Stimme, Lage, Größe und Konsistenz der Testes, Penis). Labor: Bestimmung der Testosteronwerte (subnormal) und des sex-hormone binding globulins (SHBG), Bestimmung der Gonadotropine (LH und FSH sind erniedrigt oder niedrig normal), Bestätigung durch GnRH-Test. Ultraschall der Hoden und Prostata, Ejakulatanalyse, Knochendichte, Karyotyp. Kernspintomogramm des Schädels zum Ausschluss eines Tumors im Bereich des Hypothalamus oder der Hypophyse.

Differenzialdiagnose

Konstitutionelle Entwicklungsverzögerung, Kallmann-Syndrom. Septo-optische Dysplasie. Tumor, Ischämie oder Entzündung im Bereich des Hypothalamus oder der Hypophyse.

Therapie

Kausal

Eine kausale Therapie ist möglich.

Dauertherapie

Parenteral: Testosteronenanthat 250 mg i.m. alle 2–3 Wochen.
Oral: Testosteronundecanoat 2–3 × 40mg/ Tag.
Transdermal: Pflaster und Gel.
Subkutane Testosteron-Implantate.
Bei Kinderwunsch Gabe von hCG 1000–2500 IE s.c. oder i.m. 2 × wöchentlich über 4–8 Wochen. Anschließend zusätzlich 150 IE hMG i.m. oder s.c. alle 3 Tage.
Alternativ pulsatile Gabe von GnRH s.c. über eine Infusionspumpe (5–20 μg alle 20 min. s.c.).
Aufgrund der langen Spermatogenesedauer sind die ersten Effekte erst nach einigen Wochen nachweisbar. Die Therapie kann sich über 12–24 Monate erstrecken.

Bewertung

Wirksamkeit

Oral: Möglichkeit der Selbstadministration, keine verlässliche Resorption, Spiegelschwankungen.
Parenteral: verlässliche Resorption, lange Erfahrungswerte. Nachteil: supraphysiologische Spiegel, Spiegelschwankungen, Injektionen.
Transdermale Testosterongabe imitiert den normalen Tagesrhythmus und kommt damit dem Wunsch nach einer physiologischen Pharmakokinetik am nächsten.
Implantate: Vorteil: langfristiger Depoteffekt, Nachteil: kleine Operation, Extrusion, Blutungen, Infektionen.
Die Überprüfung der Wirksamkeit der Therapie erfolgt zum einen klinisch (Zunahme der Libido, Erektionsfrequenz, sexuelle Aktivität) zum anderen durch die Kontrolle des Testosteronspiegels und der Gonadotropine. Sekundär kommt es zu einer Steigerung der Erythropoese und einer Zunahme des Hämatokrits. Regelmäßige Kontrollen sind zum Ausschluss einer Polyglobulie erforderlich. Ein Ejakulatvolumen im Normalbereich (> 2 ml) gibt Aufschluss über eine ausreichende Stimulation der akzessorischen Geschlechtsdrüsen.

Verträglichkeit

Gute Verträglichkeit und positive Wirkung auf Knochendichte, Muskelmasse, Erythropoese, körperliche Aktivität, mentale Leistungen, Stimmung, kognitive Fähigkeiten, Libido, Lebensqualität. Nebenwirkungen: Akne, Seborrhoe, Gynäkomastie, Alopezie, unangenehmes Verspüren der Spiegelschwankungen. Ein bekanntes Prostatakarzinom ist eine absolute Kontraindikation für eine Testosteronsubstitution.

Nachsorge

Kontrolle des Testosteronspiegels. Bei Patienten über 40 Jahre ist die regelmäßige Überwachung der Prostata bei Testosterongabe erforderlich, um ein Prostatakarzinom nicht zu übersehen, das durch Testosteron in seinem Wachstum gefördert würde.

Prognose

Insgesamt gute Ansprechrate. Bei Behandlung der Infertilität gelingt der Nachweis von Spermien unter dieser Therapie bei bis zu 90 % der Patienten. Zur Schwangerschaft kommt es in 50–80 % der Fälle.

Weiterführende Links

► Kallmann-Syndrom

Hypogonadismus, primärer

Synonyme

Hypergonadotroper Hypogonadismus.

Englischer Begriff

Primary hypogonadism; hypergonadotropic hypogonadism.

Definition

Hormonelle Unterfunktion der Gonaden (= Keimdrüsen), deren Ursache in einer Insuffizienz der Gonaden liegt.

Symptome

Bei Auftreten vor Pubertät:
Männer: Verzögerte oder fehlende Pubertät, Gynäkomastie, infantile Hoden-, Penis-, Prostatagröße, Osteopenie, Eunuchoidismus.
Frauen: primäre Amenorrhoe, Osteopenie und Entwicklung einer manifesten Osteoporose bei langzeitigem Östrogenmangel.
Bei Auftreten im Erwachsenenalter:
Männer: Leitsymptom Potenz- und Libidomangel sowie Infertilität, mögliche Rückbildung primärer und sekundärer Geschlechtsmerkmale, gegebenenfalls unter Therapie reversibel, Osteoporose mit Frakturen und normochrome Anämie und atrophierende Muskulatur bei langzeitigem Androgenmangel, trockene Haut, periorbital und -oral feine Hautfältelung.
Frauen: sekundäre Amenorrhoe, klinische Symptome des Östrogenmangels wie Osteoporose, trockene Haut und Schleimhäute.

Diagnostik

Hormonanalytik (Gonadotropine, Gonadalsteroide), Endokrinologische Funktionsdiagnostik (HCG-Test, LHRH-Test), urologische bzw. gynäkologische Untersuchung der Gonaden, gegebenenfalls genetische Untersuchung und Karyotyp.

Differenzialdiagnose

Konstitutionelle Entwicklungsverzögerung, Anomalien der Geschlechtschromosomen (am häufigsten: Klinefelter-Syndrom, Ullrich-Turner-Syndrom), Hypogonadismus nach Chemotherapie, Kryptorchismus oder Anorchie, Gonadendysgenesie (Turner-Syndrom, Pseudo-Turner-Syndrom).

Allgemeine Maßnahmen

Lebensmodifikation

Kalorienbewusste Ernährung.

Diät

Fettreduzierte Diät.

Therapie

Kausal

Hormonersatztherapie bei idiopathischem oder angeborenem primärem Hypogonadismus; Tumorleiden: operative Entfernung des Tumors, postoperative Hormonersatztherapie in Abhängigkeit von der Dignität und Histologie des Tumors.

Probetherapie

Hormonersatztherapie (Männer: Testosteron; Frauen: Östrogen/Gestagen-Kombination) in Abhängigkeit von Alter und Grunderkrankung.

Akuttherapie

Hormonersatztherapie (Männer: Testosteron; Frauen: Östrogen/Gestagen-Kombination) in Abhängigkeit von Alter und Grunderkrankung.

Dauertherapie

Hormonersatztherapie (Männer: Testosteron: Frauen: Östrogen/Gestagen-Kombination) in Abhängigkeit von Alter und Grunderkrankung.

Operativ/strahlentherapeutisch

Tumorleiden: operative Entfernung des Tumors, Pendelhodenreposition ins Scrotum noch vor dem 2. Lebensjahr oder Entfernung derselben, wenn Reposition nicht möglich oder bereits Gewebsschäden aufgetreten sind.

Bewertung

Wirksamkeit

Sofort.

Verträglichkeit

- Sehr gut, selten Allergie, gegebenenfalls Gewichtszunahme, Kontrolle der Leberwerte
- Männer: PSA-Kontrolle, Blutdruckanstieg beachten
- Frauen: gesteigerte Neigung zur Thrombose beachten, Hormonersatztherapie nur bis zum physiologisch zu erwartenden Eintrittsalter der Menopause wegen gesteigertem Risiko für Mamma-Karzinom und kardiovaskulären Ereignissen.

Pharmakoökonomie

- Substitutionstherapie bei Männern (Auswahl): Transdermal: Testogel, Androtop, Androderm; Intramuskulär: Testosteron-Depot 250 mg, Nebido; Oral: Andriol. Am preiswertesten aber unphysiologischsten ist die Therapie mit Testosteron-Depot-Injektionen. Etwas teurer, aber gut verträglich und einer physiologischen Substitutionstherapie am nächsten kommend ist die transdermale Substitution mit Gel. Die orale Applikation ist meist in der Dosierung nicht ausreichend. Umfangreichere Erfahrungen mit der Testosteron-3-Monatsspritze müssen gesammelt werden
- Substitutionstherapie bei Frauen (Auswahl): Transdermal: EstracombTTS; oral: Klimonorm, Kliogest, Climen, Sisare, Cyclo-Progynova, Cyclo-Menorette, Östronara; intramuskulär: Gynodian u.a. Depotpräparate.

Die orale Gabe ist am weitesten verbreitet und ökonomisch sinnvoll. Die intramuskuläre Anwendung von Depotpräparaten ist mit einem höheren Risiko an Nebenwirkungen behaftet. Die transdermalen Anwendungen sind deutlich teurer und in ihrer Wirkung der oralen Applikation nicht überlegen.

Nachsorge

Urologische bzw. gynäkologische Mitbetreuung, regelmäßige endokrinologische Kontrollen sowie Kontrollen von Leberwerten und Blutdruck, bildgebende Diagnostik bei Tumorleiden.

Prognose

Chronische Erkrankung.

Literatur

1. Francis S, Greenspan D, Gardner G (2001) Basic & Clinical Endocrinology, 6th edn. McGraw Hill, New York
2. Lehnert H (2003) Rationelle Diagnostik und Therapie in der Endokrinologie, Diabetologie und Stoffwechsel. Georg Thieme Verlag, Stuttgart
3. Rote Liste (2004) Editio Cantor Verlag, Aulendorf
4. Ziegler R, Landgraf R, Müller O-A, von zur Mühlen A (1997) Rationelle Therapie in der Endokrinologie. Georg Thieme Verlag, Stuttgart

Hypokaliämie

Synonyme

Erniedrigung des Serumkaliumspiegels unter den Normalbereich.

Englischer Begriff

Hypokalemia.

Definition

Als Hypokaliämie wird eine Erniedrigung der Kaliumkonzentration im Blut unter 3,0 mmol/l bezeichnet.

Symptome

Eine Hypokaliämie führt zu einer verminderten neuromuskulären Erregbarkeit, damit resultieren Muskelschwäche bis hin zu einer Rhabdomyolyse, Müdigkeit, Herzrhythmusstörungen bis hin zu Kammerflimmern und Exitus, Obstipation bis hin zu paralytischem Ileus oder Blasenlähmung.

Diagnostik

Anamnese (Diuretika?, Laxantien?), EKG, Labor: Serumkalium, Urinkaliumausscheidung, Aldosteron, Renin, Säure-Basen-Status.

Differenzialdiagnose

Bei Hypokaliurie und extrarenalem Verlust können gastrointestinale Verluste oder eine verminderte Zufuhr die Ursache sein. Ist die Kaliumausscheidung im Urin variabel, sind intra-extrazelluläre Kaliumverschiebungen zu bedenken. Die schwierigste DD gibt es bei Hyperkaliurie: bei Hypertension differenziert die Plasmareninbestimmung zwischen Conn-Syndrom oder Cushing (erniedrigtes Renin) bzw. renovakulärer Hypertonie mit erhöhtem Renin (wie auch bei maligner Hypertonie oder reninsezernierendem Tumor). Bei normalem Blutdruck unterscheidet die Bikarbonatkonzentration zwischen renaltubulärer Azidose (erniedrigtes Bikarbonat) bzw. Bartter- oder Gitelman-Syndrom, Fanconi-Syndrom, Magnesiummangel oder medikamentösen Ursachen.

Allgemeine Maßnahmen

Lebensmodifikation

Diuretika oder Laxantien absetzen.

Diät

Bananen, Aprikosen.

Therapie

Kausal

Orale oder parenterale Kaliumsubstitution.

Akuttherapie

Kaliumchlorid 7,45 %, **nie unverdünnt injizieren**! Konzentration in Infusionen nicht größer als 40 mmol/L, nie mehr als 20 mmol/Stunde, Maximaldosis 100–150 mmol/24 Stunden, als Vollelektrolytlösung oder Kochsalzlösung verwenden, engmaschige Kaliumkontrollen und EKG-Monitoring.

Dauertherapie

< 3–5 g/Tag per os oder 50–80 mmol/24 Stunden je nach Grundkrankheit und Ansprechen.

Bewertung

Wirksamkeit

Gut, je nach Grundkrankheit.

Verträglichkeit

Bei oraler Kaliumzufuhr kann es zu Übelkeit, Erbrechen bis zu intestinalen Ulzera kommen. Bei der i.v. Gabe kann es zu Venenreizungen kommen, daher Administration per zentralem Katheter.

Prognose

Je nach Grundkrankheit, unbehandelt schlecht, hohe Letalität.

Hypokalzämie

Synonyme

Kalziummangel; erniedrigtes Serumkalzium.

Englischer Begriff

Hypocalcemia.

Definition

Erniedrigung der Kalziumkonzentration in Serum oder Plasma auf Werte unterhalb von 2,1 mmol/l (8,4 mg/dl).

Symptome

Muskelkrämpfe, Tetanien. Klinische Zeichen sind (verstärkt nach Hyperventilation auslösbar) das Chvostek-Zeichen (Zuckungen der Wangenmuskulatur im Fazialisgebiet bei Beklopfen), das Trousseau-Zeichen (Krampf im Unterarm, Carpalspasmus mit Pfötchenstellung der Hand bei Kompression des Oberarms mit Blutdruckmanschette über 3 min.) und das Lustzeichen (Krampf im Unterschenkel bei Schlag des Reflexhammers auf die Fibula unterhalb des Köpfchens). Spätfolgen der Hypokalzämie sind Katarakt und Basalganglienverkalkung, Nagelbrüchigkeit, Zahnschmelzdefekte, psychische Veränderungen, trockene und spröde Haut.

Diagnostik

Laboranalytische Messung der Kalzium-konzentration in Serum oder Plasma. Zum Ausschluss eines erniedrigten Gesamtkal-zium bei Eiweißmangel (z.b. nephrotisches Syndrom) kann das Gesamteiweiß, Albu-min und das ionisierte Kalzium bestimmt werden. Die erweiterte Differenzialdiagno-stik umfasst die Bestimmung von Phosphat, Alkalischer Phosphatase, Vitamin-D-Status (zuerst 25-Hydroxyvitamin D als Speicher-form, bei v.a. Vitamin-D-Stoffwechselstö-rung auch das 1,25-Dihydroxyvitamin D), Parathormon.

Differenzialdiagnose

Bei Krämpfen muss als Ursache auch an einen Magnesiummangel und an neurologi-sche Erkrankungen gedacht werden. Bei der Abklärung der Ursache der Hypokalzämie muss differenzialdiagnostisch an Vitamin-D-Mangel, extrem kalziumarme Ernäh-rung, und an den Hypoparathyreoidismus sowie Pseudohypoparathyreoidismus ge-dacht werden. Auch eine Niereninsuffizienz kann mit Hypokalzämie (und sekundärem Hyperparathyreoidismus) einhergehen. Bei Tetanie ist auch an eine Hyperventilation zu denken (hier normaler Gesamtkalzium-spiegel).

Allgemeine Maßnahmen

Lebensmodifikation

Aufenthalt im Freien, um die Sonnenlicht-induzierte kutane Vitamin-D-Synthese an-zuregen.

Diät

Kalziumreiche Ernährung (Milch, Milch-produkte, grüne Gemüse wie Broccoli etc.).

Therapie

Kausal

Bei Hypovitaminosis D: Vitamin-D-Supple-mentation bzw. Behandlung der Ursachen des Vitamin-D-Mangels (z.B. Therapie der Zöliakie). Bei kalziumarmer Ernährung Steigerung der nutritiven Kalziumzufuhr.

Akuttherapie

Eine intravenöse Kalzium-Zufuhr ist nur im tetanischen Anfall notwendig: 20 ml ei-ner 10%igen Kalziumlösung oder 20%igen Kalziumlösung langsam intravenös (über Minuten) bis zum Wirkungseintritt, bei Bedarf Wiederholung nach 10–30 min. Bei Status tetanicus mit gesicherter Hypokalz-ämie kann eine intravenöse Kalziumin-fusion (insgesamt 10–20 Ampullen) über 24 Stunden durchgeführt werden. Kon-trollen des Serum-Kalzium sind zur Ver-meidung einer Hyperkalzämie erforderlich (cave digitalisierte Patienten).

Bei weniger schwer ausgeprägter Hypo-kalzämie reicht eine hoch dosierte orale Kalziumtherapie (bis 3 g täglich) in Ver-bindung mit 1,25-Dihydroxyvitamin D (Calcitriol, bis 3 Microgramm täglich) aus. Der Serumkalziumspiegel muss unter die-ser Therapie anfangs sorgfältig überwacht werden, um die Dosierung anzupassen!

Dauertherapie

Kalziumsupplemente, bis 1500 mg täglich, in mehreren Dosen verteilt, in Kombina-tion mit Vitamin D (= Colecalciferol) bis 20.000–100.000 IE täglich, alternativ zu Vitamin D kann Calcitriol (0,5–2 µg täglich) oder Dihydrotachysterol (250–1500 µg täg-lich) eingesetzt werden.

Operativ/strahlentherapeutisch

Keine Therapie vorgesehen.

Bewertung

Wirksamkeit

Bis auf seltene Ausnahmen kann der Kalzi-umspiegel normalisiert werden.

Verträglichkeit

Kalzium und Vitamin D bzw. Vitamin-D-Derivate sind gut verträglich.

Pharmakoökonomie

Bei hoher Effektivität geringer ökonomi-scher Aufwand. In der Dauerbehandlung ist Vitamin D (Colecalciferol) preisgünstiger als Calcitriol (1,25-Dihydroxyvitamin D), aber Vitamin D ist schlechter steuerbar (lange Halbwertszeit mit der Gefahr prolongierter Hyperkalzämie bei Überdosierung). Preisgünstiger als Calcitriol ist auch das Dihydrotachysterol.

Nachsorge

Die Serumkonzentrationen von Kalzium und Phosphat sollten regelmäßig überprüft werden, um die Dosierung der Medikamente anzupassen. Wegen erhohten Katarakt-Risikos bei Hypokalzämie sind augenärztliche Kontrollen einmal pro Jahr sinnvoll.

Prognose

Bei gut eingestellter Medikation günstig.

Hypokortisolismus

▶ Insuffizienz, adrenokortikale

Hypolipidämie

▶ Hypolipoproteinämie

Hypolipidämie, sekundäre.

▶ Hypolipoproteinämien, sekundäre

Hypolipoproteinämie

Synonyme

Hypolipidämie.

Englischer Begriff

Hypolipoproteinemia.

Definition

Erniedrigter Spiegel von Lipiden im Blut.

Hypolipoproteinämie, Tabelle 1 Klassifikation der primären und sekundären Hypolipoproteinämien.

Primäre Hypolipidämie
Tangier-Krankheit (An-α-Lipoproteinämie)
Bassen-Kornzweig-Syndrom (A-β-Lipoproteinämie)
Hypo-β-Lipoproteinämie
Sekundäre Hypolipidämie
Verminderte Lipidsynthese: – Fortgeschrittene Leberzirrhose   – Autoimmunhypo-β-lipoproteinämie
Malabsorption: – Sprue   – M. Whipple   – Zustand nach Darmresektion   – Chronisch entzündliche Darmerkrankungen   – Chronische Pankreatitis   – M. Addison
Verstärkter Lipidkatabolismus: – Hyperthyreose   – Hyperkortisolismus
Chronische Anämie
Tumoren
„Schwere Erkrankungen"

Grundlagen

Die Hypolipoproteinämien werden in primäre und sekundäre, symptomatische Hypolipoproteinämien unterteilt (siehe Tab. 1). Erstere werden symptomatisch, sekundäre Hypolipoproteinämien entsprechend ihrer Ursache therapiert.

Hypo-α-Lipoproteinämie

▶ An-α-Lipoproteinämie

Hypolipoproteinämien, primäre

Synonyme

Primäre Hypolipidämie.

Englischer Begriff

Hypolipoproteinemia.

Definition

Genetisch bedingter erniedrigter Spiegel von Lipiden im Blut.

Grundlagen

Verschiedene Formen der seltenen, primären Hypolipoproteinämie (siehe auch ► Hypolipoproteinämie, Tab. 1) sind zu unterscheiden:

1. Die sehr seltene rezessive Tangier-Krankheit ist durch eine Mutation in der ATP-binding cassette (ABC) transporter A1 gekennzeichnet, welche zu einer Störung der Produktion des Cholesterol efflux regulatory protein führt. Daraus resultiert eine Einschränkung des Cholesterinabtransports aus peripheren Zellen. Neben sehr niedrigen HDL-Spiegeln (< 4 mg/dl) findet sich in der Regel ein Gesamtcholesterin < 125 mg/dl und Triglyzeride > 200 mg/dl. Klinisches Leitsymptom sind durch Ablagerung von Cholesterinestern stark vergrößerte, orangefarbene Tonsillen. Es findet sich des weiteren eine ebenfalls orangefarbene Rektumschleimhaut, gelblichgraue Korneainfiltrationen, Splenomegalie und gelegentlich neurologische Komplikationen. Die Lebenserwartung ist nicht vermindert; das kardiovaskuläre Risiko ist in betroffenen Familien uneinheitlich verändert. Therapeutisch wird eine fettreduzierte Diät empfohlen. Eine Kausaltherapie ist nicht bekannt.
2. Bei der ebenfalls sehr seltenen, autosomal-rezessiv vererbten A-β-Lipoproteinämie (Bassen-Kornzweig-Syndrom) können durch die fehlende Aktivität eines mikrosomalen Transferproteins Triglyzeride nicht auf Apolipoprotein B übertragen werden. Daraus resultiert, dass weder Chylomikronen noch VLDL gebildet und sezerniert werden können. Klinisch imponieren bereits wenige Wochen nach Geburt schwere Durchfälle und später Zeichen der Malabsorption von Fett und den fettlöslichen Vitaminen A, D, E und K. Es findet sich eine ausgeprägte Anämie mit hämolytischer Komponente, eine verzögerte geistige und körperliche Entwicklung, neurologische Veränderungen wie Ataxie, Nystagmus, Muskelschwäche und Retinitis pigmentosa. Das Serumcholesterin liegt zwischen 20–45 mg/dl, die Triglyzeride zwischen 0–5 mg/dl. Die Diagnose wird mit Hilfe einer Biopsie der Darmmukosa gesichert. Therapeutisch wird durch die Gabe mittelkettiger Triglyzeride (MCT) die Malabsorption von Fett verringert. Substitution der Vitamine A und E verhindert neurologische Schäden und vermindert die Retinitis pigmentosa. Die Prognose der Erkrankung ist schlecht.
3. Die autosomal dominant vererbte Hypo-β-Lipoproteinämie ist durch eine verminderte Synthese des Apolipoproteins B gekennzeichnet. Heterozygote sind klinisch asymptomatisch, Homozygote sind klinisch ähnlich wie Patienten mit A-β-Lipoproteinämie. Die symptomatische Therapie besteht gegebenenfalls aus Gabe von MCT und Substitution der fettlöslichen Vitamine.

Hypolipoproteinämien, sekundäre

Synonyme

Hypolipidämie, sekundäre.

Englischer Begriff

hypolipoproteinemia.

Definition

Infolge von verschiedenen Grunderkrankungen erniedrigter Spiegel von Lipiden im Blut.

Grundlagen

Die vielfältigen Ursachen der sekundären H. sind in der Tabelle unter Hypolipoproteinämie aufgeführt. Verminderte Lipidsynthese, Malabsorption und verstärkter Lipidkatabolismus sind die wichtigsten Pathomechanismen. Therapeutisch steht die Behandlung der Grunderkrankung im Vordergrund.

Hypomagnesiämie

Synonyme

Erniedrigung des Serummagnesiumspiegels; Magnesiummangel.

Englischer Begriff

Hypomagnesemia.

Definition

Die Hypomagnesiämie beschreibt die Tatsache, dass die Konzentration von Magnesium im Blut einer Person unterhalb des Normbereichs von gesunden Menschen gültig für das Labor, in dem die Bestimmung gemacht wird, liegt.

Symptome

Im Vordergrund des klinischen Bildes stehen neurologische Symptome wie Tremor, Krämpfe, vermindertes Konzentrationsvermögen oder allgemeine Schwäche, gelegentlich auch kardiovaskuläre oder gastrointestinale Beschwerden.

Diagnostik

Bestimmung der Magnesiumkonzentration im Serum, EKG-Veränderung wie Verbreiterung des QRS-Komplexes, negative T oder QT-Verlängerung.

Differenzialdiagnose

In Abhängigkeit der Magnesiumausscheidung im Urin:

1. Magnesiumausscheidung im Urin > 10 mg/24 Stunden: renaler Verlust von Magnesium:

- primär bei Hyperkalziurie, renal tubulärer Azidose, interstitieller Nephritis, nach akutem Nierenversagen, oder nach Organtransplantation
- sekundär bei ADH-Erhöhung, Hypervolämie, Hyperaldosteronismus, Hyperthyreose, Hyperparathyreoidismus, forcierter Diurese oder Hypokaliämie.

2. Magnesiumausscheidung im Urin < 10 mg/24 Stunden:

- extrarenaler Verlust an Magnesium
- Nasogastrale Sondenernährung, Verbrennungen, Laktation, Gallengangsfisteln, Diarrhoen
- Unzureichende Zufuhr
- Laxantienabusus, Malabsorption von Fett, chronische Diarrhoen, orale Kalziumzufuhr, Anorexia nervosa, Fehlernährung

3. Magnesiumausscheidung im Urin unterschiedlich:

- Myocardischämie
- „hungry bone" Syndrom
- Kostaufbau nach Fasten oder bei Fehlbehandlung nach Anorexia nervosa
- Akute Pankreatitis
- Alkoholfehlgebrauch.

Allgemeine Maßnahmen

Lebensmodifikation

Magnesiumhaltige Nahrungsmittel sind: Obst, Nüsse, grünes Gemüse.

Diät

Obst, Nüsse, grünes Gemüse.

Therapie

Kausal

10–20 mmol/Tag Magnesiumsulfat, auch in Kombination mit Kalium oder Vitaminen.

Akuttherapie

50 % Magnesiumsulfat (6 mmol Mg^{++} in 100 ml Glukose 5 %) in 10–20 Min. i.v.

Dauertherapie

10 mmol Mg^{++} als Dauerinfusion/12 Stunden, entsprechend 1 g/6 Stunden.

Bewertung

Wirksamkeit

Gut.

Verträglichkeit

Die orale Zufuhr hoher Magnesiumkonzentrationen kann zu Diarrhoen führen.

Nachsorge

Messung der Serumkonzentrationen von Mg^{++}.

Prognose

Je nach Grundkrankheit.

Hyponatriämie

Englischer Begriff

Hyponatremia.

Definition

Serumnatriumkonzentration liegt unterhalb von 135 mmol/l. Klinisch relevant sind Werte unterhalb von 130 mmol/l, bedrohlich < 125 mmol/l.

Symptome

Die Symptome der Verdünnungshyponatriämie (Wasserintoxikation) sind die Symptome der Hypoosmolalität. Der gesteigerte Wassergehalt in der Muskulatur führt z. B. zu Wadenkrämpfen. Reduzierte Osmolalität im Gehirn führt zum Wassereinstrom und zu Hirndruckzeichen mit Kopfschmerzen, Papillenödem, Bewußtseinstrübung, fokalen oder generalisierten Krampfanfällen. Da sich das Gehirn an Osmolalitätsänderungen adaptieren kann, ist die Ausprägung der Symptome abhängig von der Geschwindigkeit, mit der sich die Hyponatriämie entwickelt. Siehe Tab. 1.

Diagnostik

Klinische Untersuchung: Bestehen Zeichen des extrazellulären Volumenmangels (Hypotonie, Tachykardie, orthostatische Dysregulation, herabgesetzter Hautturgor, niedriger zentraler Venendruck) oder der extrazellulären Volumenüberfüllung (Öde-

Hyponatriämie, Tabelle 1 Ursachen der Hyponatriämie.

Hypovolämische Hyponatriämie	Euvolämische Hyponatriämie	Hypervolämische Hyponatriämie
Extrarenaler Natriumverlust: – Erbrechen, Diarrhoe – Verluste in den „dritten" Raum bei Peritonitis, Ileus, Verbrennung, Rhabdomyolyse	**Einnahme von Medikamenten mit:** – ADH-ähnlicher Wirkung – Stimulation der ADH-Freisetzung – Verstärkung der renalen ADH-Effekte	**Extrarenale Ursachen:** – Herzinsuffizienz – Leberzirrhose
Renaler Natriumverlust: – Diuretikamedikation – Osmotische Diurese – Mineralokortikoidmangel – Nierenerkrankungen (interstitielle Nephritis, Zystennieren, terminale Niereninsuffizienz)	*Syndrom der inadäquaten ADH-Sekretion (SIADH):* – ZNS-Erkrankungen – Pulmonale Erkrankungen – Tumorerkrankungen – *Endokrine Erkrankungen:* – (Glukokortikoidmangel, Hypothyreose) – *Verschiedene Ursachen:* – (Polydipsie, Stress, Schmerzen, Operationen)	– Renale Erkrankungen – Nephrotisches Syndrom – Niereninsuffizienz unterschiedlicher Genese

Hyponatriämie, Tabelle 2 Zur Differenzialdiagnose der Hyponaträmie

Differenzialdiagnose	Auswirkungen auf die Serum-Osmolalität
Artifiziell niedrige Natriumspiegel (Pseudohyponatriämie) bei Hyperlipidämie, Hyperproteinämie	Keine Änderung
Osmotisch bedingter Austritt von Wasser aus dem Intrazellular- in den Extrazellularraum, z.B. bei Hyperglykämie, Gabe von Osmodiuretika	Hyperosmolalität
Exzessive Wasserzufuhr, z.B. bei psychogener Polydipsie oder bei Infusionstherapie	Hypoosmolalität

Gestörte renale Wasserausscheidungsfähigkeit
• durch ADH-Exzess
• durch Beeinträchtigung der renalen Wasserausscheidung
  – wegen vermehrter Ansprechbarkeit auf ADH (Chlorpropamid)
  – bei M. Addison
  – bei Hypothyreose
  – bei chronischer Niereninsuffizienz
• durch vermehrte ADH-Ausschüttung
• bei vermindertem Intravasalvolumen
  – Leberzirrhose
  – Herzinsuffizienz	

me, Aszites)? In der Regel ergibt sich die Diagnose aus dem klinischen Zusammenhang. Wichtig ist immer der Ausschluß einer „Pseudohyponatriämie", verursacht durch hohe Fett- und Proteinkonzentrationen im Plasma. Wichtige Laboruntersuchungen im Serum sind die Bestimmung von Natrium und Osmolalität, gegebenenfalls Blutzucker, Serumeiweiß, Kreatinin und Lipide. Im Urin sollten Natrium, Chlorid und gegebenenfalls die Osmolalität bestimmt werden.

Differenzialdiagnose

Siehe Tab. 2.

Allgemeine Maßnahmen

Lebensmodifikation

Exzessive Wasserzufuhr, z. B. im Rahmen einer psychogenen Polydipsie oder bei einer Infusionstherapie muß gemieden bzw. behandelt werden.

Therapie

Kausal

Siehe Tab. 2.

Akuttherapie

Beim Ausgleich einer Hyponatriämie durch eine Infusionstherapie mit Natriumchlorid muß darauf geachtet werden, daß das Natrium maximal um 10 bis 15 mmol/l pro 24 Stunden ansteigen darf. Ansonsten besteht die Gefahr einer pontinen Myelinolyse. Dies kann in der Regel durch langsame Infusion von physiologischer Kochsalzlösung (0,9 %) erreicht werden. Hochkonzentrierte Natriumchloridlösungen sollten nur bei symptomatischen Patienten im Rahmen der Initialtherapie (bis zum Sistieren von generalisierten Krämpfen) gegeben werden.

Nachsorge

Je nach Krankheitsbild sind regelmäßige, d.h. vier- bis sechswöchige Elektrolytkontrollen notwendig.

Prognose

Werden die entsprechenden Kontrollen eingehalten und eine evtl. zugrundeliegende Grunderkrankung adäquat behandelt, gut.

Weiterführende Links

▶ Syndrom der inadäquaten ADH-Sekretion

Hypoparathyreoidismus

Synonyme

Parathormonmangel; Nebenschilddrüsenunterfunktion.

Englischer Begriff

Hypoparathyroidism.

Definition

Verringerte oder fehlende Bildung von Parathormon aufgrund Unterfunktion der Nebenschilddrüsen oder infolge Fehlens der Nebenschilddrüsen (Parathyreoideae).

Symptome

Die Symptome sind Folge der Hypokalzämie, die infolge des Hypoparathyreoidismus auftritt: Neuromuskuläre Irritation mit Tetanien, Krämpfen, Muskelspasmen (siehe auch ▶ Hypokalzämie). Mentale Störungen wie z.B. Depression können auch nach therapeutischem Ausgleich der Hypokalzämie persistieren, auf eine mögliche direkte Wirkung von Parathormon im ZNS hinweisend.

Bei länger bestehendem, unzureichend behandeltem Hypoparathyreoidismus können Basalganglienverkalkungen und Katarakte auftreten.

Diagnostik

Labordiagnostisch Bestimmung von Kalzium (erniedrigt) und Phosphat (erhöht) bei normaler Nierenfunktion. Das Parathormon ist inadäquat niedrig oder nicht messbar.

Differenzialdiagnose

Ursachen des Hypoparathyreoidismus sind genetische Störungen der Nebenschilddrüsenentwicklung, Autoimmunerkrankungen (z.B. im Rahmen einer polyglandulären Insuffizienz, z.B. M. Addison, Autoimmunthyreoiditis), Mutationen im Gen für den Kalzium-Sensor-Rezeptor mit Verschiebung des Set-Points für Kalzium,

Mutationen im Gen für Parathormon, chirurgische Nebenschilddrüsenentfernung (siehe ▶ Hypoparathyreoidismus, parathyreopriver), externe Bestrahlung der Halsregion (selten).

Eine gleiche Symptomatik wie der Hypoparathyreoidismus ruft der Pseudohypoparathyreoidismus hervor: Hier liegt keine Insuffizienz der Nebenschilddrüsen vor, sondern eine Endorganresistenz infolge eines Rezeptordefektes (je nach Art des Rezeptordefektes unterscheidet man verschiedene Typen des Pseudohypoparathyreoidismus).

Allgemeine Maßnahmen

Lebensmodifikation

Schulung der Patienten auf Zeichen der Hypokalzämie, um durch rechtzeitige Intervention ernsthafte Symptome zu verhindern.

Diät

Kalziumreiche Mineralwässer sind neben Kalziumsupplementen zu empfehlen. Wegen des hohen Phosphatanteils (und der bei Hypoparathyreoidismus verminderten renalen Phosphatausscheidung) ist ein Konsum von Milchprodukten nicht empfehlenswert.

Therapie

Kausal

Derzeitig ist keine kausale Therapie etabliert.

Probetherapie

Kalziumsupplemente und Vitamin D sollten in aufsteigender Dosierung unter Kontrolle des Kalziumspiegels appliziert werden.

Es kann weiterhin versucht werden, ob durch Magnesiumsupplemente eine Restfunktion der Nebenschilddrüsen wieder aktiviert werden kann (vor allem in der postoperativen Phase kann eine Magnesiumsupplementation die Restfunktion verbliebener Nebenschilddrüsen unterstützen).

H

Akuttherapie

Im tetanischen Anfall ist eine intravenöse Kalziumzufuhr notwendig: 20 ml einer 10 %igen Kalziumlösung oder 20 %ige Kalziumlösung langsam intravenös (über Minuten) bis zum Wirkungseintritt, bei Bedarf Wiederholung nach 10–30 Minuten. Bei Status tetanicus mit gesicherter Hypokalzämie kann eine intravenöse Kalziuminfusion (insgesamt 10–20 Ampullen) über 24 Stunden durchgeführt werden. Kontrollen des Serum-Kalzium sind zur Vermeidung einer Hyperkalzämie erforderlich (cave digitalisierte Patienten).

Dauertherapie

Die verfügbaren pharmakologischen Wirkstoffe sind Kalzium und Vitamin D bzw. Vitamin-D-Derivate/Metaboliten. Kalzium kann bis zu einer Dosierung von 2000 mg täglich eingesetzt werden, und die Dosierung von Vitamin D_3 kann von 3000–100000 Einheiten täglich reichen. Die Verwendung von Vitamin D_3 ist zwar preiswert, kann aber aufgrund der langen Halbwertszeit die Gefahr einer Intoxikation mit sich bringen. Alternativ können 1-α-hydroxylierte Vitamin-D-Metaboliten eingesetzt werden, die eine kürzere Halbwertszeit aufweisen (Calcitriol 0,25–1,0 µg/Tag oder Alfacalcidol 0,5–2,0 µg täglich). Die Verwendung von 1-α-hydroxylierten Vitamin-D-Metaboliten erscheint auch deshalb sinnvoll, weil bei Hypoparathyreoidismus die Aktivität der renalen 1-α-Hydroxylase vermindert ist. Alternativ ist auch der Einsatz von Dihydrotachysterol 0,2–1,2 mg täglich möglich. Limitierend ist die unter dieser Therapie entstehende Hyperkalziurie, da aufgrund der fehlenden Parathormonwirkung die renale Reabsorption von Kalzium vermindert ist. Das unter der Vitamin-D-Behandlung vermehrt intestinal aufgenommene Kalzium wird deshalb großteils direkt renal wieder ausgeschieden. Damit steigt das Risiko für Nephrolithiasis. Gegebenenfalls ist deshalb die zusätzliche Gabe von Thiazid-Diuretika notwendig (25–100 mg/Tag bei Erwachsenen, 0,5–2,0 mg/kg/Tag bei Kindern), wobei hierbei evtl. noch zusätzlich Kalium supplementiert werden muss. Generell ist deshalb auch eine Einstellung des Serum-Kalzium nur im unteren Normbereich sinnvoll und höhere Kalziumkonzentrationen im Serum sollten vermieden werden.

Bei Hyperphosphatämie (Serum-Phosphat > 6 mg/dl oder > 1,93 mmol/l) müssen Phosphatbinder gegeben werden, um die Hyperphosphatämie zu reduzieren und eine metastatische Kalzifizierung zu verhindern. Aus diesem Grund sollte auch der Konsum von Milchprodukten eingeschränkt werden, da diese einen hohen Phosphatanteil enthalten.

Bewertung

Wirksamkeit

Mit der angegebenen Substitution lässt sich der Kalziumspiegel in der Regel im Normbereich einstellen.

Verträglichkeit

Kalzium- und Vitamin-D-Supplemente sowie Vitamin-D-Metabolite sind gut verträglich, sofern Überdosierung vermieden wird (Monitoring des Serumkalzium!).

Pharmakoökonomie

Die Kosten/Nutzen-Relation ist günstig.

Nachsorge

Regelmäßige Kontrollen von Serumkalzium und -phosphat, anfänglich monatlich, später bei stabiler Einstellung halbjährlich.

Prognose

Bei guter Einstellung günstig.

Literatur

1. Goltzman D, Cole DEC (2003) Hypoparathyroidism. In: Favus M (ed.) Primer on the Metabolic Bone Diseases and Disorders of Mineral Metabolism, 5th ed. American Society for Bone and Mineral Research, Washington, pp 274–278

Hypoparathyreoidismus, idiopathisch

Synonyme

Idiopathischer Parathormonmangel; idiopathische Nebenschilddrüsenunterfunktion.

Englischer Begriff

Idiopathic hypoparathyroidism.

Definition

Verringerte oder fehlende Bildung von Parathormon aufgrund Unterfunktion oder Fehlens der Nebenschilddrüsen (Parathyreoideae), angeboren aufgrund von Entwicklungsstörungen oder aufgrund genetischer Defekte. Auch die geänderte Sekretion von Parathormon aufgrund von Mutationen des Parathormon-Gens oder des Kalzium-Sensor-Rezeptors sind zur idiopathischen Form des Hypoparathyreoidismus zu zählen.

Symptome

Die Symptome sind Folge der Hypokalzämie, die infolge des Hypoparathyreoidismus auftritt: Neuromuskuläre Irritation mit Tetanien, Krämpfen, Muskelspasmen (siehe auch ▶ Hypokalzämie).
Bei länger bestehendem, unzureichend behandeltem Hypoparathyreoidismus können Basalganglienverkalkungen und tetanische Katarakte auftreten.

Diagnostik

Labordiagnostisch Bestimmung von Kalzium (erniedrigt) und Phosphat (erhöht) bei normaler Nierenfunktion. Das Parathormon ist inadäquat niedrig oder nicht messbar.

Differenzialdiagnose

Auf das Vorliegen einer polyglandulären Insuffizienz ist zu achten (M. Addison. Eine gleiche Symptomatik wie der Hypoparathyreoidismus ruft der Pseudohypoparathyreoidismus hervor: Hier liegt keine Insuffizienz der Nebenschilddrüsen vor, sondern eine Endorganresistenz infolge eines Rezeptordefektes (je nach Art des Rezeptordefektes unterscheidet man verschiedene Typen des Pseudohypoparathyreoidismus).

Allgemeine Maßnahmen

Lebensmodifikation

Schulung der Patienten auf Zeichen der Hypokalzämie, um durch rechtzeitige Intervention rechtzeitig ernsthafte Symptome zu verhindern.

Diät

Kalziumreiche Mineralwässer sind neben Kalziumsupplementen zu empfehlen. Wegen des hohen Phosphatanteils (und der bei Hypoparathyreoidismus verminderten renalen Phosphatausscheidung) ist ein Konsum von Milchprodukten nicht empfehlenswert, da diese neben Kalzium auch Phosphat enthalten.

Therapie

Kausal

Derzeit ist keine kausale Therapie etabliert.

Probetherapie

Kalziumsupplemente und Vitamin D sollten in aufsteigender Dosierung unter Kontrolle des Kalziumspiegels appliziert werden.

Akuttherapie

Im tetanischen Anfall ist eine intravenöse Kalziumzufuhr notwendig: 20 ml einer 10 %igen Kalziumlösung oder 20 %ige Kalziumlösung langsam intravenös (über Minuten) bis zum Wirkungseintritt, bei Bedarf Wiederholung nach 10–30 Minuten. Bei Status tetanicus mit gesicherter Hypokalzämie kann eine intravenöse Kalziuminfusion (insgesamt 10–20 Ampullen) über 24 Stunden durchgeführt werden. Kontrollen des Serum-Kalzium sind zur Vermeidung einer Hyperkalzämie erforderlich (cave digitalisierte Patienten).

Dauertherapie

Die verfügbaren pharmakologischen Wirkstoffe sind Kalzium und Vitamin D bzw. Vitamin-D-Derivate/Metaboliten. Kalzium kann bis zu einer Dosierung von 2000 mg täglich eingesetzt werden, und die Dosierung von Vitamin D_3 kann von 3000–100.000 Einheiten täglich reichen. Die Verwendung von Vitamin D_3 ist zwar preiswert, kann aber aufgrund der langen Halbwertszeit die Gefahr einer Intoxikation mit sich bringen. Alternativ können 1-α-hydroxylierte Vitamin-D-Metaboliten eingesetzt werden, die eine kürzere Halbwertszeit aufweisen (Calcitriol 0,25–1,0 µg/Tag oder Alfacalcidol 0,5–2,0 µg täglich). Die Verwendung von 1-α-hydroxylierten Vitamin-D-Metaboliten erscheint auch deshalb sinnvoll, weil bei Hypoparathyreoidismus die Aktivität der renalen 1-α-Hydroxylase vermindert ist. Alternativ ist auch der Einsatz von Dihydrotachysterol 0,2–1,2 mg täglich möglich. Limitierend ist die unter dieser Therapie entstehende Hyperkalziurie, da aufgrund der fehlenden Parathormonwirkung die renale Reabsorption von Kalzium vermindert ist. Das unter der Vitamin-D-Behandlung vermehrt intestinal aufgenommene Kalzium wird deshalb großteils direkt renal wieder ausgeschieden. Damit steigt das Risiko für Nephrolithiasis. Gegebenenfalls ist deshalb die zusätzliche Gabe von Thiazid-Diuretika notwendig (25–100 mg/Tag bei Erwachsenen, 0,5–2,0 mg/kg/Tag bei Kindern), wobei hierbei evtl. noch zusätzlich Kalium supplementiert werden muss. Generell ist deshalb auch eine Einstellung des Serum-Kalzium nur im unteren Normbereich sinnvoll und höhere Kalziumkonzentrationen im Serum sollten vermieden werden. Bei Hyperphosphatämie (Serum-Phosphat > 6 mg/dl oder > 1,93 mmol/l) müssen Phosphatbinder gegeben werden, um die Hyperphosphatämie zu reduzieren und eine metastatische Kalzifizierung zu verhindern. Aus diesem Grund sollte auch der Konsum von Milchprodukten eingeschränkt werden, da diese einen hohen Phosphatanteil enthalten.

Bewertung

Wirksamkeit

Mit der angegebenen Substitution lässt sich der Kalziumspiegel in der Regel im unteren Normbereich einstellen.

Verträglichkeit

Kalzium- und Vitamin-D-Supplemente sowie Vitamin-D-Metabolite sind gut verträglich, sofern Überdosierung vermieden wird (Monitoring des Serumkalzium!).

Pharmakoökonomie

Die Kosten/Nutzen-Relation ist günstig.

Nachsorge

Regelmäßige Kontrollen von Serumkalzium und -phosphat, anfänglich monatlich, später bei stabiler Einstellung halbjährlich.

Prognose

Bei guter Einstellung günstig.

Literatur

1. Goltzman D, Cole DEC (2003) Hypoparathyroidism. In: Favus M (ed) Primer on the Metabolic Bone Diseases and Disorders of Mineral Metabolism, 5th ed. American Society for Bone and Mineral Research, Washington, pp 274–278

Hypoparathyreoidismus, parathyreopriver

Synonyme

Z.n. Nebenschilddrüsenentfernung; Parathormonmangel.

Englischer Begriff

Postsurgical Hypoparathyroidism.

Definition

Fehlen von Parathormon aufgrund der chirurgischen Enfernung der Nebenschilddrüsen (auch als Komplikation einer Strumektomie) oder (selten) aufgrund der Zerstörung der Nebenschilddrüsen durch Bestrahlung.

Symptome

Die Symptomatik (Krämpfe, Tetanien) entsprechen den Folgen der Hypokalziämie, siehe auch ▶ Hypoparathyreoidismus.

Diagnostik

Labordiagnostisch Bestimmung von Kalzium (erniedrigt) und Phosphat (erhöht) bei normaler Nierenfunktion. Das Parathormon ist nicht messbar. Richtungweisend ist die Anamnese einer Operation im Halsbereich oder einer Radiatio.

Differenzialdiagnose

Idiopathischer Hypoparathyreoidismus, andere Ursachen einer Hypokalziämie.

Allgemeine Maßnahmen

Lebensmodifikation

Schulung hinsichtlich Warnzeichen der Tetanie. Siehe ▶ Hypoparathyreoidismus.

Diät

Kalziumreiche Mineralwässer. Vermeidung von Milch und Milchprodukten (wegen des hohen Phosphatanteils). Siehe ▶ Hypoparathyreoidismus.

Therapie

Kausal

Eine kausale Therapie existiert nicht.

Probetherapie

Kalzium und Vitamin-D-Metabolite in aufsteigender Dosierung, siehe ▶ Hypoparathyreoidismus. Es kann weiterhin versucht werden, ob durch Magnesiumsupplemente eine Restfunktion der Nebenschilddrüsen wieder aktiviert werden kann (v.a. in der postoperativen Phase kann eine Magnesiumsupplementation die Restfunktion verbliebener Nebenschilddrüsen unterstützen).

Akuttherapie

Akuttherapie des tetanischen Anfalls siehe ▶ Hypoparathyreoidismus und ▶ Hypokalzämie.

Dauertherapie

Kalziumsupplemente und Vitamin D bzw. Vitamin-D-Metabolite, siehe ▶ Hypoparathyreoidismus und ▶ Hypokalzämie.

Bewertung

Wirksamkeit

Eine Einstellung des Serumkalzium in den unteren Normbereich gelingt fast immer.

Verträglichkeit

In der Regel gut.

Pharmakoökonomie

Gute Kosten/Nutzen-Relation.

Nachsorge

Regelmäßige Laborkontrollen von Kalzium und Phosphat. Augenärztliche Untersuchungen hinsichtlich Katarakt. Siehe ▶ Hypoparathyreoidismus.

Prognose

Günstig.

Hypophosphatämie

Synonyme

Phosphatmangel.

Englischer Begriff

Hypophosphatemia.

Definition

Erniedrigung der Konzentration von Phosphat im Serum oder Plasma.

Symptome

Phosphatmangel in der Zirkulation führt zu Mineralisationsstörungen mit Ausbildung einer Rachitis bei Kindern und Osteomalazie bei Erwachsenen. In der Kindheit kommt es zur verzögerten Mineralisierung mit Auftreibung der Knorpel-Knochengrenzen (rachitischer Rosenkranz an den Rippen, O-Beine, Kartenherzbecken) und zu Minderwuchs, bei Erwachsenen kommt es zu Skelettdeformierung.

Akut führt Hyphophosphatämie zu Muskelschwäche, Muskelschmerz, zentralnervösen Symptomen wie Verwirrtsein, Konfusion, Konvulsionen und Koma. Auch hämolytische Anämie wurde beschrieben.

Diagnostik

Messung von Phosphat im Serum (oder Plasma) und im Urin (24 h Sammelurin). Bestimmung der Phosphat-Clearance (in 2 Sammelperioden über jeweils 2 Stunden werden Urinvolumen sowie die Konzentrationen von Phosphat und Kreatinin jeweils in Serum und Urin bestimmt. Daraus kann die Phosphat-Clearance und die prozentuale tubuläre Rückresorption bestimmt werden). Ergänzend sollten auch Kalzium im Serum sowie Parathormon, 25-Hydroxyvitamin D und 1,25-Dihydroxyvitamin D bestimmt werden.

Differenzialdiagnose

Die Hauptursache für schwere Hypophosphatämie sind genetisch bedingte renale Tubulusdefekte, die zum Phosphatverlust über den Urin führen (trotz Hypophosphatämie erhöhte Urin-Phosphatausscheidung, erhöhte Phosphat-Clearance). Die wichtigsten Formen sind die X-chromosomal vererbte hypophosphatämische Rachitis und das Fanconi-Syndrom. Bei Erwachsenen ist differenzialdiagnostisch auch an Weichteil-Tumoren zu denken, die Faktoren (wie z.B. FGF 23) produzieren, die in der Niere zu einer erhöhten Phosphaturie führen (onkogene Osteomalazie). Eine meist

nur mäßig ausgeprägte Hypophosphatämie findet man auch beim primären Hyperparathyreoidismus, wo durch das hohe Parathormon die renale Phosphatausscheidung stimuliert wird. Bei Frühgeborenen kann eine Hypophosphatämie auch als Folge einer phosphatarmen Ernährung auftreten. Eine parenterale Hyperalimentation (mit geringem Phosphatanteil) kann ebenfalls zu einer Hypophosphatämie führen. Schließlich wäre noch die Insulintherapie des diabetischen Komas zu erwähnen, die zu einer Hypophosphatämie führen kann.

Allgemeine Maßnahmen

Lebensmodifikation

Keine spezielle Lebensmodifikation sinnvoll.

Diät

Phosphatreiche Lebensmittel (Milchprodukte, insbesondere Käse), sowie Wurst.

Therapie

Kausal

Bei der onkogenen Osteomalazie ist die Entfernung des Weichteiltumors eine kausale Therapie (Schwierigkeiten bereitet oft die Lokalisationsdiagnostik).

Liegt ein primärer Hyperparathyreoidismus vor, dann ist die operative Entfernung des Nebennierenadenoms die Therapie der Wahl.

Akuttherapie

Bei akuten Entgleisungen sollte Phosphat als Zusatz zur Infusion parenteral verabreicht werden.

Dauertherapie

Sind diätetische Gründe die Ursache der Hypophosphatämie, dann können Phosphatzusätze gegeben werden.

Bei renalen Tubulusfunktionsstörungen (auch bei der onkogenen Osteomalazie, solange der Tumor noch nicht entfernt werden kann) ersetzt man Phosphat in der Dosierung 50–70 mg P bei Kindern und

1–3 g P bei Erwachsenen als Phosphat verteilt über mehrere Einzeldosen (Präparat Reducto spezial. 1 Drg. enthält: Phosphat 6,4 mmol = 613 mg Phosphat oder 198 mg P, zusätzlich Kalium ca. 4,4 mmol und Natrium ca. 4 mmol).

Da bei den renalen Tubulusfunktionsstörungen oft auch die Bildung von 1,25-Dihydroxyvitamin D vermindert ist, gibt man zusätzlich 0,25–0,5 µg Calcitriol, das dann auch die enterale Phosphatresorption steigert.

Operativ/strahlentherapeutisch

Bei onkogener Osteomalazie ist eine chirurgische Entfernung des Weichteiltumors anzustreben. Bei Vorliegen eines Nebenschilddrüsenadenoms sollte dieses entfernt werden.

Bewertung

Wirksamkeit

Mit der oralen Phosphattherapie lassen sich die Symptome der Osteomalazie meist erfolgreich therapieren.

Verträglichkeit

Gelegentlich können unter oraler Phosphattherapie gastrointestinale Beschwerden auftreten (Druck- und Völlegefühl, Diarrhoe).

Pharmakoökonomie

Günstige Kosten/Nutzen-Relation.

Nachsorge

Regelmäßige Kontrolle der Phosphatspiegel.

Prognose

Günstig.

Hypophysärer Hochwuchs

▶ Riesenwuchs, hypophysärer

Hypophysärer Kleinwuchs

▶ Minderwuchs, hypophysärer

Hypophyse

Synonyme

Hirnanhangsdrüse; Glandula pituitaria.

Englischer Begriff

Pituitary; hypophysis.

Definition

Eine ovale, etwa bohnengroße und -förmige, ca. 0,6 g schwere, von einer Bindegewebskapsel umschlossene Drüse am Boden des Zwischenhirns.

Grundlagen

Sie liegt im Türkensattel (Sella turcica), einer knöchernen Ausbuchtung des Keilbeins, die von der Hypophyse vollständig ausgefüllt wird. Die Sella turcica misst im Durchschnitt $15 \times 10 \times 6$ mm. Das Volumen der Hypophyse in der Sella liegt bei etwa 600 mm^3. Das Gewicht der Hypophyse ist bei Frauen im Vergleich zu Männern etwas höher und nimmt während der Schwangerschaft zu.

Der vordere Teil der Sella besteht aus dem Tuberculum sellae und den vorderen Clinoidfortsätzen. Der hintere Teil wird von dem Dorsum sellae mit den hinteren Clinoidfortsätzen gebildet. Das Diaphragma sellae, eine Duplikatur der Dura mater, stellt das Selladach dar und ist an den vorderen und hinteren Clinoidfortsätzen befestigt. Es weist nur eine kleine zentrale Öffnung für den Durchtritt des Hypophysenstiels mit seinen Blutgefäßen auf. Die Hypophyse ist extradural gelegen und hat keinen Kontakt zum Liquor. Lateral wird die Sella turcica vom kranialen Teil des Sinus cavernosus begrenzt. Dieser wird von der A. carotis interna und einer Reihe von Hirnnerven

(III – N. oculomotorius, IV – N. trochlearis, VI – N. abducens und Nn. ophtalmicus und maxillaris, Äste des N. trigeminus – V) durchzogen. Durch den Sellaboden grenzt die Hypophyse an den Sinus sphenoidalis. Etwa 5–10 mm oberhalb des Diaphragma sellae und vor dem Hypophysenstiel befindet sich das Chiasma opticum.

Die Hypophyse besteht funktionell und anatomisch aus zwei Teilen: dem Hypophysenvorderlappen – HVL (Adenohypophyse) und Hypophysenhinterlappen – HHL (Neurohypophyse). Der Stiel (Hypophysenstiel) entspringt aus dem medialen Bereich des Hypothalamus.

Die arterielle Versorgung der Hypophyse erfolgt über die A. carotis interna, von der die Aa. hypophysiae superiores, mediae und inferiores abgehen. Die Aa. hypophysiae superiores bilden ein Kapillarnetz im Bereich der Eminentia mediana des Hypothalamus, die sich dann in Portalgefäßen sammeln und über den Hypophysenstiel den HVL erreichen. Dort bilden sie ein anderes Netzwerk von Kapillaren. Diese beiden Kapillargeflechte werden als Pfortadersystem der Hypophyse bezeichnet. Dieses System ermöglicht die neurohormonale Steuerung der Adenohypophyse durch die hypophysiotropen Hypothalamushormone. Die mittleren und unteren Hypophysenarterien versorgen direkt den Hypophysenstiel und den HHL.

Der venöse Abfluss erfolgt über verschiedene Venen in den Sinus cavernosus und weiter über den Sinus petrosus inferior in die Jugularvenen.

Den HVL erreichen nur wenige Nervenfasern; diese verlaufen hauptsächlich entlang der Blutgefäße und regeln durch den engen Kontakt zu den Kapillaren des Pfortadersystems den Blutfluss, ohne bedeutenden Einfluss auf die Hormonproduktion zu haben. Zahlreiche marklose Nervenfasern von neurosekretorischen Neuronen, die in den supraoptischen und paraventrikulären Arealen des Hypothalamus liegen, durchziehen den Hypophysenstiel und en-

den im HHL. Hier geben sie ihre Produkte (Vasopressin, Oxytocin, Neurophysine) ab.

Hypophysektomie

Englischer Begriff

Hypophysectomy; pituitary ablation.

Definition

Komplette Entfernung der Hypophyse. In der englischen Fachliteratur bezeichnet der Begriff fälschlicherweise die Entfernung eines Hypophysenadenoms.

Durchführung

Das Verfahren gilt heutzutage als obsolet. Nur in Ausnahmefällen ist eine Hypophysektomie zur Behandlung eines Hypophysentumors indiziert. Ziel der operativen Behandlung dieser Läsionen ist ihre selektive Ausschaltung unter Schonung der Hypophyse. Früher wurde der Eingriff (operativ, elektrochirurgisch oder durch Bestrahlung) im Rahmen der Behandlung von sogenannten „hormonabhängigen" peripheren Tumoren (Mamma-, Prostatakarzinom, Chorionepitheliom) durchgeführt. Heute ist bei positivem Rezeptorstatus eine medikamentöse Antihormontherapie die Behandlung der Wahl. Dabei kommt es unter Gabe von GnRH-Analoga zu einer progredienten Erschöpfung der Hypophyse, bis die hypophysäre Steuerung der Sexualhormonproduktion erlischt.

Hypophysenadenom

Englischer Begriff

Pituitary adenoma.

Definition

Gutartiger Tumor ausgehend von Zellen des Hypophysenvorderlappens.

Grundlagen

Hypophysenadenome sind benigne, obwohl sie in seltenen Fällen auch lokal invasiv auftreten können. Die Prävalenz klinisch erkennbarer Adenome beträgt ca. 10 %. Je nach Größe, Lokalisation und Hormonsekretion des Tumors kommt es zu Symptomen durch lokalen Druck und Verlagerung der benachbarten Strukturen (Chiasma opticum, Sinus cavernosus, Hypophyseninsuffizienz) und im Falle einer Hormonsekretion zu charakteristischen Syndromen. Neue immunohistochemische Methoden und die Verfeinerung der Techniken auf dem Gebiet der Molekularbiologie führten zu einem besseren Verständnis der Pathogenese dieser Tumoren. Das hat unter anderem auch zu einer Änderung der Klassifikation beigetragen. Die Grundlage der alten Klassifikation, nämlich die unterschiedliche zytoplasmatische Anfärbung hypophysärer Zellen, berücksichtigte nicht die klinische Manifestation und Hormonproduktion. Heutzutage werden die Hypophysenadenome in zwei große Gruppen eingeteilt, die hormonaktiven und die hormoninaktiven Hypophysenadenome. Im angloamerikanischen Sprachraum trifft man dagegen auf die Begriffe „non-functioning" oder „non-secreting" für die hormoninaktiven und „functioning" oder „secreting" für die hormonaktiven Adenome. Letztere werden je nach Hormonsekretion in prolaktin-sezernierend (Prolaktinom), wachstumshormon-sezernierend (Akromegalie), ACTH-sezernierend (M. Cushing), gonadotropin-sezernierend (Gonadotropinom) und TSH-sezernierend (TSHom) eingeteilt. Häufig wird jedoch mehr als ein Hormon sezerniert. Bei endokrinologischen und ophthalmologischen Störungen besteht eine Operationsindikation mit Ausnahme der Prolaktinome, die primär medikamentös mit Dopaminagonisten behandelt werden. Ca. 90 % der Tumoren lassen sich auf transsphenoidalem und ca. 10 % auf transkraniellem Wege entfernen. Bei Rest- bzw. Rezidivtumor kommt sowohl eine Re-Operation als auch eine Radiotherapie in Frage.

Weiterführende Links

► Hypophysentumoren

Hypophysenadenom, basophiles

Englischer Begriff

Basophilic pituitary adenoma; basophil pituitary adenoma.

Definition

Hypophysenadenom, welches von den sogenannten basophilen oder β-Zellen der Hypophyse ausgeht. Es handelt sich um ACTH-produzierende Hypophysenadenome (Ursache des M. Cushing).

Grundlagen

Der Begriff stammt aus der Pathologie. Je nach Fähigkeit der Hypophysenadenomzellen sich mit Farbstoffen anzufärben, wurden die Tumoren in chromophob (Gamma-Zellen, z.B. Prolaktinome) und chromophil eingeteilt. Bei den letzteren wurde zwischen basophilen (Färbung mit basischen Farbstoffen, z.B. ACTH-produzierend) und eosinophilen (α-Zellen, z.B. Wachstumshormon-produzierend) unterschieden. Dabei handelte es sich um eine morphologische und nicht um eine funktionelle Zuordnung (WHO-Klassifikation von 1980), so dass diese Einteilung nicht mehr dem aktuellen Stand entspricht. Sie wurde daher durch eine Klassifikation ersetzt, welche am immunhistochemischen Nachweis der produzierten Hormone orientiert ist.

Hypophysenadenom, endokrin aktives

Synonyme

Hormonproduzierendes Hypophysenadenom; hormonaktives Hypophysenadenom;

hormonsezernierendes   Hypophysenadenom.

Englischer Begriff

Hormone secreting pituitary adenoma; functioning pituitary adenoma.

Definition

In der Regel gutartige Proliferationen ausgehend von Zellen des Hypophysenvorderlappens, die im Gegensatz zu den sogenannten „hormoninaktiven" Hypophysenadenomen, Hormone produzieren und sezernieren. Sie werden je nach Hormonsekretion in prolaktin-sezernierend (Prolaktinom), wachstumshormon-sezernierend (Akromegalie, Gigantismus), ACTH-sezernierend (M. Cushing), gonadotropin-sezernierend (Gonadotropinom) und TSH-sezernierend (TSHom) eingeteilt. Häufig wird jedoch mehr als ein Hormon sezerniert (Mischadenom).

Symptome

1. Je nach Größe und Lokalisation des Tumors kommt es zu Symptomen durch lokalen Druck und Verlagerung der benachbarten Strukturen (Chiasma opticum, Sinus cavernosus, Hypophyse): Visusminderung, Gesichtsfeldausfälle, Augenmuskelparesen, periorbitale Schmerzen, diffuse Kopfschmerzen und Hypophysenvorderlappeninsuffizienz
2. Symptome aufgrund des Hormonexzesses:

- *Prolaktinom:* Oligomenorrhoe bzw. Amenorrhoe/Galaktorrhoe-Syndrom bei der Frau, Libido und Potenzstörungen beim Mann, weiterhin Osteoporose, Ödeme und Psychosen
- *Akromegalie:* Weichteilschwellungen der Akren (selten Gigantismus), Vergröberung der Gesichtszüge, Hyperhidrosis, Ventilationsstörungen durch Makroglossie und Kehlkopfvergrößerung, diabetogene Stoffwechsellage, Hypertonie,   Karpaltunnelsyndrom,

Polyneuropathie, depressive Psychose

- *M. Cushing:* Stammfettsucht, Rundgesicht, rote Striae, Hautatrophie, Muskelschwäche, Hypertonie, Plethora, Entwicklung eines Diabetes mellitus, schwere Osteoporose, Steroidmyopathie, Psychosen. Hyperpigmentierung bei Nelson-Syndrom
- *Gonadotropinom:* meistens kommt es durch die Sekretion lediglich von Vorstufen der Gonadotropine (α- und β-Untereinheit) zu keinen endokrinologischen Störungen im Sinne eines Hormonexzesses. Seltene LH-produzierende Hypophysenadenome können beim Mann supraphysiologische Testosteronkonzentrationen verursachen,   FSH-produzierende Hypophysenadenome bewirken bei der Frau eine Amenorrhoe
- *TSHom:* Symptome einer sekundären Hyperthyreose.

Diagnostik

Bestimmung des basalen Spiegels aller hypophysärer Hormone (Serumprolaktinspiegel: bei Werten über 200 ng/ml kann man von einem Prolaktinom als Ursache der Hyperprolaktinämie ausgehen).
Ausschluss einer Hypophyseninsuffizienz (Insulinhypoglykämie-Test o. kombinierter Stimulationstest – Cave: Gefahr der Einblutung des Tumors nach Gabe von TRH).
Akromegalie: zusätzlich oraler Glukosetoleranztest.
M. Cushing: zusätzlich niedrig und hochdosierter Dexamethason-Hemmtest, freies Kortisol im 24-Stunden-Urin, CRH-Stimulationstest, gegebenenfalls Sinus petrosus Katheterisierung und Etagenblutabnahme.
Magnetresonanztomographie, gegebenenfalls Computertomographie und/oder Angiographie
Ophthalmologische Untersuchung bei extrasellärer Ausdehnung des Tumors.

Differenzialdiagnose

„Hormoninaktive" Hypophysenadenome, andere Sella-Tumoren (Kraniopharyngiom, Zyste der Rathkes Tasche, optikohypothalamisches Gliom, Meningiom u.a.), Gefäßmalformation (Aneurysma).

Therapie

Dauertherapie

Die Therapie der Wahl bei Prolaktinomen ist die Einnahme von Dopaminagonisten. Es handelt sich um eine hochwirksame Behandlung, die chirurgische und strahlentherapeutische Maßnahmen verdrängt hat. Dadurch kommt es zu einer Normalisierung des Serumprolaktinspiegels in ca. 70 % und zu einer nennenswerten Tumorschrumpfung in ca. 85 % der Patienten. Operationsindikationen sind bei Prolaktinomen eine Intoleranz gegenüber der medikamentösen Behandlung, keine Wirkung der Dopaminagonisten (Persistenz der Hyperprolaktinämie, keine Tumorschrumpfung) und akute Einblutung des Hypophysentumors mit schweren Sehstörungen und/oder neurologischen Defiziten. Relative Operationsindikationen sind die Ablehnung der primären medikamentösen Therapie durch den Patienten insbesondere bei Mikroprolaktinomen und der Nachweis ausgedehnter zystischer Tumoranteile (schlechte Ansprechbarkeit auf Medikamente). Bei allen anderen endokrin aktiven Hypophysenadenomen ist die primäre Therapie die operative Entfernung des Prozesses. Je nach Größe, Lokalisation, Ausdehnung und invasiver Entwicklung kommt es in ca. 80–90 % der Mikroadenome und 50–65 % der Makroadenome zu einer endokrinologischen Remission.

Operativ/strahlentherapeutisch

Etwa 90 % der Patienten können auf transsphenoidalem Wege operiert werden. Bei asymmetrischer Ausdehnung nach suprasellär kommt nur eine transkranielle Operation in Frage (ca. 10 %). In erfahrenen Händen liegt die Komplikationsrate der trans-sphenoidalen Operation bei < 2%. Nach endokrinologischer Remission kommt es bei 2 (Akromegalie) bis 15 % (M. Cushing) der Fälle zu Rezidiven, die eine weitere Behandlung erforderlich machen. Eine präoperative medikamentöse Behandlung kommt bei Wachstumshormon- und TSH-sezernierenden Hypophysenadenomen (Besserung des Allgemeinzustands im Hinblick auf die geplante Operation, Schrumpfung des Tumors, Beseitigung des Hormonexzesses) mit Somatostatinanaloga in Frage. Bei Persistenz des Hormonexzesses kann die Behandlung postoperativ fortgeführt werden. Medikamentöse Therapie-Schemata existieren auch beim M. Cushing (Ketoconazol, Metopiron). Allerdings kommt hier bei Persistenz der Erkrankung trotz Hypophysenoperation eine bilaterale Adrenalektomie in Betracht (CAVE: Gefahr der Entwicklung eines Nelson-Syndroms). Als letzte Therapieoption gilt bei allen endokrin aktiven Hypophysenadenomen die externe Radiotherapie der Sella-Region (konventionell, fraktioniert) oder die Radiochirurgie (Gamma-Knife, LINAC). Sie werden bei Persistenz des Hormonexzesses trotz Operation und medikamentöser Therapie eingesetzt.

Nachsorge

Regelmäßige endokrinologische, ophthalmologische und radiologische Untersuchung sind in regelmäßigen Abständen erforderlich.

Prognose

Ziel der Behandlung ist die Beseitigung der Raumforderung und des Hormonexzesses. Soweit dies gelingt und der Patient sich in endokrinologischer Remission befindet, ist die Prognose sehr gut.

Hypophysenadenom, endokrin inaktives

Synonyme

Hormoninaktives Hypophysenadenom.

Englischer Begriff

Non-secreting pituitary adenoma; non-functioning pituitary adenoma.

Definition

Es handelt sich um Hypophysenadenome, die klinisch nicht zu einem hormonellen Übersekretionssyndrom (z.B. Akromegalie oder M. Cushing) führen. Etwa 25 % aller Hypophysenadenome sind endokrin inaktiv.

Grundlagen

Die Bezeichnung „hormoninaktiv" ist nicht gleichbedeutend mit einer fehlenden Hormonproduktion. Diese Adenome können durchaus Hormone produzieren, bleiben aber meist klinisch stumm. In diesem Fall spricht man von sogenannten "silent producing" Adenomen. Je nachdem welches Hormon vom Tumor produziert wird, unterscheidet man zwischen silent-corticotropen (ACTH) und -gonadotropen (LH, FSH oder deren Untereinheiten) Adenomen. Bei nur 20–30 % aller hormoninaktiven Adenome bzw. 5–10 % aller Hypophysenadenome wird immunohistochemisch absolut keine Hormonproduktion nachgewiesen. In diesem Fall spricht man von Nullzelladenomen und von Onkozytomen.

Klinisch manifestieren sich hormoninaktive Hypophysenadenome in ihrem Verlauf später als hormonaktive Hypophysenadenome. Klinische Symptome sind meistens auf die mechanische Kompression der benachbarten Strukturen zurückzuführen. Das klassische Beispiel hierfür, sind die bitemporalen Gesichtsfeldausfälle und die Visusminderung, aufgrund der Kompression des Chiasma opticum. Erfolgt das Wachstum aber in parasellärer Richtung, so sind der Sinus cavernosus und die darin befindlichen Nerven gefährdet. So kann sich eine Diplopie, eine faziale Hypästhesie oder ein periorbitaler Schmerz (Sinus cavernosus Syndrom) manifestieren. Kopfschmerzen können infolge einer Dehnung der Dura oder infolge eines erhöhten intrakraniellen Druckes entstehen. Die Erhöhung des intrakraniellen Druckes kann wiederum nur bei sehr großen Tumoren durch eine Kompression des Foramen monroi (Foramen interventriculare) oder sogar auch des Aquäductus sylvii entstehen. Der Liquor kann nicht mehr frei zirkulieren, in seltenen Fällen kann sich sogar ein Hydrocephalus manifestieren. In der Regel beeinträchtigt das Wachstum eines Hypophysenadenoms auch die Hypophysenfunktion. Häufig kommt es zu Hormondefiziten. Bei endokrinologischen und/oder ophthalmologischen Störungen ist die Therapie der Wahl die operative Entfernung des Tumors. Ca. 90 % der Tumoren lassen sich auf transsphenoidalem und ca. 10 % auf transkraniellem Wege entfernen. Bei invasiv entwickelten Tumoren gelingt keine vollständige Extirpation. Bei Rest- bzw. Rezidivtumor kommt sowohl eine Re-Operation als auch eine Radiotherapie in Frage.

Hypophysenadenom, hormonaktives

► Hypophysenadenom, endokrin aktives

Hypophysenadenom, hormonproduzierendes

► Hypophysenadenom, endokrin aktives

Hypophysenadenom, hormonsezernierendes

► Hypophysenadenom, endokrin aktives

Hypophysenfunktions-Test

Synonyme

Endokrinologische Funktionsdiagnostik.

Englischer Begriff

Pituitary function test.

Definition

Ausschluss einer inadäquaten oder insuffizienten Sekretion von Hypophysenhormonen mittels Stimulations- oder Suppressionstests. Dient auch zur Etagendiagnostik im Rahmen der Lokalisation der Störung, die sich sowohl im Bereich des Hypothalamus als auch im Bereich der Hypophyse oder des Endorgans befinden kann.

Voraussetzung

Für die korrekte Interpretation der Funktionstestung wird die vorausgegangene Bestimmung der basalen Hormonwerte vorausgesetzt.

Kontraindikationen

Insulinhypoglykämie: epileptische Anfälle, koronare Herzerkrankung, bekannte Nebennieren-Insuffizienz, vereinzelt Berichte über Todesfälle im Kindesalter.
TRH-Stimulation: Makroadenom mit Chiasma-Kompression aufgrund der Gefahr der akuten Einblutung und Erblindung. Arginintest: erhebliche Volumenbelastung, Gefahr der allergischen Reaktion.

Durchführung

Die Angriffspunkte der verschiedenen Funktionstests werden in Tab. 1 dargestellt. Hier wird die Durchführung der gebräuchlichen Tests kurz dargestellt:

- Insulinhypoglykämie-Test: 0,15 IE Alt-Insulin/kg KG i.v., Blutabnahmen für Prolaktin, ACTH, Kortisol und Wachstumshormon über 90–120 Minuten

- ACTH-Test: 25/E ACTH (Synacthen) i.v., Blutabnahme für Kortisol vor Injektion und nach 30 Minuten
- Releasing-Hormon-Test: 100 µg CRH, GnRH, GHRH und 200 µg TRH, einzeln oder zusammen i.v., Blutabnahme für alle hypophysären Hormonen nach 30 und 60 Minuten
- Desmopressin-Test: 10 µg DDAVP (2½ Amp. Minirin) über 5 Minuten. i.v., Messung von ACTH über 90 Minuten
- Arginin-Infusionstest: 0,5 g/kg, Maximaldosis 30 g, über 30 Minuten. I.v., Messung von Wachstumshormon über 90–120 Minuten
- Dexamethason-Hemmtest: 1 und 2 mg (Screening), 8 und 16 mg (Differenzialdiagnose) Dexamethason um 22 Uhr oral. Kortisolbestimmung am nächsten Morgen um 9 Uhr.
- Orale Glukosebelastung: 75–100 g Glukose per os, Messung von Blutzucker und Wachstumshormon nach 60 Minuten
- Durstversuch: Messung des spezifischen Gewichts im Urin sowie der Urin- und Serumosmolalität nach Dursten über 12 bis maximal 24 Stunden.

Hypophysenfunktions-Test-Mittel

Definition

Substanzen oder Wirkstoffe, die zur Untersuchung der Hypophysenfunktion im Rahmen der Stimulations- bzw. Suppressionstests verwendet werden.

Grundlagen

Es sind hypothalamische Releasing-Hormone (CRH, TRH, GHRH, GnRH), glandotrope Hypophysenhormone (ACTH) oder diverse Substanzen (hormonelle oder nichthormonelle), die über verschiedene Mechanismen die Sekretion der Hypothalamushormone und/oder Hypophysenhormone und der entsprechenden Zieldrüsen

Hypophysenfunktions-Test, Tabelle 1 Angriffspunkte endokriner Funktionstests zur Untersuchung hypothalamisch-hypophysärer Erkrankungen.

	ACTH	TSH	LH, FSH	GH	Prolaktin
1. Basale Hormonspiegel					
Bestimmung der HVL-Hormone	ACTH	TSH	LH, FSH	GH	Prolaktin
Bestimmung der peripheren Hormone	Kortisol	Thyroxin, Triiodthyronin, TBG	Testosteron, Östrogene, Progesteron	IGF-1, IGFBP-3	–
2. Stimulationstests					
Stimulation der Achse Hypothalamus-HVL-periphere Drüse	Insulinhypoglykämie	–	Clomifen	Insul nhypoglykämie, Clonidin, Arginin, Glukagon	Insulinhypoglykämie, Metoclopramid
Entzug peripherer Hormone = Stimulation von Hypothalamus-HVL	Metopiron	Antithyreoidale Substanzen		–	–
Stimulation des HVL durch hypophysiotrope Hormone	CRH, DDAVP	TRH	GnRH	GHRH, GHRP (TRH,GnRH)	TRH, VIP
Stimulation der peripheren Drüsen durch glandotrope Hormone	ACTH-Test		hCG-Test	IGF-1-Generationstest mit GH	–
3. Suppressionstests					
Suppression der Achse Hypothalamus-HVL-periphere Drüse	Dexamethason	T_3-(T_4-)Suppression	–	Orale Glukosebelastung	–
Suppression des HVL durch hypophysiotrope Inhibitinghormone	–	Dopaminagonisten, (Somatostatinanaloga)	GnRH-Antagonisten	Somatostatinanaloga, (Dopaminagonisten)	Dopaminagonisten

Nach von Werder und Scriba (1994).

Hypophysenfunktions-Test-Mittel, Tabelle 2

1. Stimulationstests				
Humanes CRH	CRH Ferring	Ampullen 100 µg (Trockensubst. + Lösungsmittel)	100 µg (Kinder: 1–2 µg/kg KG)	i.v. Injektion
TRH	Antepan Relefact TRH	Ampulle 200/400 µg Injektionslösung	200 µg (Kinder: 100 µg/qm KOF) *oder* 2 mg	i.v. Injektion
Nasal-Lösung (Dosierpumpe: 1 Sprühstoss = 1 mg)	1 Sprühstoß in jedes Nasenloch			
GnRH (LHRH)	LHRH Ferring Relefact LH-RH	Ampulle 100 µg (Injektionslösung)	100 µg (Kinder: 60 µg/qm KOF)	i.v. Injektion
GHRH	GHRH Ferring	Ampullen 100 µg (Trockensubst.+ Lösungsmittel)	100 µg	i.v. Injektion
Normal-insulin		Injektionsflaschen mit 40/100 IE/1 ml	0,1 IE/kg KG	i.v. Injektion (mit NaCl 0,9 % auf 1 ml Vol. verdünnt)
Clonidin	Catapresan Heamiton	Tabletten 75/150/300 µg	75 µg/qm KOF	oral
Arginin	L-Arginin-Hydrochlorid	Ampullen 100 ml (21 %)	0,5 g/kg KG (max. 30 g)	i.v. Infusion (über 30 min.)
Glukagon	GlukaGen	1 mg (Pulver + Lösungsmittel)	0,05 mg/kg KG (max. 1 mg)	i.m. Injektion
Propranolol		Tabletten	1 mg/kg KG (max. 40 mg)	oral
Clomifen	Clomhexal	Tabletten 50 mg	100 mg/Tag (Frauen)	oral
MCP Metoclopramid	MCP Hexal Paspertin	Ampulle 10 mg (Injektionslösung)	10 mg	i.v. Injektion
ACTH	Synacten	Ampulle 250 µg (Injektionslösung)	250 µg (= 25 IE)	i.v. Injektion
hCG	Choragan, Predalon, Pregnesin, Primogonyl	Ampullen 5000 IE (Trockensubst. + Lösungsmittel)	3000–5000 IE/qm KOF (Männer)	i.m. Injektion
Metopiron		Kapseln 250 mg	30–40 mg/kg KG	oral (nie auf nüchternem Magen!)
2. Suppressionstests				
Glukose	Dextro O.G-T. Saft	Trinklösung 75 g Glukose	75–100 g	oral
Dexamethason	Dexamethason	Tabletten 0,5/1,5/4/8 mg	2 mg oder 8 mg	oral

stimulieren oder hemmen können. Der Name des Tests gibt im Allgemeinen auch das dazu verwendete Mittel an.

Je nach Test und verwandtem Präparat, werden sie unterschiedlich verabreicht (i.v., oral, nasal). Siehe auch Tab. 1.

Hypophysenhinterlappen

Synonyme

Neurohypophyse.

Englischer Begriff

Posterior pituitary lobe; neurohypophysis.

Definition

Der hintere Lappen der Hypophyse, der als Speicherort der hypothalamischen Hormone Oxytocin und antidiuretisches Hormon (ADH) gilt und zusammen mit dem Infundibulum die Neurohypophyse bildet.

Grundlagen

Der Hypophysenhinterlappen besteht aus Neuroglia, Pituizyten und marklosen Nervenfasern. Über das Infundibulum besteht eine Verbindung zu den hypothalamischen Kernen (Nuclei supraopticus und paraventricularis). Durch axoplasmatischen Fluss erreichen die im Hypothalamus gebildeten Hormone den Hypophysenhinterlappen, wo sie gespeichert werden. Ein Ausfall der Funktion dieses Systems führt zu einem Diabetes insipidus. Dieser findet sich selten bei Hypophysenadenomen und häufig bei Kraniopharyngiomen, Zysten der Rathke'schen Tasche, Entzündungen und Metastasen im suprasellären Bereich. Im Falle einer hormonellen Störung erfolgt die Behandlung des Verlustes vom freien Wasser mit Desmopressinazetat-Lösung zur intranasalen Anwendung. Eine vorübergehende hormonelle Störung, die klinisch zu einer Hyponatriämie führt, kann im Rahmen des frühen postoperativen Verlaufs einer Operation im Bereich der Hypophyse als Syndrom der inadäquaten ADH-Sekretion (SIADH) auftreten. Diese wird mit Flüssigkeitsrestriktion und gegebenenfalls mit hypertonen NaCl-Infusionen behandelt.

Hypophysenhormone

Englischer Begriff

Pituitary hormones.

Definition

Proteo- bzw. Peptidhormone, die in der Hypophyse (Hirnanhangsdrüse) gebildet werden.

Grundlagen

Im Vorderlappen der Hypophyse werden synthetisiert: Wachstumshormon (STH, GH), kortikotropes Hormon (ACTH), Lipotropin (β-LPH, γ-LPH), Endorphin (β-END, γ-END), Melanotropin (α-, β-, γ-MSH), thyreotropes Hormon (TSH), follikelstimulierendes Hormon (FSH), luteinisierendes Hormon (LH) und Prolaktin (PRL). Die aus dem Hinterlappen der Hypophyse freigesetzten Hormone, das antidiuretische Hormon (ADH, AVP) und das Oxytozin, werden im Hypothalamus gebildet. Die Sekretion der Vorderlappenhormone wird durch Releasing- oder Inhibiting-Hormone des Hypothalamus und über Rückkopplungsmechanismen gesteuert.

Hypophyseninsuffizienz

Synonyme

Hypopituitarismus; Panhypopituitarismus.

Englischer Begriff

Hypopituitarism; panhypopituitarism.

Definition

Partielle, oder selten generalisierte Verminderung der Sekretionsleistung der Hypophyse: siehe ► Hypophysenvorderlappeninsuffizienz und ► Diabetes insipidus.

Hypophysentumoren

Englischer Begriff

Pituitary tumors; pituitary tumours.

Definition

Raumforderungen der Hypophyse: Hypophysenadenome aus dem Hypophysenvorderlappen, Gliome aus dem Hypophysenhinterlappen und andere selläre (z.B. Kraniopharyngeom) oder paraselläre Tumoren.

Grundlagen

Unterschieden werden nach der Lokalisation intra-, supra- und paraselläre Tumoren sowie nach der Funktion endokrin aktive Tumoren, bei denen die hormonelle Mehrsekretion klinisch im Vordergrund steht, und endokrin inaktive Tumoren, bei denen eine Hypophysenvorderlappen- oder generalisierte Hypophyseninsuffizienz droht oder besteht. Hormonaktive Tumoren finden sich bei Akromegalie (Wachstumshormon), Prolaktinom (Prolaktin), M. Cushing (ACTH) und TSHom (TSH), Mischformen mit Sekretion mehrerer Hormone kommen vor.

Weiterführende Links

▶ Hypophysenadenom

Hypophysenvorderlappen

Synonyme

Adenohypophyse; HVL.

Englischer Begriff

Anterior pituitary.

Definition

Der vordere Hypophysenlappen, der Wachstumshormon (GH), Gonadotropine (Luteinisierendes Hormon, LH, und Follikelstimulierendes Hormon, FSH), Thyreotropin (TSH), Prolaktin, Melanozytenstimulierendes Hormon (MSH) und Adrenokortikotropes Hormon (ACTH) produziert.

Hypophysenvorderlappen-hormone

Synonyme

Hormone der Adenohypophyse.

Englischer Begriff

Anterior pituitary hormones.

Definition

Hormone, die vom Hypophysenvorderlappen gebildet werden.

Grundlagen

Die Hypophysenvorderlappenhormone werden eingeteilt in glandotrope Hormone, die auf eine hormonproduzierende Drüse wirken (TSH, ACTH, FSH und LH) und Effektorhormone, die direkt an den Zielzellen wirken (Prolaktin, Wachstumshormon und MSH).

Weiterführende Links

▶ Hypophysenhormone

Hypophysenvorderlappen-insuffizienz

Synonyme

Hypopituitarismus; HVL-Insuffizienz; Simmonds-Krankheit; Simmonds-Syndrom.

Englischer Begriff

Hypopituitarism.

Definition

Partieller oder kompletter Ausfall der endo-krinen Funktion des Hypophysenvorderlap-pens (HVL) infolge Zerstörung, Verdrän-gung oder Abtrennung von HVL-Gewebe von hypothalamischen Zentren. Als Ur-sachen kommen degenerative (Nekrosen, z.B. postpartal beim Sheehan-Syndrom), autoimmune oder granulomatöse (z.B. Sar-koidose) Prozesse, Entzündungen, Trau-men, intra- (v.a. Hypophysenadenome) und paraselläre Tumoren (z.B. Kraniopharyn-geom), Hämochromatose sowie Zustand nach neurochirurgischen Eingriffen oder einer Strahlentherapie in Frage.

Symptome

Häufig schleichende Abnahme der somato-, gonado-, thyreo- und adrenokortikotropen HVL-Funktion. Der Funktionsverlust der **thyreotropen Achse** führt zur sekundären Hypothyreose mit Adynamie, Kälteinto-leranz, kühler, trockener und rauher Haut, Gewichtszunahme, Obstipation und lang-samem Puls; der der **adrenokortikotropen Achse** zur sekundären Nebennierenrin-deninsuffizienz mit Leistungsabfall, Hypo-glykämie, Gewichtsverlust, Übelkeit und Erbrechen, wachsartiger, blasser, atrophi-scher Haut mit fehlender Hautbräunung auch nach einem Sonnenbad (sogenannter „weißer Addison"); der der **gonadotro-pen Achse** zum Hypogonadismus, beim Mann mit bleicher, wächserner Haut und vermehrter Faltenbildung, Libidoverlust und Potenzstörungen sowie Reduktion der sekundären Körperbehaarung, bei der Frau zu Menstruationsstörungen, Atrophie der Brust und Unfruchtbarkeit, bei Kin-dern zum Ausbleiben der Pubertät. Der Ausfall von **Prolaktin** macht sich nur bei Frauen während der Stillzeit durch eine fehlende Milchproduktion bemerkbar. Im präpubertären Alter kommt es bei **Wachs-**tumshormonmangel zu Minderwuchs, bei ausreichender Wachstumshormon-Sekretion zum eunuchoidalen Hochwuchs. Die seltene akute HVL-Insuffizienz führt zum hypophysären Koma mit Hypothermie, Bradykardie und Hypoventilation.

Diagnostik

Zum Screening eignet sich die Bestimmung der basalen HVL- und der von ihnen re-gulierten Hormone (Wachstumshormon: IGF-1; LH/FSH: Testosteron/Östradiol; TSH: Thyroxin; ACTH: Kortisol). In der weiterführenden Diagnostik werden Sti-mulationstests durchgeführt (TRH-Test, Insulin-Hypoglykämie-Test, ACTH-Test, CRH-Test, LHRH-Test, GHRH-Test, Ar-ginintest). Bei entsprechendem Verdacht erfolgt eine Bildgebung (Kernspin, gege-benenfalls auch CT).

Differenzialdiagnose

Die Labor- und Funktionsdiagnostik er-laubt zusammen mit der Bildgebung die Differenzierung der Grundkrankheit und die Identifizierung der ausgefallenen Ach-sen. Darüberhinaus ist eine Abgrenzung von peripheren endokrinen Defekten mit in der Regel erhöhten HVL-Hormonen, ei-ner längeren medikamentösen Suppression durch Ovulationshemmer, Schilddrüsen-hormonen oder Glukokortikoiden und eine Anorexia nervosa sowie bei Kindern eine konstitutionelle Entwicklungsverzögerung abzugrenzen.

Therapie

Kausal

Verdrängend wachsende Prolaktinome werden mit gutem Erfolg medikamentös mit Dopaminagonisten oder Somatosta-tinanaloga behandelt. Andere, resektable Tumoren werden neurochirurgisch unter Belassung intakten Hypophysengewebes entfernt.

Akuttherapie

Die akute HVL-Insuffizienz und die krisen-hafte Entgleisung der adrenokortikotropen

Achse (Addisonkrise) erfordert eine intensivmedizinische Überwachung.

Dauertherapie

Neben der Behandlung der zugrundeliegenden Erkrankung erfolgt eine Hormonersatztherapie der adrenokortikotropen Achse mit Hydrokortison (cave: Anpassung an erhöhten Bedarf in Stressphasen, wie z.B. bei Infektionen, Trauma oder Operationen), der thyreotropen Achse mit Levothyroxin und der gonadotropen Achse mit Testosteron beim Mann oder Östrogen/Gestagen-Kombination bei der Frau. Nach strenger Indikationsstellung kann auch eine Wachstumshormonsubstitution angezeigt sein.

Operativ/strahlentherapeutisch

Verdrängend wachsende Tumoren, insbesondere bei (drohender) Kompression des Chiasma opticum erfordern in der Regel eine neurochirurgische Intervention. Der Nutzen einer OP oder Bestrahlung ist individuell gegen die möglichen Komplikationen (OP-Risiko, komplette Hypophysenvorderlappen- oder Hypophyseninsuffizienz einschließlich Diabetes insipidus) abzuwägen, generell aber meist bei hormonaktiven Tumoren und beim Kraniopharyngeom gegeben.

Bewertung

Wirksamkeit

Mit Ausnahme der Fruchtbarkeit gelingt meist eine weitgehende Normalisierung der endokrinen und metabolischen Stoffwechsellage.

Verträglichkeit

Die Hormonsubstitution wird in der Regel gut vertragen.

Nachsorge

Zunächst engmaschige, später jährliche Kontrollen der Hormonsubstitution.

Prognose

Neben der möglichen Beeinträchtigung durch die Grundkrankheit werden Verlauf und Prognose insbesondere durch das Auftreten eines hypophysären Komas (Lebenszeitprävalenz 5–10 %) bei ungenügender oder zu später Substitution sowie durch eine stressinduzierte Nebennierenrindeninsuffizienz aufgrund mangelhafter Anpassung der Hydrokortisonsubstitution beeinflusst. Zudem besteht eine etwa verdoppelte kardiovaskuläre Mortalität und ein erhöhtes Osteoporoserisiko.

Weiterführende Links

▶ Panhypopituitarismus

Literatur

1. Melmed S, Kleinberg DL (2002) Anterior Pituitary. In: Larsen PR, Kronenberg HM, Melmed S, Polonsky KS (eds) Williams Textbook of Endocrinology, 10th edn. WB Saunders, Philadelphia, S 763–1776
2. Reincke M, Paschke R, Schaaf L, Usadel KH (2004) Hypophysenerkrankungen. In: Berdel WE, Böhm M, Classen M, Diehl V, Kochsiek K, Schmiegel W (Hrsg) Innere Medizin, 5. Auflage. Urban & Fischer, München Jena, S 1435–1450

Hypophysenzwischenlappen

Synonyme

Pars intermedia der Hypophyse; HZL.

Englischer Begriff

Intermediate lobe of the pituitary

Definition

Beim Menschen funktionsloser, nur rudimentär angelegter Lappen zwischen Vorder- und Hinterlappen der Hypophyse. Bei einigen Tieren produziert der HZL das Melanozyten-stimulierende Hormon (MSH).

Hypopituitarismus

▶ Hypophysenvorderlappeninsuffizienz

Hypothalamisch-hypophysäre Funktionssstörung

▶ Dysfunktion, hypothalamisch-hypophysäre

Hypothalamus

Englischer Begriff

Hypothalamus.

Definition

Ist der basale Hirnteil, der unterhalb des Thalamus gelegene Teil des Zwischenhirns, bestehend aus der Seitenwand des 3. Hirnventrikels und dessen Boden. Der am Boden des 3. Ventrikels angeordnete Teil hat die Form eines Trichters; die Spitze des Trichters wird als Tuber cinereum bezeichnet. Aus dem zentralen Teil des Tuber cinereum – der Eminentia mediana – entspringt der Hypophysenstiel.

Grundlagen

Der Hypothalamus erstreckt sich zwischen dem Chiasma opticum (vorne) und den Mamillarkörpern (hinten). Lateral wird der Hypothalamus vom Tractus opticus begrenzt. Der Hypothalamus lässt sich in einen medialen, ventrikelnahen und einen lateralen Anteil unterteilen. Der laterale Hypothalamus dient als Verbindungsstation zwischen dem medialen Hypothalamus, dem limbischen System und dem Mittelhirn. Der mediale Anteil enthält 4 Kernareale: Area hypothalamica dorsalis, Area hypothalamica anterior (mit dem präoptischen, supraoptischen und paraventrikulären Kern), Area hypothalamica intermedia (mit dem Nucleus arcuatus, dem ventromedialen Kern) und Area hypothalamica posterior.
Der Hypothalamus wirkt durch diese Kernareale als zentrales Regulationsorgan vegetativer Funktionen (Nahrungs- und Wasseraufnahme, Körpertemperatur, Kreislauf, Sexualität, Schlaf) und steuert infolge der Sekretion von Neurohormonen aus den „hypophysären Kernen" die Aktivität der Hypophyse.
Den einzelnen hypothalamischen Kernarealen können verschiedene Neurohormone zugeordnet werden, die in den Zellkörpern der verschiedenen Nervenzellen (neurosekretorischen Zellen) synthetisiert werden. Die Kerne mit magnozellulären (großzelligen) Neuronen – der supraoptische und paraventrikuläre Kern – bilden die Neurohormone Vasopressin und Oxytocin, die durch den Tractus supraopticohypophysialis in den Hypophysenhinterlappen (HHL) gelangen. In den Kernen mit parvozellulären (kleinzelligen) Neuronen – ventromedialer Kern, Nucleus arcuatus – werden die hypophyseotropen (Releasing- und Inhibiting-) Hormone gebildet, die über den tuberohypophysären Tractus und das Pfortadersystem der Hypophyse in den Hypophysenvorderlappen (HVL) gelangen und dessen Hormonproduktion steuern. Diese Zellen stehen unter Einfluß von Neurotransmittern (Dopamin, Serotonin, Noradrenalin, Acetylcolin), die von den im Hypothalamus endenden Neuronen freigesetzt werden. Der Hypothalamus ist dadurch die letzte neurale Schaltstelle zwischen dem Gehirn und dem endokrinen System.

Hypothalamushormone

Englischer Begriff

Hypothalamic hormones.

Definition

Sind die Hormone, die in den „hypophysären Kernen" des Hypothalamus gebildet werden und im Hypophysenhinterlappen (HHL) gespeichert werden (neurohypophysäre Hormone) und die Hormone, die über das Pfortadersystem der Hypophyse in den Hypophysenvorderlappen (HVL) gelangen

Hypothalamushormone, Tabelle 1

Hormon		Struktur	Funktion
Releasing- und Inhibiting-Hormone (hypophysiotrope Hormone)	Wachstumshormon (Growth Hormone) – Releasing Hormon	GHRH	44 bzw. 40 Aminosäuren	Stimuliert die GH-Sekretion
	Thyreotropin-Releasing Hormon	TRH	Tripeptid	Stimuliert die TSH- und PRL-Sekretion
	Corticotropin (ACTH) – Releasing Hormon	CRH	41 Aminosäuren	Stimuliert die ACTH-Sekretion
	Gonadotropin-Releasing-Hormon (Luteinisierendes-Hormon-Releasing Hormon)	GnRH (LHRH)	Decapeptid	Reguliert die LH- und FSH-Sekretion
	Somatostatin	SS	Tetradecapeptid (SS-14)*	Hemmt die GH- und TSH-Sekretion; auch extrahypothalamisch weit verbreitet, mit sekretionshemmender Wirkung verschiedener Hormone
	Prolaktin-Inhibiting-Hormon	PIH	= Dopamin (DA)	Hemmt die PRL- und TSH-Sekretion
	Prolaktin-Releasing Faktor**	PRF	= VIP (vasoaktives intestinales Peptid)	Stimuliert die PRL-Sekretion
Neurohypophysäre Hormone	Vasopressin (Antidiuretischs Hormon)	ADH	Nonapeptid	Reguliert den Wasserhaushalt durch Stimulation der Wasserrückresorption in den Sammelrohren der Niere
	Oxytocin	OT	Nonapeptid	Stimuliert die Kontraktion des Uterus und den Milchflussreflex

* Neben dem Tetradecapeptid (SS-14) gibt es auch ein größeres Molekül (SS-28). SS-14 ist hauptsächlich im Gehirn, einschließlich Hypothalamus, verbreitet, während SS-28 mehr im Gastrointestinaltrakt vorkommt.
** Außer TRH, der als am besten beschriebener PRL-Releasing Faktor gilt. Wird als „Faktor" bezeichnet, weil die Struktur noch nicht geklärt ist.

H

und die Produktion der HVL-Hormone steuern (Releasing- und Inhibiting-Hormone oder hypophysiotrope Hormone).

Grundlagen

1. Releasing- und Inhibitinghormone (hypophysiotrope Hormone)

- Releasing-Hormone:

    - Wachstumshormon (Growth Hormone)–Releasing-Hormon (GHRH)
    - Thyreotropin-Releasing-Hormon (TRH)
    - Corticotropin (ACTH)–Releasing-Hormon (CRH)
    - Gonadotropin-Releasing-Hormon, auch Luteinisierendes-Hormon-Releasing-Hormon genannt (GnRH/LHRH)
    - Prolaktin-Releasing-Faktor (PRF).

- Inhibiting-Hormone (Hemmfaktoren):

    - Somatostatin (Hemmfaktor für Wachstumshormon)
    - Prolaktin-Inhibiting-Hormon (PIH, = Dopamin/DA).

- Die Sekretion dieser Hormone wird durch mehrere Mechanismen gesteuert:

    - Hormonvermittelte Regelmechanismen (Feedback-Kontrolle/Rückkopplungsmechanismus): die Regulation erfolgt im allgemeinen über eine negative Rückkopplung (negativer Feedback) durch die freien, zirkulierenden Hormone der peripheren Zieldrüsen auf hypothalamischer und hypophysärer Ebene (long feedback), durch die HVL-Hormone auf die hypophysiotropen Hormone (short feedback) und durch die hypophysiotropen Hormone selbst auf die sekretorischen Neu-

rone des Hypothalamus (ultrashort feedback)
    - Humorale und neurale Einflüsse, die unterschiedliche Sekretionsrhythmen ergeben können: zirkadianer Rhythmus, Tag/Nacht-Rhythmus, Pulsatilität der Sekretion, Schlaf- bzw. Stresseinflüsse auf die Sekretion
    - Kontrolle durch übergeordnete Strukturen des Gehirns mittels Neurotransmitter.

2. Neurohypophysäre Hormone

- Vasopressin (Antidiuretisches Hormon = ADH)
- Oxytocin. Die Regulation der Sekretion erfolgt durch:

    - Direkte spezifische Reize oder durch aus der Peripherie dem Hypothalamus weitergeleitete Reize
    - Neurale Einflüsse
    - Neurotransmitterkontrolle (Siehe auch Tab. 1).

Hypothalamus-Hypophysen-Gonadenachse

Synonyme

Regelkreis Hypothalamus-Hypophysen-Gonaden.

Englischer Begriff

Hypothalamic-pituitary-gonadal axis.

Definition

Das komplexe hormonelle Zusammenspiel zwischen Hypothalamus, Hypophyse und Gonaden (die Geschlechtsdrüsen Hoden bzw. Ovarien), welches eine normale Sexualfunktion bei Mann und Frau sichert.

Grundlagen

Neuronen aus dem Nucleus arcuatus des Hypothalamus produzieren GnRH (LHRH)

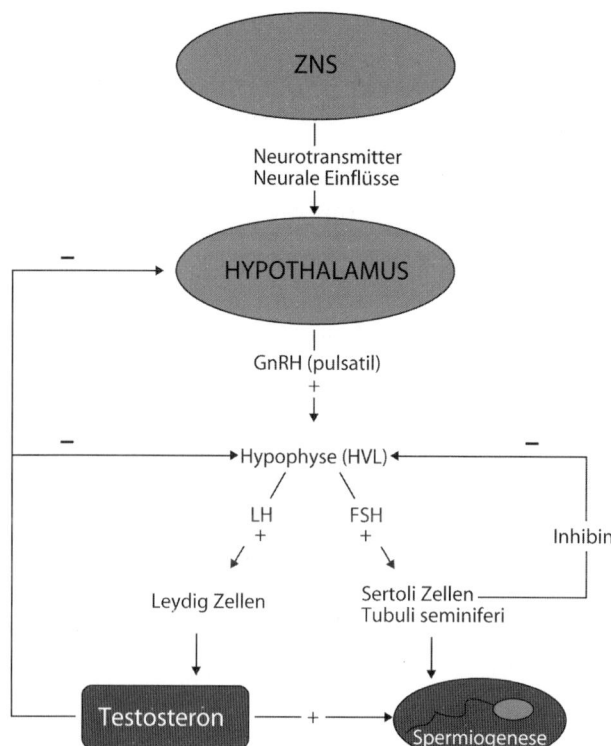

H

Hypothalamus-Hypophysen-Gonadenachse,
Abb. 1 Schematische Darstellung der Hypothalamus-Hypophysen-Hoden (Testis)-Achse.

nach einem pulsatilen Sekretionsmuster (beim Erwachsenen ein Sekretionsschub etwa alle 90 Minuten). GnRH wird über das Pfortadersystem der Hypophyse zum HVL transportiert und steuert die pulsatile Ausschüttung von LH und FSH. Dieser sogenannte GnRH „Pulse Generator" (oder „Pacemaker") ist entscheidend für die Regulation der Gonadotropine (LH und FSH). Variationen in der Frequenz und Bandbreite der GnRH-Sekretionsschübe bestimmen das Ausmaß der Gondotropinsekretion und das Verhältnis zwischen LH und FSH. Die pulsatile LH-Sekretion spiegelt die GnRH-Sekretion wieder; das pulsatile Sekretionsprofil für FSH ist wegen der langen Halbwertszeit dieses Hormons weniger ausgeprägt.

LH stimuliert beim *Mann* (Abb. 1) die Leydigzelle, die Testosteron (T) und geringe Mengen von Dihydrotestosteron (DHT) und Östradiol (E$_2$) sezerniert. Diese Hormone üben eine hypophysäre und hypothalamische Wirkung aus und modulieren über einen negativen Feedback (negative Rückkopplung) die LH-Sekretion. FSH bindet an die Sertoli-Zelle in den Tubuli seminiferi und aktiviert die Spermatogenese. Die FSH-Sekretion unterliegt einem negativen Feedback über das Inhibin, ein Peptid das von den Sertoli-Zellen gebildet wird. FSH ist zur Induktion der Spermatogenese notwendig; für eine komplette Maturation der Spermien ist auch Testosteron erforderlich. Die Destruktion der Tubuli seminiferi oder ein Verlust der Leydig-Zellfunktion führt deshalb zu einem FSH-Anstieg, während der Verlust der Leydig-Zellfunktion zu einem alleinigen LH-Anstieg führen kann. Bei der *Frau* (Abb. 2) steuert FSH das Follikelwachstum und LH ist für die Ovulation und die Aufrechterhaltung des Corpus luteum (Gelbkörperchen) verantwortlich. Dabei werden im Ovar zyklisch die Se-

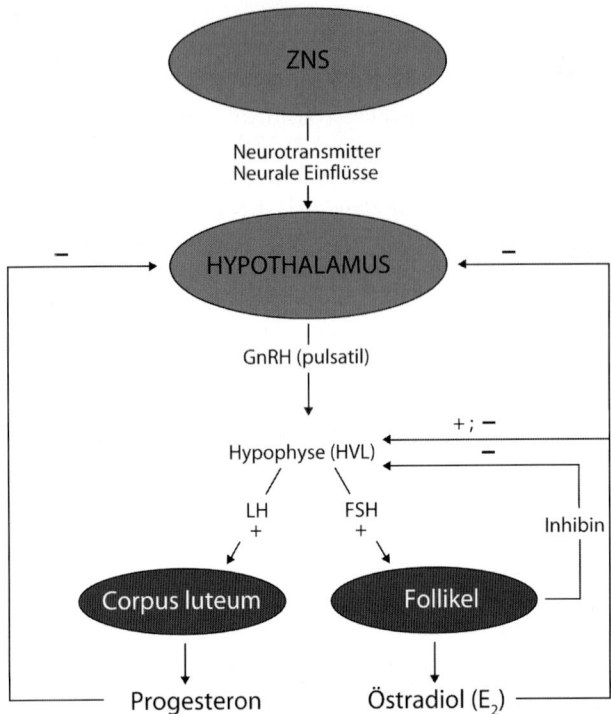

Hypothalamus-Hypophysen-Gonadenachse,
Abb. 2 Schematische Darstellung der Hypothalamus-Hypophysen-Ovar-Achse.

xualhormone Östradiol und Progesteron produziert. Diese modulieren ihrerseits über hypophysäre und hypothalamische Wirkung die Freisetzung der Gonadotropine. FSH unterliegt einer negativen Rückkopplung über Östradiol (follikuläre Phase des Menstruationszyklus mit zunehmender Östradiol-Produktion). Mit LH besteht sowohl eine negative Rückkopplung (in der follikulären Phase) als auch ein positiver Feedback. Hohe Östrogenspiegel führen über eine positive Rückkopplung zur Stimulation der LH-Freisetzung (LH-Peak in der Zyklusmitte, der die Ovulation auslöst). Diese positive Rückkopplung findet hauptsächlich auf hypophysärer Ebene statt: der LH-Schub ist Folge des (durch Östrogen stimulierten) raschen Ansteigens der Zahl der GnRH-Rezeptoren auf den gonadotropen Zellen des HVL. Progesteron übt einen hemmenden Einfluß auf die FSH- und LH-Ausschüttung aus; die

Wirkung erfolgt über den Hypothalamus – die Frequenz der GnRH-Sekretionsschübe wird reduziert. Der negative Feedback auf die FSH-Sekretion ist nicht nur durch die Sexualhormone, sondern auch durch Inhibin, das bei der Frau vom Follikel gebildet wird, bedingt. Der Ausfall der Östrogene und des Inhibins in der Postmenopause und beim primären Hypogonadismus erklärt den ausgeprägten FSH-Anstieg, der den LH-Anstieg deutlich übersteigt.
Die GnRH-produzierenden Neuronen werden sowohl beim Mann als auch bei der Frau von Neurotransmittern und neuralen Einflüssen moduliert.

Hypothermie

Englischer Begriff

hypothermia.

Definition

Körpertemperatur deutlich unter 37°C.

Grundlagen

Es können graduelle Unterschiede und verschiedene Ursachen einer Hypothermie unterschieden werden. Leichte Hypothermie: Körpertemperatur 23–32°C, meist durch oberflächliche Abkühlung bedingt. Ausgeprägte Hypothermie: Körpertemperatur 12–20°C.

Akzidentelle Hypothermie: Nicht beabsichtigte Verminderung der Körpertemperatur, insbesondere bei Neugeborenen, Kindern und bei älteren Menschen, insbesondere während Operationen.

Regionale Hypothermie: Reduktion der Temperatur einer Extremität oder eines Organs durch äußerlich applizierte Kälte oder durch Perfusion mit kaltem Blut oder Flüssigkeiten.

Gesamtkörperhypothermie: Gezielte Reduktion der Kerntemperatur, um den Gewebsmetabolismus zu reduzieren.

Hypothermie im Rahmen der Inneren Medizin:

Hypothyreotes oder hypophysäres Koma. Infolge eines chronischen Mangels an Schilddrüsenhormonen kann es zu einem Absinken der Körpertemperatur kommen. Nach entsprechender Substitution normalisiert sich die Körpertemperatur. In der Regel geht der Hypothermie ein Bewusstseinsverlust voraus.

Sepsis: Im Rahmen des septischen Syndroms kann entweder eine Erhöhung der Körpertemperatur (Fieber > 38,3°C) oder eine Hypothermie (Körpertemperatur < 35,6°C) auftreten. In der Regel wird das septische Bild zusätzlich durch eine Tachykardie (> 90/Min.), eine Tachypnoe (> 20/Min.) sowie Benommenheit und Verwirrtheit charakterisiert. Im Rahmen der septischen Gewebsreaktion kommt es zur Freisetzung endogener Mediatoren (z.B. Prostaglandine, Leukotriene, Endothelin, Tumornekrosefaktor, Interleukin 1,

2, 6, Gamma-Interferon). Eine Hypothermie im Rahmen einer Sepsis erklärt sich wahrscheinlich über die Wirkung der verschiedenen Mediatoren im Hypothalamus. Eine genaue Ursache ist jedoch bis heute nicht bekannt. Eine spontane Hypothermie ist prognostisch eher ungünstig zu werten. Opiatüberdosierung: Im Rahmen eine akuten Opiatüberdosierung kann es ebenfalls zu einer Hypothermie kommen. Auch hier bleibt die Ursache unklar.

Hypothyreoidismus

▶ Hypothyreose

Hypothyreose

Synonyme

Schilddrüsenunterfunktion; Hypothyroidismus; Hypothyreoidismus; Myxödem (beschreibt aber nur eines von vielen Symptomen).

Englischer Begriff

Hypothyroidism.

Definition

Unzureichende Versorgung der Körperzellen mit Schilddrüsenhormonen. Unterscheidung zwischen primärer, sekundärer und tertiärer Hypothyreose, Resistenzsyndrome.

1. Primäre Hypothyreose:

   1. Angeboren: Morphologische Entwicklungsstörungen (Agenesie, Aplasie, Hypoplasie, Ektopie, Zungengrundstruma) sind zweimal häufiger als biochemische Defekte (Iodverwertungsstörungen, z.B. Defekte des Iodidtransporters, der Schilddrüsenperoxidase, der Thyreoglobulinsynthese, der Iodkopplungsreaktion u.a.,

auch als Störung der Iodination und Iodisation bezeichnet); Therapien in der Schwangerschaft (Thyreostatika, Iodexzess); extremer Iodmangel in der Schwangerschaft.

2. Erworben: häufigste Form ist die Autoimmunthyreoiditis (Hashimoto-Thyreoiditis, in Deutschland meist atrophische Form); daneben andere Thyreoiditiden (subakute Thyreoiditis de Quervain, Postpartum-Thyreoiditis, silent Thyreoiditis, Riedel-Struma, zytokin-induzierte Thyreoiditis); therapeutische Maßnahmen (Z.n. Strumaresektion, Z.n. Radioiodtherapie, Z.n. externer Halsbestrahlung); Medikamente (Thyreostatika, Lithium, Amiodarone, Zytokine); strumigene Substanzen; extremer Iodmangel; seltene Ursachen (Amyloidose, Sarkoidose, Lymphome und Neoplasien der Schilddrüse).

2. Sekundäre Hypothyreose (selten): Erkrankungen der Hypophyse (HVL-Insuffizienz, Hypophysentumore, Hypophysitis).
3. Tertiäre Hypothyreose (selten): Erkrankungen des Hypothalamus.
4. Resistenzsyndrome (sehr selten): Generalisierte oder periphere Schilddrüsenhormonresistenz (Mutationen im T3-Rezeptor-β-Gen); TSH-Rezeptorresistenz.

Symptome

Breiter Symptomenkomplex durch Verminderung zahlreicher Stoffwechselprozesse mit unterschiedlicher Ausprägung, vorwiegend abhängig vom Zeitpunkt der Manifestation der Hypothyreose, oft schleichender Verlauf über Jahre. Typisches Bild im Erwachsenenalter:
Adynamie, Leistungsabfall, Kälteintoleranz, Obstipation, Hypothermie, Gewichtszunahme bei geringem Appetit, Bradykardie, depressive Verstimmung, Zyklusstörungen, Libido- und Potenzstörungen, Haarausfall. Befunde: trockene Haut, struppige Haare, heisere Stimme, Hypotonie, paradoxe Hypertonie, Gesichtsödem, teigige Schwellung der Haut (Myxödem), Hyporeflexie, Anämie, Herzinsuffizienz, Pleuraerguss, Koronare Herzerkrankung, Hypercholesterinämie. Besonderheiten in der Neonatalphase (Ikterus prolongatus, Nabelhernie, Entwicklungsstörungen, neurologische Störungen, z.B. Taubheit), im Kindes- und Jugendalter (Wachstums- und Entwicklungsstörungen, Konzentrationsstörungen, mentale Retardierung, Verzögerung der Knochenreife, pubertas tarda oder pubertas praecox) und im Alter (häufig schleichender Beginn mit Verwechslung als Alterungsprozess, Oligosymptomatik). Das (sehr seltene) hypothyreote Koma tritt bei älteren Patienten mit langgehender Hypothyreose auf, auslösende Faktoren sind Kälteeinwirkung und Umstände, die eine Hypoxie begünstigen; trotz intensivmedizinischer Maßnahmen hohe Letalität von ca. 40–50 %.

Diagnostik

Anamnese, körperlicher Untersuchungsbefund; TT_4 und fT_4 immer erniedrigt, TSH > 4 mU/l (bei primärer Hypothyreose). TPO, TgAK bei Autoimmunthyreoiditis; Sonographie/Duplexsonographie; HVL-Diagnostik bei v.a. sekundäre Hypothyreose. Spezielle Diagnostik: bei Iodfehlverwertungsstörungen: spezielle szintigraphische Verfahren (z.B. Perchlorattest); Thyreoglobulin-Bestimmung bei v.a. Agenesie/Aplasie.

Differenzialdiagnose

Bei Kindern / Jugendlichen alle Erkrankungen, die mit Entwicklungsstörungen und/oder Debilität einhergehen (z.B. Down-Syndrom, Chondrodystrophie, frühkindliche Hirnschädigung, Turner-Syndrom u.a.). Im Alter: Verkennung der (oft oligosymptomatischen) Symptome als Alterungsprozess, Depression, Demenz. Bei schweren Allgemeinerkrankungen: Niedrig T_3/T_4-Syndrom ohne Vorliegen einer Hypothyreose. TSH-produzierendes Hypophysenadenom (TSH hochnormal/erhöht, fT_4 erhöht). Prolaktinom: bei manifester Hypothyreose häufig Hyperprolaktinämie.

Therapie

Kausal

Hormonelle Substitution mit reinem Levothyroxin, durchschnittliche Dosis 2,0 µg/kg KG (100–200 µg/Tag), individuelle Einstellung; Ziel: TSH < 4 mU/l; bei langgehendem Verlauf der Hypothyreose bzw. bei Koronarpatienten einschleichende Dosis mit 12,5–25 µg/Tag und Steigerung in 4-wöchigen Abständen.
Neonatale Hypothyreose: rascher Beginn nach Diagnosesicherung zur Vermeidung weiterer Entwicklungsstörungen, im 1. Monat 10–15 µg/kg KG, 6–12 Monate 6 µg/kg KG, 1–6 Jahre µg/kg KG, 6–12 Jahre 4 µg/kg KG, > 12 Jahre 2–3 µg/kg KG. Keine Schilddrüsen-Hormontherapie bei NTI (Nonthyroid illness, low T_4/T_3-Syndrom). Subklinische Hypothyreose: keine generell anerkannten Richtlinien, Therapieindikation jedoch bei TSH > 10 mU/l bzw. bei spezieller Indikation bereits ab TSH 3–4 (Infertilität, Zyklusstörungen, Fettstoffwechselstörungen, Depression) und während der Schwangerschaft, nach Strumaresektion, nach Radioiodtherapie oder bei positiven TPO–AK. Triiodthyronin nur zur Überbrückung vor geplantem Radioiodtest bei Patienten nach operiertem Schilddrüsenmalignom.

Probetherapie

Bei subklinischer Hypothyreose.

Akuttherapie

Bei lebensbedrohlichem hypothyreotem Koma, hochdosierte parenterale Therapie mit Levothyroxin (500 µg/Tag initial) und Hydrokortison (200 µg/Tag) unter intensivmedizinischen Maßnahmen.

Dauertherapie

Bei gesicherter Hypothyreose im allgemeinen Dauertherapie erforderlich, außer bei transienter Hypothyreose des Neugeborenen und gelegentlich auch bei leichter Verlaufsform einer Autoimmunthyreoiditis.

Bewertung

Wirksamkeit

Bei erworbener Hypothyreose und kurzem Verlauf in der Regel völliger Rückgang aller Symptome innerhalb weniger Monate. Bei angeborener Hypothyreose Therapieerfolg abhängig von Zeitpunkt und korrekter Durchführung der Therapie sowie Ausmaß der Hypothyreose; neurologische Symptome und Oligophrenie nur beschränkt korrigierbar.

Verträglichkeit

Bei langgehender unbehandelter Hypothyreose oft Zeichen der Überdosierung bei noch nicht normalisiertem TSH.

Nachsorge

Regelmäßige Überprüfung der Schilddrüsenfunktion anfangs in ca. 6monatigen Abständen empfehlenswert; Dosisanpassung bei Schwangerschaft, Änderung des Körpergewichts bzw. im Alter erforderlich.

Hypothyreose, kongenitale

▶ Neugeborenenhypothyreose
▶ Kretinismus, sporadischer

Hypothyreose, konnatale

▶ Neugeborenenhypothyreose

Hypothyreose, präklinische

Synonyme

Subklinische Hypothyreose; latente Hypothyreose.

Englischer Begriff

Subclinical hypothyroidism; mild hypothyroidism.

Definition

Präklinische Hypothyreose ist definiert durch erhöhten basalen oder TRH-stimulierten TSH-Wert bei normalem Serumthyroxin oder freiem Thyroxin und klinischer Euthyreose.

Symptome

Klinisch keine manifesten Symptome einer Hypothyreose, jedoch können Zyklusstörungen, Infertilität, psychische Auffälligkeiten und Fettstoffwechselstörungen vorkommen.

Diagnostik

Basaler TSH-Wert und Parameter für Serum-Thyroxin (Gesamt-T_4 oder freies T_4); TRH-Test heute in der Regel obsolet; Autoantikörper: TPO-AK (Mikrosomale Antikörper), Tg-AK (Thyreoglobulin-Antikörper).

Differenzialdiagnose

Autoimmunthyreoiditis (Hashimoto-Thyreoiditis, häufigste Ursache), Z.n. Schilddrüsenoperation, Z.n. Radioiodtherapie, Z.n. externer Bestrahlung der Halsregion, Medikamente (Thyreostatika, Amiodaron, Lithium, Interferontherapie), Iodexzess, Sarkoidose, Non-Hodgkin-Lymphom.

Therapie

Probetherapie

Bei TSH-Spiegeln von 4–10 mU/l und Hypercholesterinämie oder erhöhtem LDL-Spiegel; bei Zyklusstörungen und Infertilität; bei psychiatrischen Erkrankungen, insbesondere bei Vorliegen depressiver Symptome; bei Verdacht auf monosymptomatische Verlaufsform einer Hypothyreose.

Dauertherapie

Obligatorische Therapie: nach Strumaresektion; nach Radioiodtherapie; nach externer Bestrahlung der Halsregion; bei TSH > 4 mU/l und Nachweis von Schilddrüsenautoantikörpern; in der Schwangerschaft und Neugeborenenzeit.

Therapie mit Levothyroxin in niedrigen Dosen (50–75 ug); Triiodthyronin nur zur Überbrückung nach Auslassen von Levothyroxin (z.B. vor geplantem Radioiodtest).

Nachsorge

Unbehandelt sollte jeder Patient mit präklinischer Hypothyreose mindestens 1 × jährlich kontrolliert werden, da Übergang je nach Grunderkrankung in manifeste Hypothyreose möglich.

Hypothyreote Hypercholesterinämie

▶ Fettstoffwechselstörungen, Hypothyreose

Hypothyroidismus

▶ Hypothyreose

Hypotrigliceridämie

▶ Hypotriglyzeridämie

Hypotriglyzeridämie

Synonyme

Hypotrigl.

Englischer Begriff

Hypotrigliceridemia.

Definition

Erniedrigung des Triglyzeridspiegels unter 50 mg/dl. Bei erheblicher Mangelernährung, Kachexie und im Gefolge von Maldigestions- und Absorptionsstörungen vorkommend.

Allgemeine Maßnahmen

Diät

Symptomatische Behandlung mit mittelkettigen Fettsäuren bei Maldigestions- und Absorptionsstörungen.

Weiterführende Links

▶ Hypolipoproteinämie

Hypovolämie

▶ Volumenmangel

HZL

▶ Hypophysenzwischenlappen

I

▶ Iod

Ibandronat

Englischer Begriff

Ibandronate

Substanzklasse

Aminobisphosphonat der 3. Generation, [1-Hydroxy-3-(methylphenylamino)pro-pyliden] diphosphonsäure.

Gebräuchliche Handelsnamen

Bondronat 1 mg/ml, 2 mg/2 ml, 4 mg/ml

Indikationen

In Deutschland zugelassen zur Behandlung der tumorinduzierten Hyperkalzämie mit oder ohne Metastasen; off-label-use: Osteoporose

Wirkung

Generell inhibieren Bisphosphonate die Knochenresorption durch komplexe zelluläre Mechanismen: starke Affinität für Kalziumkristalle, hohe Bindung an die Knochenoberfläche, direkte Hemmung der Osteoklastenaktivität durch verschiedene Mechanismen, gesteigerte Apoptose reifer Osteoklasten; indirekte Wirkung über Osteoblasten und Makrophagen.

Neben dem kalziumsenkenden Effekt bei der malignen Hyperkalzämie besteht ein direkter anti-neoplastischer, tumorizider Effekt bei ossär metastasierenden malignen Tumoren (z.B. Mamma-Karzinom, Prostata-Karzinom) bzw. bei primär ossär lokalisierten neoplastischen Erkrankungen (Multiples Myelom), der überwiegend auf die pro-apoptotischen Eigenschaften, insbesondere der Bisphosphonate der 3. Generation (Ibandronat, Zoledronat) zurückzuführen ist.
Bei der postmenopausalen Osteoporose führt eine intravenöse Therapie mit Ibandronat in 3monatigen Abständen zu einer signifikanten Verbesserung der vertebragenen Knochendichte; wobei keine ausreichenden Daten bezüglich der Frakturhäufigkeit vorliegen.

Dosierung

1, 2 und 4 mg, abhängig von der Höhe des Kalziumspiegels.

Darreichungsformen

Ampullen; Inhalt der Ampulle wird in 500 ml 0,9 % NaCl verdünnt und über 2 Stunden intravenös infundiert (auch als Kurzinfusion in 10 ml 0,9 % NaCl über 5 min möglich).

Kontraindikationen

Schwere Niereninsuffizienz (Serumkreatinin > 5 mg/dl bzw. > 442 µmol/l).

Nebenwirkungen

Fieber, grippeartige Symptome mit Schüttelfrost, Knochenschmerzen, Myalgien.

Hypokalzämie kann vorkommen, ist aber meist milde und asymptomatisch.

Wechselwirkungen

Verstärkung der hypokalzämischen Wirkung von Aminoglykosiden.

Pharmakodynamik

Nach oraler Bisphosphonatgabe werden nur ca. 3 % im nüchternen Zustand absorbiert; das Skelett nimmt sehr schnell etwa die Hälfte der absorbierten Menge (also auch nach intravenöser Gabe) auf, der Rest wird innerhalb von Stunden unverändert durch die Nieren ausgeschieden. Die Substanz verbleibt für mehrere Wochen auf der Knochenoberfläche, bevor sie in den Knochen eingelagert wird, wo sie biologisch inert ist. Sie verbleibt dort für mehrere Jahre und wird nur langsam wieder freigesetzt.

Ibuprofen

Englischer Begriff

Ibuprofen.

Substanzklasse

2-(4-Isobutylphenyl)-Propionsäure.

Gebräuchliche Handelsnamen

Zahlreiche Präparate, u.a. Contraneural, Dolgit, Dolormin, Ibutop, Optalidon.
Anmerkung: Auswahl der Präparatenamen ist aufgrund der Vielzahl auf dem Markt befindlicher Präparate als willkürlich zu bezeichnen und soll in keinem Fall irgendeine Bevorzugung bzw. Benachteiligung einzelner pharmazeutischer Firmen darstellen.

Indikationen

Akute Arthritiden (einschließlich Gichtanfall), chronische Arthritiden insbesondere Rheumatoide Arthritis (chronische Polyarthritis), Spondylosis ankylosans (M. Bechterew) u.a. entzündlich-rheumatologische Wirbelsäulenleiden, entzündliche und entzündlich aktivierte degenerative Formen des Rheumatismus, Weichteilrheumatismus, schmerzhafte Schwellungen oder Entzündungen nach Verletzungen oder Operationen; nicht rheumatische entzündliche Schmerzzustände, leichte bis mäßig starke Schmerzen, Fieber.

Wirkung

Nicht-steroidales Antiphlogistikum, Analgetikum, Antirheumatikum, Antiarthritikum.

Dosierung

Schmerzen, Fieber: Einzeldosis 200–400 mg, max. Tagesdosis 1200 mg; antirheumatische Therapie: max. Einzeldosis 1200 mg, max. Tagesdosis 2400 mg.

Darreichungsformen

Filmtabletten, magensaftresistente Tabletten, Retardtabletten, Brausetabletten, Dragees, Kapseln, Granulat, Saft, Heißgetränk, Suppositorien, Ampullen.

Kontraindikationen

Schwangerschaft: im 3. Trimenon kontraindiziert, strenge Indikationsstellung im 1. und 2. Trimenon; Stillzeit: Strenge Indikationsstellung. 400 mg: Kinder unter 14 Jahren (Schmerzen, Fieber) bzw. unter 12 Jahren (antirheumatische Therapie), 600 mg: Kinder und Jugendliche unter 16 Jahren.
Blutbildungsstörungen, Magen-Darm-Ulzera.

Nebenwirkungen

Exantheme, schwere Hautreaktionen, zentralnervöse Störungen, gastrointestinale Störungen, okkulte gastrointestinale Blutungen, Magen-Darm-Ulzera, Natrium- und Wasserretention (Ödeme), Störungen der Blutbildung, Überempfindlichkeitsreaktionen, (z.B. Hautreaktionen, Bronchospasmen, Blutdruckabfall bis zum Schock,

Verschlechterung infektionsbedingter Entzündungen.

Selten: Seh- und Hörstörungen, Nierenfunktionsstörungen, Depressionen, Tinnitus, Alopezie, erhöhte Harnsäure-Serumkonzentrationen.

Wechselwirkungen

Lithium, Digoxin: Lithium- und Digoxinspiegel erhöht; kaliumsparende Diuretika: Hyperkaliämie; Diuretika: Wirkung vermindert; Antihypertensiva: blutdrucksenkende Wirkung vermindert; Glukokortikoide und andere nicht-steroidale Antirheumatika: Gastrointestinale Blutungs- und Ulkusgefahr erhöht; Phenytoin: Phenytoinspiegel erhöht; Methotrexat: Methotrexat-Toxizität erhöht; Sulfinpyrazon: Ausscheidung des NSA verzögert, urikosurische Wirkung vermindert; orale Antikoagulantien: Erhöhte Blutungsgefahr; orale Antidiabetika: Kontrolle des Blutzuckerspiegels empfohlen.

Pharmakodynamik

Ibuprofen ist ein effektiver Inhibitor der Cyclooxygenase, wodurch die Prostaglandinsynthese gehemmt wird. Daneben existieren Cyclooxygenase-unabhängige Effekte durch Inhibition verschiedener Transskriptionsfaktoren wie z.B. NF-KappaB und AP-1.

ICA

▶ Inselzellantikörper

ICSH

▶ zwischenzellstimulierendes Hormon
▶ Interstitial Cell Stimulating Hormone

Icterus intermittens Meulengracht

▶ Gilbert-Meulengracht-Syndrom

Idiopathische Nebenschilddrüsenunterfunktion

▶ Hypoparathyreoidismus, idiopathisch

Idiopathischer hypogonadotroper Hypogonadismus

▶ Eunuchoidismus, fertiler

Idiopathischer Parathormonmangel

▶ Hypoparathyreoidismus, idiopathisch

IGF

▶ Insulin-like Growth Factor

IGF-1

▶ Insulin-like Growth Factor 1

IGF-2

▶ Insulin-like Growth Factor 2

IGF I

▶ Insulin-like Growth Factor 1

IGF II

▶ Insulin-like Growth Factor 2

IGFBP3

Synonyme

Insulin-like Growth Factor Bindungsprotein 3.

Englischer Begriff

Insulin-like growth factor binding protein 3.

Definition

Bindungsprotein für Insulin-like Growth Factor.

Grundlagen

Bindungsprotein (264 Aminosäuren), das IGF im Blut transportiert und im Gewebe bindet. Langsame Freisetzung von IGF aus Bindung an IGFBP-3 verlängert biologische Halbwertszeit (Depotwirkung). Hauptreservoir für IGF im Serum. Regulation der IGFBP3 Synthese durch hypophysäres Wachstumshormon (GH) und Ernährung. Korreliert (gemeinsam mit IGF-1) mit GH Sekretion des Organismus. Diagnostische Bestimmung bei Verdacht auf GH Mangel.

IHT

▶ Insulinhypoglykämietest

II. Hirnnerv

▶ Sehnerv
▶ Nervus opticus

Ikterus intermittens Meulengracht

▶ Gilbert-Meulengracht-Syndrom

Imidazol-Derivate

Englischer Begriff

Imidazol derivates.

Definition

Chemische Substanzen mit dem Grundgerüst des Imidazol.

Grundlagen

Zahlreiche Medikamente mit verschiedenem Wirkspektrum besitzen in ihrer Grundstruktur den Imidazolring (siehe Abb. 1). Hierunter gehören neben den Histaminen zahlreiche Antibiotika mit antimykotischer Wirkung (Miconazol, Ketoconazol, Itraconazol, Clotrimazol, Fluconazol), Narkotika (Etomidate), Thyreostatika (Carbimazol, Thiamazol) und Antiepileptika (Phenytoin).

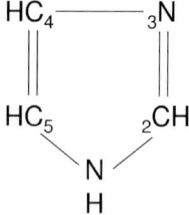

Imidazol-Derivate, Abb. 1   Strukturformel von Imidazol.

Immunhyperthyreose

▶ Basedow, Morbus

Immunogene Hyperthyreose vom Typ Basedow

▶ Basedow, Morbus
▶ Graves' disease

Immunogene Thyreopathie

▶ Hashimoto-Thyreoiditis
▶ Thyreoiditis, autoimmune
▶ Basedow, Morbus

Immunstimulationsthyreoiditis

Synonyme

Thyreoiditis nach Immunstimulation.

Englischer Begriff

Thyroiditis by immune stimulation.

Definition

Siehe ▶ Thyreoiditis, autoimmune.

Immunthyreoiditis

▶ Thyreoiditis, autoimmune

Immunthyreopathie

▶ Thyreoiditis, autoimmune

Impotentia gestandi

▶ Infertilität

Inappropriate TSH-Sekretion

▶ Schilddrüsenhormonresistenz

Infantile idiopathische Hyperkalzämie

▶ Hyperkalzämie, idiopathische

Infertilität

Synonyme

Impotentia gestandi; Sterilität.

Englischer Begriff

Infertility.

Definition

Unvermögen, eine Frucht bis zur Lebensfähigkeit auszutragen (Frau) bzw. Unvermögen eine Befruchtung einer Eizelle herbeizuführen (Mann). Strenggenommen versteht man unter Sterilität das Ausbleiben einer Empfängnis, unter Infertilität die Unmöglichkeit eine eingetretene Schwangerschaft auszutragen.

Symptome

Kinderlosigkeit.

Diagnostik

HLA-Typisierung beider Partner, Suche nach Autoimmunkrankheiten, Abklärung des Cavum uteri mit Sonographie, Hysteroskopie und/oder Hysterosalpingographie, Endometriumsbiopsie, Chomosomenanalyse beider Partner, Infektionssuche.

Differenzialdiagnose

Es finden sich multiple Ursachen einer Infertilität bei der Frau:

- Zervixinsuffizienz (Traumata an der Zervix, z.B. Konisation, wiederholte Dilatationen)
- Uterusfehlbildungen (z.B. Uterus bicornis)
- Uterus myomatosus
- systemische Infektionen

- Hypothyreose, Hyperthyreosen
- Corpus luteum Insuffizienz
- Autoimmunerkrankungen, Antiphospholipid-Antikörper, Lupus erythematodes
- zytotoxische HLA-Antikörper
- idiopathische Infertilität.

Allgemeine Maßnahmen

Lebensmodifikation

Stressreduktion.

Diät

Ausgewogene Ernährung, normales Körpergewicht.

Therapie

Kausal

Je nach Ursache.

Probetherapie

Nein.

Dauertherapie

Antiinfektiöse Therapie, operative Korrektur von organischen Ursachen, evtl. Cerclage, Schilddrüsentherapeutika, vaginales Progesteron 400–900 mg, HCG-Injektionen.

Operativ/strahlentherapeutisch

Bei Uterusfehlbildungen.

Bewertung

Wirksamkeit

Je nach Ursache.

Verträglichkeit

Je nach Maßnahme.

Nachsorge

Normale Geburtsbegleitung im optimalen Fall.

Prognose

Je nach Ursache.

Weiterführende Links

▶ Sterilität

Infertilität, idiopatische

Synonyme

Infertilität ohne organische Ursache.

Englischer Begriff

Idiopathic infertility.

Definition

Unmöglichkeit eine eingetretene Schwangerschaft auszutragen, ohne dass eine organische oder hormonelle Ursache gefunden wurde.

Symptome

Kinderlosigkeit.

Diagnostik

Ausschluss folgender Sterilitätsursachen: HLA-Typisierung beider Partner, Suche nach Autoimmunkrankheiten, Abklärung des Cavum uteri mit Sonographie, Hysteroskopie und/oder Hysterosalpingographie, Endometriumsbiopsie, Chromosomenanalyse beider Partner, Infektionssuche.

Differenzialdiagnose

Es müssen folgende Ursachen einer Infertilität bei der Frau ausgeschlossen sein:

- Zervixinsuffizienz (Traumata an der Zervix, z.B. Konisation, wiederholte Dilatationen)
- Uterusfehlbildungen (z.B. Uterus bicornis)
- Uterus myomatosus
- Systemische Infektionen
- Hypothyreose, Hyperthyreosen
- Corpus luteum Insuffizienz
- Autoimmunerkrankungen, Antiphospholipid-Antikörper, Lupus erythematodes
- zytotoxische HLA-Antikörper.

Allgemeine Maßnahmen

Lebensmodifikation

Stressreduktion.

Diät

Ausgewogene Ernährung, normales Körpergewicht.

Therapie

Probetherapie

Nein.

Nachsorge

Normale Geburtsbegleitung im optimalen Fall.

Infertilität ohne organische Ursache

► Infertilität, idiopatische

Inhibin

Englischer Begriff

Inhibin.

Definition

Hormon, das die FSH Produktion inhibiert.

Grundlagen

Inhibin und das gegensätzlich wirksame Aktivin sind Proteine aus der TGF-β Proteinfamilie, die aus drei gemeinsamen Proteinuntereinheiten (α, βA Und βB) bestehen. Die beiden Inhibin-Varianten sind heterodimere α/βA bzw. α/βB Proteine, wohingegen die drei homo- bzw. heterodimeren Aktivin-Varianten nur aus den β-Untereinheiten (βA/βA, βB/βB, βA/βB) zusammengesetzt sind. Inhibin ist eine wichtige Komponente bei der Regulation der Hypothalamus-Hypophysen-Gonaden-Achse beim Mann. FSH stimuliert die Produktion von Inhibin in Sertolizellen der Testes, das in einem Rückkopplungsmechanismus die hypophysäre FSH-Produktion hemmt. Inhibin stimuliert aber auch in den Testes die Androgenproduktion in Leydig Zellen. Der Wirkmechanismus von Inhibin ist noch relativ unklar, da ein Rezeptor für Inhibin nicht eindeutig identifiziert und charakterisiert wurde. Bei der Hemmung der FSH Produktion ist Inhibin über den Aktivinrezeptor wirksam, indem es die Bindung und/oder die Signalinduktion des lokal in der Hypophyse gebildeten Aktivins (das die FSH Sekretion stimuliert) inhibiert.

Inhibiting factors

► Statine

Inkretion

► Sekretion, innere

Inosit

► Inositol

Inositol

Synonyme

Inosit.

Englischer Begriff

Inositol.

Definition

Zuckeralkohol, der in phosphorylierter Form als Second Messenger dient.

Grundlagen

Inositol ist ein Zuckeralkohol, der ein vollständig hydroxiliertes Cyclohexan-Derivat darstellt, von dem mehrere Stereoisomere existieren. Eine davon, myo-Inositol, ist über eine Ester-Bindung mit der Phosphogruppe des Diazylglyzerin-3-Phosphat verknüpft und bildet den hydrophilen Anteil des Phophatidylinositols (PI), eines der häufigsten Phospholipide in Biomembranen. PIP2, ein zweifach phosphoryliertes Derivat des PI ist Ausgangssubstrat einer Second Messenger Kaskade, bei der nach Bindung eines Liganden ein membranständiger Rezeptor zunächst die Phospholipase C (Phosphoinositidase) aktiviert, die PIP2 in Diazylglyzerin und 1,4,5-Inositoltriphosphat (1,4,5-IP3) spaltet. Die beiden letztgenannten Substanzen wirken jeweils als Second Messenger Substanzen, wobei oft synergistisch die gleichen Effekte in der Zelle induziert werden. 1,4,5-IP3 stimuliert die Freisetzung von Kalzium aus intrazellulären Vesikeln, wodurch in Muskelzellen Kontraktionen ausgelöst werden oder in anderen Zelltypen kalziumabhängige Kinasen aktiv werden und weitere Effekte auslösen, die Funktion und Wachstum der Zelle beeinflussen. Innerhalb von Sekunden wird 1,4,5-IP3 durch Abspaltung der Phosphorylgruppe vom C-Atom 5 als Second Messenger inaktiviert. 1,4-IP2 wird über verschiedene Wege in Inositol umgewandelt, das dann wieder auf Diazylglyzerin-3-Phosphat übertragen wird.

Inselorgan

▶ Langerhans-Inseln

Inselzelladenom

Synonyme

Benignes Insulinom.

Englischer Begriff

Islet-cell adenoma; insulinoma.

Definition

Im engeren Sinne werden hierunter gutartige Tumoren der β-Zellen des Pankreas mit autonomer Insulinproduktion verstanden (im weiteren Sinne werden auch das Gastrinom, Glukagonom und VIPom hinzugezählt).

Symptome

Leitsymptom sind zunehmend häufig auftretende symptomatische Hypoglykämien (Zeichen der Neuroglukopenie), vor allem im Nüchternzustand, Blutglukosewerte unter 40 mg/dl und prompte Besserung der Symptome auf Glukosegabe (Whipple Trias). Oft sind die glukopenischen Symptome uncharakteristisch, so dass die korrekte Diagnose meist spät gestellt wird. Patienten neigen in der Regel durch den anabolen Effekt des Insulins zur Gewichtszunahme. Frauen sind zweimal häufiger als Männer betroffen, der Altersgipfel liegt bei 30–50 Jahre. Jährliche Inzidenz 1 pro 100.000.

Diagnostik

Diagnostisch entscheidend ist bei nicht eindeutiger Konstellation ein Hungerversuch über 48 (maximal 72) Stunden. Bei nahezu 100 % der Patienten tritt innerhalb dieser Zeitspanne eine Hypoglykämie auf. Bei Auftreten der Symptome – aber auch schon im Verlauf des Tests – wird aus dem Serum Insulin, Pro-Insulin, C-Peptid und der Blutzucker asserviert bzw. bestimmt. Nach der Diagnose des biochemischen Hyperinsulinismus erfolgt die schwierige Lokalisationsdiagnostik.

Differenzialdiagnose

Siehe ▶ Hypoglykämie.

Allgemeine Maßnahmen

Lebensmodifikation

Symptomatisch kann bis zur Operation mit mehreren kleinen, über den Tag verteilten kohlenhydrathaltigen Mahlzeiten eine Hypoglykämie vermieden werden. Alternativ kann auch die Gabe von Maltodextrose alle 3 Stunden erwogen werden.

Therapie

Kausal

Operative Entfernung des Insulinoms.

Akuttherapie

Im hypogklykämischen Anfall Glukose intravenös.

Dauertherapie

Die kausale Therapie ist die Operation des Insulinoms. Bei eindeutiger Ablehnung der Operation oder zu hohem Operationsrisiko kann mit Diazoxid (2 × 25 mg/Tag bis zu 3 × 200 mg/Tag oral) therapiert werden. Eine Alternative ist das Somatostatinanalogon Octreotid (2 × 25 µg/Tag bis zu 3 × 200 µg/Tag subkutan). Da Octreotid die Glukagonfreisetzung hemmt, kann es aber auch zu einer Zunahme der hypoglykämischen Zustände kommen.

Operativ/strahlentherapeutisch

Resektion des Tumors (Enukleation) bzw. Pankreasteilresektion je nach Tumorlokalisation. Die meisten Tumoren liegen im Korpus- und Schwanzbereich. Geübte Chirurgen haben bei der Auffindung des Tumors in der Regel keine Schwierigkeiten; das Ausmaß der vorherigen Lokalisationsdiagnostik ist deswegen in den Zentren nicht einheitlich.

Bewertung

Wirksamkeit

Die große Mehrzahl der Patienten mit solitärem Insulinom kann operativ geheilt werden.

Nachsorge

Auf das mögliche Vorliegen einer MEN I achten. Bei benignen solitären Insulinomen sind postoperativ jährliche Kontrollen ratsam.

Prognose

Unbehandelte Insulinome führen zu schweren hypoglykämischen Dauerschäden. Die große Mehrzahl der Patienten mit solitärem Insulinom kann operativ geheilt werden.

Literatur

1. Nauck M, Creutzfeld W (1999) Gastroenteropankreatische Tumoren. In: Adler G, Beglinger C, Manns M, Müller-Lissner S, Schmiegel W (Hrsg) Klinische Gastroenterologie und Stoffwechsel. Springer, Berlin Heidelberg New York

Inselzellantikörper

Synonyme

ICA.

Englischer Begriff

Islet cell antibody.

Definition

IgG-Immunglobuline, die auf Gefrierschnitten mit Inselzellen reagieren und mittels indirekter Immunfluoreszenzfärbung nachgewiesen werden. Diese Autoantikörper sind bei einer Vielzahl der neuentdeckten Patienten mit Typ-1-Diabetes nachweisbar.

Grundlagen

Die im Fluoreszenzmikroskop sichtbare ICA-Markierung kommt durch die Reaktion der Serumantikörper mit verschiedenen Beta-Zellantigenen zustande (Abb. 1). Zwei dieser „ICA-Antigene" wurden bereits charakterisiert: Glutamatdecarboxylase (GAD) und Tyrosinphosphatase IA-2 und IA-2β (IA-2, IA-2β). Da sie jedoch nicht die gesamte ICA-Bindung ausmachen, wird vermutet, dass weitere, bisher noch unbekannte ICA-Antigene existieren. Der ICA-Test ist somit ein natürlicher Antikörperkombinationstest. ICA werden zur Diagnostik und Prädiktion des Typ-1-Diabetes eingesetzt. Die Immundiagnostik

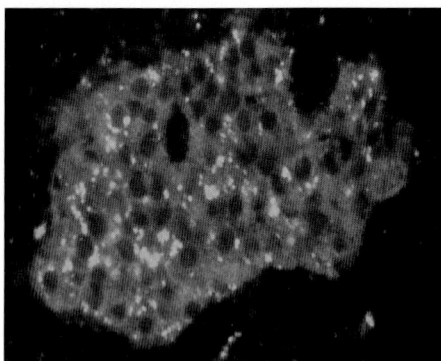

Inselzellantikörper, Abb. 1 Cytoplasmatische Inselzellantikörper ICA sind Marker für den Typ-1-Diabetes assoziierten Autoimmunprozess.

des Typ-1-Diabetes hat an Bedeutung gewonnen: durch die Standardisierung und Weiterentwicklung von Testverfahren stehen inzwischen immunologische Assays zur Verfügung, die eine frühe Diagnostik und Charakterisierung des Typ-1-Diabetes (gegenüber dem Typ-2-Diabetes) bei neuentdeckten Diabetikern ebenso wie eine Früherkennung und Vorhersage des Typ-1-Diabetes bei Verwandten ersten Grades sowie der Allgemeinbevölkerung ermöglichen. Prädiktion: v.a. die Titerhöhe von ICA beeinflusst entscheidend die Höhe des Diabetesrisikos. So reflektieren hochtitrige ICA (> 80 JDF-U) ein vielfach höheres Risiko als niedrigtitrige ICA (< 20 JDF-U). Der Nachteil der ICA-Messung liegt in der mangelnden Verfügbarkeit und schwankenden Qualität von Humanpankreasgewebe, was die Etablierung des Tests in vielen Labors erschwert hat. Darüber hinaus handelt es sich lediglich um einen semiquantitativen Test, der durch die subjektive Auswertung am Mikroskop mit einer höheren Fehleranfälligkeit behaftet ist. Mittels internationaler Workshops und eines „positiven" Testserums wurden ICA-Messungen weltweit standardisiert. Die kombinierte Testung von 2 oder 3 der rekombinanten Antigene Insulin, GAD und IA-2 durch quantitative Assays (ELISAs oder RIAs) hat heute die ICA-Testung zumeist ersetzt.

Inselzellen

Englischer Begriff

Islet cells.

Definition

Hormonproduzierende APUD-Zellen der Langerhans-Inseln.

Grundlagen

Die in den Langerhans-Inseln liegenden B-Zellen (β-Zellen) produzieren Insulin, die A-Zellen (α-Zellen) Glukagon und ein gastrin-inhibitorisches Polypeptid (GIP), die D-Zellen (δ-Zellen) Somatostatin und die PP-Zellen pankreatisches Polypeptid. B-Zellen können experimentell durch Alloxan selektiv geschädigt werden. Durch Inselzell-Transplantation kann bei Patienten mit Diabetes mellitus teilweise Insulinfreiheit erreicht werden.

Weiterführende Links

▶ Pankreas, endokrines

Inselzellen

▶ Pankreas, endokrines

Inselzellkarzinom

Synonyme

Malignes Insulinom.

Englischer Begriff

Islet-cell carcinoma.

Definition

Hormonaktives, metastasierendes Malignom des Inselorgans.

Grundlagen

Das Inselzellkarzinom ist sehr selten; nur 5–10 % der Insulinome sind Karzinome. Die Abgrenzung gegenüber einem Inselzelladenom kann schwierig sein. Die Metastasierung erfolgt bevorzugt in die Leber. Leitsymptom sind rezidivierende Hypoglykämien. Männer sind häufiger als Frauen erkrankt. Differenzialdiagnostisch ist auch an eine multiple endokrine Neoplasie Typ I (MEN I) zu denken. Primär wird operativ ein Debulking und eine Dekompression durchgeführt. Bei metastasierenden, inoperablen Insulinomen wird – abhängig vom Tumorwachstum – mit Streptozotocin und Doxorubicin, 5-Fluorouracil, Alpha-Interferon oder einem Somatostatin-Analogon behandelt. Eine Chemoembolisation von Lebermetastasen kann erwogen werden.

Insuffizienz, adrenokortikale

Synonyme

M. Addison; Hypokortisolismus; Nebennierenrindeninsuffizienz; NNR-Insuffizienz.

Englischer Begriff

Adrenocortical insufficiency.

Definition

Eine Nebennierenrindeninsuffizienz (NN-RI) kann durch Ausfall der Nebennierenfunktion (primäre Nebennierenrindeninsuffizienz) oder der Hypothalamus- oder Hypophysen-Funktion (sekundäre Nebennierenrindeninsuffizienz) bedingt sein. Iatrogen kann eine Nebennierenrindeninsuffizienz während einer chronischen Therapie mit Glukokortikoiden bei akuter Stress-Reaktion oder nach Absetzen der Therapie eintreten.

Symptome

Die Symptomatologie ist abhängig von der Geschwindigkeit, mit der die Nebennierenrindeninsuffizienz auftritt, und richtet sich außerdem nach dem Hormondefizit. Zu lebensbedrohlichen Zuständen (Schock, Koma) kommt es, wenn akuter Stress oder zusätzliche Erkrankungen (hohes Fieber etc.) zur Dekompensation einer oft nicht erkannten chronischen Nebennierenrindeninsuffizienz führen (Addison-Krise). Die Leitsymptome bei M. Addison sind Hypotonie oder unspezifische gastrointestinale Symptome. Besonders letztere Symptomatik führen die Patienten häufig in eine Odyssée durch die Gastroenterologie. Die Hauptsymptome sind:

- Adynamie (Kraftlosigkeit, Muskelschwäche)
- Gelenk- und Muskelschmerzen
- Müdigkeit
- Erbrechen, Gewichtsverlust
- Chronische Kopfschmerzen
- Extrem niedriger Blutzuckerspiegel
- Gelegentlich Natriummangel, Salzhunger
- Hautblässe bei sekundärer Nebennierenrindeninsuffizienz
- Hyperpigmentation besonders von Handlinien und Mundschleimhäuten bei primärer Nebennierenrindeninsuffizienz
- Glukokortikoidmangel ohne Mineralokortikoidunterdrückung bei sekundärer und mit Mineralokortikoidmangel bei primärer Insuffizienz
- Anzeichen von Androgen-Mangel bei Frauen.

Diagnostik

Die primäre Nebennierenrindeninsuffizienz kann Folge einer Zerstörung der Nebennierenrinde selbst oder Folge eines Tumorgeschehens, einer Autoimmunerkrankung (Autoantikörper gegen NNR-Gewebe), einer Tuberkulose- oder systemischen

Pilzerkrankung sein. Auch Metastasierungen in die Nebennieren durch Lungenkrebs, Brustkrebs, Darmkrebs können eine Nebennierenrindeninsuffizienz hervorrufen. Die sekundäre Nebennierenrindeninsuffizienz entsteht im Rahmen einer Hypophysenvorderlappeninsuffizienz bei Hypophysen-Adenomen, Kraniopharyngeomen, Hypophysitiden oder anderen selteneren Erkrankungen der Hypothalamus- oder Hypophysen-Region.

Im ACTH-Test wird vor und 30 Minuten nach ACTH-Gabe der Serum-ACTH und Kortisol-Spiegel gemessen. Ist Kortisol erniedrigt und lässt sich unzureichend stimulieren liegt eine Nebennierenrindeninsuffizienz vor. Ist ACTH erhöht ist diese primär, ist ACTH niedrig ist sie sekundär.

Durch die gegenregulatorisch erhöhte ACTH-Sekretion und die damit verbundene erhöhte MSH-Sekretion liegt bei der primären NNRI eine Hyperpigmentation der Haut vor. Diese fehlt bei der sekundären NNRI.

Differenzialdiagnose

Erhöhtes ACTH findet man bei der primären NNRI, zum Kortisol relativ erniedrigtes ACTH bei der sekundären NNRI. Abgrenzung gegenüber anderen Erkrankungen entsprechend der Leitsymptomatik, bei Hypotonie sind kardiale Erkrankungen, bei Erbrechen und Übelkeit gastroenterologische Erkrankungen zu erwägen.

Allgemeine Maßnahmen

Lebensmodifikation

Extreme körperliche Belastungen meiden.

Diät

Keine Kochsalzrestriktion, eher erhöhte Zufuhr.

Therapie

Kausal

Kortison-Substitution.

Akuttherapie

100 mg Hydrokortison i.v. als Bolus, Kurzinfusion oder über 30 min.

Dauertherapie

Hydrokortison oral morgens 20 mg, mittags 10 mg, abends 5 mg.
Kortisonazetat oral morgens 25 mg, mittags (14 Uhr) 12,5 mg.
Fludrokortison oral 0,05–0,2 mg/Tag.
Anpassung:
Bei mäßigem Stress, kleineren Operationen, fieberhaften Erkrankungen normale Dosierung verdoppeln, bei schwereren Erkrankungen oder Operationen 100–300 mg Hydrokortison i.v. über 24 Stunden. Dann langsame Reduktion der Hydrokortisondosis, je nach Rekonvaleszenz, innerhalb von 7–14 Tagen auf übliche Erhaltungsdosis.

Operativ/strahlentherapeutisch

Bei Hypophysenerkrankungen.

Bewertung

Wirksamkeit

Sehr gut.

Verträglichkeit

Sehr gut.

Nachsorge

Versorgung mit Notfallausweis.

Prognose

Gut, Langzeituntersuchungen haben häufig nur die Folgen einer Mindersubstitution bei einer sog. Kortisonangst gezeigt, Langzeitsubstituierte haben häufig einen Libidoverlust durch gleichzeitigen DHEA-Mangel oder eine Osteoporose bei der sekundären Nebennierenrindeninsuffizienz durch den häufig begleitenden Mangel an endogenem Wachstumshormon.

Literatur

1. DGE – www-endokrinologie.net

Insulin

Englischer Begriff

Insulin.

Definition

Proteohormon, das in den B-Zellen der Langerhans-Inseln des Pankreas gebildet wird.
Das Insulinmolekül besteht aus der 21 Aminosäuren langen A-Kette und der 30 Aminosäuren langen B-Kette, die über zwei Disulfidbrücken miteinander verbunden sind. Eine dritte Disulfidbrücke findet sich innerhalb der Kette.

Grundlagen

Insulin fördert die Aufnahme von Glukose, Aminosäuren und Kalium in insulinsensitiven Geweben; es hemmt Glykogenabbau und Glukoneogenese in Leber und Niere sowie die Lipolyse (Triglyzeridhydrolyse mit Freisetzung von freien Fettsäuren und Glyzerin aus dem Fettgewebe).
Die Insulinsekretion wird hauptsächlich durch Anstieg und Abfall der Glukosekonzentration reguliert. Bei unzureichender Insulinsekretion kommt es zu ständig überhöhten Blutzuckerwerten (Diabetes mellitus), bei absolutem Insulinmangel zum diabetischen keto-aziodotischem Koma und Tod.
Zur Insulinbehandlung stehen tierische Insuline (Rind, Schwein), die extraktiv aus den Pankreata von Schlachttieren gewonnen werden, oder Humaninsulin zur Verfügung, das semisynthetisch aus Schweineinsulin oder mittels gentechnologischer Verfahren hergestellt wird.
Gentechnologisch können auch Insuline mit abgewandelter Molekülstruktur (sog. Analog-Insuline) hergestellt werden, die speziellen therapeutischen Anforderungen (Wirkdauer) entsprechen.
Die Verwendung von tierischen Insulinen ist weitgehend obsolet.

Insulin wird in internationalen Einheiten (I.E.), definiert nach der blutzuckersenkenden Wirkung am Kaninchen, dosiert. 1 mg Insulin entspricht ca. 25 I.E.

Insulin-Autoantikörper

Englischer Begriff

Insulin auto-antibodies.

Definition

Autoantikörper, die im Zusammenhang mit der Pathogenese des Diabetes mellitus Typ 1 gefunden werden.

Grundlagen

Der Diabetes mellitus Typ 1 ist eine Autoimmunerkrankung (deren Auslösung letztlich noch unbekannt ist.) Autoantikörper lassen sich als Marker des Immunprozesses schon vor Manifestation des Diabetes nachweisen. Ihre Bestimmung kann bei unklaren Situationen (Differenzialdiagnose Typ-1- oder Typ-2-Diabetes) hilfreich sein.
An erster Stelle steht die Bestimmung von Autoantikörpern gegen Glutamatdecarboxylase (GAD) und Tyrosinphosphatase (IA_2), gefolgt vom Nachweis von Inselzell-Antikörpern (ICA), sodann Insulin-Surface (Oberflächen)-Antikörper (ICSA). Nach totaler Destruktion der Inselzellen können im Verlauf des Diabetes die Titer der Autoantikörper sinken und gelegentlich der Nachweis auch negativ werden.

Insulin-Glukose-Äquivalent

Synonyme

Insulin/Glukose-Quotient; Glukose/Insulin-Quotient.

Englischer Begriff

Insulin/glucose ratio.

Definition

Der Insulin/Glukose-Quotient ist ein (wenig gebräuchliches) Maß, um die Insulinunterempfindlichkeit (Insulinresistenz) bei gestörter Glukosetoleranz und bei Bestehen eines Diabetes zu beurteilen.

Grundlagen

Ist in älterer Literatur noch zu finden. Heute wird anstelle der Bestimmung des Quotienten mit Blutzucker- und Insulinbestimmungen im Nüchternzustand oder während Belastungstesten mehr und mehr die Glukoseclamptechnik verwandt, um das Ausmaß einer Insulinunterempfindlichkeit (Insulinresistenz) zu quantifizieren.

Insulin-Glukose-Dosiereinheit

Synonyme

Insulin-Glukose-Faktor; BE-Faktor.

Definition

Der Insulin-Glukose-Faktor, besser bekannt als BE (Broteinheiten)-Faktor gibt an, wie viel Einheiten eines rasch oder sehr rasch wirkenden Insulins benötigt werden, um – vorwiegend bei Typ-1-Diabetikern – eine mit der Nahrung zugeführte Kohlenhydratmenge entsprechend 12 g verdaulicher Kohlenhydrate zu verwerten.

Grundlagen

Der BE-Faktor ist individuell unterschiedlich und oft auch von der Tageszeit abhängig.
Gebräuchliche Faktoren sind:

- Morgens: 1,5 I.E./BE
- Mittags: 1,0 I.E./BE
- Abends: 1,3 I.E./BE.

Insulin-Glukose-Faktor

▶ Insulin-Glukose-Dosiereinheit

Insulin/Glukose-Quotient

▶ Insulin-Glukose-Äquivalent

Insulin-like Growth Factor

Synonyme

Somatomedin; IGF.

Englischer Begriff

Insulin-like growth factor.

Definition

Überbegriff für eine Gruppe von Peptidhormonen mit insulinähnlicher Wirkung, die die biologischen Wirkungen des Wachstumshormons (GH) vermitteln.

Grundlagen

Gruppe von Peptidhormonen mit struktureller Homologie zu Insulin wie IGF-1, IGF-2 und deren Varianten. Kriterien für IGF (Daughaday 1972, Nature): Serumkonzentrationen sind abhängig von Wachstumshormon; insulin-ähnliche Aktivität in extraskeletalen Geweben, fördern Sulfateinbau in Knorpel, stimulieren DNA Synthese und Zellmultiplikation. Wichtigste diagnostische Bedeutung hat IGF-1.

Insulin-like Growth Factor 1

Synonyme

Somatomedin C; IGF-1.

Englischer Begriff

Insulin-like growth factor 1.

Definition

Insulinähnliches Peptidhormon, das die biologische Wirkung des Wachstumshormons (GH) vermittelt.

Grundlagen

Peptidhormon (70 Aminosäuren), bestehend aus A und B-Ketten, die durch Disulfidbrücken verbunden sind, 50 % Sequenzhomologie zu Insulin. IGF-1-Gen (Chromosom 12q22-q24.1, 6 Exons). Bindung an membranären IGF-1-Rezeptor (80 % Homologie zu Insulinrezeptor). Synthese von IGF-1 abhängig von Wachstumshormon und Ernährung. Hauptsyntheseort: Leber. Normwerte altersabhängig mit Maximum in später Pubertät, bei Erwachsenen Serumwerte zw. 0,34–2,2 kU/l. Wichtigster diagnostischer Parameter bei Verdacht auf Wachstumshormonmangel (IGF-1 erniedrigt) und Akromegalie (IGF-1 erhöht). IGF-1-Serumspiegel bedeutsam zur Steuerung der Therapie mit GH und bei Akromegalie.

Insulin-like Growth Factor 2

Synonyme

Somatomedin A; IGF-2.

Englischer Begriff

Insulin-like growth factor 2.

Definition

Peptidhormon mit insulinähnlicher Wirkung, das die metabolische und mitogene Aktion von Wachstunshormon (GH) vermittelt.

Grundlagen

Peptidhormon (67 Aminosäuren), 45 Aminosäuren identisch mit IGF-1, 50 % Homologie zu Insulin. IGF2-Gen (Chromosom 11p15.5). Bindung an Typ-1- und Typ-2-IGF-Rezeptor. Biologische Wirkung auf plazentares, fetales Wachstum, ZNS-Entwicklung, Tumorwachstum. Synthese in Leber, Bindegewebe, embryonal, Tumorgewebe (z.B. Leiomyosarkom, mesenchymale Tumoren) auch unabhängig von GH. Im Gegensatz zu IGF-1 geringe diagnostische Bedeutung, erhöhte Serumspiegel bei Tumorhypoglykämie (non-islet-cell tumor hypoglycemia).

Insulin-like Growth Factor Bindungsprotein 3

▶ IGFBP3

Insulinhypoglykämietest

Synonyme

IHT; Insulintoleranztest (ITT).

Englischer Begriff

Insulin hypoglycaemia test; Insulin-induced hypoglycaemia; Insulin tolerance test.

Definition

Test, der die gleichzeitige Überprüfung der Hypophysen-Nebennierenrinden-Achse (ACTH und Kortisol), der somatotropen Achse (GH) und der PRL-Sekretion unter Einbezug der Hypothalamusfunktion ermöglicht. Die durch Insulingabe induzierte Hypoglykämie führt über Stress und Substratmangel zur Sekretion von ACTH, GH und PRL. Gilt als Test der ersten Wahl („Goldstandard") für den Nachweis eines GH-Mangels.

Voraussetzung

Symptomatische Hypoglykämie oder ein Blutzucker-Abfall auf mindestens 50 % des Ausgangswertes und auf ≤ 40 mg/dl (≤ 2,2 nmol/l) sind erforderlich, um eine adäquate Stimulation zu erzielen. Blutzucker vor Beginn des Tests soll bei mehr als

60 mg/dl liegen. Bei Diabetes mellitus wird meist keine ausreichende Hypoglykämie erreicht.
Sollte unter stationären Bedingungen durchgeführt werden. Strikte kontinuierliche Überwachung durch einen Arzt mit schriftlichem Verlaufsprotokoll muss gewährleistet werden. 10–20 %ige Glukoselösung muss vor Beginn aufgezogen werden und bereitliegen.
Bei Neugeborenen, Säuglingen und Kleinkindern < 4 Jahren sowie beim Fehlen entsprechender Erfahrung soll der Test nicht angewendet werden.

Kontraindikationen

Koronare Herzkrankheit, zerebrale Durchblutungsstörungen, Krampfleiden, manifeste Nebennierenrindeninsuffizienz.

Durchführung

Morgens, nüchtern.
Venöser Zugang mit Infusion mit NaCl 0,9 % wird gelegt.
Nach einer halben Stunde 1. Blutentnahme (–30 Min.-Werte). Nach weiteren 30 Min.: 2. Blutentnahme (0-Min.-Werte = Basalwerte).
Intravenöse Bolusinjektion von 0,1 IE Normalinsulin („Altinsulin")/kg Körpergewicht; bei insulinempfindlichen Patienten (Nebennierenrindeninsuffizienz): nur 0,05–0,075 IE/kg Normalinsulin geben. Bei zu erwartendem Insulinantagonismus (Adipositas, Cushing, Hypothyreose, Diabetes): 0,15 bis sogar 0,3 IE/kg Normalinsulin spritzen. Die errechnete Insulinmenge soll mit NaCl 0,9 % auf 1 ml Volumen verdünnt werden.
Weitere Blutentnahmen für Hormone nach 15, 30, 45, 60, 90 und 120 Min. (GH, Kortisol evtl. mit ACTH je nach Fragestellung, Prolaktin) mit zeitgleicher Blutzucker-Bestimmung (Blutzucker-Bestimmung evtl. zusätzlich auch nach 20 Min. und 25 Min.).
Im Verlaufsprotokoll: Puls, Blutdruck, Bewusstseinslage und Hypoglykämie-Symptome sowie alle Blutzucker-Werte protokollieren.
Wichtig: Bei Auftreten von zu starker Hypoglykämie (Bewusstseinsstörungen, Koma, Krampfanfall, Schock) sofort Blutentnahme für Blutzucker und Hormone; dann sofortige intravenöse Injektion von Glukose und Glukose-Dauerinfusion im Anschluss. Engmaschige Blutzucker-Kontrolle: Blutzucker im Bereich 90–140 mg/dl halten. Test weiterführen.
Bei Verdacht auf Hypopituitarismus oder Nebennierenrindeninsuffizienz soll nach Testende 50–100 mg Hydrokortison gegeben werden.

Nachsorge

Die Patientenbeobachtung muss noch 30 Minuten bis 1 Stunde nach Testende fortgesetzt werden. Unmittelbar nach Testende orale Nahrungsaufnahme zur Vermeidung von Späthypoglykämien. Venöser Zugang soll erst nach der Nahrungsaufnahme und angemessener Überwachungsdauer entfernt werden.

Insulinmangel, relativer

▶ Diabetes mellitus, Typ 1

Insulinmangeldiabetes

▶ Diabetes mellitus, Typ 1

Insulinom

▶ Inselzelladenom
▶ Inselzellkarzinom

Insulinom, benignes

▶ Inselzelladenom

Insulinpräparationen, Wirkdauer

Wirkung

Normal-Insuline (engl. regular insulin), im deutschen Sprachraum auch Alt-Insuline, sind Lösungen von Insulin, denen zur Verlängerung der Wirkdauer keine Depot-Hilfsstoffe zugesetzt sind (unmodifizierte Insuline).
Zur Verlängerung der Wirkdauer werden Depot-Hilfsstoffe verwandt. Sie bewirken eine Verlangsamung des Abstroms von Insulin von der subkutanen Spritzstelle und verzögern somit den Übertritt des Insulins in die Blutbahn. Diese Insuline werden unter dem Oberbegriff modifizierte Insuline oder Verzögerungsinsuline zusammengefasst.
Während bei den unmodifizierten Normal-Insulinen das Wirkungsmaximum nach 1,5–2 Stunden erreicht wird und nach ca. 6 Stunden die blutzuckersenkende Wirkung abgeklungen ist, wird bei den Verzögerungsinsulinen das Maximum der Wirkung wegen des verlangsamten Übertrittes des Insulins in die Blutbahn später erreicht. Entsprechend hält die Wirkung länger an. Je nach Verzögerungsprinzip werden die modifizierten Insuline wieder unterteilt in mittellang wirkende Verzögerungsinsuline (Intermediärinsuline) oder lang wirkende Verzögerungsinsuline.
Mittellang wirkende Verzögerungsinsuline (Intermediärinsuline) erreichen das Wirkungsmaximum nach ca. 4 Stunden; die Wirkung ist nach ca. 14–18 Stunden abgeklungen. Langwirkende Verzögerungsinsuline haben ein sehr flaches Wirkungsmaximum zwischen 10 und 18–20 Stunden. Ihre Wirkung klingt nach ca. 24 Stunden ab, kann aber bis zu 30 Stunden nachgewiesen werden.
Unter Analog-Insulinen werden gentechnologisch hergestellte Insuline verstanden, bei denen die Primärstruktur im Vergleich zu Humaninsulin abgewandelt wurde. Die

Insulinpräparationen, Wirkdauer, Tabelle 1 Diabetes mellitus Insulinpräparationen.

Unmodifiziert: Normalinsulin („Alt-Insulin")	Modifiziert: Verzögerungsinsulin	
Wirkdauer*		
kurz	mittellang (intermediär)	lang
6–8 Stunden	12–20 Stunden	20–30 Stunden

* abhängig von Dosis und individuellen Gegebenheiten, häufig kürzer

vorgenommenen Strukturveränderungen führen zu Insulinen, die in der Natur nicht beobachtet werden (Schweineinsulin mit einer und Rinderinsulin mit drei vom Humaninsulin differenten Aminosäuren werden daher nicht als Analog-Insuline bezeichnet).
Die Strukturveränderungen bei den Analog-Insulinen führen zu einer Veränderung des physiko-chemischen Verhaltens und dadurch zu einer Veränderung der Resorptionsgeschwindigkeit aus der subkutanen Spritzstelle, somit zu einer Veränderung der Wirkdauer, entweder mit besonders raschem Eintritt und auch raschem Abklingen der Wirkung (Maximum der Wirkung nach ca. 1 Stunde, weitgehend abgeklungene Wirkung nach ca. 4 Stunden) oder einer Verlängerung der Wirkdauer mit einer sehr flachen und über 24 Stunden anhaltenden Wirkung. Siehe Tab. 1.

Nebenwirkungen

- Entwicklung einer echten Insulinresistenz, bedingt durch Insulinantikörper in hoher Konzentration. Heute bei Verwendung gentechnologisch hergestellter und hoch gereinigter Insuline extrem selten
- Lokale Allergien mit Hautrötung, Schwellung oder Juckreiz an der Injektionsstelle; schwindet meist innerhalb weniger Tage bis Wochen nach Beginn einer Insulintherapie; häufiger verursacht durch Depothilfsstoffe, Hautdes-

infektionsmittel oder auch fehlerhafte Injektionstechnik („zu flach" injiziert; Insulindepot nicht im Fettgewebe, sondern direkt unter der Cutis)

- Extrem selten systemische generalisierte Insulinallergie mit anaphylaktischem Schocksyndrom
- Insulinödem; selten bei Beginn einer Insulintherapie, schwindet meist spontan nach einigen Wochen Behandlung
- An der subkutanen Spritzstelle Auftreten eine Lipodystrophie, entweder als Lip(o)atrophie (selten) oder Lip(o)hypertrophie

Merke: Hypoglykämien unter Insulinbehandlung sind kein Ausdruck einer Nebenwirkung, sondern einer Überdosierung! (Der einzige Sinn einer Insulininjektion ist es, den Blutzucker zu senken.) Analog-Insuline sind für Erwachsene und Kinder ab 6 Jahren zugelassen.

Insulinpumpe

Synonyme

CSII.

Englischer Begriff

Insulin pump.

Definition

Kontinuierliche subkutane Insulintherapie (CSII) mit Hilfe einer Insulininfusionspumpe.

Voraussetzung

Wichtigste Voraussetzung für die CSII ist ein gut geschulter Patient. Ca. 30.000 Diabetiker, davon > 90 % Patienten mit Typ-1-Diabetes, verwenden in Deutschland eine Insulinpumpe.

Indikationen für die Imsulinpumpentherapie:

- Dawn-Phänomen
- Nächtliche Hypoglykämien
- Unregelmäßiger Tagesablauf, z.B. Schichtarbeit
- Unzureichende Blutzuckereinstellung mit ICT
- Sekundärveränderungen, die eine optimale Stoffwechselkontrolle nötig machen, z.B. schmerzhafte periphere sensomotorische Neuropathie, Gastroparese
- Schwangerschaft; präkonzeptionelle Stoffwechselnormalisierung.

Kontraindikationen

Bei fehlender Motivation und Unzuverlässigkeit sowie psychisch labilen Patienten ist die CSII nicht sinnvoll. Eine weitere Voraussetzung für eine CSII sollte die sichere Beherrschung der ICT sein. Auch Kinder und Jugendliche können mit einer Pumpe versorgt werden.

Durchführung

Die Initialisierung der Pumpentherapie sollte von einer strukturierten Schulung begleitet sein. Bei vorheriger intensivierter konventioneller Therapie (ICT) wird der vorbekannte Tagesinsulinbedarf um 10 % reduziert und die Insulinmenge zu 50 % auf die Basalrate und zu 50 % auf die Insulinboli aufgeteilt. Anfangs sind eine höhere Frequenz von Blutzuckermessungen und sogenannte Basalratentests zur Findung der optimalen Basalrate hilfreich. Ein Vorteil der CSII besteht in der optimierten basalen Insulinversorgung, da die physiologische Basalinsulinsekretion imitiert wird. Die Basalrate deckt den zirkadianen Insulingrundbedarf ab und wird dem jeweiligen Tagesbedarf angepasst. So liegt der basale Insulinbedarf zwischen 22–3 Uhr oftmals um ein 2–4faches unter dem Bedarf in den frühen Morgenstunden. Die Pumpen erlauben die Basalrate in stündlichen Intervallen in Abstufungen von 0,1 IE einzuprogrammieren. Die Basalinsulingabe darf keinesfalls für länger als 2 Stunden unterbrochen werden, da sonst eine ketoazidotische Entgleisung droht. Zu den Mahlzeiten wird das Bolusinsulin abgerufen. In der Insulinpumpe können entweder Normalinsulin oder Insulinanaloga verwendet werden. Eine Sonderform der Insulinpumpentherapie stellt die kontinuierliche intraperitoneale Insulininfusion (CIPII) dar. Insulin wird hierbei in den Intraperitonealraum verabreicht. Indikation dieser noch experimentellen Therapie ist die Störung der subkutanen Insulinaufnahme. Wichtiges Ziel diabetologischer Forschung bleibt die Entwicklung von „Closed-Loop" Systemen, d.h. der integrativen Verbindung einer kontinuierlichen Glukosemessung (enzymatisch oder optisch) mit einer Insulinpumpe.

Nachsorge

Der Patient muss gewissenhaft die Blutzuckerwerte dokumentieren, eine Vorstellung beim Diabetologen sollte regelmäßig zumindest alle drei Monate erfolgen. Regelmäßige Gewichtskontrolle. Kontrolle der Einstichstellen.

Insulinresistenz

Englischer Begriff

Insulin resistance.

Definition

Verminderte Insulinsensitivität der Zielgewebe Skelettmuskel, Leber und Fettgewebe.

Grundlagen

Zusammen mit Insulinsekretionsdefekten bildet die periphere Insulinresistenz die Grundlage für die Entwicklung des metabolischen Syndroms und des Diabetes mellitus Typ 2. Umweltfaktoren sowie Adipositas und Bewegungsmangel verstärken die genetisch determinierte Insulinresistenz. Nach Stoffwechselentgleisung beeinflussen glukose- und fettsäureabhängige

Mechanismen (Glukotoxizität, Lipotoxizität) ebenfalls die Resistenz. Innerhalb von wissenschaftlichen Projekten wird die Insulinresistenz mit dem euglykämisch-hyperinsulinämischen Glukose-Clamp untersucht; einfacher ist die Bestimmung nach dem HOMA-Modell. Die genetischen Grundlagen der Insulinresistenz sind noch unklar. Als Ursache der Insulinresistenz wird eine Störung der Insulinsignalübertragung angenommen. Therapeutisch ist die Insulinresistenz gut durch Modifikationen des Lebensstils (Gewichtsabnahme, Bewegung) beeinflussbar, sodass sich beispielsweise hiermit ein Übergang von einer gestörten Glukosetoleranz zu einem manifesten Diabetes mellitus verhindern lässt.

Insulinresistenz-Syndrom

▶ metabolisches Syndrom

Insulinresistenz-Syndrom Typ A

Englischer Begriff

Type A Insulin Resistance Syndrome.

Grundlagen

Das Insulinresistenz-Syndrom Typ A gehört zu den schweren Insulin-Resistenz-Syndromen wie z.B. Leprechaunismus, Rabson-Mendenhall-Syndrom, Lipoatrophischer Diabetes, Köbberling-Dunnigan-Syndrom und Insulinresistenz-Syndrom Typ B und repräsentiert davon die leichteste Form. Es kommt selten bei unbekannter Prävalenz vor. Typische Symptome sind Hyperinsulinämie, Acanthosis nigricans (Hautläsion bei Insulin-Resistenz) und Hyperandrogenismus bei Frauen, der die Erstellung einer Diagnose deutlich vereinfacht. Gelegentlich kann es zu einer akromegaloiden Vergröberung der Gesichtszügen oder zu Muskelkrämpfen kommen.

Der Laborbefund einer Hyperinsulinämie führt mit der Zeit zu einer pathologischen Glukosetoleranz und progredient zu einem manifesten Diabetes Mellitus. Differentialdiagnostisch wird die Krankheit durch das Fehlen von Autoantikörpern gegen den Insulinrezeptor charakterisiert. Es wird vermutet, daß das Syndrom durch Mutationen im Insulinrezeptor-Gen hervorgerufen wird. Trotzdem sind bei vielen Patienten diese Mutationen nicht nachweisbar, so daß die Ursache des Syndroms unbekannt bleibt. Die Therapie ist wie beim typischen Diabetes entweder diätisch oder medikamentös (orale Antidiabetika, hochdosiert Insulin).

Insulinresistenz-Syndrom Typ B

Englischer Begriff

Type B Insulin Resistance Syndrome.

Grundlagen

Das Insulinresistenz-Syndrom Typ B kommt sehr selten vor und tritt in Zusammenhang mit immunologischen Störungen auf. Charakteristisch tritt es im Rahmen des Lupus erythematodes auf und kann allgemein mit einer immunologischen Krankheit assoziiert werden, wenn begleitend eine erhöhte Blutsenkung, Proteinurie, hohe Titel von antinuklearen Antikörpern oder niedrige Spiegel mancher Komplement-Faktoren vorkommen. Frauen sind überwiegend betroffen. Die Krankheit fängt mit einem rasch progredienten, nicht-ketotischen und sehr-insulin-resistenten Diabetes, in Kombination mit Acanthosis nigricans (die typische Hautläsion bei Insulin-Resistenz) und Hirsutismus an. Gelegentlich können paradoxe Hypoglykämien mit teilweise sehr schwerem Verlauf beobachtet werden. Ursache des Syndroms sind Serum-Autoantikörper gegen den Insulinrezeptor. Die ursprüngliche Autoimmunkrankheit

wird mit unspezifischen Immunsuppressiva, parallel mit hohen Insulindosen zur Kontrolle der schweren Hyperglykämie therapiert.

Insulinrezeptoren

Englischer Begriff

Insulin receptors.

Definition

Spezifisch Insulin bindende Rezeptoren an den Erfolgsorganen des Insulins wie Muskel-, Leber-, Fettgewebszellen und Fibrozyten.

Grundlagen

Der Insulinrezeptor besteht aus zwei α-Untereinheiten, die der Hormonbindung dienen, und aus zwei transmembranalen β-Untereinheiten, die ins Zellinnere gerichtete tyrosinspezifische Proteinkinasen aufweisen (Heterotetramer). Die Insulinbindung an die α-Untereinheiten aktiviert die Kinaseaktivität der β-Untereinheiten, was zunächst zu einer Autophosphorylierung des Rezeptors an Tyrosinresten führt. Die weitere Signalübertragung kann verschiedene zelluläre Insulineffekte – Glukoseaufnahme, Glykogensynthese, DNA-Synthese, Aminosäureaufnahme, Proteinsynthese, Fettsäurensynthese, Ionentransport sowie die Hemmung von Lipolyse, Glukoneogenese und Apoptose – auslösen.

Insulinrezeptortyrosinkinase

▶ Insulinrezeptoren

Insulinschock

▶ Koma, hypoglykämisches

Insulin-Sekretagoga

▶ Sulfonylharnstoff-Derivate

Insulintoleranztest (ITT)

▶ Insulinhypoglykämietest

Intensivierte Insulintherapie

▶ Basis-Bolus-Prinzip

Interleukine

Englischer Begriff

Interleukins.

Definition

Von Leukozyten produzierte Faktoren, die das Immunsystem regulieren.

Grundlagen

Unter dem Begriff Interleukine (IL-1, IL-2, IL-3 usw.) werden eine Vielzahl strukturell unterschiedlicher Proteine zusammengefasst, die z.T. nach dem Zeitpunkt ihrer Entdeckung willkürlich durchnummeriert wurden. Per Definition handelt es sich um Substanzen, die von Immunzellen gebildet werden, in Immunzellen wirksam sind, und über pro-inflammatorische oder anti-inflammatorische Wirkungen das Immunsystem regulieren. Es zeigte sich jedoch, dass Interleukine auch von einer großen Anzahl anderer Zelltypen produziert werden und wichtige Funktionen in einer Vielzahl von Zelltypen außerhalb des Immunsystems erfüllen. Im Zusammenhang mit dem Endokrinium spielen Interleukine eine wichtige Rolle bei immun-endokrinen Interaktionen, die die Adaption des endokrinen Systems an das bei entzündlichen Prozessen oder bei Infektionen aktivierte Immunsystem beschreiben. Von herausragender Bedeutung ist hierbei die Interaktion zwischen Immunsystem und der Hypothalamus-Hypophysen-Nebennieren-Achse (HPA-Achse). Im Zuge der Aktivierung des Immunsystems kommt es zu einem Anstieg von u.a. IL-1 und IL-6 im Blut. Die beiden Interleukine stimulieren CRH, ACTH und letztlich Kortisol, das das wichtigste anti-inflammatorisch wirksame Hormon darstellt und das u.a. über eine Suppression der Interleukinproduktion vor überschießenden Reaktionen des aktivierten Immunsystems schützt. Störungen dieser Interaktion können im schlimmsten Fall zur letalen Sepsis führen. Interleukine wirken aber auch stimulierend auf die somatotrope Achse, während die Schilddrüsenachse und die gonadotrope Achse inhibiert werden. Eine gestörte Reaktion endokriner Zellen auf Interleukine wird im Zusammenhang mit Autoimmunerkrankungen, die das Endokrinium betreffen, diskutiert.

Intermediärprodukt des Stoffwechsels

▶ Metabolit

Intermediärstoffwechsel

Englischer Begriff

Intermediary metabolism.

Definition

Die Gesamtheit der lebensnotwendigen Zwischenstufen des im Körper ablaufenden Stoffwechsels.

Grundlagen

Er umfasst alle biochemischen Vorgänge, zum einen beim Austausch von Stoffen zwischen Umwelt und Organismus, aber auch beim Auf-, Um- und Abbau von körpereigenen Stoffen. Hierzu zählen u.a. Kohlenhydrat- (Glykolyse, Glukoneogenese, Hexosemonophosphat-Weg), Fett- (β-Oxidation, Fettsäure-Biosynthese), Stickstoff- (Transaminierung, Harnstoffzyklus), Energiestoffwechsel (Zitratzyklus, Atmungskette), Mineralstoffwechsel. Der Intermediärstoffwechsel findet vor allem in der Leber statt. Die verschiedenen Prozesse innerhalb und außerhalb der Zelle werden dabei durch Hormone und Enzyme gesteuert und katalysiert. Ziel aller Stoffwechselvorgänge ist die Aufrechterhaltung der Homöostase und des physiologischen Gleichgewichtes.

Intermedin

Synonyme

Melanotropin; melanotropes Hormon; Melanozyten-stimulierendes Hormon; MSH.

Englischer Begriff

Intermedin; melanocyte-stimulating hormone; melanotropin.

Definition

Polypeptidhormon, das beim Menschen im Hypophysenzwischenlappen gebildet wird und das über die Melaninsynthese die Hautpigmentierung reguliert.

Grundlagen

Beim Intermedin (MSH) handelt es sich um eine Teilsequenz des Proopiomelanocortins des Hypophysenvorderlappens. Es existieren drei Unterformen (α-, β-, γ-MSH). Beim Menschen findet man vor allem β-MSH. Intermedin reguliert die Hautpigmentierung durch vermehrte Melaninsynthese, Melanozytenexpansion und Pigmentdispersion. Es wird wahrscheinlich über melanocyte stimulating hormone-releasing factor (MSH-RF) und melanocyte stimulating-hormone release-inhibiting factor (MSH-RIF) aus dem Hypothalamus reguliert. Intermedin stimuliert die Freisetzung von Prolaktin und wirkt hypotensiv. Eine Rolle bei der Regulation des Körpergewichtes ist wahrscheinlich. Exzessiver ACTH-Überschuss beim M. Addison kann wegen der Strukturähnlichkeit von ACTH mit Intermedin zur Überpigmentierung führen.

Intersexualität

▶ Differenzierung, sexuelle, Störung
▶ Hermaphroditismus spurius
▶ Hermaphroditismus verus
▶ Pseudohermaphroditismus

Interstitial Cell Stimulating Hormone

Synonyme

ICSH; Interstitialzellen-stimulierendes Hormon; luteinisierendes Hormon.

Englischer Begriff

Interstitial cell stimulating Hormone (ICSH).

Definition

Ein anderer Begriff für ▶ Luteinisierendes Hormon (LH), ein hypophysäres Gonadotropin, das bei der Frau die Thekazellen stimuliert und zur Auslösung der Ovulation führt. Beim Mann stimuliert es die Hodenzwischenzellen (Leydig-Zellen) und reguliert die Hormonproduktion des Hodens. Bezieht den Namen Interstitialzellen-stimulierendes Hormon (interstitial cell stimulating hormone) von seiner Wirkung auf die Interstitialzellen der Gonaden (Keimdrüsen), ursprünglich als solche nur beim Mann (Leydig-Zellen) beschrieben.

Grundlagen

Gesteuert wird die LH-Sekretion und -Freisetzung aus dem HVL durch das GnRH aus dem Hypothalamus, sowie über Rückkopplungsmechanismen durch die peripheren Sexualhormone (Testosteron und Östradiol). LH unterliegt einer negativen Rückkopplung durch Testosteron; mit Östradiol besteht, abhängig von den Östradiolspiegeln, sowohl eine negative als auch eine positive Rückkopplung.

Als LH (Luteinisierendes Hormon) bekannt, wird es im Serum oder Plasma meist mit einer RIA-Methode bestimmt.

Interstitialzellen-stimulierendes Hormon

▶ Interstitial Cell Stimulating Hormone
▶ Luteinisierendes Hormon

Interstitieller Raum

▶ Dritter Raum

Intestinale Hormone

▶ Darmhormone

Intraabdominelles Fettgewebe

▶ Fettgewebe, viszerales

Intrathorakaler Kropf

▶ Struma, dystope Lokalisation intrathorakal

Intrauterinpessar

Synonyme

Umgangssprachlich: Spirale; IUP.

Englischer Begriff

Intrauterine device.

Definition

Zur Kontrazeption in die Uterushöhle eingelegte Gebilde unterschiedlicher Beschaffenheit.

Grundlagen

Heute werden als Intrauterinpessare (Abkürzung IUP) in der Regel Kunststoffspiralen verwendet, die mit einem feinen Kupferdraht umwickelt sind. Der Kupferdraht hat eine zusätzliche kontrazeptive Wirkung. In der Regel müssen Intrauterinpessare wegen des Kupferverbrauchs nach ca. drei bis fünf Jahren gewechselt werden. Außerdem gibt es gestagenhaltige Intrauterinpessare mit protrahierter Hormonabgabe, bei denen ein Wechsel bereits nach 12–18 Monaten notwendig ist. Die Wirkungsweise beruht wahrscheinlich im wesentlichen auf den ungünstigen Bedingungen für eine Einnistung des Eis im Uterus. Die Zuverlässigkeit ist relativ hoch (Pearl-Index 1,5–3). Als Nebenwirkungen treten bisweilen aszendierende Infektionen im Adnexbereich auf, die bei Frauen ohne Intrauterinpessar deutlich seltener sind. Extrauteringraviditäten treten bei Pessarträgerinnen etwa 10mal häufiger auf.

Intrinsic Factor

Synonyme

Castle-factor.

Englischer Begriff

Intrinsic factor.

Definition

Sialinsäurehaltiges Glykoprotein, das in den Belegzellen der Magenschleimhaut gebildet wird.

Grundlagen

Der Intrinsic factor wird zusammen mit Cobalamin (► Vitamin B₁₂), dem sog. Extrinsic factor nach komplexer Bindung im Ileum resorbiert. Zum Fehlen des Intrinsic factors kann es zum Beispiel bei der Atrophie der Magenschleimhaut oder nach totaler Magenresektion kommen. Dies führt dann auch trotz intakter Ileumschleimhaut zur verminderten Vitamin-B₁₂-Resorption und damit zum Auftreten einer perniziösen Anämie.

Involutionsosteoporose

Synonyme

Altersosteoporose; Rückbildungsosteoporose.

Englischer Begriff

Involutional osteoporosis; senile osteoporosis.

Definition

Osteoporose aufgrund von allgemeinen Alterungsvorgängen und körperlicher Rückbildung. Dabei spielen altersbedingte Stoffwechselveränderungen (gestörter Vitamin-D-Metabolismus, hormonelle Defizite) neben Ernährungsdefiziten und Bewegungsmangel eine wichtige Rolle.

Symptome

Die Symptome entsprechen den allgemeinen Symptomen der Osteoporose: aufgrund der Wirbelkörpersinterungen kommt es zur Körpergrößenabnahme und zur Hyperkyphosierung im BWS-Bereich und zur Hyperlordose im LWS-Bereich. Typische Frakturen sind neben Wirbelkörpersinterungen insbesondere bei älteren Patienten die proximalen Femurfrakturen, proximale Humerusfrakturen, Tibiafrakturen und Beckenfrakturen.

Diagnostik

Anamnese hinsichtlich Risikofaktoren (siehe auch ► Osteoporose), körperliche Untersuchung, Knochendichtemessung, bildgebende Verfahren zur Frakturdiagnostik, Labor zur Differenzialdiagnostik.

Differenzialdiagnose

Sekundäre Osteoporoseformen, Endokrinopathien (z.B. Hyperparathyreoidismus bei ca. 1% der Patienten mit proximaler Femurfraktur, manifeste Hyperthyreose bei 5 % der Patienten mit proximaler Femurfraktur), maligne Erkrankungen (Plasmozytom u.a.).

Allgemeine Maßnahmen

Lebensmodifikation

Körperliche Aktivität (Wandern, Gymnastik, der Leistungsfähigkeit angepasster Sport), gesunde Ernährung.

Diät

Günstig ist eine ausgewogene Ernährung, die zur Erreichung einer ausreichenden Kalziumzufuhr auch Milch (cave Laktoseintoleranz) und Milchprodukte umfasst, aber auch grünes Gemüse zur Vitamin-K–Zufuhr. Für die Verbesserung der Vitamin-D-Versorgung ist auch regelmäßiger Seefisch-Verzehr zu empfehlen. Insgesamt sollte die Proteinzufuhr ausreichend sein, weshalb eine rein vegetarische Ernährung nicht empfohlen werden kann.

Therapie

Kausal

Es gelten die gleichen Therapieprinzipien wie bei der primären Osteoporose (siehe ► Osteoporose). Eine besondere Bedeutung hat die Optimierung der Vitamin-D-Versorgung, da Vitamin-D-Supplemente das Frakturrisiko senken.

Probetherapie

Eine Probetherapie im eigentlichen Sinne gibt es nicht.

Akuttherapie

Nach peripheren Frakturen kommen bei Bedarf chirurgische Verfahren zum Einsatz (insbesondere nach proximaler Femurfraktur), während Wirbelfrakturen in der Regel konservativ behandelt werden können. Medikamentös sind in der Akutphase intravenös applizierbare Bisphosphonate geeignet, um auch die Schmerzen zu reduzieren (Pamidronat 30 mg oder Inbandronat 2 mg einmal intravenös, beide Substanzen sind derzeit aber formal noch nicht für die Osteoporose zugelassen). Auch eine schnelle Osteoklastenhemmung mit Kalzitonin (Nasenspray 200 IU täglich) hat einen schmerztherapeutischen Zusatznutzen.

Dauertherapie

Es kommen die gleichen Medikamente wie bei der primären Osteoporose zum Einsatz (siehe ▶ Osteoporose), wobei auf eine optimale Vitamin-D-Versorgung geachtet werden muss. Als Medikamente der 1. Wahl (Evidenzgrad A) werden Alendronat (10 mg täglich), Risedronat (5 mg täglich) und Raloxifen (60 mg täglich) angesehen. Bei älteren Patienten liegt nicht selten bereits eine eingeschränkte Nierenfunktion und reduzierte Aktivität der 1-α-Hydroxylase vor, weshalb auch an den Einsatz von 1-α-hydroxylierten Vitamin-D-Derivaten zu denken ist (Alfacalcidol 0,5–1 µg täglich, oder Calcitriol 0,25–0,5 µg täglich). Des weiteren können auch Fluorsalze und Kalzitonin mit schwächerem Evidenzgrad eingesetzt werden.

Operativ/strahlentherapeutisch

Bei Frakturen kommen je nach Indikation chirurgische Behandlungsverfahren in Betracht, insbesondere bei Beteiligung des peripheren Skeletts. Bei Wirbelfrakturen, die auf konservative Therapie nicht ansprechen (Persistenz einer starken Schmerzsymptomatik), kommt auch eine minimal-invasive Technik der Zement-Einspritzung zur Stabilisierung des Wirbelkörpers in Frage (Vertebroplastie und Kyphoplastie).

Bewertung

Wirksamkeit

Die heute verfügbaren Medikamente reduzieren das Frakturrisiko um > 50 %, das Risiko für multiple Frakturen wird um > 90 % gesenkt.

Verträglichkeit

Bei oral applizierbaren Bisphosphonaten können insbesondere bei älteren Patienten gastrointestinale Beschwerden wegen der veränderten Ösophagus- und Magen-Motilität auftreten. Bei Anwendung von Raloxifen ist auf das evtl. Risiko thromboembolischer Komplikationen zu achten.

Pharmakoökonomie

Da bei älteren Patienten mit Osteoporose das Frakturrisiko sehr hoch ist, ist hier die Pharmakotherapie besonders effektiv. Unter Berücksichtigung der Kosteneinsparung durch verhinderte Frakturen (Klinik-Aufenthalte, Pflegeheimkosten etc.) könnte bei diesen Hochrisikopatienten durch eine Osteoporose-Therapie im Sozialsystem sogar Geld eingespart werden.

Nachsorge

Klinische Untersuchungen zur Verträglichkeit und Compliance alle 3 Monate, Knochendichtekontrollen alle 1–2 Jahre, Laborkontrolle (insbesondere Elektrolyte) nach 1 Monat und dann bedarfsabhängig.

Prognose

Günstig.

Inzidentalom

Englischer Begriff

Incidentaloma.

Definition

Begriff reserviert für zufällig entdeckte Prozesse im Bereich der Sella turcica und der Nebenniere. Meistens wird bei den Patienten aus anderen Gründen (Trauma, Kopfschmerzen) eine bildgebende Diagnostik durchgeführt und dabei die Raumforderung entdeckt. Inzidentalome sind sehr häufig (Prävalenz 7–10 %) haben aber selten Krankheitswert.

Symptome

Sella-Region:

- Subklinischer Hormonexzess im Sinne einer Hyperprolaktinämie oder einer beginnenden Akromegalie, eines Cushing Syndroms oder einer Hyperthyreose
- Latente Hypophysenvorderlappeninsuffizienz
- Sehstörungen bei suprasellärer Ausdehnung.

Nebenniere:
Diverse Symptome, die mit einer Hormonproduktion im Rahmen eines M. Conn, Phäochromozytoms, M. Cushing, androgen- und östrogenproduzierenden Tumors assoziiert sind.

Diagnostik

Sella-Region: Ausschluss einer Hypophyseninsuffizienz und/oder eines Hormonexzesses, gezieltes Kernspintomogramm der Sella-Region, augenärztliche Untersuchung.
Nebenniere: Ausschluss eines Hormonexzesses (Basisdiagnostik: Messung von freiem Kortisol sowie von Katecholaminmetaboliten im 24-Stunden-Urin, gegebenenfalls Dexamethason-Hemmtest, Messung von Aldosteron und Renin), Sonographie, Computer- und/oder Kernspintomogramm.

Differenzialdiagnose

Sella-Region:
Hypophysenadenom, Kraniopharyngiom, Zyste der Rathke'schen Tasche, Optikusgliom, Meninigiom, u.a.

Nebenniere:
Adenom, Karzinom, Hyperplasie, Zyste, Metastase, Myelolipom, Ganglioneurom, malignes Lymphom, u.a.

Therapie

Kausal

Sella-Region:
Bei fehlenden endokrinologischen und ophthalmologischen Störungen empfiehlt sich eine abwartende Haltung mit Kontrolluntersuchungen in jährlichen Abständen. Bei Größenzunahme und/oder Auftreten solcher Störungen kommt eine operative Therapie in Frage. Nur bei Prolaktinomen ist die primäre Therapie der Wahl die medikamentöse Behandlung mit Dopaminagonisten.
Nebenniere:
Bei einer Größe von < 5 cm und fehlendem Nachweis einer hormonellen Aktivität sind Verlaufsbeobachtungen nach 3–6 Monaten zu empfehlen. Bei einer Größe ≥ 5 cm und Malignom- oder Metastaseverdacht besteht die Indikation zur operativen Intervention.

Prognose

Sehr gut. Im Bereich der Sella-Region handelt es sich bei einem großen Teil der Patienten um Läsionen, die im Verlauf nicht progredient sind und keine Störungen verursachen. Diese Patienten müssen nicht operativ behandelt werden. Sollte es eine Indikation zur Operation geben, ist diese mit einer sehr niedrigen Komplikationsrate (< 2 %) verbunden. Im Bereich der Nebenniere hängt die Prognose von der Dignität des Tumors ab. Bei mehr als 75 % der Fälle handelt es sich um hormoninaktive Adenome mit einer sehr guten Prognose.

Literatur

1. Molitch ME (1990) The pituitary incidentaloma. Ann Intern Med 112:925–931
2. Mantero F, Terzolo M, Analdi G et al. (2000) A survey on adrenal incidentaloma in Italy. Study Group on Adrenal Tumors of the Italian Endocrine Society. J Clin Endocrinol Met 85:637–644

Iod

Synonyme

I; Jod (alte Schreibweise), J.

Englischer Begriff

Iodine.

Definition

Ein Element der Halogengruppe (VII. Hauptgruppe). Ist für den menschlichen Organismus als Spurenelement essentiell, vor allem zum Aufbau der Schilddrüsenhormone. Der Gesamtbestand im menschlichen Körper beträgt 10–15 mg. Etwa 70 % sind in der Schilddrüse gespeichert und ca. 30 % zirkulieren im Blut und in den parenchymatösen Organen, vor allem in der Leber und bei Schwangeren auch in der Plazenta.

Grundlagen

Iod kommt in Lebensmitteln wie Meeresfisch, im iodierten Speisesalz und zum Teil auch im Trinkwasser vor (iodhaltige Mineralwässer).
In der Medizin finden elementares Iod und seine Verbindungen Anwendung als äußerliches Desinfektionsmittel („Iodtinktur"), als Schilddrüsenmedikament (wie z.B. zur Iod-Substitution) und als Röntgenkontrastmittel, sowie als Nahrungsergänzung im iodierten Speisesalz.
Iod gehört mit seinen radioaktiven Isotopen zu den wichtigsten Radionukliden (Radioaktivität). Iod-131 (^{131}I) ist ein künstliches Radioisotop mit langer Halbwertszeit, das hauptsächlich zur Radioiodtherapie eingesetzt wird. Iod-123 (^{123}I) hat ein kurze Halbwertszeit und ist für Schilddrüsenszintigraphie und andere in-vivo Untersuchungen der Schilddrüse geeignet. Iod-125 (^{125}I) wird für in-vitro Untersuchungen verwendet (radioaktive Markierungen und Bestimmungen von Proteinen, Hormonen).

Iod in proteingebundenem Thyroxin

Englischer Begriff

Protein-bound iodine (PBI) in thyroxine.

Definition

Ist ein Parameter der Schilddrüsenfunktion. Erfasst das Iod, das in dem an Plasmaproteine gebundenen Thyroxin (T_4) vorhanden ist. Erlaubt die Konzentration des zirkulierenden Schilddrüsenhormons (T_4) abzuschätzen.

Grundlagen

Das gesamte proteingebundene Iod (Protein-bound iodine; PBI) erfasst alle an Plasmaproteine gebundenen Schilddrüsenhormone (T_4, T_3, MIT, DIT) sowie deren iodhaltige Vorstufen und Abbauprodukte. Da der Anteil der Produktions- und Sekretionsrate von T_4 etwa das 10fache im Vergleich zu T_3 darstellt und die biologische Halbwertszeit von T_4 viel länger ist, steht Iod im T_4-Molekül für mehr als 90 % des im Serum zirkulierenden proteingebundenen Iods. Die Bestimmung erfolgt nach Eiweißfällung als Iod-Gehalt des Niederschlags (Normalwerte: 3,4–7,3 µg/100ml); und kann durch iodhaltige Medikamente und/oder Kontrastmittel verfälscht werden. Ist heute durch die T_4-Bestimmung ersetzt. Im Rahmen des Radioiodtests wird es als Aktivität des radioaktiven Iod im Serum (PBI-131) 48 Stunden nach oraler ^{131}I-Gabe gemessen (normal < 0,25 % der verabreichten Dosis). Dieser Test gibt Aufschluß über den Iodeinbau in die Schilddrüsenhormone („Hormonsynthesephase").

Iod in proteingebundenem Triiodthyronin

Englischer Begriff

Protein-bound iodine (PBI) in triiodothyronine.

Definition

Ist zusammen mit Iod im proteingebundenen T_4 ein Parameter der Schilddrüsenfunktion. Erfasst das Iod, das in dem an Plasmaproteine gebundenen Triiodthyronin (T_3) vorhanden ist. Erlaubt die Konzentration des zirkulierenden Schilddrüsenhormons (T_3) abzuschätzen.

Grundlagen

Ist viel niedriger im Vergleich zu Iod im proteingebundenen T_4, da die Sekretionsrate von T_4 10mal höher und seine Halbwertszeit etwa 7mal länger ist. Daraus resultiert, dass sich T_4 im Serum auf etwa das 50fache des zirkulierenden T_3 beläuft. Siehe auch ▶ Iod in proteingebundenem Thyroxin.

Iod, organisches

Synonyme

Organifiziertes Iod; Iod-Tyrosin; Iod-Thyronin.

Englischer Begriff

Organified iodine.

Definition

Sammelbegriff für an Tyrosylreste des Thyreoglobulins organisch gebundenes Iod in Form von 3-Monoiodtyrosin (MIT), 3,5-Diiodtyrosin (DIT), 3,5,3'-Triiodthyronin (T_3), 3,3',5'-Triiodthyronin (reverses T_3) und 3,5,3',5'-Tetraiodthyronin (Thyroxin); in geringem Maße wird Iod auch an andere organische Verbindungen angelagert, z.B. Iodlaktone.

Grundlagen

Durch den besonderen strukturellen Aufbau der Schilddrüse in Form von Follikeln als kleinste funktionelle Einheit resultiert eine anatomische und funktionelle Differenzierung in eine basolaterale (äußere, dem Blutkreislauf zugeordnete) und eine apikale (innere, dem Lumen zugeordnete Membran). Iodid wird an der basolateralen Membran über den Na^+/Iodid-Symporter aktiv in die Thyreozyten aufgenommen und zur apikalen Membran transportiert; der transmembrane Transport durch die apikale Membran erfolgt wahrscheinlich durch Pendrin und durch den Apical Iodide Transporter. Im Follikellumen, nahe der apikalen Membran, wird Iodid in Anwesenheit von H_2O_2 durch die Thyreoperoxidase (TPO) zu elementarem Iod (I_2) oxidiert, das durch seine hohe chemische Reaktivität sofort organisch gebunden wird; der Hauptanteil wird dabei in Tyrosylreste des Thyreoglobulins eingebaut, wodurch MIT und DIT entstehen. Durch Kopplung von zwei DIT-Resten entsteht Thyroxin, Kopplung von MIT und DIT führt zu Triiodthyronin, beide sind dabei noch an Thyreoglobulin gebunden. Die Freisetzung der Schilddrüsenhormone T_4 und T_3 erfolgt nach Endozytose und lysosomaler Spaltung von Thyreoglobulin; T_3 entsteht aber überwiegend durch enzymatische Deiodierung von T_4 durch die 5'-Deiodinase (intrathyreozytär und peripher).

Iodaufnahmedefekt

▶ Iodidtransport-Defekt

Iodfehlverwertung

▶ Dyshormonogenese, thyreoidale

Iodid

Synonyme

Jodid (alte Schreibweise).

Englischer Begriff

Iodide.

Definition

Ist das Salz der Iodwasserstoffsäure (HI).

Grundlagen

Als Kaliumsalz (Kaliumiodid/Iodkalium) steht es in Medikamenten (Kaliumiodid-Tabletten) zur Verfügung. Wird zur Iodsubstitution bzw. Strumaprophylaxe, zur Vorbeugung der Aufnahme von radioaktiven Iodisotopen bei radioaktiven Unfällen, zur Behandlung der thyreotoxischen Krise verwendet.

Iodidbehandlung der Schilddrüse

► Plummerung
► Struma infolge Iodmangels

Iodidkanaldefekt

► Iodidtransport-Defekt

Iodidoxidationsdefekt

► Thyreoperoxidase-Defekt

Iodidrezyklierungsdefekt

► Iodtyrosindehalogenase-Defekt

Iodidtransport-Defekt

Synonyme

Iodaufnahmedefekt; Iodinationsdefekt; Iodidkanaldefekt; NIS-Defekt.

Englischer Begriff

Iodide transport defect; iodine concentration defect; iodide channel defect.

Definition

Angeborene oder sich im Kindesalter manifestierende, autosomal rezessive, thyreoidale Dyshormonogenese (Iodfehlverwertung) mit primärer Hypothyreose bei totalem oder partiellem Defekt der TSH-abhängigen, membrangebundenen Iodidakkumulation der Thyreozyten und der TSH-unabhängigen Iodidakkumulation in den Speicheldrüsen, Tränendrüsen, der Magen- und Dünndarmschleimhaut, der laktierenden Mamma, der Plazenta, des Plexus chorioideus und des Ziliarkörpers durch Genmutation des $2Na^+/I^-$-Symporters (NIS, spezifischer Iodidkanal, ATP-abhängig) auf Chromosom 19.

Symptome

Bei Homozygotie oder zusammengesetzter Heterozygotie manifestiert sich der NIS-Defekt in variabler Ausprägung als primäre Hypothyreose, allmählich zunehmende Struma und eventuell mit Kretinismus im frühen Lebensalter; bei ausgeprägtem oder komplettem Defekt bereits intrauterin und beim Neugeborenen.

Diagnostik

Im Serum (Plasma,Blut) fT_4 erniedrigt, TSH und Thyreoglobulin (Tg) erhöht. Sonographie zeigt Strumabildung. Je nach Ausmaß des NIS-Defekts bleibt die Radioiodaufnahme der Schilddrüse, Speicheldrüsen etc. aus oder ist vermindert. Der Perchlorat-Test ist negativ. Der Speichel/Serum-Quotient ist 2 Stunden nach Applikation erniedrigt: < 3 eindeutig erniedrigt, 3–10 grenzwertig (partieller Defekt), > 10 normal. Der Speichel/Blut-Quotient ist das 1,17fache (95 %-Konfidenzintervall 1,15–1,19) des Speichel/Serum-Quotienten. Genanalyse zum Nachweis der Mutationen. Ausgeprägte Formen des NIS-Defekts werden im Neugeborenenscreening (TSH-Screening) erfasst.

Differenzialdiagnose

Abgrenzung von anderen Formen der primären Hypothyreose mit Strumabildung, insbesondere auch anderen hereditären thyreoidalen Dyshormonogenesen (Iodfehlverwertung) und Kretinismus.

Therapie

Kausal

Wie bei Neugeborenenhypothyreose oder primärer Hypothyreose lebenslange, altersgerechte, euthyreote Substitution mit Levothyroxin in einer täglichen Dosis, welche das basale TSH bei Neugeborenen und Kindern in den mittleren Normbereich und bei Adoleszenten und Erwachsenen in die untere Normhälfte bleibend absenkt. Bei partiellem Symporterdefekt sind bisweilen hohe Dosen Iodid ausreichend, um fT_4 und TSH zu normalisieren, z.B. täglich 3–6 mg Natrium- oder Kaliumiodid auf 3 Teildosen über den Tag verteilt.

Akuttherapie

Siehe ► Neugeborenenhypothyreose.

Dauertherapie

Lebenslange euthyreote Substitution mit Levothyroxin oder gegebenenfalls mit Iodid, wie oben angegeben.

Operativ/strahlentherapeutisch

Chirurgische Resektion von Strumen, die nach retrosternal reichen, die Trachea komprimieren, knotig umgewandelt oder von großem Ausmaß sind. Vor und nach Resektion euthyreote Substitution mit Levothyroxin, siehe oben.

Bewertung

Wirksamkeit

Die Levothyroxin-Substitution in einer Dosierung, die TSH normalisiert (siehe oben), gleicht den Hormonmangel aus, wodurch der Metabolismus euthyreot wird. Ontogenetische Entwicklungsstörungen (Neugeborenen-Hypothyreose, Kretinismus) gehen meist nur teilweise zurück.

Verträglichkeit

Die euthyreote Substitution ist nebenwirkungsfrei.

Nachsorge

Lebenslange Einnahme von Levothyroxin mit lebenslanger Überwachung des Therapiezieles der euthyreoten Substitution sowie gegebenenfalls Dosisanpassung. Kontrolluntersuchungen zunächst alle 3 Monate, nach Erreichen eines stabilen Therapiezieles alle 6 Monate und später alle 12 Monate. Genanalyse der Familienmitglieder, humangenetische Beratung des Patienten und seiner Familie.

Prognose

Heilung durch Ausschaltung des Gendefektes ist derzeit nicht möglich. Bei guter Compliance läßt sich eine lebenslange Euthyreose durch Levothyroxin-Substitution aufrechterhalten. Ontogenetische Entwicklungsstörungen können meist nur teilweise aufgeholt und kompensiert werden.

Literatur

1. De Vijlder JJM, Vulsma T (2000) Hereditary metabolic disorders causing hypothyroidism. In: Braverman LE, Utiger RD (eds) The Thyroid: A Fundamental and Clinical Text, 8th edn. Lippincott Williams & Wilkins, Philadelphia, S 733–742
2. Foley TP (1985) Familial thyroid dyshormonogenesis. In: Delange F, Fisher DA, Malvaux P (eds) Pediatric Thyroidology. Karger, Basel, S 174–188

Iodiertes Speisesalz

► Kochsalz, iodiertes

Iodination

Englischer Begriff

Iodination.

Definition

Stufe in der Schilddrüsenhormonsynthese: der Transport von Iodid aus dem Blut durch ein Membranprotein (den Na-Iodid-Symporter) gegen einen Konzentrationsgradienten in die Schilddrüsenzelle. Erfolgt mit Hilfe eines aktiven, energieabhängigen Mechanismus (Iodpumpe, „Trapping"-Mechanismus), der hohe intrathyreoidale Iodkonzentrationen (Iodanreicherung) ermöglicht. Wird von TSH stimuliert und von Anionen wie Perchlorate, Thiocyanate, Pertechnetate gehemmt. Iod selber kann den Transport hemmen (hohe Iodmengen führen zu einer Sättigung der Iodpumpe).

Grundlagen

Im Englischen bezieht sich der Begriff auf den Iod-Einbau in organische Molekülen –Iodierung der Thyrosinreste des Thyreoglobulins, mit Bildung der Hormonvorläufer Monoiodthyrosin (MIT) und Diiodthyrosin (DIT). Dieser Prozess wird von der Schilddrüsenperoxidase (TPO – thyroid peroxidase) katalysiert und von Substanzen wie Thyreostatika (Propylthiouracil, Methimazol, Carbimazol) gehemmt (siehe auch ▶ Iodisation).

Iodinationsdefekt

▶ Iodidtransport-Defekt

Iodintoxikation

▶ Iodismus

Iodisation

Englischer Begriff

Iodization.

Definition

Zweite Stufe in der Schilddrüsenhormonsynthese: die in der Schilddrüse (= intrathyreoidal) erfolgende Oxidation von I^- zu I_2^0 durch H_2O_2 und die Schilddrüsenperoxidase (TPO).

Das so gebildete sehr aktive Iod wird anschließend in die Tyrosinreste des Thyreoglobulins eingebaut; durch Monoiodierung wird Monoiodthyrosin (MIT), durch Diiodierung wird Diiodthyrosin (DIT) erhalten.

Grundlagen

Siehe ▶ Iodination.

Iodisationsdefekt

▶ Thyreoperoxidase-Defekt

Iodismus

Synonyme

Iodintoxikation; Iodtoxikose; Iodvergiftung.

Englischer Begriff

Iodism; iodine intoxication.

Definition

Obwohl Iod für den Menschen ein essentielles Spurenelement ist (150–200 μg Iodid/Tag), führen höhere Dosen (> 2000 μg/Tag), über längere Zeit eingenommen, zu einer Reizung und vermehrten Sekretion der Schleimhäute, vor allem der oberen Luftwege mit Rhinitis und sekretorischer Bronchitis, die sich durch schleimige Expektoration zeigt. Ferner stellt sich eine Konjunktivitis ein. Durch Iodanreicherung in den Talgdrüsen entwickeln sich an der Haut papulopustulöse Follikuliditen in Form einer Iodakne und bei besonders starker Ausprägung in Form eines karbunkelartigen Iododerma tuberosum. Bisweilen kann sich auch Fieber einstellen. An der gesunden Schilddrüse bewirken hohe Ioddosen eine Synthese- und Sekretionshemmung der Schilddrüsenhormone (Plummerung), woraus letztlich eine primäre Hypothyreose und gegenregulatorisch eine Struma diffusa und später eine Struma nodosa resultieren. Eine Autoimmunthyreoiditis Hashimoto wird weiter aktiviert. Bestand vor der Iodexposition eine Hyperthyreose, auch eine latente, oder eine Autonomie der Schilddrüse, dann entwickelt sich mit einer Latenz von 2–10 Wochen oder noch später eine Exazerbation der vorbestehenden Schilddrüsenerkrankung, bisweilen bis zur thyreotoxischen Krise. Iodismus ist keine Iodallergie; diese wird *nicht* durch Iodid (I^-) ausgelöst, sondern nur durch Iod, das an organische Verbindungen kovalent gebunden ist. Obwohl beim Iodismus bei gegebener thyreoidaler Vorerkrankung (siehe oben) mit einer iodinduzierten Hyperthyreose zu rechnen ist, so ist iodinduzierte Hyperthyreose jedoch nicht mit Iodismus gleichzusetzen.

Symptome

Siehe oben unter Definition: Rhinitis, produktive Bronchitis, Konjunktivitis, Fieber, Iodakne, Iododerma tuberosum, Struma diffusa, Struma nodosa, primäre Hypothyreose, Aktivierung einer Autoimmunthyreoiditis Hashimoto, Exazerbation einer vorbestehenden Hyperthyreose bis zur thyreotoxischen Krise.

Diagnostik

Anamnestische Suche nach der Quelle der exzessiven Ioddosen. TSH basal, fT_4, T_3, TPO-Antikörper, TSH-Rezeptor-Antikörper, Iod und Kreatinin im Spontan- oder 24-Stunden-Sammelurin; Iod/Kreatinin-Quotient > 1000 µg Iod/g Kreatinin. Kreislauffunktionsparameter. Sonographie der Schilddrüse. Röntgen-Untersuchung der Nasennebenhöhlen und der Thoraxorgane. Dermatologischer Befund.

Differenzialdiagnose

Abgrenzung von anderen Formen einer primären Hypothyreose, einer Hyperthyreose, einer Strumabildung, einer Akne conglobata. Andere Ursachen einer Rhinitis, Bronchitis und Konjunktivitis.

Allgemeine Maßnahmen

Diät

Meidung extrem iodhaltiger Nahrungsmittel, z.B. Kelp und andere Meeresalgen.

Therapie

Kausal

Elimination der Ursache der exzessiven Iodinkorporation. Hemmung der Wiederaufnahme von Iodid in die Schilddrüse, Speicheldrüsen und Magendrüsen durch Natriumperchlorat, Anfangsdosis 900 mg (40 Tropfen) täglich auf 3–4 Einzeldosen verteilt, Erhaltungsdosis 100–500 mg (5–20 Tr.) täglich auf 1–3 Einzeldosen verteilt, auf Nebenwirkungen achten. (siehe ▶ Natriumperchlorat) Für eine hohe Diurese durch reichlich Flüssigkeitszufuhr ist zu sorgen. Bei primärer Hypothyreose euthyreote Substitution mit Levothyroxin, im Verlauf Tagesdosis anpassen. Bei Hyperthyreose neben Perchlorat noch zusätzlich Thionamidthyreostatika, wie Thiamazol, Cabimazol; gegebenenfalls auch totale Thyreoidektomie; siehe Therapie der ▶ Krise, thyreotoxische. Symptomatische Therapie der Akne, Rhinitis und Konjunktivitis.

Akuttherapie

Bei drohender oder manifester thyreotoxischen Krise erforderlich, siehe Therapie der ▶ Krise, thyreotoxische.

Dauertherapie

Langzeittherapie siehe oben unter kausaler Therapie. Die Iodelimination ist so lange mit Natriumperchlorat fortzuführen, bis Iod/Kreatinin-Quotient dauerhaft < 500 µg Iod/g Kreatinin liegt. Bei primärer Hypothyreose ist die Levothyroxindosis anzupassen. Nach totaler Thyreoidektomie ist mit Levothyroxin euthyreot zu substituieren.

Operativ/strahlentherapeutisch

Bei drohender oder manifester thyreotoxischen Krise ist gegebenenfalls eine totale Thyreoidektomie erforderlich, siehe

Therapie bei ▶ Krise, thyreotoxische. Eine Radioiodtherapie einer Hyperthyreose kommt wegen der Iodexposition und des langsam einsetzenden Therapieeffektes nicht in Betracht.

Bewertung

Wirksamkeit

Die oben genannten Therapiemaßnahmen sind sehr effektiv.

Verträglichkeit

Auf Nebenwirkungen von Perchlorat und Thionamiden ist zu achten; einschlägige Laborparameter sind regelmäßig zu kontrollieren. Die totale Thyreoidektomie ist von einem Chirurgen vorzunehmen, der in der Schilddrüsenchirurgie besonders ausgewiesen ist; dadurch ist auch das Risiko einer parathyreopriven Tetanie und einer Rekurrenzparese minimiert.

Nachsorge

Siehe oben unter Dauertherapie. Bei primär gesunder Schilddrüse ist nach Monaten mit einer vollständigen Restitution zu rechnen, so daß die Levothyroxinsubstitution versuchsweise reduziert und gegebenenfalls beendet werden kann. Bei Autoimmunthyreoiditis Hashimoto oder Zustand nach totaler Thyreoidektomie ist eine lebenslange Levothyroxinsubstitution notwendig in einer Dosis, die TSH in die untere Normhälfte absenkt. Kontrolluntersuchungen zunächst engmaschig, nach erreichen eines stabilen Therapiezieles alle 6 Monate und später alle 12 Monate.

Prognose

Durch die genannte kausale Therapie ist nach Wochen mit einer Ausheilung des extrathyreoidalen Iodismus zu rechnen. Bezüglich der Veränderungen an der Schilddrüse siehe oben unter Verträglichkeit und Nachsorge.

Iodmangel

Englischer Begriff

Iodine deficiency.

Definition

Eine Iodausscheidung im Urin von < 50 µg Iod pro Gramm Kreatinin (< 5 µg/dl) zeigt einen deutlichen Iodmangel an.

Symptome

Das wesentliche Symptom des Iodmangels ist die Kropfbildung. Insbesondere in der Pubertät, Schwangerschaft und Stillperiode kommt es infolge des erhöhten Iodbedarfs zu einer verstärkten Kropfbildung. Allgemein gilt, je niedriger die Iodausscheidung, desto höher ist die Kropfprävalenz.

Diagnostik

Die erwünschte tägliche Iodzufuhr wird auf mindestens 150 µg/Tag veranschlagt. Die Messung der Iodausscheidung im Urin (siehe Definition) diente als Maß für die alimentäre Iodversorgung. Allerdings ist diese Messung nicht routinemäßig zur Diagnostik des Iodmangels etabliert.

Allgemeine Maßnahmen

Lebensmodifikation

Einmal bis zweimal wöchentlich sollte Seefisch verzehrt werden. Milch und Milchprodukte sollten zum täglichen Speiseplan gehören. Für die Speisezubereitung im Privathaushalt ist in der Regel die ausschließliche Verwendung von Iodsalz zu empfehlen. Bei der Auswahl von Fertiggerichten, Tiefkühlwaren und allen industriell hergestellten Produkten (Beachtung des Zutatenverzeichnisses) sollten Produkte mit Iodsalz bevorzugt werden.
Beim Einkauf in Bäckereien und Metzgereien sollte nachgefragt werden, welche Betriebe Iodsalz verwenden. Dementsprechend sollte die Auswahl der Einkaufszentren erfolgen.

Therapie

Kausal

Die Öffentlichkeitsarbeit hat dazu geführt, dass Backwaren, Wurst- und Fleischerzeugnisse, aber auch Fertig- und Tiefkühlprodukte verschiedener Art immer häufiger mit Iodsalz statt mit normalem Salz hergestellt werden. Die Akzeptanz von Iodsalz im Haushalt ist auf einen Wert von knapp 90 % angestiegen. Dies hat dazu geführt, daß die Iodzufuhr der deutschen Bevölkerung in den letzten 25 30 Jahren deutlich gestiegen ist. Die tägliche Iodaufnahme bei Erwachsenen lag im Jahre 1975 bei 30–70 µg, im Jahre 1996 bei 58–85 µg und im Jahre 2000 bereits bei 112–126 µg. Ziel ist die tägliche Iodaufnahme von 150–200 µg (WHO-Empfehlung). Bei Kindern und Jugendlichen sollte aktiv Iod in Form von Tabletten zugeführt werden, wenn in der Familienanamnese iodmangelbedingte Erkrankungen (Struma mit oder ohne Knoten, Autonomie) bekannt sind. Kinder unter 10 Jahren: 100 µg, Kinder über 10 Jahren: 150–200 µg. Bei Frauen in der Schwangerschaft und in der Stillzeit ist der Iodbedarf erhöht und kann daher nicht aus dem Nahrungsangebot gedeckt werden. Bei dieser Personengruppe wird empfohlen, aktiv Iod zuzuführen und zwar in einer Menge von 200 µg/Tag. Säuglinge, die von Müttern gestillt werden, die ihren Iodbedarf ausreichend gedeckt haben, benötigen keine weitere Zufuhr von Iod. Nach dem Abstillen erhalten die Säuglinge über die Säuglingsmilch ausreichend Iod, da alle Babynahrungsmittel mit Iodsalz angereichert sind.

Auf die aktive Zufuhr von Iod in Tablettenform wird verzichtet bei: Autoimmunthyreoiditis vom Typ Hashimoto (Ausnahme in der Schwangerschaft, hier wird das Iod für die kindliche Schilddrüse gebraucht), bei latenter Hyperthyreose (auch in der Schwangerschaft) sowie bei manifester Hyperthyreose.

Iodmangelstruma

▶ Struma infolge Iodmangels

Iodorganifikationsdefekt

▶ Thyreoperoxidase-Defekt

Iodsalz

▶ Kochsalz, iodiertes
▶ Speisesalz, iodiertes

^{131}Iodtest

Synonyme

Radioiodtest (RIT).

Englischer Begriff

Radioiodine uptake test.

Definition

Nuklearmedizinischer Schilddrüsenfunktionstest erfolgt über orale Gabe einer Spurendosis von ^{131}I und darauffolgende Messung der Radioiodaufnahme der Schilddrüse zur Bestimmung der für eine Radioiodtherapie bei benignen Schilddrüsenkrankheiten und beim differenzierten Schilddrüsenkarzinom erforderlichen ^{131}I-Menge.

Voraussetzung

Patientenvorbereitung.

1. Absetzen einer thyreostatischen Medikation, Thionamide 2–5 Tage vor dem Test, Perchlorat 2–4 Wochen vor dem Test.
2. Keine stark iodhaltigen Medikamente oder Nahrungsmittel vier Wochen vor der Untersuchung.

3. Die Patienten sollten daher 6 Stunden vor sowie 1–1,5 Stunden nach der Radioiodgabe nüchtern bleiben, um eine optimale Resorption zu ermöglichen.

Kontraindikationen

Siehe ► ^{131}Iodtherapie.

Durchführung

In der Regel wird 1–5 MBq (25–50 µCi) von ^{131}I oral verabreicht. Die Messung der thyreoidalen Radioiodaufnahme läuft mit einer Messsonde mit einem ca. 5 cm dicken Natrium-Iodid-Kristall mit geeignetem Kollimator und geeigneter Abschirmung unter Quantifizierung über den Vergleich mit einer bekannten ^{131}I-Aktivität in einem Schilddrüsen-Phantom (z.B. Plexiglas) oder über die Messung der ^{131}I-Kapsel vor Applikation in einem Phantom mit Zerfallskorrektur. Die Messzeitpunkte: Zur Berechnung der für die RIT zu applizierenden Aktivität ist eine einzelne Messung nach 5–8 Tagen ausreichend. Für die Struma mit oder ohne Autonomie und für die funktionelle Autonomie mit der Hyperthyreose sind Uptake-Werte nach 24 Stunden ausreichend. Soll die effektive Halbwertszeit des Radionuklids bestimmt werden, ist noch eine weitere Uptake-Messung nach 4–8 Tagen erforderlich. Beim M. Basedow wird die Uptake-Messung nach 4–6, 24 und 120 Stunden nach Applikation, sonst nach 1, 2–3 und 5–8 Tagen ermittelt.

^{131}Iodtherapie

Synonyme

Radioiodtherapie.

Englischer Begriff

Radioiodine therapy.

Definition

Nuklearmedizinisches Behandlungsverfahren der gutartigen (Struma, Überfunktion) und bösartigen (differenzierte papilläre und folliculäre Schilddrüsenkarzinome) Schilddrüsenerkrankungen durch orale oder intravenöse Verabreichung des Radionuklids ^{131}I.

Voraussetzung

Euthyreose: fT$_4$,T$_3$: oberer Referenzbereich; TSH basal < 0.1 mU/l; Vermeidung einer Iod-Kontamination; Ausschluss einer Schwangerschaft; Radioiodtest zur prätherapeutischen individuellen Messung der Retention; Sonovolumetrie des Zielvolumens.

Kontraindikationen

Gravidität, Laktation, niedrige Radioiodaufnahme im Radioiodtest ($< 20 \%$), Kinderwunsch innerhalb von 6 Monaten nach RIT, Hyperthyreote Stoffwechsellage. Relative KI: Kinder (Jugendliche), große Strumen (> 60 ml), kalter Knoten ohne Malignomverdacht, mechanische Komplikationen.

Durchführung

Leitlinien der Deutschen Gesellschaft für Nuklearmedizin:

1. Stationär als Einzeittherapie aus Gründen der Qualitätssicherung und des Strahlenschutzes, ambulante oder fraktionierte Therapie (z.B. im Ausland) ist daher abzulehnen.
2. Individuelle Überprüfung der Aktivität vor Applikation.
3. Verabreichung in der Regel oral (Kapsel oder flüssig), > 6 Stunden nüchtern, 1 Stunde nüchtern nach Applikation.
4. Erfassung von Uptake und effektive Halbwertszeit unter Therapie durch tägliche Messungen.
5. Abschätzung der Therapiedosis aufgrund der täglichen Messungen.

6. Bei Bedarf Nachtherapie während des Aufenthaltes (nach 2–3 Tagen), falls erkennbar erheblich unterschrittene Therapiedosis.
7. Reduktion der Thyreostatikadosis, gegebenenfalls absetzen.
8. Glukokortikoide bei endokriner Orbitopathie und M. Basedow.

   a) Vor und während der Glukokortikoidtherapie sind eingehende, gegebenenfalls internistische Abklärungen durchzuführen. Kontraindikationen (z.B. Diabetes mellitus, Ulzus ventriculi, Ulzus duodeni, Elektrolytstörungen) sind zu beachten.
   b) Bei vorbestehender endokriner Orbitopathie Glukokortikoidtherapie (0,4–0,5 mg Prednisolon/kg Körpergewicht und Tag) für 4–6 Wochen. Beginn mit Gabe des Radioiod.
   c) Gegebenenfalls Prophylaxe ohne vorbestehende Orbitopathie (z.B. halbe Dosis im Vergleich zu b, z.B. jeden 2. Tag) für 4–6 Wochen.
   d) Bei florider endokriner Orbitopathie oder Exazerbation gegebenenfalls höhere Dosis und gegebenenfalls Weiterführung der Glukokortikoidtherapie über 4–6 Wochen hinaus.
   e) Bei einer Glukokortikoidtherapie über 4–6 Wochen (b, c) ist ein kurzzeitiges Ausschleichen (z.B. 2–5 mg Prednisolon über 1–4 Wochen) vertretbar. Bei einer Glukokortikoidtherapie wie unter d ist eine über mehrere Wochen protrahierte Dosisreduktion unterhalb der Cushing-Schwelle angezeigt.

9. Behandlung einer selten auftretenden Strahlenthyreoiditis (Reihenfolge: Eiskrawatte, Antiphlogistikum, Glukokortikoide).
10. Entlassung bei einer Dosisleistung von ≤ 3,5 μSv/Stunde in 2 m Abstand (entsprechend 250 MBq bei angenommener effektiver Halbwertszeit von 7,7 d), anzeige- oder genehmigungspflichtige Ausnahmeregelungen möglich (siehe 3).

^{131}I-Dosis bei gutartigen Schilddrüsen-Erkrankungen:
Funktionsoptimiertes Konzept bei Autonomie und Struma mit und ohne Hyperthyreose.
Unifokale Autonomie: 300–400 Gy Herddosis.
Multifokale und disseminierte Autonomie: 150–200 Gy Herddosis; gegebenenfalls Modifikation aufgrund des ^{99m}Tc-Uptakes unter Suppression.
Ablatives Konzept zur Beseitigung der Hyperthyreose (gegebenenfalls lebenslange Substitution mit Levothyroxin); M. Basedow: ca. 300 Gy. Funktionsoptimiertes Konzept (bevorzugt bei Patienten mit niedrigem Rezidivrisiko): Basedow: ca. 200 Gy.
^{131}I-Dosis bei Schilddrüsen-Karzinom:
1. Die 1. RIT erfolgt 5–6 Wochen nach einer operativen Entfernung des Schilddrüsentumors. Nach der OP wird dem Patienten mit ^{131}I-Speicherung > 10 % oral eine Kapsel mit ca. 50 mCi = 1,85 Gigabecquerel (GBq) ^{131}I bei Speicherung < 10 % 100 mCi = 3,7 GBq (3,7 109 Bq) verabreicht. Je nach Art und Ausdehnung des Tumors können in Einzelfällen sogar bis zu 300 mCi ^{131}I verabreicht werden.
2. RIT 3 Monate nach 1. RIT bei nur Restgewebe 3,7 GBq ^{131}I bei speichernden Fernmetastasen 11,1 GBq.
5–7 Tage nach 2. RIT ist eine Ganzkörperszintigraphie erforderlich. Die weitere RIT ist solange fortzufahren, bis eine Ganzkörperszintigraphie keine Radioiodspeicherung zeigt.

Nachsorge

Bei gutartigen Schilddrüsen-Erkrankungen:
4 Wochen nach RIT: fT$_4$,T$_3$, TSH, Iodsubstitution 200 μg/Tag, Levothyroxin-Substitution, wenn erforderlich.
12 Wochen nach RIT: fT$_4$,T$_3$, TSH, Schilddrüsen-Sonographie, Szintigraphie, Iodsubstitution gegebenenfalls Levothyroxin-Substitution.
Darauffolgende Kontrollen 1mal jährlich: T$_4$,T$_3$, TSH, Schilddrüsen-Sonographie, bei Rezidivverdacht: Szintigraphie, Iod-

substitution, Levothyroxin-Substitution, wenn erforderlich.

Bei papillärem und follikulärem Schilddrüsen-Karzinom:

2Keine Rezidiv, ohne Metastasen.

6 Monate nach letzter RIT, danach alle 6 Monate: Sonographie, Thyreoglobulin, suppressive Levothyroxintherapie TSH < 0,1 mU/l, Szintigraphie und Röntgen-Thorax 1mal pro Jahr.

Bei Verdacht auf Rezidiv und Metastasen Levothyroxin absetzen und weitere RIT durchführen, Postherapiescan bei ^{131}I-Speicherung s. oben erneute RIT. Falls keine ^{131}I-Speicherung vorhanden ist, Lokalisationsdiagnostik TI-201, Tc-99m-MIBI, MRT, PET (F-18-FDG) und weitere Operation.

Iod-Thyronin

▶ Iod, organisches

Iodtoxikose

▶ Iodismus

Iod-Tyrosin

▶ Iod, organisches

Iodtyrosindehalogenase-Defekt

Synonyme

Iodtyrosindeiodase-Defekt; Iodidrezyklierungsdefekt.

Englischer Begriff

Iodotyrosine dehalogenase defect; iodotyrosine deiodinase defect; iodide recycling defect.

Definition

Angeborene oder sich im Kindesalter manifestierende, autosomal rezessiv vererbte, thyreoidale Dyshormonogenese (Iodfehlverwertung) durch Defekt der thyreoidalen sowie meist auch der hepatischen und renalen Dehalogenase (Deiodase), die bei der Thyreoglobulinproteolyse freigesetztes Monoiodtyrosin (MIT) und Diiodtyrosin (DIT) deiodiert, wodurch Iodid freigesetzt und zur Schilddrüsenhormonsynthese rezirkuliert sowie der renale Iodverlust reduziert wird. Der Dehalogenasedefekt führt zum renalen Verlust von MIT und DIT, woraus eine Iodverarmung resultiert, die bei Homozygotie eine Strumabildung und eine primäre Hypothyreose verursacht. Iodmangel verstärkt die klinische Manifestation; dabei zeigt einfache Heterozygotie eine hohe Rate von Strumen. Das verantwortliche Gen ist noch nicht lokalisiert. Wohl häufigste thyreoidale Dyshormonogenese.

Symptome

Bei Homozygotie klinische Manifestation in variabler Ausprägung mit Struma, Neugeborenenhypothyreose oder primärer Hypothyreose, eventuell mit Kretinismus. Iodmangel verstärkt, Iodüberschuss mitigiert die klinische Manifestation.

Diagnostik

Im Serum (Plasma, Blut) fT$_4$ und T$_3$ erniedrigt bis normal, TSH und Thyreoglobulin erhöht. Sonographie zeigt Strumabildung. Die thyreoidale Radioiodaufnahme ist beschleunigt mit rasch folgender Entspeicherung. Der Perchlorat-Discharge-Test ist negativ. Erhöhte Werte von MIT, DIT und ihren desaminierten und sulfatierten Derivaten in Blut und Urin. Intravenöse Applikation von DIT oder mit Radioiod markiertem DIT oder MIT resultiert in überhöhter Urinausscheidung dieser Deiodierungssubstrate. Neugeborenenscreening mittels TSH-Messung erfasst nicht alle homozygoten Dehalogenasedefekte.

Differenzialdiagnose

Abgrenzung von anderen Formen der Neugeborenenhypothyreose oder primären Hypothyreose mit Strumabildung, insbesondere auch von anderen hereditären thyreoidalen Dyshormonogenesen (Iodfehlverwertung) und Kretinismus.

Therapie

Kausal

Wie bei Neugeborenenhypothyreose oder primärer Hypothyreose lebenslange, altersgerechte, euthyreote Substitution mit Levothyroxin in einer täglichen Dosis, welche das basale TSH bei Neugeborenen und Kindern in den mittleren Normbereich und bei Adoleszenten und Erwachsenen in die untere Normhälfte bleibend absenkt. Wegen unzuverlässiger Resultate sollte bei Neugeborenen und Kindern keine hoch dosierte Iodidtherapie durchgeführt werden. In Einzelfällen wurde bei Erwachsenen mit 500–1000 µg Iodid täglich eine Euthyreose erzielt.

Akuttherapie

Siehe ▶ Neugeborenenhypothyreose.

Dauertherapie

Lebenslange euthyreote Substitution mit Levothyroxin, wie oben angegeben.

Operativ/strahlentherapeutisch

Chirurgische Resektion von Strumen, die nach retrosternal reichen, die Trachea komprimieren, knotig umgewandelt oder von großem Ausmaß sind. Vor und nach Resektion euthyreote Substitution mit Levothyroxin, nicht mit Iodid.

Bewertung

Wirksamkeit

Die Levothyroxin-Substitution in einer Dosierung, die TSH normalisiert, gleicht den Hormonmangel aus, wodurch der Metabolismus euthyreot wird. Ontogenetische Entwicklungsstörungen (Neugeborenen-

Hypothyreose, Kretinismus) gehen meist nur teilweise zurück.

Verträglichkeit

Die euthyreote Substitution ist nebenwirkungsfrei. Hoch dosierte Iodidtherapie kann zu Iodismus führen.

Nachsorge

Lebenslange Einnahme von Levothyroxin mit lebenslanger Überwachung des Therapiezieles der euthyreoten Substitution sowie gegebenenfalls Dosisanpassung. Kontrolluntersuchungen zunächst alle 3 Monate, nach Erreichen eines stabilen Therapiezieles alle 6 Monate und später alle 12 Monate. Bisweilen assoziiert mit spinaler Muskelatrophie Typ I (Werdnig-Hoffmann). Suche nach homozygotem und heterozygotem Dehalogenasedefekt bei Familienmitgliedern, humangenetische Beratung des Patienten und seiner Familie.

Prognose

Heilung durch Ausschaltung des Gendefektes ist derzeit nicht möglich. Bei guter Compliance lässt sich eine lebenslange Euthyreose durch Levothyroxin-Substitution aufrechterhalten. Ontogenetische Entwicklungsstörungen können meist nur teilweise aufgeholt und kompensiert werden.

Literatur

1. De Vijlder JJM, Vulsma T (2000) Hereditary metabolic disorders causing hypothyroidism. In: Braverman LE, Utiger RD (eds) The Thyroid: A Fundamental and Clinical Text, 8th edn. Lippincott Williams & Wilkins, Philadelphia, S 733–742
2. Foley TP (1985) Familial thyroid dyshormonogenesis. In: Delange F, Fisher DA, Malvaux P (eds) Pediatric Thyroidology. Karger, Basel, S 174–188

Iodtyrosindeiodase-Defekt

▶ Iodtyrosindehalogenase-Defekt

Iodtyrosylkonjugationsdefekt

▶ Thyreoperoxidase-Defekt

Iodvergiftung

▶ Iodismus

IP3

▶ Inositol

IPSS

▶ Sinus-petrosus-Katheterisierung

Irisrötung

▶ Rubeosis iridis

Isotopenverdünnungs-Gaschromatographie-Massenspektrometrie

Definition

Hochsensitives Verfahren für die quantitative Bestimmung von Steroiden aus Körperflüssigkeiten (Serum, Fruchtwasser etc.).

Isthmus der Schilddrüse

▶ Isthmus glandulae thyroideae

Isthmus glandulae thyroideae

Synonyme

Isthmus der Schilddrüse.

Englischer Begriff

Isthmus of thyroid gland.

Definition

Ist das Mittelstück der Schilddr se, das die Seitenlappen verbindet (*latein.*: Isthmus = Landenge), etwa 0,5 cm dick, 2 cm breit und 2 cm hoch. Befindet sich vor der Luftröhre bzw. kreuzt sie in Höhe des 2.–4. Trachealrings.

Grundlagen

Häufig (bis zu 50 %) persistiert der Lobus pyramidalis, der vom Isthmus aus nach kranial verläuft. Selten fehlt der Isthmus bzw. es besteht keine Fusion der beiden Schilddrüsenlappen in der Mittellinie.

Istwert

Englischer Begriff

Actual value.

Definition

Ist der tatsächliche, augenblickliche Wert einer in einem Regelkreis zu regelnden Größe (auch Regelgröße genannt; z.B. die Blutkonzentration eines Hormons).

Grundlagen

Vereinfacht dargestellt wird die Regelgröße im Regelkreis um einen bestimmten Wert (= Sollwert) konstant gehalten. Der Istwert stimmt nur selten mit dem Sollwert überein, in den meisten Fällen oszilliert er periodisch um ihn. Im Regler (z.B. Hypothalamus und/oder Hypophyse im Falle von Hormonen) werden Istwert und Sollwert miteinander verglichen. Der Regler wirkt dann so lange korrigierend auf die Regelgröße ein, bis Soll- und Istwert wieder übereinstimmen.

IUP

▶ Intrauterinpessar

J

► Iod

Jaffe-Lichtenstein-Syndrom

► Dysplasie, fibröse

Jod

► Iod

Jodid

► Iodid

Jodmangel

► Iodmangel

Juvenilenstruma

► Pubertätsstruma
► Adoleszentenstruma

Juveniler Diabetes

► Diabetes mellitus, Typ 1

Juvenilhormon

Synonyme

Metamorphose-Hormone.

Englischer Begriff

Juvenile hormone.

Definition

Peptidhormone, die das Larvenstadium von Insekten aufrechterhalten und im adulten Insekt verschiedene Aspekte der Reproduktion steuern. Sie beeinflussen des Verhalten, wirken direkt auf Membranen, und verändern die Transkriptionsrate einiger Proteine. Es wird z.B. die Vitelogeninsynthese im Fettkörper durch das Juvenilhormon stimuliert. Sie weisen einen komplexen Wirkmechanismus auf. Intrazelluläre Rezeptoren und eine transkriptionelle Regulation ist für einige Insektenarten nachgewiesen. Bisher sind Juvenilhormone nur in Insekten und Crustaceen nachgewiesen. Ca. 7 verschiedene Juvenilhormone in verschiedenen Insektengruppen sind bekannt.

Beeinflusst wird das Juvenilhormon u.a. durch den Ernährungszustand, die Photoperiode, Kopulation und bei sozialen Insekten auch durch die soziale Hierarchie. Auch Rückkopplungseffekte im Juvenilhormon und Wechselwirkungen mit anderen Hormonen und Neurotransmittern z.B. Ecdysteroiden, Octopamin und anderen ovariellen Faktoren sind beschrieben. Bei den Honigbienen wird das Juvenilhormon in den Corpora allata gebildet und ist an der Kastenentwicklung (Arbeiterin – Königin) der Honigbiene maßgeblich beteiligt. Sein Gehalt in der Hämolymphe beeinflusst aber auch die Lebenserwartung der Arbeitsbienen (Winterbienen haben mehr Juvenilhormon in der Hämolymphe als Sommerbienen). Anwendung finden Juvenilhormone z.B. in der Seidenraupenzucht, da die Exposition mit Juvenilhormon das 5. Larvenstadium verlängert und so die Seidenproduktion um ca. 30 % steigert. In der Schädlingsbekämpfung wird das Gen der Juvenilhormon-Esterase in Bacluviren integriert, die überwiegend nur Schmetterlinge befallen. Damit kommt es zu einem deutlichen Abfalle des Juvenilhormons in den befallenen Tieren und zur Störung der weiteren Entwicklung. Juvenilhormon-Analoga sog. Juvenoide werden seit ca. 30 Jahren in der Schädlingsbekämpfung eingesetzt, die Metamorphose wird verzögert oder verhindert.

Literatur

1. Spindler KD (1997) Vergleichende Endokrinologie. Regulation und Mechanismen. Georg Thieme Verlag, Stuttgart New York

K

Kalium

Englischer Begriff

Potassium; Kalium.

Definition

Chemisches Element, relative Atommasse 39,1, Alkalimetall.

Grundlagen

Kalium ist das wichtigste Kation des Intrazellulärraums. Es kommt v.a. in den Mitochondrien und den Ribosomen vor. Außerdem enthalten Erythrozyten relativ viel Kalium. Die Funktion ist die Aufrechterhaltung des zellulären Ruhepotentials der Zellen und damit die Beteiligung an den elektrischen Vorgängen in den erregbaren Geweben (Nerven und Muskelgewebe). Ein Kaliummangel führt klassischerweise zu Störungen der Erregungsausbreitung und der Muskelkontraktion. Außerdem ist Kalium für die Aufrechterhaltung des osmotischen Drucks in der Zelle verantwortlich. Wichtige Stoffwechselfunktionen betreffen den Eiweißaufbau und die Kohlenhydratverwertung. Der quantitative Nachweis geschieht z.B. mit der Flammenemissionsphotometrie. Falsch hohe Kaliumwerte werden v.a. bei hämolytischen Seren oder bei der Verwendung kaliumhaltiger Antikoagulantien gesehen (siehe auch ► Hypokaliämie, ► Hyperkaliämie).

Kalium chloratum

► Kaliumchlorid

Kaliumchlorid

Synonyme

Chlorkalium; Kalium chloratum.

Englischer Begriff

Potassium chloride.

Definition

KCl.

Grundlagen

Kaliumchloridlösungen werden zum Ausgleich von Kaliummangelzuständen verwendet. Kaliumchlorid kann oral oder parenteral zugeführt werden. Bei der oralen Gabe (z.B. Kalinor Brausetabletten) kann es zu Übelkeit und Erbrechen kommen. Oftmals besser verträglich sind Kalium retard Tabletten (z.B. Kalium-Duriles). Zu beachten ist hierbei, dass eine Kalinor Brausetablette 40 mmol Kalium, eine Kalium-Duriles-Tablette nur 10 mmol Kalium entspricht. Bei der parenteralen Gabe können z.B. 10–20 mmol Kalium einer physiologischen Kochsalzlösung von 500–1000 ml zugesetzt und infundiert werden. Höhere Kaliumkonzentrationen (Kaliumperfusor) sind über einen zentralen Venenkatheter unter Monitorkontrolle zu applizieren. Vorsicht ist bei gleichzeitigem Bestehen einer Niereninsuffizienz geboten (siehe auch ▶ Hypokaliämie, ▶ Hyperkaliämie).

Kaliumhaushalt

Synonyme

Kaliumstoffwechsel; Kalium-Metabolismus

Englischer Begriff

Potassium metabolism.

Definition

Die Kaliumhomöostase hängt von einer ausgewogenen Ein- und Ausfuhr ab und ist untrennbar mit dem Säure-Basen-Gleichgewicht verbunden.

Grundlagen

Kalium ist das wichtigste Kation des Intrazellulärraumes. Die extrazelluläre Kaliumkonzentration schwankt zwischen 3,6 und 5,2 mmol/l, der größte Teil des Körperkaliums findet sich im Zellinnern mit etwa 160 mmol/l. Von den insgesamt 3000 mmol Kalium befinden sich nur ca. 2 % im Extrazellulärraum. Die Aufnahme von Kalium erfolgt mit 50–150 mmol/Tag Kalium über die Nahrung. 10 % werden über den Darm, 90 % über die Niere ausgeschieden. Die Kaliumhomöostase ist an das Säure-Basen-Gleichgewicht und an die Mineralokortikoidsekretion gekoppelt. Sie wird von der Kaliumpermeabilität der Zellen und der Aktivität der Natrium-Kalium-Pumpen (Natrium-Kalium-ATPase) reguliert.

Kaliummangel

▶ Hypokaliämie

Kalium-Metabolismus

▶ Kaliumhaushalt

Kaliumperchlorat

Englischer Begriff

Potassium perchlorate; perchlorate.

Substanzklasse

$KClO_4$, Thyreostatikum.

Indikationen

Wie Natriumperchlorat. Bei intravenöser Applikation und bei hochdosierter Langzeittherapie ist der Kaliumgehalt zu berücksichtigen, insbesondere bei Niereninsuffizienz (siehe ▶ Natriumperchlorat).

Kaliumstoffwechsel

Englischer Begriff

Potassion metabolism.

Definition

Kalium ist ein Alkalimetall, das ganz überwiegend intrazellulär (frei und an Eiweiß-Glukogen oder Phosphat gebunden) vorkommt und für das elektrochemische Gleichgewicht im Körper bedeutsam ist.

Grundlagen

Kalium ist bedeutsam für die Elektrophysiologie des Herzens, für die Nerven- und Muskelarbeit, den Eiweiß- und Glukogenstoffwechsel und ist in diesem Rahmen an zahlreichen Enzymreaktionen beteiligt.

Weiterführende Links

▶ Kaliumhaushalt

Kaliumüberschuss

▶ Hyperkaliämie

Kalkstein

▶ Kalziumkarbonat

Kallmann-Syndrom

Synonyme

Hypogonadotroper Hypogonadismus; olfactogenitales Syndrom.

Englischer Begriff

Kallmann's syndrome.

Definition

Kombination eines hypogonadotropen Hypogonadismus als Folge eines angeborenen hypothalamischen Defektes der GnRH/LHRH-Sekretion mit nachgeschalteter fehlender LH- und FSH-Sekretion, verbunden mit einer angeborenen Anosmie auf dem Boden einer Olfactoriusdysoder -agenesie (Riechstoffe werden nicht wahrgenommen, wohl aber eine über den N. trigeminus geleitete Reizstoffwirkung).

Grundlagen

Klinik: Ausbleiben der Geschlechtsreifung durch fehlendes Einsetzen der FSH- und LH-Sekretion zur Zeit der Pubertät. Kindliches Genitale, Gynäkomastie, eunuchoider Hochwuchs mit disproportioniert langen Extremitäten.
Genetik: autosomal dominante, autosomal rezessive und x-chromosomal rezessive Erbgänge, wobei die x-chromosomale Form die häufigste ist. Mutationen im Xp22.3-Gen, möglicherweise mit anderen x-chromosomalen Störungen verbunden. Häufigkeit 1:10.000 bei Jungen, 1:50.000 bei Mädchen.

Bei Mädchen vermutlich wegen nicht auffälliger Veränderungen an den äußeren Genitalorganen seltener diagnostiziert.

Diagnostik

Im Serum erniedrigter Testosteronspiegel, präpuberale Spiegel von LH und FSH, positive Antwort auf GnRH-Stimulation. Radiologisch im CT/MR ein- oder beidseitig fehlender Bulbus olfactorius. Geruchsprüfung.

Therapie

Medikamentös: Testosteron- oder Östrogen-Substitution.
Bei Kinderwunsch: Periodische GnRH/LHRH-Gabe oder hCG/HMG-Behandlung.

Weiterführende Links

▶ Hypogonadismus, hypothalamischer idiopathischer

Kalter Knoten

▶ Schilddrüsenknoten, kalter
▶ Knoten, kalter

Kalzitonin

Synonyme

Calcitonin.

Definition

Ein Peptidhormon, das den Kalzium- und Phosphatspiegel im Blut senkt und dadurch eine antagonistische Wirkung zum Parathormon entfaltet. Kalzitonin wird in den parafollikulären Zellen der Schilddrüse, in den Nebenschilddrüsen und im Thymus produziert.

Grundlagen

Kalzitonin wurde im Jahre 1962 zunächst als hypocalcämisches Hormon entdeckt. Der Anstieg der Kalziumkonzentration und von gastrointestinalen Hormonen (Gastrin, Pancreozymin, Glukagon) im Blut stimuliert die Kalzitoninsekretion. Im Knochen hat es eine hemmende Wirkung auf die Resorption und vermindert die Osteoklastenaktivität. Sekundär stimuliert Kalzitonin die Osteoblasten in einigen Systemen trotz fehlender überzeugender Beweise für Kalzitonin-Rezeptoren in den Osteoblasten. Pharmokologische Kalzitonin-Konzentrationen erhöhen in der Niere die Ausscheidung von Kalzium, Phosphat, Magnesium, Natrium und Kalium und stimulieren die 1,25-Dihydroxycalciferol-Produktion. Zusätzlich inhibiert Kalzitonin die Sekretion von Verdauungssäften und die Insulinsekretion. Durch seine hemmende Wirkung auf den Knochenabbau wird Kalzitonin bei der Paget-Krankheit, der Osteoporose und verschiedenen Hyperkalzämien verwendet, die mit vermehrtem Knochenabbau verbunden sind, wie osteoblastische Metastasen, Hyperparathyreoidismus, idiopathische Hyperkalzämie im Kindesalter, Vitamin-D-Intoxikation. Kalzitonin hat auch eine schmerzlindernde Wirkung bei Patienten mit Wirbelsäulenfrakturen, osteolytischen Metastasen und Phantomschmerzen. Kalzitonin ist Tumormarker beim C-Zell-Karzinom (medulläres Schilddrüsenkarziniom). Die biochemische Vorstufe des Kalzitonins, das Prokalzitonin, dient als Verlaufsparameter bei Sepsis.

Weiterführende Links

▶ Thyreokalzitonin

Kalzitonin-Zellen

▶ C-Zellen

Kalzium

Synonyme

Calcium.

Englischer Begriff

Calcium.

Definition

Calcium ist ein wichtiger Mineralstoff des menschlichen Körpers, spielt eine wichtige Rolle bei Blutgerinnung, Nervenerregungsleitung, Neurotransmitterfreisetzung, sowie bei Muskelkontraktion und bei nachfolgender Relaxation. Kalzium dient auch als ein intrazellulärer Messenger und ist ein Kofaktor für mehrere Enzyme. 99 % des Kalziums ist im Knochen gespeichert. Nur 1 % des Kalziums befindet sich im Extrazellulärraum, dessen Gehalt notwendig für die Körper-Homöostase ist. Im Serum liegt Kalzium zu ca. 50 % in ionisierter Form, zu 15 % in proteingebundener und zu ca. 35 % als komplexgebundenes Kalzium vor. Der Kalziumhaushalt im menschlichen Organismus wird durch Parathormon, Vitamin D und Kalzitonin reguliert.

Grundlagen

Verwendungsbereich: bei Kalzium-Mangel und Folgezuständen (Tetanie, Spasmophilie, Gerinnungsstörungen, Allergien), zur Kalziummangelprophylaxe bei erhöhtem Bedarf (Wachstum, Schwangerschaft, Stillzeit), nach Zufuhr von Zitratblut, bei Hyperkaliämien, bei Osteoporose. Radioaktive Kalzium-Isotope benutzt man für Knochen-Szintigraphie und Kalziumstoffwechseluntersuchungen.

Kalziumbilirubinsteine

Synonyme

Pigmentsteine.

Englischer Begriff

Pigment stones.

Definition

Die Gallensteine, die zum Großteil aus polymemerisiertem Kalziumbilirubinat bestehen (15–20 % der Fälle), primär im Gallengang entstehen und braun-schwarze Farbe haben. Die Pigmentsteine kommen vorwiegend bei Hämolyse und Zirrhose vor.

Symptome

Stumme Gallensteine: keine Beschwerden oder Symptome. Symptomatische Gallensteine: Gallenkoliken, unspezifische Oberbauchbeschwerden, akute Cholezystitis, Choledocholithiasis, Gallengangverschluss, Cholangitis, Steinperforation.

Diagnostik

Basisdiagnostik: Labor: BSG oder CRP, kleines Blutbild, gamma-GT, AP, Bilirubin, Transaminasen, evtl. Lipase/Amylase im Serum. Ultraschalluntersuchung des Abdomens. Zusätzlich ERC/ERCP, MRC/MRCP, Endosonographie, CT.

Differenzialdiagnose

Pankreatitis, Ulkus, Appendizitis, Nephrolithiasis, Herzhinterwandinfarkt, bei Ikterus andere Ursachen eines Ikterus, Perihepatitis, primäre billiäre Zirrhose, primär sklerosierende Cholangitis, Tumoren, Leber/Gallengangparasiten, Pleuritis, Intercostalneuralgie.

Allgemeine Maßnahmen

Diät

Bei Gallenkolik: Nahrungskarenz für 24 Stunden, dann keine fetten, gebratenen Speisen.

Therapie

Akuttherapie

Bei Gallenkolik: leichte Kolik-Nitroglyzerin und/oder Butylscopolamin; schwere Kolik-starkes Analgetikum (keine Morphinderivate) und Butylscopalamin. Antibiotika bei Verdacht auf bakterielle Infektion der Gallenwege.

Dauertherapie

Nichtinvasive Methoden: Orale Gallensäuretherapie, extrakorporale Stoßwellenlithotripsie. Invasive Methoden: Lokale Litholyse durch Spülung der Gallenblase mit Methyl-tert-Butylether (MTBE), perkutane transhepatische Cholezystolithotripsie (PTCL).

Operativ/strahlentherapeutisch

Cholezystektomie.

Literatur

1. Herold G (Hrsg) (2001) Innere Medizin. Kapitel: Gallensteine (Cholelithiasis). Verlag Gerd Herold, Köln, S 463–468

Kalziumhaushalt

Synonyme

Kalziumhaushalt; Kalziumstoffwechsel; Kalziumregulation; Kalziumhomöostase.

Englischer Begriff

Calcium metabolism; calcium homeostasis; calcium balance.

Definition

Regulation des Kalziumstoffwechsels im Körper. Dies umfasst die Aufnahme von Kalzium aus der Nahrung und Getränken, die Ausscheidung über Stuhl, Urin, und Schweiß, und die Verteilung von Kalzium im Körper (Regulation der Serumkalziumkonzentration, Verteilung im Gewebe, Speicherung von Kalzium in mineralisiertem Geweben).

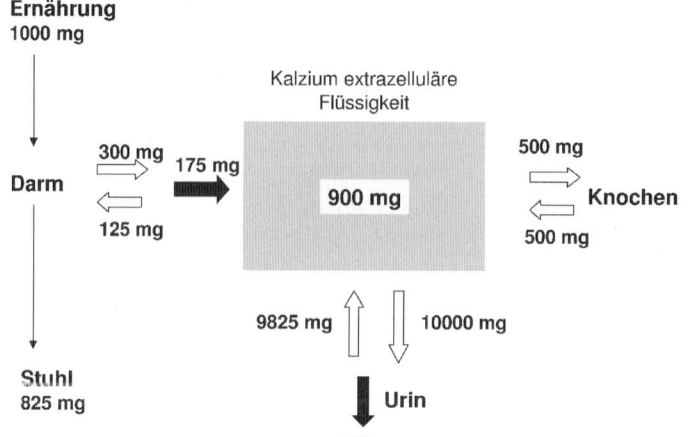

Ernährung
1000 mg

Kalzium extrazelluläre
Flüssigkeit

Darm   300 mg ⇒ 175 mg

⇐ 125 mg

900 mg

500 mg ⇒ **Knochen**
⇐ 500 mg

9825 mg ⇑   ⇓ 10000 mg

Stuhl
825 mg

⬇ **Urin**
175 mg

Kalziumhaushalt,
Abb. 1 Täglicher
Austausch von Kalzium in
den Kompartimenten.

Grundlagen

Das Skelett des Erwachsenen enthält ca. 1000 g an Kalzium. Nur ca. 10 g sind in der extrazellulären Flüssigkeit und im Weichteilgewebe enthalten.

Die Serumkonzentration von Kalzium liegt zwischen 2,1 und 2,6 mmol/l und wird konstant gehalten. Die intrazelluläre Konzentration von Kalzium liegt im Bereich von 10^{-6} M.

Mit der Ernährung nimmt der Erwachsene ca. 1000 mg Kalzium täglich auf. Davon werden ca. 825 mg wieder mit dem Stuhl ausgeschieden. Die Nettoaufnahme aus dem Darm beträgt somit nur ca. 175 mg täglich. Über den Primärharn werden ca. 10.000 mg ausgeschieden, aber wieder 9825 mg rückresorbiert, so dass der Nettoverlust 175 mg täglich beträgt und somit der enteralen Nettoaufnahme entspricht (ausgeglichene Bilanz). Mit dem Skelettsystem werden täglich 500 mg ausgetauscht (ausgeglichene Bilanz), siehe Abb. 1.

Der Kalziumhaushalt wird durch systemische Hormone reguliert, die dafür sorgen, dass die Serum-Kalziumkonzentration konstant gehalten wird (dies ist wichtig, da eine Reihe von neuronalen und biochemischen Prozessen von einer konstanten Kalziumkonzentration abhängig sind). Bei einer niedrigen Kalziumkonzentration, aber auch bei hohen Phosphatkonzentrationen wird vermehrt Parathormon in den Nebenschilddrüsen sezerniert, welches dann den Knochenabbau stimuliert, die renale Kalziumrückresorption stimuliert, und (über die Bildung von Calcitriol) auch die enterale Kalziumaufnahme steigert. Umgekehrt führen hohe Kalziumspiegel zu einer Suppression der Parathormonsekretion (die Nebenschilddrüsen verfügen über Kalzium-Rezeptoren, die die Kalziumkonzentration messen). In der Niere befindet sich das Enzym 1-α-Hydroxylase, das die Synthese der Hormonform des Vitamin D bewerkstelligt, des Calcitriols (1α,25-Dihydroxyvitamin D). Calcitriol stimuliert die enterale Kalziumaufnahme, steigert die renale Kalziumrückresorption, bewirkt die Differenzierung von Osteoblasten, und stimuliert in sehr hohen Konzentrationen auch den Knochenabbau (siehe Abb. 2). Die Bildung von Calcitriol wird durch Parathormon, niedrige Kalziumkonzentration, Sexualhormone (Östrogen, Testosteron) u.a. stimuliert. Eine hohe Kalziumkonzentration wirkt hemmend auf die Bildung von Calcitriol.

Änderungen der Kalziumzufuhr mit der Nahrung führen zu einer Anpassung der Parathormon- und Calcitriol-Konzentrationen, mit dem Ziel einer konstanten Serum-Kalziumkonzentration.

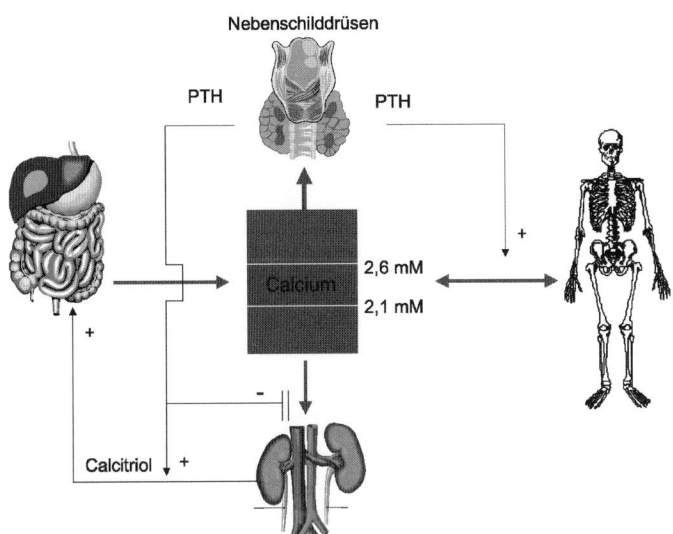

Kalziumhaushalt, Abb. 2 Parathormon (PTH) als kalziumregulierendes Hormon.

Das aus der Schilddrüse stammende Hormon Kalzitonin hat einen kurzfristigen Kalzium senkenden Effekt über die Hemmung der Osteoklasten und damit der Knochenresorption. Dauerhaft hohe oder niedrige Kalzitoninspiegel führen jedoch infolge Anpassung nicht zu einer Störung der Kalziumhomöostase.

Von malignen Tumoren kann das Parathormonähnliche Peptid gebildet werden (PTHrP), das systemisch ähnlich auf die Kalziumhomöostase wirkt wie ein erhöhtes Parathormon (eine der Ursachen für Tumorhyperkalzämie).

Weiterführende Links

▶ Kalziumstoffwechsel

Kalziumhomöostase

▶ Kalziumhaushalt

Kalziumkarbonat

Synonyme

Kalkstein.

Englischer Begriff

Calcium carbonate.

Definition

Kalziumkarbonat ist ein oral zu gebendes Kalziumsalz und enthält 40 % elementares Kalzium.

Grundlagen

Es ergänzt Diätkalzium (Kalzium Supplementation), neutralisiert die Magensäure bei peptischer Ulkuskrankheit (Antacid), und sequestriert Phosphat im Darm, um eine Gesamtkörperphosphat-Ansammlung bei chronischer Niereninsuffizienz zu verringern. Kontraindikationen: Hyperkalzämie und Hyperparathyreidismus, Nephrolithiasis, Zollinger-Ellison-Syndrom, begleitende Digoxin-Therapie.

Kalziummangel

▶ Hypokalzämie

Kalziumphosphat

Englischer Begriff

Calcium phosphate.

Definition

Kalziumphosphat ist Hauptbestandteil des normalen Hartgewebes. In Form des Hydroxyapatit ist es in Knochen und Zähnen vorhanden und kommt oft in pathologischen Verkalkungen z.B. arthrosklerotischen Ablagerungen, Gallen-, Nieren-, und Zahnsteinen vor.

Grundlagen

Anwendungsbereich: Kalzium Supplementation, Rekonstruktion von Knochendefekten in Mund-, Kiefer-, Gesichtschirurgie und Zahnheilkunde.

Kalziumregulation

▶ Kalziumhaushalt

Kalziumstoffwechsel

Englischer Begriff

Calcium metabolism.

Definition

Kalzium ist ein Elektrolyt, der essentiell für zahlreiche Körperfunktionen und Stoffwechselprozesse ist.

Grundlagen

Kalzium ist essentiell für die Nervenleitung, für die Muskelkontraktion, für die regelrechte Herzfunktion; als Kalziumphosphat bildet es das Substrat der Mineralisierung des Knochens.

Weiterführende Links

▶ Kalziumhaushalt

Kardio-pulmonales Syndrom bei Adipositas

▶ Pickwick-Syndrom

Karzinoid

▶ Tumor, neuroendokriner
▶ Karzinoid-Syndrom

Karzinoid-Syndrom

Synonyme

Carcinoid-Syndrom; Flush-Syndrom; Cassidy-Scholte-Syndrom.

Englischer Begriff

Carcinoid syndrome.

Definition

Das Karzinoid-Syndrom fasst die humoral vermittelten Symptome von malignen Karzinoid-Tumoren mit Lebermetastasen zusammen.

Das Karzinoid-Syndrom tritt erst auf, wenn signifikante von den Tumoren (und Metastasen) produzierte Substanzen (Serotonin, Histamin, Brady- und Tachykinin, etc.) Anschluss an die systemische Zirkulation gefunden haben und von der metastasierten Leber nicht mehr vollständig inaktiviert werden können. Es wird bei weniger als 5 % aller Patienten mit Karzinoid-Tumoren beobachtet und seine Häufigkeit hängt von der Lokalisation des Primärtumors ab (öfter bei Karzinoiden des Dünndarms).

Symptome

Die klassische Symptomtriade besteht aus Diarrhoe, Flush und rechtskardiale Beteiligung. Diarrhoe ist das häufigste Symptom des Karzinoid-Syndroms. Die Stuhlfrequenz kann über 20 pro Tag liegen. Der

Flush manifestiert sich im Bereich des Gesichtes, des Halses und auch des Oberkörpers. Die Herzbeteiligung ist in der Regel ein Spätsymptom und tritt erst nach jahrelangem Bestehen des Karzinoid-Syndroms auf. Andere Symptome sind relativ selten.

Symptome:

- Diarrhoe
- Bauchschmerzen
- Flush
- *Rechtsherzbeteiligung:* Trikuspidalinsuffizienz, Pulmonalstenose
- Asthma, Bronchokonstriktion
- Hepatomegalie
- *Hautveränderungen:* Pellagra, Teleangiektasie
- Psychiatrische Störungen.

Diagnostik

Bei Vorhandensein eines Flush und/oder von Diarrhoen kann die Diagnose als gesichert angenommen werden, wenn die tägliche 5-HIES- (5-Hydroxyindol-Essigsäure) Ausscheidung im Urin 30 mg überschreitet (Normalwert < 6 mg/24 h). 2 Tage vor der Bestimmung müssen bestimmte Nahrungsmittel und Medikamente abgesetzt werden (siehe Tab. 2). Die Bestimmung von Serotonin oder Neuropeptiden der Tachykininfamilie (Substanz P, Neurokinin A) bietet nur eine marginale Zusatzinformation.

Nach dem Karzinoidnachweis folgt die Lokalisationsdiagnostik.

Differenzialdiagnose

Differenzialdiagnostisch zu berücksichtigen sind Erkrankungen, die mit einem Flush oder mit einer Diarrhoe-Symptomatik einhergehen (siehe Tab. 3). Die Bestimmung von 5-HIES im 24-Stunden-Urin ist entscheidend für die Differenzialdiagnose.

Therapie

1. Chirurgische Tumorentfernung (radikales chirurgisches Vorgehen)

Karzinoid-Syndrom, Tabelle 1 Diagnostik.

Labordiagnostik	– erhöhte 5-HIES-Ausscheidung im 24-Stunden-Urin – erhöhte Plasmaspiegel von Serotonin oder Substanz P, Neurokinin A, etc.
Lokalisationsdiagnostik	– Octreoscan: Somatostatinrezeptor-Szintigraphie mittels Indium-111 markiertem Octreotid – Computertomographie (Abdomen, Thorax) – Angiographie (der Arteria coeliaca und/oder mesenterica superior) – Sonographie (Abdomen) – Bronchoskopie

Karzinoid-Syndrom, Tabelle 2 Ursachen falsch-positiver und/oder falsch-negativer Ergebnisse bei der Bestimmung von 5-HIES im 24-h-Urin.

Nahrungsmittel	Koffein, Ananas, Artischocken, Avokados, Bananen, Walnüsse
Medikamente	Acetaminophen, Fluorouracil, Heparin, Imipramin, MAO-Hemmer, Methysergid, Phenacetin, Phenothiazine, Reserpin

Karzinoid-Syndrom, Tabelle 3 Karzinoid-Syndrom: Differenzialdiagnostik.

Differenzialdiagnostik der Flush-Symptomatik	– Systemische Mastozytose – Medikamenteneinflüsse – Menopause
Differenzialdiagnostik der Diarrhoe-Symptomatik	– Endokrine Tumoren: Gastrinom, VIPom, Schilddrüsenkarzinom – Diabetes mellitus mit autonomer Neuropathie – Chronisch-entzündliche Darmerkrankungen – Malabsorption – Pankreasinsuffizienz

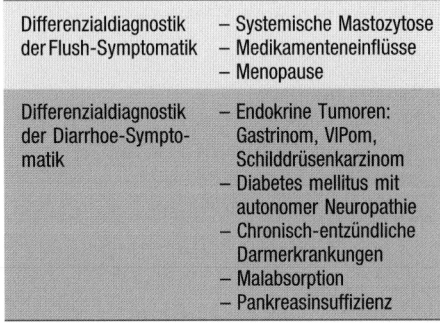

2. Medikamentöse Behandlung mit Somatostatinanaloga (Octreotide), Interferon und palliative Chemotherapie. Kombinationstherapieansätze sind Gegenstand klinischer Studien
3. Symptomatische Therapie: Glukokortikoide (z.B. Prednisolon), Serotonin-

Rezeptor-Antagonisten (z.B. Methysergid)

4. Bei Lebermetastasen: hepatische arterielle Chemoembolisation oder Lebertransplantation.

Prognose

Die Tumoren sind gegenüber den meisten medikamentösen und chirurgischen Therapien resistent. Die neuen therapeutischen Methoden der letzten Jahre haben die Lebenserwartung auf über 5 Jahre nach der Diagnose erhöht.

Literatur

1. de Vries H, Verschueren RC, Willemse PH, Kema IP, de Vries EG (2002) Diagnostic, surgical and medical aspect of the midgut carcinoids. Cancer Treat Rev 28:11–25. Review
2. Leong WL, Pasieka JL (2002) Regression of metastatic carcinoid tumors with octreotide therapy: two case reports and a review of the literature. J Surg Oncol 79:180–187. Review
3. Botero M, Fuchs R, Paulus DA, Lind DS (2002) Carcinoid heart disease: a case report and literature review. J Clin Anesth 14:57–63. Review

Karzinomatöse Struma

▶ Struma maligna

Katabolie

Synonyme

Katabolismus.

Englischer Begriff

Catabolism.

Definition

Summe aller degradativen Prozesse im Körper.

Grundlagen

Eine Katabolie kann im Rahmen konsumierender Erkrankungen (Tumorerkrankungen), aber auch im Rahmen der Malnutrition bei chronischer Niereninsuffizienz auftreten. Die wesentlichen Ursachen für eine Malnutrition bei chronischer Niereninsuffizienz sind z. B. Appetitlosigkeit, Übelkeit, Geschmacksstörungen, anomaler Muskelkatabolismus, Verlust von Nährstoffen im Dialysat, metabolische Azidose sowie durch Membrankontakt induzierte Proteolyse. Außerdem kann ein Katabolismus auch in Form eines Gewichtsverlusts beim Phäochromozytom in etwa 30–60 % der Fälle auftreten.

Katabolismus

▶ Katabolie

Katamenien

▶ Menstruation

KE

▶ Broteinheit (BE)

Keimzellbildung

▶ Spermatogenese

Keimzellbildungsstörung

▶ Spermatogenesestörung

Keimzellformbildung

▶ Spermiogenese

Keimzellformbildungsstörung

► Spermiogenesestörung

Kelley-Seegmiller-Syndrom

► Gicht, primäre

Kendall's desoxy compound B

► Desoxycorton

Ketoazidose

Englischer Begriff

Ketoacidosis.

Definition

Metabolische Azidose bei Diabetes mellitus Typ I und Alkoholabusus.

Weiterführende Links

► Diabetes mellitus, Typ 1
► Coma diabeticum

Ketoconazol

Englischer Begriff

Ketoconazole.

Substanzklasse

Imidazolderivat.

Gebräuchliche Handelsnamen

Nizoral (Tabletten und Creme); Terzolin (Creme und Lösung).

Indikationen

Nizoral Tabletten: Mykosen der Haut, Haare, Schleimhaut verursacht durch Dermatophyten, Hefepilze u.a. Pilze, wenn äußerliche Anwendung nicht wirksam; Organ- und Systemmykosen (Ausnahme Aspergillom); krankheitsbedingte oder behandlungsbedingte Abwehrschwäche; chronisch rezidivierende Vaginalmykosen.
Nizoral Creme: Diagnostisch gesicherte Dermatomykosen, z.B. Tinea pedis/cruris/ corporis, Mikrosporien, Soormykosen.
Terzolin Creme/Lösung: Seborrhoische Dermatitis, Pityriasis versicolor.
Endokrinologie: Medikamentöse Behandlung des Hyperkortisolismus (Cushing-Syndrom, M. Cushing, ektopes ACTH-Syndrom), wenn operative oder strahlentherapeutische Verfahren nicht möglich oder nicht erfolgreich waren bzw. bei Rezidiven. In der präoperativen Phase zur Normalisierung der Kortisolspiegel (Wirkungseintritt aber erst nach Wochen oder Monaten; zur raschen Normalisierung bei hochakuten Krankheitsbildern mit exzessivem Hyperkortisolismus eignet sich Etomidat [Hypnomidate] als Infusion in nicht-hypnotischer Dosis). Zur Behandlung der endokrinen Aktivität bei Nebennierenrindenkarzinom (in Einzelfällen Tumorrückbildungen beschrieben).

Wirkung

Hemmung der P450-abhängigen Enzyme der Kortisol- und Testosteronbiosynthese.

Dosierung

Bei Hautmykosen 200 mg, Vaginalmykose 400 mg.
Zur Therapie des Hyperkortisolismus 400–1000 mg/Tag.

Darreichungsformen

Tabletten a 200 mg; extern: Creme, Lösung.

Kontraindikationen

Schwangerschaft, Stillzeit.

Nebenwirkungen

Gastrointestinale Nebenwirkungen (häufig), Hepatotoxizität, Gynäkomastie, Oligospermie, allergische Reaktionen, hämolytische Anämien (selten).
Bei endokrinologischer Indikation Gefahr der Nebennierenrindeninsuffizienz.

Wechselwirkungen

Enzyminduzierende Arzneimittel wie Rifampicin, Phenytoin u.a.: deutliche Verminderung der Bioverfügbarkeit von Ketoconazol.
Ritonavir: Bioverfügbarkeit von Ketoconazol erhöht.
Ketoconazol kann die Verstoffwechselung von Arzneimitteln, die über bestimmte P450-Enzyme der Cytochrom-3A-Familie abgebaut werden, hemmen.
Alkohol: in Einzelfällen disulfiramähnliche Unverträglichkeitsreaktionen (Hautrötung mit Hitzegefühl, Exanthem, periphere Ödeme, Übelkeit und Kopfschmerzen).

Keuschbaum

▸ Mönchspfefferfruchtextrakt

Keuschlamm

▸ Mönchspfefferfruchtextrakt

KEV

▸ Entwicklungsverzögerung, konstitutionelle

Kimmelstiel-Wilsonsche Glomerulosklerose

▸ Glomerulosklerose, diabetische

Kindbett

▸ Puerperium

Kindheit

▸ Präpubertät

Kindlich

▸ Präpubertät

Kininase II

▸ Angiotensin-Konversionsenzym

Klassisches AGS

▸ 21-Hydroxylase-Defekt, salt-wastingform

Kleines Genitale

▸ Hypogenitalismus

Kleinwuchs

▸ Mikrosomie
▸ Minderwuchs
▸ Wachstumsstörungen

Klimakterisches Syndrom

▸ Menopausensyndrom

Klimakterium

Synonyme

Wechseljahre; Menopause.

Englischer Begriff

Climacteric; climacterium; menopause.

Definition

Zeitraum zwischen dem Ende der Fortpflanzungsphase bis zum Beginn des Seniums.

Grundlagen

Das Klimakterium umfasst die Zeiträume der Prämenopause sowie der Menopause. Die Zeitdauer reicht z.B. vom 44. bis zum 49. Lebensjahr. Es handelt sich um eine Übergangsphase ab dem Beginn der unregelmäßigen Monatsblutungen bis hin zur Postmenopause. Das Klimakterium ist durch das Erlöschen der zyklischen Ovarialfunktion bedingt. Etwa die Hälfte aller Frauen leidet im Klimakterium unter Beschwerden, die evtl. behandlungsbedürftig sind (siehe auch ► Menopausensyndrom).

Klimakterium tardum

Synonyme

Climax tarda.

Englischer Begriff

Late menopause.

Definition

Das Klimakterium tritt normalerweise zwischen dem 45. und 56. Lebensjahr der Frau ein, tritt die Amenorrhoe erst nach dem 56. Lebensjahr ein, spricht man vom Climax tarda.

Symptome

Sind identisch zum normalen Klimakterium, möglicherweise sind Spätkomplikationen wie z.B. Osteoporose seltener.

Diagnostik

Ein 2–3facher FSH-Anstieg bei niedrigem Serum-Estradiol-Spiegel ist beweisend für das Vorliegen der Menopause.

Differenzialdiagnose

Perimenopausal sind endokrine Erkrankungen (Schilddrüsenerkrankungen oder Karzinoide), psychiatrische Erkrankungen oder somatische Veränderungen anderer Genese abzugrenzen.

Weiterführende Links

► Menopause

Klimakterium, vorzeitiges

► Climacterium praecox

Klinefelter-Syndrom

Synonyme

primärer Hypogonadismus.

Englischer Begriff

Klinefelter syndrome.

Definition

Chromosomenstörung mit einem oder mehreren zusätzlichen X-Chromosomen, verbunden mit einer Hodendysgenesie und Androgenmangel. Chromosomentyp meist XXY.

Symptome

Unzureichende Geschlechtsentwicklung mit eunuchoidem Hochwuchs, Gynäkomastie (nach der Pubertät), Infertilität, Knochenschmerzen infolge Osteoporose. Je mehr X-Chromosomen, desto mehr Intelligenzminderung.

Diagnostik

Karyotyp mit Chromosomensatz meist XXY, selten XXXY, XXXXY, Mosaike XY/XXY, XXY/XXXY. FSH (hoch), LH (meist hoch), freies Testosteron (niedrig), Spermiogramm (Azoospermie).

Differenzialdiagnose

Hypogonadismus bei schweren Allgemeinerkrankungen (Diabetes mellitus, Niereninsuffizienz, Leberzirrhose), XX-Mann, XYY-Syndrom, Reifensteinsyndrom, endokrin aktive Hodentumoren, Syndrom der immotilen Zilien, erworbene Anorchie, Germinalzellaplasie, adrenogenitales Syndrom mit 3-β-Hydroxysteroid Dehydrogenase-Mangel, mit 17-α-Hydroxylase- oder 17-β-Hydroxysteroid Dehydrogenase-Mangel

Allgemeine Maßnahmen

Lebensmodifikation

Muskeltraining bei Testosteronmangel und Osteoporose.

Diät

Vitamin-D- und kalziumreich bei Osteoporose.

Therapie

Kausal

Keine.

Probetherapie

Bei Kinderwunsch: HMG, HCG.

Akuttherapie

Androgensubstitution, Osteoporosetherapie.

Dauertherapie

Androgensubstitution, Osteoporosetherapie mit Vitamin D, Kalzium, Bisphosphonaten.

Operativ/strahlentherapeutisch

Bei störender Gynäkomastie Mastektomie aus kosmetischen Gründen und zur Prophylaxe bei gehäuftem Vorkommen von Mammakarzinomen.

Bewertung

Wirksamkeit

Gut.

Verträglichkeit

Gut.

Pharmakoökonomie

Gut.

Nachsorge

Lebenslang, insbesondere regelmäßige Brustuntersuchungen.

Prognose

Gut.

Literatur

1. Reinwein D, Benker G, Jockenhövel F, et al (2000) Checkliste Endokrinologie und Stoffwechsel. Thieme Verlag, Stuttgart
2. McDermott M (2002) Endocrine Secrets, 3rd edn. Hanley & Belfus Inc., Philadelphia

Kniegelenksgicht

▶ Gonagra

Knochenbildner

▶ Osteoblasten

Knochenbildungsstörung

▶ Ossifikationsstörung, allgemeine
▶ Ossifikationsstörung, sekundäre

Knochendichtemessung

▶ Osteodensitometrie

Knochenerkrankung, metabolische

Synonyme

Metabolische Osteopathie.

Englischer Begriff

Metabolic osteopathy.

Definition

Stoffwechselbedingte Knochenerkrankung, mit meist Verminderung der Knochenmasse, Knochenerweichung oder vermehrte Sklerosierung des Knochens.

Grundlagen

Metabolische Knochenerkrankungen umfassen Osteoporose (verminderte Knochenmasse), Osteomalazie (Knochenerweichung mit kalzipenischer und phosphopenischen Formen) und M. Paget (abnorme Stimulation des Knochenumbaus und gesteigerte Knochenresorption lokalisiert in einzelnen oder mehreren Knochen) sowie Erbkrankheiten des Knochenbindegewebsstoffwechsels (Osteogenesis imperfecta), seltene erbliche systemische Störung des Osteoklastenstoffwechsels (Osteopetrose) und seltene poly-, oligo- oder monoostotische Fehlbildung des knochenbildenden Parenchyms (McCune-Albright-Syndrom, Jaffé-Lichtensten-Syndrom).

Knochenerweichung

▶ Osteomalazie
▶ Rachitis

Knochenfresszelle

▶ Osteoklasten

Knochenkeim

▶ Knochenkern

Knochenkern

Synonyme

Knochenkeim; Verknöcherungskern; Centrum ossificationis.

Englischer Begriff

Ossification center.

Definition

Ossifikationszentrum im Knorpel, von dem die Verknöcherung (siehe ▶ Ossifikationsstörung, allgemeine, ▶ Ossifikationsstörung, sekundäre) des Knorpels ausgeht.

Grundlagen

Beim Ersatz von Knorpelgewebe durch Knochengewebe geht die Verknöcherung des Knorpels vom Ossifikationskern aus.

K

Knochenmineralisierungsstörung

▶ Ossifikationsstörung, sekundäre
▶ Ossifikationsstörung, allgemeine

Knochenmutterzelle

▶ Osteoblasten

Knochenschwund

▶ Osteoporose
▶ Osteoporose, präklinische

Knochenschwund mit Fraktur

▶ manifeste Osteoporose

Knochenzellen

▶ Osteozyten

Knochenzyste

Englischer Begriff

bone cyst

Definition

Hohlraumbildung im Knochen, keine Zyste im eigentlichen Sinne; ist entweder ein Zufallsbefund im Röntgen oder führt zu Spontanfrakturen, bei länger anhaltendem Hyperparathyreoidismus auftretende Osteolysen.

Grundlagen

Osteolysen sowohl mikroskopisch als auch makroskopisch, Maximalform ist die Osteodystrophia generalisata cystica (von Recklinghausen) die heute nur mehr selten diagnostiziert wird (siehe ▶ Osteodystrophia fibrosa generalisata).

Knoten, heißer

Englischer Begriff

Hot nodule.

Definition

Hyperfunktionelles Areal, das bei einer Schilddrüsenszintigraphie abgebildet wird.

Grundlagen

Der sog. „heiße" Knoten zeigt einen hyperfunktionellen Knoten mit dem Uptake des Radionuklids nur im palpablen Knoten. Der Uptake im paranodulären Gewebe ist deutlich vermindert oder fehlt völlig (siehe auch ▶ Schilddrüsenfunktions-Test).

Knoten, kalter

Englischer Begriff

Cold nodule.

Definition

Hypofunktioneller Knoten

Grundlagen

Der sog. „kalte" Knoten zeigt einen völligen oder deutlich verminderten Uptake des Radionuklids im palpierbaren Knoten und einen normalen Uptake im paranodulären Gewebe (siehe auch ▶ Schilddrüsenfunktions-Test).

Knoten, warmer

Englischer Begriff

Indeterminated nodule.

Definition

Im Schilddrüsenszintigramm darstellbares Areal, das weder den Kriterien des kalten noch denen des heißen Knotens zuzuordnen ist.

Grundlagen

Beim sog. „warmen" Knoten kann keine eindeutige Unterscheidung zwischen heißem und kaltem Knoten oder Überlagerung mit normal speicherndem Gewebe gemacht werden. Zur weiteren Klärung kann in Einzelfällen ein sog. Suppressionsszintigramm angefertigt werden. Dies erlaubt eine Aussage über die globale und/oder regionale TSH-Regulierbarkeit der thyreoidalen Iodaufnahme. Die Suppressionsszintigraphie spielt damit bei der Diagnose der disseminierten oder fokalen Schilddrüsenautonomie eine entscheidende Rolle. Entscheidend für die Durchführung der Suppressionsszintigraphie ist eine effektive Suppression der endogenen TSH-Freisetzung (siehe ▶ Suppressionsszintigraphie).

Knotenkropf

▶ Struma nodosa

Knotenstruma

Synonyme

Struma nodosa; Struma uninodosa; Struma multinodosa.

Englischer Begriff

Nodular goiter; multinodular goiter.

Definition

Knotenbildung in der Schilddrüse, Differenzierung nach funktionellen (kalte, warme, heiße Knoten) und sonographischen Kriterien (parenchymatöse Knoten, solitäre Zysten).

Grundlagen

Neben der Palpation ist die Sonographie wichtigstes Untersuchungsverfahren, bei Knoten > 1 cm Szintigraphie erforderlich, kalte Knoten > 1 cm sollten punktiert werden. Prävalenz bei Erwachsenen in Iodmangelgebieten ca. 25–35 %; häufiger bei Frauen und im Alter. Häufigste Ursache ist der Iodmangel, bei autonomen Adenomen Nachweis von Mutationen des TSH-Rezeptors oder von Gsα (Untereinheit der cAMP-Kaskade), bei funktionell inaktiven (kalten) Knoten verminderte Expression des Natrium-Iodidsymporters. Differenzialdiagnose des kalten Knotens: Funktionslose Adenome, Zysten, Schilddrüsenkarzinome (papillär, follikulär, medullär u.a. seltene Tumoren), Metastasen (v.a. Nierenzellkarzinom, kleinzelliges Bronchialkarzinom). Entartungsrisiko des kalten Knotens bei 5–8 %, nach neueren Verlaufsstudien jedoch nur bei 1 %. Therapie: Autonomes Adenom: Operation oder Radioiodtherapie; bei Hyperthyreose thyreostatische Therapie, auch bereits bei subklinischer Hyperthyreose indiziert. Kalter Knoten: Medikamentöse Therapie (Iodid alleine oder in Kombination mit L-Thyroxin) insgesamt unbefriedigend, keine Therapiestandards; bei Malignomverdacht operatives Vorgehen.

Weiterführende Links

▶ Struma nodosa
▶ Struma mit Autonomie

Knotige Struma

▶ Struma nodosa

Knotiger Kropf

▶ Struma nodosa

Kobalamin

▶ Vitamin B_{12}

Kochsalz

▶ Natriumchlorid

Kochsalz, iodiertes

Synonyme

Iodiertes Speisesalz; Iodsalz.

Englischer Begriff

Iodized salt.

Definition

Ist Kochsalz mit künstlich angereichertem Iodgehalt (als Natrium- oder Kaliumiodat, Salze der Iodsäure HIO_3).

Grundlagen

Wird zur Strumaprophylaxe in endemischen Iodmangelgebieten eingesetzt. Bei einer Iodierung mit ca. 20 mg Iod pro kg Salz (als Natrium- oder Kaliumiodat) und einem Kochsalzverzehr („Zusalzmenge") von 5 g/Tag kann eine zusätzliche Iodzufuhr von 100 μg/Tag erreicht werden.

Kohlenhydrateinheit

▶ Broteinheit (BE)

Kohlenhydratmalabsorption, passagere

Synonyme

Passagere Kohlenhydratmalassimilation.

Englischer Begriff

Intermittent malabsorption of carbohydrates.

Definition

Vorübergehende Minderaufnahme von Kohlenhydraten über den Dünndarm mit resultierenden Diarrhoen bei Laktoseintoleranz, einheimischer Sprue etc.

Grundlagen

Durch Kohlenhydratmalabsorption im Dünndarm kommt es zu kompetitiver Kohlenhydratmehrresorption im Dickdarm, dadurch wird die Wassersekretion im Kolon erhöht, es resultiert eine Diarrhoe. Typisch für eine passagere Kohlenhydratmalabsorption sind wäßrige, schwimmende Stühle, starke Flatulenz, Meteorismus und Laktose-Intoleranz. Der Stuhl-pH ist erniedrigt, die H_2-Exhalation in der Atemluft nach oraler Kohlenhydratgabe erhöht. Im Laktosetoleranztest kann ein Laktasemangel diagnostiziert werden. Der Xylosetest ist pathologisch, besonders bei Störungen im oberen Dünndarmbereich.

Ursache kann eine unerwünschte Wirkung einer medikamentösen Behandlung sein, z.B. während der Behandlung mit Neomycin oder Kanamycin, Kolchizin, Biguaniden oder Acarbose (z.T. erwünscht). Allergische Enteropahien können mit einer passageren Kohlenhydratmalabsorption einhergehen. Seltenere Ursachen schließen die Hyperthyreose und den Diabetes mellitus ein. Bei Ileus ist die Zeit bis zur Entwicklung von Symptomen durch Malabsorption meist zu kurz.

Die Behandlung ist die Therapie der Grundkrankheit.

Kohlenhydratstoffwechsel

Englischer Begriff

Carbohydrate metabolism.

Definition

Der im Zusammenhang mit Energiegewinnung, Energiespeicherung und Metabolitbereitstellung lebensnotwendige Abbau, Umbau und Aufbau von Kohlenhydraten.

Grundlagen

Kohlenhydrate werden meist als Polysaccharide (z.B. Stärke, Glykogen) oder als Disaccharide (z.B. Saccharose, Laktose) aufgenommen und müssen zunächst enzymatisch (u.a. durch Amylasen, Disaccharidasen) in Monosaccharide gespalten werden, um in Zellen aufgenommen werden zu können. Das wichtigste Kohlenhydrat ist Glukose, von der genügend im Blut vorhanden sein muss, um das Überleben insbesondere von stark energieverbrauchenden Zellen zu sichern. Glukose wird in der Zelle zunächst unter Energieverbrauch zu Glukose-6-phosphat (G-6-P) phosphoryliert und kann dann verschiedene Stoffwechselwege einschlagen. G-6-P kann mittels Glykolyse, Citratzyklus und Atmungskette unter Sauerstoffverbrauch vollständig in Wasser und Kohlendioxid zerlegt werden, wobei Energie in Form von ATP entsteht. Bei ungenügender Sauerstoffversorgung wird das Endprodukt der Glykolyse, Pyruvat, nur in Laktat umgewandelt; es entsteht nur wenig Energie. Bei Kohlenhydratüberschuss werden aus dem oxidativen Decarboxylierungsprodukt des Pyruvat, Acetyl-CoA, Fettsäuren zur Energiespeicherung gewonnen. G-6-P kann aber auch in den Pentosephosphatzyklus eingeschleust werden, der v.a. der Bereitstellung von NADPH (für reduktive Biosynthesen, z.B. Fettsäuresynthese) und Ribosen/Desoxyribosen (für die Nukleinsäuresynthese) dient. G-6-P kann aber auch in G-1-P umgewandelt werden, aus der durch Reaktion mit UTP UDP-Glukose (sog. aktivierte Glukose) entsteht, die in andere Zucker (z.B. Galaktose) umgewandelt werden kann oder aus der Disaccharide gebildet werden können. UDP-Glukose ist auch das Ausgangssubstrat der Glykogenese (Glykogen-Synthese), bei der bei Glukoseüberschuss Glykogen als Energiespeicher gebildet wird. Außerdem kann aus UDP-Glukose Glukuronsäure gebildet werden, die Bestandteil der Hyaluronsäure in Bindegeweben ist und die das Ausgangsprodukt der Synthese von Glukuroniden ist. Letztere bilden wasserlösliche Glykoside mit Stoffwechselgiften, Pharmaka, manchen Hormonen, Bilirubin u.a. und spielen eine wichtige Rolle bei Entgiftungs- und Ausscheidungsprozessen.

Der Kohlenhydratstoffwechsel wird zum einen über Substratverfügbarkeit und Energiezustand des Organismus reguliert, zum anderen hormonell v.a. durch Insulin, Glukagon, Kortisol und Adrenalin. Hohe G-6-P Spiegel führen zu verstärkter G-1-P Bildung und begünstigen die Glykogenese. Schlüsselenzym der Kontrolle der Energiegewinnung durch Glykolyse und Citratzyklus ist die Phosphofruktokinase, die durch hohe ATP-Spiegel gehemmt und durch ADP oder AMP stimuliert wird. Ob der Citratzyklus durchlaufen wird oder ob nach Abschluss der Glykolyse nur Laktat gebildet wird, hängt ab von der Sauerstoffversorgung der Zelle.

Insulin senkt den Blutzuckerspiegel, indem es die Glukoseaufnahme hauptsächlich in Muskel- und Fettzellen steigert, und stimuliert Glykolyse sowie Pentosephosphatzyklus. Glukagon und Adrenalin fördern u.a. den Glykogenabbau und die Glukoneogenese, und heben damit den Blutzuckerspiegel an.

Kolchizin

Englischer Begriff

Colchicine.

Substanzklasse

Phenanthrenderivat, Alkaloid aus Colchicum autumnale, Herbstzeitlose.

Gebräuchliche Handelsnamen

Colchicum-Dispert, Colchysat Bürger.

Indikationen

Akuter Gichtanfall, Anfallsprophylaxe, Familiäres Mittelmeerfieber.

Wirkung

Kolchizin hat antimitotische Wirkung und wird experimentell im Bereich der Zytogenetik eingesetzt. Im akuten Gichtanfall durch Ausfällung von Harnsäurekristallen hemmt Kolchizin die Granulozytenmigration in entzündetes Gewebe, dadurch wird die Freisetzung proinflammatorischer Enzyme und Laktat verhindert und der Entzündungsprozess unterbrochen. Der Effekt von Kolchizin beruht auf einer Verhinderung der Polymerisation von $\alpha\beta$-Tubulin-Dimeren zu Mikrotubuli durch Bindung von Kolchizin an $\alpha\beta$-Tubulin-Dimere; dadurch wird z.B. die Ausbildung einer mitotischen Spindel verhindert.

Dosierung

Im akuten Gichtanfall 1 mg Kolchizin 2stündlich bis Therapieeffekt oder Nebenwirkungen (Durchfall, Erbrechen) auftreten; Maximaldosis 8 mg/Tag bzw. 12 mg/Anfall. Zur Anfallsprophylaxe 0,5–1,5 mg/Tag.

Darreichungsformen

Tabletten (Colchicum Dispert), Tropfen (Colchysat Bürger).

Kontraindikationen

Schwangerschaft.

Nebenwirkungen

Durchfall, Übelkeit, Erbrechen, Abdominalschmerzen, gelegentlich Störung der Blutbildung (Leukopenie, Thrombopenie, hämolytische Anämie), Myoneuropathie, Nierenschäden, Hautbeschwerden, selten Agranulozytose, aplastische Anämie, Alopezie; allergische Reaktion möglich.

Wechselwirkungen

Ciclosporin A und ähnlich wirkende Stoffe: Myopathien möglich.

Kolloidstruma

Synonyme

Struma colloides.

Englischer Begriff

Colloid goiter.

Definition

Struma mit deutlicher Kolloidvermehrung.

Grundlagen

Dabei kann eine Struma colloides macrofollicularis (Kolloidvermehrung in großen Follikeln) oder eine Struma colloides microfollicularis (Kolloidvermehrung in kleinen Follikeln) unterschieden werden. Die Kolloidvermehrung führt zu einer Druckatrophie des Epithels, so daß die Kolloidmasse dominiert.

Koma diabeticum

▶ Coma diabeticum

Koma, hypoglykämisches

Synonyme

Zuckerschock, hypoglykämischer Schock.

Englischer Begriff

Hypoglycemic coma; hypoglycaemic coma.

Definition

Erniedrigte Glukosekonzentration im Blut aufgrund derer ein Bewusstseinsverlust (Koma) eintritt.

Symptome

Bewusstlosigkeit, gegebenenfalls Zeichen eines zuvor stattgehabten Krampfanfalls (z.B. Zungenbiss).

Diagnostik

Messung der Glukosekonzentration im Blut, Plasma oder Serum. Hierzu ist unbedingt eine genaue Messmethodik erforderlich, da viele Blutglukosemessgeräte gerade im niedrigen Konzentrationsbereich nur sehr ungenau messen. Beweisend für ein hypoglykämisches Koma, welches meist erst bei Werten unter 30 mg/dl auftritt, ist das prompte Aufwachen der betroffenen Person nach der Anhebung der Glukosekonzentration im Blut in den Normalbereich (> 70 mg/dl).

Differenzialdiagnose

Differenzialdiagnostisch sind alle weiteren neurologischen, metabolischen und endokrinen Ursachen für ein Koma in Erwägung zu ziehen (siehe Tab. 1).

Allgemeine Maßnahmen

Lebensmodifikation

Personen, die zu Hypoglykämien aus verschiedenen Gründen neigen, sollten immer einen Vorrat an Traubenzucker oder anderen schnell resorbierbaren Kohlenhydraten bei sich tragen.

Therapie

Kausal

(Siehe ► Hypoglykämie).

Akuttherapie

Intravenöse Gabe von ca. 10–20 g Glukose (z.B. 20–40 ml einer 50 % Glukoselösung) gefolgt von einem engmaschigen Monitoring mit gegebenenfalls weiterer Glukosezufuhr. Alternativ kann bei fehlendem intravenösen Zugang Glukagon subkutan oder intramuskulär appliziert werden (Fertigspritzen im Handel).

Bewertung

Wirksamkeit

Meist kommt es innerhalb eines kurzen Zeitraumes (Minuten) nach Wiederherstellung einer normalen (> 70 mg/dl) Glukosekonzentration im Blut zum spontanen Wiedererlangen des Bewusstseins der betroffenen Person. In einzelnen Fällen kann aber auch die Bewusstseintrübung protrahierter verlaufen, wobei differenzialdiagnostisch weitere Ursachen für das Koma in Erwägung zu ziehen sind.

Prognose

In den allermeisten Fällen ist die Prognose sehr gut, so dass keine Schäden insbesondere im Bereich kognitiver Funktionen nach einer schweren Hypoglykämie bestehen bleiben. Bei Kindern bis zu einem Alter von sechs Jahren soll dies sich etwas anders verhalten, da sich hier nach mehreren schweren Hypoglykämieepisoden in diesem Alter im Verlaufe des späteren Lebens kognitive Defizite v.a. im Bereich der Gedächtnisfunktionen nachweisen lassen.

Koma, hypophysäres

Definition

Hypophysärer Krisenzustand als Folge einer schweren, akuten Insuffizienz des Hypophysenvorderlappens bzw. des resultierenden Schilddrüsen- und Nebennierenrinden-Versagens (durch Ausfall von TSH und ACTH). Der Ausfall von GH, LH, FSH oder MSH führt nie zu einer krisenhaften Situation.

Kann durch Traumen, massive Nekrose (postpartal) ausgelöst werden. Auslösende Faktoren bei Patienten mit vorbestehender chronischer HVL-Insuffizienz: Stresssituationen wie Infekte, Erbrechen und/oder Diarrhoen, Operationen, insbesondere wenn die Substitutionstherapie ungenügend ist.

Koma, hypoglykämisches, Tabelle 1 Sonstige häufige Ursachen für das Vorliegen eines Komas.

Neurologisch	Metabolisch	Endokrinologisch	Intoxikationen
Ischämischer Insult	Lebererkrankungen	Schwere Hypo-/Hyper-thyreose	Genussmittel z.B. Alkohol
Intrazerebrale Blutung	Urämie	Nebennierenrindeninsuffizienz (z.B. Addison-Krise)	Drogen (z.B. Opiate)
Schädelhirntrauma	Elektrolytentgleisungen	Hyperkalziämische Krise bei Hyperparathyreoidismus	Medikamente (z.B. Benzodiazepine, Barbiturate)
Enzephalitis	Hyperglykämische Blutglukoseentgleisungen mit ketoazidotischem oder hyperosmolarem Koma		
Hypoxie			

Symptome

Schläfrig-stuporöses Krankheitsbild (Kombination Myxödemkoma und akute NNR-Insuffizienz) mit: Hypothermie, trockener, pastöser Haut, Hypoventilation, Bradykardie (TSH-Mangel), Erbrechen, Exsikkose, Hypotonie, Hypoglykämie (ACTH-Mangel).
Langfristig kommt hinzu: blasse, alabasterartige Haut (MSH-Mangel) und Verlust der Sekundärbehaarung (Gonadotropin-Mangel).

Diagnostik

Symptomatik: (siehe oben).
Notfall-Labor: BZ $\Downarrow$, Na$^+$ $\Downarrow$, Cl$^+$ $\Downarrow$, K$^+$ $\Uparrow$, respiratorische Azidose.
Hormon-Labor: TSH $\Downarrow$, fT$_4$ $\Downarrow$, fT$_3$ $\Downarrow$, ACTH $\Downarrow$, Kortisol $\Downarrow$ (zusätzlich GH, FSH und LH ebenfalls $\Downarrow$).

Differenzialdiagnose

Myxödemkoma (bei langbestehender primärer Hypothyreose): typischer Aspekt, fehlende Hypoglykämie.
Koma bei akutem primärem Nebennierenrinden-Versagen (Addison-Krise): braune Hautpigmentation, Tachykardie.
Coma diabeticum: Acetongeruch der Atemluft, Hyperglykämie.
Hypoglykämischer Schock: kaltschweißige Haut, Tachykardie.

Therapie

Kausal

Bei vorbestehender chronischer HVL-Insuffizienz, falls ein auslösender Faktor identifizierbar ist: Behebung/Behandlung dieses Faktors – Infektbehandlung, Protonenpumpenblocker, usw.

Akuttherapie

Auf Intensivstation:

1. Allgemein:
   - Frühzeitige Intubation mit assistierter Beatmung
   - Volumensubstitution (NaCl-Lösung 0,9 %ig, Glukose 5 %ig; Menge nach Zentralvenendruck); wenn Schock trotz Flüssigkeitsersatz bestehen bleibt: Albumin, Plasmaexpander, evtl. Katecholamine
   - Gezielte Elektrolytsubstitution
   - Bei Hypoglykämie: 50 ml 40 %ige Glukose anfangs i.v., dann nach Blutzucker-Werten
   - Langsame, passive Erwärmung (max. 1 °C/Stunde)
   - Heparinisierung.

2. Spezifisch (hormonal):
   - Sofort 100–200 mg Hydrokortison i.v. als Bolus (oder 10–20 mg Dexamethason, z.B. Fortecortin; oder 250 mg Prednisolon), dann Dauerinfusion:

20 mg Hydrokortison/Stunde bis zur 6. Stunde, danach 10 mg/Stunde bis zur klinischen Besserung. Im Anschluss 75–100 mg Hydrokortison täglich mit langsamer Dosisreduktion bis auf die Erhaltungsdosis

- L-Thyroxin langsam i.v. 500 µg am 1. Tag, dann 100 µg i.v./Tag (oder besser L-Triiodthyronin 12,5–25 µg alle 12 Stunden einschleichend dosiert über Magensonde, weil diese Patienten eine Konversionsstörung haben).

Wichtig: Keine Schilddrüsenhormonsubstitution beginnen, bevor ausreichende Glukokortikoid-Substitution eingeleitet wurde.

Dauertherapie

Sobald orale Zufuhr möglich ist – Umstellung auf entsprechende ausreichende Hormonsubstitution per os:

- Hydrokortison: Erhaltungsdosis 20–30 mg/Tag
- L-Thyroxin: Erhaltungsdosis 1,5–2,0 µg pro kg Körpergewicht/Tag (einschleichend dosiert).

Nachsorge

Tägliche Erhaltungsdosis für Glukokortikoide und Schilddrüsenhormone soll gesichert werden.
Bei Belastungen/Stresssituationen (erhöhte körperliche Anstrengungen, Infekt, OP, usw.) muss die Hydrokortisondosis erhöht werden (2–5fach); bei Erbrechen muss Hydrokortison injiziert werden.
Patienten mit Hypophysen-Insuffizienz müssen einen Notfallausweis tragen, aus dem die Substitutionstherapie hervorgeht.

Prognose

Im allgemeinen hohe Letalität. Bei rechtzeitiger Diagnose und adäquater Therapie der Hypophysen-Insuffizienz ist eine gute Kompensation der ausgefallenen Funktionen möglich.

Koma, hypothyreotes

▶ Myxödemkoma

Koma, myxödematöses

▶ Myxödemkoma

Koma, thyreotoxisches

Synonyme

Basedow-Koma; Coma basedowicum

Englischer Begriff

Thyrotoxic coma, thyrotoxic storm, thyroid storm

Definition

Sich aus einer thyreotoxischen Krise entwickelndes Koma (Stadium III); eine thyreotoxische Krise tritt in ca 1 % aller Hyperthyreosen auf; häufige Ursache ist bei vorbestehenden Schilddrüsenerkrankungen (uni- bzw. multifokale Autonomien, M. Basedow) eine Iodkontamination (ca. 30–40 %), daneben können schwere Allgemeinerkrankungen, Operationen, Traumata und Infektionen Auslöser einer thyreotoxischen Krise sein.

Symptome

Leitsymptome der thyreotoxischen Krise sind Tachykardie, Hyperthermie und zentralnervöse Symptomatik (Stadieneinteilung s. Tab. 1); Allgemeinsymptome sind warme, gut durchblutete Haut, Fieber > 38,5°C und Schwitzen, neben der Tachykardie (Sinustachykardie, tachykardes Vorhofflimmern) sind Zeichen der Rechts-

K

Koma, thyreotoxisches, Tabelle 1 Stadieneinteilung der thyreotoxischen Krise

Stadium I	Stadium II	Stadium III
Tachykardie > 150/min, Herzrhythmusstörungen, Hyperthermie, Adynamie, profuse Durchfälle, Dehydratation, Tremor, Unruhe, Hyperkinesie	Symptome des Stadiums I *und* Somnolenz, Stupor, Desorientiertheit, „Psychose"	Symptome des Stadiums I *und* Koma

Nach Hehrmann 1996).

herzdekompensation (obere Einflussstauung, Hepatomegalie, Beinödeme, Aszites) häufig; gastrointestinale Symptome mit Diarrhoen, Übelkeit/Erbrechen, Bauchschmerzen und Ikterus; zentralnervöse Symptome umfassen sowohl psychomotorische Unruhe und Agitiertheit als auch Adynamie und Somnolenz bis hin zum Koma; neuromuskuläre Störungen zeigen sich in ausgeprägter, proximal betonter Myopathie sowie einer Pseudobulbärparalyse mit Schluckstörungen. Die Schilddrüse kann diffus oder knotig vergrößert tastbar sein, bei M. Basedow eventuell schwirrende Struma und Zeichen der endokrinen Orbitopathie.

Diagnostik

Die Diagnose einer thyreotoxischen Krise bzw. Koma ist anhand der klinischen Symptomatik zu stellen; laborchemisch Nachweis einer Hyperthyreose (TSH supprimiert, fT_3/T_3 und fT_4 erhöht), aber keine Korrelation zwischen der Höhe der peripheren Schilddrüsenhormone und der klinischen Symptomatik. Zusätzliche Untersuchungen (Sonographie, Szintigraphie, Bestimmung der TPO- und TSH-Rezeptorantikörper, Iodausscheidung im Urin) sind in der Primärdiagnostik entbehrlich und dürfen nicht zu einer Verzögerung einer raschen Therapieeinleitung der lebensbedrohlichen Erkrankung führen.

Differenzialdiagnose

Fieberhafte Erkrankungen wie Pneumonien, Sepsis, die aber auch Begleiterkrankungen der thyreotoxischen Krise sein können; bei zentralnervösen Symptomen Meningitis, Enzephalitis; bei älteren Patienten Tumorkachexie, Exsikkose oder Psychose; wichtig ist, bei allen schwerkranken Patienten mit Tachykardie, Hyperthermie und zentralnervösen Symptomen an eine thyreotoxische Krise zu denken.

Therapie

Akuttherapie

Generell intensivmedizinische Maßnahmen; neben der supportiven Therapie (Rehydratation 3–5 l/Tag, Elektrolytausgleich, hochkalorische Ernährung, Eisbeutelkühlung, Therapie von Herzrhythmusstörungen, Thromboembolieprophylaxe, Antibiotikatherapie und Therapie von Begleiterkrankungen) ist ein multimodaler Therapieansatz notwendig, um die ausgeprägte Wirkung der Schilddrüsenhormone an den Zielorganen zu hemmen:

a) Hemmung der Schilddrüsenhormonsynthese durch Thionamide (z.B. Thiamazol 40–80 mg intravenös alle 8 Stunden),

b) Hemmung der Iodidaufnahme in die Schilddrüse durch Kaliumperchlorat (1200 –2000 mg/Tag),

c) Hemmung der Freisetzung von Schilddrüsenhormonen durch Lithium (3 × 500 mg/Tag) oder Iod in Form von Lugolscher Lösung (600–800 mg/Tag),

d) Hemmung der peripheren Konversion von T_4 zu T_3 durch Betablocker (Propranolol 1–5 mg intravenös oder 100–200 mg per Sonde unter Kontrolle der Herzfrequenz, Hydrokortison 100–200 mg/Tag oder auch durch Propylthiouracil, 150–250 mg alle 6–8 Stunden).

Selten: Plasmapherese, Colestyramin (Elimination der Schilddrüsenhormone aus Plasma bzw. enterohepatischem Kreislauf).

Operativ/strahlentherapeutisch

Die Entscheidung zu einer frühzeitigen Operation besonders in den Stadien II und III sollte möglichst frühzeitig getroffen werden, spätestens 48 Stunden nach Beginn der Therapiemaßnahmen (Thyreoidektomie oder near-total-resection).

Prognose

Die Letalität bei thyreotoxischer Krise wird mit 20–50 % angegeben; eine Metaanalyse der Frühoperation ergab jedoch nur 8,6 %.

Literatur

1. Hehrmann R (1996) Die thyreotoxische Krise: Fallstricke in der Diagnostik – Intensivtherapie. Fortschr Med 114:26–31
2. Reschke K, Lehnert H (2003) Die thyreotoxische Krise. Internist 44:1221–1230

Komplette Gonadendysgenesie

▶ Gonadendysgenesie 46XY, Swyer-Syndrom
▶ XY-Gonadendysgenesie

Kongenitale Hyperargininämie

▶ Argininämie

Kongenitale Hyperthyreose

▶ Autonomie, kongenitale der Schilddrüse

Kongenitale Hypothyreose

▶ Neugeborenenhypothyreose

Kongenitale Kortisol-Resistenz

▶ Glukokortikoid-Resistenz, kongenitale

Kongenitale Struma

▶ Neugeborenenstruma

Konnatale Hypothyreose

▶ Neugeborenenhypothyreose

Konnatale Struma

▶ Neugeborenenstruma

Konstipation

▶ Obstipation

Konstitutionelle Entwicklungsverzögerung

▶ Entwicklungsverzögerung, konstitutionelle

Konstitutionelle Verzögerung von Wachstum und Pubertät

▶ Entwicklungsverzögerung, konstitutionelle

Kontrazeption der Frau

Synonyme

Schwangerschaftsverhütung durch die Frau; Konzeptionsverhütung durch die Frau.

Englischer Begriff

Female contraception.

Definition

Zur Kontrazeption bei der Frau stehen prinzipiell zwei Möglichkeiten zur Verfügung: nicht-hormonelle und hormonelle Kontrazeption. Die nicht-hormonellen sind Vermeidung des Geschlechtsverkehr während der fertilen Phase der Frau, Intrauterinpessare (IUPs), Geschlechtsverkehr mit Penis-Kondomen, Portiokappen oder Sterilisationsmethoden durch z.B. Okklusion der Tuben. Die hormonelle Kontrazeption (OC) sind Östrogen-Gestagen-Phasenpräparate, reine Gestagenpillen (Minipille oder Depotpräparationen) sowie die „Pille danach".

Voraussetzung

Bevor irgendeine Form der Kontrazeption eingesetzt wird, erfolgt eine ausführliche Familienanamnese, eine allgemeine und gynäkologische Anamnese und gründliche gynäkologische Untersuchung. IUPs werden eher bei Frauen eingesetzt, die bereits Kinder geboren haben. Patienten mit Risikofaktoren bzw. Kontraindikationen (s.u.) sollten keine OCs verordnet bekommen. Ein Schwangerschaftstest sollte negativ sein.

Kontraindikationen

Absolute Kontraindikation sind: akute und chronisch progrediente Lebererkrankungen, Störungen der Gallensekretion, intrahepatische Cholestase, anamnestische Venenthrombosen, Schlaganfall oder Herzinfarkt, Mikro- oder Makroangiopathien, hereditäre Thrombose-Neigung, Lupus erythematodes, Vaskulitis, Antiphospholipidantikörper, Durchblutungsstörungen, Diabetes mellitus mit Angiopathie, schwer einstellbare Hypertonie, Homocystinurie, Mammakarzinom, unklare Uterusblutungen.

Relative Kontraindikationen sind außer Erweiterungen der oben genannten absoluten Kontraindikationen noch Mastopathie III, Uterusmyome, geplante Operation mit erhöhtem Thromboserisiko, Endometriums- oder Zervixkarzinom.

Durchführung

Im wesentlichen werden entweder 20–50 µg Ethinylöstradiol/Tag oder 50–100 mg/Tag Mestranol oral verabreicht und mit synthetischem Gestagen unterschiedlicher Gruppierung kombiniert: z.B. 19-Nortestosteron-Abkömmlinge (Norethisteronazetat = NETA, Levornorgestrel, Norgestrel), Gestagen mit antiandrogener Wirkung (Cyproteronazetat, Chlormadinonazetat) oder neuere synthetische Derivate (Desogestrel, Norgestimat, Dienogest). Diese werden monophasisch oder sequentiell oder multiphasisch kombiniert oder kontinuierlich als reine Gestagenpillen oral oder als s.c. Depotpräparate verabreicht.

Nachsorge

Initial sind nach 3 Monaten, danach jährlich eine allgemeinärztliche oder gynäkologische Untersuchung erforderlich. Nach Absetzen kehrt uneingeschränkte Fertilität wieder, das Abortrisiko ist nicht erhöht. Es findet sich nach derzeitigem Wissensstand bei den älteren Pillen keine erhöhte Rate an Mamma-, Endometriums oder Zervixkarzinomen.

Kontrazeption des Mannes

Synonyme

Schwangerschaftsverhütung durch den Mann; Konzeptionsverhütung durch den Mann.

Englischer Begriff

Male contraception.

Definition

Zur Kontrazeption beim Mann stehen prinzipiell zwei Möglichkeiten zur Verfügung: nicht-hormonelle und hormonelle Kontrazeption. Die nicht-hormonellen sind Vermeidung des Geschlechtsverkehr während der fertilen Phase der Frau, Geschlechtsverkehr mit Penis-Kondomen, oder Sterilisationsmethoden durch z.B. Okklusion der Samenleiter (Vasektomie). Die hormonelle Kontrazeption ist in der Entwicklung, hierbei handelt es sich um Präparate, die durch Suppression der Gonadotropine die Spermiogenese reversibel hemmen.

Voraussetzung

Bevor irgendeine Form der Kontrazeption eingesetzt wird, erfolgt eine ausführliche Familienanamnese, eine allgemeine und andrologische Anamnese und gründliche andrologische Untersuchung. Die Vasektomie wird nur bei Männern mit abgeschlossener Familienplanung durchgeführt. Kondome haben eine hohe Versagerquote.

Kontraindikationen

Keine.

Durchführung

Die Vasektomie wird entweder als skrotale Deferentektomie (nach Boeminghaus) oder inguinale Resektion des Samenleiters durchgeführt.

Nachsorge

Besteht nach einer Vasektomie erneut Kinderwunsch kann mittels Mikrochirurgie eine Rekanalisation der Samenleiter versucht werden. 30–40 % dieser Männer bleiben aber danach infertil.

Kontrazeptiva

Synonyme

Empfängnisverhütende Mittel.

Englischer Begriff

Contraceptives.

Definition

Mittel zur Verhinderung der Empfängnis (Konzeption).

Grundlagen

Bei den Kontrazeptiva werden verschiedene Mittel unterschieden: z.B. Barrieremittel wie Präservative (Kondome), Okklusivpessare, Scheidendiaphragmen. Außerdem gibt es Kontrazeptiva mit lokal wirksamen chemischen Substanzen (Spermizidwirkung). Eine wichtige und große Gruppe stellen die so genannten hormonellen Kontrazeptiva dar. Außerdem intrauterine Kontrazeptiva (siehe auch ▶ Intrauterinpessar).

K

Kontrazeptiva, hormonelle

Synonyme

Anti-Baby-Pille; Ovulationshemmer; Minipille; hormonelle Verhütungsmittel.

Englischer Begriff

Hormonal contraceptives.

Definition

Präparate der weiblichen Empfängnisverhütung bei welchen die Wirkung durch die regelmäßige Einnahme von Sexualsteroiden (Östrogene und/oder Gestagene) erreicht wird.

Grundlagen

Je nach Art der Einnahme und Dosierung beruht die Wirkung der Sexualsteroide auf der Unterdrückung der Ovulation (Negativ-feedback-Hemmung, vornehmlich durch Östrogene), Veränderungen der Konsistenz des Zervixschleims sowie Veränderungen des Endometriums und der Tubenmotilität (vornehmlich durch Gestagene). Üblicherweise führt die Unterbrechung der Einnahme zur Induktion einer Östrogen-Entzugsblutung (sog. Abbruchblutung). Man unterscheidet Kombinationspräparate (einphasige Östrogen-Gestagen-Kombination), Sequentialpräparate (zweiphasige Präparate; erste Phase nur Östrogene; zweite Phase Östrogen-Gestagen-Kombination) und Dreiphasenpräparate (abgestufte Östrogen-Gestagen-Kombination). Zu unterscheiden ist die sog. Minipille mit einer durchgehenden Einnahme einer kleinen Gestagendosis sowie Depotpräparate (vorwiegend Medroxy-Progesteron) zur i.m. Injektion alle 3 Monate. Die hochdosierte Gabe von Gestagenen (z.B. Norgestrel, Levonorgestrel, Mifebriston) postkoital findet als sog. „morning-after-pill" Anwendung. Der Pearl-Index liegt je nach Präparat zwischen 0,03 und 4,3. Zu den wichtigsten Nebenwirkungen gehören Übelkeit, Erbrechen, Ödeme, Cholestase, erhöhtes Thrombose-Risiko und ein erhöhtes Mammakarzinomrisiko.

Kontrazeptiva, zur lokalen Anwendung

Synonyme

Spermizide.

Englischer Begriff

Spermicides.

Definition

Präparate der Kontrazeption, bei der die Wirkung durch die lokalchemische Abtötung von Spermien erreicht wird.

Grundlagen

Für die lokalchemische Abtötung der Spermien findet v.a. die Applikation von Nonoxinol 9 Patentex in Form von Vaginalcremes, Sprays, Tabletten und Suppositorien Anwendung. Diese Präparate können

mit Methoden der mechanischen Kontrazeption (Scheidendiaphragma, Kondom) kombiniert werden, dabei ist eine exakte zeitliche Durchführung notwendig. Zu den wichtigsten Nebenwirkungen gehören lokalentzündliche Veränderungen.

Konventionelle Bestrahlung

▶ Radiatio, fraktionierte

Konzeptionsverhütung durch den Mann

▶ Kontrazeption des Mannes

Konzeptionsverhütung durch die Frau

▶ Kontrazeption der Frau

Körpermasseindex

▶ Gewicht-Längen-Indizes

Kortikoide

Synonyme

Corticoide; Kortikosteroide; Nebennierenrindenhormone.

Englischer Begriff

Corticoids; corticosteroids.

Definition

In der Nebennierenrinde gebildete Steroidhormone und deren Derivate.

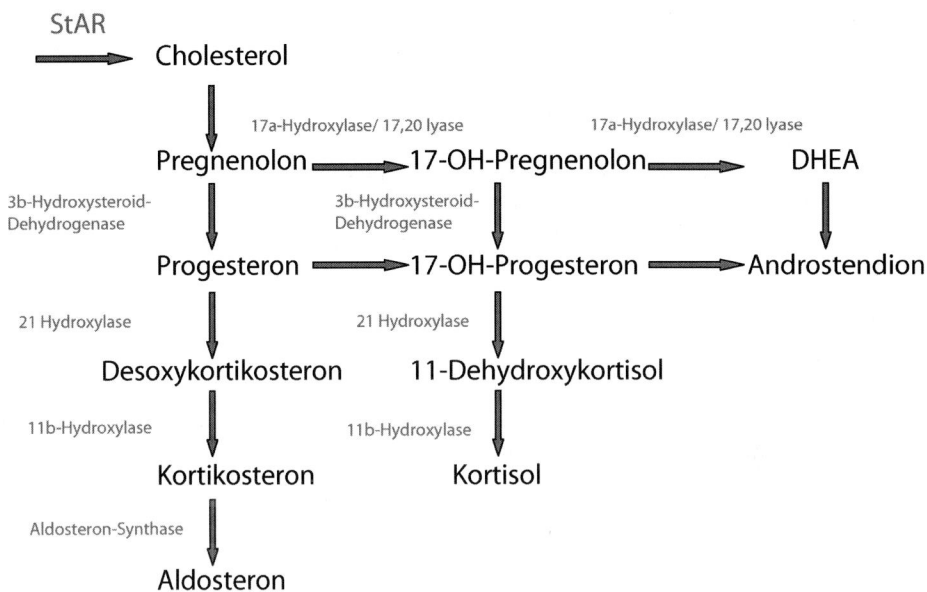

StAR
⟹ Cholesterol

17a-Hydroxylase/ 17,20 lyase   17a-Hydroxylase/ 17,20 lyase

Pregnenolon ⟶ 17-OH-Pregnenolon ⟶ DHEA

3b-Hydroxysteroid-   3b-Hydroxysteroid-
Dehydrogenase   Dehydrogenase

Progesteron ⟹ 17-OH-Progesteron ⟹ Androstendion

21 Hydroxylase   21 Hydroxylase

Desoxykortikosteron   11-Dehydroxykortisol

11b-Hydroxylase   11b-Hydroxylase

Kortikosteron   Kortisol

Aldosteron-Synthase

Aldosteron

Mineralokortikoide   Glukokortikoide   Androgene

Kortikoide, Abb. 1

Grundlagen

In der Nebennierenrinde aus der Ausgangssubstanz Cholesterin synthetisierte Steroidhormone (siehe Abb. 1), welche sich je nach Syntheseort, Struktur und Wirkungsweise in Mineralokortikoide, Glukokortikoide und Sexualhormone (v.a. Vorstufen der Androgene und Östrogene) einteilen lassen.

Weiterführende Links

► Kortikosteroide, zur systemischen Anwendung
► Kortikosteroide

Kortikoide, natürliche

Synonyme

Natürliche Corticoide; Kortikosteroide; Nebennierenrindenhormone.

Englischer Begriff

Natural corticoids; natural corticosteroids.

Definition

Überbegriff für die physiologischen, in der Nebennierenrinde gebildeten Steroidhormone im Gegensatz zu synthetisch hergestellten pharmakologischen Kortikoiden.

Grundlagen

Bei den natürlichen Kortikoiden handelt es sich um Steriodhormone welche von der Nebennierenrinde synthetisiert und sezerniert werden bzw. deren physiologisch entstehende Derivate (siehe ► Kortikoide). Vertreter sind beispielsweise Kortisol, DHEA, Desoxykortikosteron und Aldosteron. Davon zu unterscheiden sind die synthetisch hergestellten und pharmakologisch eingesetzten Kortikoide, welche

Kortikoide, natürliche, Tabelle 1 Vergleich der relativen Gluko- und Mineralokortikoidaktivität verschiedener natürlicher und synthetischer Steroide.

Substanz	Gluko-kortikoid-Aktivität	Mineralo-kortikoid-Aktivität
Natürliche Kortikoide		
Kortisol	1	1
Kortison	0,8	0,8
Aldosteron	0	1000
Kortikosteron	0,3	15
Synthetische Kortikoide		
Fludrokortison	10	125
Prednison	4	0,8
Prednisolon	4	0,8
Methylprednisolon	5	0,5
Triamcinolon	5	0
Dexamethason	25	0
Betamethason	25	0

sich in ihrer mineralo- und/oder glukokortikoiden Wirkung teilweise beträchtlich unterscheiden. Vertreter sind beispielsweise Dexamethason oder Fludrokortison, Referenzwert ist die Wirkung des Kortisols. (siehe Tab. 1).

Kortikosteroid bindendes Globulin

▶ Corticosteroid Binding Globulin
▶ Transkortin

Kortikosteroide

Synonyme

Corticosteroide; Kortikoide; Nebennierenrindenhormone.

Englischer Begriff

Corticoids; corticosteroids.

Definition

Überbegriff für die in der Nebennierenrinde gebildeten Steroidhormone und deren Derivate.

Grundlagen

Siehe ▶ Kortikoide, natürliche.

Kortikosteroide, zur systemischen Anwendung

Synonyme

Kortikoide.

Englischer Begriff

Corticosteroids.

Definition

Kortikosteroide sind synthetische oder in der Nebenniere gebildete Steroidhormone mit der Ausgangssubstanz Cholesterin. Sie weisen unterschiedliche glukokortikoide bzw. mineralokortikoide Aktivität auf (siehe Tab. 1).

Grundlagen

Das Indikationsgebiet für nichtendokrinologische systemische Anwendungen ist weit gefächert. Nebenwirkungen, wie Cushing-Syndrom, Impotenz, Hypokaliämie, Myopathie, Katarakt, Osteoporose, Wachstumsstörungen im Kindesalter, sowie neuropsychiatrische Störungen sind nur bei Langzeittherapie zu erwarten. Weiterhin kommt es bei einer Langzeittherapie zur Suppression der Nebennierenrindenaktivität, diese sollte beim Absetzen getestet werden. Ein abruptes Absetzen birgt die Gefahr der Nebennierenrindeninsuffizienz. Eine Erholung der Nebennierenrindenfunktion kann bis zu 12 Monate erfordern.

Kortikosteroide, zur systemischen Anwendung, Tabelle 1

Typ	Kortikoid	Aktivität glukokortikoid	Aktivität mineralokortikoid	Plasmahalbwertszeit in Minuten	Biologische Halbwertszeit in Stunden
Glukokortikoide	**kurzwirksam**				
	Kortisol	1	2	90	8–12
	Kortison	0,8	2	80–118	8–12
	intermediär-wirksam				
	Prednison*	4	1	60	18–36
	Prednisolon*	4	1	115–200	18–36
	Methylprednisolon*	5	0	180	18–36
	langwirksam				
	Dexamethason*	25–50	0	200	36–54
	Betamethason*	25–50	0	300	36–54
Mineralokortikoide					
	Aldosteron	0,3	300	15–20	8–12
	Fludrokortison*	15	150	200	18–36
	Desoxykortikosteronacetat		20	70	keine Angaben

* synthetische Kortikoide

Kortikotropin

▶ adrenokortikotropes Hormon

Kortikotropin freisetzendes Hormon

▶ CRH

Kortisol

Synonyme

Cortisol; Hydrokortison.

Englischer Begriff

Cortisol; hydrocortisone.

Definition

Wichtigstes biologisch aktives Glukokortikoid des Menschen.

Grundlagen

Die Synthese des Steroidhormons (siehe Abb. 1) erfolgt in der Nebennierenrinde

Kortisol, Abb. 1 Kortisol (Hydrokortison).

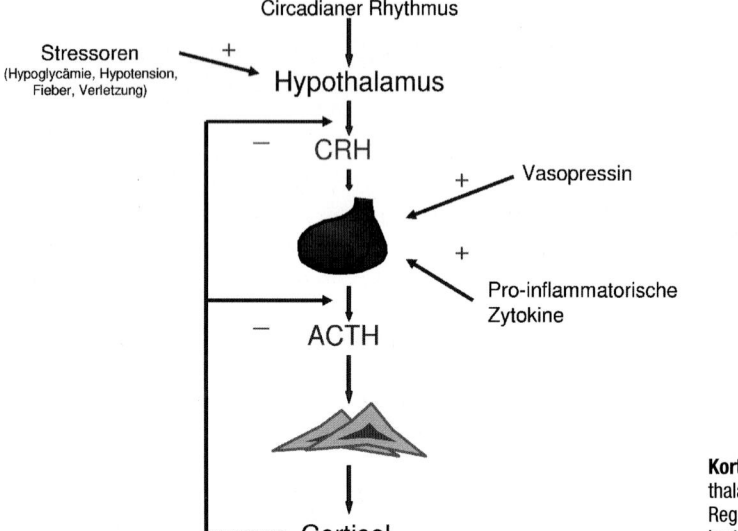

Kortisol, Abb. 2 Hypothalamisch-hypophysärer Regelkreis der Glukokortikoide.

(Zona fasciculata) unter dem Einfluss des hypothalamisch-hypophysären Regelkreises (siehe Abb. 2). Die Sekretion erfolgt in einem cirkadianen Tagesrhythmus mit einem Maximum in den frühen Morgenstunden (70 % der Tagesdosis) und minimalen Spiegeln um Mitternacht. Kortisol wird im Blut zu 75 % an das spezifische Kortisol bindende Globulin und zu 15 % unspezifisch an Albumin gebunden, 10 % sind frei und biologisch aktiv. Unter dem Einfluss des hauptsächlich renal exprimierten Enzyms 11β-Hydroxysteroiddehydrogenase Typ 2 (11β-HSD2) kann Kortisol zu dem biologisch inaktiven Kortison umgewandelt werden. Kortisol und seine Metaboliten werden durch Reduktion abgebaut und glukuronidiert ausgeschieden. Die Plasma-Halbwertszeit von Kortisol beträgt 70–120 min. Hydrokortison wird zur Substitution bei Nebennierenrindeninsuffizienz eingesetzt. Die tägliche Kortisolsekretionsrate beträgt beim Menschen durchschnittlich 9–11 mg/m^2 Körperoberfläche. Dies entspricht einem durchschnittlichen oralen Substitutionsbedarf von 15–25 mg Hydrokortison/Tag.

Kortisol bindendes Globulin

► Corticosteroid Binding Globulin
► Transkortin

Kortisol-Rezeptor-Defekt

► Glukokortikoid-Resistenz, kongenitale

Kortison

Synonyme
Cortison.

Englischer Begriff
Cortisone.

Definition
Wichtiges natürliches Glukokortikoid des Menschen.

CH₂OH
C=O
-OH
O
O

Kortison, Abb. 1 Kortison.

Grundlagen

Natürliches 11-Ketosteroid der Nebennierenrinde (siehe Abb. 1) welches für seine glukokortikoide Wirksamkeit zu dem biologisch aktiven Kortisol hydroxyliert werden muss. Die Umwandlung geschieht in vivo hauptsächlich in der Leber unter dem Einfluss des Enzyms 11β-Hydroxysteroiddehydrogenase Typ 1. Kortison wird zur Substitution bei Nebennierenrindeninsuffizienz eingesetzt (37,5 mg Kortisonazetat entsprechen einer Äquivalenzdosis von 20 mg Hydrokortison).

Kortisonazetat

Synonyme

Cortisonacetat

Englischer Begriff

Cortisone acetate; Cortone acetate.

Substanzklasse

Nebennierenrindensteroide.

Gebräuchliche Handelsnamen

Cortison Ciba Tabletten.

Indikationen

Primäre, sekundäre und tertiäre Nebennierenrindeninsuffizienz.

Wirkung

Übliche Wirkungen der Nebennierenrindensteroide, insbesondere im Vergleich zu den synthetischen Glukokortikoidpräparaten zusätzliche, in diesem Fall sehr erwünschte, mineralokortikoide Nebenwirkungen. Somit ist in der Regel bei der sekundären oder tertiären Nebennierenrindeninsuffizienz keine zusätzliche Gabe von Mineralokortikoiden notwendig. Die klinisch relevanten und nachprüfbaren Wirkungen beziehen sich insbesondere auf eine Steigerung des Blutdrucks, eine Steigerung der Vigilanz, eine Verminderung der Kalium-Serumkonzentration sowie eine Erhöhung der Natrium-Serumkonzentration.

Dosierung

Zur ausreichenden Substitution einer primären, sekundären und tertiären Nebennierenrindeninsuffizienz ist in der Regel eine Dosierung von 20–25 mg Kortisonazetat ausreichend, d. h. eine Tablette Cortison Ciba pro Tag. Bei Fieber, z.B. im Rahmen von Allgemeininfekten, muß die Dosis um das drei- bis fünffache erhöht werden. Als grober Anhaltspunkt kann gelten, daß pro Grad Temperaturerhöhung die Dosis verdoppelt werden muß.

Darreichungsformen

25 mg Tabletten. Bei Erbrechen und/oder Durchfall muß eine parenterale Gabe eines Nebennierenrindensteroids (z.B. Hydrokortison) gegeben werden. Hierbei muß die Dosis in der Regel ebenfalls auf das zwei- bis dreifache erhöht werden.

Kontraindikationen

Bei korrekter Indikationsstellung gibt es keine Kontraindikationen, da es sich hierbei um eine Substitutionstherapie handelt.

K

Nebenwirkungen

Da es sich um eine Substitutionstherapie handelt, sind bei korrekter Dosis keine Nebenwirkungen zu erwarten.

Wechselwirkungen

–

Pharmakodynamik

Halbwertszeit 1,2–1,8 Stunden.

Kortistatin

Synonyme

CST; Cortistatin.

Englischer Begriff

Cortistatin.

Definition

Neurotransmitter mit struktureller und funktioneller Verwandtschaft zum Somatostatin, welcher vorwiegend im zerebralen Kortex exprimiert wird.

Grundlagen

Kortistatin fungiert als inhibitorischer Neurotransmitter mit antagonistischer Aktivität zum Acetylcholin. Kortistatin wird in einem circadianen Rhythmus exprimiert und dient vermutlich der Regulation des Schlaf-Wach-Rhythmus. Kortistatin bindet an alle fünf bekannten Somatostatin-Rezeptoren.

Krampfaderbruch

▶ Varikozele

Kraniopharyngeom

Synonyme

Erdheim-Tumor; Tumor der Rathke-Tasche.

Englischer Begriff

Craniopharyngioma.

Definition

Dysontogenetischer, benigner Tumor aus Resten des embryonalen Hypophysengangs mit langsam verdrängendem Wachstum, Zystenbildung und Kompression der Hypophyse.

Symptome

Kopfschmerzen, bei Kompression der Hypophyse Hypophysenvorderlappeninsuffizienz, selten auch Diabetes insipidus, bei Kompression des Chiasma opticum Einschränkung des Gesichtsfeldes.

Diagnostik

Labordiagnostik, gegebenenfalls erweitert um Stimulationstests zum Nachweis oder Ausschluss des Ausfalls der gonadotropen, thyreotropen oder adrenokortikotropen, gegebenenfalls auch bezüglich der somatotropen Hypophysenfunktion, Bildgebung (Kernspin der Hypophyse) und Gesichtsfeldbestimmung.

Differenzialdiagnose

Andere hormoninaktive Hypophysentumore (Gliome, chromophobe Adenome, Onkozytome) und hormonaktive Hypophysentumore (M. Cushing, Prolaktinom, Akromegalie, TSHom).

Therapie

Kausal

Bei neurochirurgischer Resektion des gesamten Tumors möglich.

Akuttherapie

Bei Gesichtsfeldausfällen ist gegebenenfalls eine notfallmäßige Resektion des Tumors zum Erhalt der Sehkraft indiziert.

Dauertherapie

Bei Hypophyseninsuffizienz prä- oder auch postoperativ Hormonsubstitution.

Operativ/strahlentherapeutisch

Therapie der Wahl ist die neurochirurgische Resektion des Tumors. Rest- oder Rezidivtumoren sprechen auf eine Strahlentherapie an.

Bewertung

Wirksamkeit

Bei frühzeitiger OP ist eine Restitutio ad integrum möglich.

Nachsorge

Jährliche Verlaufskontrollen der endokrinen Funktion und Bildgebung.

Prognose

Nach erfolgter OP oder Strahlentherapie gut.

Literatur

1. Vernet O, Montes JL, Farmer JP, Blundell JE, Bertrand G, Freeman CR (1999) Long term results of multimodality treatment of craniopharyngioma in children. J Clin Neurosci 6:199–203

Krankenkost

▶ Diät

Kretinismus

Englischer Begriff

Cretinism.

Definition

Der medizinische Begriff des Kretinismus ist zweideutig. Er ist assoziiert mit dem Sammelbegriff der Neugeborenenhypothyreose.

1. Entspricht die Neugeborenenschädigung einer primären Hypothyreose und tritt sie nicht endemisch, sondern sporadisch auf, dann wird sie bisweilen als sporadischer **Kretinismus** bezeichnet und entspricht einem kongenitalen Myxödem oder einer kongenitalen Hypothyreose. Alle Neugeborenen mit sporadischem Kretinismus weisen eine primäre Hypothyreose auf.

2. Tritt die Neugeborenenschädigung in Gebieten der endemischen Struma mit schwerem Iodmangel auf, dann spricht man vom **endemischen Kretinismus**. Dieses Syndrom umfaßt neben intrauterinen Funktionsstörungen der Schilddrüse irreversible Schädigungen des zentralen Nervensystems. Nicht alle Neugeborenen mit endemischem Kretinismus weisen eine primäre Hypothyreose auf; bisweilen kann eine Euthyreose vorliegen.

Weiterführende Links

▶ Kretinismus, sporadischer
▶ Myxödem, kongenitales
▶ Dyshormonogenese, thyreoidale
▶ Kretinismus, endemischer

K

Kretinismus, endemischer

Englischer Begriff

Endemic cretinism.

Definition

Der endemische Kretinismus (EK) ist eine intrauterine Neugeborenenschädigung, die in Gebieten der endemischen Struma mit schwerem Iodmangel auftritt und neben intrauterinem Iodmangel und Funktionsstörungen der Schilddrüse irreversible Schädigungen des zentralen Nervensystems aufweist. Bei der Mutter liegen vor: Exzessiver Iodmangel (Iodingestion < 35 µg/Tag) mit Struma und primärer Hypothyreose, Ingestion von strumigenen Substanzen und wahrscheinlich Selenmangel. Die irreversiblen Schädigungen des zentralen Nervensystems stellen sich früh in der Schwangerschaft ein, noch bevor die fötale Thyreoidea ihre Funktion aufnimmt, wahrscheinlich auf dem Boden einer unzureichenden transplazentaren Versorgung des Föten mit Iodid, Thyroxin und Triiodthyronin, denn viele ontogenetische Differenzierungen des ZNS, vor allem auch des Kleinhirns, sind von der Schilddrüsenhormonwirkung abhängig. Zum Zeitpunkt der Geburt oder auch später weisen nicht alle Patienten mit EK eine primäre Hypothyreose auf (euthyreoter EK). Die epidemiologische Komponente des extremen Iodmangels und die irreversiblen neurologischen Veränderungen unterscheiden den EK von der Neugeborenenhypothyreose oder dem kongenitalen Myxödem. Unter der bei uns durchgeführten Iodsalzprophylaxe ist in Mitteleuropa mit einem EK bei Neugeborenen fast nicht mehr zu rechnen.

Symptome

Man unterscheidet drei Manifestationsformen:

1. **Neurodefizienter Typ** mit spastischen Koordinationsstörungen, paraspastische Gangstörungen, Apraxie, Dysarthrie, Schwerhörigkeit, Taubstummheit, Strabismus, Oligophrenie, morphologische Abnormitäten in den Basalganglien und im Zerebellum. Meist Euthyreose oder grenzwertige primäre Hypothyreose.
2. **Hypothyreoter Typ** immer mit primärer Hypothyreose, mit verlängertem Neugeborenenikterus, Skelettretardierung, Epiphysendysgenesie, Kretinenhüfte, Plattwirbel, Minderwuchs, mit anderen Zeichen der primären Hypothyreose. Neurodefiziente Zeichen sind nicht offensichtlich.
3. **Hypothyreoter neurodefizienter Mischtyp** mit primärer Hypothyreose und Zeichen der Neurodefizienz (siehe oben).

Das weibliche Geschlecht ist häufiger betroffen als das männliche.

Diagnostik

Klinischer Befund einschließlich neurologischem Status. Neugeborenenscreening auf Hypothyreose. TSH basal, fT$_4$, T$_3$, Iodurie, TPO- und TG-Antikörper. Röntgen der Handwurzel zur Bestimmung der Knochenreifung, Röntgen der Hüftgelenke. Sonographie der Schilddrüse. NMR des Schädels (Basalganglienanomalien, thyreotrope Hyperplasie der Adenohypophyse). Neurologische Spezialuntersuchungen, evozierte Potentiale.

Differenzialdiagnose

Abgrenzung von anderen Formen der Hypothyreose, vor allem auch angeborenen Iodfehlverwertungen (siehe ▶ Dyshormonogenese, thyreoidale), von anderen Wachstumsstörungen, von anderen Debilitäts- und Neurodefizienzsyndromen im Neugeborenen- und Kindesalter, wie frühkindliche Hirnschädigungen prä-, peri- und postnatal.

Allgemeine Maßnahmen

Lebensmodifikation

Ausbildung und Berufswahl, welche die individuelle Neurodefizienz berücksichtigt.

Therapie

Kausal

Bei Vorliegen einer primären Hypothyreose ist mit Levothyroxin euthyreot zu substituieren in einer Dosis, die das basale TSH bei Neugeborenen und Kindern in den mittleren Normbereich (siehe ▶ Neugeborenenhypothyreose), bei Adoleszenten und Erwachsenen in die untere Normhälfte absenkt. Bei euthyreotem EK altersangepaßte Iodidsubstitution unter Kontrolle von TSH und fT$_4$. Das zentralnervöse Defizienzsyndrom ist in der Regel auch unter euthyreoter Substitution irreversibel, manchmal graduell besserungsfähig. Altersentsprechend prothetische Versorgung der Innenohrschwerhörigkeit. Antispastische Medikamente, neurologisch angepaßte Physiotherapie, auch physikalische Therapie sind hilfreich.

Die generelle Verwendung von iodiertem Speisesalz, die zusätzliche Sublementierung von Iodid (200 μg/Tag) und gegebenenfalls die euthyreote Substitution mit Levothyroxin der Schwangeren, auch schon in der Frühschwangerschaft, möglichst schon in der Phase der Schwangerschaftsplanung sind effektive Prophylaxe des EK.

Akuttherapie

Das Neugeborene ist so früh wie möglich mit Levothyroxin euthyreot zu substituieren, siehe ▶ Neugeborenenhypothyreose.

Dauertherapie

Bei Hypothyreose, frühestens im Alter von 3 Jahren, Auslaßversuch von Levothyroxin und Substitution mit Iodid (100 μg/Tag), unter engmaschiger Kontrolle von TSH, fT_4 und T_3, ob sich darunter spontan eine Euthyreose mit TSH im mittleren Normbereich einstellt; unter engmaschiger Parameterkontrolle und stabiler Euthyreose Fortführung der Iodidtherapie in altersangepaßter Dosierung (100-200 μg/Tag). Sofern die primäre Hypothyreose aber bleibend ist, lebenslange euthyreote Substitution mit Levothyroxin. Siehe oben unter kausaler Therapie.

Operativ/strahlentherapeutisch

Chirurgische Resektion von Strumen, die von großem Ausmaß sind, sich unter Levothyroxin und Iodid nicht ausreichend zurückbilden, nach retrosternal reichen, die Trachea komprimieren oder knotig umgewandelt sind. Bei Skelett- und Haltungsanomalien gegebenenfalls orthopädisch korrigierende Operationen.

Bewertung

Wirksamkeit

Die Levothyroxin-Substitution in einer Dosierung, die TSH normalisiert, gleicht den Hormonmangel aus, wodurch der Metabolismus euthyreot wird. Ontogenetische Entwicklungsstörungen, wie kretinöse zentralnervöse Defizienz und Skelettanomalien, gehen meist nur graduell zurück. Auch die Innenohrschwerhörigkeit wird durch Levothyroxin nicht gebessert; sie ist irreversibel.

Verträglichkeit

Die euthyreote Substitution mit Levothyroxin und Iodid ist nebenwirkungsfrei.

Nachsorge

Bei bleibender Hypothyreose lebenslange Einnahme von Levothyroxin mit lebenslanger Überwachung des Therapiezieles der euthyreoten Substitution sowie gegebenenfalls Dosisanpassung. Bei Euthyreose lebenslange Einnahme von Iodid mit lebenslanger Überwachung des Therapiezieles der stabilen Euthyreose mit Dosisanpassung an das Alter. Kontrolluntersuchungen zunächst alle 3 Monate, nach Erreichen eines stabilen Therapiezieles alle 6 Monate und später alle 12 Monate. Lebenslange prothetische Versorgung der Innenohrschwerhörigkeit. Auch regelmäßige neurologische und orthopädische Kontrollen.

Prognose

Bei guter Compliance läßt sich eine lebenslange Euthyreose aufrechterhalten. Schwerhörigkeit, zentralnervöse Defizienz und Skelettanomalien sind nicht reversibel. Sofern weitere ontogenetische Entwicklungsstörungen vorliegen, können sie meist nur teilweise aufgeholt und kompensiert werden. Prophylaxe siehe oben unter kausaler Therapie.

Weiterführende Links

▶ Struma infolge Iodmangels
▶ Neugeborenenhypothyreose
▶ Myxödem, kongenitales
▶ Dyshormonogenese, thyreoidale

Kretinismus, sporadischer

Synonyme

Neugeborenenhypothyreose; kongenitale Hypothyreose; kongenitales Myxödem.

Englischer Begriff

Sporadic cretinism; congenital hypothyroidism.

Definition

Veraltete Bezeichnung für die primäre Hypothyreose des Neugeborenen, die nicht endemisch, sondern sporadisch auftritt und einem kongenitalen Myxödem oder einer kongenitalen Hypothyreose entspricht. Alle Neugeborenen weisen eine primäre Hypothyreose auf. Als Ursachen kommen in Betracht: Aplasie, Hypoplasie, Dysplasie oder Dystopie der Schilddrüse; Synthesestörungen der Schilddrüsenhormone; intrauterine Schilddrüsenschädigung durch Radioiod, Medikamente, thyreoidale Autoantikörper der Mutter u.a.

Weiterführende Links

▶ Myxödem, kongenitales
▶ Dyshormonogenese, thyreoidale
▶ Kretinismus, endemischer
▶ Kretinismus

Krise, hyperkalzämische

Synonyme

Hyperkalzämische Krise; Hyperkalzämiesyndrom.

Englischer Begriff

Hypercalcemic crisis.

Definition

Schwerste, lebensbedrohliche Form des Hyperkalzämiesyndroms.

Symptome

Schwere Hyperkalzämie (meist deutlich $> 3,5$ mmol/l), Rhythmusstörungen, Tachykardie, Hypotonie, Exsikkose und Elektrolytverlust durch Polyurie/Polydipsie, Niereninsuffizienz mit Oligo- bis Anurie, Übelkeit und Erbrechen, Bewusstseinsstörung (Desorientiertheit, Somnolenz, Koma).

Diagnostik

Anamneseerhebung (Tumorleiden, Medikamente), klinische Untersuchung, Notfalllabor (Serum-Kalzium, Phosphat, Natrium, Kalium, Kreatinin, Harnstoff, Gesamteiweiß, Differenzial-Blutbild, BKS, Gerinnung), Labor für spätere Differenzialdiagnostik (PTH, PTH related Peptid, 25(OH)- und 1,25(OH)$_2$-Vitamin D, Kalzium, Eiweiß Kreatinin im Urin, Serum und Urinelektrophorese, Immunelektrophorese), EKG (Verkürzung der PQ-Zeit, Rythmusstörung), Tumor-Suche (Röntgen-Thorax, -Hände beideitig, -Schädel in zwei Ebenen, -Becken, Knochenmarkspunktion), Halssonographie (Nebenschilddrüsenadenom, LK).

Differenzialdiagnose

Meistens akute Hyperkalzämie bei metastasiertem Malignom (vornehmlich Bronchial- und Mamma-Karzinom, Plasmozytom, u.a.), selten primärer Hyperparathyreoidismus (chronische Hyperkalzämie, daher meist klinisch milderer Verlauf), Vitamin-D- oder Lithium-Intoxikation, granulomatöse Erkrankung. Häufig wird eine hyperkalzämische Krise durch eine zusätzliche Flüssigkeitsdeprivation (Fieber, Erbrechen, Durchfall, hohe Temperatur etc.) ausgelöst.

Therapie

Akuttherapie

Intensivmedizinische Überwachung, zentralvenöser Zugang, Monitor, Blasenkatheter, zweistündlich: Zentralvenendruck, Ein- und Ausfuhrbilanz, Notfalllabor. Absetzen von potentiell auslösenden Medikamenten (Thiazide, Vitamin D, Lithium), cave Digitalistoxizität erhöht.

1. Rehydratation und Kreislaufstabilisierung mit 0,9 % NaCl, je nach Volumenstatus bis zu 4–8 l/Tag i.v., cave bei Herzinsuffizienz und fortgeschrittener Niereninsuffizienz
2. Elektrolytausgleich: Kaliumsubstitution je nach Defizit (nach Kreislaufstabilisierung!)

   - Forcierte Diurese mit Furosemid (bis zu 80–500 mg/24 Stunden i.v.), cave Hypokaliämie, Hypotonie, verstärkte Hyperkalzämie durch zu frühe Volumendepletion
   - Bei Erfolglosigkeit Dialyse gegen kalziumfreies Dialysat erwägen

3. Symptomatische Kalziumsenkung

   - Bisphosphonate i.v. (z.B. Pamidronat (Aredia 60–90 mg i.v. über mindestens 4 Stunden, Wirkungsmaximum nach 2–3 Tagen, Wirkdauer bis mehrere Wochen, kontraindiziert bei terminaler Niereninsuffizienz)
   - Clondronat 300 mg i.v. über 5 Tage
   - Glukokortikoide (z.B. Prednisolon 100–200 mg i.v.), cave nicht wirksam bei primärem Hyperparathyreoidismus
   - Kalzitonin (z.B. Lachskalzitonin Karil 4 IU/kg sc. 2 ×/Tag) adjuvant, nur mäßiger Effekt, Tachyphylaxie
   - Indikation zur Hämodialyse gegen kalziumfreies Dialysat großzügig stellen

4. Bei Verdacht auf primären Hyperparathyreoidismus rasche operative Sanierung anstreben (innerhalb 24 Stunden)

Nach Durchbrechung der hyperkalzämischen Krise kann eine Kontrolle des Serum Kalzium durch Furosemid-Gabe (40–80 mg per os) und Applikation von Bisphosphonaten (Aredia 60 mg i.v. alle 3–4 Wochen) erreicht werden.

Bewertung

Wirksamkeit

Kalzitonin bringt meist einen Abfall der alkalischen Phosphatase im Serum um bis zu 50 %, dennoch nur adjuvante Anwendung. Bisphosphonate: therapeutische Wirkung ist abhängig von der Konzentration am Wirkort, nicht im Plasma, Bisphosphonate senken Kalzium bei > 90 % der Patienten, Wirkmaximum jedoch erst frühestens nach 48 Stunden, Wirkung bis 6 Tage.

Verträglichkeit

Keinesfalls Thiazid-Diuretika anwenden. Diese führen zu einer Steigerung der Kalzium-Spiegel.
Kalzitonin: nur mit strengster Indikationsstellung während Schwangerschaft, kontraindiziert während Laktation.
Clondronat: Kontraindiziert bei chronischer Niereninsuffizienz, schweren Entzündungen des Gastrointestinal-Traktes, Schwangerschaft, Stillzeit, Kinder.

Nachsorge

Diagnose erzwingen und wenn möglich kausale Therapie einleiten. Regelmäßige Serum-Kalzium und Phosphat-Kontrollen. Gegebenenfalls kalziumarme Diät, Steigerung der Trinkmenge (> 3 l/Tag), Furosemid-Gabe sowie Wiederholung der Bisphosphonattherapie zur Kontrolle einer persistierenden Hyperkalzämie.

Prognose

Letalität auch bei Maximaltherapie bei etwa 50 %.

Weiterführende Links

▶ Koma, thyreotoxisches
▶ Krise, thyreotoxische

Krise, hyperthyreote

Synonyme

Thyreotoxische Krise; Thyreotoxikose.

Englischer Begriff

Thyrotoxic crisis; thyroid storm; accelerated hyperthyreoidism.

Definition

Schwerste, lebensbedrohliche Form der Hyperthyreose (meist M. Basedow, selten Schilddrüsen-Autonomie), oft durch Iodexposition, Trauma oder Infektion bei Patienten mit zuvor nicht bekannter Hyperthyreose ausgelöst.

Symptome

Stadium I: Tachykardie (> 150/min.), Tachyarrhythmie, Hyperthermie, Exsikkose, Adynamie, Tremor.
Stadium II: zusätzlich Psychose, Somnolenz, Stupor, delirante Zustände.
Stadium III: zusätzlich Bewusstseinsverlust.

Diagnostik

Anamnese (Iodexposition, bekannte Hyperthyreose), klinischer Befund, Labor (freies T_3, freies T_4, TSH, Schilddrüsenautoantikörper, Blutbild, Elektrolyte, Retentionsparameter, Leberwerte), Schilddrüsenultraschall. Das klinische Krankheitsbild ist nicht streng mit der Höhe der Schilddrüsenhormonwerte korreliert.

Differenzialdiagnose

Psychose, Enzephalitis, Sepsis, Alkoholentzugsdelirium, alle metabolischen Störungen mit Bewusstseinseinschränkung.

Therapie

Akuttherapie

- Intensivüberwachung, Flüssigkeits- und Elektrolytsubstitution
- Thyreostatika i.v. hochdosiert (z.B. Thiamazol 40–80 mg alle 8 Stunden)
- β-Blocker (z.B. Propanolol 1–5 mg i.v. oder Esmolol 100 ug/kg KG/min via Magensonde)
- Glukokortikoide i.v. (z.B. Prednisolon 50 mg i.v. alle 6 Stunden)

- Hohe Flüssigkeitszufuhr (3–5 l), hohe Kalorienzufuhr (3000 kcal/Tag), Normalisierung der Körpertemperatur (gegebenenfalls Eisbeutel, cave Acetylsalicylsäure da hierdurch Verdrängung von T_3 aus Eiweißbindung), Therapie der Rhythmusstörungen (z.B. Digoxin), Sauerstoffgabe, Thromboseprophylaxe
- Bei iodinduzierter Hyperthyreose, welche sich durch o.g. Maßnahmen nicht kontrollieren lässt, ist eine Frühoperation innerhalb von 48 Stunden indiziert. Bei Kontraindikationen gegen einen operativen Eingriff ist eine Plasmapheresetherapie grundsätzlich möglich.

Bewertung

Wirksamkeit

Thiamazol hemmt die Hormonsynthese (Iodisation), Perchlorat hemmt dagegen die Iodaufnahme der Schilddrüse. Die Wirkung der Glukokortikoide beruht auf einer Hemmung der peripheren Konversion von T_4 zu T_3, zusätzlich wird die bei einer thyreotoxischen Krise bestehende relative NNR-Insuffizienz überbrückt.

Verträglichkeit

Wichtigste Nebenwirkung des Thiamazol ist eine mögliche Myelosuppression (Blutbild-Kontrolle!), daneben Hepato- und Nephrotoxizität, Allergie. Bei Einsatz von Lithium auf zentralnervöse Nebenwirkungen achten (zerebrale Krampfanfälle möglich).

Nachsorge

Regelmäßige Kontrollen der Schilddrüse-Hormone und des TSH. Definitive Behandlung der Hyperthyreose im Intervall. Bei Zustand nach Frühoperation cave postoperative Hypothyreose.

Prognose

Letalität abhängig vom Stadium: Stadium I: etwa 7,7 %, Stadium II etwa 16,5 %, Stadium III etwa 35,5 %. Bei Iodexposition höher.

Literatur

1. Rationelle Diagnostik und Therapie Endokrinologie DGE, S 72–73

Krise, metabolische

Synonyme

Stoffwechselentgleisung;   metabolische Entgleisung.

Englischer Begriff

Metabolic crisis.

Definition

Schwerste, lebensbedrohliche Form der Stoffwechseldysregulation. Der Begriff wird teilweise auch für schwerste diabetische Entgleisungen benutzt (z.B. Ketoazidose), bezieht sich aber strenggenommen auf die lebensbedrohliche Manifestation von angeborenen Stoffwechselerkrankungen (v.a. Aminazidopathien) beim Neugeborenen. Bei den Aminazidopathien handelt es sich um angeborene Defekte des Aminosäure-Stoffwechsels z.B. die Ahornsirup-Krankheit. Auf diese Erkrankungen wird sich im Weiteren bezogen.

Symptome

Trinkschwäche, Fieber, Areflexie, Muskelhypotonie, Erbrechen, Diarrhoe, Krampfanfälle, zentrale Atemstörung, Koma.

Diagnostik

Körperliche Untersuchung, Labor (Elektrolyte, Blutglukose, Ammoniak, Blutgasanalyse, Ketonkörper im Urin). Die entscheidenden Charakteristika sind metabolische Azidose, Hypoglykämie, Hyperammonämie, zur Diagnostik gehört auch das generelle Neugeborenenscreening (am 5. Lebenstag).

Differenzialdiagnose

Im Neugeborenenalter vielfältig z.B. Infektionen, Dehydratation, Addison-Krise. Alle entgleisten metabolischen, diabetologischen und endokrinologischen Störungen insbesondere bei Bewusstseinseinschränkung.

Therapie

Akuttherapie

Akut: Intensivüberwachung, u.U. Beatmung, Flüssigkeits- und Elektrolytsubstitution, differenzialdiagnostische Abklärung. Therapie: bei metabolischer Entgleisung einer Aminazidopathie: Korrektur des Stoffwechsels durch Gabe von 0,9 % NaCl bei Dehydratation, Bikarbonat bei metabolischer Azidose, Carnitin, Glukose bei Hypoglykämie. Je nach Erkrankung u.U. Kofaktorsubstitution.

Nachsorge

Je nach Enzymdefekt lebenslang strenge Einhaltung einer Diät, z.B. Vermeidung verzweigtkettiger Aminosäuren bei Ahornsirup-Krankheit.

Prognose

Wegen der geringen Inzidenz der Erkrankung und des teilweise sehr unterschiedlichen Phänotyps der Erkrankungen ist diese nicht sicher abzuschätzen.

Literatur

1. Qureshi N, et al. (2001) First Mediterranean Emergency Conference. Stresa, Italien

Krise, thyreotoxische

Synonyme

Thyreotoxisches Koma; hyperthyreote Krise; hyperthyreotes Koma.

Englischer Begriff

Thyrotoxic storm; thyrotoxic crisis; thyroid storm; thyroid crisis.

Definition

Lebensbedrohliche Exazerbation einer Hyperthyreose mit toxischer Multiorganschädigung und metabolischer Dekompensation, meist bei M. Basedow, autonomem Adenom der Schilddrüse oder multifokaler Autonomie einer Struma multinodosa. Ausgelöst durch unzureichende Behandlung oder Zusatzfaktoren: Applikation von Iod (Röntgen-Kontrastmittel, Desinfizienzien, Medikamente), Infektionen, Operationen, Entbindung, Traumata, entgleister Diabetes mellitus, Nebennierenrindeninsuffizienz, nach Radioiodtherapie, exzessive Palpation der Schilddrüse, diagnostische Applikation von TSH, T_3 oder T_4 bei obsoleter Indikation. Einmalige exzessive Dosis von Thyroxin oder Triiodthyronin, meist in suizidaler Absicht, führt bei Gesunden in der Regel nicht zur thyreotoxischen Krise.

Symptome

Tachykardie mit Frequenz höher als nach Temperatur zu erwarten, Absoluta, Herzinsuffizienz, Hyperthermie, „heiße", trockene oder feuchte Haut, Exsikkose, Polyurie, Durst, Übelkeit, Erbrechen, Diarrhoe, Ikterus, motorische Unruhe, Tremor, Myopathie, Dysphagie, Pseudopulbärparalyse, epileptische Anfälle, Angst, psychotisches Verhalten, Schlaflosigkeit, Somnolenz, Koma, meist Struma, gegebenenfalls Basedow Zeichen, Ophthalmoplegie.

Diagnostik

Erhöhte Werte von TT_4 (> 12 µg/dl), fT_4 ($> 1,8$ ng/dl), TT_3 (> 190 ng/dl), basales TSH supprimiert ($< 0,1$; hypersensitiv $< 0,01$ mE/l); nach Iodexposition Serum-Gesamtiod erhöht, Cholesterin erniedrigt. Weitere pathologische Werte durch Multiorganversagen.

Differenzialdiagnose

Febrile Erkrankungen jeder Art mit Exsikkose und sekundär zentralnervöser Symptomatik, aber auch Meningitis, Enzephalitis, ZNS-Ischämie, Hirnblutung, ferner akute Psychose. Komata jeder Art. Eine die Hyperthyreose exazerbierende Erkrankung, z.b. Infektion, wird häufig als das alleinige pathogenetische Geschehen angesehen.

Therapie

Kausal

Siehe unten: Akuttherapie.

Akuttherapie

Sofortiger Therapiebeginn bei ausreichendem klinischen Verdacht vor Diagnosebestätigung durch Hormonmessungen, Überwachung auf Intensivstation. Blockierung der Hormonsynthese und -sekretion: Thiamazol, initial 80 mg intravenös, fortzusetzen mit 40 mg alle 6 Stunden, Halbierung der Einzeldosen nach einigen Tagen, wenn T_3- und T_4-Werte deutlich erkennbar rückläufig sind. Dämpfung des Hypersympathikotonus: Propranolol peroral, gegebenenfalls über Magensonde, 40 mg alle 4 Stunden mit dem Ziel, Puls auf < 100/min. zu senken, nötigenfalls Dosis und Intervall anpassen. Hemmung der peripheren Konversion von T_4 nach T_3, Substitution einer möglichen Nebennierenrindeninsuffizienz und allgemeine Organprotektion: Dexamethason, initial intravenös 8–16 mg, auch bei Diabetes mellitus, danach alle 6 Stunden 2–4 mg, ausschleichende Dosisreduktion nach Abklingen der Krise. Normalisierung der Hyperthermie: Wärmeentzug durch feuchte Tücher, direkt auf die Haut des Patienten gelegt, Verdunstungsförderung durch Tischventilator; Ziel: rektale Temperatur $< 38°$C. Behandlung der auslösenden oder komplizierenden Erkrankung. Wegen Hypermetabolismus und gesteigerten Verlusts über Nieren und Darm sind in der Regel höhere Pharmakadosen erforderlich; dabei ist Dosis an Wirkung anzupassen. Bei Herzinsuffizienz Digitalisierung, Elektrolyt- und Flüssigkeitsbilanzierung, bei epileptischen Krämpfen 5–10 mg Diazepam intravenös, bei Unruhe Diazepam, 3–4mal 5–10 mg/24 Stunden, bei Infektionen Antibiotika, wegen hohen Thrombose-risikos Prophylaxe mit Heparin, parenterale Ernährung, bei Diabetes mellitus, auch bei Typ II, intravenöse Insulintherapie. Weitere therapeutische Maßnahmen nach Befund.

Bei Ineffektivität der Thiamazoltherapie relativ zur Progredienz der Krise ist notfallmäßig die fast totale Strumaresektion vorzunehmen (siehe unten) und /oder zusätzliche Thyreostase durch Plummerung, Perchlorat oder erweiterte Notfallmaßnahmen:

A: Hoch dosierte Iodidtherapie (Plummerung) bei strengster Indikation; setzt Zustimmung des Patienten oder seiner Angehörigen auch zu nachfolgender Strumaresektion voraus (siehe unten), weil nach 10–18 Tagen eine fast totale Strumaresektion folgen muss, denn dann setzt ein Nachlassen (escape vom Wolff-Chaikoff-Effekt) der Iodid-Hemmwirkung und bald eine Verschlimmerung der Hyperthyreose ein: Etwa 60 min. nach Beginn der Thiamazoltherapie initial 500–1000 mg Kaliumiodid (KI) oral, gegebenenfalls über Magensonde (Zubereitung: 10 g KI und 5 g Ascorbinsäure in 100 ml Wasser, 1 ml = 100 mg KI = 0,6 mmol K^+). Fortsetzung mit 200–400 mg KI (2–4 ml Zubereitung) alle 6 Stunden 60 min. nach jeweiliger Thiamazolgabe.

B: Vorbehandlung mit Perchlorat macht Iodid ineffektiv. Wird auf Option einer Plummerung definitiv verzichtet, dann kann zusätzlich zu Thiamazol Natriumperchlorat ($NaClO_4$) eingesetzt werden, besonders auch bei Iodexposition, Anfangsdosis 600 mg in Wasser verdünnt über Magensonde etwa 2 Stunden nach Initialdosis von Thiamazol, dann 400 mg alle 6 Stunden jeweils 2 Stunden nach Thiamazol, Dosisreduktion mit Absinken der Hormonkonzentration.

C: Zu den erweiterten Notfallmaßnahmen, die als experimentelle Therapie zu klassifizieren sind, zählen Thyreostase mittels Lithium (Lithiumcarbonat) und Elimination von T_3, T_4 und Iod mittels Plasmapherese, Plasmaseparation, Hämo-perfusion, intermittierender Aderlässe und Peritonealdialyse.

Am Ende jeder erfolgreichen medikamentösen Therapie einer thyreotoxischen Krise ist die Hyperthyreoseursache definitiv zu beseitigen (siehe unten), als auch um Rezidiv und Medikamenten-Nebenwirkungen zu vermeiden.

Operativ/strahlentherapeutisch

Sobald Akuttherapie und Intensivüberwachung etabliert und die wichtigste Diagnostik abgeschlossen, dann Konsil mit Chirurgen und Anästhesiologen zur Planung der fast totalen Strumaresektion (postoperativ verbleibender Parenchymrest < 3 ml) als Notfall jederzeit bei Verschlechterung trotz adäquater Therapie, selbst bei älteren und multimorbiden Patienten, oder dann nach medikamentöser Kontrolle der Hyperthyreose und Besserung der Krise.

Nachsorge

Nach fast totaler Strumaresektion resultiert immer eine primäre Hypothyreose, die mit Levothyroxin euthyreot zu substituieren ist in einer Dosierung, die TSH in das mittlere Normdrittel senkt. Lebenslange Kontrollen und Dosisanpassung, bei Erreichen einer stabilen Dosierung: einmal pro Jahr.

Prognose

Selbst in erfahrenen Händen muss heute noch von einer Letalität von 10–20 % ausgegangen werden.

Weiterführende Links

▶ Thyreotoxikose
▶ Krise, hyperthyreote

Literatur

1. Seif FJ (1999) Thyreotoxische Krise. In: Dilger J, Erley CM, Luft D, et al. Therapieschemata. Akut- und Intensivmedizin, 5. Auflage. Urban & Schwarzenberg, München, S 241–247

2. Wartofsky L (2000) Thyrotoxic storm. In: Braverman LE, Utiger RD (eds) The Thyroid: A Fundamental and Clinical Text, 8th edn. Lippincott Williams & Wilkins, Philadelphia, S 679–684

K

Kropf

▶ Struma

Kropf bei anderen Entzündungen

▶ Struma bei anderen Entzündungen

Kropf bei Dyshormonogenese

▶ Struma bei Enzymdefekten
▶ Dyshormonogenese, thyreoidale

Kropf bei Immunthyreopathien

▶ Struma bei Immunthyreopathien

Kropf bei Iodfehlverwertung

▶ Struma bei Enzymdefekten
▶ Dyshormonogenese, thyreoidale

Kropf bei Schilddrüsenadenomen oder Schilddrüsenkarzinomen

▶ Struma bei benignen oder malignen Schilddrüsentumoren

Kropf durch goitrogene Substanzen

▶ Struma durch strumigene Substanzen
▶ strumigene Substanzen

Kropf durch strumigene Substanzen

▶ Struma durch strumigene Substanzen
▶ strumigene Substanzen

Kropfentzündung

▶ Strumitis

Kryptorchismus

▶ Maldescensus testis

L(+)-Arginin

▶ Arginin

L-5458

▶ Deflazacort

Lactation

▶ Laktation

Lactationsperiode

▶ Laktationsperiode

Lactoflavin

▶ Vitamin B$_2$

Laktation

Synonyme

Lactation.

Englischer Begriff

Lactation.

Definition

Postpartale Produktion und Sekretion von Muttermilch aus der weiblichen Brust (lat. lactare: Milch geben).

Grundlagen

Die Laktation lässt sich in die Laktogenese, Galaktogenese und Galaktopoese unterteilen. Die Laktogenese (Volumenzunahme und Differenzierung des Drüsenparenchyms zur Vorbereitung auf die Produktion der Muttermilch) findet in der Regel bereits während der Schwangerschaft unter dem Einfluss der plazentaren Hormone (z.B. Plazentalaktogen,HPL) statt. Die postpartale Milchproduktion (Galaktogenese) wird erst durch den Abfall der plazentaren Steroidhormone und den damit verbundenen Wegfall der hypophysären Hemmung der Prolaktin-Produktion ermöglicht. Die Aufrechterhaltung der Milchproduktion (Galaktopoese) kommt durch den neurogenen Saugreiz und die dadurch ausgelöste hypophysäre Prolaktin- und Oxytocin-Ausschüttung aus dem Hypophysenvorder- bzw. -hinterlappen zustande. Oxytocin unterstützt durch seine Wirkung auf die Myoepithelien der Milchgänge die Milchejektion (Galaktokinese).

Laktationsamenorrhoe

Synonyme

Physiologische Amenorrhoe.

Englischer Begriff

Lactation amenorrhoea.

Definition

Physiologisches Ausbleiben der Menstruation während des Stillens.

Differenzialdiagnose

Amenorrhoe-Galaktorrhoe-Syndrom durch Prolaktinome oder Medikamente.

Laktationsperiode

Synonyme

Lactationsperiode; Stillzeit.

Englischer Begriff

Lactation period.

Definition

Zeitraum der physiologischen Laktation postpartal (lat. lactare: Milch geben).

Grundlagen

Die Laktationsperiode gliedert sich in folgende Abschnitte : 2–4 Tage postpartum kommt es zum Milcheinschuss, vom 4–6 Tag postpartum wird die sog. Vormilch (Kolostrum) produziert, bis zum 14 Tag postpartal wird die sog. Übergangsmilch produziert, danach erfolgt die Produktion der reifen Muttermilch. Die Sekretionsprodukte unterscheiden sich in Hinblick auf ihren Gehalt an Proteinen, Fetten, Kohlenhydraten und Abwehrfaktoren.

Laktoflavin

▶ Vitamin B_2

Laktotropes Hormon

▶ Prolaktin

Langerhans-Inseln

Synonyme

Inselorgan.

Englischer Begriff

Pancreatic islets; islets of Langerhans.

Definition

Im Pankreas liegende APUD-Zellgruppen die Insulin, Glukagon und Somatostatin produzieren.

Grundlagen

Die 500.000–2 Millionen Inseln liegen vor allem im Pankreasschwanz und -körper, messen 100–500 µm im Durchmesser, sind reichlich mit Blutkapillaren und Nerven versorgt und bilden in ihrer Gesamtheit das sogenannte Inselorgan. 80 % der Zellen sind B-Zellen (β-Zellen), die Insulin produzieren. Jeweils weitere 10 % sind A-Zellen (α-Zellen), die Glukagon produzieren und D-Zellen (δ-Zellen), die Somatostatin herstellen. Erstbeschreibung 1869 durch den Berliner Pathologen Paul Langerhans.

Langerhanszell-Histiozytose

▶ Hand-Schüller-Christian-Krankheit

Langhans-Struma

Definition

Maligner Schilddrüsentumor charakterisiert durch uniformes Zellbild mit kleinen Zellen follikulärer Abstammung, mitotischer Aktivität, Nekrosen, Formierung solider Zellnester und kleiner Follikel, „peritheliomatöser" Strukturen, Einbruch in Kapsel und Blutgefäße, Metastasierung in Lunge, Knochen und Lymphknoten. Immunozytochemisch negativ für Kalzitonin, positiv für Thyreoglobulin. Zählt zu den follikulären Schilddrüsenkarzinomen. Analog der 1907 von Langhans beschriebenen „wuchernden Struma".

Symptome

Symptome eines metastasierenden Schilddrüsenkarzinoms.

Diagnostik

Sonographie mit Punktion, histologische Sicherung bei Operation.

Differenzialdiagnose

Andere Schilddrüsenkarzinome.

Therapie

Kausal

Rechtzeitige Operation.

Akuttherapie

Operation.

Operativ/strahlentherapeutisch

Operation.

Nachsorge

Sonographie.

Prognose

Zwischen differenziertem und anaplastischem Schilddrüsenkarzinomen.

Literatur

1. Carcangiou ML, Zampi G, Rosai J (1984) Poorly differentiated („insular") thyroid carcinoma. A reinterpretation of Langhans „wuchernde Struma". Am J Surg Pathol 8:655–68
2. Rosai J, Saxen EA, Woolner L (1985) Undifferentiated and poorly differentiated carcinoma. Semin Diagn Pathol 2:123–36

Lanreotid

Englischer Begriff

Lanreotide.

Substanzklasse

Somatostatinanalogum (Depotpräparat).

Gebräuchliche Handelsnamen

Ipstyl 30 mg, Somatuline LA 30 mg.

Indikationen

- Medikamentöse Therapie der Akromegalie
- Medikamentöse Therapie von neuroendokrinen Tumoren, gegebenenfalls in Kombination mit Interferon-α, u.a. hormonproduzierenden Tumoren des Gastrointestinaltraktes wie Insulinom, VIPom, Glukagonom, auch C-Zell-Karzinom der Schilddrüse
- Prophylaxe postoperativer pankreatischer Komplikationen nach Pankreaschirurgie.

Wirkung

Nach Bindung an Somatostatinrezeptoren Unterdrückung der Wachstumshormonsekretion in der Hypophyse (Akromegalie) bzw. der Hormonproduktion (z.B. Serotonin) von neuroendokrinen Tumoren, evtl. antiproliferativer Effekt.

Dosierung

Lanreotide: subkutan 3×750 µg/Tag bis maximal 3×3 mg/Tag (bei neuroendokrinen Tumoren), Lanreotide autogel als „slow release"-Form: 30–90 mg alle 10–14 Tage intramuskuläre.

Darreichungsformen

Lanreotide zur subkutanen Injektion, Depotpräparat Lanreotide Autogel zur intramuskulären Injektion.

Kontraindikationen

Unverträglichkeit des Präparates, relative Kontraindikationen sind Verschlechterung eines vorbestehenden Diabetes mellitus, Gallenblasensteine, Niereninsuffizienz (fehlende Daten zur Dosisanpassung) und gastrointestinale Diarrhoen.

Nebenwirkungen

Lokale Reaktionen an der Einstichstelle.
Diarrhoe, Steatorrhoe, Flatulenz, seltener
Übelkeit, Erbrechen, Bauchschmerzen.
Hyperglykämie, selten Hypoglykämien.
Transaminasenerhöhung, seltener Chole-
stase, Gallensteinbildung.
Selten akute Pankreatitis.
Selten Ödeme.
Selten anaphylaktische Reaktionen, Brady-
kardie.

Wechselwirkungen

Bei insulinbehandelten Diabetikern kann
Insulinbedarf steigen, seltener vermindert
sein, auch Anpassung oraler antidiabetischer Therapie gegebenenfalls erforderlich.

Pharmakodynamik

Nach Injektion des Depotpräparates werden
2 Stunden nach intramuskulärer Injektion
Plasmaspitzenwerte erreicht und therapeutische Spiegel (> 1 ng/ml) für bis zu
2 Wochen gehalten. Die Eliminationshalbwertszeit bei subkutaner Injektion von
Lanreotide beträgt ungefähr 90 Minuten,
bei intramuskulärer Injektion des Depotpräparates ca. 4,5 Tage.

Latente Hypothyreose

▶ Hypothyreose, präklinische

Latenter Diabetes

▶ Prädiabetes

LATS

▶ Thyreotropin-Rezeptor-Antikörper

Lautadin

▶ Deflazacort

Lävulose

▶ Fruktose

LDL

▶ Lipoproteine, niedriger Dichte

LDL-Apherese

Englischer Begriff

LDL apheresis.

Definition

Verfahren zur Elimination von Lipoproteinen niedriger Dichte und Lipoprotein (a) aus
dem Plasma.

Grundlagen

Verschiedene Verfahren wie die Immunadsorption von LDL und Lp(a), Adsorption
von LDL und Lp(a) an Dextransulfat-
säulen, die heparininduzierte extrakorporale LDL-Präzipitation (HELP) und die
Kaskadenfiltration stehen zur Verfügung.
Abhängig vom Verfahren dauert eine Behandlung 2–4 Stunden und muss in ein-
bis zweiwöchentlichen Intervallen wiederholt werden. Nach der Apherese liegt
das LDL-Cholesterin bei 50 mg/dl; es
steigt bis zur nächsten Behandlung wieder an. Nebenwirkungen sind arterielle
Hypotonie und Hämatome an den Einstichstellen bei notwendiger Antikoagulation. Bei manchen Apherese-Verfahren
ist eine Therapie mit ACE-Hemmern kontraindiziert, da sie zu anaphylaktischen
Reaktionen führen können. Die Indikation für das sehr teure Verfahren wird vor

allem bei Patienten mit homozygoter familiärer Hypercholesterinämie gestellt (siehe ▶ Hyperlipoproteinämie, primäre). In Folge fehlender funktionsfähiger LDL-Rezeptoren kommt es hierbei zu LDL-Cholesterinwerten über 600 mg/dl mit koronarer Herzerkrankung bereits in der Jugend und Tod innerhalb der ersten drei Lebensjahrzehnte. Durch LDL-Apherese und maximale medikamentöse Therapie kann die Überlebenszeit der Patienten signifikant verlängert werden. Weiterhin ist die Indikation erstens bei ausgewählten Patienten mit koronarer Herzerkrankung, die trotz maximaler medikamentöser lipidsenkender Therapie ein LDL-Cholesterin über 130 mg/dl aufweisen sowie zweitens bei Patienten mit progredienter koronarer Herzerkrankung und isolierter Lipoprotein (a) Erhöhung (> 60 mg/dl) gegeben. Bei Hypertriglyzeridämien und sekundären Hypercholesterinämien ist in der Regel keine Indikation zu Apherese gegeben. Eine Ausnahme stellt die akute Pankreatitis bei schwerer Hypertriglyzeridämie dar (Chylomikronämiesyndrom), wobei hier eine Apherese meist nur einmalig durchgeführt wird.

„Leere" Sella

▶ Empty-sella-Syndrom

Leprechaunismus

Synonyme

Donohue-Syndrom.

Englischer Begriff

Leprechaunism.

Definition

Extrem rare autosomal-rezessiv vererbte Krankheit durch Mutationen im Insulinrezeptor-Gen verursacht. Es besteht ein Minderwuchs und eine Insulinresistenz.

Symptome

Pränatale Wachstumsverzögerung, Elfengesicht, Lipoatrophie, Muskelhypotrophie, Hypertrichose und Pseudoacanthosis nigricans. Virilisierungszeichnen bei kleinen Mädchen.

Diagnostik

Suche nach Mutationen im Insulinrezeptor-Gen.

Therapie

Kausal

Rekombinanter IGF-1.

Leptin

Synonyme

Ob-Protein; Plasmaleptin.

Englischer Begriff

Leptin.

Definition

Proteohormon, das das Körpergewicht reguliert.

Grundlagen

Leptin, das Produkt des ob-Gens, ist ein 167 Aminosäuren langes Proteohormon, das vorwiegend in Adipozyten gebildet und von dort ins Blut sezerniert wird. Derzeit sind 5 Rezeptoren (Ob-Ra bis Ob-Re) bekannt, von denen Ob-Rb den kompletten Rezeptor darstellt, während die anderen Ob-Rezeptoren am intrazellulären Ende unterschiedlich trunkiert sind. Nur Ob-Rb besitzt am C-Terminus sämtliche Proteinmotife, die für die Induktion der JAK-STAT

Signalkaskade notwendig sind, um nach Leptinbindung entsprechende Funktions- oder Wachstumseffekte in den Zielzellen auszulösen. Der Ob-Rb wird in Adipozyten des Fettgewebes aber auch in vielen anderen peripheren Geweben (Lunge, Niere, Pankreas, Leber, Gonaden) exprimiert. Zentral findet man den Ob-Rb in verschiedenen hypothalamischen Kernen (Nukleus arcuatus, Nukleus ventromedialis, Nukleus dorsomedialis, Nukleus lateralis), nicht aber in anderen Gehirnregionen. Leptin stimuliert in Adipozyten den Fettabbau und hemmt zentral den Appetit. Die Leptinserumspiegel korrelieren mit dem Fettgehalt des Organismus. Ein erhöhter Fettanteil hat einen höheren Serumspiegel von Leptin zu Folge, das über unterschiedliche Mechanismen zum Fettabbau führt, was wiederum zum Absinken der Leptinspiegel führt. Dadurch wird die appetithemmende Wirkung von Leptin vermindert und über eine erhöhte Nahrungszufuhr der Fettanteil im Organismus wieder erhöht; parallel dazu steigt auch wieder der Leptin-Serumspiegel. Über diesen stark vereinfacht dargestellten Regelkreis kann unter dem Einfluss von Leptin das Körpergewicht in bestimmten Grenzen konstant gehalten werden. Interaktionen von Leptin mit anderen Hormonen, die den Kohlenhydrathaushalt regulieren und die Nahrungsaufnahme kontrollieren, führen zu sehr viel komplexeren, z.T. noch wenig verstandenen Wirkungen von Leptin. Leptinmangel bzw. Leptinrezeptor-Resistenz weist daher ein komplexes Krankheitsbild auf, das gekennzeichnet ist durch Adipositas, Hyperphagie, bevorzugter Speicherung von Kalorien in Form von Fett, erhöhter Suszeptibilität für Diabetes und Insulinresistenz, Wachstumsverzögerung, Hypothyreose, reduzierter Körpertemperatur, reduziertem Energieverbrauch und reduzierter Aktivität, reduzierter Immunfunktion, Infertilität, erhöhter Glukokortikoidkonzentration im Blut und gestörtem Knochenwachstum.

Lesch-Nyhan-Syndrom

▶ Hyperurikämiesyndrom
▶ Gicht, primäre

Leukodystrophie

▶ Neurolipidosen, leukodystrophe

Leukotriene

Englischer Begriff

Leukotrienes.

Definition

Vor allem bei Immunreaktionen wirksame Gruppe von Eicosanoidhormonen.

Grundlagen

Leukotriene repräsentieren neben Prostaglandinen und Thromboxanen eine der drei Gruppen der Eicosanoidhormone, die sich von der mehrfach ungesättigten Fettsäure Arachidonat ableiten und die alle 20 C-Atome aufweisen. Unter der Wirkung der 5-Lipoxygenase entsteht aus Arachidonat zunächst das Leukotrien LTA4, von dem sich weitere Derivate ableiten (LTB4 und die Cysteinyl-Leukotriene LTC4, LTD4, LTE4). Leukotriene werden vorwiegend von Immunzellen (u.a. neutrophile und eosinophile Granulozyten, Gewebsmakrophagen, Mastzellen) bei inflammatorischen Prozessen gebildet (Entzündungsmarker). Leukotriene induzieren Chemotaxis (Rekrutierung von Immunzellen), sind für Entzündungsreaktionen im betroffenen Gewebe verantwortlich und spielen eine wichtige Rolle bei Anaphylaxie und chronischen Entzündungen wie z.B. Asthma.

Leuprorelin

Englischer Begriff

Leuprolide acetate.

Substanzklasse

LH-RH-Agonist.

Gebräuchliche Handelsnamen

Enantone, Trenantone

Indikationen

Bei Frauen: Symptomatische Endometriose, Uterus myomatosus z.B. präoperativ, zur Endometriumabflachung vor hysteroskopischen Eingriffen, bei östrogensensitivem Mammakarzinom prä- und perimenopausaler Frauen, zum Gonadenschutz bei Chemotherapie; bei Männern: Hormonsensitives fortgeschrittenes Prostatakarzinom; bei Kindern: idiopathische oder neurogene gonadotropinsensitive Pubertas präcox.

Wirkung

Durch hypothalamische „Überstimulation" kommt es nach kurzzeitigem Anstieg des Serumöstradiols zum Erliegen der ovariellen Hormonsekretion.

Dosierung

Monatsspritze i.m. oder s.c.

Darreichungsformen

Retardmikrokapseln mit Suspensionsmittel zur Injektion, Depotimplantat.

Kontraindikationen

Schwangerschaft, Stillzeit, Hormonunempfindlichkeit, fehlende/entfernte Hoden; maligne Endometriumveränderungen.

Nebenwirkungen

Vorübergehender Östradiolanstieg bei der Frau: vaginale Blutungen, Bildung von Ovarialzysten, bei Mammakarzinom Knochenschmerzen u.a. Krankheitssymptome; bei Östradiolabfall: sekundäre Amenorrhoe, eventuell Schmier- und Zwischenblutungen, Hitzewallungen, Schweißausbrüche, trockene Scheide, Schmerzen beim Koitus, Gewichtszunahme, Abnahme der Libido, Osteoporose, depressive Verstimmung, Kopfschmerzen, Laborveränderungen (z.B. Transaminasenanstieg), Akne, Hirsutismus, Glieder- und Gelenkschmerzen u.a.; vorübergehender Testosteronanstieg beim Mann: Zunahme von Knochenschmerzen, Harnwegsobstruktion, Muskelschwäche, Lymphödeme; bei Testosteronabfall: Hitzewallungen, Schweißausbrüche, Libido- und Potenzminderung, depressive Verstimmung, Haarausfall, Osteoporose, Laborveränderungen, Kopfschmerzen, Müdigkeit u.a.; bei Kindern: emotionale Labilität, Kopfschmerzen, Bauchkrämpfe, Akne, bei Mädchen vaginale Blutungen, allergische Reaktionen.

Wechselwirkungen

Kontrazeptiva.

Pharmakodynamik

Nach Auflösung der Retardmikrokapsel in 1 ml Suspensionsmittel subkutane oder intramuskuläre Injektion, dann Depotwirkung (d.h. wirksame Plasmaspiegel) für ca. 4 Wochen. Durch diese kontinuierliche Applikation Desensibilisierung der Rezeptoren in der Hypophyse und dadurch Abfall von LH/FSH und konsekutiv Östradiol/Testosteron.

Levornorgestrel

Englischer Begriff

Levornorgestrel.

Substanzklasse

Gestagen/Kontrazeptivum.

Gebräuchliche Handelsnamen

(inklusive Kombinationspräparate) Cyclo Menorette, Cyclo Oestrogynal, Duofem, Femigoa, Femranette, Gravistat, Implanon, Klimonorm, Leios, Levogynon, Microgynon, Microlut, Mikro-30 Wyeth, 28 mini, Minisiston, Miranova, Monostep, Neogynon, Neogynona, Neo Stediril, Novastep, Oestronora, Perikursal, Sequilar, Stediril, Tetragynon, Trigoa, Trigynon, Trinordiol, Triquilar, Trisiston, Tristep

Indikationen

Hormonale Kontrazeption, als Monopräparat insbesondere bis 72 Stunden nach ungeschütztem Geschlechtsverkehr oder Versagen einer Verhütungsmethode.

Wirkung

Gestagen-Monopräparat verhindert normalen Zyklusverlauf mit Eisprung durch Wachstumshemmung und sekretorische Transformation des Endometriums, in Kombinationspräparat gleichsinniger Effekt.

Dosierung

Als Kontrazeptivum: 1 Tablette/Tag ab 1. Tag einer Regelblutung solange Kontrazeption erwünscht; als Notfallkontrazeptivum: 1. Tablette frühestens 12, spätestens 72 Stunden nach Geschlechtsverkehr, 2. Tablette frühestens 12, spätestens 16–24 Stunden nach 1. Tablette einnehmen.

Darreichungsformen

Tablette/Dragee.

Kontraindikationen

Schwangerschaft, schwere Leberfunktionsstörungen, Cholestase, Brustkrebs, schwere Gefäßveränderungen z.B. im Rahmen Diabetes mellitus oder Nikotinabusus, ungeklärte vaginale Blutungen, schwere Malabsorptionssyndrome.

Nebenwirkungen

Zwischenblutungen, Amenorrhoe, Übelkeit, Appetitlosigkeit, depressive Verstimmung, Gewichtszunahme, Libidoveränderungen, Mastodynie, Schwindel, Akne, Hirsutismus, Alopezie, Vaginitis u.a.

Wechselwirkungen

Rifabutin, Ritonavir, Phenylbutazon, Griseofulvin u.a. können Wirksamkeit herabsetzen, Hemmung des Cyclosporinmetabolismus durch Levornorgestrel.

Pharmakodynamik

Schnelle Resorption nach oraler Einnahme (Cave: Erbrechen, Durchfall oder Resorptionsstörungen), muss stets zur gleichen Tageszeit eingenommen werden, Abstand zwischen 2 Dragees darf 24 Stunden nicht überschreiten, um Wirksamkeit der Kontrazeption nicht zu gefährden, Empfängnisschutz beginnt bei Ersteinnahme erst nach 14 Tagen.

Levothyroxin

Englischer Begriff

Levothyroxine.

Substanzklasse

Schilddrüsenhormon.

Gebräuchliche Handelsnamen

Berlthyrox, Eferox, Euthyrox, L-Thyroxin, Novothyral, Thevier, mit Iod in Jodthyrox, Thyronajod, mit T_3 in Thyreocomb, Thyreotom.

Indikationen

Substitution bei Hypothyreose, Rezidivstrumaprophylaxe nach Strumaresektion, benigne euthyreote Struma, Suppressions- und Substitutionstherapie bei Schilddrüsenmalignom, Kombination mit Thyreostatika bei Hyperthyreose bei nicht-complianten Patienten zur Hypothyreosevermeidung.

Wirkung

Ersatz endogener Schilddrüsenhormonwirkung.

Dosierung

25–250 µg/Tag nach Klinik und TSH/Schilddrüsenhormonwerten.

Darreichungsformen

Tabletten 25–300 µg, Durchstechflasche 0,5 mg zur intravenösen Injektion.

Kontraindikationen

Frischer Myokardinfarkt, instabile Angina pectoris, Myokarditis, unbehandelte Nebenniereninsuffizienz.

Nebenwirkungen

Bei Überdosierung: Angina pectoris, Herzrhythmusstörungen, Heißhunger, Bluthochdruck, Haarausfall, Hyperhidrosis, Diarrhoe, Gewichtsabnahme, Schlafstörungen, psychische Veränderungen.

Wechselwirkungen

Trizyklische Antidepressiva, Phenytoin, Salicylate, Furosemid, Clofibrat erhöhen Plasmaspiegel des Schilddrüsenhormons, Antazida, Chloroquin, Cholestyramin, Östrogene, Ritonavir vermindern Plasmaspiegel von Levothyroxin, Verlängerung der Prothrombinzeit bei oralen Antikoagulantien, Wirkungsverstärkung oder -minderung von oralen Antidiabetika.

Pharmakodynamik

Schnelle Resorption nach oraler Einnahme (Cave: Erbrechen, Durchfall, Resorptionsstörungen), diese muss morgens nüchtern eine halbe Stunde vor dem Frühstück erfolgen (mit Mahlzeit Resorption ca. 50 % vermindert), Halbwertszeit ca. 7 Tage; bei intravenöser Gabe Anflutung in Minuten.

Weiterführende Links

▶ Thyroxin

Leydig-Zell-Aplasie

▶ Leydig-Zell-Hypoplasie

Leydig-Zellen

Synonyme

Leydig-Zwischenzellen.

Englischer Begriff

Leydig cells.

Definition

Zellen mesenchymalen Ursprungs, die im Hoden Testosteron produzieren.

Grundlagen

Leydig-Zellen synthetisieren Testosteron und Östradiol (20–30 % des zirkulierenden Östradiols) aus Cholesterol und sezernieren diese Hormone in das intertubulare Gewebe, wo sie von Blut- und Lymphgefäßen sowie den Samenkanälchen des Hodens aufgenommen werden. Die Stimulation der Leydig-Zellen zu Proliferation und Hormonsynthese erfolgt durch LH und HCG.

Leydig-Zellfunktionstest

Synonyme

HCG-Test.

Englischer Begriff

Human chorionic gonadotropin (hCG) test.

Definition

Überprüfung der endokrinen Kapazität der Hoden durch Stimulation mit hCG.

Voraussetzung

Keine.

Kontraindikationen

Kontraindikationen für intramuskuläre Injektionen.

Durchführung

Basale Testosteronbestimmung 8–10 Uhr, danach einmalig 5.000 I.E. hCG i.m., erneute Blutentnahme nach 48 und/oder 72 Stunden mit Bestimmung Testosteron.

Bewertung:

- Kein Anstieg bei niedrigen Basalwerten: Anorchie (Sicherung durch MRT/Laparotomie)
- Anstieg < 1,5–2,5fach des Basalwertes: primärer Hypogonadismus
- Anstieg 1,5–2,5fach des Basalwertes: Normalbefund
- Anstieg > 2,5fach des Basalwertes: sekundärer Hypogonadismus.

Testvarianten:

- Für Männer 2.000 I.E. hCG/Tag i.m. über 4 Tage, erwartet wird 2facher Anstieg über Basalwert, mindestens aber 200 ng/ml Testosteron.
- Für Frauen 2.000 I.E. hCG/Tag i.m. über 2 Tage, erwartet wird Anstieg des Testosterons auf 5faches des Basalwertes.

Nachsorge

Keine.

Leydig-Zell-Hypoplasie

Synonyme

Leydig-Zell-Aplasie; Leydigzell-Insuffizienz; LH-Rezeptordefekt; Lutropin-Rezeptordefekt; LH-Resistenz.

Englischer Begriff

Leydig cell hypoplasia; Leydig cell agenesis; LH resistance.

Definition

Krankheitseinheit mit fehlendem Ansprechen der Leydig-Zellen auf hCG und LH.

Durch die Unwirksamkeit dieses trophischen Reizes sind die Leydig-Zellen hypoplastisch, meist aplastisch, und durch fehlende oder nur minimale Testosteronproduktion bleibt bei Karyotyp 46,XY die embryonale maskuline Differenzierung des äußeren Genitales aus bei hypoplastischen Hoden, so daß ein Pseudohermaphroditismus masculinus resultiert. Da im Hoden funktionstüchtige Sertoli-Zellen vorhanden sind, werden über das Anti-Müller-Hormon (AMH) die Derivate des Müllerschen Gangs zurückgebildet. Dem Krankheitsbild liegen inaktivierende Mutationen des Gens für den LH-Rezeptor zugrunde in der Form, daß über den LH-Rezeptor eine spezifische Signaltransduktion nicht (total inaktivierend, Aplasie, Typ I) oder nur gering möglich ist (partiell inaktivierend, Hypoplasie, Typ II). Reguläre Adrenarche, fehlende oder protrahierte Gonadarche, dann gegenregulatorisch LH erhöht bei extrem niedrigem Testosteron und Östradiol. LH mit Testosteron supprimierbar; Testosteron mit LH oder hCG nicht (Typ I) oder nur insuffizient (Typ II) stimulierbar. Die inaktivierende Mutation wird autosomal rezessiv vererbt.

Symptome

Typ I: Äußeres Genitale weiblich, blind endende Vagina (Sinus urogenitalis), präpubertärer Hypogonadismus mit eunuchoiden Proportionen, ausbleibende Pubertät, keine Maskulinisierung, fehlende Brustentwicklung. Genitale bleibt infantil. Häufig Hode im Leistenkanal tastbar.
Typ II: Äußeres Genitale zwittrig bis hypoplastisch männlich, präpubertärer Hypogonadismus mit eunuchoiden Proportionen, verspätete Pubertät mit protrahierter Maskulinisierung. Geringe Gynäkomastie möglich. Hoden meist im Leistenkanal oder in Labioskrotalfalten tastbar.

Diagnostik

Typ I: Karyotyp 46,XY, Testosteron und Östradiol für 46,XY niedrig, mit hCG nicht

stimulierbar, LH erhöht, FSH hoch normal, beide mit LHRH stimulierbar. Androstendion und DHEA-Sulfat normal, mit hCG nicht stimulierbar. Kortisol und 17-Hydroxyprogesteron normal. Sonographie, CT oder Kernspintomographie zeigen keine Derivate der Müllerschen Gänge, nur kleine Hoden beidseits inguinal oder höher in kryptorcher Lokalisation, keine Prostata.
Typ II: Wie Typ I, jedoch niedriges Testosteron und Östradiol mit hCG stimulierbar, aber nicht ausreichend. Hoden meist inguinal oder labioskrotal.
Genanalytischer Nachweis der Mutationen.

Differenzialdiagnose

Abgrenzung von anderen Formen des Pseudohermaphroditismus masculinus, insbesondere auch von testikulärer Feminisierung, Reifenstein-Syndrom, 5α-Reduktase-2-Defekt, 17α-Hydoxylase/17,20-Lyase-Defekt u.a.

Allgemeine Maßnahmen

Lebensmodifikation

Geschlechtszuordnung, Erziehung und soziale Geschlechterrolle siehe unten unter Therapie.

Therapie

Wird die Diagnose in früher Kindheit gestellt, wenn noch keine Geschlechterrolle aufgenommen ist, dann ist die Geschlechtszuordnung frei wählbar, sollte sich aber nach den anatomischen Strukturen ausrichten.
Bei Typ I mit weiblichem äußeren Genitale ist die Zuordnung zum weiblichen Geschlecht meist schon von Geburt an durchgeführt. Auch nach Diagnosestellung wird man meist diese Zuordnung beibehalten. Die Gonaden werden entfernt, auch weil sie bei Retention und SRY-Expression ein erhöhtes Malignitätsrisiko in sich bergen. Mit dem Beginn der Pubertät werden Östrogene substituiert; es kommt zur Brustentwicklung, nach Wachstumsschub schließen sich die Epiphysenfugen. Auf Wunsch operative Konstruktion einer Scheide.
Bei Typ II mit männlich betontem Genitale wird man zur Zuordnung zum männlichen Geschlecht tendieren. Unter Testosteron-Substitution wird die Phallusentwicklung gefördert, eine Maskulinisierung findet statt, auch schließen sich die Epiphysenfugen nach Wachstumsschub. Bei ausreichend großem Phallus kann eine Penisplastik angestrebt werden.
Älteren Patienten, die als Mädchen oder Knaben erzogen wurden oder schon eine aktive partnerschaftliche Geschlechtsbeziehung praktiziert haben, sollten die angenommene psychosoziale Geschlechtsidentität beibehalten und das äußere Genitale entsprechend plastisch umgestalten lassen.

Dauertherapie

Die Substitution mit Östrogenen oder Testosteron ist altersangepaßt als Dauertherapie durchzuführen.

Operativ/strahlentherapeutisch

Plastische Genitalkorrekturen, siehe oben.

Nachsorge

Lebenslange Kontrolluntersuchungen sind erforderlich, insbesondere bezüglich einer altersangepaßten Substitution mit Geschlechtshormonen. Bei verbliebenen Hoden sind regelmäßige Vorsorgeuntersuchungen auf Entartung ratsam. Gentherapeutische Korrektur der Mutationen heute noch nicht möglich. Genetische Beratung des Patienten und seiner verwandten Familienangehörigen.

Literatur

1. Ascoli M, Fanelli F, Segaloff DL (2002) The lutropin/choriogonadotropin receptor, a 2002 perspective. Endocrine Reviews 23:141–174
2. Gromoll J, Schulz A, Borta H, Gudermann T, Teerds KJ, Greschniok A, Nieschlag E, Seif FJ (2002) Homozygous mutation within the conserved Ala-Phe-Asn-Glu-Thr motif of exon 7 of the LH receptor causes male pseudohermaphroditism. European J Endocrinology 147:597–608

Leydig-Zellinsuffizienz

Synonyme

Pasqualini-Syndrom (anlagebedingte LH-Sekretionsstörung führt sekundär zu Leydig-Zell-Hypoplasie).

Englischer Begriff

Leydig cell insufficiency.

Definition

Hypogonadismus des jungen Mannes bei Funktionsverlust der Leydig-Zellen durch Anlagestörung (primär) oder mangelnder LH-Stimulation (sekundär, z.B. Pasqualini-Syndrom, oder durch LH-Rezeptordefekt) bei äußerlich unauffälligen Hoden, Leydig-Zellinsuffizienz bei Frauen meist asymptomatisch.

Symptome

Spärliche Ausbildung der sekundären Geschlechtsmerkmale, feminine Behaarung, evtl. Gynäkomastie.

Diagnostik

Fehlende Stimulation von Testosteron nach Injektion von β-hCG.

Differenzialdiagnose

Andere Hypogonadismus-Formen.

Therapie

Kausal

Kontinuierliche Stimulation mit GnRH über Pumpe oder mit HMG/β-HCG mittels Injektionstherapie für Fertilität bzw. Induktion der Pubertät, sonst Testosteronsubstitution.

Dauertherapie

Testosteron-Substitution (Depotinjektion, Pflaster, Depot).

Bewertung

Wirksamkeit

Fertilitätsbehandlung unsicher, Dauertherapie zur Substitution möglich.

Verträglichkeit

Probleme wiederholter i.m.-Injektionen (Schmerzen, Abszess), häufige Allergien bei Pflaster.

Nachsorge

Hormonkontrollen.

Prognose

Quoad vitam gut.

Literatur

1. Nieschlag E (1993) Current therapy: Care for the infertile male. Clin Endocrinol 38:123
2. O'Donovan PA, Vandekerckhove P, Lilford RJ, et al. (1993) Treatment of male infertility. Is it effective? Review and meta-analyses of published randomized controlled trials. Hum Reprod 8:1209
3. Latronico AC, Anasti J, Arnhold IJP, et al. (1996) Testicular and ovarian resistance to luteinizing hormone caused by inactivating mutations of the luteinizing hormone receptor gene. N Engl J Med 334:507

Leydig-Zelltumor

Englischer Begriff

Leydig cell tumor.

Definition

Hodentumor, der von den Leydig-Zellen abstammt, ungefähr 3 % aller Hodentumoren, 90 % benigne, produzieren Steroidhormone, vor allem auch Östradiol.

Symptome

Gynäkomastie, Gallaktorrhoe, Pubertas präcox.

Diagnostik

Hoden-Ultraschall, gegebenenfalls CT/MRT und Staging bei Malignitätsverdacht.

Differenzialdiagnose

Andere Hodentumore.

Therapie

Kausal

Operation, bei Kindern Enukleation, bei Erwachsenen Orchiektomie wegen größerer Malignitätswahrscheinlichkeit.

Probetherapie

Nicht bekannt.

Akuttherapie

Operation.

Operativ/strahlentherapeutisch

Keine Effektivität.

Nachsorge

Klinische Untersuchung, Ultraschall.

Prognose

Im allgemeinen gut (90 % benigne, Frühstadien kurativ operabel).

Literatur

1. Kim I, Young RH, Scully RE (1985) Leydig cell tumors of the testis. A clinicopathological analysis of 40 cases and review of the literature. Am J Surg Pathol 9:177
2. Cheville JC, Sebo TJ, Lager DJ, et al. (1998) Leydig cell tumor of the testis: a clinicopathologic, DNA content, and MIB-1 comparison of nonmetastasizing and metastasizing tumors. Am J Surg Pathol 22:709

Leydig-Zwischenzellen

Synonyme

Leydig-Zellen.

Englischer Begriff

Leydig cells.

Definition

Siehe ▶ Leydig-Zellen.

Grundlagen

Siehe ▶ Leydig-Zellen.

LH

▶ Luteotropes Hormon
▶ zwischenzellstimulierendes Hormon

LH-Mangel, isolierter

▶ Pasqualini-Syndrom

LH-Resistenz

▶ Leydig-Zell-Hypoplasie

LH-Rezeptordefekt

▶ Leydig-Zell-Hypoplasie

LH-RH

▶ Gonadotropin-Releasing-Hormon

LH-RH-Agonisten

▶ GnRH-Agonisten

LHRH

▶ Luteotropin-Releasing Hormon

LHRH-Test

Synonyme

GnRH-Test.

Englischer Begriff

Luteinizing hormone-releasing hormone test.

Definition

Stimulation von LH und FSH durch intravenöse Injektion von GnRH.

Durchführung

Injektion von 100 µg GnRH intravenös und Messung von LH und FSH vor und 30 Minuten nach Injektion.

Bewertung

Erwartet wird 2–3facher Anstieg von LH und 1,5–2facher Anstieg von FSH, Testergebnis sehr variabel und schlecht reproduzierbar, bei Frauen abhängig von Zyklusphase.

Weiterführende Links

▶ Gonadotropintest

Liberine

▶ Releasing Factors

Liddle-Syndrom

Englischer Begriff

Liddle's syndrome.

Definition

Das seltene, familiäre Liddle-Syndrom (LS) wird autosomal dominant vererbt. Es liegt eine konstitutive Aktivität des amiloridsensitiven, epithelialen Natriumkanals (ENaC) vor mit übersteigerter Na^+-Reabsorption in den Nierentubuli, was auf eine Gain-of-function-Mutation eines der Gene für die Untereinheit β oder γ des ENaC zurückgeht. Dadurch Expansion des zirkulierenden Volumens, arterielle Hypertonie, Hypokaliämie und supprimiertes Renin und Aldosteron. Dadurch ahmt das LS einen Hyperaldosteronismus nach. Fehlendes Ansprechen auf Spironolakton, damit vom Mineralokortikoid-Rezeptor unabhängig, aber Besserung durch Amilorid oder Triamteren. LS ist das pathogenetische Gegenstück zum Pseudohypoaldosteronismus Typ I, bei welchem eine Loss-of-function-Mutation der Gene für ENaC vorliegt.

Symptome

Arterielle Hypertonie, die sich schon in der Kindheit manifestiert und die auf konventionelle Therapie nur unbefriedigend anspricht. Myopathie, reversible Paresen, Herzrhythmusstörungen, Vigilanzstörungen.

Diagnostik

Dauerhypertonus, Hypokaliämie, metabolische Alkalose, Hyponatriurie. Reninaktivität, Angiotensin II und Aldosteron supprimiert niedrig; Kortisol und DHEA-Sulfat normal. Hypokaliämie-EKG. Genanalytischer Nachweis der Mutationen.

Differenzialdiagnose

Abgrenzung von anderen Formen der hypokaliämischen Hypertonie.

Allgemeine Maßnahmen

Diät

Natriumarme Ernährung.

Therapie

Kausal

In erster Linie kaliumsparende Diuretika, insbesondere Amilorid und Triamteren, eventuell zusätzlich Ca-Antagonisten. Sofern notwendig, Dauersubstitution mit K^+-Ionen.

Akuttherapie

Bei ausgeprägter Hypokaliämie mit K^+ < 3,0 mmol/l, meist verbunden mit Myopathie, Parästhesien, reversible Paresen, Herzrhythmusstörungen und eingeschränkter Vigilanz, baldige Kaliumsubstitution,

wobei meist die orale Applikation ausreichend ist. Um K$^+$ um 1 mmol/l anzuheben, sind beim Erwachsenen bei einem Ausgangswert des Serumkaliums von
< 3 mmol/l wenigstens 200 mmol, bei einem
Ausgangswert zwischen 3 und 4 mmol/l
wenigstens 100 mmol K$^+$ notwendig. Bei
parenteraler Applikation, am besten über
zentralen Venenkatheter, in der Regel nicht
rascher als 20 mmol/h, nur in Notfällen
30–50 mmol/h.–Nierenfunktion beachten! Bei Einschränkung die Einzeldosis
von 20 mmol K$^+$ nicht überschreiten, dabei
engmaschiges Monitoring des K$^+$-Anstiegs.

Dauertherapie

Die oben aufgeführte Therapie ist als lebenslange Dauertherapie zu verstehen;
dabei regelmäßige Kontrolluntersuchungen.

Bewertung

Wirksamkeit

Die Dauertherapie mit Amilorid oder
Triamteren und Kaliumsubstitution senkt
meist effektiv die Hypertonie und gleicht
die Hypokaliämie aus. Absetzen führt zum
Rezidiv. Eine dauerhafte Heilung wird erst
nach künftiger Entwicklung einer spezifischen Gentherapie möglich sein.

Nachsorge

Lebenslange Kontrolle der Wirksamkeit
der Dauermedikation. Genetische Beratung des Patienten und seiner direkten
Verwandtschaft.

Literatur

1. Snyder PM (2002) The epithelial Na$^+$ channel:
Cell surface insertion and retrieval in Na$^+$ homeostasis and hypertension. Endocrine Reviews
23:258–275

Limbisches System

Englischer Begriff

Limbic system.

Definition

Das limbische System ist Teil des Zen-
tralnervensystems, eine symmetrische,
phylogenetisch alte neuronale Struktur, die
den Hirnstamm mit den multimodalen As-
soziationsarealen des Neokortex verbindet.
Es ist wesentlich für den Aufbau des Langzeitgedächtnisses, das Lernen, bewußte und
unbewußte Verarbeitung von Emotionen,
die Gestaltung von Motivation, für die autonome Modulation von vegetativem Tonus
und endokrinen Funktionen.

Grundlagen

Das limbische System (siehe Abb. 1) umfaßt den Gyrus cinguli, den präfrontalen
Kortex, den Gyrus parahippocampalis mit
entorhinalem und perirhinalem Kortex, den
Hippokampus, das Corpus amygdaloideum
(Amygdala, Mandelkern). Der Hippokampus ist über die Fasern des Fornix mit dem
Nucleus septalis lateralis und dem Corpus mammillare verbunden, das über den
Tractus mamillothalamicus zum vorderen
Thalamus weiterleitet. Die Stria terminalis und die ventrale Mandelkernstrahlung
verbinden die Amygdala mit dem Hypothalamus. Innerhalb des limbischen Systems
im Verbund mit den kortikalen Assoziati-
onsarealen ist der Hippokampus wesentlich
am Aufbau des Langzeitgedächtnisses beteiligt sowie die Amygdala vorwiegend an
der Kontrolle bewußter Emotionen (z.B.
Gefühle wie Freude, Angst) und an der
Modulation von unbewußten, autonomen
Funktionen des Vegetativums und Endo-
kriniums (z.B. Aktivität des Sympathikus,
CRH-, ACTH- und Kortisolsekretion).

Liothyronin

Englischer Begriff

Liothyronine sodium.

Substanzklasse

Schilddrüsenhormon.

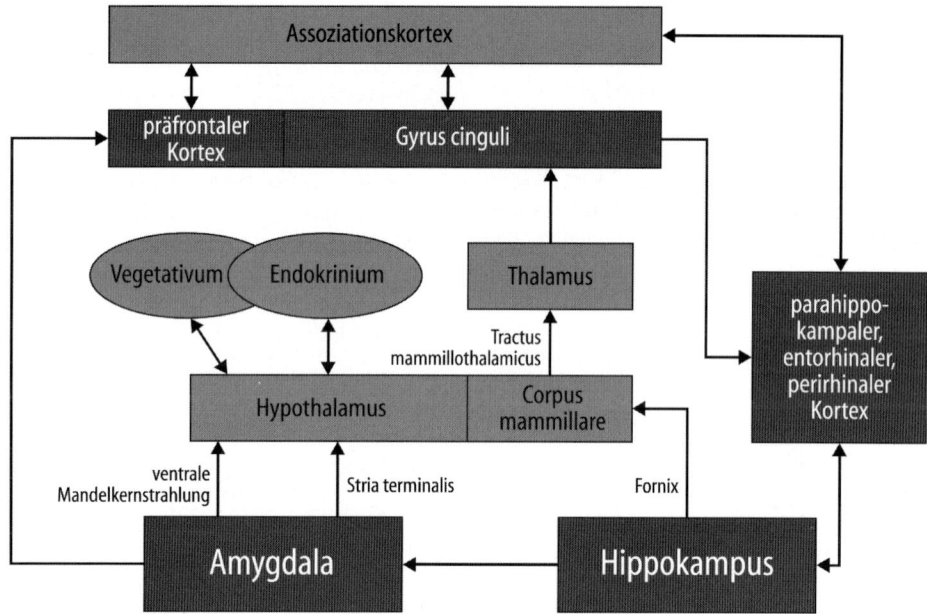

Limbisches System, Abb. 1 Limbisches System. Hauptkomponenten des limbischen Systems.

Gebräuchliche Handelsnamen

Thybon 20/100 Tbl.; Thyrotardin inject; Trijodthyronin BC50 Tbl.

Indikationen

Substitution der primären, sekundären oder tertiären Hypothyreose. Rezidivprophylaxe nach Strumaresektion, gegebenenfalls in Kombination mit Iodid. Substitutionstherapie bei Zustand nach totaler Thyreoidektomie bei Schilddrüsenmalignom.

Wirkung

Die üblichen Schilddrüsenhormonwirkungen (▶ Schilddrüsenhormone), insbesondere Triiodthyronin. Zu bedenken ist, daß Liothyronin zu 80–100 % resorbiert wird, rascher wirkt und eine biologische Halbwertszeit von ca. einem Tag sowie eine Wirkdauer von ca. 10 Tagen hat. Zu beachten ist, daß liothyroninhaltige Präparate zu unphysiologischen T_3-Konzentrationsschwankungen und erhöhten T_3-Serumkonzentrationen

führen. Der Einsatz erfolgt daher heute nur noch passager beim Schilddrüsenkarzinom. Außerdem gelegentlich Einsatz bei möglichen Störungen der Konversion bzw. der Resorption.

Dosierung

20–100 µg/Tag.

Darreichungsformen

Tabletten. Zur Behandlung von Notfällen auch als Ampullen zur intravenösen Injektion erhältlich.

Kontraindikationen

Die üblichen Kontraindikationen zur Gabe von Schilddrüsenhormonen, insbesondere frischer Myokardinfarkt, Angina pectoris, Myokarditis, Pankarditis, unbehandelte bzw. nicht ausreichend substituierte primäre, sekundäre oder teriäre Nebennierenrindeninsuffizienz.

Nebenwirkungen

Bei einer Substitutionstherapie und korrekter Indikationsstellung keine Nebenwirkungen zu erwarten. Bei Überdosierung Erscheinungen wie bei Hyperthyreose: Fingertremor, Tachykardie, Hyperhidrosis, Diarrhoe, Gewichtsabnahme, innere Unruhe.

Wechselwirkungen

Bei gleichzeitiger Einnahme von Phenytoin, Salicylaten, Furosemid, Clofibrat erhöhte Serumkonzentrationen des Schilddrüsenhormons. Bei oraler Antikoagulation Verlängerung der Prothrombinzeit.

Pharmakodynamik

Halbwertszeit 24 Stunden.

Weiterführende Links

► Gesamt-Triiodthyronin
► Triiodthyronin

Lipämie

Englischer Begriff

Lipemia.

Definition

Milchige Trübung des Serums durch Neutralfette.

Grundlagen

Bei schweren Hypertriglyzeridämien führen Chylomikronen und VLDL aufgrund ihrer Größe zu einer Trübung des Plasmas. Im Gegensatz zu VLDL trennen sich die größeren Chylomikronen nach längerem Stehen spontan vom Plasma. Chylomikronen bilden bei Lagerung des lipämischen Serums im Kühlschrank nach 24 Stunden eine Rahmschicht an der Oberfläche aus, während Serum, welches nur VLDL enthält, homogen getrübt bleibt ("Kühlschranktest"). Die exakte Analyse erfolgt durch Lipoproteinelektrophorese. Die Therapie erfolgt entsprechend dem Typ der Hyperlipoproteinämie.

Weiterführende Links

► Hypertriglyzeridämie

Lipidmetabolismus

► Lipidstoffwechsel

Lipidosen

► Lipidspeicherkrankheiten
► Sphingolipidosen

Lipidsenker

L

Englischer Begriff

Antilipemic; lipid reducer.

Definition

Stoffe die durch Beeinflussung des Lipidstoffwechsels oder der Fettresorption zur Senkung der Blutfette führen.

Grundlagen

Zur medikamentösen Lipidsenkung stehen prinzipiell Fibrate, Ionenaustauscherharze, Ezetimib, Nikotinsäure, Probucol und Cholesterinsynthesehemmer (HMG-CoA-Reduktase-Hemmer) zur Verfügung (siehe Tab. 1). Fibrate senken das Gesamt- und LDL-Cholesterin um bis zu 20 %, Ionenaustauscher um bis zu 30 % und Cholesterinsynthesehemmer um bis zu 50 %. Bezüglich der Zielwerte der Therapie mit Lipidsenkern siehe ► Hyperlipoproteinämie.

Weiterführende Links

► Antilipidämika

Lipidsenker, Tabelle 1 Wirkmechanismus, Wirkung und Nebenwirkungen der wichtigsten lipidmodulierenden Medikamente.

	HMG-CoA-Reduktase-Hemmer	Fibrate	Gallensäurebindende Ionenaustauscher	Nikotinsäurederivate	Ezetimib
Hauptsächliche Wirkung	Senkung des LDL-Cholesterins	Senkung der Triglyzeride, konsekutive HDL-Erhöhung	Senkung des LDL-Cholesterins	Senkung des LDL-Cholesterins und der Triglyzeride, konsekutiver HDL-Anstieg	Senkung des LDL-Cholesterins
Wirkmechanismus	Verminderung der Cholesterin- und VLDL-Synthese, Induktion der hepatischen LDL-Rezeptoren	Steigerung der intraplasmatischen Lipolyse, Verminderung der VLDL-Synthese	Absorption von Gallensäuren, Steigerung des Cholesterinkatabolismus, Aktivierung der LDL-Rezeptoren	Verminderung der VLDL- und LDL-Synthese	Verminderte Cholesterinaufnahme aus dem Dünndarm
Wichtigste Nebenwirkungen (Auswahl)	Rhabdomyolyse, Myositis (Kontrolle Kreatinkinase und Transaminasen!)	Myositis, Gallensteine, Impotenz, Erhöhung der Leberenzyme	Obstipation, gastrointestinale Beschwerden (Dosis schrittweise erhöhen)	Magenbeschwerden, Flush, Juckreiz; Hyperurikämie, Verschlechterung der Glukosetoleranz	Magenbeschwerden, Kopfschmerzen, Müdigkeit, Muskelschmerzen
Anmerkung	Senkt das LDL-Cholesterin um bis zu 35–45 %	Interferenz mit anderen Lipidsenkern und Antikoagulantien	Senkung des LDL-Cholesterins um 20–30 %; Interaktionen mit anderen Medikamenten	Einschleichende Dosierung	In der Regel kombinierte Gabe mit HMG-CoA-Reduktase-Hemmern

Lipidspeicherkrankheiten

Synonyme

Lipidosen.

Englischer Begriff

Lipidosis; lipoidosis; lipid storage disease.

Definition

Erbliche degenerative Krankheiten mit durch Enzymdefekte bedingter vermehrter Speicherung von Lipiden im Gewebe.

Grundlagen

Die Lipidosen, im engeren Sinne als Sphingolipidosen bezeichnet, gehören in die Gruppe der lysosomalen Speicherkrankheiten. Bedingt durch genetische Defekte führen entsprechende Mängel lysosomaler hydrolytischer Enzyme zur Speicherung der abzubauenden komplexen Lipide; die Lysosomen hypertrophieren und beeinträchtigen die Zellfunktion. Häufig ist das Zentralnervensystem, nicht selten aber auch Leber und Niere betroffen. Die Symptome manifestieren sich meist bereits im Kindesalter durch Wachstumsstörungen sowie psychische und neurologische Abnormitäten. Verschiedene Formen der Lipidosen wie Gangliosidosen, M. Gaucher, M. Niemann-Pieck, metachromatische Leukodystrophie, M. Fabry und das Refsum-Syndrom sind bekannt. Abgesehen vom M. Fabry, der X-chromosomal rezessiv vererbt wird, zeigen die Lipidosen einen autosomal-rezessiven Erbgang. Heterozygote Erbträger können durch Bestimmung der entsprechenden Enzymaktivität erfasst werden, des weiteren ist eine pränatale Diagnostik der Erkrankungen möglich. Die Therapie beschränkt sich im allgemeinen auf symptomatische Maßnahmen, z.B. Infektprophylaxe. Bei der chronisch viszeralen Form (Typ B) des M. Niemann-Pieck muss bei Vorliegen eines Hypersplenismus eine Splenektomie durchgeführt werden. Bei M. Fabry steht inzwischen eine Enzymersatztherapie zur Verfügung. Durch Gabe von Agalsidase beta kann unter anderem eine Stabilisierung der Nierenfunktion erreicht werden. Beim Refsum-Syndrom kann durch eine phytol- und phytansäurearme Diät (kein grünes Gemüse, keine Milchprodukte) therapeutisch interveniert werden.

Weiterführende Links

▶ Sphingolipidosen

Lipidspeicherungskrankheiten

▶ Lipidspeicherkrankheiten

Lipidstoffwechsel

L

Synonyme

Fettstoffwechsel; Lipidmetabolismus.

Englischer Begriff

Lipid metabolism; lipometabolism.

Definition

Der Lipidstoffwechsel umfasst die Lipidbiosynthese und den Lipidabbau.

Grundlagen

Triglyzeride werden als Energiespeicher im Fettgewebe abgelagert. Sie werden mit der Nahrung aufgenommen und können aus Kohlenhydraten synthetisiert werden. Bei ihrem Abbau entstehen nicht veresterte Fettsäuren, die zu CO_2 und H_2O oder in Ketonkörper umgewandelt werden können. Cholesterin dient sowohl der Membranstabilisierung als auch als Ausgangsprodukt für die Biosynthese von Steroidhormonen. Sein Abbauprodukt, die Gallensäuren, sind essentielle Co-Faktoren für die Lipidresorption.

Lipidstoffwechselerkrankungen

▶ Lipidstoffwechselstörungen

Lipidstoffwechselstörungen

Synonyme

Fettstoffwechselstörungen; Lipidstoffwechselerkrankungen; Dyslipoproteinämien.

Englischer Begriff

Lipopathy; dyslipidosis; dyslipoidosis.

Definition

Lipidstoffwechselstörungen umfassen Lipidspeicherkrankheiten, Hypo- und Hyperlipoproteinämien.

Grundlagen

Primäre Lipoproteinstoffwechselstörungen beruhen auf genetischen Defekten, sekundäre Lipoproteinstoffwechselstörungen sind durch Diätfehler oder andere Primärkrankheiten bedingt. Klinisch stehen die Hypercholesterinämie, die Hypertriglyzeridämie und die gemischte Hyperlipidämie im Vordergrund (siehe ▶ Hyperlipoproteinämie). Sekundäre Lipidstoffwechselstörungen sind unter anderem durch endokrine Erkrankungen (z.B. Hypothyreose, Hyperkortisolismus, Diabetes mellitus), gastrointestinale Erkrankungen (Cholestase), Nierenerkrankungen (chronische Niereninsuffizienz, Nephrotisches Syndrom), Alkoholabusus oder Medikamente (Ciclosporin A, Antidepressiva, Thiazide, Östrogene, Kortikosteroide) bedingt. Die Therapie umfasst kausale Ansätze (z.B. Diabetes-Therapie bei sekundärer Lipidstoffwechselstörung) und symptomatische Maßnahmen wie die Ernährungstherapie, medikamentöse Therapie und selten die LDL-Apherese.

Lipodystrophie

Englischer Begriff

Lipodystrophy.

Definition

Selektiver progredierender Verlust des Fettgewebes. Die häufigste Formen sind:

1. **Generalisierte Lipodystrophie** (vererbt oder erworben), meist mit ausgeprägter Insulinresistenz, Diabetes Mellitus, Dyslipidämie und Acanthosis Nigrikans assoziiert.
2. Die **Lokale Lypodystrophie** (vererbt oder erworben). Am häufigsten ist die Lipodystrophie, welche durch Insulininjektionen an gleicher Stelle hervorgerufen wird (seit der Verwendung von Humaninsulin signifikant seltener geworden).
3. **Intestinale Lipodystrophie** (Whipple-Krankheit, Morbus Whipple) ist eine bakterielle Darmerkrankung mit Fettresorptions- und Verdauungsstörung. Klinik: intermittente Gelenkschmerzen, Diarrhoen, Gewichtsverlust, abdominelle Beschwerden, Lymphknotenvergrößerung, Hyperpigmentierung der Haut und zentral-nervöse Störungen.
4. Lipodystrophie-Syndrom bei HIV-Patienten (siehe Lipodystrophie-Syndrom).

Lipodystrophie-Syndrom

Englischer Begriff

Lipodystrophy syndrome.

Definition

Metabolisches Syndrom mit Fettumverteilungsstörung (Stammfettsucht mit peripherem Fettschwund), welches als häufige Nebenwirkung zu einer hochaktiven antiretroviralen Kombinationstherapie (HAART) bei Patienten mit HIV-Infektion auftritt. Die Patienten entwickeln das Syndrom 6 Wochen bis zu mehreren Jahren nach Beginn der HAART. Typisch sind Hyperinsulinämie, Hyperglykämie und erhöhte Triglyzeride, Gesamtcholesterin und Apolipoprotein B.

Allgemeine Maßnahmen

Diät, körperliche Aktivität, Nikotinentwöhnung.

Therapie

Kausal

Umstellung der HAART.

Dauertherapie

Statine, Fibrate, Metformin.

Bewertung

Wirksamkeit

Die metabolischen Parameter sind günstig beeinflussbar. Der periphere Fettverlust ist meist resistent gegenüber therapeutischen Maßnahmen und Verbesserungen zeigen sich nur nach Jahren.

Lipogenese

Synonyme

Liponeogenese; Fettbiosynthese; Triazylglyzerinbiosynthese.

Englischer Begriff

Lipogenesis; adipogenesis.

Definition

Synthese von Triglyzeriden im Intermediärstoffwechsel.

Grundlagen

Die „de novo" Fettsäuresynthese findet v.a. im Zytoplasma von Leber- und Darmschleimhautzellen statt; bei Laktation auch

in der Brustdrüse. Unter Beteiligung eines Trägerproteins findet der Aufbau der Fettsäuren aus Acetyl-CoA statt. In mehreren Schritten wird innerhalb der sogenannten Fettsäurespirale die Fettsäurekette jeweils um zwei C-Atome verlängert bis eine C_{16}–C_{18} Kette entstanden ist. Die Synthese von ungesättigten Fettsäuren findet in der Leber statt und benötigt ein in den Mikrosomen lokalisiertes Enzymsystem. Eine zweifach ungesättigte Linolsäure lässt sich aber z.B. so nicht herstellen, so dass diese Fettsäure essentiell ist. Dann folgt die Biosynthese der Triazylglyzerine aus aktivierten Fettsäuren und aus dem Glukosestoffwechsel stammendem Glyzerinphosphat. Diese Lipogenese findet – ebenso wie die Lipolyse – auch im Fettgewebe statt und unterliegt hier verschiedenen, auch hormonellen, Regulationsmechanismen. Die synthetisierten Triazylglyzerine (Brennwert ca. 9,3 kcal/g) dienen dem Körper bei Nahrungsüberschuss vor allem zur Speicherung von Energie im Fettgewebe. Eine Fettmasse von 10 kg kann den Energiebedarf eines Menschen für über 40 Tage decken.

L

Lipolyse

Synonyme

Triglyzeridabbau; Triazylglyzerinhydrolyse.

Englischer Begriff

Lipolysis; adipolysis.

Definition

Abbau von Triglyzeriden im Intermediärstoffwechsel.

Grundlagen

Die aktive Form der Triglyzeridlipase spaltet ein Triglyzerid in ein Diglyzerid und eine Fettsäure. Folgende Hormone aktivieren über eine Aktivitätssteigerung der

Adenylatcyclase die Triglyzeridlipase und erhöhen so den Spiegel von freien Fettsäuren und Glyzerin im Blut: Adrenalin, Noradrenalin, STH, ACTH, TSH, MSH, ADH und Glukagon, während lediglich Insulin Lipolyse-hemmend wirkt. Die folgende Spaltung zu einem Monoglyzerid und schließlich Glyzerin und freien Fettsäuren erfolgt durch weitere Lipasen. Glyzerin und Fettsäuren werden nun aus dem Fettgewebe abgegeben. Nachdem die Fettsäuren durch Actyl-CoA-Synthetase aktiviert wurden, erfolgt der enzymatische Abbau der Fettsäuren durch ß-Oxidation schrittweise in den Mitochondrien. Innerhalb der sogenannten Fettsäure-Spirale erfolgt in mehreren Schritten die Abspaltung von Acetyl-CoA. Dieses anfallende Acetyl-CoA wird im Zitratzyklus zu CO_2 und H_2O weiterverarbeitet. Die verbleibende, um zwei C-Atome kürzere Fettsäure wird nach obigem Mechanismus fortlaufend weiter um jeweils zwei C-Atome verkürzt. Dieses Prinzip gilt für geradzahlige gesättigte und ungesättigte Fettsäuren. Bei ungeradzahligen Fettsäuren entsteht in der letzten Stufe Propionyl-CoA, welches zu Methylmalonyl-CoA carboxyliert und in Succinyl-CoA umgewandelt wird und dann weiter über den Zitratzyklus abgebaut wird.

Lipomastie

Synonyme
Fettbrust; Makromastia adiposa.

Englischer Begriff
Fatty breast.

Definition
Zunahme des Unterhautfettgewebes der männlichen Brust.

Grundlagen
Bei Adipositas tritt häufig eine meist symmetrische Zunahme des Unterhautfettgewebes der männlichen Brust auf. Dieser Zustand wird auch als Pseudohypertrophie oder Pseudo-Gynäkomastie bezeichnet. Wichtig ist die Abgrenzung der harmlosen Lipomastie von der abklärungsbedürftigen Gynäkomastie, bei der eine Hypertrophie des Brustdrüsenkörpers vorliegt.

Weiterführende Links
► Pseudogynäkomastie

Lipomikronen

► Chylomikronen

Liponeogenese

► Lipogenese

Lipopolysaccharide

Englischer Begriff
Lipopolysaccharides.

Definition
Aus dem toxischen Lipid A und Polysacchariden bestehende Moleküle, die an der Oberfläche gramnegativer Bakterien gebunden sind und als Endotoxine wirken, der Polysaccharidanteil entspricht dem O-Antigen.

Grundlagen
Lipopolysaccharide (LPS) sind an die Oberfläche gramnegativer Bakterien gebundene Endotoxine aus Lipid A und Polysacchariden, letztere dienen als O-Antigene zur Charakterisierung von Bakterien z.B. Salmonellen; LPS wird zur Stimulation von Lymphozytenkulturen oder als Adjuvans verwendet.

Lipoproteide

▶ Lipoproteine

α-Lipoproteine

▶ Lipoproteine, hoher Dichte

β-Lipoproteine

▶ Lipoproteine, niedriger Dichte

Lipoproteine

Synonyme

Lipoproteide.

Englischer Begriff

Lipoprotein.

Definition

Lipoproteine sind aus Eiweiß (Apolipoproteine) und Lipiden (Triglyzeride, Cholesterin, Phospholipide) bestehende Moleküle, die den Transport der wasserunlöslichen Lipide im Blut ermöglichen.

Grundlagen

Die Einteilung der Lipoproteine erfolgt nach der physikalischen Dichte (Ultrazentrifuge) oder den Wandereigenschaften in der Elektrophorese (siehe Tab. 1). Triglyzeridreiche Lipoproteine haben eine geringe Dichte, triglyzeridarme, proteinreiche Lipoproteine hingegen eine höhere Dichte. Jede Lipoproteinklasse zeichnet sich durch ein spezifisches Muster von Apolipoproteinen aus. Diese Proteine befinden sich an der Oberfläche der Lipoproteine und binden an Enzyme oder zelluläre Rezeptoren und steuern dadurch den Stoffwechselweg des jeweiligen Lipoproteins. VLDL- und LDL-Cholesterinerhöhung sowie HDL-Cholesterinerniedrigung erhöhen das Arterioskleroserisiko. 2/3 aller Herzinfarktpatienten haben einen HDL-Cholesterinwert kleiner 35 mg/dl (PROCAM-Studie). Zusätzlich zu den genannten Hauptklassen der Lipoproteine ist noch das Glykoprotein Lipoprotein (a) von Bedeutung, da eine Erhöhung > 30 mg/dl einen unabhängigen Risikofaktor für die Arterioskleroseprogression bzw. das koronare Risiko darstellt. Bei erhöhtem Lipoprotein (a) soll das LDL-Cholesterin auf < 130 mg/dl gesenkt werden.

Lipoproteine, Tabelle 1 Einteilung der Lipoproteine nach ihren physikalisch-chemischen Eigenschaften.

Elektrophorese	Dichteklasse	Verteilung im Nüchternserum	Zusammensetzung Cholesterin-Triglyzeride-Phospholipide-Proteine (%)	Hauptfunktion
Keine Wanderung	Chylomikronen	0 %	6–89–4–1	Transport von exogenen Glyzeriden
Prä-β-Lipoproteine	VLDL	10 %	20–50–18–12	Transport von endogenen Glyzeriden, Vorläufer der LDL
β-Lipoproteine	LDL	70 %	45–10–23–22	Transport von Cholesterin zu extrahepatischen Zellen; Regulator der zellulären Cholesterinhomöostase
α-Lipoproteine	HDL	20 %	19–5–26–50	Transport von Cholesterin zur Leber; Regulator der zellulären Cholesterinhomöostase und Lipolyse

Lipoproteine, hoher Dichte

Synonyme

α-Lipoproteine; HDL.

Englischer Begriff

High-density lipoprotein; α-lipoprotein.

Definition

Lipoproteine mit hoher Dichte (1,063–1,210) deren Hauptaufgabe der Transport von Cholesterin zur Leber ist.

Grundlagen

Vorläufer der HDL werden vor allem in Leber und Dünndarm gebildet und reifen im Blut durch Aufnahme von Lipiden und Apoproteinen weiter heran. Das im peripheren Gewebe freiwerdende Cholesterin wird durch die HDL wieder in den hepatischen Lipoproteinstoffwechsel   zurückgeführt. Ein erniedrigtes HDL ist ein Risikofaktor für die Entstehung der Arteriosklerose, so haben 2/3 aller Herzinfarktpatienten einen HDL-Cholesterinwert kleiner 35 mg/dl. Sekundär vermindertes HDL findet sich unter anderem bei Adipositas, Hypertriglyzeridämie, Nikotinabusus und Anabolikatherapie. In der Regel stellt ein hohes HDL einen kardiovaskulär protektiven Faktor dar.

Grundlagen

LDL entstehen unter Mitwirkung von Lipoproteinlipasen aus VLDL. Durch LDL-Rezeptoren an der Zelloberfläche können die entsprechenden Zellen bedarfsgerecht das LDL-gebundene Cholesterin aufnehmen. Ein LDL-Cholesterin bis zirka 160 mg/dl stellt kein erhöhtes koronares Risiko dar, soweit es isoliert ohne zusätzliche Risikofaktoren besteht. Aber in Kombination mit weiteren Risikofaktoren wie arterieller Hypertonie, Diabetes oder Rauchen erhöht z.B. ein LDL-Wert von 160 mg/dl das Herzinfarktrisiko um das Dreifache. Auch die kombinierte Erhöhung von LDL und Lipoprotein (a) stellt ein besonders hohes Arterioskleroserisiko dar und muss zu einer besonders starken LDL-Cholesterinsenkung veranlassen. Um die Konzentration des LDL-Cholesterins im Plasma abzuschätzen, ohne dass die präparative Ultrazentrifuge benötigt wird, kann die Friedewald-Formel verwendet werden. Die Friedewald-Formel lautet: LDL-Cholesterin = Gesamtcholesterin minus HDL-Cholesterin minus VLDL-Cholesterin. VLDL-Cholesterin entspricht dabei dem Triglyzeridwert geteilt durch fünf. Die Friedewald-Formel kann nicht angewendet werden bei Plasmatriglyzeridkonzentration > 400 mg/dl und Chylomikronämie.

Lipoproteine, niedriger Dichte

Synonyme

β-Lipoproteine; LDL.

Englischer Begriff

Low-density lipoprotein; β-lipoprotein.

Definition

Lipoproteine mit niedriger Dichte (1,019–1,063) deren Hauptaufgabe der Transport von Cholesterin zu peripheren Zellen ist.

Lipoproteine, sehr niedriger Dichte

Synonyme

Prä-β-Lipoproteine; VLDL.

Englischer Begriff

Very low-density lipoprotein; prebeta-lipoprotein.

Definition

Lipoproteine mit sehr niedriger Dichte (0,95–1,006) deren Hauptaufgabe der Transport endogener Glyzeride ist.

Grundlagen

VLDL werden v.a. in der Leber gebildet und sind besonders triglyzeridreich. Durch den Abbau der VLDL durch die Lipoproteinlipase entstehen im Plasma LDL.

Lipoproteinelektrophorese

Englischer Begriff

Lipoprotein electrophoresis.

Definition

Auftrennung der Lipoproteine nach dem Prinzip der Eiweißelektrophorese. Sie dient v.a. der Einteilung der Hyperlipoproteinämie.

Durchführung

Auf Agarosegel oder Zelluloseazetatfolie als Träger werden die Lipoproteine bei alkalischem pH-Wert in Richtung Anode aufgetrennt. Die entstehenden Proteinbanden können mit Fettfarbstoffen angefärbt werden. Die Lipoproteine können auch ausgefällt und dann densiometrisch quantitativ ausgewertet werden. Das Referenzverfahren ist aber die Ultrazentrifugation. Als Untersuchungsmaterial sollte frisches, nicht eingefrorenes Serum verwendet werden. Die elektrophoretische Aufteilung der Lipoproteine ermöglicht die Einteilung der Hyperlipoproteinämien entsprechend der Klassifikation nach Fredrickson.

Lipoproteinstoffwechsel

▶ Fettstoffwechsel

Lipoproteinstoffwechselstörungen

▶ Fettstoffwechselstörungen

Lisurid

Englischer Begriff

Lisurid.

Substanzklasse

Dopaminagonist.

Gebräuchliche Handelsnamen

Dopergin, Cuvalit

Indikationen

Therapie der Hyperprolaktinämie, Kombinationsbehandlung mit L-Dopa bei M. Parkinson.

Wirkung

Dopaminagonist hemmt Prolaktinfreisetzung in Hypophyse, vermutlich auch antiproliferative Effekte.

Dosierung

Beginn mit 0,5 Tablette täglich bis zur Erreichung der gewünschten Prolaktinsenkung bei ausreichender Verträglichkeit, 2–3 × täglich bis maximal 2 mg/Tag.

Darreichungsformen

Tabletten 0,2 mg.

Kontraindikationen

Schwere arterielle oder koronare Durchblutungsstörungen, orthostatische Hypotonie, eingeschränkte Leber- und Nierenfunktion, Psychosen, sorgfältige Therapieabwägung in Schwangerschaft.

Nebenwirkungen

Orthostatische Dysregulation, Übelkeit bis Erbrechen, Müdigkeit, Kopfschmerzen, Schlafstörungen, Schwitzen, Mundtrockenheit, Verwirrtheit, selten allergische Reaktionen, bei Langzeitanwendung sind in Kombination mit L-Dopa Lungenfibrosen beschrieben.

Wechselwirkungen

Dopaminantagonisten heben Wirkung auf, Verstärkung orthostatischer Dysregulation durch blutdrucksenkende Medikamente und ZNS-dämpfende Pharmaka.

Pharmakodynamik

Zur Vermeidung der orthostatischen Nebenwirkungen Einnahme meist am Abend, maximale Plasmaspiegel nach oraler Einnahme in 2–3 Stunden erreicht, Halbwertszeit 12–24 Stunden.

Lithiumazetat

Englischer Begriff

Lithium acetate.

Substanzklasse

Thyreostatikum, (sonst Psychopharmakon, Antidepressivum).

Gebräuchliche Handelsnamen

Quilonum, Tabletten zu 536 mg Lithiumazetat, entsprechend 8,1 mmol Li^+.

Indikationen

Siehe ▶ Lithiumcarbonat.

Lithiumcarbonat

Englischer Begriff

Lithium carbonate.

Substanzklasse

Li_2CO_3, Thyreostatikum, (sonst Psychopharmakon, Antidepressivum).

Gebräuchliche Handelsnamen

Hypnorex retard, leukominerase, Li 450 „Ziethen", Lithium Apogepha, Lithium Aspartat, Quilonum retard.

Indikationen

Experimentelle thyreostatische Therapie in Ausnahmefällen, z.B. von Hyperthyreosen bei thyreotoxischen Krisen und unzureichender Wirkung anderer Thyreostatika. Steigerung der Radioiodspeicherung in Schilddrüsenkarzinomen.

Wirkung

Senkt die zirkulierenden Spiegel von Thyroxin und Triiodthyronin und die Schilddrüsenhormonwirkung, bessert Hyperthyreosen. Steigert die Akkumulation von Iod in der Schilddrüse und damit die Effektivität einer Radioiodtherapie bei Schilddrüsenkarzinom.

Dosierung

Möglichst immer in Kombination mit einem Thionamid (Thyreostatikum), 8,1–12,2 mmol Li^+, entsprechend 300–450 mg Lithiumcarbonat, alle 6–8 Stunden, bis ein therapeutischer Serumspiegel von 0,8–1,2 mmol/l erreicht wird, danach Erhaltungsdosis von 10,8–21,6 mmol Li^+ oder 400–800 mg Lithiumcarbonat in 3–4 Teildosen über den Tag verteilt. Regelmäßige Kontrollen (z.B. 2mal täglich) des Li^+-Serumspiegel bei kritisch Erkrankten ist notwendig, da die therapeutische Breite der Dosierung gering ist.

Darreichungsformen

Tabletten.

Kontraindikationen

Herzrhythmusstörungen, Herzinsuffizienz, Störungen des Na^+-Haushaltes, M. Addison, kochsalzarme Diät, Niereninsuffizienz, Schwangerschaft, Stillzeit.

Nebenwirkungen

Muskelschwäche, Tremor, zerebrale Krampfanfälle bei Disposition, Herzrhythmusstörungen, EKG-Veränderungen, Polyurie, Durst, partieller Diabetes insipidus renalis, tubuläre Nierenschädigung, gastrointestinale Störungen, Exazerbation vorbestehender Dermatosen, Strumabildung, primäre Hypothyreose, bisweilen auch Hyperthyreosen bei Strumen mit Autonomie.

Wechselwirkungen

Steigert die Wirkung anderer Thyreostatika an der Schilddrüse. Saluretika, Methyldopa und nichtsteroidale Antirheumatika erhöhen den Lithiumspiegel. Acetazolamid vermindert die Lithiumwirkung.

Pharmakodynamik

Lithiumkationen (Li^+) hemmen die thyreoidale Sekretion von Thyroxin und Triiodthyronin über bisher noch nicht ausreichend geklärte subzelluläre Mechanismen, wobei Zytoskelettstrukturen beteiligt sind. Die hyperthyreoten Blutspiegel der Schilddrüsenhormone fallen ab, die Hormonwirkung und die Hyperthyreose gehen zurück. In der Regel ist eine alleinige Lithiumtherapie nicht ausreichend, eine Hyperthyreose zu beherrschen, weshalb eine Kombination mit Thionamiden (Thyreostatika) erforderlich ist. Die Iodakkumulation in der Schilddrüse steigt an, was gelegentlich zur Effektivitätssteigerung der Radioiodtherapie eines schlecht speichernden Schilddrüsenkarzinoms genutzt wird.

Lithium-D,L-hydrogenaspartat

Englischer Begriff

Lithium aspartate.

Substanzklasse

Thyreostatikum, (sonst Psychopharmakon, Antidepressivum).

Gebräuchliche Handelsnamen

Lithium-Aspartat, Tabletten zu 500 mg Lithium-D,L-hydrogenaspartat·$1H_2O$, entsprechend 3,2 mmol Li^+.

Indikationen

Siehe ▶ Lithiumcarbonat.

Lobus pyramidalis

Englischer Begriff

Pyramidal lobe.

Definition

Inkonstanter Strang („Pyramide") der Schilddrüse kranial des Isthmus median vor dem Kehlkopf als Rest des Ductus thyreoglossus, Darstellung in der Szintigraphie gilt als Hinweiszeichen für M. Basedow.

Loc 1

▶ Zac

Long-acting thyroid stimulator

▶ Thyreotropin-Rezeptor-Antikörper

Looser-Umbauzonen

Synonyme

Pseudofrakturen.

Englischer Begriff

Looser zones/Milkman syndrome (multiple, bilateral, and symmetric pseudofractures).

Definition

Quere Aufhellungslinien in Röhrenknochen mit Entmineralisierung und Ersatz durch Osteoidgewebe, an Frakturrändern verstärkter An- und Umbau von kalklosem Kallus.

Grundlagen

Typisches Röntgenbild bei Osteomalazie (Beschreibung siehe oben).

Loperamid

Englischer Begriff

Loperamid.

Substanzklasse

Periphere Opiatanaloga.

Gebräuchliche Handelsnamen

Azuperamid, Endiaron L, Imodium, Lopalind, Lop Dia, Lopedium, u.a. Generika.

Indikationen

Akute Durchfallerkrankungen, solange keine kausale Behandlung möglich ist.

Wirkung

Peristaltikhemmung durch Stimulation peripherer Opiatrezeptoren und konsekutive Hemmung der Freisetzung von Acetylcholin und Prostaglandinen, dadurch Reduktion der propulsiven Peristaltik, Verlängerung der Transitzeit und verstärkte Wasser- und Elektrolytresorption und Hemmung der Hypersekretion, Erhöhung des Analsphinktertonus.

Dosierung

Beginn mit 4 mg (2 Tabletten), nach jedem ungeformten Stuhlgang weitere 2 mg bis maximal 16 mg/Tag.

Darreichungsformen

Tabletten 2 mg, Lösung/Tropfen mit 0,2–2 mg/ml.

Kontraindikationen

Kinder unter 2 Jahre, Ileus, blutige Diarrhoe mit Fieber, Antibiotika-assoziierte Durchfälle, akuter Schub einer Colitis ulcerosa, strenge Indikationsstellung in Schwangerschaft und Stillzeit.

Nebenwirkungen

Selten: Exanthem, Kopfschmerzen, Müdigkeit, Schwindel, Bauchkrämpfe, Übelkeit, Mundtrockenheit, in Einzelfällen und bei Überdosierung Ileus, Neurotoxizität.

Wechselwirkungen

Keine.

Pharmakodynamik

Lokale Wirkung an Darmschleimhaut, durch geringe Liquorgängigkeit kaum ZNS-Wirksamkeit.

Low T_3-low T_4-Syndrom

Englischer Begriff

Low T_3-low T_4–syndrome (Euthyroid sick syndrome).

Definition

Adaptation des Organismus an eine schwere Erkrankung.

Symptome

Zeichen der schweren Allgemeinerkrankung dominieren.

Diagnostik

Klinik, Anamnese als Hinweise auf schwere Allgemeinerkrankung, Gesamt- und freies T_3 und T_4 erniedrigt, TSH normal oder erniedrigt (in Erholungsphase evtl. leicht erhöht).

Differenzialdiagnose

Zentrale Hypothyreose.

Therapie

Kausal
Behandlung der Grundkrankheit.

Akuttherapie
Behandlung der Grundkrankheit.

Dauertherapie
Keine schilddrüsenspezifische Therapie erforderlich.

Bewertung

Wirksamkeit
Abhängig von Grunderkrankung.

Verträglichkeit
Abhängig von Grunderkrankung und entsprechender Therapie.

Pharmakoökonomie
Abhängig von Grunderkrankung und entsprechender Therapie.

Nachsorge
Gegebenenfalls Schilddrüsendiagnostik im Intervall bei fehlender Normalisierung der Werte.

Prognose
Abhängig von Grunderkrankung.

Literatur
1. Wartofsky L, Burman KD (1982) Alterations in thyroid function in patients with systemic illness: the euthyroid sick syndrome. Endocr Rev 3:164
2. Rothwell PM, Lawler PG (1995) Prediction of outcome in intensive care patients using endocrine parameters. Crit Care Med 23:78

Low T$_3$-Syndrom

Englischer Begriff
Low T$_3$ syndrome.

Definition
Entsprechend Low T$_3$-Low T$_4$-Syndrom mit geringerer Ausprägung (nur Erniedrigung T$_3$/FT$_3$) als Adaptation bei schwerer Erkrankung.

Symptome
Zeichen der schweren Allgemeinerkrankung dominieren.

Diagnostik
Klinik, Anamnese als Hinweise auf schwere Allgemeinerkrankung, Gesamt- und freies T$_3$ erniedrigt, TSH normal oder erniedrigt (in Erholungsphase evtl. leicht erhöht).

Differenzialdiagnose
Zentrale Hypothyreose.

Therapie

Kausal
Behandlung der Grundkrankheit.

Akuttherapie
Behandlung der Grundkrankheit.

Dauertherapie
Nicht erforderlich.

Bewertung

Wirksamkeit
Abhängig von Grunderkrankung.

Verträglichkeit
Abhängig von Grunderkrankung und entsprechender Therapie.

Pharmakoökonomie
Abhängig von Grunderkrankung und entsprechender Therapie.

Nachsorge
gegebenenfalls Schilddrüsendiagnostik im Intervall bei fehlender Normalisierung der Werte.

Prognose
Abhängig von Grunderkrankung.

Literatur

1. Wartofsky L, Burman KD (1982) Alterations in thyroid function in patients with systemic illness: the „euthyroid sick syndrome". Endocr Rev 3:164
2. Rothwell PM, Lawler PG (1995) Prediction of outcome in intensive care patients using endocrine parameters. Crit Care Med 23:78
3. De Groot LJ (1999) Dangerous dogmas in medicine: the nonthyroidal illness syndrome. J Clin Endocrinol Metab 84:151

LTH

▶ Prolaktin

Lutealphase

Synonyme

Gelbkörperphase.

Englischer Begriff

Luteal phase.

Definition

2. Phase des Menstruationszyklus von der Ovulation bis zur Zyklusblutung.

Grundlagen

Vom Progesteron beherrschte 2. Phase des Menstruationszyklus (Transformationsphase) nach der Ovulation ab LH-Peak, die nach 14 Tagen mit der nächsten Zyklusblutung endet.

Weiterführende Links

▶ Corpus-luteum-Phase
▶ Sekretionsphase

Luteinisierendes Hormon

Synonyme

Interstitialzellen-stimulierendes Hormon.

Englischer Begriff

Luteinizing hormone.

Definition

Hypophysäres Gonadotropin.

Grundlagen

Luteinisierendes Hormon (LH) ist ein von der Hypophyse sezerniertes Peptidhormon, welches bei der Frau die interstitiellen Eierstockzellen (Thekazellen) stimuliert und zur Auslösung der Ovulation führt („LH-Peak" um den 14. Tag des Menstruationszyklus). Beim Mann stimuliert LH die interstitiellen Zellen (Leydig-Zellen) des Hodens und reguliert die Steroidbiosynthese, insbesondere die Testosteronproduktion.

Weiterführende Links

▶ Interstitial Cell Stimulating Hormone
▶ zwischenzellstimulierendes Hormon

Luteinisierendes Hormon-Releasing Hormon

▶ Follikelstimulierendes Hormon-Releasing-Hormon
▶ Gonadotropin-Releasing-Hormon

Luteinzyste

▶ Corpus-luteum-Zyste

Luteohormon

▶ Progesteron

Luteo(mammo)tropin

▶ Luteotropes Hormon

Luteotropes Hormon

Synonyme

Luteo(mammo)tropin.

Englischer Begriff

Luteotropin.

Definition

Gonadotropin bei Nagetieren.

Grundlagen

Luteotropes Hormon (LTH) wirkt bei Nagetieren auf Brustdrüse und Corpus luteum, beim Menschen bisher nicht sicher nachgewiesen.

Luteotropin-Releasing Hormon

Englischer Begriff

Luteotropin releasing hormone.

Definition

Hypothalamisches Peptid zur Stimulation von Luteotropem Hormon.

Grundlagen

Hypothalamisches Peptid zur Stimulation von Luteotropem Hormon, Bedeutung im Menschen unklar.

Lutionex

▶ Demegeston

Lutropin α

Synonyme

Alpha-Subunit.

Englischer Begriff

(Common) Alpha subunit.

Definition

Gemeinsame Alpha-Kette aller Glykoproteinhormone der Hypophyse und Plazenta (TSH, FSH, LH, HCG).

Grundlagen

Alle Glykoproteinhormone der Hypophyse und Plazenta (TSH, FSH, LH, HCG) bestehen aus einer gemeinsamen Alpha- und einer spezifischen Beta-Untereinheit. Die Alpha-Subunit kann im Serum gemessen werden und ist bei einem Teil der horminaktiven Hypophysentumore sowie TSHomen und Gonadotropinomen, aber auch bei vermehrter HCG-Produktion z.B. in der Schwangerschaft erhöht.

Lutropin-Mangel, isolierter

▶ Pasqualini-Syndrom

Lutropin-Rezeptordefekt

▶ Leydig-Zell-Hypoplasie

Lymphomatöse Struma

▶ Struma lymphomatosa

Lynestrenol

Synonyme

17α-Äthinyl-Δ4-östren-17β-ol.

Englischer Begriff

Lynestrenol.

Definition

Synthetisches Gelbkörperhormon.

Grundlagen

Lynestrenol (Orgametril) ist ein synthetisches Gelbkörperhormon, welches bei Endometriose, Dysmenorrhoe, Mastopathie und bei metastasierendem Endometriumkarzinom therapeutisch eingesetzt wird. Kontraindikationen für den Einsatz sind Schwangerschaft, schwere Leberfunktionsstörungen, Otosklerose, Porphyrie, Vorsicht ist geboten bei thromboembolischen Ereignissen, Herz- und Niereninsuffizienz und bestimmten Komedikationen. Gestagentypische Nebenwirkungen wie Akne, Gewichtszunahme, Depressionen oder Menstruationszyklusstörungen stehen im Vordergrund möglicher Nebenwirkungen.

Lypressin

Englischer Begriff

Lypressin; 8-Lysin-Vasopressin.

Substanzklasse

Hypothalamisches Peptid, Vasopressin = Antidiuretisches Hormon des Schweines.

Gebräuchliche Handelsnamen

Nicht mehr im Handel.

Indikationen

Heute durch synthetische Präparate ersetzt vor allem Desmopressin.

Weiterführende Links

▶ Desmopressin

Lysodren

Englischer Begriff

Lysodren; mitotane.

Substanzklasse

O,p'-DDD, Derivat eines Insektizids.

Gebräuchliche Handelsnamen

Lysodren (internationale Apotheke).

Indikationen

Palliative Therapie des Nebennierenrindenkarzinoms, auch postoperativ zur Metastasenprophylaxe; vorübergehend in ausgewählten Fällen bei therapieresistentem Cushing-Syndrom.

Wirkung

Selektive Toxizität für Nebennierenrindenzellen, wobei der exakte Mechanismus nicht bekannt ist. In geringeren Dosen bei vorübergehender Gabe Blockade der Hormonproduktion in Nebennierenrindenzellen.

Dosierung

Start mit 2–6 g/Tag in 3–4 Einzeldosen, Titration nach Verträglichkeit bis 10 g/Tag (maximal 16 g/Tag), bei Cushing-Syndrom maximal 6 g/Tag.

Darreichungsformen

Tabletten zu 500 mg.

Kontraindikationen

Unverträglichkeit.

Nebenwirkungen

Beschwerden des Magen-Darm-Traktes (Übelkeit, Erbrechen, Durchfall) oder des ZNS (Schwindel, Lethargie, Somnolenz), Blutbilddepression, Dermatitis, Zystitis, Hämaturie, Flush, Gynäkomastie bei Männern, Leberenzymerhöhungen, Bluthochdruck, Nebenniereninsuffizienz, Verhaltensauffälligkeiten und neurologische Symptome bei Langzeittherapie.

Wechselwirkungen

Schwere Infektionen bei Vakzinierung mit Lebendimpfstoffen, verminderte Wirkung von Cumarinen, Aufhebung der Wirkung durch Spironolacton.

Pharmakodynamik

Nach oraler Einnahme ca. 40 % resorbiert, sehr lange und variable Halbwertszeit von 18–159 Tagen durch Speicherung im Fettgewebe.

M. Addison

▶ Insuffizienz, adrenokortikale

Magnesium

Englischer Begriff

Magnesium.

Definition

Leichtmetall, das vorwiegend mit Wasser und mit pflanzlicher Nahrung aufgenommen wird.

Grundlagen

Magnesium ist essentiell für zahlreiche Enzymreaktionen. Es ist ein physiologischer Antagonist (Gegenspieler) des Kalziums.

Magnesiumchlorid

Englischer Begriff

Magnesium chloride.

Definition

Magnesiumverbindung (Salz).

Grundlagen

Magnesiumchlorid wird insbesondere in Infusionslösungen zur Magnesiumsubstitution bei Mangelzuständen und auf der Intensivstation verwandt.

Magnesiumhaushalt

Englischer Begriff

Magnesium balance.

Definition

Balance zwischen ausgeglichener Magnesiumzufuhr und Magnesiumverlust.

Grundlagen

Bei einseitiger Ernährung, bei chronischer Infusionstherapie, Störung der Resorption oder Magnesiumsverlusten über den Darm kann es zu einer Störung im Magnesiumhaushalt kommen. Eine schwere Form des Magnesiumsmangels (Hypomagnesiämie) führt zu Tremor, Krämpfen, Bewegungsstörungen, Verwirrtheit, Herzrhythmusstörungen, Durchblutungsstörungen, Störungen des Herzens und Störungen der Nieren (Nephrose).

Magnesiumintoxikation

▶ Hypermagnesiämie

Magnesiummangel

▶ Hypomagnesiämie

Magnesiumüberschuss

▶ Hypermagnesiämie

MAK

▶ thyreoidale mikrosomale Antikörper
▶ Thyreoperoxidase-Antikörper

Makroangiopathie

Synonyme

Arteriosklerose.

Englischer Begriff

Macroangiopathy.

Definition

Degenerative Veränderungen im Sinne einer Atheromatose und Arteriosklerose der großen und mittleren arteriellen Gefäße, die sich klinisch besonders an den Herzkranzgefäßen, den hirnversorgenden Gefäßen und den Gefäßen der unteren Extremitäten bemerkbar machen.

Symptome

Klinische Folgeerscheinungen der Gefäßveränderungen: Koronare Herzerkrankung (Herzinfarkt), zerebrale Durchblutungsstörungen (Apoplex), periphere arterielle Verschlusskrankheit (z.B. Claudicatio intermittens).

Diagnostik

Diagnostik entsprechend Diagnostik der Folgeerkankungen (siehe oben).

Differenzialdiagnose

Entzündliche Gefäßveränderungen: Thrombangiitis obliterans, Endangiitis obliterans, M. Winiwarter-Buerger.

Allgemeine Maßnahmen

Lebensmodifikation

Generelle Änderung des Lebensstils im Sinne vermehrter körperlicher Aktivität, Vermeidung von Über- und Fehlernährung, Gewichtsreduktion. Behandlung des in der Regel bestehenden metabolischen Syndroms.

Therapie

Operativ/strahlentherapeutisch

Interventionelle Maßnahmen, Gefäßdilatation, gefäßchirurgische Maßnahmen z.B. Bypass, Gefäßprothesen.

Bewertung

Wirksamkeit

Unterschiedlich, Erfolg vom Stadium und Ausmaß der Gefäßveränderungen abhängig.

Prognose

Vom Stadium und Ausmaß der Gefäßveränderungen abhängig.

Weiterführende Links

▶ Diabetes mellitus
▶ Hyperlipoproteinämie

Makroglossie

Englischer Begriff

Enlargement of the tongue.

Definition

Vergrößerung der Zunge entweder angeboren oder bei bestimmten Erkrankungen.

Symptome

Kloßige Sprache, subjektive Beschwerdesymptomatik sehr unterschiedlich.

Diagnostik

Inspektion.

Differenzialdiagnose

Angeboren: Lymph-, Hämangiom, Glykogenosen, Mongolismus
Erworben: Akromegalie, Amyloidosen, Myxödem, Glossitis granulomatosa, passager bei Quincke-Ödem, eventuell einseitig z.B. bei M. Recklinghausen.

Therapie

Kausal

Behandlung der Grunderkrankung, nur in Extremfällen operative Verkleinerung.

Akuttherapie

Nur bei Quincke-Ödem Glukokortikoide, Antihistaminika.

Dauertherapie

Behandlung der Grunderkrankung.

Operativ/strahlentherapeutisch

Nur in Ausnahmefällen Versuch der operativen Verkleinerung.

Bewertung

Wirksamkeit

Abhängig von Grunderkrankung, oft unbefriedigend trotz Therapie der Grunderkrankung.

Verträglichkeit

Abhängig von Therapieform.

Pharmakoökonomie

Abhängig von Therapieform.

Nachsorge

Abhängig von Grunderkrankung.

Prognose

Abhängig von Grunderkrankung.

Makromastia adiposa

▶ Lipomastie

Makromastie

▶ Mammahypertrophie

Makroprolaktinämie

Englischer Begriff

Macroprolactinaemia.

Definition

Makroprolaktin (Komplex aus Prolaktin-Dimere oder -Oligomere und IgG-Antikörpern) im Serum der hyperprolaktinämischen Patienten. Da die gebräuchlichen Immunoassays fast alle Prolaktinformen detektieren, kann das Vorhandensein von Makroprolaktin zu einer scheinbaren Hyperprolaktinämie führen. Das Makroprolaktin besitzt aber eine verminderte Bioaktivität und eine größere Halbwertszeit als Prolaktin.

Symptome

Die klinische Bedeutung der Makroprolaktine ist nicht vollständig geklärt. Patienten sind in der Regel asymptomatisch. Manchmal treten prolaktinbedingte Symptome wie Störungen der reproduktiven Funktionen oder Galaktorrhoe auf.

Diagnostik

Bestimmung von Makroprolaktin im Plasma: die Polyethylenglykol (PEG)-Präzipitationsmethode hat sich als geeignet für das Screening auf Makroprolaktin erwiesen.

Differenzialdiagnose

Hyperprolaktinämie, Prolaktinom.

Therapie

Hier gibt es keine eindeutige Lehrmeinung! Dopaminagonisten normalisieren den Prolaktinwert bei 21–45 % der behandelten Patienten.

M

Literatur

1. Strachan MW, Teoh WL, Don-Wauchope AC, Seth J, Stoddart M, Beckett GJ (2003) Clinical and radiological features of patients with macroprolactinaemia. Clin Endocrinol (Oxf) 59:339–346
2. Vallette-Kasic S, Morange-Ramos I, Selim A, Gunz G, Morange S, Enjalbert A, Martin PM, Jaquet P, Brue T (2002) Macroprolactinemia revisited: a study on 106 patients. J Clin Endocrinol Metab 87:581–588

Makroprolaktinom

Englischer Begriff

Macroprolactinoma.

Definition

Großer (Tumordurchmesser > 1 cm) prolaktinproduzierender Hypophysentumor.

Symptome

Hormonproduktion: Amenorrhoe/Dysmenorrhoe bei Frauen in fertilem Alter, Galaktorrhoe (eher Spätsymptom).
Tumorverdrängung: Gesichtsfeldausfälle und andere Sehstörungen, Kopfschmerzen, Hormonausfälle z.B. Hypogonadismus, Kortisolmangel, zentrale Hypothyreose, Wachstumshormonmangel.

Diagnostik

Prolaktinbestimmung im Serum.

Differenzialdiagnose

Hormoninaktiver Hypophysentumor mit „Entzügelungshyperprolaktinämie".

Therapie

Kausal

Dopaminagonisten besonders der 2. Generation z.B. Cabergolin (Dostinex) oder Quinagolid (Norprolac).

Akuttherapie

Dopaminagonisten.

Dauertherapie

Dopaminagonisten, gegebenenfalls Auslassversuch nach 2–3 Jahren Prolaktinnormalisierung.

Operativ/strahlentherapeutisch

Nur bei sehr seltenen Fällen von Dopaminagonistenunverträglichkeit (einschleichende Dosierung beachten, Dosistitration) oder -unwirksamkeit (z.B. persistierende Gesichtsfeldausfälle, u.U. hormoninaktiver Tumor mit „Entzügelungshyperprolaktinämie", siehe DD).

Bewertung

Wirksamkeit

Normalisierung der Hormonwerte 90 %, auch Tumorschrumpfung > 90 %, oft Rezidiv bei Auslassversuch.

Verträglichkeit

Bei einschleichender Dosierung und sorgfältiger Dosistitration sehr gute Verträglichkeit.

Pharmakoökonomie

Tagestherapiekosten ca. 1–2 Euro.

Nachsorge

Prolaktinkontrollen anfangs alle 3 Monate, dann halbjährlich bis jährlich, Augenarzt bei Gesichtsfeldausfällen zunächst kurzfristig, bei Normalisierung jährlich und bei Verschlechterung sofort, MRT zum Nachweis der Tumorschrumpfung nach 3–6 Monaten (bei sehr großen Tumoren auch früher), dann jährlich, gegebenenfalls bei stabilem Befund > 3 Jahre keine weiteren Kontrollen bei stabiler Klinik.

Prognose

Quoad vitam sehr gut.

Literatur

1. Colao A, Di Sarno A, Landi ML, Scavezzo F, Cappabianca P, Pivonello R, Volpe R, Di Salle F, Cirillo S, Annunziato L, Lombardi G (2000) Macroprolactinoma shrinkage during cabergoline treatment is greater in naive patients than in patients

pretreated with other dopamine agonists: a prospective study in 110 patients. J Clin Endocrinol Metab 85:2247–2252

2. Di Sarno A, Landi ML, Marzullo P, Di Somma C, Cerbone G, Lombardi G, Colao A (2000) The effect of quinagolide and cabergoline, two selective dopamine receptor type 2 agonists, in the treatment of prolactinomas. Clin Endocrinol 53:53–60
3. Ferrari CI, Abs R, Bevan JS, Brabant G, Ciccarelli E, Motta T, Mucc M, Muratori M, Musatti L, Verbessem G, Scanlon MF (1997) Treatment of macroprolactinoma with cabergoline: a study of 85 patients. Clin Endocrinol 46:409–413

Makrosomie

Synonyme

Großwuchs; Hochwuchs; Riesenwuchs.

Englischer Begriff

Gigantism; Macrosomia.

Definition

Überschreiten der 97. Percentile (auch > 2 SDS) des alters- und geschlechtstypischen Normalbereiches.

Symptome

Großwuchs, auch innere Organe z.T. vergrößert (Kardiomegalie, Struma u.a.).

Diagnostik

Messung Wachstumshormon (GH) und Insulin-like Growth Factor 1 (IGF-1), Augenarzt, MRT Hypophyse.

Differenzialdiagnose

Familiärer, genetisch bedingter Hochwuchs, extrem selten paraneoplastische GHRH/GH-Sekretion.

Therapie

Kausal

Operation, nur bei nicht erfolgreicher Operation medikamentöse Therapie (Somatostatinanaloga z.B. Sandostatin, Wachstumshormonrezeptorantagonist = Pegvisomant) und Bestrahlung (konventionell, stereotaktisch, Gamma-Knife).

Akuttherapie

Somatostatinanaloga z.B. Sandostatin, Wachstumshormonrezeptorantagonist = Pegvisomant, auch präoperativ.

Dauertherapie

Somatostatinanaloga z.B. Sandostatin, Wachstumshormonrezeptorantagonist = Pegvisomant

Operativ/strahlentherapeutisch

Transsphenoidale, nur in Ausnahmefällen noch transfrontale Operation, Bestrahlung konventionell, meist stereotaktisch oder Gamma-Knife.

Bewertung

Wirksamkeit

Operationserfolg abhängig von Erfahrung des Chirurgen, in guten Zentren bei Mikroadenomen > 90 %, bei Makroadenomen ca. 60 %, medikamentöse Therapie ebenfalls abhängig von Größe des Tumors und Vortherapie ca. 50–80 %, Bestrahlung langfristig (> 5 Jahre) Erfolge bis 90 %.

Verträglichkeit

Nach Operation und besonders Bestrahlung oft Hypophyseninsuffizienz, medikamentös gastrointestinale Nebenwirkungen, Förderung Gallensteinbildung, gegebenenfalls Verschlechterung Glukosetoleranz.

Pharmakoökonomie

Medikamentöse Therapie ca. 20 000 Euro Jahreskosten, für Operation und Bestrahlung liegen keine Schätzungen vor.

Nachsorge

Ca. jährliche Kontrollen GH, IGF-1 und Augenarzt, postoperativ MRT-Kontrollen.

Prognose

Quoad vitam gut, bei persistierendem Hormonexzess verkürzte Lebensdauer.

Literatur

1. Eugster EA, Pescovitz OH (1999) Gigantism. J Clin Endocrinol Metab 84:4379–4384
2. Kato Y, Muratami Y, Sohmiya M, Nishiki M (2002) Regulation of human growth hormone secretion and its disorders. Intern Med 41:7–13

Mal perforant

▶ Malum perforans pedis

Malabsorption

Synonyme

Malassimilation.

Englischer Begriff

Malabsorption.

Definition

Ungenügende Aufnahme von Nahrungsbestandteilen aus dem Darm.

Symptome

Untergewicht bzw. Gewichtsverlust, Durchfall, gegebenenfalls Fettstühle, Anämie, Muskelabbau, Haut- und Schleimhautveränderungen, Osteoporose/Osteomalazie.

Diagnostik

Defekte von Transportproteinen (besonders Pädiatrie), tiefe Duodenoskopie mit Biopsie (Sprue, M. Whipple), Röntgen des Dünndarms nach Sellink, Koloskopie bis terminales Ileum mit Biopsien, gegebenenfalls Angiographie Darmarterien, Ausschluß exokrine Pankreasinsuffizienz, Kurzdarmsyndrom, bakterielle Fehlbesiedlung, Parasiten u.a.

Differenzialdiagnose

Sprue, M. Whipple, M. Crohn, exokrine Pankreasinsuffizienz, Kurzdarmsyndrom, bakterielle Fehlbesiedlung, Darmparasiten, Strahlenfolge u.a.

Allgemeine Maßnahmen

Lebensmodifikation

Umstellung auf viele kleine Mahlzeiten.

Diät

Meiden auslösender Noxen für Diarrhoe z.B. Gliadin/Gluten bei Sprue, Ersatz fettlöslicher Vitamine (u.a. Vitamin D), Kalzium und Spurenelemente, eiweißreiche Ernährung.

Therapie

Kausal

nach Grunderkrankung z.B. Meiden auslösender Noxen z.B. Gliadin bei Sprue, gegebenenfalls Korrekturoperationen z.B. bei blinden Schlingen, Antibiotikatherapie bei bakterieller Fehlbesiedlung, Ersatz exokriner Pankreasenzyme bei Pankreasinsuffizienz.

Akuttherapie

Siehe oben.

Dauertherapie

Siehe oben.

Operativ/strahlentherapeutisch

gegebenenfalls Korrekturoperationen.

Bewertung

Wirksamkeit

Nach Grunderkrankung, auch individuell verschieden.

Verträglichkeit

Nach Grunderkrankung und Therapie verschieden.

Pharmakoökonomie

Nach Grunderkrankung und Therapie verschieden.

Nachsorge

Nach Grunderkrankung.

Prognose

Nach Grunderkrankung.

Literatur

1. Farell JJ (2002) Overview and diagnosis of malabsorption syndrome. Semin Gastrointest Dis 13:182–190
2. Bernstein CN, Leslie WD, Leboff MS (2003) AGA technical review on osteoporosis in gastrointestinal diseases. Gastroenterology 124:795–841

Malabsorptionssyndrome

Englischer Begriff

Syndromes of malabsorption.

Definition

Krankheitsbilder oder Symptomkomplexe bei Malabsorption.

Symptome

Siehe ► Malabsorption.

Diagnostik

Siehe ► Malabsorption.

Differenzialdiagnose

Siehe ► Malabsorption oder entsprechende Krankheitsbilder z.B. ► Osteoporose, ► Osteomalazie.

Allgemeine Maßnahmen

Lebensmodifikation

Entsprechend Grunderkrankung.

Diät

Entsprechend Grunderkrankung, Ersatz fettlöslicher Vitamine, Kalzium und Spurenelemente, eiweißreiche Ernährung oder Zusatznahrung.

Therapie

Kausal

Nach Grunderkrankung.

Akuttherapie

Nach Grunderkrankung.

Dauertherapie

Nach Grunderkrankung.

Operativ/strahlentherapeutisch

Nach Grunderkrankung.

Bewertung

Wirksamkeit

Nach Grunderkrankung und Art der Therapie verschieden.

Verträglichkeit

Nach Grunderkrankung und Art der Therapie verschieden.

Pharmakoökonomie

Nach Grunderkrankung und Art der Therapie verschieden.

Nachsorge

Nach Grunderkrankung.

Prognose

Nach Grunderkrankung.

Malassimilation

► Malabsorption

Maldescensus testis

Synonyme

Hodenhochstand; Kryptorchismus.

Englischer Begriff

Maldescended testis; cryptorchidism.

Definition

Lageanomalie des Hodens, der nicht vollständig in das Skrotum deszendiert.

Symptome

Hoden nicht im Skrotum tastbar. Lage oberhalb Anulus inguinalis internus (intraabdominell), im Inguinalkanal, oberes Skrotum. Selten ektop z.B. peritoneal, im Canalis femoralis, suprapubisch.

Maldescensus testis, Tabelle 1 Hormonelle Therapie des Hodenhochstandes.

	Substanz	Dosis	Applikation	Dauer
WHO-Schema	hCG	1000 IE	2 × wöchentlich i.m.	5 Wochen
APE-Schema	hCG	500–2000 IE (altersabhängig)	1 × wöchentlich i.m.	5 Wochen
APE-Schema (alternativ)	GnRH	Sprühstöße à 0,2 mg	3 × 2 täglich intranasal	4 Wochen
anschließend hCG	1500 IE	1 × wöchentlich i.m.	3 Wochen (plus)	

APE = Arbeitsgemeinschaft pädiatrische Endokrinologie.

Diagnostik

Klinische Untersuchung in entspannter, warmer Umgebung, auch im Stehen. Gegebenenfalls Lokalisation mittels Sonographie oder MRT. Bei Verdacht auf Anorchie: Chromosomenanalyse (Karyotyp) und HCG-Test → Testosteronsynthese.

Differenzialdiagnose

Pseudohermaphroditismus femininus, Gonadendysgenesie.

Therapie

Kausal

Im 1. Lebensjahr zurückhaltend, da spontaner Descensus testis in 2 % der Fälle zu erwarten ist. Verschiedene Schemata der hormonellen Therapie siehe Tab. 1. Bei Hodenektopie oder erfolgloser medikamentöser Therapie chirurgische Orchidopexie (OP-Erfolg besser nach vorausgegangener hormoneller Therapie).

Bewertung

Wirksamkeit

Medikamentöse Therapie in 20 % erfolgreich. Häufig Rezidive, dann Wiederholung der hormonellen Therapie möglich. Bei intranasaler Gabe von GnRH im Säuglings- und Kleinkindesalter häufig Noncompliance. Unvollständige intranasale GnRH Resorption bei gleichzeitig bestehendem oberen Luftwegsinfekt. Sequentielle GnRH/hCG Therapie hat höhere Erfolgsrate als alleinige hCG-Behandlung.

Verträglichkeit

Verträglichkeit der medikamentösen Therapie gut. Auch bei fachgerechter operativer Technik ist in ca. 1 % der Fälle mit einer Hodenatrophie zu rechnen.

Pharmakoökonomie

HCG Therapie preiswerter als GnRH Therapie.

Nachsorge

Zehnfach erhöhte Inzidenz maligner Tumoren in kryptorchiden Hoden (Carcinoma in situ synonym intratubuläre Keimzellneoplasie, invasive Keimzelltumore, Hodenkarzinom).

Prognose

Spontaner Descensus testis bis 9. Lebensmonat in 2 % der Fälle. Frühzeitige Behandlung verbessert Spermiogenese, Fertilität um 30–40 % eingeschränkt.

Literatur

1. Miller KD, et al. (2001) Fertility after unilateral cryptorchidism. Paternity, time to conception, pretreatment testicular location and size, hormone and sperm parameters. Horm Res 55(5):249–53
2. Hutson JM, et al. (1997) Anatomical and functional aspects of testicular descent and cryptorchidism. Endocrinol Rev 18:259–80

Maligne Struma

▶ Struma maligna

Maligner Schilddrüsentumor

▶ Schilddrüsenkarzinom

Malignes Insulinom

▶ Inselzellkarzinom

Malnutrition

Synonyme

Fehlernährung; Mangelernährung.

Englischer Begriff

Malnutrition.

Definition

Mangelernährung infolge kalorisch unzureichender oder einseitiger Ernährung mit unzureichendem Gehalt an Eiweiß, Vitaminen und/oder Spurenelementen.

Symptome

Untergewicht bzw. Gewichtsabnahme, Anämie u.a. Blutbildveränderungen, Haut- und Schleimhautveränderungen, Zeichen der A- oder Hypovitaminosen oder des Eiweißmangels.

Diagnostik

Ernährungsanamnese, Osteoporoseausschluss, Blutbild, Eiweiß quantitativ und -elektrophorese, Blutgerinnung, gegebenenfalls Nachweis bestimmter Vitamine und Spurenelemente.

Differenzialdiagnose

Malabsorption, Ursachen der Mangel- oder Fehlernährung (z.B. Alkoholismus, soziale Situation, Essstörung oder psychiatrische Erkrankungen).

Allgemeine Maßnahmen

Lebensmodifikation

Verbesserung der Ernährung (quantitativ oder qualitativ).

Diät

Nach Mangelerscheinungen.

Therapie

Kausal

Ernährungsumstellung bzw. -optimierung.

Akuttherapie

Ernährungsumstellung, gegebenenfalls parenterale Zufuhr von Albumin, Vitaminen oder Spurenelementen erforderlich.

Dauertherapie

Ernährungsumstellung.

Bewertung

Wirksamkeit

Nach Ursache der Fehlernährung verschieden.

Verträglichkeit

Unproblematisch.

Pharmakoökonomie

Nach Ausmaß und Ursache der Fehlernährung verschieden.

Nachsorge

Nach Ursache und Ausmaß der Fehlernährung.

Prognose

Nach Ursache und Ausmaß der Fehlernährung.

Weiterführende Links

▶ Unterernährung

Literatur

1.   Souba WW (1997) Nutritional support. New Engl J Med 336:41–48

Malposition

▶ Hoden, Lageanomalien

Malum perforans pedis

Synonyme

Mal perforant.

Definition

Tiefgreifendes, bis zum Knochengewebe reichendes, chronisches, schlecht heilendes Druckgeschwür am Zehenballen oder der Ferse als Folge fehlender Schmerzempfindung bei Tabes dorsalis, Lepra oder Diabetes mellitus. Von Charcot erstmals bei der Tabes dorsalis zusammen mit Gelenkdeformierungen beschrieben. Heute wird der Begriff Charcot-Fuß überwiegend beim neuropathischen Diabetischen Fuß mit entsprechenden Läsionen verwandt.

Symptome

Torpides schmerzloses Druckgeschwür am Zehenballen oder der Ferse.

Diagnostik

Typisches klinisches Bild bei sensomotorischer Neuropathie, heute meist bei Diabetes mellitus.

Differenzialdiagnose

Keine.

Allgemeine Maßnahmen

Lebensmodifikation

Grundkrankheit, heute meist Diabetes mellitus, behandeln.

Therapie

Kausal

Behandlung der Neuropathie, meist wenig erfolgreich, da in der Regel irreversible Nervenschädigung vorliegt.

Akuttherapie

Druckentlastung durch spezielle orthopädische Entlastungsschuhe, notfalls Bettruhe. Bei sekundär bakterieller Infektion Behandlung mit Antibiotika. Als ultima ratio umschriebene Resektion.

Dauertherapie

Druckentlastung durch orthopädische Maßschuhe. Tägliche Fußinspektion durch den Patienten, um rechtzeitig neue Druckstelle zu erkennen. Fußpflegerische Maßnahmen nur durch medizinischen Fußpfleger/Podologen.

Operativ/strahlentherapeutisch

Siehe oben.

Nachsorge

Regelmäßige ärztliche Nachsorge, um rechtzeitig Rezidiv zu erkennen.

Mamillenbestrahlung

Englischer Begriff

Radiation therapy for gynecomastia.

Definition

Prophylaktische Bestrahlung der Mamillenregionen vor medikamentöser Therapie mit zu erwartender Ausbildung einer Gynäkomastie (z.B. Östrogene/Antiandrogene als Dauertherapie beim Prostatakarzinom).

Voraussetzung

Ausführliche Aufklärung und Einverständnis des Patienten.

Kontraindikationen

Keine.

Mamma

Synonyme

Brust; Busen (für weibliche Brust).

Englischer Begriff

Mammary glands.

Definition

Paarige epitheliale Drüse und ihre kutanen Ausführungsgänge, bei der Frau angelegt zur postpartalen Produktion von Milch, die das Neugeborene ernährt. Beim Mann nur rudimentäre Anlage.

Grundlagen

Brust der Frau als sekundäres Geschlechtsmerkmal, bestehend aus Drüsenkörper (Glandula mammaria), Fettgewebe, Bindegewebssepten und Brustwarze (Mamille) inklusive Warzenhof (Areola), im weiteren Sinne auch die rudimentäre Brust des Mannes.

Weiterführende Links

► Brustdrüse
► Milchdrüse

Mammahyperplasie

► Mammahypertrophie

Mammahypertrophie

Synonyme

Mammahyperplasie; Hypermastie; Makromastie.

Englischer Begriff

Mammary hyperplasia.

Definition

Vergrößerung der weiblichen Brust.

Symptome

Spannungsgefühl.

Diagnostik

Ausschluss hormoneller Störung z.B. Hyperprolaktinämie oder Schwangerschaft.

Differenzialdiagnose

Siehe Diagnostik.

Allgemeine Maßnahmen

Lebensmodifikation

gegebenenfalls allgemeine Gewichtsabnahme.

Therapie

Kausal

Nur bei hormoneller Störung möglich.

Operativ/strahlentherapeutisch

Operation: Mammareduktionsplastik.

Bewertung

Wirksamkeit

Reduktionsplastik meist effektiv.

Prognose

Unproblematisch.

Mammogenese

Englischer Begriff

Embryogenesis of the mammary glands.

Definition

Embryonale Entwicklung der weiblichen Brust.

Grundlagen

Embryonale Entwicklung der weiblichen Brust: 6 Wochen nach Fertilisation entwickelt sich die weibliche Brust aus dem Ektoderm, in der 20. Gestationswoche Einwachsen der Milchgänge in das Mesoderm, Ausbildung des Milchganges vor Geburt, völlige Ausreifung der Brust aber erst nach entsprechender Hormonstimulation (Menarche).

Mangelernährung

► Malnutrition

Manifeste Osteoporose

Synonyme

Knochenschwund mit Fraktur; Osteofraktose.

Englischer Begriff

Manifest osteoporosis.

Definition

Osteoporose ist eine Knochenstoffwechselerkrankung, die mit einer verminderten Knochenfestigkeit und erhöhtem Frakturrisiko einhergeht. Eine manifeste Osteoporose liegt dann vor, wenn es zu klinischen Manifestationen gekommen ist. Im allgemeinen werden Frakturen als die klinische Manifestation betrachtet. Manifeste Osteoporose = Osteoporose + Fraktur.

Symptome

Frakturen ohne Hochenergietrauma mit den entsprechenden Folgeschäden und Sekundärkomplikationen (siehe ► Osteoporose).

Diagnostik

Treten periphere Frakturen ohne Hochenergietrauma oder spontane Wirbelkörperfrakturen auf, besteht Verdacht auf Osteoporose. Die Diagnose wird gesichert durch eine Osteodensitometrie (Knochendichtemessung), wobei die DXA-Technik (Zwei-Energie-Röntgenabsorptiometrie) zu bevorzugen ist (alternativ quantitative Computertomographie). Zur Darstellung der Frakturen kommen bildgebende Verfahren (Röntgen, Computertomographie, Kernspintomographie) zur Anwendung. Andere metabolische Osteopathien müssen labordiagnostisch ausgeschlossen werden (bei der primären Osteoporose sind die Routinelaborparameter normal). In Einzelfällen kann auch eine Knochenhistologie sinnvoll sein.

Differenzialdiagnose

Osteomalazie, Knochentumoren- oder metastasen, hämatologische Systemerkrankungen (z.B. Plasmozytom), hereditäre Osteopathien.

Allgemeine Maßnahmen

Lebensmodifikation

An das Krankheitsbild angepasste Bewegungsaktivität. Vermeidung von Alkoholmissbrauch, Vermeidung von Nikotin.

Diät

Kalziumreich (Gesamtkalziumzufuhr 1000–1500 mg), unter Verwendung von Milchprodukten (cave Laktoseintoleranz), grünem Gemüse und kalziumreichen Mineralwässern. Zusätzlich Vitamin K (grüne Gemüse), Vitamin D (Seefisch, Eier).

Therapie

Kausal

Bei postmenopausaler Osteoporose wären Östrogene eine kausale Therapie, die jedoch wegen potentieller Risiken Einschränkungen erfahren hat. Ansonsten ist eine kausale Therapie nur bei sekundären Osteoporoseformen möglich (z.B. Nebenschilddrüsenadenom-OP bei primärem Hyperparathyreoidismus). Mittels der verfügbaren Medikamente wird der Knochenstoffwechsel in Richtung Hemmung des Abbaus und Steigerung des Aufbaus beeinflusst.

Probetherapie

Eine Probetherapie ist bei Osteoporose nicht üblich.

Akuttherapie

Bei osteoporotischen Frakturen besteht die Akuttherapie in einer Schmerztherapie (unter Anwendung des WHO-Schemas auch unter Berücksichtigung von Morphinen).

Unter den Analgetika gibt es Evidenz für Paracetamol, eine gute Knochengängigkeit weist Metamizol auf. Bei Anwendung von Morphinen ist auch an eine Komedikation zur Vermeidung von Obstipation und Übelkeit zu denken. Periphere Frakturen bedürfen meist der chirurgisch-orthopädischen Therapie. Bestimmte periphere Frakturen (z.B. proximale Femurfraktur) müssen fast immer chirurgisch angegangen werden. Wirbelfrakturen können überwiegend konservativ behandelt werden. Dabei kann vorübergehend auch eine Versorgung mit Osteoporose-geeigneten Orthesen sinnvoll sein (z.B. Spinomed-Orthese). Wichtig ist bei allen Patienten eine frühzeitige Mobilisierung und Rehabilitation (Krankengymnastik, Physiotherapie). Physikalische Therapiemaßnahmen können unterstützend bei der Mobilisation wirken und zur Schmerzreduktion dienen (Elektrotherapie, Thermotherapie, Hydrotherapie).

Dauertherapie

Medikamente mit höchstem Evidenzgrad sind Alendronat, Raloxifen, Risedronat, Teriparatid, eine geringere Evidenz haben Alfacalcidol, Kalzitonin, Fluorsalze. Siehe auch unter ▶ Osteoporose.

Operativ/strahlentherapeutisch

Eine operative Therapie ist bei instabilen Frakturen indiziert. Es wird eine osteosynthetische Versorgung (Platten, Schrauben) oder eine totalendoprothetische Versorgung durchgeführt. Für Wirbelfrakturen, die konservativ unzureichend zu behandeln sind (z.B. progressive Deformierung, persistierende starke Schmerzen), kommen heute minimal invasive chirurgische Verfahren wie die Vertebroplastie und die Ballonkyphoplastie in Frage.

Bewertung

Wirksamkeit

Der Effekt von Osteoporose-Therapeutika, das Frakturrisiko zu senken, ist durch randomisierte kontrollierte Studien sehr gut belegt.

Verträglichkeit

Bezüglich Nebenwirkungen der einzelnen Osteoporose-Therapeutika siehe unter ▶ Osteoporose.

Pharmakoökonomie

Patienten mit manifester Osteoporose sind Hochrisikopatienten, bei denen die Number needed to treat (NNT) unter 10 betragen kann. Pharmaökonomische Berechnungen zeigen, dass eine Osteoporosetherapie bei Frauen über 70 Jahren mit prävalenten Wirbelfrakturen durch die Vermeidung von Folgekosten (chirurgische Frakturbehandlung, Langzeitpflege) trotz nicht geringer Medikamentenkosten dennoch Geld im Sozialsystem einsparen kann.

Nachsorge

Der Erfolg der Osteoporose-Therapie sollte mindestens einmal jährlich überprüft werden (Anamnese bezüglich Nebenwirkungen, klinische Beschwerden, bei Bedarf technische Untersuchungen). Je nach klinischem Bild muss dauerhaft eine aktive Bewegungstherapie/Physiotherapie erfolgen.

Prognose

Bezüglich der Osteoporose ist die Prognose als gut zu betrachten. Skelettdeformierungen (z.B. Wirbelsäulen-Kyphose etc.) können jedoch nicht wieder rückgängig gemacht werden, sodass hier eine Physiotherapie und Hilfsmittelversorgung dauerhaft notwendig sein kann.

Weiterführende Links

▶ Osteoporose

Literatur

1. Scharla S (2004) Aktuelles zur Therapie der Osteoporose. Med Welt 55:5–9

Männlicher Fettverteilungstyp

▶ Fettverteilung, androide

Männliches Geschlechtshormon

▶ Testosteron

MAP-Kinase-Kaskade

Synonyme

Mitogen-aktivierte Protein-Kinase-Kaskade.

Englischer Begriff

MAP kinase cascade.

Definition

Durch MAP-Kinasen vermittelte, intrazelluläre Signale.

Grundlagen

Unter dem Begriff MAP-Kinase-Kaskade sind durch MAP-Kinasen vermittelte, intrazelluläre Signaltransduktionswege zusammengefasst, die durch unterschiedlichste Stimuli (Wachstumsfaktoren, Cytokine, Hormone, Stress, osmotischer Schock, UV-Licht, Gamma-Strahlen u.v.a.), z.T. über spezifische Rezeptoren ausgelöst werden können und die genomische (An- und Abschalten von Genen, Beeinflussung des Zellzyklus usw.) und nicht-genomische Effekte (Sekretionsprozesse, morphologische Effekte u.a.) induzieren. Die vielen nahe verwandten MAP-Kinasen katalysieren Ketten von Phosphorylierungsreaktionen und aktivieren letztlich eine Vielzahl unterschiedlicher Zielproteine bzw. Transkriptionsfaktoren. Man unterscheidet anhand von Schlüsselkinasen vier Hauptgruppen von MAP-Kinase-Kaskaden: Erk (auch p42/44MAPk)-, JNK(auch SAPK)-, p38MAPk- und ERK5(auch Big MAPk)-Signaltransduktionsweg. Die vier Hauptsignalwege können an bestimmten Stellen der Kinaseketten untereinander interagieren und weisen Verbindungen auch zu anderen zellulären Signalkettensystemen auf (Cross-Talk zwischen Signaltransduktionsmechanismen).

Marfan-Syndrom

Englischer Begriff

Marfan syndrome.

Definition

Autosomal-dominant erbliche generalisierte Bindegewebskrankheit, charakterisiert durch Veränderungen in Habitus, Augen und kardiovaskulärem System. Das Marfan-Syndrom ist eine Fibrillinopathie mit abnormem oder fehlendem Fibrillin 1, was auf Mutationen im FBN1-Gen auf Chromosom 15 zurückgeht.

Symptome

Großwuchs, exzessive Länge der Extremitäten, eingeschlagener Daumen überragt den ulnaren Handrand (pos. Sternberg-Zeichen), kleiner Finger und Daumen berühren oder überlappen sich beim Umspannen des Handgelenks (pos. Murdoch-Zeichen), Spannweite größer als Höhe, überstreckbare Gelenke, hoher „gotischer" Gaumen, Skoliose, Trichterbrust, Linsenluxation, Megalokornea, Aortendilatation, Aorteninsuffizienz, Aortenaneurysmen, Mitralklappenprolaps.

Diagnostik

Klinischer Score umfasst Organsysteme Herz, Skelett, Augen mit Haupt- und Nebenkriterien.

Differenzialdiagnose

Homozystinurie, Arachnodaktylie, Klinefelter-Syndrom, Ehler-Danlos-Syndrom, Osteogenesis imperfecta.

Allgemeine Maßnahmen

Lebensmodifikation

Körperliche Schonung, kein Leistungssport.

Therapie

Probetherapie

Evtl. frühzeitige Pubertätseinleitung zur Wachstumsreduktion.

Nachsorge

Regelmäßige Echokardiographie zur Überwachung der Aorta (Dissektion, intramurales Hämatom). Endokarditisprophylaxe bei Klappeninsuffizienz. Augenärztliche Kontrollen: Visus, Netzhautablösung. Genetische Beratung, molekulargenetische Pränataldiagnostik möglich.

Prognose

Erhöhtes Risiko für Medianekrose der Aorta mit dissezierendem Aneurysma und plötzlichem Herztod.

Literatur

1. Collod-Berond G, et al. (2002) Marfan syndrome in the third millenium. Eur J Hum Genet:10(11):673–81

Marine-Lenhart-Syndrom

Englischer Begriff

Marine-Lenhart syndrome.

Definition

Beim Marine-Lenhart-Syndrom liegt sowohl eine Struma multinodosa mit funktioneller Autonomie als auch ein Morbus Basedow vor. Unter chronischem Iodmangel entwickelt sich über Jahre zunächst eine Iodmangelstruma mit Autonomie. Durch eine später einsetzende Störung der Immuntoleranz wird dieser Struma ein M. Basedow aufgepfropft, wodurch sich eine autonomiebedingte und immunreaktive Hyperthyreose klinisch manifestiert, eventuell zusammen mit anderen immunreaktiven Symptomen, wie z.B. infiltrative Orbitopathie. Weitere Einzelheiten unter ▶ Autonomie, funktionelle der Schilddrüse, ▶ Basedow, Morbus.

Therapie

Kausal

Die Behandlung gestaltet sich zunäcHt wie bei M. Basedow. Thyreostatische Behandlung bis zur Euthyreose, dann bald totale Thyreoidektomie (oder fast totale, „nearly total", mit Gesamtschilddrüsenrest von < 3 ml), da funktionelle Autonomie irreversibel ist (siehe ▶ Basedow, Morbus).

Nachsorge

Wie bei ▶ Basedow, Morbus.

Literatur

1. Marine D, Lenhart CH (1911) Pathological anatomy of exophthalmic goiter. Arch Intern Med (Chicago) 8:265–316

Markierung, radioaktive

Englischer Begriff

Radio isotope labeling.

Definition

Bindung eines radioaktiven Elementes (Isotop) an einen Stoff, der im Labor zu diagnostischen Zwecken eingesetzt wird oder in der Nuklearmedizin zur Funktionsuntersuchung, z.B. eines Organs oder in der Radiotherapie zum Einsatz kommt.

Maskulinisierung

Synonyme

Vermännlichung; Virilisierung.

Englischer Begriff

Virilization; Masculinization.

Definition

Vermännlichung eines weiblichen Individuums durch Effekte androgener Hormone.

Symptome

Hirsutismus, Bartwuchs, Akne, Amenorrhoe, Sterilität, Klitorishypertrophie, Mammaatrophie, Libidoverlust, tiefe Stimme, maskuline Körperproportionen.

Diagnostik

Anamnese (auch Medikamentenanamnese, gegebenenfalls Familienanamnese), körperliche Untersuchung (Intersexuelle Syndrome), Labor: Testosteron, Dehydroepiandrosteron, 17-OH-Progesteron, LH/FSH, Kortisol, Prolaktin, TSH, bildgebende Diagnostik entsprechend klinischem oder laborchemischem Verdacht, gynäkologische Untersuchung, gegebenenfalls genetische Untersuchung.

Differenzialdiagnose

Häufig: Polyzystisches Ovar-Syndrom (PCO), nichtklassischer 21-Hydroxylase-Mangel („late onset" adrenogenitales Syndrom - AGS). Selten: androgenproduzierende Tumoren des Ovars oder der Nebenniere, Cushing-Syndrom, Therapie mit Androgenen oder Anabolika. Milder Hirsutismus bei Hypothyreose, Akromegalie, Prolaktinom. Auch idiopathischer Hirsutismus (ohne Testosteronerhöhung, oft positive Familienanamnese).

Allgemeine Maßnahmen

Lebensmodifikation

Bei leichteren Formen Gewichtsabnahme günstig.

Diät

Gewichtsabnahme bei leichteren Formen.

Therapie

Kausal

Nach Ursache, z.B. Operation eines androgenproduzierenden Tumors.

Akuttherapie

Gegebenenfalls bei entsprechender Ursache möglich, z.B. Weglassen von Medikamenten wie Anabolika.

Dauertherapie

* GnRH-Analoga, gegebenenfalls kombiniert mit Östrogenen oder Östrogen-Gestagen-Kombinationspräparaten (nur für schwere Formen, teuer)
* Kombinierte orale Kontrazeptiva (Östrogen/Gestagen), gegebenenfalls kombiniert mit Antiandrogenen z.B. Cyproteronazetat z.B. in „Reverse-Sequenz-Therapie" (sehr effektiv besonders in längerer Anwendung > 6 Monate)
* Spironolacton (100–200 mg/Tag), gegebenenfalls in Kombination mit oralen Kontrazeptiva
* Flutamide (Antiandrogen) 250–500 mg/Tag oder Finasteride 1–5 mg/Tag (α-Reduktase-Typ 2-Inhibitor) besonders effektiv für Hirsutismus, gegebenenfalls wieder in Kombination mit oralen Kontrazeptiva.

Operativ/strahlentherapeutisch

Entfernung androgenproduzierender Tumoren von Ovar oder Nebenniere, operative Sanierung Cushing-Syndrom z.B. ACTH-produzierendes Hypophysenadenom.

Bewertung

Wirksamkeit

Nach Ursache und Therapieform unterschiedlich.

Verträglichkeit

Je nach gewählter Therapieform unterschiedlich.

Akuttherapie

Östrogen-Gestagen-Kombinationstherapie.

Dauertherapie

Östrogen-Gestagen-Kombinationstherapie nur bei ausgeprägterer Beschwerdesymptomatik, sonst Beobachtung.

Operativ/strahlentherapeutisch

Bewertung

Wirksamkeit

Im Einzelfall sehr unterschiedlich.

Verträglichkeit

Meist gut.

Pharmakoökonomie

Unproblematisch.

Nachsorge

Gynäkologische Kontrollen, gegebenenfalls Mammographien zum Ausschluss eines sich entwickelnden Mammakarzinoms.

Prognose

Gut.

Literatur

1. Dehner LP, Hill DA, Deschryver K (1999) Pathology of the breast in children, adolescents, and young adults. Semin Diagn Pathol 16:235–247
2. Kumar N, Kapila K, Verma K (1998) Characterization of tubular adenoma of breast -diagnostic problem in fine needle aspirates (FNAs). Cytopathology 9:301–307

Maturity Onset Diabetes in the Young

Synonyme

Maturity Onset Diabetes of the Young; MODY.

Englischer Begriff

Maturity onset diabetes in the young; Maturity Onset Diabetes of the Young.

Maturity Onset Diabetes in the Young, Tabelle 1 Genetische Defekte der Beta-Zellfunktion bei Maturity Onset Diabetes in the Young (MODY).

Typ 1	Chromosom 20, HNF-4-α-Defekt
Typ 2	Chromosom 7, Glukokinase-Defekt
Typ 3	Chromosom 12, HNF-1-α-Defekt
Typ 4	Mutation von Transkriptionsfaktoren (IPF-1/PDX-1)
Typ 5	HNF-3-β

Definition

Der Begriff wurde vor etwa 30 Jahren geprägt. Er beschrieb ein in etwa 2–3 % aller Diabeteserkrankungen vorkommendes klinisches Bild mit typischen Zeichen eines (damals) Altersdiabetes (heute Diabetes mellitus Typ 2) bei jungen Erwachsenen. Heute ist bekannt, dass genetische Defekte der ß-Zellfunktion zugrunde liegen. Inzwischen sind 5 MODY-Typen mit unterschiedlichen Gendefekten bekannt (siehe Tab. 1).

Symptome

Meist (MODY Typ 2) Erhöhung des Nüchternblutzuckers auf Werte um 120 mg/dl und Regulation der Insulinsekretion auf einem höheren Blutzuckerniveau (Reglerniveau-Verstellung).

Diagnostik

Hinweise durch Familienanamnese, genetische Diagnose (siehe Tab. 2).

Maturity Onset Diabetes in the Young, Tabelle 2 Klinische Kriterien des MODY-Diabetes.

Manifestation meist vor dem 25. Lebensjahr
Familiäre Häufung: Vererbung über drei Generationen bei Verwandten ersten Grades
Body Mass Index (BMI) unter 25 kg/m^2 (also kein Übergewicht)
Ausschluss eines Typ-1-Diabetes durch Bestimmung von Autoantikörpern (kein Nachweis von GAD, IA-2, IAA, ICA, ICSA)

Differenzialdiagnose

Diabetes mellitus Typ 2, der derzeit zunehmend bereits im jüngeren Lebensalter auftritt.

Allgemeine Maßnahmen

Lebensmodifikation

Wie bei Diabetes mellitus Typ 2: Bewegungsmangel und Fehl-/Überernährung vermeiden.

Diät

Geregelte Kost wie bei Diabetes mellitus Typ 2.

Therapie

Kausal

Da genetischer Defekt, keine kausale Therapie möglich.

Dauertherapie

Nur bei einem Teil der Patienten kommt es im Laufe der Zeit zu höheren Blutzuckeranstiegen. Dann Behandlung mit oralen Antidiabetika und/oder Insulin.

Prognose

Bei fehlender Verschlechterung der Blutzuckerregulation gut; sonst bei steigenden Blutzuckerwerten und Notwendigkeit einer medikamentösen Behandlung Prognose entsprechend Diabetes mellitus Typ 2, d.h. abhängig von der Güte der Stoffwechseleinstellung.

Maturity Onset Diabetes of the Young

▶ Maturity Onset Diabetes in the Young

McArdle-Glykogenose

▶ Glykogenose, Typ V

McCune-Albright-Syndrom

Synonyme

Fibröse Dysplasie; Albright-Syndrom.

Englischer Begriff

McCune-Albright syndrome; fibrous dysplasia of bone.

Definition

Das Syndrom wird durch die klassische klinische Trias von polyostotischer fibröser Dysplasie der Knochen, Café-au-lait-Flecken der Haut und Pubertas praecox definiert. Bei Diagnosestellung sind jedoch in vielen Fällen nur zwei Teilkomplexe dieser Triade nachweisbar. Die Krankheit ist selten, die genaue Häufigkeit aber nicht bekannt. Zusätzlich zur GnRH-unabhängigen Pubertas praecox ist eine gesteigerte Funktion auch in anderen endokrinen Systemen möglich, z.B. Hyperthyreose, vermehrte Produktion von Wachstumshormon, Cushing-Syndrom und renaler Phosphatverlust. Die Krankheit resultiert aus somatischen Mutationen im *GNAS1*-Gen in der Chromosomenregion 20q13.2, das für die Alpha-Untereinheit des cAMP-regulierende Proteins Gs kodiert. Zeit und Ort der Spontan-Mutation im sich entwickelnden Feten bestimmen den jeweiligen Schweregrad des Syndroms, d.h., die Krankheit ist umso schwerer ausgeprägt, je früher die Mutation eintritt.

Symptome

Die irregulär begrenzten Café-au-lait-Flecken entwickeln sich meist schon in der Neugeborenenzeit. Prädilektionsstellen sind Stirn, Nacken, Gesicht, Rumpf und Iliosakralregion. Zum Arzt kommen die Kinder in der Regel aber erst wegen der Pubertas praecox (häufig mit Ovarialzysten) oder der fibrösen Dysplasie der Knochen. Oft äußert sich die Erkrankung in Form von mehr oder minder schmerzhaften Knochendeformitäten, Wachstumsstörungen und zum Teil ausgedehnten Osteolysen mit Umbauzonen bis hin zur Spontanfraktur. Maligne Transformationen zu high-grade-Fibro- oder Osteosarkomen sind sehr selten. Prädilektionsstellen sind die langen Röhrenknochen, die in manchen Fällen zur Gänze erfasst sind. So verteilen sich die Läsionen zu ca. 36 % auf den Femur, 19 % betreffen die Tibia, die Rippen und auch die Schädelkalotte sind zu 10 % bzw. 17 % befallen.

Diagnostik

Aufgrund der unterschiedlichen Ausprägung der Symptome erfolgt die Diagnosestellung bei der polyostotischen Form zumeist bereits im jugendlichen Alter (85 % zwischen dem 2.und 30. Lebensjahr), während die monostotische Form häufig als Zufallsbefund entdeckt wird. Die Verteilung zeigt eine Bevorzugung des weiblichen Geschlechts. Radiologisch zeigen sich charakteristische Veränderungen, wie der pathognomonische Milchglasaspekt mit reaktiver Randsklerose, Knochenexpansionen, Pelottierungen der inneren Kortikalis und im Femur die klassische Hirtenstabdeformität aufgrund der repetitiven Mikrofrakturen. Weiterführende Untersuchungen sind in erster Linie die Skelettszintigraphie zur Beurteilung des Verteilungsmusters. Im MR finden sich homogene, mäßig signalintense Veränderungen in T1-gewichteten Aufnahmen, die in der T2-Gewichtung jedoch von hoher Intensität sind. Nach Gadoliniumgabe findet man meist eine zentrale KM-Aufnahme bei geringem randständigem Enhancement. Im CT kann die Ausdehnung der Läsion im Knochen gut dargestellt werden. Histologische Merkmale sind die typischen C- und Y-förmigen Nadeln unreifer Geflechtsknochen ohne Osteoblastensaum, die im faserreichen Stroma verteilt sind. Variabel sind auch Zysten, osteoklastenartige Riesenzellen und Knorpelproliferate vorhanden. Laborchemisch sind Knochenstoffwechselparameter bei der fibrösen Dysplasie nicht pathognomonisch. Bei der polyostotischen Form zeigt sich jedoch zumeist eine Erhöhung der alkalischen Phosphatase und des Osteocalcins. Ebenso wurden erhöhte Kollagenabbauprodukte (N-Telopeptide) nachgewiesen. Durch molekulare Diagnostik – vorzugsweise in DNA aus betroffenem Gewebe – ist der Mutationsnachweis möglich.

Differenzialdiagnose

Differentialdiagnostisch sollten sekundäre Osteopathien, z. B. im Rahmen eines Hyperparathyreoidismus ausgeschlossen werden. M. Paget, Fibrosarkome, Osteoarkome, Knochentumore.

Therapie

Kausal

Nicht möglich.

Probetherapie

Die Kürettage und Auffüllung einzelner Herde hat ihre Bedeutung als definitive Versorgungsmöglichkeit vor allen bei der monostotischen Form sowie bei kleineren symptomatischen Herden. Für polyostotische Formen und Syndrome gibt es bisher keinen kurativen Ansatz. Die Therapie besteht aus operativer Stabilisierung zur Frakturprophylaxe bzw. -behandlung sowie ergänzender Schmerzbehandlung. In den letzten Jahren wurden zunehmend Studien zur Wirksamkeit von Bisphosphonaten bei fibröser Dysplasie durchgeführt. Mehrere Fallstudien mit Pamidronat zeigten positive Effekte auf Knochendichte und Schmerzreduktion. Die Endokrinopathien werden in üblicher Weise behandelt, Patientinnen mit frühzeitiger sexueller Reife können mit Inhibitoren der Östrogensynthese behandelt werden. Häufig eingesetzt werden in der Therapie der Pubertas präcox Testolacton (bzw. modernere Aromatasehemmer) und/oder Tamoxifen. Tamoxifen verringert bei Mädchen vor dem 11. Lebensjahr den Größenwachstumsrückstand, verbessert die Knochenreifung und vermindert die vaginalen Blutungen. Bei Jungen wird häufig Spironolacton oder Flutemide eingesetzt.

Dauertherapie

Die Wirkung der Bisphosphonate scheint bei der Dauertherapie nachzulassen.

Operativ/strahlentherapeutisch

Keine Option.

Bewertung

Verträglichkeit

Gut.

Nachsorge

Lebenslange Betreuung der Hormonstörungen und Knochenveränderungen notwendig.

Prognose

Abhängig von den auftretenden Hormonstörungen und pathologischen Knochenfrakturen.

Literatur

1. McCune DJ et al. (1936) Osteitis fibrosa cystica: the case of a nine year old girl who also exhibits precocious puberty, multiple pigmentation of the skin and hyperthyroidism. Am J Dis Child 52:743–744
2. Albright F et al. (1937) Syndrome characterized by osteitis fibrosa disseminata, areas of pigmentation and endocrine dysfunction, with precocious puberty in females: report of five cases. N Engl J Med 216:727–746
3. Weinstein LS et al (1991) Activating mutations of the stimulatory G-protein in the McCune Albright Syndrome. N Engl J Med 325:1688–1695
4. Shenker A et al. (1994) An activating Gsa mutation is present in fibrous dysplasia of bone in the McCune-Albright syndrome. J Clin Endocrinol Metab 79:750–5
5. Lane JM et al. (2001) Bisphosphonate therapy in fibrous dysplasia. Clin Orthop 382:6–12
6. www.orpha.net/data/patho/GB/uk-McCune-Albright-Syndrome.pdf

McQuarrie-Syndrom

► Glukagon

MDL-458

► Deflazacort

Medrogeston

Englischer Begriff

Medrogestone.

Substanzklasse

Gestagen.

Gebräuchliche Handelsnamen

Prothil, Presomen comp.

Indikationen

Regelstörungen aufgrund von Gestagenmangel (dysfunktionelle Blutungen), als Ergänzung zur Östrogentherapie bei Hormonersatztherapie.

Wirkung

Ausgleich eines Gestagenmangels durch exogene Hormonzufuhr.

Dosierung

Bei gestagenmangelbedingten Regelstörungen 1–2 Tabletten/Tag über 10–13 Tage (d.h. 13.–25. Zyklustag), bei Kombination mit Östrogen vom 10. bzw. 13. Tag der Östrogenbehandlung 1 Tablette/Tag bis zum 25. Tag.

Darreichungsformen

Tablette.

Kontraindikationen

Schwangerschaft, Stillzeit, ungeklärte vaginale Blutungen, Bluthochdruck, thromboembolische Erkrankungen und Thrombophlebitis, cholestatische Lebererkrankungen, Sichelzellanämie.

Nebenwirkungen

Zwischen- und Schmierblutungen, Mastodynie, Schwindel, Bauchschmerzen, Erschöpfung, Appetitlosigkeit.

Wechselwirkungen

Barbiturate, Rifampicin, Carbamazepin, Phenytoin und Primidon beschleunigen Metabolisierung, Breitbandantibiotika wie Ampicillin und Tetracyclin führen zu Wirkungsminderung durch Schädigung der Darmflora.

Pharmakodynamik

Schnelle orale Resorption.

Medroxyprogesteron

Englischer Begriff

Medroxyprogesterone.

Substanzklasse

Gestagen.

Gebräuchliche Handelsnamen

Clinofem, Clinovir, Farlutal, MPA Hexal; MPA-beta; MPA GYN.

Indikationen

Zur Testung der Ovarialfunktion nach Ausschluss einer Schwangerschaft (Gestagentest), zur Behandlung eines Gestagenmangels mit Zyklusstörungen, zur Ergänzung einer Östrogenbehandlung bei Wechseljahresbeschwerden.

Wirkung

Hormonersatz durch exogene Zufuhr, gestagene Effektivität um ein Vielfaches höher als bei Progesteron, hemmt Gonadotropin- und Corticotropinsekretion, deutliche antiöstrogene und antiandrogene Effekte z.T. direkt am Zielorgan oder indirekt über negatives hypophysäres und hypothalamisches Feedback.

Dosierung

Gestagentest: 2–4 Tabletten/Tag über 5–10 Tage (nach Körpergewicht), 3–7 Tage nach Absetzen muss es bei intakter Östrogenproduktion zu Abbruchblutung kommen.
Zur Behandlung von Zyklusstörungen: Ab dem 16. Tag einer Östrogenbehandlung 5–10 mg/Tag (entspricht 2–4 Tabletten/Tag).
Bei Durchbruchsblutungen (dysfunktionelle anovulatorische Zyklen): 2–4 Tabletten/Tag über 5–10 Tage, bei sehr schweren Blutungen 4–8 Tabletten/Tag über 7–10 Tage kombiniert mit 0,05–0,1 mg Ethinylöstradiol/Tag.

Darreichungsformen

Tabletten.

Kontraindikationen

Schwangerschaft, ungeklärte vaginale Blutungen, Thromboembolie, Thrombophlebitis, schwere Leberfunktionsstörungen, sofortiges Absetzen bei Sehstörungen, migräneartigen Kopfschmerzen, Depressionen.

Nebenwirkungen

Appetits- und Gewichtszunahme, irreguläre vaginale Blutungen, Thrombophlebitis, Thrombosen/Embolien, Sehstörungen durch Schädigung der Netzhaut, Hypertonus, Störung der Glukosetoleranz, migräneartige Kopfschmerzen, Leberfunktionsstörungen, Depressionen, Schlafstörungen, Flüssigkeitsrestriktion, cushingoide Symptome, Muskelkrämpfe, Tremor, Müdigkeit, Schwitzen, Übelkeit, Obstipation, Diarrhoe, Akne, Alopezie, Mastodynie.

Wechselwirkungen

Barbiturate, Rifampicin, Carbamazepin, Phenytoin und Primidon beschleunigen Metabolisierung, Breitbandantibiotika wie Ampicillin und Tetracyclin führen zu Wirkungsminderung durch Schädigung der Darmflora.

M

Pharmakodynamik

Schnelle orale Resorption, überwiegend renale Elimination.

Medroxyprogesteronazetat

Englischer Begriff

Medroxyprogesterone acetate.

Substanzklasse

Gestagen.

Weiterführende Links

▶ Medroxyprogesteron

Medulla glandulae suprarenalis

▶ Paraganglion, suprarenales
▶ Nebennierenmark

Megestrol

Englischer Begriff

Megestrol (acetate).

Substanzklasse

Gestagen.

Gebräuchliche Handelsnamen

Megestat.

Indikationen

Zur palliativen Behandlung von fortgeschrittenen Karzinomen der Brust und der Gebärmutter, zur Behandlung der Kachexie bei AIDS, mit geringer Effektivität beim hormonrefraktären Prostatakarzinom, Ovarialkarzinom u.a. Karzinomen eingesetzt.

Wirkung

Gestagen mit relativ ausgeprägter anaboler Nebenwirkung (letzteres entscheidend bei tumor- oder AIDS-assoziierter Kachexiebehandlung), Hormoneffekt (über Reduktion von LH-Titern, lokaler Effekt am Endometrium umstritten) entscheidend für Behandlung hormonabhängiger Tumoren wie Mamma- und Gebärmutterkarzinom.

Dosierung

Mammakarzinom 160 mg/Tag (in Einzelfällen höhere Dosen bis 1600 mg/Tag), Gebärmutterkarzinom 40–320 mg/Tag, bei AIDS-assoziierter Kachexie 400–800 mg/Tag.

Darreichungsformen

Tabletten.

Kontraindikationen

Schwangerschaft, Stillzeit, Kinder.

Nebenwirkungen

Muskelkrämpfe, Hitzewallungen, Haarausfall, Elektrolytstörungen, Karpaltunnelsyndrom, leichte Suppression der Nebennierenfunktion, leichtes Cushing-Syndrom, Juckreiz, Thrombophlebitis, Thrombosen, Embolien, Störung der Glukosetoleranz, lokale Tumorschmerzen, Knochenschmerzen, Gewichtszunahme (meist erwünscht), Übelkeit, Erbrechen.

Wechselwirkungen

Barbiturate, Rifampicin, Carbamazepin, Phenytoin und Primidon beschleunigen Metabolisierung, Breitbandantibiotika wie Ampicillin und Tetracyclin führen zu Wirkungsminderung durch Schädigung der Darmflora.

Pharmakodynamik

Schnelle orale Resorption, primäre renale Elimination mit individuell deutlich schwankenden Halbwertszeiten von 13–105 Stunden.

Meigs-Syndrom, akutes

▶ Überstimulationssyndrom, ovarielles

Melanotropes Hormon

▶ Intermedin
▶ Melanotropin

Melanotropin

Synonyme

Melanozyten-stimulierendes   Hormon
(MSH); melanotropes Hormon.

Englischer Begriff

Melanotropin.

Definition

Im Hypophysen-Zwischenlappen gebildete
Polypeptide, Teilsequenzen des Proopiomelanocortins.

Grundlagen

Polypeptide aus dem Hypophysen-Zwischenlappen zur Stimulation der Hautpigmentierung.

Weiterführende Links

▶ Intermedin

Melanotropin-Releasing Hormon

Englischer Begriff

Melanotropin releasing hormone.

Definition

Aus dem Hypothalamus stammendes Neurohormon zur Stimulierung der Freisetzung
des melanozytenstimulierenden Hormones.

Grundlagen

Neurohormon aus dem Hypothalamus, welches über Nerven und den hypothalamisch-
hypophysären Portalkreislauf in den Hypophysenzwischenlappen gelangt und dort
die Freisetzung von Melanotropin (MSH)
stimuliert.

Melanozyten-stimulierendes Hormon (MSH)

Synonyme

Melanotropin; melanotropes Hormon.

Englischer Begriff

Melanotropin.

Definition

Im Hypophysen-Zwischenlappen gebildete
Polypeptide, Teilsequenzen des Proopiomelanocortins.

Grundlagen

Polypeptide aus dem Hypophysen-Zwischenlappen zur Stimulation der Hautpigmentierung.

Weiterführende Links

▶ Intermedin

M

Melatonin

Englischer Begriff

Melatonin.

Definition

Multifunktionelles Hormon der Epiphyse.

Grundlagen

Melatonin, ein biogenes Amin, das sich von der Aminosäure Tryptophan ableitet, ist ein Hormon, das von Pineozyten der Epiphyse (= Pinealorgan, Zirbeldrüse) gebildet wird. Die Produktion wird durch Licht reguliert, wobei die Lichtrezeption über eine komplexe Kette von Neuronen erfolgt. Bei Tageslicht ist die Melatoninproduktion supprimiert, sodass Melatonin im Serum kaum nachweisbar ist, bei nächtlicher Dunkelheit steigen die Melatoninspiegel stark an. Circadiane Schwankungen der Melatoninproduktion findet man aber auch bei vollkommen blinden Menschen, sodass die Melatoninproduktion wohl einen endogenen Rhythmus aufweist, der durch Licht/Dunkel verstärkt wird. Melatonin wirkt über 3 G-Protein-gekoppelte Rezeptoren (MT-1 bis MT-3) in einer Vielzahl von Zellen auf deren Funktion und/oder Proliferation ein. Melatonin wird als einer der wichtigsten Regulatoren von circadianen Rhythmen angesehen, ist aber auch von Bedeutung bei der Steuerung reproduktiver Zyklen und interagiert hier vermutlich mit entsprechenden Hormonen (GnRH, LH/FSH, Östradiol). Melatonin ist aber auch von Bedeutung für die Regulation der Nahrungsaufnahme und -verwertung sowie für die Funktion des Immunsystems. Melatonin wirkt darüber hinaus onkostatisch, auch bei endokrinen Tumoren wie z.B. Prolaktinomen und Mammakarzinomen. Melatonin wird zur Behandlung von Schlafstörungen und des Jet-Lags eingesetzt. Ob und wie Störungen der zirkadianen Melatoninproduktion durch eine entsprechende Lebensweise (z.B. häufige nächtliche Schichtarbeit bei Kunstlicht, häufiges Reisen über Zeitzonen hinweg) die Gesundheit beeinträchtigt, ist unklar. Ob eine exzessive Einnahme von Melatonin die Lebensqualität und Lebenserwartung verbessert, ist ebenfalls nicht geklärt.

MEN

▶ Neoplasie, multiple endokrine

MEN II

▶ Sipple-Syndrom

MEN, Typ I

▶ Neoplasie, multiple endokrine Typ I

MEN, Typ II

▶ Neoplasie, multiple endokrine Typ II

MEN, Typ III

▶ Neoplasie, multiple endokrine Typ III

Menarche

Englischer Begriff

Menarche.

Definition

Zeitpunkt des Auftretens der ersten Monatsblutung der Frau (Menses).

Grundlagen

Sie tritt im Mittel zwischen dem 12. und 13. Lebensjahr auf. Das Eintreten der ersten Menses wird neben genetischen Faktoren auch durch Umweltfaktoren, sozioökonomische Faktoren, und Ernährung beeinflusst. Unterernährung führt durch kalorisches Defizit und Vitaminmangel zu einer Verschiebung des Menarchealters. Leichtes Übergewicht führt zu einem früheren Menarchealter.

Menarche, prämature

Synonyme

Menstruatio praecox.

Englischer Begriff

Premature menarche.

Definition

Vorzeitiges (9.–11. Lebensjahr) Auftreten der ersten Monatsblutung der Frau ohne weitere Zeichen der Pubertät.

Symptome

Vaginale Blutungen.

Diagnostik

Körperliche Untersuchung. Bestimmung von LH, FSH, LHRH-Test, Östradiol, HCG, Androstendion, Ultraschall von Ovarien und Uterus.

Differenzialdiagnose

Tumor im Genitalbereich (Granulosazelltumor), exogene Östrogenzufuhr, Kindesmisshandlung. Bei gleichzeitigem Nachweis von Pubertätssymptomen muss an eine Pubertas praecox oder eine Pseudopubertas praecox gedacht werden.

Therapie

Kausal

Abhängig von der zugrundeliegenden Ursache, z.B. operative Entfernung von Tumoren. Häufig bleibt die Ursache jedoch unklar.

Prognose

In den meisten Fällen ist die prämature Menarche ein benigner und sich selbst limitierender Zustand. Spätschäden hinsichtlich der pubertären Entwicklung oder Furchtbarkeit treten nicht auf.

Menin

Synonyme

Menin-Gen; Tumor-Suppressor-Gen MEN1.

Englischer Begriff

Menin gene; tumor-suppressor-gene MEN1.

Definition

Das Menin-Gen ist ein Tumor-Suppressor-Gen, das das Kernprotein Menin codiert.

Grundlagen

Das Menin-Gen ist häufig mutiert bei Patienten mit multipler endokriner Neoplasie Typ 1, eines vererbten Tumorsyndroms mit Manifestation an verschiedenen endokrinen Organen. Als Tumor-Suppressor-Gen ist es involviert in der Regulation der Apoptose, dem natürlichen sog. programmierten Zelltod.

M

Menin-Gen

▶ Menin

Meningokokkensepsis, fulminante

▶ Waterhouse-Friderichsen-Syndrom

Menopause

Synonyme

Klimakterium.

Englischer Begriff

Menopause.

Definition

Zeitpunkt der letzten spontanen, von der Hormonfunktion des Ovars gesteuerten Menstruation der Frau.

Grundlagen

Die Menopause tritt im Durchschnitt mit 51 Jahren ein. Das Menopausenalter wird durch verschiedene, u.a. genetische und regionale Faktoren beeinflusst. Sie stellt das endgültige Erlöschen der Ovarialfunktionen dar und damit das Ende der reproduktiven Jahre der Frau. Der genaue Zeitpunkt kann nur retrospektiv nach einer 12monatigen Amenorrhoe festgelegt werden. Die diesem Zeitpunkt vorausgehende Phase, in der es durch das Nachlassen der Ovarialfunktionen zum Erlöschen der zyklischen hormonalen Funktionsabläufe kommt, wird als Klimakterium bezeichnet. In diesem Zeitraum kommt es zu zunehmenden Zyklusstörungen und den typischen Beschwerden, die auf die progrediente Verminderung des hormonproduzierenden Gewebes und den Fortfall der Östrogen-Progesteron-Biosynthese zurückzuführen sind. Dies ist bedingt durch die zahlenmäßige Abnahme und Alterung der Ovarfollikel. Dieser Prozess beginnt bereits 4–5 Jahre vor der Menopause und endet 12 Monate nach der Menopause. Die Zeit nach dem Klimakterium bezeichnet man als Postmenopause.

Menopause, vorzeitige

▶ Climacterium praecox

Menopausengonadotropin, humanes

Synonyme

Menotropin; HMG.

Englischer Begriff

Human menopausal gonadotropine.

Definition

Aus dem Harn von Frauen nach der Menopause gewonnenes Gonadotropin.

Grundlagen

Die Wirkungsweise entspricht dem FSH. Die Substanz kann zur Überprüfung der Stimulierbarkeit des Ovars mit Gonadotropinen (HMG-Test) bzw. zur Behandlung der sekundären Ovarialinsuffizienz verwendet werden. Abhängig von der Dosis kann eine monofollikuläre (niedrige Dosierung, Ziel: spontane Konzeption oder Insemination) oder polyfollikuläre Reaktion (hohe Dosierung, Ziel: in vitro Fertilisation) angestrebt werden. Beim sekundären Hypogonadismus (idiopathischer Hypogonadismus, Kallmann-Syndrom) mit Kinderwunsch und Hypophyseninsuffizienz kann ebenfalls mit HMG behandelt werden.

Menopausensyndrom

Synonyme

Klimakterisches Syndrom.

Englischer Begriff

Menopausal syndrome.

Definition

Organischer, vegetativer und funktioneller Symptomenkomplex während Klimakterium und Postmenopause, der auf das Absinken der ovariellen Östrogensynthese mit entsprechender Unterbrechung des Feedback-Kreises zum Hypophysenvorderlappen und vermehrter FSH-Produktion zurückzuführen ist und bei ca. 25 % der Frauen einen behandlungsbedürftigen Krankheitswert erreicht.

Symptome

Vegetative Beschwerden: Hitzewallungen, Schweißausbrüche, Herzbeschwerden, Schlafstörungen, aggressiv-depressive Verstimmung, Nervosität, Reizbarkeit, Kopfschmerzen, Müdigkeit, Antriebslosigkeit, Leistungsabfall, Vergesslichkeit, Konzentrationsschwäche, Ohrensausen, Schwindel, Parästhesien, Libidoverlust, Gewichtszunahme, Ödeme, Obstipation, Gelenk- und Muskelschmerzen, Knochenschmerzen, Hypertonie.

Funktionelle Beschwerden: psychische Verstimmung, Änderung der Gemütslage.

Organische Beschwerden: Atrophie der Vulva, Atrophie von Vagina und Ovarien, Blutungsanomalien, Nykturie, Stressinkontinenz, Hautveränderungen, Osteoporose, Stoffwechselveränderungen, Atherosklerose.

Diagnostik

Ausführliche Anamnese zur Erfassung von Zyklusveränderungen und klimakterischen Beschwerden. Familienanamnese zur Erfassung des Risikos für Karzinome, kardiovaskuläre und thromboembolische Erkrankungen. Gynäkologische Untersuchung mit Inspektion und Tastbefund des Genitalbereiches und zytologische Gewebeuntersuchung des Vaginalgewebes. Hormonanalyse, Knochendichte.

Differenzialdiagnose

Bei unklaren Blutungen Ausschluss von Karzinomen im Genitalbereich.

Therapie

Dauertherapie

Die Therapie sollte auf Frauen mit ausgeprägten klimakterischen Beschwerden beschränkt bleiben. Die Therapie erfolgt durch orale Östrogengaben (konjugierte Östrogene, Östradiolvalerat, mikronisiertes Östradiol) oder durch intravaginal, transdermal oder intranasal appliziertes Östradiol sowie einem Gestagen (Medro-xyprogesteronazetat 20 mg oder 20 mg Megestrolazetat per os, mindestens 10 Tage im Monat) bei nichthysterektomierten Frauen. Hysterektomierte Frauen sollten eine Monotherapie mit Östrogenen erhalten. Die Dosis sollte so niedrig wie möglich gewählt werden (z.B. 17-β-Östradiol mikronisiert oral 1–2 mg oder konjugierte Östrogene oral 0,625–1,25 mg oral.

Operativ/strahlentherapeutisch

Bei wiederholten Blutungen kann eine operative Entfernung des Uterus indiziert sein.

Bewertung

Wirksamkeit

Durch die Gabe von Östrogenen und Gestagenen können Hitzewallungen und Schweißausbrüche reduziert werden. Es kommt zu einer Verbesserung von kognitiven Funktionen wie Erinnerungsvermögen und Konzentration. Der Knochenmasseverlust wird reduziert. Die Symptome der Urogenitalatrophie (Trockenheit der Scheide, Juckreiz, Dyspareunie) werden vermindert.

Verträglichkeit

Die Medikation wird gut vertragen. Die Therapie birgt jedoch ein erhöhtes Risiko für thromboembolische Ereignisse und Cholezystitis. Die alleinige Einnahme von Östrogenen erhöht das Risiko für Endometriumkarzinome. Das Risiko für Mammakarzinome ist nicht endgültig geklärt, ebenso das Risiko für einen zerebralen Insult.

Nachsorge

Während der Therapie sollten regelmäßige Kontrolluntersuchungen in mehrmonatlichen Abständen erfolgen. Wichtig ist auch die Verlaufskontrolle bei Osteoporose.

Menorrhagie

Englischer Begriff

Menorrhagia.

Definition

Verlängerte und verstärkte Menstruationsblutung.

Diagnostik

Anamnese, Ultraschall des inneren Genitale, Abrasio, Hysteroskopie.

Differenzialdiagnose

Intramurale oder submuköse Myome, Uterus myomatosus, Endometriumhyperplasie, Polypen, Myohyperplasia uteri, Uteruskarzinom.

Therapie

Kausal

Operative Behandlung der Ursache (Hysteroskopie und Abrasio, Hysterektomie, hysteroskopische Endometriumablation).

Akuttherapie

Hormonelle Therapie mit einem Östrogen-Gestagen-Gemisch, welches über den ganzen Zyklus gegeben wird oder mit einer zyklischen Östrogen-Gestagen-Therapie.
Bei Kontraindikation für hormonelle Therapie und Wunsch der Uteruserhaltung bzw. Kontraindikation für operativen Eingriff: Hemmung der Zyklooxygenase mit nicht steroidalen Antiphlogistika. Dadurch Reduktion des Blutverlustes um 30 %.

Weiterführende Links

▶ Metrorrhagie
▶ Zyklusstörungen

Menorrhoe

▶ Regelblutung

Menostase

▶ Amenorrhoe, sekundäre

Menotropin

▶ Menopausengonadotropin, humanes
▶ humanes Menopausen-Gonadotropin

Menses

Synonyme

Menstruatio; Menstruation; Periode; Monatsblutung; Regelblutung.

Englischer Begriff

Menses; menstruation.

Weiterführende Links

▶ Menstruation
▶ Regelblutung

Menstruatio

▶ Menses
▶ Menstruation

Menstruatio praecox

Synonyme

Prämature Menarche (siehe ▶ Menarche, prämature).

Englischer Begriff

Premature menarche.

Weiterführende Links

▶ Menarche, prämature

Menstruatio tarda

Englischer Begriff

Delayed menstruation.

Definition

Verspätete, nach dem 16. Lebensjahr einsetzende erste Monatsblutung der Frau.

Symptome

Die Regelblutung setzt üblicherweise mit 12–13 Jahren ein, wobei mit einer Zeitspanne zwischen dem 11. und 15. Lebensjahr zu rechnen ist. Bei der Menstruation tarda kommt es erst nach dem 16. Lebensjahr zum Auftreten der ersten Menstruation. Dies kann unabhängig aber auch zusammen mit einer Verzögerung der pubertären Entwicklung einhergehen.

Diagnostik

Die Diagnose Menstruatio tarda ist retrospektiv zu stellen. In der Phase der primären Amenorrhoe kann folgendes untersucht werden: Ausschluss Schwangerschaft, detaillierte Anamnese bezüglich Familienanamnese (konstitutionell bedingte Menstruatio tarda), Wachstum und Entwicklung, Essverhalten (Anorexia nervosa, Mangelernährung), chronische Erkrankungen (Diabetes, Asthma, Mukoviszidose), sportliche Aktivitäten, Bestimmung der aktuellen Körpergröße, Gewicht, Body Mass Index, Stadium der Pubertät nach Tanner, Beckenuntersuchung manuell/Ultraschall, FSH, LH.

Differenzialdiagnose

Solange keine Menstruation eingetreten ist, muss differenzialdiagnostisch eine primäre Amenorrhoe erwogen werden.

Allgemeine Maßnahmen

Lebensmodifikation

Normvariante Spätentwicklungen können nicht beeinflusst werden. Bei starker sportlicher Betätigung ist diese zu überdenken.

Diät

Bei Mangelernährung ist das Essen entsprechend umzustellen. Das Essverhalten bei der Anorexia nervosa muss mit psychotherapeutischer Hilfe verändert werden. Bei chronischen Erkrankungen ist die Grunderkrankung möglichst effizient zu therapieren.

Menstruation

Synonyme

Menstruatio; Menses; Katamenien; Periode; Monatsblutung; Regelblutung; monatliche Regel(blutung).

Englischer Begriff

Menstruation; menses; menstrual period; terms.

Definition

Periodisch sich alle ca. 28 Tage wiederholende Abbruchblutung des Endometriums der Gebärmutter der geschlechtsreifen Frau.

Grundlagen

Die Dauer der Blutung liegt zwischen 3 und 5 Tagen. Zu Beginn der Periode kommt es zu einem steilen Abfall des Östrogen- und Progesteronspiegels. Durch Anreicherung von Prostaglandinen während der sekretorischen Phase im Endometrium kommt es zur Vasokonstriktion von Arteriolen und führt zu einer verminderten Perfusion der oberen Endometriumhälfte. Es kommt zur verminderten Kapillardurchlässigkeit, Gewebeschrumpfung und mechanischer Spiralarterienkompression, schließlich zur Ischämie, Gewebezerfall und Abstoßung (Desquamation als letzte Phase des Menstruationszyklus). Die Abgänge enthalten 20–60 ml Wundblut, das nicht gerinnt, weil es viele Plasminogenaktivatoren enthält, die eine rasche Fibrinolyse bewirken. Während der Menstruation bestehen eventuell Unterleibsbeschwerden, Verstimmungen. Erhöhte Gefahr einer örtlichen Infektion.

M

Weiterführende Links

▶ Menses
▶ Regelblutung

Menstruations-Gelbkörper

▶ Corpus luteum menstruationis

Menstruationsstörungen

▶ Zyklusstörungen

Menstruationstempostörungen

▶ Zyklusstörungen

Menstruationszyklus

Synonyme

Ovulatorischer Zyklus; Genitalzyklus; Ovarialzyklus.

Englischer Begriff

Menstrual cycle.

Definition

Periodisch wiederkehrende Veränderungen an Eierstock und Gebärmutterschleimhaut im Rahmen des Genitalzyklus bei der geschlechtsreifen Frau.

Grundlagen

Funktion der zyklischen Veränderungen ist die Vorbereitung des Endometriums auf die Implantation einer befruchteten Eizelle. Bleibt die Implantation aus, so löst sich das Endometrium auf und wird durch die Scheide bei der Menstruation ausgeschieden. Der Menstruationszyklus wird durch ein komplexes Interagieren von Hypothalamus, Hypophyse und Ovar gesteuert. Die übliche Zykluslänge beträgt 26–30 Tage. Als erster Tag des Zyklus wird der erste Blutungstag gerechnet. Die erste Phase ist die Follikel- bzw. Proliferationsphase (1.–12/14. Tag). Sie dient dem Aufbau des Endometriums und der Heranreifung des Follikels unter dem Einfluss von FSH. Zwischen dem 12. und 14. Tag erfolgt die Ovulation, der die Luteal- oder Sekretionsphase folgt (13./14.–28. Tag), während der es unter dem Einfluss der vom Follikelepithel produzierten Östrogene von der Basalis aus zum Aufbau der Gebärmutterschleimhaut kommt wie auch unter dem Einfluss des Progesterons deren Umwandlung in eine sezernierende, für die Einnistung des befruchteten Eis geeignete Form erfolgt bzw. bei Eitod mit abschließender Desquamationsphase.

Weiterführende Links

▶ Ovarialzyklus

Meprednison

Englischer Begriff

Meprednisone.

Substanzklasse

Glukokortikoide.

Gebräuchliche Handelsnamen

Betapar.

Indikationen

Behandlung entzündlicher, allergischer rheumatischer und anderer Erkrankungen, die auf Glukokortikoide ansprechen.

Wirkung

Förderung der Glukoneogenese, Abnahme der Glukosetoleranz, Steigerung des Proteinabbaus, Natriumretention, Erhöhung der Kaliumausscheidung, antiinflammatorisch, immunsuppressiv.

Darreichungsformen

Oral.

Kontraindikationen

Magen-Darm-Ulzera, Osteoporose, psychiatrische Anamnese, Herpes simplex/zoster, Varizellen, Amöbeninfektion, Systemmykosen, Poliomyelitis, Glaukom, Lymphadenitis nach BCG-Impfung, vor und nach Schutzimpfungen.

Nebenwirkungen

Striae rubrae, Steroidakne, verzögerte Wundheilung, Muskelschwäche, Osteoporose, Glaukom, Katarakt, Depressionen, Magenbeschwerden, Ulcus ventriculi, Fettumverteilung (Stammfettsucht), verminderte Glukosetoleranz, Natriumretention mit Ödembildung, vermehrte Kaliumausscheidung, Hypertonie, Vaskulitis, erhöhtes Thromboserisiko, erhöhtes Infektionsrisiko durch Immunsuppression, psychische Störungen wie Psychosen, Depressionen, Euphorie, Nervosität, Schlafstörungen.

Wechselwirkungen

Orale Antikoagulanzien: Abschwächung der Wirkung; Herzglykoside: Wirkungsverstärkung durch Kaliummangel; Antidiabetika: Verminderung der Blutzucker senkenden Wirkung; Enzym induzierende Medikamente wie Rifampicin, Barbiturate, Phenytoin: Verminderung der Kortikoidwirkung. Nichtsteroidale Antiphlogistika, Salicylate: Erhöhung der Ulkusgefahr, gastrointestinale Blutungen.

Pharmakodynamik

Synthetisches kurz wirksames Glukokorticoid, Inaktivierung überwiegend in der Leber. Ausscheidung fast ausschließlich über die Niere.

Merseburger Trias

Englischer Begriff

Merseburg triad.

Definition

Hauptsymptome des M. Basedow: Struma, Exophthalmus und Tachykardie. Die Krankheit wurde 1840 von Carl Adolph von Basedow im deutschsprachigen Raum beschrieben. Er lebte zu dieser Zeit als praktischer Arzt und Chirurg in Merseburg. Die kennzeichnenden Merkmale der sogenannten „Glotzaugen-Kachexie" werden in der Medizin daher bis heute als Merseburger Trias (Struma, Tachykardie, Exophthalmus) bezeichnet.

Weiterführende Links

▶ Basedow, Morbus

Literatur

1. Ginsberg J (2003) Diagnosis and management of Grave's disease. CMAJ 168:575–585

Mesterolon

Englischer Begriff

Mesterolon.

Substanzklasse

Androgenes Steroid.

Gebräuchliche Handelsnamen

Proviron-25, Vistimon.

Indikationen

Psychovegetative Störungen und Leistungsminderung im mittleren und höheren Lebensalter des Mannes, renale Anämie.

Wirkung

Fördert die Entwicklung der männlichen Geschlechtsorgane und sekundären Geschlechtsmerkmale, wachstumsfördernd, fördert den Eiweißaufbau und -umbau, wirkt antagonistisch zu Östrogenen.

Dosierung

Bei psychovegetativen Störungen initial 75 mg/Tag, dann 25–50 mg über mehrere Monate, bei renaler Anämie 3 × 50 mg/Tag.

Darreichungsformen

Oral.

Kontraindikationen

Prostatakarzinom und -adenom, Mammakarzinom des Mannes, frühere oder bestehende Lebertumore, Nephrose, Leberdysfunktion, Frauen, Kinder.

Nebenwirkungen

Übelkeit, Erbrechen, Leberfunktionsstörung, Cholestase, Anämie, Thrombozytopenie, Akne, Hirsutismus, Nervosität, Gereiztheit, Krämpfe, Virilisierung, Retention von Elektrolyten und Wasser, Entstehung von Ödemen, Pubertas praecox, beschleunigte Knochenreifung Steigerung der Libido, Hemmung der Spermatogenese ist nachweislich nicht vorhanden.

Wechselwirkungen

Verstärkung der Wirkung oraler Antikoagulantien. Wirkungsminderung bei gleichzeitiger Einnahme von Phenobarbital.

Pharmakodynamik

Gute enterale Resorption. Maximale Plasmakonzentration nach 1–2 Stunden. Halbwertszeit 4 Stunden. Plasmaproteinbindung > 97 %. Ausscheidung zu 80 % über die Niere, 10 % Fäzes.

Mestranol

Englischer Begriff

Mestranol.

Substanzklasse

Östrogene.

Gebräuchliche Handelsnamen

Gestamestrol N, Ortho Novum 1/50.

Indikationen

Kontrazeption, androgenbedingte Akne, Hirsutismus, Seborrhoe. Androgenbedingter Haarausfall, funktionelle Dysmenorrhoe, Zyklusstörungen.

Wirkung

Wie alle Östrogene Förderung des Wachstums und der Ausbildung der weiblichen Geschlechtsorgane. Proliferation der Uterusschleimhaut in der ersten Hälfte des Zyklus. Hemmung der Ovulation und Erhöhung der Viskosität des Zervikalschleims durch Hemmung der Sekretion gonadotroper Hormone aus dem Hypophysenvorderlappen. Der zur Ovulation führende LH-Anstieg in der Zyklusmitte wird unterdrückt. Im Kombinationspräparat verhindert das Östrogen v.a. das Follikelwachstum. Über schwache anabole Wirkung Vergrößerung der subkutanen Fettdepots. Erhöhung der Konzentration der HDL (High-Density-Lipoproteine), die der LDL (Low-Density-Lipoproteine) und des Plasmacholesterols. Östrogene verringern die Talgproduktion, hemmen das Wachstum der Talgdrüsen. Steigerung der Kalziumresorption (Kalziumaufnahme) und Beschleunigung bzw. Steigerung der Einlagerung von Kalzium in den Knochen.

Dosierung

Mestranol wird in Kombination mit Chlormadinonazetat (0,05 mg + 2,0 mg) 1 × täglich verabreicht. Die Einnahme erfolgt erstmals am 5. Tag der Regelblutung über 21 Tage. Dann 7 Tage Pause.

Darreichungsformen

Oral.

Kontraindikationen

Akute Thromboembolie, Thrombophlebitis, Leberfunktionsstörungen, Mammatumore, akute Pankreas- und Gallenerkrankungen, Niereninsuffizienz, Herzinsuffizienz, Schwangerschaft, Stillzeit, Sichelzellenanämie, periphere Durchblutungsstörungen, idiopathische Schwangerschaftsikterus, Hyperbilirubinämie, Otosklerose.

Nebenwirkungen

Erhöhung des Thromboembolie-Risikos, Schlaganfall, Gewichtszunahme, Natrium- und Wasserretention, Ödeme, Gewichtszunahme, Spannungsgefühle in den Brüsten, Magenbeschwerden, Übelkeit, Hyperpigmentierung der Haut, Nervosität, Reizbarkeit, Depression, Migräne, Kopfschmerzen, Hörstörungen, cholestatischer Ikterus, Abnahme der Libido.

Wechselwirkungen

Induktoren von Leberenzymen wie Barbiturate, Primidon, Phenytoin, Phenylbutazon, Rifampicin oder Carbamazepin erhöhen den Metabolismus. Reduzierte gastrointestinale Absorption bei Einnahme von Antibiotika. Verminderung des Effekts von Antikoagulantien.
Abnahme der Wirkung von ACE-Hemmern und anderen Antihypertonika. Abnahme der Wirkung von Antidiabetika. Erhöhte Plasmaspiegel von Cyclosporin und Theophyllin.

Pharmakodynamik

Gute enterale Resorption. Halbwertszeit 50 Stunden. Zu 98 % an Plasmaprotein gebunden. Rasche Metabolisierung in der Leber zu Ethinylöstradiol. Ausscheidung über die Niere und Galle.

Metabolisch

Englischer Begriff

Metabolic.

Definition

Den Stoffwechsel betreffend.

Metabolische Entgleisung

▶ Krise, metabolische

Metabolische Osteopathie

▶ Knochenerkrankung, metabolische

Metabolische Störungen

▶ Überernährung, Stoffwechselveränderungen

Metabolisches Syndrom

Synonyme

Reaven-Syndrom; Insulinresistenz-Syndrom; Überernährung, Stoffwechselveränderungen; Syndrom X; Wohlstandssyndrom.

Englischer Begriff

Metabolic syndrome.

Definition

Gemeinsames Auftreten von Glukoseintoleranz oder Typ-2-Diabetes, abdomineller Adipositas, Dyslipoproteinämie und essentieller Hypertonie.

Grundlagen

Ursache des metabolischen Syndroms ist die erhöhte muskuläre und hepatische Insulinresistenz, insbesondere induziert durch Adipositas. Insulinresistenz bedingt Hyperinsulinämie, die wiederum anabole Effekte hat, die Triglyzeride erhöht, das HDL-Cholesterin senkt und den Blutdruck erhöht. Begleitend werden oft Hyperurikämie und gestörte Fibrinolyse beobachtet. Die effektivsten nichtmedikamentösen Maßnahmen bei der Therapie des metabolischen Syndroms („Wohlstandssyndrom" nach H. Mehnert) sind Änderungen der Lebensgewohnheiten, insbesondere Reduktionskost (fettreduziert, mäßig hypokalorisch) und körperliche Aktivität. Primäres Ziel ist die Gewichtsreduktion, bereits eine 5–7 %ige Gewichtsabnahme zeigt einen deutlichen positiven metabolischen Effekt. Alle Facetten des metabolischen Syndroms müssen bei unzureichendem Erfolg der nichtmedikamentösen Basistherapie entsprechend medikamentös therapiert werden, siehe hierzu ► Hyperlipoproteinämie, ► Gicht. Bevorzugtes Medikament bei diabetischer Stoffwechsellage sollte Metformin sein, gegebenenfalls kombiniert mit Glitazonen.

Weiterführende Links

► Überernährung, Stoffwechselveränderungen

Metabolismus

Synonyme

Stoffwechsel.

Englischer Begriff

Metabolism.

Definition

Gesamtheit der chemischen-biochemischen Vorgänge, die den Aufbau der Körpersubstanz aus der resorbierten körperfremden Nahrung, den Umbau sowie den Abbau (zum Zwecke der Energiegewinnung) betreffen.

Grundlagen

Wesentlich für den Stoffwechsel sind Enzyme, die chemische Reaktionen katalysieren. Stoffwechselvorgänge wandeln beispielsweise in der Photosynthese unter Verwendung der von Licht eingestrahlten Energie Kohlendioxid (meistens aus der Luft stammend), Wasser und andere Ausgangsstoffe in Stoffe um, die entweder sofort weiterem Aufbau und Wachstum des Organismus dienen oder die gespeichert werden, z.B. Kohlenhydrate. Deren Abbau erfolgt oxidativ und zwar entweder anaerob oder (effizienter) aerob.

Jede lebende Zelle hat einen Metabolismus, sog. zellulärer Metabolismus. Darüber hinaus haben multizelluläre Organismen wie Pflanzen, Tiere, Menschen einen „totalen" Metabolismus, der sich von dem der einzelnen Zelle unterscheiden kann. Die metabolischen Prozesse umfassen den Anabolismus, der Organismus verwendet die Nahrung zum Aufbau und Erhalt von Körpermasse, und den Katabolismus, der Organismus verbraucht Nahrung zur Energiegewinnung. Das Ende des Metabolismus in einem lebenden Organismus ist im Allgemeinen definiert in seinem Tod. Einige Organismen können ihren Metabolismus über lange Zeit auf ein winziges Minimum drosseln (z.B. Pilzsporen). Jedoch braucht mit Ausnahme der Viren, die den Metabolismus ihres Wirtes nutzen, jede Lebensform einen Zeitpunkt mit eigenem aktivem Metabolismus im seinem Lebenszyklus.

Weiterführende Links

► Stoffwechsel

Metabolit

Synonyme

Intermediärprodukt des Stoffwechsels.

Englischer Begriff

Metabolite.

Definition

Jede im biologischen Stoffwechsel auftretende niedrigmolekulare Substanz, differenziert in Anaboliten und Kataboliten, endogene und exogene Metaboliten.

Grundlagen

Sammelbezeichnung für die im normalen Stoffwechsel (siehe ► Metabolismus) auftretenden Intermediärprodukte, die die metabolischen Reaktionen (Reaktionsketten, Reaktionszyklen) fortsetzen. Endogene Metabolite, wie z.B. Hormone und Enzyme, werden vom Organismus selbst hergestellt. Exogene Metabolite, z.B. Vitamine, werden aus der Umwelt aufgenommen, nachdem sie durch andere Organismen erzeugt wurden.

Metahexamid

Englischer Begriff

Metahexamide.

Substanzklasse

Sulfonylharnstoff-Derivat.

Indikationen

Obsolet, früher bei Diabetes mellitus eingesetzt.

Nebenwirkungen

Starke Neigung zur Hypoglykämie.

Metamorphose-Hormone

► Juvenilhormon

Metergolin

Englischer Begriff

Metergoline.

Substanzklasse

Dopaminagonist.

Gebräuchliche Handelsnamen

Liserdol.

Indikationen

Primäres Abstillen, sekundäres Abstillen, Galaktorrhoe, prolaktinbedingte Amenorrhoe, prolaktinbedingte Unfruchtbarkeit bei Frauen, prolaktinbedingte Fruchtbarkeits-, Libido- und Potenzstörungen des Mannes (z.B. als Folge von Hypophysentumoren).

Wirkung

Erniedrigung der serotoninergen Neurotransmission, Dopamin-Rezeptoragonist.

Dosierung

Einschleichende Dosierung:
Tag 1 und 2: 1 × 1 Tbl. abends
Tag 3 und 4: mittags und abends je 1 Tbl.
Ab Tag 5: 3 × 1 Tbl.
Indikation primäres Abstillen: Therapiebeginn innerhalb von 24 Stunden post partum, Therapieende nach 7–10 Tagen.
Indikation sekundäres Abstillen: Therapieende 3 Tage nach Stillstand des Milchflusses.
Indikation Amenorrhoe, Galaktorrhoe und Unfruchtbarkeit der Frau: Einschleichende Dosierung (s.o.), ab dem 5. Tag bis zu 3 × täglich 1 Filmtablette. Die Dosis sollte sich am Prolaktinspiegel orientieren.
Indikation Hyperprolaktinämie beim Mann: Einschleichende Dosierung (s.o.), ab dem

M

5. Tag 3 × 1 Filmtablette pro Tag (gegebenenfalls auf 6 Filmtabletten pro Tag erhöhbar). Die Behandlung sollte bis zum Abklingen der Symptomatik bzw. bis zur Normalisierung der Prolaktinspiegel durchgeführt werden, bei Fruchtbarkeitsstörungen mindestens über 3 Monate.

Darreichungsformen

Filmtabletten zu 4 mg.

Kontraindikationen

Eingeschränkte Leber- und/oder Nierenfunktion. Ungenügende Erfahrungen des Arztes in der Therapie von Schwangeren (Substanz geht in Muttermilch über).

Nebenwirkungen

Zu Beginn der Behandlung gelegentlich, meist vorübergehende leichte Übelkeit, Erbrechen, Kopfschmerzen, Schwindel. Sehr selten Blutdruckabfall bis hin zum Kreislaufkollaps.

Wechselwirkungen

Wirkungsbeeinträchtigung von Clomipramin und Serotonin-Reuptake-Inhibitoren, wie Citalopram, Fluoxetin, Paroxetin, Sertralin, Fluvoxamin. Keine gleichzeitige Anwendung von Dopaminantagonisten.

Metformin

Englischer Begriff

Metformin.

Substanzklasse

Biguanide.

Gebräuchliche Handelsnamen

Glucophage, zahlreiche andere Präparatnamen.

Indikationen

Metformin ist das Medikament der ersten Wahl bei adipösen Typ-2-Diabetikern, die durch alleinige nichtmedikamentöse Behandlung insuffizient eingestellt sind. Es kann auch in Kombination mit anderen oralen Antidiabetika und mit Insulin eingesetzt werden, siehe auch ▶ Diabetes mellitus, Typ 2, Abb. 2.

Wirkung

Hauptwirkung ist die Hemmung der hepatischen Glukoseproduktion. Metformin steigert die Sensitivität von peripherem Gewebe gegenüber Insulin sowie die periphere Glukoseaufnahme, es vermindert die Glukoseabsorption aus dem Darm. Es steigert die Insulinsekretion nicht, so entsteht durch Metformin auch keine Hypoglykämieneigung. Es führt zu Gewichtsreduktion. Eine HbA1c Senkung von 1,0–1,5 % wird erreicht.

Dosierung

Beginn mit 500 mg 1–2 ×/Tag. Die maximale Wirkstärke liegt bei 2000 mg/Tag.

Darreichungsformen

Tablette zu 500, 850 und 1000 mg.

Kontraindikationen

Wichtigste Kontraindikation ist eine verminderte Nierenfunktion (Kreatinin > 1,3 mg/dl). Des weiteren verminderte Leberfunktion, Alkoholabhängigkeit und alle Zustände, die eine Gewebehypoxie fördern. Schwangerschaft, Typ-1-Diabetes, Ketoazidose. Vorübergehendes Absetzen soll bei Gabe von i.v.-Kontrastmitteln, Operationen und schweren Erkrankungen sowie Fastenkuren erfolgen.

Nebenwirkungen

Gastrointestinal: Bauchschmerzen, Völlegefühl, Durchfälle (zu Beginn häufiger als im weiteren Verlauf der Behandlung). Selten megaloblastäre Anämie wegen einer

Vitamin-B$_{12}$-Mangelabsorption. Gefährlichste Nebenwirkung ist die Laktatazidose (Letalität 50 %), die allerdings bei Beachtung der Kontraindikationen so gut wie nie auftritt.

Wechselwirkungen

Vereinzelt Störung des Vitamin-B$_{12}$-Stoffwechsels.

Pharmakodynamik

Bioverfügbarkeit 50–60 %. Unveränderte Ausscheidung mit dem Urin. Plasmahalbwertszeit 1,7–4,5 Stunden.

Methallenestril

Substanzklasse

Rein synthetisches Östrogen.

Gebräuchliche Handelsnamen

Nicht im Handel erhältlich.

Indikationen

Keine therapeutische Anwendung.

Methimazol

Englischer Begriff

Methimazole.

Substanzklasse

Thyreostatikum.

Gebräuchliche Handelsnamen

Favistan, Methizol 5, Thiamazol 5/20; Thiamazol 40 mg inject „Henning"; Thyrozol 5/10/20.

Indikationen

Hyperthyreose.

Wirkung

Synthesehemmung des Thyroxins in der Schilddrüse über Verminderung der Organifikation von Iod und das Koppeln der Iodthyrosine.

Dosierung

In Abhängigkeit von Schweregrad und Ursache der Hyperthyreose 3 × 10–15 mg, Dosisreduktion nach Erreichen der Euthyreose.

Darreichungsformen

Tabletten, Ampullen.

Kontraindikationen

Absolute Kontraindikation:

- Schwere vorausgegangene Überempfindlichkeitsreaktionen (z.B. Agranulozytose)
- Leberschäden durch das anzuwendende Thyreostatikum in der Vorgeschichte

Anwendungsbeschränkungen:

- Bestehende Blutbildveränderungen
- Leichtere vorausgegangene Überempfindlichkeitsreaktionen (z.B. Hautreaktionen)
- Erhöhung der Transaminasen oder Cholestase-anzeigenden Enzyme.

Nebenwirkungen

Das Nebenwirkungsrisiko der Thyreostatika ist dosisabhängig. Nebenwirkungen treten vor allem in den ersten Wochen und Monaten einer Therapie auf, da initial mit höheren Dosen behandelt wird. Die Patienten sollen vor Behandlungsbeginn insbesondere auf die Symptome einer Agranulozytose (Stomatitis, Pharyngitis, Fieber) hingewiesen werden. Bei Auftreten dieser Symptome soll die Behandlung abgebrochen und unverzüglich eine Blutbildkontrolle durchgeführt werden.

Haut:

- Haarausfall (Einzelfälle)
- Pruritus, Exanthem (s. Überempfindlichkeitsreaktionen).

Muskel und Skelett:

- Arthritiden (Einzelfälle).

Kollagenosen:

- Lupus erythematodes (s. Überempfindlichkeitsreaktionen).

Nervensystem:

- Zentralnervöse Störungen (z.B. Schwindel, Neuritiden, Polyneuropathien) (Einzelfälle).

Geschmack und Geruch:

- Geruchsstörungen (Einzelfälle)
- Dysgeusie, Ageusie (selten).

Gastrointestinaltrakt:

- Gastrointestinale Störungen (z.B. Übelkeit, Erbrechen) (Einzelfälle).

Leber:

- Leberschädigung, besonders in höheren Dosen (Hepatitis, transiente Cholestase) (Einzelfälle).

Stoffwechsel:

- Strumavergrößerung
- Periphere Ödeme (Einzelfälle).

Gefäßsystem:

- Vaskulitis (s. Überempfindlichkeitsreaktionen).

Blut:

- Neutropenie
- Thrombozytopenie, Agranulozytose. Propylthiouracil zusätzlich: hämolytische Anämie (s. Überempfindlichkeitsreaktionen)
- Lymphadenopathie (s. Überempfindlichkeitsreaktionen).

Immunsystem:

- Überempfindlichkeitsreaktionen (z.B. Hautreaktionen; selten Arzneimittelfieber; Einzelfälle von Lupus-erythematodes-like syndrome, Vaskulitis, Lymphadenopathie, Thrombozytopenie, Agranulozytose. Propylthiouracil zusätzlich: Periarteriitis nodosa, hämolytische Anämie, interstitielle Pneumonie).

Wechselwirkungen

Iod, iodhaltige Medikamente, Röntgenkontrastmittel: Iodmangel erhöht, Iodüberschuss vermindert das Ansprechen auf Thiamazol.

Pharmakodynamik

Halbwertszeit 4 Stunden.

3-Methoxy-4-hydroxy-phenylessigsäure

► Homovanillinsäure

Methylestrenolon

Englischer Begriff

Methylestrenolone.

Substanzklasse

Progestagen, Estren-Derivat.

Gebräuchliche Handelsnamen

Keine diagnostische oder therapeutische Anwendung.

Indikationen

Früher verwendet bei Endometriose, funktioneller Störung des Menstruationszyklus.

Wirkung

Anabol und androgen bei Frauen, $17\text{-}\alpha\text{-}$methyl-19-nortestosterone.

Methylprednisolon

Englischer Begriff

Methylprednisolone.

Substanzklasse

Kortikoide.

Gebräuchliche Handelsnamen

Advantan, Medrate, Methylprednisolon, Metypred, Metysolon, Urbason.

Indikationen

Substitutionstherapie bei Ausfall oder Störung der NNR-Funktion. Erkrankungen, die einer systemischen Glukokortikoidtherapie bedürfen. Endogenes Ekzem.

Wirkung

Antiinflammatorisch.

Dosierung

Substitutionstherapie: zumeist 4–8 mg/Tag, gegebenenfalls zusammen mit einem Mineralokortikoid; symptomatische Therapie: nach Art und Schwere der Erkrankung.: Erwachsene: initial 16–160 mg/Tag, danach 4–8(–12) mg/Tag.
Creme, Salbe, Fettsalbe: 1mal täglich dünn im Behandlungsbereich auftragen. Lösung: 1mal täglich tropfenweise auftragen und leicht einreiben; nicht länger als 3 Wochen anwenden.

Darreichungsformen

Tabletten, Injektionslösung (Trockensubstanz plus Lösungsmittel), Creme, Salbe, Lösung.

Kontraindikationen

Schwangerschaft: Strenge Indikationsstellung, besonders im 1. Trimenon
Stillzeit: Abstillen bei höherer Dosierung oder Langzeittherapie
Anwendungsbeschränkung: Bakterielle Infektionen, Diabetes mellitus, Kinder und Jugendliche im Wachstumsalter.

Nebenwirkungen

Haut: Striae rubrae, Petechien, Ekchymosen, Steroidakne, Hautatrophie, verzögerte Wundheilung
Muskel und Skelett: Muskelschwäche, Osteoporose, aseptische Knochennekrosen (Femur- und Humeruskopf)
Augen: Glaukom, Katarakt
Psyche: Depressionen, Gereiztheit, Euphorie
Gastrointestinaltrakt: Magenbeschwerden, Ulcus ventriculi, Pankreatitis
Elektrolyte, Stoffwechsel, Endokrinium: Vollmondgesicht, Stammfettsucht, verminderte Glukosetoleranz, Diabetes mellitus, Natriumretention mit Ödembildung, vermehrte Kaliumausscheidung, Inaktivität bzw. Atrophie der NNR, Wachstumsverzögerung bei Kindern, Störungen der Sexualhormonsekretion (z.B. Amenorrhoe, Hirsutismus, Impotenz)
Kreislauf: Hypertonie
Gefäßsystem: Erhöhung des Thromboserisikos, Vaskulitis (Entzugssyndrom nach Langzeittherapie)
Immunsystem: Behinderung der Immunvorgänge (z.B. Erhöhung des Infektionsrisikos) Blutbildveränderungen.

Wechselwirkungen

Estrogene: Verstärkung der Kortikoidwirkung; Ciclosporin: Blutspiegelerhöhung, vermehrte zerebrale Krampfanfälle möglich; Theophyllin: veränderte Ausscheidung
Herzglykoside: Glykosidwirkung durch Kaliummangel verstärkt
Saluretika, Schleifendiuretika: zusätzliche Kaliumausscheidung in Abhängigkeit von der jeweiligen Mineralokortikoidwirkung
Antidiabetika: Blutzuckersenkung vermindert
Orale Antikoagulanzien: Antikoagulanzienwirkung abgeschwächt
Enzyminduktoren für Cytochrom P-450, z.B. Rifampicin, Phenytoin, Barbiturate, Primidon: Kortikoidwirkung vermindert

M

Nichtsteroidale Antiphlogistika/Antirheumatika: Gastrointestinale Blutungs- und Ulkusgefahr erhöht
ACE-Hemmstoffe: Erhöhtes Risiko des Auftretens von Blutbildveränderungen
Cloroquin, Hydroxychloroquin, Mefloquin: Erhöhtes Risiko des Auftretens von Myopathien, Kardiomyopathien
Somatropin: Somatropinwirkung vermindert
Protirelin: TSH-Anstieg vermindert
Laxanzien: Verstärkter Kaliumverlust
Salicylate: Gastrointestinale Blutungsgefahr erhöht.

Pharmakodynamik

Wirkungseintritt innerhalb von Minuten, Halbwertszeit 4–6 Stunden.

Methyltestosteron

Englischer Begriff

Methylestrenolon.

Substanzklasse

Anabole Sexualsteroide.

Gebräuchliche Handelsnamen

In Deutschland nicht zugelassen; weltweit unter folgenden Handelsnamen:
Afro 25 mg Tabletten, Casel TK
Agovirin 10 mg Dragées, Leciva CZ
Android (o.c.) 5, 10, 25 mg Tabletten, Brown U.S.
Android 5, 10, 25 mg Tabletten, ICN Pharm. U.S.
Androral 10 mg Galenika Richer HU
Arcosterone (o.c.) 10 mg sub., Acrum U.S.
Arcosterone (o.c.) 10, 25 mg Tabletten, Acrum U.S.
Hormobin 5 mg Tabletten, Sahin TK
Longivol I mg Tabletten, Medical S.A. ES
Mediatric (o.c.) 10 mg Tabletten, Kapseln, Wyeth-Ayerst U.S.
Mesteron 10 mg Tabletten, Polfa Pl
Metandren (o.c.) 5 mg lingual Dragées, Ciba U.S.
Metandren (o.c.) 10, 25 mg Tabletten, Ciba U.S.
Methyltestosterone 10 mg Tabletten, Goldline U.S.
Oreton Methyl (o.c.) 10 mg Tabletten buccal., Schering U.S.
Oreton Methyl 10 mg Tabletten, Schering U.S.
Teston 25 mg Tabletten, Remek GR
Testormon 10 mg Tabletten, Unitas PT
Testosteron 5 mg Tabletten, Berco G
T Lingvalete 5 mg lingual Dragées, Galenika YU
Testovis 10 mg Tabletten, SIT I
Testred 10 mg cap., ICN U.S.
Virilon 10 mg retard cap., Star U.S.

Indikationen

Anabolikum, Verwendung bei Bodybuildern, wurde früher zur Substitutionstherapie bei Hypogonadismus verwendet.

Wirkung

Androgen, maskulinisierend (Veränderungen der Haare, Libido, Aggressivität) und anabol (erhöhter Proteinaufbau, Veränderungen der Muskelmasse).

Dosierung

25 mg.

Darreichungsformen

Tablette, Dragée, Kapsel.

Kontraindikationen

Prostata-Ca. Die Anwendung ist aufgrund der Hepatotoxizität nicht zu empfehlen.

Nebenwirkungen

Cholestase, Störung der Leberfunktion, mitverantwortlich für Entstehung von Leberkarzinomen. Wasserretention, Beeinträchtigung der Spermiogenese durch Suppression der Gonadotropine, initiale Gynäkomastie. Priapismus, Akne, unsoziales Verhalten, Aggressivität, Reizbarkeit,

Koller, Vergesslichkeit, leichte Bewusstseinsstörungen, sind dosiskorreliert und nach Dosisreduktion im allgemeinen reversibel. Virilisierung bei der Frau (Hirsutismus, Klitoriswachstum, tiefe Stimme, Akne vulgaris usw.).

Wechselwirkungen

Abfall von Gesamtthyroxin und Gesamtkortisol im Serum, da Androgene die Produktion von TBG und CBG vermindern. Die Konzentration an freien Hormonen bleibt normal.

Pharmakodynamik

Abbau im first pass Effekt in der Leber. Die Metaboliten sind bis 6 Monate nach Anwendung noch im Urin nachweisbar.

Methylthiouracil

Substanzklasse

Thyreostatikum, Pyrimidinderivat.

Gebräuchliche Handelsnamen

Nicht im Handel erhältlich.

Indikationen

Obsolet, früher zur Therapie der Hyperthyreose verwendet.

Wirkung

Alternative Wirkstoffe: Methimazol, Carbimazol, Propylthiouracil.

Metoclopramid

Englischer Begriff

Metoclopramide.

Substanzklasse

Magen-Darm-Mittel.

Gebräuchliche Handelsnamen

Cerucal; Gastronerton; MCP; Paspertin.

Indikationen

Motilitätsstörungen des oberen Magen-Darm-Traktes (z.B. bei Reizmagen, Sodbrennen, Refluxösophagitis, funktionell bedingte Pylorusstenose); Übelkeit, Brechreiz und Erbrechen verschiedener Genese (z.B. bei Leber- und Nierenerkrankungen, Schädel- und Hirnverletzungen, Migräne, Arzneimittelunverträglichkeit); diabetische Gastroparese; Injektionslösungen zusätzlich: Erleichterung der Duodenal- und Jejunalsondierung, Beschleunigung der Magenentleerung und Dünndarmpassage bei röntgenologischen Untersuchungen des Magens und Dünndarms.

Wirkung

Dopaminantagonist.

Dosierung

Erwachsene: 3–4 × 1 Tablette/Tag bzw. 1–3 × 1 Ampulle/Tag i.m. oder i.v.
Jugendliche über 14 Jahren: 2–3 × ½–1 Tablette/Tag bzw. 1–3 × 1 Ampulle/Tag i.m. oder i.v.
Kinder von 3–14 Jahren: Maximale Einzeldosis 0,1 mg/kg Körpergewicht, maximale Tagesdosis 0,5 mg/kg Körpergewicht.
Zur Erleichterung der Untersuchung des oberen Magen-Darm-Traktes:
Erwachsene und Jugendliche über 14 Jahren: 1–2 Ampullen langsam i.v. etwa 10 Minuten vor Untersuchungsbeginn.
Kinder unter 14 Jahren: 0,1 mg/kg Körpergewicht langsam i.v. etwa 10 Minuten vor Untersuchungsbeginn. Einnahme der Tabletten ca. 30 Minuten vor den Mahlzeiten. Dauer der Behandlung etwa 4–6 Wochen, in Einzelfällen Dauerbehandlung bis zu 6 Monaten möglich.
Injektionslösung zusätzlich:
Hochdosierte Metoclopramidgabe bei Übelkeit und Erbrechen durch Zytostatika: 2 mg/kg über 15 Minuten als Kurzinfusi-

on ½ Stunde vor sowie 1½, 3½, 5½ und 8½ Stunden nach der Zytostatikagabe.
Tropfen:
Erwachsene und Jugendliche: 3 × täglich 15–30 Tropfen.
Kinder unter 14 Jahren: 0,1 mg/kg Körpergewicht als Einzeldosis, maximale Tagesdosis 0,5 mg/kg Körpergewicht. Retardkapseln:
Erwachsene und Jugendliche: 1 × täglich 1 Retardkapsel.
Kinder unter 14 Jahren: 0,1 mg/kg Körpergewicht als Einzeldosis, maximale Tagesdosis 0,5 mg/kg Körpergewicht.
Bei eingeschränkter Nierenfunktion: Kreatininclearance bis 10 ml/min: 1 × täglich 10 mg Kreatininclearance 11–60 ml/Minute 1 × täglich 10 mg und 1 × täglich 5 mg.
Patienten mit schwerer Leberinsuffizienz mit Aszites Dosis auf Hälfte reduzieren.

Darreichungsformen

Tropfen, Tabletten, Injektionslösung, Suppositorien.

Kontraindikationen

Schwangerschaft und Stillzeit, strenge Indikationsstellung im 2. und 3. Trimenon.
Eingeschränkte Anwendung bei Niereninsuffizienz.

Nebenwirkungen

Häufig: Hyperprolaktinämie.
Gelegentlich zentralnervöse Störungen (z.B. Müdigkeit, Kopfschmerzen, Schwindel, Angst, Ruhelosigkeit), verstärkte Darmtätigkeit (z.B. Diarrhoe).
Selten: Dyskinetisches Syndrom, vorwiegend bei Kindern: Spätdyskinesien (bei älteren Patienten nach Langzeittherapie), Überempfindlichkeitsreaktionen.
Parkinsonismus (Tremor, Rigor, Akinese; bei älteren Patienten nach Langzeittherapie).
Vereinzelt: malignes, neuroleptisches Syndrom und Depressionen.
Injektionslösungen zusätzlich: vorübergehend leichte Blutdrucksenkung, vereinzelte

Berichte über Blutdrucksteigerung, supraventrikuläre Extrasystolen, Bradykardie.

Wechselwirkungen

Resorptionsverminderung von Cimetidin und Digoxin. Resorptionsbeschleunigung bzw. -erhöhung von verschiedenen Antibiotika, Paracetamol, Levodopa, Lithium (erhöhter Lithiumspiegel) und Alkohol. Wirkung von Sympathomimetika kann beeinflusst werden. Succinylcholin: Wirkung durch Metoclopramid verlängert. Wirkungsverlust von Thiamin (Vitamin B_1) bei gleichzeitiger Gabe in Infusionslösung.

Pharmakodynamik

Halbwertszeit: 6 Stunden.

Metopirontest

▶ Metyrapontest

Metrorrhagie

Englischer Begriff

Metrorrhagia.

Definition

Außerhalb der Menstruation auftretende Gebärmutterblutung, i.e.S. als Dauerblutung.

Symptome

Blutungsanomalität mit Blutungen, die außerhalb der normalen Regelblutung und unabhängig vom Regelzyklus auftreten und länger als 7 Tage andauern.

Diagnostik

Gynäkologische Untersuchung, sonografische Untersuchung, Blutbild (Anämie ausschließen) und evtl. auch Hormonuntersuchungen, Kürretage mit histologischer Diagnostik bei Verdacht auf Neubildung erforderlich.

Differenzialdiagnose

Zyklusstörungen: aufgrund von Hormonstörungen

Ovulationsblutung: Diese Blutung ist leicht, harmlos und nicht krankhaft und findet zur Zeit nach dem Eisprung statt. In einem normalen Zyklusablauf fällt das Hormon Östrogen kurz nach dem Eisprung deutlich ab. Dieser Abfall kann eine kurze Blutung auslösen.

Schmierblutungen unter Einnahme der Antibabypille: Diese Blutungen kommen häufiger dann vor, wenn die „Pille" einen niedrigen Östrogenanteil hat.

Verletztes Gefäß: Die Schmierblutung, die aufgrund eines verletzten Gefäßes (zum Beispiel der Vagina) stattfindet, ist meist eine hellrote Blutung. Sie kann zum Beispiel nach dem Geschlechtsverkehr auftreten. Falls solch eine Blutung auftritt, ist eine ärztliche Kontrolluntersuchung empfohlen.

Schmierblutung nach der Menopause: Frauen in den Wechseljahren sollten jede blutige Absonderung aus der Scheide ernst nehmen und ihren Arzt konsultieren.

Einnistungsblutung (Implantationsblutung): Durch die Einnistung eines Embryos in der Gebärmutterschleimhaut eröffnen sich mütterliche Blutgefäße. Normalerweise geschieht dies unbemerkt. Diese Einnistung kann jedoch auch stärker bluten und dann nach außen sichtbar werden.

Zwischenblutungen: Zwischenblutungen treten auch bei der Einnahme von Kontrazeptiva auf, „Spotting" genannt. Sie werden öfter bei Einnahme der „Pille" beobachtet (niedriger Östrogengehalt) oder bei liegender Spirale und sind meist ohne Bedeutung. Im ersten Falle wird man die Pille wechseln und auf ein 2- oder 3-Stufenpräparat umsteigen. Wenn eine Schmierblutung bei liegender Spirale länger anhält, muss man allerdings die Entfernung der Spirale erwägen.

Prä- und postmenstruelle Blutungen: Die Schmierblutung vor der eigentlichen Regel (prämenstruell) deutet auf eine Schwäche des Gelbkörpers hin. Dagegen kann die Schmierblutung nach der Regel (postmenstruell) Zeichen eines relativen Östrogenmangels sein, wenn keine Entzündung der Gebärmutterschleimhaut vorliegt.

Entzündungsblutungen: Die unspezifische, chronische Entzündung der Gebärmutterschleimhaut (Endometritis) geht mit Schmierblutungen einher. Durch Gabe von Östrogenen ist eine Besserung zu erzielen.

Blutungen bei Karzinom: Die Erkrankung an einem Karzinom des inneren Genitale kann sich durch Schmierblutungen äußern.

Therapie

Gynäkologische Vorstellung.
Die Therapie ist abhängig von der Ursache und dem Ausmaß der Blutung und reicht von einer histologischen Abklärung über medikamentöse Östrogen/Gestagen-Therapie bis zur Operation.

Weiterführende Links

▶ Zyklusstörungen

M

Met-STH

▶ Somatrem

Metyrapon

Gebräuchliche Handelsnamen

Metyrapone Ciba.

Indikationen

Diagnostisch: bei Verdacht auf eine Störung der hypophysären ACTH-Produktion im Rahmen des Metyrapontestes.
Therapeutisch: Cushing-Syndrom, insbesondere bei Nebennierentumoren, Hyperaldosteronismus, therapieresistente Ödeme.

Wirkung

Hemmung der 11-ß-Hydroxylase.

Dosierung

Diagnostisch: 30 mg/kg KG, max. 3 g.
Therapeutisch:
Cushing-Syndrom: 250 mg–6 g pro Tag
Hyperaldosteronismus: 3 g/Tag über den Tag verteilt, in Kombination mit Glukokortikoid
Therapieresistente Ödeme: 3 g/Tag über den Tag verteilt, in Kombination mit Diuretikum, über nur kurze Therapiedauer.

Darreichungsformen

Kapsel.

Kontraindikationen

Manifeste Nebennierenrindeninsuffizienz, bekannte Unverträglichkeit von Metyrapone, Schwangerschaft, Stillzeit.

Nebenwirkungen

Übelkeit, Magenbeschwerden, Schwindel, Benommenheit, Somnolenz, Kopfschmerzen, Hypotonie, Allergie, Beeinträchtigung der Fahrtauglichkeit, selten Hirsutismus, Nebennireneninsuffizienz.

Wechselwirkungen

Antikonvulsiva (Phenytoin, Barbiturate, Cyproheptadin), Psychopharmaka (Amitriptylin, Chlorpromazin), Östrogen, Thyreostatika, geringere Response bei Patienten mit Leberzirrhose, Hypothyreose.

Pharmakodynamik

Metyrapone hemmt die adrenale Kortikoidsynthese. Über die Hemmung der 11-β-Hydroxylase wird die Produktion von Kortisol und Kortikosterone in der Nebenniere reduziert. Der Abfall von Kortisol stimuliert über den fehlenden negativen Feedback die ACTH-Produktion der Hypophyse. Der deutliche ACTH-Anstieg führt seinerseits zu einem Anstieg von 11-Desoxykortisol and Desoxykortikosterone, die nur schwach suppressiv auf die ACTH-Produktion wirken, sodass ein kumulativer Anstieg dieser Steroide und deren Metaboliten im Serum und Urin nachweisbar wird. Diese Metaboliten sind leicht über die Bestimmung der 17-Hydroxykortikosteroide im Urin messbar. Über die Messung von 11-Desoxykortisol wird Metyrapone verwendet als diagnostisches Medikament im Rahmen des Metyrapontestes. Metyrapone supprimiert ebenfalls die Biosynthese von Aldosteron, resultierend in einer milden Natriurese.

Absorption:
Metyrapone wird rasch resorbiert. Die maximale Plasmakonzentration wird üblicherweise nach 1 Stunde nach oraler Gabe erreicht. Nach oraler Gabe von 750 mg beträgt die maximale Plasmakonzentration 3,7 µg/ml und fällt innerhalb weiterer 4 Stunden auf 0,5 µg/ml ab. Die Plasmahalbwertszeit beträgt 20–26 Minuten.

Metabolismus:
Metyrapol ist der aktive Metabolit von Metyrapone. Acht Stunden nach einer oralen Einnahme von Metyrapone liegt die Plasmaverteilung von Metyrapone: Metyrapol bei 1:1,5. Die Eliminationszeit von Metyrapol ist mehr als doppelt so lang wie die von Metyrapone.

Ausscheidung:
Die Elimination von Metyrapone und dessen Metaboliten erfolgt renal. Nach Gabe von 4,5 g Metyrapone (750 mg alle 4 Stunden) werden innerhalb von 72 Stunden 5,3 % renal in Form von Metyrapone ausgeschieden und 38,5 % in Form von Metyrapol.

Überdosierung:
Kein Antidot vorhanden. Gabe von hochdosiertem Hydrokortison sowie Elektrolyt- und Glukoseinfusion.

Metyrapontest

Synonyme

Metopirontest.

Englischer Begriff

Metopirone test.

Definition

Indirekt stimulatorischer Test der kortikotropen Hypophysenvorderlappenfunktion.

Voraussetzung

Durch enzymatische Blockade der Kortisolsekretion (Hemmung der 11-β-Hydroxylase) erfolgt gegenregulatorisch hypothalamisch-hypophysär eine gesteigerte ACTH-Sekretion mit nachfolgender Steigerung der Synthese von Steroidmetaboliten (11-Desoxy-Kortikosteroide im Serum und 17-Oxosteroide im Urin). Bei Kontraindikationen gegen den Insulinhypoglykämietest gibt der Metyrapontest Hinweise auf die Suffizienz der hypothalamisch-hypophysären-adrenalen Achse.

Kontraindikationen

Säuglingsalter wegen erhöhtem Hypoglykämierisiko.

Durchführung

Kurztest über Nacht:
Tag 1:
Bestimmung von ACTH, Kortisol, 11-Desoxykortisol. Einnahme von Metyrapon (Metyrapone Ciba, über internationale Apotheke) am besten mit kleiner Mahlzeit zur Verbesserung der Verträglichkeit um Mitternacht in einer Dosierung von 30 mg/kg KG, aber max. 3 g.
Tag 2:
Bestimmung von ACTH, Kortisol, 11-Desoxykortisol um 8 Uhr.
gegebenenfalls prophylaktische Gabe von 50 mg Prednisolon nach Blutabnahme.
Lang-Test über 24 Stunden:
Hospitalisierung des Patienten. Messung der Urinsteroide basal, dann Gabe von 500–750 mg Metyrapone alle 4 Stunden über insgesamt 24 Stunden, Gesamtdosis von 3–4,5 g. Bei Kindern sollten alle 4 Stunden mind. 250 mg gegeben werden und die Gesamtdosierung 15 mg/kg KG betragen. Messung der Urinsteroide nach 24 Stunden.
3-Stunden-Kurztest:
Bestimmung von ACTH, Kortisol und 11-Desoxykortisol basal und nach 3 Stunden (alternativ basal und nach 2 und 4 Stunden), direkt nach basaler Blutabnahme Gabe von 15–40 mg Metyrapone/kg KG per os mit kleinem Frühstück zwischen 6 und 8 Uhr.
Auswertung:
Ein Anstieg des 11-Desoxykortisol auf > 70 ng/ml (= 200 nmol/l) und Abfall des Kortisols (< 80 ng/ml = < 220 nmol/l) ist normal. Ein Anstieg von ACTH auf > 44 pmol/l (200 ng/ml) spricht für intakte Regelkreisfunktion.
Beim Cushing-Syndrom sind der Anstieg von 11-Desoxykortisol nicht gesteigert und der Kortisol-Abfall unzureichend. Bei sekundärer und tertiärer Nebennierenrindeninsuffizienz ist der Anstieg von 11-Desoxykortisol gemindert. Bei androgenproduzierenden Tumoren der Nebenniere findet sich meist keine Reaktion im Metyrapontest.

Nachsorge

Eventuell prophylaktische Gabe von 50 mg Prednisolon.

Mifepriston

Englischer Begriff

Mifepriston.

Substanzklasse

Gynäkologikum. Gestagenantagonist.

Gebräuchliche Handelsnamen

Mifegyne (Mifepriston/Misoprostol).

Indikationen

Medikamentöse Beendigung einer intakten intrauterinen Schwangerschaft bis zu 49 Tage gerechnet ab dem 1. Tag der letzten Regel.

M

Erweichung und Dilatation der Cervix uteri vor einem chirurgischen Abbruch während des ersten Trimenons.

Vorbereitung der Wirkung von Prostaglandinanaloga bei medizinisch begründetem Abbruch jenseits des ersten Trimenons.

Einleitung der Wehentätigkeit zur Ausstoßung eines intrauterin abgestorbenen Fetus, wenn Prostaglandine oder Oxytocin nicht angewendet werden können.

Wirkung

Mifepriston ist der Wirkstoff der so genannten Abtreibungspille RU-486. Mifepriston ist ein Norethisteron-Derivat. Seine 11β-Dimethylaminophenyl-Seitenkette ist für die hormon-antagonistische Wirkung essenziell. Mifepriston bindet mit hoher Affinität an Progesteron- und Glukokortikoid-Rezeptoren und schwach an Androgen-Rezeptoren. Progesteron sorgt für die normale Einbettung und Lebensfähigkeit des Embryos in der Gebärmutter, senkt die Kontraktilität der Uterusmuskulatur und festigt den Gebärmutterhals. Mifepriston verdrängt das Hormon vom Rezeptor und hebt dessen biologische Wirkungen auf. Der Embryo stirbt ab. Der Gebärmutterhals wird dehnbarer und weicher; der Uterus spricht stärker auf Prostaglandine an.

Dosierung

1 × 600 mg (bei Schwangerschaftsabbruch Kombination mit 400 µg Misoprostol, das 36–48 Stunden später eingenommen wird).

Darreichungsformen

Tablette à 200 mg.

Kontraindikationen

1. Schwangerschaft älter als 49 Tage
2. Liegendes intrauterine device
3. Diagnostizierte extrauterine Schwangerschaft
4. Bekannte Risiken für die Einnahme von Gestagenen und Prostaglandinen
5. Nebenniereninsuffizienz
6. Schweres unzureichend behandeltes Asthma
7. Bekannte Unverträglichkeit gegen eines der Präparate.

Besondere Vorsicht (Mifepriston und Misoprostol):

- Alter > 35 Jahre und regelmäßiger Zigarettenkonsum > 10 Zigaretten/Tag
- Chronische Krankheiten (Diabetes mellitus mit Insulin behandelt, schwere Nieren- oder Lebererkrankung, Asthma unter Therapie)
- Unterernährung
- Störung der Blutgerinnung.

Nebenwirkungen

Häufigste Nebenwirkungen sind starke Blutungen, Uterus- oder Magen-Darm-Krämpfe, Übelkeit und Erbrechen. Selten Endometritis.

Wechselwirkungen

Bei Beachtung der Kontraindikationen aufgrund der einmaligen Einnahme nicht beschrieben.

Pharmakodynamik

Mifepriston ist ein Norethisteron-Derivat mit hohem Antiprogesteroneffekt (fünffach höhere Affinität zum Progesteronrezeptor als Progesteron) und Antiglukokortikoideffekt (dreifach höhere Affinität zum Glukokortikoidrezeptor als Dexamethason).

Mifepriston wird nach oraler Gabe vollständig im Gastrointestinaltrakt absorbiert. Nach einer Einzeldosis von 600 mg wird eine maximale Plasmakonzentration von etwa 2 mg pro Liter nach 1,35 Stunden erreicht. Es wird zu 98 % an das Plasmaprotein gebunden, zu einem geringeren Prozentsatz an Erythrozyten und hepatisch metabolisiert. 10 % werden im Urin und 90 % mit den Fäces ausgeschieden. Die Elimination dauert 6–7 Tage, die Halbwertszeit beträgt etwa 18 Stunden.

Untersuchungen über die Teratogenität sind grundsätzlich schwierig bei einem Präparat, das in einem hohen Prozentsatz einen Abort induziert. Diesbezügliche Aussagen basieren deshalb auf der sehr geringen Anzahl an persistierenden und in der Folge ausgetragenen Schwangerschaften. Dabei ergab sich bisher kein Anhaltspunkt für eine Teratogenität in der o.g. angewendeten Kombination. Einige wenige Missbildungen wurden in der Kombination mit Gemeprost beobachtet.

Miglitol

Substanzklasse

α-Glukosidase-Inhibitor. (Zu dieser Substanzklasse gehören neben Miglitol auch Acarbose und Voglibose.)

Gebräuchliche Handelsnamen

Diastabol für Miglitol.

Indikationen

Orales Antidiabetikum, dient zur Abflachung postprandialer Blutzuckerspitzen.

Wirkung

Durch α-Glukosidasehemmer wird der Abbau von Dissacchariden und komplexen Kohlenhydraten in den oberen Darmabschnitten kompetitiv reversibel gehemmt und dadurch insgesamt verlangsamt.

Dosierung

Einschleichend beginnend mit 50 mg; langsame Steigerung bis maximal 300 mg täglich.

Darreichungsformen

Miglitol ist zu Tabletten von 50 und 100 mg im Handel.

Kontraindikationen

Entzündliche Darmerkrankungen, Resorptionstörungen, fortgeschrittene Niereninsuffizienz mit Creatinin-Clearance < 25 ml/min.

Nebenwirkungen

Meteorismus und Flatulenz.

Wechselwirkungen

Abschwächung der Wirkung bei gleichzeitiger Gabe von Enzympräparaten zur Förderung der Verdauung.

Mikroalbuminurie

Englischer Begriff

Microalbuminuria.

Definition

Ausscheidung von Albumin im Harn, welche 20–200 mg/Tag beträgt. Die Mikroalbuminurie ist ein Zeichen der diabetischen Nephropathie und ein prädiktiver Marker für das kardiovaskuläre Risiko für Diabetiker und Nichtdiabetiker. Eine Regression der Mikroalbuminurie kann durch die Senkung eines hoch oder hoch-normalen Blutdruckes erreicht werden. Durch körperliche Überbeanspruchung, Harnwegsinfektion, Fieber und Rauchen kann die Mikroalbuminurie falsch-positiv erhöht sein.

Mikroangiopathie

Englischer Begriff

Microangiopathy.

Definition

Stenosierender Prozess, der sich an den mikrovaskulären Gefäßen (Präkapillaren und Kapillaren) abspielt. Häufigste Ursache Diabetes mellitus. Betroffen sind alle Gefäßgebiete. Die Schäden machen sich jedoch klinisch besonders an den Augen, den Nieren und teilweise auch den Nerven bemerkbar.

Symptome

Diabetische Retinopathie, diabetische Nephropathie, diabetische Neuropathie (Teilkomponente).

Diagnostik

Diabetische Retinopathie durch Augenhintergrunduntersuchungen.
Diabetische Nephropathie durch Urinuntersuchung auf Eiweißausscheidung (Mikro-, Makro-Albuminurie).
Diabetische Neuropathie durch neurologische Untersuchungen.

Differenzialdiagnose

Entzündliche Gefäßerkrankungen (Panarteriits, Endangiitis obliterans, Thrombangiitis obliterans).

Therapie

Kausal

Optimale Einstellung des Diabetes mellitus.

Mikropille

Englischer Begriff

Micropill.

Definition

Einphasiger Ovulationshemmer.

Grundlagen

Die Mikropille ist eine hormonelle Verhütungsmethode für die Frau. Im Gegensatz zur Minipille (andere Zusammensetzung) verhindert sie auch den Eisprung. Populäre Bezeichnung für einen einphasigen Ovulationshemmer, der 50 µg (meist 20–30 µg) Ethinylöstradiol enthält.

Mikroprolaktinom

Englischer Begriff

Microprolactinoma.

Definition

Prolaktinproduzierendes (chromophobes oder eosinophiles) Adenom des Hypophysenvorderlappens, welches < 10 mm im Durchmesser ist (Ggs. Makroprolaktinom ≥ 1 cm). Häufigster Tumor der Hypophyse.

Symptome

Bei der Frau: Amenorrhoe, Oligomenorrhoe, Galaktorrhoe, Corpus-luteum-Insuffizienz, Anovulation, Hirsutismus.
Beim Mann: Libido- und Potenzverlust, Hypogonadismus, Galaktorrhoe.

Diagnostik

Prolaktinbestimmung an zwei verschiedenen Tagen in Ruhe, keinesfalls nach Palpation der Brustdrüsen und Untersuchungen im Genitalbereich. Bei Mikroprolaktinom meist < 200 ng/ml, MRT der Sella-Region, Überprüfung der HVL-Funktion.

Differenzialdiagnose

Makroprolaktinom, physiologische Hyperprolaktinämie (postprandial, postkoital, Hypoglykämie, physischer oder psychischer Stress, mechan. Stimulation der Brustwarze), Medikamente (v.a. Dopamin-Antagonisten wie Metoclopramid, Haloperidol aber auch Östrogene oder Alphamethyldopa), Begleit- oder Entzügelungshyperprolaktinämie durch Unterbrechung der Verbindung zwischen Hypothalamus und Hypophyse, z.B. durch suprasellare Tumoren (z.B. Kraniopharyngeom, Sarkoidose), schwere Hypothyreose, chronische Niereninsuffizienz.

Therapie

Dauertherapie

Mikroprolaktinome zeigen im Gegensatz zu Makroprolaktinomen nur äußerst selten ein Größenwachstum. Daher besteht bei fehlender Galaktorrhoe oder fehlendem Kinderwunsch keine zwingende Indikation zu einer medikamentösen Senkung der Hyperprolaktinämie. Auf eine ausreichende Substitution mit Sexualsteroiden sollte aber insbesondere bei Hypogonadismus oder Amenorrhoe geachtet werden. Bei störender Galaktorrhoe oder Kinderwunsch Senkung der erhöhten Prolaktinspiegel durch Dopaminagonisten. Diese führen neben der Hemmung der Prolaktin-Sekretion auch zu einem Schrumpfen des Tumors. Verwendung finden Bromocriptin 1,25–30 mg 1–3 mal/Tag, Quinagolid 0,075–0,75 mg 1 × täglich oder Cabergolin 0,25–2,0 mg 1–2 × Woche.

Bewertung

Wirksamkeit

Ansprechrate der dopaminagonistischen Therapie > 80 %. Präparate der ersten Generation wie Bromocriptin und Lisurid werden zunehmend von Substanzen wie Cabergolin und Quinagolid abgelöst, da diese eine bessere Verträglichkeit bei längerer Wirksamkeit aufweisen (bessere Compliance). Nebenwirkungen sind Übelkeit, Erbrechen, Orthostatische Dysregulation), seltener Vasospasmen, verstopfte Nase. Zur Verminderung der Nebenwirkungen ist eine einschleichende Dosierung und die abendliche Gabe der Medikation sinnvoll.

Nachsorge

Prolaktinspiegel alle 3 Monate, MRT Kontrolle eventuell einmalig nach 1–2 Jahren und bei Prolaktinanstieg oder Größenwachstum, Auslassversuch der Dopaminagonistentherapie nach 2–3 Jahren.

Prognose

Sehr gut.

Mikrosomale Antikörper

▸ Thyreoperoxidase-Antikörper
▸ thyreoidale mikrosomale Antikörper

Mikrosomie

Synonyme

Kleinwuchs; Minderwuchs; Zwergwuchs (siehe ▸ Minderwuchs).

Englischer Begriff

Growth retardation; short stature.

Definition

Körperhöhe unterhalb der altersentsprechenden 3. Perzentile. Beim Erwachsenen in Europa z.B. < 168 cm beim Mann und < 156 cm bei der Frau.

Symptome

Vermindertes Körperwachstum mit Erreichen einer pathologisch verminderten Endgröße. Kleinwuchs kann, je nach Ursache proportioniert oder dysproportioniert vorliegen.

Diagnostik

Anamnese (Größe der Eltern, Wachstumsverlauf, Eintritt der Pubertät, internistische und orthopädische Begleiterkrankungen, Toxine, Medikamente, Psychosozialanamnese), körperliche Untersuchung (Ernährungszustand, Körper- und Gesichtsproportionen, Pubertätsstatus, Zahnstatus), internistische und orthopädische Untersuchung, Hormonlabor (v.a. IGF-1, hGH, TSH, T_3, T_4, LH, FSH, Testosteron, 17-β-Östradiol, Funktionstests), allgemein internistisches Labor, Röntgen der Hand (Knochenalter).

Differenzialdiagnose

1. Familiärer Minderwuchs.
2. Konstitutioneller Minderwuchs (konstitutionelle Verzögerung von Wachstum und Pubertät).
3. Idiopathischer Minderwuchs.
4. Durch Umweltfaktoren bedingter Minderwuchs.

- Mangelernährung, Eiweißmangel (Kwashiorkor)
- Psychosozialer Kleinwuchs.

5. Endokriner Kleinwuchs (siehe ▶ Minderwuchs, endokriner)

- GH-Mangel oder GH-Resistenz (siehe ▶ Minderwuchs, hypophysärer)
- Hypothyreose
- Pubertas präcox
- adrenogenitales Syndrom
- Cushing-Syndrom
- Leydig-Zelltumor
- Diabetes Mellitus.

6. Minderwuchs infolge nichtendokrin bedingter Stoffwechselstörungen (siehe ▶ Minderwuchs, nicht endokrin bedingter Stoffwechselstörungen)

- Renaler Kleinwuchs (chronische Glomerulonephritis, Niereninsuffizienz, Phosphatdiabetes, kongenitale Fehlbildungen mit chronischen Infektionen)
- Intestinaler Kleinwuchs (Mukoviszidose, Zöliakie, andere Formen der Malabsorption)
- Hepatischer Kleinwuchs (Leberzirrhose, chronische Hepatitis)
- Rachitis (Vitamin-D-Mangel, Vitamin-D-resistente Rachitis)
- Hypoxämischer Kleinwuchs (Herzfehler, Bronchiektasen, chronische Anämie)
- Speicherkrankheiten (M. Gaucher, M. Niemann-Pick, Glykogenosen, Mukopolysacharidosen, Zystinose, Mukolipoidosen)
- Krebserkrankungen und ihre Therapie (Chemotherapie, Radiatio)
- Medikamente (Glukokortikoide).

7. Minderwuchs bei Skeletterkrankungen (z.B. Achondroplasie, Osteogenesis imperfecta, Osteopetrosis).
8. Intrauteriner (primordialer) Minderwuchs.

9. Minderwuchs bei Chromosomenaberration (z.B. Ullrich-Turner-S., Down-S.) und anderen zum Teil genetisch bedingten Syndromen (z.B. Prader-Labhart-Willi-Syndrom, Noonan S. Silver-Russel S, Laurence-Moon-Bardet Biedl S.).

Allgemeine Maßnahmen

Lebensmodifikation

Abhängig von Grunderkrankung (siehe dort).

Diät

Abhängig von Grunderkrankung (siehe dort).

Therapie

Abhängig von Grunderkrankung (siehe dort).

Bewertung

Wirksamkeit

Abhängig von Grunderkrankung (siehe dort).

Verträglichkeit

Abhängig von Grunderkrankung (siehe dort).

Pharmakoökonomie

Abhängig von Grunderkrankung (siehe dort).

Nachsorge

Abhängig von Grunderkrankung (siehe dort).

Prognose

Abhängig von Grunderkrankung (siehe dort).

Weiterführende Links

▶ Minderwuchs

Milchdrüse

Synonyme

Brustdrüse; Mamma; Glandula lactifera.

Englischer Begriff

Breast.

Definition

Sekundäres Geschlechtsmerkmal der Frau, welches der Produktion und Sekretion von Muttermilch dient (siehe ▶ Laktation).

Grundlagen

Die weibliche Brustdrüse besteht aus 12–20 Drüsenlappen, welche wiederum aus Drüsenläppchen (lobuli) bestehen. Zwischen den Drüsenlappen verlaufen Bindegewebszüge, zusätzlich enthält die weiblichen Brustdrüse einen individuell verschieden großen Anteil an Fettgewebe. Das Brustdrüsenwachstum (Thelarche) beginnt unter dem Einfluss von Östrogenen und Gestagenen etwa ab dem 10.–11. Lebensjahr. Die reife Mamma unterliegt zyklischen, vor allem prämenstruellen (bis 27. Zyklustag) Veränderungen mit Sprossung der Milchgänge und teilweise schmerzhaften Schwellungen und Knotenbildungen (Mastodynie). Die Milchproduktion erfolgt durch apokrine Sekretion.

Minderwuchs

Synonyme

Mikrosomie; Kleinwuchs; Nanismus; Nanosomie.

Englischer Begriff

Microsomia.

Definition

Wachstumskurve oder Endgröße < 3. Perzentile. Keine Erkrankung sondern Symptom einer pränatalen Schädigung (Nikotin, Heroin, Röteln, Toxoplasmose, Zytomegalie) oder einer genetischen Erkrankung z.B. Ullrich-Turner-Syndrom oder familiär bedingt. Abzugrenzen von der allgemeinen Gedeihstörung, die durch schwere Erkrankungen mit Mangelsyndrom entsteht z.B. M. Still oder Zöliakie, aber seltener zu Kleinwuchs führt.

Symptome

Körpergröße < 3. Perzentile, Wachstumsgeschwindigkeit < 4 cm/Jahr in wiederholten Messungen.

Diagnostik

Anamnese: Größe der Eltern, Geschwister, Großeltern und weiterer Angehöriger, Menarche der Mutter, Pubertätsalter des Vaters. Alkoholkonsum u.a. toxischer Substanzen sowie Erkrankungen während der Schwangerschaft. Geburtsanamnese (Länge, Gewicht, Schwangerschaftswoche,

Minderwuchs, Tabelle 1 Gegebenenfalls Stigmata für Syndrome mit primärem Minderwuchs.

Russel-Silver-Syndrom	Dysproportionierter Kleinwuchs von Geburt an, dreiecksförmiges Gesicht, Asymmetrie der Extremitäten, mentale Retardierung, Klinodaktylie des Kleinfingers
Noonan-Syndrom	Fußrückenödeme, mentale Retardierung (50 %), nichtimmunogener Hydrops bei Geburt, Cubitus valgus, Wirbelsäulenanomalie, Pulmonalstenose und andere Rechtsherzfehler, tiefer Haaransatz, breiter Mamillenabstand, Pterygium colli, Störung der Blutbildung Lese- und Rechtschreibschwäche
Prader-Willi-Syndrom	Muskuläre Hypotonie bei der Geburt, mentale Retardierung, Mikromelie, schwere Adipositas mit unstillbarer Esssucht, Hypogonadismus, Kleinwuchs

Minderwuchs, Tabelle 2 Regelmäßig durchzuführende Laboranalytik.

Laborparameter	Mögliche Erkrankungen
Hb, HK	Hämoglobinopathie, Anämie
Leukozyten Differenzialblutbild, CRP, BKS	Chronisch entzündliche Erkrankungen
S-Elektrolyte, Kreatinin, Harnstoff, Urinanalyse	renale Erkrankungen, Störung von Wasser- und Elektrolythaushalt
Ca, PO4, APH	Kalzium-Phosphat-Knochenstoffwechselstörung
Diff-Blutbild, Immunglobuline	Immundefekte
Blutzucker, HbA1C	Diabetes mellitus
Transaminasen, Gamma-GT	Chron. Lebererkrankungen
Gliadin-AK, Feritin, Eisen, Endomysium-AK	Zöliakie
Chromosomenanalyse	Prader-Willi-Syndrom, Ullrich-Turner-Syndrom
Molekularbiologische Untersuchungen	Pit-1, Prop-1-Mutation, Prader-Willi-Syndrom, 15q-Deletion, Socs-Gen-Mutation

Minderwuchs, Tabelle 3 Wachstumshormon-Stimulation: Arginin-Insulin-Hypoglykämie-Test, Clonidin-Test, L-Dopa-Test, GHRH-Test, Schlaf-Exercise-Test.

Pharmakologische Tests	Durchführung
Arginin-Test	0,5 g/kg L-Arginin-Monohydrochlorid (10 %) über 30 Minuten intravenös, Blutabnahmen bei −15, 0, 15, 30, 45, 60, 90, 120 Minuten
Insulin-Hypoglykämie-Test (Goldstandard)	Bei Ausgangsblutzucker von > 50 mg/dl: 0,1 E/kg intravenös, Blutabnahme zur GH, Blutzucker- und Kortisol-Bestimmung: basal, 15, 30, 45, 60, 90 Minuten nach Gabe
L-DOPA-Test	< 12,5 kg KG: 125 mg per os; 12–25 kg KG: 250 mg per o.s.; > 25 kg KG: 500mg per o.s. Blutabnahmen: basal, 30, 45, 60, 90 Minuten nach Gabe
Clonidin-Test	150 µg/m² per o.s. Blutabnahme: basal, 15, 30, 45, 60, 90 Minuten nach Gabe
GHRH-Test (nur zur Testung der Hypophysen-vorderlappenfunktion geeignet)	1 µg/kg KG Blutabnahmen: basal, 15, 30, 45, 60, 90 Minuten nach Gabe
Physiologische GH-Stimulationstests	
Schlaf	12- bzw. 24-Stunden-Profil mit Blutabnahmen alle 20 Minuten in vorbereitete Röhrchen, Gewährleistung von Tiefschlaf, gegebenenfalls EEG-Kontrolle
Exercise-Test	Treppensteigen, Fahrradergometer

Geburtslage, Sektio, Komplikationen). Vorerkrankungen, körperliche Leistungsfähigkeit, Stuhl (Frequenz und Volumen), medizinische Therapie (Chemotherapie, Schädelbestrahlung).

Untersuchung: Körperhöhe, Wachstumsgeschwindigkeit (< 4cm/Jahr in wiederholten Messungen), Gewicht (BMI) Kopfumfang, Dysmorphie-Zeichen, Zeichen chronischer Erkrankungen oder organischer Störungen, Körperproportionen, Pubertätszeichen, Hodenvolumen.

Röntgen: linke Hand Bestimmung des Knochenalters.

Labor: Gliadin-AK, IGF-1 und IGFBP3, fT$_4$, TSH, Kreatinin und Urinsatus, bei kleinwüchsigen Mädchen: Chromosomenanalyse.

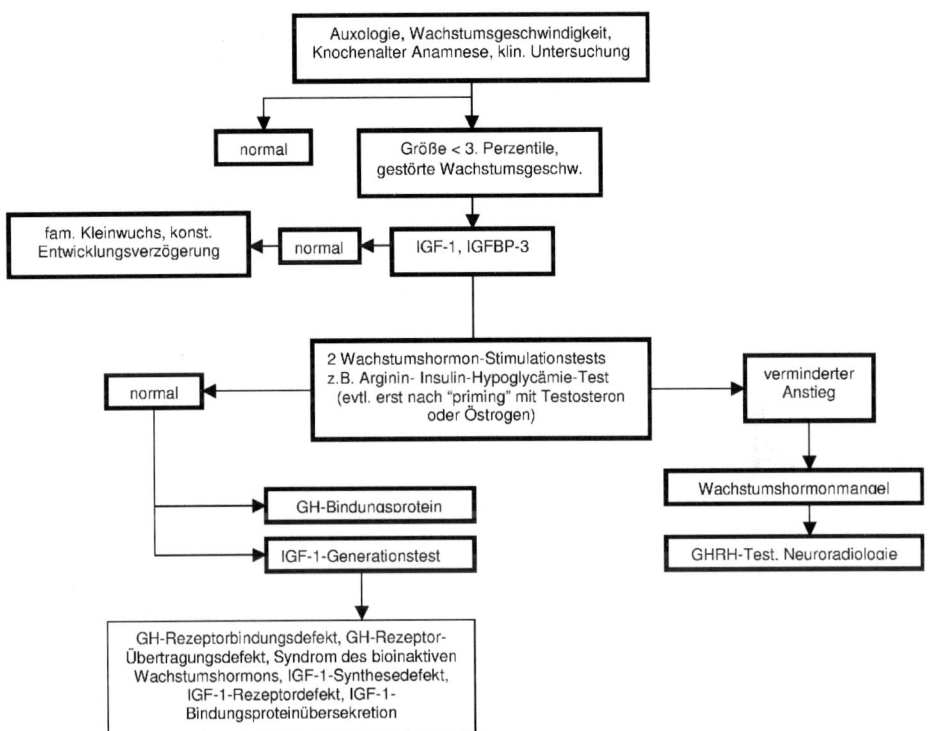

Minderwuchs, Abb. 1 Algorithmus zum diagnostischen Vorgehen bei Kleinwuchs.Nach Kiess W (1999).

Spezielle Diagnostik bei entsprechendem klinischen Verdacht:
Sonographie: Herzfehler, Nierenmissbildungen
Screening auf Stoffwechselerkrankungen: Zystinose
Bildgebung: MRT, Röntgen bei v.a. Skelettdysplasie oder hypophysäre Schädigung.

Differenzialdiagnose

Siehe Fig. 1.

Allgemeine Maßnahmen

Lebensmodifikation

Ausreichend Schlaf und Ernährung, Behandlung schwerer und/oder chronischer Allgemeinerkrankungen.

Diät

Beachten von Nahrungsmittelunverträglichkeiten, spezielle Diäten bei entsprechenden Stoffwechselstörungen, ausreichend hochkalorische Ernährung mit vitaminreicher Mischkost.

Therapie

Kausal

Wachstumshormontherapie [0,5 E/kg KG/ Tag oder 14 I.E./m² Körperoberfläche/ Woche bei nachgewiesenem Wachstumshormonmangel, Ullrich-Turner-Syndrom, familiärem Kleinwuchs. In seltenen Fällen z.B. bei Achondrodysplasie operative Extremitätenverlängerung.

Akuttherapie

Keine.

Dauertherapie

Bis zum Ende der Pubertät, dann erneuter Test auf Wachstumshormonmangel, gegebenenfalls Fortführen der Wachstumshormonsubstitution ins Erwachsenenalter zum Erhalt der Körperzusammensetzung (Fett-Muskelverhältnis, Stoffwechseloptimierung und Normalisierung des psychischen Wohlbefindens).

Operativ/strahlentherapeutisch

In seltenen Fällen Indikation zur operativen Gliedmaßenverlängerung. Ursächlich operative Therapie bei Tumorleiden und Hypophysenadenomen.

Bewertung

Wirksamkeit

Bei idiopathischem Wachstumshormonmangel und Hypophysenvorderlappeninsuffizienz gutes Ansprechen der Wachstumshormonsubstitutionstherapie, bei Ullrich-Turner-Syndrom etwas schlechteres Ansprechen der Wachstumshormontherapie.

Verträglichkeit

Gute Verträglichkeit der gentechnisch erzeugten Wachstumshormone, Ödemneigung und Gelenkbeschwerden lediglich bei zu rascher Aufdosierung oder Überdosierung. Bei Überempfindlichkeit gegen Lösungsmittel und Stabilisatoren z.B. Kresol: Juckreiz.

Pharmakoökonomie

Teure Therapie, da gentechnisch erzeugte Peptidhormone in der Roten Liste für 2004 in Deutschland und in Epocrates 2004 für USA verzeichnete zugelassene Wachstumshormone:

- Genotropin (Pharmacia) 0,2 mg 7 Einmalspritzen
- Humatrope (Lilly) 6 mg 1 Patrone für Pen.
- Norditropin (NovoNordisk) 5 mg 1 Zylinderampulle
- Saizen (Serono) 1,33 mg 10 Durchstechflaschen
- Zomacton (Ferring) 4 mg 5 Injektionsflaschen + 5 Ampullen Lösungsmittel, 5 Adap. etc.

- Nutropin (Genentech) nur in den USA
- Serostim (Serono) nur USA 6 mg 7 Ampullen.

Nachsorge

Während der Aufdosierung engmaschige Kontrollen, danach alle 6–12 Monate Therapiekontrollen, Dosis nach alterstypischem IGF-1-Spiegel und klinischer Wirksamkeit wählen.

Prognose

Gute Wirksamkeit.

Weiterführende Links

▶ Mikrosomie
▶ Wachstumsstörungen

Literatur

1. Reuter P (2004) Springer Lexikon Medizin. Springer, Heidelberg Berlin New York
2. Lehnert H (2003) Rationelle Diagnostik und Therapie in Endokrinologie und Stoffwechsel. Thieme Verlag, Stuttgart
3. Kiess W (1999) Störungen des Wachstums. In: Kruse K (Hrsg) Pädiatrische Endokrinologie. Thieme Verlag, Stuttgart
4. Rote Liste (2004) ECV Editor Cantor Verlag mobile solution supports
5. (2004) Epocrates Rx Pro Version 6.0 databases Apr 25

Minderwuchs, endokriner

Synonyme

Endokriner Kleinwuchs.

Englischer Begriff

Growth retardation due to endocrine or metabolic disease.

Definition

▶ Minderwuchs, der durch endokrinologische oder metabolische Erkrankungen verursacht wird. Die wichtigste Form ist der hypothalamisch-hypophysäre Minderwuchs der durch einen Wachstumshormonmangel bedingt ist (siehe ▶ Minderwuchs, hypophysärer).

Symptome

Siehe ▶ Minderwuchs, ▶ Mikrosomie. Zusätzlich zu dem Minderwuchs finden sich die Zeichen der jeweiligen endokrinologischen oder metabolischen Grunderkrankung.

Diagnostik

Anamneseerhebung, körperliche Untersuchung und Laboruntersuchung (siehe ▶ Mikrosomie, ▶ Minderwuchs). Bei entsprechendem klinischem Verdacht spezielle Diagnostik je nach Grundkrankheit (siehe dort).

Differenzialdiagnose

GH-Mangel oder GH-Resistenz (siehe ▶ Minderwuchs, hypophysärer).
Hypothyreose.
Pubertas präcox.
Adrenogenitales Syndrom.
Cushing-Syndrom.
Leydig-Zelltumor.
Diabetes mellitus.

Therapie

Kausal

Je nach Ursache z.B. Wachstumshormonsubstitution bei GH-Mangel, Schilddrüsenhormonsubstitution bei ▶ Hypothyreose.

Wirksamkeit

Eine Behandlung der zugrunde liegenden endokrinologischen Erkrankung kann nur vor dem Schluss der Epiphysenfugen (Knochenalter) zu einer signifikanten Zunahme der Körpergröße führen.

Minderwuchs, familiärer

▶ Minderwuchs

Minderwuchs, hypophysärer

Synonyme

Hypophysärer Kleinwuchs; Wachstumshormonmangel.

Englischer Begriff

Pituitary dwarfism.

Definition

Kleinwuchs, der auf einen hypophysären Wachstumshormonmangel zurückgeht. Zu unterscheiden ist der komplette Mangel von den sich milder manifestierenden partiellen Mangelzuständen.

Symptome

Verlangsamtes Längenwachstum zum Ende des ersten Lebensjahres, unterschreiten der untersten Längennormalperzentile meist im zweiten Lebensjahr, typische puppige Fazies, Vorwölbung des Abdomens, bei komplettem Wachstumshormonmangel Zeichen der Hypoglykämie vor allem im Neugeborenen und Säuglingsalter.

Diagnostik

Bestimmung der Wachstumsgeschwindigkeit, Ermittlung des Knochenalters (obligat verzögert), Messung der Wachstumshormon abhängigen Serumparameter IGF1 und IGF-BP3, Messung des Wachstumshormons in Stimulationstesten (z.B. Arginin-Test, Insulin-Hypoglykämie-Test und GHRH-Stimulationstest) bzw. Messung der nächtlichen Wachstumshormon-Spontansekretion.

Differenzialdiagnose

Abzugrenzen sind alle anderen Formen des nicht-Wachstumshormon-abhängigen Kleinwuchses, die ebenfalls mit einer sekundär einsetzenden Verzögerung des Längenwachstums im zweiten Lebensjahr einhergehen, insbesondere Dystrophien, Niereninsuffizienz u.a.

M

Therapie

Kausal

Subkutane Gabe von rekombinantem Wachstumshormon.

Bewertung

Wirksamkeit

Sehr gut, Erreichen der zu erwartenden Elternzielgröße ist möglich wenn die Behandlung in den ersten Lebensjahren begonnen wird.

Verträglichkeit

Gut verträglich, initial kann ein Pseudotumor cerebri auftreten, sehr selten im Aufholwachstum eine Epiphysolysis capitis femoris.

Nachsorge

Kontinuierliche Betreuung bei pädiatrischem Endokrinologen während der Substitutionsbehandlung.

Prognose

Normale Endgröße bei frühzeitiger Diagnose.

Minderwuchs, nicht endokrin bedingter Stoffwechselstörungen

Synonyme

Nicht endokriner Kleinwuchs.

Englischer Begriff

Non endocrine dwarfism.

Definition

Kleinwuchs, der auf Stoffwechselerkrankungen zurückgeht, insbesondere bei Vitamin-D-Mangelrachitis und Phosphatdiabetes.

Symptome

Verlangsamtes Längenwachstum zu unterschiedlichen Zeitpunkten mit Unterschreiten der untersten Längenperzentile, typische Symptome der zugrunde liegenden Erkrankung z.B. ossäre Auftreibungen bei Vitaminmangelrachitis.

Diagnostik

Nachweis der typischen Serumparameter der Vitamin-Mangelrachitis (erhöhte alkalische Phosphatase, erhöhtes Parathormon, erniedrigte Vitamin-D-Metabolite) oder des Phasphatdiabetes (erhöhte Phosphatausscheidung).

Differenzialdiagnose

Abzugrenzen sind alle anderen Formen des Kleinwuchses.

Allgemeine Maßnahmen

Diät

Entsprechend der Grunderkrankung Vitamin D und Kalzium-Substitution.

Therapie

Kausal

Nur möglich bei Vitamin-D-Mangel (s.o.). Bei Phosphatdiabetes keine kausale Therapie möglich, Gabe von aktivem Vitamin-D-Metabolit (Rocaltrol) zusammen mit Kalzium und Phosphat.

Bewertung

Wirksamkeit

Bei Vitamin-D-Mangel gut, bei Phosphatdiabetes deutliche Verbesserung des Längenwachstums möglich.

Verträglichkeit

Bei hohen Kalzium und Phosphatdosen gastrointestinale Nebenwirkungen, bei Dauermedikation von Rocaltrol Nephrokalzinose.

Nachsorge

Bei Phosphatdiabetes kontinuierliche Betreuung bei pädiatrischem Endokrinologen oder Nephrologen.

Prognose

Normale Endgröße bei Vitaminmangelrachitis. Bei Phosphatdiabetes meist keine normale Endgröße.

Mineralisierungsstörung

▶ Ossifikationsstörung, allgemeine

Mineralkortikoidexzess

▶ Apparent Mineralocorticoid Excess

Mineralocorticoide

▶ Mineralokortikoide

Mineralokortikoide

Synonyme

Mineralocorticoide.

Englischer Begriff

Mineralocorticoids.

Definition

In der Nebennierenrinde synthetisierte Gruppe von Steroidhormone (C21-Steroide) die im Rahmen des Renin-Angiotensin-Aldosteron-Systems eine zentrale Rolle bei der Regulation des Salz-Wasser Haushaltes spielen.

Grundlagen

Mineralokortikoide werden in der Zona glomerulosa der Nebennierenrinde synthetisiert (siehe ▶ Kortikoide Abb. 1). Die natürlichen Hauptvertreter sind ▶ Aldosteron und Desoxykortikosteron. Ihre Hauptwirkung liegt in der Regulation des Salz-Wasser Haushaltes (siehe ▶ Kortikoide, natürliche, Tab. 1). Dabei wird im Tubulussystem der Niere die Natrium- (und Wasser-) Rückresorption gesteigert und die Kalium-Ausscheidung erhöht. Die Sekretion der Mineralokortikoide wird durch das ▶ Renin-Angiotensin-Aldosteron-System sowie in geringerem Maße durch ACTH reguliert.

Mineralokortikoidexzess, durch Glukokortikoide supprimierbar

▶ Hyperaldosteronismus, durch Glukokortikoide supprimierbar

Mineralokortikoidexzess, scheinbarer

Englischer Begriff

Apparent mineralocorticoid excess.

Definition

Krankheitseinheit, charakterisiert durch Mineralokortikoidexzeß ohne Mineralokortikoide mit arterieller Hypertonie, Hypokaliämie und metabolischer Alkalose bei supprimiertem Renin und niedrigem Angiotensin II mit niedrigen oder fehlenden Mineralokortikoiden, wie Aldosteron, Kortikosteron, 11-Desoxykortikosteron, 18-Hydroxykortisol. Die pathologische Mineralokortikoidwirkung kommt dadurch zustande, daß die mit dem Mineralokortikoidrezeptor (MR) koexprimierte 11β-Hydroxysteroid-Dehydrogenase   II

(11β-HSDII) durch Defektmutation inaktiv oder ineffektiv ist, so daß das auch mineralokortikoidwirksame Kortisol (11-Hydroxysteroid) nicht zum inaktiven Kortison (11-Oxosteroid) dehydriert werden kann, d.h. bei defekter 11β-HSDII stimuliert das nicht durch Angiotensin II regulierte Kortisol den MR in der Niere.

Symptome

Arterielle Hypertonie schon in Kindheit; Myopathie, Herzrhythmusstörungen, Obstipation.

Diagnostik

Arterielle Hypertonie, Hypokaliämie, metabolische Alkalose. Reninaktivität, Angiotensin II und Aldosteron erniedrigt. Kortisol und DHEA-Sulfat normal, auch 17-Hydroxyprogesteron und 11-Desoxykortisol normal. Im 24-Std-Sammelurin Kortisol/Kortison-Quotient > 5, häufig um 10 (Norm um 1,0). Genanalytischer Nachweis der Loss-of-function-Mutation.

Differenzialdiagnose

Abgrenzung von allen anderen Formen des Mineralokortikoidexzesses, auch vom ▶ Liddle-Syndrom.

Therapie

Dauersuppression des endogenen Kortisols mit Dexamethason, das nur geringe Affinität zum MR hat, spät abends 0,1–0,25 mg täglich, mit den Nebenwirkungen eines leichtgradigen Hyperkortisolismus; auch wird DHEA supprimiert. Mit Dexamethason kombiniert oder allein Spironolacton, 100–500 mg/Tag, mit Antiandrogen- und Gestageneffekten; weitere Einzelheiten, siehe ▶ Hyperaldosteronismus, durch Glukokortikoide supprimierbar. Da sich diese Pharmakotherapie nicht immer befriedigend gestalten läßt, auch um die Spätfolgen der Hypertonie und Hypokaliämie zu minimieren, wurde Nephrektomie beidseits

mit Transplantation einer Niere mit funktionstüchtiger 11β-HSDII in Einzelfällen durchgeführt. Eine Gentherapie ist derzeit noch nicht möglich.

Mineralstoffe

Synonyme

Elektrolyte.

Englischer Begriff

Minerals; electrolytes.

Definition

Anorganische Substanzen, welche physikalisch und chemisch einheitlicher Bestandteil der Erdkruste sind.

Grundlagen

Mineralstoffe, vorwiegend Salze, werden über die Nahrung aufgenommen und spielen im Körper eine osmoregulatorische Rolle (vornehmlich Natrium, Kalium, Chlorid, Magnesium). Weitere wichtige Mineralstoffe mit Funktionen im Stoffwechsel sind Kalzium und Phosphat (Knochenstoffwechsel), Iod (Schilddrüsen-Stoffwechsel) und Eisen (Haematopoese).

Minipille

Synonyme

Anti-Baby-Pille; hormonelle Verhütungsmittel.

Englischer Begriff

Hormonal contraceptives.

Definition

Präparate der weiblichen Empfängnisverhütung bei welchen die Wirkung durch die regelmäßige Einnahme von Gestagenen erreicht wird.

Grundlagen

Bei der Minipille erfolgt die durchgehende Einnahme einer kleinen Gestagendosis.

Weiterführende Links

▶ Kontrazeptiva, hormonelle

Minirin

▶ Desmopressin

Minurin

▶ Desmopressin

Minutenvolumenhochdruck

Englischer Begriff

Hyperdynamic hypertension.

Definition

Vorwiegend systolische Blutdruckerhöhung durch Steigerung des Herzminutenvolumens.

Grundlagen

Ursache für bestimmte Formen der Hypertonie, insbesondere bei Hyperthyreose und im frühen Stadium der essentiellen Hypertonie. Das Herzminutenvolumen wird durch die Fick-Formel bestimmt: Herzminutenvolumen = innerhalb einer Minute vom Organismus verbrauchte O2-Menge × 100 geteilt durch arterio-venöse Sauerstoffdifferenz. Normalbereich (in Ruhe):

- Frauen: 4,5 l/min
- Männer: 5,5 l/min.

Mitogen-aktivierte Protein-Kinase-Kaskade

▶ MAP-Kinase-Kaskade

Mitotan

Englischer Begriff

Mitotane.

Substanzklasse

O,p'-DDD (= Dichlorphenyldichlorethan).

Gebräuchliche Handelsnamen

Lysodren (500 mg Tabletten).

Indikationen

Chemotherapeutikum beim (hormonaktiven) Nebennierenrindenkarzinom, Adrenokorticolytikum und Steroidbiosyntheseinhibitor beim (malignen) Cushing-Syndrom.

M

Wirkung

Mitotane, ein Abkömmling des DDT, wirkt selektiv zytotoxisch auf adrenokortikale Zellen und hemmt die adrenokortikale Steroidbiosynthese. Der genaue Wirkmechanismus ist nicht bekannt, Angriffspunkt sind höchstwahrscheinlich die Mitochondrien. Mitotane wird zur Behandlung des Nebennierenrindenkarzinoms eingesetzt und ist bei hochdifferenzierten langsam wachsenden hormonaktiven Tumoren wirksamer als bei hormoninaktiven oder rasch wachsenden Tumoren. Die publizierten Ansprechraten sind sehr unterschiedlich und liegen bei ca. 20 %.

Dosierung

Bei der Behandlung des Nebennierenrindenkarzinoms wird Mitotane schrittweise von 1–3 g/Tag in 3 Dosen bis zur maximal verträglichen Dosis gesteigert. Dabei wird aufgrund starker subjektiver Nebenwirkungen die Maximaldosis von 8–12 g/Tag fast nie erreicht. Die Wirksamkeit hängt vom Erreichen effektiver Serumspiegel ab (therapeutischer Zielbereich 14–20 μg/ml), welche in Speziallaboratorien bestimmt werden können.

Darreichungsformen

500 mg Tabletten.

Kontraindikationen

Schwangerschaft, Stillen, Überempfindlichkeit gegen Wirkstoff und bei Schwangerschaft.

Nebenwirkungen

Treten sehr häufig auf und betreffen vornehmlich den Gastrointestinaltrakt (Übelkeit, Erbrechen und Diarrhoe, Transaminasenanstieg, Anorexie) sowie das ZNS (Somnolenz, Lethargie, Ataxie) zusätzlich besteht die Gefahr von Addison-Krisen unter der Therapie. Mitotane beschleunigt den Glukokortikoidmetabolismus, sodass auf eine ausreichend hohe Glukokortikoid- und Mineralokortikoidsubstitution geachtet werden muss. Die Therapiedurchführung und Überwachung sollte in einem endokrinologischen Zentrum mit besonderer Erfahrung durchgeführt werden.

Wechselwirkungen

Mitotan interagiert mit dem Cytochrom P450-System der Leber und erhöht den Metabolismus von beispielweise Barbituraten und Warfarin, zusätzlich wird die Wirkung ZNS-depressiver Medikamente erhöht.

Pharmakodynamik

Mitotane wird im Fettgewebe gespeichert und besitzt eine sehr lange, mehrwöchige Halbwertszeit.

Mittelblutung

Synonyme

Ovulationsblutung.

Englischer Begriff

Midcycle bleeding.

Definition

Dysfunktionelle Schmierblutung zum Zeitpunkt der Ovulation, Ursache ist ein relativer Östrogen-Mangel.

Symptome

Schmierblutung um den 10.–15. Zyklustag, häufig begleitet von einem sog. Mittelschmerz.

Diagnostik

Klinik, Menstruationsprotokoll, Bestimmung von LH, FSH, Östrogen- und Progesteronbestimmung, zum Ausschluss organischer Ursachen gegebenenfalls Sonographie, Abstrich.

Differenzialdiagnose

Prämenstruelles Spotting, postmenstruelles Spotting, anovulatorische Blutung, glandulär-zystische Hyperplasie, Myom, Endometrium-Ca.

Allgemeine Maßnahmen

Lebensmodifikation

Insgesamt gilt eine geregelte Lebensführung als förderlich für die Regulation des Zyklus.

Therapie

Probetherapie

gegebenenfalls Östrogensubstitution am 10–15. Zyklustag, Zyklusregulation durch orale Kontrazeptiva.

Bewertung

Wirksamkeit

Ansprechen individuell sehr unterschiedlich.

Verträglichkeit

Kontraindikationen gegen Östrogengaben sollten beachtet und sorgsam abgewogen werden.

Pharmakoökonomie

Im allgemeinen erfolgt die Verordnung oraler Kontrazeptiva auf Privatrezept.

Prognose

Gut.

Weiterführende Links

▶ Ovulationsblutung
▶ Zyklusstörungen

Mittelschmerz

Synonyme

Ovulationsschmerz.

Englischer Begriff

Intermenstrual pain.

Definition

Unterleibsschmerz zum Zeitpunkt der Ovulation, Ursache ist eine Bauchfellreizung.

Allgemeine Maßnahmen

Siehe ▶ Mittelblutung.

MODY

▶ Maturity Onset Diabetes in the Young

Moebius-Zeichen

Englischer Begriff

Moebius' sign.

Definition

Konvergenzschwäche der Augen bei endokriner Orbitopathie.

Grundlagen

Bei endokriner Orbitopathie (Vorkommen meist bei M. Basedow) lässt sich häufig eine Konvergenzschwäche feststellen. Hierbei lässt man den Patienten zunächst zur Decke schauen, dann soll der Patient die eigene Nasenspitze fixieren, dabei tritt nur ein Auge in Konvergenzstellung, das andere korrigiert nur kurz oder weicht nach außen ab (positives Moebius-Zeichen).

Monatliche Regel(blutung)

▶ Menstruation

Monatsblutung

▶ Menses
▶ Menstruation

Mönchspfefferfruchtextrakt

Synonyme

Extrakt aus Agnus castus Frucht; Abrahamstrauch; Keuschbaum; Keuschlamm.

Englischer Begriff

Agnus castus fruit extract.

Definition

Extrakt aus den Früchten des Vitex agnus-castus, welcher besonders in Albanien und Marokko verbreitet ist. Extrakte aus der Frucht werden in der Naturmedizin eingesetzt (siehe auch ▶ Phytohormon).

Grundlagen

Früchte des Vitex agnus-castus (Mönchspfeffer) werden unter anderem in der naturmedizinisch orientierten Gynäkologie zur Behandlung von Zyklusstörungen, „Gelbkörperinsuffizienz", nervösen Verstimmungen, Wechseljahrsbeschwerden und dem Prämenstruellen Syndrom (PMS) eingesetzt. Zu den Inhaltsstoffen gehören Iridoglycoside, lipophile Flavonoide, Casticin, Monoterpene, Sesquiterpene und Agnustid. Den Inhaltsstoffen werden gestagenartige Wirkungen sowie eine Suppression der Prolaktinausschüttung zugeschrieben. Mönchspfefferextrakt gehört zu den sog. Phyto-Steroiden, zu denen solide klinische Daten nur äußerst spärlich vorliegen. Für die diesen Präparaten zugeschriebenen Wirkungen fehlen zum großen Teil noch randomisierte, prospektive Studien, um Nutzen und Risiken angemessen beurteilen zu können.

Der Name Keuschlamm rührt daher, dass Mönchspfefferextrakt im Mittelalter von Mönchen zur Unterdrückung der fleischlichen Lust eingesetzt wurde, dass diese „keusch" wie ein „Lamm" werden sollten.

Mondgesicht

Synonyme

Facies lunata; cushingoide Facies; Vollmondgesicht.

Englischer Begriff

Moon face.

Definition

Charakteristische Veränderung des Gesichtes bei Hyperkortisolismus.

Symptome

Rundliches, meist bläulich-rotes Gesicht (durch Plethora) mit vermehrter Fetteinlagerung insbesondere im Mandibularbereich (Hamsterbacken), häufig mit Akne und bei Frauen mit Hirsutismus und temporalem Haarverlust assoziiert. Ursache ist ein endogener M. Cushing, ein adrenalesparaneoplastisches Cushing-Syndrom oder ein exogener (Medikation) Hyperkortisolismus.

Diagnostik

Blickdiagnose, Dexamethason-Hemmtest.

Differenzialdiagnose

Ähnliche Veränderungen bei Pulmonalstenose.

Mono- oder polyostotische fibröse Knochendysplasie

▶ Dysplasie, fibröse

Monoaminoxidase

Englischer Begriff

Monoamine oxidase.

Definition

Die Monoaminooxidase ist ein Enzym, das den Abbau von verschiedenen biogenen Aminen, wie z.B. Serotonin, Adrenalin, Noradrenalin und Dopamin katalysiert.

Grundlagen

Hemmstoffe der Monoaminoxidase, die den Abbau von Neurotransmittern verlangsamen, werden zur Behandlung der Depression eingesetzt. Aufgrund ihrer Nebenwirkungen und Wechselwirkungen mit anderen Medikamenten werden diese Inhibitoren kaum noch eingesetzt.

Monooxygenasen

▶ Hydroxylasen

Monophasischer Zyklus

▶ Anovulation

Monopolare Depression

▶ Depression

Morbus Addison

▶ Addison, Morbus

Morbus Basedow

▶ Basedow, Morbus
▶ Merseburger Trias

Morbus Biermer

▶ Anämie, perniziöse

Morbus Conn

▶ Hyperaldosteronismus, primärer

Morbus Cushing, zentraler

▶ Cushing, Morbus

Morbus Fröhlich

▶ Fröhlich, Morbus

Morbus Gaucher

▶ Gaucher-Krankheit

Morbus Gilbert-Meulengracht

▶ Gilbert-Meulengracht-Syndrom

Morbus Hunter

▶ Hunter-Krankheit

Morbus Niemann-Pick

▶ Sphingomyelinose

Morbus Paget

Synonyme
Osteodystrophia deformans.

Englischer Begriff
Paget´s disease.

Definition
Monostotische oder polyostotische lokale Steigerung des Knochenstoffwechsels, mit Bildung von mechanisch inkompetentem Geflechtknochen, einhergehend mit Knochendeformierungen. Die Ursache ist noch nicht endgültig aufgeklärt (z.B. Virushypothese, genetische Prädisposition).

Symptome
Knochendeformierungen, wie z.B. Säbelscheiden-Tibia, Zunahme des Schädelumfangs. Über den betroffenen Skelettarealen kommt es zu einer Überwärmung und Rötung der Haut (cave Verwechslung mit Erysipel). Als Spätkomplikation kann selten ein Osteosarkom auftreten.

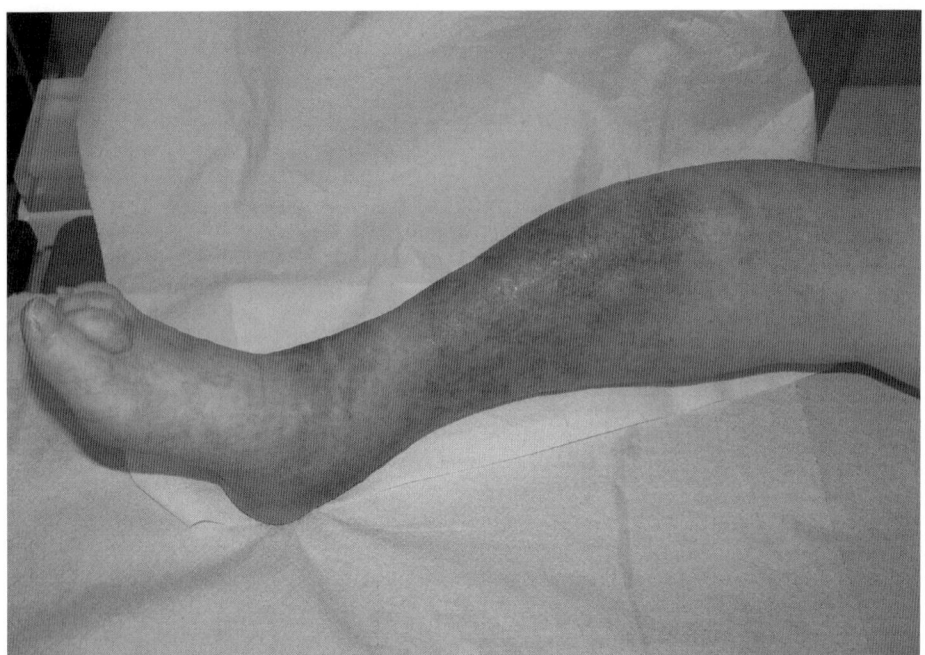

Morbus Paget, Abb. 1 Säbelscheidentibia bei M. Paget.

Diagnostik

Röntgendiagnostisch zeigen sich pathogno-monische Veränderungen mit abnormem Knochen und Deformierungen. Szinti-graphisch zeigen sich an den betroffenen Skelettarealen Speicherherde. Labordia-gnositisch sind die Knochenumbaumarker erhöht (Gesamt-Alkalische Phosphatase, Knochenspezifische Alkalische Phospha-tase, Hydroxyprolin, N-terminale Telopep-tide aus Kollagen Typ 1). Die Elektrolyte (Kalzium, Phosphat) sind normal.

Differenzialdiagnose

Maligne Erkrankungen, Knochentumoren. Die Hautveränderungen können einem Ery-sipel ähneln.

Allgemeine Maßnahmen

Lebensmodifikation

Ein Zusammenhang mit Lebensstil ist nicht nachgewiesen.

Diät

Eine spezielle Diät gibt es nicht.

Therapie

Kausal

Eine kausale Therapie ist nicht bekannt.

Probetherapie

Eine Probetherapie ist nicht üblich.

Akuttherapie

Die erste wirksame Therapie war früher Kalzitonin. Heute werden üblicherweise die wirksameren Bisphosphonate eingesetzt. Bisphosphonate hemmen die Knochen ab-bauenden Osteoklasten und hemmen somit den Knochenumbau allgemein. Sie werden bevorzugt an Skelettarealen mit erhöhtem Umbau aufgenommen, wo sie wirksam sind. Das erste verwendete Bisphosphonat war Etidronat (5 mg/kg Körpergewicht tgl. über 6–12 Monate), das aber bei Dauerthe-rapie zu Osteomalazie als Nebenwirkung führen kann. Deshalb werden modernere Bisphosphonate bevorzugt, wie Risedronat 30 mg täglich oral, Tiludronat (400 mg täglich über 3 Monate) oder Pamidronat parenteral zyklisch. Für den ersten Behandlungszyklus mit Pamidronat werden 180–210 mg empfohlen (entweder 30 mg als Einzeldosis über 6 Wochen jeweils einmal pro Woche, oder 60 mg als Einzeldosis alle 2 Wochen).

Dauertherapie

Die Bisphosphonat-Therapie wird solange durchgeführt, bis die alkalische Phosphatase deutlich rückläufig ist (eine vollständige Normalisierung lässt sich nicht immer erreichen). Eine erneuter Therapiezyklus ist bei Wiederanstieg der alkalischen Phosphatase indiziert.

Operativ/strahlentherapeutisch

Eine operative Therapie ist bei Gelenkbefall mit Sekundärarthrose oder bei anderen Komplikationen infolge knöcherner Deformierungen (z.B. Akustikus-Kanal) indiziert.

Bewertung

Wirksamkeit

Die Bisphosponattherapie ist hoch effektiv.

Verträglichkeit

Die Bisphosphonattherapie ist nebenwirkungsarm. Unter oralen Bisphosphonaten wie Risedronat kann es zu gastrointestinalen Schleimhautreizungen kommen (cave Motilitätsstörungen oder Reflux-Krankheit). Bei parenteraler Gabe von Pamidronat kann es insbesondere nach der ersten Infusion zu Fieber und grippeähnlichen Symptomen kommen. Gelegentlich kommt es zu Arthalgien, Myalgien, in Einzelfällen zu Uveitis.

Pharmakoökonomie

Die Kosten/Nutzenrelation ist als gut zu betrachten, da durch die medikamentöse Therapie Sekundärkomplikationen (Ar-

throse, Einschränkung der Mobilität) vermieden werden können und damit auch die Arbeitsfähigkeit erhalten werden kann.

Nachsorge

Regelmäßige Laborkontrollen der alkalischen Phosphatase, und bei parenteraler Gabe auch der Elektrolyte, Nierenfunktion und des Blutbildes sind notwendig. Zur Überprüfung der Aktivität kann evtl. ein Szintigramm angezeigt sein (Verlaufskontrollen anfangs vierteljährlich, bei günstigem Verlauf dann in größeren Intervallen).

Prognose

Die Prognose ist günstig.

Literatur

1. Scharla SH, Grauer A, Ziegler R (1991) Therapie des Morbus Paget mit dem Bisphosphonat Pamidronat (AHPrBP, früher APD). Klin Wochenschr 69:25–30

Morbus Plummer

▶ Autonomie, funktionelle der Schilddrüse
▶ Autonomie, multifokale der Schilddrüse
▶ Struma infolge Iodmangels

Morbus Wilson

▶ Wilson-Krankheit
▶ Zäruloplasminmangel

Morgentemperatur

▶ Basaltemperatur

Morphine, endogene

Englischer Begriff

Endogenous morphine.

Definition

Als Medikament eingesetztes Opioid-Alkaloid (Pflanzenextrakt) isoliert aus Opium.

Grundlagen

Morphin ist eines der potentesten Schmerzmittel mit einem hohen Suchtpotential. Seine Wirkung entfaltet Morphin nach Bindung an Rezeptoren für natürliche Neurotransmitter, Endorphine und Enkephaline.

Motilin

Englischer Begriff

Motilin.

Definition

Peptidhormon, das die Kontraktion der glatten Muskulatur im oberen Gastrointestinaltrakt kontrolliert.

Grundlagen

Motilin ist ein 22 Aminosäuren-langes Peptid das in der proximalen Dünndarmschleimhaut von den EC_2-Zellen des APUD-Systems gebildet wird. Die Ausschüttung von Motilin erfolgt regelmäßig etwa alle 100 Minuten zur Steuerung der rhythmischen Darmkontraktionen (migrating motor complex) und wird zudem durch einen alkalischen pH im Duodenum ausgelöst. Erythromycin und verwandte Antibiotika wirken Motilin-agonistisch und werden bei Motilitätsstörungen des Darmes (Obstipation) eingesetzt.

Motilitätshemmer

Synonyme

Spasmolytika.

Definition

Medikamente zur Dämpfung der gesteigerten Motilität im Magen-Darm-Trakt und Lösung von Spasmen.

Grundlagen

Motilitätshemmer sind eine heterogene Gruppe von Arzneimitteln, die als Angriffspunkt die glatte Muskulatur des Magen-Darm Traktes haben und den Tonus reduzieren. Je nach Erkrankung kommen unterschiedliche Therapeutika zum Einsatz. Bei Diarrhoen Opioide (z.B. Lopedium), bei Achalasie Ca-Antagonisten (Nifedipin), bei Colon irritable muskulotrope Spasmolytika (Mebeverin) und bei Spasmen Parasympathikolytika (z.B. Butylscopolamin).

Moxisylyt

Englischer Begriff

Moxisylyte.

Substanzklasse

Thymoxamine, selektiver post-synaptischer α-1-Rezeptorblocker.

Gebräuchliche Handelsnamen

Icavex, Erecnos (in Frankreich).

Indikationen

Präparat zur Schwellkörperautoinjektionsbehandlung (SKAT) bei erektiler Dysfunktion (in Deutschland nicht zugelassen).

Wirkung

Lokale Vasodilatation bei intrakavernöser Injektion.

Dosierung

10–20 mg pro Injektion.

Darreichungsformen

Intrakavernöse Injektion.

Kontraindikationen

Unverträglichkeit des Wirkstoff, arterielle Hypotonie, schwere KHK.

Nebenwirkungen

Brennen, Schmerzen und Knötchen an Injektionstelle, Blutergüsse, selten Priapismus.

MRH

▶ Melanotropin-Releasing Hormon

mRNA-anti-sense-Technik

Englischer Begriff

Antisense-mRNA techniques.

Definition

Molekularbiologische Methode, bei der eine komplementäre RNA-Sequenz durch Bindung an ein spezifisches mRNA-Molekül die Transkription hemmt.

Grundlagen

Durch die Antisense-RNA-Technik wird die Produktion dieses spezifischen Proteins blockiert. Durch diese Technik kann auch die Bildung eines neuen Virus oder die Infektion einer Zelle inhibiert werden.

MSH

▶ Intermedin
▶ Melanozyten-stimulierendes Hormon (MSH)

Mukopolysaccharidose II

▶ Hunter-Krankheit

Multiple endocrine neoplasia, Typ I

▶ Neoplasie, multiple endokrine Typ I

Multiple endocrine neoplasia, Typ II

▶ Neoplasie, multiple endokrine Typ II

Multiple endocrine neoplasia, Typ III

▶ Neoplasie, multiple endokrine Typ III

Multiple endokrine Autoimmunopathie

▶ polyglanduläres Autoimmunsyndrom

Multiple endokrine Neoplasie

▶ Neoplasie, multiple endokrine

Multiple endokrine Neoplasie 2A

▶ Neoplasie, multiple endokrine Typ II

Multiple endokrine Neoplasie 2B

▶ Neoplasie, multiple endokrine Typ III

Multiple endokrine Neoplasie Typ II

▶ Neoplasie, multiple endokrine Typ II

Myopathie, endokrine

Englischer Begriff

Endocrine myopathy.

Definition

In Zusammenhang mit endokrinologischen Erkrankungen auftretende Muskelerkrankung, unter anderem bei Hyperkortisolismus, Hyper- und Hypothyreose und Hyperparathyreoidismus.

Symptome

Myopathien im Rahmen endokrinologischer Erkrankungen können durch Muskelschwäche und Myalgien auffallen. Die Muskulatur kann atrophisch verändert sein, gelegentlich aber auch hypertroph imponieren (siehe auch ▶ Myopathie, hypothyreote; ▶ Myopathie, steroidinduzierte; ▶ Myopathie, thyreotoxische). Bei einem primärem Hyperparathyreoidismus sind Müdigkeit und Muskelschwäche typisch, ohne dass objektive Zeichen einer Myopathie nachweisbar sind. Eine Atrophie von Muskelfasern Typ 2 wurde beschrieben.

Diagnostik

Laborchemisch findet sich häufig ein Anstieg der CK. Meist sind die Symptome sowie hormonellen Auffälligkeiten der Grunderkrankung wegweisend, so dass normalerweise weder eine elektromyographische Untersuchung noch eine Muskelbiopsie notwendig sind.

Differenzialdiagnose

Prinzipiell sind andere Formen einer Myopathie (z.B. metabolische und toxische Myopathien) abzugrenzen.

Therapie

Kausal

Die Behandlung der endokrinen Grunderkrankung führt häufig zu einer raschen Besserung der Symptomatik.

Myopathie, hypothyreote

Englischer Begriff

Hypothyroid myopathy.

Definition

In Zusammenhang mit einer Hypothyreose auftretende Muskelerkrankung.

Symptome

Sowohl die kongenitale als auch die erworbene Hypothyreose sind häufig mit einer Myopathie verbunden. Das Kocher-Debre-Semelaigne-Syndrom beschreibt Neugeborene mit Kretinismus mit diffuser Muskelhypertrophie bei gleichzeitiger Muskelschwäche. Trotz ihres auffällig muskulären Habitus haben die Kleinkinder Schwierigkeiten beim Sitzen und der Kopfkontrolle. Bei erworbener Hypothyreose steigt die Wahrscheinlichkeit einer Myopathie mit der Dauer der unbehandelten Krankheit. Muskelsteifheit, Myalgien und Muskelschwäche sind typische Symptome. Eine diffuse Muskelhypertrophie mit schmerzhaften Muskelkrämpfen wird als Hoffmann-Syndrom bezeichnet. Selten kommt es im Rahmen einer Rhabdomyolyse zur einem akuten Nierenversagen.

Diagnostik

Bei der kongenitalen Hypotyhreose ist die Serum-Kreatininkinase häufig erhöht. In der Biopsie findet sich eine Atrophie vornehmlich der Muskelfasern Typ 1 mit Vermehrung des interstitiellen Bindegewebes und Glykogen-Ablagerungen. Auch bei der erworbenen Hypothyreose ist ein Anstieg der Kreatininkinase häufig (in der Regel geringer als das Zehnfache der Norm) und kann der Manifestation der Hypothyreose vorausgehen. Meist sind die Symptome sowie hormonellen Auffälligkeiten der Grunderkrankung wegweisend, sodass normalerweise weder eine elektromyographische Untersuchung noch eine Muskelbiopsie notwendig sind.

Differenzialdiagnose

Eine proximale Myopathie mit deutlichem Anstieg der Kreatininkinase bei einer Hypopthyreose kann schwer von einer Polymyositis zu unterscheiden sein. Die übrigen klinischen Zeichen der Hypothyreose sind wegweisend. Prinzipiell sind andere Formen einer Myopathie (z.B. metabolische und toxische Myopathien) abzugrenzen.

Therapie

Kausal

Bei der Hypothyreose kommt es unter der Substitution mit Schilddrüsenhormonen zu einer raschen Besserung der klinischen Symptomatik und Normalisierung der erhöhten Muskelenzyme. Bei Verdacht auf eine Rhabdomyolyse ist auf einen ausreichenden Flüssigkeitsumsatz zu achten.

Prognose

Unter der Substitution mit Schilddrüsenhormon bessern sich die klinischen Symptome innerhalb weniger Wochen, Muskelenzyme und Muskelkraft normalisieren sich innerhalb von vier bis zehn Wochen. Die gelegentlich vorkommende Muskelhypertrophie bildet sich jedoch erst innerhalb von sechs bis zehn Monaten zurück.

Literatur

1. Monzani F, Caraccio N, Siciliano G, Manca L, Murri L, Ferrannini E (1997) Clinical and biochemical features of muscle dysfunction in subclinical hypothyroidism. J Clin Endocrinol Metab 82:3315–3318

Myopathie, steroidinduzierte

Englischer Begriff

Steroid-induced Myopathy.

Definition

In Zusammenhang mit einem Cushing-Syndrom oder einer Behandlung mit Glukokortikoiden auftretende Muskelerkrankung.

Symptome

Eine Atrophie der Extremitätenmuskulatur ist ein typisches Zeichen bei einem Cushing-Syndrom. Aufgrund der begleitenden Muskelschwäche beschreiben die Patienten häufig Schwierigkeiten beim Treppensteigen. Ähnlich dem Hyperkortisolismus beim Cushing-Syndrom können alle therapeutisch eingesetzten Glukokortikoide zu einer Myopathie führen. Das Risiko scheint bei älteren Patienten sowie Patienten mit Tumorerkrankungen erhöht zu sein. Die Myopathie kann sich bei Beginn der Therapie mit Glukokortikoiden oder im Verlauf nach einer plötzlichen Dosiserhöhung manifestieren. Auffällig sind die langsam zunehmende Muskelschwäche zunächst der unteren Extremitäten, Myalgien treten im Gegensatz zu anderen endokrinen Myopathien nicht auf. Typischerweise berichten die Patienten über Schwierigkeiten beim Aufsetzen oder Treppensteigen. Höhere Dosierungen von Glukokortikoiden beschleunigen die Entwicklung der Myopathie. Während bei weniger als 10 mg Prednison pro Tag nur sehr selten eine steroidinduzierte Myopathie beobachtet wird, ist bei Dosen von mehr als 40–60 mg/Tag fast immer eine Muskelschwäche zu beobachten. Ursächlich wird ein direkter kataboler Effekt der Glukokortikoide auf den Muskel diskutiert.

Diagnostik

Die Diagnose beruht auf der Kombination eines endogenen Hyperkortisolismus oder einer Steroidtherapie mit den oben beschriebenen Symptomen. Häufig sind die typischen Zeichen eines Cushing-Syndroms nachweisbar, so dass keine weitere spezifische Diagnostik bezüglich der Myopathie notwendig ist. Das Serum-Kalium ist meist erniedrigt (hypokaliämische Myopathie). Die Muskelenzyme sind meist nicht erhöht. Das EMG ist meist normal, histologisch findet sich eine unspezifische Atrophie der Typ 2b-Fasern.

Differenzialdiagnose

Bei hohen Dosen von Glukokortikoiden und gleichzeitiger Gabe eines Muskelrelaxans (z.B. beim Status asthmaticus) kann sich eine akute nekrotisierende Myopathie entwickeln mit ausgeprägter proximaler und distaler Muskelschwäche bis zu einer Paralyse. In diesen Fällen ist die CK deutlich erhöht, in der Biopsie finden sich diffuse Nekrosen sowie Atrophien von Typ 1- und Typ 2-Fasern. Nach Absetzen des Muskelrelaxans oder Dosisreduktion der Glukokortikoide und Kaliumsubstitution erholt sich die Muskelkraft im Verlauf von Wochen bis Monaten.

Therapie

Kausal

Behandlung eines endogenen Hyperkortisolismus bzw. Dosisreduktion bei exogener Glukokortikoidtherapie. Ausgleich einer Hypokaliämie.

Prognose

Nach Behandlung eines endogenen Hyperkortisolismus bzw. Dosisreduktion der Glukokortikoide kommt es nach ca. drei bis vier Wochen zu einer Zunahme der Muskelkraft.

Myopathie, thyreotoxische

Englischer Begriff

Myopathy thyrotoxic.

Definition

Im Rahmen einer Hyperthyroese beobachtete Muskelerkrankung.

Symptome

Klinisch auffällig ist häufig eine proximal betonte Muskelschwäche. Ursächlich wird eine verminderte Muskelmasse sowie eine reduzierte Muskelkontraktion beschrieben.

Diagnostik

Bestehen gleichzeitig typische Symptome einer Schilddrüsenhormonüberfunktion, sollte eine entsprechende spezifische Diagnostik eingeleitet werden.

Differenzialdiagnose

Myopathien anderer Art.

Therapie

Kausal

Im Vordergrund steht die spezifische Behandlung der Hyperthyreose.

Myxödem

Synonyme

Myxodermia diffusa.

Englischer Begriff

Myxedema.

Definition

Charakteristische ödematöse-teigige Veränderung der Haut bei schwerer Hypothyreose. Ursächlich ist die Ablagerung von Glykosaminoglykanen im Interzellulärraum aufgrund eines verminderten Abbaus, verbunden mit einer Wasserretention.

Symptome

Infiltratives Ödem meist im Bereich des Gesichts sowie der Extremitäten, gelegentlich auch generalisiert auftretend. In Folge der Infiltration von Haut, Unterhaut und Muskelgewebe wirkt der Patient aufgeschwemmt. Im Gegensatz zu Ödemen anderer Genese verbleiben keine Dellen nach Druck auf die Haut.

Diagnostik

Untersuchung der Schilddrüsenhormon-Stoffwechsellage zum Nachweis einer Hypothyreose.

Therapie

Kausal

Behandlung der Hypothyreose durch Substitution mit Schilddrüsenhormonen.

Weiterführende Links

▶ Hypothyreose

Myxödem, kongenitales

Synonyme

Sporadischer Kretinismus; Neugeborenen-hypothyreose.

Englischer Begriff

Congenital hypothyroidism; cretinism.

Definition

Die Hypothyreose des Neugeborenen, etwa 1 von 4000 Kindern betreffend, ist die häufigste behandelbare Ursache einer geistigen Retardierung. Etwa 15% des kongenitalen Myxödems sind heriditär bedingt, der Rest tritt sporadisch auf.

Eine transiente kongenitale Hypothyreose kann durch den plazentaren Transfer von Thyreostatika, von TSH-Rezeptorblockierenden Antikörpern oder von großen Iodmengen z.B. nach Amiodaron- oder Kontrastmittel-Gabe bedingt sein. Häufige Ursache in Europa ist eine Iodmangelversorgung (endemischer Kretinismus). Ausgetragene Schwangerschaften mit Fehlbildungen des Feten bei einer Hypothyreose der Frau sind selten, bedingt durch eingeschränkte Fertilität und hohe Abortrate.

Ein permanente kongenitale Hypothyreose ist meist durch eine Form der Schilddrüsen-Fehlanlage bedingt. Die Schilddrüsenektopie ist weit häufiger als eine Agenesie oder Hypoplasie. Selten kann eine genetische Ursache wie Mutationen im TTF („Thyroid transcription factor")-2-Gen nachgewiesen werden. Störungen der Schilddrüsenhormon-Synthese und -Sekretion finden sich bei 10% der Kinder mit kongenitaler Hypothyreose. Für fast alle der zugrunde liegenden zellulären Abläufe sind genetische Defekte beschrieben, die autosomal-rezessiv vererbt werden. Eine der häufigeren Formen bedingt einen Funktionsverlust der Schilddrüsen-Peroxidase mit verminderter Oxidation von Iod. Seltene Formen bedingen Störungen des Iodtransports, die Synthese abnormer TBG-Moleküle sowie einen Mangel an Iod-Tyrosin-Deiodinase. Eine zentrale Genese findet sich nur bei 1 von 25.000–100.000 Neugeborenen. Gelegentlich finden sich Zeichen assoziierter Syndrome insbesondere in Form von Mittelliniendefekten (z.B. Septo-optische Dysplasie, Kiefer-Gaumen-Spalte), oder es lassen sich längere Hypoxie-Zeiten oder andere Traumata während der Entbindung eruieren. Sehr seltene genetische Ursachen sind Mutationen im TSH-Gen oder TRH-Rezeptor-Gen.

Symptome

Die überwiegende Mehrzahl der Neugeborenen mit permanenter kongenitaler Hypothyreose weisen wenige bis keine klinische Symptome auf, zurückzuführen auf den plazentaren Transfer geringer Mengen mütterlichen T_4 und/oder der Anwesenheit zumindestens geringer Mengen funktionsfähigen Schilddrüsengewebes. Auffallen können verminderte Bewegung und anhaltende Lethargie, heiseres Schreien, Stillprobleme und Obstipation. In der Untersuchung werden gelegentlich Hypotonie und Hypothermie, eine Makroglossie, umbilikale Hernien, große Fontanellen, trockene Haut und ein verlängerter Neugeborenen-Ikterus beobachtet.

Bei einem endemischen Kretinismus können die Folgen wesentlich ausgeprägter sein mit irreparablen Schädigungen und Entwicklungsverzögerungen von ZNS (Intelligenzminderung), Skelett (Minderwuchs, kurze Finger, zurückbleibende Knochenalter) und anderen Organen (unter

M

anderem Innenohrschwerhörigkeit bis zur Taubheit).

Liegt eine zentrale Hypothyreose zu Grunde, finden sich meist Symptome von Ausfällen auch anderer Hypophysenhormone (insbesondere sekundäre Nebenniereninsuffizienz und Wachstumshormon-Mangel).

Diagnostik

Irreparable Schäden insbesondere des ZNS sind umso ausgeprägter, je später die Diagnose gestellt wird. In vielen Ländern ist daher das Screening der Neugeborenen auf eine Hypothyreose inzwischen Standard. Hierzu wird ein Bluttropfen nach Lanzettenstich auf Filterpapier aufgefangen. Unterschieden werden die primäre Bestimmung des TSH (Diagnose auch einer subklinischen Hypothyreose wie in Deutschland) von der initialen Bestimmung des T_4 (Diagnose auch einer zentralen Hypothyreose wie teils in den USA). Bei auffälligem Ergebnis erfolgt die Kontrollbestimmung der Schilddrüsenhormonstatus aus venösem Blut, gegebenenfalls gefolgt von weitergehender Diagnostik einschließlich Bestimmung der Schilddrüsen-Antikörper sowie -Sonographie.

Allgemeine Maßnahmen

Lebensmodifikation

Der endemische Kretinismus ist durch die Prophylaxe mit iodiertem Speisesalz in Iodmangelgebieten sowie die Iodsubstitution der Schwangeren sehr selten geworden.

Therapie

Kausal

Therapie der Wahl ist die orale Substitution mit T_4 zur Normalisierung der Schilddrüsenhormon-Stoffwechsellage.

Um einen raschen Ausgleich zu erreichen, ist die Substitution so rasch wie möglich und insbesondere bei schweren Formen hochdosiert zu beginnen. Die Tabletten können gemörsert mit Wasser oder Brustmilch gegeben werden. Ziel sind TSH-Spiegel kleiner 5 mU/l sowie fT_4-Spiegel in der oberen Hälfte des Referenzbereichs.

Prognose

Bei früher Diagnose und Therapie können zumindest weitere Schädigungen verhindert werden, bereits bestehende Störungen sind jedoch irreparabel. Bei den transienten Formen kommt es zu einer Normalisierung der Schilddrüsenfunktion innerhalb von Tagen (Clearance von Thyreostatika) bis zu einigen Monaten (Clearance der TSH-Rezeptor-blockierenden Antikörper), so dass die Substitution ausgeschlichen werden kann.

Da die Entwicklung von ZNS und Intelligenz in den ersten drei Jahren kritisch von einer euthyreoten Stoffwechsellage abhängen, ist die kontinuierliche Substitution und Kontrolle von besonderer Bedeutung.

Myxödem, prätibiales

Synonyme

Myxoedema circumscriptum tuberosum; Myxoedema praetibiale symmetricum.

Englischer Begriff

Pretibial myxedema.

Definition

Charakteristische Hautinfiltration bei M. Basedow, bedingt durch die lokalisierte Ablagerung von Glykosaminoglykanen. Bei weniger als 5 % der Patienten zu beobachten, dann meist auch mit endokriner Orbitopathie assoziiert. Sehr selten isoliert auftretend. Die Patienten weisen meist hohe Spiegel an TSH-Rezeptor-Antikörpern auf. Pathophysiologisch wird die Bedeutung der TSH-Rezeptor-Expression in Haut-Fibroblasten sowie eine Aktivierung von T-Lymphozyten durch TSH-Rezeptor-Antikörper diskutiert.

Symptome

Gelblich bis lividrote, apfelsinenschalenartige Verdickung der prätibialen Haut, häufig in Form weniger Papeln oder Noduli mit einigen Zentimetern Durchmesser. Palpatorisch kissenartige, derbe Konsistenz, ohne Dellenbildung nach Druck, selten juckend oder schmerzend. Typischerweise im Bereich der Unterschenkel gelegen, meist an der Tibia-Vorderkante oder am Fußrücken. Finger, Hände, Ellenbogen, Arme oder das Gesicht sind sehr selten betroffen.

Die Infiltrationen entwickeln sich über mehrere Monate, um dann stabil zu bleiben oder sich spontan zurückzubilden. Sehr selten können sie größere Abschnitte betreffend zu einer Art Elephantiasis führen. Präzipitierend wirken operative Eingriffe, eine Radioiodbehandlung und insbesondere lokale Traumata.

Diagnostik

Nachweis der Grunderkrankung durch Untersuchung der TSH-Rezeptor-Antikörper.

Differenzialdiagnose

Die ödematösen Infiltrationen lassen sich aufgrund der fehlenden Dellenbildung nach Druck sowie anderen Symptomen der Grunderkrankung meist leicht von Ödemen anderer Genese abgrenzen. Gelegentlich kann die Differenzierung von chronischer Dermatitis, chronisch venöser oder lymphatischer Abflussstörung oder kutaner Mykose nur durch eine Hautbiopsie geklärt werden.

Therapie

Kausal

Bei begrenztem Lokalbefall ohne klinische Symptomatik ist prinzipiell keine besondere Therapie erforderlich. Zur Vorbeugung einer Chronifizierung bzw. bei Lokalbeschwerden kann die topische Anwendung von Glukokortikoiden unter einem Okklusivverband jeweils nächtlich erfolgen, bei schweren Fällen auch eine systemische Glukokortikoidtherapie. Die operative Exzision führt meist zu einer Aggravierung.

Prognose

Eine Rezidiv nach lokaler Glukokortikoid-Behandlung wird bei ca. 50% der Patienten beobachtet.

Literatur

1.   Schwartz KM, Fatourechi V, Ahmed DD, Pond GR (2002) Dermopathy of Graves' disease (pretibial myxedema): long-term outcome. J Clin Endocrinol Metab 87:438–446

Myxödemkoma

Synonyme

Hypothyreotes Koma; myxödematöses Koma.

Englischer Begriff

Myxedema coma.

Definition

Komplex aus zentralnervösen Störungen, Hypothermie und anderen Symptomen bei einer schweren Hypothyreose. Zunehmend seltener aufgrund früherer Diagnose einer hypothyreoten Stoffwechsellage.

Entwicklung möglich allein bei schwerer, lang-bestehender Hypothyreose, meist aber nach zusätzlichem auslösenden Ereignis wie Infektion, Myokardinfarkt, Kälteexposition, Einnahme von Sedativa oder Anwendung von Narkotika.

Symptome

Typisch sind zentralnervöse Störungen bis zum Koma. Eine begleitende Hypothermie ist auf den reduzierten Stoffwechsel zurückzuführen und korreliert in ihrer Ausprägung mit der Mortalität. Kardiovaskuläre Veränderungen beinhalten Bradykardien und hypotone Zustände. Trotz reduzierter Herzleistung kommt es aufgrund des reduzierten peripheren Bedarfs selten zur Entwicklung einer manifesten Herzinsuffizienz. Die respiratorische Insuffizienz mit Azidose resultiert aus der zentralen Störung des Atemzentrums, Schwäche der Atemmuskulatur, mechanischer Obstruktion bei Makroglossie und Entwicklung eines Schlaf-Apnoe-Syndroms. Eine Hyponatriämie findet sich bei etwa der Hälfte der Patienten, bedingt durch ein inadäquat gesteigerte ADH-Ausschüttung (SIADH) sowie einer reduzierte Nierenfunktion. Hypoglykämien sind selten durch eine schwere Hypothyreose allein, meist durch Begleiterkrankungen wie eine primäre oder sekundäre Nebenniereninsuffizienz bedingt.

Diagnostik

Bei typischer Symptomkonstellation und/oder Hinweisen wie einer Halsnarbe oder fremdanamnestisch erhebbarem Zustand nach Radioiodtherapie sollte eine frühe Therapie auch bei noch ausstehenden Laborergebnissen begonnen werden. Zuvor wird Blut zur Bestimmung von TSH und peripheren Schilddrüsenhormonen gewonnen. Begleitend sollte auch das basale Kortisol um 8.00 Uhr gemessen werden, gegebenenfalls ergänzt durch einen ACTH-Test, um eine Nebenniereninsuffizienz frühzeitig zu erkennen.

Therapie

Kausal

Im Vordergrund steht die Substitution von T_4, aufgrund verminderter gastrointestinaler Resorption zunächst intravenös. Bei der Erstgabe werden 200–400 µg in Abhängigkeit von Gewicht und Komorbidität appliziert, gefolgt von 50–100 µg täglich. Baldmöglichst wird die Substitution auf eine orale Gabe umgestellt. Einige Gruppen applizieren parallel T_3 aufgrund der gestörten Konversionsfähigkeit. Eine T_3-Überdosierung sollte aufgrund erhöhter Mortalität auf jeden Fall vermieden werden. Bis eine begleitende Nebenniereninsuffizienz ausgeschlossen ist, sollte zusätzlich Hydrokortison in einer Stressdosierung von 100 mg/24 Stunden kontinuierlich intravenös nach initialer Bolusgabe von 50 mg verabreicht werden.

Supportive Maßnahmen sind von herausragender Bedeutung zur Senkung der Mortalität in den ersten Tagen und beinhalten gegebenenfalls mechanische Ventilation und kontrollierte passive Erwärmung mit Wärmedecken, präzise Kontrolle des Flüssigkeitshaushalts und antibiotische Behandlung auslösender Infekte.

Prognose

Medizinischer Notfall mit erheblicher Letalität.

Myxodermia diffusa

▶ Myxödem

Myxoedema circumscriptum tuberosum

▶ Myxödem prätibiales.

Myxoedema praetibiale symmetricum

▶ Myxödem, prätibiales

Nafarelin

Substanzklasse

Hypothalamushormone; synthetisches GnRH-Analogon.

Gebräuchliche Handelsnamen

Synarela.

Indikationen

Symptomatische Endometriose, wenn eine Unterdrückung der ovariellen Hormonbildung angezeigt ist.
Im Rahmen der In-vitro-Fertilisation zur Sensibilisierung und Down-Regulation der hypophysär-gonadalen Achse in Vorbereitung auf die Ovulationsauslösung.

Wirkung

Das GnRH-Analogon Nafarelin ist bezüglich der Wirkung auf die Freisetzung von LH und FSH etwa 200 × potenter als GnRH. Während die einmalige Gabe von Nafarelin zu einer Stimulation der Gonadotropin-Freisetzung führt, ist nach längerer kontinuierlicher Gabe eine Suppression der gonadotropen Achse zu beobachten, bedingt durch eine Down-Regulation des GnRH-Rezeptorsystems.

Dosierung

Für die Behandlung der Endometriose 1–2 Sprühstöße zweimal pro Tag nasal, im Rahmen der In-vitro-Fertilisation 1 Sprühstoß zweimal pro Tag nasal.

Darreichungsformen

Nasenspray.

Kontraindikationen

Stillzeit, Schwangerschaft.

Nebenwirkungen

Hitzewallungen, Libidostörungen, Kopfschmerzen, Stimmungsschwankungen, Akne, Veränderungen der Körperbehaarung, Seborrhoe, Durchbruch- und Schmierblutungen.

Nandrolon

Substanzklasse

Androgenes Steroidhormon, Anabolika.

Gebräuchliche Handelsnamen

Deca-Durabolin.

Indikationen

Behandlung der gesicherten Osteoporose bei postmenopausalen Frauen (Zulassung z.B. in der Schweiz).

Wirkung

Anabole Effekte, unter anderem auch Förderung des Knochenaufbaus.

Dosierung

25–50 mg alle 3–4 Wochen.

Darreichungsformen

Injektionslösung in Fertigspritzen.

Kontraindikationen

Schwangerschaft, Prostatakarzinom, Mammakarzinom bei Mann, Hyperkalzämie, Hyperkalziurie.

Nebenwirkungen

Virilisierung, Störungen der Leberfunktion, cholestatische Hepatosen, Spermatogenesehemmung, beschleunigte Knochenreifung.

Wechselwirkungen

Antidiabetika, Verstärkung der Wirkung oraler Antikoagulantien.

Nanismus

► Minderwuchs
► Nanosomie

Nanosomie

Synonyme

Nanismus.

Definition

Zwergwuchs, siehe unter ► Wachstumsstörungen.

Weiterführende Links

► Minderwuchs

Nateglinid

Englischer Begriff

Nateglinide.

Substanzklasse

Glinide, D-Phenylalaninderivat, Sulfonylharnstoff-Analoga.

Gebräuchliche Handelsnamen

Starlix.

Indikationen

Typ-2-Diabetes, v.a. bei postprandialer Hyperglykämie. Zugelassen nur in Kombination mit Metformin.

Wirkung

Die Glinide wirken über den Sulfonylharnstoff-Rezeptor. Die Wirkung ist glukoseabhängig und insulinotrop. Durch die rasche und kurze Insulinfreisetzung erfolgt die Korrektur der beim Typ-2-Diabetiker gestörten frühen Phase der Insulinsekretion. Vorteil der Substanz ist die Flexibilisierung der Mahlzeiten; wird z.B. eine Mahlzeit ausgelassen, muss die entsprechende Tablette ebenfalls nicht eingenommen werden. HbA1c Reduktion um 0,5–1,5 %.

Dosierung

Beginn mit jeweils 60 mg zu den Mahlzeiten, Steigerung bis 3 × 120 mg/Tag.

Darreichungsformen

Tablette à 60 mg und 120 mg.

Kontraindikationen

Typ-1-Diabetes, diabetische Ketoazidose. Niereninsuffizienz. Leberinsuffizienz. Schwangerschaft, Stillzeit.

Nebenwirkungen

Selten Hypoglykämien. Gastrointestinal: Übelkeit, Erbrechen, Diarrhoe. Allergische Reaktionen.

Wechselwirkungen

Die Eiweißbindung von Nateglinid wird durch Furosemid, Propanolol, Captopril, Nicardipin und Pravastatin nicht beeinflusst.

Pharmakodynamik

Metabolisierung in der Leber und Ausscheidung zu 75 % über die Nieren.

Natrium

Englischer Begriff

Sodium.

Definition

Für den Organismus lebenswichtiges Element des Periodensystems aus der Gruppe der Alkalimetalle.

Grundlagen

Natrium ist ein einwertiges Alkalimetall mit dem chemischen Symbol Na und der Ordnungszahl 11. Natrium, Kalium und Chlorid sind die drei wesentlichen Elektrolyte des Organismus, so bezeichnet aufgrund ihrer elektrischen Ladung im dissoziierten Zustand. Na^+ ist das häufigste Kation im Extrazellulärraum mit besonderer Bedeutung dort aufgrund seiner osmotischen Wirkung. Der Hydrationszustand des Körpers ist eng mit dem Gesamthaushalt des Körpers an Natrium verknüpft, ebenso wie der Säure-Basen-Haushalt. Natrium ist zudem an einer Vielzahl biochemischer Prozesse beteiligt, wie z.B. der Erregungsbildung im Nerv, bei der es als Ladungstransporter wirkt.

Natrium- und Wasserhaushalt

Definition

Kontrolle der im Organismus vorhandenen Menge an Natrium und Wasser.

Grundlagen

Eine genaue Bilanz des Lösungsmittels Wasser wie auch des Natriumions (Na^+) ist für den Organismus von lebenswichtiger Bedeutung. Natrium- und Wasserhaushalt stehen in enger Verbindung zueinander. Bei Salzmangel aufgrund eines zu hohen Verlusts oder einer zu geringen Aufnahme von NaCl wird aufgrund der verminderten Blutosmolalität die Ausschüttung des ADH vermindert und damit die Wasserausschei-

dung gesteigert. Das verminderte Plasmavolumen führt zur Ausschüttung von Renin und zur Bildung von Angiotensin II und konsekutiv von Aldosteron. Aldosteron fördert die Natrium-Rückresorption in der Niere und sekundär auch Wasser, so dass sich Natrium- und Wasserhaushalt wieder normalisieren. Bei Salzüberschuss resultiert entsprechend der erhöhten Plasmaosmolalität eine vermehrte ADH-Ausschüttung mit Wasserretention. Das erhöhte Plasmavolumen führt zu einer Hemmung des Renin-Angiotensin-Aldosteron-Systems, so dass vermehrt NaCl und in Folge dessen auch Wasser ausgeschieden werden.

Natriumchlorid

Synonyme

Kochsalz; Speisesalz.

Englischer Begriff

Sodium chloride.

Definition

Chemische Verbindung aus Natrium und Chlor. Natriumsalz der Salzsäure (HCl).

Grundlagen

Die im Natriumchlorid enthaltenen Ionen Na^+ und Cl^- besitzen im Organismus eine Vielzahl wichtiger Funktionen, insbesondere bei der Kontrolle des Wasserhaushalts. Natriumchlorid wird vorwiegend über die Nahrung aufgenommen. Bei Volumenmangel wird unter anderem als Therapeutikum auch physiologische Kochsalzlösung eingesetzt, die mit dem Blutserum isotonische Lösung enthält 0,9 % NaCl.

Natriumcyclamat

Substanzklasse

Süßstoff.

Indikationen

Bei der Kohlenhydratkalkulation im Rahmen der Therapie des Diabetes mellitus nicht einzuberechnender Süßstoff.

Wirkung

Zuckerersatz.

Natriumfluorid

Englischer Begriff

Sodium fluoride.

Substanzklasse

Fluoride. Natriumsalz der Flusssäure, des Fluorwasserstoffs.

Gebräuchliche Handelsnamen

Ossin Retard, Osspur, zur Kariesprophylaxe: Fluoretten, Zymafluor, Duraphat.

Indikationen

Kariesprophylaxe, Osteoporosetherapie.

Wirkung

Fluorid (F$^-$) wird in Apatit, mineralische Komponente des Knochens und der Zähne, eingelagert. Fluorapatit wird osteoklastisch weniger rasch abgebaut als Chlorapatit oder Hydroxyapatit. In pharmakologischer Dosierung Zunahme der Knochendichte bei Osteoporose sowie Zunahme der Kariesresistenz des Zahnschmelzes.

Dosierung

Kariesprophylaxe etwa 1 mg/Tag; Osteoporosetherapie bei vertebraler Osteoporose etwa 20–80 mg/Tag. Cave: unterschiedliche Bioverfügbarkeit der Präparate beachten, pro Tag sollen 15–20 mg resorbierbare Fluorid-Ionen gegeben werden. Therapiedauer max. 1 Jahr, dann Röntgen-Kontrolle.

Darreichungsformen

Tabletten.

Kontraindikationen

Fluorose, Osteoporomalazie, Schwangerschaft und Stillzeit.

Nebenwirkungen

Völlegefühl, Magenbeschwerden, Optikus- und Retinaschädigung, Tendinitis und Fersenschmerzen, dann Therapie für mindestens 4 Wochen pausieren, gegebenenfalls Fortführung in halber Dosierung. In höheren Dosen Skelettfluorose (= hochgradige Osteosklerose mit Gliederschwere, Steifheit der Wirbelsäule und des Brustkorbes, Kurzatmigkeit und Parästhesien), Dentalfluorose während Zahnentwicklung (= weißliche Einlagerungen in den Zahnschmelz, später Zahnentkalkung), zusätzlich Störungen der Nagelbildung, Haardystrophie, Urtikaria, Dermatitis mit Furunkulose.

Wechselwirkungen

Bei gleichzeitiger Gabe von Kalzium kommt es zur wechselseitigen Resorptionshemmung. Unter Antazida-Therapie ist die Resorption der Flouride vermindert.

Natriumfluorophosphat

▶ Natriumfluorphosphat

Natriumfluorophosphat, sekundäres

▶ Natriumfluorphosphat

Natriumfluorphosphat

Synonyme

Natriumfluorophosphat; sekundäres Natriumfluorophosphat; Dinatriummonofluorophosphat; FP(O)(ONa)$_2$.

Englischer Begriff

Disodium monofluorophosphate.

Substanzklasse

Osteoporosemittel. Anorganisches Natriumsalz der Fluorphosphorsäure.

Gebräuchliche Handelsnamen

Tridin (in Kombination mit Kalziumkarbonat).

Indikationen

Postmenopausale, senile und idiopathische Osteoporose.

Wirkung

Fluor wird im Darm aus $FP(O)(ONa)_2$ freigesetzt und wirkt wie Fluorid (F^-). Dieses wird in Apatit, in die mineralische Komponente der Knochenmatrix eingelagert. Der entstehende Fluorapatit wird beim Knochenumsatz osteoklastisch weniger rasch abgebaut als Chlor- und Hydroxyapatit, wodurch die Stabilität des Knochen erhöht wird. In pharmakologischer Dosierung wird eine grenzwertige Fluorose der Knochentrabekel erreicht, wodurch es zu einer Zunahme der Knochenstabilität sowie der Knochendichte kommt, insbesondere im Bereich der Spongiosa.

Dosierung

Stark variabel, je nach Verträglichkeit zwischen 5 und 30 mg Fluorid täglich. Als eine mittlere Dosierung gelten 2 mal 10 mg Fluorid täglich über 2 bis 4 Jahre unter ärztlicher Kontrolle der Knochenparameter. 76 mg Natriumfluorphosphat entsprechen 10 mg Fluorid.

Darreichungsformen

Tabletten zu 76 mg, entsprechend 10 mg Fluorid, zusammen mit 1250 mg Kalziumkarbonat.

Kontraindikationen

Wachstumsalter, Osteomalazie, Schwangerschaft (Konzeptionsschutz!), Niereninsuffizienz, bereits vorliegende Fluorose. Wegen Kalziumkarbonatkomponente Hyperkalzämie, Hyperkalziurie, Nephrokalzinose, Nierensteinleiden.

Nebenwirkungen

Gastrointestinale Beschwerden. Knochen- und Gelenkschmerzen, vor allem im Belastungsbereich, nach längerer Einnahme sind Zeichen einer beginnenden Fluorose.

Wechselwirkungen

Durch Kalziumkarbonatkomponente verstärkte Wirkung von Digitalispräparaten.

Natriumhaushalt

Definition

Kontrolle von Aufnahme und Ausfuhr an Natrium.

Grundlagen

Natrium liegt im Körper zu etwa 40 % kristallin im Knochen gebunden vor und ist von dort praktisch nicht mobilisierbar. Die übrigen 60 % in Form des Kation Na^+ stellen zusammen mit den Anionen Cl^- und HCO_3^- die wichtigsten osmotisch wirksamen Bestandteile des Extrazellulärraumes dar. Natrium wird in Form von Kochsalz in einer Menge von 8–15 g/Tag mit der Nahrung aufgenommen. Der Natrium-Gehalt des Organismus und damit insbesondere die extrazelluläre Na^+-Konzentration wird vorwiegend durch Kontrolle der Ausscheidung konstant gehalten. Der Verlust mit Schweiß und Fäzes spielt nur bei starkem Schwitzen bzw. bei Diarrhoe eine Rolle. Das wichtigste Stellglied sind somit die Nieren, die durch mehrere Hormonsysteme im Rahmen der Osmo- und Volumenkontrolle reguliert werden. Aldosteron stimuliert die distale Na^+-Resorption in der Niere sowie im Darm, während natriuretische Pepide wie ANP in der Niere durch Steigerung der GFR und Hemmung der Natrium-Resorption die Natrium-Ausscheidung steigern.

Natriummangel

▶ Hyponatriämie

Natriumperchlorat

Englischer Begriff

Sodium perchlorate; perchlorate.

Substanzklasse

$NaClO_4$; Thyreostatikum.

Gebräuchliche Handelsnamen

Irenat.

Indikationen

Hyperthyreosen aller Art, außer Begleithyperthyreosen bei akuter, subakuter Thyreoiditis oder Hyperthyreosis factitia. Auch in Kombination mit Thionamiden (Thyreostatikum) bei schwer beherrschbaren oder iodinduzierten Hyperthyreosen. Vorbehandlung von Hyperthyreosen vor Schilddrüsenoperation, nicht vor Radioiodtherapie, aber Intervallbehandlung nach Radioiodtherapie. Blockade der Schilddrüse bei dringend erforderlicher Iodexposition (z.B. Angiographie), bei Szintigraphie anderer Organe mittels radioiodmarkierter Substanzen. Perchlorat-Discharge-Test.

Wirkung

Hemmt die Aufnahme von Iodid (I^-) in die Schilddrüse, somit die Schilddrüsenhormonsynthese, wodurch die Hormonsekretion ins Blut und die übersteigerte Hormonwirkung, die Hyperthyreose, zurückgehen.

Dosierung

Anfangsdosis 900–1400 mg (40–60 Tropfen) täglich auf 4–6 Einzeldosen verteilt, Erhaltungsdosis 100–500 mg (5–20 Tropfen) täglich auf 1–4 Einzeldosen verteilt. Zur Schilddrüsenblockade 700–1800 mg (30–80 Tropfen) 60 min vor Applikation von Iod oder Radioiod. Im Perchlorat-Discharge-Test 800–1000 mg (35–45 Tropfen) einmalig.

Darreichungsformen

Wässrige Natriumperchloratlösung, 1 ml (entsprechend 15 Tropfen) enthalten 344,2 mg $NaClO_4 \cdot 1H_2O$. 10 Tropfen entsprechen etwa 230 mg $NaClO_4 \cdot H_2O$.

Kontraindikationen

Retrosternale und große Strumen mit Trachealkompression; vor geplanter Plummerung oder Radioiodtherapie, frühere Überempfindlichkeitsreaktion oder Blutbildveränderungen unter Perchlorattherapie, Schwangerschaft und Stillzeit.

Nebenwirkungen

Leukopenie, selten Agranulozytose, Thrombopenie, Purpura, Anämie, aplastische Anämie, Eosinophilie, Lymphknotenschwellung, flüchtiges Exanthem, Juckreiz, Haarausfall, Akne, Dermatitis, Urtikaria, Erythema nodosum, Leberschädigung, Ikterus, Übelkeit, Brechreiz, Mundtrockenheit, Irritationen der Mund- und Rachenschleimhaut, Diarrhoe, Arzneimittelfieber, fieberhafte Gelenkschwellungen, Muskelkrämpfe, Neuropathien, Albuminurie, nephrotisches Syndrom, Struma diffusa, primäre Hypothyreose bei Überdosierung.

Wechselwirkungen

Perchlorat (ClO_4^-) hemmt dosisabhängig und über Tage wirksam die thyreoidale Aufnahme von Iodid, Radioiod, ^{99m}Tc-Pertechnetat u.a., welches für Szintigramme, Uptake-Messungen und Radioiodtherapie von Bedeutung ist. Eine gleichzeitige Iodidgabe vermindert die Perchloratwirkung. Perchlorat verstärkt die thyreostatische Wirkung von Thiamazol, Carbimazol und Propylthiourazil. Thiamazol, Carbimazol und Propylthiourazil hemmen Iodidoxidation und organische Iodbindung, wodurch der Perchlorat-Discharge-Test positiv wird.

Pharmakodynamik

Das Perchloratanion (ClO_4^-) hemmt die Iodidaufnahme in die Thyreozyten, wobei es den zellmembranständigen Iodidkanal ($2Na^+/I^-$-Symporter, NIS) blockiert. Dadurch steht für die Schilddrüsenhormonsynthese kein Iodid mehr zur Verfügung, wodurch schließlich Hormonsynthese und -sekretion zurückgehen. Zirkulierendes Thyroxin und Triiodthyronin fallen ab, die Hormonwirkung lässt nach, womit eine Hyperthyreose in eine Euthyreose oder auch primäre Hypothyreose übergeführt und bei Fortsetzung der Therapie auch erhalten werden kann. Die thyreoidale Perchloratwirkung fördert Strumabildung und -vergrößerung durch Hypertrophie und Hyperplasie der Thyreozyten. TSH stimuliert die Expression des NIS. Perchlorat blockiert auch die Iodidakkumulation in nicht thyreoidalen Geweben, wie Speicheldrüsen, Magenschleimhaut, laktierende Mammadrüsen, Plexus chorioides und Ziliarkörper, die unabhängig von TSH ebenfalls NIS exprimieren.

Natriumselenit

Substanzklasse

Spurenelement.

Gebräuchliche Handelsnamen

Cefasel; selenase.

Indikationen

Ein Selen-Mangel wird mit einer Alteration des Immunsystems, erhöhter Inzidenz verschiedener Karzinome und der Entwick-

lung einer Artherosklerose in Verbindung gebracht. Möglicherweise besteht auch ein Effekt von Selen auf die Virusreplikation z.B. von HIV. Inwiefern in der Bevölkerung ein signifikanter Selen-Mangel besteht und die Substitution einen protektiven Effekt in Bezug auf kardiovaskuläre, autoimmunbedingte oder neoplastische Erkrankungen aufweist, ist zur Zeit Gegenstand intensiver Untersuchungen.

Wirkung

Selen ist ein Spurenelement mit besonderer Bedeutung für eine Vielzahl biologischer Prozesse. Es ist Bestandteil von Selenoproteinen und Selenoenzymen, die bei der Synthese und beim Abbau der Schilddrüsenhormone und am Glutathionstoffwechsel beteiligt sind.

Dosierung

50–300 µg/Tag.

Darreichungsformen

Tablette, Trinkampulle, Injektionslösung.

Nebenwirkungen

Eine massive Überdosierung kann zu Verlust von Haaren und Nägeln, Zahnabbau, Hautläsionen und neurologischen Störungen führen.

N

Natriumstoffwechsel

▶ Natriumhaushalt

Natriumüberschuss

▶ Hypernatriämie

Natriumverlustsyndrom

Definition

Sammelbegriff für Zustände mit Natriummangel.

Symptome

Zeichen des Volumenmangels.

Diagnostik

Interpretation der Natriumkonzentration im Serum in Korrelation zu dem Hydrierungszustand des Organismus.

Differenzialdiagnose

Unterschieden werden renale von extrarenalen Ursachen eines Natriumverlustsyndroms. Bei renaler Genese findet sich typischerweise eine gesteigerte Natriumausscheidung im Urin unter anderem bei chronischem Nierenversagen, in der Erholungsphase nach akutem Nierenversagen und bei verschiedenen Formen interstitieller Nephropathien. Zu den extrarenalen Ursachen gehören zum einen extrarenale Natriumverluste z.B. gastrointestinal bei Erbrechen und Durchfall oder durch die Haut bei exzessivem Schwitzen oder ausgedehnten Verbrennungen. Diese sind gekennzeichnet durch eine niedrige Na^+-Ausscheidung im Urin. Bei hoher Natrium-Ausscheidung ohne Anhalt für eine renale Genese sollten adrenale Ursachen (z.B. Mineralokortikoid-Mangel bei M. Addison), zentrale Ursachen (z.B. zerebrales Salzverlust-Syndrom), der Verlust osmotisch aktiver Substanzen (z.B. Hyperglykosurie bei Diabetes mellitus) und Medikamente (Diuretika) bedacht werden.

Therapie

Kausal

Entsprechend der vielfältigen Ursachen ist eine Behandlung der Grunderkrankung nicht immer möglich.

Akuttherapie

Je nach Schwere der klinischen Symptomatik und der Ursache besteht die Therapie in der oralen oder intravenösen Substitution von NaCl. Bei signifikanter Hyponatriämie ist eine kontrollierte Anhebung der Natrium-Konzentration anzustreben, deren Geschwindigkeit sich an der Entwicklung des pathologischen Zustandes orientieren sollte, nicht rascher als +12 mmol/l pro 24 Stunden (siehe ▶ Hyponatriämie, ▶ Syndrom der inadäquaten ADH-Sekretion).

Prognose

Die Prognose ist im wesentlichen durch die zugrunde liegende Grunderkrankung bestimmt.

Weiterführende Links

▶ Hyponatriämie

Natürliche Corticoide

▶ Kortikoide, natürliche

Natürliche Kontrazeption

▶ Ovulationstests

Natürliche Kortikoide

▶ Kortikoide, natürliche

Nebenniere

Englischer Begriff

Adrenal gland.

Definition

Die Nebenniere ist eine endokrine Drüse, die zwei nach ihrer Entstehung und Funktion verschiedenartige Organe enthält: Nebennierenrinde und Nebennierenmark.

Grundlagen

Die Nebenieren sind von pyramidaler Form und über oder posteromedial des oberen Nierenpoles angeordnet. Die rechte Nebenniere sitzt etwas niedriger und lateraler als die linke. Die Nebenniere ist ungefähr 4–6 cm lang, 2–3 cm breit und 1 cm dick. Gelegentlich sitzt sie der Niere auf, normalerweise ist die Nebenniere von perirenalem Fett umgeben. Die Drüse ist jeweils in eine feste fibrinöse Kapsel eingeschlossen. Unter der Kapselschicht umgibt lockeres Bindegewebe das Organ.

Weiterführende Links

▶ Nebennierenrinde
▶ Nebennierenmark
▶ Paraganglion, suprarenales

Nebennierenapoplexie

Definition

Einblutung oder Infarzierung der Nebenniere mit Funktionsstörung.

Symptome

Typische Symptome sind Hypotonie, Hypoglykämie und unklare abdominelle Beschwerden. Laborchemisch können eine Hyponatriämie und Hyperkaliämie wegweisend sein. Bei den unter den Differenzialdiagnosen beschriebenen Grunderkrankungen sollte bei ungewöhnlich schwerem Verlauf immer eine Nebenniereninsuffizienz bedacht werden.

Diagnostik

Die typische Konstellation niedriger Kortisol- und hoher ACTH-Werte ist richtungsweisend. Sind die Kortisolwerte bei Bestimmung morgens nur mäßig erniedrigt, ist bei entsprechendem Verdacht ein Simulationstest z.B. mit ACTH anzuschließen.

Differenzialdiagnose

Ursächlich kommen Blutungen (z.B. als Geburtstrauma sowie bei Gerinnungsstörungen), Embolien sowie Infarkte (z.B. infektiös oder toxisch) in Frage. Die septisch meist durch eine Meningokokkeninfektion bedingte Nebennierenapoplexie wird auch als Waterhouse-Friderichsen-Syndrom bezeichnet. Differenzialdiagnostisch gegenüber der primären Nebenniereninsuffizienz abzugrenzen ist eine sekundäre Nebenniereninsuffizienz bei akuter Funktionsstörung im Bereich von Hypothalamus und Hypophyse.

Therapie

Kausal

Wesentlich ist die Substitution mit Glukokortikoiden und Mineralokortikoiden (siehe ▶ Nebennierenrindeninsuffizienz).

Akuttherapie

Initial ist bei ausgeprägter klinischer Symptomatik oder schwerer Grunderkrankung die hochdosierte Gabe von Kortison z.B. in Form von Hydrokortison 100 mg/24 Stunden notwendig.

Nachsorge

Siehe   ▶   Nebennierenrindeninsuffizienz, ▶ Waterhouse-Friderichsen-Syndrom.

Nebennierenapoplexie, hämorrhagische

▶ Waterhouse-Friderichsen-Syndrom

Nebennierendiabetes

Definition

Im engeren Sinne wird hierunter ein durch erhöhte Glukokortikoidproduktion der Nebennierenrinde (Cushing-Syndrom) ausgelöster Diabetes mellitus verstanden.

N

Grundlagen

Der Begriff Nebennierendiabetes ist unscharf, da auch eine erhöhte Katecholaminproduktion des Nebennierenmarks (siehe ► Phäochromozytom) und selten ein primärer Hyperaldosteronismus (Aldosteronom, M. Conn) eine sekundäre Form des Diabetes mellitus bedingen können. Der Begriff ist deswegen auch in der aktuellen Klassifikation des Diabetes mellitus (siehe ► Diabetes mellitus, Tab. 1, Klassifikation) nicht aufgeführt, die korrekte Bezeichnung lautet: Diabetes Mellitus, Diabetestyp III – andere Diabetesformen, Endokrinopathien, z.B. Cushing-Syndrom. In bis zu 85 % der Fälle tritt bei einer Cushing-Symptomatik eine pathologische Glukosetoleranz, in ca. 25 % ein Diabetes mellitus auf. Ein vorbestehender Diabetes verschlechtert sich hinsichtlich der Stoffwechsellage, der Insulinbedarf steigt an. Glukokortikoide steigern die Glukoneogenese und fördern die Insulinresistenz. Therapeutisch wird, wenn möglich, kausal therapiert, z.B. einseitige Adrenalektomie bei Adenom der Nebennierenrinde. Bei symptomatischer Therapie lässt sich Insulin oft nicht vermeiden, wobei milde Verläufe zunächst auch mit oralen Antidiabetika therapiert werden können (z.B. Sulfonylharnstoffe). Bezüglich der Therapie bei exogener Glukokortikoidtherapie siehe auch ► Steroiddiabetes.

Nebennierenhemmstoffe

Definition

Gruppe von Substanzen, die eine Hemmung der Steroidsekretion der Nebennierenrinde erlauben.

Grundlagen

Bei Hyperkortisolismus kann zur Überbrückung bis zur definitiven Therapie oder bei malignen Prozessen ohne spezifische Therapieoption eine medikamentöse

Kontrolle der Steroidsekretion erfolgen. Aufgrund der rasch einsetzenden Wirkung sollte frühzeitig eine Substitution mit Glukokortikoiden begonnen werden, um eine Addison-Krise zu vermeiden. In Deutschland kommen im wesentlichen drei Substanzen zum Einsatz:

- Ketoconazol (2 × 200 mg bis zu 3 × 400 mg/Tag): Effektive Hemmung der Kortisol-Synthese. Kontrolle der Leberenzyme notwendig
- Etomidate (0,1–0,3 mg/kg/Stunde kontinuierlich intravenös): Effektive Hemmung bei ausgeprägtem Hyperkortisolismus; in dieser niedrigen Dosierung nur geringe zentralnervöse Nebenwirkungen
- Mitotane (Lysodren: 0,5 g/Tag–3 g/Tag, gegebenenfalls verteilt auf drei Gaben mit der halben Gesamtdosis zur Nacht): Adrenolytische Wirkung, allerdings keine vollständige medikamentöse Adrenalektomie zu erreichen. Besonders bei der Behandlung des Nebennierenkarzinoms eingesetzt. Nebenwirkungen: gastrointestinale und neurologische Störungen sowie allergische Reaktionen. Cave: Akkumulation im Fettgewebe mit Überlaufeffekt, daher Spiegelkontrollen anzuraten (Ziel: 14–20 mg/l).

Nebennierenmark

Englischer Begriff

Adrenal medulla.

Definition

Endokrin aktive Einheit der Nebenniere, die aus der Sympathikusanlage hervorgeht und Bildungsort der Katecholamine Adrenalin, Noradrenalin und Dopamin ist.

Grundlagen

Das Nebennierenmark liegt im Zentrum der Nebenniere, wird von Nebennierenrinde umschlossen und entsteht im Zusammenhang mit der Entwicklung des sympathischen Nervensystems, ist ektodermaler Herkunft. Es nimmt beim Erwachsenen nur noch ungefähr 10 % der Gesamtdrüse ein. Fein granulierte chromaffine Zellen bilden Stränge und Nester inmitten weitlumiger Kapillaren und Venen. Neben Ganglienzellen und reichlich sympathischen Nervenfasern finden sich undifferenzierte Sympathikoblasten. Eine vermehrte Ausschüttung der Katecholamine findet sich beim Phäochromozytom.

Weiterführende Links

▶ Paraganglion, suprarenales

Nebennierenmarktumoren

▶ Phäochromozytom

Nebennierenmarktumoren, benigne

▶ Phäochromozytom

Nebennierenmarktumoren, maligne

▶ Phäochromozytom

Nebennierenrinde

Englischer Begriff

Adrenal cortex.

Definition

Die Nebennierenrinde stellt eine endokrin aktive, funktionelle Einheit der Nebenniere dar. In der Nebennierenrinde werden Steroidhormone produziert.

Grundlagen

Die Nebennierenrinde ist die Quelle der Kortikoide, des Glukokortikoids Kortisol, des Mineralokortikoids Aldosteron sowie der Androgen- und Östrogenvorstufen Dehydroepiandrosteron (DHEA) und Androstendion (ADION). DHEA und ADION werden in peripheren Geweben, z.B. Leber, Fettgewebe, in ihre wirksame Form überführt.

Histologisch werden drei Zonen unterschieden, die sich aufgrund der Struktur der Epithelzellen als auch aufgrund von Unterschieden der Vaskularisierung und Bindegewebssepten charakterisieren lassen: Zona glomerulosa (Aldosteronsynthese), Zona fasciculata (Kortisolsynthese) und Zona reticularis (DHEA- und ADION-Synthese).

Nebennierenrindenadenom

Englischer Begriff

Adrenal adenoma.

Definition

Gutartiger Tumor der Nebenniere (siehe ▶ Nebennierenrindentumoren, benigne).

Nebennierenrinden-Antikörper

Englischer Begriff

Adrenal cortex autoantibody.

Definition

Auto-Antikörper gegen Nebennierenrinde-Gewebe, nachweisbar unter anderem bei autoimmunologisch bedingtem M. Addison.

Grundlagen

Auto-Antikörper gegen Nebennierengewebe waren über viele Jahre der beste
Marker für einen autoimmun bedingten M. Addison, bestimmt durch indirekten Immunofluoreszenz-Nachweis an
Nebennierengewebe-Schnitten. Da als eines der Ziele der autoimmun bedingten
Zerstörung der Nebenniere das Enzym
21OH-Hydroxylase identifiziert wurde,
stellen Auto-Antikörper gegen dieses Enzym möglicherweise eine sensitivere und
spezifische Methode zum Nachweis eines
M. Addison dar. Derartige Auto-Antikörper
werden jedoch auch bei anderen Erkrankungen mit Untergang von Nebennierengewebe nachgewiesen, wie der tuberkulös
bedingten Adrenalitis, so dass die Spezifität
unverändert eingeschränkt ist.

Nebennierenrindenhormone

▶ Kortikoide
▶ Kortikoide, natürliche
▶ Kortikosteroide

Nebennierenrinden-Hyperplasie, ACTH-unabhängige

▶ Cushing-Syndrom durch noduläre Nebennierenrinden-Hyperplasie

Nebennierenrinden-Hyperplasie, makronoduläre

▶ Cushing-Syndrom durch adrenal aberrante Rezeptorexpression

Nebennierenrinden-Hyperplasie, noduläre

▶ Cushing-Syndrom durch noduläre Nebennierenrinden-Hyperplasie

Nebennierenrindeninsuffizienz

Englischer Begriff

Adrenal insufficiency.

Definition

Funktionsverlust der Nebennieren.

Symptome

Im Vordergrund stehen die Symptome
durch Ausfall der Nebennierenrindenhormone, insbesondere des Kortisols und des
Aldosterons.
Bei akuter Nebennierenrindeninsuffizienz kann es zur lebensbedrohlichen Ausbildung einer Addison-Krise kommen,
gekennzeichnet unter anderem durch Hypotonie und Hypoglykämie sowie unklare
abdominelle Schmerzen. Wegweisend ist
die Entwicklung im Rahmen einer an sich
harmlosen Grunderkrankung. Bei langsamer Ausbildung kann die Symptomatik
wesentlich milder sein.

Diagnostik

Die Bestimmung des Kortisols möglichst
morgens um 8:00 Uhr erlaubt eine erste
Einschätzung. Bei sehr niedrigen Spiegeln
ist eine Nebenniereninsuffizienz wahrscheinlich. Häufig befinden sich die Kortisolwerte im mittleren Normbereich, so
dass eine weitere Abklärung mit Hilfe spezifischer Provokationsteste notwendig ist.
Die gleichzeitige Bestimmung des ACTH
erlaubt bei bewiesener Nebenniereninsuffizienz die Differenzierung in eine primäre
und sekundäre Form.

Differenzialdiagnose

Während eine primäre Nebenniereninsuffizienz auf einen Ausfall der Nebennieren zurückzuführen ist, ist ein Defekt auf Ebene von Hypothalamus oder Hypophyse Ursache einer sekundären Nebenniereninsuffizienz. Ursachen einer primären Nebenniereninsuffizienz können unter anderem der M. Addison (autoimmunologisch bedingt), eine Tuberkulose, die Nebennierenapoplexie sowie Metastasen sein.

Therapie

Kausal

Bei der primären Nebennierenrindeninsuffizienz ist eine Substitution mit Glukokortikoiden (z.B. Hydrokortison 20–30 mg/Tag verteilt auf 2–3 Dosen mit 1/2–2/3 der Dosis morgens) und Mineralokortikoiden (Fludrokortison 0,05–0,2 mg/Tag) notwendig.

Akuttherapie

Bei ausgeprägter klinischer Symptomatik ist eine akute Behandlung mit entsprechend hohen Dosen von Hydrokortison (z.B. 100 mg/24 Stunden kontinuierlich intravenös) notwendig (siehe ▶ Addison-Krise).

Nachsorge

Der Patient muss über die notwendige Anpassung der Substitution bei akuten Stresssituationen mit Verdopplung bis Verdreifachung der Dosis des Glukokortikoids unterrichtet werden. Weiterhin ist er über Maßnahmen bei unzureichender oraler Aufnahme z.B. bei einem gastrointestinalen Infekt zu unterrichten, gegebenenfalls in Form der selbstständigen Applikation von Glukokortikoiden intravenös oder von Suppositorien. Der Patient ist mit einem Notfallausweis auszustatten mit Angaben über die benötigte Substitution.

Weiterführende Links

▶ Insuffizienz, adrenokortikale

Nebennierenrindeninsuffizienz, akute

▶ Addison-Krise
▶ Waterhouse-Friderichsen-Syndrom

Nebennierenrindeninsuffizienz, primäre

▶ Addison, Morbus

Nebennierenrindeninsuffizienz, sekundäre

Definition

Funktionsverlust der Nebennieren aufgrund verminderter Stimulation durch das hypothalamo-hypophysäre System.

Symptome

Die Symptomatik ist vorwiegend auf den Mangel an Glukokortikoiden zurückzuführen, da die Aldosteron-Sekretion weitgehend unabhängig durch das Renin-Angiotensin-System und nur in geringem Maße durch ACTH kontrolliert wird. Dementsprechend stehen Leistungsschwäche und vermehrte Müdigkeit im Vordergrund.

Diagnostik

Nachweis des erniedrigten Kortisol morgens 8 Uhr in Zusammenhang mit erniedrigtem ACTH, gegebenenfalls Bestätigung durch einen Provokationstest wie den Insulin-Hypoglykämie-Test. Zur differenzialdiagnostischen Klärung Bildgebung der Sella-Region mittels MRT.

Differenzialdiagnose

Neben iatrogenen Ursachen wie Operation und Radiatio im Bereich von Hypothalamus und Hypophyse gehören Tumoren (z.B. Hypophysenadenom, Kraniopharyngeom), granulomatöse Erkrankungen wie Sarkoidose und Tuberkulose und autoimmunbedingte Ursachen wie die Hypophysitis zu den möglichen Ursachen einer sekundären Nebenniereninsuffizienz.

Therapie

Kausal

Substitution mit Hydrokortison. Aufgrund der erhaltenen Basalsekretion der Nebennieren sind hier niedrigere Dosen von Hydrokortison (10–25 mg/Tag) als bei der primären Nebenniereninsuffizienz notwendig. Eine Substitution mit Fludrokortison ist nicht notwendig.

Akuttherapie

Siehe ▶ Nebennierenrindeninsuffizienz, ▶ Addison, Morbus.

Nachsorge

Siehe ▶ Nebennierenrindeninsuffizienz, ▶ Addison, Morbus.

Nebennierenrindenkarzinom

Englischer Begriff

Adrenal carcinoma.

Definition

Maligner Tumor der Nebennierenrinde.

Symptome

Da von den malignen Zellen meist nur Vorstufen der Steroidbiosynthese mit geringer Androgen-Wirkung gebildet werden, stehen die Lokalsymptome im Sinne von Verdrängungserscheinungen im Vordergrund, unter anderem als Schmerzen.

Diagnostik

Die Diagnose kann nur bei eindeutiger Infiltration in Nachbarorgane oder bei Nachweis von Metastasen gestellt werden, zu sehen in bildgebenden Verfahren wie dem MRT oder CT. Eindeutige histologische Marker existieren nicht. Die Konzentration von DHEA-S ist nur sehr eingeschränkt als serologischer Marker nutzbar.

Differenzialdiagnose

Nebennierentumoren anderer Ätiologie.

Therapie

Kausal

Einen kurativen Ansatz bietet nur die Resektion im Frühstadium. Ansonsten stehen palliative Verfahren im Vordergrund, wie die Behandlung mit Lysodren oder eingeschränkt mittels einer Chemotherapie.

Wirksamkeit

Alle medikamentösen Therapieverfahren bieten eine eingeschränkte Wirksamkeit im Rahmen eines palliativen Konzepts.

Verträglichkeit

Bei der Therapie mit Lysodren ist die Entwicklung einer Nebenniereninsuffizienz aufgrund der adrenolytischen Wirkung zu bedenken. Da gleichzeitig der Metabolismus von Glukokortikoiden gesteigert werden kann, sind gegebenenfalls höhere Dosen zur Substitution einzusetzen. Lysodren sättigt sich erst über mehrere Monate im Fettgewebe auf, bevor es zu einem weiteren Anstieg der Serumspiegel kommt. Regelmäßige Spiegelbestimmung von Lysodren sind daher anzuraten, um im Intervall die notwendige Dosisreduktion vornehmen zu können. Bei Überdosierung sind gastrointestinale und neurologische Nebenwirkungen führend.

Prognose

Die Prognose ist schlecht, insbesondere da die Nebennierenrindenkarzinome aufgrund ihrer geringen hormonellen Aktivität meist erst spät mit raumfordernder Wirkung diagnostiziert werden.

Nebennierenrindentumoren

20.11.17 Pat. Fritsche

Englischer Begriff *(Saale - Med)*

Adrenal tumor.

Definition

Tumor der Nebennierenrindenregion.

Symptome

Hormonaktive Tumoren (peripheres Cushing-Adenom, Conn-Adenom) fallen meist aufgrund der durch die autonome Hormonsekretion bedingten Symptome auf. Benigne Nebennierenrindenadenome verursachen nur selten bei erheblicher Größe Beschwerden. Die Nebennierenrindenkarzinome produzieren meist nur Vorstufen der Steroide, so dass die hormonbedingten klinischen Symptome gering ausgeprägt sind. Aufgrund des erheblichen Größenwachstums stehen die Lokalsymptome wie Schmerzen und Druckgefühl im Vordergrund, allerdings erst im fortgeschrittenen Stadium.

Diagnostik

Hormonaktive Tumoren lassen sich durch Nachweis der Hormonsekretion diagnostizieren; bei allen anderen Tumorentitäten steht die Bildgebung mittels CT oder MRT im Vordergrund.

Differenzialdiagnose

Als Ursache einer bildgebend nachgewiesenen Nebennierenraumforderung sind auch ein Phäochromozytom, Metastasen, Lymphome, Einblutungen, Abszesse, Zysten und Myolipome zu bedenken.

Therapie

Kausal

Mittel der Wahl ist die operative Entfernung der Nebennierenraumforderung, bevorzugt mittels minimal-invasiver Technik.

Nebennierenrindentumoren, benigne

Englischer Begriff

Benign adrenal tumor; adrenal adenoma.

Definition

Gutartiger Tumor der Nebennierenrinde.

Symptome

Bei hormonaktiven Tumoren stehen die Zeichen des Hormon-Exzess im Vordergrund, bei hormoninaktiven Tumoren gegebenenfalls die Lokalsymptome.
Zufallsbefund: Inzidentalom.

Diagnostik

Der Nachweis erfolgt mittels bildgebender Verfahren wie MRT und CT. Mittels spezifischer Testverfahren wird eine Hormonaktivität überprüft, in Zusammenhang mit einer etwaigen klinischen Symptomatik.

Differenzialdiagnose

Unterschieden werden hormonaktive (Conn- und Cushing-Adenom) von hormoninaktiven Nebennierentumoren (Nebennierenadenom).

Therapie

Kausal

Therapeutisch steht die operative Resektion im Vordergrund, bevorzugt mittels minimal-invasiver Methoden.

N

Nebennierenrindentumoren, maligne

▶ Nebennierenrindenkarzinom

Nebennierenszintigraphie

Definition

Nuklearmedizinisches Verfahren zur Darstellung von Nebennierengewebe. Es basiert auf der Speicherfähigkeit der Nebennierenrinde für Cholesterin, das mit ^{131}Iod oder anderem Radionuklid markiert ist. Die Technik ist weitgehend verlassen worden aufgrund der hohen Strahlenbelastung, relativ geringen Sensitivität bei gleichzeitig hoher Bildqualität der modernen Schnittbildverfahren.

Voraussetzung

Vor der Durchführung der Untersuchung ist die Blockade der Iodaufnahme in die Schilddrüse mittels Perchlorat zur Minimierung der Strahlenbelastung notwendig.

Nebennierentuberkulose

Englischer Begriff

Tuberculous adrenalitis.

Definition

Infektion der Nebennieren mit Mycobacterium tuberculosis.

Symptome

Symptome der Nebenniereninsuffizienz.

Diagnostik

Diagnostik einer Tuberkuloseinfektion. Funktionelle (hormonelle) Nebenniereninsuffizienz-Diagnostik. Bildgebung (CT oder MRT): In der Frühphase der Nebennierentuberkulose stellen sich die Nebennieren meist vergrößert dar, in der Spätphase kommt es zu einer Verkäsung, Fibrosierung und schließlich in 50 % der Fälle zu Kalzifizierungen der Nebennieren.

Differenzialdiagnose

Nebenniereninsuffizienz anderer Genese (Autoimmunadrenalitis, Adrenoleukodystrophie, Adrenomyeloneuropathy, Infektionen der Nebennieren (HIV, CMV, Cryptococcose, Histoplasmose), bilaterale Adrenalektomie, sekundäre Nebenniereninsuffizienz.

Therapie

Kausal

Hormonelle Substitutionstherapie der Nebenniereninsuffizienz.

Akuttherapie

Nur bei der Nebennierenrindenkrise (Addison-Krise) ist eine rasche intravenöse Glukokortikoidsubstitution erforderlich.

Literatur

1. Williams RH, Larsen R, et al. (eds) (1998) Williams Textbook of Endocrinology, 10th edn. WB Saunders, Philadelphia

Nebennierentumoren

Englischer Begriff

Adrenal tumor; adrenal mass.

Definition

Geschwulstartige Neubildungen, die von der Nebenniere ausgehen.

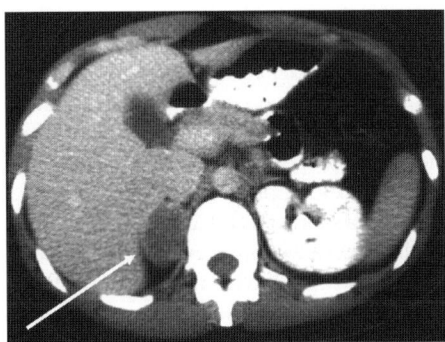

Nebennierentumoren, Abb. 1 Nebennierenadenom rechts (Pfeil) in der CT-Untersuchung.

Symptome

Abhängig von der hormonellen Aktivität, Histologie und Größe des Tumors: Symptome des Glukokortikoidexzesses (Cushing-Syndrom), Gynäkomastie (Östrogen-produzierende Tumoren), Virilisierung (Androgen-produzierende Tumoren), arterielle Hypertonie (Phäochromozytom, Conn-Adenome). Abdominelle Beschwerden und Kachexie bei großen Tumoren.

Diagnostik

Hormonelle Diagnostik (Hyperkortisolismus: Dexamethason Suppressions-Test, Mitternachtskortisol, Kortisolausscheidung im 24h-Sammelurin), Serum-Testosteron, Serum-Androstendion, Serum-DHEAS, 17β-Östradiol, Plasma-(Nor-)metanephrin und Katecholaminausscheidung im 24h-Sammelurin, Plasma-Renin-Aktivität und Serum-Aldosteron. Bildgebende Diagnostik: Sonographie, Abdomen CT und/oder MRT. Bei bilateralen Nebennierentumoren hochgradiger V.a. Nebennierenmetastasen (Bronchialkarzinom oder noduläre Hyperplasie): Röntgen-/CT-Thorax.

Differenzialdiagnose

Tumoren der Niere, retroperitoneale Sarkome. Adrenale Metastasen.

Therapie

Kausal

Unilaterale Adrenalektomie bei hormonell aktiven Nebennierenrindenadenomen, großen (> 5–6 cm) hormoninaktiven Adenomen sowie beim Phäochromozytom. Nebennierenrindenkarzinom: Unilaterale Adrenalektomie, oft mit Nephrektomie und Lymphknotenausräumung, gegebenenfalls Splenektomie und Leberteilresektion; fakultativ postoperative Bestrahlung des Tumorbetts (50–60 Gy).

Nachsorge

Bei hormoninaktiven Nebennierenadenomen, die primär nicht operativ entfernt werden, bildgebende Kontrolle (CT o. MRT) 3–6 Monate nach Erstdiagnose. Bei Befundkonstanz ist keine weitere Diagnostik erforderlich. Bei Nebennierenkarzinomen regelmäßiges Re-Staging zur Verlaufsbeurteilung (▶ Inzidentalom).

Prognose

Abhängig von der Tumorentität. Gut bei Nebennierenadenomen und Phäochromozytom; schlecht (stadienabhängig) beim Nebennierenrindenkarzinom.

N

Nebenschilddrüsen

▶ Epithelkörperchen

Nebenschilddrüsenentfernung

▶ Hypoparathyreoidismus, parathyreopriver

Nebenschilddrüsenhormon-Antagonisten

Synonyme

Parathormon-Antagonisten.

Englischer Begriff

Parathyroid hormone antagonists.

Definition

Substanzen, die die biologische Wirkung des Parathormons reduzieren oder aufheben.

Grundlagen

Die biologischen Wirkungen des Parathormons und Parathormon-*related-peptide* (PTHrP) werden durch Bindung an den Parathormonrezeptor 1 (PTH1 Rezeptor) vermittelt und führen beim primären und tertiären Hyperparathyreoidismus sowie bei PTHrP-sezernierenden Tumoren zu einer Hyperkalzämie. Nebenschilddrüsenhormon-Antagonisten führen zu einer Blockade dieses Wirkungsmechanismus durch Inaktiverung des Parathormons (z.B. durch *small interfering* RNA (siRNA), Parathormon-Antikörper), oder durch kompetitiven Antagonismus am PTH1-Rezeptor (z.B. Fragment des Tuberoinfundibularen Peptids (TIP7–39)). Die Entwicklung derartiger Medikamente befindet sich derzeit noch im experimentellen Stadium.

Nebenschilddrüsenszintigraphie

Englischer Begriff

Parathyroid scintigraphy.

Definition

Nuklearmedizinisches Verfahren zur Darstellung pathologisch-veränderter Nebenschilddrüsen.

Kontraindikationen

Schwangerschaft, Still-Periode.

Durchführung

Bei der *Single*-Tracer-Zweiphasen-Szintigraphie wird zunächst ^{99m}Tc-Sestamibi intravenös injiziert und jeweils ein Scan nach 15 Minuten und nach 2–3 Stunden mit Hilfe einer Gamma-Kamera durchgeführt. Die Auswertung erfolgt durch Vergleich der beiden Scans, wobei eine vermehrte Nuklid-Anreicherung (*uptake*) nach 2 Stunden als Nebenschilddrüsen-spezifisch gilt. Bei der *Dual*-Tracer-Subtraktionsszintigraphie kommt zusätzlich zu ^{99m}Tc-Sestamibi (oder alternativ ^{99m}Tc-tetrofosmin) ein zweites Radionuklid (^{123}I (simultane Injektion und Detektion), ^{99m}TcO$_4^-$ (sequentielle Injektion und Detektion)), das sich v.a. in der Schilddrüse anreichert, zum Einsatz. Die Auswertung erfolgt durch Subtraktion der beiden Scans, wodurch die Nebenschilddrüsen-Spezifität erreicht wird.

Nebenschilddrüsenunterfunktion

► Hypoparathyreoidismus

Necrobiosis lipoidica

Synonyme

Necrobiosis lipoidica diabeticorum.

Definition

Granulomatös, schleichend verlaufende Entzündung des Subkutangewebes, verbunden mit Kollagendegenerationen.

Symptome

Meist prätibial lokalisiert, zunächst mit bräunlich-rötlichen Papeln, die langsam größer werden, Handtellergröße erreichen können und vom Rand her nekrotisieren.

Bei Abheilung atrophische Hautveränderungen hinterlassend, leicht verletzlich, schlechte Heilungstendenz.

Meist, aber nicht obligat, Vorliegen eines Diabetes mellitus, meist Typ 1.

Diagnostik

Typisches klinisches Bild.

Allgemeine Maßnahmen

Lebensmodifikation

Optimale Einstellung eines Diabetes mellitus.

Therapie

Kausal

Optimale Einstellung eines Diabetes mellitus mit Insulin (siehe ► Diabetes mellitus, Typ 1). Eine kausale Therapie ist nicht bekannt. Symptomatische Maßnahmen mit Hautpflege, penibel Verletzungen wegen der schlechten Heilungstendenz vermeiden.

Prognose

Lokaler Prozess. Mäßige Heilungstendenz; oft Jahre bestehend. Abheilung mit flächigen Hautatrophien.

Necrobiosis lipoidica diabeticorum

► Necrobiosis lipoidica

Nelson-Tumor

Englischer Begriff

Nelson's tumor.

Definition

Schnell wachsender Hypophysentumor nach bilateraler Adrenalektomie bei zentralem Cushing-Syndrom.

Symptome

Hyperpigmentierung, Kopfschmerzen, Hypophysenvorderlappeninsuffizienz, Gesichtsfeldausfälle.

Diagnostik

Labor (Plasma-ACTH), MRT der Hypophysenregion.

Differenzialdiagnose

Raumforderungen der Hypophysenregion.

Therapie

Kausal

Therapie von Hypophysenadenomen.

Bewertung

Wirksamkeit

Nelson-Tumore zeichnen sich durch ein schnelles und z.T. invasives Wachstum aus und überschreiten zum Zeitpunkt der Diagnose häufig die anatomischen Grenzen der Hypophyse, weshalb eine komplette neurochirurgische Resektion häufig nicht gelingt.

Neonataler Hyperinsulinismus

► Nesidioblastose

Neoplasie, multiple endokrine

Englischer Begriff

Multiple endocrine neoplasia.

Definition

Genetisch determiniertes Krankheitsbild gekennzeichnet durch das multizentrische, z.T. familiär gehäufte Auftreten von benignen und/oder malignen Tumoren endokriner Organe sowie gelegentlich auch Veränderungen an Nerven-, Muskel- oder

Bindegewebe. Der Erbgang ist autosomal-dominant mit variabler Expression, aber hoher Penetranz. Aufgrund des typischen Befallmusters endokriner Organe unterscheidet man 3 Formen, MEN-1, MEN-2 (MEN-2a) und MEN-3 (MEN-2b).

Neoplasie, multiple endokrine Typ I

Synonyme

Wermer-Syndrom.

Englischer Begriff

Multiple endocrine neoplasia type 1.

Definition

Auftreten von mindestens zwei endokrinen Tumoren in zwei unterschiedlichen Organen (Nebenschilddrüse (90 % Penetranz im Alter von 40 Jahren, Hypophyse (40 %) und/oder enteropankreatisches Organsystem (70 %)). Als familiäre MEN-1 bezeichnet man das Vorkommen von einem

Patienten mit MEN-1 mit mindestens einem Verwandten ersten Grades mit mindestens einem der typischen Tumoren.

Symptome

Die Klinik der MEN-1 Patienten hängt von der Lokalisation und hormonellen Aktivität des Tumors ab: Nebenschilddrüsenadenom (primärer Hyperparathyreoidismus), enteropankreatische Tumoren (Gastrinom (Zollinger-Ellison-Syndrom), Insulinom, Glukagonom, VIPom (WDHA-Syndrom), Hypophysenadenome (Prolaktinom, GH-produzierende Tumoren (Akromegalie), inaktive Adenome, selten ACTH-produzierende Tumoren (M. Cushing)).

Diagnostik

Bei Hinweisen auf eine MEN-1 (Familienanamnese, Befundkonstellation mit zwei endokrinen Tumoren oder einem Rezidiv) Sicherung des Index-Falls und genetisches Familien-Screening. Bei betroffenen Patienten sollte ein regelmäßiges Tumor-Screening durchgeführt werden (siehe Tab. 1).

Neoplasie, multiple endokrine Typ I, Tabelle 1 Screening und Therapie bei MEN-1 Tumoren.

Tumor	Biochemische Tests (jährlich)	Bildgebung (alle 3 Jahre)	Therapie
Nebenschilddrüsenadenom	Kalzium, Parathormon (ab 8. Lebensjahr)	keine	subtotale Parathyreoidektomie (evtl. Autograft), subtotale Thymektomie
Gastrinom	Gastrin (ab 20. Lebensjahr)	keine	Protonenpumpeninhibitoren (evtl. Somatostatinanaloga), Operation
Insulinom	Nüchtern Glukose, Insulin (ab 5. Lebensjahr)	keine	Operation; bei Multizentrizität: subtotale Pankreasresektion
Andere Enteropankreatische Tumoren	Chromogranin-A, Glukagon Pro-Insulin (ab 20. Lebensjahr)	^{111}In-DTPA-Octreotid-Szintigraphie; CT, MRT	Somatostatinanaloga
Hypophysentumoren	PRL, IGF-1 (ab 5. Lebensjahr)	MRT	wie bei sporadischen HVL-Tumoren
Karzinoide (Thymus, Lunge, Magen, etc.)	Keine	CT (ab 20. Lebensjahr)	bisher keine etablierte Therapie

Differenzialdiagnose

Abgrenzung gegen sporadische endokrine Tumoren.

Literatur

1. Brandi ML, et al. (2001) Guidelines for Diagnosis and Therapy of MEN Type 1 and Type 2. JCEM 86(12):5658–5671

Neoplasie, multiple endokrine Typ II

Synonyme

Sipple-Syndrom; Multiple endokrine Neoplasie 2A.

Englischer Begriff

Multiple endocrine neoplasia type 2A.

Definition

Auftreten multipler endokriner Tumoren aufgrund von Keimbahn-Mutationen des RET-Protoonkogens: Medulläres Schilddrüsenkarzinom (Leittumor) (90 %), Phäochromozytom (50 %), (multiple) Nebenschilddrüsenadenome (20–30 %).

Symptome

Klinische Symptomatik des medullären Schilddrüsenkarzinoms, Phäochromozytoms und primären Hyperparathyreoidismus bei MEN-II wie bei sporadischen Erkrankungen.

Diagnostik

Bei Patienten mit medullärem Schilddrüsenkarzinom ist eine genetische MEN-II Diagnostik des RET-Protoonkogens obligat. Nach Sicherung des Indexfalls genetisches Screening aller potentiell betroffenen Familienmitglieder. Weitere Diagnostik und Therapie bei Betroffenen.

Differenzialdiagnose

Abgrenzung gegen sporadisch auftretende endokrine Tumoren.

Literatur

1. Brandi ML, et al. (2001) Guidelines for Diagnosis and Therapy of MEN Type 1 and Type 2. JCEM 86(12):5658–5671

Neoplasie, multiple endokrine Typ III

Synonyme

Multiple endokrine Neoplasie 2B.

Englischer Begriff

Multiple endocrine neoplasia type 2B.

Definition

Auftreten endokriner Tumoren (Medulläres Schilddrüsenkarzinom, Phäochromozytom) plus muskuloskelettale Auffälligkeiten sowie Schleimhautneurinome aufgrund von Keimbahn-Mutationen des RET-Protoonkogens.

Neoplasie, multiple endokrine Typ II, Tabelle 1 Screening und Therapie bei MEN-2 und MEN-3 Tumoren.

Tumor	Biochemische Tests (jährlich)	Therapie
Medulläres Schilddrüsenkarzinom	(Serum-Kalzitonin)	Totale Thyreoidektomie (MEN-II: vor 5. Lebensjahr; MEN-III: vor 6. Lebensmonat)
Phäochromozytom	Katecholamine im 24-Stunden-Sammelurin, Plasma-Metanephrin	Uni- oder gegebenenfalls bilaterale Adrenalektomie
MEN-2: Nebenschilddrüsenadenom	Serum-Kalzium, Parathormon	wie bei sporadischen Tumoren
MEN-3: Schleimhautneurome	Keine	evtl. kosmetische Operationen

Symptome

Marfanoider Habitus mit muskelschwachen Extremitäten, Skelettveränderungen (Epiphysiolysis capitis femoris, Kyphoskoliose). Schleimhautneurinome der Lippe, Zunge, Augenlider, Mundschleimhaut und Gastrointestinaltraktes (häufig bereits in den ersten Lebensjahren, daher klinischer Marker für potentielles Tumorleiden). Das medulläre Schilddrüsenkarzinom tritt bei MEN-3 häufig bereits in den ersten Lebensjahren auf. Die klinische Symptomatik des medullären Schilddrüsenkarzinoms sowie des Phäochromozytoms bei MEN-3 entspricht den sporadischen Formen (siehe ▶ Neoplasie, multiple endokrine Typ II, Tab. 1).

Diagnostik

Bei Patienten mit medullärem Schilddrüsenkarzinom muß eine genetische Diagnostik des RET-Protoonkogens durchgeführt werden. Nach Sicherung des Indexfalls: genetisches Screening aller potentiell betroffenen Familienmitglieder. Weitere Diagnostik und Therapie bei Betroffenen.

Differenzialdiagnose

Marfan-Syndrom, Abgrenzung gegen sporadische auftretende endokrine Tumoren.

Literatur

1. Brandi ML, et al. (2001) Guidelines for Diagnosis and Therapy of MEN Type 1 and Type 2. JCEM 86(12):5658–5671
2. Schulte HM, Allolio B (1996) Praktische Endokrinologie. Urban & Schwarzenberg, München

Neoplastische Struma

▶ Struma bei benignen oder malignen Schilddrüsentumoren

Nephrogene Hyperlipoproteinämie

▶ Fettstoffwechselstörungen, Nierenerkrankungen

Nephrogener Diabetes insipidus

▶ Diabetes insipidus renalis

Nephropathie, diabetische

▶ Diabetes mellitus, Nephropathie

Nephropathie, hypokaliämische

Englischer Begriff

Low potassium nephropathy.

Definition

Durch Hypokaliämie hervorgerufene Nephropathie mit histologischer Vakuolenbildung in den proximalen Tubuluszellen, chronische interstitielle Nephritis. Ursache meist chronischer Laxantien- oder Diuretikaabusus.

Symptome

Zeichen der Niereninsuffizienz, Polyurie; meist verbunden mit anderen klinischen Zeichen eines chronischen Kaliummangels, in der Regel chronische Durchfälle durch Laxantienabusus.

Diagnostik

Labordiagnostik: Serumkaliummangel; bei Laxantienabusus mit Kaliumverlust über den Darm auch verminderte Kaliumausscheidung im Urin.

Differenzialdiagnose

Chronische Nierenerkrankungen anderer Genese.

Allgemeine Maßnahmen

Lebensmodifikation

Bei Laxantien- und Diuretikaabusus psychotherapeutische Beratung.

Therapie

Akuttherapie

Bei lebensbedrohlicher Hypokaliämie parenterale Kaliumsubstitution mittels Infusionstherapie.

Prognose

Meist schlecht, da Ursache (Laxantien-, Diuretikaabusus) meist therapeutisch nicht abzustellen ist. Tod durch hypokaliämische Lähmung.

Weiterführende Links

► Pseudo-Bartter-Syndrom

Nerve Growth Factor

Synonyme

NGF; Nervenwachstumsfaktor.

Englischer Begriff

Nerve growth factor.

Definition

Pleiotroper Wachstumsfaktor mit Wirkung auf Wachstum und Regeneration neuronaler Zellen.

Grundlagen

NGF wird nicht nur in neuronalen Zellen gebildet, wo er bei Wachstums- und Regenerationsprozessen von Neuronen eine wichtige Rolle spielt, sondern findet sich auch in einer Vielzahl anderer Zelltypen (u.a. endokriner Zellen), wo er über seine beiden Rezeptoren (trkA und p75NGFR) unterschiedliche Wirkungen auf Funktion und Wachstum der Zielzellen ausübt. Im Zusammenhang mit der Hypophyse ist von Interesse, dass NGF über p75NGFR in laktotropen Tumorzellen, in denen der Dopamin-D2-Rezeptor fehlt, und die dadurch resistent gegenüber einer Therapie mit Dopaminagonisten sind, zumindest in experimentellen Tumoren die

Re-Expression von D2R induzieren kann. NGF kann somit dopaminresistente Prolaktinome in dopaminsensitive Adenome umwandeln.

Nervenwachstumsfaktor

► Nerve Growth Factor

Nervus opticus

Synonyme

Sehnerv; II Hirnnerv.

Englischer Begriff

Optic nerve.

Definition

Der Sehnerv bezeichnet die etwa 1 Million Nervenfasern der retinalen Ganglienzellschicht, die die Netzhaut mit dem Corpus geniculatum laterale des Zwischenhirns verbinden.

Grundlagen

Die marklosen Neuriten der retinalen Ganglienzellen ziehen radiär zur Papille, wo sie gebündelt und ummantelt von Nervenscheiden als Sehnerv den Augapfel verlassen und durch das retroorbitale Fettgewebe der Orbita ziehen. Nach Durchtritt durch den Canalis opticus ziehen die Nervenfasern weiter zur Sehnervenkreuzung (Chiasma opticum) und vereinigen sich mit den Nervenfasern des Auges der Gegenseite, wobei jeweils die nasalen Fasern jeder Netzhaut auf die Gegenseite kreuzen, die temporalen jedoch ungekreuzt weiter als Tractus opticus zu den Neuronen des Corpus geniculatum laterale des Zwischenhirns ziehen und dort umgeschaltet werden.

N

Nesidioblastose

Synonyme

Neonataler Hyperinsulinismus; angeborener Hyperinsulinismus; persistierende Neugeborenenhypoglykämie, leuzin-sensitive Hypoglykämie.

Englischer Begriff

Persistent hyperinsulinemic hypoglycemia of infancy.

Definition

β-Zell-Hyperplasie mit Hyperinsulinismus, die zu persistierenden Hypoglykämien im Neugeborenen- und Säuglingsalter führt. Ursachen: autosomal-rezessiv erbliche Genmutationen im K_{ATP}-Kanal (Sulfonylharnstoffrezeptor SUR1 oder KIR6.2) der β-Zellmembran oder autosomal-dominant erbliche aktivierende Mutationen der mitochondrialen Glutamat-Dehydrogenase (GAD) oder der Glukokinase.

Symptome

Makrosomie, Hypoglykämie, Krampfanfälle.

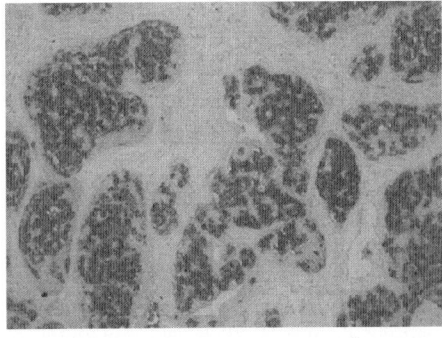

Nesidioblastose, Abb. 1 Fokale Betazell-Überfunktion und Hyperplasie. Immunfixation für Insulin zeigt endokrine Zellcluster mit Prädominanz von Betazellen.
Aus: Reinecke-Lüthge A, Koschoreck F, Klöppel G (2000) The molecular Basis of persistent hyperunsulinemic hypoglycemia of infancy and its pathologic substrates. Virchows Archiv 436:1–5

Diagnostik

Spontane Hypoglykämie mit erhöhtem Insulin und C-Peptid, Insulin[μU]/Glukose [mg/dl] > 0,5. Fastentest zur Hypoglykämie-Diagnostik: Laktat normal, Ketonkörper und freie Fettsäuren erniedrigt, Ammoniak erhöht bei GAD-Mutation.

Differenzialdiagnose

Transienter Hyperinsulinismus z.B. mütterlicher Diabetes, Insulinom, andere Ursachen der Hypoglykämie im Kindesalter: Hypophyseninsuffizienz, Nebennierenrindenhypoplasie, ketotische Hypoglykämie, Störung des Stoffwechsels von Aminosäuren oder organischen Säuren, Glykogenose, Galaktosämie, Fruktoseintoleranz, Störung der Fettsäureoxidation.

Allgemeine Maßnahmen

Diät

Häufige Mahlzeiten.

Therapie

Probetherapie

Bei homozygoter K_{ATP} Mutation Therapieversuch mit Nifedipin.

Akuttherapie

Bei Hypoglykämie: Glukoseinfusion 8–20 mg/kg/min über ZVK (15–20 % Glukoselösung).

Dauertherapie

Diazoxid 10–25 mg/kg/Tag alle 6 Stunden oral. Bei medikamentöser Therapieresistenz schnelle Planung einer (partiellen) Pankreatektomie. Bis zur OP, Therapieversuch mit Octreotid 2–10 μg/kg/Tag s.c. alle 6–12 Stunden oder i.v. Dauerinfusion.

Bewertung

Wirksamkeit

Diazoxid ist wirksamste und am längsten bekannte Substanz zur Behandlung des Hyperinsulinismus. Wirkmechanismus:

Hemmung der Insulinsekretion durch Öffnung des K_{ATP}-Kanals, unwirksam bei Mutationen im K_{ATP}-Kanal. Das Somatostatinanalogon Octreotid hemmt den Kalziumeinstrom am VDCC (voltage dependent calcium channel) und dadurch die Insulinfreisetzung. Octreotid ist nur zur Kurzzeitbehandlung des Hyperinsulinimus geeignet, da bei Langzeitbehandlung eine Downregulation des Somatostatinrezeptors erfolgt.

Verträglichkeit

NW: Diazoxid: Ödeme, Übelkeit, Hyperurikämie, Knochenalterakzeleration, Hirsutismus, Elektrolytverschiebung, Nierentubulusschäden, IgG Mangel, Hypertonie. Octreotid: selten Wachstumsstörung, Übelkeit, Durchfall, Leberfunktionsstörung. Diabetes nach Pankreatektomie.

Prognose

Neurologische Entwicklung abhängig von früher Behandlung mit Beseitigung der Hypoglykämien.

Literatur

1. Stanley CA (2002) Advances in diagnosis and treatment of hyperinsulinism in infants and children. C Clin Endocrinol Metab 87(11):4857–59

Neugeborenenhypertrophie

▶ Riesenkind
▶ Makrosomie

Neugeborenenhypothyreose

Synonyme

Kongenitale Hypothyreose; kongenitales Myxödem; konnatale Hypothyreose; sporadischer Kretinismus.

Englischer Begriff

Congenital hypothyroidism.

Definition

Angeborene Unterfunktion der Schilddrüse, diese kann primär durch eine Störung der Schilddrüse auftreten (häufiger, ca. 1 zu 3500 Neugeborener) oder sekundär durch einen Mangel an Schilddrüsen stimulierendem Hormon (TSH) (sehr selten). Bei den primären Störungen sind transiente Formen durch maternal übertragene inhibierende Antikörper von den persistierenden häufigeren Synthese- oder Anlagestörungen abzugrenzen.

Symptome

Es finden sich nur unspezifische Symptome wie Ikterus neonatorum, Trinkschwäche, kalte Akren, struppiges Haar, offene kleine Fontanelle, prominente Zunge, Nabelhernie.

Diagnostik

Identifizierung der primären Formen über erhöhte TSH Werte im Neugeborenenscreening; Bestätigung der Screeningergebnisse durch eine Serumuntersuchung von TSH, T_4 und T_3. Abgrenzung der Anlagestörungen durch Ultraschall der Neugeborenenschilddrüse. Ausschluss maternal übertragener Antikörper durch Bestimmung der TPO- und Tg-Antikörpertiter bei Mutter und Kind; die sekundären Formen bei TSH Mangel sind zunächst klinisch zu diagnostizieren anhand der unspezifischen Symptome, bestätigung der Diagnose durch erniedrigte TSH Werte bei niedrigen T_4 Werten.

Differenzialdiagnose

Abgrenzung der transienten und persistierenden Formen (siehe oben und ▶ Dyshormonogenese, thyreoidale).

Therapie

Kausal

Substitution mit Schilddrüsenhormon (Thyroxin).

Bewertung

Wirksamkeit

Sehr gut.

Verträglichkeit

Sehr gut.

Nachsorge

Betreuung bei pädiatrischem Endokrinologen, Anpassung der Substitutionstherapie an wechselnden Bedarf im Verlauf des Wachstums z.B. Pubertät.

Prognose

Normale Entwicklung falls Behandlung konsequent durchgeführt wird.

Weiterführende Links

▶ Schilddrüsenaplasie

Neugeborenenmastitis

▶ Mastitis neonatorum

Neugeborenenstruma

Synonyme

Kongenitale Struma; konnatale Struma; Struma neonatorum; angeborene Schilddrüsenvergrößerung.

Englischer Begriff

Congenital goitre; neonatal goitre.

Definition

Angeborene Vergrößerung der Schilddrüse über die oberste Größenperzentile (Merke: diese Normwerte sind von der lokalen Iodversorgung stark beeinflusst). Struma als Folge einer vermehrten TSH Bildung bei T_4-Synthesestörung mit fetaler Hypothyreose. Hyperthyreose-Struma bei maternalem Transfer von stimulierenden TSH-Rezeptorantikörpern oder sehr selten auch bei genetischer Form einer aktivierenden Mutation im TSH-Rezeptor.

Symptome

Sichtbare beziehungsweise palpable Schwellung im vorderen Halsbereich. Bei Struma in Folge einer Unterfunktion (bei Synthesestörung des Schilddrüsenhormons) Zeichen der Neugeborenenhypothyreose; bei Struma in Folge einer Überstimulation der fetalen Schilddrüse Zeichen der neonatalen Hyperthyreose wie z.B. Unruhe, Diarrhoe, Schwitzen, Tachykardie.

Diagnostik

Ultraschall der Neugeborenenschilddrüse mit Größenbestimmung; Messung von TSH, T_4 und T_3 zur Beurteilung ob eine Hypo- oder Hyperthyreose vorliegt. TSH-R-Antikörper, TPO-Antikörper, TG-Antikörper im Nabel

Differenzialdiagnose

Sehr selten kongenitale Schilddrüsentumoren; Einblutung.

Therapie

Kausal

Bei Hypothyreose Substitution mit Schilddrüsenhormon (Thyroxin), bei Hyperthyreose thyreostatische Therapie bis maternale Antikörper rückläufig sind, gegebenenfalls Thyreoidektomie falls schwere genetische Form der Hyperthyreose mit TSH Rezeptoraktivierung vorliegt.

Bewertung

Wirksamkeit

Gut.

Verträglichkeit

Gut.

Nachsorge

Betreuung bei pädiatrischem Endokrinologen, Anpassung der Substitutionstherapie an wechselnden Bedarf im Verlauf des Wachstums z.B. Pubertät.

Prognose

Normale Entwicklung falls Behandlung konsequent durchgeführt wird.

Weiterführende Links

▶ Autonomie, kongenitale der Schilddrüse

Neugeborenentetanie

Synonyme

Tetanie des Neugeborenen.

Englischer Begriff

Newborn tetany.

Definition

Gesteigerte neuromuskuläre Erregbarkeit bei Hypokalzämie. Ursächlich kann ein angeborener primärer Hypoparathyreoidismus oder ein Nierenschaden vorliegen bzw. eine transiente Schwankung der Kalziumregulation in Folge einer maternalen Hyperkalzämie. Seltener ist die Neugeborenentetanie Begleiterscheinung eines Beckwith-Widemann-Syndroms.

Symptome

Unruhe und Hyperexzitabilität des Neugeborenen, Karpopedalspasmen; häufiger generalisierte tetanische Anfälle als im Erwachsenenalter.

Diagnostik

Messung des Serumkalziums, Magnesiums und Phosphats sowie des Parathormons.

Differenzialdiagnose

Andere Ursache der Hyperexzitabilität v.a. Hypoglykämie und andere Erkrankungen die mit neonatalen Anfallsleiden einhergehen (cave Infektion).

Allgemeine Maßnahmen

Diät

Kalziumgabe.

Bewertung

Wirksamkeit

Gut.

Verträglichkeit

Gut.

Nachsorge

Bei angeborenem persitierendem Hypoparathyreoidismus weitere Abklärung der Ursache (Anlagestörung, Synthesestörung, genetische Syndrome (Di George)) und lebenslange Substitution von Kalzium und Vitamin-D-Gabe.

Prognose

Normale Entwicklung falls Behandlung konsequent durchgeführt wird.

Neuroendokrin

Synonyme

Neurokrin.

Englischer Begriff

Neuroendocrine.

Definition

Die Sekretion von Neurohormonen betreffend.

Grundlagen

Beschreibung der nervalstimulierten Freisetzung von Neurohormonen aus Nervenzellen in die Blutzirkulation (z.B. Sekretion von Adrenalin und Noradrenalin aus den chromaffinen Zellen des Nebennierenmarks oder von Vasopressin (ADH) aus Neuronen des Nucleus supraopticus).

Neurohormone

Englischer Begriff

Neurohormones.

Definition

Hormone, die durch nervale Stimulation aus Nervenzellen in die Zirkulation freigesetzt werden.

Grundlagen

Zu den Neurohormonen gehören die im Hypothalamus gebildeten Hormone (alle *releasing-* und *inhibiting*-Faktoren, Vasopressin = ADH), die in den neuroektodermalen APUD (amine precursor uptake and decarboxylation)-Zellen gebildeten Gewebshormone (z.B. die Intestinalhormone) sowie alle Neurotransmitter und Neuropeptide (z.B. Endorphin).

Neurohypophyse

▶ Hypophysenhinterlappen

Neurokrin

▶ neuroendokrin

Neurolipidosen, leukodystrophe

Synonyme

Leukodystrophie.

Englischer Begriff

Leukodystrophy.

Definition

Genetisch determinierte Erkrankungen, die mit einem gestörten Aufbau oder einem fortschreitendem Abbau des zentralen Myelins einhergehen.

Symptome

Neurologische Symptomatik: spastische Paresen, Blasen- und Mastdarmstörungen, Krampfanfälle, Ataxie, Dystonien. Psychiatrische Symptomatik: Wesensänderung, Konzentrationsstörungen, Demenz. X-chromosomale Adrenoleukodystrophie (ALD): zusätzliche Entwicklung einer primären Nebennierenrindeninsuffizienz (M. Addison) in 75 % der Fälle.

Diagnostik

Kraniale Magnetresonanztomographie, Lumbalpunktion, Neurographie, EMG, evozierte Pontentiale, transkortikale Magnetstimulation, EEG. Eventuell molekulargenetische Diagnostik, Suralis- oder Hirnbiopsie.

Differenzialdiagnose

Andere erbliche Erkrankungen mit häufiger Beteiligung der weißen Substanz; vaskuläre, entzündliche, toxische oder infektiöse Erkrankungen des ZNS; physikalische und metabolische ZNS-Schädigungen; Neoplasien.

Therapie

Kausal

Eventuell allogene Knochenmarktransplantation.

Dauertherapie

X-chromosomale Adrenoleukodystrophie: gegebenenfalls Behandlung einer Nebenniereninsuffizienz.

Prognose

Schlecht aufgrund des progressiven Charakters und mangelnder Therapiemöglichkeiten.

Neuroosteoarthropathie

▶ Charcot Fuß, diabetischer

Neuropathie, autonome diabetische

▶ Diabetes mellitus, Neuropathie

Neuropathie, diabetische

▶ Diabetes mellitus, Neuropathie

Neurosekretion

Englischer Begriff

Neurosecretion.

Definition

Freisetzung von Signalsubstanzen aus Neuronen.

Grundlagen

Als Neurosekretion werden Prozesse bezeichnet, bei denen aus Neuronen Substanzen aus neurosekretorischen Vesikeln ausgeschüttet werden, wobei meist Aktionspotentiale, z.T. aber auch bestimmte Substanzen (u.a. Hormone), die Sekretion induzieren. Die freigesetzten Substanzen können Neurotransmitter sein, die in Synapsen die interneurale Kommunikation vermitteln oder die z.B. in der an der neuromuskulären Endplatte auf nicht-neuronale Zielzellen einwirken. Neuronen können aber auch Hormone ausschütten wie z.B. die hypophysiotropen Hormone (CRH, TRH, GnRH, GHRH, Somatostatin, Dopamin), die von Hypothalamusneuronen im Bereich der Eminentia Mediana ins Portalgefäßsystem abgegeben werden und von dort an die Zielzellen im Hypophysenvorderlappen gelangen. Die neurohypophysären Hormone ADH (Regulation des Wasserhaushaltes) und Oxytocin (Auslöser der Wehentätigkeit) werden direkt ins periphere Blut abgegeben und gelangen von dort an ihre Wirkorte (Sammelrohrepithel bzw. Uterusmuskulatur). Auch Katecholamine werden z.B. im Bereich des Nebennierenmarkes direkt ins Blut sezerniert. An der komplexen Regulation der Neurosekretion von Hormonen sind sowohl zentrale als auch periphere Mechanismen beteiligt. Die Pulsatilität der GnRH Freisetzung wird z.B. über einen zentralen, weitgehend unbekannten Pulsgenerator induziert; Amplitude und Frequenz der Pulse werden durch zirkulierende Sexualhormone und andere Faktoren moduliert.

Neurotensin

Englischer Begriff

Neurotensin.

Definition

Peptid-Hormon, das hauptsächlich im Hypothalamus und in den Neurotensinzellen (N-Zellen) von Ileum und Jejunum gebildet wird.

Grundlagen

Peptidhormon bestehend aus 13 Aminosäuren. Im zentralen Nervensystem besitzt Neurotensin thermoregulatorische und antinoziceptive Eigenschaften und moduliert die Sekretion von Hormonen des Hypophysenvorderlappens. Im Verdauungstrakt wird Neurotensin v.a. in den APUD-Zellen gebildet und führt zu einer Stimulation der pankreatischen und biliären Sekretion sowie der Colon-Motilität, wohin gegen die Magen- und Duodenal-Motilität gehemmt werden.

Neurotoxikose

Englischer Begriff

Neurotoxicosis.

Definition

Strukturelle oder funktionelle Beeinträchtigung oder Schädigung des zentralen Nervensystems ausgelöst durch endogene oder exogene Gifte.

Symptome

Neurologische Symptomatik (z.B. Vigilanzstörungen, motorische oder sensorische Störungen, Krampfanfälle, Tremor, Kopfschmerzen, neurovegetative Störungen), psychiatrische Symptomatik (z.B. Bewusstseinsstörungen, kognitive Störungen, Halluzinationen), Schock, Fieber.

Diagnostik

Anamnese (Berufs- und Medikamentenanamnese), Serum-Elektrolyte, Serum-Glukose, Blutgasanalyse (BGA), gegebenenfalls SD-Hormone. Neurologische und psychiatrische Untersuchung (eventuell EEG, EMG, NLG, evozierte Potentiale, Liquorpunktion). Bildgebende Diagnostik: zerebrales CT oder MRT.

Differenzialdiagnose

Neurologische und/oder psychiatrische Funktionsstörungen nicht-toxischer Genese.

Therapie

Kausal

Behandlung der zugrunde liegenden Intoxikation: z.B. Gabe von Antidota, Hemmung der Resorption (Magenspülung, Aktivkohle), forcierte Ausscheidung (Hämofiltration), antibiotische Behandlung bei Infektionen mit Neurotoxin-Bildnern, thyreostatische Behandlung bei thyreotoxischen Krise etc.

Akuttherapie

gegebenenfalls Ausgleich von Elektrolytstörungen und pH-Veränderungen. Antikonvulsive Therapie. Bei respiratorischer Insuffizienz Intubation und Beatmung.

Prognose

Abhängig vom toxischen Agens.

Neurotransmitter

Synonyme

Überträgerstoff; Überträgersubstanz.

Englischer Begriff

Neurotransmitter.

Definition

Klasse von chemischen Substanzen, die an den Synapsen des peripheren und zentralen Nervensystems eine Erregung weiterleiten.

Grundlagen

Neurotransmitter werden in der präsynaptischen Endigung von Nervenzellen in Form von Vesikeln gespeichert und durch elektrische Erregungen der Nervenzelle exozytotisch in den synaptischen Spalt freigesetzt. Nach Diffusion des Neurotransmitters an die postsynaptischen Membran und Bindung an dessen Rezeptor wird eine elektrische Erregungen induziert. Neben Azetylcholin sind Aminosäuren (Glutamat, Glyzin, γ-Aminobuttersäure (GABA)) Monoamine (Serotonin, Dopamin, Noradrenalin, Adrenalin) und Oligopeptide (Substanz P, Enkephalin, Endorphin, Dynorphin) als Neurotransmitter bekannt.

NGF

► Nerve Growth Factor

Niacinamid

► Nicotinsäureamid

Nicht einstellbarer Diabetes

▶ Brittle Diabetes

Nicht endokriner Kleinwuchs

▶ Minderwuchs, nicht endokrin bedingter Stoffwechselstörungen

Nicht veresterte Fettsäuren

▶ Fettsäuren, freie

Nicht-klassische AGS

▶ 21-Hydroxylase-Defekt, late-onset-Form

Nicht-zentrale frühzeitige Pubertät

▶ Pseudopubertas praecox

Nicotinamid

▶ Nicotinsäureamid

Nicotinsäureamid

Synonyme

Nicotinamid; Niacinamid; PP-Faktor; Vitamin B_3.

Englischer Begriff

Nicotinic-acid amide.

Definition

Bestandteil der wasserstoffübertragenden Koenzyme NAD^+ (Nicotinsäureamid-Adenin-Dinukleotid) und $NADP^+$ (Nicotinsäureamid-Adenin-Dinukleotid-Phosphat).

Grundlagen

Nicotinsäureamid wird hauptsächlich durch die Nahrung aufgenommen (Getreide, Hefe, Fleisch, Eier und Milchprodukte), die endogene Biosynthese ist durch Abbau der Aminosäure Tryptophan möglich. Nicotinsäureamid ist als Bestandteil der Koenzyme NAD+ und NADP+ an zahlreichen oxidativen und reduktiven Stoffwechselreaktionen beteiligt (Atmungskette, Auf- und Abbau von Kohlenhydraten, Fettsäuren und Aminosäuren, Steroidbiosynthese). Der Mangel an Nicotinsäureamid wird als Pellagra (Pella agra: „rauhe Haut") bezeichnet und manifestiert sich klinisch durch Dermatitis, Diarrhoe, und Demenz. Mehrbedarf besteht bei Alkoholismus und Isoniazid-Therapie. Prophylaxe des Nicotinsäureamid-Mangels: 8–40 mg/Tag, Therapie der Pellagra: 40–300 mg/Tag (Nicobion).

Nicotinsäurederivate

Englischer Begriff

Nicotinic acid derivatives.

Definition

Abkömmlinge der Nicotinsäure.

Grundlagen

Derivate der Nicotinsäure (z.B. Acipimox (Olbemox), Inositolnicotinat (Nicolip), Nicotiniylalkohol) werden im Organismus z.T. in Nicotinsäure umgewandelt und können zur Senkung der Blutfette (freie Fettsäuren, Cholesterin, Triglyzeride) eingesetzt werden, wobei hierfür deutlich höhere Konzentrationen (Nicotinsäure:

> 3 g/Tag) als für die Vitamin-Substitution benötigt werden. Der Wirkungsmechanismus ist nicht vollständig geklärt, es wird jedoch eine Hemmung der Lipolyse im Fettgewebe und der Triglyzeridsynthese in der Leber vermutet.

NIDDM

► Diabetes mellitus, Typ 2

Niemann-Pick-Erkrankung

► Hepatosplenomegalie, lipoidzellige

Nierenhormone

Englischer Begriff
Renal hormones.

Definition
Von der Niere gebildete Hormone.

Grundlagen
Zu den von der Niere gebildeten Hormonen gehören das Erythropoetin, das Calcitriol sowie Prostaglandine. Erythropoetin wird in den Kapillarendothelzellen der Nierenrinde gebildet und steuert die Proliferation und Differenzierung der erythrozytären Vorläuferzellen im Knochenmark. Calcitriol, das biologisch aktive Vitamin-D-Hormon, entsteht durch 1α-Hydroxylierung des 25-OH-Colecalciferols in den proximalen Tubuluszellen der Niere und reguliert die Kalzium-Aufnahme im Darm und die Kalzium-Ausscheidung der Niere. Prostaglandine wie PGE_2 werden vor allem in den marknahen Rindenschichten und im Mark selbst gebildet und haben vasodilatatorische Effekte. Renin ist ein proteolytisches Enzym und damit kein Hormon. Im Rahmen einer chronischen Niereninsuffizienz

kommt es zu einem Mangel der Nierenhormone, was eine therapeutische Substitution von Erythropoetin und Calcitriol erforderlich machen kann.

Niereninsuffizienz, chronische

Synonyme
Chronisches Nierenversagen.

Englischer Begriff
Chronic renal failure.

Definition
Irreversible Abnahme der glomerulären Filtrationsrate (GFR) als Ausdruck eines progressiven Verlustes von Nierenparenchym.

Grundlagen
Die chronische Niereninsuffizienz ist Folge einer Vielzahl von Grunderkrankungen (chronische Glomerulonephritis, diabetische Nephropathie, hypertoniebedingte Nierenschädigung, interstitielle Nephritis, chronische Pyelonephritis, polyzystische Nephropathie), die zu einem Untergang von Nephronen führen. Mit zunehmender Abnahme der glomerulären Filtrationsrate kommt es zu einem Anstieg der Nierenretentionsparameter (Azotämie), Störungen des Wasser-, Elektrolyt- und Säure-Basen-Haushaltes sowie zu einer inkretorischen Funktionsstörung der Niere. Die konservative Therapie der chronischen Niereninsuffizienz umfasst die Behandlung der renalen Grunderkrankung (z.B. konsequente Behandlung einer arteriellen Hypertonie, suffiziente Blutzucker-Einstellung etc.) sowie allgemeine Maßnahmen wie reichliche Flüssigkeitszufuhr (gegebenenfalls Einsatz von Diuretika), Eiweißrestriktion, Meiden von kalium- und phosphathaltigen Produkten (gegebenenfalls Einsatz von Phosphatbindern) sowie ein Azidoseausgleich. Die im Rahmen einer chronischen

Niereninsuffizienz auftretende renale Osteopathie, verursacht durch einen Mangel an biologisch aktivem Vitamin D, einen renalen Verlust von Kalzium und einem daraus resultierenden sekundären Hyperparathyreoidismus, wird durch 1α-hydroxilierte Vitamin-D-Präparate (z.B. Bondiol, Rocaltrol) behandelt. Eine renale Anämie als Folge des Erythropoetin-Mangels kann durch Einsatz von rekombinantem Erythropoetin (z.B. Aranesp) therapiert werden.

Nierenversagen, chronisches

▶ Niereninsuffizienz, chronische

NIS-Defekt

▶ Iodidtransport-Defekt

NNM

▶ Nebennierenmark

NNR

▶ Nebennierenrinde

NNR-AK

▶ Nebennierenrinden-Antikörper

NNR-Insuffizienz

▶ Insuffizienz, adrenokortikale

Nomegestrol

Englischer Begriff
Nomegestrol.

Substanzklasse
Gestagen.

Gebräuchliche Handelsnamen
Uniplant (55 mg Nomegestrolazetat).

Indikationen
Hormonelle Kontrazeption.

Wirkung
Hemmung der Ovulation, Verfestigung des Zervikalsekrets.

Dosierung
Subdermale Implantation einer Silikonkapsel pro Jahr.

Darreichungsformen
Silikonkapsel.

Kontraindikationen
Allgemeine Kontraindikation hormoneller Kontrazeptiva.

Nebenwirkungen
Vaginale Blutungen, Kopfschmerzen, Akne, Haarausfall, Schwindel, Stimmungsschwankung.

Noonan-Syndrom

Synonyme
Pseudo-Turner-Syndrom.

Englischer Begriff
Noonan syndrome.

Definition

Syndrom bei Mädchen und Jungen, ähnlich Ullrich-Turner-Syndrom jedoch mit normalem Karyotyp 46,XX oder 46,XY, charakterisiert durch auffällige Fazies mit Hypertelorismus, Herzfehler, Kleinwuchs.

Symptome

Fußrückenödeme/Hydrops bei Geburt, Hypertelorismus, Ptosis, Cubitus valgus, Pterygium colli, breiter Mamillenabstand, Pectus excavatum, Lese- und Rechtschreibschwäche, mentale Retardierung (15 %), Wirbelsäulenanomalien, Pulmonalstenosen, Rechtsherzfehler, Kardiomyopathie, Ernährungsstörung in Kindheit, Kleinwuchs, verzögerte Pubertät, Hodenhochstand 50 %.

Diagnostik

Basiert auf Konstellation phänotypischer Stigmata und normaler Chromosomenanalyse.

Differenzialdiagnose

Ullrich-Turner-Syndrom bei Mädchen, strukturelle Anomalien des Y-Chromosoms, Embryofetopathie durch Hydantoin, Primidon, Alkohol.

Allgemeine Maßnahmen

Lebensmodifikation

Spezielle Förderung z.B. Ergotherapie.

Therapie

Kausal

Induktion der Pubertät bei männlichen Patienten mit Testosteron 50–250 mg monatlich intramuskulär.

Probetherapie

Evtl. Wachstumshormon, jedoch keine absolute Indikation.

Bewertung

Wirksamkeit

Ansteigende Wachstumsgeschwindigkeit, jedoch keine generelle Verbesserung der Endgröße unter Behandlung mit Wachstumshormon. Testosteron effektiv zur Ausbildung der sekundären Geschlechtsmerkmale.

Verträglichkeit

Gut.

Nachsorge

Kontrolle des Wachstums mit krankheitsspezifischen Wachstumskurven. Kardiologische Kontrollen der Herzfunktion, gegebenenfalls Endokarditisprophylaxe. Prävention der Osteoporose durch Testosteronsubstitution bei Männern.

Prognose

Unbehandelt Endgröße 152,7 cm (Frauen), 162,5 cm (Männer). Fertilität bei Frauen normal, bei Männern um 50 % eingeschränkt.

Literatur

1. Chakraborty A (2002) Noonan syndrome:a brief overview. Hosp Med 63(12):743–45

Noradrenalin

Synonyme

Norepinephrin; Arterenol.

Englischer Begriff

Noradrenalin.

Definition

Im Nebennierenmark gebildetes Hormon und Neurotransmitter des sympathischen Nervensystems.

Grundlagen

Gehört zusammen mit Adrenalin und Dopamin zur Gruppe der Katecholamine. Durch agonistische Wirkung an α-Rezeptoren kommt es zur Vasokonstriktion mit Steigerung der Nachlast und des Blutdruckes sowie zur Uteruskontraktion in der Schwangerschaft, durch Bindung an β_1-Rezeptoren wirkt N. am Herz positiv inotrop, dromotrop, chronotrop und bathmotrop.

Weiterführende Links

▶ Arterenol

Norepinephrin

▶ Arterenol
▶ Noradrenalin

Norethisteron

Englischer Begriff

Norethisterone.

Substanzklasse

Gestagen aus der Gruppe der 19-Nortestosteronderivate (17-Hydroxy-19-nor-17α-pregn-4-en-20-in-3-on).

Gebräuchliche Handelsnamen

EVE 20, Mericomb, Merigest.

Indikationen

Hormonersatztherapie (HRT), orale Kontrazeption.

Wirkung

1. Umwandlung der endometrialen Proliferationsphase in die Sekretionsphase
2. Hemmung der Gonadotropinausschüttung (vor allem LH) und dadurch Unterdrückung der Ovulation
3. Verfestigung des Zervikalsekrets
4. Erhöhung der Basaltemperatur
5. Neben der gestagenen Hauptwirkung auch östrogene und androgene Eigenschaften.

Dosierung

Orale Kontrazeption: 0,5 mg/Tag; HRT: 0,7–1 mg/Tag.

Darreichungsformen

Tabletten.

Kontraindikationen

Schwere Lebererkrankungen oder -tumore, hormonabhängige Tumoren (Mamma-Karzinom), Cholestase, idiopathischer Schwangerschaftsikterus oder pruritus (in der Anamnese), venöse Thrombosen oder Embolien, unklare vaginale Blutungen, Schwangerschaft, Porphyrie, Dubin-Johnson-Syndrom, Rotor-Syndrom, Diabetes mellitus, Fettstoffwechselstörung.

Nebenwirkungen

Kopfschmerzen, gastrointestinale Beschwerden (Übelkeit, Erbrechen), akute Sehstörungen, Ödeme, reversible Leberfunktionsstörungen, Ikterus, Phlebitiden, Thromboembolien, Schmier- und Zwischenblutungen, Amenorrhoe, Pruritus.

Wechselwirkungen

Gesteigerte Metabolisierung durch Barbiturate, Rifampicin, Carbamazepin, Phenytoin und Primidon. Wirkungsminderung bei Einsatz von Breitbandantibiotika (Ampicillin, Tetrazyklin).

Pharmakodynamik

Schlechtere Bioverfügbarkeit als Ethisteronazetat.

Norethisteronazetat

Englischer Begriff

Norethisterone acetate.

Substanzklasse

Gestagen aus der Gruppe der 19-Nortestosteronderivate (17-Hydroxy-19-nor-17α-pregn-4-en-20-in-3-on-acetat).

Gebräuchliche Handelsnamen

Activelle Filmtabletten, Estracomb TTS, Kliogest N Filmtabletten, Primolut-Nor-5/-10 Tabletten, Trisequens, Conceplan M Tabletten u.a.

Indikationen

Klimakterische Beschwerden, Orale Kontrazeption, Zyklusstörungen, Dysmenorrhoe, Endometriose, Gelbkörperinsuffizienz.

Wirkung

Siehe ▶ Norethisteron.

Dosierung

Zyklusstörungen: 2,5 mg/Tag vom 19–26. Zyklustag, gegebenenfalls zusätzlich zu Östrogentherapie
Endometriose: 5 mg/Tag beginnend am 5. Zyklustag für 6 Monate oder länger
Kontrazeption: 0,35–0,5 mg/Tag
Hormonersatztherapie: 0,5–1 mg/Tag.

Darreichungsformen

Filmtabletten, Transdermales Pflaster.

Kontraindikationen

Siehe ▶ Norethisteron.

Nebenwirkungen

Siehe ▶ Norethisteron.

Wechselwirkungen

Siehe ▶ Norethisteron.

Pharmakodynamik

Wirkungsdauer mindestens 24 Stunden, Halbwertszeit: 7–9 Stunden, orale Bioverfügbarkeit: 84 %, im Vergleich zur freien Base (Norethisteron) zweifach stärkere Wirkung.

Norethisteronenanthat

Englischer Begriff

Norethisterone enanthate.

Substanzklasse

Gestagen aus der Gruppe der 19-Nortestosteronderivate.

Gebräuchliche Handelsnamen

Noristerat.

Indikationen

Kontrazeption.

Wirkung

Siehe ▶ Norethisteron.

Dosierung

Norethisteronenantat 200 mg: die ersten 3 Spitzen im Abstand von 8 Wochen, danach alle 12 Wochen eine Injektion.

Darreichungsformen

Intramuskuläre Spritze.

Kontraindikationen

Allgemeine Kontraindikationen gegen hormonelle Kontrazeptiva.

Nebenwirkungen

Siehe ▶ Norethisteron.

Wechselwirkungen

Siehe ▶ Norethisteron.

Norethynodrel

Englischer Begriff

Norethynodrel.

Substanzklasse

Gestagen.

Indikationen

Gestagen, das in frühen oralen Kontrazeptiva eingesetzt wurde.

Wirkung

Norethynodrel wird im Körper in Norethisteron umgewandelt, das neben der gestagenen Hauptwirkung auch östrogene und androgene Eigenschaften besitzt.

Kontraindikationen

Siehe ▶ Norethisteron.

Nebenwirkungen

Siehe ▶ Norethisteron.

Wechselwirkungen

Siehe ▶ Norethisteron.

Norgestimat

Englischer Begriff

Norgestimate.

Substanzklasse

Gestagen ((+)-13-Ethyl-17-hydroxy-18,19-dinor-17α-pregn-4-en-20-in-3-on   oxim acetat).

Gebräuchliche Handelsnamen

Cilest, Pramino.

Indikationen

Orale Kontrazeption.

Wirkung

Wie Norethisteron, jedoch ohne östrogene und androgenen Eigenschaften.

Dosierung

0,25 mg/Tag.

Darreichungsformen

Tabletten.

Kontraindikationen

Siehe ▶ Norethisteron.

Nebenwirkungen

Siehe ▶ Norethisteron.

Wechselwirkungen

Siehe ▶ Norethisteron.

Norgestrel

Englischer Begriff

Norgestrel.

Substanzklasse

Gestagen aus der Gruppe der 19-Nortestosteronderivate ((±)-13-Ethyl-17-hydroxy-18,19-dinor-17α-pregn-4-en-20-in-3-on).

Gebräuchliche Handelsnamen

Cyclo-Progynova, Stediril.

Indikationen

Klimakterische Beschwerden, Kontrazeption, Dysmenorrhoe, Zyklusstörungen, Endometriose.

Wirkung

Etwas stärkere gestagene Wirkung als Norethisteron.

Dosierung

0,5 mg/Tag.

Darreichungsformen

Dragees.

Kontraindikationen

Siehe ▶ Norethisteron.

Nebenwirkungen

Wie Norethisteron. Als Monopräparat häufig Schmierblutungen in der ersten Zyklushälfte, zentrale Amenorrhoe bei zykluslabilen Frauen.

Wechselwirkungen

Siehe ▶ Norethisteron.

Pharmakodynamik

100 % Bioverfügbarkeit.

Normetanephrin

Englischer Begriff

Normetanephrine.

Definition

Metabolit des Noradrenalins.

Grundlagen

Normetanephrin ist ein Abbauprodukt des Noradrenalins und wird über den Urin ausgeschieden. Die Bestimmung der Normetanephrin-Konzentration im Plasma sowie der Normetanephrin-Ausscheidung im 24 Stunden-Sammelurin spielt in der Diagnostik des Phäochromozytoms, wo es zu einer vermehrten Biosynthese von Katecholaminen kommt, eine wichtige Rolle.

Nortestosteron

Englischer Begriff

Nortestosterone.

Substanzklasse

Derivat des Testosterons.

Gebräuchliche Handelsnamen

Deca-Durabolin (Nandrolondecanoat).

Indikationen

Behandlung eiweisskataboler Zustände bei schweren Grunderkrankungen wie z.B. Tumoren, Traumata und Infektionen.

Wirkung

Ähnliches Wirkungsspektrum wie Testosteron durch Bindung an den Androgenrezeptor: im Vergleich zu Testosteron stärkere anabole (Positivierung der Stickstoffbilanz) und geringere androgenisierende Effekte.

Dosierung

Deca-Durabolin (Nandrolondecanoat): 25–50 mg alle 2–3 Wochen i.m.

Darreichungsformen

Fertigspritze (1 ml).

Kontraindikationen

Prostata- oder Mamma-Karzinom, Leberfunktionsstörungen und -tumore, Schwangerschaft, Hyperkalzämie.

Nebenwirkungen

Virilisierung bei Frauen, Akne, Hemmung der Gonadotropinsekretion mit Spermatogenesestörungen, Zyklusstörungen, Störungen der Leberfunktion (cholestatischer Ikterus, Erhöhung der Leberenzyme), bei Kindern beschleunigtes Längenwachstum und Induktion der Knochenreifung mit Reduktion der Endgröße. Salz- und Wasserretention.

Wechselwirkungen

Wirkungsverstärkung von oralen Antikoagulantien.

NSC-92336

▶ Dydrogesteron

Nüchternwert

Englischer Begriff

Fasting value.

Definition

Blutentnahme nach 8–12stündiger kalorischer Flüssigkeits- und Nahrungskarenz.

Grundlagen

Bestimmung von Blutwerten (Glukose, Blutfette etc.) im Nüchternzustand, wodurch unmittelbare nahrungsbedingte Einflüsse auf die Meßgrößen ausgeschlossen werden können.

Nucleus arcuatus

Synonyme

Nucleus arcuatus thalami.

Englischer Begriff

Arcuate nucleus.

Definition

Kerngebiet des Hypothalamus.

Grundlagen

Im Bereich des Infundibulums des Hypothalamus gelegenes Kerngebiet, das an der Sekretion hypothalamischer Neurohormone (*Releasing-* und *Inhibiting*-Faktoren) beteiligt ist. Darüber hinaus ist der Nucleus arcuatus von zentraler Bedeutung bei der Regulation des Körpergewichtes und der Nahrungsaufnahme.

Nucleus arcuatus thalami

▶ Nucleus arcuatus

N

Oberlidretraktion

▶ Dalrymple-Zeichen

Obese-Gen

▶ Adipositas-Gen

Obesitas

▶ Adipositas
▶ Fettsucht

Obesität

▶ Adipositas

ob-Gen

▶ Adipositas-Gen

Ob-Protein

▶ Leptin
▶ Plasmaleptin

Obstipation

Synonyme

Verstopfung; Konstipation; Stuhlverstopfung.

Englischer Begriff

Constipation.

Definition

Verlängerte Verweildauer der Fäzes im Dickdarm. Formen:

1. Akute Obstipation: rasch oder plötzlich einsetzender Stuhlverhalt bei zuvor normalen Stuhlgewohnheiten
2. Chronische (habituelle) Obstipation: weniger als 3 Stuhlentleerungen pro Woche meist mit Beschwerdesymptomatik einhergehend.

Symptome

Akute Obstipation: Plötzliche abdominelle Beschwerden mit Stuhlverhalt, evtl. verbunden mit Ileussymptomatik und/oder rektalem Blutabgang. Chronische Obstipation: Weniger als 3 Stuhlentleerungen pro Woche verbunden mit Schwierigkeiten bei der Stuhlentleerung aufgrund von hartem Stuhl oder mangelndem Defäkationsreiz.

Diagnostik

Anamnese (Stuhlfrequenz und -konsistenz, Begleitsymptomatik, Medikamentenanamnese). Körperliche Untersuchung inklusive digitaler rektaler Austastung, Labor

(Elektrolyte, Schilddrüsenhormone), Endoskopie, Kolontransitzeitbestimmung, Bildgebung (Sonographie, Abdomenübersicht, Kolonkontrasteinlauf, CT, MRT), gegebenenfalls anorektale Manometrie oder Defäkographie.

Differenzialdiagnose

Abdominelle Beschwerden anderer Ursache.

Allgemeine Maßnahmen

Lebensmodifikation

Körperliche Bewegung.

Diät

Balaststoffreiche Kost: Früchte, Gemüse, Salate, getreidehaltige Nahrungsmittel; Ausreichende Flüssigkeitszufuhr (1,5–2 l pro Tag); Verzicht auf obstipierende Nahrungsmittel (z.B. Weißbrot, Schokolade, Rotwein).

Therapie

Kausal

Falls möglich Behandlung der ursächlichen Erkrankung.

Akuttherapie

Akute Obstipation: Operative Entfernung von Passagehindernissen (z.B. Tumoren, Dickdarmstenosen), Kolon(teil)resektion beim angeborenen M. Hirschsprung oder erworbenen Megakolon. Chronische Obstipation: Kolon(teil)resektion bei therapierefraktärer *slow transit* Obstipation oder Beckenbodenplastik bei anteriorer Rektozele.

Dauertherapie

Vorübergehende (symptomatische) Therapie einer chronischen Obstipation durch Laxantien (Cave: Elektrolytstörungen (Hypokaliämie), die die Symptomatik langfristig wieder verschlechtern).

Ochronose

▶ Alkaptonurie

Ocreotid-Szintigraphie

▶ Octreotid-Scan

Octreotid

Englischer Begriff

Octreotide.

Substanzklasse

Synthetisches Somatostatin-Analogon.

Gebräuchliche Handelsnamen

Sandostatin, Sandostatin LAR.

Indikationen

Symptomatische Behandlung metastasierter Karzinoide des Gastrointestinaltraktes mit Flush-Symptomatik und Durchfällen, von VIPomen mit wäßrigen Durchfällen, von Glukagonomen mit entzündlicher Hautzerstörung. Therapie der Akromegalie.

Wirkung

Synthetisches Octapeptid-Analogon des Somatostatins mit direkter Hemmung des Adenylatzyklase Systems und des *second messengers* zyklisches Adenosinmonophosphat (cAMP) und damit Reduktion der Sekretion von Peptidhormonen des gastroenteropankreatischen (GEP) endokrinen Systems sowie von Wachstumshormon (GH).

Dosierung

Initialdosis: 0,05 mg Octreotid s.c. 1–2× täglich. Bei guter Verträglichkeit schrittweise Dosissteigerung auf 3 × 0,1–0,2 mg/Tag unter Berücksichtigung der klinischen Symptomatik und der Serumspiegel des vom Tumor produzierten Hormons. Bei Akromegalie langfristig Umstellung auf Depot Form (Sandostatin LAR) 10–30 mg intramuskulär einmal pro Monat.

Darreichungsformen

Subkutane Injektion.

Kontraindikationen

Überempfindlichkeit gegen Octreotidazetat. Schwangerschaft, Still-Periode.

Nebenwirkungen

Lokale Reaktionen (Schmerz, Gefühl von Kribbeln, Stechen oder Brennen mit Rötung und Schwellung der Injektionsstelle). Appetitlosigkeit, Übelkeit, Erbrechen, Blähungen, Diarrhoe, Steatorrhoe. Cholezystolithiasis.

Wechselwirkungen

Beeinflussung des Glukose-Stoffwechsels einhergehend mit postprandialen Hyperglykämien oder Erhöhung der Insulin-Dosis bei Insulin-abhängigem Diabetes mellitus, Hemmung der Resorption von Cyclosporin, Erhöhung der Bioverfügbarkeit von Bromocriptin.

Pharmakodynamik

Längere Wirkungsdauer als Somatostatin, im Gegensatz zu Somatostatin kein *Rebound*-Phänomen. Hemmung der postprandialen Freisetzung von Insulin, Glukagon, Gastrin und anderen Peptiden des GEP-Systems. Hemmung der TRH-induzierten Freisetzung von TSH.

Octreotid-Scan

Synonyme

Ocreotid-Szintigraphie; Somatostatinrezeptor-Szintigraphie.

Englischer Begriff

Octreotid-scintigraphy; somatostatin receptor scintigraphy.

Definition

Szintigraphische Untersuchung zum Nachweis einer Somatostatinrezeptorexpression, die bei vielen neuroendokrinen Tumoren (Karzinoid, Hypophysenadenom) erhöht ist. Dient zur Lokalisationsdiagnostik, Staging und Rezeptornachweis vor geplanter medikamentöser (z.B. Octreotid-Behandlung bei Akromegalie) oder Radionuklid-Therapie.

Kontraindikationen

Bekannte Unverträglichkeit von Octreotid.

Durchführung

Die Untersuchungsdauer beträgt in der Regel bis 24 Stunden p.i., die Messzeit je Zeitpunkt nach Aufwand 90–120 Minuten. Verwendet wird das Radiopharmakon ^{111}Indium-Octreotid. Die Aktivitätsmenge beträgt 100–200 MBq, die Strahlenexposition 8 mSv bei 100 MBq. Die Auswertung erfolgt visuell-qualitativ mittels Ganzkörpermessung, SPECT oder Zielaufnahmen.

Odeax

▶ Demoxytocin

Ödem, endokrines

Englischer Begriff

Endocrine edema.

Definition

Einlagerungen in die extrazelluläre Matrix aufgrund hormoneller Dysregulationen.

Symptome

Ödeme bei Schilddrüsendysfuktion (1. M. Basedow mit Hyperythreose: akrale Ödeme mit Vorfuß- und Zehenverdickungen; 2. Myxödem bei Hypothyreose: v.a. prätibiale Ödeme), Ödeme ohne typische Prädilektionsstellen bei inadäquater Sekretion von antidiuretischem Hormon (ADH), Hyperkortisolismus (Cushing-Syndrom), Hyperprolaktinämie, Hyperserotonismus (Carcinoid-Syndrom), selten bei primärem oder sekundärem Hyperaldosteronismus.

Diagnostik

Serum-Elektrolyte, -Eiweiß und -Albumin; gegebenenfalls Schilddrüsenhormone (TSH, gT_3, fT_4), Cushing-Diagnostik, Serum-Prolaktin, Plasma-Serotonin-Spiegel und 5-Hydroxyindol-essigsäure im 24 Stunden-Sammelurin, Plasma-Renin-Aktivität (PRA) und Serum-Aldosteron.

Differenzialdiagnose

Ödeme anderer Genese (z.B. kardiale oder renale Ödeme, Lymphödeme, Eiweißmangelödeme u.a.).

Therapie

Kausal

Behandlung der zugrundeliegenden hormonellen Störung.

Prognose

Im Allgemeinen gut nach Behandlung der hormonellen Dysregulation.

oGTT

▶ Glukose-Toleranztest, oraler

17-OHCS

▶ 17-Hydroxykortikosteroide

$1\alpha(OH)D_3$

▶ α-Calcidol

$1\alpha,25(OH)_2D_3$

▶ Calcitriol

$3\beta,25(OH)_2D_3$

▶ Calcifediol

OHSS

▶ Überstimulationssyndrom, ovarielles

Okulomotoriuslähmung

Synonyme

Paralysis oculomotoria.

Englischer Begriff

Oculomotor paralysis.

Definition

Parese des dritten Hirnnerven.

Grundlagen

Augenmuskelparese mit Ptose, Bulbusabweichung nach unten außen, schrägstehenden Doppelbildern bei Blick nach oben und zur Gegenseite, Mydriasis, Aufhebung der Pupillenreaktion und Akkommodation. Auch inkomplette Paresen treten auf. Große, invasiv wachsende selläre Raumforderungen können ursächlich sein, aber auch Aneurysma, Botulismus, basale Meningitis oder ein Diabetes mellitus (siehe ▶ Okulomotoriuslähmung, diabetische). Kausale Therapie wenn möglich.

Okulomotoriuslähmung, diabetische

Synonyme

Paralysis oculomotoria diabetica.

Englischer Begriff

Diabetic oculomotor paralysis.

Definition

Fokale Mononeuropathie mit Parese des dritten Hirnnerven als Komplikation eines unzureichend eingestellten Diabetes mellitus.

Grundlagen

Augenmuskelparesen treten bei Diabetikern signifikant häufiger als bei Nichtdiabetikern auf (diabetische Ophthalmoplegie). Am häufigsten ist der N. okulomotorius betroffen, aber auch Paresen des N. abducens oder N. trochlearis werden beobachtet. Die Pupillomotorik bleibt oft ausgespart. Die diabetische Ophthalmoplegie tritt akut und einseitig auf, begleitend besteht zumeist ein neuralgischer Gesichtsschmerz, betroffen sind vor allem ältere Diabetiker. Nach 6–12 Wochen kommt es in der Regel zur Remission. Der wesentliche Risikofaktor ist eine unzureichende Stoffwechseleinstellung. Therapeutisch stehen dementsprechend die Optimierung der Stoffwechsellage und symptomatische Maßnahmen im Vordergrund. Siehe auch ▶ Okulomotoriuslähmung.

Olfactogenitales Syndrom

▶ Kallmann-Syndrom

Oligodipsie

Synonyme

Hypodipsie.

Englischer Begriff

Oligodipsia.

Definition

Vermindertes Durstempfinden.

Grundlagen

Das Durstempfinden wird über Impulse des IX. und X. Hirnnerven sowie über Osmoserezeptoren im Hypothalamus (Durstzentrum) ausgelöst. Oligodipsie kann durch organische Störungen im Bereich der Osmoserezeptoren oder durch Medikamente, z.B. Sedativa, verursacht sein. Liegt bei einem zentralen Diabetes insipidus neben dem ADH-Mangel eine Störung des Durstempfindens vor (Störung im Bereich der Osmoserezeptoren), entsteht wegen zu geringem Nachtrinken ein D. i. hypersalaemicus mit Hypernatriämie (Serum-Natrium > 150 mmol/l).

Oligomenorrhoe

Synonyme

Seltene Regelblutung.

Englischer Begriff

Oligomenorrhea.

Definition

Zu seltene (> 35 Tage, < 3 Monate) Regelblutung. Primäre Oligomenorrhoe seit Menarche bestehend; sekundäre Oligomenorrhoe nach vorangegangener normaler Regelblutung (Eumenorrhoe).

Symptome

Verlängertes blutungsfreies Intervall zwischen den Regelblutungen.

Diagnostik

Diagnostik der zugrundeliegenden Störung: Hyperandrogenämie (Syndrom der polyzytischen Ovarien (PCO-Syndrom), Tumoren, adrenogenitales Syndrom (AGS)), Hyperprolaktinämie, Schilddrüsenfunktionsstörungen (Hypo- und Hyperthyreose), Hypothalamisch-hypophysäre Dysfunktion mit Follikelreifungsstörungen (Basaltemperaturmessung), Magersucht (Anorexie), Leistungssport, psychische Störungen.

Allgemeine Maßnahmen

Lebensmodifikation

gegebenenfalls Reduktion der sportlichen Aktivität (Leistungssport), körperliche Betätigung (PCO-Syndrom), Behandlung psychischer Erkrankungen.

Diät

Gewichtsabnahme (PCO-Syndrom).

Therapie

Kausal

Behandlung der zugrundeliegenden Erkrankung.

Dauertherapie

Behandlung der zugrundeliegenden Störung. Symptomatische Therapie durch Einnahme eines oralen Kontrazeptivums zur Regularisierung der Periode. Therapie nicht immer zwingend erforderlich.

Operativ/strahlentherapeutisch

gegebenenfalls Entfernung eines androgenproduzierenden Tumors.

Bewertung

Wirksamkeit

Abhängig von der Ursache.

Prognose

Die Prognose hängt von der Grunderkrankung ab. Lässt sich diese erfolgreich behandeln, so normalisiert sich der Zyklus meist wieder.

Weiterführende Links

▶ Zyklusstörungen

Oligopeptide

Englischer Begriff

Oligopeptide.

Definition

Ein Peptid (Eiweißstoff), der aus einer kleinen Anzahl von Aminosäuren aufgebaut ist (im Gegensatz zu Polypeptiden oder Proteinen).

Onkozytäres Schilddrüsen-Karzinom

▶ Hürthle-Zell-Karzinom

Onkozyten

Synonyme

Pyknozyten.

Englischer Begriff

Oncocytes.

Definition

Veränderte, mitochondrienreiche Epithelzellen.

Grundlagen

Als Onkozyten bezeichnet man veränderte Epithelzellen mit azidophilem, granulärem Zytoplasma, die eine Vermehrung und Vergrößerung der Mitochondrien aufweisen. Onkozyten findet man meist in Drüsengeweben. Onkozyten der Schilddrüse sind die sogenannten Hürthle Zellen, die benigne oder maligne Schildrüsen-Onkozytome (Hürthle-Tumoren) bilden. Onkozyten findet man auch in hypophysären Onkozytomen, die eine Untergruppe der hormoninaktiven Hypophysentumoren repräsentieren.

OP DDD

Englischer Begriff

O,p' DDD; Mitotane.

Substanzklasse

Chemotherapeutikum (1,1-Dichloro-2-(o-chlorophenyl)-2-(p-chlorophenyl) Ethan).

Gebräuchliche Handelsnamen

Lysodren (500 mg O,p' DDT).

Indikationen

Behandlung des Nebennierenkarzinoms.

Wirkung

Adrenotoxische Eigenschaften. Wirkungsmechanismus nicht bekannt.

Dosierung

Langsame Steigerung der Dosis auf 6–12 g/Tag, verteilt auf 3 Einzelgaben. Die Dosis richtet sich nach Verträglichkeit und Nebenwirkungen, angestrebt werden sollten Plasmakonzentrationen zwischen 14 und 20 mg/l.

Darreichungsformen

Oral (Tabletten).

Kontraindikationen

Hepatopathie (relative Kontraindikation).

Nebenwirkungen

Gastrointestinal (Übelkeit, Erbrechen, Diarrhoe, Anorexie), neurologisch (Lethargie, Schwindel, Müdigkeit, Ataxie), Nebenniereninsuffizienz, Hepatotoxizität, opthalmologisch (Doppelbilder, Linsentrübung, toxische Retinopathie), Hypercholesterinämie, Hautausschlag, reduzierte Plättchenaggregation, Leukopenie, Gynäkomastie.

Wechselwirkungen

Induktion hepatischer mikrosomaler Enzyme (dadurch z.B. erhöhter Marcumarbedarf).

Pharmakodynamik

Lange Plasmahalbwertszeit, Ausscheidung über die Galle und als wasserlöslicher Metabolit im Urin.

Open-Loop-Systeme

Englischer Begriff

Open loop systems.

Definition

Begriff aus der Regeltechnik. Einbringung einer Substanz, bei der die Höhe des Spiegels der eingebrachten Substanz keinen Einfluss auf die Einbringungsgeschwindigkeit der Substanz nimmt. Bei Insulininfusionssystemen führt die eingebrachte Substanz Insulin zu einer Blutzuckersenkung; die Blutzuckerkonzentration übt jedoch keinen Einfluss auf die Infusionsgeschwindigkeit von Insulin aus.

Durchführung

Insulininfusionssysteme sind als tragbare Insulinpumpen mit subkutaner Insulin-applikation verwirklicht (CSII: continuier-liche subkutane Insulin-Infusion).

Ophthalmopathie, endokrine

▶ Orbitopathie, endokrine

Orale Antidiabetika

▶ Antidiabetika
▶ Sulfonylharnstoff-Derivate
▶ Sulfonylharnstoffe

Orale Kontrazeptiva

▶ Pille

Orbitadekompression

Englischer Begriff

Orbital decompression.

Voraussetzung

Im Rahmen einer Basedowschen Erkran-kung kommt es bei den meisten Patienten zu einer Schwellung des Bindegewebes und der Muskulatur in den Augenhöhlen. Dies führt zu einem Hervortreten der Augäp-fel (so genannte endokrine Orbitopathie). Die Schwellung kann so ausgeprägt sein, dass in der Augenhöhle der Augennerv (Opticusnerv) komprimiert wird und es zu Sehstörungen bis zum Sehverlust kommt.

Kontraindikationen

Keine.

Durchführung

Die Orbitadekompression besteht in ei-ner Entfernung eines Teils der knöchernen Wand der Augenhöhle, mit dem Ziel, den schwellungsbedingten Druck auf den Seh-nerv zu vermindern.

Orbitopathie, endokrine

Synonyme

Endokrine Ophthalmopathie.

Englischer Begriff

Grave's opthalmopathy.

Definition

Meist beidseitige entzündliche Autoim-munerkrankung der Augenmuskeln und des retroorbitalen Bindegewebes, die in 90 % mit einem M. Basedow vergesell-schaftet ist.

Symptome

Lichtempfindlichkeit, Fremdkörpergefühl, vermehrtes Tränen, seltener Lidschlag (Stellwag-Zeichen), konjunktivale Rö-tung, Lidödem, retrobulbäres Druckgefühl, Lidretraktion (Dalrymple-Zeichen: sicht-bare Sklera am Hornhautrand bei 12 Uhr beim Blick geradeaus), Keratitis, Hornhaut-

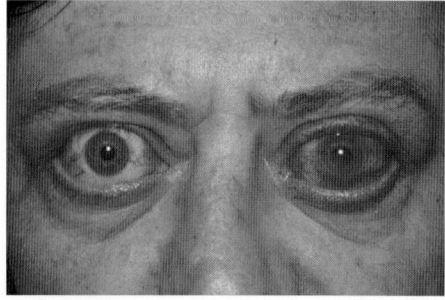

Orbitopathie, endokrine, Abb. 1 Abbildung freundlich überlassen von Prof. Dr. V. Herzau, Universitäts-Augen-klinik Tübingen, Schleichstr. 12–16, 72076 Tübingen.

ulzerationen, verschwommenes Sehen, Motilitätseinschränkung, Doppelbilder, Gesichtsfeldeinschränkung, Visusminderung (Abb. 1).

Diagnostik

Beurteilung der Lidmotilität und des Lidschlusses (Graefe-Zeichen: Zurückbleiben des Oberlides beim Blick nach unten mit sichtbarer Sklera), Exophthalmometrie nach Hertel, Visusbestimmung, Motilitätsprüfung (Moebius-Zeichen: Schwäche der Konvergenzbewegung), Gesichtsfelduntersuchung, Spaltlampenmikroskopie, Ophthalmoskopie des Augenhintergrundes, Sonographie, CT, MRT.

Differenzialdiagnose

Pseudotumor Orbitae, Orbitale Myositis, fortgeleitete Entzündungen der Nasennebenhöhlen, Tumoren, Zysten, Gefäßfehlbildungen, Fremdkörper.

Therapie

Siehe Tabelle 1.

Literatur

1. Wiersinga WM, Prummel MF (2002) Grave's ophthalmopathy: a rational approach to treatment. Trends Endocr Metab 13(7):280–87
2. Bartalena L, et al. (2000) Management of Grave's opthalmopathy: reality and perspectives. Endocr Rev 21(2):168–199

Orbitopathie, endokrine, Tabelle 1 Stadienabhängige Behandlung der endokrinen Orbitopathie (EO).

Schweregrad	Therapie
Alle Formen	Behandlung einer hyper- oder hypothyreoten Stoffwechsellage
	Nikotinkonsum einstellen, Hornhautschutz (künstliche Tränenflüssigkeit, Augensalbe, evtl. nächtliche Augenklappen), Sonnenbrille
1) Milde EO (Symptome: Proptosis $\leq$ 23 mm, leicht eingeschränkte Augenmuskelmotilität)	Abwartendes und beobachtendes Verhalten
2a) Inaktive mittelschwere EO (Symptome: Proptosis $\geq$ 24 mm, eingeschränkte Augenmuskelmotilität, Diplopie)	Rehabilitative Operationen (orbitale Dekompressions-Operation, Augenmuskel- bzw. Augenlid-Operationen)
2b) Aktive mittelschwere EO (Symptome: wie 2a und Zeichen der Entzündung wie spontaner retrobulbärer Schmerz, Schmerzen bei Augenbewegungen, Lidödem oder Lid-erythem, konjunktivale Injektionen, Chemosis, Schwellung der Caruncula)	Immunsuppression (sofortige Effekte): a) kontinuierliche orale Steroid-Therapie (Prednison: 60 mg/Tag für 2 Wochen; 40 mg/Tag für 2 Wochen; 30 mg für 4 Wochen; 20 mg/Tag für 4 Wochen; dann Ausschleichen über 8 Wochen) b) Puls-Methylprednisolontherapie (4 Zyklen: 15 mg/kgKG Tag 1, 3 über 2 Wochen; 4 Zyklen: 7.5 mg/kgKG Tag 1, 3 über 2 Wochen) c) immunsuppressive Kombinationstherapie orale Steroidtherapie + Cyclosporin d) Immunglobulintherapie und/oder retroorbitale Bestrahlung (verzögerter Effekt: Gesamtdosis/Orbita: 10–20 Gy (1–2 Gy pro Sitzung über 2 Wochen)
Schwere EO (Symptome: Eingeschränkter Visus und/oder veränderte Farbwahrnehmung und/oder Gesichtsfelddefekte bei Kompressions-Neuropathie, korneale Ulzerationen)	Immunsuppression oder orbitale Dekompression

O

Orchidometer

Synonyme

Prader-Orchidometer.

Englischer Begriff

Orchidometer.

Definition

Kette mit Hodenmodellen bekannter Volumina zur Bestimmung der Hodengröße durch palpatorischen und visuellen Vergleich.

Voraussetzung

Palpable, deszendierte Hoden.

Kontraindikationen

Erschwerte Untersuchung bei Skrotalödem, akuter Orchitis, Epididymitis.

Durchführung

Der Hoden wird mit zwei Fingern fixiert, so dass sich die Haut über dem Hoden spannt. Durch direkten visuellen und palpatorischen Vergleich mit den verschiedenen ellipsoiden Hodenmodellen wird das Hodenvolumen bestimmt (Normalbereich beim erwachsenen Mann 12–30 ml). Alternativen sind die Bestimmung des maximalen Längsdurchmessers des Hodens und die sonographische Volumenbestimmung.

Organifiziertes Iod

▶ Iod, organisches

Organischer Hyperinsulinismus

▶ Hyperinsulinismus

Organomegalie

▶ Viszeromegalie

Orlistat

Englischer Begriff

Orlistat.

Substanzklasse

Lipase-Inhibitor, wirkt intraluminal im Gastrointestinaltrakt zur medikamentösen Gewichtsreduktion.

Gebräuchliche Handelsnamen

Xenical.

Indikationen

Behandlung der Adipositas in Verbindung mit einer leicht kalorienreduzierten Kost bei einem BMI > 30 kg/m^2 bzw. BMI > 27 kg/m^2 mit anderen kardiovaskulären Risikofaktoren.

Wirkung

Nur minimale Resorption, im Lumen des Doudenums kovalente Bindung an gastrische und pankreatische Lipase, dadurch Hemmung der Hydrolyse von Nahrungsfett (Triglyzeride) in freie Fettsäuren. Durch die damit einhergehende Verhinderung der Resorption von Nahrungsfetten wird im Mittel eine Gewichtsreduktion von 3–4 kg im Vergleich zu Plazebo erreicht.

Dosierung

120 mg Orlistat zu jeder Hauptmahlzeit. Eine Anwendungsdauer von maximal 2 Jahren wird empfohlen, Erfahrungen zu einer darüber hinausgehenden Anwendungsdauer liegen nicht vor. Derzeit keine Kostenübernahme durch die Krankenkasse (TTK ca. 3,20 Euro).

Darreichungsformen

Kapseln.

Kontraindikationen

Chronische Malabsorptions-Syndrome, Cholestase, Schwangerschaft.

Nebenwirkungen

Übelkeit, Blähungen, Fettstühlen, Inkontinenz, Mangel fettlöslicher Vitamine (Substitution von Vitamin A, D, E und K), selten allergische Reaktionen und Hepatitiden.

Wechselwirkungen

Orale Antikoagulation, Cyclosporin, fettlösliche Vitamine.

Ornipressin

Englischer Begriff

Ornipressin.

Substanzklasse

Vasokonstriktorium, synthetisches Polypeptid mit struktureller und funktioneller Ähnlichkeit zum Vasopressin (ADH, antidiuretisches Hormon). Siehe auch ► antidiuretisches Hormon (ADH), ► Desmopressin, ► Terlipressin.

Gebräuchliche Handelsnamen

POR 8, in Deutschland vom Markt genommen.

Indikationen

Lokal als Vasokontriktivum bei operativen Eingriffen (Gynäkologie, HNO), systemisch bei Ösophagusvarizenblutungen und Hepatorenalem Syndrom. Blutstillung in der Endoskopie (experimentell).

Wirkung

Ornipressin wirkt hauptsächlich auf Venen und Kapillaren vasokonstriktorisch. Stärkerer vasokonstriktorischer Effekt aber schwächerer antidiuretischer Effekt als Vasopressin.

Dosierung

Lokalanästhesie: maximal 5 IE verdünnt in 30–60 ml NaCl.
Zur Blutstillung in der Endoskopie.

Darreichungsformen

Injektionslösung.

Kontraindikationen

Unverträglichkeit gegenüber Inhaltsstoffen, Angina pectoris, schwere KHK, arterielle Hypertonie, schwere Arteriosklerose, Schwangerschaft, Verwendung an Körperakren.

Nebenwirkungen

Ischämie mit Nekrosen (selten), reaktive Hyperämie (selten), kardiale Arrhythmien, akutes Koronarsyndrom, Herzinfarkt, starke Blutdruckschwankungen.

Wechselwirkungen

Steigerung der Wirksamkeit von Lokalanästhetika bei topischer Anwendung.

Pharmakodynamik

Siehe Wirkung.

Ossifikationsstörung, allgemeine

Synonyme

Mineralisierungsstörung; Knochenbildungsstörung.

Englischer Begriff

Bone development retardation.

Definition

Störung der Mineralisierung von Knochengrundsubstanz, verzögerte oder fehlende Bildung von Knochenkernen.

Symptome

Die Symptome sind abhängig von der Grundkrankheit. Es treten aufgrund der verminderten mechanischen Belastbarkeit des Knochens Verformungen auf, die zu Skelettdeformitäten führen.

Diagnostik

Bildgebende Verfahren (röntgenologisch), klinische Untersuchung (Skelettschmerzen, Muskelschwäche, Veränderung der Körperproportionen, Pubertätsentwicklung), Labordiagnostik (typische Veränderungen bei Störungen der Kalziumhomöostase).

Differenzialdiagnose

Störungen der Kalziumhomöostase (rachitischer Formenkreis), verzögerte Pubertätsentwicklung.

Allgemeine Maßnahmen

Lebensmodifikation

Anpassung körperlicher Belastung an verminderte Skelettstabilität.

Diät

Die diätetischen Maßnahmen sind abhängig von der Grundkrankheit. Bei Vitamin-D-Mangel-Rachitis sollte auf eine gute Kalziumzufuhr in Verbindung mit der Vitamin-D-Therapie geachtet werden.

Therapie

Kausal

Abhängig von der Grundkrankheit kann eine kausale Therapie erfolgen, z.B. Vitamin-D-Supplementation bei Vitamin-D-Mangel-Rachitis (siehe ▶ Rachitis). Bei verzögerter Pubertätsentwicklung kann eine Sexualhormon-Behandlung erfolgen, um die Knochenausreifung zu stimulieren.

Akuttherapie

Abhängig von Grundkrankheit. Bei Vitamin-D-Mangel-Rachitis anfangs 2000–5000 IE Vitamin D_3 pro Tag.

Dauertherapie

Abhängig von der Grundkrankheit. Bei Rachitis aufgrund Vitamin-D-Mangels 1000 IE Vitamin D_3 pro Tag.

Operativ/strahlentherapeutisch

Bei Skelettdeformitäten kann eine operative Korrektur erforderlich sein.

Bewertung

Wirksamkeit

Abhängig von der Grundkrankheit. Bei Vitamin-D-Mangel ist die Behandlung äußerst effektiv.

Verträglichkeit

Vitamin D ist sehr gut verträglich.

Pharmakoökonomie

Abhängig von der Grundkrankheit.

Nachsorge

Klinische Untersuchung, Röntgen, Labor.

Prognose

Bei Vitamin-D-Mangel sehr gut.

Ossifikationsstörung, sekundäre

Synonyme

Knochenmineralisierungsstörung; Knochenbildungsstörung.

Englischer Begriff

Bone formation retardation.

Definition

Verzögerte oder fehlende Mineralisierung bzw. Ausbildung von Knochenkernen infolge von Stoffwechselstörungen des Kalziumhaushalts oder bei verzögerter Pubertät.

Symptome

Skelettdeformitäten, Knochenschmerzen, abhängig von der Grundkrankheit.

Diagnostik

Klinische Untersuchung, röntgenologische bildgebende Verfahren, Laborparameter (Elektrolyte incl. Kalzium und Phosphor, Alk. Phosphatase, Leber- und Nierenfunktionswerte, 25-OH-Vitamin D, 1,25-$(OH)_2$-Vitamin D, Parathormon, IGF-1, Sexualhormone).

Differenzialdiagnose

Erkrankungen aus dem rachitischen Formenkreis, verzögerte Pubertät, seltene genetische Erkrankungen.

Allgemeine Maßnahmen

Lebensmodifikation

Anpassung der körperlichen Aktivität an die Belastbarkeit des Skeletts.

Diät

Abhängig von der Grundkrankheit.

Therapie

Abhängig von der Grundkrankheit.

Osteitis fibrosa cystica

▶ Hyperparathyreoidismus, primär

Osteoblasten

Synonyme

Osteoblastocytus; Knochenbildner; „Knochenmutterzelle".

Englischer Begriff

Osteoblasts.

Definition

Mesenchymale Zellen, welche die interzelluläre organische Knochensubstanz (Osteoid) produzieren.

Grundlagen

Die aus mesenchymalen pluripotenten Zellen entstehenden, epithelartigen, fortsatzreichen Osteoblasten synthetisieren die organische Knochenmatrix (Osteoid) mit Bildung von Kollagen, Alkalischer Phosphatase und Osteocalcin. Ein kleiner Teil der Osteoblasten wird durch das Osteoid eingeschlossen und differenziert zum nicht mehr teilungsfähigen Osteozyten. Osteoblasten bilden zusammen mit den Osteoklasten die „remodelling unit" (siehe Abb. 1).

Osteoblastocytus

▶ Osteoblasten

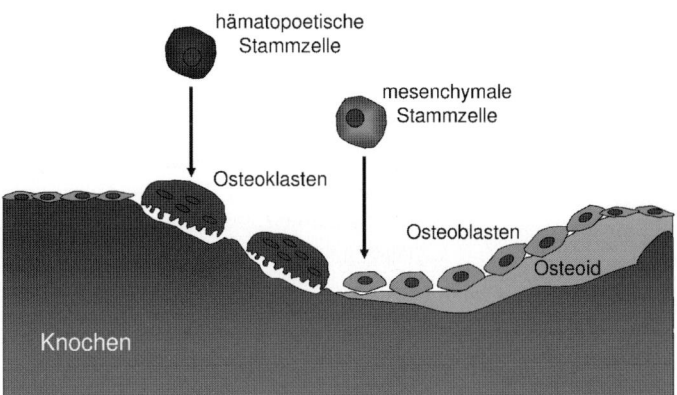

Osteoblasten, Abb. 1
Vorgänge beim normalen Knochenumbau.

Osteocalcin

Synonyme

Gamma-Carboxy-Glutamat-Protein.

Englischer Begriff

Osteocalcin; bone gamma-carboxylglutamic acid-containing protein; Bone-Gla-Protein (BGP).

Definition

Lösliches von Osteoblasten gebildetes Protein, welches über Gamma-Carboxyglutamylreste Kalzium binden kann.

Grundlagen

Osteocalcin wird von den Osteoblasten und Osteodontoblasten gebildet und macht den größten Anteil der nicht-kollagenen Proteine der organischen Knochenmatrix aus (siehe ▶ Osteoid). Vermutlich spielt Osteocalcin eine wichtige Rolle bei der Knochenneubildung indem es eine vorzeitige Mineralisation des Osteoids verhindert. Osteocalcin ist im Serum messbar und gilt im Gegensatz zur Alkalischen Phosphatase als spezifischer Marker der Osteoblastenfunktion bzw. der Osteoidmineralisation. Erhöhte Serumspiegel finden sich bei primärem und sekundärem Hyperparathyreoidismus, Knochenmetastasen, M. Paget, Osteomalazie und high-turnover Osteoporose. Erniedrigte Werte werden bei der low-turnover Osteoporose und der rheumatoiden Arthritis beschrieben. Im Alter und bei Frauen finden sich höhere Serumspiegel, eine unspezifische Erhöhung kann bei Niereninsuffizienz auftreten.

Osteodensitometrie

Synonyme

Knochendichtemessung.

Englischer Begriff

Osteodensitometry.

Definition

Methoden zur Bestimmung der Knochenmasse zur Abschätzung des Schweregrades einer Osteopenie oder Osteoporose und des individuellen Frakturrisikos.

Voraussetzung

Indikationen zur Osteodensitometrie sind in der Diagnostik und Verlaufskontrolle gegeben bei einer bestehenden osteoporotischen Fraktur, beim Nachweis einer Demineralisation im Röntgenbild mit enstprechender Klinik. Prophylaktische Knochendichtemessung nur bei echter Indikation. Die Methode wird nicht als Screeningverfahren oder zur primären Abklärung von Rückenschmerzen empfohlen. Prophylaktische Indikationen (auch prämenopausal) sind daher nur bei positiver Risikoanamnese und geplanter, potenziell den Knochen schädigender Therapie (z.B. Glukokortikoide) gegeben. Eine Knochendichtemessung ist neben o.g. Osteopathien sinnvoll bei Hypogonadismus, Langzeit-Steroidtherapie, primärem Hyperparathyreoidismus, und Organtransplantationen.

Kontraindikationen

Bei Verwendung von ionisierender Strahlung Schwangerschaft sowie allgemein das Vorhandensein von Metall-Implantaten (z.B. TEP) und Frakturen im Messbereich.

Durchführung

Ort der Messung meist Radius, LWS, Oberschenkelhals, Femur (Messung an der LWS im allgemeinen bei jüngeren Patienten, Messung am Femur meist bei älteren Patienten).
SPA (single-photon-absorptiometry): Verwendung von monochromatischer Photonenstrahlung, welche durch den Knochen absorbiert wird. Eine Messung dauert 10–20 min., Strahlenbelastung 20–100 µSv.

Kann nur an peripheren Stellen verwendet werden (Radius, Calcaneus).

DPA (dual-photon-absorptiometry): Verwendung von Photonenstrahlung mit zwei Energiespitzen, welche durch den Knochen und Weichteilgewebe absorbiert wird. Eine Messung dauert 20 min., Strahlenbelastung 50 µSv.

DEXA (dual-energy-X-ray-absorpitometry): Verwendung von Röntgenstrahlung mit zwei Energiespitzen, welche durch den Knochen und Weichteilgewebe absorbiert wird. Eine Messung dauert 10 min., Strahlenbelastung 20 µSv.

QCT (quantitative computered tomography): Verwendung Röntgenstrahlung in der Computertomographie, welche peripher (Unterarm) und zentral (LWS) angewendet werden kann. Eine Messung dauert 15 min., Strahlenbelastung 100 µSv (peripher) oder 3000–10000 µSv (zentral).

Osteosonometrie (Knochendichtemessung mittels Ultraschall, vornehmlich im Bereich der Ferse) derzeit noch nicht ausreichend validiert.

Nachsorge

Bei Verlaufsuntersuchungen ist das Wiederfinden des exakten Messortes Voraussetzung.

Osteodystrophia deformans

▶ Morbus Paget

Osteodystrophia fibrosa generalisata

Synonyme

Ostitis fibrosa cystica generalisata; Recklinghausen-Krankheit.

Englischer Begriff

Ostitis fibrosa cystica.

Definition

Schwere ossäre Manifestationsform eines primären Hyperparathreoidismus mit Bildung multipler Knochenzysten insbesondere in den langen Röhrenknochen.

Symptome

Auftreten multipler Knochenzysten teilweise mit Einblutungen, insbesondere in den langen Röhrenknochen und seltener im Schädel.

Es kommt zu einem regellosen Knochenumbau mit gesteigertem Knochenabbau (siehe ▶ Osteoklasie) und Knochenneubildung, dabei entsteht Granulationsgewebe, teilweise kommt es zur Einblutung. Die entstehenden Knochenzysten (sog. braune Tumoren) bergen ein erhöhtes Frakturrisiko.

Ein chronischer Verlauf mit uncharakteristischen rheumatoiden Beschwerden ist möglich.

Begleitend finden sich weitere Symptome des primären Hyperparathyreoisismus mit: Hyperkalzämie, Hypophosphatämie, Nephrolithiasis (siehe ▶ Hyperparathyreoidismus, primär).

Diagnostik

Konventionelles Röntgen, Bestimmung von Parathormon, Kalzium, Phosphat, Osteodensitometrie.

Differenzialdiagnose

Fibröse Dysplasie, solitäre Knochenzysten, Osteodystrophia deformans, Plasmozytom, Pseudohyperparathyreoidismus, renale Osteopathie, multiple endokrine Neoplasien.

Allgemeine Maßnahmen

Lebensmodifikation

Bei großen Knochenzysten Frakturvermeidung durch Entlastung.

Diät

Keine spezifische Diät verfügbar, diätetische Vermeidung der Hyperkalzämie (siehe ▶ Hyperparathyreoidismus, primär).

Therapie

Kausal

Operative Entfernung des Nebenschilddrüsenadenoms.

Akuttherapie

Siehe ▶ Krise, hyperkalzämische.

Bewertung

Wirksamkeit

Wichtigste und ursächliche Therapie ist die
operative Beseitigung des PTH-Exzesses.
Die Knochenmanifestationen sind i.d.R.
nach Beseitigung des Hyperparathyreoidismus regredient. Die Osteodystrophia
fibrosa generalisata ist heute unter den
Symptomen des Hyperparathyreoidismus
eine Rarität.

Nachsorge

Radiologische und osteodensitometrische
Kontrollen.

Prognose

Nach Therapie der Grundkrankheit (Parathyreoidektomie) sind schnelle Heilungs-
verläufe der Osteodystrophia fibrosa generalisata beschrieben. Bei persistierenden
Konturdefekten ist unter Umständen eine
Korrekturosteotomie erforderlich.

Osteofibrosis deformans juvenilis

▶ Dysplasie, fibröse

Osteofraktose

▶ manifeste Osteoporose

Osteogenesis imperfecta

Synonyme

Glasknochenkrankheit.

Englischer Begriff

Brittle bone disease.

Definition

Erbliche Bindegewebserkrankung bei der
es aufgrund eines Defektes der Kollagen-
Biosynthese zu vermehrter Knochenbrü-
chigkeit kommt.

Symptome

Klinisches Bild variabel je nach Gendefekt:
Osteoporose, Minderwuchs, Skelettdeformitäten, Gelenkanomalien (Überstreckbar-
keit!), blaue Skleren, Wundheilungsstörungen. Mindestens 4 Unterformen: Je nach
Typ wird die Klinik durch erhöhte Fraktur-
neigung mit oder ohne Skelettdeformierungen und Störungen der Zahnentwicklung
bestimmt.
Typ I: (Hoeve-Syndrom, Lobstein-Krank-
heit) autosomal-dominant, leichter Verlauf:
Dentinogenesis imperfekta, blaue Skleren,
Hypakusis.
Typ II: (Vrolik-Krankheit) genetisch heterogene Ursache, schwerste, letale Form mit
multiplen Deformitäten bereits bei Geburt.
Typ III: autosomal-rezessiv, schwere Verlaufsform mit variabel ausgeprägten Knochendeformitäten, insbesondere die Röhrenknochen betreffend.
Typ IV: autosomal-dominant, variabler Verlauf, Knochenaufbaumarker können erhöht
sein.
Typ V: autosomal-dominant, keine Mutation im Kollagen Typ I-Gen, genetischer Defekt derzeit nicht bekannt.

Diagnostik

Klinische Diagnostik bei positiver Familienanamnese, blauen Skleren und Frak-
turneigung reicht meist aus. Evtl. Diagnosesicherung durch Proteinelektrophorese

des Prokollagens Typ-I aus Fibroblasten-kulturen des Patienten und Gendiagnostik, zusätzlich ergänzende Untersuchungen wie konventionelles Röntgen, Osteodensitometrie.

Differenzialdiagnose

Fibröse Dysplasie, Mangelernährung, Kindesmisshandlung, juvenile Knochenzysten, Osteodystrophia deformans, juvenile Osteoporose.

Allgemeine Maßnahmen

Lebensmodifikation

Bei schweren Formen Frakturvermeidung durch maßvolle Belastung, Stärkung der Stützmuskulatur durch Krankengymnastik, gegebenenfalls Extensionsbehandlung.

Diät

Keine bekannt.

Therapie

Dauertherapie

Bei Erfolg Gabe von Kalzitonin, Vitamin D, Fluorid. Behandlungsversuche und Prophylaxe der Osteopenie oder Osteoporose mit Bisphosphonaten (vielversprechend aber noch im Erprobungsstadium). Experimentell Transplantation von Stromazellen des Knochenmarks, Wachstumshormon.

Operativ/strahlentherapeutisch

Zusätzlich operative Versorgung der Frakturen.

Bewertung

Wirksamkeit

Sehr variabler Verlauf der Erkrankung.

Nachsorge

Regelmäßige klinische und radiologische Kontrollen.

Prognose

Aufgrund der Heterogenität kann keine klare Prognose gestellt werden.

Weiterführende Links

▶ Osteopsathyrose

Osteoid

Englischer Begriff

Osteoid.

Definition

Von den Osteoblasten gebildete, noch unverkalkte organische Knochengrundsubstanz, die großteils aus Typ I Kollagen besteht.

Grundlagen

Osteoid ist die noch nicht kalzifizierte organische Knochenmatrix, welche von den Osteoblasten gebildet wird und aus Kollagenen (davon 95 % Kollagen Typ I), Glycosaminoglycanen, Chondroitinsulfat und Nicht-Kollagenproteinen (hauptsächlich Osteocalcin) besteht. Bei der Knochenneubildung wird das Osteoid im Verlauf von 8–10 Tagen durch die Einlagerung von Kalziumphosphat mineralisiert. Eine fehlende Mineralisierung mit verbreiterten Osteoidsäumen findet sich z.B. bei der ▶ Osteomalazie und dem ▶ Hyperparathyreoidismus (siehe dort). Eine vermehrte Produktion von Osteoid tritt beim Osteoid-Osteom, einem benignen Tumor der Osteoblasten auf (siehe ▶ Osteoblasten).

Osteoklasie

Englischer Begriff

Osteoclasia.

Definition

Vermehrte Tätigkeit von ▶ Osteoklasten (siehe dort).

Grundlagen

Die vermehrte Tätigkeit von Osteoklasten kann im Rahmen von pathologischen Umformungsprozessen vorkommen, z.B. beim primären Hyperparathyreoidismus oder bei der Dialyse-Osteopathie.

Osteoklasten

Synonyme

Knochenfresszelle.

Englischer Begriff

Osteoclasts.

Definition

Gewebstypische Makrophagen, welche Knochen abbauen.

Grundlagen

Osteoklasten sind große, vielkernige, eosinophile Zellen, die organische und anorganische Knochensubstanz abbauen, von hämatopoetischen Zellen abstammen und dem Monozyten- und Makrophagen-System zuzuordenen sind. Die Osteoklasten werden in Ihrer Aktivität und Differenzierung durch zahlreiche Wachstumsfaktoren und die Aktivität von Osteoblasten reguliert. Sie finden sich bevorzugt in kleinen Knochenbuchten, den sog. Howship-Lakunen. Im vitalen Knochen besteht ein Gleichgewicht zwischen kontinuierlichem Knochenabbau (Osteoklastentätigkeit) und Knochenaufbau (Osteoblastentätigkeit). Dieser Vorgang findet in lokalen Knochenumbaueinheiten (remodelling unit) statt. Eine vermehrte Osteoklastenaktivität führt zur high-turnover Osteoporose, eine verminderte zur Osteopetrose.
Siehe auch ▶ Osteoblasten, Abb. 1.

Osteomalazie

Synonyme

Rachitis (Manifestation im Kindesalter).

Englischer Begriff

Osteomalacia; rickets (= Rachitis).

Definition

Knochenerkrankung mit einer gestörten Mineralisation und Dysorganisation der organischen Knochensubstanz, wird bei Manifestation im Kindesalter als Rachitis bezeichnet (siehe ▶ Rachitis).

Symptome

Häufig klinisch asymptomatisches Bild mit radiologischer Osteopenie und Laborauffälligkeiten (Alkalische Phosphatase erhöht, sekundärer Hyperparathyreoidismus, Hypophosphatämie u.a.). Klinisches Vollbild (selten): diffuse „brennende" Knochenschmerzen oder Klopfschmerzhaftigkeit insbesondere im Bereich des Beckens und der Wirbelsäule, vermehrt Knochenfrakturen, im Erwachsenenalter selten Knochenverformungen (Kartenherzbecken, Skoliose, Glockenthorax mit pectus carinatum, Säbelscheidentibia), Myopathie proximale Muskelschwäche (Schwierigkeiten beim Aufstehen aus Hocke) und Watschelgang.

Diagnostik

Anamnese (auch Medikamente, z.B. Kortikoide, Antikonvulsiva), körperliche Untersuchung auf o.g. Symptome, Labor (Serum-Kalzium, Serum-Phosphat, Vitamin-D-Spiegel, Bikarbonat, Parathormon, Kalzitonin, Alkalische Phosphatatse, Kalzium-Ausscheidung im Urin), Röntgen (Pseudofrakturen, Milkman-Syndrom, Looser-Umbauzonen, dünne Kortikalis, Osteopenie), Osteodensitometrie.

Differenzialdiagnose

A. Kalzipenische Osteomalazie bei Störungen im Vitamin-D-Stoffwechsel (siehe ▶ Osteomalazie, kalzipenische).

Mangelhafte Zufuhr oder Aufnahme von Vitamin D (siehe ▶ Osteomalazie, alimentäre)

Mangelernährung, Gastrektomie, Dünndarmerkrankungen, Pankreasinsuffizienz.

Mangelnde Sonnenexposition.

Vitamin-D-Stoffwechselstörungen.

Vermehrter Katabolismus (Lebererkrankungen, Antikonvulsiva).

Gestörte 1α-Hydroxylierung (chronische Niereninsuffizienz, Hypoparathyreoidismus, Vitamin-D-abhängige Rachitis Typ I).

Endorganresistenz gegenüber 1,25-(OH)$_2$-Vitamin D (Vitamin-D-abhängige Rachitis Typ II).

B. Phosphopenische Rachitis (siehe ▶ Osteomalazie, phosphopenische).

Mangelnde Phosphataufnahme (parenterale Hyperalimentation, Antacida, phosphatarme Ernährung).

Mangelnde renal-tubuläre Phosphatreabsorption (Phosphatdiabetes).

Fanconi-Syndrom.

X-chromosomale hypophosphatämische Rachitis (Vit. D-resistente Rachitis).

Renale tubuläre Acidose (distaler Typ).

Paraneoplastischer Phosphatdiabetes bei Tumoren mit phosphaturischer Aktivität.

Sekundärer Phosphatmangel bei primärem Hyperparathyreoidismus.

C. Gestörte Mineralisation.

Abnormale Knochenmatrix (chronisches Nierenversagen, Osteogenesis imperfecta).

Mangel an Alkalischer Phosphatase (Hypophosphatasie).

Hemmung der Mineralisation (Aluminium, Überdosierung mit Fluoriden, Bisphosphonate).

Therapie

Kausal

Siehe ▶ Osteomalazie, kalzipenische und ▶ Osteomalazie, phosphopenische.

Dauertherapie

Siehe ▶ Osteomalazie, kalzipenische, ▶ Osteomalazie, phosphopenische und ▶ Osteomalazie, alimentäre.

Siehe ▶ Osteomalazie, kalzipenische, ▶ Osteomalazie, phosphopenische und ▶ Osteomalazie, alimentäre.

Bewertung

Wirksamkeit

Vitamin D$_3$ (Colecalciferol) und seine Analoga unterscheiden sich hinsichtlich ihrer Wirkpotenz teilweise erheblich. Dihydrotachysterol besitzt die 3–5fache, Calcidiol (25(OH)-Vitamin D$_3$) die 10–15fache und Calcitriol (1,25(OH)$_2$-Vitamin D$_3$) die 1000–1500fache Potenz von Vitamin D.

Verträglichkeit

Unter Therapie ist Anstieg des Serum-Kalziums sowie des Serum-Phosphats möglich. Damit ist die Gefahr von Weichteilverkalkungen unter Therapie möglich. Die Präparate besitzen nur eine geringe therapeutische Breite. Einsatz in der Schwangerschaft nur mit strenger Indikationsstellung (teratogenes Risiko).

Pharmakoökonomie

Vitamin D (Colecalciferol) TTK ~ 10 Cent; Calcitriol TTK ~ 1,5 Euro.

Nachsorge

Regelmäßige Kontrolle der Verlaufsparameter Serum-Kalzium, Serum-Phosphat, Vitamin-D-Spiegel, Parathormon, Alkalische Phosphatase, Kalzium-Ausscheidung im Urin, Skelett-Röntgen, Osteodensitometrie nötig.

Prognose

Abhängig von Ursache, siehe ▶ Osteomalazie, kalzipenische, ▶ Osteomalazie, phosphopenische und ▶ Osteomalazie, alimentäre.

Weiterführende Links

▶ Osteopathie, kalzipenische

Osteomalazie, alimentäre

Englischer Begriff

Osteomalacia due to malabsorption and/or malnutrition.

Definition

Häufigste Form der kalzipenischen Osteomalazie, die durch eine gestörte Aufnahme des fettlöslichen Vitamin D verursacht wird (siehe ▶ Osteomalazie und ▶ Osteopathie, kalzipenische).

Symptome

Siehe ▶ Osteomalazie.

Diagnostik

Siehe ▶ Osteomalazie.

Differenzialdiagnose

Mangelernährung
Malabsorption bei:

- Z.n. Gastrektomie
- Dünndarmerkrankungen (z.B. Sprue, M. Crohn)
- Z.n. (Dünndarm-)Resektionen (z.B. Whipple-Operation)
- Exokrine Pankreasinsuffizienz.

Mangelnde Sonnenexposition (insbesondere bei dunkelhäutigen Einwanderern in Mitteleuropa).
Gestörter enterohepatischer Kreislauf (z.B. Steatorrhoe, primär biliäre Zirrhose).
Kalziumreiche Ernährung.

Therapie

Kausal

Behandlung der Grundkrankheit, welche die Malabsorption hervorruft. Notwendigerweise erfolgt häufig die parenterale Substitution von Vitamin D (und Kalzium) (siehe ▶ Osteomalazie).

Dauertherapie

Je nach Fortbestehen der Grunderkrankung 1000–20.000 IE D_3 per os /Tag, falls erforderlich parenterale Substitution von Vitamin D. Cave: Überdosierung mit Hyperkalzämie und Hyperkalziurie.

Bewertung

Wirksamkeit

Siehe ▶ Osteomalazie.

Verträglichkeit

Unter Therapie ist Anstieg des Serum-Kalziums sowie des Serum-Phosphats möglich. Damit ist die Gefahr von Weichteilverkalkungen und Nierensteinbildung unter Therapie möglich.

Pharmakoökonomie

Siehe ▶ Osteomalazie.

Nachsorge

Regelmäßige Kontrolle der Verlaufsparameter Serum-Kalzium, Serum-Phosphat, Vitamin-D-Spiegel, Parathormon, Alkalische Phosphatase, Kalzium und Phosphat-Ausscheidung im Urin, Skelett-Röntgen, Osteodensitometrie.

Prognose

Im allgemeinen sehr gut mit Normalisierung der Befunde innerhalb weniger Monate.

Osteomalazie, kalzipenische

Englischer Begriff

Calcipenic osteomalacia.

Definition

Häufigste Form der Osteomalazie die durch einen Vitamin-D-Mangel oder einen gestörten Vitamin-D-Stoffwechsel verursacht wird und zu einem sekundären Hyperparathyreoidismus führt (siehe ▶ Osteomalazie und ▶ Hyperparathyreoidismus, sekundär).

Symptome

Siehe ▶ Osteomalazie.

Diagnostik

Siehe ▶ Osteomalazie, Laborparameter: Alkalische Phosphatase (fast immer erhöht), Serum-Kalzium (niedrig normal oder erniedrigt), Kalziumausscheidung im Urin (oft erniedrigt) Serum-Phosphat (meist erniedrigt), 25(OH)D$_3$ und 1,25 (OH)D$_3$ (meist erniedrigt außer bei Vitamin-D-Stoffwechselstörungen), Parathormon (normal oder erhöht, siehe ▶ Hyperparathyreoidismus, sekundär).

Differenzialdiagnose

Mangelhafte Zufuhr oder Aufnahme von Vitamin D (siehe ▶ Osteomalazie, alimentäre):

- Mangelernährung
- Gastrektomie, Dünndarmerkrankungen, Pankreasinsuffizienz
- Mangelnde Sonnenexposition.

Vitamin-D-Stoffwechselstörungen:

- Defekte 25-Hydroxylierung (Lebererkrankungen, Antikonvulsiva)
- Gestörte 1α-Hydroxylierung (chronische Niereninsuffizienz, Hypoparathyreoidismus, Vitamin-D-abhängige Rachitis Typ I)
- Endorganresistenz gegenüber 1,25-(OH)$_2$-Vitamin-D (Vitamin-D-abhängige Rachitis Typ II).

Allgemeine Maßnahmen

Diät

Kalziumreiche Ernährung.

Therapie

Dauertherapie

Bei mangelhafter UV-Bestrahlung in Kombination mit mangelnder oraler Vitamin-D-Zufuhr: 5000–10.000 IE/Tag Vitamin D$_3$ über 3 Wochen, anschließend Prophylaxe mit 1000 IE/Tag.

Bei Antikonvulsiva-Osteopathie: 1000–3000 IE/Tag Vitamin D$_3$.
Leberzirrhose: 50–100 μg 25-OH-Calcidiol.
Malabsorption, Maldigestion: Behandlung der Grundkrankheit, 5000–20.000 IE D$_3$.
Vitamin-D-abhängige Rachitis Typ I: 0,5–1,0 μg 1,25-(OH)$_2$-Calcitriol.
Vitamin-D-abhängige Rachitis Typ II: bis 50 μg 25-(OH)$_2$-Calcitriol, hohe Dosen Kalzium i.v. oder per os

Bewertung

Wirksamkeit

Siehe ▶ Osteomalazie.

Verträglichkeit

Siehe ▶ Osteomalazie.

Pharmakoökonomie

Siehe ▶ Osteomalazie.

Nachsorge

Siehe ▶ Osteomalazie.

Prognose

Langwieriger Verlauf, meist Therapie über viele Monate nötig.

Osteomalazie, phosphopenische

Englischer Begriff

Phosphopenic osteomalacia.

Definition

Seltene Formen der Osteomalazie welche am häufigsten durch einen renalen Phosphatverlust (Phosphatdiabetes) und seltener durch eine verminderte Phosphataufnahme oder einen vermehrten Phosphatumsatz verursacht werden (siehe ▶ Osteomalazie).

Symptome

Siehe ▶ Osteomalazie.

Diagnostik

Siehe ► Osteomalazie. Serum Phosphat (erniedrigt), AP normal, Kalzium normal oder erniedrigt.

Differenzialdiagnose

Mangelnde Phosphataufnahme (parenterale Hyperalimentation, Antacida, Phosphatarme Ernährung).
Mangelnde renal-tubuläre Phosphatreabsorption (Phosphatdiabetes):

- Fanconi-Syndrom
- x-chromosomale hypophosphatämische Rachitis (Vitamin-D-resistente Rachitis)
- renale tubuläre Acidose (distaler Typ)
- paraneoplastischer Phosphatdiabetes bei Tumoren mit phosphaturischer Aktivität
- sekundärer Phosphatmangel bei primärem Hyperparathyreoidismus.

Allgemeine Maßnahmen

Diät

Kalzium- und phosphatreiche Ernährung.

Therapie

Dauertherapie

Beim Erwachsenen: 1–3 g Phosphat (z.B. Reducto Spezial) und 0,25–0,5 µg Calcitriol täglich per os
Onkogene Osteomyelitis: zusätzlich Tumortherapie.
Parenterale Hyperalimentation: Phosphatsalze per infusionem.

Bewertung

Wirksamkeit

Siehe ► Osteomalazie.

Verträglichkeit

Unter Therapie ist Anstieg des Serum-Kalziums sowie des Serum-Phosphats möglich. Damit ist die Gefahr von Weichteilverkalkungen unter Therapie möglich.

Pharmakoökonomie

Siehe ► Osteomalazie.

Nachsorge

Regelmäßige Kontrolle der Verlaufsparameter Serum-Kalzium, Serum-Phosphat, Alkalische Phosphatase, Skelett-Röntgen, Osteodensitometrie nötig.

Prognose

Wegen der Heterogenität der zugrundeliegenden Erkrankungen keine einheitliche Prognose möglich.

Osteopathie, kalzipenische

Synonyme

Rachitis (bei Kindern), Osteomalazie (bei Erwachsenen).

Englischer Begriff

Rickets; osteomalacia.

Definition

Osteopathie mit reduzierter oder aufgehobener Mineralisierung der Knochengrundsubstanz, infolge Vitamin-D-Mangels, bei Störungen des Vitamin-D-Stoffwechsels, oder auch bei extrem kalziumarmer Ernährung.

Grundlagen

Die kalzipenische Osteopathie ist kein einheitliches Krankheitsbild. Das Spektrum reicht von Hypokalzämie, Rachitis, Osteomalazie bis hin zur renalen Osteopathie. Eine entsprechende Differenzialdiagnostik muss deshalb immer erfolgen, um eine gezielte Therapie durchführen zu können.

Weiterführende Links

► Osteomalazie, kalzipenische
► Osteomalazie
► Rachitis

Osteopathie, renale

Synonyme

Renale Osteodystrophie; renale Knochener-krankung.

Englischer Begriff

Renal osteodystrophy.

Definition

Metabolische Knochenerkrankung, die als Folge einer Niereninsuffizienz auftritt. Sie umfasst ein Spektrum von Knochen-stoffwechselveränderungen, die von einer Osteitis fibrosa und erhöhten Knochenum-baurate bis hin zur adynamen Knochener-krankung reichen können. Oft liegen Misch-bilder vor. Pathogenetisch wichtige Fak-toren sind die verminderte Bildung der Hormonform des Vitamin D, des 1,25-Dihydroxyvitamin D, und der sekundäre Hyperparathyreoidismus. Längerfristig kann es neben einer Vergrößerung der Ne-benschilddrüsen zu einer Autonomisierung der Parathormonsekretion kommen (terti-ärer Hyperparathyreoidismus).

Symptome

Knochenschmerz, Muskelschwäche, Ske-lettdeformitäten, Weichteilverkalkungen. Bei Kindern kommt es zu Wachstumsstö-rungen.

Diagnostik

Labordiagostisch ist die Niereninsuffi-zienz anhand der Nierenretentionswerte zu erkennen. Ein wichtiger Parameter ist die Konzentration des intakten Parathor-mons. Typisch sind bei renaler Osteopathie vielfach erhöhte Parathormonwerte bis über das 10fache der oberen Normgren-ze hinaus. Das 1,25-Dihydroxyvitamin D ist erniedrigt (bereits unterhalb einer Kreatinin-Clearance von 65 ml/min fal-len die 1,25-Dihydroxyvitamin-D-Spiegel ab). Wichtig ist die häufige Beobachtung der Konzentrationen von Kalzium und Phosphat, gerade auch unter Therapie. Die Kalziumkonzentration kann erniedrigt sein aufgrund der verminderten intestinalen Absorption (infolge des verminderten 1,25-Dihydroxyvitamin D), bei Gabe von kalzi-umhaltigen Phosphatbindern jedoch auch erhöht sein. Die Phosphatspiegel tendieren zu hohen Werten infolge der verminderten renalen Ausscheidungskapazität.

Zur Beurteilung der im Knochen vorlie-genden Stoffwechselstörung ist nach wie vor die Histologie eine wertvolle Me-thode (zu bevorzugen sind transiliacale Beckenkammbiopsien nach Tetrazyclin-markierung). Hierdurch kann zwischen der Knochenerkrankung mit erhöhtem Stoff-wechselumsatz („high turnover") und der adynamen Knochenerkrankung unterschie-den werden, sowie weiterhin das Vorliegen einer Osteitis fibrosa diagnostiziert werden. Röntgenologisch finden sich subperiostale Erosionen in Bereich der Fingerphalangen, an den distalen Enden der Schlüsselbei-ne, sowie unter den Oberflächen der von Os ischium und Os pubis. Auf der ande-ren Seite führen fleckige Sklerosierungen zu den „rugger Jersey"-Veränderungen der Wirbelkörper und zu den „Salz- und Pfeffer"-Erscheinungen am Schädel. Die Skelettszintigraphie kann Hinweise auf Frakturen geben, ist aber sonst von unter-geordneter Bedeutung.

Differenzialdiagnose

Die renale Osteopathie sollte von der Os-teomalazie infolge Vitamin-D-Mangels und von den intestinalen Osteopathien ab-gegrenzt werden. Auch sollte eine Alumi-nium-Intoxikation ausgeschlossen werden.

Allgemeine Maßnahmen

Lebensmodifikation

Die Exposition toxischer Stoffe wie Alumi-nium und Eisen sollte vermieden werden.

Diät

Um den sekundären Parathomonanstieg zu handhaben und um Weichteilverkal-

kungen zu verhindern, muss der Phosphatspiegel kontrolliert werden. Dazu muss
die diätetische Phosphatzufuhr auf bis zu
400–800 mg täglich reduziert werden. Solche diätetischen Maßnahmen sind schwierig durchzuhalten, weshalb in der Regel
die zusätzliche Gabe von Phosphatbindern
notwendig ist. Eine solche strikte phosphatarme Diät erfordert den Verzicht auf
Milchprodukte, so dass Kalzium oft medikamentös supplementiert werden muss,
wobei die Kalzium haltigen Phosphatbinder
in die Bilanz einbezogen werden müssen.

Therapie

Kausal

Eine kausale Therapie wäre die Verbesserung der Nierenfunktion. Dies kann auch
durch eine Transplantation der Niere geschehen, wobei durch die Transplantation
aber auch neue negative Effekte auf den
Knochenstoffwechsel ausgelöst werden
können (Immunreaktion, Medikation mit
Glukokortikoiden und Immunsuppressiva).

Probetherapie

Eine Probetherapie im eigentlichen Sinne
existiert nicht.

Akuttherapie

Akute Entgleisungen der Phosphat- oder
Kalziumkonzentration müssen medikamentös ausgeglichen werden. Insbesondere
erhöhte Phosphatspiegel erfordern rasche
Intervention mit Phosphatbindern.

Dauertherapie

Phosphatbinder sind in der Regel erforderlich, um eine Hyperphosphatämie zu
vermeiden, die das Risiko eines weiteren
Parathormonantiegs und von Weichteilverkalkungen birgt. Aluminiumhaltige Phosphatbinder sollten wegen der Toxizität möglichst nicht mehr eingesetzt werden. Kalziumkarbonat und Kalziumazetat sind die
heute am meisten verwendeten Phosphatbinder, dabei kann die Zufuhr von Kalzium
bis zu 4 g betragen. Auf die Gefahr einer

Hyperkalzämie muss geachtet werden. Um
auch vaskuläre Verkalkungen zu limitieren,
sollte die Kalziumzufuhr auf 1500–2000 mg
täglich reduziert werden. Dabei kann der
Einsatz von kalziumfreien Phosphatbindern
sinnvoll sein. Ein solches Präparat wie beispielsweise Sevelamer-Hydrochlorid, ein
Ionenaustausch-Polymer, das spezifisch als
Phosphatbinder entwickelt wurde. Dabei
sind Dosierungen von 5 g täglich ausreichend, um den Serum-Phosphatspiegel auf
Werte zwischen 1,8 und 2,0 mM einzustellen.

Zur Behandlung des sekundären Para-
thormonanstiegs ist zusätzlich oft der
Einsatz von 1-α-hydroxylierten Vitamin-
D-Metaboliten notwendig. Dabei sind
in Deutschland Calcitriol (1,25-Dihy-
droxyvitamin D) und Alfacalcidol (1-α-
Hydroxyvitamin D) üblich. Die Dosierung für Calcitriol liegt dabei zwischen
0,25–0,50 µg täglich oral und 0,5–1,0 µg
täglich oral für Alfacalcidol. Alternativ
ist auch eine pulsatile Gabe 3 × /Woche
möglich, die auch intravenös im Rahmen
der Dialyse erfolgen kann.

Der Parathormonspiegel sollte unter der
Therapie mit 1-α-hydroxylierten Vitamin-
D-Metaboliten nicht zu tief gesenkt werden
(auf das 4–5fache der oberen Normgrenze),
um das Auftreten einer adynamen Knochen-
stoffwechselsituation zu verhindern. Auf
jeden Fall muss der Parathormonspiegel
regelmäßig überwacht werden.

Zur Senkung des Parathormonspiegels können in Zukunft auch Kalzimimetika, Aktivatoren des Kalzium-Sensing-Rezeptors,
eingesetzt werden. Dieser Rezeptor ist
auch in den Nebenschilddrüsen vorhanden.
Neuere Studien zeigen z.B. für Cinacalcet, dass diese Substanz zusätzlich zur
Behandlung mit Vitamin-D-Metaboliten
eine weitere Senkung des Parathormons
bewirken kann.

Operativ/strahlentherapeutisch

Ist durch die medikamentöse Behandlung
der sekundäre/tertiäre Hyperparathyreoi-

dismus nicht ausreichend kontrollierbar, dann ist eine ParathyreoideareSektion sinnvoll. Hierbei kann eine subtotale Parathyreoidektomie oder eine totale Parathyreoidektomie mit Autotransplantation in den Unterarm durchgeführt werden. Mit einem Rezidiv muss in etwa 5 % der Patienten gerechnet werden. Von einigen Autoren wird auch eine totale Parathyreoidektomie ohne Autotransplantation befürwortet.

Prinzipiell wird eine renale Osteopathie durch eine Nierentransplantation gebessert.

Bewertung

Wirksamkeit

Die Behandlung der renalen Osteopathie stellte oft eine symptomorientierte Behandlung dar, die keine endgültige Normalisierung des Knochenstoffwechsels erreichen kann.

Verträglichkeit

Phosphatbinder und Vitamin-D-Metaboliten sind in der Regel gut verträglich, soweit auf eine Normalisierung der Kalzium- und Phosphat-Werte und auf den Parathormonspiegel geachtet wird.

Pharmakoökonomie

Aufgrund des Nutzens für die Patienten muss der hohe Preis der Medikamente (Kalziumfreie Phosphatbinder, Vitamin-D-Metabolite, Kalzimimetika) in Kauf genommen werden, da letztendlich die Sekundärkomplikationen der renalen Osteopathie ebenfalls hohe Kosten verursachen.

Nachsorge

Regelmäßige Kontrollen von Serum-Kalzium, Phosphat und Parathormon sind erforderlich.

Prognose

Die medikamentöse Therapie ist am Beginn der Erkrankung prognostisch günstig. Bei fortgeschrittener Erkrankung ist von einer Nierentransplantation eine Besserung zu erwarten.

Literatur

1. Block et al (2004) Cinacalcet for secondary hyperparathyroidism in patients receiving hemodialysis. N Engl J Med 350:1516–1525
2. Goodman WG et al (2003) Renal Osteodystophy in Adults and Children. In: Favus MJ (ed) Primer on the Metabolic Bone Diseases and Disorders of Mineral Metabolism. American Society of Bone and Mineral Research, Washington, pp 430–447

Osteoporose

Synonyme

Knochenschwund.

Englischer Begriff

Osteoporosis.

Definition

Die Osteoporose ist eine systemische Stoffwechselerkrankung des Skeletts, die mit einer Verminderung der Knochenmasse, Verschlechterung der Mikroarchitektur des Knochens, Verschlechterung der Knochenmaterialeigenschaften und dadurch mit einem erhöhten Frakturrisiko einhergeht.

Symptome

Im Anfangsstadium verursacht die Osteoporose noch keine klinischen Beschwerden. Meistens treten klinische Symptome erst dann auf, wenn es zu Knochenbrüchen, der klinischen Manifestation der Osteoporose, kommt (eine starke Erniedrigung der Knochendichte mit beginnender Knochenverformung kann jedoch auch bereits vor der ersten Fraktur Schmerzen verursachen). Von osteoporotischen Frakturen betroffene Knochen sind vor allem Wirbelkörper (mittlere und untere Brustwirbelsäule, Lendenwirbelsäule von L1 bis L4), der proximale Femur, Rippen, proximaler Humerus, distaler Radius, Sprunggelenke, Becken. Prinzipiell können aber auch andere Knochen betroffen sein. Knochenbrüche rufen akute Beschwerden hervor (Schmerzen, Immobilität), aber auch nach erfolgreicher konservativer oder chirurgischer Therapie der Frakturen bleiben oft Skelettdeformierungen übrig (z.B. Hyperkyphose der Brustwirbelsäule), die zu Sekundärarthrosen und chronischen Einschränkungen der Lebensqualität führen (Verlust an Selbständigkeit, Pflegebedürftigkeit). Infolge der Skelettdeformierung kommt es sekundär zu gehäuften Lungenerkrankungen und abdominellen Funktionsstörungen. Die Mortalität ist erhöht.

Klinische Zeichen der manifesten Wirbelsäulenosteoporose sind Abnahme der Körpergröße, Hyperkyphose der Brustwirbelsäule, Hyperlordose der Lendenwirbelsäule, Hautfaltenbildung am Rücken (Tannenbaumphänomen) und Vorwölbung des Abdomens.

Diagnostik

Eine Osteoporosediagnostik sollte bei Abnahme der Körpergröße um mehr als 4 cm oder bei neuen Rückenschmerzen, bei erhöhter Sturzgefährdung, bei Auftreten von peripheren Frakturen ohne adäquates Trauma, bei sehr niedrigem Körpergewicht (Körpermassenindex < 20) oder bei prädisponierenden Erkrankungen erfolgen. Die erniedrigte Knochendichte bei Osteoporose wird mittels digitaler Zweienergie-Röntgenabschwächung (DXA) als Methode der ersten Wahl gemessen, alternativ kann auch eine quantitative Computertomographie erfolgen. Weicht bei postmenopausalen Frauen der Messwert um 2,5 Standardabweichungen vom Mittelwert gesunder 30jähriger Frauen ab (T-Wert < –2,5), dann liegt nach WHO-Kriterien eine Osteoporose vor. Bildgebende Verfahren (Röntgen, MRT) werden zur Diagnose von Frakturen eingesetzt. Zur Differenzialdiagnostik dienen Laboruntersuchungen (Elektrolyte, Leber-, Nierenfunktionsparameter, Blutbild, Blutkörperchensenkung, Elektrophorese, TSH), die bei der primären Osteoporose normal sind.

Differenzialdiagnose

Die primäre Osteoporose ist von den sekundären Osteoporosen abzugrenzen, die eine Folge von anderen Erkrankungen oder von Medikationen sind. Weiterhin sind andere metabolische Osteopathien wie z.B. Osteomalazie oder Osteogenesis imperfecta zu unterscheiden.

Allgemeine Maßnahmen

Lebensmodifikation

Der Genussmittelkonsum sollte eingeschränkt werden, insbesondere auf Nikotin sollte verzichtet werden. Auch sollte übermäßiger Alkoholkonsum vermieden werden, während auf der anderen Seite eine vollständige Alkoholabstinenz in Bezug auf den Knochen nicht vorteilhaft ist.

Von enormer Bedeutung ist die körperliche Aktivität, da der Knochenstoffwechsel durch mechanische Belastung angeregt wird. Es gibt einen Zusammenhang zwischen Muskelmasse und Knochendichte. Zur Prophylaxe der Osteoporose sind alle Sportarten geeignet, die neben Kraft auch eine dynamische Komponente beinhalten, wie z.B. Aerobic, Tennis, Kraft-Ausdauertraining. Aber auch dynamisches, kraftbetontes Wandern („Walking") hat bereits einen positiven Effekt auf das Skelett. Bei schon vorhandener Osteoporose müssen die Belastungen an das Krankheitsstadium angepasst werden.

Zur besseren Versorgung mit Vitamin D wird auch ein regelmäßiger Aufenthalt im Freien empfohlen (im Sommer 10–20 min. Aufenthalt im Freien in leichter Bekleidung). Im Winter ist jedoch keine Vitamin-D-Synthese unter Einfluss von Sonnenlicht möglich, da der UV-B-Anteil im Winter zu gering ist. Hinzu kommt eine mit dem Alter nachlassende Vitamin-D-Synthesekapazität der Haut.

Diät

Zur Prophylaxe und unterstützenden Therapie der Osteoporose ist eine kalziumreiche

Osteoporose, Tabelle 1 Medikamente.

Substanz	Förderung von Knochenaufbau	Hemmung von Knochenabbau	Senkug des Risikos für Wirbelfrakturen	Senkung des Risikos für periphere Frakturen
Alendronate	0	++	++	+
Risedronat	0	++	++	+
Raloxifen	(+)	+	++	(+)
Teriparatid (rhPTH-1-34)	++	0	++	+
Strontiumranelat	+	+	+	+
Hormonersatztherapie	(+)	+	+	+
Intranasales Kalzitonin	0	+	+	0
Alfacalcidol	(+)	+	(+)	(+)
Fluorsalze	+	0	(+)	−

++ = starker Effekt; + = Effekt nachweisbar; (+) = Effekt nicht konsistent nachweisbar; 0 = kein Effekt; − = negativer Effekt

Ernährung geeignet, wobei eine Gesamt-Kalziumzufuhr von 1000–1500 mg pro Tag anzustreben ist. Geeignet sind Milch (außer bei Laktoseintoleranz) und Milchprodukte wie Joghurt, Käse (auch vielfach bei Laktoseintoleranz verträglich). Kalzium ist auch in grünem Gemüse wie Broccoli enthalten. Schließlich enthalten auch viele Mineralwässer relevante Mengen an Kalzium. Weiterhin kann Vitamin D über fettreichen Seefisch (Lachs, Makrele, Hering) und Eier zugeführt werden. Einen positiven Einfluss auf den Knochenstoffwechsel hat auch Vitamin K, das in grünen Gemüse und Salat enthalten ist.

Insgesamt ist auf ein ausgewogenes Verhältnis von pflanzlicher und tierischer Nahrung zu achten, damit eine Übersäuerung des Körpers vermieden wird (Knochen ist ein Säure/Basen-Puffer). Eine übermäßige Zufuhr von tierischem Protein sollte deshalb vermieden werden.

Die Bedeutung einer Zufuhr von Phytoöstrogenen über die Nahrung (Soja-Produkte) ist derzeit noch nicht wissenschaftlich gesichert.

Therapie

Kausal

Bei der primären Osteoporose ist eine kausale Therapie nur bei der postmenopausalen Osteoporose der Frau möglich, da hier der Östrogenmangel eine wichtige pathogenetische Rolle spielt. Der Effekt einer Hormonersatztherapie mit Östrogen/Gestagen oder Östrogen zum Erhalt der Knochenmasse und zur Verminderung des Frakturrisikos wurde mit hohem Evidenzgrad nachgewiesen. Wegen potentieller Nebenwirkungen und Risiken (Erhöhung des kardiovaskulären Risikos und Erhöhung der Mammakarzinom-Inzidenz) wird die Hormonersatztherapie aber nicht mehr generell als prophylaktische oder therapeutische Maßnahme empfohlen. Eine individuelle Indikationsstellung unter Abwägung von Nutzen und Risiko ist notwendig.

Probetherapie

Eine Probetherapie ist bei der primären Osteoporose nicht üblich.

Akuttherapie

Bei osteoporotischen Frakturen besteht die Akuttherapie in einer Schmerztherapie und gegebenenfalls in der chirurgisch/orthopädischen Therapie. Periphere Frakturen (z.B. proximale Femurfraktur) müssen fast immer chirurgisch/operativ angegangen werden. Wirbelfrakturen können überwiegend konservativ behandelt werden. Dabei kann vorübergehend auch eine Versorgung mit Osteoporose-geeigneten Orthesen sinnvoll sein (z.B. Spinomed-Orthese). Wichtig ist eine frühzeitige Mobilisierung und Rehabilitation (Krankengymnastik, Physiotherapie).

Dauertherapie

Grundsätzlich sollte eine ausreichende Versorgung mit Kalzium und Vitamin D sichergestellt sein (nach Ausschluss einer Hyperkalzämie). Dies kann bezüglich des Kalzium über die Ernährung erfolgen, bei Laktoseintoleranz oder bei Magen/Darmerkrankungen muss jedoch eine medikamentöse Supplementation erfolgen. Vitamin D kann über die Nahrung nur unzureichend zugeführt werden, so dass eine medikamentöse Supplementation (800–1000 IE täglich) zu empfehlen ist. Die Kalzium/Vitamin-D-Versorgung sollte auf Dauer erfolgen. Die spezifische Therapie der Osteoporose kann dagegen über einen begrenzten Zeitraum erfolgen, sollte aber über mindestens 1 Jahr, üblicherweise aber über 3 Jahre erfolgen. Die Leitlinien des Dachverbandes deutschsprachiger osteologischer Fachgesellschaften (www.bergmannsheil.de) empfehlen als Medikamente erster Wahl die Bisphosphonate Alendronat (10 mg täglich oder 70 mg einmal pro Woche) und Risedronat (5 mg täglich oder 35 mg einmal pro Woche) und den selektiven Östrogenrezeptormodulator Raloxifen (60 mg täglich). Inzwischen wurde auch das Parathormon-1-34, das Teriparatid, zur Therapie der manifesten Osteoporose zugelassen (20 µg einmal täglich subkutan). An Medikamenten 2. Wahl werden Fluorsalze, Kalzitonin, Alfacalcidol empfohlen.

Operativ/strahlentherapeutisch

Eine operative Therapie ist bei instabilen Frakturen indiziert. Es wird eine osteosynthetische Versorgung (Platten, Schrauben) oder eine totalendoprothetische Versorgung durchgeführt.

Bewertung

Wirksamkeit

Die Pharmakotherapie der Osteoporose erzielt eine Reduzierung des Frakturrisikos (vertebral und extravertebral) um 50–70 %. Das Risiko, multiple Frakturen zu erleiden, kann sogar bis 90 % gesenkt werden.

Verträglichkeit

Osteoporosetherapeutika haben überwiegend eine gute Verträglichkeit und wenig organische Nebenwirkungen. Oral eingenommene Bisphosphonate können gastrointestinale Beschwerden hervorrufen. Bisphosphonate sind bei Motilitätsstörungen von Östophagus oder Magen und bei fortgeschrittener Niereninsuffizienz kontraindiziert. Raloxifen kann bei früh postmenopausalen Frauen klimakterische Beschwerden verstärken und selten Wadenkrämpfe auslösen. Raloxifen ist bei Thromboseneigung kontraindiziert.
Teriparatid kann gelegentlich Übelkeit und Schwindel hervorrufen. Kalzitonin kann Übelkeit hervorrufen.
Fluorpräparate sind bei Vitamin-D-Mangel kontraindiziert und können gelegentlich Magen/Darmbeschwerden hervorrufen. Alfacalcidol ist bei Hyperkalzämie kontraindiziert.

Pharmakoökonomie

Bei Hochrisikopatienten (prävalente Frakturen) kann die Number needed to treat (NNT) unter 10 betragen. Pharmaökonomische Berechnungen zeigen, dass eine Osteoporosetherapie bei Frauen über 70 Jahren mit prävalenten Wirbelfrakturen durch die

Vermeidung von Folgekosten (chirurgische Frakturbehandlung, Langzeitpflege) trotz nicht geringer Medikamentenkosten dennoch Geld im Sozialsystem einsparen kann.

Nachsorge

Der Erfolg einer Osteoporosetherapie sollte durch klinische Untersuchungen (Frakturinzidenz, Schmerzsymptomatik, körperliche Einschränkungen) alle 3 Monate und durch Knochendichtemessung alle 1–2 Jahre überprüft werden. Bei Verdacht auf erneute Fraktur sind bildgebende Untersuchungen einzusetzen. Bei manchen Medikamenten müssen Laborkontrollen zum Ausschluss von Nebenwirkungen erfolgen (z.B. Kalzium-Kontrolle unter Alfacalcidoltherapie).

Prognose

Bei konsequenter und rechtzeitiger Therapie ist nach heutigem Erkenntnisstand die Prognose für 80–90 % der Patienten mit Osteoporose als gut zu betrachten.

Literatur

1. Scharla S (2004) Aktuelles zur Therapie der Osteoporose. Med Welt 55:5–9

Osteoporose, präklinische

Synonyme

Knochenschwund.

Englischer Begriff

Preclinical Osteoporosis.

Definition

Osteoporose, die noch nicht zu Knochenbrüchen (Frakturen) geführt hat. Osteoporose ist eine Stoffwechselkrankheit des Knochens, die mit einem erhöhten Frakturrisiko einhergeht.

Symptome

Die präklinische Osteoporose verursacht in der Regel noch keine Beschwerden. Eine ausgeprägte Knochenmassenminderung kann jedoch schon zu einem Skelettschmerz führen.

Diagnostik

Die präklinische Osteoporose wird durch die Osteodensitometrie (Knochendichtemessung) erkannt. Dazu wird an erster Stelle die DXA-Methode (Zwei-Energie-Röntgenabschwächung), alternativ die quantitative Computertomographie empfohlen. In Zukunft erlangen möglicherweise auch Ultraschallmethoden zur Erkennung des Frakturrisikos Bedeutung.

Differenzialdiagnose

Osteomalazie, Plasmozytom, hereditäre Knochenstoffwechselerkrankungen.

Allgemeine Maßnahmen

Lebensmodifikation

Aktive, regelmäßige körperliche Bewegung. Dabei sind Kombinationen aus Ausdauerbelastung und Krafttraining effektiv. Von kraftbetontem Wandern („Walking") über Skifahren bis zum Krafttraining im Fitness-Studio sind viele Bewegungsarten geeignet.

Diät

Zur unterstützenden Therapie der Osteoporose ist eine kalziumreiche Ernährung geeignet, wobei eine Gesamt-Kalziumzufuhr von 1000–1500 mg pro Tag anzustreben ist. Geeignet sind Milch (außer bei Laktoseintoleranz) und Milchprodukte wie Joghurt, Käse (auch vielfach bei Laktoseintoleranz verträglich). Kalzium ist auch in grünem Gemüse wie Broccoli enthalten. Schließlich enthalten auch viele Mineralwässer relevante Mengen an Kalzium. Weiterhin kann Vitamin D über fettreichen Seefisch (Lachs, Makrele, Hering) und Eier zugeführt werden. Einen positiven Einfluss auf den Knochenstoffwechsel hat auch Vitamin K, das in grünen Gemüse und Salat enthalten ist.

Insgesamt ist auf ein ausgewogenes Verhältnis von pflanzlicher und tierischer Nahrung zu achten, damit eine Übersäuerung des Körpers vermieden wird (Knochen ist ein Säure/Basen-Puffer). Eine übermäßige Zufuhr von tierischem Protein sollte deshalb vermieden werden.

Die Bedeutung einer Zufuhr von Phytoöstrogenen über die Nahrung (Soja-Produkte) ist derzeit noch nicht wissenschaftlich gesichert.

Therapie

Kausal

Eine kausale Therapie der postmenopausalen Osteoporose wäre die Östrogen-Therapie. Wegen potentieller Nebenwirkungen wird die Sexual-Hormon Therapie jedoch nur bei Unverträglichkeit anderer Medikamente empfohlen. Bei sekundären Osteoporosen sind kausale Therapie teilweise möglich, siehe ▶ Osteoporose, sekundäre.

Probetherapie

Eine Probetherapie ist bei Osteoporose nicht üblich.

Akuttherapie

Da die präklinische Osteoporose im allgemeinen noch keine Beschwerden verursacht, ist eine Akuttherapie im eigentlichen Sinne nicht notwendig.

Dauertherapie

Nicht jede präklinische Osteoporose, die aufgrund einer Knochendichtemessung erkannt wird, stellt eine Indikation zur Behandlung mit Osteoporosetherapeutika dar. Vielmehr sollte die Therapieindikation aufgrund einer klinischen Bewertung des Frakturrisikos anhand Knochendichtemesswert, klinischer Risikofaktoren, Sturzrisiko, Begleiterkrankungen erfolgen.

Eine gesicherte Therapieindikation besteht bei erhöhtem Sturzrisiko, niedrigem Körpergewicht (BMI $<$ 20 kg/m^2), bei prädisponierenden Erkrankungen (siehe ▶ Osteoporose, sekundäre) oder bei bestimmten Medikationen (Glukokortikoide, Antiepileptika).

Grundsätzlich sollte eine ausreichende Versorgung mit Kalzium und Vitamin D sichergestellt sein (nach Ausschluss einer Hyperkalzämie). Dies kann bezüglich des Kalzium über die Ernährung erfolgen, bei Laktoseintoleranz oder bei Magen/Darmerkrankungen muss jedoch eine medikamentöse Supplementation erfolgen. Vitamin D kann über die Nahrung nur unzureichend zugeführt werden, so dass eine medikamentöse Supplementation (800–1000 IE täglich) zu empfehlen ist. Als spezifische Osteoporosemedikamente empfehlen die Leitlinien des Dachverbandes deutschsprachiger osteologischer Fachgesellschaften (www.bergmannsheil.de) mit höchstem Evidenzgrad die Bisphosphonate Alendronat (10 mg täglich oder 70 mg einmal pro Woche) und Risedronat (5 mg täglich oder 35 mg einmal pro Woche) und den selektiven Östrogenrezeptormodulator Raloxifen (60 mg täglich). Das Parathormon-1-34 (Teriparatid) ist nur zur Therapie der manifesten Osteoporose zugelassen. Als Ausweichpräparate werden Fluorsalze, Kalzitonin, und Alfacalcidol empfohlen.

Operativ/strahlentherapeutisch

Bei präklinischer Osteoporose nicht indiziert.

Bewertung

Wirksamkeit

Die Wirksamkeit mit Reduzierung des Frakturrisikos gut belegt. Allerdings ist die Number needed to treat wegen des geringeren Frakturrisikos im Vergleich zur manifesten Osteoporose naturgemäß höher. Deshalb sollte man die Patienten anhand des Risikoprofils charakterisieren.

Verträglichkeit

Osteoporosetherapeutika haben überwiegend eine gute Verträglichkeit und wenig organische Nebenwirkungen. Oral eingenommene Bisphosphonate können gastrointestinale Beschwerden hervorrufen. Bisphosphonate sind bei Motilitätsstörungen von Östophagus oder Magen und bei fortgeschrittener Niereninsuffizienz kontraindiziert. Raloxifen kann bei früh postmenopausalen Frauen klimakterische Beschwerden verstärken und selten Wadenkrämpfe auslösen. Raloxifen ist bei Thromboseneigung kontraindiziert.

Teriparatid kann gelegentlich Übelkeit und Schwindel hervorrufen. Kalzitonin kann Übelkeit hervorrufen.

Fluorpräparate sind bei Vitamin-D-Mangel kontraindiziert und können gelegentlich Magen/Darmbeschwerden hervorrufen. Alfacalcidol ist bei Hyperkalzämie kontraindiziert.

Pharmakoökonomie

Die Wirtschaftlichkeit der Therapie der präklinischen Osteoporose hängt vom Risikoprofil ab. Bei Hochrisikopatienten (z.B. Glukokortikoidtherapie) kann die Number needed to treat unter 10 liegen.

Nachsorge

Die Patienten sollten einmal jährlich klinisch evaluiert werden.

Prognose

Die Prognose ist gut.

Osteoporose, primäre

Synonyme

Primärer Knochenschwund.

Englischer Begriff

Primary osteoporosis.

Definition

Osteoporose ist eine Knochenstoffwechselerkrankung, die mit einem erhöhten Frakturrisiko einhergeht (siehe ▶ Osteoporose). Eine primäre Osteoporose liegt dann vor, wenn die Osteoporose nicht eine Folge anderer Erkrankungen oder äußerer Ursachen ist. Die postmenopausale Osteoporose wird ebenfalls zu den primären Osteoporosen gezählt, da der postmenopausale Östrogenmangel keine Erkrankung darstellt.

Symptome

Die Symptomatik sind im manifesten Stadium Frakturen und ihre Folgeschäden (siehe auch ▶ Osteoporose).

Diagnostik

Neben den klinischen Zeichen (siehe ▶ Osteoporose) liegt eine erniedrigte Knochenmineraldichte vor (Osteodensitometrie zeigt erniedrigte Werte). Die Routinelaborparameter (Blutbild, Entzündungsparameter, Elektrolyste, Leber- und Nierenfunktionsparameter, Alkalische Phosphatase) sind normal.

Differenzialdiagnose

Die primäre Osteoporose muss gegenüber den sekundären Osteoporoseformen abgegrenzt werden. Weiterhin kommt differenzialdiagnostisch eine Osteomalazie in Frage. Auch maligne Erkrankungen wie das Plasmozytom kommen differenzialdiagnostisch in Frage.

Allgemeine Maßnahmen

Lebensmodifikation

Körperliche Bewegung, Vermeidung von Nikotin und Alkoholabusus.

Diät

Kalziumreiche Lebensmittel (Milch, Milchprodukte (cave Laktoseintoleranz), Vitamin-D-haltige Lebensmittel (Seefisch, Eier), Vitamin-K-haltige Lebensmittel (grüne Gemüse, Salat). Siehe auch ▶ Osteoporose.

Therapie

Kausal

Bei postmenopausaler Osteoporose wären Östrogene eine kausale Therapie, die jedoch wegen potentieller Risiken Einschränkungen erfahren hat. Die heute verfügbaren Medikamente greifen in den Knochenstoffwechsel ein und korrigieren die pathologischen Veränderungen, z.B. durch Inhibierung der Knochen abbauenden Zellen (Osteoklasten) und Stimulation der Knochen aufbauenden Zellen.

Probetherapie

Ist bei Osteoporose nicht üblich.

Akuttherapie

Falls infolge der Osteoporose Frakturen auftreten, ist eine orthopädische/chirurgische Therapie indiziert, in Kombination mit Schmerztherapie, physikalischen Therapiemaßnahmen und Frühmobilisierung/Rehabilitation.

Dauertherapie

Medikamente mit höchstem Evidenzgrad sind Alendronat, Raloxifen, Risedronat, Teriparatid, eine geringere Evidenz haben Alfacalcidol, Kalzitonin, Fluorsalze. Siehe auch unter ▶ Osteoporose.

Operativ/strahlentherapeutisch

Eine operative Therapie ist meist bei Frakturen des peripheren Skeletts indiziert (siehe ▶ manifeste Osteoporose).

Bewertung

Wirksamkeit

Der Effekt von Osteoporose-Therapeutika, das Frakturrisiko zu senken, ist durch randomisierte kontrollierte Studien sehr gut belegt.

Verträglichkeit

Osteoporosetherapeutika haben überwiegend eine gute Verträglichkeit und wenig organische Nebenwirkungen. Oral eingenommene Bisphosphonate können gas-trointestinale Beschwerden hervorrufen. Bisphosphonate sind bei Motilitätsstörungen von Östophagus oder Magen und bei fortgeschrittener Niereninsuffizienz kontraindiziert. Raloxifen kann bei früh postmenopausalen Frauen klimakterische Beschwerden verstärken und selten Wadenkrämpfe auslösen. Raloxifen ist bei Thromboseneigung kontraindiziert.
Teriparatid kann gelegentlich Übelkeit und Schwindel hervorrufen. Kalzitonin kann Übelkeit hervorrufen.
Fluorpräparate sind bei Vitamin-D-Mangel kontraindiziert und können gelegentlich Magen/Darmbeschwerden hervorrufen. Alfacalcidol ist bei Hyperkalzämie kontraindiziert.

Pharmakoökonomie

Bei Patienten mit hohem Frakturrisiko (prävalente Frakturen, schwere Risikofaktoren) ist die Kosten/Nutzen-Relation günstig.

Nachsorge

Der Therapieerfolg sollte durch jährliche klinische Kontrollen, Knochendichtemessung und evtl. bildgebenden Verfahren (Röntgen) überprüft werden.

Prognose

Die Prognose ist heute bei adäquater Therapie günstig.

Weiterführende Links

▶ Osteoporose

Osteoporose, sekundäre

Synonyme

Sekundärer Knochenschwund.

Englischer Begriff

Secondary osteoporosis.

Definition

Systemische Stoffwechselerkrankung des Skeletts, die mit einem erhöhten Frakturrisiko einhergeht. Dabei ist die sekundäre Osteoporose die Folge oder Komplikation einer anderen Grunderkrankung oder einer Medikation. Die wichtigsten Ursachen der sekundären Osteoporose sind in der Tabelle aufgeführt.

Symptome

Im präklinischen Stadium verursacht die Osteoporose im allgemeinen noch keine klinischen Beschwerden. Bei Auftreten von Knochenbrüchen (Wirbelkörperbrüche, periphere Frakturen) als Folge der Osteoporose kommt es zu den entsprechenden Symptomen (Schmerzen, Behinderung) und zu sekundären Folgeschäden (Deformation des Skeletts, Sekundärarthrose, chronische Schmerzen, Einschränkung der Mobilität, Pflegebedürftigkeit). Siehe auch unter ► Osteoporose.

Osteoporose, sekundäre, Tabelle 1 Ursachen der sekundären Osteoporose.

Endokrin, metabolisch	– Hypogonadismus, Hyperprolaktinämie – Hyperkortisolismus (Cushing-Syndrom) – Hyperthyreose – Primärer Hyperparathyreoidismus – Diabetes mellitus Typ 1
Iatrogen, medikamentös	– Glukokortikoide – Antiepileptika – Immunsuppressiva – GnRH-Agonisten
Entzündliche Erkrankungen	– Chron. Polyarthritis – M. Crohn
Maligne Erkrankungen	
Hereditäre Bindegewebserkrankungen	– Komplexe Osteopathien – Intestinale Osteopathie – Lebererkrankungen – Dünndarmerkrankungen (z.B. Zöliakie)

Diagnostik

Bei Vorliegen einer Grundkrankheit oder Medikation mit erhöhtem Osteoporose- und Frakturrisiko sollte eine Osteodensitometrie (Knochendichtemessung) erfolgen. Bei Verdacht auf Frakturen sind bildgebende Verfahren (Röntgen) indiziert. Zur Charakterisierung der sekundären Osteoporose und zur Abgrenzung gegenüber anderen Osteopathien sind Laboruntersuchungen notwendig (Elektrolyte, Blutbild, Blutkörperchensenkung, Elektrophorese, Nieren- und Leberfunktionsparameter, TSH, bei Bedarf Knochenumbaumarker, Hormone).

Differenzialdiagnose

Die sekundären Osteoporosen sind voneinander abzugrenzen. Differenzialdiagnostisch sind andere metabolische Ostepathien auszuschließen. (z.B. Osteomalazie oder Osteogenesis imperfecta).

Allgemeine Maßnahmen

Lebensmodifikation

Einschränkung des Genussmittelkonsums. Körperliche Bewegung.

Diät

Eine kalziumreiche Ernährung ist bei den meisten sekundären Osteoporosen sinnvoll. Im Falle einer Hyperkalzämie (primärer Hyperparathyreoidismus, maligne Erkrankungen) ist jedoch eine kalziumreiche Ernährung kontraindiziert.

Therapie

Kausal

Bei einer Reihe von sekundären Osteoporosen ist eine kausale Therapie möglich:
Primärer Hyperparathyreoidismus: chirurgische Entfernung der Nebenschilddrüsenadenome.
Hyperkortisolismus: Operative Entfernung des Hypophysenadenoms.
Hyperthyreose: Behandlung der Hyperthyreose.
Hypogonadismus: Sexualhormon-Substitution.

Prolaktinom: Dopamin-Agonisten, Hypophysenadenomentfernung.
Entzündliche Erkrankungen: Reduzierung der entzündlichen Aktivität.
Intestinale Osteopathie: Behandlung der Malabsorption, Kalzium- und Vitaminsubstitution.

Probetherapie

Eine Probetherapie ist bei der primären Osteoporose nicht üblich.

Akuttherapie

Bei Frakturen wird die bei manifester Osteoporose übliche Therapie durchgeführt.

Dauertherapie

Grundsätzlich sollte eine ausreichende Versorgung mit Kalzium und Vitamin D sichergestellt sein, sofern keine Hyperkalzämie vorliegt (Kontraindikation) z.B. bei primärem Hyperparathyreoidismus. Insbesondere bei Laktoseintoleranz und bei Magen/Darmerkrankungen muss eine medikamentöse Supplementation von Kalzium und Vitamin D erfolgen. Bei Malabsorption (z.B. Zöliakie) kann eine parenterale Gabe von fettlöslichen Vitaminen notwendig sein.
Wenn eine kausale Therapie nicht möglich oder unzureichend ist, dann kommen die bei Osteoporose üblichen Medikamente zur Anwendung, wobei sich die Auswahl nach der Grundkrankheit richtet. Bei glukokortikoidinduzierter Osteoporose wird von den Leitlinien Risedronat (5 mg täglich) und zyklisches Etidronat (400 mg täglich über 14 Tage, gefolgt von 76 Tagen mit Kalziumsupplementation 500–1000 mg, dann Wiederholung des Zyklus) als 1. Wahl empfohlen. Bei Männern mit sekundärer Osteoporose kann Alendronat (10 mg täglich) eingesetzt werden. Bei Unverträglichkeit von oralen Bisphosphonaten bei intestinalen Erkrankungen können Bisphosphonate parenteral eingesetzt werden (Pamidronat 30 mg alle 3 Monate oder Ibandronat 2 mg alle 3 Monate, bisher handelt es sich jedoch

noch um eine Anwendung außerhalb der Zulassung). Bei Patienten mit chronisch entzündlich rheumatischen Erkrankungen, chronisch entzündlichen Darmerkrankungen und bei Transplantationsosteopathie kann Alfacalcidol 1 µg täglich alternativ eingesetzt werden. Für entzündliche Darmerkrankungen liegen auch Daten für Fluorsalze vor. Als Reservemedikament ist auch Kalzitonin-Nasenspray einsetzbar.

Operativ/strahlentherapeutisch

Eine operative Therapie ist bei instabilen Frakturen indiziert, siehe ► manifeste Osteoporose.

Bewertung

Wirksamkeit

Mittlerweile liegen Nachweise vor, dass durch die Therapie die Frakturrate gesenkt wird.

Verträglichkeit

Osteoporosetherapeutika haben überwiegend eine gute Verträglichkeit und wenig organische Nebenwirkungen. Oral eingenommene Bisphosphonate können gastrointestinale Beschwerden hervorrufen. Bisphosphonate sind bei Motilitätsstörungen von Östophagus oder Magen und bei fortgeschrittener Niereninsuffizienz kontraindiziert. Kalzitonin kann Übelkeit hervorrufen.
Fluorpräparate sind bei Vitamin-D-Mangel kontraindiziert und können gelegentlich Magen/Darmbeschwerden hervorrufen. Alfacalcidol ist bei Hyperkalzämie kontraindiziert.

Pharmakoökonomie

Wegen des meist hohen Frakturrisikos bei sekundären Osteoporosen ist die Nutzen-Risiko-Relation günstig.

Nachsorge

Der Erfolg einer Osteoporosetherapie sollte durch klinische Untersuchungen (Frakturinzidenz, Schmerzsymptomatik, körperliche Einschränkungen) alle 3 Monate und durch Knochendichtemessung alle 0,5–1 Jahre überprüft werden.).

Prognose

Bei konsequenter und rechtzeitiger Therapie ist nach heutigem Erkenntnisstand die Prognose als gut zu betrachten.

Literatur

1. Scharla S (2004) Aktuelles zur Therapie der Osteoporose. Med Welt 55:5–9

Osteopsathyrose

▶ Osteogenesis imperfecta

Osteozyten

Synonyme

Knochenzellen.

Englischer Begriff

Osteocyte.

Definition

Aus den Osteoblasten hervorgegangene Zellen im Inneren der Knochensubstanz.

Grundlagen

Osteozyten entstehen aus der weiteren Differenzierung der Osteoblasten. Sie liegen im Inneren der mineralisierten Knochenmatrix und sind untereinander und mit den anderen Zellen (Osteoblasten) durch zelluläre Ausläufer verbunden, die in den Knochenkanälen entlanglaufen. Den Osteozyten wird eine wichtige Funktion im Knochenstoffwechsel zugeschrieben, da sie für die Aufnahme mechanischer Signale (Verformung des Knochens unter Belastung) und für die Umwandlung in biochemische Signale verantwortlich sein sollen. Dabei ruft der schnelle Fluss der extrazellulären Flüssigkeit im Rahmen der Knochenverformung Veränderungen an der Zellmembran hervor mit zellulären Antworten im Osteozyten.

Ostitis fibrosa cystica generalisata

▶ Osteodystrophia fibrosa generalisata

Östradiol

Synonyme

Estradiol; 17β-Estradiol; E2; Follikelhormon.

Englischer Begriff

Estradiol.

Definition

Östradiol ist der biologisch wichtigste Vertreter aus der Gruppe der natürlichen Östrogene. Es handelt sich dabei um eine Gruppe von Sexualsteroiden, die aus einem gemeinsamen Vorläufermolekül, dem Cholesterin, entstehen. Bedeutende Mengen an Östradiol entstehen im Ovar, weniger im Fettgewebe und in anderen Organen wie dem Gehirn oder der Plazenta.

Grundlagen

Östradiol ist das wesentliche Östrogen der Frau und des Mannes, bei dem es allerdings in geringeren Serumquantitäten verfügbar ist. Es ist Hauptprodukt des heranreifenden Follikels; höhere Konzentrationen dieses Hormons finden sich in der Geschlechtsreife und ermöglichen die Beurteilung der Follikelfunktion. Beim Mädchen vor der Menarche wie bei der postmenopausalen Frau finden sich infolge niedriger Sekretionsraten von Östrogenen aus dem Ovar niedrige zirkulierende Serumspiegel von Östradiol. Obligate physiologische

Vorstufen für die Bildung von Östradiol sind v.a. die Androgene mit Testosteron; jedoch kann Östradiol auch aus Östron durch Isomerisierung entstehen (vergleiche Abb. Östrogene). Mit zytoplasmatischen Östrogenrezeptoren in fast allen Organen geht Östradiol reversible Bindungen ein und induziert dadurch die Ausbildung der sekundären Geschlechtsmerkmale.

Östradiol-Valerat

Englischer Begriff

Estradiol valerate.

Substanzklasse

Östrogene.

Gebräuchliche Handelsnamen

Estradiol Jenapharm, Progynova, Procyclo, Sisare und in Kombinationspräparaten.

Indikationen

Substitution des Östrogenmangel, Endometriumproliferation bei primärer und sekundärer Amenorrhoe, klimakterische Beschwerden.

Dosierung

In Abhängigkeit von der Diagnose 1–2 mg täglich.

Darreichungsformen

Tabletten, Kapseln, Tropfen, Injektionslösung.

Kontraindikationen

Lebererkrankungen, unklare genitale Blutungen, östrogenabhängige Tumoren, nach Hysterektomie oder Endometriose nur in Kombination mit Gestagenen.

Nebenwirkungen

Gewichtszunahme durch Rehydratation, Ödeme, Kopfschmerzen, Mastalgie, Mastopathie.

Wechselwirkungen

Barbiturate, Antibiotika.

Östriol

Synonyme

Estriol; E3

Englischer Begriff

Estriol.

Definition

Östriol zählt neben Östradiol und Östron zur Gruppe der biologisch wichtigen Östrogene. Es stellt das wesentliche Östrogenprodukt der Schwangerschaft dar, denn es entstammt zu etwa gleichen Teilen dem fetalen wie maternalen Kreislauf.

Grundlagen

Zum Schutz des Feten vor zu hohen Steroidkonzentrationen und zur renalen Elimination wird Östriol in der mütterlichen Leber konjugiert. Unkonjugiertes Östriol entstammt der Plazenta und wird dort aus Steroidvorstufen (DHEAS) gebildet, die der Fet zur Verfügung stellt. Es zeigt die intakte Funktionsfähigkeit der feto-plazentaren Einheit an. Erhöhte Serumwerte für freies Östriol werden bei Zwillingsgravidität, bei maternaler Niereninsuffizienz, bei Rhesusinkompatibilität, aber auch bei Überschreitung des Geburtstermins gemessen. Erniedrigte Werte weisen auf eine plazentare Insuffizienz oder gestörtes fetales Wachstum hin. Bei extrem niedrigen Östriol-Spiegeln muss an die Möglichkeit eines fetalen Sulfatasedefektes gedacht werden. Die klinische Bedeutung der Bestimmung des Östriols im mütterlichen Serum liegt darüber hinaus in seiner Nutzung für die vorgeburtliche nicht-invasive Diagnostik. Das Risiko für das Vorliegen eines Down-Syndroms kann auf der Basis einer Mitbestimmung von AFP und HCG berechnet werden. Die Bestimmung von unkonjugiertem (freiem) Östriol ist somit im Rahmen eines biochemischen Screenings (Triple-Test) für Trisomien sinnvoll.

Östriol-Succinat

Englischer Begriff

Estriol succinate.

Substanzklasse

Östrogen.

Gebräuchliche Handelsnamen

Synapause.

Indikationen

1. Östrogenmangelbedingte Beschwerden in den Wechseljahren
2. Senile Hautatrophie am weiblichen Genitale unter gynäkologischer Kontrolle.

Wirkung

Via Östrogenrezeptor durch Beeinflussung der Genexpression.

Dosierung

Ad 1: 1 mg/Tag.

Darreichungsformen

Tabletten.

Kontraindikationen

Schwangerschaft, Uterus myomatosus, Leberfunktionsstörungen, Porphyrie, Thrombophilie, Migräne.

Nebenwirkungen

Schmierblutungen, Übelkeit, Ödeme.

Pharmakodynamik

Vaginal 20 %ige Resorption, oral wesentlich höher.

Östrogene

Englischer Begriff

Estrogens.

Definition

Unter Östrogenen verstehen wir Steroidhormone mit 18 Kohlenstoffatomen und einem aromatischen Steran-Ring. Der Name leitet sich ab von der Eigenschaft der Substanzen, im Tierreich die Brunft (griechisch: oistros Leidenschaft, genesis Entstehung) zu erzeugen. Östrogene werden hauptsächlich in den Ovarien im reifenden Follikel, aber auch in der Nebennierenrinde, dem Fettgewebe und im Gehirn produziert. In der Schwangerschaft stammen Östrogene aus der Plazenta.

Grundlagen

An wesentlichen Östrogenen kennen wir Östradiol, Östron und Östriol; ihre biologische Aktivität nimmt in dieser Reihenfolge um den Faktor 3 ab. Östrogene werden in den Produktionsstätten aus androgenen Vorstufen gewonnen (Abb. 1). Nach ihrer Bildung werden Östrogene extrazellulär ausgeschleust und durch Bindungsproteine im Serum transportiert. Ungebundene Östrogene sind biologisch wirksam und können sich an spezifische intrazelluläre Rezeptoren in Empfängerorganen binden. Dort entfalten sie ihre spezifischen Wirkungen auf den Zellverband und die Einzelzelle. Östrogene werden in der Leber glukuroniert und durch die Nieren als Glukuronide ausgeschieden.

Alle Vorgänge der weiblichen Reifungsprozesse und der Reproduktion werden durch Östrogene und Gestagene gesteuert. Dabei kommt den Östrogenen eine wesentliche Rolle zu: Sie lösen pubertäre Reifungsprozesse aus (Östrogen-Priming), sie sind Produkte der Follikelreifung und veranlassen die präovulatorische Ausschüttung der Gonadotropine (positiver Feedback).

Ö

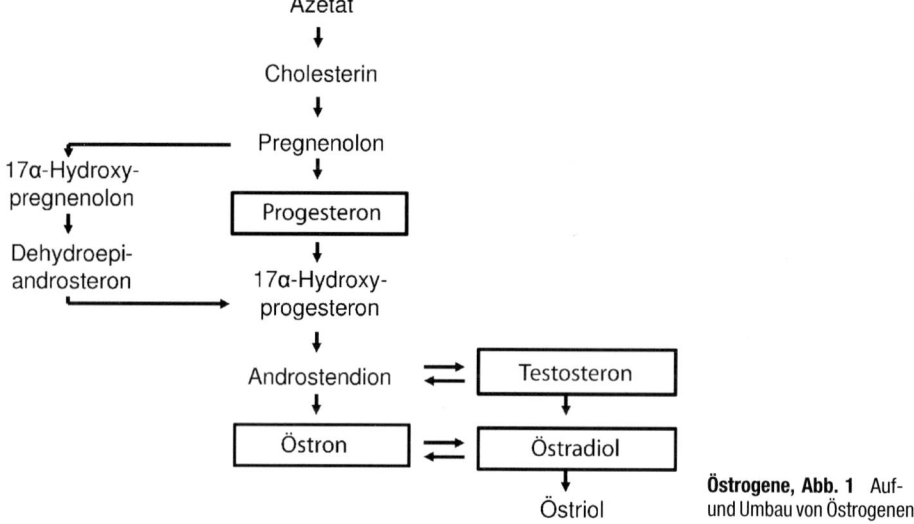

Östrogene, Abb. 1 Auf- und Umbau von Östrogenen.

Östrogene, Tabelle 1 Biologische Wirkungen von Östrogenen an Zielorganen.

Körperteil	Wirkung
Gehirn	Verbesserung der Stimmungslage, Konzentrations- und Merkfähigkeit
Herz-Kreislauf	Vasodilatation, möglicherweise Prävention von Arteriosklerose
Knochen	Protektion der Mineralisationsdichte, Minderung des Frakturrisikos
Haut und Schleimhaut	Verbesserte Durchblutung und Regenerationsfähigkeit
Haare	Förderung des Kopfhaarwuchses, wirkt androgenetischem Haarausfall entgegen
Stoffwechsel	Günstiger Einfluss auf HDL und LDL, fördert diabetische Stoffwechsellage
Vagina	Verhinderung von Atrophie und Trockenheit, Infektionsschutz
Uterus	Aufbau des Endo- und Myometriums
Harnwege	Vorbeugung von Infektionen, Linderung der Reizblasensymptomatik und Dranginkontinenz
Brust	Förderung der Brustentwicklung

Östrogene sind für das uterine Wachstum, die Zusammensetzung der Sekrete von Uterus, Zervix und Vagina, sowie für vielfältige extragenitale Wirkungen (Tab. 1) verantwortlich.

Östrogene sind Bestandteile von hormonalen Kontrazeptiva (sowohl orale wie auch patrenterale) und Hormonersatzpräparaten. Dabei dient die Veränderung der Struktur zum Äthinylöstradiol der verbesserten Resorption. Östrogene finden sich in Präparaten der Hormonsubstitution für die Peri- und Postmenopause: mikronisierte, veresterte oder equine Östrogene. Sie werden auch zur lokalen Therapie (kutan, vaginal) in Form des Östradiols oder Östrons verwandt. Wegen ihres hauptsächlichen Abbaus in der Leber sind Östrogene bei gestörtem Lebermetabolismus kontraindiziert, ebenso bei florider Thromboseneigung oder dem Vorliegen von hormonsensiblen Neoplasien (Mammakarzinom, Endometriumkarzinom).

Östrogene, konjugierte

Synonyme

Equine Östrogene.

Englischer Begriff

Conjugated estrogens.

Definition

Als Bestandteile hormonaler Substitution in und nach der Menopause werden konjugierte Östrogene gebraucht. Dabei handelt es sich um mit Schwefel- oder Glukuronsäure gekoppelte Östrogene, die allein oder in Kombination mit Gestagenen lokal, oral oder parenteral verabreicht werden.

Grundlagen

Die Absorption natürlicher Östrogene und ihrer Abkömmlinge aus dem Magen-Darm-Trakt ist rasch und gut. Jedoch folgt auf die Aufnahme die schnelle Metabolisierung in der Leber, so dass ein Teil der Östrogene in die Galle abgegeben und im enterohepatischen Kreislauf wiederaufgenommen wird. Die Konjugierung von Östrogenen dient also nicht der verbesserten Aufnahme, sondern der Verzögerung ihres Metabolismus und dadurch der Verlängerung der biologischen Halbwertszeiten. Konjugierte und veresterte Östrogene werden in der Therapie des klimakterischen Syndroms, aber auch bei endogenem Östrogenverlust vor den Wechseljahren eingesetzt. Sie werden als Monosubstanzen (nach Hysterektomie) oder kombiniert mit Gestagenen (zyklisch oder kontinuierlich) eingesetzt.

Östrogenempfänger

▶ Östrogenrezeptoren

Östrogenentzugsblutung

▶ Hormonentzugsblutung

Östrogen-Gestagen-Test

▶ Östrogentest

Östrogeninduktion

▶ Östrogen-Priming

Östrogenmangel-Syndrom

▶ Aromatasemangel

Östrogen-Priming

Synonyme

Östrogeninduktion.

Englischer Begriff

Estrogen priming.

Definition

Unter Östrogen-Priming verstehen wir alle somatischen und psychischen Veränderungen, die unter dem Einfluss von Östrogenen vor allem während der Reifungsprozesse der Pubertät geschehen.

Grundlagen

Alle Vorgänge der weiblichen Reproduktion werden durch Sexualsteroide, speziell durch Östrogene und Gestagene gesteuert. Dabei werden Vorgänge innerhalb und außerhalb des weiblichen Reproduktionssystems angestoßen, die in Follikelreifung, Ovulation, Proliferation des Endometriums und Bildung des Corpus luteums münden. Östrogene Priming-Effekte lassen sich auf den Hypothalamus (vermehrte GnRH-Sekretion), die präovulatorische Ausschüttung von LH aus der Adenohypophyse (Umschlag der negativen in eine positive Rückkoppelung zum Mittzyklus), auf Eizellentransport, Proliferation des Endometriums in der ersten Zyklushälfte sowie Beschaffenheit von Vaginal- wie Zervixsekret nachweisen. Östrogenes Priming induziert auch die Ausprägung der sekundären Geschlechtsmerkmale (Brustwachstum, Haarverteilungsmuster).

Östrogenrezeptorbesatz

▶ Östrogenrezeptorstatus

Östrogenrezeptoren

Synonyme

Östrogenempfänger.

Englischer Begriff

Estrogen receptors.

Definition

Unter Östrogenrezeptoren werden intrazelluläre Proteine verstanden, die mit großer Spezifität und Sensitivität Östrogene binden. Durch diese spezifische Bindung eines Hormons mit seinem Liganden entsteht eine intrazelluläre Kaskade von Ereignissen, die wiederum in einer veränderten Reaktivität der Zelle resultiert (Wachstum, Zellteilung, Proteinsynthese). Rezeptoren vermitteln somit spezifisch die biochemischen Wirkung eines Hormons in die Zellen.

Grundlagen

Bislang sind zwei Typen des intrazellulären Östrogenrezeptors (Alpha und Beta) bekannt; ein dritter membranständiger Rezeptor (gamma) wird vermutet. Jeder dieser Rezeptoren hat ein spezifisches Organverteilungsmuster. Durch Dichte und Affinität dieser Rezeptoren zu unterschiedlichen Östrogenen erklären sich die Wirkungen

der natürlichen und synthetischen Östrogene im Körper. Nach Passage der Östrogene intrazellulär durch die Zellmembran wird unter Konfigurationsänderung der Hormon-Rezeptor-Komplex gebildet. Dieser löst nach Bindung an DNA im Zellkern die Transskription und Translation von Effektorproteinen aus. Das Wachstum von Organen, auch von malignen Tumoren, hängt zum Teil von der Expression der Östrogenrezeptoren ab. Werden sie nachgewiesen, kann durch Modulation des Rezeptorverhaltens (etwa fehlende Bindung von Östrogenen nach Rezeptorblockade mit Antiöstrogenen) therapeutisch eine Hemmung des Wachstums erzielt werden. Daher ist bei gynäkologischen Tumoren wie dem Mammakarzinom der Nachweis von Östrogenrezeptoren von entscheidender Bedeutung.
Östrogenrezeptordefekte wurden vereinzelt beschrieben und äußern sich bei der Frau durch mangelnde pubertäre Ausprägung der sekundären Geschlechtsmerkmale sowie durch primäre Amenorrhoe, beim Mann durch eine prämature ausgeprägte Osteoporose (Hinweis auf die Regulation der Osteoblastenaktivität durch Östrogene!). Die Behandlung ist rein symptomatisch, denn bei diesem Defekt können Östrogene und ihre Wirkungen nicht ersetzt werden.

Östrogenrezeptor-Modulatoren, selektive

Synonyme

SERMS.

Englischer Begriff

Selective estrogen receptor modulator.

Definition

Selektive Östrogenrezeptor-Modulatoren sind Medikamente mit einer kombinierten agonistischen und antagonistischen

Wirkung auf die Östrogen-Rezeptoren in Abhängigkeit vom Zielgewebe. In klinischen Studien zeigten sie eine präventive Wirkung hinsichtlich eines Knochenmasseverlustes und führten zur Senkung des Gesamtcholesterolspiegels ohne wesentliche Stimulation des Brustgewebes bzw. des Endometriums und stellen somit kein erhöhtes Risiko für die Entwicklung eines Karzinoms dar.

Östrogenrezeptorstatus

Synonyme

Östrogenrezeptorbesatz.

Englischer Begriff

Estrogen receptor expression.

Definition

Existenz, Dichte und Verteilungsmuster von Östrogenrezeptoren in unterschiedlichen Organen wird als Östrogenrezeptorstatus bezeichnet. Somit gibt der Status Auskunft über die unterschiedliche Fähigkeit einzelner Gewebsverbände, auf spezifische Liganden (Östrogene) mit Veränderungen in der Zellphysiologie zu reagieren.

Grundlagen

Fehlender Östrogenrezeptorbesatz für ein Organ bedeutet, dass seine zelluläre Aktivität unabhängig von zirkulierenden oder intrazellulären Östrogenen verläuft. Damit geschieht jedes Wachstum wie auch die organspezifische metabolische Leistung praktisch unabhängig von Östrogenen – abgesehen von direkten nicht-rezeptorvermittelten Effekten von Östrogenen. Im Gegensatz dazu bedeutet hohe Östrogenrezeptordichte, dass ein Organ seine wesentliche Regulation durch zirkulierende oder wahrscheinlich auch intrazelluläre Östrogene erfährt. Kenntnisse über den Östrogenrezeptorstatus sind elementar in der Tumorendokrinologie; denn sie bestimmen die endokrinen Therapiemöglichkeiten durch Manipulation des Rezeptors oder seines Liganden (etwa beim Mamma-Karzinom durch Antiöstrogene).

Östrogen-Stimulationstest

▶ Östrogentest

Östrogen-Synthetase

▶ Aromatase

Östrogentest

Synonyme

Östrogen-Stimulationstest; Östrogen-Gestagen-Test.

Englischer Begriff

Estrogen priming test.

Definition

Beim Östrogentest handelt es sich um ein funktionelles Verfahren zur Beurteilung der Reaktivität des Endometriums. Bei der Abklärung einer primären oder sekundären Amenorrhoe wird nach Ausschluss einer Schwangerschaft und anatomischer Besonderheiten zunächst ausschließlich ein Gestagen oral gegeben (Gestagen-Test). Sollte es daraufhin nicht zu einer uterinen Entzugsblutung kommen, wird zusätzlich Östrogen zusammen mit Gestagenen zur Stimulation des Endometriums verabreicht. Deshalb ist es präziser, von einem Östrogen-Gestagen-Test zu sprechen, da Östrogene allein nicht verabreicht werden.

Grundlagen

Nach Gabe eines oral wirksamen Gestagens (z.B. 1–5 mg Norethisteronazetat über 10 Tage) setzt eine uterine Entzugsblutung etwa 2–4 Tage nach Absetzen des Gestagens ein. Der positive Gestagentest signalisiert Östrogenwirkung am Endometrium und daher einen endogenen Gestagenmangel. Bei negativem Ausfall des Gestagentestes ist zuwenig Östrogen für die Proliferation des Endometriums vorhanden. Deshalb wird in der weiteren Diagnostik zusätzlich zu Gestagenen auch Östrogene verabreicht (25 Tage 1–2 mg Östradiolvalerat und vom 10.–25. Tag zusätzlich Gestagene). Sollte dann eine Abbruchsblutung auftreten, spricht dies für die Proliferierbarkeit des Endometriums und eine uterine Amenorrhoe ist ausgeschlossen. Die vorliegende Amenorrhoe ist durch ovariellen Östrogenmangel erklärt, etwa als Ergebnis einer gestörten hypothalamisch-hypophysären Regulation der Ovarien. Bei negativem Ausfall des Östrogentestes ist eine uterine Form der Amenorrhoe wahrscheinlich (Fehlen des Uterus, atrophes nicht reaktives Endometrium) (Tab. 1).

Östrogentest, Tabelle 1 Ergebnisse des Gestagen- und Östrogen-Gestagentestes.

Test	Positiv	Negativ
Gestagen-test	Gestagenmangel; keine uterine Amenorrhoe	Uterine, ovarielle oder zentralnervöse Amenorrhoe
Östrogen-Gestagen-Test	Ovariell oder zentrale Amenorrhoe	Uterine Amenorrhoe oder Gynatresie

Literatur

1. Teichmann AT(2002) Praxis Manual Gynäkologie. Thieme, Stuttgart, S 51–52
2. Rossmanith WG (2001) Primary amenorrhea. In: Pinchera A (ed) Endocrinology and Metabolism. McGraw Hill, London, S 469–480

Östron

Synonyme

Estron; E1.

Englischer Begriff

Estrone.

Definition

Östron stellt neben Östradiol das zweite wesentliche Östrogenprodukt aus den Ovarien dar. Eine weitere wichtige Produktionsquelle ist auch infolge Konversion von Androgenpräkursoren im Fettgewebe. Höhere Östronwerte finden sich daher bei Übergewichtigen.

Grundlagen

Obwohl der überwiegende Anteil von Östron in den Ovarien produziert wird, spielt die periphere Konversion von Androgenen zu Östron (etwa im Fettgewebe) eine wichtige Rolle. Sie ist auch der Grund für den geringeren Abfall des Serum-Östrons in der Postmenopause. Deshalb sind auch höhere Serumspiegel des Östrons ein guter Indikator für die Fähigkeit für Konversion; sie finden sich bei Übergewichtigen oder bei Frauen, die oral durch Östradiol substituiert werden. Höhere Serumspiegel von Östron gehen mit einem geringeren Risiko für Osteoporose, jedoch mit erhöhtem Risiko für die Entwicklung eines Mamma-Karzinoms einher.

Bei oraler Verabreichung wird Östradiol nach seiner enteraler Resorption zu Östron umgewandelt, dieses wiederum lässt sich zu Östradiol konvertieren. Bei parenteraler Verabreichung von Östradiol finden sich niedrige Östronspiegel. Die Bestimmung von Östron ist ausschließlich in der Postmenopause sinnvoll und gibt zusätzliche Hinweise für einen Östrogenmangel oder -überschuss.

Ovarfunktionsverlust

▶ Ovarialinsuffizienz

Ovarfunktionsverlust, anatomischer

▶ Ovarialhypoplasie

Ovarialdysgenesie

▶ Ovarialhypoplasie

Ovarialfunktion

Synonyme
Eierstocksaktivität.

Englischer Begriff
Ovarian function.

Definition
Die funktionelle Kompartmentalisierung des Ovars erfüllt zwei wesentliche Funktionen: Die Bereitstellung reifer Gameten (Oozyten) für die Reproduktion und die Produktion von ovareigenen Steroiden (Östrogenen, Gestagenen, Androgenen). Unter Ovarialfunktion verstehen wir alle physiologischen Prozesse innerhalb des Ovars, die zur zeit- und funktionsgerechten Bereitstellung der Ovarprodukte notwendig sind.

Grundlagen
Suffiziente Ovarialfunktion garantiert die zeitgerechte Abfolge aller Vorgänge, die mit der generativen (reproduktiven) Funktion des Ovars in Verbindung stehen: Follikelreifung, Ovulation, Bildung eines Corpus luteums und dazugehörige zyklische Produktion von Sexualsteroiden. Bei der Ovarialinsuffizienz handelt es sich um primäre (z.b. menopausale) oder sekundäre (z.b. hypothalamische oder hypophysäre) Funktionseinschränkung der Ovarien. Sie sind gekennzeichnet durch den Verlust der reproduktiven Funktion der Ovarien (generative Ovarialinsuffizienz) mit fehlender Follikelreifung, Ovulation und Bildung eines Corpus luteums oder durch Ruhen der inkretorischen Leistung. Folge sind Hypoplasie und Atrophie der Geschlechtsorgane (Uterus, Vagina, Vulva und Mamma) und sekundäre Geschlechtsveränderungen an Haut, Haaren und Knochen.

Ovarialhormone

Synonyme
Eierstockshormone.

Englischer Begriff
Ovarian hormones.

Definition
Unter Ovarhormonen werden im weitesten Sinne alle inkretorischen Produkte der Ovarien verstanden. Darunter zählen vor allem die ovariellen Sexualsteroide und hier die drei Substanzklassen Östrogene, Gestagene und Androgene.

Grundlagen
Ovarialhormone entstehen im Ovar aus einer gemeinsamen Vorstufe, dem Cholesterin (Steran-Gerüst). Nach mehreren

metabolischen Umwandlungsschritten entstehen gemeinsame Präkursoren (Pregnenolon), die als Produkte einer Umwandlungskette zu Gestagenen (C-19-Steroide) dienen. Androgene (C-21-Steroide) dienen als obligate Vorstufen der Östrogensynthese im Ovar. Sie werden im ovariellen Stroma und im unreifen Follikel gebildet. Diese Prozesse stehen unter dem Einfluss des luteinisierenden Hormons LH aus der Adenohypophyse. Nur der dominante Follikel ist in der Lage, das androgene follikuläre Mikromilieu mit Hilfe der FSH-abhängigen Aromatase zu Östrogenen umzuwandeln. Nach stattgehabter Ovulation ist der luteinisierte Follikel in der Lage, größere Mengen an Progesteron (Gelbkörperhormon) zu bilden. Zeichen einer geordneten und suffizienten Ovarfunktion ist die Bereitstellung aller Klassen von Sexualsteroiden. Die volle inkretorische Sekretion spiegelt die geordnete generative Funktion des Ovars (Follikulogenese) wider.

Ovarialhypoplasie

Synonyme

Ovarialdysgenesie; Gonadendysgenesie; anatomischer Ovarfunktionsverlust.

Englischer Begriff

Ovarian hypoplasia.

Definition

Liegen bei der Ovarialhypoplasie anatomische Defekte wie Nicht- oder Fehlanlage der Ovarien dem Fehlen der Ovarfunktion zugrunde, so spricht man von den organischen Formen einer Ovarialinsuffizienz, im Gegensatz zu den funktionellen Störungen wie etwa bei hypothalamisch-hypophysären Regulationsdefekten (siehe ► Ovarialinsuffizienz). Alle Formen der Ovarialhypoplasie oder -aplasie stellen eine primäre (oder ursächlich im Ovar liegende) Form der Ovarialinsuffizienz dar.

Symptome

Eine Ovarialhypoplasie oder -aplasie kommt vor allem beidseitig vor und ist gekennzeichnet durch den Verlust der reproduktiven Ovarfunktion (generative Ovarialinsuffizienz) mit fehlender Follikelreifung, Ovulation und Bildung eines Corpus luteums. Zudem ist die zeitgerechte Bereitstellung von Ovarialhormonen (siehe ► Ovarialhormone) nicht gewährleistet. Daher ist das hervorstechende Symptom aller Formen von Ovarialhypoplasie die primäre Amenorrhoe; erst dann folgen Störungen in der pubertären Reifung mit fehlender oder mangelnder Ausbildung der sekundären Geschlechtsmerkmale. Folge eines länger dauernden Östrogenmangels sind Hypo- und Atrophie der Geschlechtsorgane (Uterus, Vagina, Vulva und Mamma) und Unterentwicklung der sekundären Geschlechtsmerkmale (Haut, Haare, Knochen). Bei Ovarialhypoplasie bestehen im Gegensatz zur Ovarialinsuffizienz in den fertilen Jahren keine klimakterischen Beschwerden als klinische Zeichen eines endogenen Östrogenverlustes, da nie endogene Östrogene gebildet wurden und deshalb das hypothalamische Steuerzentrum nie auf Östrogene exponiert war.

Diagnostik

Wichtig für die Diagnosestellung ist die Erhebung der Anamnese und des körperlich-gynäkologischen Befundes: Die Abgrenzung einer primären von einer sekundären Amenorrhoe zusammen mit der fehlenden oder mangelnden pubertären Reifung ist hinweisend für eine Ovarialinsuffizienz. Bei der gynäkologischen Befundung ergeben sich Hinweise für das Fehlen oder die Unterentwicklung der Ovarien; außerdem lassen sich anatomische Ursachen für eine primäre Amenorrhoe (Aplasie des Uterus und/oder der Vagina) ausschließen, aber auch funktionelle oder tumoröse Geschehen am Ovar (Zystenbildung), die eine funktionelle Ovarhypoplasie auslösen können. Die bildgebende Diagnostik durch Sonographie des Uterus (Größen- und Endometriumbeurteilung) und der Ovarien (Anlagen? Folikelbildung?) gehört zur Basisabklärung des Krankheitsbildes. Eine Sicherung der Ovarialhypoplasie ergibt sich ausschließlich durch Laparoskopie mit Sichtung des klassischen Situs der Stranggonaden sowie durch bilaterale Ovarbiopsien. Die Diagnostik wird komplettiert durch den endokrinen Befund eines hypergonadotropen Hypogonadismus: Die Serum-Gonadotropine LH und FSH sind sehr hoch, während die Ovarhormone Östradiol, Progesteron und Testosteron sehr niedrig sind. Prolaktin und Schilddrüsenhormone sind normwertig.

Differenzialdiagnose

Das Fehlen von spontan einsetzenden Mensesblutungen (primäre Amenorrhoe) ist nicht beweisend für das Vorliegen einer Ovarialhypoplasie. Vielmehr müssen auch anatomische Besonderheiten wie das Fehlen oder die Unterentwicklung der Uterus oder eine Aplasie der Vagina ausgeschlossen werden (Mayer-Rokitanski-Küstner-Syndrom). Ovarialhypoplasien können isoliert (dann meist einseitig) oder in Verbindung mit anderen körperlichen Stigmata auftreten. Das bekannteste Beispiel einer beidseitigen Ovarialhypoplasie oder -aplasie durch genetische Ätiologie ist die beidseitige Gonadendysgenesie aufgrund einer numerischen Chromosomenaberration. Deswegen empfiehlt sich eine genetische Analyse in der Abklärung einer Ovarialhypoplasie oder -aplasie. Beim Ullrich-Turner-Syndrom handelt sich um den Verlust des zweiten X-Chromosoms (45 X0-Chromosomensatz). Sehr selten treten auch Gonadendysgenesien durch Mutationen im SRY-Gen (Swyer-Syndrom, 46 XY) oder XX-Gonadendysgenesien durch Gen-Mosaike (46 XX/45 X0) auf. Kennzeichen des 45 X0-Syndroms mit beidseitiger Gonadendysgenesie sind neben der primären Amenorrhoe und der pubertären Reifungsstörung (fehlende oder mangelnde Entwicklung der Mammae) weitere körperliche Stigmata wie Minderwuchs, Pterygium colli, Lymphödeme, Schildthorax und kardiale Anomalien.

Allgemeine Maßnahmen

Es sind keine erworbenen Ursachen für eine fehlende oder inkomplette Ovarentwicklung bekannt. Fast alle Störungen der Ovarentwicklung sind entweder spontan entstanden (dann auch einseitig) oder genetisch determiniert (dann beidseitig). Deswegen ergeben sich keine Präventionsmaßnahmen in der Vermeidung des Erkrankungsbildes. Allgemeine Maßnahmen umfassen vor allem das frühzeitige Erkennen und die konsequente Behandlung der Ovarialhypoplasie, um Spätschäden zu vermeiden.

Therapie

Jede Form der Ovarialinsuffizienz, also auch die Ovarialhypoplasie, sollte frühzeitig diagnostiziert werden, um früh eintretende Folgeschäden zu verhindern. Bei Formen einer angeborenen Ovarialhypoplasie (sei es genetisch oder sporadisch aufgetreten) kann ausschließlich eine symptomatische medikamentöse Therapie angeboten werden. Der Ersatz der hormonellen Ovarfunktion durch frühzeitige Substitution mit ovariellen Sexualsteroiden vermeidet Spätschäden durch prolongierten Östrogenmangel. Substitutions-Östrogene (0,6–1,25 mg equine Östrogene, 1–2 mg veresterte Östrogene, 1–2 mg mikronisiertes Östradiol oral) sollten zyklisch zusammen mit Gestagenen appliziert werden (etwa 5 mg Levonorgestrel oder 1 mg Norethisteronazetat täglich über mindestens 12 Tage der Östrogeneinnahme). Bei Hinweisen auf Folgeerscheinungen eines Östrogenmangels wie etwa Osteoporose ist zusätzlich die Gabe von Kalzium und Vitamin D, gegebenenfalls von Bisphosphonaten indiziert. Bei Kinderwunsch ist ausschließlich die extrakorporale Befruchtung mit Donoroozyten erfolgreich. Mädchen mit Ulrich-Turner-Syndrom sollten frühzeitig zur Steigerung des Wachstums mit Wachstumshormon behandelt werden.

Sehr selten kann ein Ovartumor (Zysten, benigne Neubildung) als Ursache einer Ovarialhypoplasie ausgemacht werden und durch eine Entfernung des Tumors eine Aufnahme normaler Ovarfunktion erreicht werden.

Nachsorge

Frauen mit Ovarialhypoplasie müssen langfristig und ausreichend substituiert werden; in enger Abfolge sollen sie auf ausreichende Serumspiegel der Sexualsteroide (Östrogene, gegebenenfalls Androgene) untersucht werden. Insbesondere das Wachstum der sexuellen Sekundärcharakteristiken kann durch Substitutionstherapie erreicht werden. Bildgebende Diagnostik wie Osteodensitometrie oder Sonographie von Uterus, Brust oder Haut sind in der Nachsorge zur Therapiekontrolle notwendig.

Bewertung

Bei guter Verträglichkeit und geringem Nebenwirkungsspektrum ist die Behandlung mit ovariellen Sexualsteroiden gerechtfertigt. Eine Substitution von Östrogenen in Kombination mit Gestagenen ist bei Vorliegen einer Ovarialhypoplasie lebenslang (zumindest aber bis zum Erreichen des natürlichen Wechseljahresalters) notwendig.

Prognose

Bei der Ovarialhypoplasie als Form des hypergonadotropen Hypogonadismus handelt es sich um eine Anlage- oder Differenzierungsstörung normal angelegter Ovarien. Da eine Aufnahme normaler Ovarfunktion nicht zu erwarten ist, ist die Prognose schlecht. Zur Vermeidung weiterer Spätfolgen ist die langzeitige Sexualhormonsubstitution notwendig.

Literatur

1. Rossmanith WG (2001) Primary amenorrhoe. In: Pinchera A (ed) Endocrinology and Metabolism. McGraw-Hill, London, S 469–480

Ovarialinsuffizienz

Synonyme

Funktionelle Ovarhypoplasie; Hypogonadismus; Ovarfunktionsverlust.

Englischer Begriff

Ovarian insufficiency.

Definition

Bei der Ovarialinsuffizienz handelt es sich um eine primäre (z.B. nach der Menopause, prämenarchal, post partum) oder sekundäre (z.B. durch hypothalamische oder hypophysäre Funktionsverluste) Funktionseinschränkung der Ovarien. Sie ist gekennzeichnet durch den Verlust der reproduktiven Funktion (generative Ovarialinsuffizienz) mit fehlender Follikelreifung, Ovulation und Bildung eines Corpus luteums) und/oder durch den Verlust der endokrinen Sekretion (weibliche Sexualhormone, vegetative Ovarialinsuffizienz). Folge eines längerdauernden Östrogenmangels sind Hypo- und Atrophie der Geschlechtsorgane (Uterus, Vagina, Vulva und Mamma) und Involution der sekundären Geschlechtsveränderungen (Haut, Haare, Knochen).

Symptome

Führendes Symptom einer jeden Form von Ovarialinsuffizienz ist die Amenorrhoe (Verlust uteriner Blutungen). Bei Auftreten einer Ovarialinsuffizienz in der pubertären Reifungsphase liegt eine primäre Amenorrhoe vor (kein spontanes Einsetzen der Menses); dabei ist dieses Symptom nicht beweisend ausschließlich für eine Ovarialinsuffizienz, sondern kann auch bei anatomischen Besonderheiten (uterine Fehlanlage, Aplasie der Vagina) auftreten. Sekundäres Auftreten einer Amenorrhoe nach spontanem Einsetzen von Mensesblutungen ist fast immer auf eine Ovarialinsuffizienz zurückzuführen

(Ausnahmen: Verlust eines reaktiven Endometriums, Verlust der zervikalen oder vaginalen Ausflussbahn). Dieses erste Zeichen eines endogenen Östrogenverlustes als Folge einer in fertilen Jahren auftretenden Ovarialinsuffizienz ist von Beschwerden des klimakterischen Beschwerdebildes begleitet (vasovegetative Beschwerden wie Hitzewallungen, Schlafstörungen und Stimmungsschwankungen). Bei länger dauernder Ovarialinsuffzienz stehen Symptome eines prolongierten Östrogenmangels im Vordergrund (trockene Haut, Osteoporose mit pathologischen Frakturen, Hypotrophie der Geschlechtsmerkmale).

Diagnostik

Für die Diagnosestellung ist die Erhebung der Anamnese wichtig: Die Abgrenzung einer primären von einer sekundären Amenorrhoe erlaubt, anatomische Ursachen auszuschließen. In der Diagnostik wichtig ist die eingehende körperliche und gynäkologische Untersuchung, um anatomische Besonderheiten wie uterine, vaginale oder ovarielle Aplasien oder tumoröse ovarielle Geschehen (Zystenbildung) auszuschließen. Die bildgebende Diagnostik durch Sonographie des Uterus (Endometriumbeurteilung) und der Ovarien (Follikelbildung?) ermöglicht vor einer endokrinen Serumdiagnostik mit Bestimmung von Östradiol, Progesteron, Androgenen, Gonadotropinen, Prolaktin und Schilddrüsenhormonen schon Aufschlüsse über den Schweregrad und die Länge der Ovarialinsuffizienz.

Differenzialdiagnose

Wegen ihrer unterschiedlichen Therapie und Prognose müssen alle Formen einer primären von denen einer sekundären Ovarialinsuffizienz unterschieden werden. Eine sekundäre Ovarialinsuffizienz entsteht etwa durch Störung der hypothalamisch-hypophysären Regulation der Ovarien, durch veränderte Stoffwechsellage wie bei Diabetes, Hyperthyreose oder Nebenniereninsuffizienz, Anorexie bei körperlicher oder seelischer Überlastung. Sie verläuft im allgemeinen prognostisch günstiger und bedarf gelegentlich nur einer kurzfristigen Hormonsubstitution.

Formen einer Ovarialinsuffizienz klassifizieren wir anhand der vorgefundenen endokrinen Konstellation (Tab. 1) und der endokrinen Funktionstests (Östrogen-Gestagen-Test, siehe ▶ Östrogentest):

1. Die hypogonadotrope Form der Ovarialinsuffizienz ist gekennzeichnet durch sehr niedrige Serumspiegel der Sexualsteroide und der Gonadotropine bei normalen Prolaktinwerten. Der negative Gestagentest weist auf schwer-

O

Ovarialinsuffizienz, Tabelle 1 Klassifikation der Ovarialinsuffizienz gemäß ihrer endokrine Diagnostik.

Formen	Ätiologie	Gestagen-test	Östrogen-Gestagen-Test	FSH	LH	Prolaktin
hypogon-adotrop	– hypothalamisch – hypophysär – Tumoren	negativ	positiv	erniedrigt	erniedrigt	normal
normogon-adotrop	– psychogen – hypothalamisch	negativ oder positiv	positiv	normal	normal	normal
hypergon-adotrop	primäres Ovarversagen	negativ	negativ oder positiv	stark erhöht	stark erhöht	normal
hyperprolak-tinämisch	funktionell, tumorös	negativ	positiv	normal, erniedrigt	normal, erniedrigt	erhöht
hyperandro-genämisch	funktionell, tumorös	negativ	positiv	normal	erhöht	normal

wiegenden Östrogenmangel hin, der positive Östrogen-Gestagen-Test auf die Reaktivität des Endometriums. Diese Form der Ovarialinsuffizienz beruht meistens auf funktionellen Defekten der hypothalamisch-hypophysären Regulation der Ovarien (etwa durch chronische körperliche oder seelische Überlastung). Gelegentlich kann auch eine hypothalamisch-hypophysäre Insuffizienz durch ein tumoröses Geschehen vorliegen (z.B. bei endokrin inaktiven Hypophysenstiel- oder Hypophysentumoren). Aber auch endokrin-metabolische Dysfunktionen wie Diabetes, M. Cushing, Schilddrüsenüber- oder unterfunktion führen zur hypogonadotropen Form der Ovarialinsuffizienz.

2. Bei der normogonadotropen Ovarialinsuffizienz finden sich bei niedrigen Serumwerten des Östradiols normale Werte der Gonadotropine und des Prolaktins. Der Östrogen-Gestagen-Test fällt ähnlich wie bei der hypogonadotropen Form der Ovarialinsuffizienz positiv aus oder ist negativ als Ausdruck einer profunden Sekretionsstörung endogener Östrogene und Gestagene. Diese Ovarfunktionsstörung kann bei leichten Formen einer hypothalamischen Funktionsstörung etwa bei anorektischer Reaktion oder bei Autoimmunerkrankungen auftreten.

3. Die hypergonadotrope Ovarialinsuffizienz geht einher mit extrem hohen Gonadotropinspiegeln, normalem Prolaktin und sehr niedrigen Sexualsteroiden. Sie umfasst alle Formen einer primär ovariellen Störung (Climakterium praecox als irreversibler Verlust der Ovarfunktion, Resistentes-Ovar-Syndrom als reversible Form einer primären Ovarialinsuffizienz).

4. Bei der hyperprolaktinämischen Ovarialinsuffizienz liegt eine Sekretionsstörung des Prolaktins vor. Diese äußert sich klinisch neben einer sekundären Amenorrhoe durch eine einseitige oder beidseitige spontane oder provozierbare Galaktorrhoe. Von einer funktionellen Hyperprolaktinämie ohne anatomische Zeichen einer Destruktion der Hypophyse oder des Hypophysenstiels ist die tumorös bedingte Hyperprolaktinämie (durch mikro- oder Makroprolaktinome der Adenohypophyse oder Tumoren des Hypophysenstiel) abzugrenzen; hier findet infolge ungehemmter Prolaktinsekretion durch Verlust der Hemmfaktoren eine exzessive Freisetzung statt. Folgen sind die niedrige bis normale Gonadotropinsekretion und nachfolgend eine gestörte Steroidsekretion aus den Ovarien. Der Gestagentest fällt meistens negativ aus, der Östrogen-Gestagentest weist auf die prinzipielle Reaktivität des Endometriums hin.

5. Die hyperandrogenämische Ovarialinsuffizienz ist das Ergebnis einer überhöhten funktionellen oder tumorösen Sekretion von Androgenen (vor allem von Testosteron, aber auch Androstendion) aus den Ovarien oder vom Androgenpräkursor Dehydroepiandrosteronsulfat DHEAS aus der Nebennierenrinde. Es resultiert eine inadäquate Feedback-Regulation auf das zentrale Regulationssystem durch Androgenexzess; dies ist dann gekennzeichnet durch überhöhte LH- bei normaler FSH-Sekretion und durch normale Prolaktinwerte. Im Serum finden sich die Östrogene normal, die Serumandrogene dagegen überhöht. Durch ausreichend Östrogene ist das Endometrium stimuliert und daher der Gestagentest positiv. Klinisch finden sich die Zeichen einer chronischen Hyperandrogenämie mit Androgenisierungserscheinungen (Hirsutismus, Akne, chronische Anovulation).

Allgemeine Maßnahmen

Jede Form der Ovarialinsuffizienz bedeutet eine tiefergreifende Störung der Ovarialfunktion und ist durch Verlust der generativen und endokrinen Leistung der Ovarien gekennzeichnet. Unabhängig von der jeweiligen Ursache ist vor allem der Verlust der endokrinen sekretorischen Funktion des Ovars bedeutsam, da sich daraus schwerwiegende Folgeschäden ergeben können. Zur Vermeidung eines Ovarfunktionsverlustes sind also all diejenigen Maßnahmen geeignet, die auf eine Funktionseinbuße der Ovarien hinauslaufen. Es ist, soweit möglich, auf eine geregelte und überlastungsfreie Lebensführung zu achten, Mangel- oder Unterernährung ebenso zu meiden wie Übergewicht. Schädigende Noxen wie exzessiver Nikotin- oder Alkoholgenuss haben mit Gewichtsverlust ihre Auswirkungen in einer Störung der geregelten Ovarfunktion ebenso wie übermäßige sportliche Aktivität.

Therapie

Jede Form der Ovarialinsuffizienz sollte frühzeitig diagnostiziert und gemäß der zugrundeliegenden Erkrankung behandelt werden, um früh eintretende Folgeschäden zu verhindern. Ist die Ursache der Ovarialinsuffizienz bekannt, kann eine kausale medikamentöse oder operative Therapie angeboten werden. Meistens ist die Behandlung rein symptomatisch und richtet sich nach der Wiederherstellung der wesentlichen Ovarfunktionen: Den Ersatz der generativen wie der hormonellen Funktion. Generell gilt es, Spätschäden eines prolongierten Östrogenmangels bei Ovarialinsuffizienz zu vermeiden und eine frühzeitige Substitution mit ovariellen Sexualsteroiden zu beginnen.

Pharmakotherapie: Bei nachgewiesenem Östrogenmangel sind Substitutions-Östrogene (0.6–1.25 mg equine Östrogene, 1–2 mg veresterte Östrogene, 1–2 mg mikronisiertes Östradiol oral) indiziert. Diese Behandlung sollte zyklisch zusammen mit Gestagenen erfolgen (etwa 5 mg Levonorgestrel oder 1 mg Norethisteronazetat täglich über mindestens 12 Tage der Östrogeneinnahme), um eine endometriale Hyperplasie zu vermeiden. Bei Hinweisen auf Folgeerscheinungen eines Östrogenmangels (wie etwa Osteoporose) ist zusätzlich die Gabe von Kalzium und Vitamin D, gegebenenfalls von Bisphosphonaten indiziert. Bei Kinderwunsch kann der Verlust der ovulatorischen Funktion durch Stimulationsbehandlung mit Gonadotropinen (reinem LH oder FSH, Kombinationen von beidem, Gabe von HCG zur Ovulationsinduktion) ausgeglichen werden. Bei Hyperprolaktinämie ist die Senkung des Prolaktins mit dopaminergen Agonisten wie Bromocriptin, Lisurid oder Cabergolin die Therapie der ersten Wahl. Auslassversuche sind nach 2 Jahren angezeigt.

Operative Therapie: Neurochirurgische Verfahren sind bei Vorliegen einer tumorösen hypothalamisch-hypophysären Insuffizienz durchzuführen. Dabei stehen Verfahren einer elektiven Tumorentfernung im Vordergrund, etwa bei Vorliegen einer tumorösen Hyperprolaktinämie eine selektive transsphenoidale Adenomektomie der Hypophyse. Auch bei Vorliegen eines Glioms oder Kraniopharyngeoms steht die operative Entfernung vor der symptomatischen Substitutionsbehandlung.

Psychotherapie: Eine hypothalamisch bedingte Ovarialinsuffizienz kann durch extreme persönliche Belastungen oder familiäre und soziale Konflikte hervorgerufen sein. Auch schwere Allgemeinerkrankungen und belastende Umweltnoxen können ursächlich sein. Besondere Bedeutung bei der Entstehung einer hypothalamisch-funktionellen Ovarialinsuffizienz hat der extreme Gewichtsverlust wie bei Anorexia nervosa oder Leistungssport. Hier muss die symptomatische medikamentöse Therapie von einer psychotherapeutische Intervention (Verhaltenstherapie, Akuttherapie) begleitet werden. Eine Stressreduktion durch Abbau der Überbelastung ist anzustreben.

Nachsorge

Frauen mit längerdauernder Amenorrhoe als Ausdruck einer Ovarialinsuffizienz müssen ausreichend substituiert werden; in enger Abfolge sollen sie auf ausreichende Serumspiegel der Sexualsteroide (Östrogene, gegebenenfalls Androgene) untersucht werden. Die Folgen eines Östrogenmangels können schon innerhalb kurzer Zeit, etwa eines halben Jahres eintreten; bei rechtzeitigem Erkennen können sie jedoch bei ausreichender Substitution therapiert werden. Insbesondere der Atrophisierung der sexualsteoridabhängigen Organe sollte begegnet werden; bildgebende Diagnostik wie Osteodensitometrie oder Sonographie von Uterus, Brust oder Haut sind daher in der Nachsorge notwendig. Bei Hyperandrogenämie muss eine zusätzliche Behandlung mit Antiandrogenen (in Form eines Gestagens mit antiandrogener Komponente) erfolgen, um Stigmatisierungen durch Androgenexzess auf der Haut zu verhindern.

Bewertung

Bei guter Verträglichkeit und geringem Nebenwirkungsspektrum ist die Behandlung mit ovariellen Sexualsteroiden notwendig und gerechtfertigt. Eine längerfristige Therapie mit Östrogen allein ist wegen endometrialer Entartung zu vermeiden und nur bei hysterektomierten Frauen zu empfehlen. Eine Substitution von Östrogenen in Kombination mit Gestagenen bei Vorliegen einer Ovarialinsuffizienz ist notwendig und sinnvoll.

Prognose

Bei Vorliegen eines hypergonadotropen Hypogonadismus (wie beim Climacterium praecox) ist ein irreversibler Verlust der Ovarfunktion anzunehmen. Während hier die Prognose für die Wiederaufnahme menstrueller Zyklizität sehr ungünstig ist, ist sie bei allen anderen Formen der Ovarialinsuffizienz sehr wahrscheinlich.

Literatur

1. Leidenberger FA (1998) Klinische Endokrinologie für Frauenärzte. Springer Verlag Heidelberg. S. 245–377

Ovarialsyndrom, polyzystisches

Synonyme

Stein-Leventhal-Syndrom (Stein und Leventhal 1935), Polycystisches Ovarsyndrom; Syndrom der polycystischen Ovarien; PCOS.

Englischer Begriff

Polycystic ovary syndrome.

Definition

Zyklusstörungen im Sinne von Oligo- bzw. Anovulation, klinische und/oder biochemische Zeichen einer Hyperandrogenämie nach Ausschluss anderer Ursachen von Zyklusstörungen und Hyperandrogenämie (NIH-Konsensus-Definition 1990).

Symptome

Zyklusstörungen, Oligo- bzw. Anovulation, Hyperandrogenämie mit Hirsutismus, Akne, Haarausfall vom männlichen Typ und/oder biochemischer Nachweis (Testosteron, Androstendion, Dehydroepiandrosteronsulfat). Ausschluss eines Cushing-Syndroms, eines adrenogenitalen Syndroms oder eines androgenproduzierenden Tumors.

Diagnostik

Kutane androgene Symptome: Hirsutismus, Akne, Alopezie. Acanthosis nigricans als kutane Manifestation der Insulinresistenz. Zyklusanalyse: Oligomenorrhoe (weniger als 9 Zyklusblutungen pro Jahr), Anovulation.
Bildgebung: Polyzystische, in der Regel vergrößerte Ovarien mit 8 oder mehr subkapsulären Zysten mit einem maximalen Querschnitt von mehr als 10 mm (nicht obligat).
Hyperandrogenämie (bei 50% der Patientinnen): Mehrsekretion ovarieller (Testosteron/Androstendion) und/oder adrenaler

(Dehydroepiandrosteron/-sulfat), Amplifizierung der Androgenwirkung durch Verminderung des sexualhormonbindenden Globulins (SHBG), erhöhter LH/FSH-Quotient.
Insulinresistenz bzw. Hyperinsulinämie mit/ohne Übergewicht bei etwa 1/3 der Patientinnen erkennbar im oralen Glukosetoleranz-Test.

Differenzialdiagnose

Idiopathischer Hirsutismus, late-onset-AGS, (am häufigsten 21-Hydroxylase-Mangel) hormonell aktive Ovarialtumore (Sertoli-Leydig-, Granulosa-, Theka und Hilus-Zell-Tumoren), Nebennierentumoren, Cushing-Syndrom, Medikamente.

Allgemeine Maßnahmen

Lebensmodifikation

Gewichtsnormalisierung zur Primärprävention des Typ 2-Diabetes.

Diät

Einhaltung einer Diabetes-Diät sofern erforderlich.

Therapie

Kausal

Nicht möglich.

Probetherapie

Nicht bekannt.

Akuttherapie

Nicht erforderlich.

Dauertherapie

Kontrolle der Hyperandrogenämie durch orale Antikonzeptiva mit antiandrogenem Progestagen; Cyproteronazetat, Spironolacton, Flutamid, Finasterid.
Kontrolle der kutanen Symptome durch Epilation, Rasur, Laserbehandlung.
Kontrolle von Hyperinsulinämie und Hyperandrogenämie durch orale Antidiabetika (Metformin, Glitazone).

Operativ/strahlentherapeutisch

In seltenen Fällen laparoskopische Diathermie der Ovarien mit dem Ziel der Restitution biphasischer Zyklen.

Bewertung

Wirksamkeit

Gewichtsabnahme und orale Antidiabetika mit guter Wirkung auf Stoffwechsel, Androgenämie und Ovulationshäufigkeit; Ovulationshemmer mit guter Wirkung auf Androgenämie und fraglicher Wirkung auf den Stoffwechsel; Oberflächenbehandlung der Ovarien mit nachgewiesener Wirkung auf Ovulation und Androgenämie.

Verträglichkeit

Orale Kontrazeptiva: individuell verschieden, differenzierte Beachtung der Kontraindikationen (Brustkrebsrisiko, Thromboembolie-Risiko) erforderlich.
Orale Antidiabetika: Gewichtszunahme unter Glitazon-Therapie.

Pharmakoökonomie

Preisgünstige Therapie sowohl mit Antikonzeptiva als auch mit oralen Antidiabetika möglich.

Nachsorge

Regelmäßige Beobachtung der Patientinnen unter Beachtung des Therapieziels (Fertilität, kutane Symptome, metabolische Komplikationen nötig) und der Nebenwirkungen der verordneten Medikamente (Östrogene, Antiandrogene).

Prognose

Limitierende Faktoren sind kardiovaskuläre Schäden als Folge der Insulinresistenz. Prognose daher von der Kontrolle des Zuckerstoffwechsels vorgegeben. Inwieweit das PCOS eigenständiger kardiovaskulärer Risikofaktor ist, wird derzeit untersucht.
Prognose im Hinblick auf die Fertilität im wesentlichen von der metabolischen Kontrolle und der Kompetenz der medizinischen Betreuung abhängig.

Literatur

1. Ehrmann DA, Barnes R, Rosenfield RL, Cavaghan MK, Imerial J (1999) Prevalence of impaired glucose tolerance and diabetes in women with polycystic ovary syndrome. Diabetes Care 22:2108–2116
2. Franks S (1995) Polycystic ovary syndrome. N Engl J Med 333:853–861
3. Schöfl C, Schill T, Geisthövel F, Brabant G (2004) Polycystisches Ovarialsyndrom und Insulinresistenz. Deutsches Ärzteblatt 101(6):346–351

Ovarialtumoren, hormonaktive, Tabelle 1 Hormonproduzierende Ovarialtumoren.

Androgenproduzierende Tumoren	– Androblastome – Hiluszelltumoren – Lipoidzelltumoren
Östrogenproduzierende Tumoren	– Granulosazelltumoren – Thekazelltumoren
Andere	– Chorionkarzinom – Struma ovarii

Ovarialtumoren, hormonaktive

Synonyme

Hormonproduzierende Ovarialtumoren; hormonproduzierende Ovartumoren.

Englischer Begriff

Hormone producing tumors of the ovary.

Definition

Hormonell aktive gut- und bösartige Tumoren der Eierstöcke, die nach dem Sekretionsprodukt (Androgene, Östrogene, selten Glukokortikoide, Schilddrüsenhormone) oder nach dem Ursprungsgewebe eingeteilt werden, < 5 % aller Ovarialtumoren.

Symptome

Androgenproduzierende Tumoren führen zur Virilisierung mit Hirsutismus, Amenorrhoe, Atrophie der Brust, Klitorishypertrophie, Tieferwerden der Stimme, Zunahme der Muskelmasse. Sertoli-Leydig-Zell-Tumoren (Häufigkeitsmaximum 20–40 Jahre) produzieren meist Testosteron, manchmal DHEA oder Androstendion, sind zum Zeitpunkt der Diagnosestellung meist etwa 10 cm groß und in etwa 1/3 der Fälle maligne entartet. Hiluszell-Tumoren (Häufigkeitsmaximum im Senium) produzieren als Abkömmlinge der Leydigschen Zwischenzellen ebenfalls meist Testosteron, sind zum Zeitpunkt der Diagnosestellung meist unter 5 cm, finden sich fast ausschließlich in der Hilusregion und entarten praktisch nie. Lipoidzell-Tumoren produzieren häufiger Androgene (Testosteron und/oder Androstendion), seltener Östrogene, manchmal auch Glukokortikoide. 20–25 % der Patientinnen entwickeln Metastasen.

Die klinische Symptomatik von Östrogenproduzierenden Ovarialtumoren (2% aller Ovarialtumoren, häufigste hormonproduzierende Tumorart des Ovars) hängt vom Lebensalter ab (Häufigkeitsmaximum 20–40 Jahre): Bei Mädchen isosexuelle Pubertas präcox, bei Frauen im reproduktionsfähigen Alter Zyklusirregularitäten, bei postmenopausalen Frauen Menopausenblutungen, Endometriumhyperplasie/-karzinom. Granulosa-, Granulosa-Thekazell- oder auch reine Thekazell-Tumoren können Östrogene und Androgene, auch Nebennierensteroide wie 17-Hydroxyprogesteron sezernieren. Insofern kein einheitliches klinisches Bild. Reine Granulosazell-Tumoren sind häufig maligne, in 1/4 der Fälle kombiniert mit Endometriumkarzinom, reine Theka-Zell-Tumoren meist benigne.

Kombination von Granulosathekazellstrukturen und Androblastomanteilen wird als Gynandroblastom bezeichnet, seine hormonelle Ausrichtung hängt vom überwiegenden Gewebsanteil ab.

Die Struma ovarii (10 % aller Teratome) manifestiert sich häufig als Hyperthyreose.

Diagnostik

Virilisierung, Zyklusirregularitäten oder Menopausenblutung führen zum morphologischen Nachweis einer ovariellen Raumforderung oder umgekehrt lenken erhöhte Androgenkonzentrationen im Serum den Verdacht auf einen hormonproduzierenden Ovarialtumor. Als bildgebende Verfahren kommen perkutane und transvaginale Sonographie, MRT, CT und Pelviskopie in Frage.

Differenzialdiagnose

Schwierigkeiten ergeben sich häufig bei der Abgrenzung funktioneller Zysten von echten Tumoren, die zystisch und/oder solide strukturiert sind. Follikelzysten, Corpusluteum-Zysten und ähnliche sind in der Regel einkammrige zystische Strukturen und bilden sich meist rasch spontan zurück. Bleibt die Rückbildung aus, so muss die Qualität der Struktur invasiv geklärt werden. Auch die Klärung benigne/maligne ist häufig extrem schwierig und manchmal auch invasiv auf Anhieb nicht möglich.

Hormonaktive Tumoren sezernieren ihre Produkte in variablem Ausmaß. Extrem hohe, für das Alter absolut untypische Konzentrationen an Estradiol, Testosteron oder anderen Hormonen sind in aller Regel höchst tumorverdächtig, im Grenzbereich zwischen Normalwerten und erhöhten Werten gibt es in der Regel keine scharfen Grenzen. Was Androgen-produzierende Tumoren anbelangt, so gilt in der Regel ein Testosteronspiegel von mehr als 1,5–2,0 ng/ml als tumorverdächtig. Für DHEA-S wird ein Grenzwert von 7 µg/ml angegeben.

Von besonderer Relevanz sind postmenopausal auftretende Zeichen der Östrogenwirkung an den Genitalorganen, die zumindest dann eine Suche nach einem Östrogen-produzierenden Tumor veranlassen sollte, wenn gleichzeitig eine Menopausenblutung besteht.

Allgemeine Maßnahmen

Lebensmodifikation
Nicht hilfreich.

Diät
Nicht hilfreich.

Therapie

Kausal
Operation.

Probetherapie
Gelegentlich Beobachtung von zystischen Ovarialtumoren unter Einnahme eines Ovulationshemmers sinnvoll.

Dauertherapie
Dauertherapie z.B. mit Antiandrogenen, wenn ein Androgen-produzierender Tumor nicht vollständig entfernt werden kann.

Operativ/strahlentherapeutisch
Einheitliche Angaben zur Strahlenempfindlichkeit oder einheitliche Empfehlungen für die Chemotherapie metastasierter hormonproduzierender Ovarialtumoren liegen nicht vor.

Bewertung

Wirksamkeit
Operation.

Nachsorge
Wegen unklarer Dignität mancher Tumoren auch nach primär erfolgreicher Operation regelmäßige jahrelange Nachsorge nötig.

Prognose
Verlässliche allgemeine Aussagen aufgrund der Seltenheit der Tumoren und den Schwierigkeiten bei der histologischen Dignitätsbewertung nicht möglich.

Ovarialzyklus

Synonyme

Menstruationszyklus; Genitalzyklus; Geschlechtszyklus.

Englischer Begriff

Ovarian cycle.

Definition

Bei dem Ovarialzyklus handelt es sich um die zyklische Reifung und Regression von Follikeln in den Eierstöcken, verbunden mit zyklischen Veränderungen der Gebärmutterschleimhaut des weiblichen Organismus unter der Kontrolle von Sexualsteroiden sowie den Hormonen des hypothalamisch-hypophysären neuroendokrinen Systems. Er besteht aus Follikelreifung, Ovulation und Gelbkörperphase.

Grundlagen

Der Beginn des Ovarialzyklus ist definiert als der erste Tag der Menstruationsblutung. Zu diesem Zeitpunkt findet man kleine Follikel in den Ovarien, welche nur geringe Mengen Estradiol produzieren. Die geringe negative Feedbackhemmung auf die hypothalamisch-hypophysäre Achse führt zu einer erhöhten Sekretion von luteotropem Hormon (LH) und follikelstimulierendem Hormon (FSH). Insbesondere FSH stimuliert die Reifung eines dominanten Follikels. Die damit verbundene Synthese und Sekretion von Estradiol durch den reifenden Follikel führt im Endometrium zur Re-Epithelialisierung und Proliferation. Der Estradiolpeak in der Mitte des Ovarialzyklus (zwischen 12. und 14. Tag) induziert die Freisetzung von Gonadotropin-Releasing-Hormon (GnRH) und nachfolgend einen rapiden Anstieg der FSH- und insbesondere der LH-Sekretion durch den Hypophysenvorderlappen. Diese Veränderungen initiieren die Ruptur des reifen Follikels und die Freisetzung des Ovums in den Eileiter. Der nach der Ovulation verbleibende Follikel (Gelbkörper oder Corpus luteum) hypertrophiert und sezerniert große Mengen von Estradiol und Progesteron. Im Endometrium kommt es hierdurch zur Differenzierung und Sekretion des Epithels (Tag 15–25). In Abwesenheit einer Befruchtung führt die Hemmung der hypothalamisch-hypophysären Achse durch die Sexualsteroide zu einer Regression des Gelbkörpers, zum Abfall von Progesteron und Estradiol sowie zur Involution (Tag 25–28) und Desquamation des Endometriums (Tag 1–5, Menstruation). Der Abfall der Sexualsteroide stimuliert gleichzeitig die FSH-Produktion und initiiert so den neuen Zyklus. Im Falle einer Befruchtung unterhält die Produktion von Choriongonadotropin durch den Trophoblasten die weitere Produktion von Progesteron und Estradiol und damit den Aufbau der Dezidua.

Ovarielles Überstimulationssyndrom

▶ Überstimulationssyndrom, ovarielles

Ovarien, polyzystische

▶ Ovarialsyndrom, polyzystisches

Ovulation

Synonyme

Eisprung; Follikelsprung.

Englischer Begriff

Ovulation.

Definition

Unter der Ovulation versteht man die Ruptur eines reifen Follikels im Ovar mit Freisetzung des Ovums in den Eileiter.

Grundlagen

Der Estradiolpeak in der Mitte des Ovarialzyklus (zwischen 12. und 14. Tag) induziert die Freisetzung von Gonadotropin-Releasing-Hormon (GnRH) und nachfolgend einen rapiden Anstieg der FSH- und insbesondere der LH-Sekretion durch den Hypophysenvorderlappen. Unter diesen hormonellen Einflüssen kommt es zur Ruptur des reifen Follikels und zur Freisetzung des Ovums in den Eileiter.

Weiterführende Links

▶ Eisprung
▶ Follikelsprung

Ovulationsblutung

Synonyme

Mittelblutung.

Englischer Begriff

Midcyclical bleeding.

Definition

Uterine Blutung in Zyklusmitte in Zusammenhang mit der Ovulation.

Grundlagen

Zumeist schwache und kurz dauernde Schmierblutung zur Zyklusmitte als Folge eines relativen Östrogenmangels während des raschen Östradiol-Abfalls in Zyklusmitte nach dem Eisprung.

Weiterführende Links

▶ Mittelblutung
▶ Zyklusstörungen

Ovulationshemmer

Synonyme

Hormonelle Kontrazeptiva; Pille.

Englischer Begriff

Ovulation suppressors.

Definition

Oral oder parenteral anzuwendende Gestagene oder Östrogen-Gestagen-Kombinationen mit Hemmwirkung auf die Ovulation.

Grundlagen

Zur hormonellen Empfängnisverhütung werden oral, parenteral oder lokal Gestagene oder Östrogen-Gestagen-Kombinationen verwendet. Präparationen, welche die Ovulation über eine Hemmung der hypophysären Gonadotropinsekretion unterdrücken, werden unterschieden von solchen, welche andere empfängnisverhütende Wirkungen haben, indem sie z.B. an der Cervix uteri die Passage von Spermatozoen durch Blockade der Zervikalsekretion verhindern (oral in niedriger Dosierung verabreichte reine Gestagene in Form der Minipille).

Obwohl Ovulationshemmer in erster Linie über eine Blockade der hypophysären Gonadotropinsekretion die Ovulation verhindern, wirken sie auch auf die Nidationsverhältnisse im Endometrium, auf die Synchronisation zwischen Transformation des Endometriums und Tubenmotilität und auf die Zusammensetzung des Tubensekrets. Auch die Kapazitation, die biochemische Aktivierung der Spermien, die zur Befruchtung befähigt sind, wird beeinflusst. Weiterhin blockieren die verabreichten synthetischen Steroide unmittelbar auf ovarieller Ebene die Steroidsynthese des Ovars und verändern den Stoffwechsel der ovariellen Steroide.

Die Behandlung mit Ovulationshemmern stellt die zuverlässigste Methode der Empfängnisverhütung dar (0–1 Versagen auf 100 Frauenjahre = PEARL-Index). Die Präparate werden zyklisch über 21–22 Tage eingenommen, worauf ein hormonfreies Intervall von 6 oder 7 Tagen folgt, in dem es zur Hormonentzugsblutung kommt. Die Ovulationshemmer können während des gesamten Zyklus in derselben Dosierung („monophasisch") oder in verschiedenen Zyklusphasen in verschiedenen („biphasisch" oder „triphasisch") Dosierungen gegeben werden, um die Progesteronkonzentrationen während des normalen Zyklus möglichst nachzuahmen. Eine Sonderstellung nimmt die „Dreimonatsspritze" ein: alle 2–3 Monate wird hochdosiertes Gestagen intramuskulär verabreicht.

Da in den meisten Präparaten die Gestagenkomponente bereits eine ausreichende kontrazeptive Wirkung hat, wurde der Östrogenanteil (Ethinylöstradiol, seltener Mestranol), der in erster Linie dafür verantwortlich ist, einen stabilen Zyklus zu gewährleisten, aber für die meisten schwerwiegenden Nebenwirkungen verantwortlich ist, im Lauf der Zeit stark reduziert (heute deutlich unter 50 µg Ethinylöstradiol).

Die Klassifizierung von Ovulationshemmern nach verschiedenen Generationen (erste, zweite, dritte, aktuell vierte) bezieht sich zum Teil auf den Zeitpunkt der Produkteinführung, zum Teil auf den Zeitpunkt der Markteinführung des Gestagenanteils, zum Teil auf die Struktur des Kohlenstoffrings, von dem der Gestagenanteil abgeleitet ist und hat zum Teil keinerlei Bezugspunkt.

Positive Auswirkungen der Einnahme von Ovulationshemmern sind eine Reduktion des mensuellen Blutverlustes und eine Senkung des Ovarialkarzinom- und Endometriumkarzinom-Risikos. Risiken bestehen in einer deutlichen Zunahme des Thromboembolie-Risikos und einem bei Präparaten mit niedrigem Östrogenanteil gering erhöhten Schlaganfall- und Herzinfarktrisikos. Die Auswirkung auf das Brustkrebsrisiko wird nach wie vor kontrovers diskutiert. Typische Nebenwirkungen sind Wasserretention, Spannen der Brüste, Müdigkeit, depressive Verstimmung, Beinvenenbeschwerden.

Weiterführende Links

▶ Pille

Ovulationsinduktion

Synonyme
Auslösung des Eisprungs.

Englischer Begriff
Ovulation induction.

Definition
Auslösung des Eisprungs durch Applikation eines zyklusstimulierenden Hormons.

Grundlagen
Ovulationsauslöser werden sinnvollerweise bei ovariellen Funktionsstörungen hypothalamisch-hypophysären Ursprungs eingesetzt. Als Primärtherapie in der Regel nur dann indiziert, wenn ein Schwangerschaftswunsch besteht und Ovarfunktionsstörungen hypothalamisch-hypophysärer Genese vorliegen, die nicht primär Indikation für Prolaktinsenker, L-Thyroxin oder Glukokortikoide sind. Frauen, die Ovulationsauslöser erhalten, sollten nicht deutlich unter- oder übergewichtig sein.

Verbreitestes Mittel zur Ovulationsauslösung ist das Anti-Estrogen Clomifen, das über einen negativen Feedback die Hypophyse zur Gonadotropinausschüttung veranlaßt. Gabe von 50–100 mg vom 5.–9. Zyklustag. Nicht bei ovariellen Funktionsstörungen, Hypophysen- und ovariellen Tumoren, ungeklärten uterinen Blutungen, Blutgerinnungsstörungen, Ovarialzysten (einschl. Endometriose mit Beteiligung der Ovarien; ausgenommen polyzystische Ovarien). Bleibt die Ovulation trotzdem aus, kann die Follikelreifung durch die Gabe von Gonadotropinen (FSH) induziert werden.

Ovulationsschmerz

▶ Mittelschmerz

Ovulationstests

Synonyme

Eisprungstests; natürliche Kontrazeption.

Englischer Begriff

Ovulation tests.

Definition

Bestimmung des Zeitpunktes der Ovulation anhand der Kalendermethode, der Messung der basalen Körpertemperatur, der Bestimmung von Hormonkonzentrationen oder der Zusammensetzung des Scheiden- bzw. Zervixsekrets. Diese Methoden dienen der natürlichen Kontrazeption. Sie beruhen auf der Annahme, dass eine fruchtbare Eizelle nur für 24 Stunden verfügbar ist bzw. die Lebensdauer der Spermatozoen maximal 48 Stunden beträgt.

Voraussetzung

Relativ konstante Länge des Ovarialzyklus. Unterschiede in der Zykluslänge sollten < 10 Tage sein.

Kontraindikationen

Siehe oben. Schwankungen in der Zykluslänge > 10 Tage.

Durchführung

Kalendermethode: Registrierung der Zykluslängen über 6–12 Monate. Beginn der fruchtbaren Tage = kürzester Zyklus: 18 Tage; Ende der fruchtbaren Tage = längster Zyklus: 11 Tage.
Messung der basalen Köpertemperatur: Registrierung der basalen Körpertemperatur über 6–12 Monate. Beginn der fruchtbaren Tage: Tag des Anstiegs der Körpertemperatur; Ende der fruchtbaren Tage: 3. oder 4. Tag nach Anstieg der Körpertemperatur. Zervixsekret, Scheidenabstrich: Beurteilung des Sekretes hinsichtlich Menge, Aussehen, Spinnbarkeit, Farnkrauttest. Beginn der fruchtbaren Tage: Veränderung des Sekretes (klar, glatt, spinnbar); Ende der fruchtbaren Tage: 3. oder 4. Tag nach Veränderung des Sekretes.
Bestimmung der LH-Konzentration im Urin: Beginn der fruchtbaren Tage: Anstieg der LH-Konzentration im Urin; Ende der fruchtbaren Tage: 3. oder 4. Tag nach Anstieg der LH-Konzentration im Urin.

Ovulatorischer Zyklus

▶ Menstruationszyklus

Oxazacort

▶ Deflazacort

Oxidasen, mischfunktionelle

▶ Hydroxylasen

Oxyphiler Schilddrüsentumor

▶ Struma postbranchialis

Oxytocin

Synonyme

Oxytozin.

Englischer Begriff

Oxytocin; Ocytocin.

Substanzklasse

Peptidhormon (mit neun Aminosäuren).

Gebräuchliche Handelsnamen

Oxytocin Hexal; Syntocinon; Octostim; Orasthin.

Indikationen

Geburtseinleitung, Weheninduktion, primäre und sekundäre Wehenschwäche, postpartale Nachblutung, postpartale Uterusatonie, Laktationsstörungen, Mastitisprophylaxe.

Wirkung

Oxytocin wird als Prohormon in Neuronen des Hypothalamus gebildet. Das Prohormon besteht aus dem Peptid und einem spezifischen Bindungsprotein, Neurophysin I. Nach der Bildung wird das Prohormon in Granula per axonalem Fluß in die Nervenendigungen des Hypophysenhinterlappens transportiert. In den Granula wird das reife Nonapeptid Oxytocin und sein Neurophysin gebildet und durch Exozytose in aequimolaren Mengen ins Blut sezerniert. Sekretionsreiz sind Aktionspotentiale, die die Nervenendigungen erreichen und den Kalziumeinstrom erhöhen.

Oxytocin führt zu einer Kontraktion der Uterusmuskulatur, zur Förderung der Milchejektion durch Kontraktion der glatten Muskulatur der Brustdrüse während der Laktation und reguliert mütterliches Verhalten.

Dosierung

Geburtseinleitung: initial 1–2 milli-IE/min., Dauerinfusion i.v., abhängig von der Wehentätigkeit Steigerung uma 1–2 milli-IE/min. alle 15 min. bis max. auf 20–30 milli-IE/min. i.v.

Postpartale Blutung: 5–6 IE i.v. (langsam), 5–10 IE i.m.

Laktationsstörungen, Mastitisprophylaxe: 4 IE nasal 5 min. vor dem Stillen.

Darreichungsformen

i.v., i.m., nasal.

Kontraindikationen

Absolute: EPH-Gestose, drohende kindliche Asphyxie, drohende Uterusruptur, Lageanomalien, mechanisches Geburtshindernis, Placenta praevia, unreife Cervix, vorzeitige Plazentalösung.

Relative: Z.n. gynäkologischen Operationen, Z.n. Sectio, Mehrgebährende, auf Antihypertonika eingestellte Patientinnen.

Nebenwirkungen

Gelegentlich Übelkeit, Erbrechen, verminderte Wasserausscheidung, Wasserintoxikationen mit Hyponatriämie sowie zerebralen Ödemen, Krämpfen und Koma (besonders bei i.v. Infusionen mit hohen Flüssigkeitsmengen), Herzrhythmusstörungen, pektanginöse Beschwerden, Hypertonie, ausgeprägte Hypotonie mit Reflextachykardie und Hautrötung bei schneller i.v. Anwendung, allergische Rhinitis, Asthma, Alveolitis, kindliche retinale Blutungen, hypertone Wehen bis hin zum Tetanus uteri, Uterusruptur und fetaler Asphyxie, allergische Reaktionen bis hin zum anaphylaktischen Schock.

Wechselwirkungen

Prostaglandine (Wirkungsverstärkung von Oxytocin), Methylergometrin (Wirkungsverstärkung des uteruskontrahierenden Effektes), Sympathomimetika (arterielle Hypertonie), Antihypertonika (Wirkungsverstärkung möglich), Halothannarkose (starker Blutdruckabfall).

Pharmakodynamik

Oxytocin wird in Leber, Niere und im Serum durch Serum-Oxytocinasen inaktiviert und dann über die Niere ausgeschieden. Die Wirkung der i.v. Applikation tritt sofort ein, die i.m. Wirkung tritt nach 3–5 min. ein und hält etwa 20 min. an. Halbwertszeit: 15 min.

P450$_{arom}$-Mangel

► Aromatasemangel

Pachyakrie

Synonyme

Akromegalie; Pierre-Marie-Syndrom.

Englischer Begriff

Pachyacry.

Definition

Größenzunahme bzw. Verdickung der Akren, insbesondere Nase, Kinn, Ohren (allgemeine Vergröberung der Gesichtszüge), Hände und Füße nach Schluss der Epiphysenfugen. Ursache ist die Überproduktion von Wachstumshormon (oder somatotropes Hormon = STH) oder selten von Somatomedinen (Insulin-like Growth Factor) durch ein eosinophiles Hypophysenadenom, ektopes neuroendokrines Gewebe oder neuroendokrine Tumoren, hypothalamische Hamartome oder Ganglioneurome.

Symptome

Neben der o.g. Verdickung bzw. Größenzunahme der Akren weisen diese Patienten eine Vergrößerung innerer Organe (Viszeromegalie) auf. Durch die Vergrößerung der Zunge kommt es zu einer kloßigen Sprache. Weiterhin findet man bei den Erkrankten eine Hyperhydrosis, Hypertrichosis, Onychodystrophie, Hyperpigmentierung, verdickte, faltige Haut und eine Akanthosis nigricans. Bei männlichen Patienten kann eine Alopezie vom androgenen Typ, bei weiblichen Patienten ein leichter Hirsutismus bestehen. Extrakutane Manifestationen sind ein Hypertonus, ein Karpaltunnelsyndrom, eine pathologische Glukosetoleranz, Struma, adenomatöse Kolonpolypen, Kyphose der Brustwirbelsäule. Bei einem ursächlichen zentralnervösen Prozess können weiterhin Kopfschmerzen und Sehstörungen (typisch bitemporale Hemianopsie bei Druck auf das Chiasma opticum) auftreten. Die Symptomatik bei einem Hypophysenadenom ist außerdem durch eine Hypophysenvorderlappeninsuffizienz gekennzeichnet (Hypogonadismus, Hypothyreose, Hypokortisolismus). Die Erkrankung manifestiert sich häufig im Erwachsenenalter zwischen 40. und 50. Lebensjahr.

Diagnostik

Bestimmung von STH und IGF1 (erhöht). Im oralen Glukosetoleranztest (100 g Glukose) keine Suppression der STH-Werte unter 2 ng/ml. Evtl. Hyperprolaktinämie und Hypophysenvorderlappeninsuffizienz (erniedrigte Konzentrationen und gegebenenfalls fehlende Stimulation von FSH, LH, TSH, ACTH, Testosteron, Estradiol, freiem Thyroxin und Kortisol). Bei V.a. Hypophysenadenom MRT der Hypophyse.

Differenzialdiagnose

McCune-Albright-Syndrom (genetischer Defekt, aktivierende Mutation von G-Proteinen).

Therapie

Kausal

Bei Nachweis des STH-produzierenden Tumors operative Entfernung.

Probetherapie

Weiterentwicklung von Somatostatinanaloga.

Akuttherapie

Senkung der STH-Sekretion durch Somatostatinanaloga (Octreotid, Lanreotide), Dopamin-Agonisten (Bromocriptin, Cabergolin) und/oder STH-Rezeptorantagonisten (Pegvisomant). Substitution von Hydrokortison, L-Thyroxin und Geschlechtshormonen bei Hypophysenvorderlappeninsuffizienz.

Dauertherapie

Therapie der Hypophysenvorderlappeninsuffizienz (siehe Akuttherapie). Bei fehlendem Abfall des STH-Wertes in den Normbereich nach Operation oder Bestrahlung Dauertherapie mit Somatostatinanalogon, Dopaminagonisten und gegebenenfalls STH-Rezeptorantagonisten.

Operativ/strahlentherapeutisch

Transsphenoidale Tumorresektion bei Hypophysenadenom. Bei Kontraindikation für eine Operation oder adjuvant bei unvollständiger Tumorresektion: Radiatio (Gamma-Knife oder fraktionierte Strahlentherapie).

Bewertung

Wirksamkeit

Operation: Heilung bei 80 % der Hypophysenmikroadenome, < 50 % der Makroadenome, normalisierte IGF1-Spiegel in ca. 50 % der Fälle.

Radiatio: nach > 10 Jahren permanente Normalisierung der IGF1-Spiegel in 54 % der Fälle.

Somatostatinanaloga: Rasche Normalisierung der IGF1-Spiegel in ca. 70 % der Fälle.

Dopaminagonisten: Normalisierung der IGF1-Spiegel in 10 % der Fälle.

STH-Rezeptorantagonisten: Rasche Normalisierung der IGF1-Spiegel in > 90 % der Fälle.

Verträglichkeit

Somatostatinanaloga: gelegentlich gastrointestinale Nebenwirkungen (temporäre Diarrhoe, Übelkeit, Blähungen, Gallensteine).

Dopaminagonisten: Nebenwirkungen relativ häufig (ca. 30 %, Kopfschmerzen, Schwindel, Übelkeit, Erbrechen, orthostatische Hypotension).

STH-Rezeptorantagonisten: Beeinträchtigung der Leberfunktion.

Pharmakoökonomie

Hohe Kosten der Therapie und des Monitorings von Somatostatinanaloga.

Nachsorge

Monitoring der STH- und IGF1-Spiegel. Monitoring der Hypophysenvorderlappenfunktion (Bestimmung basaler Hormonwerte, Stimulationstests).

Oberbauchsonographie (vermehrtes Auftreten von Gallensteinen unter Therapie mit Somatostatinanaloga).

Prognose

Postoperative Extirpation von Mikroadenomen in 80–85 %, von Makroadenomen in 50–65 %. Eine postoperative Konzentration des STH von < 3 ng/ml ist assoziiert mit einer Remission von 90 %, eine Konzentration von > 5 ng/ml nur mit einer Remissionsrate von 5 %.

Literatur

1. Asa SL (1999) The pathology of pituitary tumors. Endocrinol Metab Clin North Am 28:13–43

2. Bates AS, Van't Hoff W, Jones JM (1993) An audit of outcome of treatment in acromegaly. Q J Med 86:293–299
3. Ezzat S (1997) Acromegaly. Endocrinology and Metabolism Clinics of North America 26:703–723
4. Freda PU, Wardlaw SL, Post KD (1998) Long-term endocrinological follow-up evaluation in 115 patients who underwent transsphenoidal surgery for acromegaly. J Neurosurg 89:353–358
5. Melmed S, Kleinberg D (2003) Anterior Pituitary. In: Larsen PR, Kronenberg HM, Melmed S, Polonsky KS (eds) Williams Textbook of Endocrinology, 10th edn. WB Saunders, Philadelphia, pp 177–279

PADAM

▶ Androgendefizit, partielles des alternden Mannes

Pamidronsäure

Englischer Begriff

Pamidronic acid.

Substanzklasse

Bisphosphonate.

Gebräuchliche Handelsnamen

Aredia, Mayne, Pamidronat, Faulding.

Indikationen

Tumorinduzierte Hyperkalzämie, osteolytische Skelettmetastasen bei Mammakarzinom, osteolytische Läsionen bei Multiplem Myelom, M. Paget des Knochens. Weiterhin gibt es Evidenz, dass Pamidronsäure auch bei der Osteoporose (primär oder sekundär) wirksam ist (Einsatz bei Osteoporose ist jedoch außerhalb der Zulassung, Heilversuche).

Wirkung

Hemmung der Osteoklasten über Interferenz mit intrazellulären Enzymsystemen.

Dosierung

Bei Hyperkalzämie: 15–90 mg in einem Behandlungszyklus. Bei osteolytischen Metastasen: 90 mg als Einzelinfusion alle 3–4 Wochen. M. Paget: 180–210 mg in einem Behandlungszyklus, evtl. aufgeteilt auf mehrere Dosen.

Darreichungsformen

Pamidronsäure wird als Trockensubstanz in den Handel gebracht. Die Dosis wird nach Auflösung mit 0,9 %iger Kochsalzlösung oder mit 5 %iger Glukoselösung verdünnt. Die maximale Wirkstoffkonzentration beträgt 90 mg/500 ml. Die Infusionsgeschwindigkeit sollte 60 mg/Stunde nicht überschreiten.

Kontraindikationen

Schwere Niereninsuffizienz, Hypokalzämie, Osteomalazie.

Nebenwirkungen

Häufig ($> 10\%$): Am Tag nach Infusion Fieber und grippeähnliche Symptome, Hypokalzämie, Hypophosphatämie.
Gelegentlich (1–10 %): Vorübergehende Knochen- oder Muskelschmerzen, Übelkeit/Erbrechen, Kopfschmerzen, Lymphopenie, Hypomagnesiämie.
Selten (< 1 %): Muskelkrämpfe, gastrointestinale Beschwerden, symptomatische Hypokalzämie, Leukopenie, Anämie, Hypotonie, Hypertonie, Exanthem, sonstige Elektrolytveränderungen, Konjunktivitis, Uveitis, Reaktivierung von Herpes simplex und Herpes zoster, Leber- und Nierenfunktionsstörungen.

Pharmakodynamik

Pamidronsäue wird in einem hohen Prozentsatz bereits in der ersten Passage im Knochen gebunden und dort gespeichert. Die Freisetzung aus dem Knochen erfolgt langsam.

P

Panhypopituitarismus

Synonyme

Hypophysenvorderlappeninsuffizienz;
vollständige Hypophysenvorderlappeninsuffizienz.

Englischer Begriff

Panhypopituitarism.

Definition

Produktionsausfall aller Hormone des Hypophysenvorderlappens; akut bis subakut
bei Schädel-Hirn-Traumen, chronisch bei
Tumoren der Schädelbasis mit Schädigung
von Hypophyse oder Hypothalamus, bei infiltrativen Prozessen oder auch post partum
(Sheehan-Syndrom).

Symptome

Krankheitsbild mit Hinfälligkeit, Apathie,
Übelkeit, Erbrechen, Neigung zur Spon-
tanhypoglykämie, „Alabasterhaut" als
Resultat des Funktionsausfalls der adreno-
corticotropen Achse, Kälteempfindlichkeit,
trockene Haut, Myxödem als Resultat des
Ausfalls der thyreotropen Achse, Verlust
der Sekundärbehaarung, der Schweiß- und
Talgdrüsensekretion, Amenorrhoe, Impotenz als Resultat des Funktionsausfalls der
gonadotropen Achse, sowie Fettstoffwechselstörungen und Adynamie als Resultat
des Funktionsausfalls der somatotropen
Achse im Erwachsenenalter und zusätzlich
Kleinwuchs bei Manifestation im Kindesalter.

Diagnostik

Diagnose stützt sich auf den Nachweis des
Ausfalls aller hypophysären Partialfunktionen: sowohl periphere Effektorhormone
(Kortisol, Thyroxin, Testosteron, Estradiol,
IGF I) als auch entsprechende hypophysäre Hormone (ACTH, TSH, LH, GH)
werden pathologisch niedrig gemessen.

Panhypopituitarismus, Tabelle 1 Ursachen des Panhypopituitarismus.

Tumoren der Sellaregion	– Hypophysenadenome – Craniopharyngeome – Tumoren der Rathke'schen Tasche
Paraselläre Tumoren	– Meningeome
Supraselläre (hypothalamische) Tumoren	– Craniopharyngeome – Meningeome – Chordome – Opticusgliome
Folgezustände nach Bestrahlung	– Hypophyse – Gehirn – Nasen-Rachen-Raum
Durchblutungs-störungen	– Hypophysenapoplexie – Sheehan-Syndrom
Infiltrative Erkrankungen	– Sarkoidose – Eosinophiles Granulom – Wegener'sche Granulomatose – Lymphozytäre Hypophysitis – Hämochromatose – Tuberkulose – Metastasen – Aneurysmen der A. carotis interna

Funktionstests sind nur im Ausnahmefall
zur Diagnosefindung erforderlich.

Diagnostik umfasst auch die Suche nach
der Ursache des Panhypopituitarismus:
Makroadenome, Zysten der Hypophyse
können hypophysäres Restgewebe komprimieren oder seine Perfusion behindern, bei
der Operation von sellären Prozessen kann
die Funktion der Hypophyse beeinträchtigt
werden. Konventionelle Bestrahlung der
Sella-Region mit Dosen über 50 Gy führt
im Lauf von Jahren bis Jahrzehnten zum
Panhypopituitarismus. Hypophysenapoplexie wird trotz relativ typischer klinischer Zeichen (schwerster Kopfschmerz,
Sehstörungen, Lähmungen des III., IV.
oder VI. Hirnnerven oder Kombinationen) häufig nicht auf Anhieb erkannt, auch
Schädel-Hirn-Traumen mit und ohne Schä-
delbasisfrakturen können zu akutem Verlust
hypophysärer Funktionen führen.

Bei der Ursachenforschung ist MRT des Gehirns Verfahren der ersten Wahl.

Differenzialdiagnose

Die meisten klinischen Symptome ähneln den Symptomen des Ausfalls des Endorgans, z.B. der Schilddrüse oder der Nebennierenrinde, sind aber aufgrund der geringen Spezifität (Müdigkeit, Schwäche, Kopfschmerz, Übelkeit, Erbrechen) und der Entwicklungsdynamik (innerhalb von Stunden nach Schädel-Hirn-Trauma oder Hypophysen-Apoplexie, über Jahrzehnte hin bei Hypophysentumoren) häufig nicht auf Anhieb offensichtlich. Die Färbung der Haut erlaubt bei entsprechendem Verdacht die Differenzierung zwischen primärer (dunkel) und sekundärer („Alabasterhaut") Nebennierenrindeninsuffizienz.

Allgemeine Maßnahmen

Lebensmodifikation

Disziplinierte Einnahme der erforderlichen Substitutionstherapie, ständiges Mitführen eines Notfallausweises.

Diät

Keine spezielle Diät sinnvoll. Keine kochsalzarme Diät.

Therapie

Kausal

Wenn hypophysäre Funktionen durch Tumorkompression beeinträchtigt sind, kann die mikrochirurgische Entfernung des Tumors oder medikamentöse Verkleinerung z.B. eines Prolaktinoms die hypophysären Partialfunktionen wiederherstellen.

Probetherapie

Komatöser Zustand im Rahmen einer hypophysären Krise kann durch Gabe von Glukokortikoiden (z.B. 100 mg Prednisolon) behandelt werden und als probatorische Therapie zur Diagnosefindung beitragen.

Akuttherapie

Zur Akuttherapie ist Substitution von Glukokortikoiden (100 mg Prednisolon) ausreichend. Substitution von Schilddrüsenhormonen soll langsam initiiert werden (beginnend mit 25 μg L-Thyroxin und langsame Dosissteigerung).

Dauertherapie

Kortisol und Thyroxin müssen als lebenswichtige Hormone ersetzt werden. Sexualhormone müssen bei prämenopausalen Frauen und Männern in aller Regel ebenfalls ersetzt werden. Der Ersatzbedarf für Wachstumshormon, der sich an altersadaptierten Konzentrationen von IGF I orientiert und eine Normalisierung des Fettstoffwechsels, der Körperzusammensetzung (Steigerung des Muskelanteils, Reduktion des Fettanteils) zum Ziel hat, wird weiter diskutiert. Es werden bei vollständiger Hypophysenvorderlappeninsuffizienz empfohlen:

- 20–30 mg Hydrokortison (10–15 mg morgens, 5–10 mg mittags, 5 mg abends)
- 100–150 μg L-Thyroxin
- 250 mg Testosteron-Enanthat alle 2–3 Wochen bei Männern intramuskulär
- Zyklische Gabe von Östrogenen und Gestagenen bei prämenopausalen Frauen.

Mit neu auf dem Markt befindlichen transdermalen Testosteronpräparaten erscheint ebenfalls bei zuverlässiger täglicher Gabe eine sichere Substitutionstherapie möglich. Bei vollständiger Hypophysenvorderlappeninsuffizienz ist die (subkutane) Substitution von Wachstumshormon auch für Erwachsene in Deutschland zugelassen und von den gesetzlichen Krankenkassen als Leistung anerkannt.

Operativ/strahlentherapeutisch

Über Dekompression der Hypophyse hinausgehende operative Therapie der Hypophysenvorderlappeninsuffizienz ist nicht möglich.

Bewertung

Wirksamkeit

Eine kausale Therapie besteht in der operativen Dekompression der Hypophyse. Die symptomatische Substitutionstherapie hypophysärer Partialfunktionen ermöglicht ein weitgehend normales Leben.

Verträglichkeit

Substitutionstherapie gut verträglich.

Pharmakoökonomie

Übliche Substitutionstherapie mit Hydrokortison, L-Thyroxin, Androgenen und Östrogenen preiswert. Zusätzlich Gabe von Wachstumshormon kostenträchtig.

Nachsorge

Prüfung der Qualität der Substitutionstherapie erfolgt biochemisch und klinisch. Qualität der Substitutionstherapie mit Hydrokortison wird nur vom Befinden und von der Leistungsfähigkeit des Patienten abhängig gemacht, Qualität der Substitutionstherapie mit Thyroxin wird durch Bestimmung von freiem Thyroxin ermittelt, adäquate Substitution mit Östrogenen und Gestagenen führt zu mensuellen Zyklen ohne menopausale Symptome, adäquate Substitution mit Testosteron führt zu Wiederherstellung von Libido und Potenz und dem Verschwinden von Hitzewallungen. Einmal gefundenes ausreichendes Substitutionsregime kann in der Regel über Jahrzehnte beibehalten werden; Ausnahme: Kortisondosis muss bei schweren Erkrankungen zumindest verdoppelt werden.

Prognose

Von einer adäquat substituierten Hypophysenvorderlappeninsuffizienz allein geht keine Einschränkung der Lebenserwartung aus.

Weiterführende Links

▶ Hypophyseninsuffizienz

Literatur

1. Vance ML (1994) Hypopituitarism. N Engl J Med 330:1651–1661

Pankreas

Synonyme

Bauchspeicheldrüse.

Englischer Begriff

Pancreas.

Definition

Verdauungsorgan (Fett, Eiweiß, Kohlenhydrate) und Stoffwechselorgan (Insulin, Glukagon).

Grundlagen

Zuerst „Finger der Leber" genannt im Talmud, wurden die Verdauungseigenschaften des Pankreas im Jahre 1834 von Eberle entdeckt. Das Pankreas ist etwa 12–20 cm lang, feinlobuliert, und 70–120 g schwer. Es liegt auf der Höhe vom Lendenwirbelkörper 1 und 2 und wird arteriell versorgt durch die A. gastroduodenalis, A. mesenterica superior, die A. coelica und die A. splenalis. Das Pankreas wird unterteilt in ein exokrines Organ (macht ca. 80 % beim Erwachsenen aus), endokrines Organ, die Inselzellen (macht ca. 2 % beim Erwachsenen aus, jedoch ca. 15 % beim Neugeborenen) und Bindegewebe mit Gefäßen und Lymphe (ca. 18 %). Die basale exokrine Unit ist der Azinus. Der Hauptductus des Pankreas (Wirsung) beginnt nahe dem Pankreasschwanz. Oft ist der akzessorische Ductus Santorini vorhanden, der meist mit dem Hauptductus kommuniziert. Im Pankreaskopf beträgt der Durchmesser des Hauptductus ca. 4 mm bei gesunden Individuen. Proteolytische Enzyme des Pankreas sind Trypsinogen, Chymotrypsinogen, Proelastase, Prokarboxypeptidase A und B. Amylolytische Enzyme ist die α-Amylase. Lipolytische Enzyme sind Lipase, Prophospholipase

A2 und Karboxylesterase. Nukleasen sind DNAse und RNAse. Daneben gibt es Prokolipase und Trypsininhibitoren.

Weiterführende Links

▶ Bauchspeicheldrüse

Pankreas, endokrines

Synonyme

Inselzellen.

Englischer Begriff

Islet cells.

Definition

Das endokrine Pankreas besteht hauptsächlich aus Langerhans-B-Zellen, die Insulin sezernieren. Daneben gibt es A Zellen, die Glukagon sezernieren, D Zellen, die Somatostatin sezernieren, und PP Zellen, die pankreatisches Polypeptid sezernieren.

Grundlagen

Das endokrine Pankreas macht ca. 2 % des Erwachsenenpankreas aus. Die Zahl der Langerhans-Inselzellen beträgt ca. 1 Million. Jede Inselzelle hat einen Durchmesser von ca. 0,2 mm und ist umgeben von einem feinen kapillaren Netzwerk. Die Zellverteilung ist etwa 65 % B Zellen (Insulin), 20 % PP Zellen (pankreatisches Polypeptid), 10 % A Zellen (Glukagon) und 5 % D Zellen (Somatostatin).

Pankreasinsuffizienz

Synonyme

Endokrine Pankreasinsuffizienz (pankreopriver Diabetes mellitus), exokrine Pankreasinsuffizienz.

Englischer Begriff

Pancreas insufficiency.

Definition

Eine Pankreasinsuffizienz infolge eines Mangels an Verdauungsenzymen und/oder von Insulin manifestiert sich klinisch mit der Entwicklung eines Diabetes mellitus, falls die Insuffizienz das endokrine Pankreas betrifft und/oder mit Folgen einer reduzierten Enzymsekretion wie Malabsorption, Blähungen, Durchfall und Fettstühlen.

Symptome

Polyurie/Polydipsie bei Diabetes mellitus, Gewichtsabnahme, Blähungen, Durchfall und Fettstühle.

Diagnostik

Endokrine Insuffizienz: C-Peptid, oraler Glukosetoleranztest (mit Insulinmessung) (siehe ▶ Diabetes mellitus, Typ 1).
Exokrine Insuffizienz:
A. Direkte Tests: Sekretin-Pankreozymin-Test, Lundh-Test.
B. Indirekte Tests: Elastase-1 im Stuhl, Chymotrypsin im Stuhl, Pancreolauryl-test (Serum, Urin), Stuhlgewichts- und -fettbestimmung.

Differenzialdiagnose

Chronische Pankreatitis, Mukoviszidose, Shwachman-Diamond-Syndrom, Johanson-Blizzard-Syndrom, Pankreasagenesis, Pearson's marrow pancreas syndrome, Pankreaskarzinom.

Allgemeine Maßnahmen

Lebensmodifikation

Ernährung anpassen, Alkohol vermeiden.

Diät

Sollte adäquat für das Alter sein, Substitution von Pankreasenzymen, evtl. mit Magensäureblockade. Manche Patienten benötigen eine hochkalorische und stark fetthaltige, proteinreiche Diät. Mittelkettige Triglyzeride, Glukosepolymere, Multivitamine einschließlich der Vitamine A, E, D, K.

Therapie

Kausal

Kaum möglich bei hereditären Defekten.

Probetherapie

Keine.

Akuttherapie

Pankreasenzymsubstitution, bei Diabetes mellitus Insulintherapie.

Dauertherapie

Pankreasenzymsubstitution (ca. 500–2000 IE von Lipaseaktivität pro Kg vor den Mahlzeiten und die Hälfte bei Snacks), Multivitaminpräparate, bei Diabetes mellitus Insulintherapie.

Operativ/strahlentherapeutisch

Whipple Operation bei Pankreaskarzinom.

Bewertung

Wirksamkeit

Enzymsubstitution sehr wirksam in der richtigen Dosierung.

Verträglichkeit

Gut.

Pharmakoökonomie

Insgesamt kostenintensive Therapie.

Nachsorge

Bei Mukoviszidose auf die Entwicklung eines Diabetes mellitus achten sowie auf Komplikation, die sonst mit der Erkrankung zusammenhängen (Infertilität, Lungenerkrankung); bei Shwachman-Diamond-Syndrom auf hämatologische Komplikationen, Skelettanomalien, Leberfunktion achten; allgemein bei chronischer Pankreatitis auf die Entwicklung eines Pankreaskarzinoms achten.

Prognose

Unter Substitution günstig.

Literatur

1. Koop I (2002) Gastroenterologie compact. Thieme Verlag, Stuttgart
2. Feldman M (2002) Sleisenger & Fordtran's Gastrointestinal and Liver Disease, 7th edn. WB Saunders, Philadelphia

Pankreasstuhl

Synonyme

Fettstuhl.

Englischer Begriff

Steatorrhea.

Definition

Normaler Stuhl wiegt weniger als 200 g/Tag und hat weniger als 7 g Fett/Tag bei einer Diät, die über mehrere Tage 70–100 g Fett pro Tag in der Nahrungsaufnahme beinhaltet. Pankreasstuhl ist Fettstuhl (gewöhnlich > 10 g Stuhlfett/Tag), breiig, voluminös und graufarbig.

Symptome

Stinkende Fettstühle, Durchfall.

Diagnostik

Stuhlgewicht und Stuhlfett, Klinik.

Differenzialdiagnose

Chronische Pankreatitis, Mukoviszidose, Shwachman-Diamand-Syndrom, Johanson-Blizzard-Syndrom, Pankreasagenesis, Pearson's marrow pancreas syndrome, Pankreaskarzinom.

Allgemeine Maßnahmen

Lebensmodifikation

Ernährung anpassen, Alkohol vermeiden.

Diät

Sollte adäquat für das Alter sein, Substitution von Pankreasenzymen, evtl. mit Magensäureblockade. Manche Patienten benötigen eine hochkalorische und stark fetthaltige, proteinreiche Diät. Mittelkettige Triglyzeride, Glukosepolymere, Multivitamine einschließlich der Vitamine A, E, D, K.

Therapie

Kausal

Keine.

Probetherapie

Keine.

Akuttherapie

Pankreasenzymsubstitutition (ca. 500–2000 IE von Lipaseaktivität pro kg vor den Mahlzeiten und die Hälfte bei Snacks), Multivitaminpräparate.

Dauertherapie

Pankreasenzymsubstitutition (ca. 500–2000 IE von Lipaseaktivität pro kg vor den Mahlzeiten und die Hälfte bei Snacks), Multivitaminpräparate.

Operativ/strahlentherapeutisch

Keine.

Bewertung

Wirksamkeit

Insgesamt kostengünstige Therapie.

Verträglichkeit

Gut.

Pharmakoökonomie

Gut.

Nachsorge

Wie bei Pankreasinsuffizienz.

Prognose

Siehe ▶ Pankreasinsuffizienz.

Weiterführende Links

▶ Salbenstuhl

Literatur

1. Koop I (2002) Gastroenterologie compact. Thieme Verlag, Stuttgart
2. Feldman M (2002) Sleisenger & Fordtran's Gastrointestinal and Liver Disease, 7th edn. WB Saunders, Philadelphia

Pankreatische Cholera

▶ Verner-Morrison-Syndrom

Pankreopriver Diabetes mellitus

▶ Pankreasinsuffizienz
▶ Diabetes mellitus, Typ 1

Pankreozymin

Synonyme

Cholezystokinin.

Englischer Begriff

Pancreozymin; cholecystokinin (CKK).

Definition

Peptid Transmitter, der produziert wird von endokrinen Zellen des oberen Dünndarms, jedoch auch abundant vorhanden ist in Nerven des Gastrointestinaltrakts und Gehirns. In Neuralgewebe funktioniert CKK als Neurotransmitter. Ins Blut sezerniert wirkt CKK als klassisches gastrointestinales Hormon.

Grundlagen

CKK wird ins Blut sezerniert infolge Nahrungsaufnahme. Zirkulierendes CKK bindet an CKK-A Rezeptoren in der Gallenblase, im Pankreas, glatter Muskulatur und peripheren Nerven, um die Gallenblasenkontraktion und Pankreassekretion zu stimulieren, um die Magenentleerung und Darmmotilität zu regulieren und um ein Sättigungsgefühl hervorzurufen. Fett und

Protein sind die stärksten Nahrungsstimu-
latoren zur Freisetzung von CKK.

Papaverin

Englischer Begriff

Papaverine.

Substanzklasse

Papeverolin-trimethyläther, Opium-Alka-
loid, 6,7-Dimethoxy-1-veratryl-isochinolin.

Gebräuchliche Handelsnamen

Bezug als Rezeptursubstanz (Ph. Eur.): Fa.
Caelo, Pharma Grundstoffe (D); kein zugelassenes Fertigarzneimittel erhältlich.

Indikationen

Verwendung bei der Schwellkörper-Autoinjektionstherapie (SKAT) meist zusammen mit Phentolamin und/oder auch Prostaglandin E_1; experimentell als Testsub-
stanz zu Prüfung der coronaren Flow-
Reserve, obsolet als Spasmolytikum bei
Koliken, Uterusspasmen, Bronchialasthma, Durchblutungsstörungen.

Wirkung

Spasmolytische Wirkung auf die glatte
Muskulatur.

Dosierung

Bei der SKAT meist Selbstinjektion von
15–30 mg Papaverin-Hydrochlorid und
0,5–1 mg Phentolamin oder bis 20 mg
Prostaglandin E_1 in 2 ml Lösungsmittel
über eine Insulinnadel direkt von lateral
oder dorsal in den proximalen Schwellkörper.

Darreichungsformen

Auf Rezepturen basierende wässrige Lösungen mit einem pH-Optimum von 2,0–2,8.

Kontraindikationen

Herzrhythmusstörungen, arterielle Ver-
schlußkrankheit, schwere Lebererkrankungen.

Nebenwirkungen

Hepatotoxizität, Blutdruckabfall, Tachykardien (Torsades de Pointes?); prolongierte Erektionen. Schwellkörperfibrosen wohl
nicht durch die Substanz, sondern eher
durch die Injektionstechnik verursacht.

Wechselwirkungen

Wirkungsverstärkung durch gleichzeitige
Anwendung eines α-Blockers (Phentolamin).

Pharmakodynamik

Wesentliche Wirkung bei der SKAT ist die
Relaxation der glatten kavernösen Muskelzellen, was zur Einleitung einer Erektion
und über die Drosselung des venösen Abflusses aus dem Schwellkörper zu einer
Aufrechterhaltung der Erektion führt.

Paraendokrine Syndrome

▶ Endokrinopathien, paraneoplastische

Parafollikuläre
Schilddrüsenzellen

▶ C-Zellen

Paragangliom

Synonyme

Extraadrenales Phäochromocytom.

Englischer Begriff

Paraganglioma.

Definition

Benigne und maligne (30 %) neuroektodermale, in wechselndem Umfang chromaffine Tumoren, die von den (extraadrenalen) sympathischen Paraganglien ausgehen und häufig Noradrenalin produzieren. Bei intraadrenalem Auftreten heißen sie Phäochromozytome und produzieren auch Adrenalin. Ähnliche Tumoren der parasympathischen Ganglien von Kopf und Hals und der Glomusorgane werden Chemodektome genannt. Diese Unterklasse wirkt meist nur raumfordernd, in seltenen Fällen aber auch Produktion von Katecholaminen.

Paragangliome (und Phäochromozytome) treten meist sporadisch auf, familiäre Häufung bei Neurofibromatose Typ 1, tuberöser Sklerose, Sturge-Weber-, von-Hippel-Lindau-Syndrom sowie bei der MEN 2A und MEN 2B. In jüngster Zeit allerdings werden Hinweise auf häufige typische Keimbahnmutation wie sie z.B. bei Neurofibromatose Typ 1 oder von-Hippel-Lindau-Syndrom gefunden, auch bei Patienten mit zunächst als sporadisch angesehenen Paragangliomen.

Symptome

Sofern eine Ausschüttung von Katecholaminen erfolgt, ist Bluthochdruck das Leitsymptom: konstant oder anfallweise in Form hypertensiver Krisen, verbunden mit Kopfschmerzen, Schwitzen und Tachykardie sowie Blässe des Gesichts. Bei älteren Menschen häufig diskrete Symptomatik.

Unabhängig vom Blutdruck können die Tumoren raumfordernd sein, insbesondere bei maligner Entartung (Entartungswahrscheinlichkeit bezogen auf extraadrenale Tumoren bei 30–40%) und damit eine entsprechende Klinik hervorrufen.

Diagnostik

Beachtung von Warnhinweisen wie paradoxem Blutdruckanstieg unter β-Blocker-Therapie oder Manifestation eines Hochdrucks unter Therapie mit trizyklischen Antidepressiva oder schwerer symptomatischer Hypotonie unter α-Blockern.

Biochemische Diagnostik durch mindestens zweimaligen Nachweis einer vermehrten Ausscheidung von Gesamtkatecholaminen, Metanephrinen und Vanillinmandelsäure im 24 Stunden-Urin ohne Einnahme von Medikamenten (zweiwöchige Pause empfohlen). Ist eine medikamentöse Hochdruckbehandlung erforderlich, eignen sich am besten Diuretika, Vasodilatantien sowie α- und β-Blocker.

Bestimmung der Plasmakatecholamine für die klinische Routinediagnostik in der Regel nicht hilfreich. Suppressionstests (Clonidin-Test, Phentolamin-Test) und Stimulationstest der Katecholaminausschüttung (Glukagon-Test) von beschränkter Aussagekraft.

Nach biochemischer Diagnosesicherung Lokalisationsdiagnostik durch Sonographie des Retroperitonealraums, durch CT (MRT) von Abdomen und Thorax und MIBG-Szintigraphie und evtl. Octreotide-Szintigraphie.

MIBG (^{131}I-Methyliodbenzylguanidin) wird von den peripheren sympathischen Nervenendigungen und dem Nebennierenmark über einen spezifischen Carrier aufgenommen. Katecholaminproduzierende Tumoren können so mittels MIBG-Szintigraphie lokalisiert werden. Entdifferenzierte Tumoren verfügen manchmal über Somatostatin-Rezeptoren und können mittels Octreotide-Szintigraphie identifiziert werden. Die selektive Venenkatheterisierung mit Etagenblutentnahme zur Lokalisationsdiagnostik hat praktisch keinen Stellenwert mehr.

CT/MRT und Szintigraphie sind für die OP-Planung einander ergänzend zu fordern.

Differenzialdiagnose

Wegen Häufigkeit des Leitsymptoms Bluthochdruck oft jahrelange Verzögerung der Diagnose.

Hirnblutungen, Myokardinfarkte, Linksherzdekompensationen mit Lungenödem können durch hypertensive Entgleisung bzw. Katecholaminexzess ausgelöst sein, ebenso wie Hypoglykämien, Laktatazidosen und hypokaliämische Alkalosen.

Allgemeine Maßnahmen

Lebensmodifikation

Nicht zielführend.

Diät

Nicht hilfreich.

Therapie

Kausal

Chirurgische Entfernung des Tumors/der Tumoren. Für maligne nicht resektable Tumoren chemotherapeutische Ansätze.

Probetherapie

Hier präoperative Therapie:
Die Operation eines katecholaminproduzierenden Paraganglioms darf erst durchgeführt werden, wenn durch ausreichend lange Blockade der α-Rezeptoren eine Vasodilatation und eine Normalisierung des zuvor reduzierten intravasalen Volumens erfolgt ist, um intraoperative Blutdruckkrisen und einen postoperativen Blutdruckabfall durch Hypovolämie zu vermeiden: Mittel der Wahl ist Phenoxybenzamin (Dibenzyran), ein irreversibler, nicht sensitiver α-Blocker, beginnend mit 2 × 10 mg pro Tag bis zu einer Dosis von 150 mg pro Tag über insgesamt 2 Wochen. Als Nebenwirkung Tachykardien, orthostatische Beschwerden, Miosis, Nasenkongestion, letzteres als Indiz der effektiven α-Rezeptoren-Blockade.

Akuttherapie

Akute Blutdrucksenkung durch Nitroprussid-Natrium mit 0,5–1,5 mg/kg und min. beginnend oder Uradipil (10–30 mg/Stunde).

Dauertherapie

Dauertherapie kommt dann in Frage, wenn eine kausale Therapie nicht möglich oder gewünscht ist: Blutdruckregulation mit Prazosin, Phenoxybenzamin oder auch α-Methylparatyrosin.

Operativ/strahlentherapeutisch

Bei metastasierten oder nicht vollständig resektablen malignen Paragangliomen als palliative Maßnahmen in erster Linie Therapie mit ^{131}I-MIBG, wenn MIBG-Aufnahme nachgewiesen und Patient in gutem Zustand, in zweiter Linie Chemotherapie mit Cyclophosphamid, Vincristin und Dacarbazin (Averbuch-Schema).

Bewertung

Wirksamkeit

Operative Sanierung führt (zunächst) zur Heilung, alle anderen Verfahren bieten nur einen palliativen Ansatz.

Verträglichkeit

Die oral anzuwendenden Blutdrucksenker werden von ihren spezifischen Nebenwirkungen abgesehen (Prazosin: Mundtrockenheit, Phenoxybenzamin: Nasenkongestion, α-Methylparatyrosin: Müdigkeit) gut vertragen.

Pharmakoökonomie

Dauerkontrolle des Blutdrucks mit oralen Antihypertensiva stellt eine preiswerte aber insgesamt nur unbefriedigende Behandlungsmodalität dar.

Nachsorge

Da Paragangliome häufig auf genetischer Grundlage entstehen, auch nach operativer Sanierung, Nachsorge zunächst vierteljährlich, später jährlich erforderlich, wobei Katecholaminbestimmung im Urin und Bestimmung des Tumormarkers Chromogranin A im Vordergrund stehen sollten.

Prognose

Angesichts der neuen molekulargenetischen Erkenntnisse eher zweifelhaft.

Weiterführende Links

► Phäochromozytom, malignes

Literatur

1. Mundschenk J, Dietrich KD, Kopf D, Höppner W, Lehnerdt H (2001) Phäochromocytom Klinik, Diagnostik, Therapie, Deutsches Ärzteblatt Jg 98, 39:2502–2510
2. Neumann H et al. (2002) Germ-line mutations in nonsyndromic pheochromocytoma. N Engl J Med 346:1459–1466

Paraganglion, suprarenales

Synonyme

Zuckerkandl Organ.

Englischer Begriff

Suprarenal paraganglion.

Definition

Prävertebral gelegenes sympathisches Ganglion, bestehend aus chromaffinen Zellen. Tumoren dieser Ganglien bezeichnet man als Paragangliome. Sie gehören zu den extraadrenalen Phäochromozytomen und sind im Unterschied zu den adrenalen Phäochromozytomen häufiger maligne.

Symptome

Die Mehrzahl der Patienten leidet unter hohem Blutdruck. Weiterhin beschreiben die Patienten Kopfschmerzen (anfallsartig, pochend, bilateral), Palpitationen, Schweißausbrüche, Zittern, Blässe, Angstgefühl und Übelkeit. Diese meist paroxysmal auftretenden Symptome können teilweise wöchentlich, teilweise nur einmal in mehreren Monaten auftreten. Selten findet man eine Raynaud-Symptomatik oder eine Livedo reticularis. In einigen Fällen wird eine pektanginöse Symptomatik beschrieben.

Diagnostik

Mindestens zweimalige Bestimmung der Katecholamine (Adrenalin, Noradrenalin, Dopamin) und deren Metabolite (Metanephrin, Normetanephrin, Vanillinmandelsäure) im 24 h-Urin. Diagnostisch ist eine mehr als 2fache Erhöhung dieser Werte. Bei grenzwertigen Befunden sollte die Plasmakonzentration der Katecholamine und deren Metabolite bestimmt werden (> 3fache Erhöhung diagnostisch). Wenn erneut grenzwertige Befunde vorliegen, sollten Funktionstests durchgeführt werden.

Clonidintest: orale Applikation von 0,3 mg Clonidin. Eine Suppression der Katecholaminwerte < 50 % ist diagnostisch für ein Phäochromozytom.

Glukagontest: intravenöse Applikation von 1 mg Glukagon. Bei Phäochromozytom pathologische Stimulation der Katecholaminwerte mindestens auf das 3fache.

Bildgebende Diagnostik: CT (hohe Sensitivität), MRT (hohe Spezifität), MIBG-Szintigraphie, Octreotid-Szintigraphie. Die nuklearmedizinischen Verfahren sind insbesondere bei den extraadrenalen Phäochromozytomen (Paragangliomen) die Methoden der Wahl.

Differenzialdiagnose

Essentieller Hypertonus, Alkoholentzug, Reboundeffekt nach Absetzen von Clonidin, zerebrale Vaskulitis, Präeklampsie, Subarachnoidalblutung, Migräne, intrakranielle Raumforderung, Pharmaka (Amphetamine, Ephedrin, Isoproterenol, Cocain, LSD), seltener Mastozytose, Carcinoid (ebenfalls episodische Symptomatik, aber im Unterschied zum Phäochromozytom hier arterielle Hypotension und Vasodilatation).

Allgemeine Maßnahmen

Lebensmodifikation

Vermeidung von Stress und von Medikamenten, welche krisenhafte Blutdruckanstiege auslösen Können (z.B. trizyklische Antidepressiva, Metoclopramid, Droperidol, Naloxon).

Therapie

Kausal

Operation des Tumors durch erfahrenes Team von Chirurgen und Anästhesisten.

Probetherapie

Bei unvollständiger chirurgischer Tumorresektion kann palliativ eine Chemotherapie (Vincristin, Cyclophosphamid, Dacarbazin), eine Radioiodtherapie (^{131}I-MIBG) und/oder eine Chemoembolisation versucht werden. Die Wirksamkeit dieser Therapieformen ist insgesamt unbefriedigend.

Akuttherapie

Präoperativ muss eine α- und bei bestehender Tachykardie eine β-Rezeptorenblockade (Phenoxybenzamin oder Doxazosin; Metoprolol oder Bisoprolol) vorgenommen werden, um intraoperativen Bluthochdruckkrisen vorzubeugen. Alternativ können Kalzium-Antagonisten vom Nifedipintyp (Reduktion des potentiellen vasokonstriktorischen Effektes der Katecholamine) verabreicht werden. Gleichzeitig wird bei den Patienten eine angepasste Volumenexpansion vorgenommen (kochsalzreiche Diät, präoperativ zusätzlich Infusion von isotonischer Kochsalzlösung).

Dauertherapie

α- und gegebenenfalls β-Blocker oder alternativ Kalzium-Antagonisten bei Inoperabilität.

Operativ/strahlentherapeutisch

Die komplette Resektion des adrenalen oder extraadrenalen Tumors ist die Methode der Wahl. Eine Strahlentherapie kann bei Knochenmetastasen versucht werden.

Bewertung

Wirksamkeit

Die Operation ist der einzige kurative Therapieansatz.

Verträglichkeit

Die Morbidität bei Operation eines Phäochromozytoms wird mit 40 % angegeben, die Mortalität mit 2–4 %. Alle palliativen Therapieansätze (siehe oben) werden wenig erfolgreich angewandt.

Nachsorge

Postoperativ sollten lebenslang jährliche Messungen der Konzentrationen der Katecholamine, deren Metabolite sowie des Chromogranin A im Plasma erfolgen.

Prognose

Die Fünfjahresüberlebensrate beim benignen Phäochromozytom beträgt 97 %, die des malignen Phäochromozytoms 23–44 %.

Literatur

1. Dluhy RG, Lawrence JE, Williams GH (2003) Physiology of the sympathoadrenal System and pheochromocytoma. In: Larsen PR, Kronenberg HM, Melmed S, Polonsky KS (eds) Williams Textbook of Endocrinology, 10th edn. WB Saunders, Philadelphia, 552–561

Parakrin

Englischer Begriff

Paracrine.

Definition

Hormonwirkung auf Nachbarzellen.

Grundlagen

Parakrine Wirkung von Hormonen bezeichnet die hormonelle Signalübertragung von der Hormon-sezernierenden Zelle auf die Zielzelle durch Diffusion des produzierten Hormons durch den Extrazellularraum zur Zielzelle. Im Gegensatz dazu endokrine Sekretion: Signalübermittlung über die Blutbahn; neuroendokrine Sekretion: Signalübermittlung aus Nervenendigungen in der Regel ebenfalls in die Blutbahn.

Paralysis oculomotoria

▶ Okulomotoriuslähmung

Paralysis oculomotoria diabetica

▶ Okulomotoriuslähmung, diabetische

Paramethason

Englischer Begriff

Paramethasone.

Substanzklasse

Synthetisches Glukokortikoid, 6α-Fluor-16α-methylprednisolon.

Gebräuchliche Handelsnamen

Cortidene Depot (Berna, E), Depodilar 40 mg (Ibrahim, TR; Syntex TR), Haldrone (Eli.Lilly, USA), in Deutschland derzeit nicht im Handel (früher Monocortin, Monocortin S).

Indikationen

Hirnödem ausgelöst durch Hirntumor, allergische Erkrankungen; Asthma bronchiale; obstruktive Atemwegserkrankungen; interstitielle Lungenerkrankungen; Sarkoidose in den Stadien II und III; Erkrankungen der oberen Luftwege, z.B. Heuschnupfen; rheumatische Erkrankungen, Kollagenosen; Perikarditis; Endomyokardfibrose bei Eosinophilie; rheumatische Karditis und Endokarditis; Hautkrankheiten; Pemphigus vulgaris; nephrotisches Syndrom; Hepatitis; Blutkrankheiten; M. Addison; Hypophysenvorderlappeninsuffizienz; adrenogenitales Syndrom; Palliativtherapie maligner Erkrankungen; Prophylaxe und Therapie von zytostatikainduziertem Erbrechen; Prophylaxe des Atemnotsyndroms bei Frühgeborenen; Ösophagusverätzung.

Wirkung

Im Blutplasma an Transcortin gebunden diffundiert Paramethason durch die Zellmembran, bindet im Cytoplasma an den Steroidrezeptor, gelangt im Verbund in den Zellkern und induziert dort vom Zelltyp abhängig multiple Stoffwechselvorgänge wie Steigerung der Glukoneogenese aus Aminosäuren, Lipogenese, renale Natriumretention und vermehrte Kaliumexkretion, Beeinflussung der Produktion von Zytokinen.

Dosierung

Nach Wirkung, 2 mg Paramethason entspricht etwa 5 mg Prednisolon.

Darreichungsformen

Cortidene Depot 40 mg Ampullen (Berna, E).
Depodilar 40 mg Ampullen (Ibrahim TR; Syntex, TR).
Haldrone 1 mg–2 mg Tabletten (Eli Lilly USA).

Kontraindikationen

HBsAg-positive chronisch-aktive Hepatitis; Parasitosen.

Nebenwirkungen

Striae rubrae, Petechien, Ekchymosen, Akne, Vollmondgesicht, Stammfettsucht, verzögerte Wundheilung, Muskelschwäche, Osteoporose, aseptische Knochennekrosen, Glaukom, Katarakt, Depressionen, Euphorie, Ulkus ventrikuli, verminderte Glukosetoleranz, Diabetes mellitus, Natriumretention, renaler Kaliumverlust, Nebennierenrindeninsuffizienz, Hypertonie, Erhöhung des Thromboserisikos, Behinderung von Immunvorgängen, Amenorrhoe, Hirsutismus, Impotenz.

Wechselwirkungen

Wirkungsverstärkung durch östrogenhaltige Kontrazeptiva, Verstärkung der Wirkung von Atropin und anderer Anticholinergika auf den Augeninnendruck.

P

Pharmakodynamik

Förderung der Glukoneogenese aus Aminosäuren führt zu Muskelatrophie, Osteoporose, diabetischer Stoffwechsellage, Hyperlipidämie, stammbetonter Fettverteilung. Wirkungen auf Mediatoren des Immunsystems und der Hämatopoese führen zu Leukozytose, Verminderung der eosinophilen Granulozyten und der Lymphozyten, insbesondere der T-Lymphozyten, was die antiallergische und immunsuppressive Wirkung, aber auch die gesteigerte Infektanfälligkeit begründet. Vermehrung von Erythrozyten und Thrombozyten führt zur Thrombophilie. Einflüsse auf die Mediatoren des Immunsystems für Entzündungs-, Exsudations- und Proliferationshemmung des Bindegewebes (damit auch für verzögerte Wundheilung) verantwortlich.

Paraneoplasie

Synonyme

Paraneoplastische Symptome; paraneoplastisches Syndrom; ektopische hormonelle Symptome; ektopisches hormonelles Syndrom.

Englischer Begriff

Paraneoplastic syndrome.

Definition

Nicht direkt vom Primärtumor oder seinen Metastasen ausgehende, sondern auf humoralen Fernwirkungen beruhende metabolische, dystrophische und/ oder degeneratorische Symptome.

Grundlagen

Maligne Tumoren können zusätzlich zu den von der Tumormasse oder der -invasivität verursachten Symptomen über die Produktion und Ausschüttung von Hormonen oder hormonähnlich wirkenden Substanzen ein breites Spektrum von zusätzlichen Symptomen auslösen, die sogenannten paraneoplastischen Symptome: typisch z.B. Akanthosis nigricans beim Magenkarzinom, Tylosis palmaris et plantaris beim Ösophaguskarzinom, Hyperfibrinolyse beim Prostatakarzinom, Thrombose beim Prostatakarzinom, Hyperkalzämie beim Plattenepithelkarzinom des Bronchialsystems oder SIADH-Syndrom beim kleinzelligen Bronchialkarzinom. Zu den auslösenden Substanzen gehören Hormone, Fragmente oder Vorläufersubstanzen von Hormonen, Prostaglandine, Zytokine und andere Stoffe, die charakteristischerweise von spezialisierten Zellen produziert werden. Solche Substanzen werden manchmal auch von nicht-endokrinen Geweben in ganz geringen Mengen produziert. Wenn diese Gewebe entarten, produzieren sie diese Substanzen dann oft in sehr großen Mengen und verursachen solche paraneoplastische Symptomenkomplexe. Insofern sind nicht alle ektopischen hormonellen Syndrome wirklich ektopisch und der Begriff paraneoplastisches Syndrom ist eher zutreffend.

Bei den meisten bekannten Substanzen, die für Paraneoplasien verantwortlich sind, handelt es sich um Peptide. Selten entstehen paraneoplastische Syndrome auch durch die Metabolisierung eines Vorläufer-Produkts in ein bioaktives Steroidhormon (z.B. können Leberzellkarzinome DHEA in Östron oder Östradiol transformieren).

Paraneoplastische Struma

▶ Struma infolge paraneoplastischer Produktion von TSH

Paraneoplastische Symptome

▶ Paraneoplasie

Paraneoplasie, Tabelle 1 Paraneoplastische Syndrome.

	Klinische Syndrom	Auslösendes Neoplasma	Entstehungsmechanismus
Endokrine Symptome	Cushing-Syndrom	Karzinoid-Tumor des Bronchialsystems	ACTH oder ACTH-ähnliche Substanz
	Hyponatriämie	kleinzelliges Bronchialkarzinom	ADH oder ADH-ähnliche Substanz
	Hyperkalzämie	Plattenepithelkarzinom des Bronchialsystems	Parathormon related peptide
	Hypoglykämie	Weichteilsarkome	Insulin-ähnliche Substanzen
	Feminisierung	Leberzellkarzinom	Metabolisierung von DHEA zu Östrogenen
Vaskuläre und hämatologische Symptome	Polyglobulie	Nierenzellkarzinom	Erythropoetin
	Venenthrombose	Pankreaskarzinom	
Neurologische Symptome	Lambert-Eaton-Syndrom	Thymom	Antikörper gegen Strukturen der motorischen Endplatte
	Myasthenia gravis	Bronchialkarzinom	
Dermatologische Symptome	Acanthosis nigricans	Magenkarzinom	
	Tylosis palmaris et plantaris	Ösophaguskarzinom	

Paraneoplastisches endokrines Syndrom

▶ Syndrom, paraneoplastisches

Paraneoplastisches Syndrom

▶ Paraneoplasie
▶ Syndrom, paraneoplastisches

Parathormon

Synonyme
Parathyrin.

Englischer Begriff
Parathyroid hormone.

Definition
Lineares Peptid mit 84 Aminosäuren, das von den Epithelkörperchen sezerniert wird.

Grundlagen
Durch Parathormon wird die Konzentration des ionisierten Kalziums im Blut und in der extrazellulären Flüssigkeit von Minute zu Minute kontrolliert. Parathormon bindet an spezifische Rezeptoren auf der Zelloberfläche von Knochen- und Nierenzellen, was zu einer Erhöhung der Kalziumkonzentration im Blut führt. Zwischen der Kalziumkonzentration im Blut und der Sekretionsrate von Parathormon besteht eine negative Rückkoppelung.

Parathormon entsteht aus einem Vorläufermolekül (Prä-Proparathormon). Die intrazelluläre Prozessierung im rauhen endoplasmatischen Retikulum und im Golgi-Apparat führt zum intakten Parathormon, das in Granula gespeichert wird. Parathormon wird zu 70 % von der Leber und zu 20 % von der Niere metabolisiert (Halbwertszeit 2 Minuten).

Wichtige Funktionen von Parathormon:

1. Niere
   1. Stimulation der Kalzium-Reabsorption aus den distalen Tubuli.
   2. Steigerung der Phosphatausscheidung durch Hemmung der renalen Phosphatrückresorption sowohl im proximalen als auch im distalen Tubulus.
   3. Stimulation der Synthese von 1,25-$(OH)_2$-Vitamin D im proximalen Tubulus durch Aktivierung der 1a-Hydroxylase.

2. Knochen
   1. Stimulation der Knochenresorption durch erhöhte Osteoklastenaktivität.
   2. Indirekte Osteoblastenstimulation durch Induktion von parakrinen Wachstumsfaktoren. Neuerdings wird dieser Effekt durch einmal tägliche subcutane Gabe von Parathormon (Teriparatid: Forsteo) ausgenützt, so dass in diesem Fall die Osteoblastenaktivität stärker als die Osteoklastenaktivität gesteigert wird. Im Nettoverhältnis resultiert der Anbau von neuem Knochengewebe auf trabekulären und corticalen Knochenoberflächen an Endost und Periost.

Parathormon-Antagonisten

▶ Nebenschilddrüsenhormon-Antagonisten

Parathormonmangel

▶ Hypoparathyreoidismus, parathyreopriver
▶ Hypoparathyreoidismus

Parathormonresistenz

▶ Pseudohypoparathyreoidismus

Parathyreoidadenom

Synonyme

Epithelkörperchenadenom.

Englischer Begriff

Parathyroid adenoma.

Definition

Autonome, nicht dem normalen Regelkreis unterworfene Mehrsekretion von Parathormon aus einer oder mehreren Nebenschilddrüsen, die zum Krankheitsbild des primären Hyperparathyreoidismus (HPT) führt.

Symptome

Klassische Trias: „Stein-, Bein- und Magenpein" d.h. Nierensteine, Knochenschmerzen oder Magenschmerzen, seltener Hypertonus, Depression oder andere psychische Symptome.

Diagnostik

Serumparathormon und Serum-Kalzium, Urin-Kalzium.

Differenzialdiagnose

Zwischen primärem und tertiärem HPT: primär = ohne chronische Niereninsuffizienz und tertiär nach langjähriger terminaler Niereninsuffizienz mit begleitendem sekundärem HPT, hypokalziurische Hyperkalzämie.

Allgemeine Maßnahmen

Lebensmodifikation
Kalziumarme Diät.

Diät
Kalziumarme Diät.

Therapie

Kausal

Operation.

Akuttherapie

Operation.

Dauertherapie

Operation.

Operativ/strahlentherapeutisch

Chirurgische Entfernung des Epithelkörperchenadenoms.

Bewertung

Wirksamkeit

Abhängig von der Güte des Chirurgen, die OP sollte nur von einem erfahrenen endokrinen Chirurgen durchgeführt werden.

Nachsorge

Regelmäßige Messung des Serum-Kalziums.

Prognose

Meist gut, schlechter beim Epithelkörperchenkarzinom.

Literatur

1. Rothmund M (1991) Hyperparathyreoidismus. Thieme Verlag, Stuttgart

Parathyreoidea

▶ Epithelkörperchen

Parathyreopriv

Englischer Begriff

Hypoparathyroid.

Definition

Nach chirurgischer oder radiotherapeutischer Entfernung der Nebenschilddrüsen.

Grundlagen

Chirurgische oder radiotherapeutische Behandlung von Schilddrüsenerkrankungen, insbesondere bei totaler Thyreoidektomie, können zum Verlust der Nebenschilddrüsenfunktion führen. In selten Fällen ist ein Patient parathyreopriv, wenn ein idiopathischer Hypoparathyreoidismus oder ein Pseudohyperparathyreoidismus besteht.

Parathyreotropes Hormon

▶ Parathormon

Parathyrin

▶ Parathormon

Pars infundibularis

Englischer Begriff

Pars infundibularis.

Definition

Teil des Hypophysenhinterlappens (pars infundibularis und Neurohypophyse), welches zusammen mit der Pars tuberalis des Hypophysenvorderlappens den Hypophysenstiel bildet.

Grundlagen

Die Pars infundibularis ist von einem dichten Kapillargeflecht (Portalvenen) umgeben und stellt die Verbindung der Neurohypophyse zu den hypothalamischen Kernen (Nuclei supraopticus und paraventricularis) dar. Durch axoplasmatischen Fluss erreichen die im Hypothalamus gebildeten Hormone (Oxytocin und antidiuretisches Hormon) den Hypophysenhinterlappen, wo sie gespeichert werden. Eine Unterbrechung der Pars infundibularis führt zu einem Diabetes insipidus. Dieser findet sich selten bei Hypophysenadenomen und häufig bei Kraniopharyngiomen, Zysten der Rathke'schen Tasche, Entzündungen und Metastasen im prasellären Bereich.

Pars intermedia der Hypophyse

▶ Hypophysenzwischenlappen

Pars tuberalis

Englischer Begriff

Pars tuberalis of hypophysis.

Definition

Teil des Hypophysenvorderlappens (pars distalis, tuberalis und intermedia), welches zusammen mit dem Infundibulum des Hypophysenhinterlappens den Hypophysenstiel bildet.

Grundlagen

Die Pars tuberalis ist von einem dichten Kapillargeflecht (Portalvenen) umgeben. Für diesen Teil des Hypophysenvorderlappens ist keine spezielle endokrine Funktion (Hormonsekretion) bekannt.

Partieller Androgenmangel des alternden Mannes

▶ Androgendefizit, partielles des alternden Mannes

Partielles Androgendefizit des alternden Mannes

▶ Androgendefizit, partielles des alternden Mannes

PAS

▶ polyglanduläres Autoimmunsyndrom

PAS-I

▶ polyglanduläres Autoimmunsyndrom Typ I

Pasqualini-Syndrom

Synonyme

Isolierter LH-Mangel; isolierter Lutropin-Mangel; fertiler Eunuchoidismus.

Englischer Begriff

Isolated LH deficiency; isolated luteinizing hormone deficiency; Pasqualini's syndrome; fertile eunuch syndrome.

Definition

Männer mit mangelhafter hypophysärer Synthese und Sekretion allein des Lutropins (LH) mit präpubertärem sekundären Hypogonadismus und fast normaler Hodengröße und Fertilität, die allerdings graduell eingeschränkt ist. Durch LH oder hCG lassen sich Testosteronsynthese und Spermatogenese stimulieren. Die Histologie der Hoden zeigt reduzierte, aber erhaltene Spermatogenese bei Atrophie der Leydig-Zellen. Die Ätiopathogenese ist unklar; in Einzelfällen wurden hypothalamische Anomalien festgestellt; bei der idiopathischen Form wird die inkomplette Ausprägung eines isolierten Gonadotropinmangels, auch eine partielle Loss-of-function-Mutation des LHRH-Rezeptor-Gens vermutet. Eine Hyposmie besteht nicht.

Symptome

Verspätete Pubertät, eunuchoider Hochwuchs, Zeichen des Hypogonadismus, normal große Hoden, eingeschränkte Fertilität.

Diagnostik

LH erniedrigt, FSH normal, mit Gonadorelin (LHRH,GnRH) LH nicht oder nur insuffizient und FSH normal stimulierbar. Testosteron erniedrigt, Östradiol erniedrigt, beide aber mit hCG stimulierbar.

Differenzialdiagnose

Abgrenzung von anderen Formen des Hypogonadismus, insbesondere auch von ► Kallmann-Syndrom, ► Leydig-Zell-Hypoplasie.

Therapie

Kausal

Der Testosteronmangel wird durch Substitution altersangepaßt ausgeglichen, entweder Tagesplaster oder Depotinjektionen. Fertilitätssteigerung durch repetitive hCG-Injektionen. Sofern durch wiederholte LHRH-Applikation die endogene LH-Sekretion stimulierbar ist, verspricht die pulsatile LHRH-Applikation mit Pumpe eine gute Fertilitätsverbesserung.

Bewertung

Wirksamkeit

Der Hypoganadismus und der Testosteronmangel werden durch Testosteronsubstitution effektiv ausgeglichen, die sekundären Geschlechtsmerkmale bilden sich aus, bei offenen Epiphysenfugen Wachstumsschub und Epiphysenschluß, Osteoporose wird verhindert oder gebessert. HCG und gegebenenfalls pulsatiles LHRH stimuliert effektiv die endogene Testosteronproduktion und auch die Fertilität.

Weiterführende Links

► Eunuchoidismus, fertiler
► Leydig-Zellinsuffizienz

Passagere Kohlenhydratmalassimilation

► Kohlenhydratmalabsorption, passagere

PCOS

► Ovarialsyndrom, polyzystisches

PCO-Syndrom

► Ovarialsyndrom, polyzystisches

Pegvisomant

Englischer Begriff

Pegvisomant.

Substanzklasse

Wachstumshormonantagonist.   PEG-hGH G120K.

Gebräuchliche Handelsnamen

Somavert.

Indikationen

Akromegalie bei Patienten, bei denen Operation und/oder Strahlentherapie und die medikamentöse Therapie mit Somatostatinanaloga nicht den gewünschten Behandlungserfolg erbringen.

Wirkung

Humanes Wachstumshormon (hGH) ist ein 4-α-helicales Protein welches zwei Bindungsstellen für den Wachstumshormonrezeptor (GHR) aufweist. Die durch GH als Ligand induzierte Rezeptordimerization von zwei GHR-Molekülen führt zur Aktivierung der Signalkaskade und Expression von Insulin-like Growth Factor (IGF)-I als dem Mediator der allermeisten GH-Effekte

P

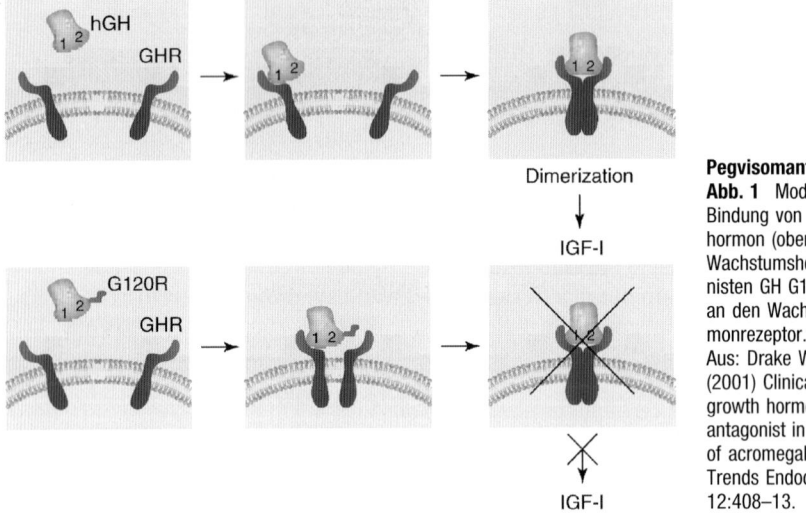

Pegvisomant, Abb. 1 Modell der Bindung von Wachstumshormon (oben) und des Wachstumshormonantagonisten GH G120R (unten) an den Wachstumshormonrezeptor. Aus: Drake WM, et al (2001) Clinical use of a growth hormone receptor antagonist in the treatment of acromegaly. Review. Trends Endocrinol Metab 12:408–13.

im Organsimus. Bei dem Wachstumshormonantagonisten Pegvisomant (PEG-hGH G120K) wurden in der dritten α-Helix von GH in Position 120 die Aminosäure Glycin durch Lysin ersetzt (hGH G120K) und dadurch die 2. Bindungsstelle für den GHR aufgehoben. Pegvisomant hemmt kompetitiv die Wirkung von GH am GHR, indem es zwar über die 1. Bindungsstelle einen GHR bindet, aber durch die Veränderung in der 2. Bindungsstelle keine GHR-Dimerization und nachfolgende Signaltransduktion erlaubt (siehe Abb. 1).

Therapieziel der Therapie mit Pegvisomant bei Akromegalie: Absenkung des Serumspiegels von IGF-I in den alters- und geschlechtsspezifischen Normbereich.

Dosierung

Pegvisomant 10–20 mg pro Tag.

Darreichungsformen

Einmal tägliche subkutane Injektion.

Kontraindikationen

Überempfindlichkeit gegenüber Pegvisomant.

Nebenwirkungen

Der Wachstumshormonspiegel steigt in den ersten Wochen unter Therapie mit Pegvisomant an und erreicht dann ein neues Plateau. In seltenen Einzelfällen wurde unter Pegvisomant ein Wachstum des Hypophysenadenoms beobachtet.

Pen

Synonyme

Applikationshilfe zur subkutanen Injektion (z.B. Insulin, GH u.a.).

Englischer Begriff

Pen.

Definition

Injektionshilfe ursprünglich zum Spritzen von Insulin, aber auch von Wachstumshormon, Parathormon und Zytokinen. Dazu wird in das Gerät eine Ampulle (Kartusche) mit dem entsprechenden Medikament eingesetzt. Das Abmessen und Aufziehen aus einer Medikamentenampulle ist dazu nicht erforderlich.

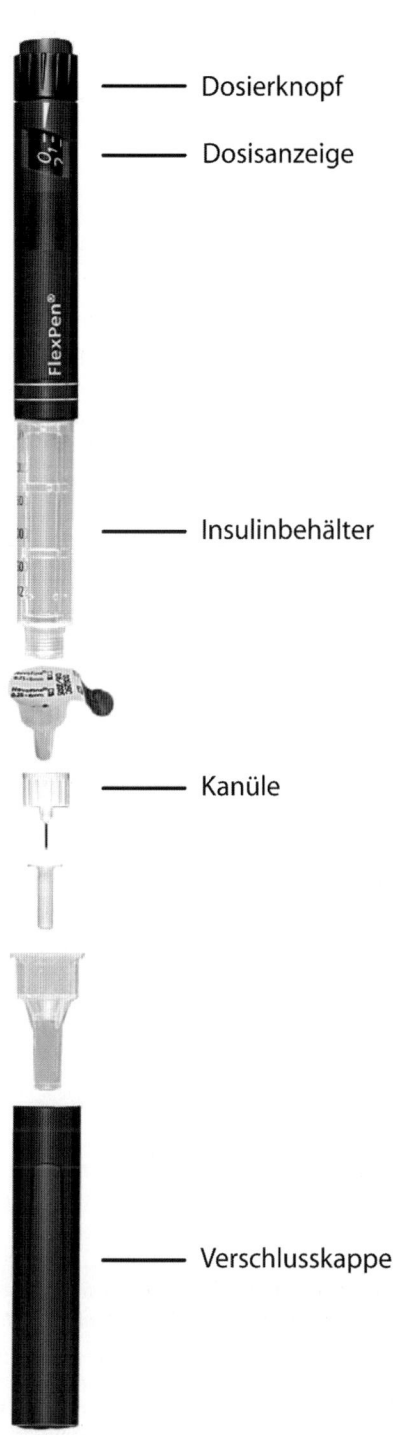

Dosierknopf

Dosisanzeige

Insulinbehälter

Kanüle

Verschlusskappe

Pen, Abb. 1

Voraussetzung

Sichere Schulung von Geräteeinstellung, Injektionstechnik und Wartung des Pen einschließlich des Einlegens der Medikamentenpatrone für das jeweils eingesetzte Gerät, da sich die Pens der verschiedenen Hersteller in der Handhabung unterscheiden.

Kontraindikationen

Bei sichtbarer Beschädigung oder Anzeige einer Fehlfunktion Pen nicht verwenden.

Durchführung

Nach Einstellen der Dosis mit Hilfe der Dosiervorrichtung wird das Medikament in üblicher Technik subkutan nach vorheriger Hautdesinfektion in das Unterhautfettgewebe injiziert. Die (extrem dünne) Nadel darf erst nach etwa 10 Sekunden zurückgezogen werden, da sonst Teile der geplanten Dosis im Applikationssystem verbleiben.

Nachsorge

Nicht erforderlich bzw. wie nach klassischer Insulinapplikation.

Pendred-Syndrom

Synonyme

Pendrin-Defekt.

Englischer Begriff

Pendred's syndrome; pendrin defect.

Definition

Angeborene oder sich im Kindesalter manifestierende, autosomal rezessive, thyreoidale Dyshormonogenese (Iodfehlverwertung) mit meist nur subklinischer Neugeborenenhypothyreose oder primärer Hypothyreose und leichter bis schwerer beidseitiger Innenohrschwerhörigkeit. Prävalenz 1:15.000 bis 1:100.000. Auf Chromosom 7q22-31.1 liegende Defektmutation des Pendred-

Syndrom-Gens (PDS-Gens), dessen Produkt, Pendrin, ein membrangebundener, Na^+-unabhängiger Anionentransporter für I^- und Cl^- ist mit Expression in Schilddrüse und Kochlea. In die apikale Thyreozytenmembran eingebettet transportiert Pendrin I^- von intrazellulär ins Follikellumen und konzentriert es dort im Aktivitätsbereich der Thyreoperoxidase. In der Kochlea ist Pendrin mittels Chloridtransport wahrscheinlich am Wasser- und Elektrolytaustausch beteiligt. Funktionsverlust des Pendrins führt zur thyreoidalen Iodorganifikationsstörung und damit zum partiellen Schilddrüsenhormon-Synthesedefekt und zur kochleären Innenohrschwerhörigkeit.

Symptome

Bei Homozygotie oder zusammengesetzter Heterozygotie manifestiert sich der Pendrindefekt als leichte primäre Hypothyreose sowie mit variabel ausgeprägter Innenohrschwerhörigkeit und gelegentlichen Vestibularisstörungen. Eine gegenregulatorische Strumabildung ist häufig, aber nicht immer nachweisbar.

Diagnostik

Im Serum ist fT_4 normal bis erniedrigt, ebenso T_3, TSH ist normal bis erhöht. Die thyreoidale Radioiodaufnahme ist normal bis gesteigert. Der Perchlorat-Discharge-Test ist mit $> 20\,\%$ positiv und zeigt einen partiellen Iodorganifikationsdefekt an. Die Innenohrschwerhörigkeit wird durch akustisch evozierte Potentiale verifiziert. Die Kerspintomographie zeigt Mondini-Anomalien des Innenohres mit Erweiterungen der Scala vestibuli sowie des Saccus und Ductus endolymphaticus. Das Pendred-Syndrom wird im Hypothyreosescreening (TSH-Screening) der Neugeborenen nur in extrem ausgeprägten Fällen erfasst. Genanalytischer Nachweis der Mutation.

Differenzialdiagnose

Abgrenzung von anderen Formen der primären Hypothyreose, insbesondere von anderen hereditären thyreoidalen Dyshormonogenesen sowie angeborenen oder früh kindlich erworbenen Innenohrschwerhörigkeiten. Hohe Dosen Iodid können wie beim partiellen Iodidtransport-Defekt eine Besserung der Hormonsynthese herbeiführen.

Therapie

Kausal

Lebenslange euthyreote Substitution mit Levothyroxin wie bei Neugeborenenhypothyreose oder primärer Hypothyreose. Von einer Iodidtherapie in hohen Dosen ist wegen der unzuverlässigen Resultate abzusehen. Prothetische Versorgung der Innenohrschwerhörigkeit.

Akuttherapie

Siehe ▶ Neugeborenenhypothyreose.

Dauertherapie

Lebenslange euthyreote Substitution mit Levothyroxin.

Operativ/strahlentherapeutisch

Chirurgische Resektion von Strumen, die nach retrosternal reichen, die Trachea komprimieren, knotig umgewandelt oder von großem Ausmaß sind. Vor und nach Resektion euthyreote Substitution mit Levothyroxin.

Bewertung

Wirksamkeit

Die Levothyroxin-Substitution in einer Dosierung, die TSH normalisiert, gleicht den Hormonmangel aus, wodurch der Metabolismus euthyreot wird. Ontogenetische Entwicklungsstörungen (Neugeborenenhypothyreose, Kretinismus) gehen meist nur teilweise zurück. Die Innenohrschwerhörigkeit wird durch Levothyroxin nicht gebessert; sie ist irreversibel.

Verträglichkeit

Die euthyreote Substitution ist nebenwirkungsfrei.

Nachsorge

Lebenslange Einnahme von Levothyroxin mit lebenslanger Überwachung des Therapiezieles der euthyreoten Substitution sowie gegebenenfalls Dosisanpassung. Kontrolluntersuchungen zunächst alle 3 Monate, nach Erreichen eines stabilen Therapiezieles alle 6 Monate und später alle 12 Monate. Genanalyse der Familienmitglieder, humangenetische Beratung des Patienten und seiner Familie. Lebenslange prothetische Versorgung der Innenohrschwerhörigkeit.

Prognose

Heilung durch Ausschaltung des Gendefektes ist derzeit nicht möglich. Bei guter Compliance lässt sich eine lebenslange Euthyreose durch Levothyroxin-Substitution aufrechterhalten. Die Schwerhörigkeit ist nicht reversibel. Sofern weitere ontogenetische Entwicklungsstörungen vorliegen, können sie meist nur teilweise aufgeholt und kompensiert werden.

Literatur

1. Everett LA, Glaser B, Beck JC, et al. (1997) Pendred syndrome is caused by mutations in a putative sulfate transporter gene (PDS). Nat Genet 17:411–422
2. Fugazzola L, Mannavola D, Cerutti N, et al. (2000) Molecular analysis of the Pendred's syndrome gene and magnetic resonance imaging studies of the inner ear are essential for the diagnosis of true Pendred's syndrome. J Clin Endocrinol Metab 85:2469–2475

Pendrin-Defekt

▶ Pendred-Syndrom

Pentagastrintest

Englischer Begriff

Pentagastrin test.

Definition

Stimulationstest zum Nachweis von okkulten C-Zellkarzinomen (-hyperplasien) der Schilddrüse, auch zur Nachsorge beim medullären Schilddrüsenkarzinom.

Voraussetzung

Nüchterner, liegender Patient; bei Überempfindlichkeit/Nebenwirkungen entsprechende Nachbeobachtung des Patienten erforderlich.

Kontraindikationen

Phäochromozytom.

Durchführung

0,5 µg Pentagastrin/kg Körpergewicht (Gastrodiagnost, Peptavlon Zeneca nur über Auslandsapotheke erhältlich) als Bolus in 5–10 s i.V., Kalzitoninbestimmungen basal, 2, 5 und 10 Minuten nach Injektion, Referenzwerte stark laborabhängig.

Nachsorge

Beobachtung des Patienten, häufige Nebenwirkungen sind Flush, Wärmegefühl, Übelkeit und Erbrechen.

Pentosephosphatzyklus

Synonyme

Hexosemonophosphatzyklus; Hexosemonophosphat-Shunt.

Englischer Begriff

Pentosephosphate cycle.

Definition

Aerober Glukoseabbau.

Grundlagen

Im Gegensatz zum Embden-Meyerhof-Abbauweg läuft der Abbau der Glukose bei diesem Stoffwechselweg nur unter anaeroben Bedingungen ab. In der Summe entstehen drei Pentosen aus zwei Hexosen und einer Triose. Bei einem Überangebot an Pentosen kann wieder Glukose (Hexose) gebildet werden. Die Bedeutung liegt in der Bereitstellung von NADPH und in der Bildung von Pentosen bei der Nukleinsäuresynthese (v.a. während des Wachstums).

Peptid, atriales natriuretisches

Englischer Begriff

Atrial natriuretic peptide.

Definition

28-Aminosäuren-Peptid, das durch Abspaltung der terminalen Carboxylgruppe aus einem 126-Aminosäuren-Vorläuferpeptid hervorgeht. Wird in den Vesikeln der Vorhofzellen gespeichert.

Grundlagen

Extrakte aus Vorhofzellen der meisten Säugetiere bewirken bei der Injektion in Ratten eine ausgeprägte Natriurese. Sie beruht auf einem 28-Aminosäurenpepid (ANP: Atriales natriuretisches Peptid). Mindestens drei andere natriuretische Peptide wurden identifiziert: BNP: Brain natriuretic peptide, C-type-peptide und renal natriuretic peptide. Die natriuretischen Peptide binden an Membranrezeptoren, die mit der Guanylylzyklase verbunden sind, was zu einer Zunahme der second messenger Produktion von cGMP führt. Die wesentlichen Effekte, die nach einer Anwendung von ANP auftreten, sind Wasserdilatation, Hyperfiltration und Natriurese. Bei zunehmendem Druck in den Vorhöfen steigen die Konzentrationen von ANP im Plasma an. Hieraus folgt, dass bei einem Anstieg des Blutvolumens eine verstärkte Natriurese und damit eine Blutdrucksenkung erfolgt. Allerdings ist die exakte Rolle des ANP bei der Kontrolle der Natriumbilanz, des Blutvolumens und des Blutdrucks bisher nicht geklärt. Eine direkte therapeutische Anwendung besteht z.Z. noch nicht.

Peptidhormone

Synonyme

Proteohormone.

Englischer Begriff

Peptide hormones.

Definition

Die Hormone werden in Steroidhormone und Peptidhormone eingeteilt. Das Grundgerüst der Peptidhormone sind Eiweißstrukturen.

Grundlagen

Die Peptidhormone werden v.a. im Hypothalamus und in der Hypophyse gebildet. Außerdem zählen Insulin, Glukagon, Parathormon, Kalzitonin und die meisten Gewebehormone zu den Peptidhormonen. Sie entstehen in der Regel aus Vorläuferhormonen, sogenannten Prohormonen (siehe ▶ Hormone).

Weiterführende Links

▶ Polypeptidhormone
▶ Proteohormone

Perchlorat

Englischer Begriff

Perchlorate.

Substanzklasse

Natriumsalze der Perchlorsäure, ClO_4^-, Thyreostatikum.

Perchlorat, Tabelle 1 Dosierung.

Indikation	Medikament	Dosierung	Zeitfenster
Erhöhtes Risiko einer iodinduzierten Hyperthyreose (TSH erniedrigt)	Perchlorat*	500 mg per os 2–4 h vor Maßnahme	bis 7–10 Tage nach Maßnahme
		500 mg per os 2–4 h nach Maßnahme	
		3 × 300 mg per os/Tag	
Hohes Risiko (TSH supprimiert)	Perchlorat*	500 mg per os 2–4 h vor Maßnahme	bis 7–10 Tage nach Maßnahme
		500 mg per os 2–4 h nach Maßnahme	
		3 × 300 mg pro Tag	
	Thiamazol	20 mg pro Tag	bis 7–10 Tage nach Maßnahme
		Kontrollen der Schilddrüsenfunktion	nach 3 und 6 Wochen
Manifeste Hyperthyreose	Perchlorat*	500 mg per os 2–4 h vor Maßnahme	bis 14 Tage nach Maßnahme
		500 mg per os 2–4 h nach Maßnahme	
		3 × 300 mg per os/Tag	
	Thiamazol	40 mg pro Tag	nach 14 Tagen gegebenenfalls Dosierungsanpassung
		Weitere regelmäßige Kontrollen der Schilddrüsenfunktion	

*15 mg = 1 Tropfen, 300 mg = 20 Tropfen, 500 mg = 33 Tropfen

Gebräuchliche Handelsnamen

Irenat Tropfen.

Indikationen

Behandlung der iodinduzierten Hyperthyreose.

Wirkung

Kompetitive Hemmung der Iodaufnahme der Schilddrüse. Nicht organifiziertes Iod wird aus der Schilddrüse ausgeschwemmt. Die Aktivität des Natrium-Iodsymporters wird abgesenkt.

Dosierung

1 ml (ca. 15 Tropfen) enthalten 344 mg Natriumperchlorat. Die Anwendung erfolgt insbesondere in Kombination mit Thiamazol zur Behandlung der iodinduzierten Hyperthyreose bzw. zur Prophylaxe bei geplanter iodhaltiger Kontrastmittel-Gabe (siehe Tab. 1).

Darreichungsformen

Tropfen.

Kontraindikationen

Blutbildveränderungen. Unklare Leberwerterhöhungen.

Nebenwirkungen

Exanthem, Übelkeit, Brechreiz, Mundtrockenheit, Lymphadenopathie, Leukopenie bis zur Agranulozytose, Juckreiz.

Wechselwirkungen

Iod bzw. ^{99m}Tc-Pertechnetat-Aufnahme wird dosisabhängig durch Perchlorat gehemmt.
Siehe ▶ Natriumperchlorat.

Perchloratdepletionstest

▶ Perchlorat-Discharge-Test

Perchlorat-Discharge-Test

Synonyme

Perchlorattest; Perchloratdepletionstest; Perchloratentleerungstest; Trotter-Test.

Englischer Begriff

Perchlorate discharge test; perchlorate depletion test; Trotter's test.

Definition

Dynamischer in-vivo-Test mit radioaktivem Iodid zum Nachweis von angeborener Iodfehlverwertung. Das applizierte Perchloratanion, ClO_4^-, setzt aus Thyreozyten nicht organisch gebundenes Iodid (I^-) frei, was bei Enzymdefekten der Iodidoxidation und -organifikation ausgeprägt ist, wie angeborener Thyreoperoxidasedefekt und Pendred-Syndrom (Iodfehlverwertung, angeborene), Therapie mit Thyreostatika der Thionamidgruppe oder mit hohen Ioddosen, Autoimmunthyreoiditis Hashimoto, Ingestion bestimmter strumigener Substanzen.

Voraussetzung

Bei Verdacht auf Iodfehlverwertung zur differenzialdiagnostischen Eingrenzung auf Organifikationsstörungen. Bei Vorliegen einer Autoimmunthyreoiditis Hashimoto, bei Vorbehandlung mit Thyreostatika der Thionamidgruppe oder mit hohen Ioddosen sind falsch positive Resultate bezüglich angeborener Enzymdefekte der Iodorganifikation zu erwarten.

Kontraindikationen

Schwangerschaft, Stillzeit, frühere Blutbildveränderungen unter Perchlorattherapie, siehe auch ▶ Kaliumperchlorat und ▶ Natriumperchlorat.

Durchführung

Gabe einer Tracerdosis von ^{123}Iodid (0,1–0,4 mCi, entsprechend 3,7–14,8 MBq), Messung der thyreoidalen ^{123}Iodaufnahme nach 2 Stunden, dann Applikation von 800–1000 mg Natrium- oder Kaliumperchlorat peroral oder 300–500 mg intravenös, weitere Messungen der ^{123}Iodaufnahme 30, 60 und 120 min. nach Perchloratapplikation. Bei funktionstüchtiger Schilddrüse werden durch Perchlorat weniger als 10 % der initialen ^{123}Iodaufnahme entspeichert. Fällt die ^{123}Iodaufnahme um mehr als 15 % ab, dann liegt ein positiver Test auf eine Organifikationsstörung des Iods vor. Die Sensitivität des Testes kann gesteigert werden, wenn mit dem ^{123}Iodtracer 500 µg nicht radioaktives Natriumiodid appliziert werden; positiver Test: Abfall > 20 %.

Perchloratentleerungstest

▶ Perchlorat-Discharge-Test

Perchlorattest

▶ Perchlorat-Discharge-Test

Perimenopause

Synonyme

Übergangsphase in der Menopause.

Englischer Begriff

Perimenopause.

Definition

Zeitraum zwischen dem Auftreten unregelmäßiger Zyklen bis 12–24 Monate nach der letzten spontanen Blutung, der Menopause.

Grundlagen

Zunehmender Mangel an Progesteron und Östrogenen führt neben Blutungsstörungen zu neurovegetativen (Hitzewallungen, Schweißausbrüche) und psychischen Symptomen (Schlaflosigkeit, Nervosität, depressive Verstimmung). Mit andauerndem Östrogenmangel entwickeln sich allmählich organische Veränderungen wie Atrophie von Haut- und Schleimhäuten, Keratokonjunktivitis sicca, Arthralgien, Osteopenie.

Periode

▶ Menses
▶ Menstruation

Periodenblutung

▶ Regelblutung

Periodenstörungen

▶ Zyklusstörungen

Periodische Paralyse, hyperthyreote

▶ episodische Paralyse, hyperthyreote

Periodische Paralyse, thyreotoxische

▶ episodische Paralyse, hyperthyreote

Periphere Pubertas Praecox

▶ Pseudopubertas praecox

Perniziosa

▶ Anämie, perniziöse

Perniziöser Hyperinsulinismus

▶ Hyperinsulinismus

Persistierende Neugeborenenhypoglykämie, leuzin-sensitive Hypoglykämie

▶ Nesidioblastose

Pflanzliches Hormon

▶ Phytohormon

Pfortadergefässe der Hypophyse

Synonyme

Portalgefäßsystem der Hypophyse.

Englischer Begriff

Portal vessels of the pituitary gland.

P

Definition

Ein Pfortadersystem bezeichnet den Sonderfall eines venösen Gefäßgebietes zwischen zwei Kapillarnetzen. Hier: Im Hypophysenstiel zwischen Infundibulum-Kapillarnetz (Zona externa der Eminentia mediana, aus A. hypophysealis superior) und Sinusgefäßen des Hypophysenvorderlappens lokalisierte venöse, weitlumige, klappenlose Gefäßverbindung zwischen Hypothalamus und Hypophyse, in welches die Releasing-Hormone (Liberine) und Inhibiting-Hormone des Hypothalamus (Nuclei tuberales) freigesetzt werden.

Grundlagen

Die epithelialen Zellen des Hypophysenvorderlappens (Adenohypophyse) besitzen keine zentralnervöse Innervation sondern werden in ihrer Funktion ausschließlich über aus dem Hypothalamus stammende Neurohormone reguliert. Diese werden aus Axonterminalen in der Eminentia mediana sezerniert und gelangen in das venöse Pfortadergefäßsystem. Über diese spezialisierte Gefäßverbindung gelangen die Releasing-Hormone (Liberine) und Inhibiting-Hormone zu den Zellen des Hypophysenvorderlappens und bewirken dort über spezifische Rezeptoren entweder die Ausschüttung (z.B. CRH bewirkt die Freisetzung von ACTH) oder Inhibierung der Sekretion eines Hypophysenvorderlappenhormons (z.B. Dopamin hemmt die Freisetzung von Prolaktin).

Pfötchenstellung

Synonyme

Trousseau Zeichen; Tetanie.

Englischer Begriff

Carpal spasm; tetany.

Definition

Karpalspasmus infolge erhöhter neuromuskulärer Irritabilität. Ursache ist eine Elektrolytstörung im Sinne einer Hypokalzämie oder in seltenen Fällen auch einer Hypomagnesiämie oder einer Alkalose (Erhöhung der Proteinbindung von Kalzium und damit relative Abnahme der freien Kalziumkonzentration).

Symptome

Die Symptome der erhöhten neuromuskulären Irritabilität sind außer der Pfötchenstellung eine periorale und periphere (Hände und Füße) Parästhesie. Bei milder Hypokalzämie lässt sich die Pfötchenstellung oder das Trousseau Zeichen provozieren mittels Aufpumpen einer Blutdruckmanschette am Oberarm für 3 Minuten. In schweren Fällen kann es zu epileptischen Grand-mal-Anfällen oder Laryngospasmen kommen. Bei Hypokalzämie und Hyperphosphatämie (z.B. infolge eines Hypoparathyreoidismus) werden in seltenen Fällen auch Verkalkungen der Basalganglien mit extrapyramidaler Symptomatik oder Kalzifikationen der Augenlinse im Sinne eines Kataraktes beschrieben. Hypokalzämie und Hypophosphatämie (z.B. infolge eines Vitamin-D-Mangels) sind assoziiert mit einer gestörten Knochenmineralisation (Osteomalazie).

Diagnostik

Bestimmung der Konzentration von Gesamtkalzium, ionisiertem Kalzium und Albumin im Serum (Kalzium ist zu etwa 50 % an Albumin gebunden, eine erniedrigte Albuminkonzentration kann demzufolge eine Hypokalzämie vortäuschen). Zur weiteren Differenzialdiagnostik gehört die Bestimmung der Magnesiumkonzentration, der Blutgase (Ausschluß einer Alkalose), evtl. der freien Fettsäuren (erhöhte Eiweißbindung von Kalzium).

Differenzialdiagnose

Di George Syndrom, X-chromosomal oder autosomal vererbter Hypoparathyreoidismus, autoimmunes polyglanduläres Syndrom Typ 1, PTH-Gen-Mutationen, Hypoparathyreoidismus nach Schilddrüsen-, Nebenschilddrüsenoperation oder Radioiodtherapie, Infiltration der Nebenschilddrüsen im Rahmen einer Hämochromatose, eines M. Wilson oder von Metastasen, Hypomagnesiämie, respiratorische Alkalose, aktivierende Kalzium-Sensing-Rezeptormutationen, Pseudohypoparathyreoidismus Typ 1 oder 2, Vitamin-D-Mangel, Therapie mit Antikonvulsiva, Lebererkrankungen, Isoniazidtherapie (Leberschädigung und damit verminderte Vitamin-D-Hydroxylierung in Position 25), Niereninsuffizienz (verminderte 1α-Hydroxylierung von Vitamin D), Vitamin-D-resistente Rachitis Typ 1, onkogene Osteomalazie, Endorganresistenz (Vitamin-D-resistente Rachitis Typ 2, Phenytoin), Chelat/Komplexbildende Pharmaka (Foscarnet, Phosphat, Citrat, EDTA, Fluorid), schwere Allgemeinerkrankung (Pankreatitis, Toxic Shock Syndrome, Patienten der Intensivstation).

Allgemeine Maßnahmen

Diät

Kalzium-, Magnesium- und gegebenenfalls Vitamin-D-reiche Ernährung.

Therapie

Kausal

Therapie der Grunderkrankung (z.B. Substitution von Cholekalziferol bei Vitamin-D-Mangel, Substitution von 1 -Hydroxy-Vitamin D_3 bei Niereninsuffizienz, Parathormon bei Hypoparathyreoidismus), Beseitigung des Auslösers (z.B. Medikament, respiratorische Alkalose).

Probetherapie

Parathormongabe bei Hypoparathyreoidismus (getestet mit gutem Erfolg in klinischen Studien).

Akuttherapie

Substitution von Kalzium und/oder Magnesium. Kalziumgabe zunächst intravenös 100 mg in 10–20 Minuten, dann weiter 100 mg/Stunde unter Monitoring der Serum-Kalziumwerte. Weitere Therapie oral 1–3 g Kalzium täglich. Bei Hypomagnesiämie Substitution von 100 mEq Magnesium in 24 Stunden (überwiegend renale Ausscheidung). Zur Wiederauffüllung von körpereigenen Speichern orale Gabe von Magnesium.

Dauertherapie

Kalzium, Magnesium und/oder Vitamin D je nach Ursache (s.o.).

Bewertung

Wirksamkeit

In der Regel ausreichende Substitution mittels Kalzium möglich. Je nach Ursache und Schwere der Hypokalzämie sind weitere o.g. Therapieoptionen zu empfehlen.

Verträglichkeit

Meist gut. Mögliche seltene Nebenwirkungen von Kalzium können Wärmegefühl, Schweißausbruch, Blutdruckabfall, Übelkeit, Erbrechen, Herzrhythmusstörungen sein. Potentielle, ebenfalls seltene Nebenwirkungen von Magnesium sind Müdigkeit, Diarrhoe, Muskelschwäche, Atemdepression, Herzrhythmusstörung.

Pharmakoökonomie

Kalzium und Magnesium sind preisgünstig. Einige Vitamin-D-Präparate sind relativ teuer (Rocaltrol u.a. 1α-hydroxylierte Präparate). Parathormon ist ebenfalls sehr teuer und muss subkutan appliziert werden.

Nachsorge

Regelmäßige Kontrolle der Serumkonzentration von Kalzium, Magnesium, Kontrolle von Kalzium im 24 h-Urin, je nach Grunderkrankung Kontrolle von PTH oder Vitamin-D-Metaboliten.

Prognose

Gut.

Literatur

1. Bringhurst FR, Demay MB, Kronenberg HM (2003) Hormones and Disorders of Mineral Metabolism. In: Larsen PR, Kronenberg HM, Melmed S, Polonsky KS (eds) Williams Textbook of Endocrinology, 10th edn. WB Saunders, Philadelphia, pp 1340–1347

PG

▶ Prostaglandine

PH

Synonyme

Pondus hydrogenii.

Englischer Begriff

pH.

Definition

Negativ dekadischer Logarithmus der Wasserstoffionenkonzentration pro Liter Lösung.

Grundlagen

Der pH zeigt die saure (< 7), neutrale ($pH = 7$) oder alkalische ($pH > 7$) Reaktion einer Lösung an. Der physiologische Blut-pH-Wert liegt zwischen 7,37 und 7,46.

Phäochromoblastom

Synonyme

Potentiell malignes Phäochromozytom.

Englischer Begriff

Pheochromoblastoma.

Definition

Von den chromaffinen Zellen des Nebennierenmarks ausgehende unreifzellige Tumoren.

Symptome

Die Mehrzahl der Patienten leidet unter hohem Blutdruck. Weiterhin beschreiben die Patienten Kopfschmerzen (anfallsartig, pochend, bilateral), Palpitationen, Schweißausbrüche, Zittern, Blässe, Angstgefühl und Übelkeit. Diese meist paroxysmal auftretenden Symptome können teilweise wöchentlich, teilweise nur einmal in mehreren Monaten auftreten. Selten findet man eine Raynaud-Symptomatik oder eine Livedo reticularis. In einigen Fällen wird eine pektanginöse Symptomatik beschrieben.

Diagnostik

Mindestens zweimalige Bestimmung der Katecholamine (Adrenalin, Noradrenalin, Dopamin) und deren Metabolite (Metanephrin, Normetanephrin, Vanillinmandelsäure) im 24 h-Urin. Diagnostisch wegweisend ist eine mehr als 2fache Erhöhung dieser Werte. Bei grenzwertigen Befunden sollte die Plasmakonzentration der Katecholamine und deren Metabolite bestimmt werden (>3fache Erhöhung diagnostisch wegweisend). Wenn erneut grenzwertige Befunde vorliegen, sollten Funktionstests durchgeführt werden.

1 Clonidintest: orale Applikation von 0,3 mg Clonidin. Eine Suppression der Katecholaminwerte $< 50\ \%$ ist charakteristisch für ein Phäochromozytom.
2 Glukagontest: intravenöse Applikation von 1 mg Glukagon. Bei Phäochromozytom pathologische Stimulation der Katecholaminwerte mindestens auf das 3fache. Heute nicht mehr üblich, kann hypertone Krise auslösen.

Bildgebende Diagnostik: CT (hohe Sensitivität), MRT (hohe Spezifität), MIBG-Szintigraphie, Octreotid-Szintigraphie. Die nuklearmedizinischen Verfahren sind bei den extraadrenalen Phäochromozytomen (Paragangliomen) die Methoden der Wahl.

Differenzialdiagnose

Essentieller Hypertonus, Alkoholentzug, Reboundeffekt nach Absetzen von Clonidin, zerebrale Vaskulitis, Präeklampsie, Subarachnoidalblutung, Migräne, intrakranielle Raumforderung, Pharmaka (Amphetamine, Ephedrin, Isoproterenol, Cocain, LSD), seltener Mastozytose, Carcinoid (ebenfalls episodische Symptomatik, aber im Unterschied zum Phäochromozytom hier arterielle Hypotension und Vasodilatation).

Allgemeine Maßnahmen

Lebensmodifikation

Vermeidung von Stress und von Medikamenten, welche krisenhafte Blutdruckanstiege auslösen können (z.b. trizyklische Antidepressiva, Metoclopramid, Droperidol, Naloxon).

Therapie

Kausal

Operation des Tumors durch erfahrenes Team von Chirurgen und Anästhesisten.

Probetherapie

Bei unvollständiger chirurgischer Tumorresektion kann palliativ eine Chemotherapie (Vincristin, Cyclophosphamid, Dacarbazin), eine Radioiodtherapie (^{131}I-MIBG) und/oder eine Chemoembolisation versucht werden. Die Wirksamkeit dieser Therapieformen ist insgesamt unbefriedigend.

Akuttherapie

Präoperativ muss eine α- und bei fortbestehender Tachykardie eine β-Rezeptorenblockade (Phenoxybenzamin oder Doxazosin; Metoprolol oder Bisoprolol) vorgenommen werden, um intraoperativen Bluthochdruckkrisen vorzubeugen. Alternativ können Kalzium-Antagonisten vom Nifedipintyp (Reduktion des potentiellen vasokonstriktorischen Effektes der Katecholamine) verabreicht werden. Gleichzeitig wird bei den Patienten eine angepasste Volumenexpansion vorgenommen (kochsalzreiche Diät, präoperativ zusätzlich Infusion von isotonischer Kochsalzlösung).

Dauertherapie

α- und gegebenenfalls β-Blocker oder alternativ Kalzium-Antagonisten bei Inoperabilität.

Operativ/strahlentherapeutisch

Die komplette Resektion des Tumors ist die Methode der Wahl. Eine Strahlentherapie kann bei Knochenmetastasen versucht werden.

Bewertung

Wirksamkeit

Die Operation ist der einzige kurative Therapieansatz.

Verträglichkeit

Die Morbidität bei Operation eines Phäochromozytoms wird mit 40 % angegeben, die Mortalität mit 2–4 %. Alle palliativen Therapieansätze (siehe oben) werden wenig erfolgreich angewandt.

Pharmakoökonomie

In Anbetracht des unbefriedigenden therapeutischen Effektes, der hohen Kosten und der potentiellen Nebenwirkungen ist eine Chemotherapie kritisch zu diskutieren.

Nachsorge

Postoperativ sollten lebenslang jährliche Messungen der Konzentrationen der Katecholamine, deren Metabolite sowie des Chromogranin A im Plasma erfolgen.

Prognose

Die Fünfjahresüberlebensrate beim Phäochromoblastom beträgt 23–44 %.

Literatur

1. Dluhy RG, Lawrence JE, Williams GH (2003) Physiology of the sympathoadrenal System and pheochromocytoma. In: Larsen PR, Kronenberg HM, Melmed S, Polonsky KS (eds) Williams Textbook of Endocrinology, 10th edn. WB Saunders, Philadelphia, pp 552–561

Phäochromozytom

Englischer Begriff

Pheochromocytoma.

Definition

Als Phäochromozytom bezeichnet man weitgehend hormonell aktive Tumoren des Nebennierenmarks (85 %) oder der sympathischen Paraganglien, vorzugsweise im thorakalen oder abdominalen Grenzstrang. Sie sind zu > 90 % benigne. Sie bilden in 2/3 der Fälle überwiegend Noradrenalin und Adrenalin, extraadrenal gelegene Tumoren oberhalb des Zwerchfell nur Adrenalin. In 10 % liegen maligne Neoplasien vor, die zusätzlich auch Dopamin sezernieren. Eine familiäre Genese ist in ca. 10 % beschrieben, oftmals in Kombination mit einem medullären Schilddrüsenkarzinom (Sipple-Syndrom) oder anderen multiplen endokrinen Neoplasien (MEN-II-Syndrom).

Symptome

Die Symptomatik des Phäochromozytoms beruht meist auf einer erhöhten Konzentration und damit gesteigerten Wirkung der freigesetzten Katecholamine.

Neben anfallsweiser oder dauerhafter Hypertonie (Vasokonstriktion) und Herzrhythmusstörungen (Katecholaminwirkung am Herzen) imponiert vor allem ein teilweise massiv gesteigerter Metabolismus mit Hyperglykämie und Glukosurie (Stimulation der Glykogenolyse). Unspezifische Symptome sind Schweißausbrüche, Unruhe, Gewichtsverlust und Leukozytose.

Diagnostik

In der überwiegenden Zahl der Fälle sind sie hormonell aktiv und bilden Noradrenalin oder Adrenalin, es können aber auch inaktive, meist maligne Formen des Phäochromozytoms auftreten.

Die Ursachen für die Neoplasien lassen sich in den meisten Fällen nicht eruieren, allerdings sind hereditäre Formen des Phäochromozytoms bekannt (beispielsweise als Teil der multiplen endokrinen Neoplasien Typ II). Die Diagnose umfasst die Bestimmung der Gesamtkatecholamine sowie von deren Abbauprodukten (Vanillinmandelsäure etc.) im Urin und Blutplasma. Mit einer Sensitivität von 99 % und Spezifität von 89 % ist die Bestimmung der Plasmaspiegeln an Metanephrinen und Normetanephrinen als Screeningparameter empfehlenswert. Bei Verdacht auf ein malignes Phäochromozytom erfolgt auch die Bestimmung des Dopamins und der Homovanillinmandelsäure. Daneben lassen sich verschiedene Funktions- und Suppressionstests (beispielsweise durch Gabe von Clonidin oder Glukagon) durchführen.

Lokalisationsdiagnostik:

Abdomensonografie und Computertomographie oder MRT der Nebennierenloge und der abdominellen und thorakalen Paravertebralregion.

Szintigraphie mit ^{131}I-Metaiodbenzylguanidin, hohe Sensitivität und Spezifität für chromaffine Tumoren. Zusätzliche Möglichkeit einer nuklearmedizinischen Therapie.

Differenzialdiagnose

Besonderheiten:

Phäochromozytome können familiär (autosomal dominant erblich) vorkommen, dann zumeist multipel und ektopisch. Kombination mit Neurofibromatose Recklinghausen, Hippel-Lindau-Syndrom oder als multiple endokrine Neoplasie Typ II – Sipple-Syndrom – in Kombination mit dem medullären Schilddrüsenkarzinom, das kalzitoninbildend ist.

Familienuntersuchungen notwendig: Kalzitoninbestimmung nach Pentagastrinstimulation als Tumormarker, aber erst nach Therapie des Phäochromozytoms. Bei Verdacht auf MEN II genetische Untersuchung erforderlich.

Therapie

Kausal

Die Therapie des Phäochromozytoms besteht in einer kompletten Resektion des Tumorgewebes; vor einer Operation müssen Blutdruck, Herzfrequenz und Stoffwechsel – gegebenenfalls medikamentös – eingestellt werden. Operative Entfernung des Tumors durch den Chirurgen. Bei Vorliegen von Metastasen Polychemotherapie durch Onkologen.

Akuttherapie

- Hypertone Krisen lassen sich behandeln mittels Alpha-Rezeptorenblocker wie Phentolamin i.v. (z.B. Regitin) ED 5 mg oder Urapidil unter fortlaufender Blutdruckkontrolle; initial 12,5 mg i.v.
- Präoperative Vorbehandlung mit Phenoxybenzamin (z.B. Dibenzyran) bei Tachykardien und Arrhythmien zusätzlich β-Blocker (Einsatz erst nach effektiver Therapie mit Alpha-Rezeptorenblocker).

Dauertherapie

Bei Inoperabilität Einstellen auf Alpha-Rezeptorenblocker wie Prazosin (z.B. Minipress) oder α-Methyl-p-Tyrosin.

Operativ/strahlentherapeutisch

Obligat Vorbehandlung mit Phenoxybenzamin in einschleichender Dosierung von 10–240 mg (selten über 120 mg). Operative Entfernung des Tumors durch den Chirurgen. Bei Vorliegen von Metastasen Polychemotherapie durch Onkologen.

Bewertung

Wirksamkeit

Gut.

Verträglichkeit

Neigung zur Hypotonie.

Weiterführende Links

▶ Nebennierenmarktumoren
▶ Paragangliom

Phäochromozytom, malignes

Synonyme

Paragangliom.

Englischer Begriff

Pheochromocytoma; chromaffinoma; chromaffinoblastoma; chromophile tumour; paraganglio(neuro)ma.

Definition

Neoplastischer Tumor der von den chromaffinen Zellen des Nebennierenmarks ausgeht. 10 % der Tumoren sind maligne. In 10 % der Fälle ist das Phäochromozytom mit MEN Typ 2a und 2b und von-Hippel-Lindau-Syndrom assoziiert. Inzidenz 2:1 Mio. Einwohner. 0,2 % aller Hypertoniker. Die histopathologische Beurteilung der Dignität ist nicht immer möglich. Das Einwachsen in die Umgebung und Metastasen beweisen jedoch die Malignität. Neben dem Nebennierenmark können die Tumoren auch von den Ganglien des sympathischen Grenzstrangs und weiter peripher gelegenen sympathischen Ganglien ausgehen.

Symptome

Trias: episodischer Kopfschmerz, Schweißausbruch, Tachykardie. Paroxysmale Hypertonie, persistierende Hypertonie, Herzklopfen, Unruhe, Nervosität, Schwäche, Bauchschmerzen, Übelkeit, Erbrechen, blasse Haut, Hyperglykämie und Glukosurie, Leukozytose, Gewichtsverlust.

Diagnostik

Bestimmung des Plasmaspiegels von Adrenalin, Noradrenalin und Dopamin. Bestimmung Adrenalin, Noradrenalin, Dopamin, Metanephrin, Normetanephrin sowie Vanillinmandelsäure im 24-Stunden-Urin. Clonidin-Suppressionstest. Sonographie, CT-Abdomen, MR, Angiographie, Szintigraphie mit Meta-[131]Iod-Benzyl-Guanidin (MIBG).

P

Differenzialdiagnose

Hypertone Krisen anderer Genese: Niereninsuffizienz, essentielle Hypertonie.

Therapie

Kausal

Unilaterale Adrenalektomie.

Akuttherapie

2 Wochen präoperativ irreversible Alpha-Blockade (Phenoxybenzamin) in steigender Dosierung beginnend mit 4 × 5 mg/Tag bis zu 160–320 mg/Tag unter Ausgleich des Flüssigkeitsdefizites. Danach können zusätzlich Beta-Blocker gegeben werden.

Dauertherapie

Bei inkomplett resezierten oder inoperablen Tumoren medikamentöse Therapie mit Alpha- und Beta-Blockern.

Operativ/strahlentherapeutisch

Unilaterale totale Adrenalektomie. Der Wert einer adjuvanten/additiven Strahlen- oder Chemotherapie ist umstritten.

Bewertung

Wirksamkeit

In 90 % der Fälle Rückgang der Hypertonie.

Nachsorge

Nach 2–3 Wochen Kontrolle der Katecholaminparameter. Bei inkomplett resezierten Tumoren muss die medikamentöse Therapie mit Alpha- und Beta-Blockern fortgesetzt werden. Falls der Resttumor MIBG speichert, kann ein therapeutischer Versuch mit hohen Dosen von MIBG durchgeführt werden.

Prognose

Obwohl die Tumoren langsam wachsen, ist die Prognose insgesamt schlecht. Die 5-Jahresüberlebenszeit liegt bei 35–60 %.

Phentolamin

Englischer Begriff

Phentolamine.

Substanzklasse

Sympathikolytikum, Imidazolin-Derivat.

Gebräuchliche Handelsnamen

Regitin (Novartis, CH), in Deutschland nicht mehr zugelassen.

Indikationen

hypertensive Krise beim Phäochromocytom, (heute obsoleter) Phentolamin-Suppressionstest zur Diagnostik des Phäochromocytoms, Prophylaxe von Hautnekrosen bei akzidenteller paravenöser Verabreichung von Noradrenalin.

Wirkung

Kurzdauernde, unspezifische Blockade postsynaptischer α_1- und α_2-Rezeptoren.

Dosierung

I.v. Gabe unter kontinuierlicher Überwachung von Herz und Blutdruck, beim Phäochromocytom 5–10 mg bei Erwachsenen, 1 mg-Schritte bei Kindern.

Darreichungsformen

Nur parenteral anzuwenden (i.v., i.m.).

Kontraindikationen

Hypotonie, Therapie mit Antihypertensiva.

Nebenwirkungen

Blutdruckabfall, reflektorische Tachykardie, Schock, gelegentlich Nasenkongestion, Flush.

Wechselwirkungen

Gefahr schwerer Hypotonien bei gleichzeitiger Gabe von Neuroleptika infolge Verstärkung der α-blockierenden Wirkung.

Pharmakodynamik

Senkung des mittleren systemischen Gefäßwiderstandes und des mittleren systemischen arteriellen Drucks infolge Dilatation des arteriellen und auch des venösen Gefäßbettes; begleitet von Tachykardien, reflektorisch ausgelöst über die Barorezeptoren und das vegetative Nervensystem.

Phenylalanin

Englischer Begriff

Phenylalanine.

Definition

α-Amino-β-Phenylpropionsäure.

Grundlagen

Essentielle aromatische Aminosäure, die in fast allen Proteinen vorkommt. Der Abbau erfolgt über Hydroxylierung zu Tyrosin.

Pheromone

Englischer Begriff

Pheromones.

Definition

Soziohormone. Artspezifische Wirkstoffe, die zur Informationsübermittlung zwischen Individuen einer Population dienen.

Grundlagen

Bei diesen Soziohormonen handelt es sich um Erkennungs- bzw. Sexuallockstoffe. Beim Menschen handelt es sich möglicherweise unter anderem um Abbauprodukte von Testosteron. Die Pheromone werden aus den apokrinen Schweißdrüsen abgegeben und fungieren als Duftstoffe. Das Sexual- und Sozialverhalten wird durch diese Hormone beeinflusst.

Phobischer Schwankschwindel

▶ Angsterkrankung

Phosphathaushalt

Synonyme

Phosphatmetabolismus; Phosphatstoffwechsel.

Englischer Begriff

Phosphate metabolism.

Definition

Die Bilanzierung von Phosphorverbindungen durch den Organismus.

Grundlagen

Phosphat wird als anorganisches Phosphat max. im proximalen Dünndarm aufgenommen (0,5–1 g täglich). Damit wird ein Phosphatspiegel von 0,8–1,6 mmol/l (2,5–4,9 mg/dl) konstant gehalten. Die Phosphatausscheidung im Harn liegt zwischen 10 und 32 mmol/24 Stunden bzw. 0,3–1,0 g/24 Stunden. Der Phosphatspiegel ist stark nahrungsabhängig. Er ist erniedrigt bei verminderter Zufuhr oder gestörter Darmresorption bzw. bei erhöhtem Verlust über die Niere, wie z.B. bei Phosphat-Diabetes oder typischerweise zusammen mit einer Hyperkalzämie beim primären Hyperparathyreoidismus. Eine Hyperphosphatämie ist häufig bei Niereninsuffizienz, (Pseudo)-Hypoparathyreoidismus, Akromegalie oder Vitamin-D-Intoxikation. Bei Osteoporose oder M. Paget sind die Spiegel normal. Das Phosphat ist das bedeutendste Anion im Körper. Es spielt eine lebensnotwendige Rolle bei der Bildung energiereicher Verbindungen, es ist wichtig im Zahn- und Knochenstoffwechsel sowie für die Muskelkraft.

Phosphatmangel

▶ Hypophosphatämie

Phosphatmetabolismus

▶ Phosphathaushalt

Phosphatstoffwechsel

▶ Phosphathaushalt

Phosphatstörungen, primäre

Synonyme

Erkrankungen des Phosphatstoffwechsels.

Englischer Begriff

Primary disorders in phosphate metabolism.

Definition

Erkrankungen, die primär durch Störungen im Phosphatstoffwechsel verursacht werden.

Grundlagen

Durch eine verminderte Zufuhr oder gestörte Darmresorption von anorganischem Phosphat bzw. bei erhöhtem Phosphatverlust über die Niere, wie z.B. bei Phosphat-Diabetes oder typischerweise zusammen mit einer Hyperkalzämie beim primären Hyperparathyreoidismus, resultiert eine Hypophosphatämie. Eine Hyperphosphatämie ist häufig bei Niereninsuffizienz, (Pseudo)-Hypoparathyreoidismus, Akromegalie oder Vitamin-D-Intoxikation. Bei Osteoporose oder M. Paget sind die Spiegel normal. Während Veränderungen des Blutphosphatspiegels relativ symptomarm oder mit unspezifischen Symptomen einher gehen können, sind Störungen der Phosphatausscheidung gefährlicher. Bei Hyperphosphaturie und gleichzeitiger Hyperkalzämie kann das Löslichkeitsprodukt in sehr kurzer Zeit überschritten werden, wodurch es zu einer rasch progredienten Nephrokalzinose kommen kann.

Phosphatüberschuss

▶ Hyperphosphatämie

Phyllochinon

▶ Vitamin K

Physiologische Amenorrhoe

▶ Laktationsamenorrhoe

Phytohormon

Synonyme

Pflanzliches Hormon.

Englischer Begriff

Phytohormone.

Definition

Phytohormone sind Wirkstoffe, die aus Pflanzen gewonnen werden und auf den menschlichen Organismus eine ähnlich regulierende Wirkung ausüben wie körpereigene Hormone.

Grundlagen

Hormone sind Botenstoffe, die Informationen von Organ zu Organ bzw. Zelle zu Zelle übertragen und so biologische Prozesse regulieren. Sie werden in spezialisierten Zellen oder in Drüsen gebildet, anschließend ins Blut sezerniert und auf diesem Weg zur Zielzelle transportiert, wo sie an Rezeptoren binden. So aktivieren sie intrazelluläre Signalkaskaden, die in der Folge zelluläre Prozesse modulieren. Aus Pflanzen gewonnene Stoffe können aufgrund von strukturellen Ähnlichkeiten mit humanen Hormonen eine ähnliche Wirkung entfalten. Beispiele für Phytohormone sind z.B. Genistein (Färberginster, wirkt schwach östrogenartig) oder Diosgenin (Steroidsaponin aus Yamswurz, relative Gestagenwirkung).

Pickwick-Syndrom

Synonyme

Kardiopulmonales Syndrom bei Adipositas; alveoläre Hypoventilation bei Adipositas.

Englischer Begriff

Pickwick-Syndrome.

Definition

Ateminsuffizienz in Form einer alveolären Hypoventilation infolge extremer Adipositas.

Symptome

Nächtliche Hypoventilation als erstes Zeichen, Somnolenz und narkolepsieartige Zustände im Verlauf mit respiraterischer Azidose.

Diagnostik

Polysomnographie, Lungenfunktion, Blutgasanalyse, Ausschluss Prader-Willi-Syndrom.

Differenzialdiagnose

Narkolepsie, Tumoren des ZNS.

Allgemeine Maßnahmen

Lebensmodifikation

Nasenbeatmung, um nächtliche Apnoen zu vermeiden.

Diät

Gewichtsreduktion.

Therapie

Kausal

Gewichtsreduktion (gegebenenfalls mit Hilfe operativer Eingriffe).

Bewertung

Wirksamkeit

Bei Gewichtsreduktion deutliche Besserung der Symptome.

Nachsorge

Wegen hoher Mortalität langfristige diätetische Betreuung.

Prognose

Schlecht, da Gewichtsreduktion sehr schwer zu erzielen.

Pierre-Marie-Syndrom

► Pachyakrie
► Akromegalie

Pigmentsteine

► Kalziumbilirubinsteine

PIH

► prolaktininhibierendes Hormon

Pille

Synonyme

Umgangssprachlich für orale Kontrazeptiva; Ovulationshemmer; hormonelle Kontrazeptiva.

Englischer Begriff

Pill.

Definition

Umgangssprachlicher Begriff für alle Präparate, die der Empfängnisverhütung dienen und oral anzuwenden sind.

Grundlagen

Nach dem wichtigsten Wirkungsmechanismus werden Präparationen, welche die Ovulation unterdrücken – die klassische „Pille" – unterschieden von solchen, welche die Ovulation nicht unterdrücken, aber andere empfängnisverhütende Wirkungen haben, indem sie zum Beispiel an der Cervix uteri die Passage von Spermatozooen durch Blockade der Zervikalsekretion verhindern: oral in niedriger Dosierung verabreichte reine Gestagene in Form der „Minipille". Als „Mikropille" wurden gynäkologische Ovulationshemmer mit deutlich weniger als 50 µg Ethinylöstradiol (meist 20–30 µg) bezeichnet. Eine weitere Form der hormonellen Geburtenkontrolle ist als Notfallmethode die Implantationshemmung durch die „Pille danach" (Interzeption): Gabe einer hochdosierten Östrogen-Gestagen-Kombination innerhalb von 72 Stunden nach dem Koitus.

Weiterführende Links

▶ Ovulationshemmer

Pioglitazon

Englischer Begriff

Pioglitazone.

Substanzklasse

Glitazone, Thiazolidindione, PPARγ-Agonisten, „Insulinsensitizer".

Gebräuchliche Handelsnamen

Actos.

Indikationen

Diabetes mellitus Typ 2 bei übergewichtigen Patienten in Kombination mit Metformin. Des weiteren in Kombination mit Sulfonylharnstoffen oder als Monotherapie bei Patienten mit Metformin-Unverträglichkeit oder Metformin-Kontraindikationen.

Wirkung

Verminderung der Insulinresistenz in Fettgewebe, Skelettmuskulatur und Leber. Siehe hierzu ▶ Diabetes mellitus, Typ 2, Charakteristika der Glitazone. Senkung des HbA1c um ca. 1–1,5 %. Weitere positive, nichtantihyperglykämische Effekte wie Blutdrucksenkung und Einflüsse auf die Gerinnung (Reduktion von PAI-I) sind noch nicht abschließend zu bewerten.

Dosierung

Anfangsdosis: 1×15 mg täglich. Falls nötig, Dosissteigerung auf 1×30 mg. Einmaldosis.

Darreichungsformen

Tablette à 15 bzw. 30 mg.

Kontraindikationen

Herzinsuffizienz (NYHA I – IV), Leberinsuffizienz, Kombination mit Insulin (fehlende Zulassung in Deutschland), Schwangerschaft und Stillzeit, Überempfindlichkeit gegen den Inhaltsstoff, höhergradige Niereninsuffizienz.

Nebenwirkungen

Gewichtzunahme, Ödeme, Cephalgien, selten Transaminasen-Erhöhung.

Wechselwirkungen

Keine Interferenzen mit Digoxin, Cumarinen und Östradiol.

Pharmakodynamik

Verzögerter Wirkungseintritt, aber dann lang anhaltende Wirkung. Der blutzuckersenkende Effekt ist erst nach ca. 8 Wochen zu erwarten. Orale Bioverfügbarkeit 99 %, Eliminationshalbwertszeit 3–4 Stunden, hepatische Verstoffwechselung.

Piroxicam

Englischer Begriff

Piroxicam.

Substanzklasse

Oxicam-Gruppe, Nichtsteroidales Antirheumatikum (NSAR).

Gebräuchliche Handelsnamen

Brexidol; Fasax; Felden; Flexase; Pirorheum.

Indikationen

Akute und chronische Applikation bei Osteoarthritis, Rheumatoidarthritis.

Wirkung

Hemmung der Cyclooxygenase 1 und 2. Dieses Enzym katalysiert die Synthese von Prostaglandinen (Entzündungsmediatoren) aus Arachidonsäure.

Dosierung

20 mg/Tag. Applikation einmal täglich. Steady-State-Werte werden nach 7–12 Tagen erreicht.

Darreichungsformen

Orale Applikation.
Perkutane, lokale Applikation.

Kontraindikationen

Bekannte Hypersensitivität auf Piroxicam, bekannte asthmatische Reaktion oder Urtikaria nach Einnahme von NSAR (Beobachtung von schweren anaphylaktoiden Reaktionen bei diesen Patienten), fortgeschrittene Niereninsuffizienz, schwere Exsikkose (vor Therapie Rehydrierung), Schwangerschaft, Stillzeit.

Nebenwirkungen

Dyspepsie, gastrointestinale Entzündung, Ulzeration, Blutung, Perforation.
Verschlechterung der Nierenfunktion (insbesondere bei Patienten mit vorbestehender Niereninsuffizienz, Herzinsuffizienz, mit vorbestehender Diuretika-, ACE [Angiotensin Converting Enzyme]-Hemmertherapie), renale papilläre Nekrose, akute interstitielle Nephritis, nephrotisches Syndrom.
Erhöhung der Leberwerte, sehr selten fulminante Hepatitis, Leberzellnekrose, Leberversagen.
Dosisreduktion erwägen. Regelmäßige Kontrolle von Leber- und Nierenwerten.
Anämie, Thrombozytenfunktionsstörung.
Flüssigkeitsretention (Blutdruckanstieg möglich) und periphere Ödeme.
Allergische (evtl. asthmatische) Reaktionen, Serumkrankheit, Arthralgien, Pruritus, Fieber, Müdigkeit, Hautausschlag, exfoliative Dermatitis.

Wechselwirkungen

Verdrängung anderer Pharmaka aus der Proteinbindung.
Verstärkung der Nebenwirkungen bei gleichzeitiger Applikation anderer NSAR oder Aspirin.
Erhöhung der Methotrexattoxizität.
Reduktion des antihypertensiven Effektes von ACE-Hemmern.
Reduktion des natriuretischen Effektes von Furosemid und Thiaziden.
Erhöhung der Lithiumspiegel.

P

Erhöhung des gastrointestinalen Blutungs-
risikos bei gleichzeitiger Applikation von
Phenprocoumon.

Pharmakodynamik

Maximale Plasmaspiegel nach oraler Applikation nach 3–5 Stunden. Halbwertszeit 50 Stunden. Stabile Steady-State-
Konzentrationen nach 7–12 Tagen. Relative Verzögerung der enteralen Absorption
bei gleichzeitiger Nahrungsaufnahme. Zu
95 % gebunden an Plasmaproteine. Metabolite ohne antientzündliche Aktivität.
Ausscheidung zu 2/3 renal, zu 1/3 enteral.

Pituitary Tumor Transforming Gene

Synonyme

Human securin.

Englischer Begriff

Pituitary tumor transforming gene.

Definition

Pituitary tumor transforming gene (PTTG),
zuerst entdeckt in Hypophysentumoren und
in Tumorzelllinien. Das Gen spielt eine Rolle bei der malignen Zelltransformation und
der Tumorentstehung.

Grundlagen

In Fibroblasten (Bindegewebszellen) führt
eine vermehrte Expression von PTTG zu einer Umwandlung der Zellen in Tumorzellen.

PLAGL1

▶ Zac

Plasmaleptin

Synonyme

Ob-Protein; Leptin.

Englischer Begriff

Leptin; ob-protein.

Definition

Leptin ist ein vornehmlich in den Fettzellen
synthetisiertes und im Plasma nachweisba-
res Polypeptidhormon, welches eine wichtige Rolle bei der Regulation des Körpergewichts spielt.

Grundlagen

Leptin (griech. Leptos = dünn) ist das
Produkt des ob (obese) Gens, ein 16 kDa
Protein aus 146 Aminosäuren. Leptin wird
im Fettgewebe synthetisiert und hat sei-
ne bekannten Wirkungen hauptsächlich
im ZNS, insbesondere im Hypothalamus,
wo es unter Vermittlung von Neuropeptid
Y die Nahrungsaufnahme reguliert. Lep-
tin reduziert den Appetit und erhöht den
Energie- (und Fett-)verbrauch des Körpers.
Bei ob/ob-Mäusen führt ein Defekt im
Ob-Gen zu einem Leptinmangel mit extre-
mer Adipositas, welche durch die exogene
Zufuhr von Leptin behoben werden kann.
Beim Menschen ist die klinische Rolle von
Leptin bei der Adipositas noch nicht vollständig geklärt (weitere Einzelheiten siehe
▶ Leptin).
Die Plasma-Leptinspiegel des Menschen
korrelieren positiv mit dem Körpergewicht
und unterliegen einem circadianen Rhyth-
mus mit erhöhten Spiegeln während der
Nacht. Humanes Leptin kann durch Ra-
dioimmunoassay   oder   Enzyme-Linked
Immunosorbent Assay (ELISA) im Serum,
Plasma und Zellkulturmedium bestimmt
werden. Abhängig von der untersuchten
Population liegt der normale Serumspiegel zwischen 0–14,8 ng/ml (Frauen) und
0,2–7,4 ng/ml (Männer).

Plazentalaktogen, humanes

Synonyme

Humanes planzentares Laktogen; HPL; humanes Chorionsomatotropin; HCS.

Englischer Begriff

Human placental lactogen; chorionic gonadotrophin prolactin; human chorionic somatotropin.

Definition

Von der Placenta gebildetes und in den mütterlichen Kreislauf sezerniertes Poplypeptidhormon mit struktureller und funktioneller Homologie zu Prolaktin und Wachstumshormon.

Grundlagen

Vom Synzytiotrophoblasten werden die sog. Plazentahormone (insbesondere HPL und HCG) gebildet, welche die metabolischen Bedingungen für Wachstum und Reifung des Fetus sowie der Funktion der Plazenta erhalten. Das humane Plazentalaktogen (HPL) ist ein Polypeptid mit 190 Aminosäuren und einer großen strukturellen Homologie zu Prolaktin und Wachstumshormon. HPL dient der Erhaltung des Schwangerschaftsgelbkörpers und hat eine prolaktin- und wachstumshormonähnliche Wirkung. HPL stimuliert zusammen mit Prolaktin die Milchproduktion. Es induziert eine Insulinresistenz bei der Mutter mit vermehrter Lipolyse. HPL steigt während der Schwangerschaft physiologisch an. Die Höhe des Plasmaspiegel gilt als Indikator der Plazentafunktion. Erhöhte Werte findet man bei Mehrlingsschwangerschaft und Diabetes, erniedrigte Werte finden sich dagegen bei Plazentainsuffizienz.

Plummerung

Synonyme

Iodidbehandlung der Schilddrüse.

Englischer Begriff

Iodine blockage of the thyroid.

Definition

Blockade der Schilddrüsenhormonfreisetzung durch hochdosierte Iodidgabe.
Iod hemmt in pharmakologischen Dosen die Schilddrüsenhormonfreisetzung durch Blockade der Iodorganifizierung und Thyreoglobulinproteolyse (Wolff-Chaikoff-Effekt). Der Abfall der peripheren Schilddrüsenhormone tritt bereits nach 24–48 Stunden ein und erreicht sein Maximum nach durchschnittlich 10 Tagen. Danach kommt es in der Regel im Rahmen eines Escape-Phänomens zu einem Wiederanstieg der Schilddrüsenhormonkonzentration im Serum. Die nach dem amerikanischen Endokrinologen Henry St. Plummer benannte hochdosierte Iodbehandlung wird bei der thyreotoxischen Krise zur raschen Normalisierung der Schilddrüsenstoffwechsellage vor einer Strumektomie und von manchen Autoren zur präoperativen Reduktion der Vaskularisierung und Verfestigung des Gewebes von großen Basedow-Strumen eingesetzt. Das Verfahren findet zudem Anwendung zum Schutz vor der Inkorporation von radioaktiven Iodverbindungen in die Schilddrüse.

Voraussetzung

Da es im Verlauf nach Applikation von hohen Dosen von Iodid zu einem Escape-Phänomen mit therapierefraktärer Hyperthyreose kommen kann, muss eine zeitnahe operative Sanierung innerhalb von 10 Tagen nach der Iodbehandlung gewährleistet sein. Eine Plummerung muss wegen der Gefahr einer Iodinduzierten Hyperthyreose insbesondere bei autonomen Adenomen immer in Kombination mit einer thyreostatischen Therapie durchgeführt werden und ist bei Iodinduzierten Hyperthyreosen unwirksam.

P

Kontraindikationen

Iodallergie, unbehandelte autonome Adenome, Schwangerschaft.

Durchführung

Im allgemeinen bei Erwachsenen 3 × täglich 0,1–0,3 ml (3–5 Tropfen), bei thyreotoxischer Krise 3 × täglich 1 ml Lugol'sche Lösung (10 % Kaliumiodid und 5 % Iod) jeweils 1 Stunde nach Einnahme der thyreostatischen Medikation und zeitlich befristet auf 8–10 Tage bis zur operativen Sanierung der Schilddrüse. In bis zu 10 % ist mit dem Auftreten von Nebenwirkungen wie Urtikaria, Angioödem, Fieber, Arthralgie, gastrointestinale Beschwerden, Hämorrhagie, Lymphknotenschwellung, Kopfschmerzen und Rhinitis zu rechnen.

Nachsorge

Regelmäßige Kontrolle der SD-Parameter (TSH, T_3, T_4).

Pluriglanduläre Autoimmunerkrankung

▶ polyglanduläres Autoimmunsyndrom

Pluriglanduläre Autoimmuninsuffizienz

▶ polyglanduläres Autoimmunsyndrom

PMS

▶ prämenstruelles Syndrom

Polycystisches Ovarsyndrom

▶ Ovarialsyndrom, polyzystisches

Polydipsie

Englischer Begriff

Polydipsia.

Definition

Pathologisch vermehrte Flüssigkeitsaufnahme bei gesteigertem Durstempfinden. Ursachen:

1. Primäre psychogene Polydipsie mit zwanghaft vermehrtem Trinken ohne vorheriges Ansteigen der Plasmaosmolalität und nachfolgender Polyurie
2. Reaktive Polydipsie infolge eines Anstiegs der Serumosmolalität z.B. Diabetes insipidus, Diabetes mellitus, Dehydrierung.

Symptome

Permanentes Durstgefühl mit Zwang zum vermehrten Trinken (> 4 l/Tag) und primärer oder reaktiver Polyurie, dabei können Flüssigkeitsmengen von mehr als 20 l/Tag aufgenommen und ausgeschieden werden.

Diagnostik

Anamnese (Medikamente, nächtliche Polydipsie, ZNS Erkrankungen), körperliche Untersuchung (Hautturgor, trockene Schleimhäute, Turgor der Augenbulbi, Jugularvenenfüllung, Blutdruck, Orthostase) Flüssigkeitsbilanz, Bestimmung von Osmolalität, Glukose und Elektrolyte in Serum- und Urin, ▶ Durstversuch (siehe dort), Hypophysendiagnostik, gegebenenfalls psychosomatische/psychiatrische Exploration, siehe auch ▶ Diabetes insipidus.

Differenzialdiagnose

1. Reaktive Polydipsie (Physiologische Stimulation des Durstgefühls bei Anstieg der Serumosmolalität > 290 mosm/kg, bei Abnahme des effektiven Plasmavolumens und bei Mundtrockenheit):

– extrarenaler Wasserverlust (Schwitzen, Verbrennungen, anhaltende Diarrhoe, Erbrechen, GI-Absaugung, GI-Fisteln)
– renaler Wasserverlust

  • Diabetes mellitus (osmotische Diurese)
  • Diabetes insipidus centralis (ADH-Mangel)
  • Diabetes insipidus renalis (fehlende Ansprechbarkeit auf ADH)

– Hyperkalzämiesyndrom (ADH-Resistenz, zentrale Durststimulation, z.b. Hyperparathyreoidismus)
– Hypokaliämie (renaler Konzentrationsdefekt, zentrale Durststimulation; z.B. Hyperaldosteronismus)
– Abnahme des effektiven Plasmavolumens (Schock, massive Blutungen, dekompensierte Leberzirrhose mit erniedrigtem onkotischem Druck)
– Medikamente

  • Diuretika (renaler Flüssigkeitsverlust und Hypovolämie)
  • Lithium (renaler Konzentrationsdefekt, zentrale Durststimulation)
  • Clonidin, Chlorpromazin (trockene Schleimhäute)
  • Alkohol (ADH-Suppression)

2. Primäre Polydipsie (Pathologisches Durstgefühl ohne Dehydrierung und ohne Abnahme des effektiven Plasmavolumens):

  • Psychogene und neurogene Polydipsie (zwanghaftes Trinken, häufiger bei jungen Patienten meist mit anderen psychischen Auffälligkeiten wie Neurosen oder Psychosen, Polydipsie besonders in stressreichen Lebenssituationen, Durst sistiert meist bei Nacht)
  • Im Gegensatz zum Diabetes insipidus centralis oder renalis sistiert bei der psychogenen Polydipsie das Durstgefühl häufig bei Nacht, die

Serumosmolalität und die Serumkonzentration von Natrium, Kreatinin und Harnstoff sind meist normal oder im unteren Normbereich gelegen und im Durstversuch kommt es zu einem Anstieg der Urinosmolalität und einem Rückgang der Diurese (siehe ▶ Durstversuch).

Therapie

Kausal

Bei reaktiver Polydipsie ist eine Beseitigung der auslösenden Ursache anzustreben, bei psychogener Polydipsie kommen psychotherapeutische oder verhaltenstherapeutische Ansätze in Frage.

Akuttherapie

Ausgeglichene Flüssigkeitsbilanz gewährleisten, cave Wasserintoxikation bei inadäquater Desmopressin-Therapie.

Dauertherapie

Siehe bei der entsprechenden Grundkrankheit.

Weiterführende Links

▶ Durstverhaltensstörungen

P

Polydipsie, reaktive

Englischer Begriff

Reactive polydipsia.

Definition

Reaktiv gesteigerte Flüssigkeitsaufnahme (> 4 l/Tag) bei physiologischer Stimulation des Durstgefühls durch Anstieg der Serumosmolalität, Abnahme des effektiven Plasmavolumens oder bei Mundtrockenheit (siehe ▶ Polydipsie).

Symptome

Je nach Grundkrankheit, siehe ▶ Polydipsie und ▶ Diabetes insipidus.

Diagnostik

Siehe ► Polydipsie und ► Diabetes insipidus.

Differenzialdiagnose

Ursachen der reaktiven Polydipsie:

- extrarenaler Wasserverlust (Schwitzen, Verbrennungen, anhaltende Diarrhoe, Erbrechen, GI-Absaugung, GI-Fisteln)
- renaler Wasserverlust

  - Diabetes mellitus (osmotische Diurese)
  - Diabetes insipidus centralis (ADH-Mangel)
  - Diabetes insipidus renalis (fehlende Ansprechbarkeit auf ADH)

- Hyperkalzämiesyndrom (ADH-Resistenz, zentrale Durststimulation, z.B. Hyperparathyreoidismus)
- Hypokaliämie (renaler Konzentrationsdefekt, zentrale Durststimulation; z.B. Hyperaldosteronismus)
- Abnahme des effektiven Plasmavolumens (Schock, massive Blutungen, dekompensierte Leberzirrhose mit erniedrigtem onkotischem Druck)
- Medikamente

  - Diuretika (renaler Flüssigkeitsverlust und Hypovolämie)
  - Lithium (renaler Konzentrationsdefekt, zentrale Durststimulation)
  - Clonidin, Chlorpromazin (trockene Schleimhäute)
  - Alkohol (ADH-Suppression).

Therapie

Kausal

Therapie der Grundkrankheit (siehe dort).

Polyestradiolphosphat

► Polyöstradiolphosphat

Polyglanduläres Autoimmunsyndrom

Synonyme

Autoimmunes polyglanduläres Syndrom (APS); pluriglanduläre Autoimmunerkrankung; pluriglanduläre Autoimmuninsuffizienz; Autoimmun-Polyendokrinopathie; Abk.: PAS.

Englischer Begriff

Autoimmune polyendocrine syndrome (APS).

Definition

Gleichzeitiges Auftreten von zwei oder mehr Endokrinopathien, die auf Autoimmunmechanismen beruhen.

Symptome

Die Symptome variieren je nach betroffenem Organ und können ein sehr heterogenes Bild ergeben. Beim Hypoparathyreoidismus steht die hypokalzämische Tetanie, bei der Nebennierenrindeninsuffizienz (M. Addison) die Hypotonie, Hyperpigmentation und Gewichtsabnahme, beim Hypogonadismus die Amenorrhoe, Pubertätsverzögerung und gegebenenfalls der Minderwuchs, bei der Autoimmunthyreoiditis (Hashimoto-Thyreoiditis bzw. atrophische Thyreoiditis oder immunogene Hyperthyreose bzw. M. Basedow) die Hypo- oder Hyperthyreose und beim autoimmun bedingten Diabetes mellitus Typ 1 die Hyperglykämie und Ketoazidose im Vordergrund.

Diagnostik

Das diagnostische Vorgehen richtet sich nach den betroffenen Organen, ergänzt durch eine Ausschlussdiagnostik anderer, möglicherweise noch nicht betroffener Organsysteme. Nicht selten lassen sich bereits vor Manifestation der Erkrankung spezifische Autoantikörper nachweisen, dies hat jedoch keine prognostische oder therapeutische Konsequenz und ist daher entbehrlich.

Differenzialdiagnose

Unterschieden wird das PAS-I, das sich häufig bereits in der Kindheit manifestiert und durch Mutationen im Autoimmune Regulator-(AIRE-)Gen verursacht wird, das PAS-II (Schmidt-Syndrom), das mit HLA B8 assoziiert ist, autosomal rezessiv vererbt wird und im mittleren Lebensalter mit Nebennierenrindeninsuffizienz, Schilddrüsenfunktionsstörung, Diabetes mellitus Typ 1, sowie eventuell Myasthenia gravis, Hypophysitis und Alopezie beginnt sowie eine Vielzahl weiterer Kombination von Endokrinopathien und Autoimmunerkrankungen (u.a. POEMS Syndrom, Kearns-Sayre-Syndrom, Thymustumoren, Trisomie 21, Wolfram-Syndrom, XPID und angeborene Röteln).

Therapie

Kausal

Nicht verfügbar.

Akuttherapie

Bei Erstmanifestation bzw. Neumanifestation weiterer Organe und bei krisenhafter Entgleisung erfolgt die entsprechende, gegebenenfalls intensivmedizinische Versorgung, z.B. der Addisonkrise oder der parathyreopriven Tetanie.

Dauertherapie

Als Dauertherapie erfolg die individuell angepasste Substitution der betroffenen Organfunktionen.

Bewertung

Wirksamkeit

Bei adäquater Substitution ist ein normales Leben gewährleistet.

Verträglichkeit

Unverträglichkeiten der Substitution sind nicht zu erwarten.

Pharmakoökonomie

Die adäquate Substitution mit sorgfältiger Schulung des Patienten ist ökonomischer als die Versorgung bei krisenhafter Entgleisung.

Nachsorge

Bei Erst- und Neumanifestation engmaschig, später mit z.B. jährlichen Kontrollen entsprechend den betroffenen Organen.

Prognose

Bei rechtzeitigem Erkennen der Kombination betroffener Organe und adäquater Substitution gut.

Literatur

1. Eisenbarth GS, Gottlieb PA (2002) The Immunoendocrinopathy Syndromes. In: Larsen PR, Kronenberg HM, Melmed S, Polonsky KS (eds) Williams Textbook of Endocrinology, 10th edn. WB Saunders, Philadelphia, S 763–1776
2. Reinke M, Paschke R, Schaaf L, Usadel KH (2004) Pluriglanduläre Autoimmunerkrankungen. In: Berdel WE, Böhm M, Classen M, Diehl V, Kochsiek K, Schmiegel W (Hrsg) Innere Medizin, 5. Auflage. Urban & Fischer, München Jena, S 1522–1524

P

Polyglanduläres Autoimmunsyndrom Typ I

Synonyme

Autoimmunes polyglanduläres Syndrom Typ I (APS-I); Autoimmune Polyendokrinopathie-Candidiasis-Ektodermale Dystrophie (APECED); Abk.: PAS-I.

Englischer Begriff

Autoimmune polyendocrine syndrome type I (APS-I); autoimmune polyendocrinopathy-candidiasis-ectodermal dystrophy (APECED).

Definition

Kombination aus mukokutaner Candidiasis (100 %) und autoimmun bedingtem Hypoparathyreoidismus (79 %) und Nebennierenrindeninsuffizienz (72 %) sowie gegebenenfalls weiteren Autoimmunerkrankungen (Autoimmunhepatitis 12 %, Zöliakie 18 %, primärem Hypogonadismus 14–60 %, Vitiligo 13 %, Typ A Gastritis mit perniziöser Anämie 13 %, Alopezie 29 %, Hashimoto- oder atrophischer Thyreoiditis 4 % oder immunogener Hyperthyreose bzw. M. Basedow (selten). Das PAS-I wird durch Mutationen im Autoimmune Regulator-(AIRE-)Gen hervorgerufen und manifestiert sich meist im Kindesalter.

Symptome

Die Symptome variieren je nach betroffenem Organ und können ein sehr heterogenes Bild ergeben. Neben der immer vorhandenen Candidiasis steht beim Hypoparathyreoidismus die hypokalzämische Tetanie und bei der Nebennierenrindeninsuffizienz (M. Addison) die Hypotonie, Hyperpigmentation und Gewichtsabnahme im Vordergrund. Die weiteren Symptome entsprechen den betroffenen Organen.

Diagnostik

Das diagnostische Vorgehen entspricht den betroffenen Organen, ergänzt durch eine Ausschlußdiagnostik (noch) nicht betroffener Organe. Gegebenenfalls kann durch die Sequenzierung des Autoimmune Regulator-(AIRE-)Gens der Nachweis der verursachenden Mutation geführt werden.

Differenzialdiagnose

PAS-II und andere Formen, siehe ▶ polyglanduläres Autoimmunsyndrom.

Therapie

Kausal

Nicht verfügbar.

Akuttherapie

Bei Erstmanifestation bzw. Neumanifestation weitere Organe und bei krisenhafter Entgleisung erfolgt die entsprechende, gegebenenfalls intensivmedizinische Versorgung, z.B. der Addisonkrise oder der parathyreopriven Tetanie.

Dauertherapie

Als Dauertherapie erfolg die individuell angepasste Substitution der betroffenen Organfunktionen.

Bewertung

Wirksamkeit

Bei adäquater Substitution ist ein normales Leben gewährleistet.

Verträglichkeit

Unverträglichkeiten der Substitution sind nicht zu erwarten.

Pharmakoökonomie

Die adäquate Substitution mit sorgfältiger Schulung des Patienten ist ökonomischer als die Versorgung bei krisenhafter Entgleisung.

Nachsorge

Bei Erst- und Neumanifestation engmaschig, später mit z.B. jährlichen Kontrollen entsprechend den betroffenen Organen.

Prognose

Bei rechtzeitigem Erkennen der Kombination betroffener Organe und adäquater Substitution gut.

Literatur

1. Eisenbarth GS, Gottlieb PA (2002) The Immunoendocrinopathy Syndromes. In: Larsen PR, Kronenberg HM, Melmed S, Polonsky KS (eds) Williams Textbook of Endocrinology, 10th edn. WB Saunders, Philadelphia, S 763–1776
2. Reinke M, Paschke R, Schaaf L, Usadel KH (2004) Pluriglanduläre Autoimmunerkrankungen. In: Berdel WE, Böhm M, Classen M, Diehl V, Kochsiek K, Schmiegel W (Hrsg) Innere Medizin, 5. Auflage. Urban & Fischer, München Jena, S 1522–1524

Polyglanduläres Autoimmunsyndrom Typ II

Synonyme

Schmidt-Syndrom (Zusammentreffen einer Nebenniereninsuffizienz und einer Schilddrüsenerkrankung), Carpenter-Syndrom (Nebenniereninsuffizienz, Schilddrüsenunterfunktion und Diabetes mellitus).

Englischer Begriff

Polyglandular autoimmune syndrome type II.

Definition

Eine vererbte, durch einen Autoimmunprozess bedingte Funktionsstörung vorwiegend von hormonproduzierenden Drüsen.

Symptome

Das polyglanduläre Autoimmunsyndrom Typ II (PGA II) kann zu einer Nebennierenrindenschwäche (Nebennierenrindeninsuffizienz), zu einer Schilddrüsenunterfunktion (Hypothyreose), zu einer Basedow'schen Erkrankung, zu einer Unterfunktion der Nebenschilddrüse (Hypoparathyreoidismus), zu einem Diabetes mellitus Typ 1, zu einer Störung der Funktion der Hirnanhangsdrüse (Hypophysitis) und/oder zu einer Störung der Gonadenfunktion (primärer Hypogonadismus) führen. Die diesen Krankheiten zugrunde liegenden Symptome können in zeitlichen Abständen von Monaten und Jahren auftreten. Meist treten nur einzelne Krankheitsbilder auf, typischerweise das so genannte Schmidt-Syndrom (Nebennieren-insuffizienz und Schilddrüsenerkrankung). Zu dem PGR II-Syndrom gehört auch die Weißfleckenkrankheit (Vitiligo), eine typische Form des Haarausfalles (Alopezie), eine Darmerkrankung (Zöliakie), eine Bluterkrankung (perniziöse Anämie) und eine spezielle Form der Muskelschwäche (Myasthenia gravis).

Diagnostik

Die Diagnostik von PGA II besteht in dem Nachweis der einzelnen Krankheitsbilder aufgrund der typischen Symptome und der charakteristischen Veränderungen der Laborparameter.

Differenzialdiagnose

Da auch alle Krankheitsbilder singulär auftreten können, wird die Diagnose von PGA II meist erst gestellt, wenn ein zweites Krankheitsbild hinzugekommen ist.

Therapie

Kausal

Eine kausale Therapie steht nicht zur Verfügung.

Dauertherapie

Die spezifische Therapie besteht in einer Behandlung der Funktionsstörung, z.B. der Gabe eines Hormons, z.B. der Gabe von Schilddrüsenhormonen bei einer Schilddrüsenunterfunktion.

Operativ/strahlentherapeutisch

Eine operative Therapie ist nicht möglich und sinnvoll.

Bewertung

Wirksamkeit

Die medikamentöse Therapie der Funktionsstörung ist effektiv.

Prognose

Die Prognose der Erkrankung ist bei rechtzeitiger Diagnostik und Therapie gut.

Polymenorrhoe

Englischer Begriff

Polymenorrhoea.

Definition

Zu häufige Regelblutungen mit verkürztem Intervall (< 24 Tage) von normaler Stärke und Dauer. Typ I: bei verkürzter Follikelphase mit biphasischem Zyklus. Typ II: bei verkürzter Corpus-luteum-Phase mit biphasischem Zyklus. Typ III: bei anovulatorischen Zyklen.

Symptome

Siehe Definition.

Diagnostik

Gynäkologische Untersuchung, Basaltemperaturkurvenbestimmung, Bestimmung von Blutbild, Serum-Eisen, eventuell Bestimmung von 17β-Östradiol und Progesteron (ca. 7 Tage prämenstruell), LH, FSH, Testosteron, Prolaktin, TSH, eventuell Endometriumbiopsie.

Differenzialdiagnose

Mittelblutung, Schmierblutung, dysfunktionelle Blutung oder Blutungen bei Entzündungen oder Tumoren (z.B. Endometriumkarzinom).

Allgemeine Maßnahmen

Lebensmodifikation

Da auch allgemein Stress in instabilen Zyklusphasen (z.B. kurz nach der Menarche) zu einer Zyklusverkürzung führen kann, ist auf eine möglichst geregelte Lebensführung zu achten.

Therapie

Probetherapie

Ein naturmedizisch orientierter Ansatz ist ein Therapieversuch mit Mönchspfefferextrakt.

Dauertherapie

Wenn kein Kinderwunsch besteht, kann eine Zyklusregulation mit oralen Kontrazeptiva erwogen werden. Bei Kinderwunsch ist eine Folikelstimulation zu diskutieren (Durchführung in spezialisierten Zentren).

Bei sekundärer Eisenmangelanämie sollte die Substitution von Eisen erfolgen.

Bewertung

Wirksamkeit

Siehe ► Kontrazeptiva.

Verträglichkeit

Siehe ► Kontrazeptiva.

Pharmakoökonomie

Siehe ► Kontrazeptiva.

Nachsorge

Regelmäßige gynäkologische Verlaufsuntersuchungen.

Prognose

Meistens liegen keine nennenswerten Beschwerden vor, sodass außer bei anovulatorischen Zyklen und bestehendem Kinderwunsch oft keine zwingende Therapieindikation besteht. Häufig kommt es zu einer spontanen Normalisierung des Zyklus.

Weiterführende Links

► Zyklusstörungen

Polyneuropathie bei endokrinen Erkrankungen

Synonyme

Polyneuropathie bei endokrinologischen Erkrankungen.

Englischer Begriff

Polyneuropathy; peripheral neuropathy.

Definition

Nichttraumatische Erkrankung der peripheren Nerven ausgelöst durch eine zugrundeliegende endokrine Störung. Sehr seltene Ursache der Polyneuropathie meist durch Hypothyreose oder Akromegalie (siehe auch ► Polyneuropathie bei Stoffwechselerkrankungen).

Symptome

Siehe ▶ Polyneuropathie bei Stoffwechselerkrankungen, spezifische Symptome der Grundkrankheit siehe dort.

Diagnostik

Siehe ▶ Polyneuropathie bei Stoffwechselerkrankungen, bei Verdacht auf Akromegalie: IGF-I Bestimmung, Glukosesupressionstest, bei Verdacht auf Hypothyreose TSA, fT_3 und fT_4, Schilddrüsenautoantikörper.

Differenzialdiagnose

Durch endokrinologische Erkrankungen bedingte Polyneuropathien sind sehr selten und werden meist durch eine Hypothyreose oder eine Akromegalie verursacht. Zur Differenzialdiagnose siehe ▶ Polyneuropathie bei Stoffwechselerkrankungen.

Therapie

Kausal

Behandlung der Grundkrankheit (▶ Akromegalie und ▶ Hypothyreose).

Bewertung

Wirksamkeit

Bei Akromegalie und Hypothyreose kommt es bei Therapie der Grundkrankheit in der Regel auch zu einer deutlichen Besserung der neuropathischen Beschwerden.

Nachsorge

Siehe entsprechende Grundkrankheiten.

Prognose

Siehe entsprechende Grundkrankheiten.

Polyneuropathie bei metabolischen Erkrankungen

▶ Polyneuropathie bei Stoffwechselerkrankungen

Polyneuropathie bei Stoffwechselerkrankungen

Synonyme

Polyneuropathie bei metabolischen Erkrankungen.

Englischer Begriff

Polyneuropathy; peripheral neuropathy.

Definition

Nichttraumatische Erkrankung der peripheren Nerven ausgelöst durch eine zugrundeliegende Stoffwechselerkrankung. Die diabetische Polyneuropathie (siehe ▶ Polyneuropathie, diabetische) ist die häufigste Ursache für eine Polyneuropathie, wesentlich seltenere metabolische Ursachen sind die Porphyrie und die Urämie.

Symptome

Die Polyneuropathie kann sowohl motorische, sensible als auch autonome Fasern betreffen. Im Vordergrund stehen meist distal betonte, meist symmetrische (z.B. strumpfförmige) Sensibilitätsstörung (Hypästhesie und Pallhypästhesie), Parästhesien, Schmerzen (burning feet) und Muskelkrämpfe. Bei der Untersuchung finden sich abgeschwächte oder fehlende Muskeleigenreflexe, Muskelatrophie, trophische Veränderungen der Haut, schlaffe, distal betonte Lähmungen, Karpaltunnelsyndrom.

Diagnostik

Anamnese (Alkohol, Medikamente, familiäre neurologische Erkrankungen), neurologische Untersuchung (Sensibilität, Vibrationsempfinden, Reflexstatus, u.U. Elektromyographie, Elektroneurographie, Nervenbiposie, Liquoruntersuchung), Labor: HbA1c, IGF-1, SD-Hormone, Serum-Entzündungszeichen,

P

Auto-Antikörperprofil, spezifische Diagnostik je nach entsprechendem klinischen Verdacht.

Differenzialdiagnose

Ursachen der Polyneuropathie:

- Genetisch bedingte Polyneuropathien (z.B. Refsum-Syndrom, Porphyrie)
- Durch Stoffwechselerkrankungen bedingte Polyneuropathie

  - Diabetische Polyneuropathie (siehe ► Polyneuropathie, diabetische)
  - Urämie
  - Porphyrie (meist akut intermittierende Porphyrie).

- Durch endokrinologische Erkrankungen bedingte Polyneuropathie (Hypothyreose, Akromegalie)
- Polyneuropathie bei Malabsorption und Malnutrition (Beriberi, Pellagra, Zöliakie)
- Polyneuropathie bei Infektionskrankheiten (Lepra, Borreliose, HIV)
- Exogen toxisch bedingte Polyneuropathie (Alkohol, Medikamente (Isoniazid, Vinblastin, Nitrofurantoin, Amiodaron), Bleivergiftung, Thalliumvergiftung)
- Vaskulär bedingte Polyneuropathie (Polyneuritis bei Kollagenosen und granulomatösen Erkrankungen (Sarkoidose, Panarteriitis nodosa, SLE, Sklerodermie andere Vaskulitiden, rheumatoide Arthritis), Polyneuropathie infolge Ischämie))
- Polyneuropathie infolge paraneoplastischer Syndrome (M. Hodgkin, Plasmozytom)
- Idiopathische Polyradikuloneuritis (Guillain-Barré-Syndrom)
- Polyneuropathie ungeklärter oder gemischter Ätiologie.

Insgesamt sind über 200 verschiedene Ursachen einer Polyneuropathie bekannt. Am häufigsten ist neben der diabetischen Polyneuropathie die alkoholtoxische Poly-

neuropathie. Sehr oft lässt sich die genaue Ursache nicht klären oder es liegt eine multifaktorielle Genese vor. Differenzialdiagnostisch ist auch an radikuläre Syndrome, z.B. bei Bandscheibenvorfällen zu denken.

Allgemeine Maßnahmen

Lebensmodifikation

Physikalische Therapie, Krankengymnastik.

Therapie

Kausal

Behandlung der Grundkrankheit, bei Urämie Hämodialyse, bei Porphyrie Vermeidung auslösender Faktoren(Alkohol, Arzneimittel, Hypnotika, Antikonvulsiva, Sulfonamide, Hormone) sowie Regulation der Hämsynthese (glukosereiche Diät und Hämin i.v.).

Probetherapie

Je nach Grunderkrankung können zur symptomatischen Therapie trizyklische Antidepressiva (z.B. Amitryptilin) Analgetika und Antikonvulsiva (z.B. Gabapentin, Carbamazepin, Phenytoin, nicht bei Porphyrie!) eingesetzt werden.

Bewertung

Wirksamkeit

Bei der Porphyrie kann es zur axonalen Degeneration kommen, allerdings sind auch Verläufe mit kompletter Remission beschrieben. Bei der urämischen Polyneuropathie kommt es ebenfalls häufig zur axonalen Degeneration mit nur geringer Besserung der Beschwerden, durch Hämodialyse wird der Progress im allgemeinen gestoppt.

Nachsorge

Siehe entsprechende Grundkrankheiten.

Prognose

Siehe entsprechende Grundkrankheiten.

Polyneuropathie, diabetische

Englischer Begriff

Diabetic neuropathy.

Definition

Systemische periphere Nervenaffektion bei Diabetes mellitus mit unterschiedlichen klinischen Manifestationen: symmetrisch-sensibel (häufigster Manifestationstyp), symmetrisch-sensomotorisch oder asymmetrisches Verteilungsmuster. Sondertypen des symmetrischen Verteilungsmusters: diabetische Ophthalmoplegie, diabetische Radikulopathie, diabetische Amyotrophie (symmetrische proximale Muskelschwäche der unteren Extremitäten), asymmetrische Formen, diabetische Mononeuropathien. Von besonderer Bedeutung ist die Beteiligung des vegetativen Nervensystems.

Symptome

Die diabetische Polyneuropathie führt im fortgeschrittenen Stadium zu brennenden Dauerschmerzen im Versorgungsgebiet peripherer Nerven, vorwiegend in Armen und Beinen, v.a. im Bereich von Finger und Zehen. Darüber hinaus bestehen Parästhesien, Hyperästhesien und Hyperpathien, Druckschmerzhaftigkeit von Nerven und Muskeln sowie evtl. motorische Reizerscheinungen. Attackenförmige Schmerzen wie bei einer Neuralgie sind sehr selten. Charakteristisch sind socken- bzw. handschuhförmige Sensibilitätsstörungen.

Der brennende Schmerzcharakter kann manchmal zur Verwechslung mit einer Kausalgie führen.

Diabetische Polyneuropathie in Form des Lundbaek-Syndroms: Dabei kommt es bei länger bestehendem Diabetes mellitus zu Parästhesien, Bewegungsschmerz, intermittierendes Muskelversagen, Muskelsteife und Druckschmerzhaftigkeit im Hand-Unterarm-Bereich.

Diagnostik

Notwendig:

- Anamnese unter besonderer Berücksichtigung der Stoffwechselsituation
- neurologischer Status
- erweitertes Basislabor, besondere Berücksichtigung der Blutzuckeruntersuchungen (und HbA1c) und gegebenenfalls Belastungstests
- Elektromyographie/-neurographie.

Im Einzelfall erforderlich:

- Liquor
- SEP
- Funktionstests des autonomen Nervensystems
- Blutserologie (differenzialdiagnostische Abklärung anderer Polyneuropathien, siehe Leitlinie PNP)
- Tumorsuche
- Nervenbiopsie
- Berücksichtigung und Abklärung der Makroangiopathie, z.B. auch im Bereich der zerebralen Gefäße.

Differenzialdiagnose

Neuropathie anderer Genese, insbesondere toxisch oder vaskulär bedingt.

Allgemeine Maßnahmen

Lebensmodifikation

Beseitigung anderer neuropathischer Noxen, Verminderung anderer begünstigender Faktoren, Vorbeugung gegen Komplikationen des Diabetes mellitus.

Diät

Diabetesdiät.

Therapie

Kausal

Optimierung der diabetischen Stoffwechselsituation steht im Vordergrund.

Symptomatische medikamentöse Behandlung bei Schmerzen und schmerzhaften

Parästhesien sowie Störungen des autonomen Nervensystems (Analgetika wie Gabapentin, Carbamazepin, Metamizol (z.B. Novalgin), Uridin- und Dinatriumsalze (Keltican), im Einzelfall therapeutische Lokalanästhesie mit Bupivacain; Thioctsäure, neurotrope Vitamine).

Physiotherapie (kalte oder warme Wickel, Wechselbäder, Kneipp'sche Güsse, oberflächliche Kryobehandlung, transkutane Nervenstimulation (TENS).

Nachsorge

Ambulante Behandlung in Diabetesschwerpunktpraxis.

Prognose

Chronische Erkrankung.

Literatur

1. Leitlinie der Deutschen Gesellschaft für Neurologie

Polyoestradiolphosphat

▶ Polyöstradiolphosphat

Polyostotische fibröse Dysplasie

▶ Dysplasie, fibröse

Polyöstradiolphosphat

Synonyme

Polyestradiolphosphat;   Polyoestradiolphosphat.

Englischer Begriff

Polyoestradiolphosphate.

Definition

Wasserlösliches polymeres Östradiol.

Grundlagen

Polyöstradiolphosphate werden als wasserlösliches polymeres Östradiolpräparat mit langanhaltender Wirkung eingesetzt. Der hydrolytische Abbau erfolgt nur sehr langsam, so dass konstante Östradiol-Konzentrationen über einen längeren Zeitraum vorliegen. Polyöstradiolphosphat wird als Depot-Östrogen (Estradurin) bei der Sexualhormon-Entzugstherapie des Prostatakarzinoms eingesetzt. Durch die Hemmung der Gonadotropinfreisetzung wirkt es beim Mann antiandrogen und senkt die Serumtestosteronspiegel auf Kastrationsniveau. Polyöstradiolphosphat ist in der Wirksamkeit bei der Behandlung des fortgeschrittenen Prostatakarzinoms der Orchidektomie äquivalent, führt nicht zu einer therapiebedingten Osteoporose, weist aber eine deutlich höhere Rate an kardiovaskulären und thrombembolischen Nebenwirkungen auf.

Polypeptid, pankreatisches

Synonyme

Abkürzung: PP.

Englischer Begriff

Pancreatic polypeptide.

Definition

Aus den PP-Zellen (siehe ▶ APUD-Zellen) der Langerhans-Inseln des endokrinen Pankreas stammendes Polypeptid aus 36 Aminosäuren.

Grundlagen

Das pankreatische Polypeptid (PP) bildet zusammen mit dem Polypeptid YY (PYY) und dem Neuropeptid Y (NPY) eine eigene Peptidfamilie. Der Ort ihrer Synthese sowie ihre Wirkung unterscheiden sich bei den Peptiden. PP wird in den endokrinen (APUD-) Zellen von Darm und Pankreas, den sog. PP-Zellen, synthetisiert. Die Konzentration des PP steigt physiologisch nach eiweißreichen Mahlzeiten an. Es hat eine hemmende Wirkung auf Darmmotilität, Gallefluss und exokrine Pankreasfunktion. Darüber hinaus kann die Konzentration des PP bei endokrin aktiven Tumoren (APU-Domen, wie beispielsweise Insulinom, Glukagenom, VIPom) erhöht sein. PPY wird in den enteroendokrinen Zellen des Ileum und Colon sowie im enteralen Nervensystem synthetisiert. Es inhibiert die Magenentleerung sowie die intestinale Motilität. NPY wird in den terminalen Nervenendigungen freigesetzt und wirkt im zentralen und peripheren Nervensystem als Neurotransmitter/Neuromodulator.

Polypeptid, vasoaktives intestinales

Synonyme

VIP.

Englischer Begriff

Vasoactive intestinal polypeptide.

Definition

Gastrointestinales Neuropeptidhormon.

Grundlagen

Vasoaktives intestinales Polypeptid (VIP) ist ein Neuropeptid, welches in den (vornehmlich pankreatischen) D1 (APUD) Zellen gebildet wird und das aufgrund seiner Struktur zur Glukagon-Sekretin-Peptidfamilie gerechnet wird. VIP wird durch vagale Stimulation freigesetzt und stimuliert die intestinale Wasser- und Elektrolytsekretion (insbesondere Kalium) sowie die Glykogenolyse der Leber und führt zur Relaxation der glatten Muskulatur des GIT. Pathophysiologische Bedeutung hat das VIP als Sekretionsprodukt beim VIPom, einem neuroendokrinen Tumor, welcher das Verner-Morrison-Syndrom

bzw. WDHA-Syndrom auslöst. Das klinische Bild wird durch wässrige Diarrhoen, Hypokaliämie und in etwa 50 % der Fälle durch eine Achlor- bzw. Hypochlorhydrie gekennzeichnet. In 5 % der Fälle kommen VIPome bei der multiplen endokrinen Neoplasie MEN Typ I vor (siehe ▶ Verner-Morrison-Syndrom, ▶ Neoplasie, multiple endokrine Typ I).

Polypeptide

Englischer Begriff

Polypeptides.

Definition

Unverzweigte Kette von 10–100 Aminosäuren, die durch Peptidbindung (Säureamidbindung) miteinander verbunden sind.

Grundlagen

Peptid-Ketten von weniger als 10 Aminosäuren werden als Oligopeptide und Ketten mit mehr als 100 Aminosäuren als Proteine bezeichnet (siehe Abb. 1). Die Primärstruktur wird durch die genetisch festgelegte Reihenfolge der Aminosäuren bestimmt. Der räumliche Aufbau der Peptide wird durch die Sekundärstruktur (regelmäßige Auffaltung der Polypeptidkette insbesondere durch Wasserstoffbrücken- und Disulfidbindung), die Tertiärstruktur (dreidimensionale Anordnung der Sekundärstruktur, insbes. durch hydrophobe Wechselwirkungen) und die Quartärstrukturen (Zusammenlagerung mehrerer Polypeptide) bedingt. Oligopeptide erfüllen

$$H_2N-CH-CO-NH-CH-CO-NH-CH-COOH$$

Polypeptide, Abb. 1 Grundstruktur einer Peptidkette mit je einer N-terminalen (links) und C-terminalen Aminosäure (rechts) an den Enden des Proteins und einer spezifischen Reihenfolge der Aminosäurereste (R).

als Bausteine der Zelle sowie als Katalysatoren (Enzyme) und Botenstoffe (siehe ► Polypeptidhormone) wichtige Funktionen im Organismus.

Polypeptidhormone

Synonyme
Peptidhormone; Proteohormone.

Englischer Begriff
Polypeptide hormones.

Definition
Hormone mit Eiweißstruktur (z.B. im Gegensatz zu Steroidhormonen).

Grundlagen
In der Familie der Proteohormone werden Hormone von niederem (z.B. die Oligopeptide der hypothalamischen Releasing Hormone) und hohem Molekulargewicht (z.B. Prohormone, Insulin-like Growth Factor 1(IGF-I)) unterschieden. Zu den Peptid oder Proteohormonen gehören beispielsweise die hypophysären Hormone STH, LH, FSH, TSH, ACTH sowie Vasopressin (ADH), Oxytocin, die pankreatischen Hormone Glukagon, Insulin, Somatostatin, Pankreatisches Polypeptid (Pankreas) sowie die gastrointestinalen Hormone wie Gastrin, VIP, Sekretin, CCK. Im Knochenstoffwechsel spielen PTH und Kalzitonin eine wichtige Rolle. Vor allem die APUD-Zellen (amin precursor uptake and decarboxylation) sind in der Lage Amine in Polypeptidhormone umzuwandeln. Die meisten Proteohormone entstehen durch limitierte Proteolyse aus inaktiven Vorstufen (Präprohormone, Prohormone).

Polysaccharide

Synonyme
Glykane.

Englischer Begriff
Polysaccharides.

Definition
Hochmolekulare Kohlenhydrate, welche aus der glykosidischen Verbindung von mehr als 20 Monosacchariden (z.B. Glukose) entstehen.

Grundlagen
Neben den Monosacchariden (u.a.Glukose, Galaktose, Mannose, Fruktose, Ribose) sind auch Disaccharide (u.a. Maltose, Laktose, Saccharose Trehalose) und Oligosacharide Bestandteil von Polysacchariden. Grundsätzlich unterscheidet man zwischen Homoglykanen,die nur ein Monosaccharid als Baustein enthalten (z.B. die durch unterschiedliche Verzweigung und Vernetzung aus Glukose aufgebauten Polysaccharide: Stärke, Zellulose, Glykogen und Dextran) und den Heteroglykanen, welche aus unterschiedlichen Monosacchariden bestehen und häufig auch Proteine und Lipide enthalten (z.B. Glykoproteine, Proteoglykane, Glykolipide). Polysaccharide können unverzweigt oder verzweigt vorliegen und nach ihrer Funktion in Reserve (v.a. die Homoglykane), wasserbindende (Proteoglykane wie Glykosaminoglykane, wesentlicher Bestandteil der extrazellulären Matrix) und Strukturpolysaccharide (v.a. Heteroglykane) eingeteilt werden.

Polytrichie

Synonyme
Hypertrichose.

Englischer Begriff
Hypertrichosis; hypertrichiasis; polytrichia; polytrichosis.

Definition

Vermehrte Lanugo-Behaarung einzelner Hautabschnitte (Unterarme, Unterschenkel, Lumbosakralregion) oder des gesamten Körpers.

Symptome

Vermehrtes Haarwachstum ohne vermehrte Gesichts- und Sexualbehaarung, insbesondere feminine Pubesbehaarung. Hiervon abzugrenzen ist der sogenannte Hirsutismus, wobei eine Behaarung vom männlichen Typ (Oberlippe, Bartwuchs, Warzenhöfe, Sternum, Linea alba, lumbosakral, Arme und Beine) vorliegt. Außerdem abzugrenzen ist der sogenannte Virilismus mit Angleichung des weiblichen an den männlichen Körperbau und Atrophie der Drüsenkörper der Brust, Effluvium, Geheimratsecken und Klitorishypertrophie.

Diagnostik

Siehe ► Hirsutismus.

Differenzialdiagnose

Siehe ► Hirsutismus.

Therapie

Operativ/strahlentherapeutisch

Je nach Ausprägung kommen vor allem kosmetische Maßnahmen, wie z.B. Epilation oder Haarentfernung mit Wachs zum Einsatz. Mittlerweile ist auch eine Lasertherapie möglich, die in speziellen Zentren durchgeführt wird.

Bewertung

Wirksamkeit

Häufig besteht eine ethnische Komponente. Bei starker Ausprägung ist eine Abklärung sowie differenzialdiagnostische Einordnung notwendig. In der Regel handelt es sich um eine harmlose, nicht therapiebedürftige Erscheinung. Sollte es im Verlauf zu einer deutlichen Zunahme kommen, ist eine differenzialdiagnostische Abklärung sowie Einordnung sinnvoll.

Polyurie

Englischer Begriff

Polyuria.

Definition

Ausscheidung eines pathologisch erhöhten Harnvolumens (> 1,5 ml/min, > 2000 ml/24 Std.), Vorkommen bei Diabetes insipidus, Diabetes mellitus, speziellen Nierenerkrankungen, Hyperkalzämie.

Symptome

Siehe Definition.

Diagnostik

Durstversuch: Durchführung: Normale Flüssigkeitsaufnahme bis zum Testbeginn (z.B. morgens 8 Uhr). Nach Blasenentleerung zweistündige Bestimmung von Serum- und Urinosmolarität, Serumnatrium, Gewicht, Temperatur. Abbruchkriterien: Gewichtsabnahme um mehr als 5 % des Körpergewichts, erheblicher Blutdruckabfall, nichttolerabler Durst. Interpretation: Zentraler oder renaler Diabetes insipidus: initiale Serumosmolalität von > 285 mosm/l. Im Durstversuch fehlender Anstieg der Urinosmolalität (ca. 200 mosm/l). Am Ende des Durstversuchs erlaubt die Gabe von Desmopressin die Differenzierung zwischen einem zentralen und renalen Diabetes insipidus.

Differenzialdiagnose

Siehe Tabelle 1.

Therapie

Kausal

Diabetes insipidus zentralis, nephrogener Diabetes insipidus, Diabetes mellitus, Hyperkalzämie.

Polyurie, Tabelle 1 Differenzialdiagnose der Polyurie.

	Zentraler Diabetes insipidus	Nephrogener Diabetes insipidus	Psychogene Polydipsie
Plasmaosmolarität	↑	↑	↓
Urinosmolarität	↓	↓	↓
Plasma-Vasopressin	↓	↑	↓
Urinosmolarität bei leichtem Wassermangel	→	→	↑
Urinosmolarität nach Vasopressin i.v.	↑	→	↑

↑ = erhöht, ↓ = erniedrigt, → = normal

POMC

▶ Pro-Opiomelanocortin

POMC-Zellen

Synonyme
Pro-Opio-Melano-Cortin-Zellen.

Englischer Begriff
Pro-Opio-Melano-Cortin producing cells.

Definition
Großes Molekül, das im Hypophysen-vorderlappen sowie im Hypophysenzwischenlappen, dem Hypothalamus und anderen Gehirnregionen als auch in den Lungen, dem Gastrointestinaltrakt und der Plazenta gebildet wird. Pro-Opio-Melano-Cortin ist ein Vorläufer von ACTH (Adrenocorticotropes Hormon), CLIP (Corticotropin-like intermediate-lobe-peptide), β-LPH (β-Lipotropin), μ-MSH (μ-melanozytenstimulierendes Hormon), β-Endorphin, Metenkephalin.

Pompe-Glykogenose

▶ Glykogenose, Typ II

Pondus hydrogenii

▶ pH

Porphin

Englischer Begriff
Porphin; porphine.

Definition
C20-H14-N4, nicht substituierter Grund-körper der Porphyrine, der aus vier über Methinbrücken miteinander verbundenen Pyrolringen verbunden ist.

Weiterführende Links
▶ Porphyrine

Porphyrie

Englischer Begriff
Porphyria.

Definition
Die Porphyrien sind genetische oder erworbene Enzymdefekte der Häm-Biosynthese (Verweis Porphyrinstoffwechsel), die durch Überproduktion, Anhäufung oder Exkretion von Metaboliten des Porphyrinstoffwechsels zu unterschiedlichen, klinischen

Beschwerdebildern mit neuroviszeralen und/oder Hautsymptomen gekennzeichnet sind.

Grundlagen

Ätiologie
Porphyrine sind Vorstufen der Häm-Biosynthese. Häm ist der eisenbindende Bestandteil zur Bildung von Hämoglobin und den Cytochromen. Das erste und geschwindigkeitsbestimmende Enzym der Hämsynthese ist die Delta-Aminolävulinsäure-Synthase. Die verschiedenen Porphyrieformen unterscheiden sich durch die Enzymstörung der Häm-Biosynthese zwischen der Delta-Aminolävulinsäure als Ausgangsprodukt und dem Häm.
Einteilung und Klinik
Die verschiedenen Porphyrien werden eingeteilt in die

Erythropoetischen Porphyrien:

1. Erythropoetische Porphyrie, klinisch assoziiert mit Lichtdermatose, hämolytischer Anämie und Splenomegalie. Wegweisend ist ein roter Urin mit Uroporphyrin und Koproporphyrin im Urin.
2. Erythropoetische Protoporphyrie, klinisch assoziiert mit leichter Lichtdermatose. In Erythrozyten und im Stuhl findet man erhöhtes Protoporphyrin.

Hepatische Porphyrien:

3. Porphyria cutanea tarda (PTC), die sich klinisch als Lichtdermatose äußert. Es imponiert ein brauner oder roter Urin mit erhöhtem Uroporphyrin und Koproporphyrin.
4. Akute intermittierende Porphyrie (IAP), die klinisch mit vasospastischen Schmerzen und viszeralen Ischämien, erhöhten Leberwerten und reversiblen, zerebralen Veränderungen mit Paresen und epileptischen Anfällen einhergehen kann. Sowohl die akute intermittierende Porphyrie als auch die Porphyria cutanea tarda sind mit erhöhtem Risiko für hepatozelluläre Karzinome assoziiert. Erhöht im

Urin sind die Delta-Aminolaevulinsäure (5-ALA) und Porphobilinogen (PBG) sowie erythrozytäre Phorphobilinogen-Deaminase-Spiegel.
5. Porphyria variegata (PV), die mit leichten Hautsymptomen, aber auch abdominellen und neurologischen Symptomen einhergehen kann. Im Anfall erhöht sind die Delta-Aminolaevulinsäure (5-ALA) und Porphobilinogen (PBG) im Urin, ansonsten erhöht auch Protoporphyrin und Koprophorphyrin im Urin und Stuhl und die Plasma-Porphyrin-Spiegel.
6. Hereditäre Koproporphyrie (HCP), die ebenfalls mit leichter Lichtdermatose, aber auch abdominellen und neurologischen Symptomen einhergehen kann. Wegweisend ist ein erhöhtes Koproporphyrin im Stuhl und Urin.
7. Porphobilinogensynthase-Defizienz.
8. Sekundären Koproporphyrien bei Leberschäden.

Die Abb. 1 (Prophyriestoffwechsel) verweist auf die zugrunde liegenden Enzymdefekte bei den jeweiligen Porphyrieformen. Eine alternative, eher historische Einteilung der Porphyrien erfolgte auch nach der Klinik in 'akut' oder 'chronisch' oder 'kutan'. Wie bereits oben für die verschiedenen Porphyrieformen dargestellt, ist die klinische Beschwerdesymptomatik im Allgemeinen komplex und sehr unterschiedlich ausgeprägt. V.a. bei den hepatischen Formen kommt es zu regelrechten Schmerzattacken und auch neuropsychiatrischen Syndromen wie Halluzinationen und Sensibilitätsstörungen.
Diagnostiziert werden die Porphyrien wie oben angeführt über die Analyse von Porphyrin und Porphyrinvorstufen in Urin, Plasma und Stuhl. Eine Erhöhung der Gesamtporphyrine im 24h-Urin findet sich bei den hepatischen Porphyrien, der kongenitalen erythropoetischen Porphyrie und sekundären Koproporphyrien. Im akuten Anfall findet man v.a. Porpholbilinogen und 5-ALA im 24h-Urin. Bei der Porphyria cu-

P

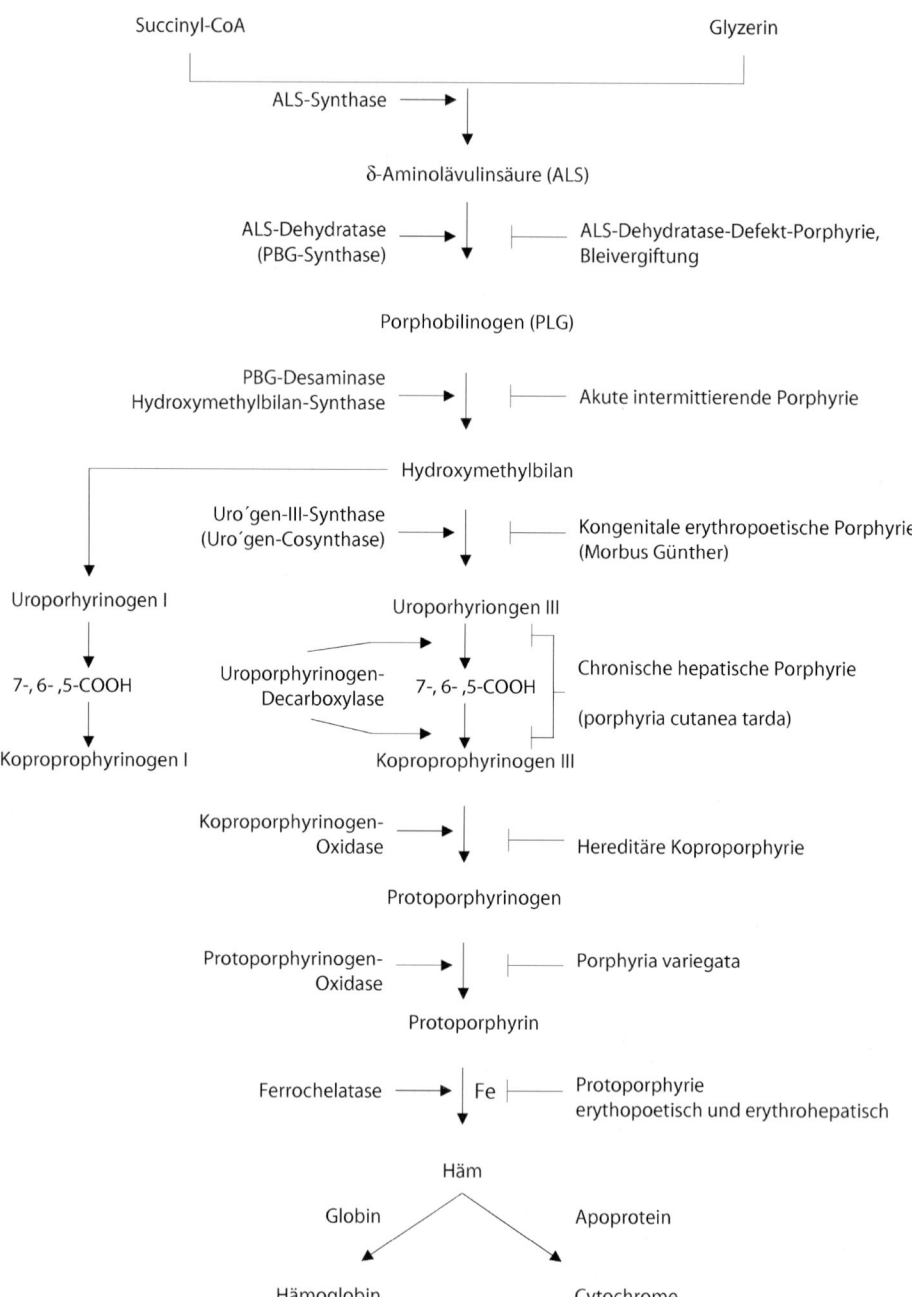

Porphyrinstoffwechsel, Abb. 1   Porphyrie- und Hämbiosynthese: Enzymsequenzen und Enzymstörungen bei Porphyrien.

tanea tarda sollte auch die Eisenbeladung des Körpers bestimmt werden.

Therapie

Therapieprinzip ist Verhinderung der Induktion der hepatischen ALA-Synthase. Zu diesem Zweck wird bei akuten Attacken mit Glukoseinfusionen (500 g/d, z.B. 20 g/h) und Hämatin i.v. (3–4 g/kg/d infundiert über 15 in. für 3–5 Tage) therapiert.
Zusätzlich sollten alle Porphyrie-auslösenden Faktoren und Medikamente vermieden werden. Im Falle einer erhöhten Eisenüberladung des Körpers wie bei der Porphyria cutanea tarda können Aderlässe oder Chloroquin angewandt werden.
Zusätzlich sollte eine symptomatische Therapie bei Tachykardie, Agitation, epileptischen Anfällen und Schmerz erfolgen.

Porphyrine

Englischer Begriff

Porphyrines.

Definition

Gruppe von Farbstoffen, die aus Porphin durch Substitution mit organischen Gruppen entstehen. Komplexe aus Porphyrinen mit Metallionen (Eisen, Magnesium, Zink) sind als prosthetische Gruppen in vielen Chromoproteinen (z.B. Hämoproteine, Chlorophyll) enthalten. Die Eisen-Porphyrin-Verbindungen (Häm) sind für Sauerstofftransport und -bindung (Hämoglobin, Myoglobin) sowie als Redox-Coenzyme für die biologische Oxidation vor allem in der Atmungskette wichtig. Die Biosynthese der Porphyrine erfolgt vor allem im Knochenmark. Der Abbau der Porphyrine zu Gallenfarbstoffen erfolgt v.a. in der Leber, Knochenmark und Milz. Störungen des Porphyrinstoffwechsels führen zur Porphyrie.

Porphyrinstoffwechsel

Englischer Begriff

Metabolism of porphyrins.

Grundlagen

Zur Porphyrie- und Hämbiosynthese siehe Abb. 1.

Portalgefäßsystem der Hypophyse

▶ Pfortadergefässe der Hypophyse

Postaggressionsreaktion

▶ Postaggressionssyndrom

Postaggressionssyndrom

Synonyme

Postaggressionsreaktion.

Englischer Begriff

Postaggression syndrome.

Definition

Die Stressantwort des Organismus, z.B. während einer Operation und Narkose ist bei Stoffwechselgesunden mit der normalen Mobilisierung von Katecholaminen, Kortisol, Glukagon und Wachstumshormon verbunden. Außerdem sind an der hormonellen Reaktion auch ACTH, Vasopressin, Prolaktin, Aldosteron und Angiotensin beteiligt. In der Summe für diese hormonelle Stimulation kommt es zu einer Steigerung der katabolen Prozesse mit Steigerung der Glukoneogenese, der Glykogenolyse, der Proteolyse und der Lipolyse. Beim Stoffwechselgesunden führen diese hormonell-metabolischen Veränderungen zu einem erhöhten Insulinbedarf, der durch eine entsprechend angepasste endogene Steigerung der Insulinsekretion ausgeglichen werden kann. Somit wird die Entwicklung einer signifikanten Hyperglykämie verhindert. Im Gegensatz dazu kann beim Diabetiker mit verminderter oder fehlender Anpassungsfähigkeit der Insulinsekretion an den erhöhten Bedarf bzw. bei einer bestehenden relevanten Insulinresistenz in der Folge dieser Postaggressionsreaktion eine Stoffwechselstörung mit Hyperglykämie, Ketonämie, Ketoazidose und u.U. Laktazidose resultieren.

Symptome

Allgemeine Stresssymptome, die sich in der allgemeinen Reaktion des Organismus äußern: Bisweilen auch Veränderungen im Serum wie eine Zunahme der Akutphaseproteine. Mobilisation der kontrainsulinären Hormone.

Diagnostik

Regelmäßige Blutzuckermessung. Bei Patienten mit sekundären Endokrinopathien ist an eine ausreichende Substitution zu denken. Dies betrifft insbesondere die Hypothalamus-Hypophysen-Nebennierenrinden-Achse. Hier muss z.B. bei Patienten mit HVL-Insuffizienz großzügig Hydrokortison substituiert werden. Je nach Vorbefunden muss evtl. auch Schilddrüsenhormon zusätzlich verabreicht werden. Der evtl. erhöhte Insulinbedarf ist ebenfalls ausreichend auszugleichen.

Postmenopausales urinäres humanes Gonadotrophin (hMG)

▶ Urofollitropin

Postmenopause

Englischer Begriff

Postmenopause.

Definition

Die Postmenopause beginnt nach der Menopause und reicht bis zum Beginn des Seniums. Der Zeitraum umfasst ca. 10–17 Jahre. In diesem Zeitabschnitt kommt es zunehmend zur Genitalatrophie. Außerdem kann sich eine Osteoporose sowie eine Arteriosklerose entwickeln (siehe Abb. 1).

Symptome

Siehe ▶ Menopause. In der Regel sind die Symptome in der Postmenopause deutlich weniger ausgeprägt als in der Menopause. Vegetative Symptome können im Vordergrund stehen.

Diagnostik

Eine spezielle Diagnostik ist in der Regel nicht notwendig. Hormonell kommt es zu einem Absinken der Östrogen- bzw. Gestagenkonzentrationen im Serum. Reaktiv steigt in der Regel LH und FSH deutlich an.

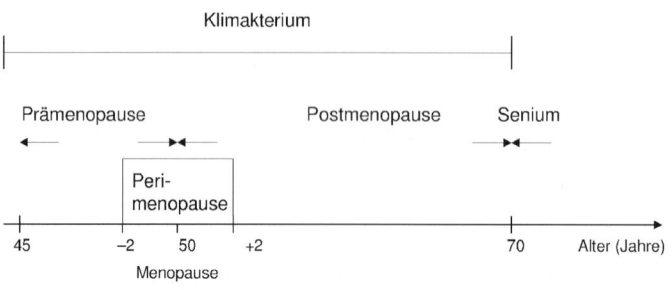

Postmenopause, Abb. 1
Zeittafel des Klimakteriums.

Therapie

Kausal

Siehe ► Hormonersatztherapie.

Postmenopausenblutung

Englischer Begriff

Bleeding in the postmenopause.

Definition

Die Zeitspanne, in der nach der Menopause noch eine Menstruationsblutung und Ovulation eintreten kann, ist unklar. Es gibt Berichte, dass dies bis zu 2–3 Jahre nach der letzten Regelblutung möglich ist. Schwangerschaften sind äußerst selten, weil die Implantation ausbleibt. Falls keine Sexualhormone gegeben werden, muss bei postmenopausalen Blutungen immer das Vorliegen eines Neoplasmas oder eines Granulosa-Theka-Zelltumors ausgeschlossen werden.

Symptome

Siehe Definition.

Diagnostik

Apparative gynäkologische Diagnostik, Ultraschall, evtl. Abrasio.

Postmenstruelle Blutung

Englischer Begriff

Bleeding after the normal menstruation.

Definition

Schmierblutung nach der eigentlichen Menstruation, die entweder Tage direkt anschließend oder nach ein- bis zweitägigem blutungsfreiem Intervall nach der Menstruation auftritt. Ursachen: Ungenügende Regeneration des Endometriums infolge Östrogenmangels am Zyklusbeginn, Muskelschwäche mit ungenügender Blutstillung bei Uterushypoplasie. Behandelt wird in der Regel mit kleinen Östrogendosen (z.B. 0,04–0,05 mg Ethinylöstradiol oder 2 mg Estradilvalerat bzw. 2 mg Östradiol über 3–5 Tage ab dem 3. Zyklustag). Alternativ ist auch eine transdermale Applikation von Östrogenen, z.B. 1 mg Östradiol täglich über 3–5 Tage vom 3. Zyklustag an auf die Haut des Unterleibes oder die Oberschenkel möglich.

Eine weitere Ursache einer postmenstruellen Blutung liegt in einer verzögerten menstruellen Abstoßung des Endometriums. Ursache hierfür kann eine verzögerte Rückbildung des Corpus luteum mit verzögertem Absinken des Progesterons und der Östrogene sein. Behandelt wird mit einer Zufuhr von Östrogen-Gestagen-Kombinationen vor der zu erwartenden Regelblutung, die dann am 25. Tag abgesetzt werden, um die Desquamation des Endometriums zu beschleunigen und zu verstärken.

Postmenstruum

Englischer Begriff

Period after the menstruation.

Definition

Die Tage nach der Menstruation.

Postoperative Tetanie

► Rekalzifizierungs-Tetanie

Postpartale Depression

Synonyme

Wochenbettdepression.

Englischer Begriff

Post partum depression.

Definition

Die Wochen nach Entbindung stellen für eine Frau den Zeitraum mit dem höchsten Risiko, eine psychiatrische Erkrankung zu entwickeln, dar. Depressive Episoden nach Entbindung treten in ca. 10–15 % auf. Beginn meist in der ersten oder zweiten Woche mit einer Dauer von länger als zwei Wochen. Oftmals schleichender Verlauf über Wochen bis Monate. Es besteht kein empirischer Beleg für eine nosologische Eigenständigkeit.

Symptome

Das klinische Zustandsbild ist in seiner syndromalen Charakterisierung gegenüber einer typischen depressiven Episode in anderen Lebensabschnitten nicht zu unterscheiden (vgl. ► Depression).
Endokrine Veränderungen: Die Postpartalphase ist durch ausgeprägte und rasche hormonelle Veränderungen charakterisiert. Während der ersten 48 Stunden kommt es zu einem deutlichen Abfall von Progesteron, Östrogenen, Kortisol und Thyroxin. In verschiedenen Studien konnte jedoch kein konsistenter Unterschied zwischen erkrankten und gesunden Wöchnerinnen nachgewiesen werden.

Diagnostik

Ausführliche Anamnese und Symptombeschreibung. Körperliche Untersuchung inkl. Neurostatus. EEG, kraniales NMR, EKG. Internistisches Labor inkl. Schilddrüsendiagnostik. TPHA (Lues-Reaktion).

Differenzialdiagnose

Die sog. „Heultage" (engl. maternity blues) beginnen in der ersten Woche post partum, i.d.R. jedoch nicht vor dem dritten Tag und bezeichnen ein vorübergehendes, wenige Stunden bis Tage andauerndes passageres Syndrom der Affektlabilität ohne Krankheitswert, das bei ca. 50 % der Wöchnerinnen auftritt. Postpartumpsychosen mit meist abrupt beginnender maniformer,

synthym-wahnhafter Symptomatik und Infantizidrisiko. Prodromalphase einer Postpartumpsychose. Bei Vorliegen psychotischer Symptome wird definitionsgemäß eine Postpartumpsychose diagnostiziert.

Therapie

Kausal

Bei weitgehend unklarer Ätiologie ist derzeit keine kausale Therapie verfügbar.

Probetherapie

In einer doppelblinden, plazebokontrollierten Studie war die transdermale Applikation von 17β-Östradiol als Monotherapie erfolgreich.

Akuttherapie

Frühzeitige Therapie, möglichst in psychiatrischen Mutter-Kind-Einheiten, als Kombination von Pharmakotherapie und Verhaltenstherapie bietet die besten Erfolgsaussichten. Grundsätzlich soll die Verordnung einer Psychopharmakotherapie im Rahmen eines Behandlungsplans erfolgen, der neben der medikamentösen Behandlung auch psycho- und eventuell soziotherapeutische Maßnahmen umfasst. Generell sollten Frauen, die in der Postpartalphase Psychopharmaka einnehmen müssen, abstillen.
Verbindliche Handlungsanweisungen aus kontrollierten Therapiestudien liegen nicht vor. Es gelten daher die Empfehlungen zur symptomorientierten Behandlung der Depression.

Dauertherapie

Verbindliche Handlungsanweisungen aus kontrollierten Therapiestudien liegen nicht vor. Es gelten daher die Empfehlungen zur Behandlung der Depression.

Bewertung

Wirksamkeit

Gute Wirksamkeit. Bei Antidepressiva ist grundsätzlich mit einer Wirklatenz von ca. 2–4 Wochen zu rechnen. Typischerweise treten im Behandlungsverlauf zunächst Nebenwirkungen auf, danach erst der antidepressive Effekt. Der häufigste Grund für eine ausbleibende Wirkung ist eine nicht ausreichende Dosierung.

Verträglichkeit

Je nach Antidepressivum: z.B. sexuelle Funktionsstörungen, Gewichtszunahme, Sedierung, anticholinerge Nebenwirkungen, Schwitzen. SSRIs weisen das günstigste Nebenwirkungsprofil auf.

Nachsorge

Regelmäßige fachärztliche Kontrolluntersuchungen (inkl. Labor, EEG, EKG unter Pharmakotherapie).

Prognose

Gut. Das Rezidivrisiko bei einer zukünftigen Schwangerschaft beträgt 30–50 %.

Literatur

1. Nonacs R, Cohen LS (2000) Postpartum psychiatric syndromes. In: Sadock BJ, Sadock VA (eds) Comprehensive Textbook of Psychiatry, Vol. I, Lippincott Williams & Wilkins Philadelphia, pp 1276–1283
2. Gregoire AJP, Kumar R, Everitt B, Henderson AF, Studd JWW (1996) Transdermal oestrogen for treatment of severe postnatal depression. Lancet 347:930–933

Postpartale Hypophysenvorderlappennekrose

▶ Sheehan-Syndrom

Postpartale Psychose

▶ Postpartum Psychose

Postpartum Depression

▶ postpartale Depression

Postpartum Psychose

Synonyme

Wochenbettpsychose.

Englischer Begriff

Puerperal psychosis.

Definition

Bei den Wochenbettpsychosen handelt es sich um schwere, stationär behandlungsbedürftige endogene Psychosen, die nach der Leonhard-Nosologie überwiegend als zykloide Psychosen klassifiziert werden müssen. Die Wochenbettpsychosen treten in einer über die letzten 150 Jahre in allen Kulturen weltweit gleichbleibenden Häufigkeit von ein bis zwei Erkrankungen pro 1000 Geburten auf. Das Risiko einer stationären psychiatrischen Behandlung ist durch diese Erkrankung im ersten Monat nach der Geburt gegenüber jedem Monat der Schwangerschaft um das 18fache, bei Erstgebärenden sogar um das 35fache erhöht. Der Manifestationszeitpunkt der Wochenbettpsychosen liegt charakteristischerweise in den ersten drei Wochen nach einer Geburt. Ätiologisch wäre neben einer erhöhten Vulnerabilität bei prädisponierten Frauen auch ein nach der Geburt rasch abfallender Östrogenspiegel als mitauslösende Ursache denkbar. Hierbei spielt möglicherweise die durch die hohen Östrogenspiegel in der Schwangerschaft induzierte Supersensitivität der Dopaminrezeptoren im mesolimbischen System eine Rolle.

Symptome

Die Symptome reichen von einer allgemeinen Verstimmtheit bis zu echten psychotischen Symptomen. Die Einzelheiten finden sich in der Differenzialdiagnose.

Diagnostik

Psychiatrisches Interview.

Differenzialdiagnose

Die Wochenbettpsychosen werden in den Postpartum-Blues, die postpartale Depression und die Wochenbettpsychose eingeteilt. Der Postpartum-Blues („Heultage") ist wegen seiner Häufigkeit von 50–70 % ein schon fast normaler kurzzeitiger Stimmungseinbruch mit Reizbarkeit und Weinerlichkeit, der meist zwischen dem 3. und 5. Tag nach der Entbindung auftritt. Als Auslöser wird der überwältigende emotionale Eindruck des Geburtserlebnisses angesehen. Der Postpartum-Blues verschwindet ohne spezifische psychiatrische Therapie nach wenigen Tagen völlig.

Eine postpartale Depression beginnt meist später, mehrere Wochen bis einige Monate nach etwa 10–15 % aller Geburten und tritt mit gedrückter Stimmung, Antriebsmangel, Energielosigkeit, Interessenverlust, Schuldgefühlen und auch Selbstmordgedanken in Erscheinung. Eine postpartale Depression wird überwiegend als Reaktion der Frau auf schwierige Lebensumstände und auf Partnerschaftsprobleme aufgefasst. Neben einer auf eine bessere Bewältigung dieser Lebensprobleme abzielenden Psychotherapie kommt hier bei entsprechender Schwere der Symptomatik auch eine antidepressive Pharmakotherapie zum Einsatz.

Therapie

Kausal

Wegen des hochdramatischen Krankheitsbeginns werden fast alle Patientinnen mit Wochenbettpsychosen stationär in psychiatrische Kliniken eingewiesen. Die Behandlung erfolgt je nach klinischer Symptomatik mit einer häufig kombinierten antipsychotischen, anxiolytischen und antidepressiven Pharmakotherapie. Dosierung, Applikation und Behandlungsdauer der eingesetzten Medikamente im Wochenbett unterscheiden sich nicht von denen bei den gleichen psychiatrischen Erkrankungen zu anderen Lebenszeitpunkten. Da alle Psychopharmaka in die Muttermilch übertreten, wird meist mit Bromocriptin abgestillt. Wegen der theoretisch zu erwartenden, klinisch aber meist nicht relevanten antagonistischen Wirkung von Bromocriptin (D2-Rezeptor-Agonist) und konventionellen Neuroleptika (D2-Rezeptor-Antagonisten) ist auch der primäre Einsatz des an anderen Neurotransmittersystemen angreifenden atypischen Neuroleptikums Clozapin empfohlen worden.

Prognose

Die Wochenbettpsychosen haben eine ausgesprochen günstige Langzeitprognose mit voller Remission in den meisten Fällen, nur in einem geringen Anteil sind mit Defektbildung einhergehende schizophrene Erkrankungen zu verzeichnen. Getrübt wird die günstige Prognose der Wochenbettpsychosen durch die hohe Rezidivneigung, wobei Neuerkrankungsphasen sowohl bei bis zu 50 % der folgenden Entbindungen als auch in bis zu 66 % unabhängig von Geburten zu erwarten sind.

Literatur

1. Fallgatter AJ, Schnizlein M, Pfuhlmann B, Heidrich A (2002) Klinische Aspekte der Wochenbettpsychosen. Der Nervenarzt 680–85
2. Nonacs R, Cohen LS (1998) Postpartum mood disorders: diagnosis and treatment guidelines. J Clinical Psychiatry (Suppl 2):34–40

Postpartum-Thyreoiditis

▶ Thyreoiditis, postpartale

Posttraumatische Belastungsstörung (PTSD)

Englischer Begriff

Post-traumatic stress disorder (PTSD).

Definition

Verzögerte oder verlängerte Reaktion auf eine außergewöhnliche, extreme Bedrohungssituation, die einem selbst oder auch anderen, nahestehenden Personen widerfährt (z.B. Naturkatastrophe, Terroranschlag, Vergewaltigung, Unfall, Kriegsereignisse, Folter). Die Erkrankung folgt dem Trauma mit einer Latenz von Wochen bis Monaten, selten jedoch mit mehr als sechs Monaten. Ungefähr 25 % aller Personen, die in ein derartiges Ereignis verwickelt werden, entwickeln ein PTSD. Die Lebenszeitprävalenz ist bei Frauen (ca. 1–10 %) doppelt so hoch wie bei Männern (ca. 0,5–5 %). Die PTSD wird zu den Angsterkrankungen gerechnet. Es besteht eine hohe Komorbidität (ca. 50–90 %) mit anderen psychiatrischen Erkrankungen, insbesondere Depression, andere Angsterkrankungen sowie Alkohol- und Substanzmissbrauch. Risikofaktoren für das Auftreten einer PTSD sind u.a. weibliches Geschlecht, Schweregrad des Traumas, vorbestehende psychiatrische Erkrankungen, positive Familienanamnese für PTSD oder andere psychische Erkrankungen und psychische Symptome unmittelbar nach Trauma wie z.B. emotionale Betäubung, depressive Symptomatik. In 15–25 % besteht ein chronischer Verlauf.

Symptome

Nach der internationalen Systematik psychischer Erkrankungen der Weltgesundheitsorganisation (International Classification of Diseases, ICD-10) müssen zur Diagnose eines PTSD folgende psychische Symptome vorliegen:

1. Wiederholtes Erleben des Traumas in sich aufdrängenden Erinnerungen, Träumen oder Alpträumen (Intrusionen, Flashbacks)
2. Vermeidung von Situationen und Aktivitäten, welche Erinnerungen an das Trauma wachrufen könnten. Andauerndes Gefühl von Betäubtsein und emotionaler Stumpfheit; Gleichgültigkeit gegenüber Mitmenschen; Teilnahmslosigkeit; Anhedonie
3. Zeichen vegetativer Übererregtheit: Vigilanzsteigerung, Schreckhaftigkeit, Insomnie, Hypervigilanz
4. Selten kommt es zu dramatischen akuten Ausbrüchen von Angst, Panik oder Aggression, ausgelöst durch plötzliches Erinnern und intensives Wiedererleben des Traumas.

Begleitende endokrine Veränderungen auf Ebene der Hypothalamus-Hypophysen-Nebennierenrinden-(HPA)-Achse sind: Eine erhöhte Konzentration von CRH im Liquor, eine verminderte Konzentration von Kortisol im Plasma und 24 -Stunden-Urin, eine gedämpfte Freisetzung von ACTH nach Injektion von CRH sowie eine verstärkte Suppression der Kortisolfreisetzung nach Gabe des synthetischen Glukokortikoids Dexamethason. Zudem wurde eine erhöhte Anzahl lymphozytärer Glukokortikoidrezeptoren bei PTSD-Patienten beschrieben. Insgesamt ist von einer erhöhten Sensitivität der HPA-Achse auf die Kortisol-vermittelte negative Rückkopplung auszugehen. Daneben finden sich Hinweise auf eine gesteigerte noradrenerge Aktivität (Katecholamine in Blut und Urin).

Diagnostik

Die Diagnose einer PTSD erfordert die Exposition gegenüber einem extremen traumatischen Ereignis. Syndromal müssen nach der Traumaexposition Symptome aus den drei o.g. Clustern (Intrusionen, Vermeidung und autonomes Hyperarousal) vorliegen. Unterschieden werden die akute PTSD mit einer Dauer von weniger als drei Monaten, die chronische PTSD mit einer Dauer von mehr als drei Monaten sowie die PTSD mit verzögertem Beginn, d.h. mindestens 6 Monate nach Traumaexposition.

Differenzialdiagnose

Depression, andere Angsterkrankungen wie z.B. Panikstörung, Anpassungsstörung, akute Belastungsreaktion, dissoziative Störungen.

Therapie

Kausal

Bei weitgehend unklarer Ätiologie ist derzeit keine kausale Therapie verfügbar.

Akuttherapie

Unmittelbar nach Traumaexposition kann eine behutsame, supportive Beratung mit psychoedukativen Elementen hilfreich sein.

Dauertherapie

Frühzeitige Therapie als Kombination von Pharmakotherapie und Verhaltenstherapie. Grundsätzlich soll die Verordnung einer Psychopharmakotherapie im Rahmen eines Behandlungsplans erfolgen, der neben der medikamentösen Behandlung auch psycho- und eventuell soziotherapeutische Maßnahmen umfasst.

Pharmakotherapie: Von den Antidepressiva sind selektive Serotoninwiederaufnahmehemmer (SSRI), wie z.B. Paroxetin und Sertralin, und das Trizyklikum Amitriptylin durch plazebokontrollierte, doppelblinde Studien in ihrer Wirksamkeit belegt. Unklar ist die notwendige Behandlungsdauer. Bei Vorherrschen von vegetativem Hyperarousal können β-Blocker hilfreich sein.

Kognitiv-verhaltenstherapeutische Ansätze: Angstmanagement, d.h. Vermittlung von Fertigkeiten in der Kontrolle und Bewältigung von Angst. Imaginatives Flooding als Expositionsverfahren. Stressimpfungstraining, d.h. kognitive Umstrukturierung von Traumabedeutungen und Arbeit an traumaassoziierten kognitiv-dysfunktionalen Denkstilen. Eine Variante der kognitiven Expositionsverfahren ist die Augenbewegungsdesensibilisierung und Verarbeitung.

Zusätzlich konsequente Behandlung komorbider psychiatrischer Erkrankungen.

Bewertung

Wirksamkeit

SSRIs und kognitive Verhaltenstherapie weisen derzeit die größten Effektstärken auf (1,38 und 1,27). Insgesamt kann die Wirksamkeit spezifischer Therapieformen als gut angesehen werden. Die große symptomatologische und vermutlich auch ätiopathogenetische Heterogenität der PTSD bedingen jedoch die im Einzelfall oftmals eher moderaten Erfolgsaussichten. Wichtig erscheint eine frühzeitig nach Trauma einsetzende und längerfristige Therapie. Für die pharmakotherapeutischen Studien liegen derzeit keine Katamneseangaben vor. Zur Wirksamkeit der Frühinterventionen liegen kaum wissenschaftliche Untersuchungen vor.

Verträglichkeit

Gute Verträglichkeit der SSRI. In der Anfangsphase häufig Appetitlosigkeit, Übelkeit. Bei höheren Dosierungen eventuell innere Unruhe, Schlafstörungen, Tremor, Schwindel, Schwitzen. Sexuelle Funktionsstörungen, insbesondere Ejakulationsverzögerungen, sind möglich. Selten SIADH.

Prognose

Es liegen hierzu keine Langzeituntersuchungen vor. Pharmakotherapie und Verhaltenstherapie weisen jedoch gute Effektstärken auf.

Literatur

1. Crockett BA, Davidson RT (2002) Pharmacotherapy for posttraumatic stress disorder. In: Stein DJ, Hollander E (eds) Textbook of Anxiety Disorders. American Psychiatric Publishing, Washington, pp 387–402
2. Maercker A (2003) Therapie der posttraumatischen Belastungsstörungen. Springer, Berlin Heidelberg New York
3. Yehuda R (2002) Post-traumatic stress disorder. N Engl J Med 346:108–114

Potentiell malignes Phäochromozytom

▶ Phäochromoblastom

Potentieller Diabetes

▶ Prädiabetes

PP

▶ Polypeptid, pankreatisches

PP-Faktor

▶ Nicotinsäureamid

Prä-β Lipoproteine

▶ Lipoproteine, sehr niedriger Dichte

Prader-Labhart-Willi-Syndrom

▶ Prader-Willi-Syndrom

Prader-Orchidometer

▶ Orchidometer

Prader-Willi-Syndrom

Synonyme
Prader-Labhart-Willi-Syndrom; PWS.

Englischer Begriff
Prader-Willi-syndrome.

Definition
Adipositas-Syndrom mit variablem klinischen Bild – v.a. Retardierung und Kleinwuchs – das auf einen Verlust des aktiven väterlichen Allels in der PWS-Imprintingregion des Chromosoms 15 zurückzuführen ist (der Verlust des aktiven väterlichen Gens kann durch eine Deletion oder durch einen Meiosedefekt mit mütterlicher uniparenteraler Disomie (das Vorhandensein von zwei mütterlichen Chromosomen) zustande kommen).

Symptome
Die angeborene Erkrankung hat einen zweiphasigen Verlauf: Zunächst eine neonatale – und auch schon fetale – Muskelhypotonie (fehlende intrauterine Kindsbewegungen) mit zum Teil langwierigen Ernährungsproblemen und einer zweiten Phase ab dem vierten Lebensjahr mit Hyperphagie und Adipositas. Dazu mentale Entwicklungsretardierung, Kleinwuchs, Akromikrie, Hypogenitalismus, Kryptorchismus, zäher Speichel (typische Speichelspuren an den Mundwinkeln). Das Krankheitsbild ist variabel; einzelne Komponenten können fehlen bzw. sehr schwach ausgeprägt sein.

Diagnostik
Untersuchung des Methylierungsmusters in der Chromosom-15 PWS-Imprintingregion (darüber kann das Fehlen des aktiven – nicht-methylierten – väterlichen Allels nachgewiesen werden).

Differenzialdiagnose
Andere Syndrome mit mentaler Retardierung und Adipositas wie z.B. Bardet-Biedl-Syndrom (hierbei im Unterschied zum PWS Hexadaktylie und Nierenschaden).

Allgemeine Maßnahmen

Lebensmodifikation
Die Lebensumstände müssen den individuellen Fähigkeiten des betroffenen Kindes angepasst werden; für Erwachsene PWS

Patienten bestehen spezifische Wohnein-richtungen.

Diät

In der Neonatalphase intensive Bemühungen um eine ausreichende Ernährung (gegebenenfalls Magensonde); später bei zunehmender Hyperphagie frühzeitige Ernährungsumstellung und Kalorien-Restriktion um massives Übergewicht zu vermeiden.

Therapie

Kausal

Zur Verbesserung des Wachstums und der Adipositas ist die Behandlung mit rekombinantem Wachstumshormon zugelassen; langfristige Therapieerfolgsdaten stehen noch aus. Eine kausale Therapie besteht noch nicht, da die Auswirkung der genetischen Veränderung in der Chromosom 15 Region auf die klinische Manifestation noch nicht im Detail verstanden ist.

Bewertung

Verträglichkeit
Gut.

Prognose

Eingeschränkte Lebenserwartung vor allem durch die Komorbidität der schweren Adipositas; häufig nächtliche Schlafapnoen.

Prädiabetes

Synonyme

Latenter Diabetes; potentieller Diabetes; subklinischer Diabetes; Grenzwertdiabetes.

Englischer Begriff

Prediabetes; preclinical diabetes.

Definition

Prädiabetes ist ein nicht exakt definierter Begriff; im allgemeinen werden hierunter die Vorstufen des Diabetes mellitus verstanden.

Grundlagen

Begriffe wie latenter, potentieller, subklinischer oder Grenzwertdiabetes wurden verlassen. Der manifeste Diabetes mellitus ist klar definiert.

- Plasmaglukose-Konzentration nüchtern > 126 mg/dl und/oder
- der 2-Stunden Plasmaglukosewert im 75 g-oGTT > 200 mg/dl und/oder
- bei Gelegenheitsblutzuckermessungen Werte von über 200 mg/dl (plus Diabetessymptome wie Polyurie, Polydipsie, nicht geklärter Gewichtsverlust)
- bei Gestationsdiabetes gelten niedrigere Grenzwerte.

Der Begriff Prädiabetes ist nicht ganz eindeutig. Man kann hierunter die Vorstadien des Diabetes mellitus zusammenfassen, und zwar

1. Die gestörte Nüchternglukose (IFG; Plasmaglukose zwischen 110 und 126 mg/dl) und
2. Die gestörte Glukosetoleranz (IGT; 2-Stunden Plasmaglukose im 75 g-oGTT zwischen 140 und 200 mg/dl).

IFG und IGT überlappen sich nur bei einer Minderheit der Personen und dürfen nicht synonym verwendet werden. Mindestens 1/3 der Personen mit IGT entwickeln innerhalb von 10 Jahren einen manifesten Diabetes mellitus Typ 2; in sehr soliden Studien (zweimalige! Messung des oGGT; STOP-NIDDM) lag die Diabetesinzidenz sogar bei 42 % innerhalb von 3,3 Jahren. Es ist inzwischen eindeutig nachgewiesen, dass sich der T2D auf der Stufe der IGT insbesondere durch Lifestyle-Änderungen verhindern lässt. Auch Acarbose und Met-

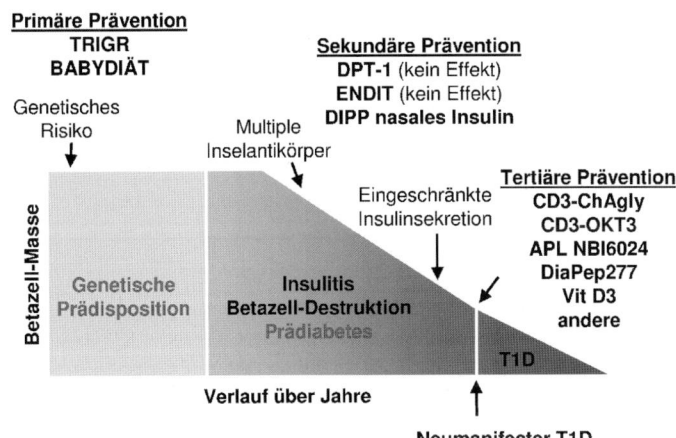

Primäre Prävention
TRIGR
BABYDIÄT

Genetisches
Risiko

Multiple
Inselantikörper

Sekundäre Prävention
DPT-1 (kein Effekt)
ENDIT (kein Effekt)
DIPP nasales Insulin

Eingeschränkte
Insulinsekretion

Tertiäre Prävention
CD3-ChAgly
CD3-OKT3
APL NBI6024
DiaPep277
Vit D3
andere

Betazell-Masse

Genetische
Prädisposition

Insulitis
Betazell-Destruktion
Prädiabetes

T1D

Verlauf über Jahre

Neumanifester T1D

Prädiabetes, Abb. 1 Vorstadien des Diabetes mellitus Typ 1 mit Beispielen für Interventionsmöglichkeiten.

formin konnten das Risiko einer Konversion signifikant senken (STOP-NIDDM; DPP). IGT ist mit einer erhöhten kardiovaskulären Morbidität verbunden, eine ausschließliche IFG scheint mit einem vergleichsweise geringeren Risiko verbunden zu sein.

Im Bereich des Diabetes mellitus Typ 1 wird der Begriff Prädiabetes auch für Insel-Autoantikörper (ICA, IAA, GADA, IA2A) positive Personen (bzw. Personen mit eingeschränkter Insulinsekretion im intravenösen Glukosetoleranz Test IVGTT) verwendet. In den verschiedenen Vorstadien des T1D – genetische Prädisposition und Prädiabetes – werden derzeit ebenso wie bei Neumanifestation verschiedene präventive Strategien in Studien untersucht (Abb. 1). Ziel neuer immunologischer Therapien ist die Vermeidung der Entstehung des Diabetes-assoziierten Autoimmunprozesses (Primärprävention), das Stoppen einer bereits initiierten Zerstörung der β-Zellen (Sekundärprävention) oder der Erhalt der C-Peptid Reserve bei neumanifesten Patienten mit Typ-1-Diabetes (Tertiärprävention). Primärprävention: BABYDIÄT ist ein Nachfolgeprojekt der deutschen BABY-DIAB Studie und hat als Ziel, durch eine diätetische Intervention während des ersten Lebensjahres die frühe Entstehung von Inselautoimmunität und Typ-1-Diabetes

(T1D) zu verhindern, sowie durch engmaschige immunologische Verlaufsuntersuchungen und detaillierte Erfassung von Umweltfaktoren die Entwicklung von Inselautoimmunität aufzuklären. Die Intervention besteht aus einer verzögerten Glutengabe, da zunehmend evident ist, dass ein Zusammenhang zwischen Glutenexposition und T1D Risiko besteht. Die TRIGR-Studie untersucht, ob durch Vermeidung von Kuhmilcheiweiß in der Nahrung in den ersten 6–8 Lebensmonaten des Kindes eine Verringerung des Auftretens eines T1D erreicht werden kann. Sekundärprävention: Die beiden großen Interventionsstudien DPT-1 (subkutane Insulinprophylaxe) und ENDIT (Nicotinamid) zeigten keinen positiven Effekt. Tertiärprävention: Neue Entwicklungen in der Immunsuppression sowie neue Erkenntnisse zur Bedeutung des C-Peptids für die Prognose des T1D haben dazu geführt, dass C-Peptid erhaltende Therapien bei neumanifestem T1D heute wieder aktuell sind. Folgende immunmodulatorisch wirkenden Substanzen werden derzeit in Deutschland innerhalb von Studien eingesetzt: monoklonale CD3-Antikörper, der Peptidligand APL-NBI-6024, 1,25-Dihydroxy-Vitamin D_3 und das Peptid p277.

Präkoma

Synonyme

Vorstufe eines Komas.

Englischer Begriff

Precoma.

Definition

Stoffwechselentgleisung mit Bewusstseinsstörung.

Symptome

Die Stoffwechselentgleisung droht in ein Koma überzugehen. Auftreten z.B. als diabetisches Präkoma mit Ketonkörpern im Harn oder als hepatisches Präkoma mit motorischen Störungen und psychischen Veränderungen.

Diagnostik

Siehe Koma.

Differenzialdiagnose

Siehe die einzelnen Krankheiten, z.B. ► Diabetes mellitus.

Therapie

Kausal

Siehe die einzelnen Erkrankungen.

Prämature Menarche

► Blutung, juvenile
► Menstruatio praecox

Prämenarche

Englischer Begriff

Premenarche.

Definition

Entwicklungsabschnitt der Pubertät vor der Menarche beim Mädchen.

Grundlagen

Die Prämenarche ist durch die Wirkung ovarieller Östrogene charakterisiert, die das Auftreten sekundärer Geschlechtsmerkmale zur Folge hat.

Prämenopause

Englischer Begriff

Premenopause.

Definition

Zeitraum von 2–7 Jahren vor Eintritt der Menopause. Die Prämenopause wird durch beginnende Blutungsstörungen und leichte klimakterische Beschwerden charakterisiert (siehe ► Postmenopause, Abb. 1).

Prämenstruelles Syndrom

Englischer Begriff

Premenstrual syndrome; PMS.

Definition

Zahlreiche Beschwerden in der 2. Zyklushälfte, die 14–4 Tage vor der Regelblutung beginnen und in der Regel mit dem Einsetzen der Blutung sistieren (siehe Tab. 1), Affektlabilität. Bisher konnte keine klare Ätiologie eruiert werden. 30–70 % aller menstruierenden Frauen beklagen einen Teil der Symptome in der 2. Zyklushälfte, v.a. in der vierten Lebensdekade. Eine Behandlung wird jedoch nur in Ausnahmefällen notwendig. Das prämenstruelle Syndrom tritt v.a. bei ovulatorischen, selten bei anovulatorischen Zyklen auf. Eine wichtige Rolle spielt die prämenstruelle Flüssigkeitsretention, die 1,5–4 l betragen kann. Die Diagnose sollte erst dann gestellt werden, wenn die Beschwerden innerhalb der letzten vier Zyklen aufgetreten sind.

Prämenstruelles Syndrom, Tabelle 1 Symptome des prämenstruellen Syndroms.

Gynäkologische Symptome	Vegetative bzw. allgemeine Symptome	Psychische Symptome
– Anschwellen und Spannung der Mammae – Spannung, Völlegefühl und Schmerzen im Unterleib – Kreuzschmerzen – Vulvaödem mit Pruritus – Genitaler Herpes – Dyspareunie	– Kopfschmerzen (Migräne) – Vegetative Labilität – Tachykardie – Leichte Ermüdbarkeit – Schwindelgefühl – Nausea – Dysurie – Obstipation – Gewichtszunahme – Ödembildung	– Nervöse Spannung – Affektlabilität – Reizbarkeit und Aggressivität – Stimmungslabilität – Depressive Verstimmung – Ruhelosigkeit – Antriebslosigkeit – Angst

Therapie

Kausal

Entsprechend zur Vielfältigkeit der Symptomatik bestehen verschiedene Therapieansätze (siehe folgende Aufstellung):

- Oral 20 mg Dydrogesteron oder 5–10 mg Norethisteronazetat täglich vom 14./16.– 25. Zyklustag
- Sequenzpräparat zyklisch vom 15.–25. Zyklustag
- Östrogen-Gestagen-Kombination zyklisch vom 5.–25. Zyklustag
- Dopaminagonisten (bei Hyperprolaktinämie), z.B. 2,5 mg Bromocriptin oder 4 mg Metergolin oder 1–2 × 0,5 mg Cabergolin pro Woche vom 14. Zyklustag bis zur Menstruation
- Einmal 200 mg Vitamin B_6 vom 12.–26. Zyklustag.

Parenteral:

- 70 mg Progesteron i.m. am 21. Zyklustag
- 125–250 Hydroxyprogesteroncaproat i.m. am 18. Zyklustag
- 20 mg Testosteronpropionat und 25 mg Testosteronenantat i.m. am 16. Zyklustag (cave Androgenisierungserscheinungen!).

Nasal (GnRH-Analoga):

- 400 µg Buserelin täglich
- 200 µg Naferelin.

Prämenstruum

Synonyme

Antemenstruum.

Englischer Begriff

Premenstruum.

Definition

17.–28. Zyklustag (siehe ▶ Menstruationszyklus).

Präpubertät

Synonyme

Kindheit; Vorpubertät.

Englischer Begriff

Prepuberty.

Definition

Entwicklungsphase des Menschen von der frühen Kindheit (oder Säuglingsalter) bis zur Pubertät (oder Adoleszenz).

Grundlagen

Die Präpubertät bezeichnet die o.g. Entwicklungsphase des Menschen. Diese Phase ist gekennzeichnet durch ein moderates Größenwachstum (Wachstumsgeschwindigkeit nimmt während des Säuglingsalters rapide, während der Kindheit langsam ab, sigmoidale Zunahme der Wachstumsgeschwindigkeit zum Zeitpunkt der Pubertät). Diesen Prozess steuernde Faktoren sind Wachstumshormon und Wachstumsfaktoren (GH = Growth Hormone, IGF = Insulinlike Growth Factor), gonadale Steroide und Schilddrüsenhormon (L-Thyroxin). Aberrante Wachstumskurven werden z.B. bei Erkrankungen wie Turner's Syndrom, Down's Syndrom oder Achondroplasie beobachtet. Um aberrante Wachstumszustände zu diagnostizieren, sollten folgende Parameter gemessen werden: der okzipitofrontale Kopfumfang, die Länge des unteren Körpersegments (vom Oberrand des Os pubis bis zum Boden), die Länge des oberen Körpersegments (Sitzhöhe) und die Armspanne. Beim Neugeborenen sollte das Verhältnis des oberen zum unteren Körpersegment ungefähr 1,7; beim Erwachsenen ungefähr 1,0 betragen. Darüber hinaus kann anhand der Quantifizierung der skelettalen Reifung (röntgenologisch beurteilt am Handskelett) in etwa die Wachstumsrate bestimmt werden. Der Eintritt in die Pubertät ist gekennzeichnet durch einen Anstieg der GnRH(Gonadotropin-Releasing-Hormone)-Sekretion aus dem Hypothalamus, welches über FSH und LH (aus dem Hypophysenvorderlappen) bzw. gonadale Steroide (aus Nebennieren, Ovarien, Hoden) die sexuelle Reifung des Menschen initiiert. Neurotransmitter (Glutamat, GABA), Prostaglandine und Katecholamine werden als Stimulatoren diskutiert. Ein genetischer Trigger scheint diesen Prozess auszulösen. Modulatoren sind u.a. Nahrungsmittel und der Ernährungsstatus.

Prasteron

Englischer Begriff

Prasteron.

Substanzklasse

Androgen/Anabolikum Dehydroepiandrosteron (DHEA).

Gebräuchliche Handelsnamen

Gynodian Depot Injektionslösung (4 mg Östradiolvalerat, 200 mg Prasteronenantat).

Indikationen

Klimakterische Beschwerden, Ausfallserscheinungen nach Ovarektomie oder Strahlenkastration.

Wirkung

Linderung der klimakterischen Beschwerden bzw. Substitutionstherapie nach Ovarektomie bzw. Bestrahlung.

Dosierung

Eine Ampulle i.m. alle vier Wochen.

Darreichungsformen

Intramuskulär.

Kontraindikationen

Übliche Kontraindikation gegen eine Östrogentherapie (z.B. schwere Leberfunktionsstörung, vorausgegangene oder bestehende thromboembolische Erkrankungen etc.).

Nebenwirkungen

Uterusblutungen, Stimmveränderungen, Blutdruckanstieg.

Wechselwirkungen

Enzyminduktion (z. B. Rifampicin, Barbiturate).

Prednisolon

Englischer Begriff

Prednisolon.

Substanzklasse

Synthetisches Glukokortikoid (11β,17,21-Trihydroxy-1,4-Pregnadien-3,20-Dion).

Gebräuchliche Handelsnamen

Decortin H, Solu-Decortin H.

Indikationen

Glukokortikoidtherapie, z.B. bei rheumatoider Polyarthritis, Asthma bronchiale etc.

Dosierung

1–100 mg Tabletten bzw. 250 mg–1000 mg i.v.

Darreichungsformen

Oral, intramuskulär, intravenös, transdermal, rektal, Augentropfen.

Kontraindikationen

Siehe allgemeine Nebenwirkungen einer systemischen bzw. lokalen Glukokortikoidtherapie.

Pharmakodynamik

Halbwertszeit 2,2 ± 0,5 Stunden.

Prednison

Englischer Begriff

Prednison.

Substanzklasse

Synthetisches Glukokortikoid; Chemie: 17-α, 21-Dihydroxy-1,4-Pregnandien-3,11,20-Trion.

Gebräuchliche Handelsnamen

Decortin Tabletten, Rektodelt Zäpfchen.

Indikationen

Glukokortikoidtherapie, z.B. bei rheumatoider Polyarthritis, Asthma bronchiale etc.

Dosierung

1–50 mg Tabletten; 5–100 mg Zäpfchen.

Darreichungsformen

Oral, per anal.

Kontraindikationen

Siehe allgemeine Nebenwirkungen einer systemischen bzw. lokalen Glukokortikoidtherapie.

Pharmakodynamik

Halbwertszeit 3,5 Stunden.

Prednyliden

Englischer Begriff

Prednyliden.

Substanzklasse

Synthetisches Glukokortikoid, Chemie: 11β,17,21-Trihydroxy-16-Methylen-1,4-Pregnandien-3,20-Dion.

Gebräuchliche Handelsnamen

Decortilen.

Indikationen

Glukokortikoidtherapie, z.B. bei rheumatoider Polyarthritis, Asthma bronchiale etc.

Dosierung

6–60 mg Tabletten.

Darreichungsformen

Oral.

P

Kontraindikationen

Siehe allgemeine Nebenwirkungen einer synthetischen bzw. lokalen Glukokortikoidtherapie.

Pharmakodynamik

Halbwertszeit 2–3,2 Stunden.

Pregnandiol

Substanzklasse

17-Ketosteroid: 3β-Hydroxy-5-Pregnin-20-on. Steroidhormon, das als Intermediärprodukt bei der Biosynthese der Nebennierenhormone auftritt und im Urin nachgewiesen werden kann.

Gebräuchliche Handelsnamen

Pregnandiol.

Indikationen

Bestimmung im Urin: Verlaufskontrolle beim 21-Hydroxylasemangel.

Pregnantriol

Englischer Begriff

Pregnanetriol.

Substanzklasse

17-Ketosteroid; Chemie 5β-Pregnan-3α, 17α, 20α, Triol. Urinmetabolit von 17-OH-Progesteron und Vorläufer bei der Kortisolbiosynthese.

Gebräuchliche Handelsnamen

Pregnantriol.

Indikationen

Bestimmung im Urin: Verlaufskontrolle beim 21-Hydroxylasemangel.

Dosierung

Gute Einstellung bei Säuglingen 50–200 µg/24 Std., bei Kleinkindern 80–500, bei Schulkindern 200–1500, menstruierende Mädchen bis 3000, Erwachsene 500–4000. Alternativ Bestimmung von 17-OH-Progesteron im Serum oder Speichel.

Pregnenolol

Englischer Begriff

Pregnenolole.

Substanzklasse

Steroidhormon: 3β-Hydroxy-5-Pregnin-20-on (siehe Abb. 1).

Pressorezeptorreflex

▶ Barosensorreflex

PRF

▶ Prolaktin-Releasing Factor

Primäre Hypolipidämie

▶ Hypolipoproteinämien, primäre

Primäre kindliche Gicht

▶ Hyperurikämiesyndrom

Primäre Nebennierenrindeninsuffizienz

▶ Addison, Morbus

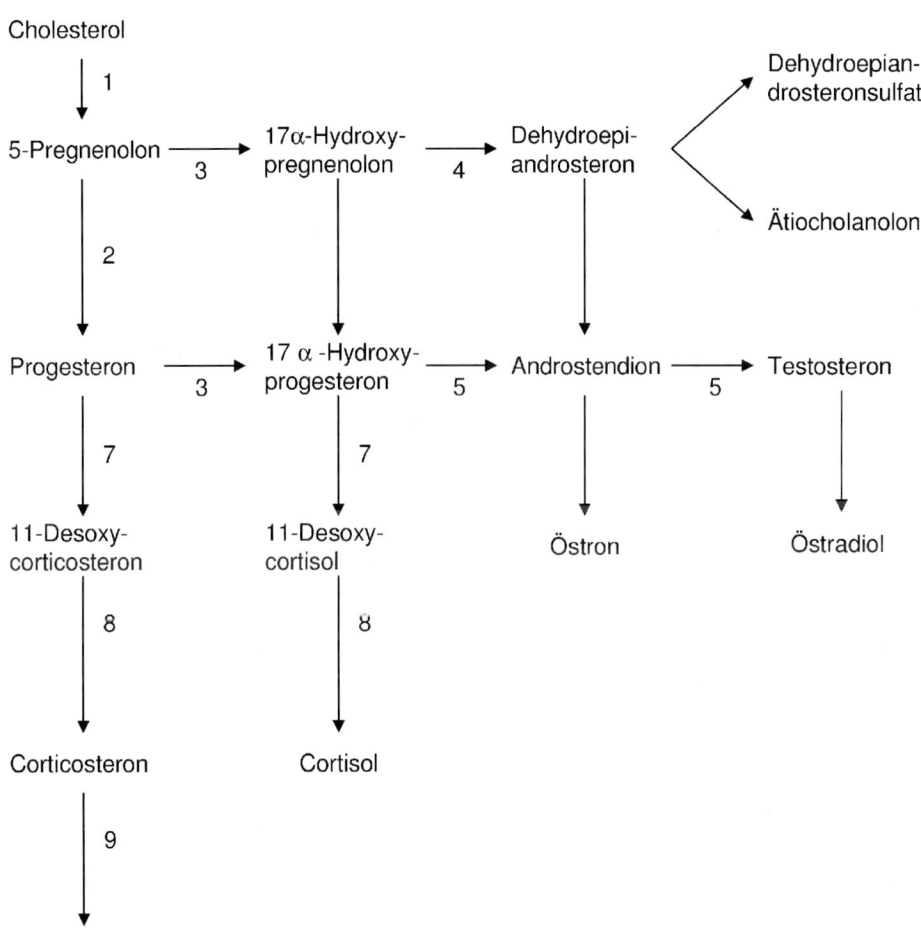

Pregnenolol, Abb. 1 Schema der adrenalen Steroidbiosynthese.
1 = 20,22-Desmolase; 2 = 5-3β-Hydroxysteroid-Dehydrogenase; 3 = 17α –Hydroxylase; 4 = 17,20-Desmolase; 5 =
17-Ketosteroid-Oxidoreductase; 7 = 21-Hydroxylase; 8 = 11β-Hydroxylase; 9 = 18-Hydroxylase, 18-Dehydrogenase.

Primärer Aldosteronismus

► Hyperaldosteronismus, primärer
► Conn-Syndrom

Primärer Hyperaldosteronismus

► Conn-Syndrom

Primärer Hypogonadismus

► Klinefelter-Syndrom

Primärer Knochenschwund

► Osteoporose, primäre

Primäres Myxödem

▶ Thyreoiditis, atrophische

Probenecid

Substanzklasse

4-(Dipropylsulfamocyl)Benzoesäure, Uricosuricum.

Gebräuchliche Handelsnamen

Probenecid Weimer.

Indikationen

Hyperurikämie mit Serumharnsäurewerten von 8,5 mg/dl und darüber.

Wirkung

Das Medikament erhöht die Harnsäureausscheidung über die Niere.

Dosierung

2 × 1/2 bis 2 × 1 Tabletten à 500 mg.

Darreichungsformen

Oral.

Kontraindikationen

Eingeschränkte Nierenfunktion, Neigung zu Nierensteinen, akuter Gichtanfall, bekannte, vorbestehende Blutbildungsstörungen, Patienten mit Magen-Darm-Ulzera, mögliche Kreuzallergien zwischen Sulfonamid-Diuretika, Sulfamethoxazol und Sulfonylharnstoffen.

Nebenwirkungen

Zu Beginn der Behandlung kann es zu einem Gichtanfall kommen. Als Folge der erhöhten Harnsäureausscheidung in der Niere und den ableitenden Harnwegen können Harnsäurekristalle bzw. Harnsäuresteine gebildet werden. Durch die Ausscheidung von Harnsäurekristallen kann es zum Austritt von Blut und Beschwerden beim Wasserlassen kommen. Gelegentliche Reizerscheinungen des Magen-Darmtraktes wie Übelkeit, Brechreiz und Völlegefühl. Gelegentlich Hautreaktionen wie Rötung, Nesselsucht, Zahnfleischentzündungen sowie Haarausfall und Hautjucken. In Einzelfällen nervöse Reizerscheinungen wie z.B. Benommenheit und Kopfschmerzen.

Wechselwirkungen

Die urikosurische Wirkung von Probenecid wird durch Salicylate abgeschwächt. Außerdem tritt eine Wirkungsabschwächung bzw. ein Wirkverlust bei einer Kombination mit Diuretika und Tyrazinamid ein. Folgende Medikamente zeigen bei gleichzeitiger Anwendung mit Probenecid erhöhte Plasmaspiegel und verstärkte Wirksamkeit durch verlangsamte Ausscheidung: Captopril, Indometacin, Ketoprofen, Naproxen, Paracetamol, Penicilline, Cephalosporine, Sulfonamide, Nitrofurantoin, Sulfonylharnstoffe, Lorazepam, p-Aminosalicylsäure, Rifampicin, Virustatika wie z.B. Cidofovir, Aciclovir, Zidovudine, Ganciclovir, Methotrexat, Clofibrat. Bei gleichzeitiger Gabe von Probenecid erfolgt eine Wirkungsabschwächung von Schleifendiuretika (z.B. Furosemid) bzw. von Phenprocoumon.

Pharmakodynamik

Halbwertszeit: 3–17 Stunden (dosisabhängig).

Progestagene

Synonyme

Gestagene; Progestagene; Progestine.

Englischer Begriff

Progestin.

Progestagene, Tabelle 1 Klassifizierung der Gestagene nach der chemischen Struktur.

Pregnan Derivate	
Progesteron	Medrogeston
Retroprogesteron	Dydrogesteron
17α Hydroxyproge-steron-Derivate	Hydroxyprogesteroncaproat Medroxyprogesteronazetat Megestrolazetat Chlormadinonazetat Cyproteronazetat
Norprogesteron-Derivate	Demegeston Promegeston Trimegeston
17α Hydroxynorpro-gesteron-Derivate	Gestonorcaproat Nomegestrolazetat
Androstane und Estran-Derivate	
Testosteron-Derivate	Ethisteron
19-Nortestosteron-Derivate	*Norethisteron:* – Norethisteronazetat – Lynestrenol – Ethynodiolazetat – Norethynodrel
	Tibolon Quingestanolazetat Levonorgestrel Gestoden Desogestrel Norgestimat Dienogest Norgestrienon Gestrinon

Grundlagen

Es handelt sich um Steroidhormone, die ein durch Östrogene proliferiertes Endometrium sekretorisch umwandeln, damit die Implantation des befruchteten Eis ermöglichen und die bei bestimmten Spezies eine Schwangerschaft nach Oophorektomie erhalten. Ein Absinken der Gestagene führt im Zyklus zur Entzugsblutung mit Abstoßung des Endometriums. Die Gestagene werden nach der chemischen Struktur klassifiziert (siehe Tab. 1). Die 17-OH-Progesteron-Derivate modifizieren die Östrogenwirkung und besitzen keine androgene oder östrogene Partialwirkung. Andererseits sind für die 19-Norsteroide

schwache androgene, antiöstrogene und teilweise geringe östrogene Effekte nachweisbar. Die 19-Nortestosteron-Derivate können in Gestagene mit einer angulären Methylgruppe (Estrane: Norethisteron) und verwandte Steroide und Gestagene mit einer angulären Äthylgruppe an C13 (Gonane: Levonorgestrel, Desogestrel, Gestoden, Norgestimat) unterteilt werden.

Progesteron

Englischer Begriff

Progesterone.

Substanzklasse

Steroidhormon.

Gebräuchliche Handelsnamen

Utrogest; Cluenone.

Indikationen

Hormonersatztherapie.

Wirkung

Siehe unten.

Dosierung

Utrogest: Zur speziellen Progesteronsubstitution und zur kombinierten Behandlung mit Östrogenen in der Peri- und Postmenopause monatlich über 12 Tage, beginnend mit dem 10. Tag der Östrogenbehandlung eine Kapsel Utrogest intravaginal.
Progesterongel: Vom 10.–25. Zyklustag 1 × täglich 2,5 g Gel auf jede Brust auftragen.
Quenone 8 % Vaginalgel: Ab dem Tag der Embryoübertragung 30 Tage lang 90 mg Progesteron (eine Einzelapplikation 8 %) 1 × täglich sobald die Schwangerschaft bestätigt ist.

Darreichungsformen

Utrogest: Kapseln à 100 mg Progesteron.
Progestogel: 1 g enthält 10 mg Progesteron.
Quenone 8 % Vaginalgel: Eine Einzeldosis
enthält 1,125 g (entspricht 90 mg Progesteron).

Kontraindikationen

Utrogest Kapseln: Hirsutismus, allergische Hautreaktionen, migräneartige Kopfschmerzen, sensorische Ausfälle, Berührungsempfindlichkeit der Brüste.

Progesteronrezeptor

Englischer Begriff

Progesteronereceptor.

Grundlagen

Zielorgane der Progesterone sind die sekundären Geschlechtsorgane: Uterus, Tuben, Vagina, Vulva, Mammae, außerdem Urethra und Blase. Diese Organe enthalten Progesteronrezeptoren und reagieren dementsprechend mit spezifischen Wachstums-, Differenzierungs- und Funktionsreaktionen, die überwiegend der Arterhaltung dienen.
Uterus: Progesteron fördert die Ruhigstellung der myometranen Aktivität und dämpft das östrogeninduzierte Wachstum von Myomen. Progesteron bedingt die Relaxation (Progesteron-Block) des Uterus.
Zervixepithel: Progesteron hemmt die östrogeninduzierte Proliferation des Zylinderepithels. Die Menge des Schleims vermindert sich, er wird trübe, spermienundurchlässig, und die Zellzahl nimmt zu. Der Schleim wird zäh und der Muttermund verengt sich.
Endometrium: Die sekretorische, prägravide Umwandlung des Endometriums erfolgt durch Progesteron. Sie ist nur nach regelrechter vorheriger Östrogenwirkung

möglich. Die basalen Anteile des Drüsenepithels weisen als frühestes Zeichen der beginnenden Sekretion (Transformation) eine basale Vakuolenbildung auf. Die Drüsenschläuche werden weiter, zeigen ein zunehmend sägeförmiges Muster. Sie sezernieren in das Drüsenlumen Glykogen und Proteine, die der Ernährung des Eis dienen, z.B. Uteroglobin. Die Gliederung in Spongiosa und Kompakta wird ausgeprägter. Im bindegewebigen Stroma kommt es zur Ausbildung eines Ödems. Die Mitoserate in den Stromazellen steigt erneut an. Die Progesteron-Rezeptordichte nimmt zu, die Dichte der Östrogenrezeptoren nimmt ab. Bildet sich der Gelbkörper zurück, weil keine Schwangerschaft eingetreten ist, kommt es zum Progesteron-Östrogen-Entzug, zunächst zur starken Gefäßreaktion mit Kontraktionen, Dilatationen, Zellwanderungen und Blutaustritten aus den Arteriolen. Das Endometrium kann hormonell nicht mehr erhalten werden, es schrumpft. Kompakta und Spongiosa werden abgestoßen. Es setzt die Menstruation als Entzugsblutung ein (Desquamationsphase).
Vagina: Das Scheidenepithel zeigt unter Progesteron regressive Veränderungen. Die acidophilen Oberflächenzellen sind nicht mehr nachweisbar. Im Scheidenabstrich findet man kleinere bis mittelgroße Intermediär- und Parabasalzellen mit eingerollten Rändern, die zyanophil (blau) gefärbt sind. Der Abstrich macht durch Einstreuung von Leukozyten und Bakterien einen unsauberen Eindruck.
Mammae: Progesteron fördert zusammen mit Östrogenen die Entwicklung des duktalen Systems, ferner die Ausbildung, Proliferation und Differenzierungs- sowie Sekretionsbereitschaft der Alveoli. Die Apoptose wird erst nach einer länger als 10 Tage andauernden Progesteronwirkung erreicht. Während des Zyklus führen die hormonellen Veränderungen in der Brust zur Vermehrung (Östrogene) bzw. zum Rückgang (Progesteron) der Durchblutung, der Mitoseaktivität, der Menge der

extrazellulären Flüssigkeit, der alveolären Sekretionsaktivität und der Brustgröße.

Progestine

▶ Estren-Derivate
▶ Progestagene

Prohormon

Synonyme

Hormonpräkursor.

Englischer Begriff

Prohormone.

Definition

Inaktive Vorstufe eines Peptid- oder Proteohormons, das aus einem sog. Präprohormon hervorgeht und durch limitierte Proteolyse mittels Endo- oder Exopeptidase reift. Das Propeptid wird abgespalten. Beispiele sind Proinsulin – hier wird C-Peptid abgespalten, es entsteht Insulin. Bei anderen Hormonen (z.B. Glykoproteinhormone) entstehen durch weitere Proteinmodifizierungen (sog. Processing wie Glykosilierung und Phophorylierung) schließlich die biologisch aktiven Hormone.

Proinsulin

Englischer Begriff

Proinsulin.

Definition

Vorstufe des Insulins.

Grundlagen

In den Beta-Zellen wird zunächst über Präproinsulin (einem Prä-Pro-Hormon) durch Kettenfaltung Proinsulin gebildet, bei dem das freie Ende der A- und B-Kette des späteren Insulins über eine dritte Aminosäurenkette, das connecting peptide miteinander verbunden sind. Aus diesem Proinsulinmolekül entstehen durch Ab- und Aufspaltung des Connecting Peptids äquimolare Mengen an Insulin und C-Peptid. Insulin und C-Peptid werden in den Granula der Beta-Zelle gespeichert und gemeinsam sezerniert. C-Peptid hat keine blutzuckersenkende Wirkung.

Prokinetika

Synonyme

Cholinergika.

Englischer Begriff

Prokinetic agents; cholinergic agonists.

Grundlagen

Substanzgruppe, die die Magen-Darm-Motilität beeinflusst. Einsatz z.B. bei gastrointestinalen Funktionsstörungen wie einer autonomen Neuropathie bei Diabetes mellitus. Vorübergehend z.B. Metoclopramid (Gastrosil), MCP (Paspertin), Domperidon (Motilium) oder längerfristig Cisaprid. Weitere Cholinesterasehemmstoffe sind z.B. Neostigmin, Mestinon, Ubretid und andere Cholinergika wie Bepanthen, Doryl, Panthenol und Takus.

Prolaktin

Englischer Begriff

Prolactin.

Prolaktin, Tabelle 1 Einfluss verschiedener Pharmaka auf die Prolaktinsekretion.

Stimulierende Wirkung	Pharmakologische Wirkung	Hemmende Wirkung	Pharmakologische Bezeichnung
Psychopharmaka	– Phenothiazinderivate – Perphenazin – Imipramin – Meprobamat – Sulpirid – Pimozid	– Psychopharmaka – MAO-Hemmer – Dopaminagonist – Prolaktinhemmer	– MAO-Hemmer – Tranylcypromin – Bromocriptin – Lisurid – Pergolid – Levodopa – Quinagolid
Narkotika	– Haloperidol	– Uterotonika	– Methylergometrin
Antihypertonika	– Reserpin – Methyldopa – Domperidon	– Migränemittel – Antihypotonika	– Ergotamin – Lisurid – Dihydroorgotamin
Magen-Darm-Mittel	– Metoclopramid	– Sympathikolytika – Antihypertonika	– Dihydroergocristin – Clonidin
Sexualhormone	– Östrogene	– Hypnotika	– Pentobarbital

Definition

Prolaktin ist ein reines Proteohormon aus 198 Aminosäuren mit drei Sulphidbrücken. Molekulargewicht 22.000 Dalton. Strukturähnlichkeit mit Wachstumshormon.

Grundlagen

Prolaktin wird in den laktotrophen Zellen des Hypophysenvorderlappens gebildet. Im Gegensatz zu den anderen Hormonen des Hypophysenvorderlappens steht es unter einer vorwiegend inhibitorischen Kontrolle (prolaktininhibierender Faktor = Dopamin). Wird Dopamin z. B. durch ansteigende Östrogenkonzentrationen gehemmt, so nimmt die Prolaktinsekretion zu. Dementsprechend steigt der Prolaktinspiegel im Zyklus mit dem Anstieg der Östrogenkurve leicht an. Die Prolaktinsekretion erfolgt pulsatil und zeigt eine eindeutige Tag-Nacht- bzw. Wach-Schlaf-Rhythmik mit höheren Nacht- und Schlafwerten. Bei seelischen Belastungen und körperlicher Anstrengung sowie unter bestimmten Medikamenten kann die Prolaktinserumkonzentration erhöht sein (siehe Tab. 1). Die wichtigste Funktion ist die Entwicklung und Differenzierung der Milchdrüse und die Anregung der Galaktopoese. Hohe Prolaktinkonzen-

trationen üben eine hemmende Wirkung auf die Steroidbiosynthese der Ovarien und des Hodens über eine Beeinflussung der hypophysären Gonadotropinproduktion und -sekretion aus. Die Pulsatilität von LH und FSH wird unter gleichzeitiger Abflachung der Amplitude verlangsamt und kann völlig sistieren. Eine Hyperprolaktinämie kann somit zur Corpus-luteum-Insuffizienz, Anovulation, Oligo-Amenorrhoe, Sterilität und Galaktorrhoe führen.

Prolaktinhemmer

Synonyme

Prolaktininhibitoren; Dopaminagonisten.

Englischer Begriff

Dopaminagonists; prolactin inhibiting agents.

Grundlagen

Die Prolaktinsekretion kann durch Ergotalkaloide (Bromocriptin, Cabergolin, Metergolin, Lisurid), einen einzigen Non-Ergotalkaloiddopaminagonisten, Quinagolid, L-Dopa und Vitamin B_{12} gehemmt werden. Die Ergotalkaloide wirken als Dopamin-Rezeptor-Agonisten, d.h. sie stimulieren die Dopaminrezeptoren. Dopamin-Rezeptor-Agonisten können die Prolaktinsekretion nur dann hemmen, wenn die prolaktinbildenden Zellen sekretionshemmende Dopaminrezeptoren aufweisen. Im folgenden werden die wichtigsten Substanzen besprochen.

- Bromocriptin (Pravidel, Kirim). Bromocriptin ist ein semisynthetisches Ergotderivat von Ergolin. Bromocriptin wirkt als D2-Rezeptoragonist mit antagonistischen Fähigkeiten am D1-Rezeptor sowie anderen Neurotransmittersystemen einschließlich adrenerger und serotoninabhängiger Rezeptoren. Es hat eine relativ kurze Halbwertszeit und muss daher gewöhnlich zweimal täglich verordnet werden, wobei die einmalige tägliche Gabe auch effektiv sein kann. Sowohl Synthese als auch Freigabe von Prolaktin werden gebremst. Im Vergleich zum physiologischen Transmitter Dopamin hat Bromocriptin eine 100fach höhere Affinität zu den Dopaminrezeptoren des Hypophysenvorderlappens. Bereits drei Stunden nach oraler Gabe kommt es zu einem signifikanten Absinken der Prolaktinserumkonzentration auf weniger als 50 % der Ausgangswerte. Die Dauer der Hemmung beträgt etwa 6–12 Stunden. Als wesentliche Nebenwirkungen werden vor allem bei Beginn der Verabreichung Blutdruckabfall, Übelkeit, Brechreiz, Schwindel und Müdigkeit beobachtet. Diese Symptome können bereits 2–3 Stunden nach der Medikamenteneinnahme auftreten, nehmen aber oft nach längerer Einnahme ab. Auf langsam einschleichende Dosierung ist zu achten.
- Cabergolin (Dostinex). Cabergolin ist ein dopaminerges Ergolinderivat mit hoher D2-Rezeptoraffinität. Cabergolin übt keine wesentliche Wirkung auf die FSH-, LH-, GH-, TSH- und Kortisolse-

kretion aus. Es wird schnell resorbiert und hat eine extrem lange Halbwertszeit und Wirkungsdauer, die dosisabhängig zwischen 62 und 115 Stunden liegt. In der Regel ist eine 1–2 mal wöchentliche Gabe von z.B. 0,5 mg ausreichend. Die Nebenwirkungen ähneln denen des Bromocriptins, sind jedoch weniger ausgeprägt.

- Metergolin (Liserdol). Metergolin entfaltet den prolaktinsenkenden Effekt hauptsächlich durch eine direkte dopaminerge Wirkung auf die Hypophysenzelle, die durch den Wirkstoff per se und den Hauptmetaboliten, 1-Dimethylmetergolin ausgeübt wird. Außerdem wirkt Metergolin antiserotoninerg, wodurch die prolaktinsenkende Aktivität verstärkt wird. Weder Metergolin noch sein Hauptmetabolit besitzen eine zentrale Wirkung. Metergolin wird nach oraler Applikation rasch und nahezu vollständig resorbiert. Aufgrund eines ausgeprägten „First-pass-Effektes" gelangen nur ca. 25 % der verabreichten Dosis in den Kreislauf. Die Plasmahalbwertszeit beträgt für Metergolin etwa 60 Minuten, für den Hauptmetaboliten 1-Dimethylmetergolin etwa 120 Minuten. Die Nebenwirkungen entsprechen denen der anderen Präparate.
- Lisurid (Dopergin). Lisurid besitzt eine ausgeprägte Affinität zu den spezifischen Dopaminrezeptoren, die etwa zehn- bis zwanzigmal stärker ist als die des Bromocriptins. Lisurid wird rasch und vollständig resorbiert, zu 10–20 % bioverfügbar. Bereits eine halbe bis eine Stunde nach der Einnahme werden die Maximalplasmaspiegel erreicht. Die Halbwertszeit beträgt zwei Stunden. Auch hier kann es durch die gleichzeitige Stimulation dopaminerger Rezeptoren außerhalb der Hypophyse zu den bereits beschriebenen Nebenwirkungen kommen.
- Quinagolid (Norprolac). Quinagolid ist ein selektiver D2-Rezeptoragonist. Qui-

P

nagolid übt keinen klinisch relevanten Einfluß auf andere hypophysäre Hormonsysteme aus. Es besteht lediglich eine marginale Affinität zu Adrenalin- und Serotonin-Rezeptoren. Quinagolid wird rasch und gut resorbiert. Die dopaminagonistische Wirkung auf Prolaktin ist für Quinagolid um den Faktor 100 stärker als bei Bromocriptin. Quinagolid ist in der Regel besser verträglich als Bromocriptin.

Prolaktininhibierendes Hormon

Synonyme

Dopamin.

Englischer Begriff

Prolactin inhibiting factor.

Grundlagen

Zu den körpereigenen, hypothalamischen prolaktinfreisetzenden Substanzen mit physiologischer Bedeutung gehören: TRH, Serotonin, endogene Opiate, Histamin, Oxytocin, Angiotensin II und zahlreiche andere Peptide. TRH und der medikamentöse Dopaminantagonist Metoclopramid üben eine starke prolaktinfreisetzende Wirkung aus.

Prolaktininhibitoren

▶ Prolaktinhemmer

Prolaktinom

Englischer Begriff

Prolactinoma.

Definition

Es handelt sich um ein Prolaktin-produzierendes Hypophysenadenom, welches der häufigste Hypophysentumor ist. Bei etwa 65 % handelt es sich um Mikroprolaktinome (Durchmesser $\leq$ 10 mm), die fast ausschließlich bei Frauen diagnostiziert werden. Bei den Makroprolaktinomen (Durchmesser 11–39 mm) und den sog. „giant"-Prolaktinomen (Durchmesser $\geq$ 40 mm) wird die Diagnose bei beiden Geschlechtern gleich häufig gestellt. Die meisten Prolaktinome werden zwischen dem 30. und 50. Lebensjahr diagnostiziert. In einigen Fällen findet sich eine Koproduktion von Wachstumshormon, seltener von ACTH und TSH. Maligne Prolaktinome sind sehr selten.

Symptome

Die Leitsymptome sind bei der Frau vor der Menopause Amenorrhoe und seltener Galaktorrhoe, beim Mann Libido- und Potenzstörungen. Bei Frauen kommen Symptome des Östrogenmangels (Osteoporose, Ödeme) hinzu. Häufig findet sich eine depressive Verstimmungslage. Bei Makroprolaktinomen kann es zu lokalen Kompressionserscheinungen (Sehstörungen, Augenmuskelparesen, Hypophyseninsuffizienz) kommen.

Diagnostik

Bestimmung des Serumprolaktinspiegels. Bei Werten über 150 ng/ml kann man von einem Prolaktinom als Ursache der Hyperprolaktinämie ausgehen.
Ausschluss einer Hypophyseninsuffizienz (Insulinhypoglykämie-Test oder kombinierter Stimulationstest – Cave: Gefahr der Einblutung des Tumors nach Gabe von TRH).
Gegebenenfalls Ausschluss einer multiplen endokrinen Neoplasie (MEN-1).
Magnetresonanztomographie.
Augenärztliche Untersuchung bei extrasellärer Ausdehnung des Tumors.

Differenzialdiagnose

Hypothalamische Tumoren (Kraniopharyngiom, optiko-hypothalamisches Gliom), Begleithyperprolaktinämie durch Verdrängung des Hypophysenstiels mit konsekutiver Störung des PIF (prolactin inhibiting factor)-Transports, Schädel-Hirn-Trauma, Hypothyreose, Medikament-induzierte Hyperprolaktinämie (Benzamine, Butyrophenone, Reserpin, trizyklische Antidepressiva, Östrogene), Nierenversagen, Leberzirrhose, Erkrankungen der Brust.

Therapie

Dauertherapie

Die Therapie der Wahl ist die Einnahme von Dopaminagonisten. Es handelt sich um eine hochwirksame Behandlung, die chirurgische und strahlentherapeutische Maßnahmen verdrängt hat.
Siehe auch Tab. 1.

Operativ/strahlentherapeutisch

Operationsindikationen sind eine Intoleranz gegenüber der medikamentösen Behandlung, keine Wirkung der Dopaminagonisten (Persistenz der Hyperprolaktinämie, keine Tumorschrumpfung) und akute Einblutung des Hypophysentumors mit schweren Sehstörungen und/oder neurologischen Defiziten. Relative Operationsindikationen sind die Ablehnung der primären medikamentösen Therapie durch den Patienten insbesondere bei Mikroprolaktinomen und der Nachweis ausgedehnter zystischer Tumoranteile (schlechte Ansprechbarkeit auf Medikamente). Die Operation wird in der Regel auf transsphenoidalem Wege durchgeführt und ist mit einer Komplikationsrate von nur ca. 2 % verbunden. Die konventionelle Strahlentherapie ist für Patienten mit ausgedehnten invasiven Tumoren mit Resistenz gegenüber Dopaminagonisten reserviert, die auch operativ nicht saniert werden können. Der Stellenwert der Behandlung mit Gamma-Knife (Radiochirurgie) ist bei Prolaktinomen wissenschaftlich noch nicht definitiv geklärt.

Bewertung

Wirksamkeit

Medikamentöse Behandlung: sehr gut. Bei der Operation liegt die Remissionsrate bei Mikroprolaktinomen um ca. 80–85 %, bei Makroprolaktinomen um ca. 42 % (invasives Wachstum).

Verträglichkeit

Medikamentöse Therapie: sehr gut. Zu Beginn der Therapie kann es zu orthostatischer Hypotension, Schwindel, Übelkeit, Nausea, trockener Nase, Obstipation, Vasospasmen der Akren, Psychosen und Gewichtsabnahme kommen. Eine Intoleranz findet sich bei < 25 % der Patienten.

Pharmakoökonomie

Die Dopaminagonisten der 2. Generation sind teurer als das „Standard-Medikament" Bromocriptin, scheinen jedoch eine bessere Wirkung auf den Prolaktinspiegel und deutlich weniger Nebenwirkungen zu haben.

Nachsorge

Nach Erreichen einer Normoprolaktinämie sind regelmäßige Kontrollen des Serumprolaktinspiegels und der Hypophysenfunktion erforderlich.

Prolaktinom, Tabelle 1 Dopaminagonisten zur Behandlung des Prolaktinoms. Die Dopaminagonisten der 2. Generation Quinagolid und Cabaseril besitzen eine Langzeitwirkung und zeigen eine Wirkung bei einem Teil der sogenannten „Bromocriptin-resistenten" Tumoren.

Dopaminagonist	Handelsname	Übliche Dosis
Bromocriptin	Pravidel, Kirim	3 × 2,5 mg/Tag
Lisurid	Dopergin	3 × 0,2 mg/Tag
Metergolin	Liserdol	3 × 4 mg/Tag
Quinagolid	Norprolac	1 × 75 µg/Tag
Cabergolin	Dostinex	2 × 0,5 mg/Woche

Prognose

In der Regel sehr gut. Maligne Prolaktinome < 1 %.

Medikamentöse Therapie: Auslassversuch nach 3 Jahren, Absetzen der Medikation bei persistierender Normoprolaktinämie.
Operative Therapie: Rezidivrate 5–23 %.
Strahlentherapie: Entwicklung einer Hypophysenvorderlappeninsuffizienz bei ca. 80 % der Patienten in 5–6 Jahren.

Literatur

1. Werder K von, Müller OA, Fink U, Gräf K (1994) Diagnosis and treatment of hyperprolactinemia. In: Imura H (Hrsg) The Pituitary. Raven, New York, S 453–489
2. Werder K von (1998) Klinische Neuroendokrinologie. Springer, Berlin Heidelberg New York
3. Nomikos P, Buchfelder M, Fahlbusch R (2001) Current management of prolactinomas. J Neurooncol 54(2):139–150

Prolaktin-Releasing Factor

Synonyme

PRF.

Englischer Begriff

Prolactin-releasing factor.

Grundlagen

Prolaktin ist das einzige Hypophysenvorderlappenhormon, für das kein klassisches, in hypothalamischen Neuronen produziertes und in das Portalgefäßsystem abgegebenes hypophysiotropes Releasing-Hormon bekannt ist. Die Prolaktinsekretion steht unter tonisch-inhibitorischer Kontrolle von hypothalamischem Dopamin; Veränderungen der Prolaktinsekretion werden durch erhöhte oder reduzierte Dopaminausschüttung ins Portalgefäßsystem induziert. Bei der Suche nach einem laktotropen Releasinghormon sind eine Reihe von Peptiden fälschlicherweise als PRF bezeichnet worden. Der erst vor kurzem entdeckte Prolaktin-Releasing Factor kann zwar in vitro die PRL-Sekretion in Zellkulturen stimulieren, kommt aber weder im Hypothalamus noch im Portalgefäßsystem vor, sondern ist in verschiedenen Hirnregionen lokalisiert, wo er als Differenzierungsfaktor oder als Modulator der Neurotransmission wirksam ist. Als PRF wird auch das vasoaktive gastrointestinale Polypeptid (VIP) bezeichnet, ein gastrointestinales Peptidhormon, das ebenfalls nur in vitro, aber nicht physiologischerweise die Prolaktinsekretion stimuliert. Gleiches trifft für das manchmal als PRF bezeichnete TRH zu, das neben seiner stimulierenden Wirkung auf die TSH Sekretion in höheren, meist pathophysiologischen Konzentrationen, die PRL Sekretion mäßig stimuliert. Derzeit gibt es keine Hinweise für die Existenz eine Prolaktin-Releasing-Hormons.

Proliferationsphase

Synonyme

Aufbauphase des Uterusepithels.

Englischer Begriff

Proliferation phase.

Definition

Zyklusabhängige Veränderung des Endometriums.

Grundlagen

Die Gebärmutterschleimhaut zeigt in Abhängigkeit von Einfluss und der Wirkungsdauer der Östrogene und des Progesterons typische zyklische Veränderungen, die optimale Bedingungen für die Implantation und uterine Entwicklung des befruchteten Eis herstellen sollen. Diese Veränderungen sind in ihrem zeitlichen Ablauf so charakteristisch, dass nach ihrer Morphologie eine Datierung des Zyklus möglich ist. Histologisch lassen sich vier Phasen unterscheiden: Proliferation, Sekretion, Desquamation und Regeneration. In der Proliferationsphase des Zyklus fördern Östrogene aus der Basalschicht des Endometriums die Bildung einer neuen Funktionalis. Diese erreicht zum Zeitpunkt der Ovulation eine Dicke von 3,5 mm. Zu Beginn der Proliferation sind die Endometriumdrüsen spärlich vorhanden, eng und gestreckt. Im weiteren Verlauf wird das Volumen der Drüsen weitergestellt, die Drüsenschläuche verlängern sich. Am Ende der Proliferationsphase kommt es zu einer Schlängelung der Drüsenschläuche. Epithel- und Stromazellen zeigen bis zur Ovulation eine zunehmende Mitosenzahl und Mehrreihigkeit der Kerne (Pseudostratifikation) in den Drüsenepithelien. Die Spiralarterien proliferieren. Gegen Ende der Proliferationsphase nimmt die Zahl der Östrogen-Rezeptoren stark zu.

Promegeston

Englischer Begriff

Promegestone; RU5020.

Substanzklasse

Synthetisches Progestagen.

Indikationen

Einige Progesteronderivate haben antagonistische Eigenschaften. Mifepriston (RU486) unterbricht die Lutealphase des Menstruationszyklus und beendet eine Schwangerschaft. Es induziert einen frühen Beginn einer Vaginalblutung, wenn es während der Lutealphase gegeben wird. Diese Wirkungen beruhen auf einem direkten antagonistischen Effekt von Mifepriston auf der Rezeptorebene im Endometrium. Promegeston hat eine ähnliche Wirkung.

Pro-Opiomelanocortin

Synonyme

Proopiomelanocortin; Proopiomelanokortin; Abk. POMC.

Englischer Begriff

Proopiomelanocortin.

Definition

In den POMC-Zellen der Adenohypophyse gebildetes gemeinsames Prohormon von ACTH, β-Lipotropin (LPH), β-Endorphin und Melanotropin (MSH).

Grundlagen

Pro-Opiomelanocortin ist das Translationsprodukt des POMC-Gens, es findet sich v.a. in der Hypophyse, aber auch in anderen Organen, z.B. im Magen-Darm-Trakt. Die verschiedenen, zum Teil überlappenden Peptidhormone werden durch spezifische Endoproteinasen aus dem Prohormon herausgeschnitten.

Pro-Opio-Melano-Cortin-Zellen

► POMC-Zellen

Proopiomelanokortin

► Pro-Opiomelanocortin

Proportionierter Hochwuchs

► Gigantismus

Propylthiouracil

Englischer Begriff

Propylthiouracil.

Substanzklasse

Thyreostatika.

Gebräuchliche Handelsnamen

Propycil 50.

Indikationen

Hyperthyreose, z.B. im Rahmen einer autonomen Schilddrüsenerkrankung oder eines M. Basedow.

Wirkung

Blockade der Schilddrüsenhormonsynthese.

Dosierung

2 × 1 bis 3 × 2 Tabletten à 50 mg täglich. In der Regel ist eine Dosis von lediglich 1 Tablette (50 mg) nicht ausreichend wirksam.

Darreichungsformen

Orale Gabe.

Kontraindikationen

Blutbildveränderungen,   Leberfunktionsstörungen.

Nebenwirkungen

Blutbildveränderungen bis zur Agranulozytose. Außerdem Leberfunktionsstörungen. Bisweilen kann eine Periarteriitis nodosa im Sinne einer Überempfindlichkeitsreaktion ausgelöst werden. Außerdem wurden interstitielle Pneumonien beschrieben.

Wechselwirkungen

Bei gleichzeitiger Gabe von Propylthiouracil und Cumarinderivaten ist die Wirkung der Antikoagulantien vermindert. Bei gleichzeitiger Gabe von Propranolol ist die Wirkung der Betablocker verstärkt.

Pharmakodynamik

Halbwertszeit 1–2 Stunden.

Prorenin

Synonyme

Vorstufe von Renin.

Englischer Begriff

Prorenin.

Grundlagen

Prorenin ist die inaktive Vorstufe von Renin. Prorenin kann als inaktive Form von Renin durch limitierte Proteolyse irreversibel bzw. durch Ansäuerung reversibel aktiviert werden (siehe auch ► Renin).

Pro-Sertoli-Zellen

Englischer Begriff

Pro-Sertoli cells.

Definition

Somatische, im adulten Zustand teilungsinaktive Zellen, die im Keimepithel angesiedelt sind. Sie sitzen auf der Basalmembran, reichen bis zum Lumen und können als Stützgerüst des Keimepithels angesehen werden. Entlang der Zellkörper, die sich über die gesamte Höhe des keimtragenden Epithels erstrecken, verlaufen die morphologische und physiologische Differenzierung und Reifung der Keimzellen bis zum Spermium. Spezielle ektoplasmatische Strukturen dienen der Ausrichtung und Orientierung der Spermien während der Ausdifferenzierung. 35–40 % des Volumens des Keimepithels entfallen auf die Sertoli-Zellen. Die Sertoli-Zellen koordinieren den Ablauf der Spermatogenese sowohl in topographischer als auch in funktioneller Hinsicht.

Prostaglandine

Englischer Begriff

Prostaglandins.

Definition

Gewebshormone, die sich von der ungesättigten Fettsäure Arachidonat ableiten.

Grundlagen

Prostaglandine gehören zusammen mit den Leukotrienen und Thromboxanen zu den Eicosanoiden, Substanzen mit 20 Kohlenstoffatomen, die sich von der 4fach ungesättigten Fettsäure Arachidonat ableiten. Prostaglandine sind durch einen intramolekularen Ring aus 5 C-Atomen charakterisiert, der unter Einwirkung der Cyclooxygenase, dem ersten Enzym der Prostaglandin-Synthesekette entsteht. Die verschiedenen Prostaglandine werden in Hauptklassen, die PGA bis PGI bezeichnet werden, unterteilt, wobei innerhalb der Hauptklassen verschiedene Formen je nach Anzahl der C-C-Doppelbindungen existieren. Prostaglandine werden von einer Vielzahl von Zellen gebildet und sind wegen ihrer extrem kurzen Halbwertszeit nur lokal in der Umgebung des Produktionsortes aktiv. Prostaglandine haben unterschiedlichste Funktionen und regulieren z.B. die Lipolyse in Adipozyten, spielen eine wichtige Rolle bei Entzündungsreaktionen und induzieren die Myometriumkontraktion bei der Regelblutung.

Proteohormone

Synonyme

Peptidhormone.

Englischer Begriff

Peptid hormones.

Grundlagen

Eiweißartige Hormone aus mindestens 80–90 Aminosäuren, die beim Erhitzen denaturiert werden und deren Molekulargewicht > 10.000 ist. Viele Proteohormone sind Glykoproteine, z.B. die Hypophysenvorderlappenhormone (ACTH, LH, FSH, Prolaktin,TSH, GH), Insulin, Glukagon, Parathormon (siehe ▶ Relaxin, Tab. 1).

Weiterführende Links

▶ Peptidhormone
▶ Polypeptidhormone

Protirelin

▶ Thyreotropin-Releasing Hormon

Protrusio bulbi

▶ Exophthalmus

Pseudo-Bartter-Syndrom

Synonyme

Sekundärer Hyperaldosteronismus.

Englischer Begriff

Secondary hyperaldosteronism.

Definition

Oft durch verheimlichten Gebrauch von Laxantien bzw. Diuretika (oft im Rahmen psychogener Eßstörungen) bedingter Hyperaldosteronismus.

Symptome

Überwässerung, Adynamie.

Diagnostik

Anamnese, psychiatrische Exploration, siehe ▶ Pseudo-Bartter-Syndrom.

Differenzialdiagnose

In diesem Zusammenhang müssen auch das Bartter-Syndrom (hyperreninämischer Hyperaldosteronismus und das Schwartz-Bartter-Syndrom oder Bartter-Schwartz-Syndrom abgegrenzt bzw. definiert werden. Beim Bartter-Syndrom kommt es zu einer Aktivierung des Kallikrein-Kinin-Systems sowie zu einer Synthesesteigerung der

Prostaglandine. Es handelt sich hier um eine autosomal rezessive Erberkrankung mit einer Hyperplasie des juxtaglomerulären Apparates. Es werden verschiedene Formen unterschieden: Hypokaliämische Alkalose mit Hypokalzurie und Hypomagnesiämie, häufigere Form (Gitelman-Syndrom), außerdem eine zweite Form mit metabolischer Alkalose, Normo- bis Hyperkalzurie und normalen Magnesiumwerten (sog. echtes Bartter-Syndrom). Die Therapie besteht in Hemmstoffen der Prostaglandinsynthese, ACE-Hemmern, kaliumreicher Kost (siehe ▶ Renin-Angiotensin-Aldosteron-System). Beim Schwartz-Bartter- oder Bartter-Schwartz-Syndrom handelt es sich um das Syndrom der inadäquaten ADH-Sekretion. Meist kommt es im Rahmen von Tumoren zur vermehrten ADH-Bildung (z.B. Tumoren im HNO-Bereich, kleinzellige Bronchialkarzinome, Mundbodenkarzinome (siehe ▶ Hyponatriämie, Tab. 1).

Therapie

Kausal

Je nach zugrunde liegender Erkrankung.

Pseudo-Conn-Syndrom

Synonyme

Pseudoprimärer Aldosteronismus.

Englischer Begriff

Primary hypoaldosteronism.

Definition

Ein Pseudo-Conn-Syndrom kann sich bei längerdauernder Einnahme von z.B. lakritzehaltiger Kaugummis entwickeln. Diese Form des primären Hypoaldosteronismus (pseudoprimärer Aldosteronismus) zeigt wegen der mineralokortikoiden Wirkung

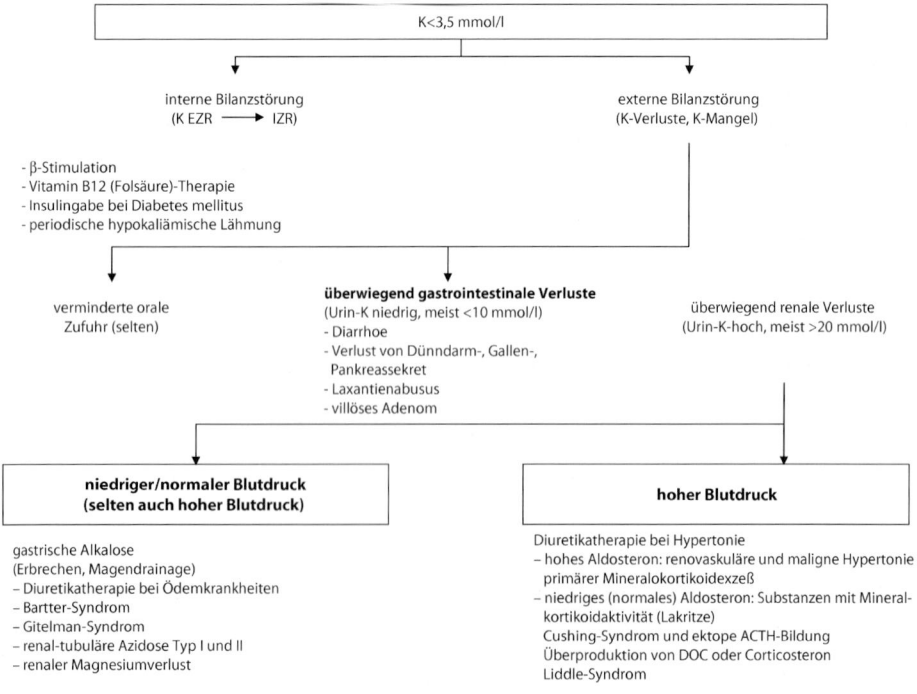

Pseudo-Conn-Syndrom, Abb. 1 Differenzialdiagnose der Hypokaliämie.

der genannten Substanzen eine Hypokaliämie (siehe Abb. 1).

Pseudo-Cushing-Syndrom

Englischer Begriff

Pseudo Cushing's syndrome.

Definition

Hyperkortisolismus bei Patienten mit endogener Depression, chronischem Alkoholismus und Fettsucht. Ursache ist wahrscheinlich eine vermehrte streßinduzierte CRH-Sekretion. Diese Patienten sind häufig übergewichtig und leiden an einer Hypertonie, daher lässt sich das Krankheitsbild vom Morbus Cushing nur schwer unterscheiden. Bei chronischem Alkoholismus und Depressionen gibt es mäßig erhöhtes Urinkortisol, einen aufgehobenen Tagesrythmus des Kortisolspiegels und das Fehlen einer Suppression bei niedrig dosiertem Dexamethasonkurztest. Alkoholkranke zeigen auch klinische Symptome des Cushing-Syndroms. Bei exogener Adipositas ist die Fettsucht generalisiert, extrem und nicht auf den Stamm beschränkt. Die Steroidspiegel im Blut oder Urin sind normal oder leicht erhöht, der zirkadiane Rhythmus ist normal. Eine sorgfältige Anamnese und bei Alkoholikern die pathologische Leberwerte sind der Schlüssel zur richtigen Diagnose. Die Steroidhormonwerte normalisieren sich nach Alkoholentzug und/oder der Verbesserung des emotionalen Zustandes.

Pseudoendokrinopathie

Englischer Begriff

Pseudoendocrinopathy.

Definition

Krankheitsbild, das auf dem Nichtansprechen der Erfolgsorgane auf ein Hormon bei normaler Hormonproduktion und Hormonausschüttung beruht. Periphere Hormonresistenz, z.B. Pseudohypoparathyreoidismus.

Pseudofrakturen

▶ Looser-Umbauzonen

Pseudogynäkomastie

Synonyme

Lipomastie.

Definition

Zunahme des Fettgewebes der Brüste bei allgemeiner Adipositas, besonders bei älteren Männern ohne Beteiligung des Drüsenparenchyms. Selten kann es auch zu einem Tumorwachstum (Fibrom oder Lipom) kommen. Ätiologisch werden erhöhte Östrogenspiegel infolge vermehrter Konversion bei Adipositas bzw. infolge verminderten Abbaus bei Lebererkrankungen angenommen.

Pseudohermaphroditismus

Synonyme

„Falsche" Zwittrigkeit.

Englischer Begriff

Pseudohermaphroditism (female, male).

Definition

Form der Intersexualität mit eindeutigem chromosomalem (XX oder XY) Geschlecht und dazu passenden Gonaden, aber davon abweichenden oder nicht eindeutigen (intersexuellen) Geschlechtsorganen und sekundären Geschlechtsmerkmalen.

Weiterführende Links

► Pseudohermaphroditismus masculinus
► Pseudohermaphroditismus femininus.
► Hermaphroditismus spurius

Literatur

1. Maclaughlin DT, Donahoe PK (2004) Sex Determination and Differentiation. N Engl J Med 35,4:367–378

Pseudohermaphroditismus femininus

Synonyme

„Falsche" Zwittrigkeit mit weiblicher Ausprägung.

Englischer Begriff

Female pseudohermaphroditism.

Definition

Pseudohermaphroditismus mit weiblichem (XX, selten XO) chromosomalem Geschlecht und männlichen oder männlichen/weiblichen Geschlechtsmerkmalen.

Symptome

Tritt in drei klinischen Erscheinungsbildern auf (Overzier):
Allgemeiner Pseudohermaphroditismus femininus: Normaler Uterus, äußeres Genitale im Sinne eines Sinus urogenitalis verändert, kranial der Vagina kann eine Prostata die Urethra umfassen.
Pseudohermaphroditismus femininus mit peniler Urethra (selten) häufig durch rezidivierende Harnwegsinfekte kompliziert.

Pseudohermaphroditismus femininus mit extragenitalen Fehlbildungen: meist nicht lebensfähig: Nierenaplasie und andere schwere Fehlbildungen der oberen Harnwege, Analatresien, Kloakenbildungen.
Normale Intelligenz, weiblicher Behaarungstyp, Konzentrationen männlicher Hormone im weiblichen Normalbereich, wenn die Ovarien erhalten sind, in der Regel Fertilität.

Diagnostik

Subtile, häufig invasive Analyse der angelegten Organe, Analyse der produzierten Hormone, Chromosomenanalyse, weitere molekulargenetische Untersuchungen (AGS-Formen, andere Defekte der Steroid-Biosynthese), Evaluation des psychischen Geschlechts.

Differenzialdiagnose

Siehe Tab. 1.

Allgemeine Maßnahmen

Lebensmodifikation

Entsprechend dem evaluierten psychischen Geschlecht.

Diät

Nicht erforderlich.

Therapie

Kausal

Substitutionstherapie mit Glukokortikoiden und, wenn erforderlich, auch mit Mineralokortikoiden bei den adrenogenitalen Syndromen.

Dauertherapie

Bedarfsadaptierte hormonelle Substitution, psychologische Betreuung.

Operativ/strahlentherapeutisch

Nach Evaluation des psychischen Geschlechts in der Regel plastisch-rekonstruktive Maßnahmen in weiblicher Richtung.

Pseudohermaphroditismus femininus, Tabelle 1 Korrelation Karyotyp/Phänotyp im gonosomalen Bereich*

Karyotyp	Phänotyp		
	weiblich	männlich	intersexuell
46,XX	normales Mädchen	AGS mit kompletter Virilisierung	inkomplettes AGS, Virilisierung NNR- oder Ovarialtumoren exogene Virilisierung
46,XY	testikuläre Feminisierung; 5a-Reduktase-Mangel; Vanishing Testes	normaler Knabe	Testosteron-Synthese- störungen; Reifenstein- Syndrom
Patholog. Gonosomen Satz	Ullrich-Turner-Syndrom; XO/poly-X-Mosaiken	Klinefelter-Syndrom; XYY-Syndrom	XO/XY-Mosaiken; XX/XY- Mosaiken; andere Mosaiken und Gonosomo-Polysomien

* Nach Murken und Cleve.

Bei XO- und XX-Männern operative Therapie nur, wenn aufgrund peniler Fehlbildungen entsprechender Bedarf.

Nachsorge

Lebenslange endokrinologische und psychologische Betreuung erforderlich.

Prognose

Abhängig vom Ausmaß der Fehlbildungen und der damit verbundenen Komplikationen.

Literatur

1. MacLaughlin DT, Donahoe PK (2004) Sex Determination and Differentiation. N Engl J Med 350,4:367–378
2. Murken J, Cleve H (1996) Humangenetik In: Murken J Cleve H (Hrsg) Humangenetik. Enke, Stuttgart

Pseudohermaphroditismus masculinus

Synonyme

Hermaphroditismus testicularis.

Englischer Begriff

Male pseudohermaphroditism.

Definition

Inkomplette Maskulinisierung bei Individuen mit normalem männlichem Genotyp.

Symptome

Zwittriges Genitale:
Äußeres Genitale unterschiedlich: vermehrt männlich oder vermehrt weiblich.
Inneres Genitale: Tuben vorhanden, Hoden häufig im Inguinalbereich.
Gonosomensatz meist XY.
Ursachen:
Enzymstörungen: Verminderte Testosteronproduktion infolge Störung der Biosynthese. Störung der Umwandlung von Testosteron in seinen aktiven Metaboliten 5-DHT infolge eines Defektes des 5-α-Reduktase-Gens (5α-Reduktasemangel, 20-22-Desmolasemangel, 17-20-Desmolasemangel, 17-Hydroxylasemangel, 17β-Hydroxysteroiddehydrogenasemangel).
Störung der Androgenrezeptoren: Partielle oder komplette Androgenresistenz der Endorgane (verursacht durch heterogene Gendefekte). Verminderte Testosteronproduktion infolge Störung der Biosynthese.
Störung der Umwandlung von Testosteron in seinen aktiven Metaboliten 5-DHT infolge eines Defektes des 5-α-Reduktase-Gens.

Diagnostik

Karyotypbestimmung, Lokalisationsdiagnostik der Hoden, Hormonanalyse.

Therapie

Problem Geschlechtszuweisung; Patient an entsprechendes Zentrum überweisen.
Ausgeprägter Enzymdefekt: Empfehlenswert Erziehung als Mädchen, frühzeitige Entfernung der Testes, Östrogensubstitution ab Pubertät.
Patienten mit eher männlichem Genitale: Erziehung als Jungen, operative Korrektur der Hypospadie, in der Pubertät Überprüfung der Substitutionsnotwendigkeit.
Entfernung der Hoden wegen Gefahr der Tumorbildung, aber auch zur geschlechtsspezifischen Hormonsubstitution.
Plastische Korrekturen am äußeren Genitale.

Pseudohermaphroditismus masculinus internus

Synonyme

Testikuläre Feminisierung.

Englischer Begriff

Pseudohermaphroditism; male internal; persistent mullerian duct syndrome.

Definition

Zwitter mit äußerer Verweiblichung, Hoden intraabdominal vorhanden.

Symptome

Typischer weiblicher Phänotypus mit femininem äußeren Genitale und Mammae. Blindendende Vagina. Uterus, Tuben und Ovarien fehlen. Hochwuchs. Fehlende Scham- und Axillabehaarung (sog. Hairless women). Amenorrhoe (zumeist Ursache des 1. Arztbesuches!).

Diagnostik

Klinische Symptomatik und Bestimmung des Karyotyps mit Gonosomen: XY; hormoneller Status unterschiedlich, Androgenrezeptordefekt der Erfolgsorgane.

Therapie

Abwarten der endgültigen somatischen und psychischen Entwicklung.
Bei „zunehmender Vermännlichung" evtl. plastische Korrekturen (Penisbildung, Verschluss des Sinus urogenitalis).
Änderung des Vornamens.
Bei notwendiger Entfernung der Hoden Östrogen-Gestagen-Substitution   (Facharzt).

Pseudohyperaldosteronismus

▶ Apparent Mineralocorticoid Excess

Pseudohyperparathyreoidismus

Englischer Begriff

Pseudohyperparathyroidism.

Definition

Die Epithelkörperchen produzieren parathormonähnliche Substanzen, die jedoch keine physiologische biologische Wirksamkeit entfalten, z.B. Produktion von OAF (osteoclast activating factor) oder Produktion von PTH-related protein (PRTH-rP). Peptid mit Sequenzhomologie zum aminoterminalen Ende des Parathormons.

Symptome

Das klinische Bild entspricht dem Pseudohypoparathyreoidismus, siehe ▶ Pseudohypoparathyreoidismus.

Pseudohypoaldosteronismus

Englischer Begriff

Pseudohypoaldosteronism.

Definition

Typ I: Autosomal dominant oder rezessiv vererbte, in der Kindheit auftretende Krankheit. Eine tubuläre Aldosteronresistenz führt zu erhöhten Renin- und Aldosteronwerten im Plasma. Typisch ist eine hyperkaliämische metabolische Azidose mit Salzverlust und Volumendepletion. Kaliumarme Diät, Salzersatz und Alkalitherapie sind erforderlich.

Typ II (Gordon-Syndrom): autosomal rezessiv vererbte Krankheit mit Überaktivität des Thiazid-sensitiven Na-Cl-Kotransporters. Hyperkaliämische metabolische Azidose mit Hypertonie bei normaler Nierenfunktion. Die optimale Therapie für die Elektrolytstörungen und Hypertonie sind Thiaziddiuretika.

Pseudohypoaldosteronismus Typ I

Englischer Begriff

Pseudohypoaldosteronism type I.

Definition

Beim Pseudohypoaldosteronismus Typ I (PH) liegt eine insuffiziente Entfaltung der Mineralokortikoid- oder Aldosteronwirkung durch Defektmutationen der Gene der α-, β-, und/oder der γ-Untereinheit des amiloridsensitiven epithelialen Natriumkanals (ENaC) vor. PH ist selten, familiär, autosomal rezessiv vererbt, charakterisiert durch Hyperkaliämie, metabolische Azidose, renalen Na^+-Verlust, erniedrigten Blutdruck. Ein Defekt des Mineralokortikoid-Rezeptors liegt nicht vor. Normale Funktion der Nebennierenrinde mit gegenregulatorisch erhöhtem Renin und Aldosteron. Die klinischen Zeichen, manifestiert wie bei einem Aldosteronmangel, aber gegenregulatorisch erhöhtem Aldosteron, führten zur Bezeichnung „Pseudohypoaldosteronismus".

Symptome

Zeichen wie bei einem Mineralokortikoidmangel mit erniedrigtem Blutdruck, orthostatischem Schwindel, Exsikkose, Muskelparesen, Herzrhythmusstörungen. Beim Neugeborenen Salzverlust-Syndrom mit Dehydratation und Gedeihstörungen. Mit zunehmendem Alter bessert sich das Krankheitsbild graduell.

Diagnostik

Hyperkaliämie, metabolische Azidose, Hyponatriämie, Hypernatriurie. Reninaktivität, Angiotensin II und Aldosteron erhöht. Bei medikamentöser Rekompensation glomeruläre Filtrationsrate normal, Kortisol normal; DHEA, DHEA-Sulfat und Androstendion normal. Fehlendes Ansprechen auf Hydrocortison und Fludrocortison bei Salzverlust-Syndrom unter der vermeintlichen Diagnose eines 21-Hydroxylasemangels kann auf PH hinweisen.

Differenzialdiagnose

Abgrenzung vom Pseudohypoaldosteronismus Typ II, dieser mit erhöhtem Blutdruck, niedrigem Renin und Aldosteron (siehe ▶ Gordon-Syndrom). Abgrenzung von Erkrankungen mit Mineralokortikoid- und Kortisolmangel, von anderen Formen des Salzverlust-Syndroms.

Allgemeine Maßnahmen

Lebensmodifikation

Meiden extremer körperlicher Belastung und tropischer Klimata.

Diät

Natriumreiche und kaliumarme Nahrungsmittel.

Therapie

Kausal

Hochdosierte Natriumchlorid-Supplementierung, 2–8 g täglich, in Einzelfällen bis über 20g/Tag. Indometacin zur renalen

Reduktion des Natrium- und Wasserverlusts. Hydrochlorothiazid zur Stimulation der renalen Kaliumausscheidung. Therapieversuche mit exzessiven Dosen von Mineralokortikoiden, z.B. 0,5 mg Fludrocortison täglich, auch mit Carbenoxolon, dem Inhibitor der 11β-Hydroxysteroid-Dehydrogenase II, womit Kortisol über den Mineralokortikoid-Rezeptor (MR) wirksam wird.

Akuttherapie

Bei kritischer Hyperkaliämie Intensivüberwachung der Vitalfunktionen, Einzelheiten siehe ▶ Gordon-Syndrom.

Dauertherapie

Wie oben unter kausaler Therapie, lebenslang.

Bewertung

Wirksamkeit

Die Akuttherapie unter Intensivüberwachung ist effektiv hinsichtlich gefährlicher Hyperkaliämie, metabolischer Azidose und Exsikkose. Die Dauertherapie mit NaCl, Indomethacin und Hydrochlorothiazid sowie mit hochdosiertem Fludrocortison oder Carbenoxolon zielt darauf ab, Hyperkaliämie, metabolische Azidose, Hyponatriämie, Hypotonie und Exsikkose in ihrer klinischen Ausprägung zu minimieren. Absetzen führt zum Rezidiv. Mit zunehmendem Alter bessert sich das Krankheitsbild graduell, kann letztlich seine Therapiebedürftigkeit verlieren, aber bei interkurrenter Erkrankung aus der Latenz heraus wieder behandlungsbedürftig werden. Eine dauerhafte Heilung wird erst nach künftiger Entwicklung einer spezifischen Gentherapie möglich sein.

Nachsorge

Lebenslange Kontrolle der Wirksamkeit der Dauermedikation. Genetische Beratung des Patienten und seiner Verwandten. Ein Notfallausweis ist auszustellen.

Prognose

Durch Diätfehler, interkurrente Erkrankungen und hyperkaliämisch oder natriuretisch wirkende Pharmaka können kritische und damit potentiell fatale Hyperkaliämien, Exsikkosen und Azidosen zustande kommen und mithin kann eine Notfalltherapie akut erforderlich werden.

Literatur

1. Snyder PM (2002) The epithelial Na$^+$ channel: Cell surface insertion and retrieval in Na$^+$ homeostasis and hypertension. Endocrine Reviews 23:258–275

Pseudohypoaldosteronismus Typ II

▶ Gordon-Syndrom

Pseudohypoparathyreoidismus

Synonyme

Parathormonresistenz.

Englischer Begriff

Pseudohypoparathyroidism;   Albright's hereditary osteodystrophy.

Definition

Der Pseudohypoparathyreoidismus entspricht dem klinischen Bild des Hypoparathyreoidismus. Er ist durch eine Endorganresistenz gegenüber Parathormon sowie durch bestimmte somatische Veränderungen charakterisiert. Es werden verschiedene Typen (Typ 1a, Typ 1b, Typ 1c und Typ 2) unterschieden. Die Charakteristika sind in Tabelle 1 dargestellt.

Pseudohypoparathyreoidismus, Tabelle 1

Erkrankung	Phänotyp	Vererbungsmodus	Pathophysiologie	Gsα-Aktivität	weitergehende Hormonresistenz	Serum-PTH-Konzentration	Serum-Ca-Konzentration	Urin-cAMP-Konzentration nach PTH-Stimulation	Urin-Phosphat-Konzentration nach Parathormon-Stimulation
Pseudohypoparathyreoidismus **Typ 1A**	AOH	autosomal dominant	Gsα-Mutation	50 %	generalisiert (z.B. PTH, TSH, Glukagon, LH, FSH)	↑	→	→	→
Pseudohypoparathyreoidismus	AOH	autosomal dominant	Gsα-Mutation	→	nein	↑	↑	↑	↑
Typ 1B	normal	autosomal dominant	Regulationsdefekt d. PTH-Rezeptors?	↑	nur PTH	↑	→	→	→
Typ 1C	AOH	autosomal dominant	Defekt der Adenyl-Zyklase?	↑	generalisiert	↑	→	→	→
Typ 2	normal	sporadisch	Defekt der cAMP-abhängigen Proteinkinase A?	normal	nur PTH	↑	→	↑	→

AOH: Albright's hereditary osteodystrophy; ↑: erhöht; →: normal; ↓: vermindert

P

Symptome

Entsprechen denen des idiopathischen Hypoparathyreoidismus. Außerdem zusätzlich rundes Gesicht (91 %), Minderwuchs (Endlänge zwischen 138 und 152 cm), untersetzte Statur (88 %), dysproportionierte verkürzte Hände und Füße. Beim Faustschluß fällt geringe Prominenz des betreffenden Köpfchens auf (83 %). Das 4. und bisweilen 5. Metacarpale ist verkürzt. Symmetrischer Hörverlust (64 %), Weichteilverkalkungen (55 %), subkutane Knochenbildung und Exostosen (47 %).

Diagnostik

Typischer klinischer Befund (siehe oben). Laborchemisch Hypokalzämie, Hyperphosphatämie, Hypomagnesiämie sowie erhöhtes Parathormon.

Differenzialdiagnose

Pseudo-Pseudohypoparathyreoidismus, Pseudohyperparathyreoidismus, Turner-Syndrom, Myositis ossificans progesssiva, familiäre Brachydaktylie, McCune-Albright-Syndrom und endemischer Kretinismus.

Therapie

Kausal

Die Therapie entspricht der Therapie bei Hypoparathyreoidismus. Vitamin D und Kalzium müssen substituiert werden.

Prognose

Es können lediglich die biochemischen Befunde, nicht aber die klinischen Erscheinungen des Krankheitsbildes beeinflusst werden. Bei der Substitutionstherapie ist darauf zu achten, dass Kalzium im unteren bzw. kurz unterhalb des Normbereichs eingestellt wird, da sonst das Risiko einer Nierensteinbildung mit Nephrocalcinosis und weiteren Organverkalkungen (z.B. Stammganglien) gegeben ist.

Pseudohypoparathyreoidismus Typ 1a

▶ $G_s\alpha$-Defekt

Pseudomenstruation

Englischer Begriff

Pseudomenstruation.

Definition

Blutung zur Zeit der fälligen Regel, die keine echte Menstruation darstellt. Anovulatorischer Zyklus, Follikelabbruchblutung, Entzündungsblutung.

Pseudoperitonitis diabetica

Englischer Begriff

Diabetic pseudoperitonitis.

Definition

Akute peritonitische Symptome im Rahmen eines ketoazidotischen diabetischen Komas.

Grundlagen

Ein ketoazidotisches Koma kann mit heftigen abdominellen Schmerzen im Sinne eines akuten Abdomens imponieren. Das Krankheitsbild korreliert mit dem Schweregrad der metabolischen Azidose. Die Therapie erfolgt wie unter Coma diabeticum beschrieben konservativ. Bedacht soll aber werden, dass primär abdominelle Beschwerden eine diabetische Entgleisung auslösen können, z.B. akute Cholezystitis.

Pseudoprimärer Aldosteronismus

▶ Pseudo-Conn-Syndrom

Pseudo-Pseudohypoparathyreoidismus

Englischer Begriff

Pseudo-pseudohypoparathyroidism.

Definition

Der Pseudo-Pseudohypoparathyreoidismus bezeichnet die Erkrankung von Individuen mit dem Phänotyp der hereditären Albright-Osteodystrophie ohne biochemische Auffälligkeiten.

Grundlagen

Die Charakteristika der Erkrankung und die Abgrenzung gegenüber den Unterformen des Pseudohypoparathyreoidismus: siehe ▶ Pseudohypoparathyreoidismus, Tabelle 1.

Pseudopubertas praecox

Synonyme

Periphere Pubertas Praecox; nicht-zentrale frühzeitige Pubertät.

Englischer Begriff

Non-central precocious puberty.

Definition

Im Gegensatz zur echten Pubertas praecox finden sich Zeichen der Pubertätsentwicklung ohne zentrale hypophysäre Stimulation. Häufig ist dies auf eine autonome Hormonsekretion der Gonaden durch Adenome oder Karzinome zurückzuführen. Auch beim Mc-Cune-Albright, einer angeborenen Aktivierung G-protein gekoppelter Rezeptoren, findet sich eine Pseudopubertas praecox.

Symptome

Sekundäre Pubertätszeichen wie Brustentwicklung beim Mädchen oder Schambehaarung und Wachstum des Genitale beim Jungen; beim Mädchen klinisch keine sichere Abgrenzung von der Pubertas praecox vera; beim Jungen auffällig die Diskrepanz kleiner, nicht-stimulierter Hoden bei ansonsten deutlichen Pubertätszeichen.

Diagnostik

Nachweis von supprimiertem LH und FSH im LHRH-Test, sowie erhöhtem basalen Testosteron bzw. Östrogen; Bildgebung der Gonaden zum Ausschluss von hormonaktiven Tumoren.

Differenzialdiagnose

Bei Nachweis der typischen Hormonkonstellation erhöhter Sexualsteroide ohne Gonadotropinsekretion ist vor allem beim Mädchen die temporäre Stimulation des Brustwachstums durch hormonaktive Ovarialzysten abzugrenzen, die als einzelnes Ereignis keinen Kranheitswert hat, aber zum Beispiel Erstmanifestation eines Mc-Cune-Albright Syndromes sein kann (dann assoziiert mit gezackten Cafe-au-lait Flecken und Knochendysplasien). Beim Jungen können die Symptome sowie die Hormonkonstellation Ausdruck eines late-onset Adrenogenitalen Syndroms (AGS) sein: Zum Ausschluss: Messung des 17-Hydroxyprogesterons.

Therapie

Kausal

Nach Diagnosestellung Resektion eines hormonaktiven Tumors; bei Mc-Cune-Albright-Syndrom gegebenenfalls Gabe von Östrogenantagonisten; beim AGS des Jungen Gabe von Hydrokortison.

Bewertung

Wirksamkeit

Je nach Grunderkrankung verschieden; nach Tumorentfernung meist normale wei-

tere Entwicklung, gegebenenfalls eingeschränkte Endgröße wenn langfristiger
Verlauf und Akzeleration der Knochenreife; bei Mc-Cune-Albright-Syndrom steht
die Knochenbeteiligung mit pathologischen Frakturen oft im Vordergrund der
klinischen Problematik.

Nachsorge

Psychische Mitbetreuung bei sehr früher
Manifestation; langfristige Beobachtung
der weiteren – spontanen – Pubertätsentwicklung: Eine temporäre Pseudopubertas
praecox kann eine zentrale Pubertas praecox nach sich ziehen.

Prognose

Je nach Grunderkrankung.

Pseudotuberkulöse Thyreoiditis

▶ Thyreoiditis de Quervain

Pseudo-Turner-Syndrom

▶ Noonan-Syndrom

Pseudovaginale, perineoskrotale Hypospadie

▶ 5-α-Reduktase-Defekt

PTTG

▶ Pituitary Tumor Transforming Gene

Pubarche

Synonyme

Wachstum der Schamhaare; Adrenarche.

Englischer Begriff

Pubarche.

Definition

Einsetzendes Wachstum der Schamhaare.

Grundlagen

Das Wachstum der Schamhaare erfolgt
durch Einwirkung androgener Sexualsteroide beim Jungen als auch beim Mädchen.
In der normalen Pubertätsentwicklung
des Mädchens stammen die Androgene aus der Nebenniere. Meist zeitgleich
oder etwas eher mit der zentralen Stimulation der Gonaden und dem Wachstum
der Brust (vermittelt über hypophysäres
LH und FSH bzw. Bildung der gonadalen Sexualsteroide) beginnt die Aktivität
der Zona retikularis der Nebennierenrinde mit Bildung des androgen wirksamen
Dehydroandrostendion-Sulfats (DHEAS).
Dieses wirkt dann auf die Haarfollikel der
Schamgegend. Bei Jungen kann das Wachstum der Schamhaare durch Androgene des
Hodens oder der Nebennierenrinde beginnen. In den meisten Fällen ist das Auftreten
der Pubarche mit dem Auftreten der zentralen Pubertät assoziiert. Allerdings ist
der Mechanismus über den die koordinierte
Regulation der Gonaden und der Nebennieren vermittelt wird weiterhin nicht bekannt.
So kann z.B. die Pubarche der zentralen
Pubertät um Jahre vorausgehen. Die Wirkung der Androgene zeigt sich neben der
Pubarche auch in dem Auftreten der Axillarbehaarung sowie in der Stimulation der
seborrhoischen Drüsen mit Schweißgeruch, was zusammen als ▶ Adrenarche
bezeichnet.

Pubertas Praecox

▶ Pubertas praecox, zentrale

Pubertas praecox, periphere

▶ Pseudopubertas praecox

Pubertas praecox vera hypothalamica

▶ Pseudopubertas praecox

Pubertas praecox, zentrale

Synonyme

Pubertas Praecox; frühzeitige Pubertät.

Englischer Begriff

(Central) precocious puberty.

Definition

Frühzeitiger Beginn der hypophysär induzierten Pubertätsentwicklung. Beim Mädchen Thelarche vor dem 8. Geburtstag, beim Jungen Hodenwachstum und Testosteronwirkung vor dem 10. Geburtstag. Bei Mädchen häufig idiopathisch, ansonsten kann die zentrale Pubertas praecox Folge jedweder Raumforderung im Hypothalamus bzw. in der Hypophyse sein.

Symptome

Beim Mädchen Wachstum der Brust und gegebenenfalls Einsetzen der Menarche; beim Jungen Hodenwachstum, Schambehaarung und Wachstum des Genitale. Bis auf den Zeitpunkt ist die zentrale Pubertas praecox klinisch nicht von der normalen Pubertät zu unterscheiden.

Diagnostik

Nachweis von stimuliertem LH und FSH im LHRH-Test, sowie erhöhtem basalen Testosteron bzw. Östrogen; Bildgebung der Hypothalamus- und Hypophysenregion mittels MRT zum Ausschluss von Tumoren.

Differenzialdiagnose

Pseudopubertas praecox (supprimierte Gonadotropine, kleine Hoden beim Jungen); isolierte Thelarche beim Mädchen (nur leichte Stimulation v.a. des FSH im LHRH Test, keine deutliche Beschleunigung des Längenwachstums, langsamer Verlauf).

Therapie

Kausal

In allen idiopathischen Formen Behandlung mit LHRH-Antagonisten. Gegebenenfalls neurochirurgisches Vorgehen bei Nachweis von Tumoren.

Bewertung

Wirksamkeit

Bei idiopathischen Formen sehr guter auch langandauernder Therapieerfolg der LHRH-Antagonisten. Bei Tumoren LHRH-Antagonisten ebenfalls wirksam, aber Gesamtprognose vom Tumor abhängig.

Verträglichkeit

Gute Verträglichkeit der LHRH-Antagonisten; als häufige Nebenwirkung nur Gewichtszunahme beschrieben.

Nachsorge

gegebenenfalls psychische Mitbetreuung bei sehr früher Manifestation; langfristige Beobachtung der weiteren spontanen Pubertätsentwicklung.

Prognose

Bei idiopathischer Form normale Geschlechtsreifung nach Absetzen der Therapie. Bei Tumoren sehr unterschiedlich und abhängig von Tumorart.

Pubertät

Synonyme

Geschlechtsreifung.

Englischer Begriff

Puberty.

Definition

Reifungsprozess beginnend mit dem Auftreten der sekundären Geschlechtsmerkmale bis zur Geschlechtsreife.

Grundlagen

Die Pubertät stellt die aktivste Phase der Metamorphose des reifenden Körpers sowie der Persönlichkeit von der Kindheit zum Erwachsenenalter dar. Mit Abschluss der Pubertät ist die Geschlechtsreife erreicht und der (potentiell) reproduktive Abschnitt des Lebens beginnt. Die Pubertät kann in die zentrale Pubertät mit Stimulation der Gonaden mittels Gonadotropine (LH und FSH) und die Adrenarche mit Bildung androgener Nebennierensteroide unterteilt werden. Die Sekretion der Gonadotropine beginnt, nachdem die Amplitudenhöhe und Frequenz des hypothalamischen Freisetzungshormons LHRH über einen langwierigen Reifungsprozess zugenommen hat. Der Zeitpunkt dieser LHRH-Sekretionsreifung ist genetisch festgelegt, lässt sich aber durch verschiedene Umwelteinflüße beeinflussen und ist noch nicht genau verstanden. Die Regulation der Adrenarche ist noch gänzlich unverstanden und kann losgelöst von der zentralen Pubertät erfolgen (z.B. als premature Adrenarche). Der erste Effekt der zentralen Pubertät ist beim Jungen direkt über die Volumenzunahme der Hoden (normaler Zeitpunkt 10.–16. Lebensjahr), beim Mädchen nur indirekt über die Wirkung der ovariellen Östrogene auf die Brustentwicklung (Thelarche, normal 9. bis 14. Lebensjahr) klinisch zu erkennen. Die Androgenbildung der Nebenniere zeigt sich in der Pubarche beim Mädchen. Beim Jungen kann die Wirkung der Nebennierenandrogene auf die Schamhaarbildung mit der Wirkung des Testosterons der reifenden Hoden zusammenfallen. Neben dem Auftreten der sekundären Geschlechts-merkmale wirken die Sexualsteroide auf das Wachstum im Sinne eines pubertären Wachstumsschubs. Neben der somatischen Metamorphose vollzieht sich – auch durch Wirkung der Sexualsteroide – eine Veränderung des Geschlechts/Rollen-Verhaltens und der Psyche (Unsicherheitsgefühl bzw. Identitätskrise bzw. im Verlauf Festigung). Diese tiefgreifenden Veränderungen der Persönlichkeit setzen sich bis weit ins geschlechtsreife Alter fort.

Pubertät, Beginn der

▶ Gonadarche

Pubertätskropf

▶ Pubertätsstruma

Pubertätsstruma

Synonyme

Pubertätskropf; Adoleszentenstruma; Juvenilenstruma.

Englischer Begriff

Juvenile goitre.

Definition

In der Pubertät bzw. kurz vor der sichtbaren Pubertät auftretende Schilddrüsenvergrößerung als Ausdruck des gesteigerten Bedarfs an Schilddrüsenhormon während der Pubertät (vergleichbar mit der Struma während der Schwangerschaft; das Schilddrüsenvolumen verdoppelt sich im normalen Pubertätsverlauf). Ausmaß und Häufigkeit der Struma ist abhängig von der regionalen Iodversorgung. Abzugrenzen ist die Struma bei manifestem Iodmangel (WHO Kriterien) und bei der Autoimmunthyreoiditis.

Symptome

Zunahme des Halsumfangs bzw. Schwellung im vorderen Halsbereich.

Diagnostik

Messung der Schilddrüsenhormone T_4 und T_3 sowie des TSH und der Schilddrüsenantikörper TPO und TSHR. Sonographie.

Differenzialdiagnose

Die Adoleszentenstruma stellt eine Ausschlussdiagnose dar, nachdem andere Diagnosen mit Struma im Pubertätsalter ausgeschlossen wurden: Eine deutliche Struma kann bei manifestem Iodmangel vorliegen (Iodausscheidung im Urin) und bei der Autoimmunthyreoiditis (Schilddrüsen-Antikörper); die Hashimotothyreoiditis tritt im Pubertätsalter anders als im Erwachsenenalter häufig mit einer Struma auf, die mit einer manifesten bzw. kompensierten Hypothyreose einhergehen kann (T_4, T_3 und TSH); auch kann bei der Hashimotothyreoiditis eine Hyperthyreose in der Initialphase mit Struma auftreten; eine Struma bei einem M. Basedow ist ebenfalls auszuschließen.

Allgemeine Maßnahmen

Diät

Iodsubstitution bei Ausschluss einer Immunthyreoiditis.

Therapie

Kausal

Bei Ausschluss der genannten Ursachen keine Therapie.

Nachsorge

Kontrolle des Größenverlaufs bis zum Abschluss der Pubertät.

Prognose

Gut.

Weiterführende Links

▶ Adoleszentenstruma

Puerperaldepression

▶ Postpartum Depression

Puerperalpsychose

▶ Postpartum Psychose

Puerperium

Synonyme

Wochenbett; Kindbett (6–8 Wochen nach der Entbindung), Frühwochenbett (7–10 Tage nach der Entbindung), Spätwochenbett (6–8 Wochen nach der Entbindung).

Englischer Begriff

Puerperium.

Definition

Frühwochenbett: 7–10 Tage nach der Entbindung; Spätwochenbett: 6–8 Wochen nach der Entbindung. Im Wochenbett werden die Rückbildungsvorgänge am Genitale der Frau abgeschlossen.

Purinstoffwechsel

Englischer Begriff

Purine metabolism.

Definition

Biosynthese und Abbauwege von Guanosin und Adenosin.

Grundlagen

Die Synthese der Purine erfolgt über gemeinsame Vorstufen aus Ribose-5-

Phosphat bis zum Inosin-5'-Monophosphat (IMP) und dann getrennt weiter zum Guanosin-5'-Monophosphat (GMP) und Adenosin-5'-Monophosphat (AMP). Der Abbau des Adenosin erfolgt über Inosin und Hypoxanthin, der von Guanosin über Guanin zum gemeinsamen Abbauprodukt Xanthin, das weiter zu Harnsäure verstoffwechselt und mit den Nieren ausgeschieden wird. Störungen im Purinstoffwechsel mit vermehrter Harnsäurebildung oder verminderter Harnsäureausscheidung führen zur Hyperurikämie mit Gicht als klinische Manifestation. Bei der primären Hyperurikämie wird die häufigere, multifaktoriell bedingte renal-tubuläre Harnsäuresekretionsstörung und die seltene vermehrte Harnsäureproduktion durch Hypoxanthin-Guanin-Phosphoribosyltransferase-Mangel (Lesch-Nyhan-Syndrom und Kelley-Seegmiller-Syndrom) unterschieden. Am häufigsten sind jedoch die sekundären Hyperurikämien mit vermehrtem Harnsäureanfall wegen Übergewicht und erhöhter Zufuhr von Nahrungspurinen bzw. hämatologischen Systemerkrankungen oder verminderter Harnsäureausscheidung bei Nieren- und Stoffwechselkrankheiten oder durch Saluretika.

PWS

▶ Prader-Willi-Syndrom

Pyknozyten

▶ Onkozyten

Pyridoxin

Synonyme
Vitamin B_6.

Englischer Begriff
Pyridoxin; vitamin B_6.

Definition
Vitamin, das im Aminosäurestoffwechsel als prostethische Gruppe bei gruppenübertragenden (z.B. Transaminasen) oder -abspaltenden Enzymen (Desaminasen, Decarboxylasen) dient.

Grundlagen
Pyridoxin, Pyridoxol (Alkoholform), Pyridoxal (Aldehydform) und Pyridoxamin (Aminform) werden als Vitamin B_6 bezeichnet. Pyridoxalphosphat (PLP) bildet die prostethische Gruppe in allen Transaminasen, wo unter vorübergehender Bildung von Pyridoxaminphosphat Aminogruppen von einer Aminosäure auf eine andere α-Ketosäure zur Bildung einer entsprechenden Aminosäure übertragen werden. Andere PLP-Enzyme sind Desaminasen, die am α-C-Atom von Aminosäuren die Aminogruppe abspalten oder Decarboxylasen, die am α-C-Atom Kohlendioxid abspalten. Vitamin B_6 ist sowohl in tierischer als auch pflanzlicher Kost in ausreichenden Mengen vorhanden, sodass ein entsprechender Vitaminmangel bei normaler Ernährung nicht auftritt.

Weiterführende Links
▶ Vitamin B_6

Pyrimidinstoffwechsel

Englischer Begriff
Pyrimidine metabolism.

Definition
Metabolismus und Katabolismus der Pyrimidinnukleotide.

Grundlagen

Die Pyrimidine Cytosin (in DNA und RNA), Thymin (in DNA) und Uracil (in RNA) sind als Nukleotide (Pyrimidinribose- oder Desoxyribosemonophosphate) Bestandteil der Nukleinsäuren. Ausgangspunkt der Pyrimidinsynthese sind Carbamoylphosphat und Aspartat, die über mehrere Schritte zunächst Orotat bilden, das das Ausgangsprodukt für die Synthese von Uridylat (Uridinmonophosphat, UMP) ist. Nach Phosphorylierung zu Uridintriphosphat wird aus diesem durch Aminierung Cytidintriphosphat gebildet. Nach Umwandlung von UMP in desoxy-UMP wird aus diesem durch Methylierung durch die Thymidylat-Synthase desoxy-Thymidinmonophosphat (dTMP) gebildet. Reguliert wird die Pyrimidinsynthese durch Feedback-Hemmung der Endprodukte an initialen Enzymen der Carbamoylaspartat-Synthese.

Nach Abspaltung der Phosphatgruppe(n) und der (desoxy-)Ribosen werden beim Katabolismus die verschiedenen Pyrimidine über unterschiedliche Zwischenschritte zu β-Aminoisobutyrat abgebaut, aus dem wiederum über mehrere Reaktionen Succinyl-CoA gebildet wird, das in den Citratsäurezyklus eingeschleust wird. Die Stickstoffatome der Pyrimidine werden letztlich als Harnstoff ausgeschieden.

P

Q

Quadratstirn

▶ Stirn, viereckige

Quetelet-Index

▶ Gewicht-Längen-Indizes

Quinagolid

Englischer Begriff

Quinagolid.

Substanzklasse

Dopaminagonisten.

Gebräuchliche Handelsnamen

Norprolac.

Indikationen

Hyperprolaktinämie, Mastodynie.

Wirkung

Quinagolid (Oktahydroenzoquinolin) ist ein selektiver D2-Rezeptoragonist. Quinagolid übt keinen klinisch relevanten Einfluß auf andere hypophysäre Hormonsysteme (LH, FSH, TSH, ACTH, GH) aus. Die dopaminomimetische Wirkung auf Prolaktin ist um den Faktor 100 stärker als bei Bromocriptin. Es ist noch bei ca. 65 % der Patienten mit einer Bromocriptinresistenz

wirksam. Quinagolid ist in der Regel besser verträglich als Bromocriptin.

Dosierung

Der übliche therapeutische Dosisbereich liegt zwischen 75 und 150 µg Quinagolid/Tag. Tagesdosen von 300 µg Quinagolid oder höher sind bei weniger als 1/3 der Patienten erforderlich.

Darreichungsformen

Tabletten von 50 bzw. 150 µg.

Kontraindikationen

Eine relative Kontraindikation stellt eine Unverträglichkeitsreaktion von anderen Dopaminagonisten dar. Außerdem besteht bei Patienten mit psychotischen Störungen in der Vorgeschichte ebenfalls eine relative Kontraindikation.

Nebenwirkungen

Häufig Übelkeit, Erbrechen, Kopfschmerzen, Schwindel und Müdigkeit. In der Regel beschränkt sich dieses jedoch auf die ersten Behandlungstage. Vorzugsweise Einnahme am Abend zum Essen.

Wechselwirkungen

Die Verträglichkeit kann durch gleichzeitigen Genuss von Alkohol vermindert werden. Bei gleichzeitiger Einnahme von Neuroleptika mit starken dopaminantagonistischen Eigenschaften wäre eine Verminderung der prolaktinsenkenden Wirkung denkbar.

Pharmakodynamik

Halbwertszeit 11,5 Stunden. Quinagolid verfügt über eine ausgeprägte first-pass-Metabolisierung in der Leber. 95 % der Substanz werden als Metaboliten mit dem Urin und Stuhl ausgeschieden.

Quingestanol

Englischer Begriff

Quingestanol.

Substanzklasse

3-(Cyclopentyloxy)-19-nor-17α-pregna-3,5-dien-20-in-17ol-acetat: Progesteronabkömmling.

R

▶ Arginin

RAA-System

▶ Renin-Angiotensin-Aldosteron-System

Rabson-Mendenhall-Syndrom

Englischer Begriff

Rabson-Mendenhall syndrome.

Definition

Seltene autosomal-rezessiv vererbte Krankheit, verursacht durch einen Defekt im Insulinrezeptor-Gen. Typisch sind Minderwuchs und Insulinresistenz mit Hyperglykämie und rezidivierende diabetische Ketoazidose.

Symptome

Prä- und postnatale Minderwuchs, akromegaloide Gesichtszüge, Hypotrophie von Muskeln und Fettgewebe, dysplastische Zähne, Acanthosis nigricans, Hirsutismus.

Therapie

Insulin (hohe Dosis) und /oder rekombinanter IGF1.

Prognose

Die Kinder können ein Alter von einigen Jahren erreichen.

Rachitis

Synonyme

Englische Krankheit; Knochenerweichung.

Englischer Begriff

Osteomalacia; rickets.

Definition

Die Osteomalazie ist die eigentliche Erkrankung der Knochenerweichung, im Unterschied zur Osteoporose, bei der zu wenig Knochen vorhanden ist. Die Osteomalazie wird in die kalzipenischen Formen und phosphopenischen Formen unterschieden.

Symptome

Beim Kind ist die Rachitis charakterisiert durch das Vorhandensein einer Craniotabes (Erweichungsbezirke am Hinterkopf), eines rachitischen Rosenkranzes (verdickte Knorpel-Knochen-Grenzen beidseits parasternal), Muskelschwäche, Gedeihstörung, Minderwuchs, Deformitäten (Glockenthorax, Kartenherz-Becken). Beim Erwachsenen kommen diffuse Skelettbeschwerden vor („Osteoporose"-ähnliches Bild). Gelegentlich bestehen allmähliche Verbiegungen der langen Röhrenknochen, Schmerzen im Becken sind typisch, durch die Looser'schen Umbauzonen im Bereich der langen Röhrenknochen in Kombination mit der Muskelschwäche entsteht ein typischer Watschelgang. Tetanien aufgrund der Hypokalziämie sind selten. Die Vitamin-D-abhängige Rachitis Typ I erscheint klinisch wie eine „normale" Rachitis. Die Vitamin-D-abhängige Rachitis Typ II imponiert mit einer Sonderform in Kombination mit totaler Alopezie, multiplen Milien (Hautgrieß) und epidermalen Zysten sowie Zahnausfall. Bei der klassischen X-chromosomalen hypophosphatämischen Rachitis zeigt sich die Trias 1) Hypophosphatämie, 2) Verbiegung der unteren Extremität und 3) Minderwuchs. Die Zähne sind auffällig, es kommt zu einer Hypoplasie des Zahnschmelzes. Häufig bekommen die Patienten durch den Dentindefekt dann auch Zahnabszesse und frühen Ausfall der Zähne im jungen Erwachsenenalter. In einigen Familien tritt nur die isolierte Hypophosphatämie auf, bei den heterozygoten Frauen. Die Hypophosphatasie ist eine vererbte Form der Osteomalazie bzw. der Rachitis. Die Krankheit ist charakterisiert durch eine generalisierte Reduktion der Aktivität der Gewebenichtspezifischen Isoform der alkalischen Phosphatase (Leber, Knochen, Niere).

Diagnostik

Diagnostik bei kalzipenischen Osteomalazien siehe Tab. 1. Laborchemisch imponiert bei allen Formen eine selektive Erhöhung der Gesamt-alkalischen Phosphatase bei normaler Gamma-GT. Die Bestimmung der Isoformen der alkalischen Phosphatase zeigt die Erhöhung der knochenspezifischen alkalischen Phosphatase bei normaler Leber-alkalischen Phosphatase. Es besteht eine Hypokalziämie bei normalem Serum-Phosphat und eine erniedrigte Ausscheidung von Kalzium und Phosphat im Urin. Das Parathormon ist sekundär erhöht (sekundärer HPT). Das 25-Hydroxy-Vitamin D ist erniedrigt, die $1,25(OH)_2$-D-Spiegel im Serum sind lange noch normal und erst bei schwersten Veränderungen erniedrigt.

Röntgenologisch lässt sich die Osteomalazie am ehesten an den langen Röhrenknochen nachweisen, die am frühesten und am häufigsten befallen sind. Typischerweise kommt es zu einer Verdünnung der Corticalis und zu einer Rarefizierung des Schaftes mit einer Verbreiterung und Verplumpung des distalen Endes des Schaftes und Verschwinden der Knochen-Knorpel-Grenzen (beim Kind). Die Looserschen Umbauzonen sieht man am häufigsten am proximalen Femurschaft oder am Sitzbein. Sie stellen Stressfrakturen dar, die nicht richtig mineralisiert sind. Die Knochendichte ist bei der Osteomalazie typischerweise stark erniedrigt, weswegen diese Erkrankung in der Differenzialdiagnose der erniedrigten Knochendichte unbedingt beachtet werden sollte. Knochenszintigraphisch speichern diese Umbauzonen mehr. In der Knochenhistologie wird die Diagnose durch den Nachweis der Osteoidose gesichert.

Differenzialdiagnose

Siehe Tab. 1.

Allgemeine Maßnahmen

Lebensmodifikation

Bei speziellen Formen der kalzipenischen Rachitiden mit geringer sonnenexponierter Hautfläche (Menschen mit viel bedeckter Haut, die auf einem zu nördlichen Breitengrad leben, Altenheimbewohner) empfiehlt sich einmal pro Woche eine Sonnenexposition auf eine größere Hautfläche.

Diät

Vitamin D findet sich in Seefisch und Pilzen. Bei den Phosphatmangelerkrankungen wird entweder Phosphat in der Nahrung zugegeben oder Phosphatsalze per infusionem verabreicht.

Therapie

Kausal

Therapie bei kalzipenischen Osteomalazien siehe Tab. 1.

Rachitis, Tabelle 1 Formen und Therapie der kalzipenischen Osteomalazie.

Art der Störung	Verhalten der D-Metaboliten im Serum		Therapie der Osteomalazie
	25-OH-D	1,25-(OH)$_2$-D	
Mangelhafte UV-Bestrahlung, mangelnde orale Vitamin-D-Zufuhr	↓	normal bis ↓	5000–10.000 IE Vit. D$_3$/pro Tag über 3 Wochen, anschließend Prophylaxe mit 1000 IE täglich
Antikonvulsiva-Osteopathie	↓	n bis ↓	1000–3000 IE/Tag
Malabsorption, Maldigestion	↓	n bis ↓	Behandlung der Grundkrankheit und 5000–20.000 IE D$_3$/Tag per os oder 10.000 IE i.m. 1 × pro Woche
Leberinsuffizienz	↓	n bis ↓	50–100 µg 1-α-Calcidiol/Tag
chronische Niereninsuffizienz; Vitamin-D-abhängige Rachitis Typ I	n	↓	0,5–1,0 µg 1,25-(OH)$_2$-D
Vitamin-D-abhängige Rachitis Typ II	n	↑	bis 50 µg 1,25-(OH)$_2$-D, evtl. Kalzium i.v. oder per os

n = normal, ↓ = erniedrigt, ↑ = erhöht.

Operativ/strahlentherapeutisch

Bei der onkogenen phosphopenischen Osteomalazien muss der Tumor operativ oder strahlen- oder chemotherapeutisch behandelt werden.

Bewertung

Wirksamkeit

Z.T. Evidenzgrad A.

Verträglichkeit

Die in Tab. 1 gelisteten Medikamente sind gut verträglich.

Pharmakoökonomie

Nicht bekannt.

Nachsorge

Regelmäßige Kontrollen, anfangs alle 3 Monate später jährlich, sind erforderlich. Dabei muss der klinische Zustand untersucht sowie die Laborparameter gemonitort werden. Bei der Therapie mit Vitamin D kann diese mittels Bestimmung von 25-OH-D$_3$ titriert werden, dies ist bei Therapie mit Vitamin-D-Metaboliten nicht möglich. Hier ist die Normalisierung der

alkalischen Phosphatase Ziel der therapeutischen Bemühungen.

Bei den phosphopenischen Osteomalazien wird der Serum-Phosphat-Spiegel kontrolliert und dient zur Dosisanpassung. Bei der onkogenen Rachitis können die Dosen des Calcitriols bis zu 3 µg pro Tag gesteigert werden. Während solcher hochdosierter Phosphat- und Calcitrioltherapien besteht die Gefahr der Induktion von Nephrolithiasis und Nephrokalzinosen. Währenddessen müssen deshalb das Serumkalzium, Serumphosphat, Urinphosphat und Urinkalzium überwacht werden.

Bei Patienten mit Hypophosphatasie, die überleben, kann die Bisphosphonat-Therapie mittels Knochendichtemessung (DXA) gemonitort werden.

Prognose

Die Prognose hängt von der Grundkrankheit ab. Die meisten kalzipenischen Osteomalazien heilen mit restitutio ad integrum aus. Bei den phosphopenischen Osteomalazien bleiben meist knöcherne Defekte mit Bewegungseinschränkungen durch Knochenverbiegungen. Wird der Tumor bei onkogenen Rachitiden nicht gefunden, ist die Prognose schlecht. Auch bei den Hypophosphatasien ist in den meisten Fällen die Prognose schlecht, die Mortalität sehr hoch, sie hängt von der Lokalisation der Punktmutation im Gen der alkalischen Phosphatase ab.

Weiterführende Links

▶ Osteopathie, kalzipenische

Literatur

1. Wüster C, Ziegler R (1992) Reduced bone mineral density and low parathyroid hormone levels in patients with the adult form of hypophosphatasia. Clin Investigator 70:560–565
2. American Society of Bone and Mineral (2003) Primer of Metabolic bone diseases. Chapters 68–74

Rachitis (Manifestation im Kindesalter)

▶ Osteomalazie

Rachitischer Rosenkranz

▶ Rosenkranz
▶ Rachitis

Radiatio, fraktionierte

Synonyme

Konventionelle Bestrahlung.

Englischer Begriff

Fractionated conventional radiotherapy.

Definition

Bestrahlungsmethode bei der die gesamte zur Tumorvernichtung erforderliche Strahlendosis in Form von vielen kleinen Portionen (Fraktionen) appliziert wird.

Voraussetzung

Hohe mechanische Stabilität, exakte und reproduzierbare Fixierung (meistens durch Maske).

Kontraindikationen

Vorausgegangene Bestrahlung mit der maximal verträglichen Strahlendosis.

Durchführung

Das Standardgerät für die Bestrahlung ist heutzutage überwiegend der Linearbeschleuniger. Technisch werden in diesen Geräten Elektronen auf Energien bis zu ca. 15 MeV (Millionen Elektronenvolt) beschleunigt, diese können nach Beschuss eines Targets in Photonenbestrahlung derselben Energie umgewandelt werden. Der Vorteil der hochenergetischen Photonenstrahlung liegt in der hohen Eindringtiefe in das Gewebe unter Schonung der Haut. Die Dosisangabe erfolgt in Gy (Gray). Üblicherweise wird einmal täglich mit 1,8–2,0 Gy bestrahlt, an fünf Tagen pro Woche. Der Grund für die Fraktionierung liegt in der Erholungsfähigkeit der Zellen während der Zeit zwischen zwei aufeinanderfolgenden Fraktionen. Diese Erholung von Strahlenwirkung erfolgt sowohl im Tumor als auch im gesunden Gewebe. Die gesunden Zellen können sich aber wesentlich besser erholen. Eine optimale Fraktionierung soll zu einer vollständigen Inaktivierung der Tumorzellen bei einer maximalen Schonung der Normalzellen führen.

Nachsorge

Regelmäßige Nachuntersuchung zum Ausschluss bzw. Behandlung von möglichen spezifischen Nebenwirkungen je nach bestrahltem Normalgewebe, regelmäßige Kontrollen mittels Bilddiagnostik zur Verlaufskontrolle des Tumors, Hormondiagnostik in regelmäßigen Abständen nach Behandlung, z.B. von Sella-Tumoren.

Radiatio, stereotaktische

Synonyme

Stereotaktische Radiochirurgie und Radiotherapie.

Englischer Begriff

Stereotactic radiotherapy; radiosurgery.

Definition

Bestrahlungsmethode. Dabei wird zwischen der stereotaktischen Einzeitbestrahlung (Radiochirurgie) und der fraktionierten stereotaktischen Bestrahlung (stereotaktische Radiotherapie) unterschieden. Dabei wird mittels Bilddiagnostik und einem äußeren Bezugssystem (stereotaktischer Rahmen oder Maske) die Lage der Läsion so genau definiert, dass die bei der konventionellen Bestrahlung üblichen Sicherheitsabstände deutlich reduziert werden können. Dadurch wird das umliegende gesunde Gewebe optimal geschützt.

Voraussetzung

Hohe mechanische Stabilität, klare Abgrenzung des Tumors gegenüber dem gesunden Gewebe in der Bilddiagnostik. Typische Indikationen sind arteriovenöse Malformationen, Kavernome, Akustikusneurinome, Hypophysenadenome, Meningiome, Metastasen und Gliome im ZNS sowie Tumoren der Augen (Aderhautmelanom, Metastase der Orbita) und funktionelle Erkrankungen (Trigeminusneuralgie, Epilepsie).

Kontraindikationen

Tumordurchmesser > 3,0–3,5 cm, keine klaren Tumorgrenzen.

Durchführung

- „Gamma-Knife": Es handelt sich um eine Einzeitbestrahlung. Die Strahlung wird von insgesamt 201 60Co-Quellen auf einen Punkt (Isozentrum), ausgerichtet. Dabei können irreguläre Zielvolumina durch Kombination mehrerer kugelförmiger Bestrahlungsvolumina erfasst werden
- Linearbeschleuniger: Kollimatoren grenzen das Bestrahlungsfeld auf einen kreisförmigen Querschnitt ein. Durch Bestrahlung von mehreren Kreisbögen lassen sich auf diese Weise sphärische Volumina bestrahlen. Irreguläre Volumina lassen sich mit Hilfe von Abschirmblöcken oder durch den sog. Mini-Multileaf-Kollimator ebenfalls erfassen. Dabei ist eine fraktionierte Bestrahlung durchaus möglich.

Nachsorge

Regelmäßige Kontrollen mittels Bilddiagnostik erforderlich, Hormondiagnostik in regelmäßigen Abständen nach Behandlung, z.B. von Sella-Tumoren.

Radio T$_3$-uptake

▶ RT$_3$U

Radioiodtest

Englischer Begriff

Sodium ^{123}I rectilinear scan; radioiodine uptake test.

Definition

Verfahren zur funktionellen Schilddrüsendiagnostik zur Berechnung der erforderlichen Strahlendosis einer Radioiodtherapie.

Voraussetzung

Benigne oder maligne Schilddrüsenerkrankungen. Subklinische oder manifest hyperthyreote Stoffwechsellage.

Kontraindikationen

Schwangerschaft, länger dauernde hochdosierte thyreostatische Therapie.

Durchführung

Nach oraler Verabreichung von ^{131}Iod wird die Kinetik des Anstiegs und des darauffolgenden Abfalls der Radioaktivität über der Schilddrüse sowie eine Aktivitätsbestimmung nach 48 Stunden im Serum durchgeführt. Die Messwerte sind Ausdruck des thyreoidalen Iodumsatzes, nicht jedoch ein Maß der Hormonsynthese. Die Strahlenschutzbestimmungen in Deutschland verlangen dringend eine individuelle Dosiskalkulation für die Radioiodtherapie. Der Radioiodtest sollte nach Möglichkeit relativ kurz vor der Durchführung der Radioiodbehandlung erfolgen, damit die zur Radioiodaufnahme bestehenden Parameter möglichst wenig verändert sind. Ein Absetzen einer antithyreoidalen Medikation vor dem Radioiodtest ist nicht zwingend, da eine nennenswerte Beeinflussung der Radioiodkinetik durch niedrig dosierte Thyreostatika in der Regel nicht gegeben ist, außer bei Perchlorat. In der Regel wird das gleiche Nuklid, das auch zur Therapie verwendet wird (^{131}I) auch zu Testzwecken eingesetzt. Alternativ kann auch ^{123}I eingesetzt werden, welches den Vorteil bietet, dass die Strahlenexposition des Schilddrüsengewebes wesentlich geringer ist als bei ^{131}I. Somit ist eine intrinsische Beeinflussung der Kinetik durch die Testdosis auszuschließen. Allerdings ist ^{123}I aufgrund der kurzen Halbwertszeit logistisch schwerer zu handhaben.

Vor Durchführung des Radioiodtestes sollte eine mehrwöchige Iodkarenz eingehalten worden sein. Falls eine massive Iodexposition, z.B. im Rahmen einer intravenösen Kontrastmittelgabe (z.B. Herzkatheter, Computertomographie) erfolgt sein sollte, muss in der Regel vier bis sechs Monate zugewartet werden, um aussagekräftige Ergebnisse zu erhalten. Wird der Radioiodtest nicht in unmittelbarem zeitlichen Zusammenhang mit der Radioiodbehandlung durchgeführt, sollte darauf geachtet werden, dass in dieser Zeit auf eine iodarme Ernährung hingewiesen wird (möglichst keine größeren Mengen von Seefisch oder Meeresfrüchten); eine spezielle Diät unter Vermeidung von Fleisch oder Backwaren, welche mit Iodsalz zubereitet sind, ist allerdings nicht erforderlich.

Nachsorge

Eine spezifische Nachsorge ist nicht nötig. Siehe auch ► Radioiodtherapie.

Radioiodtherapie

Englischer Begriff

Radioactive iodine therapy.

Definition

Intravenöse Zufuhr von radioaktivem ^{131}Iod mit dem Ziel der Zerstörung von Schilddrüsengewebe.

Voraussetzung

Siehe Tab. 1.

Kontraindikationen

Siehe Tab. 2.

Radioiodtherapie, Tabelle 1 Indikationen zur Radioiodtherapie.

Mechanische Komplikationen	Zustand nach Strumektomie
– Trachealstenosen	– Rezidiv
– Stridor	– Rekurrensparese
– Einflussstauung	– Inoperabilität
– Schluckbeschwerden	
– Nicht medikamentös beeinflussbar	

Radioiodtherapie, Tabelle 2 Kontraindikationen gegen eine Radioiodtherapie.

Relative Kontraindikation	Absolute Kontraindikation
– Kinder und Jugendliche	– Gravidität/Laktation
– Szintigraphisch große kalte Areale	– Verdacht auf Malignom
– Schneller Iodumsatz	– Iodkontamination

Durchführung

In der Regel wird nach dem vorausgegangenen Radioiodtest die individuelle Aktivitätsmenge für den Patienten bei der Herstellerfirma als Kapsel mit Angabe des Kalibrierdatums bestellt. Die Kapsel kann dann in den Räumen der Therapiestation verabreicht werden. Um eine optimale Resorption zu erreichen, sollte die Kapsel nach mindestens sechsstündiger Nahrungskarenz gegeben werden. Eine Stunde nach der Gabe der Therapiekapsel kann der Patient in der Regel wieder Nahrung zu sich nehmen. Der Patient wird nach der Radioiodapplikation angewiesen, viel Flüssigkeit zu sich zu nehmen, um die in der Schilddrüse nicht resorbierbare Aktivität rasch renal auszuscheiden. Bei höheren Aktivitäten wird zusätzlich Zitronensaft o.ä. zum Schutz der Speicheldrüse gegeben.

Nachsorge

Um die tatsächlich erzielte Strahlendosis in der Schilddrüse bestimmen zu können, werden ähnlich wie beim Radioiodtest, täglich Uptake-Messungen über der Schilddrüse durchgeführt. Bei der immunogenen Hyperthyreose findet in der Regel eine zweimalige Messung pro Tag statt, um die Kinetik besser verfolgen zu können. Die eigentliche Nachsorge sollte bei benignen Erkrankungen mindestens ein Jahr, bei malignen Erkrankungen etwa fünf Jahre umfassen. Hierbei steht einerseits die Dokumentation des Behandlungsergebnisses, andererseits die Erfassung von Rezidiven bzw. die Erkennung einer therapiebedingten hypothyreoten Stoffwechsellage im Vordergrund. Bei der funktionellen Autonomie genügt in der Regel eine Schilddrüsenhormonkontrolle zwei bis vier Wochen nach der Radioiodtherapie. Falls keine Besonderheiten auftreten, kann bis zur kompletten Nachuntersuchung drei bis sechs Monate nach der Radioiodtherapie abgewartet werden. Diese Untersuchung entspricht im Umfang der Nachuntersuchung bei M. Basedow. Weitere Kontrollintervalle dann nach sechs Monaten, danach jeweils jährlich. Besonderes Gewicht wird auf die Durchführung einer quantitativen Szintigraphie gelegt, da nur dadurch der Behandlungserfolg einwandfrei zu dokumentieren ist. Die Nachsorge bei der Immunthyreopathie M. Basedow muss relativ umfangreich gestaltet werden, da gerade bei dem jetzt überwiegend praktizierten Hochdosiskonzept innerhalb weniger Wochen nach Radioiodtherapie bereits eine Schilddrüsenunterfunktion eintreten kann. Diese Schilddrüsenunterfunktion gilt es zu vermeiden, da es dadurch zu einer Verschlechterung der endokrinen Orbitopathie kommen kann. Insgesamt sind in den ersten Monaten, abhängig vom Verlauf der Laborparameter monatliche Kontrollen angezeigt. Bei Vorliegen einer endokrinen Orbitopathie ist eine besonders sorgfältige Nachbeobachtung unmittelbar nach der Radioiodtherapie angezeigt. Sollte sich die endokrine Orbitopathie unmittelbar nach der Radioiodbehandlung verschlechtern, so müsste eine hochdosierte Kortikoidbehandlung eingeleitet werden, evtl. auch in Absprache mit einem Ophthalmologen eine Retroorbitalbestrahlung. Ergänzt werden sollten die Laborkontrollen auch durch eine Schilddrüsensonographie, um eine evtl. Volumenreduktion zu dokumentieren.

Bei malignen Erkrankungen hat die Nachsorge zwei Ziele, nämlich möglichst die frühe Erkennung von Rezidiven und die Erfassung von Nebenwirkungen vorausgegangener Behandlungen. Die Nachsorge ist individuell festzulegen und sollte dem individuellen Rezidivrisiko des Patienten angepasst sein. Insgesamt sollte auch das Lebensalter des Patienten, das Primärtumorstadium und das Vorliegen von Fernmetastasen berücksichtigt werden. Da Rezidive wesentlich häufiger in den ersten Monaten oder Jahren nach der Therapie auftreten, müssen die Untersuchungsintervalle insbesondere im ersten und zweiten Jahr deutlich kürzer sein als im weite-

R

ren Verlauf. Es erfolgt eine lebenslange suppressive Schilddrüsenhormontherapie, die nur vor Radioiodszintigraphien gegebenenfalls abgesetzt werden muss. Die Suppressionsdosis wird anhand des basalen TSH-Wertes (supersensitiver Assay erforderlich) kontrolliert. Mittlerweile steht auch gentechnologisch hergestelltes TSH zur intramuskulären Injektion zur Verfügung, sodass ein Absetzen der Schilddrüsenhormonsubstitution mit den entsprechenden Nebenwirkungen einer manifest hypothyreoten Stoffwechsellage nicht mehr notwendig ist. Ein Nachteil sind jedoch die relativ hohen Kosten der Substanz. Die Bestimmungen der Schilddrüsenhormonwerte und des Serumthyreoglobulins sind ebenso wie die Halssonographie fester Bestandteil jeder Nachsorgeuntersuchung. Ergänzt werden sollte dies durch die Bestimmung der Serumelektrolyte, insbesondere im Hinblick auf einen transienten oder permanenten Hypoparathyreoidismus, der postoperativ in ca. 1–2 % der Fälle besteht und in etwa 0,3–0,5 % lebenslang persistiert und mit Kalzium und mit Vitamin-D-Derivaten behandelt werden muss.

Weiterführende Links

▶ [131]Iodtherapie

Raloxifen

Englischer Begriff

Raloxifen.

Substanzklasse

Selektive Östrogen-Rezeptor-Modulatoren. Antiöstrogen. Als Antiöstrogene werden verschiedene nicht steroidale Substanzen, meist Stilbenderivate bezeichnet, die die Bindung von Östradiol an den Östrogenrezeptor mehr oder weniger hemmen.

Gebräuchliche Handelsnamen

Evista.

Indikationen

Behandlung und Prävention der Osteoporose bei postmenopausalen Frauen.

Wirkung

Antiöstrogene hemmen mehr oder weniger stark die Bindung von Östradiol an den Östrogenrezeptor. Sie beeinflussen dadurch alle Organe und Organsysteme, die in ihrer Funktion direkt oder indirekt östrogenabhängig sind. Alle Antiöstrogene besitzen auch eine schwach östrogene Partialwirkung. In Abhängigkeit von der Dosis, Applikationsdauer und dem Zielorgan kann diese schwache östrogene oder die antiöstrogene Wirkung dominieren. Bei den Antiöstrogenen kommen sowohl die positiven Wirkungen als Östrogen-Rezeptor-Agonist als auch als Östrogen-Rezeptor-Antagonist zum tragen. Deshalb werden sie als selektive Östrogen-Rezeptor-Modulatoren bezeichnet (SERM-Präparate). Raloxifen wirkt als Agonist am Knochen und im Lipidstoffwechsel und als Antagonist an Mammae und dem Endometrium.

Dosierung

1 × 1 Tablette Raloxifen 60 mg/Tag.

Darreichungsformen

Tabletten mit 60 mg, 1 × 1 Tablette täglich, kann zu jeder Tageszeit unabhängig von den Mahlzeiten eingenommen werden. Eine Dosisanpassung bei älteren Patienten ist nicht notwendig.

Kontraindikationen

Längere Phase der Immobilisation. Anderweitig erhöhtes Risiko für thromboembolische Ereignisse. Gravierende Leberfunktionsstörungen.

Nebenwirkungen

In seltenen Fällen werden venöse thromboembolische Ereignisse einschließlich tiefer Beinvenenthrombose, Lungenembolie und Retina-Venenthrombose sowie oberflächliche Thrombophlebitiden berichtet. Außerdem treten gelegentlich Vasodilatationen, Wadenkrämpfe, periphere Ödeme und leicht erniedrigte Thrombozytenkonzentrationen auf.

Wechselwirkungen

Bei gleichzeitiger Anwendung von Warfarin leichte Verkürzungen der Prothrombinzeit. Keine gleichzeitige Anwendung mit Colestyramin, da Colestyramin die Resorption und den enterohepatischen Kreislauf von Raloxifen signifikant vermindert.

Pharmakodynamik

Halbwertszeit 27,7 Stunden. Vom Raloxifen werden 60 % nach oraler Gabe rasch resorbiert. Die Bioverfügbarkeit beträgt ca. 2 %. Die Bindung an Plasmaproteine erfolgt dosisunabhängig zu 98–99 %. Raloxifen unterliegt einem ausgeprägten first-pass-Metabolismus in entsprechende Glukuronid-Konjugate. Die Ausscheidung erfolgt innerhalb von fünf Tagen überwiegend über die Fäzes und zu weniger als 6 % über den Urin.

Reaven-Syndrom

▶ metabolisches Syndrom

Recklinghausen-Krankheit

▶ Osteodystrophia fibrosa generalisata

5-α-Reduktase

Englischer Begriff

5-α-reductase.

Definition

5-α-Reduktase ist ein mikrosomales NAPDH-abhängiges Protein, das die Transformation des Testosterons in Dihydrotestosteron katalysiert.

Grundlagen

Es gibt 2 Isoformen von 5-α-Reduktase identifiziert: Typ 1 (5α-R1) und Typ 2 (5α-R2). Sie bestehen aus 254–260 Aminosäuren mit einem Molekulargewicht von 28–29 kDa. Typ 1 ist in Haarfollikeln, Sebozyten und Leber lokalisiert, Typ 2 in Prostata, Nebenhoden und Samenbläschen. 5α-R1 ist auf dem 5p15 Chromosom lokalisiertem Gen SRD5A1 kodiert. Bisher wurde keine Mutation im Typ 1 Gen beschrieben. Das SRD5A2-Gen für 5α-R2 liegt auf dem Chromosom 2p23. Mutationen im SRD5A2-Gen verursachen einen ▶ 5-α-Reduktase-Defekt, der autosomal rezessiv vererbt wird. Über eine 5-α-Reduktase-Hemmung werden die Medikamente für die Behandlung von benigner Prostata-Hyperplasie (BPH) und Prostata-Krebs sowie anderer Androgen-sensitiver Erkrankungen wie Akne, Seborrhoe, Hirsutismus und androgener Alopezie entwickelt.

5-α-Reduktase-Defekt

Synonyme

5-α-Reduktasemangel; pseudovaginale, perineoskrotale Hypospadie.

Englischer Begriff

5-α-reductase deficiency.

Definition

Autosomal-rezessive Krankheit, die nur Individuen mit männlichem Karyotyp betrifft und durch Mutationen in 5-α-Reduktase Typ 2-Gen entstehen. Dieses Gen ist verantwortlich für die Produktion des entsprechenden Enzyms, das Testosteron zu Dihydrotestosteron metabolisiert.

Symptome

Neugeborene mit männliche Karotyp (46,XY) haben phänotypisch weibliches Genitale. In 55 % der Fälle ist eine Pseudovagina vorhanden; andere weisen einen Sinus urogenitalis, einen hypospadischen Penis oder einen Mikropenis mit einer penilen Urethra auf. Die Hoden sind gut differenziert und liegen im Leistenkanal oder in der labioskrotalen Falte. Die Müller-Gänge sind nicht vorhanden. Die Wolff-Strukturen (Epididymis, Vas deferens und Samenblase) sind gut differenziert; der Ductus ejaculatoris endet normalerweise blind in der Vagina. Die Prostata ist hypoplastisch. In der Pubertät steigt der Plasma-Testosteronspiegel und die Betroffenen weisen verschiedene Grade der Virilisierung ohne Gynäkomastie auf: tiefe Stimme, typisch männliche Verteilung der Muskelmasse, Vergrößerung des Penis auf bis 4–8 cm. Betroffene Männer haben keine postpubertale Akne, Prostatavergrößerung oder temporale Haarrezession, sie weisen ebenfalls eine verminderte Gesichts- und Körperbehaarung auf. Histologische Untersuchungen zeigen eine Hyperplasie der Leydig-Zellen und eine verminderte Spermatogenese.

Homozygote Frauen mit 5-α-Reduktase-Mangel sind phänotypisch weiblich und haben eine unveränderte pubertale Reifung, bis auf ein verzögertes Auftreten der Menarche sowie Fehlen der Achsel- und Schambehaarung. Die Fertilität ist nicht gestört.

Diagnostik

- Erhöhter Testosteron-Spiegel, erniedrigtes DHT sowie eine hohe Testosteron/DHT Ratio vor und/oder nach Gabe von humanem Choriogonadotropin (hCG): Werte zwischen 35 und 84 (Normbereich 12±3,1 für Männer)
- Karyotypbestimmung.
- DNA-Analyse des SRD5A2 Gens.
- Verminderte 5-α-Reduktase Aktivität in Fibroblasten der genitalen Haut.

Differenzialdiagnose

Klinefelter-Syndrom, adrenogenitales Syndrom, Leydig-Zell-Hypoplasie, Androgen-Resistenz.

Therapie

Dauertherapie

Die Behandlung richtet sich nach dem phänotypischen Bild und Geschlecht bei Diagnosestellung. Die meisten der männlichen Patienten werden als Mädchen aufgezogen. In diesem Fall kann eine Gonadektomie mit Vaginoplastik und Klitorisreduktion frühzeitig durchgeführt werden, um eine weitere Virilisierung zu vermeiden. Falls die Diagnose während der Pubertät gestellt wurde und eine männliche Identität nachgewiesen ist, ist eine Langzeitbehandlung mit DHT-Depot-Präparaten sinnvoll, um die Virilisation zu verstärken.

Literatur

1. Grumbach MM, Conte FA (1998) Disorders of sex differentiation. In: Wilson JD, Foster DW, Kronenberg HM, Larsen PR (eds) Williams Textbook of Endocrinology, 9th edn. WB Saunders, Philadelphia, S 1391–1394
2. Sultan C, Savage MO (1998) Intersex states. In: Grossman A (ed) Clinical endocrinology, 2nd edn. Blackwell Science, Oxford, S 803–805

5-α-Reduktasehemmer

Englischer Begriff

Inhibitor of the 5-α-reductase.

Gebräuchliche Handelsnamen

Proscar, Propecia.

Indikationen

Benigne Prostata-Hyperplasie (BPH).

Wirkung

Die 5-α-Reduktase-Hemmer verhindern die Bildung des männlichen Geschlechtshormons Dihydrotestosteron, welches direkt ein vermehrtes Wachstum der Prostata bewirkt.

Dosierung

5 mg täglich (Verabreichung nur in Abstimmung mit einem Urologen).

Darreichungsformen

Tabletten.

Kontraindikationen

Frauen und Kinder, Patienten mit eingeschränkter Leberfunktion.

Nebenwirkungen

Gelegentlich Impotenz, Libidoverlust, vermindertes Ejakulationsvolumen. Selten Gynäkomastie, Überempfindlichkeitsreaktionen, Hodenschmerzen.

Pharmakodynamik

Konkurriert und inhibiert spezifisch die 5-α-Reduktase Typ II, besitzt keine Affinität für Androgen-Rezeptoren. Bei Patienten mit BPH zeigten 5-α-Reduktase-Hemmer eine Prostata-Volumenreduktion um ca. 20 % in 6 Monaten (Stoner 1990).

5-α-Reduktasemangel

► 5-α-Reduktase-Defekt

Refetoff-Syndrom

► Schilddrüsenhormonresistenz

Regel

► Regelblutung

Regelblutung

Synonyme

Menstruation; Menorrhoe; Menses; Regel; Periodenblutung.

Englischer Begriff

Menstruation; menses; menstrual bleeding.

Grundlagen

Unter Regelblutung wird die Hormonentzugsblutung nach einem ovulatorischen biphasischen Zyklus verstanden. Die regelartige Blutung nach anovulatorischem Zyklus wird als Pseudomenstruation bezeichnet. Der normale biphasische Zyklus (Eumenorrhoe) hat eine Länge von 28 (25–34) Tagen. Die Zyklusstörungen werden in sogenannte Tempostörungen (Polymenorrhoe, Oligomenorrhoe) sowie Typusstörungen eingeteilt. Typische Typusstörungen sind Metrorrhagien (unregelmäßige azyklische Blutungen), Menorrhagien (länger als 7 Tage andauernde Regelblutung bei sonst normalem Zyklus), Hypermenorrhoe (zu starke Blutungen) bzw. Hypomenorrhoe (zu schwache Blutungen).

Weiterführende Links

► Menses
► Menstruation
► Zyklusstörungen

Regelkreis Hypothalamus-Hypophysen-Gonaden

► Hypothalamus-Hypophysen-Gonadenachse

Regulationsmechanismus

► Rückkoppelung

Reine Gonadendysgenesie

► XY-Gonadendysgenesie

Rekalzifizierungs-Tetanie

Synonyme

Postoperative Tetanie.

Englischer Begriff

Postoperative tetany; hungry bone disease.

Definition

Tetanie nach operativer Entfernung eines Nebenschilddrüsenadenoms bei primärem Hyperparathyreoidismus durch gesteigerte Kalziumaufnahme in die Knochen.

Symptome

Die postoperative Hypokalzämie kann zu leichten Symptomen wie Kribbeln und Missempfindungen an den Extremitäten führen, kann jedoch auch schwere Symptome zeigen, die bis zur schwer beeinflussbaren Tetanie gehen können. Dies wird dann als sog. „hungry bone disease" bezeichnet. Bei der „hungry bone disease" kommt es zu einem reaktiven Anstieg von Parathormon (s.u.). Die Erkrankung tritt bei Patienten auf, die nach einem schweren primären Hyperparathyreoidismus deutlich erhöhtes Knochen-Remodeling aufweisen. Das Absinken des erhöhten Parathormons vermindert die resorptive Aktivität schnell, die erhöhte Knochenformation bleibt jedoch noch mehrere Wochen erhalten (in Abhängigkeit von der Lebensdauer der Osteoblasten). Hierdurch kommt es zu einem intensiven Abstrom von Kalzium in den Knochen, der eine Hypokalzämie und einen kompensatorischen Anstieg der Parathormonsekretion von den noch verbliebenen Nebenschilddrüsen induziert. Die Serumphosphatkonzentration bleibt niedrig, weil das Skelett Phosphat aufnimmt und Parathormon eine Phosphaturie induziert. Die alkalische Phosphatase kann für einige Tage als Zeichen der erhöhten Osteoblastenaktivität ansteigen, und es kann zu vorübergehenden Knochenschmerzen des Patienten kommen. Durch die niedrige Serumphosphatkonzen-

tration und die hohe Parathormonkonzentration wird die renale α-Hydroxylierung von 25-OH-Vitamin-D aktiviert. Hierdurch kommt es zu einem Anstieg der Serumkonzentration von 1,25(OH)2-Vitamin D, was wiederum die intestinale Kalziumabsorption erhöht. Deshalb kann die Hypokalzämie häufig durch orale Kalziumgaben korrigiert werden. Die „hungry bone disease" tritt vor allem nach der Entfernung von Nebenschilddrüsen bei Patienten mit einer schweren, durch den primären Hyperparathyreoidismus induzierte Knochenentkalkung auf.

Therapie

Kausal

Diese Form der Hypokalzämie ist relativ therapieresistent. Hohe Dosen von Calcitriol müssen oft mit hohen Kalziumdosen kombiniert werden. Es ist nicht ungewöhnlich, dass z.B. 2×1 µg Calcitriol pro Tag initial gegeben werden muss. Die Dosis muss bisweilen noch verdoppelt bis verdreifacht werden. Der Kalziumbedarf kann bis zu 6 g/Tag betragen. Bei derart hohen Dosen muss jedoch eine sorgfältige, d.h. zweitägige Funktionskontrolle der Nieren und der Kalziumserumkonzentration gewährleistet sein.

Nachsorge

Sobald Kalziumwerte im unteren Normbereich erreicht sind, kann sowohl die Vitamin-D- als auch die Kalziumdosis zügig reduziert werden, um eine Hyperkalzämie mit der Gefahr einer Nephrokalzinose zu vermeiden. Als Ausdruck des erhöhten Knochenumbaus kann die alkalische Phosphatase noch 6–9 Monate erhöht sein. Hat sie sich normalisiert, besteht immer die Gefahr einer Hyperkalzämie. In der Regel sind dann Calcitrioldosen von 0,5–1 µg/Tag sowie Kalziumdosen von 1–2 g/Tag ausreichend.

Prognose

Die „hungry bone disease" persistiert für unterschiedliche Zeiträume. In situ verbliebenes Nebenschilddrüsengewebe, das während der chirurgischen Intervention ischämisch geworden sein kann, erholt sich in der Regel langsam. Ein Patient mit einem Nebenschilddrüsenadenom gilt nur dann als geheilt, wenn die Kalziumwerte sechs Monate postoperativ im Normbereich liegen.

Literatur

1. Bilezikian P (2002) The Parathyroids: Basic & Clinical Concepts. Raven Press, New York

Relaxin

Englischer Begriff

Relaxin.

Definition

Während der Schwangerschaft gebildetes Polypeptidhormon (siehe Tab. 1). Die dreidimensionale Struktur ähnelt der des Insulins und verwandter wachstumsfördernder Polypeptide. Die Aminosäurensequenz ist jedoch unterschiedlich. Relaxin besteht aus zwei Polypeptidketten, die mit Disulfidbrücken verbunden sind und wird von einem Prohormon abgespalten (56 Aminosäuren, Molekulargewicht 6kD).

Grundlagen

Relaxin wird in Plazenta, Dezidua und Corpus luteum gebildet und steigt in der mütterlichen Zirkulation während des ersten Trimenons der Schwangerschaft an. Ab dem 2. Trimenon bleiben die Serumkonzentrationen konstant. Synergistisch mit Progesteron hemmt Relaxin die uterine Kontraktilität während der Schwangerschaft. Durch Abfall von Östradiol und Progesteron gegen Ende der Schwangerschaft fördert Relaxin die Dilatation des Cervixkanals. Im Menstruationszyklus sind die Serumkonzentrationen unmittelbar nach dem LH-Gipfel und während der Menstruation am höchsten.

Relaxin, Tabelle 1 Beispiele für Peptid-Hormon-Familien.

Wachstumshormon-Familie	– Somatotropin (growth hormone [GH]) – Somatomammotropin – Prolactin
Proinsulin-Familie	– Proinsulin – Insulin-like Growth Factor I (IGF-I) – Insulin-like Growth Factor II (IGF-II) – Relaxin
Gastrin-Familie	– Gastrin – Cholecystokinin (CCK) – Cerulein
Opioid-Peptid-Familie	– Proopiomelanocortin (POMC) – Preproenkephalin – Preprodymorphin
Thyreotropin-Familie	– Thyrotropin (thyroid-stimulating hormone [TSH]) – Follicle-stimulating hormone (FSH) – Luteinizing hormone (LH) – Chorionic gonadotropin
Oxytocin-Familie	– Oxytocin – Vasopressin
Secretin-Familie	– Secretin – Glukagon – Vasoactive intestinal peptide (VIP) – Gastric inhibitory peptide (GIP) – Peptide histidyl isoleucyl (PHI)
Tachykinin-Familie	– Substance P – Substance K – Physalaemin – Eledoisin

Release inhibiting factors

Synonyme

Statine.

Englischer Begriff

Release inhibiting factors.

Definition

Im Hypothalamus gebildete, die Sekretion von Hypophysenvorderlappenhormonen hemmende Hormone.

Weiterführende Links

▶ Releasing-Hormone.

Releasing factors

Synonyme

Releasing-Faktoren; Liberine.

Englischer Begriff

Releasing factors.

Definition

Bezeichnung für im Hypothalamus gebildete Hormone, die die Sekretion von Hypophysenvorderlappenhormonen stimulieren.

Weiterführende Links

▶ Releasing-Hormone

Releasing-Faktoren

▶ Releasing Factors

Releasing-Hormone

Synonyme

Releasing factors.

Englischer Begriff

Releasing hormones.

Definition

Üblicherweise wird derzeit der Terminus
„Releasing factor" für hypothalamische
Substanzen mit unbekannter chemischer
Struktur verwendet. Dagegen werden Substanzen mit etablierter chemischer Identität
als Releasing-Hormone bezeichnet. Alle
hypothalamischen Hormone, die die Hypophyse regulieren, sind mit der Ausnahme
von Dopamin Peptidhormone. Dopamin ist
ein biogenes Amin und wird auch prolaktin inhibiting factor (PIF) genannt. Durch
die ständige Entdeckung neuer hypothalamischer Peptide kommt es bisweilen
zu einer begrifflichen Vermischung zwischen Releasing-Faktoren und Releasing-
Hormonen.

Releasing-Hormone, glandotrope

▶ Glandotrope Hormone

Releasing-Hormone, gonadotrope

▶ Gonadotropin-Releasing-Hormon

Releasing-Hormone, somatotrope

▶ Growth-Hormone-Releasing-Hormone

Renale Knochenerkrankung

▶ Osteopathie, renale

Renale Osteodystrophie

▶ Osteopathie, renale

Renin

Englischer Begriff

Renin.

Definition

Renin gehört als Enzym (Molekulargewicht
43.000) zu den Endopeptidasen (Untergruppe der Proteasen), das v.a. von granulierten
Epitheloidzellen des juxtaglomerulären
Apparates der Nieren gebildet wird. Die
reninbildenden Zellen befinden sich vor

allem in den Gefäßwänden der afferenten Arteriolen. Die extrarenale Bildung erfolgt unter anderem im Uterus, der Leber und den Gefäßwänden. Die Halbwertszeit beträgt ca. 30 Minuten.

Grundlagen

Die Ausschüttung bzw. Synthesestimulation geschieht im wesentlichen durch vier Mechanismen:

1. Minderdurchblutung der Nieren (z.B. akute Abnahme des Blutdrucks bzw. des zirkulierenden Plasmavolumens oder in Folge einer Nierenarterienstenose
2. Verminderte Ausscheidung von NaCl durch Drosselung der Nierendurchblutung und damit Verminderung des Glomerulumfiltrats
3. Über die β2-Rezeptoren, die auf zirkulierendes Adrenalin ansprechen, und über die sympathischen Nerven der Niere
4. Bei Hypokaliämie.

Die Hemmung der Reninfreisetzung geschieht vor allem durch Angiotensin II (siehe ▶ Renin-Angiotensin-Aldosteron-System) bzw. durch das nachfolgend freigesetzte Aldosteron sowie durch Betarezeptorenblocker. Im Blutplasma setzt Renin aus Angiotensinogen Angiotensin I frei, das durch das angiotensin converting enzyme (ACE) in das wirksame Angiotensin II umgewandelt wird (siehe ▶ Renin-Angiotensin-Aldosteron-System, Abb. 1). Beim Menschen findet man bei verschiedenen Nierenerkrankungen erhöhte Plasma-Renin-Konzentrationen, insbesondere bei der Nierenarterienstenose.

Renin-Angiotensin-Aldosteron-System

Englischer Begriff

Renin angiotensin aldosterone system.

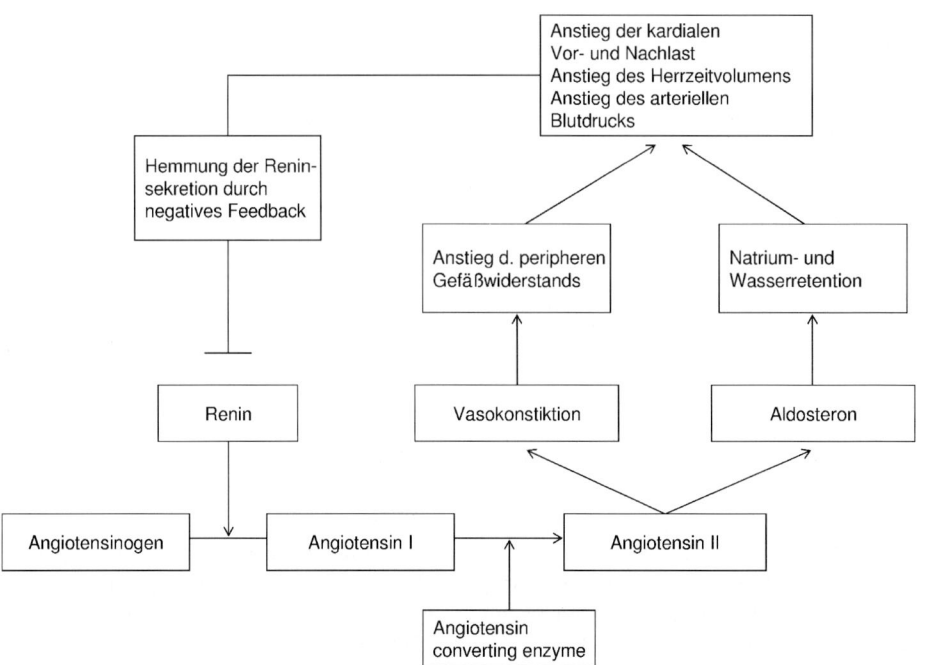

Renin-Angiotensin-Aldosteron-System, Abb. 1 Renin-Angiotensin-Aldosteron-System.

Definition

Mehrfach rückgekoppeltes komplexes Regulationssystem zur Konstanthaltung bzw. Normalisierung von Plasmavolumen, Plasmaosmolarität und Blutdruck. Die biologisch wirksamen Substanzen sind Angiotensin II und das von ihm aus der Nebenniere direkt freigesetzte Aldosteron. Angiotensin II ist die am stärksten (peripher und zentral) vasokonstriktorisch wirkende physiologische Substanz und führt an den Nieren über eine Verminderung der renalen Durchblutung zur Abnahme der glomerulären Filtrationsrate. Aldosteron verstärkt den Effekt zusätzlich durch Natrium-Rückresorption und Verminderung der Wasserausscheidung. Das Renin-Angiotensin-Aldosteron-System wird physiologischerweise bei Abnahme des zellulären und Plasmavolumens aktiviert (z. B. Blutverlust, Schock), Blutdruckabfall (Orthostase). Hemmstoffe des Renin-Angiotensin-Aldosteron-Systems, insbesondere des angiotensin-converting-enzymes werden als Antihypertensiva eingesetzt (siehe Abb. 1).

Reninismus

▶ Hyperreninismus

Reninom

Englischer Begriff

Reninoma.

Definition

Neoplasie der Niere, die sich von den Zellen des juxtaglomerulären Apparats ableitet und unkontrolliert Renin bildet und sezerniert. Diese neoplastische Reninproduktion ist durch Rückkopplung nicht reguliert und führt zu unphysiologischer Hyperreninämie, erhöhtem Angiotensin II und sekundärem Hyperaldosteronismus mit arterieller Hypertonie, Hypokaliämie, metabolischer Alkalose. Auch Tumoren anderer Organe, z.B. Arrhenoblastom, produzieren bisweilen paraneoplastisch (ektop) Prorenin und Renin (siehe auch ▶ Hyperreninismus).

Symptome

Klinische Manifestationen einer arteriellen Hypertonie. Myopathie, reversible Paresen, Herzrhythmusstörungen, Darmatonie, Obstipation.

Diagnostik

Arterielle Dauerhypertonie, Hypokaliämie, metabolische Alkalose. Reninaktivität, Angiotensin II und Aldosteron erhöht, durch NaCl-Belastung nicht supprimierbar. Die Reninome, meist singulär, sind kleine Tumoren von nur wenigen Millimeter Durchmesser, sind in CT oder Kernspintomographie in der Regel nicht abgrenzbar. Mittels Messung der Reninkonzentration oder der Reninaktivität im Katheterblut aus den Nierenvenen ist die Seitenzuordnung möglich, sofern eine Nierenarterienstenose ausgeschlossen wurde. Siehe auch ▶ Hyperreninismus.

Differenzialdiagnose

Abgrenzung von anderen Formen der primären und sekundären Hyperreninämie, insbesondere auch von paraneoplastischer Reninproduktion (siehe ▶ Hyperreninismus), vom sekundären Hyperaldosteronismus bei Nierenarterienstenose.

Therapie

Kausal

Die chirurgische Entfernung des Reninoms heilt die Erkrankung, d.h. beseitigt die Hyperreninämie und die Hypertonie. Ist eine operative Sanierung nicht möglich, dann Pharmakotherapie mit ACE-Hemmern, Aldosteronantagonisten (Spironolacton), auch Ca-Antagonisten. Gegebenenfalls auch K^+-Substitution.

Akuttherapie

Bei hypertensiver Krise Infusion von z.B. Nifedipin oder Nitroprussidnatrium.

Operativ/strahlentherapeutisch

Extirpation des Reninoms, siehe oben unter kausaler Therapie.

Bewertung

Wirksamkeit

Die Extirpation des Reninoms heilt die Erkrankung, normalisiert den erhöhten Blutdruck.

Literatur

1. Corvol P, Pinet F, Galen FX et al. (1989) Seven lessons from seven renin-secreting tumors. In: Laragh JH, Brenner BM, Kaplan NM (Hrsg) Endocrine Mechanisms in Hypertension. Raven Press, New York, S 189–199

Renin-Substrat, Hypertensinogen

▶ Angiotensinogen

Repaglinid

Englischer Begriff

Repaglinide.

Substanzklasse

Glinide, Benzoesäurederivat, Sulfonylharnstoff-Analoga.

Gebräuchliche Handelsnamen

NovoNorm.

Indikationen

Typ-2-Diabetes, vor allem bei postprandialer Hyperglykämie. Zugelassen in Monotherapie und in Kombination mit Metformin.

Wirkung

Die Glinide wirken über den Sulfonylharnstoff-Rezeptor. Die Wirkung ist glukoseabhängig und insulinotrop. Durch die rasche und kurze Insulinfreisetzung erfolgt die Korrektur der beim Typ-2-Diabetiker gestörten frühen Phase der Insulinsekretion. Vorteil der Substanz ist die Flexibilisierung der Mahlzeiten. Wird z.B. eine Mahlzeit ausgelassen, muss die entsprechende Tablette ebenfalls nicht eingenommen werden. HbA1c Reduktion um 0,5–1,5 %.

Dosierung

Beginn mit jeweils 0,5 mg zu den Mahlzeiten, Steigerung bis 3 × 2 mg/Tag.

Darreichungsformen

Tablette à 0,5 mg, 1 mg und 2 mg.

Kontraindikationen

Typ-1-Diabetes, diabetische Ketoazidose. Niereninsuffizienz: Repaglinid bei Creatinin-Clearance von < 30 ml/min möglich. Leberinsuffizienz. Schwangerschaft, Stillzeit.

Nebenwirkungen

Selten Hypoglykämien. Gastrointestinal: Übelkeit, Erbrechen, Diarrhoe. Allergische Reaktionen.

Wechselwirkungen

Keine pharmakokinetischen Wechselwirkungen mit Digoxin, Warfarin, Cimetidin und Theophyllin. Es gibt aber Wechselwirkungen mit:

1. Hypoglykämische Wirkung verstärkend: Z.B. MAOI, nichtselektive beta-Blocker, ACE-Hemmer, Alkohol, Salizylate.
2. Hypoglykämische Wirkung vermindernd: Thiazide, Kortikoide, Schilddrüsenhormone u.a.
3. Wechselwirkungen mit Substanzen, die das P450-Enzymsystem beeinflussen.

Pharmakodynamik

Metabolisierung in der Leber und Ausscheidung über die Galle. Halbwertszeit 1 Stunde.

Reproduktion, assistierte

Englischer Begriff

Reproduction assisted.

Definition

Möglichkeit, Eizellen zu entnehmen, extrakorporal zu befruchten und den sich entwickelnden Embryo in die Gebärmutter zurückzubringen. In Kombination mit der sogenannten in-vitro-Fertilisation.

Grundlagen

Die Hauptindikation für eine In-vitro-Fertilisation bzw. assistierte Reproduktion sind der mikrochirurgisch nicht behandelbare Tubenverschluß bzw. die funktionelle tubare Insuffizienz (Eiauffangmechanismus bzw. -transport gestört). Außerdem werden die immunologisch bedingte Sterilität, die idiopathische Sterilität, aber auch besondere Formen der andrologischen Sterilität nach Ausschöpfung anderer therapeutischer Möglichkeiten mit den verschiedenen Methoden der Reproduktionsmedizin behandelt (siehe Tab. 1).

Ret1-Gen

Englischer Begriff

Ret1-gene.

Definition

Es wird das normale wachstumssteuernde Ret-Proto-Onkogen von einem Ret-Onkogen unterschieden, das durch genetische Veränderungen aus dem Proto-Onkogen entsteht und zentrale Bedeutung für das Tumorwachstum hat.

Reproduktion, assistierte, Tabelle 1 Assistierte Reproduktionstechniken.

ART	Assistierte Reproduktionstechniken
COS	Controlled ovarian stimulation
DOST	Direct oocyte and sperm transfer (Direkter Oozyten- und Spermientransfer)
GIFT	Gamete intrafalloppian transfer
ZIP	Zervikale Insemination mit Portiokappe
IUI	Intrauterin insemination
ITI	Intra tube insemination
IPI	Intra peritoneal insemination
IVF	In vitro fertilisation (extrakorporale Befruchtung)
ET	Embryo transfer (Intrauteriner Embryotransfer)
EIFT	Embryo intrafalloppian transfer (intratubarer Embryotransfer)
TET	Tubal embryo transfer
ZIFT	Zygote intrafalloppian transfer
SUZI	Subzonal sperm injection
ICSI	Intracytoplasmic sperm injection (Intrazytoplasmatische Spermieninjektion)
MESA	Microsurgical epididymal sperm aspiration (Mikroskopische Spermienaspiration aus dem Nebenhoden)
PESA	Percutaneous epididymal aspiration (Perkutane Spermienaspiration aus dem Nebenhoden)
TESA	Testicular sperm aspiration (Spermienaspiration aus dem Hoden)
TESE	Testicular sperm extraction (Spermienextrakton aus bioptisch gewonnenem Hodengewebe)
ELSI	Elongated spermatid injection
ROSI	Round spermatid injection
ROSNI	Round spermatid nucleus injection

Grundlagen

Genetische Veränderungen des Ret-Gens haben eine wichtige Bedeutung für die Entstehung von Krebserkrankungen (multiple endokrine Neoplasien, papilläres Schilddrüsenkarzinom).

Retinal

▶ Vitamin A

Retinol

▶ Vitamin A

Retinopathia diabetica

▶ Retinopathie, diabetische

Retinopathia diabetica, nicht proliferative

▶ Retinopathie, nicht proliferative

Retinopathia diabetica, proliferative

▶ Retinopathie, proliferative

Retinopathie, diabetische

Synonyme
Retinopathia diabetica.

Englischer Begriff
Diabetic retinopathy.

Definition
An den Kapillaren der Retina sich abspielende Mikroangiopathie. Typische Folgeerkrankung der diabetischen Stoffwechselstörung, speziell der chronischen Hyperglykämie. Führt unbehandelt über verschiedene Stadien (▶ Retinopahie, nicht proliferative und ▶ Retinopathie, proliferative) zur Erblindung.

Symptome
Die Entwicklung einer diabetische Retinopathie wird vom Patient subjektiv lange Zeit nicht bemerkt. Symptome erst in fortgeschrittenen Stadien: Retinale Blutung mit Schleiersehen oder Verschwommensehen, „Roter Vorhang, der sich vor dem Auge senkt." Im weiteren Verlauf zunehmende Visusverschlechterung bis zur Erblindung.

Diagnostik
Regelmäßige Fundoskopie, um frühzeitig beginnende Retinopathie anhand der Bildung von Mikroaneurysmen zu erfassen.

R

Retinopathie, diabetische, Tabelle 1 Stadieneinteilung der diabetischen Retinopathie und Makulopathie.

Nicht proliferative Retinopathie	Proliferative Retinopathie	Diabetische Makulopathie
Mild: Mikroaneursymen	– Gefäßneubildung im Bereich der Papille	*Fokales Makulaödem:* Umschriebenes Netzhautödem in Kombination mit intraretinalen Blutungen und harten Exsudaten
Mäßig: Mikroaneurysmen, Punktblutungen und Perlschnurvenen	– Papillenferne Proliferationen	
Schwer: Mikroaneurysmen und Blutungen in 4 Quadranten, perlschnurartige Venenveränderungen in 2 Quadranten, intraretinale mikrovaskuläre Abnormität in 1 Quadranten	– Präretinale Blutungen – Traktionsbedingte Netzhautablösung	*Diffuses Makulaödem:* Netzhautödem und harte Exsudate am gesamten hinteren Augenpol
		Ischämisches Makulaödem: Ausgedehnter Perfusionsausfall im Bereich der Makula (Feststellung durch Fluoreszenzangiographie)

Differenzialdiagnose

Alle anderen Augenerkrankungen mit Seh-verschlechterung. Mikroaneurysmen bei bestehender Blutzuckererhöhung sind je-doch beweisend für diabetische Retinopa-thie.

Allgemeine Maßnahmen

Lebensmodifikation

Optimale Diabeteseinstellung.

Diät

Geregelte Kost als therapeutische Maßnah-me bei Diabetes mellitus.

Therapie

Laserkoagulation der Mikroaneursymen.

Bewertung

Wirksamkeit

Mit der Laserkoagulation steht eine sympto-matische, aber sehr effektive Maßnahme zur Verhinderung des Fortschreitens der Mikro-angiopathie zur Verfügung.

Verträglichkeit

Gut.

Nachsorge

Regelmäßige ophthalmologische Kontrol-len.

Prognose

Abhängig von Grunderkrankung. Der Pati-ent stirbt nicht an der Retinopathie, sondern an anderen Folgen der Mikroangiopathie, so der diabetischen Glomerulosklerose.

Retinopathie, nicht proliferative

Englischer Begriff

Retinopathy, non proliferative.

Definition

Stadium der diabetischen Retinopathie, gekennzeichnet durch Mikroaneurysmen-bildung mit punktförmigen Blutungen bei Rarefizierung der Kapillargefäße sowie perlschnurartigen Venenveränderungen am Augenhintergrund (Stadieneinteilung sie-he ► Retinopathie, diabetische, Tab. 1). Bei Verschlechterung Fortschreiten zur proliferativen Retinopathie.

Weiterführende Links

► Retinopathie, diabetische.

Retinopathie, proliferative

Englischer Begriff

Proliferative retinopathy.

Definition

Fortgeschrittenes Stadium der diabetischen Retinopathie, dem nicht proliferativen Sta-dium folgend, mit Gefäßneubildungen, präretinalen Blutungen mit Einblutun-gen in den Glaskörper, die durch Bildung von Bindegewebsneubildungen organisiert werden. Durch bindegewebigen Narben-zug und Narbenschrumpfung Abhebung (Amotio) der Retina.

Weiterführende Links

Siehe ► Retinopathie, diabetische.

Retinsäure

Synonyme

Vitamin-A1-Säure; Tretinoin. Verwandte Themen: Retinoide; Isotretinoin (13-cis-Retinsäure); Etretinat.

Englischer Begriff

Retinoic acid; vitamin A_1 acid.

Definition

Saures Derivat des Retinol (Vitamin A_1).

Grundlagen

Retinsäure und Retinoide beeinflussen sehr stark die Proliferation und Ausdifferenzierung der Epidermis und werden zur Normalisierung von Hyperkeratosen, Parakeratosen und follikulären Keratosen, besonders bei Akne vulgaris, Psoriasis und Ichthyosis vulgaris angewandt. Während die Retinoide (Isotretinoin, Etretinat) systemisch (oral) eingesetzt werden, wird Retinsäure äußerlich appliziert. Aufgrund der Gefahr einer toxischen Hautirritation (Kontaktdermatitis) ist dabei eine Sonnenexposition zu vermeiden.

Weiterführende Links

▶ Vitamin A

Retrosternaler Kropf

▶ Struma retrosternalis

Reverses T_3

▶ Triiodthyronin, reverses

Reverses 3,5,3'-Triiodthyronin

▶ Triiodthyronin, reverses

Rezeptoren

Englischer Begriff

Receptor.

Definition

Empfangs- bzw. Aufnahmeeinrichtungen des Organismus für bestimmte (spezifische) Reize.

Grundlagen

Die Rezeptoren können in zwei große Gruppen eingeteilt werden:

1. Zellen mit besonderen intrazellulären Strukturen zur Aufnahme spezifischer (äußerer) oder endogener Reize (sog. Sinneszellen). Beispiele hierfür sind Mechanorezeptoren (Tastempfinden), Pressorezeptoren (Druck), Thermorezeptoren (Wärme- und Kälteempfinden), Fotorezeptoren (Zapfen und Stäbchen in der Retina als Rezeptoren für die Lichtempfindung), Chemorezeptoren (Riechen, Schmecken, Regulation von Körperfunktionen, z.B. Atmung) und Osmorezeptoren (Wasserhaushalt).

2. Intrazelluläre und membranständige Rezeptoren. Diese Rezeptorgruppe findet sich in den Zellmembranen, dem Zytoplasma oder sie sind an den Zellkern gebunden. Sie dienen zur Aufnahme bestimmter (endogener) Signale, die durch spezifische Liganden (z.B. Neurotransmitter, Hormone, Mediatoren, Antikörper, Antigene, aber auch Pharmaka) vermittelt werden (siehe auch ▶ Hormonrezeptoren, ▶ Rezeptoren, hormonale).

Rezeptoren, hormonale

R

Englischer Begriff

Hormone receptors.

Definition

Rezeptoren sind Eiweißstrukturen, die an den Membranen bzw. im Zytoplasma oder Zellkern bei den jeweiligen Zielzellen lokalisiert sind und durch reversible Bindung der Hormone deren Wirkung über unterschiedliche biochemische Sekundärreaktionen in der Zelle vermitteln.

Grundlagen

Grundsätzlich gibt es mehrere Typen von Hormonrezeptoren:

- Die große Gruppe der Hormonrezeptoren hydrophiler Hormone.
- Die Hormonrezeptoren lipophiler Hormone sowie die Steroidhormonrezeptoren.

Die Rezeptoren hydrophiler Hormone sind integrale Membranproteine, die nach Bindung des Hormons an der Außenseite durch Änderung ihrer räumlichen Anordnung auf der Innenseite der Zellmembran ein zweites Signal auslösen. Hier werden wiederum drei unterschiedliche Typen unterschieden:

- Hormonrezeptoren mit Enzymwirkung; meist handelt es sich hier um die Aktivität einer Tyrosinkinase mit Aktivierung weiterer zytoplasmatischer Enzyme: z.B. Insulin-LDL-Rezeptor
- Hormonrezeptoren in Form von Ionenkanälen, deren Leitfähigkeit für ein bestimmtes Ion (z.B. Natrium, Kalium oder Chlorid) sich bei der Bindung des Liganden verändert (z.B. GABA-A-, Glycin-, Nikotin-Rezeptoren)
- Hormonrezeptoren, die über gekoppelte G-Proteine, die ihrerseits die Bildung von Second messengers induzieren (z.B. Adenosin-, GABA-B-, Histamin-, Serotonin-, Opiat- und adrenerge Rezeptoren).

Hormonrezeptoren lipophiler Hormone sind Proteine, die sich im Zytoplasma oder Zellkern der Zielzelle befinden. Nach Passage des Hormons durch die Zellmembran unter Konfigurationsänderung aktiviert der gebildete Hormon-Rezeptor-Komplex nach Bindung an den Zellkern dann die Transkription und induziert auf diesem Wege die Synthese von Effektorproteinen.

Rezidivierende depressive Störung

▶ Depression

RF

▶ Releasing Factors

Riboflavin

▶ Vitamin B_2

Riedel-Struma

Synonyme

Strumitis fibrosa; eisenharte Struma Riedel; fibrosklerotische Thyreoiditis.

Englischer Begriff

Riedel's thyreoiditis; Riedel's struma; Riedel's thyroiditis; ligneous thyroiditis; invasive fibrous thyroiditis.

Definition

Fibröse Thyreoiditis „Riedel". Bei diesem extrem seltenen Krankheitsbild sind die pathogenetischen Vorstellungen unklar. Diskutiert wird ein Zusammenhang mit anderen fibrotischen Prozessen, wie z.B. sklerosierender Cholangitis, mediastinale, retroorbitable und retroperitoneale Fibrose sowie Fibrose der Lunge und der Glandula parotis, Ormond-Syndrom etc. In jüngster Zeit werden auch wieder immunologische Prozesse vermutet. Histologisch handelt es sich um ein sehr dichtes, fibröses Gewebe, das in das umliegende Gewebe (Muskulatur, Gefäße, Nerven) infiltriert.

Symptome

Klinisch findet sich eine sehr derbe Struma („eisenharte Struma"), bei der häufig Malignitätsverdacht besteht. Die Struma entwickelt sich jedoch sehr langsam. Eine Schmerzhaftigkeit besteht nicht, die Struma ist jedoch in der Regel mit der Umgebung verbacken und nicht schluckverschieblich.

Bisweilen ist nur ein Schilddrüsenlappen betroffen. Die Veränderungen können diffus oder multilokulär sein. Häufig sind lokale Komplikationen (Trachealeinengung, Schluckstörung, Gefäßkompressionen, Rekurrensparese). Die Größe der Struma steht oft in einem erheblichen Missverhältnis zum Ausmaß der mechanischen Beeinträchtigung der Halsorgane. Die Funktionslage ist meist euthyreot, im Spätstadium ist auch eine Hypothyreose möglich. Antikörperbefunde sind ohne diagnostische Bedeutung.

Diagnostik

Sonographisch findet sich über den erkrankten Regionen ein echoarmes Bild wie bei einer Thyreoiditis. Szintigraphisch zeigen sich die sonographisch echoarmen Areale mit einer verminderten Nuklidspeicherung.

Riesenkind

Synonyme

Hypertrophes Neugeborenes; Neugeborenenhypertrophie.

Englischer Begriff

Large for date baby; macrosomia; neonatal overgrowth.

Definition

Neugeborenes Kind mit einem Gewicht über der 90. Normalgewichtsperzentile.

Symptome

Eventuell Geburtskomplikationen; häufig postnatal Hypoglykämien und Hypokalziämie.

Diagnostik

Ausschluß mütterlicher Ursachen der Neugeborenenhypertrophie, v.a. mütterlicher Diabetes; gegebenenfalls Bildgebung zum Ausschluss assoziierter Fehlbildungen (Herzmuskelhypertrophie, kaudales Regressionssyndrom); Messung von Glukose und Kalzium im Serum.

Differenzialdiagnose

Wichtig ist der Ausschluss von mütterlichem Diabetes, da dann von einer Hypoglykämieneigung des Neugeborenen durch die fetale Beta-Zellstimulation ausgegangen werden muss; abzugrenzen sind auch seltene Syndrome mit neonataler Hypertrophie wie das Beckwith-Widemann-Syndrom bei dem typischerweise auch Hypoglykämien und Hypokalzämien auftreten (siehe typische Ohrmuscheldeformität).

Allgemeine Maßnahmen

Diät

Frühfütterung mit Glukose bei Hypoglykämieneigung; gegebenenfalls Kalziumsubstitution.

Therapie

Kausal

Gegebenenfalls Glukoseinfusion bzw. Kalziuminfusion.

Bewertung

Wirksamkeit

Gut.

Verträglichkeit

Gut.

Nachsorge

Kontrolle des Größenverlaufs; gegebenenfalls Entwicklung einer Adipositas.

Prognose

Abhängig von Grunderkrankung; bei mütterlichem Diabetes ohne assoziierte Fehlbildungen gute Prognose.

Riesenwuchs

Synonyme

Hochwuchs; Gigantismus.

Englischer Begriff

Overgrowth.

Definition

Längenwachstum oberhalb des Normalbereichs.

Symptome

Allein die pathologische Größenentwicklung führt im Kindes- und Erwachsenenalter nur selten zu klinischen Beschwerden. Später führen Haltungsprobleme zu sekundären Schäden des knöchernen Stützskeletts. Das klinische Bild wird vor allem durch die Grunderkrankung geprägt: bei genetischen Syndromen wie z.B. dem Marfan-Syndrom imponiert die sehr schlanke Gestalt und die langen Akren sowie z.B. eine kardiale Symptomatik; bei den seltenen Hypophysentumoren, die zum Hochwuchs führen (somatotropes Adenom; siehe auch ► Akromegalie), kann eine Kopfschmerzproblematik symptomatisch werden; bei der mit Adipositas assoziierten Form (Adiposogigantismus) stehet die Problematik der Adipositas klinisch im Vordergrund; bei den meisten Fällen mit familiärer Komponente stellt der Hochwuchs keine klinische Erkrankung dar und ist als kosmetisches Problem anzusehen.

Diagnostik

Beurteilung des Längenwachstums mittels altersabhängiger Körperlängenperzentilen: Einschätzung, ob es sich um eine kurzfristige Akzeleration des Wachstums z.B. bei einer früh einsetzenden Pubertät handelt oder ein konstitutioneller Hochwuchs vorliegt; Errechnen der genetischen Elternzielgröße um die familiäre Komponente des Wachstums zu quantifizieren; Bestimmung des Skelettalters anhand einer Handröntgenaufnahme (hierüber ist ab einem Alter von ca. 10 Jahren eine Vorhersage der Endgröße möglich); Messung des wachstumshormonabhängigen IGF1-Wertes (bei normalen Werten Ausschluss eines Wachstumshormon produzierenden Tumors).

Differenzialdiagnose

Abgrenzung klinisch diagnostizierbarer Syndrome (z.B. Marfansyndrom s.o. oder Sotos-Syndrom, hierbei deutliche Beschleunigung des Knochenalters, sehr großer Kopfumfang und mentale Retardierung möglich); Ausschluss von Tumoren der Hypophysen-Hypothalamus-Region mit Wachstumshormonbildung mittels STH- und IGF-1-Messung (falls Nachweis eines solchen Tumors, Abklärung ob genetische Prädisposition vorliegt wie z.B. MEN1); Ausschluss einer Pubertas praecox; in den meisten Fällen weist die Elternzielgröße auf die Diagnose des familiären Hochwuchses hin; bei schwerer Adipositas ist die Diagnose eines Adiposogigantismus zu stellen.

Allgemeine Maßnahmen

Lebensmodifikation

Möglichst positive Anpassung an Körpergröße: z.B. Wahl einer entsprechenden Sportart.

Therapie

Kausal

Behandlung der Primärerkrankung falls möglich z.B. Tumorresektion; bei inoperablen Tumoren mit Wachstumshormonsekretion Behandlung mit Somatostatin; bei extremem familiärem Hochwuchs besteht die Möglichkeit, eine pubertätsbeschleunigende Behandlung mit Sexualsteroiden in hoher Dosierung durchzuführen, was zu einem frühen Verschluss der Wachstumsfugen führt (auf Grund der thrombotischen Risiken einer solchen Behandlung insbesondere bei Mädchen ist die Indikation sehr kritisch zu stellen).

Bewertung

Wirksamkeit

Mit Sexualsteroiden können wenige Zentimeter der Endgröße eingespart werden.

Verträglichkeit

Massive Beschleunigung der Pubertätsentwicklung bei Gabe von Sexualsteroiden. Somatostatinanaloga haben ein breites Nebenwirkungsspektrum, insbesondere gastrointestinal.

Nachsorge

Kontrolle des Größenverlaufs bis zur Endgröße; gegebenenfalls kinderpsychologische Begleitung.

Prognose

Abhängig von Grunderkrankung.

Weiterführende Links

- ▶ Riesenwuchs, hypophysärer
- ▶ Gigantismus
- ▶ Großwuchs
- ▶ Wachstumsstörungen
- ▶ Akromegalie

Riesenwuchs, hypophysärer

Synonyme

Hypophysärer Hochwuchs.

Englischer Begriff

Pituitary overgrowth.

Definition

Hochwuchs in Folge einer gesteigerten Wachstumshormonsekretion vor Verschluss der Wachstumsfugen.

Symptome

Der hypophysäre Hochwuchs zeigt sich als sekundäre Beschleunigung der Längenentwicklung. Weitere Symptome können durch den zugrunde liegende Prozess in der Hypophyse ausgelöst werden, wie zum Beispiel Cephalgien oder eine Einschränkung des Gesichtsfeldes wenn ein Tumor zur Kompression des Chiasma opticum führt; weniger ausgeprägt als bei Erwachsenen können akromegale Stigmata bei Wachstumshormonexzess vor Abschluss des Längenwachstums auftreten. Selten Insuffizienz anderer glandotroper Hormone sowie Hyperprolaktinämie.

Diagnostik

Beurteilung der individuellen Wachstumskurve; Messung des wachstumshormonabhängigen IGF1-Wertes (bei normalen Werten Ausschluss eines Wachstumshormon produzierenden Tumors); bei erhöhten Werten (Altersperzentilen!) Testung der Wachstumssuppression in einem oGTT; MRT-Bildgebung der Hypophyse/Hypothalamus.

Differenzialdiagnose

Andere Formen der sekundären Beschleunigung des Längenwachstums, insbesondere der Pubertas praecox oder einer Hyperthyreose.

Therapie

Kausal

Tumorresektion; bei inoperablen Tumoren Bestrahlung möglich; Behandlung mit Somatostatinanaloga zur Senkung der Wachstumshormonsekretion; neuerdings stehen Wachstumshormonantagonisten zur Verfügung.

Bewertung

Wirksamkeit

Sehr abhängig vom Tumor, bei kompletter Resektion häufig sekundäre hypophysäre Insuffizienz.

Verträglichkeit

Somatostatinanaloga haben ein breites Nebenwirkungsspektrum, insbesondere gastrointestinal.

Nachsorge

Kontrolle des Größenverlaufs und der IGF-1-Spiegel.

R

Prognose

Abhängig vom Tumor.

Riesenzell-Thyreoiditis

▶ Thyreoiditis de Quervain

Rimexolon

Englischer Begriff

Rimexolon.

Substanzklasse

Synthetisches Glukokortikoid.

Gebräuchliche Handelsnamen

Rimexel (zur intraartikulären Anwendung), Vexol Augentropfensuspension.

Indikationen

Zur Injektion in das Gelenk bei nach erfolgloser Allgemeinbehandlung weiter bestehender Entzündung in einem oder wenigen Gelenken, z.B. bei rheumatischer Arthritis (chronische Polyarthritis) und bei entzündlichaktivierter Arthrose; Augentropfen: nicht infektiöse entzündliche Erkrankungen der Uvea anterior, der palpebralen und bulbären Bindehaut, der Hornhaut und des vorderen Augenabschnitts sowie bei Entzündungszuständen nach Augenoperationen.

Dosierung

10–40 mg Rimexolon (0,25–1,0 ml Rimexel als Suspension). Die Dosis richtet sich nach der Größe des zu behandelnden Gelenks und nach der Schwere der Symptomatik. In der Regel werden für große Gelenke (Knie, Hüfte) 40 mg, für mittelgroße Gelenke (Ellbogen, Schulter) 20 mg und für kleine Gelenke (Fingergelenke, Mittelhandfingergelenke) jeweils 10 mg Rimexolon benötigt; Augentropfen: Postoperative Entzündungen: Erstmalig 24 Stunden nach einer OP

und in den folgenden zwei Wochen viermal täglich 1 Tropfen in den Bindehautsack. Uveitis: Während der 1. Woche tagsüber stündlich, in der 2. Woche tagsüber alle zwei Stunden und in der 3. Woche viermal täglich 1 Tropfen in den Bindehautsack.

Darreichungsformen

Rimexel: Durchstechflaschen à 74,5 mg zur intraartikulären Injektion; Vexol Augentropfen 1 ml Suspension enthält 10 mg Rimexolon. Gebinde 5 ml Fläschchen.

Kontraindikationen

Rimexel: Gelenkinfektionen, auch bakterielle; schwere Allgemeininfektionen; Bakteriämie; Gelenkinstabilität; Blutungsneigung; periartikuläre Kalzifikation; Kontraindikationen für eine systemische Glukokortikoidtherapie; avaskuläre Knochennekrose; Charcot-Gelenk; Augentropfen: Kürzlich erfolgte Pockenschutzimpfung, Infektion mit Amöben.

Wechselwirkungen

Übliche Wechselwirkungen mit Glukokortikoiden.

Pharmakodynamik

Halbwertszeit 1–2 Stunden.

Risedronsäure

Englischer Begriff

Risedronic acid.

Substanzklasse

Bisphosphonat.

Gebräuchliche Handelsnamen

Actonel.

Indikationen

Behandlung der postmenopausalen Osteoporose mit Verringerung des Risikos für Wirbelkörperfrakturen. Vorbeugung der Osteoporose bei postmenopausalen Frauen mit erhöhtem Osteoporoserisiko. Erhaltung der Höhe der Knochenmasse bei postmenopausalen Frauen, die eine systemische Langzeitbehandlung (länger als drei Monate) mit Glukokortikoiden in einer Tagesdosis von mehr als 7,5 mg Prednison (-Äquivalenten) erhalten.

Wirkung

Die Bisphosphonate werden in den Hydroxylapatit des Knochens eingebaut und blockieren den Abbau. Außerdem führen Bisphosphonate zu einer Senkung der Kalziumserumkonzentration.

Dosierung

Eine Tablette à 5 mg morgens, 30 Minuten vor der erstmaligen Nahrungsaufnahme oder Aufnahme von Getränken bzw. zu einem beliebigen Zeitpunkt des Tages mit mindestens zweistündigem Abstand zur Einnahme von Nahrung oder Getränken.

Darreichungsformen

5 mg Tabletten.

Kontraindikationen

Hypokalzämie, schwere Nierenfunktionsstörungen (Kreatinin Clearance < 30 ml/min).

Wechselwirkungen

Bei gleichzeitiger Einnahme von Kalzium, Eisen, Magnesium oder Antacida ist die Absorption der Bisphosphonate vermindert.

Pharmakodynamik

Halbwertszeit 24 Stunden.

Roaccutan

Englischer Begriff

Vitamin A-acid; Isotretinoin.

Substanzklasse

Vitamin-A-Säure (Isotretinoin).

Gebräuchliche Handelsnamen

Isotretinoin-ratio 10 mg/20 mg, Isotret-HEXAL, Roaccutan Kps.

Indikationen

Anderweitig nicht therapierbare Akne bzw. als Heilversuch zur Behandlung eines ACTH-vermittelten Hyperkortisolismus.

Wirkung

Antiproliferativ.

Dosierung

0,5 mg/kg Körpergewicht tgl., in 1–2 Dosen.

Darreichungsformen

Tabletten à 10 bzw. 20 mg.

Kontraindikationen

Leberinsuffizienz, Hypervitaminose A, Schwangerschaft, Stillzeit.

Nebenwirkungen

Häufig Schuppen, rissige Haut. Erythema nodosum. Psychotische Symptome bis zu Suizidgedanken. Reversible Transaminasenerhöhung. Teratogenität. Pankreatitis.

Wechselwirkungen

Niedrig dosierte Progesteronpräparate („Minipillen") werden in ihrer Wirksamkeit durch Isotretinoin beeinträchtigt.

Pharmakodynamik

Halbwertszeit 10–20 Stunden bei oraler Anwendung.

Rofecoxib

COX-2-Inhibitor, 2004 vom Markt genommen.

Rosenkranz

Synonyme

Rachitischer Rosenkranz.

Englischer Begriff

Rachitic rosary.

Definition

Tastbare Auftreibungen an den Knorpel-knochengrenzen der Rippen, gleichzeitig auch Aufweitung der Knorpelenden der langen Röhrenknochen.

Weiterführende Links

Siehe ▶ Rachitis.

Rosiglitazon

Englischer Begriff

Rosiglitazone.

Substanzklasse

Glitazone; Thiazolidindione; PPARγ-Agonisten; „Insulinsensitizer".

Gebräuchliche Handelsnamen

Avandia.

Indikationen

Diabetes mellitus Typ 2 bei übergewichti-gen Patienten in Kombination mit Metfor-min. Des weiteren in Kombination mit Sul-fonylharnstoffen oder in Monotherapie bei Patienten mit Metformin-Unverträglichkeit oder Metformin-Kontraindikationen.

Wirkung

Verminderung der Insulinresistenz in Fett-gewebe, Skelettmuskulatur und Leber. Siehe hierzu ▶ Diabetes mellitus, Typ 2, Abb. 5. Senkung des HbA1c um ca. 1–1,5 %. Weitere positive, nicht antihyperglykämi-sche Effekte wie Blutdrucksenkung und

Einflüsse auf die Gerinnung (Reduktion von PAI-I) sind noch nicht abschließend zu bewerten.

Dosierung

Anfangsdosis: 1×4 mg täglich. Falls nötig, Dosissteigerung auf 1×8 mg. Gabe $1 \times$ oder verteilen auf $2 \times$ täglich.

Darreichungsformen

Tablette à 4 bzw. 8 mg.

Kontraindikationen

Herzinsuffizienz (NYHA I–IV), Leberin-suffizienz, Kombination mit Insulin (feh-lende Zulassung in Deutschland), Schwan-gerschaft und Stillzeit, Überempfindlich-keit gegen den Inhaltsstoff, höhergradige Niereninsuffizienz.

Nebenwirkungen

Gewichtzunahme, Ödeme, Cephalgien, sel-ten Transaminasen-Erhöhung.

Wechselwirkungen

Keine Interferenzen mit Digoxin, Cumari-nen und Östradiol.

Pharmakodynamik

Verzögerter Wirkungseintritt, aber dann lang anhaltende Wirkung. Der blutzucker-senkende Effekt ist erst nach ca. 8 Wochen zu erwarten. Orale Bioverfügbarkeit 99 %, Eliminationshalbwertszeit 3–4 Stunden, hepatische Verstoffwechselung.

RT$_3$

▶ Triiodthyronin, reverses

RT$_3$U

Synonyme

Radio T$_3$-uptake; frühere Bezeichnung: T$_3$-Test, Hamolsky-Test.

Englischer Begriff

T_3-uptake-test.

Definition

Bestimmung der Thyroxinbindungskapazität von thyroxinbindendem Globulin (TBG) im Blut.

Grundlagen

Die Thyroxinbindungskapazität von thyroxinbindendem Globulin (TBG) wird mit radioaktiv markiertem Triiodthyronin (T_3) gemessen. Bestimmt wird der nach Absättigung der Bindungskapazität von TBG verbleibende Überschuß an nicht proteingebundenem T_3. Diese Methode wurde jedoch weitgehend verlassen.

Weiterführende Links

▶ T_3-Test

RTA

▶ Azidose, renal-tubuläre

RU-2453

▶ Demegeston

Rubeosis faciei

Synonyme

Gesichtsrötung.

Englischer Begriff

Rubeosis faciei; iridal rubeosis.

Definition

Dauernde Rötung des Gesichts, oft nur der Stirn oder der Wangen.

Symptome

Vorkommen z.B. bei Polyglobulie, arterieller Hypertonie, akuter Pankreatitis, Diabetes mellitus (Rubeosis diabetica), nach langfristigem Gebrauch steroidhaltiger Externa oder konstitutionell bedingt.

Diagnostik

Ausschluss einer arteriellen Hypertonie, eines Hyperkortisolismus, einer Polyglobulie, einer Pankreatitis etc.

Differenzialdiagnose

Flush, Erythema perstans faciei.

Rubeosis iridis

Synonyme

Irisrötung.

Englischer Begriff

Rubeosis iridis; iridal rubeosis.

Definition

Gefäßneubildungen auf der Iris infolge ischämischer Erkrankungen des Auges oder der Netzhaut (z.B. Retinopathia diabetica, Zentralvenenverschluss).

Symptome

Siehe oben: Da sich die Gefäßveränderungen auch im Kammerwinkel finden, kommt es in der Mehrzahl der Fälle zu einem Sekundärglaukom (neovaskuläres Glaukom mit Erblindung).

Therapie

Kausal

Therapie der Grunderkrankung.

Rückbildungsosteoporose

▶ Involutionsosteoporose

Rückkoppelung

Synonyme

Regulationsmechanismus.

Englischer Begriff

Feedback.

Definition

Aus der Regelungstechnik übernommener Begriff zur Beschreibung eines wesentlichen physiologischen Selbstregulationsmechanismus, der das Vorhandensein eines geschlossenen Regelkreises voraussetzt.

Grundlagen

Es wird zwischen einer negativen und einer positiven Rückkoppelung unterschieden.

Positive Rückkoppelung: Bei der positiven Rückkoppelung verstärkt die Antwort des Signalempfängers das ursprünglich auslösende Signal. Dies führt zu einer weiteren Verstärkung der Antwort. So können z.B. die von den weiblichen Keimzellen gebildeten Östrogene und Gestagene unter bestimmten Voraussetzungen die Ausschüttung von LH aus dem Hypophysenvorderlappen induzieren. Dies ist für die Auslösung der Ovulation ein entscheidender Mechanismus, der bei manchen Formen der weiblichen Sterilität zur Ovulationsinduktion ausgenutzt werden kann.

Negative Rückkoppelung: Die meisten Regulationsvorgänge im Körper unterliegen einer sogenannten negativen Rückkoppelung, d.h. das auslösende Signal wird durch die Antwort des Signalempfängers wieder verringert; so unterliegt z.B. die Sekretion von Schilddrüsenhormonen einer negativen Rückkoppelung. Kommt es infolge einer leichten Unterfunktion der Schilddrüse z.B. infolge eines Iodmangels zu einer Verminderung der peripheren Schilddrüsenhormone, wird dies von der Hypophyse mit einer TSH-Sekretion beantwortet. Dies wiederum führt zu einer Erhöhung der Sekretion der peripheren Schilddrüsenhormone. Diese Erhöhung wiederum bewirkt in diesem Fall eine Verminderung der TSH-Sekretion („negative Rückkoppelung").

Rückkopplungsmechanismus

▶ Feedback-Mechanismus
▶ Rückkoppelung

Säbelscheidentibia

Englischer Begriff

Sabre tibia.

Definition

Deformierung der Tibia mit Konvexität nach vorn.

Symptome

Die Tibia wird bei Rachitis, M. Paget und Syphilis connata pathognomonisch abgeflacht und nach vorn konvex verbogen (siehe auch ▶ Rachitis).

Salbenstuhl

Synonyme

Steatorrhoe; Butterstuhl; Pankreasstuhl.

Englischer Begriff

Steatorrhoea.

Definition

Stuhlfettausscheidung über 7 g/Tag.

Symptome

Eine Stuhlfettausscheidung über 7 g/Tag tritt als Folge eines Missverhältnisses zwischen oraler Fettaufnahme und Fettverdauung auf. Ungespaltenes Fett wird in großen Mengen als flüssige, beim Abkühlen erstarrende Masse ausgeschieden. Die häufigsten Ursachen sind eine Maldigestion, Malabsorption, ein gestörter enterozytärer Fettstoffwechsel, ein gestörter Lymphabfluss sowie eine Zöliakie.

Diagnostik

Stuhlfettbestimmung.

Therapie

Kausal

Therapie der Grunderkrankung.

Salzverlustsyndrom

Englischer Begriff

Salt wasting syndrome.

Definition

Der Begriff Salzverlustsyndrom beschreibt eine erhöhte renale Natriumausscheidung welche mit Hyponatriämie, Hypovolämie und Hypotension einhergeht. Ursachen des Salzverlustsyndroms:

1. Salzverlustsyndrom als Ausdruck eines kombinierten Glukokortikoid- und Mineralokortikoidmangels (aufgrund des Mineralokortikoidmangels gleichzeitiges Auftreten einer Hyperkaliämie und Azidose). Ursachen: klassisches adrenogenitales Syndrom (AGS) bei 21-Hydroxylase-Mangel (häufig), sowie eines AGS bei 3β-Hydroxysteroid-Dehydrogenase-Mangel (sehr selten) und

bei 20,22-Desmolase-Mangel (sehr selten). Die Elektrolytstörungen bei der primären Nebennierenrindeninsuffizienz (häufig) und beim Pseudohypoaldosteronismus (sehr selten) beruhen ebenfalls auf einem kombinierten Glukokortikoid-/Mineralokortikoidmangel bzw. einer Mineralokortikoidresistenz.

2. renales Salzverlustsyndrom (aufgrund des sekundären Hyperaldosteronismus gleichzeitiges Auftreten einer Hypokaliämie und Alkalose). Angeborene Ursachen: Bartter-Syndrom Typ I–V und Gitelman-Syndrom (jeweils autosomal rezessiv vererbte Defekte in verschiedenen Transportproteinen der Henleschen Schleife bzw. des distalen Tubulus, welche zu einer gestörten Salzresorption führen). Erworbene Ursachen: Pseudo-Bartter-Syndrom, Salzverlustniere bei Niereninsuffizienz

3. zerebrales Salzverlustsyndrom (cerebral salt wasting syndrome).

Symptome

ad 1) Hyponatriämie, Hypovolämie, hyperkaliämische Azidose, Hypoaldosteronismus (Ausnahme: Hyperaldosteronismus beim Pseudohypoaldosteronismus)
ad 2) Hyponatriämie, Hypovolämie, hypokaliämische Alkalose, Hyperaldosteronismus (sekundär)
ad 3) Hyponatriämie, Hypovolämie, meist Normokaliämie/selten Hyperkaliämie, inadäquat niedriger reaktiver Aldosteronanstieg.

Diagnostik

Serum: Natrium, Osmolalität, Kalium, Aldosteron. Blutgasanalyse: pH, BE, CO_2. Spontanurin: Osmolalität. 24-Stunden-Sammelurin: Natrium, Kalium, Kreatinin. Klinische Abschätzung des effektiven arteriellen Blutvolumens/Hydratationszustands. Messung des zentralen Venendrucks.

Differenzialdiagnose

Siehe ▶ Hyponatriämie, (▶ adrenogenitales Syndrom, ▶ Nebennierenrindeninsuffizienz, Pseudohypoaldosteronismus (▶ Apparent Mineralocorticoid Excess), ▶ Pseudo-Bartter-Syndrom.

Therapie

Akuttherapie

ad 1) Volumentherapie mit isotoner, 0,9 %-iger Natriumchlorid-Lösung.
ad 3) Volumentherapie mit isotoner, 0,9 %-iger Natriumchlorid-Lösung.

Dauertherapie

ad 1) adäquate Substitutionstherapie des Glukokortikoid- und Mineralokortikoidmangels.
ad 2) Kalium- und Natriumsubstitution.

Salzverlustsyndrom, adrenogentiales

▶ 21-Hydroxylase-Defekt, salt-wasting-form

Salzverlustsyndrom, renales

Synonyme

Diabetes salinus renalis.

Englischer Begriff

Renal salt-wasting syndrome; salt-loosing nephritis.

Definition

Erheblicher Elektrolytverlust über die distalen Nierentubuli.

Symptome

Hypovolämie, Hypotonie, nächtliche Wadenkrämpfe, Hyperkaliämie, Azidose (siehe auch ▶ Mineralstoffe).

Diagnostik

Nierenfunktionsdiagnostik, 24-Stunden-Urinausscheidung der Elektrolyte. Glukokortikoidmetabolismus, Ausschluss adrenogenitales Syndrom.

Differenzialdiagnose

Interstitielle Nephropathie (Analgetikanephropathie, Uratnephropathie, chronische Pyelonephritis).

Therapie

Kausal

Je nach Grunderkrankung.

Salzverlustsyndrom, zentrales

Synonyme

Zerebrales Salzverlustsyndrom.

Englischer Begriff

Cerebral salt-loosing syndrome.

Definition

Störung der zentralen Regulation des Natriumhaushalts und der Osmoregulation.

Symptome

Hyponatriämie und paradox hohe renale Natriumausscheidung. Damit Entwicklung einer hypotonen Dehydratation.

Diagnostik

Nierenfunktionsdiagnostik; gegebenenfalls Durstversuch.

Differenzialdiagnose

Syndrom der inadäquaten ADH-Sekretion. Renal-tubuläre Läsionen.

Therapie

Kausal

Je nach Grunderkrankung.

Samenableitende Wege, Infektion

Englischer Begriff

Infection of spermatic duct.

Definition

Bei den Infektionen der Samenwege handelt es sich um Infektionen der Urethra, des Nebenhodens und/oder der Samenbläschen (Urethritis, Epididymitis, Prostatovesikulitis).

Symptome

Je nach Ort der Primärinfektion klagen die Patienten bei einer Urethritis z.B. über Ausfluss, Beschwerden bei der Miktion und Juckreiz oder Schmerzen in der Harnröhre. Die akute Epididymitis manifestiert sich durch skrotale Schmerzen sowie lokale Schwellung und starke Druckempfindlichkeit, gelegentlich mit Fieber und allgemeinem Krankheitsgefühl. Das Symptomenspektrum der meist kombinierten Prostatovesikulitis reicht von leichten unspezifischen Beschwerden in der Perinealregion bis hin zum akuten hochfieberhaften Krankheitsbild mit eitrig bakterieller Entzündung und Abszedierungen. Häufig besteht eine Infertilität.

Diagnostik

Urinstatus. Sonographie der Skrotalorgane. Blasensonographie. Transrektale Sonographie. Gegebenenfalls gezielte mikrobiologische Untersuchungen im Ejakulat, Prostataexprimat oder Harnröhrenabstrich.

Differenzialdiagnose

DD ergeben sich aus den oben geschilderten Symptomen bzw. Infektionen.

Therapie

Kausal

Die Therapie einer Infektion der ableitenden Samenwege sollte grundsätzlich nach

Erregernachweis und Antibiogramm erfolgen. Nach augenblicklichem Stand sind für Chlamydia-trachomatis-Infektionen Tetracycline das Mittel der Wahl (z.B. Doxycyclin 2 × 100 mg/Tag per os für 7 Tage). Ureaplasma-Urealyticum-Infektionen werden mit Tetracyclinen (Dosierung s.o.) oder Erythromycin (2 g/Tag, per os für 7–10 Tage) behandelt. Bei Gonorrhoe wird wegen einer hohen Koinfektionsrate mit Chlamydia trachomatis kombiniert mit Ofloxacin (400 mg per os einmalig) oder Ciprofloxacin (500 mg per os einmalig) in Kombination mit Tetracyclinen therapiert. Bei einer unkomplizierten Epididymitis werden Ceftriaxon (250 mg i.m. einmalig) in Kombination mit 2 × 100 mg pro Tag Doxycyclin per os für 10 Tage empfohlen. 4–8 Wochen nach Abschluss der antibiotischen Behandlung sollte der Therapieerfolg überprüft werden. Es muss beachtet werden, dass eine antibiotische Therapie aufgrund direkter negativer Effekte auf die Spermatogenese und Spermienfunktion temporär zur Verschlechterung der Ejakulatparameter und der Fertilisationsfähigkeit führen kann. Entscheidend bei der Therapie einer Infektion der ableitenden Samenwege ist die gleichzeitige Diagnostik und Therapie bei der Partnerin, da sonst die Gefahr von „Ping-Pong"-Infektionen besteht.

Samenableitende Wege, Obstruktion

Englischer Begriff

Spermatic ducts-obstruction.

Definition

Obstruktionen der ableitenden Samenwege betreffen Nebenhoden, Ductus deferens und Ductus ejaculatorius. Neben der kongenitalen Aplasie des Ductus deferens ist als Ursache eines Verschlusses in erster Linie an die Folgezustände nach akuten oder chronischen Epididymitiden oder Entzündungen der Samenblasen und Prostata zu denken (siehe Tab. 1). Iatrogen verursachte Obstruktionen können Folge von Herniotomien im Kindesalter oder chirurgischen Eingriffen im Bereich der Ductus ejaculatorii und ebenso Vasographien der ableitenden Samenwege mit irritierenden Kontrastmitteln sein.

Diagnostik

Ultraschall des Hodens. LH, FSH, Testosteron, Spermiogramm.

Differenzialdiagnose

Differenzialdiagnostisch muss bei normalem Hodenvolumen, normalem FSH und Azoospermie immer an eine Verschlußazoospermie gedacht werden. Durch Palpation lassen sich die stauungsbedingten Erweiterungen und Verhärtungen der Nebenhoden erfassen, ebenso eine Aplasie oder Hypoplasie der Samenleiter. Die bildgebende Sonografie der Skrotalorgane erlaubt die exakte Darstellung der Nebenhoden. Mittels transrektaler Sonographie sind Veränderungen im Bereich der Prostata und Samenblasen (infektiöse Veränderungen, Anomalien, Zysten im Bereich der Ducts ejakulatorii) darstellbar. Außerdem in der Differenzialdiagnostik hilfreich sind die im Seminalplasma bestimmten Markersubstanzen für die Nebenhoden (α-Glukosidase), Samenblasen (Fruktose) und Prostata (Zink). Bei einem beidseitigen Verschluss sind die oberhalb der Läsion sezernierten Markersubstanzen im Ejakulat nicht nachweisbar, die Marker der Organe distal der Läsion jedoch normal. Bei einseitiger und partieller Obstruktion kann die Differenzialdiagnostik schwierig sein. Vor einer Therapie empfiehlt sich in jedem Fall die Durchführung einer beidseitigen Hodenbiopsie zur Beurteilung der Spermatogenese, um z.B. einen Spermatogenesearrest, der mit normalem Hodenvolumen und FSH-Wert einhergehen kann, auszuschließen. Somit können dem Patienten frustrane

Samenableitende Wege, Obstruktion, Tabelle 1 Ursachen einer Obstruktion der ableitenden Samenwege.

Nebenhoden	Ductus deferens	Ductus ejaculatorius
Bestehende oder zurückliegende akute oder chronische Epididymitis	Aplasie/Hypoplasie des Ductus deferens und distalen Nebenhodens	Kongenitale Zysten (Utrikuluszyste), Prostatazysten, Samenblasenzysten
(Versehentliche) Nebenhodeninzision/-biopsie	Vasektomie	Postinfektiös (Samenblasen, Prostata)
Zustand nach PESA (perkutaner epididymaler Spermienaspiration), evtl. auch MESA (mikrochirurgischer epididymaler Spermienaspiration)	Vasographie mit irritativer Schädigung der ableitenden Samenwege	Traumatisch, postoperativ
Young-Syndrom	Herniotomie mit versehentlicher Durchtrennung des Ducuts deferens	

Reanastomosierungs-Operationen erspart werden.

Therapie

Kausal

Bei der Obstruktion der ableitenden Samenwege und durch Histologie bestätigter, zumindest qualitativ normaler Spermatogenese kommen in Abhängigkeit von der Lokalisation des Verschlusses die Vasoepididymostomie (bei Verschlüssen im Nebenhoden) oder die Vasovasostomie (z.B. nach Vasektomie) in Frage. Grundsätzlich sollten aufgrund höher Durchgängigkeitsraten bei Epididymo- oder Vasovasostomie mikrochirurgische Operationsverfahren angewandt werden. Bei Obstruktion der Ductus ejaculatorii kann die transurethrale Resorption der verschlossenen Ductus oder Zysten zu deutlichen Verbesserungen der Ejakulatparameter und Schwangerschaftsraten führen. Lässt sich eine Durchgängigkeit der ableitenden Samenwege nicht erreichen oder erscheint ein primärer mikrochirurgischer Eingriff aufgrund der anatomischen Verhältnisse nicht sinnvoll, bieten sich alternativ die Verfahren der direkten Spermiengewinnung aus dem Nebenhoden oder Hodengewebe in Verbindung mit Verfahren der assistierten Fertilisation an. Hierbei sollte parallel zusätzlich aus den Nebenhoden aspirierte Samenflüssigkeit für einen evtl. zweiten Versuch oder späteren erneuten Kinderwunsch kryokonserviert werden. Alternativ kommt für die Spermiengewinnung bei Obstruktion die direkte Feinnadelbiopsie bzw. Spermienaspiration aus den Hoden in Frage.

Sandopart ODA-914

▶ Demoxytocin

Sandopral

▶ Demoxytocin

Sarkomatöse Struma

▶ Struma maligna

Sättigungszentrum

Synonyme

Hungerzentrum.

Englischer Begriff

Center of satiety.

S

Definition

Kerngebiet im Hypothalamus.

Grundlagen

Das Essverhalten wird durch ein Zusammenspiel von Metaboliten im Blut (einschließlich Glukose, Lipiden, Aminosäuren), neuronalen Signalen aus dem Mund und aus dem Gastrointestinaltrakt, im Blut zirkulierenden Hormonen (Glukokortikoiden, Östrogenen, Insulin) und von Neuropeptiden sowie von höheren zerebralen Funktionen gesteuert. Die Neuropeptide können entweder im peripheren Blut zirkulieren oder es handelt sich um intrinsische Peptide, die auf parakrine Weise lokal in bestimmten Gehirnarealen wirken. Die verschiedenen Regulatoren sind innerhalb des paraventrikulären Nukleus des Hypothalamus integriert. Der ventromediale Hypothalamus enthält z.B. Glukosesensoren, die die Aktivität des sympathischen Nervensystems und des Essverhaltens beeinflussen. Eine ganze Reihe von Peptiden, die sowohl im Gehirn als auch im Gastrointestinaltrakt vorkommen, können die Nahrungsaufnahme stimulieren oder supprimieren, indem sie über Signale vom Intestinaltrakt oder vom Nucleus paraventrikularis wirken (siehe Tab. 1). Außerdem sind verschiedene Zytokine, die im Rahmen einer Infektion ausgeschüttet werden, starke Appetithemmer.

Sättigungszentrum, Tabelle 1 Peptide, Hormone und Neurotransmitter, die das Essverhalten beeinflussen.

Stimulation der Nahrungsaufnahme	Inhibierung der Nahrungsaufnahme
– Neuropeptide Y	– Serotonin
– GABA (A)	– Cholecystokinin
– Norepinephrin	– Dopamin
– Glukokortikoid	– Insulin
– Galanin	– TRH
– Opioide	– Kalzitonin
– Aldosteron	– Bombesin
– GHRH	– VIP
	– CRH
	– Neurotensin
	– CGRP
	– Glukagon IL-1
	– IL-2 Tumor necrosis factor
	– Prostaglandine Leptin

Säure-Basen-Haushalt

Synonyme

Säure-Basen-Regulation;   Säure-Basen-Gleichgewicht.

Englischer Begriff

Acid-base balance.

Definition

Beim Säure-Basen-Haushalt handelt es sich um Regelvorgänge zur Aufrechterhaltung eines für den Stoffwechsel optimalen Gleichgewichts von Säuren und Basen im Extrazellulärraum mit einem pH im arteriellen Blut zwischen 7,35 und 7,45.

Grundlagen

Der Körper ist einer konstanten Säurebelastung ausgesetzt, die durch vier Mechanismen entsteht:

1. Oxidativer Abbau von Fetten und Kohlenhydraten zu Wasser und CO_2. CO_2 wird kontinuierlich über die Lungen abgeatmet und deshalb auch „volatile" Säurebelastung genannt. Bei intakter Lungenfunktion resultiert hieraus keine Säureakkumulation in den Körperflüssigkeiten.

2. Aufnahme von Säureäquivalenten über die Nahrung.

3. Verstoffwechselung der Aminosäuren u.a. zu Schwefelsäure und organischen Säuren. Die aus der Nahrung aufgenommenen und aus der Verstoffwechselung von Aminosäuren entstehenden Säuren werden auch als „fixe" Säurebelastung bezeichnet. Sie müssen über die Nieren ausgeschieden werden. Der auf diese Weise entstehende, physiologische Säureüberschuss liegt in der Größenordnung von ca. 60–80 mmol Wasserstoffionen pro 24 Stunden.

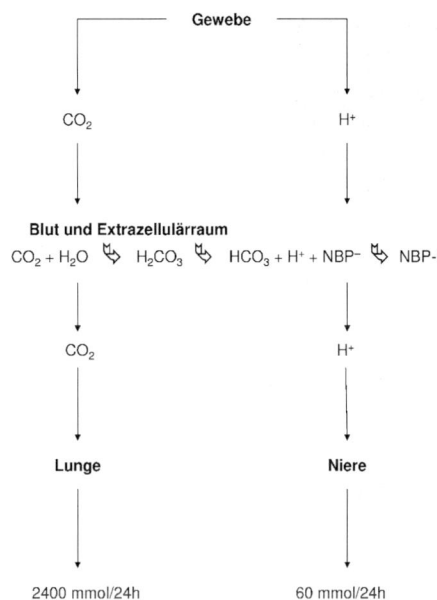

Säure-Basen-Haushalt, Abb. 1 Die Eliminationswege und Bilanzen für CO_2 und für die Protonen fixer Säuren sind grundsätzlich voneinander getrennt. Ihre Verknüpfung zum Säure-Basen-Gleichgewicht erfolgt durch Puffersysteme (NBP: Nicht-Bikarbonatpuffer).

4. Anaerobe Glykolyse: Bei der unvollständigen Verbrennung von Kohlenhydraten und Fetten entstehen eine Vielzahl organischer Säuren (z.B. Azetoazetat, Laktat, Hydroxybutyrat und freie Fettsäuren), die die Säurebelastung dann akut erhöhen können, wenn ihre Konzentration die Stoffwechselkapazität der Leber überschreitet, z.B. im Rahmen der diabetischen Ketoazidose oder der Laktatazidose. Da die Enzymmaschinerie des Körpers nur innerhalb eines bestimmten pH-Bereiches (s.o.) optimal funktionieren kann, erfolgt eine genaue Regulation über die Ausscheidung von Säure- oder Basenäquivalenten und über Puffersysteme (siehe Abb. 1).

Säure-Basen-Regulation

▶ Säure-Basen-Haushalt

Scharbock

▶ Skorbut

Schaufensterkrankeit

▶ Verschlusskrankheit, periphere arterielle

Schaumzellen

Englischer Begriff

Foam cells.

Definition

Aus zirkulierenden Monozyten abgeleitete Makrophagen und aus glatten Muskelzellen der Tunica Media der Gefäßwand abgeleitete Zellen in atheromatösen Plaques (Arteriosklerose) mit intrazellulär eingelagerten Lipiden und charakteristischem histologischen Erscheinungsbild.

Grundlagen

Die Akkumulation von Fetten in Gefäßwandzellen, die zur Bildung sogenannter Schaumzellen führt, ist ein Charakteristikum atheromatöser Frühläsionen. Es konnte gezeigt werden, dass diese Schaumzellen sowohl aus Makrophagen, die von den im Blut zirkulierenden Monozyten abstammen, als auch aus glatten Muskelzellen, die aus der Tunica media in den subendothelialen Bereich eingewandert sind, hervorgehen können. Es gilt heute als gesichert, dass chemisch modifizierte Low Density Lipoproteine (LDL) und Scavenger-Rezeptoren eine Schlüsselfunktion bei der Schaumzellbildung innehaben. Es konnte nachgewiesen werden, dass die Fettakkumulation in Makrophagen auf die Rezeptor-vermittelte Endozytose von modifizierten Lipoproteinen über Scavenger-Rezeptoren zurückzuführen ist (siehe Abb. 1).

S

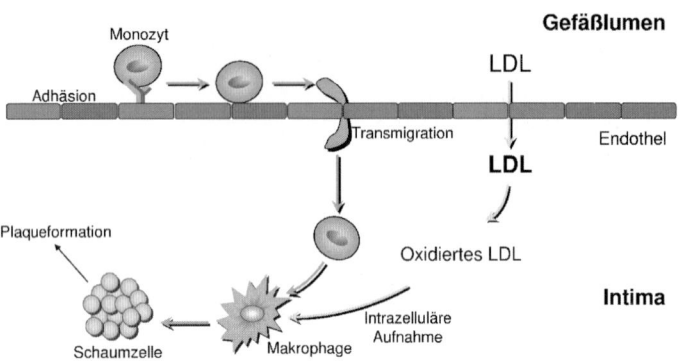

Schaumzellen, Abb. 1 Bildung von Schaumzellen in atheromatösen Plaques im Rahmen der Pathogenese der Arteriosklerose.

Scheuklappenblick

▶ Chiasma-Syndrom

Schilddrüse

Synonyme

Glandula thyreoidea.

Englischer Begriff

Thyroid gland.

Definition

An der Vorderseite des Halses gelegene endokrine Drüse (Abb. 1). Produziert Schilddrüsenhormone.

Grundlagen

Am Hals unterhalb des Kehlkopfes liegende, die Luftröhre von ventral halbkreisförmig umfassende, schmetterlingsförmige

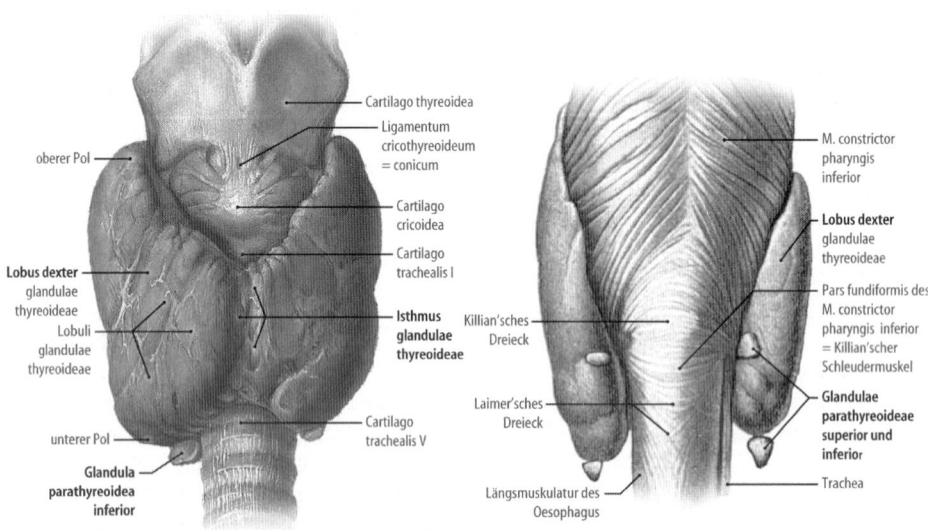

a Ansicht von vorn   b Ansicht von hinten

Schilddrüse, Abb. 1 Anatomie der Schilddrüse (nach Tillmann, B. (2004) Atlas der Anatomie des Menschen, Springer-Verlag Berlin, Heidelberg, New York).

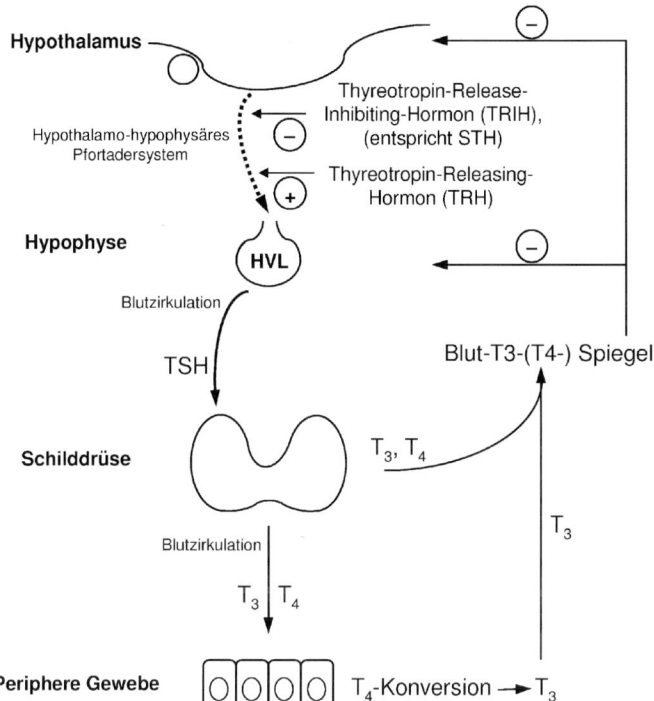

Schilddrüse, Abb. 2
Endokriner Regelkreis der
Schilddrüsenfunktion.

endokrine Drüse (Abb. 1). Besteht regelmäßig aus einem rechten und einem linken Lappen, welche beide durch den etwa in Höhe des 2.–4. Trachealrings gelegenen Isthmus verbunden sind. Die Schilddrüse entwickelt sich aus einer Ausstülpung des Entoderms in der Mitte der Mundbucht in der 3. Woche nach der Konzeption. Nach einer zweilappigen Aufteilung wandert die Schilddrüse vom Ausgangspunkt, dem Foramen coecum, kaudalwärts. Der Ductus thyreoglossus, die Verbindung zwischen Foramen coecum und endgültiger Lage der Schilddrüse etwa in Höhe des 2.–4. Trachealrings obliteriert normalerweise postpartal. Der nicht selten vorkommende Lobus pyramidalis entspricht dem kaudalen Rest des Ductus thyreoglossus, in dessen gesamten Verlauf ektopes Schilddrüsengewebe, z.B. als Zungengrundstruma vorkommen kann (sogenannte Schilddrüsendystopie). Die Schilddrüse ist stark vaskularisiert und hat eine hohe Durchblu-

Schilddrüse, Tabelle 1 Normwerte für das Gesamtvolumen der Schilddrüse nach WHO.

Altersgruppe/ Geschlecht	Normwerte Gesamtvolumen (ml)*
Männer	< 25
Frauen	< 18
6–10jährige	< 8
11–14jährige	< 10
15–18jährige	< 15

*Es ist keine Untergrenze definiert.

tungsrate (ca. 5 ml Blut/g/min.). Normwerte für das Schilddrüsenvolumen siehe Tab. 1. Histologisch findet man von einschichtigem Epithel (Epithelzelle 15–500 μm Durchmesser) umgebene kolloidhaltige Follikel, in deren Lumen das von den Epithelzellen sezernierte Thyreoglobulin mit den gebundenen Schilddrüsenhormonen gespeichert wird. Daneben existieren über die gesamte Schilddrüse verteilte parafollikuläre sog.

C-Zellen, welche das Peptidhormon Kalzitonin produzieren und sezernieren. Die Sekretion der Schilddrüsenhormone erfolgt durch Pinozytose des gespeicherten Kolloids durch die Schilddrüsenzellen hindurch und hydrolytische Spaltung des Thyreoglobulins in Phagolysosomen unter Einfluss von Proteasen sowie konsekutive Freisetzung von Thyroxin (T_4) und Triiodthyronin (T_3). Bis zu 50 µg T_3 und ca. 80 µg T_4 werden täglich in die Blutkapillaren sezerniert.

Die Schilddrüsenhormonsynthese und -sekretion unterliegt einem endokrinen Regelkreis mit negativer Rückkopplung unter der Kontrolle von Hypothalamus und Hypophyse (Hypothalamohypophysärer Feedback-Mechanismus, Abb. 2). Im Hypophysenvorderlappen (TSH-produzierende Betazellen) wird unter der Kontrolle des Thyreotropin-Releasing Hormons (TRH, Stimulation) und des Thyreotropin Release Inhibiting Hormons (TRIH, Inhibition), welches identisch mit dem somatotropen Hormon (STH, Wachstumshormon) ist, das Peptidhormon Thyreotropin (Thyreoidea-stimulierendes Hormon, TSH) synthetisiert und in die Zirkulation sezerniert. An den Epithelzellen der Schilddrüse trifft TSH auf den TSH-Rezeptor und stimuliert dort die Iodaufnahme, die Organifizierung des reaktiven Iods, die Kopplungsreaktion (siehe ▶ Schilddrüsenhormone) und die Schilddrüsenhormonsynthese. Dies führt gleichzeitig zu einer Erhöhung der Hormonkonzentrationen von T_3 und T_4 im Blut. Niedrige Schilddrüsenhormonspiegel führen zu vermehrter TSH-Ausschüttung, während erhöhte T_3- und (weniger) T_4-Spiegel die TSH-Produktion supprimieren.

Schilddrüsenadenom

Synonyme

Adenom der Schilddrüse; follikuläres Adenom der Schilddrüse; gutartiger Schilddrüsentumor; gutartiger Schilddrüsenknoten.

Englischer Begriff

Thyroid adenoma; adenoma of the thyroid gland; follicular adenoma; benign nodule of the thyroid.

Definition

Benigne epitheliale Neoplasie, die durch somatische Mutation aus Thyreozyten hervorgegangen ist. Sie proliferiert lokal und ist meist monoklonal. Histologisch ist das Schilddrüsenadenom (SA) meist von einer bindegewebigen Kapsel umgeben, zeigt eine weitgehend gleichförmige Zell- und Gewebestruktur und unterscheidet sich deutlich vom umgebenden normalen Schilddrüsenparenchym. Das SA ist nicht der globalen thyreoidalen Organstruktur untergeordnet. Histologisch unterscheidet man verschiedene Subtypen:

1. Einfaches follikuläres SA mit kolloidhaltigen Follikeln, häufigster Subtyp.
2. Mikrofollikuläres oder fötales SA; die kleine Follikel enthalten wenig oder kein Kolloid.
3. Trabekuläres oder embryonales SA mit fibrovaskulärem Stroma zwischen den Trabekeln.
4. Hyalinisierendes trabekuläres SA mit exzessiver Anreicherung von Zytokeratinfilamenten im Zytoplasma.
5. Oxyphiles oder onkozytäres SA, auch Hürthle-Zell-Adenom, das Zytoplasma ist reich an Mitochondrien.
6. Atypisches SA mit uneinheitlichen Zellformen und variablem Gewebeaufbau.
7. Einfaches follikuläres SA mit fokalen papillären Strukturen.
8. Follikuläres SA mit Siegelringzellen.

Eine besondere Adenomform, das autonome Adenom der Schilddrüse, akkumuliert Iodid, synthetisiert und sezerniert Schilddrüsenhormone unabhängig vom regulierten, hypophysären TSH, so daß sich bei gewissem Ausmaß der Sekretion eine Hyperthyreose entwickelt. In über 90 % dieser Adenome liegt eine somatische

Gain-of-function-Mutation des Genes für den TSH-Rezeptor oder des Gsα-Proteins vor, was zu einer konstitutiven Aktivierung dieser Signaltransduktionsproteine führt (siehe ▶ Adenom, autonomes der Schilddrüse). Häufig zeigt dieses autonome SA histologisch das Bild des einfachen follikulären SA mit fokalen papillären Strukturen (Subtyp 7).

Symptome

Tastbarer, meist schmerzloser Knoten in der Schilddrüse, meist solitär, selten multipel, mit der Schilddrüse schluckverschieblich, dabei zervikale Lymphknoten in der Regel nicht vergrößert. Bei einem autonomen SA kann die Symptomatik einer Hyperthyreose dazu treten (siehe ▶ Hyperthyreose).

Diagnostik

Basislaborparameter: TSH basal, fT$_4$ und TPO-Antikörper; Thyreoglobulin (TG) mit TG-Antikörper; Kalzitonin nüchtern. Bei der Ultraschalluntersuchung scharf begrenzter Rundherd, meist mit echoarmem Randsaum. Das Knotenparenchym ist meist echoarm, bei kolloidhaltigen Follikeln echonormal, bei hohem Bindegewebsanteil auch echoreich, bisweilen zentral mit Nekrosen und liquiden Einschmelzungen. Bei der Doppler-Sonographie häufig Gefäßreichtum im Randsaum oder auch ungleichförmig verteilt im Adenomgewebe. Bei der ^{99m}Technetium- oder ^{123}Iod-Szintigraphie meist Speicherdefekt über SA, außer beim hyperthyreoten autonomen Adenom, hier vermehrte Speicherung über dem Adenom und Minderspeicherung über dem normalen Schilddrüsenparenchym. Punktionszytologie siehe unten. Solitäre Schilddrüsenknoten findet man bei 3–7 % der Erwachsenen. Werden diese Knoten chirurgisch entfernt, dann ergeben sich histologisch in 42–77 % nicht-neoplastische Kolloidknoten, in 15–40 % Adenome und in 8–12 % Karzinome. Bei Autopsien werden in 10–20 % der Fälle Adenome gefunden.

Differenzialdiagnose

Die Abgrenzung gegenüber einem Schilddrüsenkarzinom ist am Feinnadelpunktat meist nicht möglich, da die Zellformen sich gleichen und da die histologischen Malignitätskriterien, wie Proliferation in die Umgebung mit Kapseldurchbruch und Einwachsen in Blut- und Lymphgefäße, zytologisch nicht faßbar sind. Dies ist nur am Resektionpräparat histologisch möglich. Wie das Schilddrüsenkarzinom ist auch das SA szintigraphisch meistens „kalt", da es Radioiod oder ^{99m}Technetium nicht oder nur vermindert aufnimmt. Die klonale Proliferartion von C-Zellen ist immer als prämaligne oder maligne einzustufen (siehe ▶ Schilddrüsenkarzinom, medulläres). Selten liegt ein Parathyreoidea-Adenom intrathyreoidal. Weiterhin ist Abgrenzung gegenüber allen Formen einer ▶ Struma nodosa notwendig, so auch gegenüber entzündlichen Infiltraten. Selbst unter Beachtung bestimmter Kriterien (Tab. 1) ist histologisch die Differenzierung eines SA von knotigen Veränderungen in einer Iodmangelstruma (▶ Struma infolge Iodmangels) nicht immer möglich.

Schilddrüsenadenom, Tabelle 1 Differenzierungskriterien zwischen Hyperplasieknoten und Adenomen (nach D. Murray)

Hyperplasieknoten	Adenom
Multiple Läsionen in der Schilddrüse	Solitäre Läsion in der Schilddrüse
Partielle bindegewebige Pseudokapsel	Gut ausgebildete Bindegewebskapsel
Inhomogene Parenchymstruktur	Homogene Parenchymstruktur
Gleichartige Parenchymstruktur im angrenzenden Gewebe	Unterschiedliche Parenchymstruktur im angrenzenden Gewebe
Keine Kompression des angrenzenden Gewebes	Kompression des angrenzenden Gewebes

S

Therapie

Kausal

Da nur am Resektionspräparat die Differenzierung eines SA von einem Schilddrüsenkarzinom möglich ist, sollte die Indikation zur operativen Entfernung eines entsprechenden Knotens durch Resektion weit im Gesunden großzügig gestellt werden, außer beim autonomen Adenom. Das Malignitätsrisiko ist erhöht bei raschem Wachstum des Knotens, bei jungen Patienten, beim männlichen Geschlecht, bei Multiplizität der SA-verdächtigen Knoten, bei Zustand nach Bestrahlung im Schädel- und Halsbereich, bei familiärer Disposition zu Neoplasien.

Ein Knoten, der zunächst Kriterien eines SA erfüllt, wird immer unter der Prämisse extirpiert, daß er sich histologisch möglicherweise als Malignom entpuppen könnte. Eine intraoperative Schnellschnitthistologie ist einzuplanen, ebenso die Möglichkeit, bei Karzinombefund eine Lappenteilresektion oder Lobektomie auf eine totale Thyreoidektomie auszudehnen (siehe ▶ Schilddrüsenkarzinom). Bei histologischem Befund eines SA und postoperativer primärer Hypothyreose ist mit Levothyroxin zu substituieren.

Operativ/strahlentherapeutisch

Siehe oben unter kausaler Therapie.

Nachsorge

Bei geringem Parenchymverlust durch die SA-Operation und bei guter Iodversorgung (100–200 µg/Tag) kann nach hyperplastischer Parenchymregeneration mit einer normalen Schilddrüsenhormonsekretion und einer Euthyreose ohne wesentliche Größenzunahme der Schilddrüse gerechnet werden. Sicherheitshalber ist dennoch in größeren Abständen das basale TSH zu kontrollieren. Bei ausgedehntem Parenchymverlust ist mit einer bleibenden primären Hypothyreose zu rechnen und die euthyreote Substitution mit Levothyroxin

erforderlich in einer Dosis, die zur partiellen TSH-Suppression führt (basales TSH im unteren Normdrittel). TSH-Kontrollen alle 3 Monate bis zu stabilen Einstellung, dann alle 6 Monate, später alle 12 Monate. Wird ein vermutetes SA, aus welchen Gründen auch immer, nicht extirpiert, dann sollten engmaschig eine sonographische Größenkontrolle durchgeführt und der Verlauf der Tumormarker Thyreoglobulin und Kalzitonin beobachtet werden.

Literatur

1. Murray D (1991) The thyroid gland. In: Kovacs K, Asa SL (Hrsg) Functional Endocrine Pathology. Blackwell Scientific Publications, Oxford, S 293–374

Schilddrüsenagenesie

▶ Schilddrüsenaplasie

Schilddrüsenantikörper

Synonyme

Schilddrüsenautoantikörper.

Englischer Begriff

Thyroid antibodies.

Definition

Im Serum zirkulierende Autoantikörper, welche gegen spezifische Autoantigene in Schilddrüsenzellen gerichtet sind. Schilddrüsenantikörper lassen sich bei Autoimmunerkrankungen der Schilddrüse nachweisen.

Grundlagen

Relevante Serumspiegel von Autoantikörpern, welche gegen Autoantigene in Schilddrüsenzellen gerichtet sind, lassen sich bei immunologisch bedingten Schilddrüsenerkrankungen nachweisen (Immunthyreopathien, Hashimoto Thyreoiditis,

M. Basedow). Für die Diagnostik relevante Antikörper sind Schilddrüsen-Peroxidase-Antikörper (TPO-AK, identisch mit der früheren Bezeichnung „Mikrosomale Antikörper, MAK), Thyreoglobulin-Antikörper (TgAK) und TSH-Rezeptor-Antikörper (TRAK, TSH-R AK). TPO-AK und TgAK entstehen als Epiphänomene bei Autoimmunerkrankungen der Schilddrüse und sind nicht direkt an der Immunpathogenese der Erkrankung beteiligt.

Die Bestimmung von TPO-AK und TgAK erfolgt im Serum (1–2 ml) mittels immunometrischer Verfahren (quantitativ: RIA, ELISA, semiquantitativ: Hämagglutinationshemmtest).

Indikation:

- Verdacht auf Autoimmunthyreoiditis.
- Beleg der autoimmunen Genese einer Hyperthyreose.

Cave:

Nicht zur Verlaufskontrolle bei Autoimmunthyreoiditis geeignet.

Der Nachweis von Autoantikörpern alleine begründet keine Therapieindikation.

Niedrigtitrige Schilddrüsenautoantikörper kommen in gewissem Prozentsatz auch bei Gesunden und nicht autoimmunen Schilddrüsenerkrankungen vor (ca. 10–20 %).

Nicht jede Autoimmunerkrankung der Schilddrüse geht mit dem Nachweis von Schilddrüsenautoantikörpern einher.

Thyreoglobulinantikörper können mit der Thyreoglobulinbestimmung im Serum interferieren.

Positive Antikörperbefunde haben nur bei Immunthyreopathien Bedeutung. Allerdings werden auch in 10–20 % nichtimmunogener Schilddrüsenerkrankungen positive Antikörper gefunden, zum Beispiel bei Autonomien. Üblicherweise lassen sich diese jedoch nur in mäßig erhöhten Konzentrationen nachweisen. Ein positiver Antikörperbefund gibt keine Informationen über die Schilddrüsenfunktion und die Prognose der Erkrankung. Der Nachweis von Autoantikörpern kann umgekehrt jedoch frühzeitig auf eine Immunthyreopathie hinweisen. Bei Kindern stellt der Autoantikörpernachweis einen empfindlichen Indikator für eine Immunthyreopathie dar und kann Hinweise auf die Gefahr der Strumaentstehung bei einer Iodidtherapie geben.

Die TSH-Rezeptor-Antikörper (TRAK, TSH-R AK) werden typischerweise bei M. Basedow als zirkulierende spezifische Antikörper gegen den TSH-Rezeptor gefunden. Die Bestimmung erfolgt in Serum mit einem Radio-Liganden-Rezeptor-Assay (RRA) durch Bindung an gentechnisch hergestelltes TSH oder durch den Nachweis der Bindung an Rezeptor-haltige Thyreozytenmembranen.

Indikation:

Verdacht auf Autoimmunthyreoiditis, insbesondere M. Basedow.

Cave:

- Untersuchung nicht erforderlich, wenn die Diagnose „M. Basedow" ohnehin feststeht (Orbitopathie)
- Nachweis kann in Einzelfällen auch bei M. Basedow negativ sein
- Erhöhte Werte bei M. Basedow ohne Hyperthyreose kommen vor
- Gelegentlich auch nachweisbar bei anderen Schilddrüsenerkrankungen (in der Regel blockierende Antikörper).

Es gibt Populationen von TRAK, die wie TSH selbst die Schilddrüsenhormonsynthese und Sekretion durch Bindung an den TSH-Rezeptor stimulieren. Seltener kommen solche TRAK vor, welche die TSH-Wirkung am TSH-Rezeptor blockieren. Deren Bedeutung liegt vor allem in der Induktion transienter Schilddrüsenunterfunktionen bei Feten und Neugeborenen, seltener Erwachsenen. Die in der Routinediagnostik verwendeten Nachweisverfahren erfassen stimulierende und blockierende Antikörper.

TRAK können bei ca. 80 % von Patienten mit unbehandelter Hyperthyreose vom Typ des M. Basedow nachgewiesen werden.

Während der Behandlung mit thyreostatischen Medikamenten kommt es bei der Mehrzahl der Patienten zu einem Abfall der Antikörperspiegel. Zur Erkennung einer Remission bzw. der Vorhersage eines Rezidivs am Ende einer thyreostatischen Therapie sind die TRAK jedoch ungeeignet. Die Hauptindikation liegt in der Differenzierung von immunogener Hyperthyreose und lokaler/disseminierter Schilddrüsenautonomie. Ein negativer Serumspiegel schließt jedoch eine immunogene Hyperthyreose nicht aus. Außer bei Immunthyreopathie vom Typ M. Basedow kommen TRAK selten auch bei anderen immunogenen Schilddrüsenerkrankungen vor (Hashimoto-Thyreoiditis). TRAK haben zur Verlaufskontrolle des M. Basedow in der Regel keine Bedeutung.

Schilddrüsenaplasie

Synonyme

Schilddrüsenagenesie; Athyreose.

Englischer Begriff

Thyroid Aplasia; Atyreosis.

Definition

Angeborenes völliges Fehlen von Schilddrüsengewebe. Anlagebedingte Agenesie, verläuft unbehandelt letal. In einigen Fällen konnten als molekulare Ursache Mutationen in Genen für Transkriptionsfaktoren und andere Moleküle identifiziert werden, welche die Embryonalentwicklung der Schilddrüse regulieren.

Symptome

Die typischen Symptome der angeborenen Hypothyreose sind Gedeihstörungen, Ikterus neonatorum prolongatus, Makroglossie und Muskelhypotonie. Bei Störungen mit weniger stark ausgeprägten Defekten können die Kinder später durch neurologische und motorische Defizite auffallen:

Symptome der Hypothyreose bei Schilddrüsenaplasie:

- Trinkschwäche
- Wachstumsretardierung   (retardiertes Skelettalter)
- Neurologische und motorische Defizite
- Ikterus neonatorum prolongatus
- Makroglossie
- Hypotonie
- Hypothermie.

Diagnostik

Hinweise auf hereditäre Defekte kann bereits die Familienanamnese geben. Eine Autoimmunerkrankung der Schilddrüse bei der Mutter und der Einfluss strumigener Substanzen während der Schwangerschaft sollen eine sorgfältige Beobachtung des Neugeborenen nach sich ziehen.

Die definitive Diagnose wird durch persistierend erhöhte TSH-Werte und nicht nachweisbare Spiegel von Tg, fT_3 und fT_4 gestellt. Zu beachten sind die postnatalen Anpassungsvorgänge mit passager höheren TSH-Werten. Beim Neugeborenenscreening gilt ein TSH-Wert von > 20 U/ml am 5. Lebenstag als Cut-off-Grenze für eine Rückmeldung.

Ergänzend kann die Halssonographie Hinweise auf die Genese der Hypothyreose bei Schilddrüsenaplasie geben. In Einzelfällen kann eine Szintigraphie (fehlende Speicherung am Ort der Schilddrüse) zur Abgrenzung einer Schilddrüsendysplasie bzw. -ektopie notwendig sein.

Differenzialdiagnose

Neugeborenenhypothyreosen auf dem Boden anderer Ursachen, wie Schilddrüsendysplasie, Schilddrüsenektopie, Kretinismus bei Iodmangel (Neugeborenenkropf) oder durch Schilddrüsenerkrankung der Mutter bzw. durch Einnahme strumigener Substanzen während der Schwangerschaft. Pendred-Syndrom (autosomal rezessiv vererbte Kombination von Innenohrschwerhörigkeit mit Enzymdefekten im

Iodstoffwechsel und hierdurch bedingter Störung der Organifizierung von Iod in der Schilddrüse, häufig einhergehend mit einer Struma).

Therapie

Kausal

Wegen der deletären Folgen eines absoluten Schilddrüsenhormonmangels für die kognitive Entwicklung ist bei begründetem Verdacht auf eine Hypothyreose eine Substitutionstherapie mit L-Thyroxin unverzüglich einzuleiten.

Akuttherapie

Wie Dauertherapie.

Dauertherapie

Lebenslange Substitutionstherapie mit L-Thyroxin angepasst an das Lebensalter und das Körpergewicht (siehe Tab. 1). Ziel ist die Normalisierung von TSH, fT_3 und fT_4. Ausstellung eines Notfallausweises nötig.

Bewertung

Wirksamkeit

Die unverzügliche Einleitung einer Substitutionstherapie beim Neugeborenen ist essentiell und immer wirksam.

Verträglichkeit

Sehr gut. Auf Über- bzw. Unterdosierung ist strikt zu achten.

Nachsorge

Als Therapiekontrollen dienen initial in den ersten 6 Monaten die T_3- und T_4-Werte.

Schilddrüsenaplasie, Tabelle 1   Therapie bei angeborener Hypothyreose.

Alter	Dosis (µ/kg KG)	Dosis (µg/Tag)
< 6 Monate	8–15	25–50
6–12 Monate	8–10	37,5–75
1–6 Jahre	4–6	50–100
6–12 Jahre	3–6	50–125
12–18 Jahre und später	2–3	75–175 (225)

Später reichen die basalen TSH-Spiegel zur Kontrolle aus.

Prognose

Bei unverzüglicher Einleitung einer Substitutionstherapie beim Neugeborenen ist die Prognose quo ad vitam gut. Ohne Substitution verläuft die Erkrankung im Neugeborenenalter tödlich. Unter Substitution normale Entwicklung und normale Lebenserwartung.

Literatur

1. Gillam MP, Kopp P (2001) Genetic regulation of thyroid development. Curr Opin Pediatr 13,358–363
2. Grüters A, Jenner A, Krude H (2002) Long-term consequences of congenital hypothyroidism in the era of screening programmes. Best Pract Res Clin Endocrinol Metab 16,369–382
3. Di Lauro R (2003) Molecular abnormalities of organogenesis and differentiation of the thyroid gland. Ann Endocrinol (Paris) 64,53

Schilddrüsenautoantikörper

▶ Schilddrüsenantikörper

Schilddrüsenautonomie

▶ Autonomie der Schilddrüse

Schilddrüsen-Ca

▶ Schilddrüsenkarzinom

Schilddrüsendiagnostik

Synonyme

Untersuchungsverfahren der Schilddrüse.

Englischer Begriff

Thyroid diagnostics; diagnostic procedures for the thyroid gland.

S

Schilddrüsendiagnostik, Tabelle 1 Primärdiagnostik zum Ausschluss bzw. zur Abklärung der Ursachen einer Schilddrüsenerkrankung.

	Anamnese, körperliche Untersuchung	TT$_4$	TT$_3$	fT$_4$, fT$_3$	TSH basal	TRH-Test	Schilddrüsenantikörper	Sonographie	Funktionsdiagnostik in vivo	Szintigraphie	Zytodiagnostik (Punktionszytologie)	Röntgen, CT
Nachweis Euthyreose	+++	–	–	–	–	++	–	–	–	–	–	–
Ausschluss einer Schilddrüsenerkrankung bei Euthyreose	+++	-	–	–	–	++	–	+++	+	–	–	–
Ausschluss Hyperthyreose	+++	–	–	–	–	+++	–	–	–	–	–	–
Nachweis Hyperthyreose	+++	+++	+++	+++	–	++	–	–	–	–	–	–
Ausschluss primäre Hypothyreose	+++	–	–	–	+++	++	–	–	–	–	–	–
Neugeborenenscreening	+++	–	–	–	+++	–	–	–	–"	–	–	–
Bestätigung einer Neugeborenen-Hypothyreose	+++	+++	+++	+++	+++	–	–	–	–	–	–	–
Nachweis Hypothyreose	+++	+++	–	+++	++	+	–	–	–	–	–	–
Primäre Hypothyreose												
Erworben	+++	+++	–	+++	++	+	++	+++	+	+	+	–
Angeboren	+++	+++	–	+++	+++	+	–	++	–	++	–	+
Hyperthyreose												
M. Basedow	+++	–	–	+++	+++	+	+++	+++	–	+++	+	–
Funktionelle Autonomie (Adenom, disseminierte Autonomie)	+++	–	–	+++	+++	++	+	+++	++	+++	+	–
Thyreoiditis												
Chronische Thyreoiditis, Immunthyreopathie	+++	–	–	+++	+++	+	+++	+++	–	–	++	–
Akute/subakute Thyreoiditis	+++	–	–	++	+++	–	+	+++	–	–	+++	–
Struma												
Struma maligna (Karzinom)	+++	–	–	+++	+++	++	–	+++	–	+++	+++	+++
Struma diffusa	+++	–	–	+++	+++	++	+	+++	–	+	+	–
Struma nodosa	+++	–	–	+++	+++	++	+	+++	+	+++	++	+++

+++ = Unbedingt erforderlich; ++ = Empfehlenswert; + = Zusatzdiagnostik; – = Nicht erforderlich
TT$_4$ = Gesamt Thyroxin; TT$_3$ = Gesamt Triiodthyronin; fT$_4$, fT$_3$ = Freies Thyroxin, freies Triiodthyronin.

Definition

Untersuchungsverfahren zur Analyse der Schilddrüsenfunktion, der Lokalisation der Schilddrüse, der Größe und Morphologie der Schilddrüse und pathologischer Veränderungen innerhalb der Schilddrüse.

Grundlagen

Die Schilddrüsendiagnostik umfasst die Anamnese, körperliche Untersuchung, morphologische Diagnostik (Sonographie, Szintigraphie), histologische Gewebeuntersuchung und die funktionelle Labordiagnostik. Die Anamnese berücksichtigt die Frage nach Medikamenten, vorausgegangenen Schilddrüsenoperationen, vorausgegangener Radioiodtherapie, beziehungsweise Iodexposition, das Vorkommen organspezifischer Autoimmunkrankheiten, das Vorkommen familiärer Erkrankungen und das aktuelle Beschwerdebild des Patienten (Atemnot, Symptome von Hyperthyreose und Hypothyreose, Halsschwellung, Lymphknoten). Die körperliche Untersuchung der Schilddrüse bezieht sich auf die Palpation (Größe, Konsistenz, Lage, Oberflächenbeschaffenheit, Verschieblichkeit beim Schlucken), Auskultation (Schwirren, Stridor), die Erfassung palpabler Lymphknoten, einer Einflussstauung, einer Heiserkeit (Rekurrensparese), sowie eine neurologische Untersuchung und Evaluation des Kreislaufes (Herzfrequenz). Die morphologische Diagnostik umfasst die Sonografie (Organgröße, Organlage, Echobinnenstruktur, fokale Veränderungen) und die Schilddrüsenszintigraphie (Größe, Lage, Aktivitätsverteilung). In Einzelfällen radiologische Diagnostik mit Computertomografie oder Kernspintomographie (Halsweichteile, Verdrängung oder Einengung der Trachea bzw. des Ösophagus). Die histologische Diagnostik bezieht sich auf die Zytodiagnostik von Punktionszytologien, welche unter Ultraschallkontrolle oder nach Szintigraphie gewonnen wurden. Hierbei gilt die Vorgabe, dass jeder „kalte Knoten" punktionszytologisch untersucht werden muss. Die funktionelle Labordiagnostik umfasst die Bestimmung der Schilddrüsenhormone, T_3, T_4 bzw. fT_3 und fT_4 und des TSH im Serum. Bei Verdacht auf Immunthyreopathie wird die Labordiagnostik ergänzt durch die Bestimmung von Schilddrüsenautoantikörpern (TPO, TgAK, TRAK). Thyreoglobulin dient als Tumormarker bei differenzierten Schilddrüsenkarzinomen. Zur Primärdiagnostik bei Erkrankungen der Schilddrüse, siehe Tab. 1.

Schilddrüsendystopie

Synonyme

Ektope Schilddrüse; Schilddrüsenfehlanlage; Schilddrüsenheterotopie.

Englischer Begriff

Thyroid dystopia; thyroid heterotopia.

Definition

Seltenes Vorkommen von ektopem Schilddrüsengewebe als Lageanomalie der Schilddrüse oder als akzessorische Drüse infolge von Versprengung von Schilddrüsengewebe auf dem Weg der Wanderung vom embryonalen Ursprungsort bis zu ihrer definitiven Position (z.B. Zungengrundstruma, intrathorakale Struma). Auch Bezeichnung für einen isolierten Lobus pyramidalis.

Symptome

Tritt meist in Form der Zungenstruma auf, sehr selten als unvollständig deszendierte Drüse ober- oder unterhalb des Zungenbeins. Besteht aus normalem Parenchym und ist die einzige Schilddrüse (Verwechslung mit Thyreoglossuszysten). Dystop sind meist hypoplastische Drüsen (Schilddrüsenhypoplasie). Außerhalb des normalen Entwicklungswegs gelegenes Schilddrüsenparenchym sollte als Schilddrüsenektopie bezeichnet werden. Symptome umfassen Verdrängung bei Struma sowie Hypo- und Hyperthyreose.

Diagnostik

Funktionsdiagostik mit Bestimmung von Schilddrüsenhormonen und TSH im Serum. Zur Lokalisationsdiagnostik Schilddrüsenszintigraphie bzw. Ganzkörperszintigraphie mit Iod. Eventuell Computertomographie des Thorax.

Differenzialdiagnose

Thyreoglossuszysten. Bei retrosternaler Struma Abgrenzung zu Tumoren des oberen Mediastinums.

Allgemeine Maßnahmen

Diät

Bei funktioneller Autonomie Vermeidung von Iodaufnahme.

Therapie

Dauertherapie

Bei Hypothyreose Substitution mit Levothyroxin.

Operativ/strahlentherapeutisch

Bei lokalen Symptomen und funktioneller Autonomie eventuell Operation bzw. Radioiodtherapie.

Bewertung

Wirksamkeit

Häufig symptomloser Zufallsbefund. Ansonsten wie bei Hypothyreose.

Verträglichkeit

Siehe ▶ Hypothyreose.

Nachsorge

Bei medikamentöser Substitution regelmäßige Kontrolle von TSH, fT_3 und fT_4.

Prognose

Gut.

Weiterführende Links

▶ Thyreoiditis

Literatur

1. Batsakis JG, El Naggar AK, Luna MA (1996) Thyroid gland ectopias. Ann Otol Rhinol Laryngol 105:996–1000
2. Turgut S, Murat OK, Celikkanat S, Katirci H, Ozdem C (1997) Diagnosis and treatment of lingual thyroid: a review. Rev Laryngol Otol Rhinol (Bord) 118,189–192

Schilddrüsenentzündung, chronische

▶ Thyreoiditis, chronische

Schilddrüsenerkrankung

Synonyme

Erkrankung der Schilddrüse.

Englischer Begriff

Thyroid disease.

Definition

Pathologische Veränderung der Schilddrüse, welche einzeln oder in Kombination einhergeht mit einer Störung der Schilddrüsenhormonsynthese, einer Schilddrüsenentzündung, einer Veränderung der Schilddrüsengröße, einer Fehlanlage der Schilddrüse und/oder einer benignen oder malignen Geschwulst innerhalb der Schilddrüse.

Grundlagen

Erkrankungen der Schilddrüse zählen zu den häufigsten endokrinologischen Erkrankungen in unseren Breiten, da insbesondere die Strumabildung noch nicht durch eine ausreichende Iodversorgung in Iodmangelgebieten über die Ernährung kontrolliert ist. Zu einzelnen Schilddrüsenerkrankungen siehe Tab. 1 und Einzelstichwörter. Störungen der Schilddrüsenhormonsynthese können einzeln oder in Kombination mit anderen Schilddrüsenerkrankungen auftreten und sind unabhängig von morphologischen

Schilddrüsenerkrankung, Tabelle 1 Überblick über Schilddrüsenerkrankungen. Detaillierte Beschreibung der einzelnen Krankheitsbilder, siehe Einzelstichworte.

Störung	Einteilung	Bemerkungen
Schilddrüsenhormonsynthese	Hyperthyreose	Überfunktion
	Hypothyreose	Unterfunktion
Schilddrüsenfunktion	Athyreose	Schilddrüsenagenesie
Entzündung (Thyreoiditis)	Akute Thyreoiditis	Bakteriell
	Subakute Thyreoiditis (de Quervain)	Granulomatös
	Autoimmunthyreoiditis (Hashimoto)	Immunologisch
	Autoimmunhyperthyreose (M. Basedow)	Immunologisch
Schilddrüsengröße	Struma	Endemische Iodmangelstruma mit/ohne Autonomie (siehe Schilddrüsenadenom)
Fehlanlage	Hypoplasie	Angeboren
	Athyreose	Schilddrüsenagenesie
	Schilddrüsendystopie	Versprengtes Schilddrüsengewebe
Geschwulstbildung	Adenom (benigne)	Autonomes Adenom bei Struma
	Karzinom	Schilddrüsenkarzinom (differenziert, undifferenziert, papillär, medullär)

Veränderungen der Schilddrüse zu diagnostizieren und zu bewerten.

Schilddrüsenfehlanlage

▶ Schilddrüsendystopie
▶ Struma, dystope Lokalisation intrathorakal

Schilddrüsenfunktions-Test

Synonyme

TRH-Test; Schilddrüsen-Stimulationstest; Schilddrüsenszintigraphie.

Englischer Begriff

Thyroid test.

Definition

Laborchemische bzw. nuklearmedizinische Verfahren zur Abschätzung bzw. zur Quantifizierung der Schilddrüsenfunktion, insbesondere der Schilddrüsenhormonsynthese.

Voraussetzung

Verdacht auf Störung der Schilddrüsenfunktion.

Kontraindikationen

Manifeste Hyperthyreose (relativ): Akuter Herzinfarkt, instabile Angina pectoris, Epilepsie/erhöhte Krampfbereitschaft, schwere obstruktive Atemwegserkrankungen.

Durchführung

Siehe auch ▶ Schilddrüsendiagnostik.
Screening: Basale Bestimmung von TSH, bei Bedarf Gesamt-Thyroxin (T_4) und Gesamt-Triiodthyronin (T_3), eventuell freie Hormone.
TRH-Test:
Prinzip: Stimulation des endogenen TSH durch exogenes Releasing-Hormon führt physiologischerweise zu einem ausgeprägten TSH-Anstieg.
Indikationen: Nachweis einer verminderten Stimulierbarkeit von TSH aus der Hypophyse; Nachweis der therapeutischen Suppression von TSH beim Schilddrüsenkarzinom; Nachweis einer subklinischen (latenten)

S

Hypothyreose; unklare Fälle von Schilddrüsenfunktionsstörungen.

Durchführung: Serumgewinnung für den TSH-Basalwert; langsame i.v. Injektion von 200 µg TRH (sitzender oder liegender Patient); nach 20–30 min. Serumgewinnung zur Bestimmung des stimulierten TSH-Wertes.

Nebenwirkungen: Bei der i.v. Injektion meist vorübergehende Missempfindungen (Wärmegefühl), Geschmacksmissempfindungen, Mundtrockenheit, Übelkeit, Hungergefühl, Harndrang, Schwindel, Tachykardie, selten Blutdruckanstieg, Angina pectoris, Asthmaanfall.

Bewertung: Zahlreiche Medikamente beeinflussen den TSH-Anstieg. Normal ist ein Anstieg um mehr als 2 µE/ml. Anstieg um weniger als 2 µE/ml spricht für Autonomie/latente Hyperthyreose. Überschießender Anstieg über 20–24 µE/ml spricht für (subklinische) Hypothyreose (siehe ▶ TRH-Test, Abb. 1).

Schilddrüsenszintigraphie:

Prinzip: Schilddrüsengewebe akkumuliert Iod und dessen Isotope ^{123}I und ^{131}I sowie ^{99m}Pertechnetat; damit lässt sich die Schilddrüse „funktionstopographisch" darstellen.

Indikation: Dosisberechnung für die Radioiodtherapie; Schilddrüsenkarzinom; Dystopien der Schilddrüse (retrosternale Anteile, Zungengrund), Iodfehlverwertung; große und knotig veränderte Strumen bei älteren Patienten; Verdacht auf Schilddrüsenadenom (Autonomie); Differenzialdiagnose von Schilddrüsenknoten (heiß/kalt), Differenzialdiagnose der Hyperthyreose (hoher/niedriger Uptake); Objektivierung einer definitiven Behandlung; Verdacht auf subakute Thyreoiditis de-Quervain; Suche nach speichernden Metastasen im Rahmen der Nachsorge des Schilddrüsenkarzinoms.

Durchführung: Gabe von 75–150 MBq ^{99m}Pertechnetat (Tc) oder 5 MBq ^{123}I und Darstellung der angereicherten Aktivität mittels Gammakamera oder Scanner. Die Gammakamera erlaubt gleichzeitige Quantifizierung der Nuklidaufnahme.

Bewertung: Aussage über Lage, Größe und Form, sowie Funktionalität des speichernden Schilddrüsengewebes; Herdbefunde.

Schilddrüsengewebe

Synonyme

Schilddrüsenparenchym.

Englischer Begriff

Thyroid tissue.

Definition

Aus unterschiedlichen Zelltypen zusammengesetztes Gewebe der Schilddrüse.

Grundlagen

Die Schilddrüse setzt sich aus zahllosen Follikeln zusammen, die aus einzelnen, aneinandergereihten Zellen (Thyreozyten) bestehen und ein einschichtiges Epithel bilden, die einen mit Kolloid gefüllten Hohlraum umgeben. Im Kolloid werden Schilddrüsenhormone im Thyreoglobulinmolekül gespeichert und synthetisiert. Ein weiterer Zelltyp, die parafollikulären oder C-Zellen, kommt in Gruppen zwischen den Follikeln sowie zwischen den Epithelzellen der Follikel der Schilddrüse vor. Sie speichern und sezernieren Kalzitonin, ein Peptidhormon, das abnorme Erhöhungen der Blutspiegel von Kalzium und Phosphat verhindert. Das Hormon vermindert die Reabsorption von Kalzium in der Niere und steigert den Einbau von Kalzium und Phosphat in die Knochen, da es die Aktivität der Osteoklasten hemmt. Die Sekretion von Kalzitonin wird durch eine Erhöhung der Kalziumkonzentration im Blut ausgelöst. Damit gilt Kalzitonin als Antagonist von Parathormon aus der Nebenschilddrüse.

Schilddrüsenhemmer

▶ Thyreostatikum

Schilddrüsenheterotopie

▶ Schilddrüsendystopie

Schilddrüsenhormone

Synonyme

Hormone der Schilddrüse.

Englischer Begriff

Thyroid hormones.

Definition

Hormone, welche in der Schilddrüse synthetisiert, gespeichert und von dieser sezerniert werden.

Grundlagen

Die Schilddrüse produziert hormonell aktive Substanzen und setzt diese kontrolliert in die Blutbahn frei. Die wichtigsten in der Schilddrüse gebildeten bioaktiven Hormone sind Triiodthyronin (T_3) und Thyroxin (T_4). Sie steuern den Sauerstoffverbrauch und die Wärmeproduktion, über Kohlenhydrat-, Eiweiß- und Fettstoffwech-

Schilddrüsenhormone, Abb. 1

sel auch das Wachstum und die körperliche Entwicklung, beeinflussen das Zentralnervensystem und die Muskelaktivität sowie die Funktion des Mesenchyms (= mittelbare Förderung der Entzündungsreaktion) und den Wasserhaushalt. Ihre Bildung und Ausschüttung erfolgen unter Kontrolle (negativer Feedback-Mechanismus) durch den Hypothalamus (TRH) und die Hypophyse (TSH). Aus im Dünndarm resorbiertem und von der Schilddrüse gespeichertem Iodid und Tyrosin werden – enzymgesteuert – die inaktiven Vorstufen Mono- und Diiodtyrosin synthetisiert, die zu T_4 bzw. T_3 kondensieren, welche ihrerseits in der Depotform Thyreoglobulin im Kolloid lagern, um bei Bedarf als aktive Hormone in das Blut abgegeben zu werden, mit dem sie, an thyroxinbindendes Globulin (TBG) und zu geringerem Teil an Präalbumin (TBPA) gekoppelt, da sie allein schwer wasserlöslich sind. Der tägliche Umsatz beträgt beim Gesunden ca. 80 µg T_4 und 30 µg T_3. Vom T_4 liegt 10 bis 20 mal so viel vor wie von T_3. Beide Hormone unterscheiden sich chemisch lediglich durch ein Iodatom (Abb. 1). Aus den Vorstufen Monoiodthyrosin und Diiodthyrosin entstehen durch Kopplung T_3 und aus zwei Molekülen Diiodthyrosin wird T_4 gebildet. Die Kopplung der iodierten Komponenten geschieht im Thyreoglobulinmolekül. Schlüsselenzym der Schilddrüsenhormonsynthese ist die thyreoidale Peroxidase (TPO), die die Bindung von Iod an die Aminosäure Tyrosin bewirkt, aber auch an der Kopplung von Monoiodthyrosin und Diiodthyrosin innerhalb des Thyreoglobulinmoleküls beteiligt ist. Im Erwachsenenalter repräsentieren nur die sehr geringen Konzentrationen der nichtproteingebundenen freien Schilddrüsenhormone (normal etwa 0,03 % des Gesamt-T_4 und 0,3 % des Gesamt-T_3 im Serum) die aktuelle Schilddrüsenfunktion. Ein weiteres Hormon, welches in den zwischen den Follikeln sowie zwischen den Epithelzellen der Follikel der Schilddrüse liegenden parafollikulären oder C-Zellen

synthetisiert wird, ist das Kalzitonin. Dies ist ein Peptidhormon, das abnorme Erhöhungen der Blutspiegel von Kalzium und Phosphat verhindert. Das Hormon vermindert die Reabsorption von Kalzium in der Niere und steigert den Einbau von Kalzium und Phosphat in den Knochen, da es die Aktivität der Osteoklasten hemmt. Die Sekretion von Kalzitonin wird durch eine Erhöhung der Kalziumkonzentration im Blut ausgelöst. Damit gilt Kalzitonin als Antagonist von Parathormon aus der Nebenschilddrüse.

Weiterführende Links

▶ Thyroxin
▶ Triiodthyronin

Schilddrüsenhormonresistenz

Synonyme

Schilddrüsenhormon-Rezeptordefekt; inappropriate TSH-Sekretion.

Englischer Begriff

Resistance to thyroid hormone; thyroid hormone resistance; inappropriate secretion of TSH.

Definition

Kongenitales Syndrom, verursacht durch reduzierte Ansprechbarkeit der Zielgewebe auf Schilddrüsenhormon (partielle Resistenz) mit Prävalenz von 1:50.000 aller Lebendgeborenen. Durch Gegenregulation entsteht über vermehrte Sekretion von TSH eine Struma. Bei normalem TBG, Transthyretin und Albumin sind die zirkulierenden Konzentrationen von Thyroxin (T_4) und Triiodthyronin (T_3) erhöht ohne ausreichende Hemmwirkung auf die hypophysäre TSH-Synthese und -Sekretion. Die Resistenz in der Leber spiegelt sich im nicht erhöhten SHBG wider. Fast alle Fälle zeigen auf Chromosom 3 die Mutation eines Allels der β-Form des

Schilddrüsenhormon-Rezeptors (TRβ), meist mit verminderter Bindungsaktivität für T$_3$. Die Dimere dieses mutierten TRβ (mTRβ) mit RXR (retinoid X receptor), mit nicht mutiertem Wildtyp-TRβ (wtTRβ) oder Wildtyp-TRα (wtTRα, auf Chromosom 17) behindern im Zusammenspiel mit Kofaktoren die Funktionsentfaltung der normalen Hetero- und Homodimere des wtTRβ an den thyroid hormone response elements (TREs) im Genom. Dieser dominant negative Effekt des mTRβ setzt die gleichzeitige Expression von wtTRβ voraus, was bei Heterozygotie gegeben ist (autosomal dominanter Erbgang). Bei gleichermaßen ausgeprägter Schilddrüsenhormonresistenz in Adenohypophyse und peripherem Gewebe liegt ein global euthyreoter bis leicht hypothyreoter Metabolismus vor (dominante, generalisierte Schilddrüsenhormonresistenz, Typ Ia). Ist dagegen die hypophysäre Resistenz ausgeprägter als peripher, dann resultiert daraus eine Hyperthyreose (dominante, hypophysäre Schilddrüsenhormonresistenz, Typ Ib). Bei beiden Formen liegt in der Regel am Herzen eine Organhyperthyreose vor, da kardial organspezifisch die Expression von TRα der von TRβ überwiegt.

Ferner wird noch bei vermeintlich hypothyreoten Patienten mit Normalwerten von TSH, fT$_4$ und fT$_3$ eine gering hypophysäre, überwiegend periphere Schilddrüsenhormonresistenz (Typ Ic) theoretisch erwogen, ohne dass eine solche Krankheitseinheit bisher hormon- und genanalytisch von einer Euthyreose abgrenzbar ist. Manche Patienten, die zu Typ Ic gerechnet werden, betreiben einen habituellen Schilddrüsenhormonmissbrauch.

In etwa 10 % der Fälle lassen sich weder im TRβ- noch im TRα-Gen Mutationen finden (dominante Schilddrüsenhormonresistenz, Typ II), hier ist die klinische Manifestation häufig ausgeprägter; defekte Kofaktoren werden vermutet.

Außerdem gibt es Fälle von Schilddrüsenhormonresistenz mit autosomal rezessivem Erbgang bei Homozygotie für die Deletion des TRβ-Gens (delTRβ:delTRβ) (rezessive Schilddrüsenhormonresistenz, Refetoff-Syndrom, Typ III). Heterozygote zeigen keine Resistenz, da sich kein dominant negativer Effekt entwickeln kann.

Symptome

Ia, Ib & II: TSH-bedingte Struma diffusa, die im Verlaufe der Zeit in eine Struma nodosa übergeht (60–95 % der Fälle), Sinustachykardie als Ausdruck einer organbeschränkten Hyperthyreose (30–75 %), verzögerte Knochenreifung (30–45 %) mit zu erwartender normaler Erwachsenenendgröße, Minderwuchs nur in etwa 20 %, bei Kindern erniedrigter Body-mass-Index (33 %), Innenohrschwerhörigkeit (10–25 %), emotionale Störungen (60 %), hyperaktive Verhaltensstörungen („Zappel-Philipp"-Syndrom) (35–70 %), Aufmerksamkeitsdefizit (40–60 %), Lernstörungen (30 %) und geistige Retardierung mit IQ < 70 (4–16 %). Die Stoffwechsellage ist bei Ia und II euthyreot bis leicht hypothyreot, bei Ib hyperthyreot. Unter der vermeintlichen Diagnose einer Hyperthyreose sind viele Patienten vorbehandelt mit Thyreostatika, Radioiod oder durch Strumaresektion. III: Wie Ia mit Struma, Sinustachykardie und verzögerter Knochenreifung, aber zusätzlich mit angeborener Innenohrtaubheit und entstehender Taubstummheit, horizontalem Nystagmus, punktförmig verkalkten Epiphysen (stippled epiphysis) sowie mit Dysmorphien, wie Opistogenie (Vogelgesicht), Pectus carinatum (Hühnerbrust) und Scapula alata (abstehendes Schulterblatt). Die Stoffwechsellage ist euthyreot bis hypothyreot.

Diagnostik

Das freie Thyroxin (fT$_4$) ist erhöht, ebenso fT$_3$, bei nicht supprimiertem basalen TSH und bei Normalwerten von Transthyretin (thyroxinbindendes Präalbumin, TBPA), thyroxinbindendem Globulin (TBG) und

Albumin. T_3/T_4-Quotient normal. Basales TSH ist normal bis leicht erhöht bei erhaltenem diurnalen Rhythmus sowie bei normaler bis überschießender Stimulierbarkeit mit TRH. Die α-Untereinheit (α-subunit, αSU) ist nicht erhöht, entsprechend ist der αSU/TSH-Quotient normal. Die Radioiodaufnahme in der Schilddrüse ist gesteigert; Perchlorat-Discharge-Test negativ. Schilddrüsenspezifische Autoantikörper negativ, wenn nicht zufällige Koinzidenz mit Autoimmunthyreoiditis. SHBG-Spiegel normal. Im EKG Sinustachykardie. Achillessehnenreflexzeit normal bis grenzwertig verlängert. Im Audiogramm Innenohrschwerhörigkeit oder Taubheit. Bei Kindern Knochenalterbestimmung. Nachweis der Mutationen durch Genanalyse. Schilddrüsenhormonresistenz kann im Neugeborenenscreening nur erfasst werden, wenn gleichzeitig TSH und T_4 gemessen werden. Bei III Dysmorphien (siehe oben) und Nachweis der „stippled" Epiphysen durch Röntgen-Bild, z.B. des Femurs.

Differenzialdiagnose

Erhöhtes fT_4 und fT_3 bei nicht supprimiertem TSH ist auch typisch für TSH-produzierendes Hypophysenadenom (Hypophysenadenom, endokrin aktives), hier allerdings αSU und αSU/TSH-Quotient erhöht, diurnaler Rhythmus von TSH aufgehoben und TSH mit TRH in der Regel nicht oder gering stimulierbar, in Kernspintomographie HVL-Adenom darstellbar, eventuell Störungen weiterer Achsen des Hypophysenvorderlappens. Gleiche Konstellation von fT_4 und TSH findet man in der Neonatalperiode, bei unregelmäßig eingenommener Levothyroxinsubstitution, bei Anomalien und Erhöhungen der Transportproteine TBG, Transthyretin oder Albumin, z.B. familiäre dysalbuminämische Hyperthyroxinämie, bei Autoantikörpern gegen T_4, T_3 oder TSH oder eventuell heterophilen Antikörpern, die mit der TSH-Messung interferieren.

Therapie

Kausal

Eine somatisch oder die Keimbahn korrigierende Gentherapie ist noch nicht möglich. Ein spezifisches Pharmakon, das den Rezeptordefekt korrigiert, ist nicht bekannt. Ia, II & III: In den meisten Fällen ist die partielle Resistenz gegenregulatorisch durch endogen hohe Schilddrüsenhormonsekretion kompensiert mit euthyreoter Stoffwechsellage, weshalb eine Therapie nicht notwendig ist. In Fällen mit Zeichen der Hypothyreose, des Strumawachstums und der eingeschränkten Funktionsreserve der Schilddrüse, meist nach inadäquater Indikation zur Strumaresektion oder Radioiodtherapie, wird versucht, die Hypothyreose mit Liothyronin (L-T_3), Levothyroxin (L-T_4), auch D-Thyroxin (D-T_4) oder L-Triiodthyreoessigsäure (TRIAC) auszugleichen, wobei die Absenkung des erhöhten TSH in den Normbereich als therapeutisches Ziel gilt. Die optimale Therapiedosis ist langsam ansteigend zu ermitteln und liegt im supraphysiologischen Bereich, z.B. bei Erwachsenen > 60 µg L-T_3 oder > 150 µg L-T_4 täglich. Tritt unter dieser Substitution eine störende, höhergradige Sinustachykardie oder ein hyperkinetisches Herzsyndrom auf, dann werden β-Rezeptorenblocker eingesetzt, z.B. Atenolol, das kardioselektiv ist und die Aktivierungskonversion von T_4 nach T_3 nicht hemmt. Wird mit L-T_3 oder TRIAC behandelt, dann kann Propranolol eingesetzt werden, das auch hyperaktive Verhaltensstörungen dämpft. Bei Neugeborenen und Kindern sind Zeichen der Hypothyreose sowie der Entwicklungsverzögerung und -störung Indikation zur ausgeklügelten Schilddrüsenhormonsubstitution in allmählich ansteigender Dosierung, wobei Wachstum, Knochenreifung und geistige Entwicklung, Stickstoffbilanz, TSH, SHBG-Spiegel und Achillessehnenreflexzeit als Verlaufsparameter fungieren können; katabole Zustände sind zu vermeiden. Zur Entscheidung, ob eine Schilddrüsenhormontherapie notwendig ist, können die Krankheitsauswirkungen bei betroffenen, aber nicht therapierten Familienmitgliedern herangezogen werden. Die Innenohrschwerhörigkeit ist prothetisch zu versorgen; Taubstummheit bedarf der speziellen sozialen und schulischen Betreuung.

Dauertherapie

Sofern die Indikation zur Schilddrüsenhormontherapie besteht und die kardiale Hyperkinesie unter β-Rezeptorenblockern subjektiv und objektiv tolerabel ist, wird eine lebenslange Therapie unter regelmäßiger Überwachung und Dosiskontrolle durchgeführt.

Operativ/strahlentherapeutisch

Die Strumaresektion durch Operation oder Radioiod ist zu vermeiden, da sie die Funktionsreserve der Schilddrüse mindert und in der Regel eine Schilddrüsenhormontherapie erforderlich macht. Allein bei großem Strumavolumen und Beeinträchtigung der Nachbarorgane ist die Strumaresektion angezeigt mit anschließender Schilddrüsenhormontherapie.

Bewertung

Wirksamkeit

Bei leichterer Resistenz ist die Schilddrüsenhormontherapie bezüglich Erreichen einer euthyreoten Stoffwechsellage hinreichend gut wirksam, bei ausgeprägter Resistenz nur partiell. Ontogenetische Entwicklungsstörungen, z.B. Innenohrschwerhörigkeit, sind in der Regel irreversibel.

Verträglichkeit

Die Schilddrüsenhormontherapie in langsam ansteigender Dosierung findet häufig ihre Grenze an der Intoleranz der zunehmenden Sinustachykardie, bevor eine befriedigende TSH-Senkung erreicht wird.

Nachsorge

Lebenslange Kontrolluntersuchungen sind erforderlich, auch bei Patienten, die aktuell keiner Schilddrüsenhormontherapie bedürfen, da sich über die Zeit der Hormonbedarf ändern kann, auch durch Zusatzerkrankungen und Alterung. Genanalyse und genetische Beratung des Patienten und seiner Familienangehörigen.

Literatur

1. Refetoff S (2000) Resistance to thyroid hormone. In: Braverman LE, Utiger RD (eds) The Thyroid. A Fundamental and Clinical Text. Lippincott Williams & Wilkins, Philadelphia, S 1028–1043
2. Seif FJ, Großmann E, Schaaf L (1988) Syndromes of thyroid hormone resistance. Acta med Austriaca 15(Suppl. 1):47–52
3. Beck-Peccoz P, Asteria C, Mannavola D (1997) Resistance to thyroid hormone. In: Braverman LE (ed) Contemporary Endocrinology. Diseases of the Thyroid. Humana Press Inc.,Totowa, S 199–239

Schilddrüsenhormon-Rezeptordefekt

► Schilddrüsenhormonresistenz

Schilddrüsenhyperplasie

Synonyme

Hyperplasie der Schilddrüse; Schilddrüsenvergrößerung; Struma; Volumenhypertrophie der Schilddrüse.

Englischer Begriff

Thyroid hyperplasia.

Definition

Volumenzunahme der Schilddrüse meistens im Rahmen der Ausbildung einer Struma (Kropf) durch Vermehrung der Schilddrüsenzellen bei unveränderter Zellgröße (Abb. 1). Bedingt durch vermehrte funktionelle Belastung der Schilddrüse bzw. hormonelle Stimulation durch TSH. Auslöser ist im Falle der endemischen Struma ein alimentärer Iodmangel mit nachfolgender erhöhter Sensitivität der Thyreozyten auf

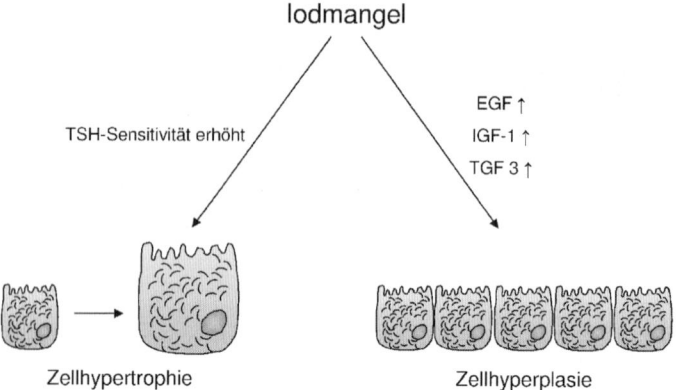

Iodmangel

TSH-Sensitivität erhöht

EGF ↑
IGF-1 ↑
TGF 3 ↑

Zellhypertrophie   Zellhyperplasie

Schilddrüsenhyperplasie, Abb. 1 Durch Iodmangel induzierte Zellhypertrophie und Zellhyperplasie der Schilddrüse. TSH, Thyreoidea-stimulierendes Hormon; EGF, Epidermal Growth Factor; IGF-1, Insulin-like Growth Factor 1; TGF 3, Transforming Growth Factor 3.

den TSH-Stimulus. In der Folge kommt es zunächst zu einer Zellhypertrophie (Vergrößerung der Einzelzellen). Durch Ausschüttung lokaler Wachstumsfaktoren (IGF-1, EGF, FGF) kommt es zusätzlich auch zu einer Hyperplasie des Schilddrüsengewebes und damit zu einer Volumenzunahme, sowie zu einer Stimulation der Gefäßproliferation und vermehrter Bindegewebsproduktion.

Symptome

Im Anfangsstadium selten Symptome. Im Adoleszentenalter fällt eine sichtbare Schilddrüsenvergrößerung bei schlankem Habitus und relativer Betonung des Isthmusbereiches der Schilddrüse auf. Im Erwachsenenalter wird die diffuse Schilddrüsenvergrößerung oft lange übersehen. Bei euthyreoter Stoffwechsellage kommt es in der Regel erst bei lokal verdrängenden Schilddrüsenvergrößerungen zu nachfolgenden Beschwerden: Globusgefühl, Engegefühl im Halsbereich, Schluckstörungen, Dyspnoe, inspiratorischer Stridor bei Trachealkompression, Hustenreiz und Räusperzwang. Bildet sich in der Schilddrüsenhyperplasie ein Schilddrüsenadenom mit funktioneller Autonomie, so können Symptome der Hyperthyreose hinzukommen.

Diagnostik

Die Diagnostik umfasst die Anamnese (Familienanamnese bezüglich Struma, Vorbe-

handlungen, schnell wachsende Knoten, Schwangerschaft, Iodbelastung, strumigene Substanzen, Schmerzen, Hyperthyreosesymptome), die körperliche Untersuchung (Vergrößerung der Schilddrüse, prominente Knoten, Einflussstauung, Zyanose, palpatorisch Größe und Konsistenz der Schilddrüse, Schluckverschieblichkeit, Halslymphknoten), die Bestimmung der Schilddrüsenfunktionsparameter TSH, T_3 und T_4, die Halssonographie (Größe, Homogenität, fokale Befunde), bei Bedarf Punktionszytologie und Schilddrüsenszintigraphie, sowie bei Bedarf Tracheazielaufnahme.

Differenzialdiagnose

Schilddrüsenadenom,   Schilddrüsenmalignom, Zysten.

Allgemeine Maßnahmen

Diät

Auf ausreichende alimentäre Iodaufnahme achten (Iodsalz, Fisch etc.). Empfehlungen zur Iodzufuhr (Deutsche Gesellschaft für Ernährung), siehe Tab. 1.

Therapie

Kausal

Iodzufuhr stellt eine kausale Therapieoption dar.

Schilddrüsenhyperplasie, Tabelle 1 Empfehlungen zur Iodzufuhr (Deutsche Gesellschaft für Ernährung).

Alter	µg/Tag
Säuglinge 0–4 Monate	50
Säuglinge 4–12 Monate	80
Kinder 1–4 Jahre	100
Kinder 4–7 Jahre	120
Kinder 7–10 Jahre	140
Kinder 10–13 Jahre	180
Jugendliche und Erwachsene	200
Schwangere	230
Stillende	260

Akuttherapie

Bei Tracheomalazie mit Dyspnoe eventuell Intubation nötig.

Dauertherapie

Da Iodmangel die Hauptursache für die Schilddrüsenhyperplasie ist, bietet sich die Behandlung mit Iodid als Basistherapie an (Dosierung, siehe ▶ Struma). Insbesondere bei Kindern, Jugendlichen und jüngeren Erwachsenen führt eine ausreichend hohe Iodidbehandlung zum Rückgang und eventuell zur Normalisierung der Schilddrüsengröße (Cave: Keine Iodidtherapie bei funktioneller Autonomie). Da L-Thyroxin die Zellhypertrophie und -hyperplasie der Thyreozyten günstig beeinflusst, kann eine Kombination aus L-Thyroxin und Iodid immer dann günstig sein, wenn schnell ein volumenreduzierender Effekt erreicht werden soll (Dosierung, siehe ▶ Struma).

Operativ/strahlentherapeutisch

Bei Lokalsymptomen durch Verdrängung bzw. bei fokalen Befunden (Adenom, Zyste, Malignom) und Versagen der medikamentösen Therapie ist die Indikation zur operativen Therapie (Strumektomie, (sub-)totale Strumaresektion) gegeben. Eine Radioiodbehandlung kann als volumenreduzierende Therapie eingesetzt werden (siehe auch ▶ Struma).

Bewertung

Wirksamkeit

Durch medikamentöse, operative und strahlentherapeutische Verfahren bzw. Kombinationen lässt sich in nahezu 100 % der Patienten eine Volumenreduktion der Schilddrüse erreichen.

Verträglichkeit

Siehe ▶ Struma.

Pharmakoökonomie

Siehe ▶ Struma.

Nachsorge

Siehe ▶ Struma.

Prognose

Siehe ▶ Struma.

Literatur

1. Nawroth PP, Ziegler R (Hrsg) (2001) Klinische Endokrinologie und Stoffwechsel. Springer-Verlag, Berlin, Heidelberg, New York
2. Gimm O, Brauckhoff M, Thanh PN, Sekulla C, Dralle H (2002) An update on thyroid surgery. Eur J Nucl Med Mol Imaging 29(Suppl 2):447–452
3. Derwahl M, Studer H (2002) Hyperplasia versus adenoma in endocrine tissues: are they different? Trends Endocrinol Metab 13:23–28

Schilddrüsenkarzinom

Synonyme

Schilddrüsen-Ca.

Englischer Begriff

Thyroid carcinoma.

Definition

Maligner Tumor der Schilddrüse epithelialen Ursprungs. Das Schilddrüsenkarzinom

Schilddrüsenkarzinom, Tabelle 1 Klassifizierung, relative Häufigkeit und Prognose.

Differenzierung	Klassifizierung	Relative Häufigkeit	10-Jahres-Überlebensrate
differenziert	Papillär	50–80 %	85–90 %
differenziert	Follikulär	20–40 %	60–70 % (Onkozytäre Variante 50–60 %)
undifferenziert	Anaplastisch	2 %	0–9 %
	Medullär	4–10 %	sporadisch 50–70 % familiär nach Diagnosezeitpunkt bis 100 %

wird eingeteilt in differenziertes Schilddrüsenkarzinom, undifferenziertes Schilddrüsenkarzinom und medulläres Schilddrüsenkarzinom. Die Klassifizierung, relative Häufigkeit und Prognose ist in Tab. 1 dargestellt. Das Schilddrüsenkarzinom hat eine Inzidenz von 2–3 Neuerkrankungen pro 100.000 Einwohner pro Jahr.

Symptome

Schilddrüsenkarzinome sind in der Frühphase oft symptomlos. Im Verlauf findet sich typischerweise ein schmerzlos wachsender, solitärer Knoten. Es können weitere, unspezifische Symptome wie Schluckbeschwerden, Heiserkeit, mangelnde Schluckverschieblichkeit, tastbare derbe Knoten und Vergrößerung der zervikalen Lymphknoten auftreten. Die Schilddrüsenfunktion ist in der Regel normal.

Diagnostik

Hinweisend auf ein Schilddrüsenkarzinom sind ein solitärer Knoten bei Struma diffusa, schnelles Knotenwachstum, im Tastbefund derber und nicht schluckverschieblicher Knoten, zervikale Lymphknotenschwellungen, Alter unter 14 oder über 60 Jahre und männliches Geschlecht. Die spezielle Diagnostik umfasst die Schilddrüsensonographie, die Szintigraphie, Feinnadelpunktion, sowie labortechnische Untersuchungen von Kalzitonin, Pentagastrin-Test und Untersuchung auf Mutation des RET-Protoonkogens. Hinweisend auf ein Schilddrüsenkarzinom ist ein sonographisch echoarmer und unscharf begrenzter Knoten ohne Halozeichen, der sich szintigraphisch kalt darstellt. Ein erhöhtes Kalzitonin und ein pathologischer Pentagastrin-Test weisen auf ein medulläres Schilddrüsenkarzinom hin, eine Mutation im RET-Protoonkogen beweist ein familiäres medulläres Schilddrüsenkarzinom.

Differenzialdiagnose

Differenzialdiagnostisch kommen gutartige Schilddrüsentumoren und weitere, seltene Schilddrüsenmalignome wie maligne Lymphome oder Metastasen in Betracht.

Therapie

Kausal

In der Regel wird eine totale Thyreoidektomie angestrebt. Siehe auch ▶ Schilddrüsenkarzinom, differenziertes und ▶ Schilddrüsenkarzinom, undifferenziertes.

Bewertung

Wirksamkeit

Siehe ▶ Schilddrüsenkarzinom, differenziertes und ▶ Schilddrüsenkarzinom, undifferenziertes.

Verträglichkeit

Siehe ▶ Schilddrüsenkarzinom, differenziertes und ▶ Schilddrüsenkarzinom, undifferenziertes.

Nachsorge

Siehe ▶ Schilddrüsenkarzinom, differenziertes.

Prognose

Die Prognose hängt von Differenzierung und Klassifizierung ab. Die 10-Jahres-Überlebensraten sind in Tab. 1 dargestellt.

Schilddrüsenkarzinom der Thyreozyten

Synonyme

Thyreozytenkarzinom.

Englischer Begriff

Thyroid carcinoma.

Definition

Von den Thyreozyten ausgehende primäre maligne Geschwulst der Schilddrüse. Diese machen über 90 % aller primären Schilddrüsenmalignome aus. Der Rest geht als medulläres Schilddrüsenkarzinom von den parafollikulären C-Zellen der Schilddrüse aus.

Schilddrüsenkarzinom der Thyreozyten, Tabelle 1
Einteilung der Schilddrüsenmalignome.

Karzinome mit Follikeldifferenzierung	– Papilläres Karzinom (minimal invasiv, grob invasiv) – Follikuläres Karzinom (minimal invasiv, grob invasiv)
Gering differenzierte Karzinome	
Entdifferenzierte (anaplastische) Karzinome	
Medulläre Karzinome	– Familiär – Sporadisch
Seltene primäre Karzinome	– Plattenepithelkarzinome – Mukoepidermoidkarzinome – Ductus-thyreoglossus-Karzinome
Karzinome mit thymusähnlicher Differenzierung	
Organfremde Malignome	– Lymphome etc.

Zur Einteilung der Schilddrüsenmalignome siehe Tab. 1. Zur TNM-Klassifikation von Schilddrüsentumoren siehe Tab. 2. Schilddrüsenmalignome sind selten und machen ca. 0,5–1 % aller Krebserkrankungen aus. Jährliche Inzidenz 2–3/10000 Einwohner. Frauen sind ca. 2mal häufiger betroffen. Okkulte papilläre Karzinome machen in Deutschland ca.7 % aus. Kli-

Schilddrüsenkarzinom der Thyreozyten, Tabelle 2
TNM-Klassifikation von Schilddrüsentumoren.

TNM-Stadium	Bemerkungen
T	Primärtumor
T_x	Primärtumor kann nicht beurteilt werden
T_0	Kein Anhalt für Primärtumor
T_1	Tumor 1 cm oder kleiner, begrenzt auf die Schilddrüse
T_2	Tumorgröße zwischen 1 und 4 cm, begrenzt auf die Schilddrüse
T_3	Tumor größer als 4 cm, begrenzt auf die Schilddrüse
T_4	Tumor jeder Größe mit Ausbreitung jenseits der Schilddrüse
Alle T-Stadien	Unterteilung in: a) solitärer Tumor b) multifokaler Tumor
N	Regionäre Lymphknoten
N_x	Regionäre Lymphknoten können nicht beurteilt werden
N_0	Kein Anhalt für regionäre Lymphknotenmetastasen
N_1	Regionäre Lymphknotenmetastasen nachweisbar
N_{1a}	Metastasen in ipsilateralen Halslymphknoten
N_{1b}	Metastasen in bilateralen, in der Mittellinie gelegenen oder kontralateralen Halslymphknoten oder in mediastinalen Lymphknoten
M	Fernmetastasen
M_0	Kein Anhalt für Fernmetastasen
M_1	Fernmetastasen nachweisbar

S

nisch manifeste Schilddrüsenkarzinome der Thyreozyten setzen sich zusammen aus papillären Tumoren (50–80 %), follikulären Karzinomen (ca. 40 %) und seltenen anaplastischen Karzinomen (ca. 4 %). Pathogenetisch spielen ionisierende Strahlen, präexistente Schilddrüsenerkrankungen (M. Basedow, Struma nodosa), Sexualhormone (sexueller Dimorphismus) und Mutationen in Protoonkogenen bzw. Tumorsuppressorgenen in absteigendem Ausmaß eine Rolle.

Symptome

Vielfach machen die Tumoren dem Patienten keine Beschwerden und werden im Rahmen einer Strumaabklärung entdeckt. Funktionsstörungen der Schilddrüse sind selten. Im Erwachsenenalter sind autonome Areale der Schilddrüse mit (latenter) Hyperthyreose als Sitz eines Malignoms extrem selten; bei Kindern findet sich darin häufiger ein Karzinom. Mögliche Symptome und Beschwerden bei Schilddrüsenkarzinom:

- Schnelles Knotenwachstum
- Auftreten von vergrößerten Halslymphknoten
- Globusgefühl
- Heiserkeit
- Knochenschmerzen bei Skelettmetastasen
- Selten Gewichtsabnahme
- Schluckstörungen und Aspiration (ösophagotracheale Fistel).

Diagnostik

Anamnese: Alter, Geschlecht, Symptome, Solitärknoten, szintigraphisch kalter Knoten, sonographisch echoarmer Knoten, schnelles Knotenwachstum, positive Familienanamnese, Bestrahlung, Vorbehandlungen, Begleiterkrankungen.
Körperliche Untersuchung: Palpable Knoten, Halslymphknoten, Dyspnoe.
Sonographie: Die meisten Schilddrüsenkarzinome präsentieren sich echoarm bis echokomplex. Abgrenzung zum umgebenden Gewebe. Klassifikation der Halslymphknoten nach TNM (Tab. 2).
Szintigraphie: Da Schilddrüsenkarzinome in der Regel keinen normalen Iodmetabolismus aufweisen, wird auch Technetium nicht gespeichert und die Knoten imponieren „kühl" bis „kalt". Knoten < 1 cm können der Szintigraphischen Diagnostik entgehen. Zur Darstellung minder- oder nichtspeichernder Areale wird ^{99m}Technetium als Tracer verwendet, zur Metastasensuche ^{131}Iod bei follikulären und papillären Karzinomen (bei fehlender Iodspeicherung ^{201}Thallium, ^{99m}Tc-MIBI oder 18-FDG in der Positronenemissionstomographie).
Feinnadelpunktion: Alle suspekten Knoten sollten feinnadelpunktiert werden. Weitere Gründe für eine Feinnadelpunktion sind Planung der Operationsstrategie, Vermeidung unnötiger Operationen, Differenzialdiagnose Thyreoiditis, Erhöhung der Compliance bei suspektem Befund. Die Sensitivität der Feinnadelpunktion liegt bei 90 %, die Spezifität bei 95 %. Das follikuläre Adenom kann vom follikulären Karzinom zytologisch nicht sicher unterschieden werden (allgemein: Follikuläre Neoplasie; OP-Indikation).

Differenzialdiagnose

Medulläres Schilddrüsenkarzinom und andere Schilddrüsenmalignome, Metastasen, Lymphom, Adenom, autonomes Adenom, Zysten, Einblutungen, selten Thyreoiditis.

Therapie

Kausal

Chirurgische Sanierung mit dem Ziel der Heilung.

Akuttherapie

Chirurgische Sanierung mit dem Ziel der Heilung.

Dauertherapie

Thyreosuppressive Therapie nach Operation: Um ein Tumorzellwachstum durch

Schilddrüsenkarzinom der Thyreozyten, Tabelle 3 Therapieprotokoll beim anaplastischen Schilddrüsenkarzinom nach Tenvall.

	Zeit in Wochen								
	0	1	2	3	4	5	6	7	8
Strahlentherapie	30 Gy						16 Gy		
Hyperfraktioniert	23 Fraktionen					12 Fraktionen			
Adriamycin 20 mg i.v.		X	X	X				X	X
Operation						X			

TSH-Stimulation zu verhindern, wird eine suppressive Therapie mit L-Thyroxin (initiale Richtdosis 2,5–3 µg/kg KG) gegeben. Der basale TSH-Wert sollte < 0,1 µU/ml sein. Beim papillären Mikrokarzinom scheinen auch TSH-Spiegel im Bereich von 0,1–0,2 µU/ml ausreichend zu sein.
Chemotherapie: Differenzierte Schilddrüsenkarzinome sprechen auf eine Chemotherapie kaum an. Beim anaplastischen Karzinom mit insgesamt ungünstiger Prognose kann eine kombinierte neoadjuvante und adjuvante Radio-Chemotherapie sinnvoll sein (siehe Tab. 3).

Operativ/strahlentherapeutisch

Chirurgische Therapie: Grundsätzlich wird bei allen Schilddrüsenkarzinomen eine chirurgische Therapie angestrebt. Die Ziele der operativen Therapie (totale Schilddrüsenexstirpation) sind Erreichung der vollständigen Heilung, Optimierung der Voraussetzung zur Radioiodtherapie bzw. Palliation bei Fernmetastasen und anaplastischem Karzinom. Bei allen Stadien wird eine totale Thyreoidektomie mit Lymphknotendissektion des zentralen Kompartiments (paralaryngeal, parathyreoidal, paratracheal) durchgeführt. Beim papillären Mikrokarzinom (< 1 cm) ist eine Hemithyreoidektomie ausreichend.
Postoperative Radioiodtherapie: Außer beim papillären Mikrokarzinom schließt sich bei den differenzierten Karzinomen eine Radioiodtherapie mit 1,5–3 GBq ^{131}Iod ca. 6 Wochen nach der Operation an. Sie dient der Elimination von Restgewebe, ins-

besondere im Bereich der hinteren Organkapsel sowie von Fernmetastasen. Für eine Radioiodtherapie müssen folgende Voraussetzungen gegeben sein: differenziertes Schilddrüsenkarzinom, hypothyreote Stoffwechsellage (TSH > 30 µU/ml), keine Iodkontamination des Organismus (Cave: Röntgen-Kontrastmitteluntersuchungen).
Vom Zeitpunkt der Operation bis zur Radioiodtherapie sollten die Patienten mit einem T_3-Präparat mit kurzer Halbwertszeit (z.B. 3–4mal 20 µg Thybon pro Tag) substituiert werden. 14 Tage vor der Radioiodtherapie ist dies abzusetzen, um in hypothyreoter Stoffwechsellage und bei hohem endogenen TSH eine maximale Radioiodaufnahme zu erzielen.
Perkutane Strahlentherapie: Wegen der günstigen Prognose ist beim differenzierten Schilddrüsenkarzinom eine perkutane Strahlentherapie meistens nicht indiziert. Indikationen können sein: Skelettmetastasen zur Schmerztherapie, drohende Frakturen, Tumoren im Stadium T_4 (siehe Tab. 2), nicht vollständig resezierbare Tumoren, anaplastische Karzinome.

Bewertung

Wirksamkeit

Die wirksamste Therapie bei niedrigen Tumorstadien ist die chirurgische Therapie in Kombination mit der Radioiodtherapie. In fortgeschrittenen Stadien ist mit sämtlichen Therapiemaßnahmen häufig nur noch eine Palliation zu erreichen.

S

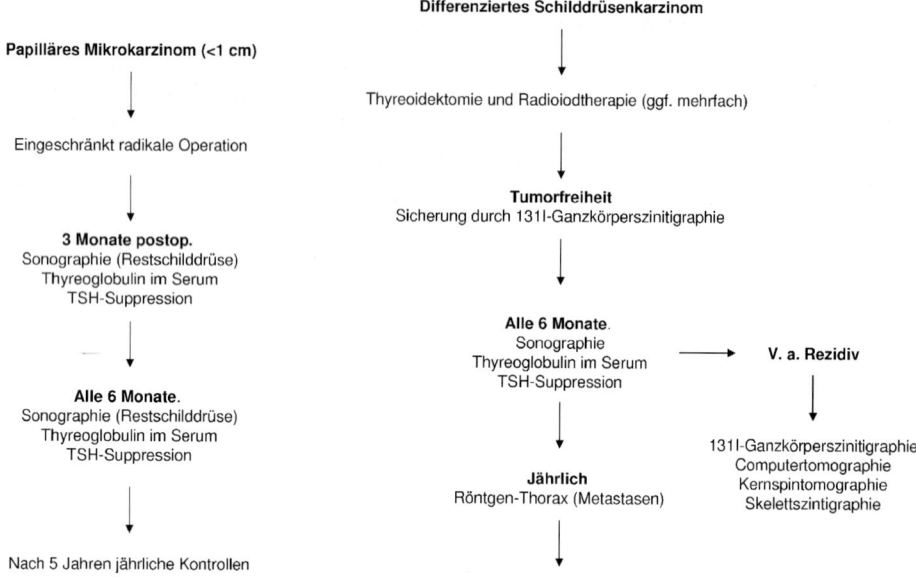

Schilddrüsenkarzinom der Thyreozyten, Abb. 1 Nachsorgeschema beim papillären Mikrokarzinom und beim differenzierten Schilddrüsenkarzinom.

Verträglichkeit

Nebenwirkungen der Operation sind Blutung, Infektion und Rekurrensparese sowie Hypoparathyroidismus, kosmetische Nachteile und postoperativ die Notwendigkeit zur lebenslangen Einnahme von Schilddrüsenhormonen. Die Radioiodtherapie ist gut verträglich. Bei Überdosierung bzw. Unterdosierung einer Schilddrüsen-Hormonsubstitution Symptome der Hyper- bzw. Hypothyreose. Spezifische Nebenwirkungen einer systemischen Chemotherapie sind Übelkeit, Erbrechen, Durchfall, Haarausfall, Sterilität sowie Myelosuppression mit Infektionen, Anämie und Blutungen; die einer perkutanen Strahlentherapie lokale Hautreaktionen, Übelkeit und Kopfschmerzen.

Nachsorge

Thyreoglobulin wird nur in Schilddrüsenzellen produziert und ist daher bei thyreoidektomierten Patienten ein idealer Tumormarker bei differenzierten Schilddrüsenkarzinomen. Ein Anstieg deutet auf ein Rezidiv oder eine Progredienz des Tumors hin. Die Ganzkörperszintigraphie kann dann [131]Iod-speichernde Metastasen aufdecken. Ein Nachsorgeschema des papillären und des differenzierten Schilddrüsenkarzinoms ist in Abb. 1 dargestellt.

Prognose

Insgesamt haben differenzierte Schilddrüsenkarzinome eine gute Prognose. Fünfjahres-Überlebensraten sind: Papilläres Mikrokarzinom 99 %, Papilläres Karzinom alle Stadien 80–90 %, Follikuläres Karzinom 70 % (► Schilddrüsenkarzinom, Tab. 1).

Befunde, welche eine gute Prognose abschätzen lassen sind: Junge Patienten, hoher Differenzierungsgrad, weibliches Geschlecht, papilläres Karzinom, geringe Tumorgröße.

Eine besonders schlechte Prognose haben anaplastische Karzinome, die oft erst im fortgeschrittenen Stadium entdeckt werden.

Hier sind z.T. nur palliative Therapiestrategien möglich.

Literatur

1. Sherman SI (2003) Thyroid carcinoma. Lancet 361:501–511
2. Toubert ME (2003) Follow-up of thyroid cancer patients with „poor prognosis". Ann Endocrinol (Paris) 64:68–71
3. Goldstein RE (2003) Current management of epithelial thyroid neoplasms. J Ky Med Assoc 101:188–198

Schilddrüsenkarzinom, anaplastisches

▶ Schilddrüsenkarzinom, undifferenziertes

Schilddrüsenkarzinom, differenziertes

Synonyme

Differenziertes Schilddrüsen-Ca.

Englischer Begriff

Differentiated thyroid carcinoma.

Definition

Schilddrüsenkarzinom mit histologisch hohem bis niedrigem Differenzierungsgrad. Das Schilddrüsenkarzinom wird eingeteilt in papilläres und follikuläres Karzinom. Die Metastasierung erfolgt beim papillären Karzinom überwiegend lymphogen und beim follikulären Karzinom überwiegend hämatogen in Lunge und Skelett.

Symptome

Siehe ▶ Schilddrüsenkarzinom.

Diagnostik

Siehe ▶ Schilddrüsenkarzinom. Die endgültige Diagnose eines Schilddrüsenkarzinoms wird häufig erst in der Histologie intra- oder postoperativ gestellt. Das papilläre Karzinom weist papilläre Gewebsstrukturen mit gekapseltem oder infiltrierendem Wachstum auf, beim follikulären Karzinom werden in der Regel solitäre Tumoren mit Follikeln und Kolloid gefunden.

Differenzialdiagnose

Siehe ▶ Schilddrüsenkarzinom.

Therapie

Dauertherapie

Nach Operation und Radioiodtherapie ist eine lebenslange L-Thyroxinsubstitution notwendig.

Operativ/strahlentherapeutisch

Mit Ausnahme des papillären Mikrokarzinoms mit einem Durchmesser von unter 1 cm bei Patienten unter 40 Jahren wird eine totale Thyroidektomie angestrebt. Bei dem papillären Mikrokarzinom kann eine Lappenresektion ausreichend sein. Zusätzlich zur totalen Resektion wird meistens noch eine zentrale Lymphadenektomie, bei Lymphknotenmetastasen zusätzlich noch eine systematische Lymphadenektomie durchgeführt. Anschließend wird eine Radioiodtherapie durchgeführt, um eventuelles Restgewebe zu eliminieren.

Bewertung

Verträglichkeit

Komplikationen einer Thyroidektomie sind Stimmbandparesen und Hypoparathyroidismus. Die Radioiodtherapie kann zu akuten Spannungsgefühlen im Hals, Sialadenitis und Sicca-Syndrom führen.

Nachsorge

Nachsorgeuntersuchungen sollten in den ersten fünf Jahren in 6–12monatigen Abständen erfolgen, danach in höchstens zweijährigen Abständen. Mittels der L-Thyroxinsubstitution sollte eine TSH-Suppression auf unter 0,1 mU/l angestrebt werden, um potentiell wachstumsfördernde Effekte von TSH zu unterbinden. Der wichtigste Tumormarker ist das Thyreoglobulin. Die Kalziumkonzentration sollte bestimmt werden, um einen postoperativen Hypoparathyreoidismus auszuschließen. Um Metastasen auszuschließen, sollten bei jeder Nachsorgeuntersuchung eine klinische Untersuchung, Palpation der Halsweichteile und Sonographie erfolgen.

Prognose

Die 10-Jahres-Überlebensrate liegt für das papilläre Schilddrüsenkarzinom bei 80–90 % und für das follikuläre Schilddrüsenkarzinom bei 60–70 %.

Schilddrüsenkarzinom, medulläres

Synonyme

C-Zell-Karzinom der Schilddrüse.

Englischer Begriff

Medullary thyroid carcinoma; c-cell carcinoma of the thyroid.

Definition

Von den parafollikulären, Kalzitonin produzierenden, C-Zellen der Schilddrüse ausgehendes neuroendokrines Karzinom.
Das medulläre Schilddrüsenkarzinom (MTC) betrifft ca. 8–12 % aller malignen Schilddrüsentumore. Männer und Frauen sind nahezu gleich betroffen mit einer Inzidenz von 0,3 pro 100.000. 25–30 % aller MTC werden autosomal dominant vererbt mit variabler Expression und Penetranz. Ein Teil der hereditären Variante kommt mit Phäochromozytomen und Nebenschilddrüsentumoren assoziiert vor (MEN 2 a), bei zusätzlichem Auftreten von marfanoidem Habitus und multiplen Neuromen spricht man von MEN 2 b. Daneben gibt es auch ein familiäres MTC ohne weitere endokrine Tumoren (familiäres medulläres Schilddrüsenkarzinom; engl.: FMTC). Während die sporadischen MTC sich klinisch meist zwischen dem 40. und 50. Lebensjahr präsentieren, werden die hereditären Formen im Rahmen des Screening heutzutage früher im präklinischen Stadium, diagnostiziert.
Ursache für die C-Zellproliferation bei hereditären Formen ist eine Keimbahnmutation im Ret-Protoonkogen auf Chromosom 10q11.2. Punkt-Mutationen im RET Protoonkogen Exon 10–11 und 13–16 führen zu einer Aktivierung des entsprechenden Onkogens, einer Tyrosinkinase, die besonders in neuroendokrinen Zellen exprimiert wird. In sporadischen Tumoren lässt sich häufig eine somatische Mutation im RET-Protoonkogen nachweisen, so dass eine analoge Entwicklung auch für das sporadische Karzinom angenommen werden kann.

Symptome

Häufig keine Symptome. Klinisch keine Unterscheidung zwischen sporadischer Form des MTC und hereditären Formen möglich. Meist Struma nodosa mit echoarmen, szintigraphisch kalten Knoten. In 50 % der Fälle bereits zervikale Lymphknotenmetastasen. In 30 % der Fälle im fortgeschrittenen Stadium sekretorische Diarrhoe. In Einzelfällen durch zusätzliche ACTH-Produktion ektopes Cushing-Syndrom beschrieben. Bei Genträgern (MEN 2, FMTC) frühzeitiger biochemischer Nachweis (Kalzitonin basal und nach Stimulation mit Pentagstrin) möglich.

Diagnostik

Besondere Bedeutung der Familienanamnese zur Erfassung von Hinweisen auf hereditäre Formen. Das sporadische MTC sowie der Indexfall einer familiären Variante des MTC werden häufig erst an Hand des pathohistologischen Präparates nach Strumaresektion wegen Struma nodosa,

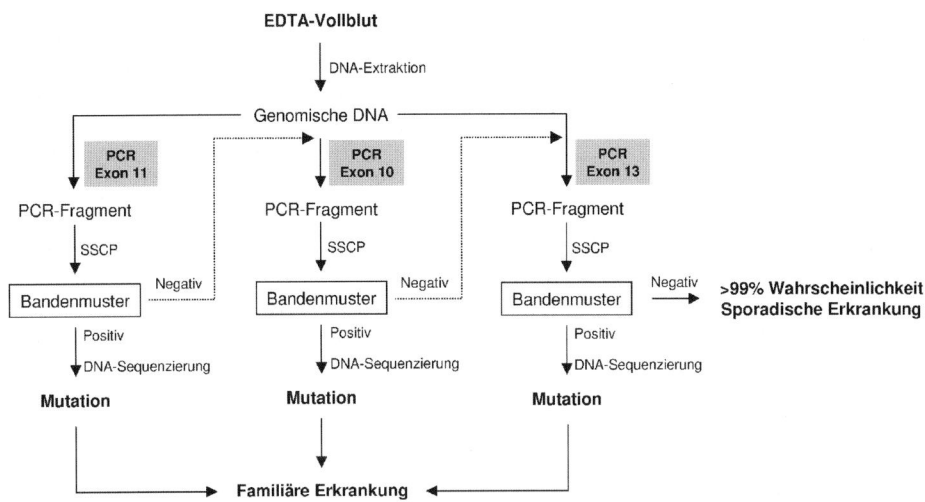

Schilddrüsenkarzinom, medulläres, Abb. 1

diagnostiziert. Zunehmend häufiger wird die Diagnose präoperativ im Rahmen der Abklärung einer Struma nodosa aufgrund eines erhöhten Serum-Kalzitoninspiegels gestellt. Das Kalzitonin ist der empfindlichste Tumormarker für das MTC (Primärdiagnostik, Verlaufskontrolle, Nachsorge). Die Sensitivität der Kalzitoninbestimmung lässt sich durch den Pentagastrin-Stimulationstest steigern. Auch CEA ist ein valider Tumormarker für das MTC. Die hereditären medullären Schilddrüsenkarzinome können mit Hilfe der molekulargenetischen Diagnostik, dem Nachweis einer Mutation im RET-Protoonkogen (Exon 10, 11, 13 erfasst > 99 % der hereditären MTC), im präsymptomatischen Stadium diagnostiziert werden (zwei verschiedene Blutproben). Algorithmus zur molekularen Diagnostik in Abb. 1.

Merke: Bei Nachweis eines medullären Schilddrüsenkarzinoms ist immer eine molekulargenetische Analyse des RET-Protoonkogens zur Erfassung familiärer Formen durchzuführen. Bei Positivität schließt sich ein Familienscreening an.

Lokalisationsdiagnostik: Vor Primäroperation zunächst Halssonographie (Schilddrüsenknoten, zervikale Lymphknotenme-

tastasen), bei Bedarf Szintigraphie (kalter Knoten). Wenn zusätzlich biochemischer Hinweis auf MTC (Kalzitonin, CEA): OP-Indikation. Bei unklaren Befunden: Punktionszytologie in Einzelfällen. Bei nachgewiesenem MTC Anschluß von Staginguntersuchungen (Röntgen-Thorax, Oberbauchsonographie, Computertomographie von Hals und Mediastinum).

Bei Tumorpersistenz oder -rezidiv intensive Lokalisationsdiagnostik notwendig. Neben Sonographie und Computertomographie auch selektive Halsvenenkatheterisierung mit Bestimmung von Kalzitonin (Sensitivität ca. 90 %) (Tab. 1).

S

Schilddrüsenkarzinom, medulläres, Tabelle 1 Lokalisationsverfahren beim medullären Schilddrüsenkarzinom.

Lokalisation von (residualem) Tumorgewebe bei (okkultem) medullären Schilddrüsenkarzinom	– Sonographie – CT – Selektiver Halsvenenkatheter
Ergänzende Verfahren	– DMSA-Szintigraphie – MIBI-Szintigraphie – Octreotidszintigraphie
In Erprobung	– Anti-CEA-Antikörper-Szintigraphie – PET

Differenzialdiagnose

Andere Schilddrüsenmalignome, Metastasen, Lymphom, autonomes Adenom, Zysten, Einblutungen, selten Thyreoiditis.

Therapie

Kausal

Chirurgische Sanierung mit dem Ziel der Heilung.

Akuttherapie

Chirurgische Sanierung mit dem Ziel der Heilung.

Dauertherapie

Chemotherapie: Systematische Therapie erst bei nachgewiesener Progression oder Metastasierung. Zunächst Therapieversuch mit dem Somatostatinanalogon Octreotid. Bei jungen Patienten in gutem Allgemeinzustand und dringendem Therapiewunsch Kombinationstherapie aus Doxorubicin, Cisplatin mit oder ohne Vindesin. Mono-Chemotherapie mit Doxorubicin im höheren Alter. Die Chemotherapie sollte bei Ansprechen bis zur Progression fortgeführt werden.

Schilddrüsen-Hormontherapie: Da karzinomatöse C-Zellen keine Thyreotropin-Rezeptoren besitzen, ist eine suppressive Dosierung nicht erforderlich, sie dient lediglich zur Kompensation der Hypothyreose nach radikaler Operation. Richtwert: 150–200 μg L-Thyroxin/Tag.

Operativ/strahlentherapeutisch

Chirurgische Therapie: Die chirurgische Therapie der medullären Schilddrüsenkarzinome besitzt wegen fehlender wirksamer Behandlungsalternativen einen herausragenden Stellenwert. Immer erfolgt die Thyreoidektomie mit Entfernung der zentralen Lymphknoten und obligat die beidseitige systematische Dissektion der lateralen Halslymphknoten. Mediastinale Lymphadenektomie nur bei Verdacht auf Befall. Bei postoperativ weiterhin positivem Pentagastrintest systematische Mikrodissektion der 4 Halskompartimente (30 % Erfolgsrate). Rezidiveingriffe nach Lokalisationsdiagnostik sind nahezu immer indiziert.

Prophylaktische Therapie: Bei asymptomatischen Familienangehörigen von Patienten mit nachgewiesener Mutation im RET-Protoonkogen, frühzeitige molekulare Diagnostik (möglichst vor dem 6. Lebensjahr). Bei nachgewiesener Mutation frühzeitige (ab 6. Lebensjahr) prophylaktische Thyreoidektomie mit zentraler Lymphknotendissektion. Gründe: Manifestation des MTC bei der MEN-2A in 100 % der Fälle im Laufe des Lebens; jüngste Patientin mit metastasiertem MTC bei MEN-2A war 5 Jahre, 11 Monate.

Postoperative Radioiodtherapie: Parafollikuläre Zellen speichern kein Iod. Damit ist das C-Zell-Karzinom für eine Radioiodtherapie nicht geeignet. Die Wirkung einer immer wieder diskutierten „Umgebungsbestrahlung" bleibt hypothetisch. Damit liegt eine erfolgreiche Ablation ausschließlich in den Händen des Chirurgen.

Perkutane Strahlentherapie: Wert einer adjuvanten postoperativen Strahlentherapie beim medullären Schilddrüsenkarzinom ist umstritten. Nach R0-Resektion keine Indikation zur adjuvanten Strahlentherapie. Falls ein radikales chirurgisches Vorgehen nicht oder nicht mehr möglich ist, kann eine externe Bestrahlung nach Abschluss der Wundheilung indiziert sein. Patienten mit ausgedehnten, R1-2 resezierten Tumoren oder ausgedehnten kapselüberschreitenden Lymphknotenmetastasen werden einer „Involved-Field"-Bestrahlung zugeführt, ebenso Patienten mit inoperablem Primär- oder Rezidivtumor bzw. inoperablen Metastasen. Das Zielvolumen umfasst das Risikoareal mit ausreichendem Sicherheitsraum (Gesamtdosis von 60–70 Gy). Bei exakter Lokalisation der verbliebenen Tumormasse, umschriebene Boostaufsättigung auf 70 Gy.

Bewertung

Die chirurgische Therapie steht im Vordergrund. Beim Auftreten von lokoregionären

Medulläres Schilddrüsenkarzinom

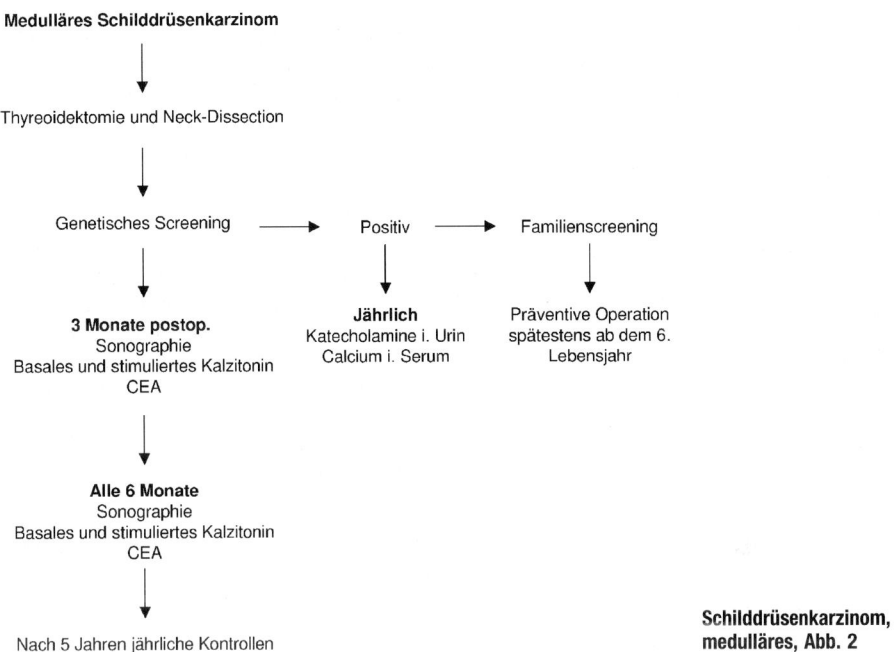

**Schilddrüsenkarzinom,
medulläres, Abb. 2**

Rezidiven oder Fernmetastasen verbessern Wiederholungseingriffe wegen der fehlenden alternativen Therapieformen die eher ungünstige Prognose am wirkungsvollsten.

Wirksamkeit

Chirurgische Therapie erfolgt bei nicht-metastasiertem MTC unter kurativem Ansatz. Strahlentherapie, Chemotherapie und Hormontherapie mit Octreotide sind wenig wirksam.

Verträglichkeit

Bei erfahrenem Operateur gut. Postoperativ Schilddrüsenhormon-Substitution nötig.

Nachsorge

Nach Operation eines medullären Karzinoms muss eine hereditäre Form durch molekulargenetische Untersuchung belegt oder ausgeschlossen werden und beim betroffenen Patienten die Suche nach assoziierten Endokrinopathien (Phäochromozytom, primärer Hyperparathyreoidismus bei MEN) erfolgen. Die Nachsorge beim me-dullären Karzinom schließt in der Verlaufskontrolle die Bestimmung des Kalzitonin-Spiegels und des CEA-Wertes im Serum ein. Beim Anstieg der Tumormarker kann die weitere Abklärung durch 18-F-DOPA-PET oder 111-In-Octreotid-Szintigraphie erfolgen. Die Nachsorgefrequenz orientiert sich am Vorgehen beim papillären und follikulären Karzinom (Abb. 2).

Prognose

Sehr variabel. Fünfjahresüberlebensraten beim sporadischen medullären Schilddrüsenkarzinom 70–80 %, Zehnjahresüberlebensraten 65 %. Abhängig vom Tumorstadium bei Diagnosestellung. Im Stadium I ($T_1N_0M_0$, siehe auch ► Schilddrüsenkarzinom der Thyreozyten) Fünfjahresüberlebensraten 100 %, im Stadium III ($T_{1-4}N_1M_0$) Fünfjahresüberlebensraten 70 %, bei Fernmetastasen Fünfjahresüberlebensraten < 50 % (Tab. 2). Nach rechtzeitiger prophylaktischer Thyreoidektomie bei MEN und FMTC mit nachgewiesener RET-Mutation, gilt das MTC als geheilt und

S

Schilddrüsenkarzinom, medulläres, Tabelle 2 Prognostische Faktoren beim medullären Schilddrüsenkarzinom.

Faktoren	Günstig	Ungünstig
Genese	Familiäres MTC	MEN 2B
Geschlecht	Weiblich	Männlich
Alter bei Diagnose	Unter 40	Über 60
Tumorgröße	< 3 cm	> 3 cm
Stadium	Lokal begrenzt (I+II)	Fernmetastasen (IV)

die Prognose wird von den Begleiterkrankungen der MEN-2A (Phäochromozytom, Hyperparathyreoidismus) bestimmt. *Cave:* Genotyp (Art der Mutation) lässt nicht auf den Verlauf der Erkrankung schließen!

Literatur

1. Clayman GL, el Baradie TS (2003) Medullary thyroid cancer. Otolaryngol Clin North Am 36:91–105
2. Modigliani E, Franc B, Niccoli-sire P (2000) Diagnosis and treatment of medullary thyroid cancer. Baillieres Best Pract Res Clin Endocrinol Metab 14:631–649
3. Thakker RV (2001) Multiple endocrine neoplasia. Horm Res 56(Suppl 1):67–72

Schilddrüsenkarzinom, undifferenziertes

Synonyme

Undifferenziertes Schilddrüsen-Ca; anaplastisches Schilddrüsenkarzinom.

Englischer Begriff

Undifferentiated thyroid carcinoma.

Definition

Schilddrüsenkarzinom mit großzellig-polymorpher oder spindelzelliger Histologie und raschem, diffus infiltrierendem Wachstum.

Symptome

Siehe ▶ Schilddrüsenkarzinom, es imponiert ein schnell wachsender, derber Tumor, der oft nicht schluckverschieblich ist und lokale Kompressionserscheinungen verursacht.

Diagnostik

Siehe ▶ Schilddrüsenkarzinom. In der Histologie zeigt sich ein großzelliger, spindelzelliger und polymorpher Aspekt.

Differenzialdiagnose

Differenzialdiagnostisch muss ein malignes Lymphom abgegrenzt werden, welches eine wesentlich bessere Prognose hat.

Therapie

Dauertherapie

Postoperativ ist eine lebenslange L-Thyroxinsubstitution notwendig.

Operativ/strahlentherapeutisch

Es sollte eine schnelle, möglichst radikale Operation angestrebt werden. Eine präoperative Bestrahlung, gegebenenfalls in Kombination mit Chemotherapie (Doxorubicin) kann das Ergebnis verbessern. Falls präoperativ keine Bestrahlung durchgeführt wurde, sollte diese nach der Operation durchgeführt werden. Eine hochdosierte Radioiodtherapie ist nur angezeigt, wenn eine Radioiodspeicherung nachweisbar ist. Bei Rezidiv sollte nach Möglichkeit eine erneute Operation und eine Chemotherapie durchgeführt werden.

Bewertung

Wirksamkeit

Da das Schilddrüsenkarzinom schnell und infiltrierend wächst, zielt die Operation in den meisten Fällen nur darauf ab, den Tumor einzudämmen und lokale Obstruktionen zu minimieren.

Verträglichkeit

Komplikationen einer Thyroidektomie sind Stimmbandparesen und Hypoparathyroidismus.

Prognose

Die Prognose ist schlecht. Die mittlere Überlebenszeit liegt bei wenigen Monaten.

Schilddrüsenknoten

Englischer Begriff

Thyroid nodule.

Definition

In der Inspektion, Palpation oder in bildgebenden Verfahren abgrenzbarer Bezirk der Schilddrüse. Es werden szintigraphisch heiße Schilddrüsenknoten, warme Schilddrüsenknoten und kalte Schilddrüsenknoten unterschieden.

Symptome

Schilddrüsenknoten sind oft symptomlos, können bei entsprechender Größe allerdings lokale Kompressionserscheinungen wie Schluckbeschwerden bewirken.

Diagnostik

An die Palpation schließt sich die Sonographie der Schilddrüse an. Bei Knoten mit einem maximalen Durchmesser von > 1 cm sollte eine Szintigraphie durchgeführt werden. Zur Bestimmung der Schilddrüsenfunktion sollte TSH und gegebenenfalls die peripheren Schilddrüsenhormone gemessen werden.

Therapie

Kausal

Siehe ▶ Schilddrüsenknoten, kalter und ▶ Schilddrüsenknoten, heißer.

Weiterführende Links

▶ Schilddrüsenadenom

Schilddrüsenknoten, gutartiger

▶ Leydig-Zell-Hypoplasie

Schilddrüsenknoten, heißer

Synonyme

Heißer Knoten.

Englischer Begriff

Hot nodule.

Definition

Hyperfunktionales Areal der Schilddrüse, das gegenüber der Umgebung in der Szintigraphie eine vermehrte ^{99m}Tc-Aufnahme aufweist. Ein warmer Knoten weist in der Szintigraphie keinen Unterschied zur Umgebung auf. Ein solcher Schilddrüsenknoten spricht für eine unifokale funktionelle Autonomie.

Symptome

Siehe ▶ Schilddrüsenknoten.

Diagnostik

Zur Diagnostik der Funktionalität wird eine Szintigraphie durchgeführt, gegebenenfalls ist eine Suppressionsszintigraphie zur Erkennung einer funktionellen Autonomie notwendig.

Therapie

Operativ/strahlentherapeutisch

Bei hyperthyreoter Stoffwechsellage ist eine Operation oder Radioiodtherapie in Abhängigkeit von der Größe der Knoten indiziert. Bei großen Knoten empfiehlt sich eher die Operation, bei kleineren Knoten eher die Radioiodtherapie. Besteht Euthyreose, können regelmäßige Verlaufskontrollen ausreichend sein.

Weiterführende Links

▶ Adenom, autonomes der Schilddrüse.

S

Schilddrüsenknoten, kalter

Synonyme
Kalter Knoten.

Definition
Hypofunktionales Arela der Schilddrüse, das in der Szintigraphie eine verminderte Tc-99-Aufnahme aufweist. Bei einem echoarmen, kalten Knoten besteht erhöhter Verdacht auf Malignität, der mit einer Punktion oder Operation weiter abgeklärt werden sollte.

Symptome
Siehe ► Schilddrüsenknoten.

Diagnostik
Siehe auch ► Schilddrüsenknoten. Falls nicht durch lokale Kompression oder hochgradigen Malignitätsverdacht bereits eine Operationsindikation besteht, ist eine Feinnadelpunktion indiziert.

Therapie
Operativ/strahlentherapeutisch
Bei verdächtigem oder nicht aussagekräftigem Befund in der Punktionszytologie ist eine Operation indiziert. Siehe auch ► Schilddrüsenkarzinom. Wenn sich die Punktionszytologie unauffällig darstellt, und keine weiteren Malignitätskriterien bestehen, kann gegebenenfalls unter regelmäßigen Kontrollen zugewartet werden.

Weiterführende Links
► Schilddrüsenadenom.

Schilddrüsenmalignom

► Schilddrüsenkarzinom

Schilddrüsenmedikamente

► Schilddrüsenpräparate

Schilddrüsenparenchym

► Schilddrüsengewebe

Schilddrüsenpräparate

Synonyme
Schilddrüsenmedikamente.

Englischer Begriff
Thyroid preparations.

Definition
Präparate, die zur Behandlung von Schilddrüsenfunktionsstörungen eingesetzt werden.

Grundlagen
Schilddrüsenpräparate umfassen alle Medikamente die bei der Behandlung von Schilddrüsenstörungen eingesetzt werden wie z.B. Schilddrüsenhormone, Thyreostatika, homöopathische Mittel, etc.

Schilddrüsenpunktion

► Feinnadelpunktion

Schilddrüsenstimulationstest

► Schilddrüsenfunktions-Test
► TRH-Test

Schilddrüsenstimulierende Antikörper

▶ Thyreotropin-Rezeptor-Antikörper

Schilddrüsenstimulierende Immunglobuline

▶ Thyreotropin-Rezeptor-Antikörper

Schilddrüsenstimulierendes Hormon

▶ Thyreotropin

Schilddrüsenszintigraphie

▶ Schilddrüsenfunktions-Test

Schilddrüsen-Tbc

▶ Schilddrüsentuberkulose

Schilddrüsentuberkulose

Synonyme

Spezifische Thyreoiditis; Schilddrüsen-Tbc.

Englischer Begriff

Tuberculosis of the thyroid.

Definition

Seltene Form der Thyreoiditis, bedingt durch eine generalisierte Infektion mit Tuberkulosebakterien. Tritt v.a. bei Miliartuberkulose auf. Die Schilddrüsentuberkulose kann zu einer passageren Hyperthyreose führen.

Symptome

Hyperthyreose bei klinischen Zeichen der Grunderkrankung: Subfebrile Temperaturen, Nachtschweiß, Gewichtsverlust, Schwäche, in 50 % der Fälle bronchopulmonale Symptome.

Diagnostik

Tuberkulintest positiv, Sputum und Magensaft auf Tuberkulosebakterien, Labor: BSG, TSH, Röntgen-Thorax: Granulome, miliare Fleckschatten.

Differenzialdiagnose

Siehe Differenzialdiagnose der ▶ Hyperthyreose.

Therapie

Kausal

Therapie der Grunderkrankung mit Tuberkulostatika.

Akuttherapie

Symptomatische Behandlung der Hyperthyreose siehe ▶ Hyperthyreose.

Schilddrüsentumor, gutartiger

▶ Leydig-Zell-Hypoplasie

Schilddrüsentumoren

Englischer Begriff

Tumors of the thyroid.

Definition

Neubildungen der Schilddrüse.

Grundlagen

Schilddrüsentumoren können in benigne und maligne eingeteilt werden.

Weiterführende Links

▶ Schilddrüsenadenom
▶ Schilddrüsenkarzinom
▶ Struma nodosa

Schilddrüsentumoren, benigne

Synonyme

Gutartige Schilddrüsentumoren.

Englischer Begriff

Benign thyroid tumours.

Definition

Gutartige Neubildungen der Schilddrüse.

Grundlagen

Bei den benignen Schilddrüsentumoren, handelt es sich in den meisten Fällen um follikuläre Adenome der Schilddrüse. Sie können solitär oder multipel auftreten. Histologisch weisen follikuläre Adenome einen unterschiedlichen Reifegrad auf (trabekulär, tubulär, mikro-, normo-, makrofollikulär). Seltener ist das zelluläre Adenom (Hürthle-Tumor). Adenome können endokrin aktiv sein und zu einer Schilddrüsenautonomie führen.

Weiterführende Links

▶ Schilddrüsenadenom.

Schilddrüsentumoren, maligne

Synonyme

Bösartige Schilddrüsentumoren; Schilddrüsenmalignome.

Englischer Begriff

Malign thyroid tumour.

Definition

Siehe ▶ Schilddrüsenkarzinom.

Schilddrüsenunterfunktion

▶ Hypothyreose

Schilddrüsenvergrößerung

▶ Struma
▶ Schilddrüsenhyperplasie

Schilddrüsenvergrößerung, angeborene

▶ Neugeborenenstruma

Schmidt-Syndrom

▶ polyglanduläres Autoimmunsyndrom Typ II

Schmierblutung

Englischer Begriff

Spotting.

Definition

Gering ausgeprägte genitale Blutung der Frau. Die Schmierblutung kann zyklusabhängig oder zyklusunabhängig auftreten.

Diagnostik

Gynäkologische Untersuchung, vaginaler Ultraschall.

Differenzialdiagnose

Bei Auftreten vor oder nach der Periodenblutung können organische Veränderungen am Genitale wir Myome oder Polypen, sowie Blutgerinnungsstörungen eine Schmierblutung bewirken. Eine Schmierblutung in der Periodenmitte ist in der Regel eine Ovulationsblutung bedingt durch einen Östrogenabfall zum Zeitpunkt des Eisprungs. Diese kann auch mit einem Monatsmittelschmerz vergesellschaftet sein. Bei Einnahme von hormonelle Kontrazeptiva können Schmierblutungen v.a. zu Beginn der Periode auftreten. Zyklusunabhängige Schmierblutungen können auftreten bei Vorliegen einer Schwangerschaft und weisen hier auf eine Störung wie drohenden Abort oder Extrauteringravidität hin. Weiterhin können Malignome der Genitale oder mechanische Ursachen wie Intrauterinpessare oder Kohabitationstraumata eine zyklusunabhängige Schmierblutung bewirken.

Therapie

Kausal

Die Therapie richtet sich nach der zugrundeliegenden Ursache. Bei mechanischen Ursachen müssen gegebenenfalls diese beseitigt werden. Bei organischen Ursachen wie Myomen, Malignomen oder Polypen zielt die Therapie auf eine Beseitigung dieser Ursachen. Eine Ovulationsblutung kann durch die Einnahme von Ovulationshemmern therapiert werden.

Weiterführende Links

▶ Zyklusstörungen

Schock, endokriner

Synonyme

Endokrine Krise.

Englischer Begriff

Endocrine shock.

Definition

Drohendes Kreislaufversagen bei extremer Stoffwechselentgleisung aufgrund einer endokrinologischen Grunderkrankung wie M. Addison (Addison-Krise), Hyper- oder Hypothyreose, Diabetes mellitus (Coma diabeticum), Hyperkalzämie (hyperkalzämische Krise), Hypophyseninsuffizienz oder Phäochromozytom.

Symptome

Die Symptome sind in Abhängigkeit von der zugrundeliegenden Erkrankung unterschiedlich. Gemeinsam sind dem endokrinen Schock das häufige Vorkommen von Somnolenz, Bewusstseinsstörungen und psychotischen Symptomen.

Diagnostik

Wichtig ist die (Fremd-)Anamnese, um die Grunderkrankung zu erfahren. Patienten mit einer bekannten kortikotropen Insuffizienz (M. Addison, Hypophyseninsuffizienz) tragen in der Regel einen Notfallausweis bei sich, in der die Glukokortikoidsubstitutionspflicht vermerkt ist. Es empfiehlt sich in jedem Fall vor dem Einleiten weiterer Sofortmaßnahmen eine Blutprobe zu asservieren, um die Diagnose nachträglich zu sichern.

Therapie

Akuttherapie

Eine endokrine Krise ist ein lebensbedrohlicher Notfall, der sofortige Behandlung erfordert und in der Regel intensivstationspflichtig ist. Bei einem komatösen Patienten kann probatorisch Glukose injiziert werden. Dies führt bei einem hypoglykämischen Schock zu schneller Besserung und richtet sonst wenig Schaden an. Bei Verdacht auf eine hyperthyreote Krise kann Thiamazol injiziert werden. Wird eine hypokortisolämische Krise vermutet, kann Hydrokortison 100 mg/6h i.v. gegeben werden.

Prognose

In der Regel ist ein endokriner Schock eine lebensbedrohliche Erkrankung. Die Pro-

S

gnose hängt vom Zeitpunkt der Behandlung ab. Je früher ein endokriner Schock erkannt und behandelt wird, desto besser ist die Prognose.

Weiterführende Links

▶ Addison-Krise
▶ Coma diabeticum
▶ Koma, hypoglykämisches
▶ Koma, hypophysäres
▶ Krise, hyperkalzämische
▶ Krise, thyreotoxische
▶ Myxödemkoma

Schock, hypoglykämischer

▶ Koma, hypoglykämisches

Schüller-Christian-Hand-Krankheit

▶ Hand-Schüller-Christian-Krankheit

Schwangerschaftsdiabetes

▶ Diabetes, Schwangerschaft
▶ Gestationsdiabetes

Schwangerschaftsgelbkörper

▶ Corpus luteum graviditatis

Schwangerschaftsverhütung durch den Mann

▶ Kontrazeption des Mannes

Schwangerschaftsverhütung durch die Frau

▶ Kontrazeption der Frau

Schwartz-Bartter-Syndrom

▶ Syndrom der inadäquaten ADH-Sekretion

Scorbut

▶ Skorbut

Scorbutus

▶ Skorbut

Se

▶ Selen

Second messenger

Englischer Begriff

Second messenger.

Definition

Unter second messenger versteht man den Überträger (Mediator) eines von einem Rezeptor ausgehenden Signals nach intrazellulär.

Grundlagen

Einige Hormone, Peptide und Proteine u.a. dringen nicht in die Zielzelle ein, sondern binden an einen Rezeptor, der in der Zellmembran verankert ist und über einen Überträgerstoff (second messenger) sein Signal in das Zellinnere vermittelt, um auf diese Weise indirekt einen biologischen Prozess zu beeinflussen.

Sehnerv

Synonyme

Nervus opticus; II. Hirnnerv.

Englischer Begriff

Optic nerve.

Definition

Es handelt sich um den paarig angelegten zweiten Hirnnerv.

Grundlagen

Die Axone der retinalen Ganglienzellen, des dritten retinalen Neurons, sammeln sich nasal an der Stelle des schärfsten Sehens (Fovea) und bilden so den Sehnervenkopf, die sogenannte Papille, welche im Gesichtsfeld als blinder Fleck imponiert. Mit dem Austritt der retinalen Nervenfasern aus dem Auge durch die Lamina cribrosa beginnt der Sehnerv, der Nervus opticus. In seinem Verlauf unterscheidet man eine Pars intraocularis, eine Pars orbitalis, eine Pars intracanalicularis und eine Pars intracranialis. Die Pars intraocularis ist als Discus nervi optici (Sehnervpapille oder Sehnervkopf) der direkten Beobachtung mit dem Augenspiegel zugänglich. Die in der knöchernen Orbita befindliche Pars orbitalis verläuft in leichten Biegungen eingelagert in Fettgewebe. Über den Canalis opticus (Pars intracanalicularis) gelangt der Nervus opticus in die Schädelhöhle. Etwa 10 mm oberhalb des Tuberculum sellae vereinigt er sich mit dem Nervus opticus des anderen Auges zum Chiasma opticum. Das flache scherenförmige Chiasma opticum liegt am Übergang von der Vorderwand zum Boden des dritten Ventrikels und damit über dem Diaphragma sellae. Seitlich des Chiasma opticum liegt beiderseits je eine Arteria carotis interna. Im Chiasma kreuzen 53 % der Fasern zur anderen Seite. Die kreuzenden Fasern stammen aus der nasalen Retinahälfte und lagern sich im Tractus opticus mit den korrespondierenden Fasern der temporalen Retina des kontralateralen Auges zusammen. Insgesamt erhält jeder Tractus opticus Fasern der korrespondierenden Netzhauthälften. Die Tracti optici verlaufen zwischen Substantia perforata anterior und Tuber cinereum, umschlingen die rostralen Anteile der Hirnschenkel und enden im Corpus geniculatum laterale. Die efferenten Fasern des Corpus geniculatum laterale bilden die Radiatio optica oder den Tractus geniculocalcarinus, welche in der primären Sehrinde im Okzipitallappen, der sogenannten Area 17 nach Brodman, einstrahlt. Dort werden die optische Reize bearbeitet und analysiert. Aufgrund seiner anatomischen Nähe ist der Sehnerv bei suprasellär wachsenden Hypophysenadenomen oder sonstigen sellanahen Tumoren kompressionsgefährdet.

Weiterführende Links

▶ Nervus opticus

Sekretin

Englischer Begriff

Secretin.

Definition

Im Duodenum und Jejunum gebildetes Peptidhormon mit 27 Aminosäuren, das die Sekretion von Wasser, Bikarbonat und Insulin im Pankreas und die Gallensekretion in der Leber stimuliert und die Magensäuresekretion hemmt.

Grundlagen

Sekretin gehört zur Familie der VIP-Sekretin-Glukagon-Peptide. Sekretin wird v.a. in den S-Zellen der Mukosa von Duodenum und Jejunum gebildet. Hier ist der Stimulus für die Sekretin-Freisetzung Säureübertritt aus dem Magen. Es stimuliert die Sekretion von Bikarbonat in Pankreas und

S

Leber und hemmt die Magensäurefreisetzung. Sekretinimmunoreaktivität wird auch in anderen Systemen gefunden, so auch in Hypothalamus und Hypophyse. Es wird eine suppressorische Wirkung von Sekretin auf die ACTH-Freisetzung beschrieben.

Sekretin wird diagnostisch für die Diagnose des Zollinger-Ellison-Syndroms eingesetzt (Sekretin-Test). Hierbei werden 1–2 U/kg KG Sekretin als Bolus injiziert und anschließend mehrfach die Gastrinsekretion gemessen. Hierbei kommt es beim Zollinger-Ellison-Syndrom zu einem Anstieg der Gastrinsekretion, während bei anderen Ursachen eines erhöhten Gastrinspiegels wie antraler G-Zell-Überfunktion, Zustand nach Billroth II-Operation und Vagotomie, die Gastrinsekretion nicht zusätzlich ansteigt.

Literatur

1. Nussdorfer GG, Bahçelioglu M, Neri G, Malendowicz LK (2000) Secretin, glucagon, gastric inhibitory peptide, parathyroid hormone, and related peptides in the regulation of the hypothalamus-pituitary-adrenal axis. Peptides 21:309–324

Sekretion

Synonyme

Ausscheidung; Absonderung.

Englischer Begriff

Secretion.

Definition

Ausscheidung von Flüssigkeiten (Sekreten) oder Molekülen (Hormone, Wachstumsfaktoren, Mediatoren, Neurotransmitter etc.) aus Zellen.

Grundlagen

Über die Sekretion verschiedener Botenstoffe ist die Kommunikation zwischen verschiedenen Organsystemen, Einzelorgane, Zellverbänden und Einzelzellen möglich.

Man unterscheidet zwischen mehreren Formen:

1. Äußere Sekretion (exokrine Sekretion): Ausscheidung eines Sekrets über einen Ausführungsgang nach außen (Haut, Schleimhaut, Gastrointestinaltrakt)
2. Innere Sekretion (endokrine Sekretion): siehe ► Sekretion, innere
3. Parakrine Sekretion, siehe ► Sekretion, parakrine
4. Autokrine Sekretion, siehe ► Sekretion, autokrine
5. Intrakrine Sekretion: siehe ► Sekretion, intrakrine.

Sekretion, autokrine

Englischer Begriff

Autocrine secretion.

Definition

Extrazelluläre Entfaltung der Wirkung zelleigener Produkte auf dieselbe Zelle.

Grundlagen

Über die autokrine Sekretion kann die Zelle durch nach extrazellulär sezernierte Stoffe über spezifische Rezeptoren ihr eigenes Verhalten modulieren. So werden beispielsweise auf GH-sezernierenden (somatotropen) Zellen auch GH-Rezeptoren gefunden. Dies legt eine autokrine Regulation der somatotropen Zellen nahe.

Sekretion, innere

Synonyme

Endokrine Sekretion; Inkretion.

Englischer Begriff

Endocrine secretion.

Definition

Absonderung eines Sekrets durch endokrine Drüsen in die Blutbahn.

Grundlagen

Die innere Sekretion dient der Kommunikation zwischen Organsystemen: Hierbei fungieren Hormone, die von endokrinen Drüsen sezerniert werden, als Botenstoffe, die über die Blutbahn zu den Zielorganen gelangen und dort ihre Wirkungen über spezifische Rezeptoren entfalten können.

Sekretion, intrakrine

Englischer Begriff

Intracrine secretion.

Definition

Intrazelluläre Wirkung eines in einer Zellorganelle hergestellten Stoffes auf die Zelle selbst.

Grundlagen

Die intrakrine Sekretion dient der intrazellulären Steuerung über Botenstoffe, die nicht aus der Zelle sezerniert werden müssen.

Sekretion, parakrine

Englischer Begriff

Paracrine secretion.

Definition

Abgabe eines Sekrets auf benachbarte Zellen.

Grundlagen

Die parakrine Sekretion dient der Zell-Zell-Kommunikation innerhalb eines Zellverbandes. Hierzu werden Botenstoffe von Zellen sezerniert und entfalten ihre Wirkungen an spezifischen Rezeptoren benachbarter Zellen.

Sekretionsphase

Synonyme

Lutealphase.

Definition

Teil des Menstruationszyklus in der zweiten Zyklushälfte. Die Sekretionsphase beginnt mit dem Eisprung und dauert relativ konstant 14 Tage.

Grundlagen

Während der Sekretionsphase ist die Uterusschleimhaut für den Eintritt einer Schwangerschaft bereit. Sekretionsphase Siehe auch ▶ Menstruationszyklus.

Sekundäre Hyperlipämie

▶ Fettstoffwechselstörungen, Diabetes mellitus

Sekundärer Hyperaldosteronismus

▶ Pseudo-Bartter-Syndrom
▶ Hyperaldosteronismus, sekundärer

Sekundärer Hypogonadismus

▶ Hypogonadismus, hypogonadotroper

Sekundärer Knochenschwund

▶ Osteoporose, sekundäre

Selbstvergiftung

▶ Autointoxikation

Selektive Östrogen-Rezeptor-Modulatoren (SERM)

▶ Östrogenrezeptor-Modulatoren, selektive
▶ Antiöstrogene

Selen

Synonyme

Se.

Englischer Begriff

Selenium.

Definition

Chemisches zwei-, vier- und sechswertiges Element, zur Gruppe der Chalkogene gehörend. Symbol Se, OZ 34, spezifisches Gewicht 78,96.

Grundlagen

Selen ist ein essentielles Spurenelement, das in Knochen und Zähnen enthalten ist und in bestimmten Proteinen, den sogenannten Selenoproteinen eine wichtige Funktion, z.B. bei der Reduktion von Peroxiden oder der Deiiodinisierung von Thyroxin spielt. Zu den bisher bekannten Selenoproteinen gehören die Glutathion-Peroxidase, die Iodothyronin-Deiiodinase, die Thioredoxin-Synthetase, Mitochondrienkapsel-Selenoprotein, Selenophosphat-Synthase, Selenoprotein P, Selenoprotein W, Prostata-epitheliales Selenoprotein, DNA-gebundenes Selenoprotein und das 18kDa-Selenoprotein. Selen wird über Pflanzen aufgenommen, welche es aus dem Boden aufnehmen. Es sind Assoziationen zwischen bestimmten endemischen Erkrankungen in Regionen mit selenarmen Böden und einem Selenmangel hergestellt worden, so z.B. bei der Keshan-Erkrankung, einer endemischen Kardiomyopathie und der Kashin-Beck-Erkrankung, einer deformierenden Arthritis, die beide in China vorkommen. Als normale Selenplasmaspiegel werden z.B. in den USA Werte von 120–134 µg/L angegeben, andere sehen das Vorliegen eines Selenmangels bei Werten von 8 µg/L oder darunter als gegeben an. Selen spielt eine wichtige Rolle im Schilddrüsenhormonstoffwechsel. Es konnte gezeigt werden, dass eine Nahrungsergänzung mit 200 µg Selen pro Tag (in Form von Natrium-Selenit) bei Autoimmunthyreoiditis eine signifikante Reduktion der Autoantikörper bewirkt. Überdies übt Selen wichtige Funktionen im Immunsystem aus und scheint relevante antivirale und antikanzerogene Wirkungen auszuüben. In hohen Dosen wirkt Selen toxisch. Dies kann bereits bei einer Gesamtaufnahme von 600 µg/Tag der Fall sein, daher wird empfohlen eine Gesamtaufnahme von 400–450 µg/Tag nicht zu überschreiten.

Literatur

1. Rayman MP (2000) The importance of selenium to human health. Lancet 356:233–241
2. Gärtner R, et al. (2002) Selenium supplementation in patients with autoimmune thyroiditis decreases thyroid peroxidase antibodies concentrations. J Clin Endocrinol Metab 87:1687–1691

Seltene Regelblutung

▶ Oligomenorrhoe
▶ Zyklusstörungen

SERM

▶ Östrogenrezeptor-Modulatoren, selektive

Sermorelin

Synonyme

GHRH-(1-29)-Peptidamid; GHRH-(1-29)-NH2

Englischer Begriff

GHRH-(1-29)-NH2 .

Definition

Amid des hypothalamischen Wachstums-hormon-Freisetzungshormons GHRH.

Grundlagen

Siehe ▶ Growth-Hormone-Releasing-Hormone.

Serumgonadotrophin

▶ Serumgonadotropin

Serumgonadotropin

Synonyme

Gonadotropinum sericum; Serumgonadotrophin.

Englischer Begriff

Pregnant mare serum gonadotropin; serum gonadotropin.

Definition

1. Derivat aus dem Serum trächtiger Stuten gewonnen mit LH-und FSH-Wirkung. Heute wegen immunologischer Nebenwirkungen obsolet
2. Allgemeine Bezeichnung für die Konzentration der Gonadotropine im Serum.

Grundlagen

Siehe auch ▶ Gonadotropine.

Seruminsulinspiegelerhöhung

▶ Hyperinsulinämie

Serumiod

Englischer Begriff

Serum iodine.

Definition

Konzentration des im Serum zirkulierenden Iods. Es liegt in drei Formen mit eigenen Referenzbereichen vor:

1. Anorganisches Iod, Referenzbereich 8–41 nmol/l (0,1–0,52 µg/dl)
2. Organisches Iod in freiem Triiodthyronin, Thyroxin und Threoglobulin (kommt in Spuren vor)
3. Iod in proteingebundenem Triiodthyronin und Thyroxin, Referenzbereich 276–630 nmol/l (3,5–8 µg/dl).

Grundlagen

Siehe auch ▶ Iod.

Sex Hormone Binding Globulin

Synonyme

Sexualhormonbindendes Globulin; SHBG.

Englischer Begriff

Sex hormone-binding globulin.

Definition

In der Leber gebildetes Betaglobulin mir einem Molekulargewicht von 52.000, das mit hoher Affinität alle 17β-hydroxylierten Steroide (Androgene und Östrogene) bindet.

Grundlagen

Sex Hormone Binding Globulin ist ein Transport- und Speicherprotein für Androgene und Östrogene. Überdies kann Sex Hormone Binding Globulin über spezifische membranständige SHBG-Rezeptoren direkte Effekte in Zellen ausüben. SHBG-Rezeptoraktivierung bewirkt einen intrazellulären cAMP-Anstieg. Die relative Bindungsaffinität von Sex Hormone Bin-

S

ding Globulin beträgt für Testosteron 45, für Dihydrotestosteron 100 und für Östradiol 22. Testosteron liegt zu 98 % in gebundener Form vor, hiervon zur Hälfte an Sex Hormone Binding Globulin gebunden, während Östrogene v.a. an Albumin gebunden sind und nur ca. bis zu 20 % an Sex Hormone Binding Globulin. Normalwerte für Sex Hormone Binding Globulin liegen zwischen 11–71 nmol/l. Der Sex Hormone Binding Globulin-Spiegel nimmt mit fortschreitendem Alter tendenziell zu. Stimulierend auf die Sex Hormone Binding Globulin-Produktion wirken Hyperthyreose, Leberzirrhose, Östrogene und Antiepileptika. Supprimiert werden S-Spiegel durch Androgene, Glukokortikoide, Prolaktin und Adipositas.

Sexualdifferenzierung

Synonyme

Geschlechtsdifferenzierung.

Englischer Begriff

sex differentiation, sexual differentiation.

Definition

Entwicklung der Geschlechtsdrüsen (Ovar, Testes) mit intrauteriner Ausprägung der männlichen und weiblichen Geschlechtsorgane sowie Prägung der sekundären und tertiären Geschlechtsmerkmale.

Grundlagen

Die Sexualdifferenzierung ist chromosomal festgelegt. Verschiedene Gene auf den Sexualchromosomen bewirken, dass die bipotentialen Gonaden entweder zu Testes oder Ovar heranreifen.

Männliche Geschlechtsentwicklung:

Bei der männlichen Geschlechtsentwicklung produzieren die Sertoli-Zellen des fetalen Hodens das Anti-Müller-Hormon (AMH). Das AMH unterdrückt aktiv die weibliche Ausdifferenzierung durch eine Hemmung der Weiterentwicklung des Müller-Ganges. Gleichzeitig kommt es zur Ausreifung des Wolff-Ganges unter Einfluß des Testosterons, das von den Leydig-Zellen des fetalen Hodens produziert wird.

Die Ausreifung der externen Genitalien erfolgt ab der 8. Fetalwoche ebenfalls unter der Einwirkung von Testosteron bzw. seinem 5α-reduzierten Metaboliten Dihydroxytestosteron.

Inkomplette männliche Sexualdifferenzierung kann also auf einem Mangel an Testosteron bzw. seinem Metaboliten Dihydroxytestosteron, einer defekten Androgenrezeptoraktivität oder einer defekten Produktion oder Wirkung von AMH beruhen.

Die männlichen Keimzellen migrieren während der fetalen Entwicklung in die Gonadenregion, während sie sich mitotisch teilen. Sobald sie die Testes erreicht haben, verharren sie unter dem Einfluß eines unbekannten inhibitorischen Faktors in der G_0 Phase des Zellzyklus bis nach der Geburt. Nach der Geburt teilen sich die Keimzellen meiotisch und halbieren dadurch ihren Chromosomensatz. Sie werden dann von den Sertoli-Zellen versorgt bis zur Pubertät, in der die Spermatogenese unter dem Einfluß von FSH und LH abgeschlossen wird.

Weibliche Geschlechtsentwicklung:

Es gibt eine inhärente Tendenz der embryonalen Genitalstrukturen, sich in Richtung des weiblichen Phänotyps zu entwickeln. Weibliche Feten produzieren kein AMH, wodurch es bei ihnen zu einer Ausdifferenzierung des Müller Ganges kommt. Aus dem kranialen und dem mittleren Anteil entwickeln sich die Eileiter und das Infundibulum der Tube und aus dem unteren Anteil entwickeln sich Uterus und der obere Anteil der Vagina. Östrogene unterschiedlichen Ursprungs werden für diese Ausreifung verantwortlich gemacht.

Ist der weibliche Fetus, besonders innerhalb der ersten 3 Monate, abnormal hohen Spiegeln von exogenen oder endogenen Androgenen ausgesetzt, kann es zu einer Virilisierung der externen Genitalien kommen.

Die weiblichen Keimzellen teilen sich ebenfalls mitotisch auf ihrer Migration in die Ovarien. Hier beginnen sie die meiotische Teilung bis zur Prophase 1 zum Zeitpunkt der Geburt. Die Keimzellen werden dann von einer Schicht Granulosazellen umgeben. Unter dem Einfluß von FSH in der Pubertät kommunizieren Granulosa- und Keimzellen, was zur Ausbildung der primären, sekundären und prä-ovulatorischen Follikel führt.

Embryonale Strukturen und ihre Sexualdifferenzierung:

Aus der Genitalfalte der Urniere entstehen Ovar und Testis. Aus dem Urnierengang (Wolff-Gang) entstehen Gartner-Gang und Epoophoron sowie Ductus epididymidis und Ductus deferens. Aus dem Müller-Gang entstehen Tuba uterina, Uterus und Vagina bzw. Appendix testis und Utriculus prostaticus. Aus den Genitalhöckern und den Genitalfalten entstehen die Clitoris und Labia minora pudendi bzw. das Corpus cavernosum, das Corpus spongiosum und der Penis. Aus den Genitalwülsten entstehen die Labia majora pudendi oder das Skrotum.

Literatur

1. Mac Laughlin D, et al. (2004) Mechanisms of disease: sex determination and differentiation; N Engl J Med 350:367–78

Sexualhormonbindendes Globulin

▶ Sex Hormone Binding Globulin

Sexualhormone

Synonyme

Geschlechtshormone.

Englischer Begriff

Sex hormones.

Definition

Sexualhormone sind im eigentlichen Sinne Sexualsteroide, d.h. Steroidhormone, die die Ausbildung der männlichen und weiblichen Geschlechtsmerkmale steuern und der Fortpflanzungsfunktion dienen. Im weiteren Sinne werden zu den Sexualhormonen auch die Gonadotropine und Gonadotropin-Releasing-Hormone gerechnet.

Grundlagen

Man teilt die Sexualhormone (Abb. 1) in männliche (Androgene) und weibliche Sexualhormone (Östrogene und Gestagene) ein. Androgene werden v.a. im Hoden und der Nebennierenrinde gebildet. Zu den wichtigsten Vertretern gehören Testosteron und Dihydrotestosteron. Östrogene werden hauptsächlich im Ovar gebildet. Die wichtigsten Östrogene sind Östron (E1), Östradiol (E2) und Östriol (E3). Gestagene werden in der zweiten Zyklushälfte im Corpus luteum und während der Schwangerschaft im Uterus gebildet. Hauptvertreter sind Progesteron und 17β-Hydroxyprogesteron. Siehe auch ▶ Androgene, ▶ Östrogene und ▶ Gestagene.

Sexualhormone, männliche

▶ Androgene

Sexualhormone, weibliche

▶ Östrogene
▶ Gestagene

Sexualsteroide

▶ Sexualhormone

S

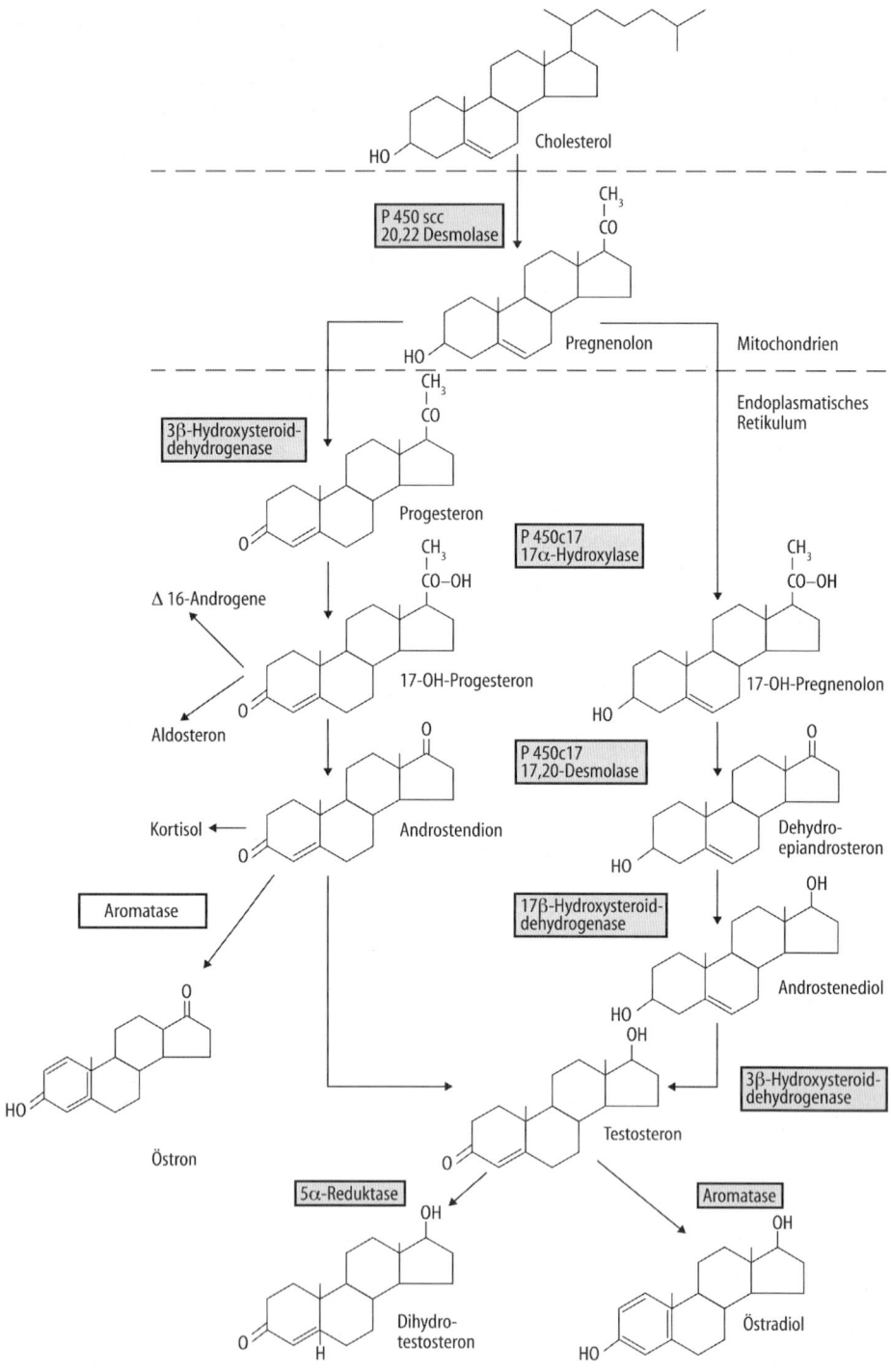

Sexualhormone, Abb. 1

Sexualzentrum

Englischer Begriff

Sex-behavior center.

Definition

Areal im Bereich des Hypothalamus, das die Sexualfunktion steuert und über die Sekretion von Releasing-Hormonen zentrale Einflüsse auf die Gonaden ausübt.

Grundlagen

Das Sexualzentrum steuert z.B. bei weiblichen Säugetieren mütterliches und sexuelles Verhalten. Hierzu von besonderer Bedeutung ist der Nucleus ventromedialis hypothalami. Eine Läsion des Nucleus ventromedialis hypothalami führt zu Reduktion oder Fehlen der für sexuelles Verhalten wichtigen Lordosehaltung bei weiblichen Ratten. Das Sexualzentrum wird u.a. über das limbische System gesteuert.

SHBG

▶ Sex Hormone Binding Globulin

Sheehan-Syndrom

Synonyme

Postpartale Hypophysenvorderlappennekrose.

Englischer Begriff

Sheehan's syndrome.

Definition

Das Sheehan-Syndrom ist eine Nekrose des Hypophysenvorderlappens, welche nach einer komplizierten Schwangerschaft mit hohen Blutverlusten auftreten kann. Die Ursache hierfür ist eine schockbedingte Mikrothrombosierung mit Ischämie des Hypophysenvorderlappens. Das Sheehan-Syndrom ist in entwickelten Ländern eine Rarität, allerdings stellt es noch ein bedeutsames Problem in Entwicklungs- und Schwellenländern dar. Beim Sheehan-Syndrom kann es zum Ausfall nur einer Achse, hier insbesondere der gonadotropen Achse, aber auch einer kompletten Hypophysenvorderlappeninsuffizienz einschließlich Prolaktinmangel kommen.

Symptome

Das Sheehan-Syndrom tritt meistens nach einer komplikationsträchtigen Geburt mit großem Blutverlust auf. Oft wird eine postpartal fortbestehende Amenorrhoe und Agalaktorhoe beobachtet. In manchen Fällen kommt es zu einer transienten Polyurie und Polydipsie. Oft sind die Patientinnen durch das Sheehan-Syndrom, bevor es diagnostiziert wird, in ihren Lebensumständen eingeschränkt, apathisch und gleichgültig. In selteneren Fällen kann sich das Sheehan-Syndrom auch als akute Nebennierenrindeninsuffizienz manifestieren.

Diagnostik

Wichtig für die Diagnose eines Sheehan-Syndrom ist die Anamnese, Zustand nach komplizierter Geburt mit Blutverlust, einhergehend mit den o.g. Symptomen einer Hypophyseninsuffizienz sind richtungsweisend. Zur Diagnostik der Hypophyseninsuffizienz sollten Messungen der hypophysären Hormone und deren peripherer Effektorhormone basal und nach Stimulation gemessen werden (siehe ▶ Hypophyseninsuffizienz). Es sollte eine Bildgebung mittels einer MR-Sellazielaufnahme erfolgen. Hier sind Nekrosen des Hypophysenvorderlappens oder -stiels richtungsweisend. Das Sheehan-Syndrom wird oft in der Frühphase nach der Schwangerschaft symptomatisch, allerdings schließt auch eine Hypophyseninsuffizienz, die erst Jahre nach einer Schwangerschaft auftritt, ein Sheehan-Syndrom nicht aus.

S

Therapie

Kausal

Durch die Verhinderung von Geburtskomplikationen kann das Risiko eines Sheehan-Syndroms auf ein Minimum reduziert werden. Durch Verbesserung der medizinischen Betreuung während der Geburt ist das Sheehan-Syndrom daher in entwickelten Ländern eine Seltenheit geworden.

Dauertherapie

Nach Diagnostik eines Sheehan-Syndrom sollte eine adäquate Substitution der hypophysären Hormone erfolgen. Frauen mit einer kortikotropen Insuffizienz sollten mit einem entsprechenden Notfallausweis versorgt werden (siehe auch ▶ Hypophyseninsuffizienz).

Prognose

Ein spätes Auftreten eines Sheehan-Syndrom geht mit einer höheren Wahrscheinlichkeit einer permanenten Hypophyseninsuffizienz einher. In Einzelfällen wurde auch eine Normalisierung der Hypophysenfunktion mit Normalisierung des Menstruationszyklus und erneuten Schwangerschaften berichtet.

Literatur

1. Hazard J, et al. (1985) Current aspects of Sheehan's syndrome. 20 cases. Ann Med Interne 136:21–26

SIADH

▶ Syndrom der inadäquaten ADH-Sekretion

Sibutramin

Englischer Begriff

Sibutramine.

Substanzklasse

Abmagerungsmittel, Serotonin/Noradrenalin-Wiederaufnahmehemmer.

Gebräuchliche Handelsnamen

Reductil, Meridia.

Indikationen

Begleitende Pharmakotherapie zur Unterstützung einer Gewichtsreduktion bei Menschen mit ernährungsbedingtem Übergewicht und einem body mass index (BMI) > 30 kg/m^2 oder Menschen mit adipositasassoziierten Risikofaktoren wie Diabetes mellitus Typ II oder Dyslipidämie und einem BMI > 27 kg/m^2.

Wirkung

Sibutramin hemmt die Wiederaufnahme von Serotonin und Noradrenalin aus dem synaptischen Spalt. Über eine erhöhte Konzentration von Serotonin kommt es so zu einer Steigerung des Sättigungsgefühls und über vermehrte sympathoadrenerge Aktivität wird die Thermogenese im Fettgewebe angeregt und somit der Energieverbrauch gesteigert.

Dosierung

Initial wird eine Kapsel mit 10 mg Sibutramin einmal täglich morgens eingenommen. Bei ungenügendem Ansprechen (< 2 kg Gewichtsverlust in 4 Wochen) auf eine Kapsel mit 15 mg täglich erhöhen. Einnahme nicht länger als ein Jahr.

Darreichungsformen

Per os.

Kontraindikationen

Absolut: Adipositas mit organischer Ursache; schwere Essstörungen (Anorexia nervosa, Bulimia nervosa), psychiatrische Erkrankungen, gleichzeitig oder weniger als zwei Wochen zurückliegende Einnahme von MAO-Hemmern, Antidepressiva, Tryptophan, anderen Schlankheitsmitteln;

koronare Herzkrankheit, dekompensierte Herzinsuffizienz; Herzrhythmusstörungen; Tachykardie, Schlaganfall, arterielle Verschlusskrankheit, schlecht kontrollierbare arterielle Hypertonie, schwere Nierenfunktionsstörung; Prostatahyperplasie, Phäochromozytom, Engwinkelglaukom, Drogen-, Arzneimittel-, Alkoholabusus, Alter unter 18 und über 65 Jahre, Schwangerschaft, Stillzeit.

Relativ: Epilepsie, leichte bis mittelgradige Nieren- oder Leberfunktionsstörung, familiäre Tic-Erkrankung, Einnahme von anderen Mitteln, die den Serotoninspiegel erhöhen.

Nebenwirkungen

Tachykardie; Palpitationen; Bluthochdruck (cave: Blutdruck und Puls engmaschig überwachen!); Flush, gastrointestinale Beschwerden; Schwindel, Sehstörungen, Transaminasenanstieg; psychotische Exazerbation; Krampfanfälle; Purpura Schoenlein-Henoch; Nephritis.

Wechselwirkungen

Sibutramin wird über Cytochrom P 450 3A4 verstoffwechselt. Wechselwirkungen mit anderen Medikamenten, die dieses Enzym beeinflussen sind möglich. Serotoninsyndrom bei gleichzeitiger Anwendung von anderen Serotonin-Wiederaufnahmehemmern, Opioiden, Migränemitteln oder Medikamenten, die Blutdruck oder Herzfrequenz erhöhen.

Pharmakodynamik

Die Halbwertszeit der aktiven Metaboliten beträgt 14 und 16 Stunden, daher genügt die einmal tägliche Einnahme.

Signaltransduktionskaskade

▶ Signaltransduktionskette

Signaltransduktionskette

Synonyme

Signaltransduktionskaskade.

Englischer Begriff

Signal transduction cascade.

Definition

Intrazelluläre Abfolge biochemischer Reaktionen, die den Effekt eines Liganden nach Bindung an seinen Rezeptor vermittelt.

Grundlagen

Nur in wenigen Fällen wird nach Bindung eines Liganden (Hormon, Neurotransmitter, Wachstumsfaktor usw.) ein direkter Effekt ausgelöst wie z.B. die Öffnung Rezeptor-assoziierter Ionenkanäle bei ionotropen Neurotransmittern. Meist wird nach Ligandenbindung eine Kaskade intrazellulärer biochemischer Reaktionen ausgelöst, die oft unter Verstärkung des Signals (Induktion von Second Messengern wie cAMP, IP3, DAG, Kalzium u.a.) und in Verbindung mit sukzessiven Abfolgen von Phosphoylierungsreaktionen das am Rezeptor induzierte Signal auf das zelluläre Ziel (Gen, Vesikel, Organell, Enzym usw.) überträgt, wo dann eine entsprechende Reaktion ausgelöst wird. Nach Schlüsselsubstanzen beim sog. Downstream-Processing (Reaktionsabfolge nach Rezeptoraktivierung) unterscheidet man eine Vielzahl unterschiedlicher Signaltransduktionsketten (verschiedene Second Messenger Kaskaden, MAP-Kinase-Kaskaden, JAK-STAT-Kaskade, Smad-Protein-Kaskade u.v.a.m.). Meist induzieren Rezeptoren nach Aktivierung eine bestimmte Signalkette, wobei aber die Signalketten an bestimmten Stellen der Reaktionsabfolge mit anderen Signalketten in Verbindung treten können. Durch diesen Cross-Talk der Signalketten können Rezeptor-induzierte Signale umgeleitet, verstärkt und abgeschwächt werden.

S

Sildenafil

Englischer Begriff

Sildenafil.

Substanzklasse

Mittel gegen erektile Dysfunktion, Phosphodiesterasehemmer.

Gebräuchliche Handelsnamen

Viagra.

Indikationen

Zur Behandlung der erektilen Dysfunktion.

Wirkung

Sildenafil ist ein spezifischer Inhibitor der Phosphodiesterase Typ 5 (PDE5). Phosphodiesterasen katalysieren den Abbau von zyklischem Adenosinmonophosphat (cAMP) und zyklischem Guanosinmonophosphat (cGMP). Eine Inhibition der PDE5 führt zu einer Erhöhung von intrazellulärem cGMP, welches eine Relaxation des Tonus der glatten Gefäßmuskulatur bewirkt. PDE5 stellt den Großteil der cGMP-Abbauaktivität an den Corpora cavernosa. Somit wird durch Sildenafil die penile Durchblutung gesteigert und eine Erektion ermöglicht. Sildenafil wirkt nur bei sexueller Stimulation.

Dosierung

1 Tablette 50 mg ca. 1 Stunde vor dem Geschlechtsverkehr. Bei älteren Patienten Leber- oder Niereninsuffizienz, sowie gleichzeitiger Einnahme von Medikamenten, die CYP3A4 hemmen, initial eine Tablette mit 25 mg. Dosis kann angepasst werden auf 25, 50 oder 100 mg.

Darreichungsformen

Filmtabletten mit 25, 50 oder 100 mg per os

Kontraindikationen

Absolut:
Gleichzeitige Behandlung mit Nitraten oder NO-Donatoren, schwere Herz-/Kreislauferkrankungen, Hypotonie, hereditäre degenerative Retinopathie
Relativ:
Anatomische Penismissbildungen, prädisponierende Faktoren für Priapismus (Sichelzellanämie, Plasmozytom, Leukämie), Kombination mit anderen Medikamenten zur Behandlung der erektilen Dysfunktion, Kombination mit Ritonavir, Blutungsstörungen, aktive peptische Ulzera.

Nebenwirkungen

Häufig: Kopfschmerzen, Flush, Dyspepsie. Gelegentlich: Sehstörungen, Schwindel, Priapismus. Einzelfälle: kardiovaskuläre Ereignisse v.a. bei Patienten mit kardialen Vorerkrankungen.

Wechselwirkungen

Wirkungsverstärkung bei gleichzeitiger Einnahme von Hemmstoffen von CYP 3A4. Potenzierung der blutdrucksenkenden Wirkung von Nitraten und NO-Donatoren (kontraindiziert!).

Pharmakodynamik

Sildenafil wird bei peroraler Gabe schnell mit einer absoluten Bioverfügbarkeit von 40 % absorbiert. Die maximale Plasmakonzentration wird bei nüchternen Personen durchschnittlich 60 Minuten nach oraler Einnahme erreicht. Bei Einnahme wird die maximale Plasmakonzentration 60 Minuten später erreicht und ist um 29 % reduziert. Die Halbwertszeit beträgt 3–5 Stunden.

Simmonds-Krankheit

▶ Hypophysenvorderlappeninsuffizienz

Simmonds-Syndrom

▶ Hypophysenvorderlappeninsuffizienz

Sinus-petrosus-inferior-Katheterisierung

▶ Sinus-petrosus-Katheterisierung

Sinus-petrosus-Katheterisierung

Synonyme

Sinus-petrosus-inferior-Katheterisierung; IPSS.

Englischer Begriff

Petrosal sinus sampling; inferior petrosal sinus sampling.

Definition

Bilaterale Katheterisierung des Sinus petrosus inferior mit gleichzeitiger Blutentnahme aus dem Sinus petrosus inferior, der die Hypophyse drainiert und aus einer peripheren Vene. Hierdurch wird die Unterscheidung zwischen einer ektopen ACTH-Produktion und einem hypophysären Cushing-Syndrom ermöglicht.

Voraussetzung

Die Indikation für die Sinus-petrosus-Katheterisierung ist gegeben, wenn es bei Patienten mit ACTH-abhängigem Cushing-Syndrom nicht gelingt, mittels CRH-Test, hochdosiertem Dexamethason-Hemmtest und bildgebenden Verfahren eine eindeutige

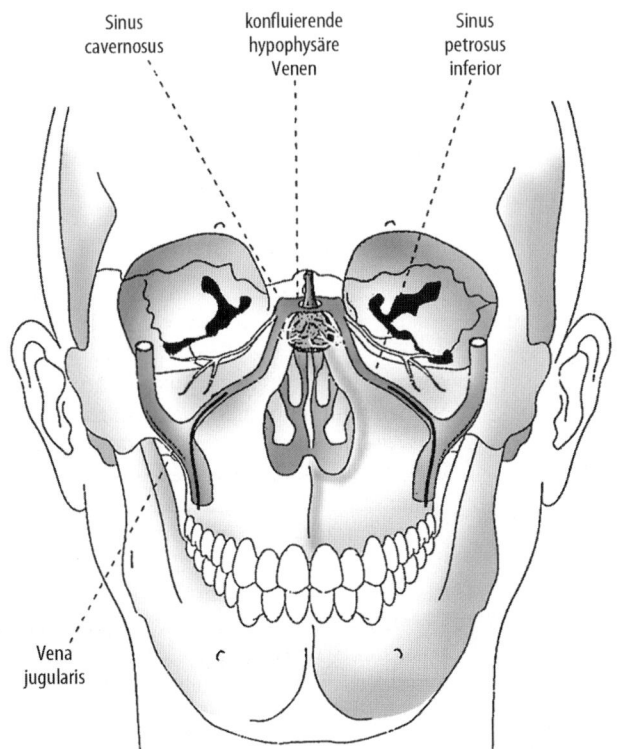

Sinus   konfluierende   Sinus
cavernosus   hypophysäre   petrosus
               Venen   inferior

Vena
jugularis

Sinus-petrosus-Katheterisierung, Abb. 1 Katheterlage bei der bilateralen, simultanen Blutentnahme aus dem rechten und linken Sinus petrosus inferior.

S

Differenzierung zwischen hypophysärem Cushing-Syndrom und ektoper ACTH-Produktion zu erzielen. Vor der Untersuchung erfolgt eine Heparinisierung des Patienten.

Kontraindikationen

Thrombosegefährdete Patienten.

Durchführung

Über die Leiste werden zwei Katheter mittels Seldinger-Technik in die distalen Enden der Sinus petrosi inferiores eingeführt. Gleichzeitig wird ein periphervenöser Zugang gelegt. Es erfolgt die Gabe von CRH 100 µg oder 1 µg/kg i.v. und simultan die Blutentnahme aus allen drei Zugängen vor, 5, 10 und 15 Minuten nach CRH-Gabe zur Bestimmung von ACTH. Bei geringsten neurologischen Symptomen sollte die Untersuchung unterbrochen werden. Bei adäquater Katheterlage berichten die Patienten über Missempfinden im Bereich des Ohres.

Wenn der zentral-periphere ACTH-Quotient zu einem Zeitpunkt zumindest auf einer Seite > 3 liegt, kann von einem hypophysären Cushing-Syndrom ausgegangen werden. Liegt der Quotient < 2, so handelt es sich in der Regel um eine ektope ACTH-Produktion. Die Sensitivität und Spezifität dieser Methode ist recht hoch, Probleme können allerdings die sehr seltenen Fälle von ektoper CRH-Produktion bereiten. Hier kann es durch ektopes CRH zu vermehrter ACTH-Freisetzung in der Hypophyse kommen und so ein hypophysäres Cushing-Syndrom vorgetäuscht werden. Daher sollte auch eine Messung von CRH im peripheren Blut erwogen werden.

Weiterführende Links

▶ Cushing, Morbus
▶ Cushing-Syndrom

Sipple-Syndrom

Synonyme

MEN II; Multiple Endokrine Neoplasie Typ II.

Definition

Siehe ▶ Neoplasie, multiple endokrine Typ II.

Skorbut

Synonyme

Scharbock; Scorbutus; Scorbut; Vitamin-C-Mangel.

Englischer Begriff

Scurvy; Vitamin C deficiency; Deficiency – vitamin C; Scorbutus.

Definition

Die mit am längsten bekannte Avitaminose. Durch Vitamin-C-Mangel kommt es bei der Kollagensynthese zu einer mangelnden Hydroxylierung des Prolins und damit zur Minderwertigkeit des Kollagens.

Symptome

Allgemein: Müdigkeit, Muskelschmerzen, Wundheilungsstörungen, Infektanfälligkeit, depressive Verstimmung. Zunächst Hautveränderungen (lichen scorbuticus), später Haut-, Schleimhaut- sowie Gelenkblutungen. Bei Kindern kommt es zusätzlich zur Bildungsstörung der Knochenmatrix (infantiler Skorbut, Möller-Barlow-Krankheit) mit Skelettdeformationen und Wachstumsstörung.

Typisch ist die Schwellung und Entzündung der Gingiva, oft in Verbindung mit Zahnausfall.

Diagnostik

Quantitative Bestimmung des Vitamins im Plasma (Plasma-Vit.-C < 30 μg/ml). Bestimmung der Vitaminausscheidung nach hoher Zufuhr lässt Rückschlüsse auf die Menge des im Organismus gespeicherten Vitamins zu.

Differenzialdiagnose

Hämorrhagische Diathesen anderer Genese, Störungen im Knochenstoffwechsel, differenzierbar durch Bestimmung der Plasma-Vitamin-C-Konzentration.

Allgemeine Maßnahmen

Bewusste Ernährung: genügend frische Früchte und Gemüse. In Mitteleuropa spielt die Kartoffel als wichtigster Vitamin-C-Lieferant eine entscheidende Rolle.
Der normale Tagesbedarf beträgt mindestens 100 mg, übersteigt aber auch bei starker körperlicher Anstrengung, malignen Tumoren, Stoffwechselerkrankungen (z.B. Diabetes mellitus) oder Schwangerschaft nicht 300 mg/Tag.

Therapie

Kausal

Die Therapie erfolgt kausal durch Vitamin-C-Substitution.

Prognose

Die Prognose ist im Allgemeinen gut.

Somatoliberin

Synonyme

Growth-Hormone-Releasing-Hormone; Growth-Hormone-Releasing-Factor; Somatorelin; SRH; GHRH; GRF.

Definition

Siehe ▶ Growth-Hormone-Releasing-Hormone.

Somatomedin

Definition

Veraltet für Insulin-like Growth Factor. Somatomedin C steht für Insulin-like Growth Factor-1 und Somatomedin A für Insulin-like Growth Factor-2.

Somatomedin A

▶ Insulin-like Growth Factor 2

Somatomedin C

▶ Insulin-like Growth Factor 1

Somatorelin

Synonyme

Growth-Hormone-Releasing-Hormone; Growth-Hormone-Releasing-Factor; Somatoliberin; SRH; GHRH; GRF.

Definition

Siehe ▶ Growth-Hormone-Releasing-Hormone.

Somatostatin

Synonyme

Somatotropin-release inhibiting factor; SRIF; Growth-Hormone-Releasing Inhibiting-Hormone; GHRIH; SS-14.

Englischer Begriff

Somatostatin.

S

Definition

Peptidhormon mit 14 Aminosäuren, das u.a. im Hypothalamus gebildet wird und von dort hemmende Einflüsse auf die GH- und TSH-Sekretion ausübt. Daneben gibt es noch ein größeres S- mit 28 Aminosäuren (SS-28). Beide Peptide werden ubiquitär in ZNS, Liquor und auch in hoher Konzentration im Gastrointestinaltrakt, hier v.a. im Pankreas gefunden.

Grundlagen

Somatostatin entfaltet seine Wirkung über mebranständige Somatostatinrezeptoren. Bisher sind 5 verschiedene Somatostatinrezeptoren charakterisiert worden (SSR 1-5). Es handelt sich um eine Familie von G-Protein-gekoppelten Rezeptoren mit 7 transmembranösen Domänen. Aktivierung der SSR bewirkt eine Hemmung der Adenylatzyklaseaktivität und damit eine Reduktion von intrazellulärem cAMP. Somatostatin hat seinen Namen über die Hemmung der Freisetzung von Wachstumshormon in der Hypophyse erhalten. Überdies übt es aber auch inhibitorische Wirkung auf TSH in der Hypophyse aus. Allerdings überwiegen in der hypothalamischen Regulation der Sekretion von GH und TSH stimulierende Faktoren, so dass es bei vollkommenem Ausfall der hypothalamischen Funktion zu einer Insuffizienz der GH- und TSH-Sekretion kommt. Der Großteil des körpereigenen Somatostatin (70 %) befindet sich im Gastrointestinaltrakt. Hier übt es hemmende Effekte auf die endokrine und exokrine Sekretion (z.B. Gastrin und Magensäure), gastrointestinale Motilität und Blutversorgung aus. In klinischem Gebrauch sind Somatostatinanaloga (Octreotid und Lanreotid) und deren langwirksame Derivate (Octreotid LAR und Lanreotid Autogel). Diese binden an die Rezeptoren SSR2 und SSR5 und werden zur Therapie der Akromegalie und von hormonbildenden gastrointestinalen Tumoren eingesetzt. Ein neues Präparat (SOM 230), das an alle 5 Somatostatin-Rezeptoren bindet, ist derzeit in klinischer Erprobung.

Somatostatinrezeptor-Szintigraphie

▶ Octreotid-Scan

Somatotropes Hormon

▶ Wachstumshormon

Somatotropin

▶ Wachstumshormon

Somatotropin, humanes

▶ Wachstumshormon, humanes

Somatotropin-Release Inhibiting Factor

▶ Somatostatin

Somatotropin-Releasing-Hormone

▶ Growth-Hormone-Releasing-Hormone

Somatrem

Synonyme

Met-STH.

Englischer Begriff

Somatrem.

Definition

Rekombinant hergestelltes Wachstumshormonanalogon. Somatrem enthält die selbe Aminosäurensequenz wie hypohysäres menschliches Wachstumshormon plus eine zusätzliche Aminosäure (Methionin).

Grundlagen

Somatrem (Handelsname Protropin) war das erste rekombinant hergestellte Wachstumshormonanalogon. Es hat die gleiche biologische Wirksamkeit wie rekombinantes humanes Wachstumshormon bei der Behandlung des Wachstumshormonmangels gezeigt, führt aber häufiger zur Bildung von Anti-GH-Antikörpern, daher wird es in Deutschland nicht eingesetzt. Siehe ▶ Wachstumshormon.

Somogyi-Effekt

Englischer Begriff

Somogyi effect.

Definition

Übermäßiger Anstieg des Blutzuckerspiegels im Anschluss an eine (nächtliche) Hypoglykämie bei Diabetikern.

Grundlagen

Durch den Abfall des Blutzuckerspiegels kommt es zu einem gegenregulatorischen Anstieg der insulinantagonistischen Hormone Glukagon, Wachstumshormon und Kortisol und von Adrenalin. Dies bewirkt eine Hyperglykämie. Der Somogyi-Effekt tritt meistens bei Patienten mit einem schwer einstellbaren Diabetes mellitus auf, bei denen es zumeist unter Insulintherapie zu nächtlichen Hypoglykämien und anschließend überschießenden Blutzuckerspiegeln kommt. Diese nächtlichen Hypoglykämien bleiben oft unerkannt und können zu einer Insulinüberdosierung führen, die eine Insulinresistenz induzieren

kann. Durch die Erhöhung der abendlichen Verzögerungsinsulindosis in der Annahme eines erhöhten Bedarfs kann sich die Situation verschärfen. Hinweise für diese Situation liegen vor, wenn der morgendliche Blutzuckerwert trotz Erhöhung der abendlichen Verzögerungsinsulindosis nicht sinkt, die morgendliche Blutzuckerwerte stark schwanken und der Patient häufig morgens Kopfschmerzen hat. Bei V.a. Vorliegen eines Somogyi-Effekt empfiehlt es sich, mehrmals wöchentlich nachts um 2 Uhr den Blutzuckerspiegel zu messen. Sollte der Blutzuckerwert deutlich unter dem Spät- und Frühstückswert liegen, spricht dies für einen Somogyi-Effekt. In diesem Fall sollte eine zusätzliche Spätmahlzeit von 2–3 BE eingenommen werden. Reicht dies nicht aus, kann die Applikation des Verzögerungsinsulins vom Abend auf die Zeit vor dem Zubettgehen verschoben werden. Weitere therapeutische Optionen sind eine Insulinpumpentherapie und Vermeidung unterschiedlicher Ausgangsniveaus vor dem Schlafengehen durch individuelle Anpassung der Spätmahlzeit und der Insulindosis.

Soorbalanitis

▶ Balanitis candidomycetica

Spannung

▶ Stress

Spasmolytika

▶ Motilitätshemmer

Spätwochenbett

▶ Puerperium

Speicherkrankheiten

Synonyme

Thesaurismosen.

Englischer Begriff

Thesaurismoses.

Definition

Verschiedene Organsysteme betreffende Gruppe von Krankheiten, bedingt durch Stoffwechselanomalien und die Anhäufung von Stoffwechselprodukten.

Grundlagen

Zu den Speicherkrankheiten gehören u.a. die Lipidspeicherkrankheiten und die Glykogenosen. Weitere Speicherkrankheiten sind die Mukopolysaccharid-Speicherkrankheiten (überwiegend autosomal-rezessiv vererbliche Krankheit mit vermehrter intrazellulärer Speicherung von Mukopolysacchariden in verschiedenen Organen), Amyloidosen (Einlagerung von fibrillären Proteinen (Amyloid) in verschiedenen Organen), Hämochromatosen (Eisenablagerungen in Gewebe und Organen), die Wilson-Krankheit und die Zystinose (autosomal-rezessive Erkrankung mit Einlagerung von Zystin in allen Organen, Entwicklungsverzögerung und Organschäden).

Speisesalz

▶ Natriumchlorid

Speisesalz, iodiertes

Synonyme

Iodsalz; Jodsalz.

Englischer Begriff

Iodized salt.

Definition

Mit Kaliumiodid versetztes Speisesalz. Da Deutschland ein Iodmangelgebiet ist, wird hier allgemein die Einnahme von Iodsalz anstelle von nichtiodiertem Salz empfohlen, um Schilddrüsenerkrankungen vorzubeugen. Das in Deutschland erhältliche Iodsalz enthält in der Regel 32 mg KIO3/kg, dies entspricht 20 mg/Iod pro kg Salz.

Grundlagen

Da durch die letzte Eiszeit mit den abschmelzenden Gletschern das Iod aus den Böden geschwemmt wurde, ist Mitteleuropa ein Iodmangelgebiet. Dies hat eine hohe Prävalenz von Strumen (30–50 %) und Schilddrüsenautonomien zur Folge. Es wird daher empfohlen, das Speiselsalz durch iodiertes Speisesalz zu ersetzen. Da der größte Teil der täglichen Salzaufnahme allerdings durch gewerblich hergestellte Nahrungsmittel wie Brot, Wurst und Käse erfolgt, ist dies jedoch in der Regel nicht ausreichend. Es wäre daher empfehlenswert, wenn auch in der gewerblichen Nahrungsmittelherstellung iodiertes Speisesalz verwendet würde, was bisher allerdings die Ausnahme darstellt.

Spermatogenese

Synonyme

Keimzellbildung.

Englischer Begriff

Spermatogenesis.

Definition

Reifung der Samenzellen bis zum Stadium der Spermatiden im Keimepithel der Hodenkanälchen von der Pubertät bis ins Greisenalter. Die Entwicklung von

Spermatozyten zu Spermien nennt man Spermiogenese.

Grundlagen

Die Spermatogenese wird in folgende Stadien und Zellformen eingeteilt:

1. Spermatogonie (Ursamenzelle). Die Spermatogonie A sitzt unmittelbar der Basalmembran auf und proliferiert von der Embryonalzeit lebenslang mitotisch. Die Spermatogonie B liegt weiter lumenwärts und ist bereits in die erste Reifeteilung (Meiose) eingetreten
2. Primärer Spermatozyt. Weiter lumenwärts der Spermatogonie gelegene und doppelt so große Zelle, in der die erste Reifeteilung abläuft
3. Sekundärer Spermatozyt. Aus einem primären Spermatozyten entstehen zwei sekundäre Spermatozyten mit je einem haploiden Chromosomensatz. Diese treten schnell in die zweite meiotische Teilung ein und sind daher selten zu sehen
4. Spermatide. Kleine Zelle mit exzentrischem Zellkern, bilden zu viert einen Zellklon. Vorläufer für Spermien.

Siehe auch ▶ Spermatogenesestörung.

Spermatogenesestörung

Synonyme

Keimzellbildungsstörung.

Englischer Begriff

Spermatogenesis disorder.

Definition

Störung der Spermatogenese. Man unterscheidet eine primäre Spermatogenesestörung, bei der die Spermatogenese durch eine Störung im Hoden, wie z.B. Orchitis, Zustand nach Bestrahlung, etc. gestört ist und eine sekundäre Spermatogenesestörung, bei der die Spermatogenese durch für die

Spermatogenese essentielle Faktoren wie Androgenmangel oder FSH-Insuffizienz gestört ist. Eine S. kann auch durch toxische Wirkungen verschiedener Substanzen wie Schwermetalle, Nitrofurane, Thiophene und Gossypol auftreten.

Symptome

Infertilität, gegebenenfalls Zeichen des Hypogonadismus bei Androgenmangel.

Diagnostik

Bestimmung von Testosteron, LH, FSH, Ejakulatuntersuchung, Hodenpalpation, Hodensonographie, Anamnese.

Differenzialdiagnose

Auffälligkeiten in der Ejakulatuntersuchung (Oligozoospermie, Teratozoospermie, Asthenozoospermie, Oligoasthenoteratozoospermie, Azoospermie) weisen auf eine Spermatogenesestörung hin. Bei erhöhtem FSH und normalem Testosteron und LH liegt der Verdacht auf eine primäre Spermatogenesestörung vor. Diese kann z.B. bei Zustand nach Radiatio, Chemotherapie, Orchitis, Hodenhochstand oder bei Sertoli-cell-only-Syndrom auftreten. Allerdings kann eine primäre Spermatogenesestörung auch bei normalen FSH- und Testosteronwerten nicht ausgeschlossen werden, jedoch muss bei Azoospermie und sonst unauffälligen hormonellen Parametern auch ein Verschluss der ableitenden Samenwege ausgeschlossen werden. Bei erniedrigtem Testosteron liegt ein Hinweis auf eine sekundäre Spermatogenesestörung vor (siehe ▶ Hypogonadismus).

Therapie

Kausal

Ein kongenitaler Hodenhochstand sollte wegen dem Risiko einer späteren Infertilität und malignen Entartung idealerweise bis zum Ende des ersten Lebensjahres korrigiert werden. Dies kann medikamentös mit hCG (bis Ende 1. Lebensjahr 500 IE,

S

ab 2. LJ 1000 IE, ab 6. LJ 2000 IE HCG i.m. einmal pro Woche über 5 Wochen) oder GnRH (3mal täglich je 200 µg in jedes Nasenloch über 4 Wochen) und gegebenenfalls in Kombination mit den beiden Mitteln erfolgen. Bei Ausbleiben des Erfolges sollte eine chirurgische Orchidopexie erfolgen. Vor geplanter Bestrahlung kann eine Kryokonservierung von Spermien erfolgen um einen späteren Kinderwunsch zu erfüllen. Zur Behandlung der sekundären Spermatogenesestörung, siehe ▶ Hypogonadismus.

Literatur

1. Nieschlag E, et al. (2003) Männliche Gonaden. In: Deutsche Gesellschaft für Endokrinologie (Hrsg) Rationelle Diagnostik und Therapie in Endokrinologie, Diabetologie und Stoffwechsel. Thieme Verlag, Stuttgart, S 219–238

Spermiogenese

Synonyme

Keimzellformbildung.

Englischer Begriff

Spermiogenesis.

Definition

Reifung von Spermatiden zu funktionsfähigen Spermien. Findet im Anschluss an die Spermatogenese im Hodenkanälchen statt.

Grundlagen

Die Spermiogenese findet im Zusammenwirken mit den Sertoli-Zellen statt. Der Zellkern verlagert sich in eine zunehmend exzentrische Position und wird zum Kopf des Spermiums. Lysosomenähnliche Bläschen, die im Golgi-Apparat gebildet werden verschmelzen zur Kopfkappe (Akrosom). Die Zentriolen wandern zu dem dem Akrosom entgegengesetzten Zellpol und bilden die Geißel (Flagellum) und den Hals des Spermiums. Die Mitochondrien lagern sich

spiralförmig um den zentralen Achsenfaden im Flagellum und bilden so die Vagina mitochondrialis.
Siehe auch ▶ Spermiogenesestörung.

Spermiogenesestörung

Synonyme

Keimzellformbildungsstörung.

Englischer Begriff

Spermiogenesis disorder.

Definition

Störung der Spermiogenese.

Grundlagen

Eine Spermiogenesestörung kann entweder in Zusammenhang mit einer ▶ Spermatogenesestörung oder isoliert (z.B. bei der Globozoospermie oder dem Syndrom der immotilen Zilien) auftreten. Bei der Spermiogenesestörung besteht oft eine Infertilität mit unauffälligen Werten für Testosteron, LH und FSH.

Spermizide

▶ Kontrazeptiva, zur lokalen Anwendung

Spezifische Thyreoiditis

▶ Schilddrüsentuberkulose

Sphingolipidosen

Synonyme

Lipidosen; Lipidspeicherkrankheiten.

Englischer Begriff

Sphingolipidoses.

Definition

Sphingolipidosen sind angeborene Fettstoffwechselstörungen somit erbliche degenerative Krankheiten (Lipidosen) mit durch Enzymopathie bedingter intrazellulärer Speicherung (Thesaurismose) von Sphingolipiden. Nach dem gespeicherten Stoff bezeichnet als:

1. Glykoceramidosen:

   - als Gangliosidosen (einschließlich des Typs mit GD4-Speicherung als Norman-Wood-Syndrom)
   - Oligohexosylceramidosen (Fabry-Syndrom [= Trihexosylceramidose = Ceramidtrihexosidose] und Dawson-Syndrom [= Lactosylceramidose])
   - Cerebrosidosen (Gaucher-Krankheit [= Glukozerebrosidose] und Krabbe-Syndrom [= Galactocerebrosidose; eine Leukodystrophie])
   - Sulfatidose oder Sulfatidlipidose (Scholz-Syndrom)

2. Phosphorylceramidose = Sphingomyelinose (Niemann-Pick-Krankheit)
3. Mukopolysaccharidose, die mit Gangliosid-Ablagerung einhergeht (Pfaundler-Hurler-Syndrom).

Symptome

Diese genetischen Enzymdefekte führen meist zu einer Akkumulation verschiedener Sphingolipide, die vor allem Membranbestandteile sind. Daher kommt es meist zu neurologischen Störungen, Speicherdefekten im retikuloendothelialen System, gel. Skelettmitbeteiligung.

Die seltene Fabry Krankheit (Inzidenz 1:40.000) beruht auf dem genetisch bedingten Ausfall der α-Galaktosidase, eines Enzyms, das für den Abbau von neutralen Sphingolipiden verantwortlich ist. Sphingolipide befinden sich in den Membranen der Zellen und sind am Aufbau von Membran-umschlossenen Organellen beteiligt. Durch die fehlende Aktivität der α-Galaktosidase kommt es bei den Patienten zur Ansammlung eines bestimmten Glykosphingolipids (Ceramid-Trihexosid) im Endothel von Gefäßen, in den Epithelien vieler Organe (besonders der Nieren) und in Zellen der glatten Muskulatur.

Charakteristisch für M. Fabry sind brennende Hand- und Fußinnenflächen. Weitere Symptome der seltenen Krankheit sind gravierend und betreffen vor allem die Nieren, Augen und die Blutgefäße. Endstadien sind negative Veränderungen der Bindehaut und Retina, Nierenversagen bis zur Dialyseabhängigkeit und Herzmuskelschädigungen. Lange Zeit konnte man nur die Symptome behandeln; eine echte Heilung war nicht möglich.

Diagnostik

Die Diagnostik hängt von der Symptomatik ab und es muss eine molekularbiologische Untersuchung in Speziallabors erfolgen. Siehe Tab. 1.

Gangliosidosen sind Krankheiten, die durch Enzymdefekte bedingt sind und mit vermehrter Speicherung der Ganglioside GM1, GM2 oder GM3, u.U. auch GD (nach Svennerholm) v.a. im zentralen Nervensystem (meist rasch fortschreitenden Verfall ver-

Sphingolipidosen, Tabelle 1 Diagnostik.

Krankheit	Speichersubstanz	betroffene(s) Enzym(e)
Niemann-Pick-Krankheit (Sphingomyelinose Typ A)	Sphingomyelin	Sphingomyelinase
Gaucher-Krankheit	Glukozerebrosid	β-Glukosidase
Globoidzellenleukodystrophie (Krabbe-Syndrom)	Galaktozerebrosid	Zerebrosid-β-Galaktosidase
metachromatische Leukodystrophie	Sulfatid	Zerebrosid-Sulfatase, Arylsulfatase A
Angiokeratoma corporis diffusum (Fabry-Syndrom)	Ceramidtrihexosid	α-Galaktosidase

S

ursachend) sowie – abhängig vom Typ der Gangliosidosen – auch in anderen Organen einhergehen. Klinisch häufig als sog. amaurotische (zu fortschreitender Erblindung führende) familiäre Idiotie bezeichnet (obsolet) werden sie u.a. nach dem Manifestationsalter unterschieden. Als GM1-G. (Derry) wird der Typ 1 als generalisierte G. (Landing-Krankheit; infantile Form infolge β-Galaktosidase-Mangels als Pseudo-Hurler-Syndrom) und der Typ 2 (juvenile Gangliosidosen, auch spätinfantil; lokalisiert und ohne viszerale Beteiligung; beide mit β-Gangliosidase-Mangel) bezeichnet. GM2-G. gibt es mit 3 Typen: Typ 1 das Tay-Sachs-Syndrom, Typ 2 die Sandhoff-Jatzkewitz-Variante (mit Globosid-Speicherung in Eingeweiden und Oligosaccharid-Ausscheidung im Harn), Typ 3 als juvenile GM2-G. (Bernheimer-Sattelberger); 1 und 3 mit Mangel an Hexosaminidase A, Typ 2 mit A- und B-Mangel – dagegen ohne Gangliosid-Speicherung z.B. das Stock-Spielmeyer-Vogt-, Kufs-Syndrom.

Differenzialdiagnose

Die Differenzialdiagnose der Sphingolipidosen beinhaltet multiple Erkrankungen der Organe, die am stärksten durch den entsprechenden Enzymdefekt betroffen sind. Die Indikation zur molekularbiologischen Testung sollte Ärzten vorbehalten bleiben, die mit diesen Erkrankungen größere Erfahrungen haben. Das unsystematische „Herumsuchen" ist sehr kostspielig und meist frustran.

Allgemeine Maßnahmen

Lebensmodifikation
Nicht erfolgreich.

Diät
Nicht erfolgreich.

Therapie

Kausal
Gentherapie mit rekombinant hergestellten Enzymen, siehe Dauertherapie. Per Infusion wird dem Körper das fehlende oder fehlerhafte Enzym wieder zugeführt, so dass sich die Anreicherung von Fettsubstanzen in den Blutgefäßen der inneren Organe vermindert und ihre Funktion stabilisiert.

Dauertherapie
Die erste Erkrankung, für die eine Enzym-Ersatztherapie mittels eines recombinant hergestellten Enzyms möglich wurde, war der M. Fabry: Fabrazyme (Agalsidase beta), rekombinantes menschliche α-Galaktosidase (Alpha-GAL). Durch die gentechnische Verfügbarkeit der humanen α-Galaktosidase gibt es jetzt die Möglichkeit der langfristigen Enzymersatztherapie, bei der das fehlende Enzym intravenös zugeführt wird. Die im Handel befindlichen Produkte Agalsidase alpha (Replagal) und Agalsidase beta (Fabrazyme) unterscheiden sich u.a. durch ihre Herstellung. Agalsidase alpha wird aus transgenen menschlichen Zelllinien gewonnen; Agalsidase beta produziert man mittels gentechnisch veränderter Hamster-Zelllinien. Deshalb zeichnen sich beide Glycoproteine durch unterschiedliche Glycosylierungsmuster aus.

Bewertung

Wirksamkeit
Der Therapieerfolg bei kardiologischen Problemen umfasst u.a. eine Verringerung der linken Herzkammermasse, eine Verringerung der Verdickung der Herzkammerscheidewand und eine Verringerung der Dicke der Hinterwand der linken Herzkammer. In Bezug auf die Nieren hat sich gezeigt, dass innerhalb der sechsmonatigen Therapie im Vergleich zu Plazebo die Nierenfunktion stabil gehalten werden konnte. Unter Langzeittherapie verbessert sich die Nierenfunktion. Auch im Bereich der Lebensqualität (Quality of Life) werden positive Ergebnisse dokumentiert. Sie basieren auf physikalischen Funktionstests und emotionalen Auswertungen sowie

Befragungen zum allgemeinen Gesundheitszustand.

Verträglichkeit

Gut.

Pharmakoökonomie

Extrem teure Therapie, positiver Kosten-Nutzen-Effekt nicht gegeben.

Nachsorge

In Spezial-Zentren, wie z.B. Uniklinik Mainz, Prof. Beck.

Prognose

Ohne spezifische Enzym-Ersatztherapie wurden starke Schmerzmittel, in einigen Fällen sogar Morphine verabreicht, deren Nebenwirkungen in Kauf genommen werden mussten. Die Angiokeratome (charakteristische Hautflecken) wurden durch Laser-Therapie behandelt. Bei Niereninsuffizienz war eine chromische Hämodialyse unumgänglich, bis eine Spenderniere für eine Transplantation gefunden wurde. Bei Herzproblemen, vor allem bei krankhafter Vergrößerung des Herzens (Kardiomyopathie) wurden entsprechende Medikamente verabreicht, oft konnte eine Bypass-Operation oder Herztransplantation helfen. Bei erhöhtem Schlaganfallrisiko wurden blutverdünnende Medikamente verschrieben.

Ganz neue Perspektiven für M. Fabry Patienten ergeben sich jedoch durch die Möglichkeit der Langzeit-Enzymersatztherapie. Außerdem bewirkt die Enzymersatztherapie eine signifikante Verminderung der Schmerzen.

Sphingomyelin-Lipoidose

▶ Hepatosplenomegalie, lipoidzellige

Sphingomyelinose

Synonyme

M. Niemann-Pick.

Englischer Begriff

Sphingomyelinosis.

Definition

Heterozygote autosomal rezessiv vererbte Lipidose, Typ A und B sind lysosomale Speicherkrankheiten in Folge einer verminderten Aktivität der sauren Sphingomyelinase. Typ C ist bedingt durch einen Defekt des zellulären Transports exogenen Cholesterins, der zu einer lysosomalen Akkumulation von unverestertem Cholesterin führt.

Symptome

Lipidspeicherungen (typisch Niemann-Pick-Zelle bzw. Schaumzelle) führen zu Veränderungen an Leber, Lunge, Herz, Augen und endokrinen Organen, das Nervensystem ist durch sekundäre Demyelinisierung betroffen. Typ C ist charakterisiert durch eine Hepatosplenomegalie sowie ZNS-Veränderungen.

Diagnostik

Histologisch nach Biopsie befallener Organe.

Allgemeine Maßnahmen

Lebensmodifikation

Nicht erfolgreich.

Diät

Nicht erfolgreich.

Therapie

Kausal

Splenektomie, Knochenmarks- und/oder Lebertransplantation, zukünftig Gentherapie.

S

Bewertung

Wirksamkeit

Hängt vom Krankheitsausmaß ab.

Nachsorge

Wie bei jeder Transplantation.

Prognose

Schlecht.

Spirale

▶ Intrauterinpessar

Splanchnomegalie

▶ Viszeromegalie
▶ Akromegalie

SRH

▶ Somatoliberin
▶ Somatorelin
▶ Wachstumshormon-Releasing Hormon
▶ Growth-Hormone-Releasing-Hormone

SRIF

▶ Somatostatin

SS-14

▶ Somatostatin

Stadium der kompensierten Retention bei Niereninsuffizienz

▶ Azotämie

Stärke, tierische

▶ Glykogen

Starlinger-Syndrom, vegetativ-endokrines

Definition

Passagere Hyperthyreose bei Schilddrüsentuberkulose.

Grundlagen

Siehe ▶ Schilddrüsentuberkulose.

Statine

Synonyme

Inhibiting factors; 3-Hydroxy-3-Methylglutaryl-Coenzym-A-Reduktasehemmer; HMG-CoA-Reduktasehemmer; Cholesterol-Synthese-Enzym-Hemmer; CSE-Hemmer.

Englischer Begriff

Statins.

Definition

1. Hypothalamische inhibierende Hormone (Somatostatin, Prolaktin-inhibierendes Hormon (Dopamin))
2. Gruppe von Medikamenten, die über die kompetitive Hemmung des Schlüsselenzyms der Cholesterinsynthese 3-Hydroxy-3-Methylglutaryl-Coenzym-A-Reduktase eine Absenkung des Cholesterin- und Lipidspiegels bewirken.

Grundlagen

Statine sind effektive Lipidsenker und Mittel der ersten Wahl zur medikamentösen Begleittherapie der Arteriosklerose. Geläufige Statine sind: Atorvastatin, Fluvastatin, Lovastatin, Pravastatin und Simvastatin. Ein 1998 neu zugelassenes Präparat (Cerivastatin) wurde 2000 wegen erhöhter Anzahl von z.T. tödlich ausgehenden Rhabdomyolysen, welche v.a. unter einer Kombinationstherapie mit anderen Lipdsenkern auftrat, vom Markt genommen. Dieses Medikament zeichnete sich durch eine schwächere intrahepatische und stärkere extrahepatische Wirkung aus, so dass diese pharmakokinetische Besonderheit möglicherweise das häufige Auftreten dieser Nebenwirkung bedingte. Da Statine in großen Studien sowohl als Primär- als auch als Sekundärprävention die atherosklerotische Morbidität und Mortalität deutlich senkten, sind sie immer noch Mittel der Wahl zur Lipidsenkung.

Steatorrhoe

► Salbenstuhl

Stein-Leventhal-Syndrom

► Ovarialsyndrom, polyzystisches

Stellwag-Zeichen

Englischer Begriff

Stellwag's sign.

Definition

Seltener Lidschlag bei endokriner Orbithopathie, v.a. bei Hyperthyreose.

Grundlagen

Siehe auch ► Basedow, Morbus und ► Orbitopathie, endokrine.

Stenosen hirnversorgender Gefäße

► Verschlusskrankheit, zerebrale arterielle

Stereotaktische Radiochirurgie und Radiotherapie

► Radiatio, stereotaktische
► Gamma-Knife-Therapie

Sterilität

► Infertilität

Steroiddiabetes

Synonyme

Glukokortikoid-induzierter Diabetes mellitus.

Englischer Begriff

Steroid diabetes; steroidogenic diabetes.

Definition

Hierunter wird ein durch endogene oder im engeren Sinne exogene Glukokortikoide ausgelöster Diabetes mellitus verstanden.

Grundlagen

In bis zu 85 % der Fälle tritt bei einer Cushing-Symptomatik eine pathologische Glukosetoleranz, in ca. 25 % ein Diabetes mellitus auf. Ein vorbestehender Diabetes verschlechtert sich hinsichtlich der Stoffwechsellage, der Insulinbedarf steigt an. Glukokortikoide steigern die Glukoneogenese und fördern die Insulinresistenz. Bei milden Verläufen können zunächst auch orale Antidiabetika eingesetzt werden (z.B. Sulfonylharnstoffe). Eine Insulintherapie lässt sich aber oft nicht vermeiden. Bei exogener Glukokortikoidtherapie ist deren zeitliches Wirkmaximum zu beachten. Wird z.B. das Glukokortikoid einmalig am Morgen oral verabreicht (z.B. in der dermatologischen Therapie), ist der stärkste Blutzuckeranstieg um die Mittagszeit zu erwarten. Mit einer Altinsulingabe morgens und mittags lassen sich in dieser klinischen Situation oft befriedigende Blutzuckertagesprofile erreichen, ein nächtliches Basalinsulin ist meist nicht notwendig. Die Bezeichnung Steroiddiabetes ist nicht eindeutig und deswegen so auch nicht in der aktuellen Klassifikation des ▶ Diabetes mellitus (siehe dort Tab. 1, Klassifikation) berücksichtigt; siehe auch ▶ Nebennierendiabetes.

Steroidhormone

Englischer Begriff

Steroid hormones.

Definition

Gruppe von Hormonen, die auf einem Gonan-Grundgerüst (frühere Bezeichnung: Steran) basiert und aus Cholesterol synthetisiert wird. Steroidhormone wirken über intrazelluläre Rezeptoren, die eine Änderung der Genexpression induzieren. Für eine Reihe von Steroiden sind allerdings auch extrazelluläre, sog. nongenomische Effekte beschrieben worden. Zur Gruppe der Steroidhormone gehören die Glukokortikoide (Kortisol und Derivate), Mineralokortikoide, Östrogene, Gestagene und Androgene.

Grundlagen

Steroidhormone werden in der Nebennierenrinde, den Gonaden und der Plazenta synthetisiert. Die Regulation der Steroidhormonsynthese erfolgt über mehrere

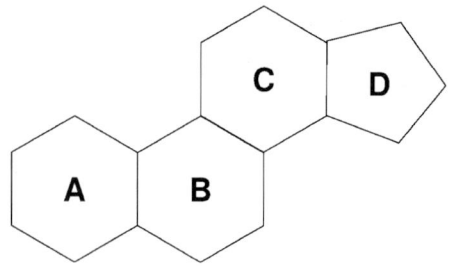

Steroidhormone, Abb. 1 Steroidhormone: Grundgerüst Gonan (Cyclopentanoperhydrophenanthren).

Ebenen, z.B. wird so die Synthese von Glukokortikoiden über die hypothalamisch-hypophysäre Kaskade CRH-ACTH stimuliert, welche wiederum eine negative Rückkopplung auf die Sekretion von CRH und ACTH bewirken.

Es sind verschiedene Wege der Wirkweise von Steroidhormonen beschrieben worden: Der „klassische" Weg ist die Aktivierung von intrazellulären Steroidhormonrezeptoren. Hierzu dringen Steroidhormone in die Zelle ein und binden an spezifische Steroidhormonrezeptoren. Diese haben alle eine hormonbindende und eine DNA-bindende Domäne. Nach Bindung an das Hormon binden die Rezeptoren an die DNA und bewirken dort in Zusammenarbeit mit Koaktivatoren, Regulatoren und Transkriptionsfaktoren eine spezifische Aktivierung der Transkription. Die Entfaltung der vollen Hormonwirkung über diesen „klassischen" Weg tritt nach mehreren Stunden ein. Daneben wurden für die meisten Steroidhormone auch schnelle, nichtgenomische Wirkungen beschrieben, welche innerhalb von Minuten eintreten. Hierbei kommt es zu Aktivierungen von second-messenger-Systemen wie die Bildung von Inositoltriphosphat oder gesteigertem Kalziumeinstrom in die Zelle. Membranständige Rezeptoren, die für diese Effekte verantwortlich sein könnten, konnten bisher allerdings nicht näher charakterisiert werden. Bei bestimmten neuroaktiven Steroiden wurden auch modulierende Effekte auf die Aktivierung von Neurotransmitterrezeptoren gefunden.

STH

► Wachstumshormon

Stillzeit

► Laktationsperiode

Stimate

► Desmopressin

Stimmstörung

► Dysphonie, endokrin bedingte

Stimulation, ovarielle

Englischer Begriff

Ovarian stimulation.

Definition

Anregung der Ovarialfunktion mittels hormoneller Stimulation bei unerfülltem Kinderwunsch aufgrund einer gestörten Ovarfunktion. Ziel der ovariellen Stimulation, ist eine Schwangerschaft. Es gibt verschiedene Formen der ovariellen Stimulation: Initial sollte der Clomifen-Test versucht werden. Hierzu werden über 5 aufeinanderfolgende Tage Clomifen 25–100 mg oral gegeben. Clomifen bewirkt über eine kompetitive Hemmung der hypophysären Östrogenrezeptoren eine vermehrte Gonadotropinfreisetzung. Falls hierunter keine Ovulation eintritt, kann eine Stimulation mit Gonadotropinen (entweder humanes Menopausen-Gonadotropin (HMG) oder follikel-stimulierendes Hormon (FSH)) erfolgen.

Voraussetzung

Die Indikation für eine ovarielle Stimulation besteht bei unerfülltem Kinderwunsch bei Corpus-luteum-Insuffizienz, verschiedenen Formen der Hyperandrogenämie und dem PCO-Syndrom. Bei Oligomenorrhoe sollte vorher eine Abbruchblutung mit Gestagenen induziert werden.

Kontraindikationen

Neoplastische Veränderungen, bei denen eine Schwangerschaft unerwünscht ist; bereits eingetretene Schwangerschaft; unklare Blutungsanomalien; Ovarialzysten (außer PCO-Syndrom). Uterus-, Ovar- und Mammaneoplasien.

Durchführung

Der Clomifentest wird beginnend am 3.–5. Zyklustag mit der oralen Gabe von Clomifen über 5 Tage durchgeführt. In der Regel kann initial mit einer täglichen Dosis von 50 mg angefangen und bei Nichtansprechen im nächsten Monat auf 100 mg gesteigert werden. Das Ansprechen kann durch Messen der Basaltemperatur oder den Nachweis von Follikeln im gynäkologischen Ultraschall evaluiert werden. In Einzelfällen wird auch mit 25 mg täglich angefangen. Etwa 35 % sind Non-responder. Bei Ansprechen kann in etwa 75 % d.F. mit einer Schwangerschaft in den ersten 3 Behandlungszyklen gerechnet werden. Bei Frauen, die nicht auf Clomifen reagieren, kann mit Gonadotropinen (initial mit 50 oder 75 IE Gonadotropin) stimuliert werden. Bei Frauen mit PCO-Syndrom sollte wegen der hohen LH-Spiegel reines FSH vorgezogen werden. Die Gonadotropinstimulation sollte am 3. Tag nach der Regelblutung oder gestageninduzierten Abbruchblutung begonnen werden. Die Dosierung kann langsam (z.B. in zehntägigen Abständen um je eine Ampulle) gesteigert werden. Die genaue Dosisanpassung sollte durch Zyklusmonitoring mit Ultraschall und Bestimmung der Östra-

S

diolspiegel erfolgen. Ziel ist ein mono-
follikuläres Wachstum. Alternativ kann
im Rahmen eines Step-down-Protokolls
mit hohen Gonadotropin-Dosen begonnen
werden und konsekutiv eine Reduktion der
Dosis erfolgen um die physiologische präovulatorische Abnahme der FSH-Spiegel
zu imitieren. Die Gonadotropinstimulation kann mit GnRH-Analoga kombiniert
werden, um einen vorzeitigen LH-Anstieg
zu vermeiden. Ein vorzeitiger LH-Anstieg
wird mit schlechter Implantation und erhöhter Abortrate in Verbindung gebracht.

Stirn, viereckige

Synonyme

Quadratstirn; Frons quadrata; Caput qua-
dratum.

Definition

Große und quadratisch deformierte Stirn bedingt durch osteophytäre Auflagerungen bei
Rachitis in der Regel durch verspäteten Fon-
tanellenschluss verursacht.

Grundlagen

Siehe auch ► Rachitis.

Stoffwechsel

Synonyme

Metabolismus.

Englischer Begriff

Metabolism.

Definition

Gesamtheit der biochemischen Vorgänge,
die beim Auf-, Ab- und Umbau des Organismus und dem Austausch zwischen
Organismus und Umwelt auftreten.

Grundlagen

Die Leber ist ein zentrales Organ der Stoffwechselvorgänge, da hier eine Vielzahl von
Katalysatoren Auf-, Um- und Abbauvor-
gänge von Substraten steuert. Allerdings
finden Stoffwechselvorgänge auch in jedem
Organ und jeder Zelle statt. Stoffwechsel
dient der Erhaltung des inneren Milieus
und eines Fließgleichgewichts zwischen
Organismus und Umwelt (Homöostase).
Siehe auch ► Intermediärstoffwechsel,
► Fettstoffwechsel, ► Aminosäurestoffwechsel, ► Kohlenhydratstoffwechsel,
► Purinstoffwechsel, ► Kaliumstoffwechsel, ► Natriumhaushalt, ► Kalziumstoffwechsel, ► Magnesiumhaushalt, ► Phosphathaushalt, ► Porphyrinstoffwechsel,
► Pyrimidinstoffwechsel.

Stoffwechsel, Aminosäuren

► Aminosäurestoffwechsel

Stoffwechsel, Kalium

► Kaliumstoffwechsel

Stoffwechsel, Kalzium

► Kalziumstoffwechsel

Stoffwechsel, Magnesium

► Magnesiumhaushalt

Stoffwechsel, Natrium

► Natriumstoffwechsel

Stoffwechsel, Phosphat

▶ Phosphathaushalt

Stoffwechsel, Porphyrin

▶ Porphyrinstoffwechsel

Stoffwechsel, Purin

▶ Purinstoffwechsel

Stoffwechsel, Pyrimidin

▶ Pyrimidinstoffwechsel

Stoffwechselanomalien

Synonyme
Stoffwechselkrankeiten; Stoffwechselstörungen.

Englischer Begriff
Metabolic Anomalies.

Definition
Pathologische Abweichungen der Stoffwechselvorgänge.

Grundlagen
Stoffwechselanomalien sind häufig durch genetisch bedingten Enzym- (Enzymopathien) bzw. Hormonmangel bzw. Hormonresistenz (z.B. Diabetes mellitus) bedingt. Sie können sich in jedem Alter, auch bereits in utero manifestieren. Die Krankheiten sind pathogenetisch gekennzeichnet durch:

1. Erhöhung von Stoffwechselzwischenprodukten (z.B. Alkaptonurie, Porphyrie, Phenylketonurie, Methylmalonazidurie)
2. Speicherung von Stoffwechselprodukten (z.B. Thesaurismosen)
3. Produktion von abnormalen Metaboliten (z.B. Dicarbonsäuren bei Fettsäurenoxidationsstörungen)
4. Defekte des Transports von Substanzen (z.B. Cystinurie, Hartnup-Krankheit)
5. Defekte des Energieumsatzes (z.B. Diabetes mellitus)

Stoffwechselanomalien ohne klinische Relevanz (z.B. hereditäre Form der Fruktosurie, Iminoglycinurie, β-Aminobuttersäure-Ausscheidung) sind beschrieben.

Stoffwechselentgleisung

▶ Krise, metabolische

Stoffwechselkrankheiten

Synonyme
Stoffwechselanomalien; Stoffwechselstörungen.

Englischer Begriff
Metabolic diseases.

Definition
Pathologische Abweichungen der Stoffwechselvorgänge mit Krankheitscharakter.

Grundlagen
Siehe ▶ Stoffwechselanomalien.

Stoffwechselstörungen

▶ Stoffwechselanomalien
▶ Stoffwechselkrankheiten

Stranggonaden

Synonyme

Streak-Gonade.

Englischer Begriff

Streak gonads.

Definition

Dysgenetische primär insuffiziente Gonaden bestehend aus Bindegewebssträngen ohne Keimepithel (siehe Gonadendysgenesie).

Streak-Gonade

▶ Stranggonaden

Stress

Synonyme

Belastung; Spannung.

Englischer Begriff

Stress.

Definition

Durch unspezifische Reize ausgelöstes spezifisches Belastungssyndrom des Organismus.

Grundlagen

Stress stellt einen Zustand des Organismus dar, der durch ein spezifisches Syndrom (erhöhte Sympathikusaktivität, vermehrte Ausschüttung von Katecholaminen und Kortisol, Blutdrucksteigerung, etc.) gekennzeichnet ist, jedoch durch verschiedenartige unspezifische Reize (Infektionen, Verletzungen, Verbrennungen, Strahleneinwirkung, aber auch Ärger, Freude, Angst, Leistungsdruck und andere Stressfaktoren) ausgelöst werden kann. Auch äußere Faktoren, an die der Körper nicht adaptiert

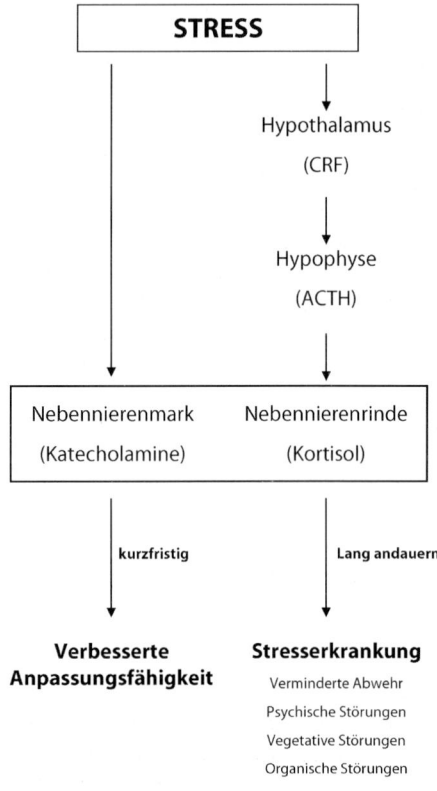

Stress, Abb. 1 Vorgänge bei Stress.

ist, erzeugen Stress z.B. Operationen, Vergiftungen, Schwangerschaft. Psychischer Stress entsteht als Folge einer Diskrepanz zwischen spezifischen Anforderungen und subjektivem Bewältigungsverhalten (Coping). Persistierender Stress kann zu Allgemeinreaktionen im Sinne eines allgemeinen Anpassungssyndroms (Alarmreaktion, Widerstandsstadium, Erschöpfungsstadium, Anpassungskrankheit, Postaggressionssyndrom) führen. Vergleiche auch Abb. 1.

Struma

Synonyme

Kropf; Schilddrüsenvergrößerung; Schilddrüsenhyperplasie.

Englischer Begriff

Goiter.

Definition

Bezeichnung für jede Vergrößerung der gesamten Schilddrüse oder von Teilen des Organs unabhängig von Pathogenese, Schilddrüsenfunktion und Dignität. Eine Struma kann sowohl mit euthyreoter Stoffwechsellage, als auch mit Hypothyreose bzw. mit Hyperthyreose einhergehen. Häufigste Ursache der euthyreoten (endemischen) Struma ist ein alimentärer Iodmangel (Schilddrüsenhyperplasie). Innerhalb einer Struma können sich benigne (Adenome) und maligne (Karzinome) Tumoren bilden. Eine Vielzahl von thyreoidalen und extrathyreoidalen Erkrankungen können mit dem Symptom Struma einhergehen.

Symptome

Im Anfangsstadium selten Symptome. Sichtbare Schilddrüsenvergrößerung bei schlankem Habitus und relativer Betonung des Isthmusbereiches der Schilddrüse. Im Erwachsenenalter wird die diffuse Schilddrüsenvergrößerung oft lange übersehen. Bei euthyreoter Stoffwechsellage kommt es in der Regel erst bei lokal verdrängenden Schilddrüsenvergrößerungen zu nachfolgenden Beschwerden: Globusgefühl, Engegefühl im Halsbereich, Schluckstörungen, Dyspnoe, inspiratorischer Stridor bei Trachealkompression (Tracheomalazie), Hustenreiz und Räusperzwang. Bildet sich in der Struma ein Schilddrüsenadenom mit funktioneller Autonomie, so können Symptome der Hyperthyreose hinzukommen. Bei maligner Entartung, Symptome des Schilddrüsenkarzinoms.

Diagnostik

Merke: Das Symptom Struma bedarf einer umfassenden diagnostischen Abklärung.
Die Diagnostik umfasst die Anamnese (Familienanamnese, Vorbehandlungen, schnell wachsende Knoten, Schwangerschaft, Iodbelastung, strumigene Substanzen, Schmer-

Struma, Tabelle 1 Klinische Größenklassifikation der Struma (nach WHO).

Stadium	Größe
0	Keine Struma
I	Tastbare Struma
Ia	Tastbare, auch bei Reklination des Kopfes nicht sichtbare Struma oder kleiner Strumaknoten
Ib	Tastbare, nur bei Reklination des Kopfes sichtbare Struma
II	Auch ohne Reklination des Kopfes sichtbare Struma
III	Sehr große, bereits aus der Entfernung sichtbare Struma mit lokalen Komplikationen

zen, Hyperthyreosesymptome), die körperliche Untersuchung (Vergrößerung der Schilddrüse, prominente Knoten, Einflussstauung, Zyanose, palpatorische Größe und Konsistenz der Schilddrüse, Schluckverschieblichkeit, Halslymphknoten), die Bestimmung der Schilddrüsenfunktionsparameter TSH, T_3 und T_4, die Halssonographie (Größe, Homogenität, fokale Befunde), bei Bedarf die Punktionszytologie und die Schilddrüsenszintigraphie, sowie bei Bedarf die Tracheazielaufnahme. Klinische Größenklassifikation der Struma, siehe Tab. 1. Sonographische Normwerte des Schilddrüsenvolumens siehe ► Schilddrüse. Zur Klassifikation der Struma, siehe Tab. 2.

Differenzialdiagnose

Thyreoiditis, Schilddrüsenkarzinom, Metastasen, Lymphom, autonomes Adenom, Zysten, Einblutungen. Siehe Tab. 3.

Allgemeine Maßnahmen

Diät

Auf ausreichende alimentäre Iodaufnahme achten (Iodsalz, Fisch etc.). Empfehlungen zur Iodzufuhr (Deutsche Gesellschaft für Ernährung), siehe ► Schilddrüsenhyperplasie.

S

Struma, Tabelle 2 Klassifikation der Struma (Sektion Schilddrüse der Deutschen Gesellschaft für Endokrinologie).

Klassifikationsmerkmal	Beschreibung
Befunddeskription (Topographie und Morphologie)	Eutope Lokalisation (Halsbereich, substernal): 1. diffus vergrößert 2. einknotig 3. mehrknotig Dystope Lokalisation: 1. intrathorakal 2. Zungengrundstruma
Pathogenese	a) infolge Iodmangels b) durch strumigene Substanzen c) mit Autonomie d) bei Zystenbildung e) bei Immunthyreopathien f) bei anderen Entzündungen g) bei benignen oder malignen Schilddrüsentumoren h) infolge paraneoplastischer Produktion von TSH i) bei Akromegalie j) bei Enzymdefekten k) bei peripherer Hormonresistenz l) infolge Beteiligung der Schilddrüse bei extrathyreoidalen Erkrankungen m) andere Ursachen

Therapie

Kausal

Iodzufuhr stellt eine kausale Therapieoption bei endemischer Struma dar. Bei maligner Struma operative Therapie. Bei extrathyreoidalen Ursachen Behandlung der Grunderkrankung.

Akuttherapie

Bei Tracheomalazie mit Dyspnoe eventuell Intubation nötig.

Dauertherapie

Bei euthyreoter (endemischer) Struma, Behandlung mit Iodid als Basistherapie mit dem Ziel der Verkleinerung der Schilddrüse (Dosierung, siehe Tab. 4). *Cave:* Keine Iodidtherapie bei funktioneller Autonomie (Gefahr der Thyreotoxikose) und bei erhöh-

Struma, Tabelle 3 Differenzialdiagnostik beim Symptom „Struma".

Ausschluss	Rationelle Diagnostik
Hypothyreose	TSH basal
Hyperthyreose	TRH-Test
Autonomes Adenom der Schilddrüse	Szintigraphie, Übersteuerungsszintigraphie
Multifokale bzw. disseminierte Autonomie der Schilddrüse	Suppressionsszintigraphie
Chronische Thyreoiditis	Schilddrüsenantikörper
Akute-subakute Thyreoiditis	Humorale Entzündungsparameter
Knotige Veränderungen einschließlich Struma maligna	Sonographie, Szintigraphie, Feinnadelbiopsie, Zytodiagnostik

ten Schilddrüsenantikörpern TPO und TG (Verschlechterung des Autoimmunprozesses). Da L-Thyroxin die Zellhypertrophie und –hyperplasie der Thyreozyten günstig beeinflusst, kann eine Kombination aus L-Thyroxin und Iodid immer dann günstig sein, wenn schnell ein volumenreduzierender Effekt erreicht werden soll. Die Dosierung beträgt 1,5 µg L-Thyroxin pro kg KG (Richtdosis 75–125 µg) in Kombination mit 100–200 µg Iodid als fixe Kombination (z.B. Jodthyrox, Thyronajod) oder in getrennten Gaben. Angestrebte TSH-Suppression 0,3–0,9 µU/ml. Nach 1–2 Jahren keine Verkleinerung mehr durch Kombinationstherapie. Dann Iodid-Monotherapie.

Struma, Tabelle 4 Therapie der euthyreoten Struma mit Iodid.

Alter	µg Iodid/Tag
Kinder bis 10 Jahre	100
Jugendliche	200–400
Erwachsene	300–400
Erwachsene > 40 Jahre	Zuvor Suppressionsszintigraphie empfohlen

Operativ/strahlentherapeutisch

Bei Lokalsymptomen durch Verdrängung bzw. bei fokalen Befunden (Adenom, Zyste, Malignom) und Versagen der medikamentösen Therapie ist die Indikation zur operativen Therapie (Strumektomie, (sub-)totale Strumaresektion) gegeben (Indikation: Struma Grad III, Verdrängungszeichen, Versagen der medikamentösen Therapie, Malignitätsverdacht, autonome Funktionsstörung). Eine Radioiodbehandlung kann als volumenreduzierende Therapie eingesetzt werden (Indikation: Multimorbide Patienten, Kontraindikationen gegen Operation, fehlende Operationseinwilligung, autonome Funktionsstörungen). Isolierte zystische Veränderungen können durch ein Abpunktieren von Zysteninhalt und anschließender Sklerosierung (Ethanol) behandelt werden. Zur Behandlung

von Schilddrüsenmalignomen, siehe auch ▶ Schilddrüsenkarzinom.

Bewertung

Wirksamkeit

Insbesondere bei Kindern, Jugendlichen und jüngeren Erwachsenen führt eine ausreichend hohe Iodidbehandlung (eventuell in Kombination mit L-Thyroxin) zum Rückgang und eventuell zur Normalisierung der Schilddrüsengröße.

Verträglichkeit

Iodid und L-Thyroxin sind gut verträglich. Bei Über- bzw. Unterdosierung Symptome der Hyperthyreose bzw. Hypothyreose. Bei Iodidtherapie extrem selten allergische Erscheinungen (Iodakne). *Merke:* Röntgenkontrastmittelallergien sind keine Iodallergien, deshalb Iodidtherapie dennoch mög-

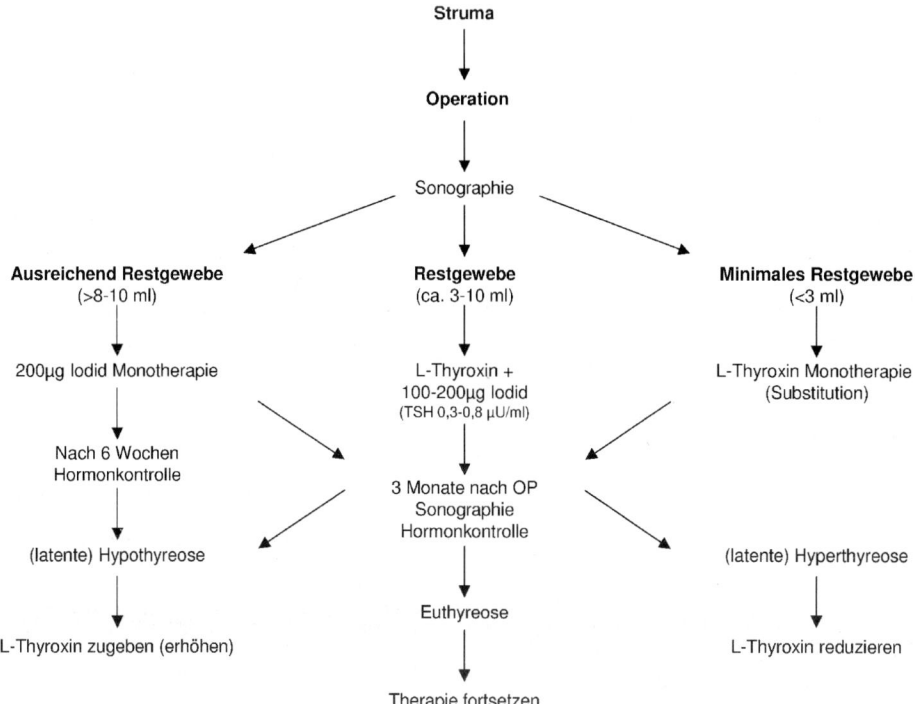

Struma, Abb. 1 Postoperative Therapie und Rezidivprophylaxe bei endemischer Struma.

lich. Bei vollständiger TSH-Suppression bei älteren Patienten Herzrhythmusstörungen und bei postmenopausalen Frauen beschleunigter Knochenmasseverlust. Komplikationen der Operation sind Rekurrensparese (ca. 1 %) und persistierender Hypoparathyreoidismus (ca. 0,5 %). Selten nach Radioiodtherapie passagere Thyreoiditis.

Nachsorge

Nach Strumaresektion sind Rezidive ohne medikamentöse Prophylaxe häufig. 3 Monate nach Strumaresektion Sonographie zur Beurteilung des Restgewebes. Zur postoperativen Therapie und Rezidivprophylaxe der endemischen Struma, siehe Abb. 1. Bestimmung der Schilddrüsenhormone und von TSH alle 6 Monate zur Schilddrüsenfunktionsdiagnostik. Zur Nachsorge bei Schilddrüsenmalignom siehe ▶ Schilddrüsenkarzinom.

Prognose

Hängt von der Grunderkrankung ab. Je ausgeprägter knotige oder regressive Veränderungen, desto geringer ist die medikamentöse Volumenreduktion. Prognose von Schilddrüsenmalignomen siehe ▶ Schilddrüsenkarzinom.

Literatur

1. Nawroth PP, Ziegler R (Hrsg) (2001) Klinische Endokrinologie und Stoffwechsel. Springer-Verlag, Berlin Heidelberg New York

Struma adolescentium sive juvenilis

▶ Adoleszentenstruma
▶ Pubertätsstruma

Struma basedowiana

▶ Struma bei Morbus Basedow

Struma basedowificata

Grundlagen

Obsoleter Ausdruck für iodinduzierte Hyperthyreose, meist bei Struma nodosa mit funktioneller Autonomie (▶ Autonomie, funktionelle der Schilddrüse).

Struma bei anderen Entzündungen

Synonyme

Kropf bei anderen Entzündungen.

Englischer Begriff

Goitrous thyroiditis.

Definition

Struma diffusa oder Struma nodosa, die bei den verschiedenen Formen einer jeden Schilddrüsenentzündung entsteht (siehe ▶ Thyreoiditis, Tab. 1), einerseits durch entzündliche Infiltrate, andererseits durch Hypertrophie und Hyperplasie des nicht entzündlich destruierten, funktionstüchtigen Restparenchyms. Die Stoffwechsellage ist meist euthyreot, manchmal auch thyreolytisch hyperthyreot, bei ausgedehnter Parenchymdestruktion primär hypothyreot.

Struma bei Autoimmunthyreoiditis

▶ Adoleszentenstruma
▶ Struma lymphomatosa

Struma bei benignen oder malignen Schilddrüsentumoren

Synonyme

Neoplastische Struma; Struma bei Schilddrüsenadenomen oder Schilddrüsenkarzinomen; Kropf bei Schilddrüsenadenomen oder Schilddrüsenkarzinomen.

Englischer Begriff

Thyroid adenoma; thyroid carcinoma; neoplastic disease of the thyroid.

Definition

Strumabildung, meist knotig (Struma nodosa), durch Neoplasien der Schilddrüse, insbesondere der Follikelzellen und der parafollikulären C-Zellen (siehe ▶ Schilddrüsenadenom, ▶ Schilddrüsenkarzinom, ▶ Neoplasie, multiple endokrine). Weitere Neoplasien sind das Hänangioendotheliom (Sarkom) der Schilddrüse, das primäre Lymphom (MALTom) der Schilddrüse sowie Metastasen von Nierenzellkarzinom, Kolonkarzinom, Melanom, Mammakarzinom u.a. und Infiltration durch Larynx-, Pharynx-, Trachea- und Ösophaguskarzinom als auch durch systemische Malignome (Lymphom, Leukämie).

Struma bei Dyshormonogenese

▶ Struma bei Enzymdefekten
▶ Dyshormonogenese, thyreoidale

Struma bei Enzymdefekten

Synonyme

Struma bei Iodfehlverwertung; Kropf bei Iodfehlverwertung; Struma bei Dyshormonogenese; Kropf bei Dyshormonogenese.

Englischer Begriff

Dyshormonogenetic goiter.

Definition

Gegenregulatorische, TSH-abhängige Strumabildung bei absolutem oder relativem Schilddrüsenhormonmangel durch Enzymdefekte der thyreozytären Hormonsynthese, meist autosomal rezessiv vererbt (siehe ▶ Dyshormonogenese, thyreoidale).

Struma bei Immunthyreopathien

Synonyme

Kropf bei Immunthyreopathien.

Englischer Begriff

Goitrous autoimmune thyroiditis.

Definition

Struma diffusa oder Struma nodosa, die bei verschiedenen Formen einer autoimmunreaktiven Schilddrüsenentzündung (▶ Thyreoiditis, autoimmune) entsteht, einerseits durch lymphozytäre Infiltrate, andererseits durch Hypertrophie und Hyperplasie von nicht destruiertem, funktionstüchtigem Restparenchym. Beim M. Basedow stimulieren TSH-Rezeptor-Autoantikörper Hypertrophie und Hyperplasie der Thyreozyten, wodurch eine hypervaskularisierte Struma diffusa (siehe ▶ Struma vasculosa) entsteht.

Struma bei Iodfehlverwertung

▶ Struma bei Enzymdefekten
▶ Dyshormonogenese, thyreoidale

Struma bei Morbus Basedow

Synonyme

Basedow-Struma; Struma basedowiana.

Englischer Begriff

Basedow goiter.

Definition

Histologisch diffus-parenchymatöse Vergrößerung der Schilddrüse mit reichlich Gefäßentwicklung, flüssigem Kolloid und Epithelwucherungen.

Weiterführende Links

▶ Basedow, Morbus

Literatur

1. Anderson CE, McLaren KM (2003) Best practice in thyroid pathology. J Clin Pathol 56:401–405

Struma bei Schilddrüsenadenomen oder Schilddrüsenkarzinomen

▶ Struma bei benignen oder malignen Schilddrüsentumoren
▶ Struma nodosa

Struma bei Schilddrüsenhormonresistenz

Englischer Begriff

Goiter in resistance to thyroid hormone.

Definition

Angeborene oder sich im Laufe des Lebens allmählich manifestierende Struma, die sich bei Schilddrüsenhormonresistenz gegenregulatorisch zur Kompensation einer verminderten Hormonwirkung ausbildet.

Weiterführende Links

▶ Schilddrüsenhormonresistenz

Struma bei TSH-om

▶ Struma infolge paraneoplastischer Produktion von TSH

Struma, blande

Definition

Obsoleter Begriff zur Bezeichnung einer vermeintlich harmlosen Struma diffusa bei euthyreoter Stoffwechsellage (siehe ▶ Struma, euthyreote).

Struma colloides

Synonyme

Kolloidstruma.

Englischer Begriff

Colloid goiter.

Definition

Struma mit histologisch deutlicher Kolloidvermehrung in großen (Struma colloides macrofollicularis) oder kleinen (Struma colloides microfollicularis) Follikeln. Kommt als Struma diffusa parenchymatosa oder Struma nodosa vor.

Literatur

1. Anderson CE, McLaren KM (2003) Best practice in thyroid pathology. J Clin Pathol 56:401–405

Struma diffusa parenchymatosa

Synonyme

Diffuse parenchymatöse Struma.

Englischer Begriff

Struma diffusa parenchymatosa.

Definition

Struma mit histologisch gleichmäßiger Schilddrüsenhyperplasie und Volumenvermehrung ohne fokale Veränderungen. Kommt vor als Struma adolescentium sive iuvenilis, Struma bei M. Basedow, bei bestimmten Formen der Struma colloides. Siehe auch ▶ Struma nodosa.

Literatur

1. Anderson CE, McLaren KM (2003) Best practice in thyroid pathology. J Clin Pathol 56:401–405

Struma diffusa partim nodosa

▶ Struma nodosa

Struma durch goitrogene Substanzen

▶ Struma durch strumigene Substanzen
▶ strumigene Substanzen

Struma durch strumigene Substanzen

Synonyme

Struma durch goitrogene Substanzen; Kropf durch strumigene Substanzen; Kropf durch goitrogene Substanzen.

Englischer Begriff

Goiter by goitrogenic substances; goiter by goitrogens.

Definition

Gegenregulatorische, TSH-abhängige Strumabildung bei absolutem oder relativem Schilddrüsenhormonmangel durch Substanzen aus Nahrungsmittel und Umwelt, welche die thyreozytäre Hormonsynthese hemmen (siehe ▶ strumigene Substanzen).

Struma, dystope Lokalisation intrathorakal

Synonyme

Intrathorakaler Kropf.

Englischer Begriff

Intrathoracic goiter; intrathoracal goiter.

Definition

Struma diffusa oder Struma nodosa, bisweilen auch mit multifokaler Autonomie, aus dystopem, nicht metastatischem Schilddrüsengewebe (Schilddrüsendystopie) entstanden, welches in enger lokaler Beziehung zum Aortenbogen steht (Lokalisation I). Die Dystopie entsteht während der Ontogenese bei der gemeinsamen Wanderung von Schilddrüsenanlage und Truncus arteriosus nach kaudal und ihre unvollständige Trennung im Verlauf der Ontogenese. Seltener findet man ein *perikardiale Struma* im Perikardialraum kranial in der Nähe der Aorten- und Pulmonaliswurzel (Lokalisation II) oder auch eine *intrakardiale Struma* im kranialen Bereich des Kammerseptums mit exophytischem Wachstum in den rechten Ventrikel (Lokalisation III). Dystopes Schilddrüsengewebe zeigt verminderte Funktionsreserve und damit eine Neigung zu Hyperplasie. Maligne Entartung ist möglich.

Symptome

Klinische Manifestation durch Verdrängung und Druck auf Nachbarorgane. Hyperthyreosen, meist im Rahmen einer Autonomie.
I: Bei großen Strumavolumina durch Kompression von Trachea und Hauptbronchi entsteht eine obstruktive und durch Verdrängung von Lungenparenchym eine restriktive Ventilationsstörung. Ferner Drucklähmung des Nervus recurrens sinister und der Nn. phrenici, wodurch neben Heiserkeit auch die Ventilationsstörung verschlimmert wird. Obere Einflussstauung durch Druck auf oberes Hohlvenensystem.
II: Exophytisches Wachstum in den Perikardialraum mit Beeinträchtigung der Herzfunktion, gelegentlich auch perikardiales Reiben, Perikarderguss.

III: Zeichen der Pulmonalstenose durch Einengung des Conus pulmonalis, Funktionsbeeinträchtigung der Trikuspidalklappe: Belastungsdyspnoe, Tachykardie, Extrasystolie, Ödembildung, links parasternal systolisches Austreibungsgeräusch.

Diagnostik

Wie bei Struma nodosa Durchführung der Strumabasisdiagnostik. Radioiodszintigraphie der Zervikal- und Thorakalregion. Kernspintomographie des Thorax. Bei II und III Echokardiographie mit Doppler-Flussmessungen und weiterführende kardiologische Diagnostik. Cave iodhaltige Kontrastmittel.

Differenzialdiagnose

Abgrenzung von Struma retrosternalis, auch von möglichen speichernden Metastasen eines Schilddrüsenkarzinoms.

Therapie

Kausal

Bei III immer, sonst ist bei klinischer Manifestation durch Druck, Verdrängung, Hyperthyreose, Ventilationsstörung oder Herzinsuffizienz die extirpierende Operation durchzuführen, gegebenenfalls nach Levothyroxin-Substitution einer primären Hypothyreose oder thyreostatischer Therapie einer Hyperthyreose und nach medikamentöser Behandlung einer Herzinsuffizienz. Bei kleinen perikardialen Strumen, die eine Hyperthyreose verursachen, kann eventuell eine Radioiodtherapie ausreichend sein. Um Rezidive zu vermeiden, ist postoperativ lebenslang eine euthyreote, partiell supprimierende Substitution mit Levothyroxin durchzuführen in einer Dosierung, die das basale TSH in das untere Normdrittel absenkt.

Akuttherapie

Akute Therapiemaßnahmen können sich bei Verschlechterung einer Ventilationsstörung oder Herzfunktion ergeben.

Dauertherapie

Lebenslange Levothyroxin-Substitution, siehe oben.

Operativ/strahlentherapeutisch

Bei klinischer Manifestation wird in der Regel die chirurgische Extirpation der dystopen Struma vorgenommen; in Ausnahmefällen ist eine Radioiodtherapie angezeigt, siehe oben.

Nachsorge

Lebenslange, euthyreote, partiell supprimierende Levothyroxin-Substitution, wie oben angegeben, Kontrolluntersuchungen und Dosisanpassung zunächst alle 3 Monate, dann mit Erreichen des TSH-Zielwertes alle 6, später alle 12 Monate.

Prognose

Nach chirurgischer Extirpation und bei regelmäßiger Levothyroxin-Substitutition in adäquater Dosierung (siehe oben) ist in der Regel mit einem dystopen Strumarezidiv nicht zu rechnen.

Literatur

1. Seif FJ (1992) Dystope, heterotope und teratomatöse Strumabildungen. In: Röher HD, Weinheimer B (Hrsg) Schilddrüse 1991. Therapie der Struma. Walter de Gruyter, Berlin S 237–245

Struma, euthyreote

Synonyme

Euthyreoter Kropf.

Englischer Begriff

Nontoxic goiter; simple goiter.

Definition

Bezeichnung für Struma diffusa oder Struma nodosa jedweder Ursache bei normalen Serumwerten von T_4, T_3 und TSH als auch normaler Wirkung der Schilddrüsenhormone (euthyreote Stoffwechsellage).

Struma, eutope Lokalisation

Synonyme

Eutope Struma.

Definition

Vergrößerte Schilddrüse, welche in Abgrenzung zur Schilddrüsendystopie (intrathorakal, Zungengrundstruma), anatomisch regelrecht lokalisiert ist im vorderen Halsbereich bis substernal. Nach der Klassifikation der Sektion Schilddrüse der Deutschen Gesellschaft für Endokrinologie unterscheidet man diffus vergrößerte, einknotige und mehrknotige eutope Strumen. Siehe auch ▶ Struma, ▶ Schilddrüsendystopie.

Literatur

1. Anderson CE, McLaren KM (2003) Best practice in thyroid pathology. J Clin Pathol 56:401–405
2. Nawroth PP, Ziegler R (Hrsg) (2001) Klinische Endokrinologie und Stoffwechsel. Springer-Verlag, Berlin Heidelberg New York

Struma fibrosa

Synonyme

Fibröse Struma.

Englischer Begriff

Struma fibrosa; fibrous goiter.

Definition

Struma mit histologisch ausgeprägter Bindegewebsvermehrung. Kommt überwiegend als Struma nodosa vor.

Weiterführende Links

▶ Riedel-Struma

Literatur

1. Anderson CE, McLaren KM (2003) Best practice in thyroid pathology. J Clin Pathol 56:401–405

Struma infolge Iodmangels

Synonyme

Iodmangelstruma; endemische Struma; endemischer Kropf.

Englischer Begriff

Endemic goiter.

Definition

Struma infolge Iodmangels oder Iodmangelstruma (IMS) ist initial eine homogene Schilddrüsenvergrößerung (Struma diffusa) durch thyreozytäre Hypertrophie und Hyperplasie als Anpassung an eine alimentäre Iodversorgung, die über Wochen und Monate insuffizient ist. Diese diffuse IMS ist adaptiv und durch ausreichende Iodzufuhr soweit reversibel, als die Schilddrüsenvergrößerung durch Hypertrophie bedingt ist. Besteht der Iodmangel über Jahre, dann entwickeln sich in der Struma diffusa gewebliche Struktur- und zelluläre Funktionsveränderungen, wodurch eine Struma nodosa entsteht Die nodöse Struktur entsteht einerseits durch Proliferation der Thyreozyten mit Follikelvermehrung und andererseits durch regressive Veränderungen mit Bindegewebsvermehrung und Septenbildung zwischen größeren und kleineren Parenchymarealen (siehe ▶ Struma nodosa). Ein Teil der proliferierenden Thyreozyten entwickeln letztlich eine autonome Funktion derart, daß sie Schilddrüsenhormone unabhängig von TSH synthetisieren und sezernieren (siehe ▶ Autonomie, funktionelle der Schilddrüse). Als Spätfolge eines chronischen Iodmangels über Jahre entsteht also eine *Struma multinodosa mit funktioneller Autonomie*. Strumigene Substanzen (siehe ▶ strumigene Substanzen) und wahrscheinlich auch ein relativer Selenmangel potenzieren den Iodmangeleffekt. Auch besteht häufig eine familiäre, multigenetische Disposition zur IMS. Die IMS ist außerdem mit einem erhöhten Malignitätsrisiko behaftet.

Struma infolge Iodmangels, Tabelle 1   Stadien des Iodmangels und Strumaprävalenz.

Stadien des Iodmangels	Iodausscheidung im Urin (µg Iod/g Kreatinin)	Strumaprävalenz*	Folgezustände
Kein Iodmangel	> 150 µg/g	< 5 % bei Erwachsenen < 10 % bei Kindern	keine
Relativer Iodmangel (Grenzbereich)	100–150 µg/g	7–15 %	Euthyreose (→ Hyperthyreose)
Grad 1	50–100 µg/g	10–30 %	Euthyreose (→ Hyperthyreose)
Grad 2	25–50 µg/g	25–50 %	wie Grad 1 oder Grad 3
Grad 3	< 25 µg/g	30–100 %	primäre Hypothyreose, Kretinismus

* teils nach K. Bauch et al. 1994

Die Prävalenz der IMS ist abhängig vom Grad des alimentären Iodmangels (siehe Tab. 1). Der Grad des Iodmangels bestimmt die inkretorische Synthese- und Sekretionsleistung der Thyreoidea und damit unterschiedliche Konstellationen der Abweichung von einer Euthyreose:

Konstellation A (K-A): Struma ohne funktionelle Autonomie, ^{99m}Tc-Uptake normal oder dem Iodmangel entsprechend graduell erhöht; Euthyreose, die auch nach Normalisierung der Iodzufuhr (> 150 µg/Tag) bestehen bleibt. Meist gegeben bei relativem Iodmangel oder bei Grad 1.

Konstellation B (K-B): Struma mit funktioneller Autonomie, ^{99m}Tc-Uptake durch Autonomie erhöht; selten spontane Hyperthyreose, aber meist Euthyreose, die nach Normalisierung der Iodzufuhr in eine Hyperthyreose übergeht. Meistens bei Iodmangel Grad 1 bis Grad 2, auch bei relativem Mangel möglich.

Konstellation C (K-C): Struma mit oder ohne funktionelle Autonomie, ^{99m}Tc-Uptake erhöht; latente oder manifeste primäre Hypothyreose, die nach Normalisierung der Iodzufuhr in eine Euthyreose oder auch einmal in eine Hyperthyreose übergehen kann. Dies entspricht meist einem Iodmangel Grad 3, auch Grad 2. Erst wenn die alimentäre Iodzufuhr 35–40 µg/Tag unterschreitet, wird die Adaptationsfähigkeit der IMS insuffizient und es stellt sich eine primäre Hypothyreose ein. Ist diese Konstellation bei einer Schwangeren gegeben, dann ist mit der Geburt eines kretinoiden Kindes zu rechnen (siehe ▶ Kretinismus, endemischer).

Symptome

Struma diffusa, Struma nodosa. Meist Euthyreose; bei K-B auch Zeichen einer latenten oder manifesten Hyperthyreose, bisweilen mit absoluter Arrhythmie; bei K-C Zeichen einer latenten oder manifesten primären Hypothyreose.

Diagnostik

TSH basal, eventuell auch nach Stimulation mit TRH, fT$_4$, T$_3$, TPO-Antikörper, Thyreoglobulin mit TG-Antikörper, Kalzitonin, Iodausscheidung im Urin. Sonographie der Schilddrüse. Szintigraphie der Schilddrüse einschließlich Uptake-Messung.

Differenzialdiagnose

Abgrenzung von anderen Formen der Struma diffusa und ▶ Struma nodosa, von anderen Formen der primären Hypothyreose und der Hyperthyreose, siehe auch ▶ Autonomie der Schilddrüse.

Allgemeine Maßnahmen

Diät

Siehe unter kausaler Therapie.

Therapie

Kausal

Außer bei funktioneller Autonomie (K-B) Normalisierung der alimentären Iodzufuhr bei K-A und auch bei K-C auf etwa 150 µg/Tag unter ärztlicher Kontrolle der Schilddrüsenfunktion und Strumagröße. Bei K-B definitive Therapie mittels Struma resektion (s.u.), sofern eine Hyperthyreose vorliegt, vorher Behandlung mit Thyreostatika. Bei K-C, neben Iodid, Ausgleich der Hypothyreose mit Levothyroxin. Bei kleiner Struma diffusa ohne Autonomie oder bei kleiner Struma nodosa ohne Verdrängungssymptomatik, deren Knoten nicht wachsen und punktionszytologisch keinen Hinweis auf Malignität ergeben, und ohne Autonomie (K-A, selten auch K-C) ist mit Iodid allein oder in Kombination mit Levothyroxin als Dauertherapie eine Euthyreose zu erhalten oder anzustreben, am besten mit partieller TSH-Suppression in die untere Normhälfte; dabei sistiert das Strumawachstum und in vielen Fällen geht das Strumavolumen graduell zurück (bis zu 30 %). Prophylaxe der IMS, siehe unten unter Pharmakoökonomie.

Akuttherapie

Nur erforderlich bei thyreotoxischer Krise, siehe ▶ Krise, thyreotoxische.

Dauertherapie

Siehe unter kausaler Therapie. Eine Dauertherapie mit Thyreostatika, meist in niedriger Dosierung, läßt sich nur in wenigen Ausnahmefällen einer IMS mit funktioneller Autonomie begründen.

Operativ/strahlentherapeutisch

Da in der Regel eine Struma multinodosa vorliegt, ist die Strumaresektion unter Mitnahme aller heißen und kalten Areale, aller Knoten, Zysten und makroskopisch erkennbaren regressiven Veränderungen durchzuführen, auch bei nur latenter funktioneller Autonomie. Da trotz adäquater Substitutionstherapie durchaus mit Rezidiven zu rechnen ist, wird neuerdings vermehrt die totale Thyreoidektomie favorisiert. Besteht eine Hyperthyreose, dann ist die Strumaoperation aufzuschieben, bis unter Thyreostatika eine stabile Euthyreose erreicht ist (s.o.). Mögliche Malignome, die gleichzeitig in einer Struma nodosa vorliegen können, werden durch die oben genannten Operationsverfahren, am günstigsten durch die totale Thyreoidektomie extirpiert.

Bei kleiner Struma ohne Verdrängungssymptomatik, bei nicht wachsenden Knoten, die punktionszytologisch keinen Hinweis auf Malignität ergeben und bei vertretbarer Strahlenbelastung kann die funktionelle Autonomie durch Radioiodtherapie eliminiert werden, z.B. in besonders gelagerten Fällen, wie bei erhöhtem Operationsrisiko. Bei latenter Autonomie ist vorher mit Levothyroxin oder Liothyronin die TSH-Sekretion zu supprimieren (TSH < 0,1 mE/l), um die nicht autonomen Gewebsareale zu schonen.

Bewertung

Wirksamkeit

Bei K-A mit Struma diffusa ist die Normalisierung der alimentären Iodzufuhr auf etwa 150–200 µg Iodid pro Tag sehr effektiv. Bei K-C ohne funktionelle Autonomie führt Levothyroxin in adäquater Dosierung und in Kombination mit Iodid rasch zum Ausgleich der primären Hypothyreose; nach einigen Monaten kann Levothyroxin überflüssig werden. Bei M-B und häufig auch bei M-C ist die totale Thyreoidektomie am effektivsten. Sie eliminiert die funktionelle Autonomie samt Struma nodosa, auch möglicherweise eingeschlossene Malignome, und verhindert Rezidive. Die Radioiodtherapie beseitigt nur die Autonomie und führt zu einer nur graduellen Verkleinerung der Struma. Thyreostatika können nur die Hormonsynthese unterdrücken, aber die FA nicht eliminieren, so daß nach Absetzen früher oder später die Hyperthyreose rezidiviert.

S

Pharmakoökonomie

Die Behandlung der IMS ist kostspielig (siehe oben). Dagegen sind die Kosten einer lebenslangen Prophylaxe mittels genereller Verwendung von iodiertem Speisesalz und zusätzliche Komplementierung mit Iodidtabletten auf den Tagesbedarf zu vernachlässigen; Kinder unter 10 Jahre: Tagesbedarf 100 μg Iodid, Kinder über 10 Jahre und Erwachsene: 150–200 μg, Gravidität und Laktation: 250 μg.

Nachsorge

Sofern keine Strumaresektion erforderlich war, Einstellung und Aufrechterhaltung einer Euthyreose und einer ausreichenden Iodversorgung; mittels Iodid allein, dann ist ein TSH im mittleren Normdrittel anzustreben, mit Levothyroxin und Iodid, dann TSH in der unteren Normhälfte. Kontrolle alle 3 Monate, nach stabiler Einstellung alle 6 und dann alle 12 Monate.

Nach einer Strumaresektion ist zur Rezidivprophylaxe in der Regel lebenslang eine euthyreote Substitution mit Levothyroxin in einer Dosis erforderlich, die TSH partiell supprimiert (basales TSH im unteren Normdrittel), denn die Resektion führt meist zu einem operationstechnisch bedingten Verlust von funktionstüchtigem Parenchym. Die Levothyroxin-Substitution wird nach der Operation begonnen, sobald die Histologie vorliegt und sich kein Schilddrüsenmalignom ergeben hat. Kontrolle der partiell TSH supprimierenden Levothyroxin-Dosis alle 3 Monate, sobald stabile Einstellung erreicht alle 6 Monate, später alle 12 Monate lebenslang. Ist Schilddrüsenrestgewebe verblieben, dann zusätzlich 100–150 μg Iodid täglich, eventuell noch 50 μg Selen täglich, um das Rezidivrisiko zu mindern; sonographische Kontrolle des Schilddrüsenrestes 1mal pro Jahr. Auch nach Radioiodtherapie ist eine partiell TSH supprimierende Levothyroxin-Substitution erforderlich in Kombination mit Iodid, eventuell auch Selen; sonographische Kontrolle des Schilddrüse 1 mal pro Jahr.

Prognose

Bei K-A und Struma diffusa bezüglich Euthyreose und Strumawachstum sehr gut. Bei Struma nodosa trotz Iodid und Levothyroxin in Einzelfällen weiteres Strumawachstum. Bei operativ verbliebenem Schilddrüsenrest und nach Radioiodtherapie sind Rezidive in einigen Fällen zu erwarten.

Weiterführende Links

▶ Struma nodosa
▶ Autonomie, funktionelle der Schilddrüse
▶ Kretinismus, endemischer

Struma infolge paraneoplastischer Produktion von TSH

Synonyme

Struma bei TSH-om; paraneoplastische Struma.

Englischer Begriff

Paraneoplastic goiter; TSH-dependent goiter.

Definition

Diffuse oder knotige Vergrößerung der Schilddrüse mit meistens begleitender Hyperthyreose infolge einer Überproduktion von TSH durch einen Tumor der Hypophyse (TSH-om). Sehr seltenes Krankheitsbild. TSHome sind autonome Adenome der Hypophyse, welche sich aus den thyreotropen Zellen ableiten und nicht der sekretorischen Kontrolle durch TRH aus dem Hypothalamus sowie T_4 und T_3 unterliegen.

Symptome

Stimulation der Schilddrüsenhormonsynthese durch hohe TSH-Spiegel mit den Symptomen der Hyperthyreose. *Typisch:* Hyperthyreoserezidiv nach Schilddrüsenoperation trotz geringer Menge Restgewebe. Bei Makroadenomen der Hypophyse selten Kopfschmerzen und Gesichtsfeldeinschränkungen.

Diagnostik

Anamnestisch mehrjährige Verläufe möglich. Multiple Schilddrüsen-spezifische Behandlungen in der Vorgeschichte. Meist knotige Schilddrüsenveränderungen und klinische Zeichen der Hyperthyreose (Tachykardie, feuchte Haut, hoher Blutdruck). Eventuell fingerperimetrisch Hinweise auf Gesichtsfeldausfälle. Laborchemisch erhöhtes oder hochnormales TSH und hohe Spiegel von T_3 und T_4. Im TRH-Test ist TSH nicht weiter stimulierbar. α-Untereinheit von TSH erhöht. Sonographisch echoarmes Schilddrüsenparenchym mit knotigen Veränderungen. Diffus erhöhter Technetiumuptake der Schilddrüse in der Szintigraphie. Gelegentlich Anreicherung des Tracers in der Hypophyse bei der Octreotidszintigraphie. Augenärztliche Gesichtsfeldmessung. In der cranialen MRT/CT Nachweis des Hypophysentumors.

Differenzialdiagnose

Schilddrüsenhormonresistenz vom thyreotoxischen Typ (selektiv hypophysäre Schilddrüsenhormonresistenz), andere Ursachen der Hyperthyreose.

Therapie

Kausal

Chirurgische Entfernung des TSH-oms.

Akuttherapie

Eventuell symptomatische Therapie der Hyperthyreose.

Dauertherapie

Bei unvollständiger Resektion des Hypophysentumors oder nicht resezierbarem Tumor oder Rezidiven Therapie mit dem Somatostatinanalogon Octreotide bzw. Dopaminagonisten (Bromocriptin, Cabergolin, Quinagolid). Nach Hypophysenoperation bzw. Radiatio häufig Hormonsubstitution der ausgefallenen Hypophysen-Hormonachsen (thyreotrop, adrenocorticotrop, gonadotrop, somatotrop) nötig.

Operativ/strahlentherapeutisch

Therapie der Wahl ist die neurochirurgische selektive transsphenoidale Adenomektomie des TSH-oms. Bei Rezidiven oder unvollständiger Resektion Konvergenzbestrahlung der Hypophyse mit 45 Gy oder zielgerichtete stereotaktische Bestrahlung (Gamma-Knife). Bei nicht beherrschbarer Tumoraktivität eventuell totale Schilddrüsenresektion zur Entfernung des Zielorgans mit nachfolgender Notwendigkeit der Schilddrüsenhormonsubstitution.

Bewertung

Wirksamkeit

Restitutio ad integrum möglich bei kleinen in toto exzidierten TSH-omen. Schilddrüsenveränderungen gehen häufig nicht ganz zurück.

Verträglichkeit

Die Operation ist nebenwirkungsarm.

Nachsorge

Kontrolle der Hormonparameter, wie bei Hypophyseninsuffizienz und Kontrolle der Schilddrüsenhormone, sowie TSH alle 6 Monate. Bei Resttumor MRT der Hypophyse ca. einmal pro Jahr.

Prognose

Nach erfolgreicher Operation (ca. 40 %) Heilung möglich. Sonst lebenslange medikamentöse Therapie.

Literatur

1. Nawroth PP, Ziegler R (Hrsg) (2001) Klinische Endokrinologie und Stoffwechsel. Springer-Verlag, Berlin Heidelberg New York
2. Socin HV, Chanson P, Delemer B, Tabarin A, Rohmer V, Mockel J, Stevenaert A, Beckers A (2003) The changing spectrum of TSH-secreting pituitary adenomas: diagnosis and management in 43 patients. Eur J Endocrinol 148:433–442

Struma juvenilis

▶ Adoleszentenstruma

Struma, kongenitale

▶ Neugeborenenstruma

Struma, konnatale

▶ Neugeborenenstruma

Struma lymphomatosa

Synonyme

Lymphomatöse Struma; Hashimoto Struma; Struma bei Autoimmunthyreoiditis.

Englischer Begriff

Struma lymphomatosa.

Definition

Über Jahre zunehmende fokale oder diffuse lymphozytäre und plasmazelluläre Infiltration der Schilddrüse unter Ausbildung von Lymphfollikeln und Keimzentren, die mittels Punktionszytologie nachgewiesen werden können. Typisch für Autoimmunthyreoiditiden. Dabei zunehmende Fibrosierung bis zum Verschwinden des Schilddrüsenparenchyms unter gleichzeitiger Ausbildung einer derben Struma ohne Knoten. Eine Sonderform stellt die Struma lymphomatosa bei sogenannter Post-partum Thyreoiditis dar, die ohne Therapie mit vorübergehender Hyperthyreose und nachfolgender Hypothyreose und schließlich mit Restitution zur Euthyreose einhergeht. Dabei keine Zerstörung des Schilddrüsengewebes.

Weiterführende Links

▶ Struma
▶ Thyreoiditis
▶ Thyreoiditis, autoimmune

Literatur

1. Gartner R (2002) Inflammatory thyroid diseases. Pathophysiology, diagnosis and therapy. Internist (Berl) 43:635–651

Struma lymphomatosa Hashimoto

▶ Struma lymphomatosa
▶ Thyreoiditis, autoimmune

Struma maligna

Synonyme

Maligne Struma; karzinomatöse Struma; sarkomatöse Struma.

Englischer Begriff

Malignant goiter.

Definition

Vergrößerung der Schilddrüse durch eine maligne Geschwulst, die entweder bindegewebiger (Struma maligna sarcomatosa), häufiger aber epithelialer (Struma maligna carcinomatosa) Herkunft ist.
Siehe auch ▶ Struma, ▶ Schilddrüsenkarzinom.

Literatur

1. Anderson CE, McLaren KM (2003) Best practice in thyroid pathology. J Clin Pathol 56:401–405
2. Clayman GL, el Baradie TS (2003) Medullary thyroid cancer. Otolaryngol Clin North Am 36:91–105
3. Sherman SI (2003) Thyroid carcinoma. Lancet 361:501–511

Struma mit Autonomie

Synonyme

Autonomie der Schilddrüse.

Englischer Begriff

Autonomy of the thyroid; autonomous goiter.

Definition

Von der hypophysären TSH-Sekretion unabhängige und damit von der Schilddrüsenhormonwirkung unkontrollierte, sprich „autonome" Hormonproduktion der Schilddrüse, die auf einer thyreozytär inhärenten, konstitutiven Aktivitätssteigerung der Iodidaufnahme sowie der Biosynthese und Sekretion der Schilddrüsenhormone Thyroxin und Triiodthyronin beruht. Der Begriff der Autonomie der Schilddrüse bezieht sich nur auf die Hormonproduktion und nicht auf ein autonomes Wachstum, wie es für Neoplasien charakteristisch ist.

Weiterführende Links

▶ Autonomie der Schilddrüse

Struma mollis

Synonyme

Weiche Struma.

Englischer Begriff

Soft goiter.

Definition

Histologisch vorwiegend aus Schilddrüsenzellen bestehende diffuse, homogene palpatorisch weiche Vergrößerung der Schilddrüse.
Siehe auch ▶ Struma.

Literatur

1. Anderson CE, McLaren KM (2003) Best practice in thyroid pathology. J Clin Pathol 56:401–405

Struma multinodosa

▶ Knotenstruma
▶ Struma nodosa

Struma neonatorum

▶ Neugeborenenstruma

Struma nodosa

Synonyme

Knotenkropf; knotiger Kropf; Knotenstruma; knotige Struma.

Englischer Begriff

Nodular goiter.

Definition

Symptom, das begrifflich jede knotige Vergrößerung der gesamten Schilddrüse oder knotige Vergrößerungen von Teilen des Organes umfasst, ohne Ursachen, Funktion und Schilddrüsenhormonwirkung zu berücksichtigen. Das Spektrum der Ursachen ist in Tab. 1 zusammengestellt. Bei solitärem Knoten spricht man von einer Struma uninodosa, bei mehreren von einer Struma multinodosa. Knotenbildungen in einer ursprünglich normal großen Schilddrüse (Struma mit primärer Knotenbildung) entsprechen meist einer Entzündung oder Neoplasie. Bei längerem Fortbestehen der pathogenetischen Ursachen einer Struma diffusa, z.B. Iodmangel, TSH-Stimulation u.a., kann sich diese durch regressive Veränderungen, wie Einblutungen, Nekrosen, Bindegewebssepten, Zysten und fokalen Parenchymhyperplasien knotig umwandeln. Diese Struma diffusa mit sekundärer Knotenbildung wird auch Struma diffusa partim nodosa genannt.

Symptome

Knotige Veränderungen in der Schilddrüse, bisweilen schmerzhaft, bei größerem Ausmaß der Knoten auch Druck auf und Verdrängungserscheinungen an Nachbarorganen, wie Atemnot durch Trachealverengung und -verlagerung, Schluckstörungen,

S

Struma nodosa, Tabelle 1 Ätiopathogenetische Ursachen für Struma nodosa.

Primäre Knotenbildung	
Entzündungen	– akute Thyreoiditis – subakute Thyreoiditis de Quervain – chronische, autoimmune Thyreoiditis – granulomatöse Thyreoiditis, z.B. Sarkoidose, Tuberkulose, Lues III, u.a. – invasive fibrosklerotische Thyreoiditis (Riedel-Struma)
Neoplasien	– Schilddrüsenadenome, – autonomes Adenom der Schilddrüse – Schilddrüsenkarzinome – Schilddrüsensarkome, Hämangioendotheliom – primäres Lymphom der Schilddrüse, – Metastasen, systemische Neoplasien
Traumata	– Zustand nach Einblutung – Zustand nach Operation, nach Bestrahlung
Zysten	– primäre Zysten, sekundäre Zysten, z.B. nach Blutung
Sekundäre Knotenbildung in einer Struma diffusa	
Iodmangel	– Iodmangelstruma – Struma durch strumigene Substanzen
Autonomie	– disseminierte, multifokale Autonomie der Schilddrüse – kongenitale Autonomie der Schilddrüse
Iodfehlver-wertungen (Dyshormono-genese)	
Schilddrüsen-hormon-resistenz	
Thyreozytäre Stimulation	– TSH-produzierendes HVL-Adenom (endokrin aktives Hypophysenadenom) – Blasenmole, Chorionkarzinom (Struma infolge paraneoplastischer Produktion von TSH, hCG) – Akromegalie – M. Basedow
Speicher-krankheiten	– Hämochromatose, Hämosiderose Amyloidose

venöse Abflussstörungen, Irritationen des Plexus brachialis. Weitere Symptomatik ergibt sich aus der spezifischen Pathogenese der unterschiedlichen Krankheitseinheiten (siehe Tab. 1).

Diagnostik

Der Befund einer Struma nodosa entspricht einem Symptom, das vielfältige Ursachen hat (siehe Tabelle 1). Um differenzialdiagnostische Abgrenzung zu erreichen, insbesondere um ein Malignom rechtzeitig zu erkennen, ist eine Basisdiagnostik erforderlich: Anamnese und Gesamtkörperstatus mit Palpations- und Auskultationsbefund des Halsbereichs, fT_4, TSH, TPO-Autoantikörper, Thyreoglobulin, Kalzitonin nüchtern, Sonographie der Schilddrüse und Zervikalregion, eventuell Schilddrüsenszintigramm und Punktionszytologie. Entsprechend Basisresultat weiterführende Diagnostik. Ist die Ursache eines Knotens nicht hinreichend zu klären, dann meist Resektion zur histologischen Diagnostik.

Differenzialdiagnose

Ergibt sich aus Tab. 1.

Therapie

Kausal

Die einzuschlagende Therapie richtet sich nach der Ätiopathogenese der Struma nodosa.

Nachsorge

War eine Strumaresektion erforderlich, dann ist zur Rezidivprophylaxe in der Regel lebenslang eine euthyreote Substitution mit Levothyroxin in einer Dosis erforderlich, die TSH partiell supprimiert (basales TSH im unteren Normdrittel), denn die Resektion führt meist zu einem operationstechnisch bedingten Verlust von funktionstüchtigem Parenchym. Ausnahmen von dieser Grundregel begründen sich mittels Ätiopathogenese, Operationsverfahren und individueller Konstellation des Patienten.

Struma nodosa mit Autonomie

▶ Autonomie, funktionelle der Schilddrüse

Struma ovarii

Englischer Begriff

Struma ovarii.

Definition

Teratom des Ovars mit thyreozytärer Zell- und Gewebsdifferenzierung, mit regressiven Veränderungen und knotiger Umwandlung, gelegentlich auch Ausgangsgewebe für eine Hyperthyreose, meist durch Autonomie, aber auch im Rahmen eines M. Basedow. Sehr seltene Krankheit.

Symptome

Zeichen einer ovariellen Raumforderung, gegebenenfalls kombiniert mit Symptomen einer Hyperthyreose, eventuell auch mit spezifischen Zeichen eines M. Basedow, dann mit eutoper Struma diffusa und eventuell Strumaschwirren.

Diagnostik

Hyperthyreose mit erhöhtem fT_4 und T_3 bei supprimiertem TSH ohne Struma diffusa oder Struma nodosa mit Autonomie. Schilddrüse eher atrophisch mit verminderter Radioiodspeicherung bei Ausschluss einer vorangegangenen Iodexposition und Ausschluss einer überhöhten Levothyroxinapplikation. Lokalisation des ektopen Schilddrüsengewebes durch Ganzkörperszintigraphie mit Radioiod. Struma ovarii ohne Hyperthyreose findet sich als Zufallsbefund bei der chirurgischen Extirpation eines Ovarialtumors. Bei Zeichen eines M. Basedow Nachweis von TSH-Rezeptor-Autoantikörpern.

Differenzialdiagnose

Ausschluss von Iodexposition und Hyperhyreosis factitia. Ausschluss einer nicht ovariellen Ektopie von Schilddrüsengewebe (▶ Struma, dystope Lokalisation intrathorakal).

Therapie

Kausal

Chirurgische Extirpation des ovariellen Teratoms mit Schilddrüsengewebe nach Erreichen einer euthyreoten Stoffwechsellage durch Vorbehandlung der Hyperthyreose mit Thyreostatika. Nach der Extirpation grenzwertig hypothyreote Substitution mit Levothyroxin bei einem basalen TSH im oberen Grenzbereich. Wenn nach 3–4 Monaten die eutope Schilddrüse ihre volle Hormonsynthesefunktion nicht wieder aufgenommen hat, dann lebenslange euthyreote Dauersubstitution mit Levothyroxin in einer täglichen Dosis, die TSH in die untere Normhälfte absenkt. Bei M. Basedow ist auch eine definitive Ablationstherapie der eutopen Struma diffusa herbeizuführen (Therapie des M. Basedow).

Akuttherapie

Siehe ▶ Krise, thyreotoxische.

Dauertherapie

Siehe oben bei kausaler Therapie.

Operativ/strahlentherapeutisch

Siehe oben bei kausaler Therapie.

Bewertung

Wirksamkeit

Die chirurgische Extirpation der Struma ovarii saniert das Teratom und die Hyperthyreose, außer bei M. Basedow.

Verträglichkeit

Die Vorbehandlung der Hyperthyreose ist mit den bekannten Nebenwirkungen der Thyreostatika und die chirurgische Extirpation des Teratoms mit den üblichen

S

Risiken einer Narkose und einer abdomi-
nellen Operation behaftet. Die euthyreote
Substitution mit Levothyroxin ist frei von
Nebenwirkungen.

Nachsorge

Erreichen einer postoperativen Euthyreose
spontan oder durch Substitution mit Levothyroxin, wie oben angegeben.
Gegebenenfalls Nachsorge wie bei M. Basedow.
Vorübergehende onkologische Nachsorge,
da benigne Teratome nicht immer sicher
von malignen Teratoblastomen abzugrenzen sind.

Prognose

Sichere Sanierung der Hyperthyreose durch
Extirpation der Struma ovarii, außer bei
M. Basedow. Die teratomatöse Struma
ovarii ist in der Regel benigne.

Struma postbranchialis

Synonyme

Thyreozytäres   Onkozytom;   oxyphiler
Schilddrüsentumor;   Hürthle-Zell-Tumor;
Baber-Zell-Tumor; Getzowa-Struma.

Englischer Begriff

Oncocytic tumor of the thyroid; oxyphilic
tumor of the thyroid; Hurthle cell adenoma;
Hurthle cell carcinoma.

Definition

Obsolete Bezeichnung für onkozytäre
Neoplasien der Thyreozyten (Hürthle-
Zellen), siehe ▶ Schilddrüsenadenom und
▶ Schilddrüsenkarzinom.

Struma retrosternalis

Synonyme

Retrosternaler Kropf; substernaler Kropf;
Tauchkropf.

Englischer Begriff

Retrosternal goiter; substernal goiter; plunging goiter.

Definition

Von einer zervikalen, eutopen Schilddrüse ausgehende, meist sehr ausgedehnte
Kropfbildung, die nach kaudal ins vordere Mediastinum wächst und die obere
Thoraxapertur verlegt. Dabei Verlagerung
und Druck auf Nachbarorgane, wie Kehlkopf, Trachea, Ösophagus und Venen. Die
Kropfursachen sind die gleichen wie für
Struma diffusa und Struma nodosa. Die
Struma retrosternalis ist keine nosologische, ätiopathogenetische Einheit. Allein
ihre besondere Lage mit der Gefahr der
Beeinträchtigung der Nachbarorgane begründet eine spezielle Betrachtung.

Symptome

Befund einer Struma diffusa oder Struma nodosa, die bei rekliniertem Kopf und
Schlucken das Jugulum nicht freigibt mit
allgemeinen Zeichen der Euthyreose, aber
auch primären Hypothyreose oder Hyperthyreose. Allmähliche Entwicklung von
Atemnot, Husten und Stridor durch Verlagerung und Kompression der Trachea, von
Dysphagie durch Ösophagusverlagerung,
von Gesichts-, Arm- und Halsschwellung
mit gestauten Venen und Nonnensausen
als Folge einer oberen Einflussstauung.
Erhöhter Atemwiderstand führt zur Rechts-
herzbelastung. Akute Verschlimmerung der
Symptomatik durch Schleimhautschwellung bei Tracheobronchitis, ferner durch
rasche Volumenzunahme der Struma durch
Einblutung, zystische Degeneration und
Entzündung, auch durch Radioiodbehandlung.

Diagnostik

Wie bei Struma nodosa, außerdem Kernspintomographie der Zervikal- und Thorax-
region. Cave Iodexposition durch Kontrastmittel bei CT. Eventuell noch Röntgenaufnahmen des Thorax, Zielaufnahmen von

Trachea und Ösophagus mit Bariumbreischluck (Cave iodhaltiges Kontrastmittel). Funktionsprüfung der Nervi recurrentes, ferner Blutgasanalyse, Spirometrie, Laryngoskopie, Bronchoskopie und Ösophagoskopie.

Differenzialdiagnose

Wie bei Struma nodosa und Abgrenzung von anderen Raumforderungen im Hals- und Mediastinalbereich, z.B. Thymom, Lymphom, Metastasen von Oropharynx-, Ösophagus-, Magen- und Bronchialmalignomen.

Allgemeine Maßnahmen

Lebensmodifikation

Bei Trachealverengung mit Gefahr eines akuten Atemnotsyndroms durch Schleimhautschwellung Prophylaxe durch Schutzimpfung und Vermeidung von Infektexpositionen. Bei Dysphagie fester Speisen Umstellung auf passierte und flüssige Kost.

Therapie

Kausal

Therapie richtet sich nach Ätiopathogenese der Struma (Struma nodosa). In der Regel ist eine Strumaausdehnung nach retrosternale eine Indikation zur chirurgischen Sanierung durch Strumaresektion, gegebenenfalls mit Sterniotomie und weiteren Maßnahmen zur Stabilisierung einer Tracheomalazie. Sofern Abweichung von Euthyreose vorliegt, diese präoperativ herbeiführen, bei primärer Hypothyreose mit Levothyroxin und bei Hyperthyreose mit Thyreostatika. Zur Rezidivprophylaxe postoperativ euthyreote Substitution mit Levothyroxin in einer Dosis, die zur partiellen TSH-Suppression führt (basales TSH im unteren euthyreoten Grenzbereich), sofern histologisch ein thyreozytäres Karzinom ausgeschlossen und keine Radioiodstrahlentherapie notwendig ist.

Akuttherapie

Bei akuter Atemnot mit Zyanose, Tachypnoe, Stridor, $p_aO_2 < 60$ mmHg, $pCO_2 > 60$ mmHg Sauerstoffgabe, Inhalation zur Schleimhautabschwellung (z.B. mit Salbutamol), Breitspektrumantibiotikum und Glukokortikoide intravenös sowie umgehende Planung einer notfallmäßigen Strumaresektion und schließlich endotracheale Intubation.

Dauertherapie

Siehe kausale Therapie: Euthyreote Levothyroxinsubstitution mit partieller TSH-Suppression.

Operativ/strahlentherapeutisch

Siehe oben: kausale Therapie und Akuttherapie.

Nachsorge

Abhängig von Ursache der Strumabildung (Struma nodosa). Bei Zustand nach Resektion lebenslange euthyreote Substitution mit Levothyroxin, zunächst alle 3 Monate, mit Erreichen der partiellen TSH-Suppression alle 6 Monate, bei stabiler Dosis dann alle 12 Monate.

Prognose

Ist von Strumaursache abhängig, siehe ▶ Struma nodosa.

S

Struma uninodosa

▶ Knotenstruma
▶ Struma nodosa

Struma varicosa

▶ Struma vasculosa

Struma vasculosa

Synonyme

Hypervaskularisierte Struma; hypervasku-larisierter Kropf; Struma varicosa.

Englischer Begriff

Hypervascular goiter.

Definition

Symptom, das eine Struma mit abun-danter Vaskularisation bezeichnet ent-weder des gesamten Parenchyms, wie bei M. Basedow, bei Dauerstimulation durch TSH, z.B. Iodfehlverwertung (siehe ▶ Dyshormonogenese, thyreoidale), oder umschriebener Knoten, die hypervaskuli-sierten Schilddrüsenadenomen, Schilddrü-senkarzinomen oder Metastasen entspre-chen. TSH-Rezeptor-Autoantikörper, TSH und hCG stimulieren die thyreozytäre Ex-pression von vascular endothelial growth factors (VEGF); neoplastische Thyreo-zyten exprimieren konstitutiv VEGF, ein Stimulator der Endothelzellproliferation und Neovaskularisation.

Symptome

Struma diffusa oder Struma nodosa mit Pulsation, Schwirren und Strömungsge-räuschen in erweiterten Gefäßen. Diese Manifestationen sind meist tastbar, auskul-tierbar und mit der Doppler-Sonographie bildlich darstellbar.

Diagnostik

Neben klinischer Untersuchung Doppler-Sonographie der Schilddrüse und der wei-teren Zervikalregion.

Differenzialdiagnose

Abgrenzung von Nonnensausen bei erwei-terten und gestauten Halsvenen, von arterio-venösem Shunt im Bereich der Schädelba-sis, der Zervikalregion und des Thorax, von fortgeleiteten Herzgeräuschen.

Therapie

Kausal

Behandlung der Grundkrankheit, siehe ▶ Struma nodosa, und ▶ Basedow, Morbus.

Literatur

1. Seif FJ, Claussen CD, Huppert PE, et al. (1992) Vascular bruit in a nodular goiter with micro-follicular adenoma. European J Intern Medicine 3:337–339
2. Nawroth P, Seibel M, Ziegler R (2000) The Vas-cular System in Thyroid Disease. Berliner Med. Verl.-Anst., Berlin

Strumektomie

Englischer Begriff

Strumectomy.

Definition

Operative Entfernung der vergrößerten Schilddrüse. Das Ausmaß und der Ort der Resektion wird unter Berücksichtigung präoperativer Funktionsuntersuchungen bestimmt (funktionskritische Strumekto-mie). Am häufigsten wird eine beidseitige subtotale Strumektomie durchgeführt.

Voraussetzung

OP-Indikationen:

- Große, knotig veränderte Struma mit lokalen Verdrängungserscheinungen (obere Einflussstauung, Einengung der Trachea, inspiratorischer Stridor, Schluckstörungen, Rekurrensparese)
- Persistenz der lokalen Beschwerden oder kosmetischen Störungen trotz me-dikamentöser Therapie
- Verdacht auf Struma maligna.

Durchführung

Kocherscher Kragenschnitt, Durchtren-nung der geraden Halsmuskulatur, Frei-legen der Schilddrüse, Darstellung des N. laryngeus recurrens beidseitig, Darstel-lung aller Epithelkörperchen, Ligatur und

Durchtrennung der Polgefäße, Ligatur der A. thyreoidea inferior, Entwicklung des unteren Pols, Resektion der Schilddrüsenseite über Kocherklemmen, durchgreifende Kapselnaht, ähnliches Vorgehen auf der anderen Seite, Blutstillung, Anlage einer Redon-Drainage, schichtweise Wundverschluss.

Nachsorge

OP-Komplikationen und ihre Behandlung:

1. Bei Nachblutung (Trachealkompression mit Dyspnoe): Wundrevision.
2. Bei Rekurrensparese: permanent: 1–5 % bei Primäroperation, bis 25% bei Rezidivoperation, beidseitig permanent sehr selten. Logopädie, eventuell Exponentialstrom (1 s, 25 mA). Tracheotomie bei Parese beidseitig.
3. Bei Störung des Kalziumspiegels: Elektrolytkontrollen, gegebenenfalls Ca^{++}-Substitution und Vitamin-D-Derivate. Gefahr eines akuten tetanischen Anfalls.

In der Regel wird postoperativ mit Levothyroxin substituiert. Im Rahmen einer Kontrolluntersuchung nach 2–3 Monaten und nach einem Auslassversuch der Substitutionsmedikation soll die Stoffwechsellage überprüft werden. Bei Euthyreose genügt eine Rezidivprophylaxe mit Iod (200 μg/tgl.). Bei Hypothyreose empfiehlt sich die Fortführung der Behandlung mit Levothyroxin, so dass TSH im unteren Normbereich liegt.

Strumigen

▶ strumigene Substanzen

Strumigene Substanzen

Synonyme

Strumigen; Goitrogen.

Englischer Begriff

Goitrogen.

Definition

Strumigene Substanzen sind Wirkstoffe aus der natürlichen Umwelt oder technisch chemische Verbindungen, die bei Inkorporation den Iod- und Schilddrüsenhormonstoffwechsel beeinflussen und Strumen hervorrufen können.

Grundlagen

Strumigene Substanzen behindern wie Thyreostatika die thyreoidale Iodidakkumulation durch Hemmung des $2Na^+/I^-$-Symporters (NIS) und die Schilddrüsenhormonsynthese durch Inhibition der Thyreoperoxidase (TPO). Weitere thyreoidale Mechanismen, wie Kolloidphagozytose und Hormonsekretion, Iodtyrosyldeiodierung, Signaltransduktion des TSH-Rezeptors, und extrathyreoidale Funktionen, wie periphere Deiodierung von Thyroxin zum aktiven Triiodthyronin (Aktivierungskonversion) und intestinale Hormonreabsorption, können gehemmt als auch die hepatische Schilddrüsenhormoninaktivierung gesteigert werden. Die daraus resultierenden Defizite der Iodidbilanz und der Hormonwirkung werden gegenregulatorisch durch Hypertrophie und Hyperplasie der Thyreozyten und damit durch Strumabildung kompensiert. Bei Versagen dieser gegenregulatorischen Kompensation kann außerdem eine primäre Hypothyreose entstehen. Zusatzfaktoren sind Iodmangel, Proteinmangelernährung und fehlende Vielfältigkeit der Grundnahrungsmittel.

Aus pflanzlichen Thioglykosiden, z.B. aus Cassava, Süßkartoffel, Mais, Bambussprossen, Lima-Bohnen, amerikanischer Hirse, bilden sich durch bakterielle und enzymatische Aufspaltung und Zerfall Thiozyanat und Isothiozyanat, wobei letzteres zu Thiozyanat isomerisiert wird. Thiozyanat hemmt NIS und TPO. Bestimmte Kruziferen, Kohl-, Rüben- und Senfarten, enthalten

S

ein Thioglykosid, Progoitrin, das zu Goitrin (L-5-Vinyl-2-thiooxazolidon) abgebaut wird und wie Thionamide TPO hemmt. Der Abbau von Zyanoglykosiden, wie Amygdalin aus Bittermandeln, liefert Zyanat, das zu Thiozyanat entgiftet wird. Aliphatische Disulfide, z.B. aus Zwiebeln, Lauch und Knoblauch, aber auch aus Wässern aus Kohle und Schiefer führenden Gesteinsschichten, hemmen TPO und bisweilen auch NIS. Flavonoide (Flavonglykoside) sind wesentliche Polymerbestandteile der Tannine und Pigmente vieler Pflanzen. Enterale Bakterien bilden daraus durch hydrolytische Zuckerabspaltung die entsprechenden Aglykone, die polyhydroxylierten Phenolen entsprechen. Dazu zählen auch Resorzin, Katechin, Hydrochinon, Phlorogluzin, Dihydroxybenzoesäure, Dihydoxypyridine und ihre Derivate, die alle TPO hemmen. Die Flavonoidaglykone inhibieren außerdem die Aktivierungskonversion von T_4 zu T_3 und die TSH-Wirkung. Die strumigene Wirkung des Tabakgenusses geht zurück auf Thiozyanat, Flavonoide, Resorzinderivate und Hydroxypyridine. Sogenannte Kropfbrunnen sind meist bakteriell verseucht und mit organischen Fäulnisprodukten verunreinigt; neben Nitrat (NIS-Hemmer) findet man als organische Abbauprodukte Phthalate, die durch gramnegative Bakterien abgebaut werden zu 3,4- und 3,5-Dihydroxybenzoesäure, beide effektive TPO-Hemmer.

Durch Chlorierung organisch verunreinigter Wässer entstehen die TPO-Hemmer 4-Chloresorzin und 3-Chloro-4-hydroxybenzoesäure. Halogenierte aromatische Verbindungen und halogenierte Biphenyle können bei Disposition Schilddrüsenentzündungen mit knotiger Struma auslösen. Dazu ist auch das antiarrhythmische Pharmakon Amiodaron zu rechnen. Weiterhin sind halogenierte Aromaten hepatische Enzyminduktoren und beschleunigen den Schilddrüsenhormonabbau. Gleiches bewirken auch polyzyklische aromatische Kohlenwasserstoffe, wie 3,4-Benzpyren

und 3-Methylcholanthren, beides Karzinogene.

Neben Thyreostatika wirken bestimmte Medikamente, über längere Zeit eingenommen, strumigen bei gleichzeitigem Iodmangel und individueller Disposition (siehe Tab. 1).

Strumigene Substanzen, Tabelle 1 Wirkungsorte strumigener Substanzen und Medikamente.

Hemmung des Iodidtransportes ($2Na^+/I^-$-Symporter, NIS)	– Thiozyanat (SCN^-) – Nitrat (NO_3^-) – Perchlorat (ClO_4^-)
Hemmung der Thyreoglobulin-Iodierung (Thyreoperoxidase, TPO)	– Thiozyanat (SCN^-) – Goitrin – Flavonoidaglykone – Thiamazol, Carbimazol, Propylthiourazil – polyhydroxylierte Phenole und Pyridine – Dihydroxybenzoesäure – Sulfonamide – Sulfonylharnstoffe – Phenylbutazon und Derivate – Nitroprussid-Salze (Abbau zu Thiozyanat) – Iod (> 1500 µg/Tag)
Hemmung der Schilddrüsenhormon-Sekretion	– Iod (> 1500 µg/Tag) – Lithium-Salze (Li^+)
Hemmung der TSH-Signaltransduktion	– Flavonoidaglykone
Hemmung der Deiodierung von Thyroxin zu Triiodthyronin	– Flavonoidaglykone – Amiodaron – Röntgen-Kontrastmittel, wie Iopodat, Ioponoat – Propylthiouracil – Propranolol
Hemmung der intestinalen Reabsorption von Iodthyroninen	– Sojamehl – Cholestyramin-Harz
Steigerung der hepatischen Hormoninaktivierung mittels Enzyminduktion	– halogenierte aromatische Verbindungen – Phenobarbital – Phenytoin – Phenothiazine – Carbamazepin – Rifampicin
Induktion einer Thyreoiditis	– halogenierte aromatische Verbindungen – Amiodaron

Iod als essentielles Spurenelement, etwa 150 μg/Tag, verhindert den Iodmangelkropf. Dagegen wirken hohe Ioddosen, > 1500 μg/Tag, strumigen durch Hemmung der TPO (Wolff-Chaikoff-Effekt) sowie der proteolytischen Hormonfreisetzung und -sekretion. Als solche Iodquellen kommen in Betracht z.B. Seetang (Blasentang; engl. kelp; seaweed) als Nahrungsmittel in Japan und China, Amiodaron als antiarrhythmisches Medikament und iodhaltige Lösungen zur lokalen Desinfektion. Lithium-Ionen (Li^+; Lithiumcarbonat), über längere Zeit inkorporiert, stimulieren Strumawachstum, wahrscheinlich durch Hemmung der Mikrotubulifunktion in den Thyreozyten. Li^+ findet sich bisweilen in Trinkwasser aus Gesteinsschichten mit lithiumhaltigen Mineralien, wie Petalit, Lepidolit und Spodumen.

Literatur

1. Gaitan E (1997) Environmental goitrogens. In: Braverman LE (ed) Contemporary Endocrinology. Diseases of the Thyroid. Humana Press Inc., Totowa USA, S 331–348
2. Lazarus JH (1986) Endocrine and Metabolic Effects of Lithium. Plenum Medical Book Corp., New York

Strumitis

Synonyme

Kropfentzündung; Schilddrüsenentzündung; Thyreoiditis.

Englischer Begriff

Thyroiditis.

Definition

Kropfentzündung, veralteter Begriff für Thyreoiditis, noch gebraucht für schmerzhafte Thyreoiditiden, z.B. eitrige akute Thyreoiditis, subakute Thyreoiditis de Quervain.

Strumitis fibrosa

Synonyme

Riedel-Struma; eisenharte Struma Riedel; fibrosklerotische Thyreoiditis.

Englischer Begriff

Riedel's struma; Riedel's thyroiditis; ligneous thyroiditis; invasive fibrous thyroiditis.

Definition

Veralteter Begriff für ▶ Riedel-Struma.

Stuhlverstopfung

▶ Obstipation

Stumme Thyreoiditis

▶ Thyreoiditis, schmerzlose

Subakute Thyreoiditis

▶ Thyreoiditis de Quervain

Subklinische Hypothyreose

▶ Hypothyreose, präklinische

Subklinischer Diabetes

▶ Prädiabetes

Substernaler Kropf

▶ Struma retrosternalis

S

Substitution

▶ Substitutionstherapie

Substitutionstherapie

Synonyme

Hormonsubstitution; Substitution; Hormonersatztherapie; Ersatztherapie.

Englischer Begriff

Hormone replacement therapy.

Definition

In der klinischen Endokrinologie Ersatz oder Ausgleich eines Hormonmangels und seines Wirkungsverlustes durch perorale, nasale, transdermale, parenterale oder andere Applikation eines Pharmakons, welches 1. mit dem genuinen Hormon identisch ist, z.B. Levothyroxin, Hydrokortison, humanes Insulin, humanes Somatropin, 2. ein Derivat des genuinen Hormons darstellt, z.B. Ethinylöstradiol für Östradiol, Prednison für Kortisol, Dihydrotachysterol für Kalzitriol, Insulin-lispro für humanes Insulin, 3. das homologe Hormon einer anderen Spezies ist, z.B. Schweine- oder Rinderinsulin, Lachskalzitonin, und 4. die Hauptwirkung eines fehlenden, übergeordneten Hormons, eine sekund re Insuffizienz ausgleicht, z.B. Hydrokortison bei ACTH-Mangel, Levothyroxin bei TSH-Mangel, Kalzitriol bei Parathormonmangel.

Voraussetzung

Erkrankung und Nachweis einer primären oder sekundären Insuffizienz einer endokrinen Drüse.

Kontraindikationen

Da die Substitutionstherapie in physiologischen, nicht pharmakologischen Dosen durchgeführt wird, um eine normale Hormonwirkung zu erzielen, bestehen in der Regel keine Kontraindikationen, außer bei Zusatzerkrankungen, die in ihrer Progression von nicht lebensnotwendigen Hormonen abhängig sind, z.B. Östrogene bei Mammakarzinom, Testosteron oder Androgene bei Prostatakarzinom, Somatropin bei jedem nicht ausgeheilten Tumorleiden. Lebensnotwendig und damit absolut nicht kontraindiziert ist die Substitutionstherapie einer primären oder sekundären Nebennierenrindeninsuffizienz, einer primären oder sekundären Hypothyreose, eines Insulinmangeldiabetes (Diabetes mellitus Typ 1).

Durchführung

Die Substitutionstherapie ist meist lebenslang durchzuführen. Die Dosis ist den endogen und exogen wechselnden Lebensbedingungen wirkungsgerecht anzupassen. Im weiteren richten sich Dosis, Zeitpunkte und Intervalle sowie Art und Weg der Applikation nach der speziellen endokrinen Insuffizienz und dem verfügbaren Pharmakon.

Nachsorge

In der Regel lebenslang; in regelmäßigen Abständen, die abhängig von der Art der endokrinen Insuffizienz, dem Ziel der durchzuführenden hormonellen Substitution, der Compliance des Patienten und von interkurrenten Erkrankungen, individuell festzulegen sind.

Sudorrhoe

▶ Hyperhidrose

Sulfinpyrazon

Englischer Begriff

Sulphinpyrazone.

Substanzklasse

Urikosurica.

Gebräuchliche Handelsnamen

Anturan.

Indikationen

Chronische Gicht. Zur Prävention von thrombo-embolischen Komplikationen bei dialysepflichtigen Patienten mit arteriovenösen Shunts, zur Reduktion der kardial bedingten Mortalität nach akutem Herzinfarkt und bei Patienten mit rheumatischer Mitralstenose.

Wirkung

Hemmt den tubulären Harnsäuretransport und damit in erster Linie die Rückresorption. Wird gut resorbiert und in hohem Maße an Plasmaprotein gebunden, wodurch es andere Pharmaka z.B. Sulfonamide oder Salicylate verdrängen kann.

Dosierung

Bei Gicht 3–4 × 100 mg/Tag, nach Herzinfarkt 2 × 400 mg/Tag, bei rheumatischer Mitralstenose und AV-Shunt und Dialyse 200 mg 3–4 × täglich.

Darreichungsformen

Oral.

Kontraindikationen

Akuter Gichtanfall, Magen- und Darmulzera, Pyrazolonallergie, Leber- und Niereninsuffizienz, Porphyrie, Gerinnungsstörungen akutes Asthma, akute Rhinitis, Urtikaria, angioneurotisches Ödem nach Einnahme von Salizylaten.

Nebenwirkungen

Gastrointestinale Beschwerden (Übelkeit, Erbrechen, Durchfall), Thrombozytenaggregationshemmung, Natrium- und Wasserretention, akutes Nierenversagen, selten: Magen-Darm-Ulzera, Leukopenie, Thrombozytopenie, aplastische Anämie, Agranulozytose, Leberfunktionsstörung.

Wechselwirkungen

Steigert den Effekt oraler Antikoagulantien, Wirkungsverstärkung von Sulfonylharnstoffen, Erhöhung der Plasmakonzentration von Sulfonamiden, Penicillinen, Theophyllin und Phenytoin. Salicylate können die Wirksamkeit von Sulfinpyrazon vermindern.

Pharmakodynamik

Nach oraler Gabe gute Resorption (> 85 %). Halbwertszeit nur 2–4 Stunden, da es auch tubulär sezerniert wird. Plasmaproteinbindung 98,8 %. Ausscheidung zu 95 % über Urin und Fäzes.

Sulfonamide

Englischer Begriff

Sulfonamides.

Substanzklasse

Bakteriostatische Chemotherapeutika, Amide der Sulfonsäure mit der charakteristischen Gruppe–SO_2-NH_2, z.B. Sulfanilamid = p-Aminobezol-sulfonamid. Ihre Derivatisierung führte zu Kurz- und Langzeit-Sulfonamiden, enteral schwer resorbierbaren Sulfonamiden sowie zu oralen Antidiabetika (siehe ▶ Sulfonylharnstoff-Derivate) und Diuretika. Allgemeine Indikation bei bakteriellen Infektionen inzwischen durch besser verträgliche Antibiotika stark eingeschränkt. Heutige Anwendung meist in Kombination mit Trimethoprim.

Indikationen

Bei unkomplizierten Infektionen mit sensiblen Bakterien oder Protozoen der ableitenden Harnwege und Genitalien, Nasennebenhöhlen, Bronchien und Lungen, des Gastrointestinaltraktes. Außerdem speziell bei Toxoplasmose, Nocardiose, Brucellose, Pneumocystis-carinii-Infektion. Zur Prophylaxe der chloroquinresistenten Malaria.

Wirkung

Bakteriostase durch Proliferationshemmung der Mikroorganismen.

Dosierung

Abhängig von speziellem Derivat, Einzeldosen zwischen 100 und 800 mg, 2 × täglich, meist in Kombination mit Trimethoprim, immer mit reichlich Flüssigkeit.

Darreichungsformen

Tabletten.

Kontraindikationen

Glukose-6-Phosphat-Dehydrogenasemangel der Erythrozyten, Hämoglobinanomalien, Leukozytopenie, andere Erkrankungen der blutbildenden Organe, Lebererkrankungen, akute hepatische Porphyrie, Nierenfunktionsstörungen, Niereninsuffizienz, Tubulopathien, Überempfindlichkeit gegenüber Sulfonamide und Salizylate, bei schweren Hautreaktionen, auch in der Anamnese, wie Lyell-Syndrom, Stevens-Johnson-Syndrom, exfoliative Dermatitis. Bei Frühgeborenen, Neugeborenen und Kleinkindern. Strengste Indikationsstellung in Schwangerschaft und Stillzeit.

Nebenwirkungen

Toxische und allergische Reaktionen an allen Organsystemen möglich, wie Blutbildveränderungen, Knochenmarksschädigung, Hämolyse, Methämoglobinämie, Folsäuremangel, Hautausschlag, exsudative und exfoliative Hauterkrankungen, Effluvium und Alopezie, Erythema nodosum, Purpura, Quincke-Ödem, Gelenkschmerzen, Lupus erythematodes, Kopfschmerzen, Müdigkeit, Abgeschlagenheit, psychotische Reaktionen, Neuropathien, Myopie, Konjunktivitis, Leibschmerzen, Durchfall, Appetitlosigkeit, Übelkeit, Erbrechen, toxische Hepatose, Enzyminduktion, Cholostase, spastische Bronchitis, Asthma bronchiale, interstitielle Lungenfibrose, Perikarditis, interstitielle Nephritis, Glomerulonephritis, Kristallurie; Arzneimittelfieber; Resistenzbildung und Superinfektion durch Bakterien und Sproßpilze. Wirken diuretisch, urikosurisch und strumigen (siehe ▶ strumigene Substanzen), senken Nierenschwelle für Glukose, dadurch Glukosurie.

Wechselwirkungen

Wirkungsverstärkung von oralen Antidiabetika, Thyreostatika, Antikoagulantien, Phenytoin, Thiopental und Methotrexat. Antazida und Anionenaustauscher vermindern Sulfonamidresorption. Verminderte Eisenresorption durch Chelatbildung mit Sulfonamid. Sulfonamidwirkung verstärkt durch Salizylate, Phenylbutazon, Indometazin, Probenecid, Sulfinpyrazon.

Pharmakodynamik

Sulfonamide hemmen die Biosynthese der Folsäure (Folsäuresynthetase) und damit den Nukleinsäurestoffwechsel der Mikroorganismen, woraus Proliferationshemmung und Bakteriostase resultieren.

Sulfonylharnstoff-Derivate

Synonyme

Sulfonylharnstoffe; orale Antidiabetika; Insulin-Sekretagoga.

Englischer Begriff

Sulfonylureas; oral antidiabetics; insulin secretagogues.

Definition

Gruppe von Pharmaka (siehe Tab. 1), mit der gemeinsamen Strukturkomponente R_1-C_6H_4-SO_2-NH-CO-NH-R_2, wobei R_1 und R_2 aliphatische oder aromatische Reste darstellen. Setzen aus Betazellen Insulin frei, senken den Blutglukosespiegel nüchtern

Sulfonylharnstoff-Derivate, Tabelle 1 Sulfonylharnstoff-Derivate mit antidiabetischer Wirkung.

Derivate der ersten Generation	Derivate der zweiten Generation
– Carbutamid	– Glibenclamid
– Chlorpropamid	– Glibornurid
– Glycodiazin	– Gliclazid
– Tolazamid	– Glimepirid
– Tolbutamid	– Glipizid
	– Gliquidon
	– Glisoxepid

und postprandial, werden zur Behandlung des Diabetes mellitus Typ 2 eingesetzt.

Grundlagen

Sulfonylharnstoff (SU)-Derivate wirken antidiabetisch durch Stimulation der Insulinsekretion aus den Betazellen des pankreatischen Inselorgans mittels spezifischer Bindung an den zellmembranständigen SU-Rezeptor (siehe auch ▶ Tolbutamid, Pharmakodynamik), dadurch Hemmung der ATP-sensitiven Kaliumkanäle und Erhöhung der intrazellulären Ca-Ionen. SU-Derivate entfalten ihre antibiabetische Wirkung nur bei ausreichender Anzahl funktionstüchtiger Betazellen, was bei adipösem Diabetes mellitus Typ 2 gegeben ist, nicht dagegen beim Diabetes mellitus Typ 1. Experimente zeigen außerdem, dass SU durch Vermehrung der Glukosetransporter in den Plasmamembranen der Muskel- und Fettzellen die periphere Glukoseutilisaton steigern mit vermehrter Glykogensynthese und Lipogenese. Als Nebenwirkung ist mit Zunahme der Adipositas zu rechnen, bei unzureichender Nahrungszufuhr mit Hypoglykämien, vor allem bei älteren Patienten. SU werden in der Leber abgebaut und ihre Metabolite über die Nieren ausgeschieden, somit strenge Indikationsstellung bei Leber- und Nierenerkrankungen. SU wirken außerdem leicht strumigen (siehe ▶ strumigene Substanzen). Repaglinid wirkt gleichermaßen antidiabetisch, ist aber kein SU, sondern ein Derivat der Benzoesäure.

Sulfonylharnstoffe

Synonyme

Sulfonylharnstoff-Derivate; orale Antidiabetika; Insulin-Sekretagoga.

Englischer Begriff

Sulfonylureas; oral antidiabetics; insulin secretagogues.

Weiterführende Links

▶ Sulfonylharnstoff-Derivate.

Sulindac

Englischer Begriff

Sulindac.

Substanzklasse

Nicht steroidales Antirheumatikum (NSAID).

Gebräuchliche Handelsnamen

Clinoril.

Indikationen

Osteoarthritis, rheumatoide Arthritis, ankylosierende Spondylitis, akutes Schulterschmerzsyndrom, akuter Gichtanfall.

Wirkung

Antiinflammatorische, analgetische und antipyretische Wirkung. Inhibiert die Prostaglandinsynthese über eine Hemmung von Zyklooxygenase-1 und Zyklooxygenase-2.

Dosierung

2 × 150–200 mg/Tag.

Darreichungsformen

Oral.

S

Kontraindikationen

Aktives peptisches Ulkus, gastrointestinale Blutung, schwere Leberfunktionsstörung. Akutes Asthma, akute Rhinitis, Urtikaria, angioeneurotisches Ödem nach Einnahme von Salicylaten. Schwangerschaft 3. Trimenon.

Nebenwirkungen

Gastrointestinale Beschwerden, Übelkeit, Erbrechen, Durchfall, Obstipation, Magen- und Darmulzera, gastrointestinale Blutungen, allergische Reaktionen, Hauterythem, Schwindel Kopfschmerz, Tinnitus, Ödeme, Leberfunktionsstörungen, Cholestase, Pankreatitis, Thrombozytopenie, Leukopenie, Agranulozytose, Depression, Schlaflosigkeit, Konzentrationsstörungen, Herzinsuffizienz, Hypertonie, Dyspnoe, Niereninsuffizienz, Hyperglykämie, Arrhythmie, Sehstörungen, Gerinnungsstörung.

Wechselwirkungen

Erhöhung der Toxizität von Methotrexat und Cyclosporin. Probenecid erhöht die Plasmakonzentration von Sulindac, DMSO und Aspirin erniedrigen sie.

Pharmakodynamik

90 %ige Resorption nach oraler Gabe. Maximale Plasmakonzentration nach 2–3 Stunden. Halbwertszeit 8 Stunden. Hohe Plasmaproteinbindungsrate. 50 % werden über die Niere ausgeschieden, 25 % über Fäzes.

Suppressionsszintigramm

▶ Suppressionsszintigraphie

Suppressionsszintigraphie

Synonyme

Suppressionsszintigramm.

Englischer Begriff

Suppression scintigraphy; suppression test.

Definition

Diagnostisches Untersuchungsverfahren mit Radionukliden zur quantitativen Erfassung und Lokalisation von autonomer, TSH-unabhängiger Iodidaufnahme sowie deren Abgrenzung von normaler, TSH-abhängiger Iodidaufnahme ins Schilddrüsenparenchym vor und nach Suppression der endogenen, hypophysären TSH-Produktion durch supraphysiologische Dosen von Thyroxin oder Triiodthyronin, insbesondere bei autonomem Adenom, disseminierter oder multifokaler Autonomie der Schilddrüse mit euthyreoter bis grenzwertig hyperthyreoter Stoffwechsellage.
Nach dem gleichen Prinzip können hormonaktive Knoten oder noduläre Hyperplasien der Nebennierenrinde bezüglich ihrer ACTH-Abhängigkeit abgeklärt werden. Als Radiotracer wird ^{131}I-19-Iodcholesterol, ^{131}I-6β-Iodmethyl-19-norcholesterol oder ^{75}Se-6β-Selenomethyl-19-norcholesterol verwendet, ACTH wird mit Dexamethason supprimiert.

Voraussetzung

Nicht supprimiertes TSH bei Verdacht auf autonomes Adenom, disseminierter oder muktifokaler Autonomie der Schilddrüse.

Kontraindikationen

Floride Hyperthyreose, Gravidität und Laktionsperiode; relative Kontraindikation bei Koronarinsuffizienz.

Durchführung

Initial Uptake-Messung und Lokalisation durch Szintigramm der spontanen Aufnahme ins Schilddrüsenparenchym von ^{123}Iodid, ^{99m}Tc-Pertechnetat oder ^{131}Iodid, letzteres besonders bei Ganzkörperuntersuchung wegen Ektopie oder Metastasierung. Danach vollständige Suppression von TSH mit 150–200 µg Levothyroxin täglich über

8–14 Tage oder 60–100 µg Liothyronin täglich über 4–7 Tage, unmittelbar anschließend Suppressionsszintigraphie mittels erneuter Uptake-Messung und szintigraphischer Lokalisation. Alternativ kann auch mit einmaliger Gabe von 3 mg Levothyroxin 7 Tage vor Szintigraphie supprimiert werden. Durch Suppression verliert TSH-abhängiges Parenchym weitgehend seine Speicherung („kalt"), während autonome Knoten oder Areale praktisch unverändert Radionuklide aufnehmen („heiß").

Suppressionstest

Synonyme
Hemmtest; Belastungstest.

Englischer Begriff
Suppression test; load test.

Definition
Endokrinologischer Test zur Unterscheidung von autonomer, nicht regulierter Hormonüberproduktion von funktionell hochregulierten Hormonwerten. Applikation einer Hemmsubstanz, die direkt oder indirekt supprimierend in die Regelkreisregulation eingreift. Durch Hemmsubstanz nicht supprimierbare, autonome Hormonüberproduktion spricht für neoplastischen Ursprung; ausreichend supprimierbare Hormonwerte sind Ausdruck einer nicht neoplastischen, funktionellen Hochregulation des Hormons.
I: Dexamethason-Suppressionstest zur Suppression von ACTH, Kortisol und anderen adrenalen Steroiden mittels Dexamethason, siehe auch ▶ Suppressionsszintigraphie.
II: Wachstumshormon-Suppressionstest zur Suppression von Wachstumshormon (Somatotropin, STH, human growth hormone, hGH) mittels Hyperglykämie durch oralen Glukosetoleranztest (oGTT).
III: Schilddrüsen-Suppressionstest, siehe ▶ Suppressionsszintigraphie.

IV: Clonidin-Suppressionstest zur Suppression der Noradrenalinausschüttung aus dem sympathischen Nervensystem mittels Clonidin-Stimulation der zentralen, präsynaptischen α_2-Rezeptoren.
V: Kalzium-Belastungstest zur Suppression von Parathormon (Parathyrin, PTH) mittels Erhöhung der extrazellulären Kalziumkonzentration durch orale Zufuhr.
VI: Kochsalz-Belastungstest zur Suppression von Aldosteron und Reninaktivität (PRA) oder Angiotensin II (AngII) mittels Expansion des zirkulierenden Volumens durch erhöhte NaCl-Zufuhr.

Voraussetzung
I: Verdacht auf ACTH-abhängigen Hyperkortisolismus, wie M. Cushing oder ektope ACTH-Produktion, ACTH-abhängigen Mineralokortikoid-Exzess.
II: Verdacht auf Akromegalie oder STH-abhängigen Gigantismus. Test ist morgens nüchtern zu beginnen.
IV: Verdacht auf Phäochromozytom und grenzwertig hohen Katecholaminen im 24-Stunden-Sammelurin. Wenigstens 3 Tage vor Test ist jede antihypertensive Medikation abzusetzen, außer α_1-Blocker, z.B. Phenoxybenzamin; auch Antidepressiva. Test ist morgens nüchtern zu beginnen.
V: Verdacht auf leichtgradigen primären Hyperparathyreoidismus mit grenzwertig hohem PTH und grenzwertig hohem Kalzium in Blut und Urin. Über 7 Tage vor Test kalziumarme Kost mit etwa 400 mg Kalzium pro Tag. Test ist morgens nüchtern zu beginnen.
VI: Verdacht auf primären oder sekundären Hyperaldosteronismus. Vor Testbeginn β-Blocker, ACE-Hemmer und Angiotensin-II-Antagonisten für eine Woche und Diuretika und Spironolacton für 2 Wochen absetzen.

Kontraindikationen
I: Nicht bekannt. Erhöhtes Transkortin, eventuell durch Östrogenmedikation be-

dingt, ist bei der Beurteilung zu berücksichtigen, eventuell 4 Wochen vorher absetzen.
II: Nicht bekannt. Bei diabetischer Stoffwechsellage nicht sinnvoll, da bereits Hyperglykämie vorliegt.
IV: Arterielle Hypotension.
V: Eindeutige Hyperkalzämie.
VI: Herzinsuffizienz, Niereninsuffizienz oder Ödembildung anderer Art.

Durchführung

IA: Dexamethason-Kurzzeittest zur Suppressibilitätskontrolle der normalen ACTH-abhängigen Kortisolproduktion. Perorale Gabe von 1–2 mg Dexamethason abends um 22.00 Uhr und Blutabnahme zur Kortisol- und eventuell auch ACTH-Bestimmung am folgenden Morgen zwischen 6 und 9 Uhr. Hyperkortisolismus bei Plasma-Kortisol < 3 µg/dl ausgeschlossen, andernfalls weitere Teste in höherer Dosierung, IB und IC.

IB: Dexamethason-Langzeittest, niedrig dosiert: Perorale Gabe von 0,5 mg Dexamethason alle 6 Stunden an zwei aufeinander folgenden Tagen (8mal), dann Plasma-Kortisolbestimmung am 3. Tag zwischen 6 und 9 Uhr. Liegt Resultat > 3 µg/dl, dann dringender Verdacht auf pathologischen Hyperkortisolismus und Fortsetzung mit IC.

IC: Dexamethason-Langzeittest, hoch dosiert: Perorale Gabe von 2 mg Dexamethason alle 6 Stunden an zwei aufeinander folgendenden Tagen (8mal), dann Plasma-Kortisolbestimmung am 3. Tag zwischen 6.00 und 9.00 Uhr. Bei etwa 90 % aller Fälle mit M. Cushing (ACTH-produzierendes Hypophysenvorderlappenadenom) Abfall des Kortisols auf < 50 % des Ausgangswertes. Bei Plasma-Kortisol > 50 % Verdacht auf ektope, neoplastische ACTH-Produktion oder kortisolproduzierende Nebennierenrinden-Neoplasie.

II: Bei nüchternem Patient venösen Zugang legen. Nach 30 min 1. Blutprobe zur Bestimmung von Glukose und STH. Dann perorale Gabe von 75 g Glukose in wäßriger Lösung, bei Kindern 1,75 g Glukose pro kg Körpergewicht, dann weitere Blutentnahmen alle 30 min über wenigstens 3 Stunden zur Messung von Glukose und STH. Bei Absinken des STH-Wertes auf < 2 ng/ml pathologischer STH-Exzess ausgeschlossen, bei > 5 ng/ml STH-Exzess erwiesen, auch sekundärer Exzess durch ektope GHRH-Produktion. Bei Akromegalie in der Regel „paradoxer" Anstieg des STH relativ zum Nüchternwert.

IV: Patient liegt während der gesamten Dauer des Testes! Venösen Zugang legen, dann nach 30 min 1. Blutentnahme zur Bestimmung der Plasmawerte von Noradrenalin und Adrenalin, unmittelbar danach perorale Gabe von 300 µg Clonidin. Nach weiteren 1, 2 und 3 Stunden erneute Blutabnahmen zu Noradrenalin- und Adrenalinbestimmung. Blutdruck- und Pulskontrollen alle 30 min. Test nur bei basal erhöhtem Wert von Noradrenalin verwertbar. Normalerweise Abfall der Werte in den Normalbereich: Noradrenalin < 350 ng/l, Adrenalin < 120 ng/l. Wird diese Absenkung nicht erreicht oder zeigt sich ein Anstieg aus initialen Normalwerten, vor allem des Adrenalins, dann vereinbar mit Phäochromozytom.

V. Nüchtern Blutabnahme zur Bestimmung von Kalzium und Albumin oder ionisiertes Kalzium sowie intaktes oder N-terminales PTH, dann perorale Gabe von Kalzium, 25 mg pro kg Körpergewicht in etwa 250 ml Flüssigkeit, in löslicher und rasch resorbierbarer Form, z.B. Kalziumbrause-Tabletten oder Pulver. Weitere Blutentnahmen alle 30 min über 3 Stunden zur Bestimmung von Kalzium und PTH. Abfall des PTH nach Kalziumgabe, normal auf < 10 pg/ml, bei primärem Hyperparathyreoidismus > 20 pg/ml.

VIA: Orale Kochsalzbelastung: Über 3 Tage kochsalzreiche Nahrung (3mal 2 g NaCl täglich), am 4. Tag im 24-Stunden-Sammelurin Kreatinin, Na$^+$ und Aldosteron. Ausscheidung von > 90 mmol Na$^+$/Tag belegt korrekte Kochsalzzufuhr. Urin-Aldosteron > 14 µg/Tag ist mit Hyperaldosteronismus vereinbar, jedoch etwa 15 % der essentiellen Hypertoniker überschreiten diesen Aldosteronwert.

VIB: Intravenöse Kochsalzbelastung: Blutprobe zur Bestimmung von Aldosteron und PRA oder AngII, dann intravenöse Infusion von 2 l physiologischer NaCl-Lösung über 4 Stunden im Liegen. Danach erneut Blutproben für Aldosteron und PRA oder AngII. Serum-Aldosteron > 5 ng/dl zusammen mit PRA < 0,2 ng/ml/h ist mit primärem Hyperaldosteronismus vereinbar, dagegen Aldosteron > 5 ng/dl und nicht supprimiertem PRA mit sekundärem Hyperaldosteronismus.

Nachsorge

I: In der Regel nicht notwendig. Bei Diabetes mellitus engmaschige Blutzuckerkontrollen und Therapieanpassung, insbesondere bei Diabetes mellitus Typ 1 erhöhter Insulinbedarf für einige Tage. Bei arterieller Hypertonie engmaschige Blutdruckkontrollen, gegebenenfalls für einige Tage Anpassung der Medikation.

II: Nach Abschluss des Testes Verabreichung einer kohlenhydratreichen Mahlzeit zur Vermeidung einer reaktiven Späthypoglykämie und weitere Beobachtung für 2 Stunden durch Begleitperson.

IV: Beim Aufrichten nach dem Test orthostatische Hypotension möglich. Auch kann sich Schläfrigkeit einstellen, ebenso Fahruntüchtigkeit, weshalb Begleitperson notwendig ist.

V: Nach Testabschluss reichlich Flüssigkeit trinken.

VI: Engmaschige Blutdruckkontrollen und Wiederaufnahme der antihypertensiven Therapie.

Suppurative Thyreoiditis

▶ Thyreoiditis, akute

Swyer-Syndrom

▶ XY-Gonadendysgenesie

Symptomatische Hyperlipoproteinämie

▶ Hyperlipoproteinämie, sekundäre

Synachten-Test

▶ ACTH-Test

Syndrom, adrenogenitales

▶ adrenogenitales Syndrom

Syndrom, adrenogenitales angeborenes

▶ adrenogenitales Syndrom, kongenitales
▶ 21-Hydroxylase-Mangel

Syndrom, adrenogenitales erworbenes

▶ adrenogenitales Syndrom, erworbenes

Syndrom, adrenogenitales kongenitales

▶ adrenogenitales Syndrom, kongenitales

Syndrom, adrenogenitales kongenitales

▶ adrenogenitales Syndrom, kongenitales

Syndrom der inadäquaten ADH-Sekretion

Synonyme

SIADH; Schwartz-Bartter-Syndrom; Syndrom der inadäquaten Antidiurese.

Englischer Begriff

Schwartz-Bartter syndrome; syndrome of inappropriate ADH secretion SIADH; syndrome of inappropriate vasopressin secretion; syndrome of inappropriate antidiuresis.

Definition

Das Syndrom der inadäquaten ADH-Sekretion (SIADH) ist eine Störung vorwiegend des Wasser- und Natriumhaushaltes mit euvolumämischer Hypoosmolalität und Hyponatriämie durch übermäßige Vasopressionsekretion oder -wirkung mit erhöhtem Urinnatrium und einer Urinosmolalität, die relativ zur Plasmaosmolalität inadäquat erhöht ist. SIADH ist keine Krankheitseinheit, sie hat verschiedene Ursachen. Als Ursache findet man meistens eine ektope, paraneoplastische, nicht regulierte Überproduktion von Vasopressin (Arginin-Vasopressin, AVP), seltener eine eutope, hypothalamische AVP-Hypersekretion. Häufig ist auch eine erhöhte Produktion von atrialem natriuretischen Peptid (ANP) pathogenetisch beteiligt. Manchmal erzeugen bestimmte Medikamente ein SIADH als Nebenwirkung, z.B. Carbamazepin. Siehe Tab. 1.

Symptome

Das SIADH manifestiert sich meist mit Zeichen eines Hirnödems oder einer hyponatriämischen Enzephalopathie bei Serum-$Na^+ < 125$ mmol/l, wie Kopfschmerzen, Übelkeit, Erbrechen, Desorientierung, Benommenheit, Koma und epileptische Anfälle, bisweilen auch Tod durch Atemstillstand. Die Symptomatik ist deutlicher ausgeprägt bei rascher Entwicklung des SIADH, z.B. innerhalb von Stunden (akutes

Syndrom der inadäquaten ADH-Sekretion, Tabelle 1   Ätiopathogenese der Grundkrankheiten

Neoplasien:	Bronchialkarzinom, Pleuramesotheliom, Thymom, Leukämien, Duodenalkarzinom, Pankreaskarzinom, Karzinoid, Gangliozytom, Ewing-Sarkom, Prostatakarzinom, Uteruskarzinom, Urothel-Karzinom, Karzinome des Nasopharynx u.a.
ZNS-Erkrankungen:	Hirndruck bei Tumor, Abszeß und Hämatom, Enzephalitis, Meningitis, Schädel-Hirn-Trauma, Hydrozephalus, Encephalitis disseminatus, Z. n. Hypophysektomie, Guillain-Barré-Syndrom, systemischer Lupus erythematosus, Subarachnoidalblutung, HIV-Infektion (AIDS), Delirium tremens, akute intermittierende Porphyrie, akute Psychose, senile Hirnatrophie, Z. n. Hypoxie, zerebrovaskulärer Gefäßverschluß, Sinus-cavernosus-Thrombose.
Lungenerkrankungen:	Tuberkulose, Pneumonie, Aspergillose, Empyem, COPD, akute respiratorische Insuffizienz, Hypoxie, unter Beatmung mit positivem Druck.
Pharmaka:	Vasopressin und Derivate, Desmopressin, Oxytocin, trizyklische Antidepressiva, Phenothiazine, Serotonin-Reuptake-Hemmer, Omeprazol, Monoaminoxydase-Hemmer, Nikotin, Prostaglandinsynthese-Hemmer (NSAR), Carbamazepin, Chlorpropamid, Clofibrat, Lisinopril, Vincristin, Cyclophosphamid, 3,4-Methylendioxymethamphetamin (Ecstasy).
Andere Ursachen:	Körperliche Überanstrengung, wie Marathonlauf, Triathlon, Corpus-callosum-Agenesie, Mittelliniendefekte des Gesichtsschädels, idiopathisch.

SIADH), als bei allmählicher Entwicklung über einige Tage (protrahiertes SIADH). Häufig ist das Durstempfinden gestört. Exsikkose und eindeutige Ödembildung bestehen nicht.

Diagnostik

Hyponaträmie bei Ausschluss einer Pseudohyponatriämie durch Hyperglykämie, Hyperlipidämie oder Plasmaexpandern. Erhöhte Na^+-Ausscheidung im Urin bei normaler Wasser- und Natriumzufuhr. Niedrige Plasma-Osmolalität von < 275 mosm/kg H_2O und dazu relativ erhöhte Urin-Osmolalität von > 100 mosm/kg H_2O. Euvolämie, d.h. Zeichen einer Exsikkose fehlen, wie verminderter Hautturgor und trockene Schleimhäute, ebenso Zeichen einer Hypervolämie, wie subkutane Ödeme. Relativ zur Plasma-Osmolalität ist AVP erhöht, parallel dazu auch Neurophysin II (NPII). Eine zuverlässige Beurteilung eines inadäquat erhöhten AVP ist nur anhand einer Plasma-AVP: Plasma-Osmolalitäts-Kurve möglich. Besserung der Hyponatriämie durch Flüssigkeitsrestriktion. Die Infusion von physiologischer Kochsalzlösung führt zur verstärkten Natriurese ohne Korrektur der Plasma-Osmolalität; dieser diagnostische Test wird als riskant eingestuft, sofern eine Hypervolämie nicht ausgeschlossen ist; eventuell Vorhofkatheter zur Druckmessung. SIADH ist ein Symptomenkomplex, keine nosologische Krankheitseinheit, weshalb Ursachensuche notwendig ist, siehe Tab. 1.

Differenzialdiagnose

SIADH ist häufig eine Ausschlußdiagnose, dies vor allem in Anbetracht anderer euvolumämischer Hyponatriämien, wie z.B. bei Hypothyreose, Nebennierenrindeninsuffizienz, nach Diuretikagebrauch, auch bei Überdosierung von Vasopressin, Desmopressin, Terlipressin, anderen Vasopressinderivaten und Oxytozin. Abgrenzung gegenüber hypovolämischer und hypervolämischer Hyponatriämie (siehe

► Hyponatriämie). Die Differentialdiagnose der SIADH-Ursachen (Grundkrankheit) ergeben sich aus Tab. 1.

Allgemeine Maßnahmen

Lebensmodifikation

Wird von der Grundkrankheit bestimmt.

Diät

Flüssigkeitsrestriktion. Weitere Maßnahmen werden von der Grundkrankheit bestimmt.

Therapie

Kausal

Außer bei sofort eliminierbaren Ursachen, wie Pharmaka (siehe Tab. 1), ist in Anbetracht der notwendigen Akuttherapie der Hyponatriämie und Hypoosmolalität (s.u.) eine kausale Therapie der Grundkrankheit zunächst zweitrangig. Nach Einleitung der Akuttherapie und Besserung der Hyponatriämie und Hypoosmolalität wird es vom Allgemeinzustand des Patienten und von der Ätiopathogenese der Grundkrankheit abhängen, wann und inwiefern eine kausale Therapie möglich ist. Bei paraneoplastischer AVP-Produktion beseitigt die kurative Tumorextirpation das SIADH.

Akuttherapie

Flüssigkeitsrestriktion. Bei akutem SIADH Restriktion der Flüssigkeitszufuhr auf weniger als die Summe des Urinvolumens und der Perspiratio insensibilis (PI). Beim Erwachsenen beläuft sich die PI auf etwa 500 ml täglich, die durch die Wassermenge aus dem Metabolismus der Nahrung von 300–500 ml kompensiert wird. Bei einem Zufuhrvolumen von [= Urinvolumen in ml – 500 ml] kann ein täglicher Anstieg des Na^+ um etwa 2 % erwartet werden. Ist aufgrund der neurologischen Symptomatik eine raschere Normalisierung erforderlich, dann zusätzlich zur Flüssigkeitsrestriktion intravenöse Infusion von hypertoner (3 %) Kochsalzlösung. Cave! Hat jedoch die Hyponatriämie mehr als 24–48 Stunden bestanden, dann darf 3 %iges Kochsalz nicht rascher als 0,05 ml/kg Körpergewicht/min infundiert werden. Serum-Na$^+$ ist stündlich zu kontrollieren. In den ersten 24 Stunden darf der Na$^+$-Anstieg maximal 12 mmol/l betragen, in den anschließenden 24 Stunden maximal 10 mmol/l. Sobald diese Zuwachsgrenzen erreicht sind, ist die Infusion zu unterbrechen, auch sobald das Serum-Na$^+$ 130 mmol/l erreicht hat. Auch die Urinausscheidung ist zu bilanzieren, da das SIADH spontan remittieren kann, dann eine akute Wasserdiurese einsetzt, wodurch das Serum-Na$^+$ rasch ansteigt. Werden diese Vorsichtsmaßnahmen nicht eingehalten, dann droht eine zentrale pontine Myelinolyse, eine akut lebensbedrohliche Komplikation mit Dysarthrie, Ataxie, Blickparesen, Quadriplegie und Pseudobulbärparalyse (NMR-Diagnostik).

Dauertherapie

Bei chronischem SIADH ohne akute Symptomatik, z. B. bei Tumorleiden, wird medikamentös ein reversibler, partieller ▶ Diabetes insipidus renalis induziert (experimentelle Therapie, Behandlungsversuch), z. B. mit Lithium (Li$^+$) (siehe ▶ Lithiumcarbonat) bei einem therapeutischen Serumspiegel von 0,8–1,2 mmol/l oder mit Demeclocyclin (Declomycin, Ledermycin, über internationale Apotheke zu beziehen), oral 3mal täglich 150–300 mg, wobei die Wirkung nach etwa 7–10 Tagen einsetzt. Ferner ▶ Fludrokortison 0,05–0,2 mg, 2mal täglich, das die renale Na$^+$-Rückresorption fördert und Durst mitigiert; Wirkung tritt erst nach Tagen ein. AVP-Rezeptor-Antagonisten sind entwickelt und in klinischer Prüfung. Therapie der Grundkrankheit (Tab. 1).

Nachsorge

Die Grundkrankheit bestimmt die Art der Nachsorge.

Prognose

Die Grundkrankheit bestimmt die Art der Prognose.

Syndrom der polyzystischen Ovarien

▶ Ovarialsyndrom, polyzystisches

Syndrom, paraneoplastisches

Synonyme

Paraneoplastisches endokrines Syndrom; ektope Hormonproduktion.

Englischer Begriff

Paraneoplastic syndrome; paraneoplastic endocrine syndrome; ectopic hormone production.

Definition

Bezeichnung für eine Endokrinopathie in Form eines Hormonexzesssyndromes (siehe Tab. 1), entstanden durch neoplastische Entdifferenzierung und Proliferation von ursprünglich nicht endokrinen Zellen mit Expression von sonst supprimierten Genen für Proteohormone oder Wirksubstanzen. Diese Zellen sezernieren unkontrolliert die exprimierten Hormone, die auf humoralem Weg systemisch ihre Wirkung entfalten (ektope, paraneoplastische Endokrinie). Die Hormonproduktion ist in der Regel exzessiv und autonom, d.h. durch negative Rückkopplung nicht wesentlich supprimierbar (z.B. keine ACTH-Suppression durch Kortisol oder Dexamethason bei paraneoplastischem Cushing-Syndrom), ferner nicht oder nur unwesentlich stimulierbar (z.B. kein ACTH-Anstieg nach CRH). Durch Extirpation oder Destruktion der Neoplasie und ihrer Metastasen bildet sich die Endokrinopathie zurück; bei Tumorrezidiv rekurriert sie. Das die paraneoplastische Endokrinopathie verursachende Hormon gilt als Tumormarker, sofern die entsprechend normale, eutope Hormonsekretion supprimiert ist. Grundsätzlich können Zellen jeder Gewebsart

Syndrom, paraneoplastisches, Tabelle 1   Paraneoplastische endokrine Syndrome, ihre pathogenetischen Hormonexzesse und ihre häufigsten Quellneoplasien.

Endokrinopathie	Pathogenetischer Hormonexzess	Quellneoplasien
Cushing-Syndrom	Proopiomelanokortin, ACTH, big-ACTH, αMSH, βMSH	Bronchialkarzinom, Bronchialkarzinoid, Thymom, Inselzelltumor, medulläres Schilddrüsenkarzinom, Phäochromozytom, Kolon-, Mamma-, Ovarialkarzinom
	CRH	Bronchialkarzinoid, kleinzelliges Bronchialkarzinom
Hypertonie, arterielle	Renin, Präpro-Renin	Reninom, Wilms-Tumor, Nierenzellkarzinom, Nebennierenrinden-, Bronchial-, Ovarialkarzinom
	Angiotensin I, Angiotensinogen	hepatozelluläres Karzinom
Akromegalie	Somatorelin (GHRH)	Karzinoid, bronchiales oder gastrointestinales, Inselzelltumor, Thymom, Phäochromozytom, medulläres Schilddrüsenkarzinom, kleinzelliges Bronchialkarzinom
Hyperkalzämie	PTHrP	Mamma-, Bronchial-, Plattenepithel-, Zervix-, Nierenzell-, Urothel-, Ovarialkarzinom, Plasmozytom, akute Leukämie, histiozytäres Lymphom
	Parathyrin (PTH)	Hepatozelluläres Karzinom, Ovarialkarzinom
	1α,25(OH)₂D₃	Histiozytom, T-Zell-Lymphom
Osteomalazie	Fibroblast growth factor 23 (FGF-23), Phosphatonin	Meist benigne, kleine mesenchymale Tumoren im Bindegewebe oder Knochen; kavernöses Hämangiom, Hämangioperizytom, Angiofibrom, Angiosarkom, Myxom, Osteoblastom, Schwannom, Prostatakarzinom
Osteoarthropathie, hypertrophe, Marie-Bamberger	VEGF(?)	intrathorakale, pulmonale Tumoren, Nasopharynxkarzinome, gastrointestinale Karzinome, osteogenes Sarkom
Hyponatriämie	AVP, mit Wasserintoxikation (SIADH, Schwartz-Bartter-Syndrom)	kleinzelliges Bronchialkarzinom, Inselzelltumor, Karzinoide, Thymom, Mammakarzinom
	ANP, ohne Wasserintoxikation	kleinzelliges Bronchialkarzinom
Pseudopubertas praecox Oligomenorrhoe, Amenorrhoe Gynäkomastie, Impotenz Hyperthyreose	hCG	Seminom, Bronchial-, Magen-, Pankreas-, Ovarial-, Mammakarzinom, Melanom, Hepatoblastom *Nicht wirklich paraneoplastisch:* Blasenmole, Chorionkarzinom
Hypoglykämie	IGF-II und Vorstufen	benigne Fibrome, große mesenchymale Tumoren, Sarkome, Hepatoblastome, Nebennierenrindenkarzinom, Karzinoide
Acanthosis nigricans	TGFα (?)	Magen-, Gallenblasen-, Rektum-, Ovarialkarzinom, Lymphom
Erythrozytose	Erythropoietin (ohne Splenomegalie)	Nierenzellkarzinome, Hepatozelluläres Karzinom, zerebelläres Hämangioblastom, Von-Hippel-Lindau-Syndrom, Uterine Fibromyome, Ovarialtumoren, Nebennierenrindenkarzinom

(?): wahrscheinliches, nicht gesichertes pathogenetisches Hormon.

paraneoplastisch endokrin entdifferenzieren, aber Zellen neuroektodermalen Ursprungs des diffusen, bronchoenteralen MASSON-FEYRTERschen Organs oder des PEARSEschen APUD-Zellsystems sind bevorzugt betroffen.

Von diesen paraneoplastischen endokrinen Syndromen (siehe Tab. 1) unterscheidet man paraneoplastische nicht-endokrine Syndrome, z.B. das Lambert-Eaton-Syndrom, eine Myasthenie, hervorgerufen durch Antitumorantikörper, die mit Komponenten der motorischen Endplatte kreuzreagieren.

Symptome

Die Symptomatologie wird bestimmt durch das die Endokrinopathie verursachende Hormon (siehe Endokrinopathie in Tab. 1) und lokale Zeichen der Tumormanifestation. Bisweilen exprimieren und sezernieren diese Neoplasien mehrere Hormone. Die klinische Manifestation wird dann entweder vom überwiegend wirksamen Hormon bestimmt oder es zeigt sich eine Mischendokrinopathie.

Diagnostik

Siehe spezielle Endokrinopathie in Tab. 1.

Differenzialdiagnose

Abgrenzung vor allem von eutoper, nichtparaneoplastischer Endokrinopathie mit gleichem oder ähnlichem Hormonexzess.

Therapie

Kausal

Siehe spezielle Endokrinopathie in Tab. 1. Ziel ist Extirpation oder Destruktion der hormonproduzierenden Neoplasie, eventuell vorübergehend kombiniert mit symptomatischer oder spezifisch kontrahormonaler Therapie der Endokrinopathie.

Prognose

Wird überwiegend bestimmt durch Dignität der Neoplasie, ihr Ausbreitungsstadium und Radikalität ihrer Extirpation und Destruktion. Siehe spezielle Endokrinopathie in Tab. 1.

Literatur

1. Becker KL, Silva OL (2001) Paraneoplastic endocrine syndromes. In: Becker KL (eds) Principles and Practice of Endocrinology and Metabolism, 3rd edn. Lippincott Williams & Wilkins, Philadelphia, S 2004–2015
2. Strewler GJ (2003) Humoral manifestations of malignancy. In: Larsen PR, Kronenberg HM, Melmed S & Polonsky KS (eds) Williams Textbook of Endocrinology, 10th edn. WB Saunders, Philadelphia, S 1834–1856

Syndrom, prämenstruelles

▶ prämenstruelles Syndrom

System X

▶ metabolisches Syndrom

System, limbisches

▶ limbisches System

T

T₃

▶ Gesamt-Triiodthyronin
▶ Triiodthyronin

T₄

▶ Gesamt-Thyroxin
▶ Thyroxin

D-T₄

▶ D-Thyroxin

Taille-Hüft-Relation

Englischer Begriff

Waist-to-hip ratio; W/H ratio.

Definition

Quotient (W/H) aus Taillenumfang (waist, W) und Hüftumfang (hip, H) als einfaches klinisches Relativmaß, inwieweit abdominal subkutanes und intraabdominelles Fettgewebe auf Taillenhöhe dem subkutanen Fettgewebe auf Hüfthöhe überwiegt. Fettverteilungsindex, der bei Adipositas ein Schätzmaß für assoziierte Erkrankungen (siehe unten) liefert.

Grundlagen

Für die Risikoabschätzung bei Adipositas bezüglich assoziierter Morbidität für Insulinresistenz, Diabetes mellitus Typ 2, arterielle Hypertonie, Hyperlipidämie, Arteriosklerose, koronare Herzerkrankung, Hyperandrogenämie der Frau ist neben der Relation von Fettgewebsmasse zu Muskelmasse (body mass index, BMI) die abdominal subkutane und intraabdominelle Fettakkumulation (androide Fettverteilung) wesentlich, denn dieses Fettgewebe zeigt hohe lipolytische Aktivität, erhöht die freien Fettsäuren im Portalkreislauf und beeinflußt ungünstig die Insulinwirkung und den Metabolismus von Glukose, Cholesterin und Triglyzeriden in der Leber. Diese Risikosteigerung ist mit Fettakkumulation im Bereich des Schulter- und Beckengürtels (gynoide Fettverteilung) nicht in diesem Umfang gegeben. Ein Maß für abdominelles Fett ist der Taillenumfang (W; Norm bei Frauen < 88 cm, bei Männern < 102 cm), für Fett auf Beckengürtelhöhe der Hüftumfang (H). Die Taille-Hüft-Relation, d.h. der W/H-Quotient ist abnorm bei Frauen > 0,9, bei Männern > 1,0 und damit mit erhöhtem Morbiditätsrisiko (siehe oben) verbunden.

Tamoxifen

Englischer Begriff

Tamoxifen.

Substanzklasse

Antiöstrogen, nichtsteroidaler Östrogen-rezeptorligand, (Z)-2-[4-(1,2-Diphenyl-1-butenyl)phenoxy-N,N-dimethylethylamin.

Gebräuchliche Handelsnamen

Kessar, Nolvadex, mehrere Tamoxifen-Generika.

Indikationen

Adjuvante Therapie des Mammakarzinoms nach Primärbehandlung und des metasta-sierenden Mammakarzinoms. In der experi-mentellen Therapie prophylaktisch zur Re-duktion der Mammakarzinom-Inzidenz bei Frauen mit hohem Risiko oder genetischer Disposition, bei Endometriumkarzinom, bei anovulatorischer Infertilität.

Wirkung

Tamoxifen als nichtsteroidaler Ligand bindet an den zytoplasmatischen Östrogen-rezeptor (ER), blockiert die Östradiolbin-dung, hemmt die Östradiolwirkung und da-mit die Zellteilung in östrogenabhängigen Geweben, wie in Mamma und Uterus. Bei metastasierendem Mammakarzinom tritt in etwa 30 % der Fälle eine vollständige oder partielle Remission ein, vorzugsweise bei Knochen- und Weichteilmetastasen. Expri-miert das Karzinom den ER (ER-positiv), dann erhöht sich diese Remissionswahr-scheinlichkeit auf 50–60 %. Durch die ad-juvante Therapie sinkt die Rezidivrate und steigt die 10-Jahres-Überlebensrate, wobei ein Behandlungszeitraum von 5 Jahren ef-fektiver ist als einer von nur 1–2 Jahren. Tamoxifen erhöht die Knochendichte, kann Gesamtcholesterin und LDL-Cholesterin um 10–20 % senken.

Dosierung

Die tägliche Dosis liegt zwischen 20 und 40 mg per os, als Tabletten unzerkaut mit Flüssigkeit zu den Mahlzeiten einzuneh-men, entweder verteilt auf 2 Dosen morgens und abends oder als tägliche Einzeldosis.

Meist sind 20 mg/Tag ausreichend. In der Regel wird eine Langzeittherapie bis zu 5 Jahren durchgeführt.

Darreichungsformen

Tabletten mit 15,2, 30,4, 45,6 und 60,8 mg Tamoxifendihydrogencitrat, entsprechend 10, 20, 30, 40 mg Tamoxifen.

Kontraindikationen

Absolute Kontraindikation für Tamoxifen besteht in der Schwangerschaft und bei Überempfindlichkeit. In der Prämenopause sicherer Schwangerschaftsausschluss vor Therapiebeginn und Konzeptionsverhü-tung mittels nicht hormoneller Methoden. Unter Abwägung von Nutzen und Risiken und unter ärztlicher Überwachung ist in der Stillzeit die Tamoxifentherapie auszuset-zen oder das Stillen zu unterlassen. Relative Kontraindikation bei schwerer Knochen-marksschädigung mit Thrombopenie und Leukozytopenie, bei Hyperkalzämie, bei erhöhtem Thromboserisiko.

Nebenwirkungen

Treten kritische Nebenwirkungen auf, dann kann durch Dosisreduktion Besserung ein-treten ohne wesentlichen Wirkungsverlust. Viele Nebenwirkungen sind durch den an-gestrebten therapeutischen Östrogenentzug zu erklären, wie Hitzewallungen, Pruritus vulvae, vaginale Blutung, vaginaler Fluor, in der Prämenopause Zyklusstörungen, se-kundäre Amenorrhoe, Ovarialzysten, proli-ferative Veränderungen des Endometriums, wie Polypen, Malignome (unter Langzeit-therapie Risiko um das 2–4fache erhöht), Depression, Benommenheit, Kopfschmer-zen, Flüssigkeitsretention, vorübergehende Gewichtszunahme, Hauttrockenheit, Efflu-vium, Alopezie. Außerdem Übelkeit, Erbre-chen, andere gastointestinale Beschwerden, Leberenzymerhöhung, Cholostase, Ikterus, Leberzellnekrosen; Lipidstoffwechselstö-rung, Triglyzeriderhöhung, Hautausschlag, wie Erythema exsudativum multiforme,

Stevens-Johnson-Syndrom, bullöser Pemphigus, Überempfindlichkeitsreaktionen, Angioödem. Ferner Agranulozytose, vorübergehende Thrombopenie, Leukopenie und Anämie; lokale Schmerzen in Metastasen, auch Knochenmetastasen, bei schwerem Befund sofortige Therapieunterbrechung, später erneut einschleichende Therapie mit Tamoxifen möglich; bei Knochenmetastasen Hyperkalzämie zu Therapiebeginn möglich. Vereinzelt Thrombosen und Thromboembolien, mit besonders hohem Risiko in Kombination mit Zytostatika. Interstitielle Pneumonie, Sehstörungen, wie Katarakt, Korneaveränderungen, Retinopathien, Muskelschmerzen.

Wechselwirkungen

Östrogene können Wirkung von Tamoxifen herabsetzen. Thrombozytenaggregationshemmer können bei tamoxifenbedingter Thrombopenie Blutungen fördern, Steigerung des antikoagulierenden Effekts von Cumarinderivaten (engmaschige Überwachung!). Thiaziddiuretika reduzieren renale Kalziumausscheidung und erhöhen das Hyperkalzämierisiko. Aminoglutethimid senkt, Bromocriptin erhöht den Plasmaspiegel von Tamoxifen.

Pharmakodynamik

Tamoxifen ist ein nichtsteroidales Pharmakon, dessen Hauptwirkung sich über eine Bindung an den ER entfaltet. Das Wirkungsspektrum ist komplex, teils gewebsspezifisch östrogenantagonistisch als auch östrogenagonistisch. In Mammatumoren wirkt es als Antiöstrogen und verhindert die Östradiolbindung an den ER. Die Zellproliferation wird gehemmt. In der adjuvanten Therapie wird bei ER-positiven Mammatumoren die Rezidivrate signifikant reduziert, die 10-Jahres-Überlebensrate verbessert. Positive Therapieresultate zeigen sich auch bei ER-negativen Tumoren, was auf einen anderen Wirkungsmechanismus hinweist. Im Knochengewebe wirkt Tamoxifen östrogenagonistisch und erhöht die Knochendichte.

Tamoxifen wird enteral rasch resorbiert mit Serummaxima nach 4–7 Stunden, Steady-state-Konzentrationen werden nach 4–16 Wochen erreicht, ist zu 99 % an Eiweiß gebunden. Tamoxifen und seine ebenfalls wirksamen Metabolite werden biliär sezerniert, unterliegen einem enterohepatischen Kreislauf und werden überwiegend über die Fäzes ausgeschieden.

Tangier-Krankheit

► An-α-Lipoproteinämie

Tauchkropf

► Struma retrosternalis

Tauri-Glykogenose

► Glykogenose, Typ VII

TBG

► Globulin, thyroxinbindendes

TBI

► thyroxingebundenes Iod

TBPA

► Transthyretin

Teratospermie

▶ Teratozoospermie

Teratozoospermie

Synonyme

Teratospermie.

Englischer Begriff

Teratozoospermia; teratospermia.

Definition

Bezeichnung für abnorme Morphologie bei mehr als 50–70 % der Spermien bei der mikroskopischen Analyse eines Ejakulats (Spermiogramm), ein Kriterium u.a. der eingeschränkten Fertilität.

Grundlagen

Im menschlichen Sperma oder Ejakulat sind abnorm strukturierte Spermien relativ häufig, wie vergrößerte, verkleinerte, zigarren- oder hantelförmige Köpfe, runde Köpfe ohne Akrosomen (Globozoospermie), doppelte Köpfe, isolierte Köpfe, Defekte an Mittelstück oder Schwanz, aufgerollte, in Schleifen gelegte, rudimentäre, abgebrochene oder doppelte Schwänze. Die Spermienmorphologie wird mikroskopisch beurteilt im fixierten Ausstrich, gefärbt nach Papanicolaou oder Giemsa. Bei mehr als 50–70 % missgebildeter Spermien spricht man von Teratozoospermie (TZS). Das Ausmaß der TZS ist neben Spermavolumen, Spermienzahl pro ml, progressiver Motilität und biochemischen Markern ein wesentliches Kriterium zur Beurteilung der männlichen Fertilität.

Teriparatid

Englischer Begriff

Teriparatid.

Substanzklasse

Peptidhormon (gentechnisch hergestelltes Fragment des endogenen humanen Parathormons).

Gebräuchliche Handelsnamen

Forsteo.

Indikationen

Manifeste Osteoporose bei postmenopausalen Frauen.

Wirkung

Ähnlich zur physiologischen Wirkung von Parathormon Stimulation der Knochenbildung durch direkte Wirkung auf die Osteoblasten. Indirekt Steigerung der intestinalen Kalziumabsorption, Steigerung der tubulären Kalzium-Reabsorption und der renalen Phosphat-Ausscheidung. Erhöhung des Anbaus von neuem Knochengewebe auf trabekuläre und kortikale Knochenoberflächen (am Endost und am Periost) durch stärkere Stimulation der Osteoblasten im Vergleich zu Osteoklastenaktivität.

Dosierung

20 µg/Tag, einmal täglich subkutane Injektion, Oberschenkel oder Abdomen.

Darreichungsformen

Pen-Injektionshilfe, subkutane Injektion.

Kontraindikationen

Überempfindlichkeit, vorbestehende Hyperkalzämie und schwere Niereninsuffizienz, Metabolische Knochenerkrankungen (z.B. primärer/sekundärer Hyperparathyreoidismus), M. Paget. Ungeklärte Erhöhung der alkalischen Phosphatase. Vorausgegangene Strahlentherapie des Skeletts.

Nebenwirkungen

Übelkeit, Glieder- und Knochenschmerzen, Schwindel.

Wechselwirkungen

Bei gleichzeitiger Gabe von Raloxifen oder einer gynäkologischen Hormonersatztherapie keine Wirkänderung von Teriparatid auf die Serum- oder Urinkalziumkonzentration. Keine Veränderung der Verträglichkeit. Im Normalfall keine veränderte Digitalis-Toxizität bei üblicher Teriparatiddosis. In vereinzelten Fallberichten kann eine Hyperkalzämie für eine Digitalis-Toxizität prädisponieren.

Pharmakodynamik

Elimination über hepatische und extrahepatische Clearance (ca. 62 l/h bei Frauen). Halbwertszeit bei subkutaner Applikation über eine Stunde.

Terlipressin

Englischer Begriff

Terlipressin.

Substanzklasse

N-Triglycyl-8-Lysin-Vasopressin, synthetisches Derivat der natürlichen antidiuretischen Hormone 8-Lysin-Vasopressin und 8-Arginin-Vasopressin.

Gebräuchliche Handelsnamen

Glycylpressin, Haemopressin, Novapressin.

Indikationen

Ösophagusvarizenblutung. Experimentelle Therapie bei oberer gastrointestinaler Blutung, noradrenalinresistentem septischen Schock, therapierefraktärer Hypotonie unter Anästhesie nach Vorbehandlung mit Angiotensin-II-Antagonisten; experimentell adjuvant bei Ösophagusvarizensklerosierung, portaler Hypertension, hepatorenalem Syndrom Typ I; experimentell postpartal in niedriger Dosierung (0,2 mg) zur Uteruskontraktion und Blutstillung.

Wirkung

Stimuliert arterioläre Vasokonstriktion und Kontraktion glatter Muskulatur. Reduktion der Durchblutung im Splanchnikusgebiet, Drucksenkung im Portalsystem, Kontraktion der glatten Ösophagusmuskulatur, Kompression von Ösophagusvarizen.

Dosierung

Beim Erwachsenen initial 1,0–2,0 mg Terlipressinazetat·5H$_2$0 intravenös; in 4–6stündigem Abstand Erhaltungsdosis von 1,0 mg. Die Therapiedauer ist in der Regel auf 2–3 Tage zu beschränken.

Darreichungsformen

Injektionsflaschen mit 1,0 mg Terlipressinazetat·5H$_2$O, entsprechend 0,85 mg Terlipressin.

Kontraindikationen

Schwangerschaft. Strenge Indikationstellung bei Asthma bronchiale, arterieller Hypertonie, fortgeschrittener Arteriosklerose, koronarer Herzkrankheit, Herzinsuffizienz, Herzrhythmusstörungen, Niereninsuffizienz.

Nebenwirkungen

Durch Vasokonstriktion Hautblässe, ausgeprägter Blutdruckanstieg bei Hypertonikern, seltener Herzrhythmusstörungen, Bradykardie, Koronarinsuffizienz, Kopfschmerzen, lokale Nekrosen. Durch Kontraktion glatter Muskulatur gesteigerte Darmmotilität, abdominelle Krämpfe, unwillkürlicher Stuhlabgang, Diarrhoe, Übelkeit, Bronchospasmus, Atemnot, Uteruskontraktionen. Durch leichte Antidiurese Hyponatriämie, Hypokaliämie.

Wechselwirkungen

Verstärkung der bradykarden Wirkung anderer Pharmaka.

T

Pharmakodynamik

Terlipressin ist ein Prodrug, als solches praktisch unwirksam. Durch Peptidasen im Blut werden Glycylreste abgespalten, wodurch protrahiert über 4–6 Stunden wirksames 8-Lysin-Vasopressin freigesetzt und dieses schließlich proteolytisch inaktiviert wird.

Tertiärstruktur

Englischer Begriff

Tertiary structure.

Definition

Bezeichnung für dreidimensionale Proteinstruktur.

Grundlagen

Als Tertiärstruktur wird die räumliche Konfiguration eines Proteins bezeichnet, die durch Interaktionen von in der Aminosäuresequenz (Primärstruktur) weit auseinander liegenden Aminosäuren determiniert wird. Damit unterscheidet sie sich von dreidimensionalen Sekundärstrukturen (z.B. α-Helix, β-Faltblatt, u.a.) innerhalb eines Proteins, die durch Interaktionen eng benachbarter Aminosäuren gebildet werden.

Testikuläre Feminisierung

► Pseudohermaphroditismus masculinus internus

Testosteron

Synonyme

Männliches Geschlechtshormon.

Englischer Begriff

Testosterone; male sex hormone.

Definition

Natürliches männliches Geschlechtshormon, Androgen, C_{19}-Steroid, wird unter Lutropin(LH)-Stimulation in den Hoden, in geringem Maß in den Ovarien als auch LH-unabhängig in peripheren Geweben aus Vorstufen synthetisiert und daraus sezerniert. Es bewirkt beim Embryo und Föten die männliche Differenzierung der Geschlechtsorgane, die männliche Zerebraldifferenzierung, in der Pubertät die männliche Sexualreifung und danach ihr Fortbestehen, stimuliert die Spermatogenese und hemmt durch feed-back die Gonadotropinsekretion. Testosteron (TS) ist außerdem Vorstufe, damit Prohormon, eines weiteren Androgens Dihydrotestosteron und des Östrogens Östradiol.

Grundlagen

In den Leydig-Zellen des Hodens und in den Thekazellen der Ovarien wird TS unter LH- oder hCG-Stimulation aus Androstendion mittels 17β-Hydroxysteroid-Dehydrogenase Typ 3 und in geringem Maß aus Androstendiol mittels 3β-Hydroxysteroid-Dehydrogenase Typ 2 synthetisiert und daraus sezerniert. Unabhängig von LH und hCG vermögen periphere Gewebe, z.B. Leber, aus Androstendion und Dehydroepiandrosteron TS zu bilden. Bei normalem Gesamt-TS im Plasma bei Männern mit 10–35 nmol/l (3–10 ng/ml) zirkulieren ~2 % frei und > 90 % reversibel gebunden an SHBG (sex hormone-binding protein) (~45 %) und Albumin (~50 %). Der normale Plasmaspiegel bei Frauen ist mit < 3,5 nmol/l (< 1 ng/ml) 10fach niedriger. Freies und albumingebundenes TS diffundiert rasch ins Zytoplasma der Zielzellen, bindet dort spezifisch an den Androgenrezeptor (AR). Der AR·TS-Komplex agiert im Zellkern als Transkriptionsfaktor über Response-Elemente des Genoms, worauf sich die TS-Wirkung entfaltet, in der Fötal- und Embryonalzeit die männliche Sexualdifferenzierung der inneren und äußeren Geschlechtsorgane sowie des ZNS, in der Pubertät die Induktion der Spermatogenese in den Hodentubuli als auch die somatische und psychische Maturation zum erwachsenen Mann und danach das Fortbestehen dieses maskulinen Entwicklungszustandes. Zusammen mit Wachstumshormon und Wachstumsfaktoren wirkt TS anabol, z.B. an der Muskulatur. Durch negative Rückkopplung hemmt TS die LH-Synthese und Sekretion der Hypophyse. SHBG-gebundenes TS bindet an Rezeptoren der Zellmembran und induziert extragenomische Zellwirkungen, wie Erhöhung des intrazellulären cAMP. TS wird zu 17-Ketosteroiden sowie zu polaren hydroxylierten und konjugierten Steroiden abgebaut und überwiegend über die Nieren ausgeschieden.

In bestimmten Zielzellen, z.B. den Sertoli-Zellen, der Prostata, der Genitalhaut, den Haarbälgen, der Leber, wird die Androgenwirkung des TS durch irreversible Reduktion zu Dihydrotestosteron (DHT) mittels 5α-Reduktase Typ 1 und 2 und Bildung des effektiveren Transkriptionkomplexes AR·DHT amplifiziert. Bestimmte östrogenabhängige Zielorgane, wie Knochen, spezielle Kerngebiete des ZNS, zeigen eine TS-Abhängigkeit, denn sie sind zur lokalen Umwandlung von TS zu Östradiol durch Expression der Aromatase befähigt. Die physiologische Wirkung von TS ist somit die Resultante der kombinierten Effekte von TS, DHT und Östradiol.

Testosteronmangelzustände werden durch galenische TS-Zubereitungen substituiert, z.B. peroral TS-Kapseln, transdermal TS-Pflaster oder parenteral intramuskuläre TS-Injektionen, auch stehen synthetische, androgenwirksame Steroidderivate als Tabletten zur Verfügung.

Testosteron-Biosynthesestörung

Synonyme

Angeborener Testosteronmangel.

Englischer Begriff

Enzyme defects of testosterone biosynthesis.

Definition

Testosteron-Biosynthesestörung (TBS) ist Sammelbegriff für autosomal rezessive, angeborene Anomalien und Krankheiten (siehe unten), die zurückgehen auf Genmutationen und daraus resultierenden Protein- und Enzymdefekten des Biosyntheseweges von den Ausgangsprodukten 7-Dehydrocholesterin oder Cholesterin über Zwischenprodukte zum Testosteron (siehe Abb. 1). Gemeinsame Charakteristika der Syndrome sind Zeichen der fehlenden oder verminderten somatischen und psychosexuellen Androgenisierung: Embryofötaler Testosteronmangel führt bei männlichem Karyotyp 46,XY zu ausbleibender oder mangelhafter Ausdifferenzierung des inneren und äußeren Genitale mit weiblichem Phänotyp im Sinne eines Pseudohermaphroditismus masculinus (PHM) oder eines zwittrigen Genitale mit Phallus und Hypospadie (HSP). Dabei Regression der Müllerschen Gänge; die Derivate des Wolffschen Ganges bleiben hypoplastisch; die Hoden sind nicht deszendiert, meist inguinal lokalisiert. Der Sinus urogenitalis bildet einen blinden Vaginalstumpf. In der Pubertät entwickeln sich eunuchoide Proportionen durch Östrogenmangel. Bei weiblichem Karyotyp 46,XX, sofern beschrieben, zeigen sich keine Genitalanomalien, in der Pubertät ausbleibende Gonadarche mit primärer Amenorrhoe und Entwicklung eunuchoider Proportionen. Liegt der Enzymdefekt vor 17,20-Desmolase (CYP17) oder 3β-Hydroxysteroid-Dehydrogenase/$\Delta^{4,5}$-Isomerase Typ 2, dann zeigt sich gleichzeitig auch eine Biosynthesestörung des Kortisols mit den Zeichen einer primären Nebennierenrindeninsuffizienz (pNNR-INS) bei angeborener Nebennierenrindenhyperplasie (adrenogenitales, kongenitales Syndrom). Dadurch erge-

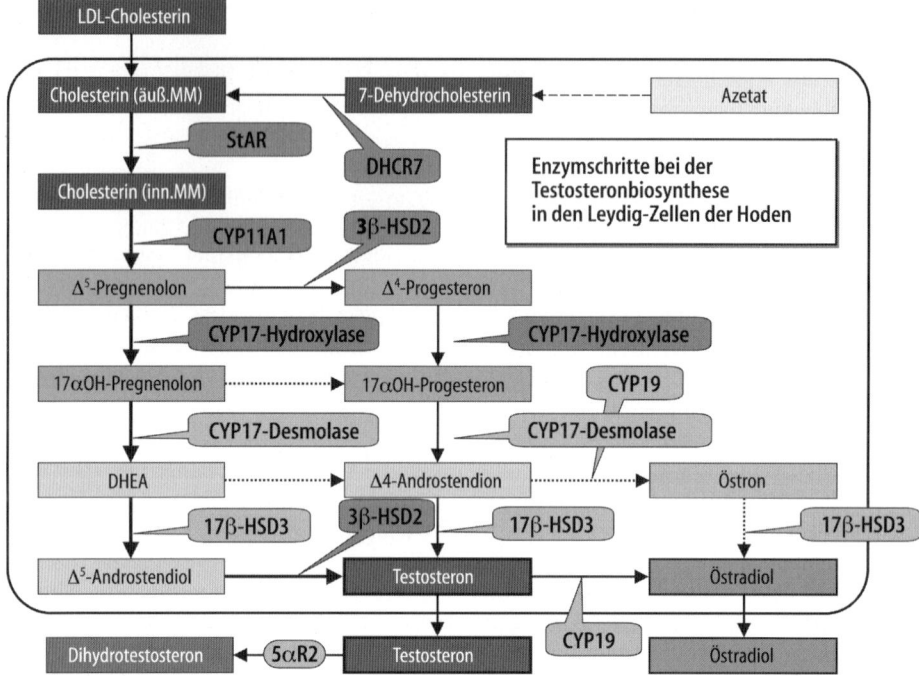

Testosteron-Biosynthesestörung, Abb. 1 Testosteron-Biosynthesestörung. Enzymschritte bei der Testosteronbiosynthese in den Leydig-Zellen der Hoden.
(äuß. MM) = lokalisiert in der äußeren Mitochondrienmembran; (inn. MM) = lokalisiert in der inneren Mitochondrienmembran; CYP11A1 = Cholesterin-20,22-Desmolase, P450$_{SCC}$; CYP17-Hydroxylase = 17α-Hydroxylase-Funktion der P450$_{c17}$; CYP17-Desmolase = 17,20-Desmolase-Funktion der P450$_{c17}$; CYP19 = Aromatase; DHEA = Dehydroepiandrosteron; DHCR7 = 7-Dehydrocholesterin-Reduktase; 3β-HSD2 = 3β-Hydroxysteroid-Dehydrogenase/Δ^{4,5}-Isomerase Typ 2; 17β-HSD3 = 17β-Hydroxysteroid-Dehydrogenase Typ 3; 5α-R2 = 5α-Reduktase Typ 2; StAR = steroidogenic acute regulatory protein, Mediatorprotein zum Einschleusen von Cholesterin in die Mitochondrien.

ben sich 2 Formen der TBS, mit und ohne primäre Nebennierenrindeninsuffizienz.

Symptome

1. Testosteronmangel mit primärer Nebennierenrindeninsuffizienz:

1.1. DHCR7-Defekt: Autosomal rezessive Gendefektmutation der 7-Dehydrocholesterin-Reduktase, 3β-Hydroxysteroid-Δ^7-Reduktase (11q12-13) (Smith-Lemli-Opitz-Syndrom). Kraniofaziale Dysmorphien, Gaumenspalte, Mikrozephalie, ZNS-Fehlbildungen, Polydaktylie, Syndaktylie, Augenfehlbildungen, Herzfehler, geistige und körperliche Retardierung; 46,XY: HSP oder PHM und pNNR-INS bei schwerem Enzymdefekt.

1.2. StAR-Defekt: Autosomal rezessive Gendefektmutation des steroidogenic acute regulatory protein (8p11.2), Mediatorprotein zum Einschleusen von Cholesterin in die Mitochondrien, kongenitale Lipoidhyperplasie der Nebennierenrinde. 46,XY: PHM, pNNR-INS, ausbleibende Virilisierung in Pubertät. 46,XX: Mit Pubertät zunehmende Ovarialinsuffizienz, pNNR-INS.

1.3. CYP11A1-Defekt: Gendefektmutation der 20,22-Desmolase

(P450$_{scc}$) (15q23-24), Homozygotie ist letal, Heterozygotie zeigt Haploinsuffizienz: 46,XY: HSP oder PHM und late-onset pNNR-INS mit Lipoidhyperplasie der Nebennierenrinde.

1.4. HSD3B2-Defekt: Autosomal rezessive Gendefektmutation der 3β-Hydroxysteroid-Dehydrogenase/Δ^{4,5}-Isomerase Typ 2 (1p13). 46,XY: HSP und pNNR-INS, in der Pubertät insuffiziente Virilisation mit Gynäkomastie; bei leichtgradigem Enzymdefekt kein Kortisol- und Aldosteronmangel, vorzeitige Adrenarche, leichtgradige Virilisation. 46,XX: Weibliches Genitale mit variabel ausgeprägter Klitoromegalie, sonst wie 46,XY.

1.5. CYP17-H-Defekt: Autosomal rezessive Gendefektmutation der 17α-Hydroxylase/17,20-Desmolase (P450$_{c17}$) (10q24-25). 46,XY: HSP oder PHM, arterielle Hypertonie, Kortisolmangel durch Mineralokortikoidexzess partiell kompensiert; in der Pubertät fehlende oder minimale Virilisation, Gynäkomastie. 46,XX: Weibliches Genitale, arterielle Hypertonie, Kortisolmangel durch Mineralokortikoidexzess partiell kompensiert; in Pubertät ovarielle Insuffizienz mit primärer Amenorrhoe.

2. Testosteronmangel ohne primäre Nebennierenrindeninsuffizienz:

2.1. CYP17-D-Defekt: Autosomal rezessive Gendefektmutation der 17α-Hydroxylase/17,20-Desmolase mit Austausch von Arg347His oder Arg348Gln (P450$_{c17}$) (10q24-25), dabei kein Hydroxylasedefekt, aber isolierter Desmolasedefekt. 46,XY: HSP oder PHM, Gynäkomastie in der Pubertät. 46,XX nicht beschrieben, wahrscheinlich weibliches Genitale, in Pubertät

ovarielle Insuffizienz mit primärer Amenorrhoe zu erwarten.

2.2. HSD17B3-Defekt: Autosomal rezessive Gendefektmutation der 17β-Hydroxysteroid-Dehydrogenase Typ 3 (17β-Hydroxysteroid-Oxidoreduktase, 17-Ketosteroid-Reduktase) (9q22). 46,XY: HSP oder PHM; in Pubertät Phalluswachstum auf 4–8 cm, Stimmbruch, maskuline Behaarung, Zunahme der Muskulatur, variable Gynäkomastie, bei primär weiblicher Geschlechtszuordnung häufig soziale Umorientierung zur männlichen Rolle. 46,XX: Homozygotie oder zusammengesetzte Heterozygotie ist asymptomatisch, da HSD17B3 in Ovar nicht exprimiert wird.

Diagnostik

Zu 1:

1.1. Im Plasma Cholesterin erniedrigt, 7-Dehydrocholesterin extrem erhöht. Im Plasma Kortisol und Aldosteron variabel erniedrigt, ACTH und Renin erhöht, in Bezug auf Altersnorm DHEA, DHEA-Sulfat, Androstendion, Testosteron und Östradiol erniedrigt, LH erhöht. Entsprechend veränderte Parameter im Urin.

1.2. In Plasma Kortisol und Aldosteron erniedrigt, ACTH und Renin erhöht, in Bezug auf Altersnorm DHEA, DHEA-Sulfat, Androstendion, Testosteron und Östradiol erniedrigt, LH und FSH erhöht. Entsprechend veränderte Parameter im Urin. Sonographie, CT oder NMR zeigen Lipoidhyperplasie der Nebennieren.

1.3. In Plasma Kortisol und Aldosteron erniedrigt, ACTH und Renin erhöht, in Bezug auf Altersnorm DHEA, DHEA-Sulfat, Androstendion, Testosteron und Östradiol erniedrigt, LH und FSH erhöht. Entsprechend veränderte Parameter im Urin. Sonographie, CT oder NMR zeigen Lipoidhyperplasie der Nebennieren.

1.4. In Plasma Kortisol und Aldosteron erniedrigt, ACTH und Renin erhöht, in Bezug auf Altersnorm DHEA, DHEA-Sulfat und 17-Hydroxypregnenolon erhöht, aber Androstendion, Testosteron und Östradiol erniedrigt, LH und FSH erhöht. Entsprechend veränderte Parameter im Urin. Nach ACTH-Stimulation überhöhter Anstieg von 17-Hydroxypregnenolon und des 17-Hydroxypregnenolon/Kortisol-Quotienten; DHEA, DHEA-Sulfat und 17-Hydroxypregnenolon mit Dexamethason supprimierbar.

1.5. In Plasma Kortisol variabel erniedrigt, ACTH entsprechend erhöht, Desoxykortikosteron, Kortikosteron und Aldosteron erhöht bei supprimiertem Renin, hypokaliämische Alkalose. In Bezug auf Altersnorm DHEA, DHEA-Sulfat, 17-Hydroxypregnenolon, 17-Hydroxyprogesteron, Androstendion, Testosteron und Östradiol erniedrigt, LH und FSH erhöht. Entsprechend veränderte Parameter im Urin.

Zu 2:

2.1. In Plasma Kortisol, Aldosteron, ACTH und Renin normal; Testosteron, Androstendion, DHEA sowie Östron und Östradiol erniedrigt, dagegen 17-Hydroxypregnenolon und 17-Hydroxyprogesteron erhöht. LH und FSH erhöht. Nach hCG-Stimulation übermäßiger Anstieg von 17-Hydroxypregnenolon und 17-Hydroxyprogesteron bei vermindertem Anstieg von DHEA und Androstendion.

2.2. In Plasma Kortisol, Aldosteron, ACTH und Renin normal; Testosteron und Östradiol erniedrigt, dagegen Androstendion und Östron erhöht. LH und FSH erhöht. Nach hCG-Stimulation Anstieg der Quotienten Androstendion/Testosteron und Östron/Östradiol.

Bei allen Formen chromosomale Geschlechtsbestimmung erforderlich sowie Genanalyse mit Nachweis der Mutation. Sonographie und Kernspintomographie des Abdomens, insbesondere der Nebennierenregion (Größe und Form der Nebennieren) und der Beckenorgane bei 46,XY, hier zur Lokalisation der Hoden sowie Nachweis der hypoplastischen Derivate des Wolffschen Ganges und der Involution des Müllerschen Ganges.

Differenzialdiagnose

Abgrenzung von vielfältigen Formen der Gonadendysgenesie mit Pseudohermaphroditismus masculinus und der Androgenresistenz, wie vom kompletten Androgenrezeptordefekt (hairless woman), partiellen Androgenrezeptordefekt (Reifenstein-Syndrom), Defekt der 5α-Reduktase Typ 2, vom LH-Rezeptor-Defekt (Leydig-Zell-Aplasie, Leydig-Zell-Hypoplasie), ferner von Defekten der Synthese, der Sekretion und des Rezeptors des Anti-Müller-Hormons (antimüllerian hormone, AMH). Abgrenzung von anderen Formen der primären Nebennierenrindeninsuffizienz, auch des kongenitalen adrenogenitalen Syndroms.

Allgemeine Maßnahmen

Lebensmodifikation

Bei genetisch männlichem Geschlecht (46,XY) und nicht oder nur partiell maskulinisiertem Genitale ergibt sich nach der Geburt das Problem der amtlichen und gesellschaftlichen Geschlechtszuweisung, ohne dass die in der Regel sich mit 3 Jahren etablierende Geschlechtsidentität und mit der Pubertät sich entwickelnde Sexualrolle eindeutig prognostiziert werden können. Alle wesentlichen Faktoren, welche an der neuropsychischen Determinierung der Geschlechtsidentität mitwirken, sind noch nicht eindeutig geklärt. Heute erkennt man, dass die männliche Geschlechtsidentität

vorwiegend geprägt wird durch ein funk-
tionstüchtiges SRY-Genprodukt und durch
die pränatale Testosteronexposition des
ZNS und nicht, wie früher angenommen,
überwiegend durch Erziehung, soziale
Rolle im Kindesalter und verinnerlich-
te Erfahrung mit dem äußeren Genitale.
Viele Patienten mit PHM, die als Kind
zunächst weiblich erzogen und sozial ein-
geordnet waren, haben später, häufig in
der Pubertät, spontan oder nach Eröffnung
des genetischen Geschlechts permanent
eine männliche Geschlechtsidentität und
Sexualrolle eingenommen, auch mit dem
Wunsch nach einem chirurgisch-plastisch
aufzubauenden Penis.

Bei PHM ohne Maskulinisierung mit weiblichem äußeren Genitale und komplettem
Enzymdefekt der Testosteronbiosynthese ist wahrscheinlich eine psychosoziale
Mädchenrolle als erste Wahl günstig, allerdings immer mit der Option einer späteren
Transversion zu permanent männlicher
Geschlechtsidentität und Sexualrolle, auch
mit Hilfe medizinischer Maßnahmen, mit
amtlicher Geschlechts- und Vornamensänderung. Bei inkomplettem Enzymdefekt
und Teilmaskulinisierung des Genitale ist
von einer pränatalen neuropsychisch maskulinen Prägung und späterer männlicher
Selbstidentifizierung auszugehen. Damit
erscheint eine psychosoziale Knabenrolle
als erste Wahl günstig, was vor allem auch
beim HSD17B3-Defekt (siehe oben, 2.2.)
gilt.

Nach gesicherter Diagnose sind die Eltern,
je nach Alter auch die Patienten, über die
Möglichkeiten der zivilrechtlichen Zuordnung zum weiblichen oder männlichen
Geschlecht sowie der späteren Änderung
bei anderer geschlechtlicher Selbstidentifizierung und Sexualrolle des Patienten,
z.B. in der Pubertät, aufzuklären und an
der zivilrechtlichen Geschlechtszuordnung wesentlich zu beteiligen. Auch sind
die Möglichkeiten plastisch-chirurgischer
Korrekturen des Genitale zu erörtern.

Therapie

Kausal

Bei Syndromen mit primärer Nebennierenrindeninsuffizienz (siehe oben) lebenslange Substitution mit Hydrokortison oder
Kortisonazetat und Fludrokortison, wie
bei kongenitalem adrenogenitalen Syndrom, z.B. 21-Hydroxylasemangel. Ziel
ist, Kortisol- und Aldosteronmangel adäquat zu substituieren. Als Verlaufsparameter dienen somatische Entwicklung,
Wachstumsgeschwindigkeit, Knochenalter, Blutdruck, Differenzialblutbild, Na^+,
K^+, Renin, Kreatinin, Harnstoff. Substitution bei Neugeborenen mit Hydrokortison
(Kortisol) oder Kortisonazetat, peroral,
etwa 12,5–15,0 mg/24 Stunden, auf 3 Dosen verteilt in 8stündigem Abstand über
5–7 Tage, dann 10–25 mg/m²/24 Stunden, in (2–)3 Dosen über den Tag verteilt,
den natürlichen diurnalen Rhythmus nachahmend, morgens ½ Tagesdosis, mittags
1/4 und abends 1/4. Ferner Fludrokortison
(nicht bei CYP17-H-Defekt) als Mineralokortikoid, abends 0,1–0,2 mg/24 Stunden
per os. Mit zunehmendem Alter kann sich
Aldosteronmangel bessern und Fludrokortison überflüssig werden. Bei CYP17-
H-Defekt (siehe oben) normalisiert sich
durch Hydrokortison die hypokaliämische
Alkalose, Hyperreninämie und arterielle
Hypertonie. Substitution bei Erwachsenen:
Hydrokortison ,15–30 mg/24 Stunden, oder
Kortisonazetat, 20–40 mg/24 Stunden, auch
ersatzweise Prednison, 5–10 mg/24 Stunden, auf 2 Dosen über den Tag verteilt,
morgens 2/3 und nachmittags 1/3 der Tagesdosis.

Mit Beginn des Pubertätsalters, bei Mädchen zwischen 9 und 11 Jahren, bei Knaben
zwischen 11 und 13 Jahren, abhängig von
aktuell gewählter Geschlechtsidentität, ist
eine Geschlechtshormonsubstitution in
über Monate langsam ansteigender Dosierung durchzuführen mit dem Ziel, eine
dem Wahlgeschlecht spezifische soma-
topsychische Pubertätsentwicklung zu

T

induzieren, wobei sich die Dosierung nach Wachstumsgeschwindigkeit, Knochenreifung, gegebenenfalls Brustentwicklung und Sekundärbehaarung ausrichtet unter Berücksichtigung der Eltern- und Geschwistergrößen. Bei chirurgischer Genitalrekonstruktion sind die unten genannten Substitutionsdosen den Bedürfnissen der plastischen Gewebsproliferation anzupassen. Bei Erwachsenen richten sich die Substitutionsdosen nach dem altersgerechten Bedarf. Östrogene bei weiblicher Geschlechtsidentität: Östradiol transdermal als Gel oder Pflaster initial 10–25 µg/Tag, postpubertäre Erwachsenendosis(ppED) 50–100 µg/Tag; mikronisiertes Östradiol oder Östradiolvalerat peroral initial 0,25–0,50 mg/Tag, ppED 1–2 mg/Tag; konjugierte Östrogene initial 0,2–0,4 mg/Tag, ppED 0,9–1,25 mg/Tag; Ethinylöstradiol peroral initial 2–5 µg/Tag, ppED 15–30 µg/Tag. Testosteron bei männlicher Geschlechtsidentität: Testosteron transdermal als Pflaster initial 1,0–2,5 mg/Tag, ppED 5,0–7,5 mg/Tag, als Gel initial 7–12 mg/Tag, ppED 50–75 mg/Tag; Testosteron-Depot intramuskulär initial 25 mg/Monat, ppED 150–200 mg/14 Tage. Als mögliche experimentelle Therapie kann bei entsprechendem Mangel mit dem Adrenarchealter eine Substitution mit Dehydroepiandrosteron (DHEA) in alters- und geschlechtsgerechter Dosierung unter Kontrolle des Serumspiegels von DHEA-Sulfat aufgenommen werden.

Akuttherapie

Salzverlustkrise oder akute Nebennierenrindeninsuffizienz (Addison-Krise) bei Neugeborenen, Säuglingen und Kleinkindern: Über venösen Zugang bei Hypoglykämien initial Glukosebolus von 250 mg/kg KG, maximal 25 g, bei Hypotonus und Exsikkose physiologische NaCl-Lösung, 20 ml/kg, dann Hydrokortison-21-hydrogensuccinat·Natrium (klare wässrige Lösung(!), cave: keine alkoholische Hydrokortisonlösung) zunächst als Bolus

von 50 mg/m^2, weiterhin 50–100 mg/m^2 in den nächsten 24 Stunden. Bei Hyponatriämie und Hyperkaliämie außerdem 0,1 mg Fludrokortison fein zerstoßen in Suspension über nasogastrale Sonde. Mit klinischer Besserung allmählicher Übergang zu Dauersubstitution (siehe oben). Bei Adoleszenten und Erwachsenen Therapie mit physiologischer NaCl-Lösung, Glukose, Hydrokortison-21-hydrogensuccinat·Natrium oder ersatzweise anderes lösliches Glukokortikoid, eventuell noch Fludrokortison (siehe Therapie der ▶ Nebennierenrindeninsuffizienz). Auslösende Ursachen sind zu behandeln oder zu eliminieren.

Dauertherapie

Die kausale Therapie (s.o.) ist eine lebenslange Dauersubstitution mit Anpassung an Alter, Geschlecht, Lebensraum, Tätigkeit und somatische Belastungen, z.B. Erkrankung.

Operativ/strahlentherapeutisch

Wegen eines erhöhten Malignitätsrisikos bei retiniertem Hoden ist im Kindesalter eine Orchidektomie durchzuführen, zumal die testikuläre Produktion von Testosteron und Östradiol insuffizient und damit die Ausreifung der Spermatogonien zu fertilen Spermien ineffektiv ist, auch bei adäquater Testosteronsubstitution.
Erst wenn vom Patienten eine permanente Geschlechtsidentität gefunden wurde, kann das Genitale mit den Methoden der plastischen Chirurgie korrigiert und konstruiert werden, z.B. Penisaufbau, Bildung eines Skrotums mit Implantaten zweier Hodenprothesen; Konstruktion einer Pseudovagina.

Bewertung

Wirksamkeit

Die adäquat angepasste Substitutionstherapie mit Hydrokortison und Fludrokortison gleicht den Kortisol- und Aldosteronmangel aus, verhindert effektiv lebensbedrohliche

Krisen der Nebennierenrindeninsuffizienz. Mit altersangepassten Testosteron- oder Östradioldosen sind ein normales Längenwachstum, eine Ausbildung zum männlichen Habitus vollständig, zum weiblichen nur partiell zu erreichen.

Verträglichkeit

Die angepasste Substitutionstherapie mit Hydrokortison, Kortisonazetat und Fludrokortison wird nebenwirkungsfrei vertragen. Fludrokortison hat eine lange Halbwertszeit und neigt zur Kumulation. Wie in normaler Pubertät ist unter Testosteron oder Östradiol mit vorübergehender psychischer Unausgewogenheit zu rechnen.

Pharmakoökonomie

Das billigere synthetische Prednison oder Prednisolon kann als Ersatzglukokortikoid im Notfall eingesetzt werden. Bei Dauertherapie ist zu bedenken, dass in Dosierungen äquivalent zum physiologischen Kortisol die Mineralokortikoidwirksamkeit reduziert ist.

Nachsorge

Enge Kooperation von Hausarzt mit Endokrinologen oder endokrinologischem Zentrum zur lebenslangen Anpassung der Therapie. Bei Kortisolmangel Kontrolluntersuchungen bei Säuglingen alle 2–3 Monate, bei Kleinkindern alle 4 Monate, bei Schulkindern alle 6 und bei Erwachsenen alle 12 Monate, sowie bei allen drohenden Entgleisungen, z.B. bei Infekten, Erbrechen, Diarrhoe, Unfall, Operation. Spätestens mit Beginn des Pubertätsalters Förderung der geschlechtlichen Selbstidentifizierung, gegebenenfalls mit Hilfe eines einschlägig erfahrenen Psychologen. Vor Beginn der Testosteron- oder Östradiolsubstitution Hinzuziehung eines Chirurgen zur plastischen Rekonstruktion des Genitale. Genetische Beratung des Patienten und seiner Familienangehörigen, verbunden mit Genanalyse und Mutationsnachweis. Unterrichtung von Patient und Angehörigen über Wesen der Erkrankung, Notwendigkeit der lebenslangen Substitution, Planung der Medikation, auch für Reisen, Gefahren der Entgleisung (Addison-Krise), Formen ihrer Akuttherapie mit Selbst- und Fremdmedikation, Mitführen eines Notfallausweises (Kortisolpass) mit Diagnose und Therapie. Anschluss an Selbsthilfegruppen für Eltern und Patienten.

Prognose

Bei Syndromen mit primärer Nebennierenrindeninsuffizienz (siehe oben) unter laufender adäquater Therapie und Beachtung der Gegenmaßnahmen bei drohender oder eingetretener Entgleisung ist die Lebenserwartung praktisch nicht eingeschränkt. In der Regel liegt bei 46,XY Infertilität vor. Bei unterbliebener Orchidektomie ist mit einem erhöhten Entartungsrisiko des Hodengewebes zu rechnen.

Literatur

1. Grumbach MM, Hughes IA, Conte FA (2003) Disorders of sex differentiation. In: Larsen PR, Kronenberg HM, Melmed S, Polonsky KS (eds) Williams Textbook of Endocrinology, 10th edn. WB Saunders/Elsevier Science, Philadelphia, S 842–1002
2. MacLaughlin DT, Donahoe PK (2004) Sex Determination and Differentiation. N Engl J Med 350:367–378

Testosteronenanthat

T

Englischer Begriff

Testosterone enanthate.

Substanzklasse

Sexualhormon, Peptidhormon.

Gebräuchliche Handelsnamen

Testosteron depot 250 mg, Avel Fango; Testosteron depot Jenapharm; Testovirondepot-250-Injektionslösung.

Indikationen

Testosteronsubstitutionstherapie bei primärem, sekundärem, tertiärem Hypogonadismus.

Wirkung

Androgenwirkungen. Außerdem anabole Wirkung. Wirkung auf die Schweißdrüsen.

Dosierung

Intramuskuläre Injektion: 250 mg i.m. alle zwei bis vier Wochen.

Darreichungsformen

Gel, Pflaster, Intramuskuläre Injektion.

Kontraindikationen

Herz- und Nierendysfunktion, arterielle Hypertonie, Migräne, Epilepsie. Prostatakarzinom.

Wechselwirkungen

Verstärkte Wirkung von Antikoagulantien und Antidiabetika.

Pharmakodynamik

Halbwertszeit ca. 4,5 Tage.

Testosteronmangel, angeborener

▶ Testosteron-Biosynthesestörung

Testosteron-5-α-Reduktasehemmer

▶ 5-α-Reduktasehemmer

Testosteronundecanoat

Englischer Begriff

Testosterone undecanoate.

Substanzklasse

Sexualhormon.

Gebräuchliche Handelsnamen

Andriol Kapseln; Nebido.

Indikationen

Testosteronsubstitutionstherapie bei primärem, sekundärem, tertiärem Hypogonadismus.

Wirkung

Anrdogenwirkungen. Außerdem anabole Wirkung. Wirkung auf die Schweißdrüsen.

Dosierung

Andriol: 3–4 Kapseln pro Tag.
Nebido: 1. Injektion, 2. Injektion im Abstand von 6 Wochen, dann jeweils im Abstand von 3 Monaten (1 Ampulle 1000 mg, 4 ml, i.m.).

Darreichungsformen

Andriol: Kapseln.
Nebido: Injektion (1 Ampulle zu 4 ml Injektionslösung).

Kontraindikationen

Herz- und Nierendysfunktion, arterielle Hypertonie, Migräne, Epilepsie.

Nebenwirkungen

Spermatogenesehemmung. Beschleunigte Knochenreifung.

Wechselwirkungen

Verstärkte Wirkung von Antikoagulantien.

Pharmakodynamik

Halbwertszeit 20–48 Stunden.

Teststreifen

Englischer Begriff

Test stick; test strip; dip stick.

Definition

In der Labormedizin streifenförmiges Reaktionsmedium zum Eintauchen in Körperflüssigkeiten mit dem Ziel der Schnellanalyse von Bestandteilen dieser Körperflüssigkeiten.

Grundlagen

Teststreifen (TS) sind Papier-, Zellulose- oder Kunststoffstreifen, häufig auch in geschichtetem Aufbau, imprägniert mit chromogenen Substanzen sowie Enzymen oder Antikörpern, die ausreichend spezifisch mit dem Analyten reagieren, wodurch ein Farbstoff entsteht oder ein Farbumschlag eintritt, dessen Ausmaß zur Menge des vorhandenen Analyten proportional ist. Je nach gegebenem chemischen Aufbau des TS werden durch Eintauchen in Blut, Serum, Urin, Liquor, Drüsensekrete und Ergüsse Schnellanalysen bestimmter Komponenten dieser Körperflüssigkeiten (Analyten) durchgeführt, wobei die Farbreaktionen mit dem bloßen Auge, im Vergleich mit einer Farbskala oder auch photometrisch qualitativ, semiquantitativ oder quantitativ ausgewertet werden, z.B. Glukose in Blut, Liquor oder Urin; Erythrozyten in Urin oder Liquor.

Tetanie

▶ Pfötchenstellung
▶ Hypokalzämie

Tetanie des Neugeborenen

▶ Neugeborenentetanie

Tetracosactid

Englischer Begriff

Synthetic 1-24corticotropin.

Substanzklasse

Synthetisches Polypeptid, $^{1-24}$Corticotropin, bestehend aus den ersten 24 Aminosäuren des natürlichen humanen adrenokortikotropen Hormons ($^{1-39}$hACTH) mit voller adrenokortikotroper Wirkung an der Nebennierenrinde und direktem immunmodulatorischen Effekt auf Lymphozyten.

Gebräuchliche Handelsnamen

Synacthen.

Indikationen

1. Als Diagnostikum zur Differenzierung zwischen primärer und sekundärer Nebennierenrindeninsuffizienz; heute zum Teil abgelöst durch die Stimulation der Adenohypophyse mittels CRH. (I).
2. Bei entzündlichen und autoimmunen Erkrankungen; heute obsolet, durch Therapie mit synthetischen Glukokortikoiden abgelöst. Ausnahmen bestehen bei bestimmten neurologischen Erkrankungen, wie akuten Schüben der Enzephalomyelitis disseminata (multiple Sklerose) und kindlichen Petitmal-Anfällen mit interiktaler Hypsarrhythmie, z.B. West-Syndrom (BNS-Syndrom), Lennox-Gastaut-Syndrom, myoklonisch-astatischen Anfällen. (II).

Wirkung

Bei funktionstüchtiger Nebennierenrinde Sekretionssteigerung von Kortisol, auch von Dehydroepiandrosteron, Dehydroepiandrosteron-Sulfat und anderen intermediären Steroiden. Der resultierende Hyperkortisolismus wirkt auf alle Organsysteme, bei (II) wird Entzündungshemmung und Immunsuppression genutzt.

Dosierung

Zu (I): 250 µg lösliches Tetracosactid intravenös oder intramuskulär; bei verlängertem Test 1 mg als Depot intramuskulär.
Zu (II): In der Regel als Tetracosactid-Depot intramuskulär. Säuglinge: Initial-

dosis 0,25 mg täglich, Erhaltungsdosis 0,25 mg alle 2–8 Tage; Kleinkinder: Initialdosis 0,25–0,50 mg täglich, Erhaltungsdosis 0,25–0,50 mg alle 2–8 Tage; Schulkinder: Initialdosis 0,25–1,00 mg täglich, Erhaltungsdosis 0,25–1,00 mg alle 2–8 Tage; Erwachsene: Initialdosis 1 mg täglich, in bedrohlichen Fällen 1 mg alle 12 Stunden, Fortführung in der Regel mit 1 mg alle 2–3 Tage, bei klinischem Ansprechen 0,5–1,0 mg alle 2–8 Tage.

Darreichungsformen

Ampullen (1 ml) mit gelöstem 0,28 mg Tetracosactid-Hexaazetat, entsprechend 0,25 mg Tetracosactid = 25 I.E. ACTH. Depot-Ampullen (1 ml) mit 1,1 mg Tetracosactid-Hexaazetat in Suspension, entsprechend 1 mg Tetracosactid = 100 I.E. ACTH.

Kontraindikationen

Überempfindlichkeit gegenüber ACTH oder Tetracosactid. Asthma bronchiale, allergische Erkrankungen. Akute Psychosen. Infektionskrankheiten, Magen- und Duodenalulzera, Dekubitus, Thrombophlebitis, Thrombose. Hyperkortisolismus, adrenogenitales Syndrom; primäre Nebennierenrindeninsuffizienz, Waterhouse-Friderichsen-Syndrom; arterielle Hypertonie, Herzinsuffizienz. Nierenerkrankungen, Amyloidose. Gravidität und Laktation. Relative Kontraindikation bei Osteoporose.

Nebenwirkungen

Anaphylaktischer Schock oder anaphylaktoide Hautreaktionen, insbesondere bei Asthmatikern und Allergikern. Schwindel, Übelkeit, Erbrechen, Atemnot, Urtikaria, angioneurotisches Ödem. Hyperpigmentation. Krampfanfälle, Psychosen, psychotische Reaktionen. Vermehrte Produktion von Kortisol, Aldosteron und Androgenvorstufen. Alle Nebenwirkungen, die auch bei einer Glukokortikoid- und Mineralokortikoidtherapie zu erwarten sind, Virilisierung bei der Frau.

Wechselwirkungen

Verstärkung der Wirkung von Glukokortikoiden, Mineralokortikoiden; Potenzierung der hypokaliämischen Wirkung von Diuretika, Steigerung der Digitalisempfindlichkeit. Wirkungsminderung von Insulin, Antidiabetika und Cumarinderivaten. Rifampicin, Phenytoin und Barbiturate steigern Abbau und beschleunigen den Wirkungsverlust des erwünschten Hyperkortisolismus durch hepatische Enzyminduktion. Erhöhung der gastrointestinalen Blutungsgefahr bei gleichzeitiger Therapie mit Salizylaten und nichtsteroidalen Antirheumatika. Gesteigerte Hepatotoxizität von Antikonvulsiva.

Pharmakodynamik

Tetracosactid stimuliert wie ACTH die Zona fasciculata und reticularis der Nebennierenrinde über den membranständigen ACTH-Rezeptor zu Synthese und Sekretion von Kortisol und anderen Steroiden, z.B. 17-Hydroxyprogesteron bei 21-Hydroxylasemangel. In der Zona glomerulosa wird die von Angiotensin-II abhängige Aldosteronsekretion potenziert. Durch Tetracosactid-Depot wird die Nebennierenrinde langzeitig stimuliert, wodurch sich ein Hyperkortisolismus entwickelt, der auf alle Organsysteme wirkt und zu einem Cushingoid führt. Bei II wird die Entzündungshemmung und Immunsuppression des Hyperkortisolismus genutzt, ferner die durch direkte ACTH-Wirkung auf das lymphatische System vermittelte Immunmodulation.

Tetraiodthyronin

▶ Thyroxin

D-3,3,3',5'-Tetraiodthyronin

▶ D-Thyroxin

L-3',5',3,5-Tetraiodthyronin

▶ Thyroxin

Tg

▶ Thyreoglobulin

Tg-AK

▶ Thyreoglobulin-Antikörper

TG-Antikörper

▶ Thyreoglobulin-Antikörper

TGF-α

▶ Transforming Growth Factor-α

TGF-β

▶ Transforming Growth Factor-β

Thekaluteinzyste

▶ Corpus-luteum-Zyste

Thekazellen

Englischer Begriff

Theca cells; theca-interstitial cells.

Definition

Thekazellen (TZ) sind Stromazellen der Ovarien, bilden die bindegewebige Hülle der Sekundärfollikel (Theca folliculi). Unter hypophysärer Kontrolle mittels LH-Stimulation synthetisieren und sezernieren TZ überwiegend das C_{19}-Steroid Androstendion, das an den Allgemeinkreislauf abgegeben (Endokrinie) und lokal von den Granulosazellen als Vorstufe zur Synthese der C_{18}-Steroide Östron und haupsächlich Östradiol aufgenommen wird (Parakrinie). Die epitheloidförmigen TZ des Tertiärfollikels der Theca interna bilden nach der Ovulation die Thekaluteinzellen des Corpus luteum.

Grundlagen

Mit der Follikelreifung entwickelt sich das ovarielle Stromagewebe in unmittelbarer Nachbarschaft zur Basalmembran eines Sekundärfollikels zur Theca folliculi, die aus Thekazellen (TZ) aufgebaut ist. Unter der Weiterreifung zum Tertiärfollikel (Graafschen Follikel) differenzieren die granulosanahen TZ zu epitheloiden Theca-interna-Zellen (TIZ), welche die gefäßreiche Theca interna bilden, während die restlichen granulosafernen TZ weiterhin die faserreiche Theca externa formieren. TIZ (siehe Abb. 1) exprimieren den LH-Rezeptor; unter Stimulation des hypophysären LH (Lutropin, luteotropes Hormon) oder des plazentaren hCG (humanes Choriongonadotropin) wird cAMP und damit der Transkriptionsfaktor SF-1 (steroidogenic factor-1) gebildet, der die Expression des StAR (steroidogenic acute regulatory protein) zur Cholesterinaufnahme in die Mitochondrien reguliert als auch die steroidogenen Enzyme 20,22-Desmolase ($P450_{scc}$), 3β-Hydroxysteroid-Dehydrogenase/$\Delta^{4,5}$-Isomerase Typ 2 (3β-HSD-2) und 17α-Hydroxylase/17,20-Desmolase ($P450_{c17}$). Mit dieser Enzymausstattung produzieren TIZ unter Kontrolle der Hypophyse und des Hypothalamus spezifisch Androstendion, das endokrin ans Blut und

T

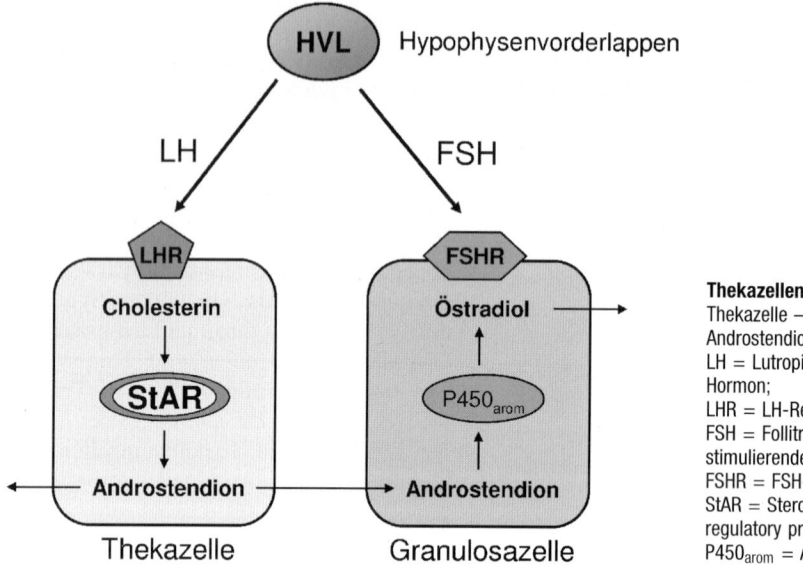

Hypophysenvorderlappen

LH   FSH

Thekazellen, Abb. 1
Thekazelle – Parakrinie des
Androstendions.
LH = Lutropin, luteotropes
Hormon;
LHR = LH-Rezeptor;
FSH = Follitropin, follikel-
stimulierendes Hormon;
FSHR = FSH-Rezeptor;
StAR = Steroidogenic acute
regulatory protein;
$P450_{arom}$ = Aromatase.

parakrin an die Granulosazellen abgege-
ben wird, die daraus spezifisch mittels
Aromatase ($P450_{arom}$) und 17β-Hydroxy-
steroid-Dehydrogenase Typ 1 (17β-HSD-1)
Östradiol (E_2) und in geringem Maße auch
Östron (E_1) synthetisieren. TIZ liefern das
Substrat für die Östrogensynthese in den
Granulosazellen des Ovars. Nach der Ovulation werden die TIZ zu Thekaluteinzellen
(TLZ), die weiterhin Androstendion bilden
und zusammen mit den Progesteron und
Östradiol bildenden Granulosaluteinzellen
das Corpus luteum aufbauen. Die neoplastische Entdifferenzierung ovarieller Stromazellen kann zu den seltenen Thekomen
oder Fibrothekomen (Thekazellfibromen)
führen, die meist gutartig sind, peri- oder
postmenopausal auftreten, Östrogene und
Androgene produzieren und damit Endometriumhyperplasie und postmenopausale
Blutungen verursachen.

Thelarche

Synonyme

Brustdrüsenentwicklung.

Englischer Begriff

Thelarche.

Definition

Die Brustdrüsenentwicklung bei Mädchen
in der Pubertät.

Grundlagen

Unter Thelarche versteht man die Brustdrüsenentwicklung in der Pubertät bei
Mädchen. Der Beginn der Pubertät ist
weitgehend koinzident mit der Thelarche.
Nach Tanner kann man 5 Stadien der Brustentwicklung unterscheiden. B1 entspricht
dabei dem präpubertären Stadium (nur die
Papille ist über das Thoraxniveau erhoben,
kein tastbarer Drüsenkörper, B2 entspricht
dem Knospenbruststadium (Anhebung von
Brust und Papille über das Thoraxniveau,
der Areolendurchmesser ist vergrößert,
kleiner tastbarer Drüsenkörper), B3 entspricht einer weiteren Vergrößerung von
Brustdrüsenkörper und Areola ohne Trennung ihrer Konturen, der Brustdrüsenkörper
ist größer als die Areola), im Stadium B4
bilden Areola und Papille in der Seiten-
ansicht eine der Brustdrüse aufgesetzte

zweite Erhebung, B5 entspricht dem adulten Zustand, wobei nur die Papille über die seitliche Kontur der Brust hinaus reicht. Die Areole geht ohne Erhebung in die Kontur der übrigen Brust über.

Thesaurismosen

► Speicherkrankheiten

Thiamazol

Englischer Begriff

Methimazole.

Substanzklasse

1-Methyl-2-imidazolthiol, Thyreostatikum, Thionamid, Thioharnstoffderivat.

Gebräuchliche Handelsnamen

Favistan, Methizol, Thiamazol Henning, Thyrozol.

Indikationen

Langzeitbehandlung und Intervallbehandlung von Hyperthyreosen bei M. Basedow, autonomem Adenom der Schilddrüse und disseminierter Schilddrüsenautonomie, auch Vorbehandlung bei geplanter definitiver Therapie durch Strumaresektion oder Radioiodbehandlung, Therapie von thyreotoxischer Krise, thyreotoxischem Koma.

Wirkung

Thiamazol hemmt die Funktion der Thyreoperoxidase, dadurch die Synthese von Thyroxin (T_4) und Triiodthyronin (T_3) in der Schilddrüse, senkt ihre zirkulierenden Spiegel, führt Hyperthyreosen in Euthyreosen über und bei unkontrollierter Einnahme auch in primäre Hypothyreosen, wodurch dann gegenregulatorisch TSH ansteigt und sich eine Struma ausbilden kann.

Dosierung

Die Tagesdosis ist individuell an die Schwere der Hyperthyreose und an die Wirksamkeit der Senkung von T_4 und T_3 anzupassen: Anfangsdosis peroral 20–40 mg täglich, in 2–4 Teildosen über den Tag verteilt, Erhaltungdosis 2,5–10 mg täglich. Anfangsdosis in der Notfalltherapie der thyreotoxischen Krise intravenös 80–160 mg, Fortsetzung mit 40 mg i.v. alle 6 Stunden, Halbierung der Einzeldosen nach einigen Tagen, wenn T_4- und T_3-Werte deutlich erkennbar rückläufig sind.

Darreichungsformen

Tabletten zu 5, 10, 20 und 40 mg. Ampullen zu 40 mg (1 ml).

Kontraindikationen

Thiamazol darf nicht angewendet werden bei bestehenden Blutbildveränderungen, insbesondere bei Granulozytopenien, bei Erhöhung der Transaminasen oder bei Cholostase, bei vorausgegangenen leichteren Überempfindlichkeitsreaktionen auf Thiamazol oder Carbimazol (z.B. allergische Hautreaktionen). In solchen Fällen sind individuell Nutzen und Risiken einer Thiamazol-Behandlung gegeneinander abzuwägen. Absolute Kontraindikation besteht bei früherer Knochenmarksschädigung durch Thiamazol oder Carbimazol. Große Struma mit Trachealeinengung. In Gravidität und Laktion kann Thiamazol gegeben werden in einer möglichst niedrigen Dosierung, die gerade noch ausreichend thyreostatisch wirksam ist. Eine gleichzeitige Levothyroxintherapie ist zu unterlassen. Die Entwicklung des Föten und Säuglings ist engmaschig zu überwachen.

Nebenwirkungen

Knochenmarksschädigung mit Granulozytopenien, Thrombozytopenien, Anämie, Panzytopenie, meist reversibel nach Absetzen von Thiamazol. Agranulozytosen sind in etwa 0,2–0,6 % zu erwarten, vor allem bei hoher Dosierung; Thiamazol ab-

T

setzen und mit Filgrastim (G-CSF) behandeln. Cholostase, cholostatischer Ikterus, toxische Hepatitis, Übelkeit, Erbrechen, toxisch-allergische Hauterscheinungen, wie vermehrter Haarausfall, Pruritus, multiformes Exanthem, selten Dermatitis. Dysgeusie, Ageusie. Arthralgie, Myopathie. Arzneimittelfieber, hämolytische Anämie, generalisierte Lymphadenopathie, Vaskulitis, Polyneuropathie, Nephritis, medikamenteninduzierter Lupus erythematodes, Insulin-Autoimmunsyndrom mit Hypoglykämie. Strumawachstum, zunehmende Trachealeinengung, primäre Hypothyreose. Zur Erkennung von Knochenmarksschädigungen vor und während der Behandlung sind regelmäßig Blutbildkontrollen erforderlich. Der Patient ist darauf hinzuweisen, sofort den Arzt aufzusuchen, wenn Halsschmerzen, Mundschleimhautentzündungen, Fieber, Brennen beim Wasserlassen oder Furunkel auftreten.

Wechselwirkungen

Iodmangel erhöht, Iodüberschuß oder die gleichzeitige Gabe von Levothyroxin oder Liothyronin vermindert die thyreostatische Wirkung.

Pharmakodynamik

Thiamazol wird im Kolloid der Schilddrüse angereichert. Es hemmt in den Thyreozyten die Thyreoperoxidase, d.h. die Oxidation des Iodids und den Iodeinbau in die Tyrosylreste des Thyreoglobulins (Iodisationshemmer), ferner die Koppelung von 2 iodierten Tyrosylresten zu einem Iodthyronylrest. Dadurch wird die thyreoidale Neusynthese von Schilddrüsenhormon reduziert und schließlich fallen die Blutspiegel von T_4 und T_3 ab, die hyperthyreote Symptomatik in Form von Hypersympathikotonus, hyperkinetischem Herzsyndrom und Hypermetabolismus geht zurück. Thiamazol hemmt nicht die Freisetzung und Sekretion von bereits synthetisiertem und im Kolloid gespeicherten Schilddrüsenhormon, weshalb die Thiamazolwirkung auf die Hyperthyreose verzögert eintritt.

Thiamin

Synonyme

Aneurin; Vitamin B_1.

Englischer Begriff

Thiamine; aneurine; vitamin B_1.

Definition

Thiamin (T), wasserlösliches Vitamin B_1, wird im Zytosol aller Zellen zu Thiaminpyrophosphat umgewandelt, einem Koenzym, das am enzymatischen Transfer von C_2- und C_4-Einheiten mitwirkt, auch Aldehydtransfer genannt. Chronischer T-Mangel in der Nahrung führt zu Beriberi.

Grundlagen

Der Gesamtkörperbestand beim Erwachsenen beträgt etwa 30 mg, davon etwa 40 % in der Muskulatur. Hohe Konzentrationen weisen das Herz mit 3–8 µg/g auf, die Nieren mit 2–6 µg/g, die Leber mit 2–8 µg/g, das Gehirn mit 1–4 µg/g. Die biologische Halbwertszeit liegt bei 9,5–18,5 Tagen. Minimalbedarf: 0,3 mg pro 1000 kcal Nährwert (0,35 mg/5000 kJ). Empfohlener täglicher Bedarf: Kleinkinder 0,4–0,7 mg, Kinder 1,0–1,4 mg, Erwachsene 1,4–1,8 mg, in Schwangerschaft und Stillzeit zusätzlich 0,5 mg. Im normalen Konzentrationsbereich in der Nahrung von < 2 µmol/l saturierbarer mukosaler Membrantransport im Bürstensaum im Austausch gegen H^+ (T/H^+-Antiporter) entgegen dem physiologischen Konzentrationsgefälle; oberhalb 2 µmol/l diffusiver Transport. Im Zytosol aller Zellen, auch der Enterozyten, Phosphorylierung mittels Pyrophosphokinase zu Thiaminpyrophosphat; durch 5-Fluoruracil kompetitiv hemmbar. Auf der Serosaseite der Enterozyten in der basolateralen Membran aktive Ausschleusung mittels Na^+-K^+-ATPase. T-reiche Nahrungsmittel sind Bierhefe, Schweinefleisch, Nüsse, Vollkornprodukte, wie Weizenkleie,

Haferflocken und Vollkornmehle. Erhöhter Bedarf besteht in der Gravidität und Stillzeit, unter Hämodialyse, Furosemid-Therapie, bei Hyperthyreose, diabetischer Ketoazidose. Als T-Mangelerkrankung ist die Beriberi bekannt mit Parästhesien, Myopathien, Koordinationsstörungen, Ödem- und Ergußbildungen, dilatativer Kardiomyopathie und Herzinsuffizienz, Wernicke-Enzephalopathie. Pharmakologische T-Dosen von 5–100 mg/Tag werden eingesetzt bei chronischem Alkoholismus, Malabsorption, diabetischer Polyneuropathie, hereditären Stoffwechselstörungen, wie Leuzinose (Ahornsirupkrankheit), Leigh-Syndrom, kongenitaler Laktazidose, Rogers-Syndrom (thiaminabhängige megaloblastäre Anämie, Diabetes mellitus, Innenohrschwerhörigkeit, autosomal rezessiver Gendefekt des T/H^+-Antiporters).

Thiamindiphosphat

▶ Thiaminpyrophosphat

Thiaminpyrophosphat

Synonyme

Thiamindiphosphat; TPP; Aneurinpyrophosphat; Aneurindiphosphat.

Englischer Begriff

Thiamine pyrophosphate; TPP.

Definition

Thiaminpyrophosphat (TPP) ist das durch Pyrophosphatkinase im Zytosol gebildete Diphosphat des Thiamins (Vitamin B_1). Im Säugetierorganismus ist TPP essentieller Kofaktor beim enzymatischen Transfer von C2- und C4-Einheiten, dem sogenannten Aldehydtranfer, im Verbund des Stoffwechsels des Zitratzyklus und des Pentosephosphat-Nebenweges der Glukose.

Grundlagen

Das Endprodukt der Glykolyse, Pyruvat, wird mittels oxidativer Dekarboxylierung durch den mitochondrialen Pyruvatdehydrogenase-Enzymkomplex und den Kofaktoren TPP, Koenzym A (CoA), Liponsäure, Flavinadenindinukleotid (FAD) und Nikotinamidadenindinukleotid (NAD^+) unter Abspaltung von CO_2 zu Azetyl-Koenzym-A (Acetyl-CoA) umgewandelt. Zusammen mit Oxalazetat ist Acetyl-CoA ein wesentliches Eingangssubstrat des amphibolen Zitratzyklus (Krebs-Zyklus). In diesem Zyklus führt α-Ketoglutaratdehydrogenase α-Ketoglutarat in Sukzinyl-CoA über. Damit ist TPP mit oxidativer Dekarboxylierung an wesentlichen Schritten der intramitochondrialen Substratumwandlung zu Ausgangsstoffen der Glukoneogenese, der Aminosäuren-, Fettsäuren- und Cholesterinsynthese beteiligt. Im Pentosephosphatzyklus wirkt TPP als Kofaktor der Transketolase beim Transfer von C_2-Einheiten in Form des 2-(1,2-Dihydroxyäthyl)-TPP mit, somit bei der Bereitstellung von NADPH für die Fettsäuren- und Cholesterinsynthese sowie von Ribose-5-Phosphat für die Nukleinsäuresynthese. Bei der alkoholischen Gärung durch Mikroorganismen, z.B. Hefen, ist TPP Kofaktor der Pyruvatdecarboxylase, die Pyruvat in Azetaldehyd, in die Vorstufe des Äthanols, überführt.

Thionamid

Definition

Siehe ▶ Thyreostatikum.

Thymosine

Synonyme

Thymushormone.

Englischer Begriff

Thymosin; thymic hormone.

Definition

Sammelbegriff für mehrere Peptidhormone, die im Thymus als auch in Megakaryozyten und Thrombozyten, neutrophilen Granulozyten, Makrophagen und weiteren Zellarten gebildet werden. Thymosine regulieren und modulieren vegetative Funktionen des Hypothalamus, die kortikotrope und gonadotrope Funktion der Adenohypophyse, das Immunsystem, die Wundheilung und Angiogenese.

Grundlagen

Experimentell wird häufig Thymosin Faktor 5 (TF5) eingesetzt, ein gereinigter Extrakt aus bovinem Thymus reich an Thymosin α_1 ($T\alpha_1$), Prothymosin α und Thymosin β_4 ($T\beta_4$).

$T\alpha_1$ (28 Aminosäuren, MG 3108 Da) stimuliert die kortikotrope Achse mit Anstieg von ACTH, β-Endorphin und Kortisol; steigert die Produktion von migrationsinhibierendem Faktor (MIF), von Interferonen (IFN), Interleukin-2 (IL-2) und Lymphotoxin sowie die Ausreifung von CD3$^+$4$^+$-, CD4$^+$-, CD8$^+$-, NK- und Th1-Zellen im Thymus; antagonisiert die Glukokortikoidhemmwirkung auf diesen Prozeß; fördert Angiogenese und Wundheilung. $T\alpha_1$ amplifiziert die T-Zell-Immunreaktion, somit als Adjuvans eingesetzt bei der Behandlung der Hepatitis B und C, des Bronchialkarzinoms, des hepatozellulären Karzinoms und des Melanoms.

$T\beta_4$ (43 Aminosäuren, MG 4963 Da) induziert Expression der terminalen Desoxyribonukleotidyltransferase, leitet damit T-Zell-Differenzierung ein; stimuliert die gonadotrope Achse der Adenohypophyse über Freisetzung von LHRH; reguliert intrazelluläre Aktinpolymerisation; fördert Angiogenese und Wundheilung.

Thymushormone

▶ Thymosine

Thyreocalcitonin

▶ Thyreokalzitonin

Thyreoglobulin

Synonyme

TG; Tg; humanes Thyreoglobulin; hTG; hTg.

Englischer Begriff

Thyroglobulin; TG; Tg; human thyroglobulin; hTG; hTg.

Definition

Thyreoglobulin (TG) ist ein homodimeres Glykoprotein, 660 kDa, Sedimentationskoeffizient 19S, spezifisches Produkt der Thyreozyten. Durch posttranslationale Prozesse entstehen in seinem Verbund überwiegend das Schilddrüsen-Prohormon Thyroxin (T_4) und zum geringen Teil das wirksame Triiodthyronin (T_3). TG bildet Hauptkomponente des Kolloids der Schilddrüsenfollikel. T_4 und T_3 werden daraus mittels Phagozytose und Proteolyse freigesetzt.

Grundlagen

TG ist im Genlokus 8q24 verschlüsselt. Seine Expression steht unter Kontrolle des Thyreotropins und spezifischer thyreozytärer Transkriptionsfaktoren, wie TTF-1, TTF-2 und Pax-8. Im rauhen endoplasmatischen Retikulum synthetisiert und posttranslational prozessiert, im Golgi-Apparat glykosyliert und durch Disulfidbrücken homodimerisiert gelangt TG in Sekretionsvesikel verpackt in den apikalen Thyreozytenbereich. TG formiert eine spezifische Aminosäurenstrukturmatrix, die beim Durchtritt durch die apikale Zellmembran im Zusammenspiel mit Thyreoperoxidase und Iodid notwendig ist zur Synthese der Schilddrüsenhormone T_4 und T_3. Ferner ist iodiertes TG Speicherform von Iod, T_4 und T_3 im Kolloid der Schilddrüsenfollikel, kann als Präprohormon des wirksamen T_3 angesehen werden. Abhängig von der Iodversorgung enthält TG 0,1–1,0 % Gewichtsanteile Iod. Dimeres TG mit 0,5 % Iod enthält durchschnittlich 5 Monoiodtyrosyl-, 4–5 Diiodtyrosyl-, 2–3 T_4- und 0–1 T_3-Reste. TG tritt in geringen Mengen ins Blut über. Wird mittels Immunassays gemessen, Norm < 45 µg/l, bei Athyreose und Thyreoidektomie < 1 µg/l, bei Levothyroxinbehandlung und Hyperthyreosis factitia erniedrigt, bei Struma nodosa, M. Basedow, autonomem Adenom der Schilddrüse, Schilddrüsenkarzinom und Thyreoiditiden erhöht. Wichtiger Indikator für Schilddrüsengewebe und Verlaufsparameter bei behandeltem Schilddrüsenkarzinom. Bei gleichzeitigem Vorliegen von Thyreoglobulin-Antikörpern sind TG-Werte nur bedingt verwertbar.

Thyreoglobulin-Antikörper

Synonyme

Thyreoglobulin-Autoantikörper; TG-Antikörper; Antithyreoglobulin-Antikörper.

Englischer Begriff

Thyroglobulin antibodies; antithyroglobulin antibodies; TG antibodies.

Definition

Bei Autoimmunthyreoiditiden, vorwiegend bei Autoimmunthyreoiditis Hashimoto, weniger bei M. Basedow gegen Thyreoglobulin gerichtete Autoantikörper (TAK), im Serum nachweisbar und als diagnostischer Parameter verwertbar.

Grundlagen

Bei gestörter Immuntoleranz gegen spezifisch thyreozytäre Komponenten als Antigene, hier speziell gegen Thyreoglobulin gerichtete Autoantikörper (TAK), die meist im Blut zirkulieren, im Serum nachweisbar sind mit verschiedenen Techniken, deren diagnostisch relevanten Grenztiter methodenspezifisch zu ermitteln sind; in 55 % bei Autoimmunthyreoiditis Hashimoto, in 25 % bei M. Basedow zu finden. TAK kreuzreagieren bisweilen auch mit T_4 und T_3 (euthyreote Hyperthyroxinämie).

Thyreoglobulin-Autoantikörper

▶ Thyreoglobulin-Antikörper

Thyreoglobulin-Defekt

▶ Thyreoglobulinsynthese-Defekt

Thyreoglobuliniodierungsdefekt

▶ Thyreoperoxidase-Defekt

Thyreoglobulinsynthese-Defekt

T

Synonyme

Thyreoglobulin-Defekt.

Englischer Begriff

Thyroglobulin synthesis defect; thyroglobulin defect.

Definition

Angeborene oder sich im frühen Kindesalter manifestierende, autosomal rezessive, thyreoidale Dyshormonogenese (Iodfehl-verwertung) mit Neugeborenenstruma, Euthyreose oder Neugeborenenhypothyreose (primäre Hypothyreose) bei fehlendem oder atypisch strukturiertem Thyreoglobulin (Tg), in den Thyreozyten, im Kolloid und im Blut sowie beeinträchtigter Schilddrüsenhormonsynthese. Die Defekte gehen zurück auf eine Funktionsverlustmutation oder Expressionsstörung des Gens für Tg auf Chromosom 8q24 und gestörte Prozessierung, Glykosylierung und Reifung des Tg im endoplasmatischen Retikulum. Vikariierende Iodierung anderer Proteine, wie Albumin und Präalbumin. Prävalenz 1:40.000.

Symptome

Bei Homozygotie oder zusammengesetzter Heterozygotie klinische Manifestation in variabler Ausprägung mit Neugeborenenstruma und Euthyreose, auch Neugeborenenhypothyreose oder primärer Hypothyreose.

Diagnostik

Im Serum (Plasma, Blut) T_3 meist normal bis leicht erniedrigt, T_4 normal bis erniedrigt, TSH normal bis erhöht, Tg fehlend oder erniedrigt, aber bisweilen auch erhöht. Erhöhte Werte von Iodtyrosinen, Iodhistidin, Iodalbumin, Iodpräalbumin und atypischen Iodproteinen im Blut und im Urin. Proteingebundenes Iod (PBI) im Serum höher als dem totalen T_4 entspricht; PBI/tT_4-Quotient erhöht. Sonographie zeigt Struma. Die thyreoidale Radioiodaufnahme ist gesteigert. Der Perchlorat-Discharge-Test ist negativ. Nachweis der Mutation durch Genanalyse ist sehr aufwendig. Nur deutlich hypothyreote Fälle werden im Neugeborenenscreening durch erhöhtes TSH erfasst.

Differenzialdiagnose

Abgrenzung von anderen Formen der Neugeborenenhypothyreose oder primären Hypothyreose mit Strumabildung, insbesondere auch von anderen hereditären thyreoidalen Dyshormonogenesen (Iodfehlverwertung) und Kretinismus.

Therapie

Kausal

Wie bei Neugeborenenhypothyreose oder primärer Hypothyreose lebenslange, altersgerechte, euthyreote Substitution mit Levothyroxin in einer täglichen Dosis, welche das basale TSH bei Neugeborenen und Kindern in den mittleren Normbereich und bei Adoleszenten und Erwachsenen in die untere Normhälfte bleibend absenkt.

Akuttherapie

Siehe ▶ Neugeborenenhypothyreose.

Dauertherapie

Lebenslange euthyreote Substitution mit Levothyroxin, wie oben angegeben.

Operativ/strahlentherapeutisch

Chirurgische Resektion von Strumen, die nach retrosternal reichen, die Trachea komprimieren, knotig umgewandelt oder von großem Ausmaß sind. Vor und nach Resektion euthyreote Substitution mit Levothyroxin, siehe oben.

Bewertung

Wirksamkeit

Die Levothyroxin-Substitution in einer Dosierung, die TSH normalisiert, gleicht den Hormonmangel aus, wodurch der Metabolismus euthyreot wird. Ontogenetische Entwicklungsstörungen (Neugeborenen-Hypothyreose, Kretinismus) gehen meist nur teilweise zurück.

Verträglichkeit

Die euthyreote Substitution ist nebenwirkungsfrei.

Nachsorge

Lebenslange Einnahme von Levothyroxin mit lebenslanger Überwachung des Therapiezieles der euthyreoten Substitution sowie gegebenenfalls Dosisanpassung. Kontrolluntersuchungen zunächst alle 3 Monate, nach Erreichen eines stabilen Therapiezieles alle 6 Monate und später alle 12 Monate. Genanalyse der Familienmitglieder, humangenetische Beratung des Patienten und seiner Familie.

Prognose

Heilung durch Ausschaltung des Gendefektes ist derzeit nicht möglich. Bei guter Compliance lässt sich eine lebenslange Euthyreose durch Levothyroxin-Substitution aufrechterhalten. Ontogenetische Entwicklungsstörungen können meist nur teilweise aufgeholt und kompensiert werden.

Literatur

1. De Vijlder JJM, Vulsma T (2000) Hereditary metabolic disorders causing hypothyroidism. In: Braverman LE, Utiger RD (eds) The Thyroid: A Fundamental and Clinical Text, 8th edn. Lippincott Williams & Wilkins, Philadelphia, S 733–742
2. Foley TP (1985) Familial thyroid dyshormonogenesis. In: Delange F, Fisher DA, Malvaux P (eds) Pediatric Thyroidology. Karger, Basel, S 174–188

Thyreoidale Hormonsynthesestörung

▶ Dyshormonogenese, thyreoidale

Thyreoidale mikrosomale Antikörper

Synonyme

Mikrosomale Antikörper; MAK; antimikrosomale Autoantikörper; Thyreoperoxidase-Antikörper; TPO-AK.

Englischer Begriff

Microsomal antibodies; Mab; antimicrosomal antibodies; thyroperoxidase antibodies.

Definition

Bei Autoimmunthyreoiditiden, wie M. Basedow oder Autoimmunthyreoiditis Hashimoto, gegen Thyreoperoxidase (TPO) gerichtete Autoantikörper, im Serum quantitativ nachweisbar, wichtiger diagnostischer Parameter.

Grundlagen

Bei gestörter Immuntoleranz gegen spezifisch thyreozytäre Komponenten gerichtete Autoantikörper (AK) (siehe auch ▶ Thyreotropin-Rezeptor-Antikörper, ▶ Thyreoglobulin-Antikörper), hier komplementverbrauchende AK gegen Thyreoperoxidase (TPO-AK), ein membrangebundenes Enzym im apikalen Bürstensaum der Thyreozyten lokalisiert. Bei Zellfraktionierung mittels Homogenisierung und Ultrazentrifugation erscheinen die TPO-tragenden Membranfragmente in der Mikrosomenfraktion; deshalb die frühere Bezeichnung mikrosomale Antikörper (MAK). TPO-AK treten ins Blut über, mit verschiedenen Techniken im Serum nachweisbar. Diagnostisch relevante Grenztiter sind methodenspezifisch zu ermitteln, bei Autoimmunthyreoiditis Hashimoto in 95 %, bei M. Basedow in 80 % zu finden.

Thyreoidaler Hormonsynthesedefekt

▶ Dyshormonogenese, thyreoidale

Thyreoidea

▶ Schilddrüse

Thyreoidea-stimulierendes Hormon

▶ Thyreotropin

T

Thyreoidektomie

Englischer Begriff

Thyroidectomy.

Definition

Operative Entfernung der Schilddrüse. Unterteilung in totale (komplette) Thyreoidektomie, Lobektomie (ein Schilddrüsenlappen) und Hemithyreoidektomie (Lobektomie plus Isthmusentfernung).

Voraussetzung

Bei einem Malignom verdächtigen Schilddrüsenknoten erfolgt die Abklärung mittels Exzision oder Biopsie. Bei folgenden Diagnosen ist eine Thyreoidektomie erforderlich:

- Totale Thyreoidektomie: differenziertes papilläres und follikuläres Schilddrüsenkarzinom, sporadisches oder familiäres C-Zell-Karzinom (in Kombination mit Neck-Dissection), anaplastisches Karzinom, Plattenepithelkarzinom und primäres Lymphom der Schilddrüse
- Hemithyreoidektomie: kleiner Primärtumor (T1–2) bei Patientenalter < 40 Jahre, gekapseltes papilläres Mikrokarzinom (< 10 mm). Auch als Primäroperation zur histologischen Abklärung eines verdächtigen Befundes.

Durchführung

Kocherscher Kragenschnitt, Durchtrennung der geraden Halsmuskulatur, Freilegen der Schilddrüse, Darstellung des N. laryngeus recurrens beidseitig, Darstellung aller Epithelkörperchen, Ligatur und Durchtrennung der Polgefäße, Ligatur der A. thyroidea inferior, Entwicklung des unteren Pols, Resektion der Schilddrüse, Blutstillung, Anlage einer Redon-Drainage, schichtweise Wundverschluss.

Nachsorge

OP-Komplikationen und ihre Behandlung:

1. Bei Nachblutung (Trachealkompression mit Dyspnoe): Wundrevision
2. Bei Rekurrensparese: permanent: 1–5 % bei Primäroperation, beidseitig permanent sehr selten. Logopädie, eventuell Exponentialstrom (1 s, 25 mA). Tracheotomie bei Parese beidseitig
3. Bei Hypokalzämie und akutem tetanischen Anfall: Ca^{2+}-Substitution oral oder intravenös. Bei passagerem Hypoparathyreoidismus: Ca^{2+}- und Mg^{2+}-Substitution sowie vorübergehend Vitamin-D-Derivate. Bei permanentem Hypoparathyreoidismus: Vitamin-D-Derivate, gegebenenfalls noch zusätzlich Ca^{2+}und Mg^{2+} (siehe ► Hypoparathyreoidismus).

Thyreoiditis

Synonyme

Schilddrüsenentzündung; Strumitis.

Englischer Begriff

Thyroiditis.

Definition

Sammelbegriff für Entzündungen der Schilddrüse (siehe Tab. 1), ausgelöst durch Viren, Bakterien, Pilze und Einzeller, durch Autoimmunprozesse sowie durch Pharmaka, Chemikalien, Traumata und Bestrahlung.

Symptome

Gleichförmige oder umschriebene Schwellung und entzündliche Infiltration des Schilddrüsengewebes. Dadurch Entstehung einer Struma diffusa oder Struma nodosa, auch durch gegenregulatorische Hypertrophie und Hyperplasie zur funktionellen Kompensation des destruierten

Thyreoiditis, Tabelle 1 Klassifikation der Thyreoiditiden.

Autoimmun-thyreoiditis (Thyreoiditis, autoimmune)	– Struma lymphomatosa Hashimoto = hypertrophe Autoimmunthyreoiditis – Atrophische Thyreoiditis Gull = atrophische Autoimmunthyreoiditis – Juvenile Thyreoiditis – Fokale Thyreoiditis – Stumme Thyreoiditis – Postpartale Thyreoiditis – Immunstimulationsthyreoiditis – Perineoplastische Thyreoiditis – M. Basedow
Granulomatöse Thyreoiditis	– Subakute Thyreoiditis de Quervain – Sarkoidose der Schilddrüse – Tuberkulose der Schilddrüse – Syphilitische Thyreoiditis (Lues III) – Mykotische Thyreoiditis – Amiodaron-Thyreoiditis – durch halogenierte aromatische Verbindungen
Suppurative Thyreoiditis (Thyreoiditis, suppurative)	– Bakterielle Thyreoiditis – Mykotische Thyreoiditis – Protozoen-Thyreoiditis (z.B. durch Malaria)
Invasive fibro-sklerotische Thyreoiditis	– Riedel-Struma
Andere Thyreoiditiden	– Posttraumatisch: nach Bestrahlung, nach Einblutung – Durch Pneumocystis carinii (Sporozoon) bei AIDS, schmerzlose Knoten – Durch Cytomegalie-Virus bei AIDS

Parenchyms. Bei akuter Entzündungskomponente und rascher Schwellung spontaner Ruheschmerz oder durch Druck, Bewegung oder Schlucken auslösbare Schmerzen, die in den Ohr- und Unterkieferbereich ausstrahlen. Weitere Symptomatik wird durch verursachende Grundkrankheit bestimmt, siehe Tab. 1. Jede akute Entzündungsphase kann durch Follikeldestruktion zur unkontrollierten Freisetzung von Schilddrüsenhormon und damit zu einer vorübergehenden thyreolytischen Hyperthyreose

führen. Werden die entzündlichen Parenchymdefekte durch Hyperplasie des gesunden Restgewebes kompensiert, dann stellt sich eine Euthyreose ein. Bei insuffizienter Kompensation durch Hyperplasie resultiert eine Defektheilung in Form einer primären Hypothyreose.

Diagnostik

Die Diagnostik richtet sich nach der spezifischen Krankheitseinheit (Tab. 1). Ganzkörperstatus. Ultraschalluntersuchung (echoarme Herde) und Szintigraphie der Schilddrüse (Speicherdefekte). Als erste orientierende Parameter fT_4, TSH, TPO-Autoantikörper, BSG, CRP. Gegebenenfalls Feinnadelpunktion von Entzündungsherden zur zytologischen und mikrobiologischen Untersuchung, mikrobiologische Serologie, bei Fieber und Sepsis Blutkulturen.

Differenzialdiagnose

Siehe Tab. 1 und spezifische Krankheitseinheiten.

Therapie

Kausal

Therapie richtet sich nach der Krankheitsursache (siehe Tab. 1).

Weiterführende Links

▶ Strumitis

Literatur

1. Seif FJ (1991) Seltenere Thyreoiditiden. In: Börner W, Weinheimer B (Hrsg) Schilddrüse 1989. Primäre Diagnostik und Verlaufskontrolle der Struma. Walter de Gruyter, Berlin, S 381–403

Thyreoiditis, akute

Synonyme

Suppurative Thyreoiditis; eitrige Thyreoiditis; bakterielle Thyreoiditis.

Englischer Begriff

Acute thyroiditis.

Definition

Deskriptive Bezeichnung für eine sich schnell entwickelnde, schmerzhafte Schilddrüsenentzündung unterschiedlicher Ätiopathogenese. Darunter wird meist eine suppurative Thyreoiditis verstanden, auch eine subakute Thyreoiditis de Quervain oder die schmerzhafte Phase einer hoch aktiven autoimmunen Thyreoiditis, ferner der frische Zustand nach einem Schilddrüsentrauma (siehe ▶ Thyreoiditis, Tab. 1).

Thyreoiditis, atrophische

Synonyme

Primäres Myxödem.

Englischer Begriff

Atrophic thyroiditis; primary myxedema.

Definition

Siehe ▶ Thyreoiditis, autoimmune.

Thyreoiditis, autoimmune

Synonyme

Autoimmunthyreoiditis Hashimoto; Struma lymphomatosa Hashimoto; Hashimoto-Thyreoiditis; hypertrophe Autoimmunthyreoiditis; chronische lymphozytäre Thyreoiditis; chronische Thyreoiditis.

Englischer Begriff

Autoimmune thyroiditis; Hashimoto's thyroiditis; hypertrophic lymphocytic thyroiditis; chronic lymphocytic thyroiditis.

Definition

Autoimmunreaktive, meist destruierende, chronische, lymphozytäre Entzündung des Schilddrüsengewebes bei gestörter Immuntoleranz gegenüber Thyreozyten und ihren spezifisch exprimierten Komponenten, wie Thyreoperoxidase (TPO), Natrium/Iodid-Symporter (NIS) und Thyreoglobulin (TG), nicht TSH-Rezeptor. Die Prävalenz liegt bei Frauen um 7 %, bei Männern um 3–4 %. Die Ätiologie ist bisher ungeklärt; in manchen Fällen familiäre Disposition, die vielfach mit den HLA-DR3, -DR4, -DR5 und -DQB1*0201 sowie bestimmten Polymorphismen des CTLA4-Gens assoziiert ist und dann auch andere endokrine Organe in autoimmunreaktive Entzündungen einbeziehen kann (pluriglanduläres Autoimmunsyndrom). In der Frühphase der Erkrankung Euthyreose, bei besonders hoher Entzündungsaktivität bisweilen auch limitierte thyreolytische Hyperthyreose. Mit zunehmender Parenchymdestruktion schwindet die adaptive Funktionsbreite des Organs, sodass über die Jahre häufig eine primäre Hypothyreose resultiert. Endogene und exogene Faktoren modulieren die lokale Immuntoleranz, sodass sie die Aktivität des thyreoidalen Autoimmunprozesses initiieren oder exazerbieren können, z.B. Thyreoiditis de Quervain, Interferon-Therapie (siehe unten).

Spezifische Manifestations- und Verlaufsformen werden unterschieden: Hypertrophe Autoimmunthyreoiditis Hashimoto (I), auch Struma lymphomatosa Hashimoto genannt, mit Struma nodosa, ausgedehnten Lymphozyteninfiltrationen mit Keimzentren, onkozytäre Reaktion der Thyreozyten, Apoptose, mittelgradige Follikeldestruktion, Kolloidverarmung, Plasmazellen und narbige Fibrose. Atrophische Thyreoiditis Gull (II), auch primäres Myxödem genannt, ohne Kropf, mit verkleinerter Schilddrüse durch fibrösen Ersatz des Parenchyms, außerdem Lymphozyteninfiltration. Juvenile Thyreoiditis (III), eine wenig destruktiv verlaufende Form von I in Kindheit und Jugend, worin sich die in diesem Alter anders balancierte Aktivität des Immunsystems widerspiegelt; diese frühe Manifestation verweist auf familiäre Disposition.

Fokale Thyreoiditis (IV), gering aktive Verlaufsform von I, die klinisch nicht manifest und erst histologisch am Operations- oder Autopsiepräparat diagnostiziert wird. Schmerzlose Thyreoiditis (V), auch stumme Thyreoiditis (silent thyroiditis), wie I, manifestiert sich klinisch mit einer oder mehreren limitierten Episoden von entzündlich ausgelöster thyreolytischer Hyperthyreose mit schmerzloser Strumabildung und verminderter Radioiodaufnahme, dann gefolgt von Phase mit primärer Hypothyreose, die seltener in Euthyreose remittiert, aber häufiger als Hypothyreose persistiert, dann mit hohen Titern von TPO- und TG-Autoantikörpern. Postpartale Thyreoiditis (VI), wie I oder V, mit Exazerbation des autoimmunreaktiven Entzündungsprozesses durch Wegfall der gesteigerten Immuntoleranz während der Gravidität, klinisch mit limitierter Hyperthyreose und Strumabildung, Beginn bis zu etwa 8 Wochen post partum. Immunstimulationsthyreoiditis (VII), wie I, II, III, IV und V, ausgelöst oder exazerbiert durch therapeutische Immunstimulation mit Interferon α, Interleukin-2 u.a. Die perineoplastische Thyreoiditis (VIII) ist lymphozytär; auch zirkulierende TPO- und TG-Autoantikörper werden gefunden. Sie wird als Immunabwehrreaktion gegen Neoplasien gedeutet, vorwiegend bei papillärem Schilddrüsenkarzinom, auch medullärem Karzinom, bisweilen auch bei Adenomen. Eine weitere Form einer Autoimmunthyreoiditis ist der M. Basedow mit Hyperthyreose, Struma diffusa, eventuell schwirrend, bei Hypertrophie und Hyperplasie des Parenchyms durch unkontrollierte Stimulation mittels TSH-Rezeptor-Autoantikörpern, meist nur geringe Lymphozyteninfiltration.

Symptome

Meist kleinknotige, relativ feste, gelegentlich leicht druckempfindliche Struma nodosa, häufig längere Zeit unbemerkt, Fehlen einer entzündlichen Allgemeinreaktion, wie Abgeschlagenheit und Fieber, initial meist euthyreote (I, III) oder hyperthyreote Stoffwechsellage (Hyperthyreose) (I, V, VI), später transiente oder permanente primäre Hypothyreose, bei II ohne Struma.

Diagnostik

Nachweis von Autoantikörpern gegen TPO und TG, nicht gegen TSH-Rezeptor; bei II, IV häufig nicht nachweisbar. Je nach Verlaufsphase (siehe oben), Euthyreose, Hyperthyreose oder primäre Hypothyreose und entsprechende Konstellation von fT_4, fT_3 und basalem TSH. Außer bei II, kleinknotige Struma nodosa, selten Struma diffusa, bisweilen mäßige Mitreaktion zervikaler Lymphknoten. Im Ultraschall Schilddrüsenvergrößerung mit multifokalen, unscharf begrenzten, auch konfluierenden, echoarmen Herden; bei II Schilddrüse verkleinert mit homogener echoarmer Struktur. Außer bei III und IV, Radioiodaufnahme reduziert, auch bei Hyperthyreose, mit unterschiedlichen Speicherdefekten (entzündliche knotige Infiltration) im Szintigramm. In der Regel keine allgemeinen Entzündungszeichen, BSG und CRP nicht erhöht. Klinische Zeichen und pathologische Befunde anderer Organe bei pluriglandulärem Autoimmunsyndrom.

Differenzialdiagnose

Fehlen von entzündlicher Allgemeinreaktion, wie Abgeschlagenheit, Fieber, BSG- und CRP-Erhöhung, Fehlen von spontaner oder durch Druck ausgelöster Schmerzhaftigkeit der Knoten. Dagegen Nachweis von TPO- und TG-Autoantikörpern, welche die autoimmune Thyreoiditis von subakuter Thyreoiditis de Quervain und von suppurativer Thyreoiditis abgrenzen. Die Hyperthyreose bei M. Basedow zeigt häufig Orbitopathie, Struma diffusa mit Schwirren, Nachweis von TSH-Rezeptor-Autoantikörpern, gesteigerte Radioiodaufnahme und homogenes Szintigramm. Hohes TSH und Autoantikörper differenzieren II von sekundärer Hypothyreose. Abgrenzung von weiteren Formen der

Struma diffusa, Struma nodosa, Hypothyreose und Hyperthyreose. Die Diagnose einer Autoimmunthyreoiditis Hashimoto macht ein Schilddrüsenmalignom nicht unwahrscheinlich, denn die autoimmune Thyreoiditis hat eine Prävalenz von 3–7 %, ferner birgt sie ein erhöhtes Risiko für die Entstehung eines primären Lymphoms der Schilddrüse, überwiegend B-Zell-Lymphome (MALTom), und die perineoplastische Thyreoiditis (siehe oben, VIII) ist eine häufige Reaktion auf ein papilläres Karzinom.

Therapie

Kausal

Die primäre Hypothyreose bei I, II und III wird mit Levothyroxin lebenslang euthyreot substituiert mit TSH im mittleren Normdrittel, bei V, VI und VII mit TSH im oberen Normdrittel, um im Verlauf von 12–18 Monaten die Regeneration des funktionstüchtigen Restparenchyms zur spontanen euthyreoten Hormonsekretion zu ermöglichen; danach langsame Reduktion der täglichen Levothyroxin-Dosis um 25 μg pro Monat. Lässt sich dadurch keine spontane Euthyreose erzielen, dann lebenslange Substitution bei TSH im mittleren Normdrittel. Die hyperthyreoten Phasen sprechen nicht auf Thyreostatika oder Radioiod an; symptomatische Behandlung mit β-Rezeptorenblockern, z.B. Propranolol, 3–4 × täglich 10–20 mg per os. Eine Ausheilung oder nachhaltige Besserung des destruierenden Autoimmunprozesses mit pharmakologischen Dosen von Glukokortikoiden ist frustran und wegen der Nebenwirkungen kontraindiziert. Lediglich bei über 8 Wochen persistierender hyperthyreoter Phase kann mit Glukokortikoiden versucht werden, die Hyperthyreose zu kupieren: in den ersten 3 Tagen täglich 40 mg Prednison, dann über 10–14 Tage 20 mg, danach über 14 Tage ausschleichend beenden. Im seltenen Fall von störenden Entzündungsschmerzen können Azetylsalicylsäure oder nichtsteroidale Antirheumatika eingesetzt werden. Bei gleichzeitigem Vorliegen einer Iodmangelstruma wird von Iodidgaben abgesehen, da Iod den Autoimmunprozess aktivieren kann; vielmehr besteht dann die Indikation zur Levothyroxin-Behandlung.

Dauertherapie

Bei persistierender primärer Hypothyreose ist lebenslang mit Levothyroxin zu substituieren (siehe oben).

Operativ/strahlentherapeutisch

Eine chirurgische Resektion ist nur bei großer Struma und fraglicher, sonst nicht klärbarer Dignität von Knoten indiziert.

Bewertung

Wirksamkeit

Die täglich durchgeführte euthyreote Substitution mit Levothyroxin kompensiert effektiv den Hormonmangel einer primären Hypothyreose. Die lange Halbwertszeit des Levothyroxins von etwa 6–8 Tagen erlaubt nötigenfalls eine Pause von 1–3 Tagen, z.B. postoperativ. Der Einsatz von Glukokortikoiden zur Ausheilung oder nachhaltigen Besserung des Autoimmunprozesses ist ineffektiv, überflüssig und wegen der erheblichen Nebenwirkungen kontraindiziert.

Verträglichkeit

Die euthyreote Levothyroxin-Substitution ist frei von Nebenwirkungen, wird während einer Gravidität und Laktationsphase unter Dosisanpassung fortgeführt. Eine ausreichende Iodidversorgung des Embryos, Föten und Neugeborenen während Gravidität und Laktation ist höherwertiger einzuschätzen als die Gefahr einer Exazerbation der maternalen Autoimmunthyreoiditis, weshalb für diese Periode täglich 100–150 μg Iodid appliziert werden können.

Nachsorge

Regelmäßige Nachsorge in jährlichem Abstand ist bei allen Patienten mit autoimmuner Thyreoiditis lebenslang notwendig, auch bei Euthyreose, da ein unbemerktes Abgleiten in die Hypothyreose jederzeit einsetzen kann. Die familiäre Disposition rechtfertig die gezielte Untersuchung von Familienmitgliedern. Auf die Manifestation eines pluriglandulären Autoimmunsyndromes im Verlauf der Zeit ist zu achten. Das Risiko für ein primäres Lymphom in einer Struma mit autoimmuner Thyreoiditis ist erhöht.

Prognose

Bei Euthyreose oder euthyreoter Levothyroxin-Substitution ist die Lebenserwartung nicht eingeschränkt. Die Rate einer bleibenden Remission des Autoimmunprozesses ist gering, selbst bei schwindenden Antikörpertitern und spontaner Euthyreose.

Literatur

1. Scherbaum WA, Bogner U, Weinheimer B, Bottazzo GF (1991) Autoimmune Thyroiditis. Approaches Towards its Etiological Differentiation. Springer-Verlag, Berlin Heidelberg New York
2. Emerson CH, Farwell AP (2000) Sporadic silent thyroiditis, postpartum thyroiditis, and subacute thyroiditis. In: Braverman LE, Utiger RD (eds) The Thyroid: A Fundamental and Clinical Text, 8th edn. Lippincott Williams & Wilkins, Philadelphia, S 578–589

Thyreoiditis, chronische

Synonyme

Autoimmune Thyreoiditis; chronische Schilddrüsenentzündung.

Englischer Begriff

Chronic thyroiditis.

Definition

Deskriptive Bezeichnung für eine protrahiert und meist schmerzfrei verlaufende Schilddrüsenentzündung unterschiedlicher Ätiopathogenese. Darunter wird meist eine autoimmune Thyreoiditis verstanden, eine

nicht zur Remission tendierende Thyreoiditis de Quervain, aber auch Thyreoiditiden bei Sarkoidose, Tuberkulose, Lues III (siehe ▶ Thyreoiditis, Tab. 1).

Weiterführende Links

▶ Thyreoiditis, autoimmune

Thyreoiditis, chronische lymphozytäre

▶ Thyreoiditis, autoimmune

Thyreoiditis de Quervain

Synonyme

Subakute Thyreoiditis; granulomatöse Thyreoiditis; Riesenzell-Thyreoiditis; pseudotuberkulöse Thyreoiditis.

Englischer Begriff

De Quervain thyroiditis; subacute thyroiditis; granulomatous thyroiditis; pseudotuberculous thyroiditis.

Definition

Lokal destruktive, granulomatöse, nicht autoimmunreaktive Entzündung des Schilddrüsenparenchyms mit Epitheloidzellen und vielkernigen Riesenzellen, mit allgemeiner Entzündungsreaktion, in der Frühphase meist mit thyreolytischer Hyperthyreose. Als Krankheitsursache werden Virusinfektionen vermutet: Adenoviren, Epstein-Barr-Virus, Mumpsvirus, Enteroviren (Coxsackieviren, Echoviren), Influenzaviren. Auftreten häufig in Kleinepidemien in Herbst und Frühjahr. Heilt meist spontan aus. Träger des Lymphozytenantigens HLA B35 haben ein erhöhtes Erkrankungsrisiko.

Symptome

Struma mit spontan oder auf Druck schmerzhaften Knoten (Struma nodosa), die Entzündungsherden entsprechen und über die Zeit im Parenchym wandern. Schmerzausstrahlung in Unterkiefer, Ohr, Mastoid und auch Hinterhaupt. Bei einigen Patienten ist Schmerzhaftigkeit minimal. In der Regel keine wesentlichen zervikale Lymphknotenschwellungen. Dagegen Allgemeinsymptome wie bei Infekt vorhanden: Abgeschlagenheit, subfebrile Temperaturen, Myalgien, Arthralgien. In der Anfangsphase häufig thyreolytische Hyperthyreose, die durch unkontrollierte Freisetzung von Schilddrüsenhormon aus den entzündlich destruierten Follikeln entsteht; innere Unruhe, Sinustachykardie, Palpitationen, Hyperhidrosis. Meist gefolgt von einer primären Hypothyreose, die in vielen Fällen nach Ausheilen der Thyreoiditis mit der Zeit in eine bleibende Euthyreose übergeht. Nur bei ausgedehnter Parenchymdestruktion persistiert die primäre Hypothyreose. Nicht alle Patienten durchlaufen diese drei unterschiedlichen Phasen der Hormonfreisetzung. Ausklingen des aktiven Entzündungsprozesses meist nach 4–8 Wochen, manchmal auch erst nach 3–6 Monaten, in Einzelfällen auch viel später. Rezidive sind selten.

Diagnostik

Keine ausgeprägte Leukozytose, keine Linksverschiebung, BSG beschleunigt, häufig > 50 mm in 1. Stunde, CRP erhöht als Allgemeinzeichen einer Entzündung. Ultraschalluntersuchung der Schilddrüse zeigt irregulär begrenzte Herde, teils echoarm, teils von gemischter Echogenität. In typischen Fällen Feinnadelpunktion von Entzündungsherden nicht notwendig. fT_4, T_3 und TSH zeigen in der Frühphase die Konstellation einer Hyperthyreose, wobei T_3/T_4-Quotient für Hyperthyreose niedrig ist, TG in der Regel erhöht, später Konstellation einer primären Hypothyreose

und schließlich einer Euthyreose. Schilddrüsenspezifische Autoantikörper treten in der Regel nicht auf, wenn vereinzelt nachweisbar, dann in niedrigen Titern, die nach Ausheilen verschwinden. Radionuklidaufnahme über Schilddrüse erniedrigt; Speicherdefekt über Entzündungsherd, bei Hyperthyreose fehlende Speicherung über gesamter Schilddrüse.

Differenzialdiagnose

Abgrenzung von jeder anderen schmerzhaften Schilddrüsenschwellung, wie suppurative Thyreoiditis, autoimmune Thyreoiditis, Strahlenthyreoiditis, Blutung in Schilddrüse, Trauma (Thyreoiditis, Tab. 1), rasch wachsendes anaplastisches Karzinom, Hämangioperizytom. Bei Hyperthyreose abzugrenzen von M. Basedow, autonomem Adenom, multifokaler Autonomie bei Struma multinodosa, kongenitaler Autonomie, autoimmuner Thyreoiditis.

Therapie

Kausal

Azetylsalizylsäure oder nichtsteroidale Antirheumatika hemmen Entzündungsprozess und Schmerzen. In ausgeprägten Fällen sind diese Pharmaka nicht immer ausreichend effektiv, Schmerzen und allgemeines Krankheitsgefühl auf ein für den Patienten erträgliches Maß zu reduzieren; dann sind Glukokortikoide angezeigt, z.B. Prednison, in den ersten 3 Tagen 40 mg täglich per os, meist mit erstaunlich rascher Besserung des Befindens innerhalb von 48 Stunden, dann täglich 20 mg über 3 Wochen, danach ausschleichende Dosisreduktion über 6–8 Wochen. In bis zu 20 % der Fälle ist mit einem Wiederaufflackern der Entzündungszeichen bei Dosisreduktion zu rechnen, was Dosiserhöhung notwendig macht. Wenn nach über 6 Monaten keine Ausheilung eintritt, dann kann eine Thyreoidektomie durchgeführt werden mit nachfolgender Levothyroxin-Substitution. Antibiotika sind unwirksam. Während der hyperthyreoten Phase wird symptomatisch mit β-Rezeptorenblockern behandelt, z.B. Propranolol, 3–4mal täglich 10–20 mg. Thyreostatika und Radioiod sind ineffektiv. Während einer länger dauernden hypothyreoten Phase wird mit Levothyroxin substituiert in einer Dosis, die TSH nur in die obere Normhälfte absenkt, um die funktionelle Regeneration des Restparenchyms nicht wesentlich zu verzögern.

Dauertherapie

Nur bei Defektheilung mit permanenter primärer Hypothyreose lebenslange euthyreote Levothyroxin-Substitution.

Operativ/strahlentherapeutisch

In Ausnahmefällen Thyreoidektomie, siehe oben.

Bewertung

Verträglichkeit

Unter Azetylsalizylsäure und nichtsteroidalen Antirheumatika Blutungsneigung, v.a. im oberen Gastrointestinaltrakt; Schutz durch Antazida. Bei länger dauernder Glukokortikoidtherapie cushingoider Habitus, erhöhtes Osteoporoserisiko, verminderte Glukosetoleranz, Hypokaliämie, arterielle Hypertonie etc.

Nachsorge

Nachsorge bezüglich der Sekretionsfunktion der Schilddrüse ist so lange fortzuführen, bis sich eine bleibende Euthyreose eingestellt hat. Bei den wenigen Fällen mit permanenter Hypothyreose regelmäßige Kontrollen und Dosisanpassung zunächst in 3monatigem Abstand, dann bei stabiler euthyreoter Einstellung alle 6 und schließlich alle 12 Monate lebenslang. Thyreoiditis de Quervain kann bei Patienten mit Disposition für autoimmune Thyreoiditis diese auslösen.

Prognose

Die granulomatöse Entzündung der Schilddrüse heilt nach Wochen bis Monaten aus, meist mit geringem Parenchymdefekt, der unter endogener TSH-Stimulation zunächst funktionell, dann hyperplastisch kompensiert wird, woraus eine bleibende Euthyreose resultiert. Nur in wenigen Fällen ist der Parenchymdefekt so ausgedehnt, dass eine primäre Hypothyreose persistiert, die dann zu substituieren ist.

Thyreoiditis, fokale

Englischer Begriff

Focal thyroiditis.

Definition

Siehe ▶ Thyreoiditis, autoimmune.

Thyreoiditis, juvenile

Englischer Begriff

Juvenile thyroiditis.

Definition

Siehe ▶ Thyreoiditis, autoimmune.

Thyreoiditis nach Immunstimulation

▶ Immunstimulationsthyreoiditis
▶ Thyreoiditis, autoimmune

Thyreoiditis, perineoplastische

Englischer Begriff

Perineoplastic thyroiditis.

Definition

Siehe ▶ Thyreoiditis, autoimmune.

Thyreoiditis, postpartale

Synonyme

Postpartum-Thyreoiditis.

Englischer Begriff

Post partum thyroiditis.

Definition

Siehe ▶ Thyreoiditis, autoimmune.

Thyreoiditis, schmerzlose

Synonyme

Stumme Thyreoiditis; Hyperthyreoiditis; Hashitoxikose.

Englischer Begriff

Silent thyroiditis; hyperthyroiditis; hashitoxicosis.

Definition

Siehe ▶ Thyreoiditis, autoimmune.

Thyreoiditis, suppurative

Synonyme

Eitrige Thyreoiditis; eitrige Schilddrüsenentzündung; bakterielle Thyreoiditis; akute Thyreoiditis.

Englischer Begriff

Suppurative thyroiditis; bacterial thyroiditis; acute thyroiditis.

Definition

Seltene Entzündung der Schilddrüse, meist hervorgerufen durch Bakterien, Pilze, auch Protozoen, mit Neigung zur Abszessbildung, entstanden als hämatogener Streuherd bei Sepsis oder per continuitatem aus der Umgebung, z.B. Mundbodenphlegmone, zervikaler Lymphadenitis, infiziertem Ductus thyreoglossus persistens oder infizierten inneren Halsfisteln. Disposition bei angeborener oder erworbener Immundefizienz. Aus der Art der Mikroorganismen und der immunreaktiven Abwehrlage resultiert, ob die klinische Manifestation akut, subakut oder chronisch verläuft.

Symptome

Meist homogene oder knotige Schwellung der Schilddrüse (Struma diffusa, Struma nodosa) mit gespannter Kapsel, bei größerer Einschmelzung auch Fluktuation. Dabei Spontan-, Palpations-, Bewegungs- und Schluckschmerz, häufig ausstrahlend in Unterkiefer, Ohr, Mastoid, auch Hinterhaupt. Haut bisweilen überwärmt und gerötet. Schwellung zervikaler Lymphknoten. Allgemeines Krankheitsgefühl, Abgeschlagenheit, Fieber und weitere Zeichen der Grunderkrankung. In der Regel euthyreote Stoffwechsellage, gelegentlich hyperthyreote Phase mit entzündlich thyreolytischer Freisetzung von Thyreoglobulin, T_4 und T_3.

Diagnostik

Leukozytose, Linksverschiebung, BSG beschleunigt, CRP erhöht als Zeichen einer aktiven Entzündung. Ultraschalluntersuchung der Schilddrüse (irregulär begrenzte Herde, teils echoarm, teils von gemischter Echogenität) mit Feinnadelpunktion von Entzündungs- und Einschmelzungsherden zur Anzucht, Speziesbestimmung und Antibiogramm der verursachenden Mikroorganismen, auch Kulturen aus Venenblut. fT_4, T_3 und TSH zeigen die Konstellation einer Euthyreose, eines euthyroid sick syndrome oder einer Hyperthyreose, wobei

T_3/T_4-Quotient niedrig, TG in der Regel erhöht ist. Schilddrüsenspezifische Auto-antikörper fehlen. Radionuklidaufnahme über Schilddrüse normal bis erniedrigt; Speicherdefekt über Entzündungsherd, bei Hyperthyreose fehlende Speicherung über gesamter Schilddrüse.

Differenzialdiagnose

Abgrenzung von jeder anderen schmerz-haften Schilddrüsenschwellung, wie Thy-reoiditis de Quervain, autoimmune Thy-reoiditis, Strahlenthyreoiditis, Blutung in Schilddrüse, Trauma (siehe ▶ Thyreoiditis, Tab. 1), rasch wachsendes anaplastisches Karzinom, Hämangioperizytom, und ande-ren Erkrankungen der Zervikalregion, wie infizierter Ductus thyreoglossus, infizier-te Halszysten, Laryngitis, Larynxfisteln, Pharyngitis, Lymphadenitis, Mundboden-phlegmone, Muskel- und Skelettverände-rungen, Angina pectoris, hohes Aortena-neurysma, Globus hystericus. Ultraschall-untersuchung, Gewinnung und Analyse eines Feinnadelpunktats sind hilfreich.

Therapie

Kausal

Sofortige Behandlung mit Breitspektrum-Antibiotikum (Antimykotikum), später gezielte Antibiose nach Antibiogramm. Regelmäßige Ultraschallkontrollen, dann bei Abszess sofortige chirurgische Drai-nage zur Vermeidung eines Durchbruchs ins Mediastinum (eitrige Mediastinitis!), in die Trachea oder in den Ösophagus. Analgetika, Fiebersenkung. Therapie der Grunderkrankung. Bei Hyperthyreose β-Rezeptorenblockade mit Propranolol, 4 × 10–20 mg/Tag; keine Thyreostati-ka, da bei thyreolytischer Hyperthyreose ineffektiv. Während einer begrenzten hy-pothyreoten Phase wird mit Levothyroxin substituiert.

Akuttherapie

Sofortige Therapie mit Breitspektrum-Antibiotikum und Drainage eines Abszes-ses (siehe oben).

Dauertherapie

Selten resultiert eine permanente Defekthei-lung in Form einer primären Hypothyreose, die dann lebenslang mit Levothyroxin sub-stituiert wird.

Operativ/strahlentherapeutisch

Chirurgische Drainage eines Schilddrüsen-abszesses (siehe oben).

Bewertung

Wirksamkeit

Effektive Antibiose und Abszessdrainage führen in der Regel zur Ausheilung der suppurativen Thyreoiditis.

Nachsorge

Regelmäßige Kontrolle und Dosisanpas-sung bei permanenter primärer Hypothy-reose.

Prognose

Bei effektiver Antibiose und rechtzeitiger chirurgischer Abszessdrainage heilt die suppurative Thyreoiditis in der Regel mit euthyreoter Stoffwechsellage aus. Eine mögliche hyperthyreote Phase ist selbst limitierend. Nur selten ist der bleibende Parenchymdefekt so ausgedehnt, dass dar-aus eine bleibende primäre Hypothyreose resultiert.

Literatur

1. Seif FJ (1991) Seltenere Thyreoiditiden. In: Börner W, Weinheimer B (Hrsg) Schilddrüse 1989. Primäre Diagnostik und Verlaufskontrolle der Struma. Walter de Gruyter, Berlin, S 381–403

T

Thyreokalzitonin

Synonyme

Thyreocalcitonin; Kalzitonin; Calcitonin.

Englischer Begriff

Thyrocalcitonin; calcitonin.

Definition

Heute nicht mehr gebräuchliches Synonym für Kalzitonin.

Grundlagen

Die Vorsilbe „thyreo" wurde hinzugefügt, um herauszustellen, dass dieses kalziumsenkende Hormon aus der Schilddrüse und nicht, wie ursprünglich angenommen, aus der Nebenschilddrüse stammt.

Thyreoliberin

▶ Thyreotropin-Releasing Hormon

Thyreoperoxidase-Antikörper

Synonyme

TPO-AK; mikrosomale Antikörper; MAK.

Englischer Begriff

Thyroperoxidase antibodies; TPO-Ab; microsomal antibodies; MAb.

Definition

Bezeichnung für Autoantikörper, die gegen das Enzym Thyreoperoxidase (TPO) gerichtet sind. Siehe ▶ Thyreoidale mikrosomale Antikörper.

Thyreoperoxidase-Defekt

Synonyme

TPO-Defekt; Iodidoxidationsdefekt; Iodisationsdefekt; Iodorganifikationsdefekt; Iodtyrosylkonjugationsdefekt; Thyreoglobuliniodierungsdefekt.

Englischer Begriff

Thyroid peroxidase defect; TPO defect; iodide organification defect; thyroglobulin iodination defect; iodotyrosyl conjugation defect.

Definition

Angeborene oder sich im Kindesalter manifestierende, autosomal rezessive, thyreoidale Dyshormonogenese (Iodfehlverwertung) mit primärer Hypothyreose, auch Neugeborenenhypothyreose, bei partiellem bis totalem Defekt der TSH-abhängigen Iodidoxidation und -organifikation sowie Schilddrüsenhormonsynthese in den Thyreozyten. Der Defekt geht zurück auf eine Funktionsverlustmutation oder Expressionsstörung des Gens für die Thyreoperoxidase (TPO) auf Chromosom 2. Prävalenz von 1:66.000 bei Kleinkindern in den Niederlanden.

Symptome

Bei Homozygotie oder zusammengesetzter Heterozygotie klinische Manifestation in variabler Ausprägung mit Neugeborenenhypothyreose oder primärer Hypothyreose, allmählich zunehmender Struma, eventuell mit Kretinismus im frühen Kindesalter; bei ausgeprägtem oder komplettem Defekt bereits intrauterin und beim Neugeborenen.

Diagnostik

Im Serum (Plasma, Blut) T_4 und T_3 erniedrigt oder fehlend, TSH und Thyreoglobulin erhöht. Sonographie zeigt Strumabildung. Die thyreoidale Radioiodaufnahme ist gesteigert. Der Perchlorat-Discharge-Test ist positiv, > 90 % bei totalem und > 20 % bei partiellem Defekt. Nachweis der Mutation durch Genanalyse. In der Regel wird der TPO-Defekt im Neugeborenenscreening mit TSH erfasst.

Differenzialdiagnose

Abgrenzung von anderen Formen der Neugeborenenhypothyreose oder primären Hypothyreose mit Strumabildung, insbesondere auch von anderen hereditären thyreoidalen Dyshormonogenesen (Iodfehlverwertung) und Kretinismus.

Therapie

Kausal

Wie bei Neugeborenenhypothyreose oder primärer Hypothyreose lebenslange, altersgerechte, euthyreote Substitution mit Levothyroxin in einer täglichen Dosis, welche das basale TSH bei Neugeborenen und Kindern in den mittleren Normbereich und bei Adoleszenten und Erwachsenen in die untere Normhälfte bleibend absenkt.

Akuttherapie

Siehe ▶ Neugeborenenhypothyreose.

Dauertherapie

Lebenslange euthyreote Substitution mit Levothyroxin, wie oben angegeben.

Operativ/strahlentherapeutisch

Chirurgische Resektion von Strumen, die nach retrosternal reichen, die Trachea komprimieren, knotig umgewandelt oder von großem Ausmaß sind. Vor und nach Resektion euthyreote Substitution mit Levothyroxin, siehe oben.

Bewertung

Wirksamkeit

Die Levothyroxin-Substitution in einer Dosierung, die TSH normalisiert, gleicht den Hormonmangel aus, wodurch der Metabolismus euthyreot wird. Ontogenetische Entwicklungsstörungen (Neugeborenen-Hypothyreose, Kretinismus) gehen meist nur teilweise zurück.

Verträglichkeit

Die euthyreote Substitution ist nebenwirkungsfrei.

Nachsorge

Lebenslange Einnahme von Levothyroxin mit lebenslanger Überwachung des Therapiezieles der euthyreoten Substitution sowie gegebenenfalls Dosisanpassung. Kontrolluntersuchungen zunächst alle 3 Monate, nach Erreichen eines stabilen Therapiezieles alle 6 Monate und später alle 12 Monate. Genanalyse der Familienmitglieder, humangenetische Beratung des Patienten und seiner Familie.

Prognose

Heilung durch Ausschaltung des Gendefektes ist derzeit nicht möglich. Bei guter Compliance lässt sich eine lebenslange Euthyreose durch Levothyroxin-Substitution aufrechterhalten. Ontogenetische Entwicklungsstörungen können meist nur teilweise aufgeholt und kompensiert werden.

Literatur

1. De Vijlder JJM, Vulsma T (2000) Hereditary metabolic disorders causing hypothyroidism. In: Braverman LE, Utiger RD (eds) The Thyroid: A Fundamental and Clinical Text, 8th edn. Lippincott Williams & Wilkins, Philadelphia, S 733–742
2. Foley TP (1985) Familial thyroid dyshormonogenesis. In: Delange F, Fisher DA, Malvaux P (eds) Pediatric Thyroidology. Karger, Basel, S 174–188
3. Bakker B, Bikker H, Vulsma T, et al. (2000) Two decades of screening for congenital hypothyroidism in The Netherlands: TPO gene mutations in total iodide organification defects (an update). J Clin Endocrinol Metab 85:3708–3712

Thyreostatika

▶ Thyreostatikum

Thyreostatikum

T

Synonyme

Thyreostatika; Schilddrüsenhemmer.

Englischer Begriff

Antithyroid drug.

Definition

Pharmakon zur Hemmung von Synthese und Sekretion der Schilddrüsenhormone und zur Therapie von Hyperthyreosen.

Grundlagen

Thyreostatika werden eingesetzt zur Therapie von Hyperthyreosen verschiedenster Ätiologie und Pathogenese, wie M. Basedow, autonomes Adenom, disseminierte Autonomie, kongenitale Autonomie. Sie hemmen in der Schilddrüse dosisabhängig die Synthese und Sekretion der Hormone Thyroxin und Triiodthyronin ohne Beseitigung der Krankheitsursache, normalisieren schließlich den hyperthyreoten Hypermetabolismus und Hypersympathikotonus. Bei Überdosierung tritt eine primäre Hypothyreose auf. Die thyreostatische Wirkung ist reversibel nach Absetzen oder Dosisreduktion; unter Lithium (Lithiumcarbonat) oder Iod (Plummerung) als Thyreostatikum kann spontan ein Escape von der Hemmwirkung auftreten. Thyreostatika in effektiver Dosierung führen zur Besserung der katabolen Hyperthyreose und überbrücken die Zeit bis zur definitiven Therapie mittels Operation oder Radioiod oder bis zum Einsetzen einer Spontanremission. Die Thyreostatika Thiamazol, Carbimazol und Propylthiourazil sind organische heterozyklische Verbindungen mit Thioharnstoffstruktur, d.h. sie hemmen die Thyreoperoxidase und damit die Iodidoxidation und Iodtyrosylkopplung (Iodisation). Das Perchlorat-Ion, ClO_4^- (Natriumperchlorat), blockiert den

$2Na^+/I^-$-Symporter (Iodidkanal) und dadurch die thyreozytäre Iodidaufnahme (Iodination). Hohe Dosen Iod (> 500 mg Kaliumiodid/24 Stunden) hemmen die Thyreoperoxidase und die Hormonsekretion. Das Lithium-Ion, Li^+, ist ein weiterer Sekretionshemmer.

Thyreotoxicosis factitia

▶ Thyreotoxikose

Thyreotoxikose

Synonyme

Hyperthyreose; thyreotoxische Krise; Hyperthyreosis factitia; Thyreotoxicosis factitia.

Englischer Begriff

Thyrotoxicosis.

Definition

Im deutschen Sprachgebiet mehrdeutiger Begriff zur Bezeichnung einer Hyperthyreose:
1. Jede Form einer Hyperthyreose
2. jede Form einer schweren Hyperthyreose
3. Synonym für thyreotoxische Krise
4. artifizielle Hyperthyreose (Hyperthyreosis factitia, Thyreotoxicosis factitia) durch Zufuhr von supraphysiologischen Dosen von Levothyroxin, Liothyronin oder Thyreoidea siccata.
Im angelsächsischen Sprachraum unterscheidet man zwischen Thyreotoxikose und Hyperthyreose: Thyreotoxikose bezeichnet das Syndrom der exzessiven Schilddrüsenhormonwirkung, das sich klinisch als Hypermetabolismus und Hypersympathikotonus manifestiert, entstanden durch erhöhtes Angebot und konsekutiv übermäßiger Wirkungsentfaltung der Schilddrüsenhormone auf zellulärer Ebene, vermittelt durch Schilddrüsenhormonrezeptoren.

Thyreostatikum, Tabelle 1 Thyreostatika und ihre thyreozytären Angriffspunkte.

Thyreo-statikum	$2Na^+/I^-$-Symporter	Thyreo-per-oxidase	Hormon-sekretion
Thiamazol		+++	
Carbimazol*		+++	
Propylthiourazil		+++	
Perchlorat-Ionen	+++		
Iod (> 500 mg/Tag)		++	++
Lithium-Ionen			++

* Prodrug, Umwandlung in Thiamazol

Quelle und Ursache des Hormonexzesses sind dabei unerheblich; entsprechend oben unter 1. Im Gegensatz dazu wird der Begriff der Hyperthyreose eingeengt auf diejenigen pathogenetischen Prozesse, die allein thyreoidal übermäßig Schilddrüsenhormone synthetisieren und sezernieren. Somit unterscheidet man:
1. Thyreotoxikose mit Hyperthyreose, z.B. bei M. Basedow, autonomem Adenom der Schilddrüse
2. Thyreotoxikose ohne Hyperthyreose, z.B. bei subakuter Thyreoiditis de Quervain, bei Überdosierung von Schilddrüsenhormon (Hyperthyreosis factitia).

Weiterführende Links

► Hyperthyreose
► Krise, hyperthyreote
► Krise, thyreotoxische

Thyreotoxisches Koma

► Basedow-Koma
► Krise, thyreotoxische

Thyreotropes Hormon

► Thyreotropin
► TTH

Thyreotropes Releasing-Hormon

► Thyreotropin-Releasing Hormon

Thyreotropin

Synonyme

Thyreotropes Hormon; TTH; thyreoideastimulierendes Hormon; TSH; schilddrüsenstimulierendes Hormon; Thyreotrophin; thyreotrophes Hormon.

Englischer Begriff

Thyrotropin; thyroid-stimulating hormone; TSH; thyrotrophin.

Definition

In den thyreotropen Zellen der Adenohypophyse synthetisiertes und daraus sezerniertes Glykoproteinhormon, das, vermittelt über den TSH-Rezeptor der Thyreozyten, diese differenziert sowie Synthese und Sekretion von Thyroxin (T_4) und Triiodthyronin (T_3) stimuliert (siehe ► Thyreotropin-Rezeptor-Antikörper, Abb. 1). Die hypophysäre TSH-Sekretion unterliegt einer negativen Rückkopplung durch T_4- und T_3-Wirkung als auch einer Modulation durch hypothalamische Hormone, wie Thyreotropin-Releasing Hormon, Somatostatin und Dopamin.

Grundlagen

Das mehrfach glykosylierte Proteohormon TSH ist ein aus je einer α- und β-Kette aufgebautes und über eine Disulfidbrücke verbundenes Heterodimer. Die β-Kette vermittelt die Spezifität des TSH, während die α-Kette bei allen Strukturhomologen, wie TSH, FSH, LH und hCG, in ihrer Aminosäuresequenz identisch ist. TSH stimuliert die Thyreozyten durch Bindung an den transmembranösen TSH-Rezeptor. Die resultierende Konformationsänderung des Rezeptors aktiviert die Signaltransduktionskaskaden über Adenylatzyklase (cAMP, Proteinkinase A) und Phospholipase C (Proteinkinase C, intrazelluläres Ca^{2+}). Daraus resultieren spezifische thyreozytäre Differenzierung mit Expression von Thyreoperoxidase und Thyreoglobulin, Stimulation der Iodidaufnahme über Natrium-Iodid-Symporter und ATP-Synthese, Synthese und Sekretion von T_4 und T_3 sowie schließlich Proliferation der Thyreozyten (s. Thyreotropin-Rezeptor-Antikörper Abb. 1). Die hypophysäre TSH-Synthese und -Sekretion unterliegt direkt der T_3-Wirkung und nach Deiodierung zu T_3 auch indirekt der T_4-Wirkung im Sinne einer negativen Rückkopplung, indem T_3 über Rezeptorbindung die Transkription der Gene für β- und α-Kette inhibiert. Ferner wird TSH-Sekretion durch Thyreotropin-Releasing Hormon modulierend stimuliert und durch Somatostatin und Dopamin inhibiert, was sich auch im mäßig ausgeprägten diurnalen Rhythmus widerspiegelt. TSH-Konzentration und ihre Sekretionsdynamik reflektieren in negativer Korrelation die schilddrüsenhormonabhängige Stoffwechsellage, weshalb der TSH-Messung in der diagnostischen Beurteilung von Hypothyreose, Euthyreose und Hyperthyreose eine höherwertige Bedeutung zukommt als der Messung von FT_4 und FT_3. Im Serum wird TSH mittels Immunassay bestimmt; euthyreote Norm des basalen TSH: 0,3–3,0 mE/l.

Thyreotropin-Releasing Hormon

Synonyme

Thyreotropes Releasing-Hormon; TRH; Protirelin; Thyreoliberin.

Englischer Begriff

Thyrotropin-releasing hormone; TRH.

Definition

Tripeptid, pyro-Glutamyl-histidyl-prolin-amid, hypothalamisches Neurohormon, das die Funktion der Adenohypophyse moduliert, insbesondere die Thyreotropin(TSH)- und Prolaktin(PRL)-Sekretion stimuliert. Extrahypothalamisch im ZNS und peripheren vegetativen Nervensystem fungiert TRH als trophischer Neurotransmitter und Neuromodulator.

Grundlagen

Das Propeptid enthält 6mal die erweiterte Aminosäuresequenz des TRH. Durch posttranslationale, enzymatische Umwandlung werden aus einem Propeptid 6 TRH-Moleküle gebildet. Besonders im thyreotropen, parvizellulären Gebiet des Nucleus paraventricularis wird TRH synthetisiert und gelangt über Neurosekretion in hoher Konzentration in die Eminentia mediana und von dort über den Portalkreislauf an die thyreotropen, mammotropen und somatotropen Zellen der Adenohypophyse, um auf TSH und PRL stimulierend und auf Wachstumshormon (STH) unter bestimmten Konstellationen stimulierend oder hemmend einzuwirken. Die sekretorische Wirkung entfaltet TRH durch Bindung an einen spezifischen Membranrezeptor und nachfolgender Erhöhung des intrazellulären Ca^{2+}. Die paraventrikuläre TRH-Expression und -Sekretion wird rückkoppelnd über T_4- und T_3-Konzentration im Liquor (siehe ▶ Transthyretin) und ihre Rezeptorbindung partiell inhibiert. TRH ist neben thyreotroper Funktion auch an hypothalamischer Temperaturregulation beteiligt.

TRH wird ferner in Plazenta und in weiteren Zellen des ZNS exprimiert, wirkt im extrahypothalamischen ZNS und peripheren vegetativen Nervensystem als parakriner Modulator von Zellfunktionen und als trophisches Hormon, z.B. Herz, Hoden, Ovar, Pankreasinseln, Darm. TRH wurde als experimentelles Therapeutikum eingesetzt bei amyotropher Lateralsklerose, spinaler Muskelatrophie und ischämischen ZNS-Läsionen, auch bei kindlichen Epilepsien, wie z.B. Lennox-Enzephalopathie, Blick-Nick-Salaam-Krämpfen.

TRH wird in endokrinologischer Diagnostik in supraphysiologischen Dosen zur Ermittlung der stimulierbaren, hypophysären Sekretionsreserve von TSH und PRL eingesetzt (siehe ▶ TRH-Test), v.a. bei Hyperthyreosen und Erkrankungen der Hypophyse. Bei Akromegalie stimuliert TRH die Wachstumshormonsekretion, bei M. Cushing in einigen Fällen die ACTH-Sekretion.

Thyreotropin-Resistenz

▶ TSH-Rezeptor-Defekt

Thyreotropin-Rezeptor-Antikörper

Synonyme

TSH-Rezeptor-Antikörper; TSH-R-AK; schilddrüsenstimulierende Immunglobuline; schilddrüsenstimulierende Antikörper; long-acting thyroid stimulator; LATS.

Englischer Begriff

Thyrotropin receptor antibodies; TSH receptor antibodies; long-acting thyroid stimulator; LATS.

Definition

Autoantikörper als Ausdruck gestörter Immuntoleranz gegenüber Thyreozyten, spezifisch gerichtet gegen den Thyreotropin-Rezeptor (TSH-R). Antikörperbindung aktiviert den TSH-R wie Thyreotropin (TSH), dadurch Stimulation der Synthese und Sekretion von Thyroxin (T_4) und Triiodthyronin (T_3) als auch der Thyreozytenproliferation (siehe Abb. 1). Sie bilden das wesentliche pathogenetische Prinzip des M. Basedow und der Neugeborenenhyperthyreose. Ihr Nachweis ist pathognomonisch.

Grundlagen

Autoantikörper, oligoklonal, überwiegend aus der Subklasse IgG1, als Ausdruck einer Autoimmunthyreoiditis mit gestörter Immuntoleranz gegenüber spezifisch thyreozytär exprimierter Zellkomponenten, hier spezifisch gerichtet gegen antigenetische Epitope der extrazellulären Domäne des TSH-R (siehe Abb. 1). Funktional werden zwei Formen unterschieden:

1. Stimulierende TSH-R-Antikörper (SAK), die an multiple extrazelluläre Epitope binden, dadurch eine Konformationsänderung wie bei einer TSH-Bindung hervorrufen mit nachfolgender Aktivierung der Signaltransduktionskaskade sowohl über Adenylatzyklase und Proteinkinase A als auch über Phospholipase C und Proteinkinase C mit dem Resultat, dass Steigerung der Synthese und Sekretion von T_4 und T_3,

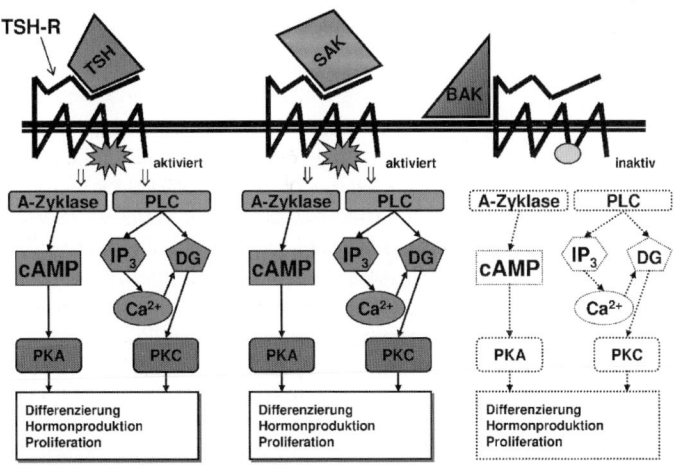

Thyreotropin-Rezeptor-Antikörper, Abb. 1 Signaltransduktion in den Thyreozyten über den Thyreotropin-Rezeptor durch Thyreotropin-Rezeptor-Antikörper.
TSH = Thyreotropin; TSH-R = Thyreotropin-Rezeptor; SAK = stimulierende Antikörper gegen TSH-R; BAK = blockierende Antikörper gegen den TSH-R; A-Zyklase = Adenylatzyklase; cAMP = zyklisches Adenosinmonophosphat; PKA = Proteinkinase A; PLC = Phospholipase C; IP_3 = Inositol-1,4,5-triphosphat; DG = Diazylglyzerin; Ca^{2+} = intrazelluläre Kalziumionen; PKC = Proteinkinase C.

der Iodidaufnahme und Organifikation, der Proteinsynthese sowie der Zellproliferation eintreten, ohne wesentliche down regulation der TSH-R-Expression (Pathogenese der Hyperthyreose bei M. Basedow). SAK lassen sich im peripheren Blut nachweisen bei 80–95 % aller neu diagnostizierten Fälle von hyperthyreotem M. Basedow. Unter Behandlung mit Thyreostatika, nach fast totaler Strumaresektion, protrahiert auch nach Radioiodtherapie, fällt ihre Titerhöhe ab und die Häufigkeit schwindet.

2. Blockierende TSH-R-Antikörper (BAK) binden an kleine extrazelluläre Epitope nahe der Zellmembran mit dem Effekt, das die Signaltransduktion gehemmt wird. BAK sind nachweisbar in Einzelfällen von hypertropher Autoimmunthyreoiditis Hashimoto und zusammen mit SAK bei euthyreotem oder hypothyreotem M. Basedow mit Orbitopathie. Die Expression der extrazellulären Domäne des TSH-R oder Varianten davon auf der Zellmembran von Fibroblasten und Präadipozyten der Orbita und die Bindung von TSH-R-Antikörpern erklärt die Pathogenese der Orbitopathie bei M. Basedow.

In der üblichen Labor-Bestimmungsmethode mittels Radioliganden-Rezeptor-Assay werden stimulierende und blockierende Antikörper nicht unterschieden: Titer < 9 E/l negativ, > 14 E/l positiv. Unter Thyreostatika zeigt Persistenz hoher Titer an, dass Hyperthyreose rekurriert, wenn Thyreostatika abgesetzt werden.

Thyreotropin-Rezeptor-Defekt

▶ TSH-Rezeptor-Defekt

Thyreotropin-Test

▶ TSH-Test

Thyreozytäres Onkozytom

▶ Struma postbranchialis

Thyreozytenkarzinom

▶ Schilddrüsenkarzinom der Thyreozyten

Thyroxin

Synonyme

L-Thyroxin; Tetraiodthyronin; L-3',5',3,5-Tetraiodthyronin; T_4; Levothyroxin; Schilddrüsenhormon.

Englischer Begriff

Thyroxine; tetraiodothyronine; L-3',5',3,5-tetraiodothyronine; T_4; thyroid hormone.

Definition

Vierfach iodiertes Thyronin, L-3',5',3,5-Tetraiodthyronin (T_4), in Schilddrüse synthetisiertes und daraus sezerniertes Prohormon, durch TSH stimulierbar, in Zellen der Schilddrüse, Leber, Gehirn und anderer Zielgewebe durch Deiodasen aktiviert zu Triiodthyronin (T_3), dem wirksamen Schilddrüsenhormonmolekül, oder inaktiviert zum reversen Triiodthyronin (rT_3) und weiteren unwirksamen Abbauprodukten. T_4 bindet mit geringer und T_3 mit hoher Affinität an Isoformen des intrazellulären Schilddrüsenhormonrezeptors (thyroid hormone receptor, TR) und entfaltet dann über DNA-Bindung sowie Genaktivierung und -inaktivierung seine Wirkung als Entwicklungs-, Differenzierungs- und Stoffwechselhormon sowie als Rückkopplungssignal zu den thyreotropen Zellen der Adenohypophyse (siehe Abb. 1).

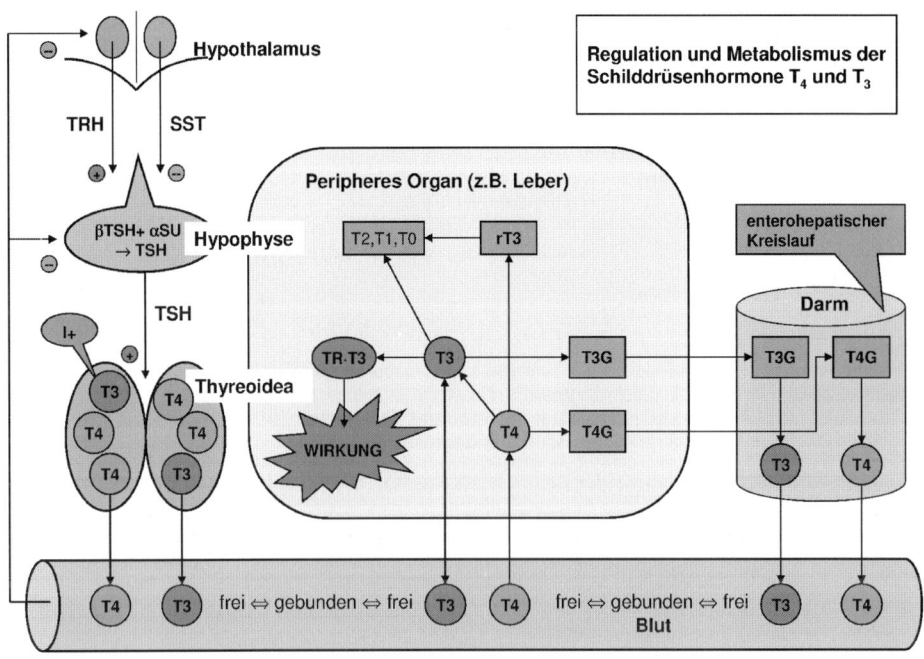

Thyroxin, Abb. 1 Regulation und Metabolismus der Schilddrüsenhormone T_4 und T_3.
I+ = Iodid; SST = Somatostatin; αSU = protomere α-Untereinheit des TSH; T_4 = Thyroxin; T_4G = Glukuronid des T_4; T_3 = Triiodthyronin; T_3G = Glukuronid des T_3; rT_3 = reverses T_3, inaktiv; T2,T1,T0 = deiodierte inaktive Thyronine; TR·T_3 = Komplex des Schilddrüsenhormonrezeptors mit T_3; TRH = thyreotropes Releasing-Hormon; TSH = Thyreotropin; βTSH = protomere β-Untereinheit des TSH.

Grundlagen

Bei ausreichender Iodversorgung (Mensch: 100–200 µg täglich) stellt T_4 das unter TSH-Stimulation (Thyreotropin) stehende, endokrine Hauptprodukt der Schilddrüse dar. Dieses 4fach iodierte Aminosäure-produkt wird am apikalen Bürstensaum der Thyreozyten im Strukturverbund des Thyreoglobulins (TG) mittels Thyreoperoxydase (TPO) und Iodid synthetisiert und als Präprohormon in Form des iodierten TG im Kolloid gespeichert. Nach Phagozytose und Proteolyse des TG in Phagolysosomen werden seine aufbauenden Aminosäuren freigesetzt, so auch das Schilddrüsenprohormon T_4, das wirksame Schilddrüsenhormon T_3 und auch andere iodierte Aminosäuren. Im Blut, spezifisch an Transthyretin (TTR,~10 %) und thyroxinbindendes Glo-

bulin (TBG,~70 %) als auch unspezifisch an Albumin (~20 %) gebunden, erreicht T_4 jedes Organ. Die Serumhalbwertszeit beträgt ~7 Tage, bei Hyperthyreose verkürzt, bei Hypothyreose verlängert. Die Zielzellen, insbesondere der Leber, Nieren, Muskulatur, des Gehirns und der Adenohypophyse, nehmen Na^+-abhängig und ATP-gebunden T_4 auf, das nach Maßgabe seiner unterschiedlich regulierten Deiodasenaktivität das Prohormon T_4 lokal zu aktivem T_3 als auch zu inaktivem rT_3 und weiteren unwirksamen Thyroninen deiodiert. T_4 bindet mit geringer und T_3 mit hoher Affinität, der 10fachen des T_4, an die Isoformen $TR_{\alpha 1}$, $TR_{\beta 1}$ und $TR_{\beta 2}$ des Schilddrüsenhormonrezeptors (TR), die als Hetero- und Homodimere und im Zusammenspiel mit Koaktivatoren und Korepressoren an Schilddrüsenhormon-Response-Elemente

Thyroxin, Tabelle 1 Wirkungen der Schilddrüsenhormone T_4 und T_3.

Typ	Genomische Wirkungen über TR-Isoformen
Organdifferenzierung und Wachstum	– ZNS, Purkinje-Zellen des Zerebellums ↑, basisches Myelinprotein ↑ – Gehör, Ontogenese des Innen- und Mittelohres ↑ – Adenohypophyse, somatotrope Zellen, Somatotropin ↑ – Herz, Kardiomyozyten, schwere Ketten des α-Myosins ↑, des β-Myosins ↓ – Leber, Enzyme des Bilirubin- und Cholesterinstoffwechsels ↑ – Lunge, Synthese des Surfactant-Faktors ↑ – Knochen, Wachstum und Epiphysenschluss ↑
Rückkopplung der Schilddrüsenhormonregulation	– Adenohypophyse, thyreotrope Zellen, βTSH-Untereinheit ↓, α-Untereinheit ↓ (siehe Thyreotropin)
Stoffwechsel und Thermogenese	– mitochondriale ATP-Synthese ↑, α-Glyzerophosphat-Dehydrogenase ↑, Sukzinat-Dehydrogenase ↑, Zytochrom-C-Oxidase ↑ – Glukoneogenese, Phosphoenolpyruvat-Karboxykinase ↑ – Fettsäuresynthese, Malat-Dehydrogenase ↑ – Muskelfunktion, Kontraktionsbeschleunigung ↑, Aktomyosin-ATPase ↑, Relaxationsbeschleunigung ↑, Ca^{2+}-ATPase ↑ des sarkoplasmatischen Retikulums – Repolarisation der Membranpotentiale, Na^+,K^+-ATPase ↑ – Sympathikotonus des Herz- und Kreislaufsystems ↑, Anzahl der β-adrenergen Rezeptoren ↑ – Thermogenese im braunen und weißen Fettgewebe ↑, Anzahl der β_3-adrenergen Rezeptoren ↑, mitochondriales Entkopplungsprotein 3 (UCP3) ↑
Extragenomische Wirkungen	
Enzymaktivität	– Thyroxin-5'-Deiodase Typ II im ZNS ↓
Membranfunktion	– Membrantransport von Aminosäuren und Glukose ↑ – Kaliumaufnahme über K^+-Kanal in sinuatrialen Zellen des Myokards und in glatte Gefäßmuskelzellen ↑

ATP = Adenosintriphosphat; ATPase = Adenosintriphosphatase; T_3 = Triiodthyronin; T_4 = Thyroxin; TR = Schilddrüsenhormonrezeptor; TSH = Thyreotropin; UCP3 = uncoupling protein 3; ZNS = Zentralnervensystem; ↑ = T_4, T_3 bewirken Steigerung der Expression, Differenzierung, Enzymaktivität und Funktion; ↓ = T_4, T_3 bewirken ihre Hemmung.

(TRE) andocken, um entsprechende Gene zu exprimieren oder zu reprimieren. Diese genomische Wirkung ist essentiell für Organdifferenzierung, Wachstum, Rückkopplung und Metabolismus (siehe Tab. 1, genomische Wirkung), während andere T_4- und T_3-Effekte extragenomisch auf Zellfunktionen einwirken (extragenomische Wirkung, siehe Tab. 1). Die Hormonwirkungen des T_4 und T_3 auf den Metabolismus sind nicht trennbar von den ontogenetischen Prozessen der Differenzierung und des Wachstums. Im Regelkreis der Schilddrüsenhormonsekretion wirken T_4 und T_3 inhibierend auf TRH- und TSH-Synthese. Abbau und Inaktivierung von T_4 und T_3 geschieht durch Deiodierung, Sulfatierung oder Glukuronidierung der phenolischen 4'-OH-Gruppe, Spaltung der Ätherbrücke, Desaminierung oder Dekarboxylierung der Alaninseitenkette. T_4- und T_3-Glukuronide werden über Galle ausgeschieden, durch bakterielle Glukuronidasen gespalten und resultierendes T_4 und T_3 reabsorbiert (enterohepatischer Kreislauf).

Thyroxin, freies

Synonyme

Freies Serum-Thyroxin; freies T_4; FT_4; fT_4.

Englischer Begriff

Free thyroxine; free T_4; serum free thyroxine; serum free T_4; FT_4; fT_4.

Definition

Derjenige Teil des im Blut zirkulierenden Thyroxins (T_4), der nicht an Transportproteine gebunden und damit im Plasma oder Serum frei gelöst ist, der direkt von Zellen der Zielgewebe aufgenommen wird, um dort nach Deiodierung als Triiodthyronin (T_3) seine Wirkung zu entfalten. Der Laborwert des freien Thyroxins (FT_4) ist besser mit der Schilddrüsenhormonwirkung korreliert als TT_4.

Grundlagen

Die gesamte Serumkonzentration des im Blut zirkulierenden Thyroxins (Gesamtthyroxin, totales Thyroxin, TT_4) ist zu über 99 % an Transportproteine gebunden (proteingebundenes T_4, PBT_4), davon etwa 70 % an thyroxinbindendes Globulin (TBG), 10–15 % an Transthyretin (TTR, thyroxinbindendes Präalbumin, TBPA), 15–20 % an Albumin (ALB) und etwa 3 % an Apolipoproteine des HDL und LDL. Das freie, nicht an Serumproteine gebundene FT_4 liegt bei 20 pmol/l, TT_4 bei 100 nmol/l; damit gilt: $TT_4 = FT_4 + PBT_4$; $PBT_4/TT_4 > 0,99$; $FT_4/TT_4 < 0,001$; PBT_4 entspricht etwa TT_4. TT_4, PBT_4 und FT_4 sind Funktion der thyreoidalen Sekretionsrate sowie der Schwundrate durch zelluläre Aufnahme und Inaktivierung.

Die Bindung des T_4 an Transportproteine ist reversibel, unterliegt dem Massenwirkungsgesetz. PBT_4 steht mit FT_4 im thermodynamischen Gleichgewicht. FT_4 ist nicht nur abhängig von den Bindungskapazitäten der Transportproteine, Temperatur und pH, sondern auch von endogenen Stoffen, wie freie Fettsäuren, und exogenen Pharmaka, Azetylsalizylsäure, Furosemid, Barbiturate u.a. Dagegen sind PBT_4 und TT_4 überwiegend durch die Bindungskapazität der Transportproteine festgelegt. Ihre große Varianz überträgt sich auf PBT_4 und TT_4. Im Vergleich dazu zeigt FT_4 eine geringere Varianz und eine bessere positive Korrelation zur Schilddrüsenhormonwirkung und strikter negative Korrelation zum basalen TSH. Im Vergleich zu TT_4 ist FT_4 der bessere klinische Parameter, aber nicht die wirksame Hormonkonzentration. Für die Hormonwirkung entscheidend ist dagegen die lokale Gewebskonzentration des T_4, das Ausmaß der Expression und Modulation der spezifischen Rezeptoren sowie ihr T_4-Sättigungsgrad und ihre DNA-Bindung (siehe Abb. 1).

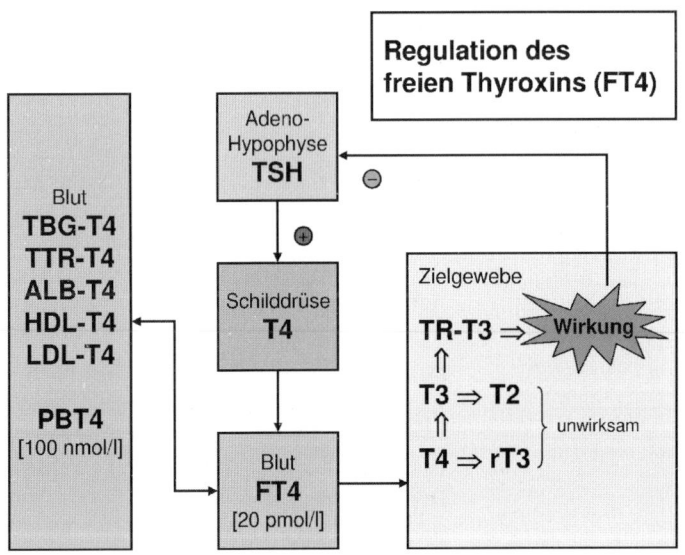

Thyroxin, freies, Abb. 1
Regulation des freien Thyroxins (FT_4). T_4 = Thyroxin; FT_4 = freies T_4; PBT_4 = proteingebundenes T_4; TBG-T_4 = T_4 gebunden an thyroxinbindendes Globulin; TTR-T_4 = T_4 gebunden an Transthyretin; ALB-T_4 = T_4 gebunden an Albumin; HDL-T_4 = T_4 gebunden an HDL-Apolipoprotein; LDL-T_4 = T_4 gebunden an LDL-Apolipoprotein; T_3 = Triiodthyronin; TR-T_3 = T_3 gebunden an Schilddrüsenhormonrezeptor; rT_3 = reverses T_3; T2 = Diiodthyronin; TSH = Thyreotropin.

Im Labor wird Serum-FT_4 mittels Thyroxintracer und Antikörpern ermittelt, die T_4 hochspezifisch, praktisch irreversibel binden und deren Bindungskapazität von FT_4 gesättigt wird. Ein derart ermitteltes Labormaß ist nur ein Näherungswert des realen, im Blut zirkulierenden FT_4, da durch Serumseparation, pH-Verschiebung, Temperaturänderung und Bindungsantikörper thermodynamisch relevante Parameter verändert werden. Die Laborwerte von FT_4 sind damit relativ unabhängig von TBG, TTR und ALB, aber stark abhängig von der Bestimmungsmethodik, z.B. FT_4-Normalwerte: 0,7–2,1 ng/dl = 10–25 pmol/l. Ein gutes Schätzmaß für FT_4 ist der TT_4/TBG-Quotient.

D-Thyroxin

Synonyme

Dextro-Thyroxin; D-3,3,3',5'-Tetraiodthyronin; D-T_4.

Englischer Begriff

Dextro-thyroxine (D-thyroxine).

Definition

D-Thyroxin ist das Enantiomer des natürlichen, nur in L-Form, gebildeten L-Thyroxin und ist im wesentlichen biologisch inaktiv.

Grundlagen

Für das Dextroisomer, D-T_4, konnte eine suppressive Wirkung auf die hypophysäre TSH-Sekretion bei euthyreoten Probanden und Patienten mit milder Schilddrüsenhormonresistenz gezeigt werden.

L-Thyroxin

▶ Thyroxin
▶ Gesamt-Thyroxin

Thyroxinbindendes Präalbumin

▶ Transthyretin

Thyroxingebundenes Iod

Synonyme

Thyroxin-Iod.

Englischer Begriff

Thyroxine-bound iodine; thyroxine iodine.

Definition

Das im Thyroxinmolekül gebundene Iod. Veralteter Laborparameter zur Beurteilung der Schilddrüsenhormonsekretion, heute durch Immunassay von Thyroxin ersetzt.

Grundlagen

Nach Extraktion der Serumprobe chromatographische Trennung der Thyroxinfraktion von Triiodthyronin, Monoiodtyrosin, Diiodtyrosin, Iodid, iodhaltigen Proteinen, z.B. Thyreoglobulin, und iodhaltigen Pharmaka, z.B. Röntgen-Kontrastmittel, dann Veraschung und Iodbestimmung in der Thyroxinfraktion; Norm des thyroxingebundenen Iods: 3,1–6,8 µg/dl.

Thyroxin-Iod

▶ thyroxingebundenes Iod

Tibolon

Englischer Begriff

Tibolone.

Substanzklasse

$(7\alpha,17\alpha)$-17-Hydroxy-7-methyl-19-nor-pregn-5(10)-en-20-yn-3-on. Synthetisches Steroid mit östrogener, progestagener und androgener Sexualhormonwirkung.

Gebräuchliche Handelsnamen

Liviella, Livial, Liviel.

Indikationen

Ovarialhormonsubstitution bei klimakterischen Beschwerden in und nach der Menopause sowie bei Ovarialinsuffizienz anderer Ursache.

Wirkung

Tibolon selbst ist überwiegend Prodrug, entwickelt nur minimale östrogene, progestagene und androgene Wirkung Die Metabolite 3α-Hydroxy-Tibolon (3α-OH-T) und 3β-Hydroxy-Tibolon (3β-OH-T) wirken östrogen und verhindern Knochenschwund, Urogenitalatrophie und zentralnervöse Östrogenausfallserscheinungen. Im Mammagewebe hemmen Tibolon und seine Metabolite die intrazelluläre enzymatische Bildung von Östradiol und seine Proliferationswirkung. Das Δ^4-Isomer (Δ^4-I) des Tibolons entsteht im Endometrium, aktiviert den Progesteronrezeptor, wodurch eine Proliferation des Endometriums unterbleibt. Δ^4-I wirkt auch androgen und kann Libido aktivieren.

Dosierung

In der Regel fortlaufend täglich 2,5 mg oral abends nach dem Essen.

Darreichungsformen

Tabletten zu 2,5 mg Tibolon.

Kontraindikationen

Schwangerschaft, Laktation; bestehende hormonabhängige Tumoren oder Verdacht darauf, insbesondere der Mamma und des Endometriums; Lebertumoren; kardio- und zerebrovaskuläre Störungen, auch in der Anamnese, z.B. Thrombose, Thrombophlebitis, Thromboembolie; ungeklärte Blutungen, auch uterine; schwere Leberfunktionsstörungen. Strenge Indikationsstellung bei Leberkrankungen, auch in der Anamnese, bei Hypercholesterinämie. Behandlungsabbruch bei Thrombose, Thrombophlebitis, Thromboembolie, pathologischen Leberwerten, Cholostase.

Nebenwirkungen

In den ersten Behandlungsmonaten gelegentlich uterine Blutungen, Schmierblutungen, Leibschmerzen, Brustspannen, ferner Übelkeit, Kopfschmerzen, Migräne, Benommenheit, depressive Verstimmung, Ödeme, Gewichtszunahme, Pruritus, Ausschlag, Hirsutismus.

Wechselwirkungen

Tibolon und seine Metabolite steigern die fibrinolytische Aktivität des Blutes und erhöhen die Wirksamkeit von Antikoagulatien, deren Dosis anzupassen ist.

Pharmakodynamik

Tibolon ist überwiegend Prodrug, wird intestinal fast vollständig resorbiert, unterliegt einem hohen First-pass-Effekt in Leber und Intestinum.   3α-Hydroxysteroiddehydrogenase, 3β-Hydroxysteroiddehydrogenase (3βHSD) und 3β-HSD-$\Delta^{(5\rightarrow4)}$-Isomerase metabolisieren Tibolon zu 3α-OH-T, 3β-OH-T und Δ^4-I. 3α-OH-T und 3β-OH-T aktivieren den Östrogenrezeptor, Δ^4-I den Progesteron- und Androgenrezeptor. Diese Metabolite zirkulieren als Sulfate. Gewebsspezifische Wirkungen entstehen durch unterschiedliche Rezeptoraktivierungen, Enzymregulationen und weiterem Metabolismus. Hitzewallungen, Schweißausbrüche, Gemütsschwankungen, Libido, Vaginalatrophie und Dyspareunie werden gebessert. Über den Östrogenrezeptor vermittelt wird Knochenschwund gehemmt, Knochendichte erhöht, postmenopausale Osteoporose verhindert. Durch

T

Hemmung der Steroidsulfatase und 17β-Hydroxysteroiddehydrogenase Typ I werden Östradiolspiegel in Mammazellen und damit ihre Proliferationsaktivität gesenkt. Δ^4-I im Endometrium gebildet aktiviert den Progesteronrezeptor, hemmt die Östrogenwirkung; Entzugsblutungen treten nicht auf. Tibolon und Metabolite senken Gesamtcholesterin, HDL-Cholesterin, Triglyzeride und Lipoprotein(a) bei gleichem LDL-Cholesterin ohne Veränderung des Cholesterinrücktransportes, steigern die Fibrinolyse. Das relative Risiko für arterielle oder venöse Ereignisse wurde bisher als nicht wesentlich erhöht angesehen, neuere Studien deuten jedoch auch hier auf ein erhöhtes Risiko hin.

Tiludronsäure

Englischer Begriff

Tiludronic acid.

Substanzklasse

Bisphosphonat, (4-Chlorphenylthio)-methylendiphosphonsäure.

Gebräuchliche Handelsnamen

Skelid.

Indikationen

M. Paget (Osteitis deformans Paget, Osteodystrophia deformans Paget). Experimentell bei anderen Knochenerkrankungen mit erhöhter Osteoklastenaktivität, wie tumorinduzierte Hyperkalzämie, Tumorosteolyse, kritischer Hyperkalzämie bei primärem Hyperparathyreoidismus, Osteoporose.

Wirkung

Tiludronsäure bindet an Hydroxylapatit des Knochens und wird in mineralisierte Knochenmatrix eingelagert, wodurch Osteoklastenaktivität inhibiert, aber Osteoblastentätigkeit und Mineralisation kaum beeinflusst werden, sodass eine positive Knochenbilanz resultiert. Mindert oder beseitigt Knochenschmerzen, verlangsamt Knochenumbau, z.B. bei M. Paget.

Dosierung

Zwei Stunden vor oder nach einer Mahlzeit mit einem Glas Wasser, täglich 1mal 400 mg per os über 3 Monate. Bei erneutem Auftreten von Aktivität des M. Paget, wie Anstieg der alkalischen Serumphosphatase, Zunahme des Hydroxyprolins im Urin oder anderer Knochenabbauparameter oder Knochenherdschmerzen kann nach einer Therapiepause von 6 Monaten Tiludronsäure erneut in gleicher Dosierung eingesetzt werden.

Darreichungsformen

Tabletten zu 240 mg Dinatriumtiludronat-Hemihydrat, entsprechend 200 mg Tiludronsäure.

Kontraindikationen

Absolut kontraindiziert bei schwerer Niereninsuffizienz (Kreatininclearance < 30 ml/min), relativ bei leichter bis mittlerer Niereninsuffizienz (Kreatininclearance 90–30 ml/min) unter regelmäßiger Überwachung der Nierenfunktion, eventuell in reduzierter Dosis, z.B. 200 mg pro Tag. Außerdem kontraindiziert bei juvenilem M. Paget, in Schwangerschaft und Stillzeit.

Nebenwirkungen

Abdominelle Schmerzen, Übelkeit, Diarrhoe, selten allergische Hautreaktionen, sehr selten asthenische Schwächezustände, Schwindel, Kopfschmerzen.

Wechselwirkungen

Kalzium-, Magnesium- und Aluminiumsalze vermindern die enterale Resorption der Tiludronsäure und damit auch ihre Wirkungsentfaltung am Knochen. Medikamente, Nahrungsergänzungsstoffe, Getränke und Mahlzeiten mit hohem Gehalt dieser Kationen, so z.B. auch Milch und Milchprodukte, sollten nur in mehr als 2stündigem Abstand zur Tiludronsäurereapplikation eingenommen werden. Die gleichzeitige Gabe von Indometacin erhöht die Bioverfügbarkeit, während Acetylsalicylsäure und Diclofenac die pharmakokinetischen Parameter nur unwesentlich verändern. Die Resorption von Digoxin wird nicht signifikant verändert.

Pharmakodynamik

Tiludronsäure hemmt wie andere Bisphosphonate die knochenresorbierende Aktivität der Osteoklasten und fördert ihre Apoptose. Beim M. Paget werden dadurch auch die herdförmig gesteigerten Knochenumbauvorgänge reduziert mit Abfall der alkalischen Serumphosphatase, osteoklastischer Knochenparameter und Besserung der Knochenschmerzen. Die Bioverfügbarkeit der Tiludronsäure ist im Mittel mit 6 % (2–11 %) relativ groß; sie wird über Tage unverändert im Urin ausgeschieden.

T$_3$-in-vitro-Test

▶ T$_3$-Test

Tiratricol

Englischer Begriff

Triiodothyroacetic acid; TRIAC; 3,5,3'-triiodothyroacetic acid and [4-(4-hydroxy-3-iodophenoxy)-3,5-di-iodophenyl]acetic acid.

Substanzklasse

Schilddrüsenhormone.

Gebräuchliche Handelsnamen

Nicht in Deutschland zugelassenes Arzneimittel.

Indikationen

Die amerikanische Zulassungsbehörde FDA hat Verbraucher davor gewarnt, tiratricol-haltige Produkte einzunehmen, da es erhebliche Gesundheitsschäden wie z.B. Herzinfarkte und Schlaganfälle hervrufen kann. Tiratricol sollte nur unter ärztlicher Aufsicht eingenommen werden. Tiratricol ist in einigen Appetitzüglern enthalten.

Wirkung

Tiratricol wirkt wie Schilddrüsenhormone. Es hemmt auch die Ausschüttung von TSH.

Dosierung

Da es keine zugelassene Indikation gibt, kann es auch nicht dosiert werden.

Darreichungsformen

Oral.

Kontraindikationen

Hyperthyreose, M. Addison, arterielle Hypertonie.

Nebenwirkungen

Müdigkeit, Lethargie, Gewichtsverlust, schwere Durchfälle. Tiratricol verändert die Schilddrüsenhormon-Laborwerte.

Wechselwirkungen

Mit oralen Antikoagulantien: der hypoprothrombinämische Effekt von Antikoagulantien, wie z.B. Phenprocoumon, kann potenziert werden. Mit Sympathomimetica: Bei Patienten mit KHK ist das Risiko einer Koronarinsuffizienz erhöht. Schilddrüsenhormone (Levothyroxin, Triiodthyronin): Die gleichzeitige Gabe von Tiratricol verstärkt die Wirkung der SD-Hormone.

Pharmakodynamik

Die Pharmakokinetik von TRIAC ist in Teilen unbekannt. Sie erscheint ähnlich derer von Schilddrüsenhormonen. Es wird im Dünndarm resorbiert. Die Körperverteilung ist unbekannt, es ist im Serum an

T

Bindungsproteine wie TBG oder Albumin gebunden. Die Bindung ist schwächer als die von T_3 oder T_4. Es wird in der Leber abgebaut und an Glukuronsäure gekoppelt in der Galle ausgeschieden. Durch die geringere Plasmabindung hat TRIAC eine kürzere Halbwertszeit als T_3 oder T_4.

Tolazamid

Englischer Begriff

Tolazamide (Sulfonylurea).

Substanzklasse

Sulfonylharnstoff.

Gebräuchliche Handelsnamen

In Deutschland nicht verfügbar.

Indikationen

Typ-2-Diabetes mellitus.

Wirkung

Stimulation der Betazelle mit nachfolgender Insulinfreisetzung. Hierdurch Absenken des Blutzuckers.

Dosierung

250–500 mg 1–2mal pro Tag.

Darreichungsformen

Tabletten.

Kontraindikationen

Niereninsuffizienz, schwere Leberfunktionsstörungen.

Nebenwirkungen

Gastrointestinale Nebenwirkungen, protrahierte Hypoglykämien bei unzureichender Nahrungsaufnahme, Akkumulation bei Niereninsuffizienz.

Wechselwirkungen

Bei der Gabe anderer potentiell nephrotoxischer Substanzen kann es zur Ausbildung einer Niereninsuffizienz kommen.

Pharmakodynamik

Halbwertszeit vier bis sieben Stunden.

Weiterführende Links

► Sulfonylharnstoff-Derivate

Tolbutamid

Englischer Begriff

Tolbutamide.

Substanzklasse

Orales Antidiabetikum, Sulfonylharnstoff, 1-Butyl-3-tosylharnstoff.

Gebräuchliche Handelsnamen

Orabet, Tolbutamid R.A.N.

Indikationen

Beim nicht-insulinpflichtigen Diabetes mellitus (Diabetes mellitus Typ 2, Erwachsenendiabetes), bei beginnendem Sekundärversagen auch in Kombination mit Insulintherapie.

Wirkung

Beim Typ 2-Diabetiker und beim Gesunden senkt Tolbutamid den Blutzucker durch vermehrte Insulinfreisetzung aus den B-Zellen des Pankreas. Diese betazytotrope Wirkung wird durch Glukose verstärkt. Außerdem ist durch Tolbutamid eine leichtgradige Steigerung der Glukoseutilisation in peripheren Geweben möglich.

Dosierung

Beim Erwachsenen einschleichend beginnen mit 500 mg täglich, unter Kontrolle der Blutglukose in 4–7tägigen Abständen gegebenenfalls um weitere 500 mg erhöhen, bis optimale Blutzuckersenkung eintritt. Maximale Tagesdosis 3000 mg. Einnahme per os zu gleichen Tageszeiten vor den Mahlzeiten, einmal täglich oder bei höheren Dosen 2mal täglich, morgens 2/3, abends 1/3 der Tagesdosis. Bei Kindern und Adoleszenten mit einem Körpergewicht unter 50 kg wird mit einer Initialdosis von 250 mg begonnen.

Darreichungsformen

Tabletten zu 500 mg.

Kontraindikationen

Insulinpflichtiger Diabetes mellitus (Diabetes mellitus Typ 1, jugendlicher Diabetes), Ketoazidose, Praecoma diabeticum, Coma diabeticum, komplettes Sekundärversagen einer Sulfonylharnstofftherapie, andere Insulinmangelzustände wie nach Pankreatektomie, Pankreasresektion und Pankreatitis, schwere Leberererkrankung, Porphyrie, Niereninsuffizienz (Serumkreatinin > 2,0 mg/dl). Unverträglichkeiten von Tolbutamid und ähnlichen Substanzen. Schwangerschaft und Stillzeit.

Nebenwirkungen

Hypoglykämie, Zunahme der Adipositas und ihrer kardiovaskulären Risiken, vorübergehend Sehstörungen, Sodbrennen, Übelkeit, Erbrechen, Leibschmerzen, Diarrhoe, selten Dysgeusie, Steigerung der Photosensibilität der Haut, Hautallergien, in Einzelfällen generalisierte Hypersensitivitätsreaktion, auch Erythema exsudativum multiforme, Steven-Johnson-Syndrom, exfoliative Dermatitis, Erythrodermie, Erythema nodosum, eosinophiles Lungeninfiltrat, Hepatitis, Cholestase, hämolytische Anämie, Knochenmarksschädigung. Kreuzallergien und Kreuzreaktionen mit anderen Sulfonylharnstoffen, Sulfonamiden und Probenecid.

Wechselwirkungen

Zusätzliche Medikationen können trotz gleichbleibender Tolbutamiddosierung die Stoffwechselwirkung verstärken oder vermindern, weshalb beim Ansetzen oder Absetzen von Zusatzmedikationen engmaschige Blutzuckerkontrollen notwendig sind. Sympathikolytika aller Art, auch Betarezeptorenblocker, Reserpin, Clonidin, Guanethidin können den Blutzucker senken bei gleichzeitiger Unterdrückung der physiologischen Gegenregulation und der Warnsymptome (gestörte Hypoglykämiewahrnehmung). H_2-Rezeptorantagonisten können die Blutzuckersenkung verstärken oder abschwächen. Alkohol kann die Tolbutamidwirkung unvorhersehbar verstärken oder vermindern. Verstärkung der hypoglykämischen Wirkung ist bekannt bei Insulin, Metformin und Acarbose, bei ACE-Hemmern, Fibraten, Azapropazon, Phenylbutazon, Oxyphenbutazon, Salizylaten, Probenecid, Sulfonamiden, Chloramphenicol, Tetrazyklinen, Miconazol, Cumarinderivaten, Heparin, Anabolika, MAO-Hemmern, Pentoxifyllin, Tritoqualin, zytostatischen Phosphamiden und bei anderen. Verminderung der hypoglykämischen Wirkung bei Zusatzmedikation mit Adrenalin, anderen Sympathikomimetika, Kortisol, anderen Glukokortikoiden, Glukagon, Gestagenen, Östrogenen, hormonellen Kontrazeptiva, Schilddrüsenhormonen, Azetazolamid, Diazoxid, Diuretika, Barbituraten, Chlorpromazin, Phenothiazinen, Phenytoin, Rifampicin, Indometacin, Nikotinate in höherer Dosierung und mit anderen.

Pharmakodynamik

Tolbutamid senkt den Blutglukosespiegel über Stimulation der Insulinsekretion aus den B-Zellen des Inselorganes. Es bindet im Bereich der transmembranösen Domänen 12–17 an den sogenannten Sulfonylharnstoffrezeptor-1 (SUR1, sulfonyl urea receptor 1), worauf ATPabhängige Kaliumkanäle gehemmt und damit der Kaliumefflux gedrosselt wird. Im weiteren wird die Plasmamembran der B-Zellen depolarisiert, spannungssensitive Ca^{2+}-Kanäle öffnen sich, die zytosolische Ca^{2+}-Konzentration steigt an, insulinhaltige Sekretgranula verschmelzen mit der Plasmamembran und die Insulinfreisetzung erhöht sich. Die Aufnahme und Metabolisierung von Glukose und Aminosäuren in den B-Zellen bedingt eine Erhöhung des intrazellulären ATP, das ebenfalls den K^+-Efflux über K_{ATP} hemmt und schließlich die Insulinsekretion steigert. Tolbutamid und glukoseabhängiger ATP-Anstieg potenzieren sich gegenseitig bei der Insulinfreisetzung, wodurch die Abhängigkeit der Insulinsekretion von der Glukosekonzentration erhalten bleibt. Außer dieser betazytotropen Hauptwirkung wird für Tolbutamid auch eine Steigerung der Insulinsensitivität und Glukoseutilisation in peripheren Geweben, wie Muskulatur und Fettgewebe, vermutet.

Weiterführende Links

▸ Sulfonylharnstoff-Derivate

Tolrestat

Englischer Begriff

Tolrestat.

Substanzklasse

Aldosereduktaseinhibitor.

Indikationen

Experimentelles Pharmakon zur Behandlung der distalen symmetrischen Polyneuropathie bei Diabetes mellitus.

Wirkung

Besserung der distalen diabetischen Polyneuropathie durch Reduktion des oxidativen Stresses.

Kontraindikationen

Lebererkrankungen.

Nebenwirkungen

Wirkt bisweilen hepatotoxisch.

Pharmakodynamik

Tolrestat hemmt den Fluß von Glukose durch den Polyolstoffwechsel, wodurch bei Hyperglykämie und Diabetes mellitus die intrazelluläre Anreicherung von Sorbit und Fruktose eingeschränkt, reduzierendes NADPH und Glutathion (GSH) eingespart und der oxidative Stress reduziert werden.

Toxischer Knoten

▸ Adenom, autonomes der Schilddrüse

TPO-AK

▸ Thyreoperoxidase-Antikörper
▸ thyreoidale mikrosomale Antikörper

TPO-Defekt

▸ Thyreoperoxidase-Defekt

TPP

▸ Thiaminpyrophosphat

TRAK

▸ Thyreotropin-Rezeptor-Antikörper

Transcortin

▸ Corticosteroid Binding Globulin
▸ Transkortin

Transformierender Wachstumsfaktor-α

▶ Transforming Growth Factor-α

Transformierender Wachstumsfaktor-β

▶ Transforming Growth Factor-β

Transforming Growth Factor-α

Synonyme

TGF-α; transformierender Wachstumsfaktor-α.

Englischer Begriff

Transforming growth factor-α.

Grundlagen

TGF-α ist ein pleiotroper Wachstumsfaktor, der von unterschiedlichsten Zelltypen – auch in endokrinen Organen – gebildet wird und der meist auto- oder parakrin die Funktion und das Wachstum einer Vielzahl von Zellen beeinflußt. TGF-α ist auch ein wichtiger auto-/parakrin wirksamer Faktor bei der Induktion und Progression von Tumoren. So führt z.B. im Tiermodell die TGF-α-Überexpression in laktotropen Zellen der Hypophyse über eine laktotrope Hyperplasie zur Entwicklung von Prolaktinomen. Interessanterweise existiert kein eigenständiger, spezifischer Rezeptor für TGF-α; der Wachstumsfaktor ist über den Rezeptor für den epidermalen Wachstumsfaktor (EGF) wirksam, obwohl TGF-α und EGF nur begrenzte strukturelle und funktionelle Homologien aufweisen.

Transforming Growth Factor-β

Synonyme

Transformierender Wachstumsfaktor-β; TGF-β.

Englischer Begriff

Transforming growth factor-β.

Grundlagen

Transforming Growth Factor-β (TGF-β) ist der Namensgeber der sog. TGF-β-Proteinfamilie, die mit mehr als 30 unterschiedlichsten Mitgliedern (u.a. Inhibin, Activin, Bone Morphogenetic Proteins, Anti-Müller-Hormon u.v.a.) derzeit die größte Gruppe von Wachstumsfaktoren darstellt. Vom TGF-β selbst existieren 3 Isoformen, TGF-β1, TGF-β2, TGF-β3, die in unterschiedlichsten Zelltypen in unterschiedlichen Mengen produziert werden. Die TGF-β Isoformen sind pleiotrope Wachstumsfaktoren, die in epithelialen, endothelialen, mesenchymalen u.a. Zellen unterschiedlichste Effekte ausüben, wobei sie in normalen Zellen oft inhibierend auf Funktion und Wachstum wirken, während sie in transformierten Tumorzellen meist stimulatorische Wirkungen zeigen. In Tumoren sind TGF-β Isoformen oft auch an den Prozessen der Hypoxie-induzierten Neovaskularisation beteiligt. TGF-β Isoformen werden u.a. durch Östrogene reguliert (z. B. wird im Hypophysenvorderlappen TGF-β1 durch Östradiol inhibiert, während TGF-β3 stimuliert wird) und ist über ein Heterodimer von zwei TGF-β Rezeptoren (TGF-βR1, TGF-βR2) wirksam. Nach Bindung von TGF-β Isoformen an den Rezeptorkomplex kommt es zur sukzessiven Phosphorylierung und Komplexbildung von Smad-Proteinen (Smad2, Smad3, Smad4), die die vielfältigen zytoplasmatischen oder genomischen Effekte von TGF-β Isoformen induzieren.

T

Transkortin

Synonyme

Transcortin; Kortisol bindendes Globulin; Kortikosteroid bindendes Globulin; CBG.

Englischer Begriff

Transcortin; cortisol-binding globulin; corticosteroid-binding globulin; CBG.

Definition

Spezifisches Transportprotein für Kortisol, im Blut zirkulierend, Bestandteil der α_2-Globulin-Plasmafraktion, Glykoprotein (52 kDa).

Grundlagen

Transkortin weist eine mittlere Plasmakonzentration von 3,7 mg/dl (0,71 μmol/l) auf, bindet 80–90 % des zirkulierenden Kortisols mit hoher Affinität und Spezifität, weniger spezifisch Kortison, Kortikosteron, 11-Desoxykortikosteron (DOC), Aldosteron, Progesteron, 17-Hydroxyprogesteron, wodurch sich die Plasmahalbwertszeiten ($t_{1/2}$) dieser Liganden erhöhen. Kortisolbindungskapazität: ~ 25 μg/dl. Transkortin wird in der Leber synthetisiert; Syntheserate und Plasmaspiegel können verändert sein (Tabelle), was bei Beurteilung von Plasmakortisolwerten zu berücksichtigen ist.

Transkortin, Tabelle 1 Ursachen veränderter Plasmaspiegel von Transkortin.

Erhöhung	– Östrogene, hormonelle Kontrazeptiva – Gravidität – Thyroxin, Triiodthyronin – Mitotane (o,p'-DDD) – Diabetes mellitus – genetische Ursache
Erniedrigung	– Proteinmangel, z.B. nephrotisches Syndrom – Adipositas – Entzündungen mit Interleukin-6-Erhöhung – genetische Ursache

Weiterführende Links

► Corticosteroid Binding Globulin

Transkriptionsfaktoren

Englischer Begriff

Transcription factors.

Definition

Faktoren, die die Transkription (DNA-mRNA Übertragung) von Genen regulieren.

Grundlagen

Unter Transkriptionsfaktoren ist eine Vielzahl heterogener Substanzen zusammengefasst, denen gemeinsam ist, dass sie die Transkription von DNA in mRNA induzieren oder reprimieren. Transkriptionsfaktoren können z.B. aktivierte Steroidhormonrezeptoren sein, meist sind sie jedoch Proteine, die am Ende von Signaltransduktionsketten stehen, wo sie die genomischen Effekte von Hormonen, Neurotransmittern, Cytokinen usw. induzieren. Die Transkriptionsfaktoren interagieren meist mit spezifischen Basen-Motifen der regulatorischen Komponente von Genen, den Promotoren. Nach Bindung an einen Promotor und oft erst nach Interaktionen mit anderen DNA-Bindungsfaktoren wird die Enzymmaschinerie zum Ablesen der Gene und zur Bildung der mRNA induziert oder blockiert.

Transmitter

► Überträgerstoff

Transsexualität

Englischer Begriff

Transsexuality.

Definition

Entwicklung einer Geschlechtsidentität, die zum somatischen Geschlecht im Widerspruch steht. Transsexuelle sind im Gegensatz zu Patienten mit Intersexualität somatisch eindeutig männlichen bzw. weiblichen Geschlechts, fühlen sich jedoch psychisch in jeder Hinsicht dem anderen Geschlecht zugehörig. Transsexualität kommt bei beiden Geschlechtern vor und ist streng zu trennen von Homosexualität und Transvestitismus. Transsexuelle empfinden sich in der Regel als heterosexuell. Häufig besteht ein erheblicher Leidensdruck. Die Ätiologie ist unklar. Die Prävalenz ist ca.1:12.000 für Mann zu Frau und etwa 1:30.000 für Frau zu Mann. In Deutschland wird die Zahl auf ca. 3000–6000 Patienten geschätzt.

Symptome

Transsexuelle leiden stark unter ihrem anatomischen Geschlecht häufig bereits von Kindheit an. Sie erwarten vom Arzt die hormonelle bzw. operative Umwandlung in das andere Geschlecht. Sexualbedürfnis und Sexualbefriedigung der Transsexuellen sind unterschiedlich. Manche verkehren heterosexuell mit unbefriedigenden Partnerbeziehungen. Auch Homosexualität kommt vor. Die Einführung des Transsexuellengesetzes (Gesetz über die Änderung des Vornamens und die Feststellung der Geschlechtszugehörigkeit in besonderen Fällen vom 10.09.1980, BGBl. I S.1654) und die vermehrt geführte öffentliche Diskussion führte teilweise zu einer verbesserten Akzeptanz und gesellschaftlichen Stellung Transsexueller. Die zwischenmenschlichen Beziehungen werden als stark gestört beschrieben. Die Patienten werden als innerlich zerrissen, affektlabil, subdepressiv und suizidgefährdet beschrieben. Selbstverstümmelungen und Selbstkastrationen sind berichtet.

Diagnostik

Die Diagnose wird durch eine umfassende Anamnese gestellt (Erleben der gegengeschlechtlichen psychischen Identität, sexuelle Gewohnheiten und Wünsche, Familienstand und Existenz von Kindern, Reaktionen im sozialen Umfeld). Die Familienanamnese spielt eine wichtige Rolle im Zusammenhang mit dem möglichen Vorliegen von erblichen psychischen Erkrankungen, die von der Transsexualität eindeutig abgegrenzt werden müssen.
Allgemeine körperliche Untersuchung mit Untersuchung des genitalen Status und sekundärer Geschlechtsmerkmale.
Bestimmung des gonadalen Hormonstatus und des Karyotyps.

Differenzialdiagnose

Temporäre oder partielle Störungen der Geschlechtsidentität, Transvestitismus, homosexuelle Orientierung in der Entwicklung, Psychosen.

Allgemeine Maßnahmen

Lebensmodifikation

Juristische Aspekte: Laut Transsexuellengesetz (TSG) wird eine „kleine" von einer „großen" Lösung unterschieden. Nach der kleinen Lösung (§ 1 TSG) sind vom Gericht auf Antrag die Vornamen einer Person zu ändern, die sich infolge ihrer transsexuellen Prägung nicht mehr dem anderen Geschlecht als zugehörig empfindet und seit mindestens 3 Jahren unter dem Zwang steht, ihren Vorstellungen entsprechend zu leben. Die ursprüngliche Vorgabe eines Mindestalters von 25 Jahren ist abgeschafft. Die große Lösung (§§ 8 ff TSG) führt nicht nur zu einer Vornamensänderung, sondern zu einer gerichtlichen Feststellung der anderweitigen Geschlechtszugehörigkeit. Voraussetzungen hierfür sind, dass die Person unverheiratet ist, dauernd fortpflanzungsunfähig ist und sich einer operativen Geschlechtsumwandlung unterzogen hat. Bei beiden Lösungen sind zwei unabhängige Gutachten erforderlich, davon mindestens ein psychiatrisches Gutachten.

T

Therapie

Dauertherapie

Psychiatrische Therapien sind unwirksam. Schrittweise Annäherung der körperlichen Merkmale an das psychische Geschlecht. Interdisziplinäre Zusammenarbeit von Psychologen, Psychiatern, Endokrinologen und operativ tätigen Ärzten notwendig. Zunächst zwei Jahre Beobachtung und Festigung der Diagnose. Vor Beginn einer Hormontherapie sollte der Patient mit dem Tragen gegengeschlechtlicher Kleidung beginnen, um psychosoziale Probleme und Konfliktsituationen meistern zu lernen. Erst nach Umwandlung der sekundären Geschlechtsmerkmale durch eine gegengeschlechtliche Hormontherapie sollten operative Maßnahmen eingeleitet werden. *Gegengeschlechtliche Hormontherapie:* Dient der Unterdrückung der ursprünglichen sekundären Geschlechtsmerkmale und der Entwicklung der gewünschten gegengeschlechtlichen Merkmale. Durchführung lebenslang. Beinhaltet potentielle Risiken.
Hormontherapie für Mann-zu-Frau-Transsexuelle: Östradiol 4-8 mg oral in Kombination mit oralem Antiandrogen (z.B. Androcur 100 mg / die). Danach lebenslange Substitution mit oralen Östrogenen (2–8 mg Östradiol täglich); bei Patienten nach Embolie und > 40 Jahre individuelle transdermale Östrogensubstitution (Reduktion des Thromboserisikos). Höhere Östrogendosen haben keinen zusätzlichen Effekt. Mit abnehmenden endogenen Testosteronspiegeln schrittweise Reduktion der Antiandrogene. *Hormontherapie für Frau-zu-Mann-Transsexuelle:* Testosteronenanthat 250 mg i.m. alle 2 Wochen; nach ca. einem Jahr individuelle Dosierung. Alternativ Testosterongel 50 mg/Tag oder Testosteronundecanoat 1000 mg i.m. alle 12 Wochen. Bei nicht sistierender Regelblutung, zwischen den Testosteroninjektionen Gaben eines Gestagens i.m. (z.B. Clinovir 500 mg i.m. zweimal im Abstand von 2–3 Tagen). Zu-

friedenstellende Androgenisierung meist nach 9–12 Monaten.

Operativ/strahlentherapeutisch

Operative Therapie: Erst nach Entwicklung der sekundären Geschlechtsmerkmale durch Homontherapie indiziert. Besonderer Wert der Patientenaufklärung spätestens zum Zeitpunkt der Vereinbarung des Operationstermines mit genügend großem zeitlichen Intervall (Irreversibilität, lebenslange Hormonsubstitution, etc.). *Mann zu Frau:* Kastration durch Entnahme der Testes, Resektion des Penisschaftes, Ausbildung einer Neovagina und labia minora. Häufig zusätzlich kosmetisch-plastische Operationen (Facelifting, Mammaaugmentation) *Frau zu Mann:* Bilaterale Mastektomie, Adnexektomie und Hysterektomie mit nachfolgender Neophalloplastik (verschiedene Techniken).

Bewertung

Wirksamkeit

Durch lebenslange gegengeschlechtliche Hormontherapie und eventuell Operation kann in den meisten Fällen eine befriedigende phänotypische „Geschlechtsumwandlung" erreicht werden. Behandlung immer durch ein erfahrenes interdisziplinäres Team empfehlenswert.

Verträglichkeit

Hormontherapie:
Mann-zu-Frau-Transsexuelle: Hauptproblem der Östrogengabe ist die Steigerung des Embolierisikos (Reduktion durch transdermale Applikation). Gelegentlich Galaktorrhoe und Hyperprolaktinämie. Höhere Depressionsrate unter Hormontherapie. Keine erhöhte Mortalität.
Frau-zu-Mann-Transsexuelle: Die Androgentherapie führt häufig zu Akne, Gewichtszunahme und Erhöhung der Leberenzyme.
Chirurgische Therapie: Neben allgemeinen Operationsrisiken (Blutung, Infektion) teilweise noch unbefriedigende Ergebnisse der Neophalloplastik.

Nachsorge

Unter gegengeschlechtlicher Hormontherapie alle 2–3 Monate körperliche Untersuchung und Kontrolle der Leberfunktionsparameter, der Hormonspiegel und der
Serumlipide. Nach Operation regelmäßige
Nachsorge bezüglich des OP-Ergebnis.

Prognose

Durch die skizzierten Therapieformen kann
heute in der überwiegenden Mehrzahl der
Fälle ein befriedigendes phänotypisches
Ergebnis erreicht werden. Die Langzeitprognose hängt jedoch überwiegend vom
Erfolg der psychosozialen Reintegration
nach erfolgter Geschlechtsumwandlung ab.

Literatur

1. Eicher W (1995) [Transsexuality-standards of
    care]. Zentralbl Gynakol 117:61–66
2. Cohen-Kettenis PT, Dillen CM, Gooren LJ (2000)
    [Treatment of young transsexuals in the Nether-
    lands]. Ned Tijdschr Geneeskd 144:698–702
3. Nawroth PP, Ziegler R (Hrsg) (2001) Klinische
    Endokrinologie und Stoffwechsel. Springer-
    Verlag, Berlin Heidelberg New York

Transthyretin

Synonyme

TTR; thyroxinbindendes   Präalbumin;
TBPA.

Englischer Begriff

Transthyretin; TTR; thyroxine-binding prealbumin; TBPA.

Definition

Homotetrameres Serumprotein, $4 \times 13,5$
kDa, das überwiegend Thyroxin (T_4) und
in geringem Maße auch Triiodthyronin
(T_3) spezifisch und reversibel bindet (siehe
Abb. 1) und zu Zielorganen transportiert,
außerdem retinolbindendes Protein (RBP).
Etwa 10–15% des zirkulierenden T_4 sind
an TTR gebunden (siehe ▶ Thyroxin, freies). Mittlere TTR-Serumkonzentration:
25 mg/dl oder 4,6 µmol/l.

Grundlagen

Das TTR-Tetramer formiert 2 Bindungsstellen für T_4, wobei die Bindungsaffinität
der 2. Stelle stark abfällt, sobald die 1. Stelle mit T_4 oder T_3 belegt ist, so dass ein
TTR-Tetramer meist nur ein T_4-Molekül
transportiert. Unabhängig von der T_4-
Assoziation bindet TTR ferner 1–2 Moleküle RBP und damit Retinol (Vitamin A).
TTR wird in Leber, Pankreasinseln, Retina
und Plexus choroideus synthetisiert. Im
Liquor cerebrospinalis ist TTR das vorherrschende Bindungs- und Transportprotein
für T_4 und T_3.
Bei autosomal dominanter familiärer Amy-
loidpolyneuropathie liegen Mutationen

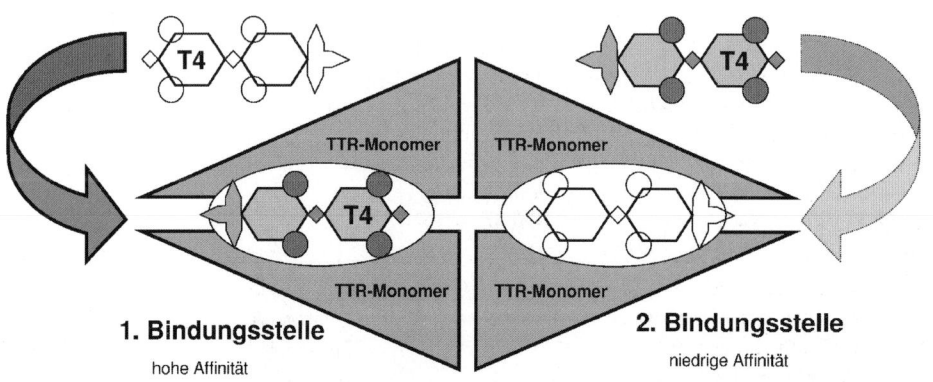

Transthyretin, Abb. 1 Thyroxinbindung an tetrameres Transthyretin (TTR). T_4 = Thyroxin; TTR = Transthyretin.

des TTR vor (Chromosom 18) mit verminderter T_4-Affinität und gesteigerter Dissoziation des TTR-Tetramers in seine fibrillären, amyloidbildenden Monomere. TTR-Mutationen mit erhöhter T_4-Affinität oder paraneoplastische TTR-Produktion, z.B. in Inselzelltumoren, führen zu euthyreoter Hyperthyroxinämie mit hohem Gesamt-T_4 (TT_4), normalem freien Thyroxin (FT_4) und normalem Thyreotropin (TSH).

Tretinoin

▶ Retinsäure

TRH

▶ Thyreotropin-Releasing Hormon

TRH-Test

Synonyme

Schilddrüsenstimulationstest.

Englischer Begriff

TRH-Test.

Definition

Laborchemischer Test zur Abschätzung bzw. zur Quantifizierung der Schilddrüsenfunktion, insbesondere der Schilddrüsenhormonsynthese. Stimulationstest zur Diagnostik von Schilddrüsenfunktionsstörungen und Untersuchung einer intakten hypothalamisch-hypophysären Schilddrüsenachse.

Voraussetzung

Verdacht auf Störung der Schilddrüsenfunktion.

Kontraindikationen

Manifeste Hyperthyreose (relativ); Akuter Herzinfarkt, instabile Angina pectoris, Epilepsie/erhöhte Krampfbereitschaft, schwere obstruktive Atemwegserkrankungen, große Raumforderung im Sellabereich (Hypophysenapoplexie).

Durchführung

Prinzip: Stimulation des endogenen TSH durch exogenes Releasing-Hormon führt physiologischerweise zu einem ausgeprägten TSH-Anstieg.
Indikationen: Nachweis einer verminderten Stimulierbarkeit von TSH aus der Hypophyse; Nachweis der therapeutischen Suppression von TSH beim Schilddrüsenkarzinom; Nachweis einer subklinischen (latenten) Hypothyreose; unklare Fälle von Schilddrüsenfunktionsstörungen.
Durchführung: Serumgewinnung für den TSH-Basalwert; langsame i.v. Injektion von 200 µg TRH (sitzender oder liegender Patient); nach 20–30 min. Serumgewinnung zur Bestimmung des stimulierten TSH-Wertes.
Nebenwirkungen: Bei der i. v. Injektion meist vorübergehende Missempfindungen (Wärmegefühl), Geschmacksmissempfindungen, Mundtrockenheit, Übelkeit, Hungergefühl, Harndrang, Schwindel, Tachykardie, selten Blutdruckanstieg, Angina pectoris, Asthmaanfall.
Bewertung: Zahlreiche Medikamente beeinflussen den TSH-Anstieg. Normal ist ein Anstieg um mehr als 2 µE/ml. Anstieg um weniger als 2 µE/ml spricht für Autonomie/latente Hyperthyreose. Überschießender Anstieg über 20–24 µE/ml spricht für (subklinische) primäre Hypothyreose (siehe Abb. 1).

Triamcinolon

Englischer Begriff

Triamcinolone.

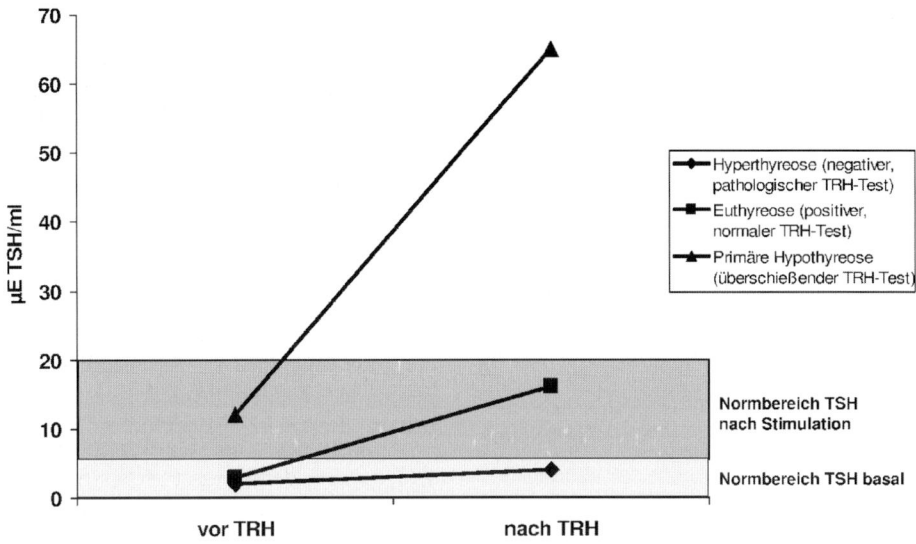

TRH-Test, Abb. 1 Darstellung möglicher Ergebnisse des TRH-Testes und deren diagnostische Aussagen.

Substanzklasse

9-Fluor-11β-16α, 17, 21-tetrahydroxy-1, 4-pregnadien-3, 20-dion (IUPAC); halogeniertes Glukokortikoid.

Gebräuchliche Handelsnamen

Berlicort, Delphicort, Delphimix, Triamoral, Volon, Volon A, Lederlon.

Indikationen

Krankheiten, die einer systemischen, topischen oder intraartikulären und intrafokalen (Lederlon) Glukokortikoidtherapie bedürfen. *Systemisch:* Allergische Rhinitis, Asthma bronchiale, Dermatosen, Ekzem, chronische Polyarthritis, andere entzündliche Erkrankungen des Bewegungsapparates und der Haut. *Topisch:* Neurodermitis, allergisches Ekzem. *Intraartikulär:* chronische Polarthritis, aktivierte Arthrose. *Intrafokal:* Bursitis, Periostitis, Ganglien, Tendovaginitis, Fibrositis, Schulter-Arm-Syndrom, Epicondylitis, Lichen sclerosus et atrophicans, Lichen ruber verrucosus, Lichen simplex chronicus Vidal, Lupus erythematodes chronicus discoides, Alope-

cia areata, hypertrophe Narben, Granuloma anulare, großknotige Einzelherde der Sarkoidose, Keloide.

Wirkung

Stark wirkendes antiinflammatorisches Glukokortikoid.

Dosierung

Systemisch: Initial 20–40 mg/Tag oral morgens, Erhaltungstherapie 2–8 mg/Tag oral morgens; Kinder unter 10 Jahren oder < 27 kg KG initial 4–12 mg/Tag oral morgens, Erhaltungstherapie 1/3–1/2 der Erwachsenendosis; 20–40 mg i.m. (Injektionsabstände 1–4 Wochen); *Intraartikulär/intrafokal:* 10–40 mg intraartikulär/intrafokal (Injektionsabstand 3–4 Wochen); *topisch:* Als Salbe (1 g Salbe entspricht 1 mg Triamcinolon) 1–2mal täglich (maximal für 4 Wochen).

Darreichungsformen

Triamcinolon: Tabletten, Kristallsuspension; *Triamcinolon acetonid:* Spray, Kristallsuspension, Creme, Salbe, Lotion, Nasenspray, Haftsalbe; *Triamcinolon hexaceto-nid*: Kristallsuspension.

Kontraindikationen

Systemisch: Über die Notfalltherapie hinausgehende, länger andauernde systemische Anwendung bei Magen-Darm-Ulzera, schwerer Osteoporose, psychiatrischer Anamnese, Herpes simplex, Herpes zoster, Varizellen, 8 Wochen vor bis 2 Wochen nach Schutzimpfungen, Amöbeninfektion, Systemmykosen, Poliomyelitis, Lymphadenitis nach BCG-Impfung, Eng- und Weitwinkelglaukom, Virusinfektionen, chronische Virushepatitis. Parenterale Depotpräparate, Kristallsuspensionen nicht bei Kindern unter 6 Jahren, für Kinder zwischen 6 und 12 Jahren nur bei vitaler Indikation. Anwendungsbeschränkungen: Tuberkulose in der Anamnese, bei schweren Infektionen nur in Kombination mit kausaler Therapie.

Intraartikulär/intrafokal: Infektionen im Anwendungsbereich; systemische Wirkungen beachten.

Topisch: Lokale Therapie ohne kausale Zusatzbehandlung; bei länger dauernder Anwendung systemische Wirkungen beachten. Spezifische Hautprozesse (Lues, Tbc), Varizellen, Vakzinationsreaktionen, Mykosen, Bakterielle Hautinfektionen, Periorale Dermatitis, Rosazea.

Strenge Indikationsstellung in Schwangerschaft und Stillzeit!

Nebenwirkungen

Systemisch: Cushingoid, Striae rubrae, Petechien, Ekchymosen, Steroidakne, verzögerte Wundheilung, Muskelschwäche, Osteoporose, aseptische Knochennekrosen, Glaukom, Katarakt, Depressionen, Gereiztheit, Euphorie, Ulkus ventriculi, Pankreatitis, Vollmondgesicht, Stammfettsucht, Diabetes mellitus, gestörte Glukosetoleranz, Natriumretention mit Ödemen, vermehrte Kaliumausscheidung, Atrophie der Nebennierenrinde, Wachstumsverzögerung bei Kindern, Amenorrhoe, Hirsutismus, Impotenz, Hypertonie, erhöhtes Thromboserisiko, Vaskulitis, erhöhtes Infektionsrisiko.

Intraartikulär/intrafokal: Aseptische Knochennekrosen, Lokalinfektionen

Topisch: Allergische Hautreaktionen, Hautatrophien, Teleangiektasien, Striae, Steroidakne, Periorale Dermatitis, Hypertrichosis.

Wechselwirkungen

Herzglykoside (Wirkung durch Kaliummangel verstärkt); Saluretika, Schleifendiuretika (verstärkte Kaliumausscheidung); Antidiabetika einschließlich Insulin (Blutzuckersenkung vermindert); Orale Antikoagulanzien (Wirkung abgeschwächt); Enzyminduktoren für Cytochrom P-450 (Kortikoidwirkung vermindert); Nichtsteroidale Antirheumatika (Gastrointestinale Blutungsgefahr und Ulkusgefahr erhöht);

Triamcinolon, Tabelle 1 Pharmakodynamische Eigenschaften verschiedener Glukokortikoide.

Name	Halbwertszeit	Äquivalentdosis	Relative glukokortikoide Potenz	Relative mineralokortikoide Potenz
Kortisol	Sehr kurz	20	1	1
Prednisolon	Kurz	5	4	0,6
Methylprednisolon	Kurz	4	5	0
Fluocortolon	Mittel	5	5	0
Triamcinolon	Mittel	5	5	0
Dexamethason	Lang	0,75–1	25	0

ACE-Hemmer (Erhöhtes Risiko von Blut-bildveränderungen); Chloroquin, Hydro-xychloroquin, Mefloquin (Erhöhtes Risiko von Myopathien und Kardiomyopathi-en); Somatropin (verminderte Wirkung); Protirelin (TSH-Anstieg vermindert); La-xanzien (verstärkter Kaliumverlust); Sali-zylate (Gastrointestinale Blutungsgefahr und Ulkusgefahr erhöht); Anticholinergika, Atropin (gesteigerter Augeninnendruck); Östrogene (verstärkte Glukokortikoidwir-kung); Praziquantel (verminderte Serum-konzentration), trizyklische Antidepressiva (verminderte Wirkung); Fenoterol in der Schwangerschaft (Lungenödem, Herzin-suffizienz); Myasthenia gravis (Verschlech-terung).

Pharmakodynamik

Siehe Tab. 1.

Triazylglyzerinbiosynthese

▶ Lipogenese

Triazylglyzerine

▶ Triglyzeride

Triazylglyzerinhydrolyse

▶ Lipolyse

Triglyzeridabbau

▶ Lipolyse

Triglyzeride

Synonyme

Triazylglyzerine.

Englischer Begriff

Triacylglycerol; triglyceride.

Definition

Neutralfett, das aus einem mit drei Fettsäu-ren veresterten Glyzerinmolekül besteht.

Grundlagen

Durchschnittlich nimmt der Mensch täg-lich 100 g Triglyzeride mit der Nahrung auf. Der größte Teil dieses exogenen Tri-glyzerids wird nach partieller Hydrolyse in Chylomikronen eingebaut und erreicht über den Ductus thoracicus den großen Kreislauf. Ein Teil wird direkt zur Ener-giegewinnung verwendet, der größte Teil wird aber in den Fettdepots gelagert. Die Leber gibt täglich ca. 40 g endogene Trigly-zeride ab. Bei Gesunden stammen die im Nüchternzustand im Plasma befindlichen Lipide fast ausschließlich aus der endoge-nen Synthese. Von den familiären lassen sich die sekundären Hypertriglyzeridämi-en, z.B. bei Hepatopathien, Nephropathien, Hypothyreose, Pankreatitis und Diabe-tes, abgrenzen. Therapeutisch werden bei Hypertriglyzeridämie zunächst eine Ge-wichtsreduktion angestrebt sowie eine Diät inklusive Alkoholkarenz durchgeführt. Bei nicht ausreichendem Erfolg sind dann in der Regel Fibrate Mittel der Wahl. Durch eine Absenkung der Triglyzeride wird auch ein Ansteigen des HDL-Cholesterins erreicht. Dieser Effekt scheint für die po-sitiven Ergebnisse mit Fibraten in Sekun-därpräventionsstudien verantwortlich zu sein. Triglyzeridspiegel über 1000 mg/dl bedeuten ein erhöhtes Risiko für Pankrea-titiden. Normalbereich der Triglyzeride: 74–172 mg/dl.

2,6,8-Trihydroxypurin

▶ Harnsäure

Triiodthyronin

Synonyme

T_3; 3,5,3'-Triiodthyronin.

Englischer Begriff

3,5,3'-Triiodothyronine.

Definition

Im Kolloid der Schilddrüse im Thyreoglobulinmolekül synthetisiertes, biologisch aktives Schilddrüsenhormon. Entsteht aus den Vorstufen Monoiodthyrosin und Diiodthyrosin durch Kopplung.

Grundlagen

Die Schilddrüse setzt sich aus Follikeln zusammen, die aus einzelnen, aneinander gereihten Zellen bestehen, welche einen mit Kolloid gefüllten Hohlraum umgeben. Im Kolloid werden Schilddrüsenhormone im Thyreoglobulinmolekül synthetisiert und gespeichert. Biologische Bedeutung haben die Hormone Thyroxin (T_4) und Triiodthyronin (T_3). Vom T_4 liegt 10–20mal so viel vor wie von T_3. Beide Hormone unterscheiden sich chemisch lediglich durch ein Iodatom (Abbildung). Aus den Vorstufen Monoiodthyrosin und Diiodthyrosin entstehen durch Kopplung T_3 und aus zwei Molekülen Diiodthyrosin wird T_4 gebildet. Die Kopplung der iodierten Komponenten geschieht im Thyreoglobulinmolekül. Schlüsselenzym der Schilddrüsenhormonsynthese ist die thyreoidale Peroxidase (TPO), die die Bindung von Iod an die Aminosäure Tyrosin bewirkt, aber auch an der Kopplung von Monoiodthyrosin und Diiodthyrosin innerhalb des Thyreoglobulinmoleküls beteiligt ist. Im Erwachsenenalter repräsentieren nur die sehr geringen Konzentrationen der nichtproteingebundenen freien Schilddrüsenhormone (normal etwa 0,03 % des Gesamt-T_4 und 0,3 % des Gesamt-T_3 im Serum) die aktuelle Schilddrüsenfunktion. Siehe

Triiodthyronin, Abb. 1 Synthese von Triiodthyronin in der Schilddrüse.

auch ► Schilddrüsenhormone, ► Gesamt-Thyroxin, ► Gesamt-Triiodthyronin.

3,5,3'-Triiodthyronin

► Triiodthyronin

Triiodthyronin, reverses

Synonyme

Reverses T_3; reverses 3,5,3'-Triiodthyronin.

Englischer Begriff

Reverse Triiodothyronine; reverse T_3; reverse 3,5,3'-Triiodothyronine.

Definition

Im Kolloid der Schilddrüse im Thyreoglobulinmolekül und in peripheren Geweben synthetisiertes, biologisch inaktives Schilddrüsenhormon. Entsteht durch das Enzym Deiodase aus Tetraiodthyronin (Thyroxin).

Grundlagen

Im Kolloid werden Schilddrüsenhormone im Thyreoglobulinmolekül synthetisiert und gespeichert. Biologische Bedeutung haben die Hormone Thyroxin (T_4) und Triiodthyronin (T_3). Vom T_4 liegt 10–20mal so viel vor wie von T_3. Beide Hormone unterscheiden sich chemisch lediglich durch ein Iodatom. Aus den Vorstufen Monoiodthyrosin und Diiodthyrosin entstehen durch Kopplung T_3 und aus zwei Molekülen Diiodthyrosin wird T_4 gebildet. Schlüsselenzym der Schilddrüsenhormonsynthese ist die thyreoidale Peroxidase (TPO), die die Bindung von Iod an die Aminosäure Tyrosin bewirkt, aber auch an der Kopplung von Monoiodthyrosin und Diiodthyrosin innerhalb des Thyreoglobulinmoleküls beteiligt ist. Reverses T_3 entsteht als biologisch inaktives Schilddrüsenhormon durch die Aktivität des Enzyms Deiodase. Ca. 40 % des T_4 werden zu T_3 und ca. 45 % zu reverse-T_3 in peripheren Geweben konvertiert. Reverses T_3 ist inaktiv an T_3-Rezeptoren. Die Bestimmung von reversem T_3 im Serum hat möglicherweise Bedeutung bei der Differenzierung eines low-T_3-Syndroms im Rahmen schwerer Erkrankungen von einer echten Hypothyreose. Siehe auch ▶ Schilddrüsenhormone, ▶ Gesamt-Thyroxin, ▶ Gesamt-Triiodthyronin.

Triiodthyronintest

Synonyme

T_3-Test.

Englischer Begriff

Triiodothyronine test.

Definition

Bestimmung von Triiodthyronin im Serum durch immunologische Methoden (T_3-RIA, ELISA, LIA). Gesamt-Triiodthyronin; Schilddrüsenhormone.

Voraussetzung

Verdacht auf Hyperthyreose; Verlaufskontrolle der Hyperthyreose.

Kontraindikationen

Fehlender Verdacht auf Schilddrüsenfunktionsstörung.

Durchführung

Bestimmung des Gesamttriiodthyronins oder des freien, nicht proteingebundenen T_3 mittels immunologischer Verfahren (RIA, LIA, ELISA) aus 2 ml Serum.

Das Ergebnis der Gesamt-T_3-Bestimmung wird (weniger als T_4) von der Konzentration des Thyroxin bindenden Globulins (TBG) im Serum beeinflusst. In der Schwangerschaft oder bei Frauen unter Östrogeneinnahme Bestimmung des freien Hormons empfohlen.

Referenzbereich ca. 70–190 ng/dl. Bei Jugendlichen leicht höhere Werte, niedrige bzw. erniedrigte Werte auch bei schweren nicht thyreoidalen Allgemeinerkrankungen (Low-T_3-Syndrom), beim Fasten und unter Einwirkung bestimmter Medikamente (Propranolol, Propylthiouracil, Glukokortikoide, Amiodarone, iodhaltige Röntgenkontrastmittel).

Trilostan

Synonyme

$4\alpha,5$-Epoxy-17β-hydroxy-3-oxo-5α-androstan-2α-carbonitril.

Englischer Begriff

Trilostane.

Definition

Hemmstoff der Biosynthese von Nebennierenrindensteroiden durch spezifische Hemmung des Enzyms 3-β-Hydroxysteroid-Dehydrogenase.

Grundlagen

Trilostan wirkt über eine Hemmung der Steroidsynthese in der Nebennierenrinde zu einem frühen Zeitpunkt durch Hemmung der 3β-Hydroxysteroid-Dehydrogenase. Indikation: Cushing-Syndrom, primärer Hyperaldosteronismus bei fehlender Möglichkeit zur kausalen Therapie oder vorübergehenden Therapie vor Operation (in den USA im April 1994 vom Markt genommen). Nebenwirkungen: Zeichen der Nebennierenrindeninsuffizienz (Addison), Hautpigmentierung, Müdigkeit, Depression, Übelkeit, Erbrechen, Durchfall, Bauchschmerzen, Appetitlosigkeit, Muskelkrämpfe. Wird in der Tiermedizin noch häufig eingesetzt. Wird vorwiegend in Entwicklungsländern als Ersatz für Mifepriston zur Reduktion der Progesteronsynthese bei der Induktion eines medikamentösen Abortes eingesetzt (Studien).

Trimegeston

Englischer Begriff

Trimegestone.

Substanzklasse

Synthetisches Gestagen aus der Nor-Pregnan-Reihe.

Gebräuchliche Handelsnamen

In Deutschland bisher nicht eingeführt (Rote Liste 2004).

Indikationen

Sequentielle Therapie postmenopausaler Symptome im Klimakterium bei nicht-hysterektomierten Patientinnen.

Wirkung

Selektive Wirkung am Gestagenrezeptor mit sechsfach höherer Affinität als Progesteron *in vitro*. Wirkprofil ähnlich Progesteron. Im Vergleich mit anderen Gestagenen (z.B.

Norethisteron) geringere Bindung an den Gluko- und Mineralokortikoidrezeptor. Zeitabhängige Induktion einer Amenorrhoe. Bei über 90 % der Frauen tritt nach Absetzen des Präparates innerhalb einer Woche eine Entzugsblutung von vier bis fünf Tagen auf. Verbesserung des Lipidprofils. Keine Endometriumhyperplasien.

Dosierung

0,5 mg Trimegeston in fixer Kombination mit 2 mg 17β-Östradiol.

Darreichungsformen

Dragees.

Kontraindikationen

Schwangerschaft und (voraussichtlich) ähnliche Kontraindikationen wie bei Gabe von Östrogenen und Gestagenen.

Nebenwirkungen

Allergie gegen das Präparat, Brustspannen.

Wechselwirkungen

Information nicht verfügbar.

Triptorelin

Synonyme

D-Trp6 GnRH.

Englischer Begriff

Triptorelin.

Definition

Synthetisches Dekapeptid, Analog von Gonadotropin-Releasing-Hormon (GnRH). Handelsname Decapeptyl.

Grundlagen

Triptorelin ist ein synthetisches Analogon des Gonadotropin-Releasing-Hormons (GnRH-Agonist) in der Darreichungsform von Triptorelin-azetat. Therapeutische Indikationen sind die Behandlung des fortgeschrittenen Hormon-abhängigen Prostatakarzinoms, des symptomatischen Uterus myomatosus zur präoperativen Verkleinerung einzelner Myome vor geplanter Myomenukleation bzw. Hysterektomie, der symptomatischen, laparoskopisch gesicherten genitalen und extragenitalen Endometriose, sowie die Verhinderung vorzeitiger LH-Anstiege bei assistierender Fertilitätstherapie. Obwohl in Deutschland noch nicht für diese Indikation zugelassen, sind GnRH-Agonisten ebenfalls Mittel der Wahl für die Behandlung der Pubertas praecox vera. Initial bewirkt die Applikation von Triptorelin einen vorübergehenden Anstieg von Gonadotropinen mit transientem Anstieg von Testosteron bzw. Östrogenen und nachfolgender Suppression der Gonadotropinsekretion und der testikulären bzw. ovariellen Hormonproduktion auf Kastratenniveau nach ca. 20 Tagen. *Dosierung:* 3,75 mg Triptorelin s.c. oder i.m. alle 28 Tage, Beginn während der ersten fünf Tage des Menstruationszyklus (Uterus myomatosus, Endometriose); 0,1–0,5 mg Triptorelin s.c. während der ersten 7 Tage der Behandlung und anschließend 3,75 mg Triptorelin s.c. oder i.m. alle 28 Tage (Prostatakarzinom). *Kontraindikationen:* Allergie gegen Triptorelin, Schwangerschaft, nicht Hormon-abhängiges Prostatakarzinom. *Nebenwirkungen:* Während initialem Gonadotropin-/Testosteron- bzw. Östradiolanstieg Verschlechterung der Symptome möglich (Schmerz in Knochenmetastasen des Prostatakarzinoms, Harnwegsobstruktion, Beckenschmerzen, Dysmenorrhoe); initiale Symptome gehen im Verlauf von 1–2 Wochen zurück; während dieser Zeit möglicherweise Komedikation mit Antiandrogen erwägen.

Hitzewallungen, verminderte Libido, Impotenz, Neuropathie, Haarausfall, Bauchschmerzen, Hyperhidrosis, Gynäkomastie, Vertigo, Hypertension, Metrorrhagie, Dyspareunie. Chronische Behandlung mit GnRH-Analoga kann zu Knochenmasseverlust führen.

Troglitazon

Kontraindikationen

Das blutzuckersenkende Medikament aus der Gruppe der Glitazone ist wegen Lebertoxizität nicht auf dem Markt. Siehe ▶ Antidiabetika, orale.

Trotter-Test

▶ Perchlorat-Discharge-Test

Trousseau Zeichen

▶ Pfötchenstellung

D-Trp6 GnRH

▶ Triptorelin

Tryptophan

Englischer Begriff

Tryptophane.

Substanzklasse

Essentielle Aminosäure (L-2-Amino-3-(3-indoyl)propionsäure), Hypnotikum, Sedativum, Antidepressivum.

Gebräuchliche Handelsnamen

Ardeydorm, Ardeytropin, Kalma, L-Tryptophan-ratiopharm.

Indikationen

Depressionen und Schlafstörungen.

Wirkung

Vorläufersubstanz von Serotonin. Kann in Form von L-Tryptophan die Blut-Hirn-Schranke überwinden. Fördert die Schlafbereitschaft und erleichtert das Einschlafen bei Schlafstörungen. Die Besserung depressiver Symptome durch Substanzen, welche die Wiederaufnahme von Serotonin aus dem synaptischen Spalt in das Axoplasma hemmen, legt einen Mangel an Serotonin bei depressiven Verstimmungen nahe. Aus diesem Grund wird Tryptophan als Serotoninvorläufer zur Besserung depressiver Symptome eingesetzt (Serotonin selbst kann die Blut-Hirn-Schranke nicht überwinden). L-Tryptophan ist als schwaches Antidepressivum einzuordnen und ist nicht ausreichend bei schweren endogenen Depressionen mit Angst, Agitiertheit und Suizidgefahr. Stellenwert möglicherweise in Kombinationsbehandlung mit anderen potenteren Antidepressiva.

Dosierung

Zur Schlafinduktion 500 bis maximal 2000 mg/Tag oral. Zur Behandlung von Depressionen bis maximal 3000 mg/Tag oral.

Darreichungsformen

Tabletten, Filmtabletten.

Kontraindikationen

Leber- und Niereninsuffizienz; Karzinoidsyndrom; Strenge Indikationsstellung in der Schwangerschaft und Stillzeit; relativ kontraindiziert bei Störungen des Aminosäurestoffwechsels; Kindesalter; erhöhter Blutdruck.

Nebenwirkungen

In höheren Dosen Übelkeit, Schwindel, Kopfschmerzen und Schläfrigkeit. Reaktionsvermögen eingeschränkt (Straßenverkehr, Bedienung von Maschinen).

Wechselwirkungen

Bei gleichzeitiger Gabe von Monoaminooxidase (MAO)-Hemmstoffen Auftreten eines Serotoninsyndroms möglich (Verwirrtheit, Hypomanie, Hyperthermie, Myoklonie, Hyperreflexie, Tremor, Diarrhoe, Hypertension, Koma, Schock). Wirkung von Tryptophan durch Carbamazepin verstärkt und durch Phenytoin abgeschwächt. Wirkung von trizyklischen Antidepressiva und Lithiumsalzen durch Tryptophan verstärkt. Reduzierte Toleranzentwicklung bei Opiaten. Bei gleichzeitiger Therapie mit Benzodiazepinen oder Phenothiazinen gelegentlich gesteigertes sexuelles Verhalten, Dyskinesien, Parkinsonoide. Wirkungseinschränkung von Digitalisglykosiden. Bei gleichzeitiger Therapie mit Serotoninwiederaufnahmehemmern Erregung, Unruhe, Übelkeit, Diarrhoen verstärkt. Bei Intoxikationen gastrointestinale Elimination und forcierte Diurese empfohlen.

Pharmakodynamik

Wenig charakterisiert.

Tryptophanabbau

Synonyme

Tryptophandegradation.

Englischer Begriff

Tryptophane catabolism.

Definition

Biochemischer Abbau der essentiellen Aminosäure Tryptophan.

Grundlagen

Aus Tryptophan entstehen im Organismus Nicotinamid und Nicotinsäure als Vorstufe der Coenzyme NAD und NADP durch Vitamin B_6 abhängige Enzyme. Synthese aus Tryptophan erfolgt parallel. Tryptophan ist zudem biochemischer Vorläufer der biogenen Amine Serotonin und Tryptamin, sowie des Hormons Melatonin. Im Rahmen der Tryptophandegradation im Menschen werden auch Vorläufer für die Synthese von Glukose gewonnen. Der erste Schritt wird durch Tryptophanoxygenase katalysiert und ist durch Kortisol kontrolliert. Tryptophan stimuliert seine eigene Degradation durch allosterische Aktivierung der Tryptophanoxygenase. Das Produkt der Oxygenase-Reaktion ist Formylkynurenin, das weiter durch Kynureninformidase zu Format und Kynurenin degradiert wird. Kynurenin wird weiter zu 3-Hydroxyanthranilat und Alanin degradiert. Dieser Schritt benötigt den Kofaktor Vitamin B_6 (Pyridoxal). Hydroxyanthranilat kann zu Azetoazetat dekarboxyliert werden. Ca. 95 % des Hydroxyanthranilats wird für die Ketonkörpersynthese verwendet und 5 % für die Pyrimidinsynthese (Nukleinsäuren).

Tryptophandegradation

▶ Tryptophanabbau

TSH

▶ Thyreotropin

TSH-R-AK

▶ Thyreotropin-Rezeptor-Antikörper

TSH-Resistenz

▶ TSH-Rezeptor-Defekt

TSH-Rezeptor-Antikörper

▶ Thyreotropin-Rezeptor-Antikörper

TSH-Rezeptor-Defekt

Synonyme

Thyreotropin-Rezeptor-Defekt; Thyreotropin-Resistenz; TSH-Resistenz.

Englischer Begriff

TSH receptor defect; thyrotropin receptor defect; thyrotropin resistance; TSH resistance.

Definition

Angeborene thyreoidale Dyshormonogenese mit variabel ausgeprägter primärer Hypothyreose bei eutoper Schilddrüse ohne Strumabildung trotz gegenregulatorischem TSH-Anstieg mit autosomal rezessivem Erbgang von Mutationen im TSH-Rezeptor-Gen mit variablem Funktionsverlust des TSH-Rezeptors (TSH-R). Klinische Manifestation bei Homozygotie oder zusammengesetzter Heterozygotie.

Symptome

Subklinische bis manifeste Neugeborenenhypothyreose oder primäre Hypothyreose des Erwachsenen, eventuell auch Kretinismus, ohne Strumabildung.

Diagnostik

Bei ausgeprägtem oder vollständigem Verlust der Funktion oder der TSH-Bindungsaktivität an den mutierten TSH-R Neugeborenenhypothyreose, eventuell Kretinismus, ohne Struma, eher kleine bis atrophische eutope Schilddrüse mit hohem TSH und Fehlen von T_4, T_3 und Thyreoglobulin. Keine thyreoidale Speicherung von ^{123}Iodid oder ^{99m}Pertechnetat. Bei nur partiellem TSR-R-Defekt wird gegenregulatorisch kompensiert; durch hohes TSH werden fast normale Werte von T_4, T_3 und Thyreoglobulin erreicht, keine Struma. TSH-R-Defekte sind im Hypothyreosescreening der Neugeborenen durch hohes TSH erkennbar. Genanalytischer Nachweis der Mutation.

Differenzialdiagnose

Abgrenzung von anderen Formen der Hypothyreose ohne Strumabildung, insbesondere von hypophysären und hypothalamischen Erkrankungen, von anderen thyreoidalen Dyshormonogenesen, auch Pseudohypoparathyreoidismus Typ 1a, und hereditärem Kretinismus.

Therapie

Kausal

Lebenslange euthyreote Substitution mit Levothyroxin wie bei Neugeborenenhypothyreose oder primärer Hypothyreose.

Akuttherapie

Siehe ▶ Neugeborenenhypothyreose.

Dauertherapie

Lebenslange euthyreote Substitution mit Levothyroxin.

Bewertung

Wirksamkeit

Die Levothyroxin-Substitution in einer Dosierung, die TSH normalisiert (siehe oben), gleicht den Hormonmangel aus, wodurch der Metabolismus euthyreot wird. Ontogenetische Entwicklungsstörungen (Neuge-

borenenhypothyreose, Kretinismus) gehen meist nur teilweise zurück.

Verträglichkeit

Die euthyreote Substitution ist nebenwirkungsfrei.

Nachsorge

Lebenslange Einnahme von Levothyroxin mit lebenslanger Überwachung des Therapiezieles der euthyreoten Substitution sowie gegebenenfalls Dosisanpassung. Kontrolluntersuchungen zunächst alle 3 Monate, nach Erreichen eines stabilen Therapiezieles alle 6 Monate und später alle 12 Monate. Genanalyse der Familienmitglieder, humangenetische Beratung des Patienten und seiner Familie.

Prognose

Heilung durch Ausschaltung des Gendefektes ist derzeit nicht möglich. Bei guter Compliance lässt sich eine lebenslange Euthyreose durch Levothyroxin-Substitution aufrechterhalten. Ontogenetische Entwicklungsstörungen können meist nur teilweise aufgeholt und kompensiert werden.

Literatur

1. De Vijlder JJM, Vulsma T (2000) Hereditary metabolic disorders causing hypothyroidism. In: Braverman LE, Utiger RD (eds) The Thyroid: A Fundamental and Clinical Text, 8th edn. Lippincott Williams & Wilkins, Philadelphia, S 733–742

TSH-Test

Synonyme

Thyreotropin-Test.

Englischer Begriff

TSH-Test.

Definition

Bestimmung der Konzentration von Thyreotropin im Serum durch radioimmunologische bzw. radioimmunometrische Tests.

Voraussetzung

Verdacht auf Hyperthyreose bzw. funktionelle Autonomie; Verdacht auf primäre Hypothyreose, auch subklinisch (latent); Hypothyreosescreening des neugeborenen (5. Lebenstag).

Kontraindikationen

Fehlender Verdacht auf eine Schilddrüsenerkrankung.

Durchführung

Bestimmung der TSH-Konzentration radioimmunologisch bzw. radioimmunometrisch aus 2 ml Serum. Nach der Sensitivität der Methode unterscheidet man Assays der 2. Generation (Messbereich bis ca. 0,1 μE/ml) und Assays der 3. Generation (Messbereich bis ca. 0,01 μE/ml). Der niedrigste Messwert muss hierbei mit einem Variationskoeffizienten unter 20 % erfasst werden.

Referenzbereich: Ca. 0,3–4,0 μE/ml mit Tendenz zur Abnahme mit dem Alter, speziell bei Strumapatienten.

Cave: TSH-Serumspiegel unterliegen einer zirkadianen Rhythmik (Maximum während der Nacht, minimale Werte am Nachmittag). TSH falsch erhöht bei heterophilen Antikörpern (kein Anstieg von TSH im TRH-Test). Fehlinterpretation bei TSH-produzierenden Hypophysentumoren und Schilddrüsenhormonresistenz (normales oder erhöhtes TSH bei hohen Schilddrüsenhormonen im Serum. Medikamenteneinflüsse (siehe Tab. 1).

Interpretation: Normalwert schließt Hyperthyreose aus und belegt Euthyreose für die Routinediagnostik mit ausreichender Sicherheit. Normalwert schließt das Vorliegen einer Schilddrüsenautonomie *nicht* aus (Schilddrüsenadenom). Supprimierte Werte von 0,01–0,3 μE/ml bei funktioneller Autonomie und anderen Formen der subklinischen (latenten) Hyperthyreose, aber auch bei schweren nicht-thyreoidalen Erkrankungen. Nicht nachweisbare TSH-

TSH-Test, Tabelle 1 Medikamentöse Einflüsse auf den TSH-Wert im Serum.

Auswirkung	Medikament
TSH-Sekretion gesenkt	– Dopamin und Dopaminagonisten – Serotoninantagonisten – Somatostatin – Octreotide – Morphin und Morphinderivate – Glukokortikoide – Heparin – D-Thyroxin
TSH-Sekretion gesteigert	– Dopaminantagonisten – Clomifen (Männer) – Lithium – Carbamazepin – Theophyllin – Iodid in hohen Dosen

Spiegel bei manifester Hyperthyreose. Bei 60 % der Patienten mit Schilddrüsenhormonresistenz liegen die TSH-Werte im Normbereich.

TT$_3$

▶ Gesamt-Triiodthyronin

TT$_4$

▶ Gesamt-Thyroxin

T$_3$-Test

Synonyme

T$_3$-uptake-Test; T$_3$U-Test; T$_3$U; T$_3$-in-vitro-Test; Hamolsky-Test; Triiodthyronintest.

Englischer Begriff

T$_3$ uptake test; T$_3$ uptake; T$_3$U; T$_3$ resin uptake; T$_3$ in vitro uptake test; Hamolsky's test.

Definition

Technisch veralteter in-vitro-Test, der ein indirektes Maß für den Teil der Triiodthyronin-Bindungskapazität des thyroxinbindenden Globulins (TBG) und des Albumins (ALB) liefert, der durch endogenes Triiodthyronin (T_3) und Thyroxin (T_4) nicht abgesättigt ist. Erste, klinisch genutzte Methode zur indirekten Bestimmung von T_4, T_3 und TBG (M.W. Hamolsky, 1957). Obsolet, ersetzt durch quantitative Bestimmung mittels Immunassay von TT_4, TT_3, TBG, FT_4, FT_3.

Durchführung

Radioaktiv markiertes T_3 (T_3*), z.B. ^{125}I-T_3, wird dem zu analysierenden Serum zugesetzt. T_3* equilibriert mit endogenem T_3 und konkurriert mit T_3 und T_4 um die Bindungsstellen des TBG und ALB. Durch Zusatz einer weiteren, durch Zentrifugation wieder abtrennbaren, T_3-bindenden, exogenen Substanz, z.B. Erythrozyten, Austauscherharz, Holzkohle, stellt sich nach Inkubation ein neues Verteilungsgleichgewicht des T_3, T_3* und T_4 ein. Die radioaktive Zählrate der T_3*-Aufnahme in die abzentrifugierte Substanz relativ zur Zählrate des gesamt zugeführten T_3* ist ein Maß für TBG, T_3 und T_4 (T_3-uptake). Der T_3-uptake ist erniedrigt bei Hypothyreose und/oder erhöhter Bindungskapazität, erhöht bei Hyperthyreose und/oder erniedrigter Bindungskapazität. Der Test ist grundsätzlich auch mit radioaktivem T_4 (T_4*) möglich (T_4-uptake). Da Synthese von T_3* einfacher als von T_4* ist, wurde T_3*-uptake bevorzugt.

TTH

Synonyme

Thyreotropes Hormon; TSH; Thyreotropin.

Englischer Begriff

Thyrotropin; TSH.

Definition

Abkürzung für Thyreotropes Hormon. Neuere Bezeichnung TSH. Thyreotropin.

Grundlagen

Siehe ▶ Thyreotropin.

T_3/T_4-Index

Synonyme

T_3/T_4-Quotient.

Englischer Begriff

T_3/T_4 ratio; T_3/T_4 index.

Definition

Maß für das Verhältnis des zirkulierenden Triiodthyronins (TT_3) zum zirkulierenden Thyroxin (TT_4), z.B. $TT_3 = 140\,ng/dl = 2,156\,nml/l$, $TT_4 = 9,0\,\mu g/dl = 116,1\,nmol/l$, $TT_3/TT_4 = 18,6 \cdot 10^{-3}$.

Grundlagen

Der T_3/T_4-Index (IND) ist Ausdruck einerseits des Verhältnisses der thyreoidalen Sekretion von T_3 und T_4, andererseits der peripheren Konversionsrate von T_4 zu T_3, z.B. durch 5'-Deiodierung in der Leber. IND ist weitgehend unabhängig von den Bindungsproteinen thyroxinbindendes Globulin (TBG) und Albumin. Iodmangel verschiebt die thyreoidale Hormonsekretion zugunsten von T_3, dadurch steigt IND an. Bei endogenen Hyperthyreosen sezerniert die Schilddrüse vermehrt T_3 und die periphere Konversion ist gesteigert, wodurch sich IND erhöht. IND ist deutlich erhöht bei Therapie mit Liothyronin, erniedrigt bei hoher Iodzufuhr und Therapie mit Levothyroxin.

T_3/T_4-Quotient

▶ T_3/T_4-Index

TTR

▶ Transthyretin

T₃/T₄-Test

Durchführung

Kombination des T_3-Testes mit einer Messung des gesamten Thyroxins (TT_4) im Serum, letzteres meist mittels Immunassay, zur Korrektur der Variabilität der Bindungsproteinkapazität und zur Verbesserung der diagnostischen Aussagekraft (siehe Tab. 1). Wird in angelsächsischen Ländern teilweise heute noch der FT_4-Messung (Thyroxin, freies) vorgezogen.

T₃/T4, Tabelle 1 Diagnostische Aussagen des T_3/T_4-Testes.

T₃-Test	Gesamt-Thyroxin (TT)₄	wahrscheinliche Aussage
erhöht	erhöht	Hyperthyreose
erniedrigt	erniedrigt	Hypothyreose
erniedrigt	erhöht	TBG-Erhöhung
erhöht	erniedrigt	TBG-Erniedrigung

Tubulopathien, primär

Grundlagen

Transportstörungen des Tubulusapparates der Nieren, die erworben oder angeboren sind.
Sie müssen von den sog. sekundären Tubulopathien im Gefolge umschriebener entzündlicher Nierenerkrankungen (z.B. Glomerulonephritiden) abgegrenzt werden.
Bei den primären Tubulopathien liegen Transportstörungen für Wasser, organische Substanzen wie Glukose oder Aminosäuren sowie für Elektrolyte, Protonen und Bikarbonat vor. Diese Störungen können isoliert (renale Glukosurie) oder kombiniert (Fanconi-Syndrom) auftreten.
Ursache sind genetische Aberationen oder Mutationen, die bisher nur teilweise verstanden sind, oder auch ein vermindertes Ansprechen im Sinne einer Endorganresistenz auf hormonelle oder regulative Einflüsse.
Die primären Tubulopathien können eingeteilt werden in proximale und distale tubuläre Störungen.
Zu den proximalen Tubulopathien zählen folgende Krankheitsbilder:

- Zystinurie
- Iminoglycinurie
- Renale Glukoaurie
- Hartnup-Erkrankung
- Phosphat-Diabetes sive Vitamin-D resistente Rachitis bzw. Osteomalazie
- de Toni-Debré-Fanconi-Syndrom

Zu den distalen Tubulusstörungen zählen:

- renal tubuläre Azidose
- Diabetes insipidus renalis
- Pseudopyhoparathyreoidismus
- Pseudohyperaldosteronismus sive Liddle-Syndrom
- Bartter-Syndrom
- Gitelmann-Syndrom

Eine gemischt proximal-distale Störung liegt beim Lowe-Syndrom vor.

Tumor der Rathke-Tasche

▶ Kraniopharyngeom

Tumor, neuroendokriner

Synonyme

Karzinoid.

Englischer Begriff

Carcinoid.

Definition

Neuroendokrine Tumoren beruhen auf der Entartung hormonproduzierender Zellen und gehören zu den APUDomen (Amine Precursor Uptake and Decarboxylation).

Grundlagen

Häufigste Lokalisationen sind Appendix (45 %), Ileum (15 %), Bronchialsystem (10 %) und seltener in Kolon, Magen oder Pankreas. Aufgrund ihres relativ langsamen Wachstums bleiben diese Tumoren oft über Jahre unerkannt vor allem, wenn nur geringe Hormonmengen ausgeschüttet werden. Die Patienten klagen häufig über abdominale Schmerzen, Ikterus und Gewichtsverlust. Bei ca. 33 % der Fälle besteht jedoch eine nennwerte Überproduktion von Serotonin, Brady- bzw. Tachykinin und verschiedenen anderen Neuropeptiden. Daher kommt es zu typischen Symptomen, wie anfallsartige Gesichts- und Oberkörperrötung (Flush), Diarrhoe, Bauchkoliken, Asthma und Rechtsherzinsuffizienz. Im Rahmen der Diagnostik erfolgt zunächst die Diagnosesicherung mittels Bestimmung von Serotonin im Serum bzw. von 5-Hydroxyindolessigsäure im Urin. Bei nicht hormonbildenden Tumoren kann der Tumormarker Chromoganin A zur Stellung der Diagnose führen. Zur Lokalisation des Herdes wird die Computer- und Magnetresonanztomographie, die Somatostatinrezeptor-Szintigraphie und gegebenenfalls die Bronchoskopie durchgeführt. Die Therapie bei Karzinoiden ohne Metastasen oder mit vereinzelten Leberfiliae erfolgt durch die Resektion der Herde. Zum Zeitpunkt der Diagnosesicherung liegen jedoch bei den meisten Patienten multiple Metastasen vor. Besonders in solchen Fällen kommt eine medikamentöse Behandlung mit Somatostatinanaloga und Interferon-α in Frage. In einigen Zentren erfolgt auch die Embolisation von Lebermetastasen. Auch metastasierende neuroendokrine Tumoren sind meist nur langsam progredient und häufig jahrelang gut symptomatisch therapierbar.

Tumor-assoziierte Hyperkalzämie

▶ Hyperkalzämie, maligne

Tumoren, HCG-bildende

Englischer Begriff

HCG producing tumors; HCG secreting tumors.

Definition

Tumoren, die die Eigenschaft besitzen das humane Choriongonadotropin (HCG) zu bilden.

Grundlagen

Hierbei handelt es sich um Hodentumoren, Chorionepitheliome und Germinome des zentralen Nervensystems, auch APUDome. Der Nachweis von HCG und seiner freien β-Kette hat einen wichtigen Stellenwert bei der Diagnostik und der Nachsorge dieser Tumoren. Hier gelingt es zusammen mit der Bestimmung weiterer Tumormarker, wie AFP (α-Fetoprotein), LDH (Laktathydrogenase) und PLAP (placenta-like alkalische Phosphatase) den Verlauf der Erkrankung und die Wirkung der durchgeführten medikamentösen Therapie, der operativen Maßnahmen und/oder der Strahlentherapie zu kontrollieren.

Tumorhyperkalzämie

▶ Hyperkalzämie, maligne

Tumor-Suppressor-Gen MEN1

▶ Menin

T$_3$-uptake

Definition

Relative Messgröße und indirektes Maß für
TBG, TT$_4$, TT$_3$; siehe ▶ T$_3$-Test.

T$_3$-uptake-Test

▶ T$_3$-Test

Turner-Syndrom

▶ Ullrich-Turner-Syndrom

T$_3$U-Test

Definition

Technische Variante des ▶ T$_3$-Test.

Typ-2-Diabetes mellitus

▶ Altersdiabetes
▶ Diabetes mellitus, Typ 2
▶ Diabetes mellitus

Tyrosin-Kinase-Rezeptor

Englischer Begriff

Tyrosine kinase receptor.

Definition

Rezeptoren mit der Enzymaktivität einer
Kinase, die die Tyrosinreste an Eiweiß-
körpern phosphoryliert (mit Phosphor versetzt).

Grundlagen

Tyrosin-Kinase-Rezeptoren haben eine
extrazelluläre Bindungsstelle, eine transmembrane Domäne, die das Signal in
die Zelle überträgt und eine intrazelluläre Tyrosin-Domäne, z.B. EGF-Rezeptor,
Insulin-Rezeptor RET-Protoonkogen.

T

Überernährung

Synonyme

Hyperalimentation; Hyperalimentarismus; Hyperphagie.

Englischer Begriff

Overfeeding; Hyperphagia; Hyperalimentation.

Definition

Erhöhte Nahrungsaufnahme, sodass die aufgenommene Energie den Energieverbrauch der Körpers übersteigt.

Grundlagen

Überernährung führt zu einer positiven Energiebilanz, so dass langfristig die Energiehomöostase in der Weise gestört ist, dass Körpergewicht zugenommen wird. Schließlich kann sich hieraus eine Adipositas mit vermehrter Fettansammlung im Körper entwickeln.

Überernährung, Stoffwechselveränderungen

Synonyme

Überernährungsinduzierte Stoffwechselstörungen; metabolische Störungen; metabolisches Syndrom.

Englischer Begriff

Overfeeding-associated metabolic disturbances; metabolic syndrome.

Definition

Stoffwechselveränderungen, die im Rahmen einer übermäßigen Nahrungsaufnahme auftreten können.

Grundlagen

Überernährung führt zu einer positiven Energiebilanz, so dass langfristig eine Adipositas mit vermehrter Fettansammlung im Körper entsteht. Mit der Adipositas gehen häufig Stoffwechselveränderungen einher, welche unter dem Begriff „Metabolisches Syndrom" zusammengefasst werden. Im Bereich des Fettstoffwechsels findet man hierbei häufig eine Erhöhung der Triglyzeride und des LDL-Cholesterins sowie ein Erniedrigung des HDL-Cholesterins im Blut. Der Glukosestoffwechsel ist ebenfalls häufig gestört, so dass es zum Auftreten einer gestörten Glukosetoleranz bzw. eines Typ-2-Diabetes mellitus kommen kann.

Des Weiteren kommt es häufig durch erhöhte Nahrungsaufnahme insbesondere in Verbindung mit Alkohol zu einer erhöhten Harnsäurekonzentration im Blut (Hyperurikämie), woraus sich auf Dauer eine Gicht entwickeln kann. Zusammengenommen gelten die genannten metabolischen Veränderungen als Risikofaktor für die Entwicklung einer Arteriosklerose.

Interessanterweise kommt es nach kurzfristiger Überernährung möglicherweise vermittelt über die Aktivierung des sympathischen Nervensystems zu einer Steigerung des Energieumsatzes, was als Kompensationsmechanismus des Körpers gegen eine zu starke Gewichtszunahme angesehen wird.

Überernährungsinduzierte Stoffwechselstörungen

▶ Überernährung, Stoffwechselveränderungen

Übergangsphase in der Menopause

▶ Perimenopause

Übergewicht

▶ Adipositas

Übergroße Genitalien

▶ Hypergenitalismus

Übermäßiges Schwitzen

▶ Hyperhidrose

Übersteuerte Schilddrüsenszintigraphie

▶ Übersteuerungsszintigraphie

Übersteuerungsszintigraphie

Synonyme

Übersteuerte Schilddrüsenszintigraphie.

Definition

Besondere Technik bei der ▶ Schilddrüsen-funktions-Test.

Voraussetzung

Nuklearmedizinische Einrichtung.

Kontraindikationen

Schwangerschaft, Stillzeit.

Durchführung

Der bei einer Schilddrüsenszintigraphie gewonnene Datensatz wird EDV-gestützt mit einer höheren Verstärkung (übersteuert) nochmals inspiziert, wobei auch geringe Mengen an Schilddrüsengewebe oder Gewebe mit geringem Uptake zur Darstellung kommen. Dabei treten durch Einbeziehung von Hintergrundstrahlung und elektronischem Rauschen Konturunschärfen auf.

Überstimulationssyndrom, ovarielles

Synonyme

Akutes Meigs-Syndrom; Ovarielles Überstimulationssyndrom; OHSS.

Englischer Begriff

Ovarian hyperstimulation syndrome.

Definition

Ein ovarielles Überstimulationssyndrom kann 5–10 Tage (selten später) nach HCG-Gabe im Rahmen einer assistierten Konzeption auftreten und ist gekennzeichnet durch die Entwicklung von benignen Ovarialfibromen, die mit Aszites und Hydrothorax einhergehen (Meigs-Syndrom). In Abhängigkeit vom Schweregrad (siehe unten) kann das Krankheitsbild lebensbedrohliche Formen annehmen.

Die Mechanismen, welche zu einer Erhöhung der Kapillarpermeabilität und damit zur Flüssigkeitsverschiebung in den extravasalen Raum führen, sind noch nicht abschließend aufgeklärt. Es gibt Anhaltspunkte, dass folgende Substanzen eine wesentliche Rolle in der Pathogenese des ovariellen Überstimulationssyndroms einnehmen: Renin-Angiotensin System, Histamine, Serotonin, Prolaktin, Prostaglandine. Des Weiteren wird vermutet, dass verschiedene Wachstumsfaktoren und Zytokine wie z.B. der Vaskuläre Permeabilitätsfaktor (VPF) bzw. vascular endothelial growth factor (VEGF), Endothelin oder Interleukin-2 pathophysiologisch beim Überstimulationssyndrom von Bedeutung sind.

Als Risikofaktoren für das Entstehen eines Überstimulationssyndroms gelten: Hyperandrogenämie, PCO-Syndrom, Frauen mit asthenischem Körperbau und sogenannte high ovarian responder.

Überstimulationssyndrom, ovarielles, Tabelle 1 Einteilung des ovariellen Überstimulationssyndroms in Schweregrade nach WHO 1973.

Schweregrad I	Ovargröße < 6 cm, geringe Menge Aszites, Östradiol Konzentration im Serum < 1500 pg/ml
Schweregrad II	Ovargröße < 12 cm, mäßige Menge Aszites, Östradiol Konzentration im Serum < 5000 pg/ml
Schweregrad III	Ovargröße < 12 cm, reichliche Menge Aszites und starke klinische Symptomatik, geprägt durch Nausea, Erbrechen, Diarrhoen, abdominelle Schmerzen, Hämokonzentration, Hypovolämie, Hypoproteinämie, Elektrolytentgleisungen, Leukozytose, Leberwerterhöhungen, Nierenversagen und Gerinnungsstörungen. Durch ovarielle Stieldrehung oder Ruptur kann es zum Bild eines akuten Abdomens kommen.

Symptome

Anhand klinischer und laborchemischer Kriterien wird das Überstimulationssyndrom in drei Schweregrade eingeteilt (siehe Tab. 1). Die Angaben zur Häufigkeit der Schweregrade 2 und 3 werden in der Literatur mit 0,3–5 % angegeben.

Diagnostik

Zur Diagnosestellung und therapeutischen Verlaufsbeobachtung sind die regelmäßige Erhebung eines Tastbefunds, die Sonographie, Bauchumfangsmessungen und Laboruntersuchungen (Blutbild, Gerinnung, Serumelektrolyte, Gesamteiweiß, Kreatinin, CRP, Östradiol, β-HCG) unbedingt notwendig.

Differenzialdiagnose

Meist ist die Diagnose nach vorausgegangener Stimulationsbehandlung eindeutig. Differenzialdiagnostisch kommen alle weiteren Erkrankungen, welche zu einer ähnlichen, wie oben beschriebenen, Symptomatik führen in Frage. In Betracht kommen hierbei v.a. intraabdominelle Prozesse sowie andere Ursachen für ein Meigs- bzw. Pseudomeigs-Syndrom.

Therapie

Kausal

Eine kausale Therapie, welche in einem Schwangerschaftsabbruch oder in einer Entfernung der Ovarien besteht, wird nur bei lebensbedrohlichen und medikamentös nicht beherrschbaren Zuständen durchgeführt.

Zur Prävention einer ovariellen Überstimulation wurden verschiedene Strategien entwickelt, die das Risiko für das Auftreten von schweren Überstimulationssyndromen reduzieren können:

- niedrig dosierte Stimulation
- keine Gabe von HCG bei drohender Symptomatik (hohes Östradiol, viele Follikel)

U

- vollständige Aspiration der Follikel
- prolongiertes Weiterführen der Stimulation nach zwischenzeitlicher Aussetzung der Gonadotropinbehandlung (prolonged coasting)
- kein Embryo-Transfer, sondern Kryokonservierung von Embryonen
- Albumin-Infusion am Follikelpunktionstag
- rekombinantes LH zur Ovulationsauslösung.

Akuttherapie

Beim Vorliegen eines Schweregrad 2 oder 3 ist eine klinische Überwachung mit stationärer Aufnahme der Patientin obligat. Die supportive medikamentöse Therapie besteht aus intravenöser Flüssigkeitszufuhr (kristalloide und kolloide Infusionsflüssigkeiten), bei Bedarf Albuminsubstitution, suffizienter Schmerztherapie und gegebenenfalls Punktionen von Pleuraergüssen und Aszites. Ultima ratio ist die Durchführung eines Schwangerschaftsabbruchs bzw. einer Ovarektomie.

Prognose

In seltenen Fällen tödlicher Verlauf.

Literatur

1. Al-Shawaf T, Grudzinskas JG (2003) Prevention and treatment of ovarian hyperstimulation syndrome. Best Pract Res Clin Obstet Gynaecol17:249–61
2. Delvigne A, Rozenberg S (2003) Review of clinical course and treatment of ovarian hyperstimulation syndrome (OHSS). Hum Reprod Update 9:77–96

Überträgerstoff

Synonyme

Transmitter.

Englischer Begriff

Transmitter.

Definition

Chemische Substanzen, welche ein Signal von einer Zelle auf die Nächste (meist Nervenzelle) übertragen.

Grundlagen

Bei Transmittern handelt es sich meistens um Neurotransmitter, welche im Bereich von Synapsen von Nervenendigungen in den synaptischen Spalt freigesetzt werden. Nach Freisetzung binden sie an spezifische Rezeptoren, welche im Bereich der so genannten postsynaptischen Membran nachgeschalteter Nervenzellen (oder auch Muskelzellen) liegen. Dort bewirken sie die Auslösung eines elektrischen Potenzials (Aktionspotenzial). Somit werden Signale von einer Zelle auf die nächste übertragen. Die meisten bekannten Transmitter sind biogene Amine (z.B. Adrenalin, Noradrenalin, Dopamin), Aminosäuren (z.B. Glutamat, Aspartat) oder kurzkettige Peptide (z.B. Neuropeptid Y, Substanz P).

Weiterführende Links

▶ Neurotransmitter

Überträgersubstanz

▶ Neurotransmitter

Ullrich-Turner-Syndrom

Synonyme

Turner-Syndrom.

Englischer Begriff

Turner syndrome.

Definition

Syndrom mit Kleinwuchs und primärer Ovarialinsuffizienz infolge einer numerischen oder strukturellen Aberration des X-Chromosoms, in 50 % Monosomie 45, X0, sonst Mosaike (z.B. 45,X0/46,XX). Prävalenz 1:2500 Mädchen.

Symptome

Kleinwuchs, Wachstumsprognose unterhalb der elterlichen Zielgröße. Typische klinische Stigmata u.a. Pterygium colli, Cubitus valgus, Trichterbrust, Schildthorax, weiter Mamillenabstand, tiefer Haaransatz im Nacken. Fehlende Pubertät und primäre Amenorrhoe. Sekundäre Osteoporose (falls unbehandelt). Häufig begleitende Fehlbildungen (z.B. Hufeisenniere, Aortenisthmusstenose, bikuspidale Aortenklappe, Lymphödem), Schallleitungsschwerhörigkeit. Erhöhte Inzidenz von Autoimmunerkrankungen und chronischen Darmerkrankungen. Infertilität.

Diagnostik

Chromosomenanalyse, erhöhte Gonadotropine aufgrund primärer Ovarialinsuffizienz.

Differenzialdiagnose

Kleinwuchs anderer Ursache z.B. Wachstumshormonmangel, Pubertas tarda bei Hypophyseninsuffizienz.

Therapie

Kausal

Bei Nachweis eines Mosaik-Karyotyps mit Y-Chromosom: Gonadektomie wegen des erhöhten Entartungsrisikos (Gonadoblastom).

Dauertherapie

Östrogensubstitution zur Induktion der sekundären Geschlechtsmerkmale, Beginn mit 100–200 µg Östrogen/Tag per os, nach erster Abbruchblutung zyklische Östrogen/Gestagentherapie. Wachstumshormontherapie 50 µg/kg/Tag subkutan.

Bewertung

Wirksamkeit

Östrogentherapie induziert weibliche Geschlechtsmerkmale, verhindert Osteoporose. Wachstumshormon verbessert Endgröße um 8–10 cm bei Beginn bis 8. Lebensjahr.

Verträglichkeit

Gut, Kontrolle der Glukosetoleranz unter GH-Therapie.

Nachsorge

Multidisziplinär wegen erhöhter Inzidenz kardiovaskulärer Erkrankungen (Blutdruckmessung, Echokardiographie), Nierenerkrankungen, Autoimmunerkrankungen (Hypothyreose, Typ-1-Diabetes mellitus, Hepatitis), chronische Darmerkrankungen, Osteoporose, Infertilität: sehr selten spontane Schwangerschaften, IVF oder Oozytendonation mögliche Optionen, Störungen im Fett- und Kohlenhydratstoffwechsel, rekurrierende Otitis media, Schallleitungs- und sensineurale Schwerhörigkeit.

Prognose

Reduzierte Lebenserwartung durch Linksherzerkrankungen.

Literatur

1.   Elsheikh M, et al. (2002) Turner´s syndrome in adulthood Endocrine Reviews 23(1):120–140

Umwandlungsoperation

Synonyme

Geschlechtsumwandlungsoperation.

Englischer Begriff

Sex transformation operation.

Definition

Plastisch-chirurgischer Eingriff zur Anpassung der äußeren Genitalien an das gewünschte Geschlecht bei Transsexualität.

U

Voraussetzung

Aufgrund unzufriedenstellender kosmetischer Ergebnisse v.a. bei der Frau-zu-Mann-Operation enge Indikationsstellung, psychotherapeutische und hormonelle Therapie bereits im Vorfeld der Operation, Kostenübernahme durch MDK im Einzelfall prüfen lassen.

Kontraindikationen

Mangelnde Einsicht des Patienten in die Problematik, allgemeine Kontraindikationen für operative Eingriffe.

Durchführung

Mann-zu-Frau-Operation. Plastisch-chirurgischer Eingriff inklusive Kastration, Entfernung der äußeren Genitalien, Bildung einer Vulva und Vagina aus Skrotal- und Penishaut, evtl. Erhaltung der Glans Penis inkl. Innervation zur Neubildung einer Klitoris und Einsetzen von Brustimplantaten.
Frau-zu-Mann-Operation: Vaginale Kolpohysterektomie inklusive Ovarektomie, Verschluss des Vaginaleingangs, Bildung des Scrotums aus Labialhaut, Verlängerung der Urethra und Implantation von Hoden- und versteifenden Penisprothesen und Deckung der Penisprothese mit Spalthaut, evtl. Implantation der Klitoris inklusive Innervation in die Penisspitze, subkutane Mastektomie inklusive Mamillenreduktionsplastik.
Zusätzliche Verfahren: Evtl. zusätzliche plastisch-chirurgische Eingriffe im Gesicht (Nase, Kinn), um das Erscheinungsbild dem gewünschten Geschlecht anzupassen, Stimmbandverkürzungsoperation bei transsexuellen Männern.

Nachsorge

Allgemeine postoperative Maßnahmen wie bei anderen plastisch-chirurgischen Eingriffen, zusätzlich weiterhin hormonelle Therapie und evtl. psychotherapeutische Maßnahmen.

Undifferenziertes Schilddrüsen-Ca.

▶ Schilddrüsenkarzinom, undifferenziertes

Unfruchtbarkeit

▶ Infertilität

Unipolare Depression

▶ Depression

Unit

▶ Einheit

Unkompliziertes AGS

▶ 21-Hydroxylase-Defekt, simple-virilizing-Form

Unspezifisches Stresssyndrom

▶ allgemeines Anpassungssyndrom

Unterernährung

Synonyme

Malnutrition.

Englischer Begriff

Malnutrition.

Definition

Sammelbegriff für Mangel- und Fehlernährung, bei der die mit der Nahrung aufgenommene Energiemenge nicht den Energiebedarf des Körpers deckt. Dies kann bedingt sein durch zu geringe Nahrungsaufnahme, mangelnde Absorption der Nahrung oder erhöhten Energiebedarf.

Symptome

Allgemein: Schwäche, verminderte Leistungsfähigkeit, durch vermindertes Unterhautfettgewebe bedingte Faltenbildung z.B. im Gesicht und im Gesäß bei Kindern, ansonsten stark von der Ursache der Unterernährung abhängig. Bei Frauen im gebärfähigem Alter liegt häufig eine Amenorrhoe oder sonstige Zyklusstörung vor.

Diagnostik

Anamnese (insbesondere Ernährungsgewohnheiten, Stuhlauffälligkeiten, gastrointestinale Beschwerden, Zyklus), Bestimmung von Körpergröße und -gewicht. Zur Ursachensuche Laboruntersuchungen (z.B. BSG, Blutbild, Elektrolyte, Eisen, Ferritin, Vitamine, Albumin, Triglyzeride, Cholesterin, Leberenzyme, Kreatinin, Tuberkulintest, Schilddrüsenparameter) und Stuhluntersuchungen. Evtl. indirekte Kalorimetrie zur Bestimmung eines erhöhten Energieumsatzes. Psychiatrische Exploration bei v.a. Essstörung wie z.B. Anorexia nervosa.

Differenzialdiagnose

Bei Kindern familiärer Kleinwuchs oder konstitutionelle Entwicklungsverzögerung, bei Jugendlichen und Erwachsenen Unterernährung im Rahmen einer Anorexia nervosa oder generelle Veranlagung zu vermindertem Körpergewicht.
Sowohl bei Kindern und Erwachsenen immer eine (evtl. therapierbare) organische Ursache der Unterernährung ausschließen, z.B. Tumoren, Infektionen, Malabsorptionen.

Allgemeine Maßnahmen

Lebensmodifikation

Gewichts- und Nahrungstagebuch führen, regelmäßige Mahlzeiten einhalten lassen.

Diät

Evtl. zusätzlich zu normaler Kost auch hochkalorische „Astronautenkost" geben, bei Bedarf sogar über Magensonde, qualitative Mangelernährungen wie Hypo- oder Avitaminosen erfordern gezielte Gaben des fehlenden Nahrungsbestandteils, teilweise auch intravenös, wenn enterale Absorptionsprobleme bestehen, evtl. Ernährungsberatung.

Therapie

Kausal

Bei behandelbaren Ursachen führt eine Therapie der Grunderkrankung meistens zur Besserung der Ernährungssituation.

Prognose

Abhängig von der jeweiligen Grunderkrankung.

Untersuchungsverfahren der Schilddrüse

▶ Schilddrüsendiagnostik

Unterzuckerung

▶ Hypoglykämie

Unveresterte Fettsäuren

▶ Fettsäuren, freie

Urat

▶ Harnsäure

Uratnephrolithiasis

▶ Harnsäurenephrolithiasis

Uratoxidase

Synonyme
Uricase.

Englischer Begriff
Urate oxidase; uricase.

Definition
Enzym, das Harnsäure (Urat) zu Allantoin oxidiert.

Grundlagen
Harnsäure, das Endprodukt des Purinabbaus, wird bei den meisten Säugetieren durch die Uratoxidase zu Allantoin oxidiert und als solches im Harn ausgeschieden. Bei Primaten, und damit auch beim Menschen, ist dieses Enzym im Lauf der Evolution verloren gegangen und die Harnsäure wird direkt ausgeschieden. Harnsäure ist im Vergleich zu Allantoin relativ schlecht wasserlöslich und fällt in höherer Konzentration in kristalliner Form aus, Gicht und Nierenversagen sind die Folge. Erhöhte Harnsäurekonzentrationen treten bei verschiedenen Stoffwechselstörungen auf, aber auch bei der Chemotherapie von Tumoren, da die Tumorzerstörung auch mit einem erhöhten Purinabbau einhergeht. Begleitende Infusionen mit gentechnisch hergestellter Uratoxidase reduzieren sehr effizient bei der Chemotherapie von Tumoren die Harnsäurekonzentration und schützen so vor Schädigungen der Nieren.

Uricase

▶ Uratoxidase

Urikostatika

Synonyme
Gichtmittel.

Definition
Medikamente, welche die Harnsäureproduktion und dadurch die Harnsäurekonzentration im Blut vermindern.

Grundlagen
Allopurinol ist das klassische Urikostatikum, welche durch seinen Eingriff in den Purinstoffwechsel die Produktion von Harnsäure hemmt.

Weiterführende Links
▶ Allopurinol

Urikosurika

Synonyme
Gichtmittel.

Englischer Begriff
Uricosuric agents.

Definition
Medikamente, welche die Ausscheidung von Harnsäure über die Niere erhöhen und damit die Harnsäurekonzentration im Blut vermindern, z.B. Benzbromaron, Probenecid.

Grundlagen
Diese Medikamente dienen zur Behandlung der Gicht im anfallsfreien Intervall. Da die Substanzen aber auch deutliche nephrotoxische Effekte aufweisen, sollten sie nur in Ausnahmefällen verwendet werden. Stattdessen kann man neben den diätetischen Maßnahmen, welche die Basis der Gichtbehandlung darstellen, Urikostatika einsetzen, um die Harnsäurekonzentration im Blut zu senken.

Uringlukose

▶ Harnglukose

Urofollitropin

Synonyme

Humanes menopausales Gonadotropin; humanes Menopausen-Gonadotropin; postmenopausales urinäres humanes Gonadotrophin (hMG).

Englischer Begriff

Urofollitropin; human menopausal gonadotropin; postmenopausal urinary human gonadotrophin (hMG).

Definition

Aus menschlichem Urin extrahiertes Follikel stimulierendes Hormon (siehe auch ▶ Follikelstimulierendes Hormon).

Grundlagen

Wird eingesetzt:

1. Zur Stimulation der Follikelentwicklung bei Frauen mit hypothalamisch-hypophysärer Dysfunktion, die entweder eine Oligomenorrhoe oder eine Amenorrhoe aufweisen
2. Zur Stimulation einer multifollikulären Entwicklung bei Frauen zur Vorbereitung auf eine Technik der assistierten Konzeption
3. Zur Stimulation der Spermatogenese bei Männern mit angeborenem oder erworbenem hypogonadotropen Hypogonadismus bei gleichzeitiger Gabe von humanem Choriongonadotropin (hCG).

Urogonadotropin

▶ Gonadotropin, humanes menopausales
▶ humanes Menopausen-Gonadotropin

Urolithiasis

▶ Harnstein

U

Varikozele

Synonyme

Krampfaderhodenbruch.

Englischer Begriff

Varicocele.

Definition

Es handelt sich um eine varizenartige Erweiterung und Verlängerung der Venen des Plexus pampiniformis sowie der Vena testicularis interna.

Symptome

Die Varikozele ist oft symptomlos, sie kann aber auch durch Schmerzen und eine weiche Schwellung im Bereich des Skrotums gekennzeichnet sein. In 80 % der Fälle ist die Varikozele links zu finden. Oligospermie, OAT-Syndrom und unerfüllter Kinderwunsch sind weitere Symptome. Es erfolgt die Einteilung nach Dubin und Amelar in verschiedene Schweregrade: Grad 0= okkult; Grad 1= bei intraabdominaler Druckerhöhung nachweisbar, Venendurchmesser kleiner 1 cm; Grad 2= tastbar, Venendurchmesser 1 bis 2 cm; Grad 3= sichtbar, Venendurchmesser größer 2 cm.

Diagnostik

Die klinisch-urologische Palpation und Inspektion betrifft die Druckschmerzhaftigkeit und Größe des Skrotalinhaltes (Hoden, Nebenhoden, Venengeflecht). Bei ausgeprägtem Befund nimmt die Venenfüllung nach dem Wechsel vom Stehen zum Liegen ab, bei intraabdominaler Druckerhöhung (Valsalva) nimmt die Venenfüllung zu. In der Sonographie/Dopplersonographie lassen sich die erweiterten Venen nachweisen, das Hodenvolumens bestimmen, der Blutfluss ermitteln und tumorsuspekte Raumforderungen der Nieren ausschließen. Ein Spermiogramm sollte angefertigt werden, eine Phlebographie ist in der Regel nur beim Rezidiv notwendig. Ggf. Hormonbestimmung (FSH).

Differenzialdiagnose

Leistenbruch, Hydrozele, Hodentorsion. Eine sekundäre Varikozele, z.B. durch einen Tumor, muss immer ausgeschlossen werden.

Therapie

Kausal

Eine Behandlung der Varikozele sollte erfolgen bei Kinderwunsch und schlechtem Spermiogramm (Infertilität), schlechtem Spermiogramm ohne Kinderwunsch (mögliche Infertilität), großer kindlicher Varikozele oder kleiner kindlicher Varikozele mit kleinerem Hoden. Keine Behandlung der Varikozele sollte erfolgen bei Varikozele und normalen Spermiogramm bzw. Varikozele und Azoospermie. Unklar sind die Behandlungsempfehlung bei Varikozele und zusätzlichen Ursachen einer Fertilitätsstörung (z.B. Zustand nach Orchidopexie, Prostatovesikulitis, Spermatozoenantikörpern), kindlicher Varikozele und normalem Hodenvolumen (Empfehlung: Kontrolle des Hodenvolumens in 6monatigem Abstand bis zum ersten Spermiogramm als Alternative zur Behandlung. Ein abwartendes Verhalten ist berechtigt, da kontrollierte prospektive Studien fehlen und eine spontane Rückbildung der Varikozele in bis zu 70 % der Fälle erfolgt), okkultem Reflux und schlechtem Spermiogramm (in bis zu 44 % konnte bei Vätern ein okkulter Reflux nachgewiesen werden) und Varikozele mit Schmerz. Die hier genannten Empfehlungen sind aber umstritten, da die Datenlage ist immer noch zu unzureichend ist um sichere Evidenz-basierte Richtlinien zu geben.

Operativ/strahlentherapeutisch

Das klassische Therapieverfahren ist die offene chirurgischen Methode (Bernardi, Palomo). Als Alternativen gelten die retro- oder die antegrade Sklerosierung der Vena testicularis als minimal invasive Therapieverfahren. Nachteilig bei diesen Verfahren wirkt sich die Strahlenbelastung aus. Außerdem sind mehrere Fälle von Hodenatrophie nach antegrader Sklerosierung beschrieben worden. Die laparoskopische Varizenligatur, eingeführt von Winfield und Donovan 1989, bietet den Vorteil einer mikrochirurgischen Präparation durch die Lupenvergrößerung des optischen Systems und die Möglichkeit des Erhaltes der Arteria spermatica, falls der Operateur das anstrebt. Die laparoskopische Sanierung sollte nur bei beidseitiger Hydrozele eingesetzt werden.

Bewertung

Wirksamkeit

Die Rezidivrate des operativen Eingriffes liegt bei cirka 20 %. Die Sklerosierungsverfahren haben Rezidivraten von 5–10 %.

Literatur

1. Riccabona M (2003) Leitlinien Kinderurologie. Journal für Urologie und Urogynäkologie 10 (Sonderheft 4):7–14
2. www.kup.at/urologie
3. Ficarra V, Cerruto MA, Liguori G, Mazzoni G, Minucci S, Tracia A, Gentile V (2006) Treatment of varicocele in subfertile men: The Cochrane Review – a contrary opinion. Eur Urol 49(2):258–63

Vascular Endothelial Growth Factor

Synonyme

VEGF; vaskulärer, endothelialer Wachstumsfaktor; Vascular Permeability Factor (VPF).

Englischer Begriff

Vascular endothelial growth factor.

Definition

Wichtiger angiogenetischer Wachstumsfaktor.

Grundlagen

VEGF (auch VEGF-A) ist ein Mitglied der VEGF-Proteinfamilie, die auch noch VEGF-B bis VEGF-E und PlGF (Placenta-derived Growth Factor) umfasst. Vom VEGF existieren mindestens 4 Isoformen, die durch alternatives Spleißen entstehen und die je nach Anzahl der Aminosäuren als $VEGF_{121}$, $VEGF_{165}$, $VEGF_{189}$ und $VEGF_{206}$ (beim Menschen) bezeichnet werden. Die beiden letztgenannten Isoformen sind membranständig; $VEGF_{165}$ ist die bei weitem wichtigste sezernierte VEGF-Isoform. VEFG-Isoformen wirken über zwei Tyrosinkinase-Rezeptoren, VEGF-R1 (= Flt1) und VEGF-R2 (= KDR/Flk1), die vorwiegend in Blutgefäß-Endothelzellen lokalisiert sind und stimuliert deren Wachstum, Migration, und Permeabilität. VEGF ist vermutlich der wichtigste angiogenetische Faktor und von herausragender Bedeutung für die Vaskulogenese und Angiogenese bei der Embryonalentwicklung und dem Wachstum von Organen, bei Wundheilungsprozessen usw. VEGF ist auch der wichtigste Faktor einer Reihe pathologischer Wachstumsprozesse und spielt vor allem bei der Neoangiogenese in Tumoren eine entscheidende Rolle. Inhibitoren der oben genannten VEGF-Rezeptoren werden derzeit im Zusammenhang mit antiangiogenetischen Behandlungskonzepten bei verschiedenen Tumoren erprobt.

VEGF-C und VEGF-D wirken über den in Lymphgefäß-Endothelzellen exprimierten VEGF-R3 (= Flt4) stimulierend auf die Lymphangiogenese ein.

Vascular Permeability Factor (VPF)

▶ Vascular Endothelial Growth Factor

Vaskulärer, endothelialer Wachstumsfaktor

▶ Vascular Endothelial Growth Factor

Vasoactive Intestinal Polypeptide

Synonyme
Vasoaktives intestinales Polypeptid; VIP.

Englischer Begriff
Vasoactive intestinal polypeptide; VIP.

Definition
Neuronales Peptidhormon, bestehend aus 28 Aminosäuren (MG 3326 D), in Zellen des zentralen und peripheren, auch enteralen Nervensystem exprimiert. Fungiert meist als inhibitorischer Neurotransmitter oder Neuromodulator.

Grundlagen
Durch eine Stimulation der intestinalen und pankreatischen Adenylatzyklase hemmt das Peptidhormon die Magensaftsekretion und die Magen-Darm Motilität. Die exokrine Pankreassekretion, die intestinale Wasser- und Elektrolytsekretion sowie der Gallefluss werden durch das Hormon gesteigert. Des Weiteren stimuliert das Hormon die Glykogenolyse in der Leber. Physiologisch wird die Ausschüttung von VIP durch das autonome Nervensystem reguliert. Eine besondere Rolle spielt VIP im Rahmen des ▶ Verner-Morrison-Syndrom, bei dem es in entdifferenzierten Inselzellen (APUD-Zellen) paraneoplastisch exprimiert und daraus sezerniert wird. VIP stimuliert die Synthese des ▶ Prolaktin.

Vasoaktives intestinales Polypeptid

▶ Vasoactive Intestinal Polypeptide

Vasopressin (AVP)

Synonyme
Arginin-Vasopressin (AVP); antidiuretisches Hormon (ADH).

Englischer Begriff
Vasopressin (AVP); antidiuretic hormone (ADH).

Definition
Vasopressin (AVP) ist ein aus 9 Aminosäuren bestehendes Neuropeptid (Molekulargewicht 1084 g/mol) und entsteht gemeinsam mit Neurophysin II und einem Glykopeptid aus einem Präkursor. Das Gen für AVP-NP-II liegt auf Chromosom 20. AVP wird im Zentralen Nervensystem (ZNS) hauptsächlich in den parvo- und magnozellulären Neuronen des Nucleus

V

paraventricularis, Nucleus supraopticus und Nucleus suprachiasmaticus des Hypothalamus synthetisiert.

Grundlagen

Das Konzept, wonach Peptide sowohl peripher (z.B. Niere, Gastrointestinaltrakt) als auch im Zentralen Nervensystem (ZNS) synthetisiert und freigesetzt werden können und über neuronale Rezeptoren wirken (= Neuropeptide), wurde erstmals Ende der sechziger Jahre von de Wied in Utrecht formuliert. In ihrer Funktion sind sämtliche Neuropeptide äußerst plastisch und diese kann je nach Gewebe, Metabolismus und der Anwesenheit anderer Hormone oder Neurotransmitter variieren. Neuropeptide können sowohl als Neurohormone (= Freisetzung erfolgt in Gefäße um über das Blut zu Zielorganen transportiert zu werden), Neurotransmitter (= Freisetzung nach Ca^{++}-Einstrom aus Nervenendigungen in den synaptischen Spalt mit nachfolgender Änderung des Membranpotentials der postsynaptischen Zelle) und Neuromodulator wirken. Neuromodulatoren sind nach Bindung an spezifische zellmembranständige Rezeptoren selbst nicht in der Lage ein exzitatorisches oder inhibitorisches postsynaptisches Potential auszulösen, können aber die Antwort der postsynaptischen Zelle auf einen zuvor oder zeitgleich freigesetzten Neurotransmitter deutlich verändern. Ein Neuropeptid kann hierbei im ZNS regionspezifisch an einigen Synapsen als Neurotransmitter, an anderen als Neuromodulator wirken. Als Neuromodulatoren können Neuropeptide nicht nur in den synaptischen Spalt, sondern von der gesamten Nervenzellmembran (Soma, Dendriten, Axon) freigesetzt werden und durch Diffusion in der Extrazellulärflüssigkeit über relativ große Distanzen von mehreren 100 µm die Zielneurone erreichen (Prinzip der Volumentransmission).
Über die Axone der magnozellulären Neurone wird AVP zum Hypophysenhinterlappen transportiert und von dort auf entsprechende Stimuli hin in den peripheren Blutkreislauf sezerniert. Physiologische Hauptaufgabe in der Peripherie ist die antidiuretische Wirkung an der Niere (AVP-Mangel führt zu Diabetes insipidus). Die Plasmakonzentration von AVP hängt daher im wesentlichen von der Plasmaosmolalität ab. AVP aus parvozellulären Neuronen gelangt wie CRH, mit dem es zumeist koexprimiert ist, jedoch über die Zona externa der Eminentia mediana in das Pfortadersystem des Hypophysenvorderlappens, um dort an kortikotropen Zellen die Kortikotropin (ACTH)-Ausschüttung zu fördern. Im Portalblut variiert das Konzentrationsverhältnis der Freisetzungshormone von ACTH (CRH, AVP) in Abhängigkeit von Art, Stärke und Dauer der Stimuli stark. Bei komplexen Stressoren und vor allem chronischem Stress wird die Bedeutung von AVP gegenüber CRH, welches vor allem auf akute Stressoren hin sezerniert wird, zunehmend größer. Extrahypothalamische AVP-Neuronenpopulationen sind in der Amygdala, dem Nucleus interstitialis der Stria terminalis (BNST) sowie dem Locus coeruleus zu finden. Die Mehrzahl physiologischer Effekte auf Emotionalität, Lern- und Gedächtnisprozesse sowie Sozialverhalten ist dendritisch freigesetztem AVP zuzuschreiben, welches nach Diffusion über relativ große Distanzen limbische Rezeptoren erreicht. Derzeit sind vier Rezeptoren bekannt, über die AVP seine Wirkung entfaltet: Der an Phospholipase C gekoppelte V_{1a}-Rezeptor ist hauptsächlich in der Amygdala sowie im Septum, Striatum, Hippokampus, Kortex, BNST und Hypothalamus lokalisiert. Der ebenfalls an Phospholipase C gekoppelte V_{1b}-Rezeptor (auch V_3-Rezeptor genannt) findet sich am Hypophysenvorderlappen, Kortex, Hippocampus und der Amygdala. An Adenylatzyklase gekoppelte V_2-Rezeptoren sind hauptsächlich im Sammelrohr der Niere lokalisiert und konnten im Gehirn bislang nicht nachgewiesen werden. Zusätzlich kann AVP an den Oxytozin-Rezeptor bin-

den. Die Tatsache, dass CRH- und AVP-Systeme eng miteinander verbunden sind zeigt sich unter anderem daran, dass die magnozellulären Neurone des Hypothalamus CRH_1-Rezeptoren exprimieren. AVP wurde zunächst vor allem im Hinblick auf seine Beteiligung bei Lern- und Gedächtnisprozessen untersucht. Im Säugetiergehirn hat AVP als Neuromodulator und Neurotransmitter jedoch auch wesentliche Bedeutung für die Koordinierung der neuroendokrinen und Verhaltensantwort auf stressvolle Stimuli. Bei akutem Stress wird AVP im Nucleus paraventricularis des Hypothalamus verstärkt aus dem Soma und den Dendriten in die Extrazellulärflüssigkeit freigesetzt und erfüllt dort para- und autokrine Funktionen. Parallel hierzu erfolgt eine AVP-Freisetzung in verhaltensrelevanten limbischen Arealen. Gleichzeitig ist die Sekretion an den Axonterminalen der Neurohypophyse blockiert, da sich die Plasmakonzentrationen nicht verändern. Folglich reflektieren Plasmakonzentrationen nicht notwendigerweise die Freisetzungsaktivität des untersuchten neuropeptidergen Systems im Gehirn.

In post mortem-Untersuchungen fand sich bei depressiven Patienten eine erhöhte Anzahl CRH und AVP koexprimierender parvozellulärer hypothalamischer Neurone. Gleichfalls war die AVP-Immunoreaktivität im Nucleus suprachiasmaticus erhöht. Bei an seniler Demenz vom Alzheimer-Typ leidenden Patienten war die AVP mRNA im Nucleus supraopticus und im Nucleus paraventricularis unverändert, im Nucleus suprachiasmaticus jedoch vermindert.

Im Tiermodell haben sowohl die Blockade des V_{1a}- als auch die des V_{1b}-Rezeptors anxiolytische Wirkung. Umgekehrt erzeugt die intrazerebroventrikuläre Gabe von AVP Angst-assoziierte Verhaltensweisen. Die pathophysiologische Rolle von überexprimiertem AVP zeigt sich daran, dass sich der bei Ratten mit angeborener erhöhter Ängstlichkeit aberrierende, Depressions-analoge Dexamethason/CRH-Test nach

Gabe eines $V_{1a/b}$-Rezeptor-Antagonisten normalisiert. Dies geschieht auch nach chronischer Behandlung mit dem Antidepressivum Paroxetin; letztere ist von einer Reduktion der AVP-Überexpression im Nucleus paraventricularis des Hypothalamus sowie antidepressiven Verhaltenseffekten begleitet. Diese Befunde rücken das vasopressinerge System zunehmend in den Fokus des Interesses auf der Suche nach wirksameren Behandlungsstrategien von Depression und Angsterkrankungen.

Weiterführende Links

► antidiuretisches Hormon (ADH)

Vasopressin-System

► ADH-System

VEGF

► Vascular Endothelial Growth Factor

Verknöcherungskern

► Knochenkern

Vermännlichung

► Maskulinisierung

Verner-Morrison-Syndrom

Synonyme

VIPom; Pankreatische Cholera; WDHA-Syndrom; Wasserdiarrhoe-Hypokaliämie-Achlorhydrie-Syndrom.

Englischer Begriff

Verner-Morrison syndrome; VIPoma.

Definition

Tumor, häufig im Pankreas lokalisiert, der autonom das vasoaktive intestinale Polypetid (VIP) ausschüttet und dadurch profuse wässrige Durchfälle hervorrufen kann. Kann im Rahmen einer MEN Typ 1 auftreten.

Symptome

Wässrige, choleraartige Diarrhoen mit hohen Volumenverlusten (bis 10 Liter pro Tag), Exsikkose bis zum hypovolämischen Schock gehend, seltener abdominelle Koliken und Anfälle einer Flushsymptomatik wie beim Karzinoid.

Diagnostik

Die entscheidenden Parameter für die Diagnose sind ausgeprägte wässrige Durchfälle sowie eine Erhöhung der VIP-Konzentration im Plasma auf > 200 pg/ml (Referenzbereich meist bis 65 pg/ml). Die Erfordernisse bezüglich des zu gewinnenden Materials für die VIP-Bestimmung sollte zuvor beim durchführenden Labor erfragt werden (meist Aprotininzusatz notwendig).

Weitere wegweisende Befunde sind das Vorliegen einer hypokaliämischen Azidose (immer!), einer Achlorhydrie (Magensaft), einer Hyperglykämie (aktivierte Glykogenolyse in der Leber) sowie eine Hyperkalzämie. Parallel zu VIP können folgende weitere Hormonkonzentrationen, deren Bestimmung für die Diagnosestellung allerdings nicht erforderlich ist, im Blut erhöht sein: Pankreatisches Polypeptid (häufig, aber unspezifisch) sowie Gastrin und Kalzitonin (selten).

Bei der Lokalisationsdiagnostik kommen bildgebende Verfahren wie die Sonographie (insbesondere Endosonographie), Computertomographie, selektive Zöliakographie sowie die Magnetresonanztomographie zum Einsatz.

Ist durch die genannte bildgebende Diagnostik keine eindeutige Lokalisation des Tumors zu erreichen, besteht in Zentren die Möglichkeit einer transhepatischen Katheterisierung der Pfortader zur selektiven Blutentnahme und konsekutiver VIP Bestimmung.

Differenzialdiagnose

Differenzialdiagnostisch kommen bei dem klinisch führenden Bild von Diarrhoen zunächst alle weiteren Durchfall verursachenden Erkrankungen in Betracht. Bei nachgewiesener Erhöhung der VIP-Konzentration im Blut besteht auch noch die Möglichkeit des Vorliegens anderer VIP produzierender Tumoren z.B. Ganglioneuroblastome (besonders bei Kindern), Insulinome, Gastrinome, medulläre Schilddrüsenkarzinome oder Phäochromozytome. Des Weiteren kann eine Erhöhung der VIP-Konzentration im Blut (dann allerdings ohne WDHA-Syndrom) bei einer Leberzirrhose oder Niereninsuffizienz vorkommen.

Therapie

Kausal

Resektion des meist im Pankreas gelegenen Tumors. Ist bei der abdominellen Exploration kein Tumor auffindbar, wird eine Dreiviertel-Pankreasresektion notwendig.

Dauertherapie

Etwa 30 % der VIPome sind maligne. Bei nicht resektablen malignen Tumoren kann eine palliative Chemotherapie bestehend aus der Kombination von 5-FU mit Streptozotocin durchgeführt werden. Des Weiteren werden auch Somatostatin-Analoga sowie Interferone eingesetzt.

Nachsorge

Nach Resektion eines benignen VIPoms sollte etwa jährliche eine Kontrolle der VIP-Konzentration im Blut erfolgen.

Prognose

In etwa 30 % der Fälle kann die Erkrankung durch Resektion geheilt werden.

Verschlusskrankheit, periphere arterielle

Synonyme

Schaufensterkrankeit; Claudicatio intermittens.

Definition

Obliteration oder Stenosierung peripherer arterieller Gefäße mit konsekutiver distaler Perfusionsminderung.

Grundlagen

Meist im Rahmen einer allgemeinen Arteriosklerose auftretend und bevorzugt die Beine betreffend. Risikofaktoren für die Genese dieser Erkrankung sind im wesendlichen die klassischen Risikofaktoren für die Arteriosklerose wie Nikotinabusus, Diabetes mellitus, Fettstoffwechselstörungen und arterieller Hypertonus. Differenzialdiagnostisch kommen Vaskulitiden oder funktionelle Vasospasmen (Raynaud-Syndrom) in Betracht. Klinisch imponiert die Erkrankung meist durch das belastungsabhängige Auftreten von Beinschmerzen, welche sich in Ruhe zurückbilden (claudicatio intermittens, Schaufensterkrankheit) sowie durch die fehlende Palpierbarkeit peripherer Pulse. Bei fortgeschrittener Erkrankung können Nekrosen bzw. eine Gangrän auftreten. Eingeteilt wird die Erkrankung in die Fontaine-Stadien. Stadium I: Beschwerdefreiheit. Stadium IIa: Schmerzfreie Gehstrecke größer 200 Meter. Stadium IIb: Schmerzfreie Gehstrecke unter 200 Meter. Stadium III: Ruheschmerz. Stadium IV: Nekrosenbildung.

Verschlusskrankheit, zerebrale arterielle

Synonyme

Stenosen hirnversorgender Gefäße.

Definition

Obliteration oder Stenosierung intra- oder extrakranieller Zerebralarterien mit konsekutiver distaler Perfusionsverminderung.

Grundlagen

Meist im Rahmen einer allgemeinen Arteriosklerose auftretend und v.a. im Bereich des Karotis- und vertebro-basilären Gefäßsystems auftretend. Risikofaktoren für die Entstehung dieser Erkrankung sind im wesentlichen die klassischen Risikofaktoren für die Arteriosklerose wie Nikotinabusus, Diabetes mellitus, Fettstoffwechselstörungen und arterieller Hypertonus. Differenzialdiagnostisch kommen Vaskulitiden in Betracht. Das Vorkommen von höhergradigen Stenosen erhöht deutlich das Risiko für das Erleiden einer zerebralen Ischämie, in deren Folge es zu Synkopen, TIAs, PRINDs und Insulten kommen kann.

Verstopfung

▶ Obstipation

VIP

▶ Polypeptid vasoaktives intestinales

VIPom

▶ Verner-Morrison-Syndrom

Virilisierung

Synonyme

Vermännlichung; Virilismus.

Englischer Begriff

Virilization; Virilisation.

Definition

Sammelbegriff für eine äußerliche Vermännlichung von Frauen durch die Ausbildung sekundärer männlicher Geschlechtsmerkmale (bis zu einem kompletten männlichen Phänotyp).

Grundlagen

Meist durch einen zu starken Einfluss von männlichen Sexualhormonen bei Frauen auslöst. Hierbei kann es zu Hirsutismus (Damenbart), Klitorishypertrophie, Seborrhoe, Akne, Alopezie und Tieferwerden der Stimme kommen.

Bei männlichen Kindern kommt eine frühzeitige (prämature) Virilisierung im Rahmen einer Pubertas praecox vor.

Virilismus

▶ Virilisierung

Visceromegalie

▶ Viszeromegalie

Visfatin

Englischer Begriff

Visfatin.

Definition

Visfatin ist ein im Fettgewebe stark exprimiertes Zytokin. Ursprünglich wurde es als Wachstumsfaktor isoliert, welches das Wachstum der B-Vorläuferzellen fördert und ist auch als Pre B-cell colony-enhancing factor (PBEF) bekannt.

Visfatin bindet an den Insulinrezeptor, allerdings an einer anderen Stelle als Insulin und wirkt ähnlich wie Insulin *in vitro* und *in vivo*. Die Serumspiegel von Visfatin betragen 3–10% der Insulinspiegel, korre-

lieren mit dem BMI und ändern sich durch Nahrungsaufnahme nicht. Seine pathophysiologische Rolle beim Menschen ist noch nicht geklärt.

Literatur

1. Fukuhara et al. (2005) Visfatin: a protein secreted by visceral fat that mimics the effects of insulin. Science 307:426–30

Viszerale Fettverteilung

▶ Fettverteilung, abdominale

Viszeromegalie

Synonyme

Visceromegalie; Splanchnomegalie; Organomegalie.

Englischer Begriff

Visceromegaly.

Definition

Abnorme Vergrößerung innerer Organe.

Grundlagen

Häufig betroffen sind Herz und Leber. Kann bei unterschiedlichen Erkrankungen vorliegen z.B. im Rahmen einer Akromegalie oder eines M. Gaucher.

Vitamin A

Synonyme

Retinol; 3 Dehydroretinol; Retinal; Retinsäure.

Englischer Begriff

Vitamin A.

Definition

Fettlösliches Vitamin. Umfasst folgende Substanzen: Retinol und 3 Dehydroretinol (Vitamin A Alkohol), Retinal (Vitamin A Aldehyd) und Retinsäure.

Grundlagen

Vitamin A kann in Form seines Provitamin als α-, β-, oder γ-Karotin aufgenommen werden. Es kommt vor allem in folgenden Nahrungsmitteln vor: Obst, Gemüse, Eier, Milch, Leber.
Täglicher Bedarf beim Erwachsenen etwa 5000–8000 IE, bei Kindern 2000–3000 IE. Es kann in großen Mengen in der Leber gespeichert werden.
Vitamin A ist insbesondere für den Sehvorgang im Auge wichtig. Bei Mangel dieses Vitamins kommt es zunächst zur Nachtblindheit (Hemeralpie). Bei länger andauernden Mangelzuständen kann es zu einer Atrophie und Verhornung der Haut und Schleimhäute kommen. Im Gegensatz zu vielen anderen Vitamine sind Hypervitaminose beim Vitamin A möglich, so dass dieses toxisch wirkt. Symptome hierbei können Übelkeit, Erbrechen, Schwindel und Schmerzen sein. Bei chronischen Vitamin A Intoxikationen kann es zu schmerzhaften Periostschwellungen, Hämorrhagien, Haarausfall und Reizbarkeit kommen. Laborchemisch findet man häufig eine Erhöhung der alkalischen Phosphatase im Serum. Zusätzlich wurde eine teratogene Wirkung von Vitamin A im Rahmen einer Hypervitaminose bei Schwangeren beschrieben.

Vitamin A₁

Synonyme

Biosterol; Retinol.

Englischer Begriff

Vitamin A₁; retinol.

Definition

Vitamin A₁ ist als Vitamin-A-Derivat fettlöslich und gehört chemisch zur Klasse der Diterpenoide. Diese bestehen aus 4 isoprenen Einheiten.

Grundlagen

Vitamin A₁ wird mit der Nahrung aufgenommen, oder im Dünndarm aus Betakarotin, einer Vitamin-A-Vorstufe, synthetisiert. Im Blut ist es an Albumin gebunden und wird schließlich in der Leber gespeichert. Vitamin A₁ ist essentiell für das Sehen in relativer Dunkelheit, spielt eine wichtige Rolle als Antioxidans und beeinflusst die Transkription der DNS im Zellkern. Der Normbereich der Blut-Vitamin A₁-Konzentration beträgt 20–100 µg.
A₁-Hypovitaminosen können durch gestörte Absorption, wie z.B. bei M. Crohn, Zöliakie oder aber bei chronischer Pankreatitis entstehen.
Ein Mangel an Vitamin A₁ führt zu starker Hauttrockenheit, Gewichtsabnahme, Infektionsanfälligkeit und Hemmung des Körperwachstums. Des Weiteren kommt es zur Austrocknung und Verdickung der Cornea, im schlimmsten Fall zur Erblindung.
Eine A₁-Hypervitaminose kommt meist nur bei Vitamin-A-Therapie, wie z.B. bei der Aknetherapie vor und äußert sich in trockener Haut, Mundwinkelrhagaden, Arthralgien und Wundheilungsstörungen. Bei Schwangeren kann es zu Embryopathien kommen.
Vitamin A1 ist in grünem oder gelbem Gemüse, sowie in Milchprodukten oder Leber enthalten.

Vitamin-A₁-Säure

▶ Retinsäure
▶ Vitamin-A₁

V

Vitamin B₁

Synonyme

Thiamin.

Englischer Begriff

Vitamin B$_1$.

Definition

Pyrimidinderivat.

Grundlagen

Thiamin kommt in geringen Mengen in fast allen pflanzlichen und tierischen Nahrungsmitteln vor. Täglicher Bedarf: Erwachsene 1,5 mg, Kinder 0,6–1,1 mg. Es wirkt als Coenzym der oxidativen Dekarboxylierung von α-Ketonsäuren. Bei ausgeprägten Mangelzuständen (Avitaminose) kann es zum so genannten Beriberi kommen. Von diesem Erkrankungskomplex ist im europäischen Raum jedoch nur die Wernicke-Enzephalopathie, welche bei Alkoholikern vorkommt und mit einer Thiaminsubstitution behandelt werden muss, von Bedeutung.

Vitamin B$_1$-Mangelkrankheit

► Beriberi

Vitamin B$_2$

Synonyme

Riboflavin; Laktoflavin; Lactoflavin.

Englischer Begriff

Vitamin B$_2$; riboflavin; lactoflavin.

Definition

Vitamin B$_2$ besteht aus einem trizyklischen stickstoffhaltigen Ringsystem, an welches ein Riboserest gebunden ist. Die chemisch korrekte Bezeichnung nach IUPAC ist 7,8-Dimethyl-10-(1-D-ribityl)-2,4(3H,10H)-benzopteridindion.

Grundlagen

Das wasserlösliche, sehr lichtempfindliche Vitamin B$_2$ kommt in der Nahrung zu 70–90 % an sog. Flavoproteine gebunden vor. Im Magen-Darm-Trakt wird Vitamin B$_2$ aus den Flavoproteinen unter hydrolytischer Spaltung der Phosphatbindung freigesetzt und durch aktiven Transport in die Mukosazellen aufgenommen. Bei höherer luminaler Konzentration kann die Aufnahme zusätzlich durch Diffusion erfolgen. 40–80 % des Vitamin B$_2$ wird im Blut an Albumin gebunden transportiert. Vitamin B$_2$ gehört zu den Antioxidantien. Die aktive Wirkform ist das durch Veresterung mit Phosphat entstandene Flavinmononukleotid (FMN) sowie das aus FMN und Adenosinmonophosphat entstandene Flavin-Adenin-Dinukleotid. Diese sind Coenzyme der Flavinenzyme (Flavoproteide) und dienen somit z.B. der Wasserstoffübertragung in der Atmungskette, der Dehydrierung von Fettsäuren, der oxidativen Desaminierung von Aminosäuren. Über FAD-abhängige Enzyme ist Vitamin B$_2$ auch mit dem Vitamin B$_6$- Stoffwechsel verknüpft. Vitamin B$_2$-Mangelerscheinungen sind selten. Bei chronischem Alkoholabusus, älteren Menschen, Anazidität des Magensaftes, Pankreasinsuffizienz (verminderte Freisetzung von Riboflavin aus der Nahrung), chronischer Diarrhoe bzw. in Verbindung mit allgemeiner Unterernährung kann es jedoch zu einem Vitamin B$_2$-Mangel kommen. Dieser kann sich in einer Gesichtsdermatitis mit Mundwinkelrhagaden, Gesichtsekzem, Cheilitis, sowie Glossitis, Konjunktivitis und Vaskularisierung der Hornhaut äußern. Inwieweit diese Symptome direkt auf einen Vitamin B$_2$-Mangel zurückzuführen sind, ist nicht geklärt, da meist gleichzeitig auch ein Defizit an anderen B-Vitaminen vorliegt. Der Tagesbedarf an Vitamin B$_2$ liegt bei etwa 1,5–2,0 mg und ist in der Schwangerschaft, bei der Laktation, bei Alkoholabusus und unter Einnahme von Kontrazeptiva erhöht.

Phenothiazine und Antimalariamittel stellen Vitamin B_2-Antagonisten dar.

Vitamin B_3

▶ Nicotinsäureamid

Vitamin B_6

Synonyme

Pyridoxin.

Englischer Begriff

Vitamin B_6.

Definition

Wasserlösliches Vitamin. Umfasst 3 Wirkstoffe: Pyridoxol (Alkohol), Pyridoxal (Alhyrat), Pyridoxamin (Amin).

Grundlagen

Pyridoxin kommt vor allem in folgenden Nahrungsmitteln vor: Leber, Hefe, Mais, Eier, Grüngemüse. Täglicher Bedarf: Erwachsene 2–2,5 mg, Kinder: 0,5–1,2 mg. Wirkt als Coenzym im Aminosäurestoffwechsel. Mangelerscheinungen kommen praktisch nicht vor. Wichtig: Bei einer Behandlung mit dem Tuberkulostatikum Isoniacinhydrazid (INH) muss Vitamin B_6 dazu gegeben werden, da dieses Medikament als Pyridoxin-Antagonist wirkt und dadurch neurologische Symptome (Ataxien, Paresen), Anämien und Dermatitiden auftreten können.

Vitamin B_{12}

Synonyme

Cobalamin; Kobalamin.

Englischer Begriff

Vitamin B_{12}.

Definition

Sammelbezeichnung für eine Reihe an Substanzen, die aus einem System von 4 Pyrrolringen bestehen und in ihrer Mitte Kobalt als Zentralatom besitzen.

Grundlagen

Vitamin B_{12} kommt vor allem in tierischen Nahrungsmitteln vor. Täglicher Bedarf: Erwachsene 5–8 µg, Kinder 2–5 µg. Vitamin B_{12} wirkt als Coenzym bei der Umlagerung von Akylresten. Bei Mangelzuständen kommt es zu einer makrozytären Anämie (Perniziosa). Zusätzlich kann es zu einer Polyneuropathie kommen, welche am häufigsten die unteren Extremitäten betrifft. Das Vitamin wird fast ausschließlich im terminalen Ileum resorbiert. Hierzu ist jedoch das Vorliegen des so genannten intrinsic Faktors, welcher in den Parietalzellen des Magens gebildet wird, notwendig. Aus diesem Grund sind vor allem gastrale Erkrankungen (z.B. atrophische Gastritis, Z.n. Gastrektomie) sowie Erkrankungen, die das terminale Ileum betreffen (z.B. M. Crohn), Ursache für einen Vitamin B_{12} Mangel.

Vitamin B_{12}-Mangel-Anämie

▶ Anämie, perniziöse

Vitamin C

Synonyme

Ascorbinsäure.

Englischer Begriff

Ascorbic acid; Vitamin C.

Definition

Wasserlösliches Vitamin, Hexuronsäure.

V

Grundlagen

Vitamin C kommt vor allem in Obst, Gemüse und Leber vor. Täglicher Bedarf: Erwachsene 40–60 mg, Kinder 40 mg. Wirkt als Redoxsystem bei der Hydroxilierung, z.B. im Rahmen der Kollagensynthese. Schwerer Vitamin C Mangel kann zu Skorbut (Erkrankung des Bindegewebes) führen.

Vitamin-C-Mangel

▶ Skorbut

Vitamin D

Synonyme

Calciferol.

Englischer Begriff

Vitamin D.

Definition

Fettlösliche Substanzen, die den Steroiden nahe stehen.

Grundlagen

Da Vitamin D zum großen Teil vom Organismus selbst gebildet werden kann, ist es im engeren Sinn gar kein Vitamin (siehe Definition von ▶ Vitamine). Mit pflanzlicher Nahrung wird Ergocalciferol (Vitamin D_2) und mit tierischer Nahrung Cholecalciferol (Vitamin D_3) aufgenommen, welche auch aus den Provitaminen Ergosterol bzw. 7-Dehydrocholesterol unter Einwirkung von UV-Strahlung in der Haut gebildet werden können. In der Leber erfolgt in einem weiteren Schritt eine Hydroxylierung an Position 25, so dass das 25-Hydroxy-Vitamin D_3 [25 (OH)D_3] entsteht. Dieses muss noch in der Niere an der Position 1 ein zweites Mal hydroxyliert werden, damit letztlich das biologisch aktive 1,25-Hydroxy-Vitamin D_3 [1,25 (OH) $_2D_3$] entsteht, welches auch als Kalzitriol bezeichnet wird.

Kalcitriol nimmt eine wichtige Rolle bei der Regulation des Kalzium- und Phosphatstoffwechsels ein, indem es an Darm, Niere und Knochen wirkt. Bei Mangelzuständen kann es bei Kindern zur ▶ Rachitis und bei Erwachsenen zum Auftreten einer ▶ Osteomalazie kommen. Bei zu großer Zufuhr von Kalzitriol (meist medikamentös bedingt) kommt es zu einer Vitamin-D-Intoxikation, welche zu einer Hyperkalzämie bis hin zu einer hyperkalzämischen Krise führen kann.

Weiterführende Links

▶ α-Calcidol
▶ Calcifediol
▶ Calcitriol

Vitamin-D-Mangel-Rachitis

Synonyme

Englische Krankheit.

Englischer Begriff

Rickets.

Definition

Als Folge eines Vitamin-D Mangels auftretende sekundäre Ossifikationsstörung, die insbesondere im Kleinkindalter zu den typischen Skelett-Veränderungen führt.

Symptome

Nach längerer defizienter Umwandlung von Vitamin D in Vitamin D_3 (durch Mangel an UV-Einstrahlung in der Haut) kommt es zu einem Substratmangel für die Hydroxylierung an den Positionen 1 und 25, so dass die biologische Wirkung des aktiven hydroxylierten Metaboliten 1,25-Vitamin D_3 ausbleibt. Im Alter von wenigen Monaten bis zu zwei Jahren tritt neben den bekannten Veränderungen des Skeletts, die auf eine unzureichende Verkalkung des Osteoids zurückzuführen sind (vor allem Auftreibung der metaphysären Wachstumszonen der distalen Enden der Röhrenknochen, Auftreibung der Knorpel-Knochengrenze der Rippen (Rosenkranz) und Aufweichung der Schädelkalotte (Kraniotabes)) eine Vielzahl an unspezifischeren systemischen Symptomen auf, die die breite physiologische Wirkung des aktiven Hormons anzeigen: Schwitzen, Unruhe, Gedeihstörung, Obstipation, Muskelhypotonie. Nur in seltenen Fällen sind klinische Zeichen des primären Mangels an (im Darm nur unzureichend) resorbiertem Kalzium im Sinne von Tetanien oder Krampfanfällen zu beobachten, da durch den sekundären Hyperparathyreoidismus über eine lange Zeit durch Mobilisation aus den Knochen noch normale Serum-Kalziumspiegel aufrechterhalten werden können.

Diagnostik

Nach dem Erkennen der typischen klinischen Zeichen der Rachitis – die mit den typischen radiologischen Zeichen einer Becherung der distalen Metaphysen, unregelmäßiger Epiphysenlinien, subperiostaler Aufhellungen und einer Verzögerung der Knochenreife einhergehen – steht die Analyse der Serumspiegel von Kalzium (niedrig-normal), Phosphat (niedrig), alkalischer Phosphatase (erhöht) und Parathormon (erhöht) im Vordergrund der Diagnose der Rachitis. Durch eine Bestimmung der Vitamin-D-Metabolite können die sehr seltenen Synthesestörungen (1-Hydroxylase und 25-Hydroxylase) sowie die Rezeptorresistenz von der Vitamin-Mangelrachitis abgegrenzt werden.

Differenzialdiagnose

Seltene Synthesestörungen (1-Hydroxylase und 25-Hydroxylase) sowie die Vitamin-D-Rezeptorresistenz; häufigere Differenzialdiagnosen: Phosphatdiabetes, renale Rachitis (Kalzium/Phosphat Reabsorptionsschaden des proximalen Tubulus).

Allgemeine Maßnahmen

Lebensmodifikation

Prophylaxe durch Substitution von Vitamin D₃ (insbesondere in den Wintermonaten).

Diät

Milchnahrung zur Kalziumzufuhr.

Therapie

Kausal

Substitution von Vitamin D₃ und Kalzium (cave: Verschärfung der Hypokalziämie nach Vitamin-D Therapiebeginn).

Bewertung

Wirksamkeit

Sehr gut, bei konsequenter mehrwöchiger Substitution.

Verträglichkeit

Gut; gelegentlich bei zu hoch dosierter Kalziumgabe gastrointestinale Beschwerden.

Nachsorge

Verlaufskontrolle der klinischen und laborchemischen Veränderungen.

Prognose

Sehr gut; bei den Synthesestörungen führt die Gabe des aktiven Metaboliten 1,25-Vitamin D₃ ebenfalls zur Heilung; nur bei der Vitamin-D₃-Rezeptorresistenz kann nur eine Dauerinfusion von Kalzium und eine Hochdosisbehandlung mit 1,25-Vitamin D₃ zu einer Linderung der Symptomatik führen.

Vitamin D₃

▶ Colecalciferol

Vitamin K

Synonyme

Phyllochinon.

Englischer Begriff

Vitamin K; phyllochinon.

Definition

Als Vitamin K werden strukturell verwandte Stoffe bezeichnet, welche als gemeinsames Grundgerüst 2-Methyl-1,4-naphtochinon besitzen und sich lediglich in ihren Seitenketten unterscheiden.

Grundlagen

Das fettlösliche Menochinon (Vitamin K_2) kann als physiologisch vorkommendes Phyllochinon durch das in grünen Pflanzen vorhandene fettlösliche Phytomenadion (Vitamin K_1) ersetzt werden. Nach Abspaltung des Phytylrestes durch Darmbakterien entsteht das wasserlösliche Menadion (Vitamin K_3), welches im Organismus teilweise zu Vitamin K_2 umgewandelt wird. 20–70 % des Nahrungs-Vitamin-K werden im oberen Dünndarm durch aktiven Transport aufgenommen und an Chylomikronen gebunden in die Leber transportiert.
Der tägliche Bedarf an Vitamin K liegt bei 1 mg; er kann nicht durch die im Kolon stattfindende Synthese durch Mikroorganismen gedeckt werden, da das Vitamin nur in dem höher gelegenen Dünndarm resorbiert wird. Vitamin K wirkt in der Leber als Coenzym bei der γ-Carboxylierung von Glutamathaltigen Seitenketten und ist damit essentiell für die Synthese der Gerinnungsfaktoren II, VII, IX und X, sowie der Gerinnungsinhibitoren Protein C und S.
Eine Funktion als Coenzym erfüllt Vitamin K ebenfalls bei der Glutamatkarboxylierung von Osteokalzin, Gla-Protein sowie Atherokalzin.

Vitamine

Englischer Begriff

Vitamins.

Definition

Sammelbegriff für lebensnotwendige, im Organismus jedoch nicht (oder nur sehr bedingt) selbstständig synthetisierbare Substanzen.

Grundlagen

Aufgrund der fehlenden Fähigkeit der Synthese müssen dem Organismus über die Nahrungsaufnahme ausreichende Mengen der verschiedenen Vitamine zur Verfügung gestellt werden. Da Vitamine nicht als Substrat für den Energiestoffwechsel oder für den Aufbau von Organstrukturen benötigt werden, sondern als Coenzyme fungieren, müssen sie nur in relativ geringen Mengen dem Organismus zugefügt werden. Im Allgemeinen werden die Vitamine anhand ihrer Wasser- bzw. Fettlöslichkeit in zwei Gruppen eingeteilt. Wasserlöslich (lipophob bzw. hydrophil) sind die Vitamine C, B_1, B_2, B_6 und B_{12}. Fettlöslich (lipophil bzw. hydrophob) sind die Vitamine A, D, E, K_1 und K_2.

VLDL

► Lipoproteine, sehr niedriger Dichte

Voglibose

Englischer Begriff

Voglibose.

Substanzklasse

Orales Antidiabetikum, α-Glukosidase-Hemmer.

Gebräuchliche Handelsnamen

Noch nicht im Handel. Wird auch unter dem Namen AO-128 geführt.

Indikationen

Voglibose ist als Medikament noch nicht zugelassen. In Phase 3 Studien wurde es bei Patienten mit Typ-2-Diabetes mellitus alleine oder in Kombination mit Sulfonylharnstoffen eingesetzt. In verschiedenen Fallberichten wurden auch positive Effekte bei Glykogenspeicherkrankheiten berichtet.

Wirkung

Voglibose hemmt die α-Glukosidase im Darm, dadurch wird die Resorption von Glukose in die Blutbahn verlangsamt. Durch diese Wirkung kommt es v.a. zu einer Senkung der postprandialen Glukosekonzentrationen in Blut.

Dosierung

In Studien wurden meist Tagesdosen von 0,6–0,9 mg aufgeteilt in 3 Dosen, welche jeweils vor den Mahlzeiten eingenommen werden.

Darreichungsformen

Tabletten.

Nebenwirkungen

Flatulenzen (in über 50 % der behandelten Patienten), reversible Leberschäden wurden in Einzelfallberichten beschrieben.

Wechselwirkungen

In mehreren Studien konnte gezeigt werden, dass Voglibose die Resorption von Captopril, Glyburide, Warfarin, Hydrochlorothiazid nicht beeinträchtigt.

Pharmakodynamik

Wird nicht resorbiert, es erscheinen daher keine messbaren Konzentrationen im Blut.

Weiterführende Links

► α-Glukosidaseinhibitoren

Vollmondgesicht

► Mondgesicht

Vollständige Hypophysenvorderlappeninsuffizienz

► Panhypopituitarismus

Volumenhypertrophie der Schilddrüse

► Schilddrüsenhyperplasie

Volumenmangel

Synonyme

Hypovolämie.

Englischer Begriff

Hypovolaemia; Hypovolemia.

Definition

Verminderung des zirkulierenden Blutvolumens.

Grundlagen

Ursache für einen Volumenmangel können Blutverluste nach außen oder in Körperhöhlen sein. Auch bei isolierten Plasmaverlusten (z.B. Verbrennungen) oder Flüssigkeitsverlusten (Diuretika, Diarrhoen) können Volumenmangelzustände auftreten. Bei zügig sich ausbildendem oder extremem Volumenmangel kann ein Volumenmangelschock entstehen, gekennzeichnet durch niedrigen Blutdruck und Tachykardie.

V

Volumenüberschuss

Synonyme

Hypervolämie.

Englischer Begriff

Hypervolaemia; Hypervolemia.

Definition

Erhöhung des zirkulierenden Blutvolumens.

Grundlagen

Meist durch eine Hyperhydratation verursacht. Physiologisch kommt ein Volumenüberschuss in der Schwangerschaft vor.

Von-Gierke-Glykogenose

► Glykogenose, Typ I

Vorpubertät

► Präpubertät

Vorzeitige primäre Ovarialinsuffizienz

► Climacterium praecox

Vorzeitige Wechseljahre

► Climacterium praecox

Wachstum der Schamhaare

▶ Pubarche

Wachstumsfaktoren

Synonyme

Zytokine.

Englischer Begriff

Growth factors.

Definition

Körpereigene Substanzen, die das Wachstum von Zellen beeinflussen.

Grundlagen

Als Wachstumsfaktoren im weitesten Sinne werden unterschiedlichste Gruppen von körpereigenen Substanzen bezeichnet, denen gemeinsam ist, dass sie über meist spezifische Rezeptoren die Proliferation von Zellen stimulieren oder inhibieren und damit auch das Wachstum von Organen bzw. Organismen beeinflussen. Wachstumsfaktoren können daher verschiedenste Hormone, Peptide, Lymphokine, Interleukine, Polypeptid-Wachstumsfaktoren usw. sein, wobei ursprünglich der Begriff Wachstumsfaktor mit der letztgenannten Gruppe assoziiert war, die eine heterogene Gruppe unterschiedlichster Proteine darstellte (TGF-α, TGF-β, EGF, FGF, IGF u.v.a.m.), von denen wiederum z.T.

verschiedene Isoformen existieren. Insbesondere die Nomenklatur der Polypeptid-Wachstumsfaktoren, die oft nach dem Zelltyp benannt wurden, in dem sie erstmals identifiziert wurden oder in dem erstmals ein proliferativer Effekt gezeigt wurde, ist verwirrend, weil Wachstumsfaktoren meist in verschiedenen Zellen produziert werden und in unterschiedlichsten Zelltypen wirksam sind.

Wachstumshormon

Synonyme

Somatotropes Hormon; Somatotropin; STH.

Englischer Begriff

Somatotropin; Growth hormone; GH.

Definition

Im Hypophysenvorderlappen gebildetes Peptidhormon (MG ca. 22 kD).

Grundlagen

Die Sekretion des Wachstumshormons aus der Hypophyse wird im Wesentlichen über das hypothalamisch gebildete Wachstumshormon-Releasing Hormon (Stimulation) und Somatostatin (Inhibition) reguliert. Das Wachstumshormon selbst übt einen, zum Teil direkt, zum anderen Teil indirekt über die Stimulation der die im Wesentlichen in der Leber gebildeten

Somatomedine (Insulin-like-growth factors), deutlichen Einfluss auf verschiedene Stoffwechselprozesse aus, die letztendlich auch in Organ- und Körperwachstum resultieren. Insbesondere stimuliert das Hormon die Proteinsynthese, die hepatische Glukosebildung sowie die Lipolyse.

Wachstumshormon, humanes

Synonyme

Humanes Somatotropin; menschliches Wachstumshormon; hGH; GH.

Englischer Begriff

Human growth hormone; hGH; GH.

Definition

Hormon des Hypophysen-Vorderlappens, das neben zahlreichen anderen Wirkungen das Längenwachstum der Knochen stimuliert.

Grundlagen

Neben der Stimulation von Chondrozyten und Osteoblasten-Proliferation und -Funktion hat das 191-Aminosäuren-Polypeptid Wachstumshormon anabole, lipolytische und anti-natriuretische Wirkung, beeinflußt aber auch kognitive Funktionen und das Immunsystem. Wachstumshormon gehört mit Prolaktin und plazentärem Laktogen zu einer Klasse evolutionär verwandter Hormone. Die Sekretion von GH erfolgt in Pulsen und wird über die hypothalamischen Peptide GH-Releasing Hormon (wirkt stimulierend) und Somatostatin (wirkt inhibierend) sowie durch das vorwiegend im Magen gebildete Peptid Ghrelin gesteuert. Zusätzlich beeinflussen aber auch Faktoren wie Alter, Ernährungszustand, Stress und Sexualsteroide die Freisetzung von GH. GH hat eine Halbwertzeit von 20–25 Minuten, seine Wirkungen werden teilweise über Insulin-like Growth Factor-1 (IGF-1) vermittelt, dessen Halbwertszeit mehrere Stunden beträgt. GH ist im Serum zu etwa 60 % an ein Protein gebunden (GH-Bindungsprotein), das dem extrazellulären Anteil des membrangebundenen GH-Rezeptors entspricht. Die Serum-Konzentrationen von GH sind in der Pubertät am höchsten und nehmen danach kontinuierlich ab, nach dem 40. Lebensjahr um etwa 14 % pro Dezennium.

Wachstumshormon, menschliches

▶ Wachstumshormon, humanes

Wachstumshormon-Releasing Hormon

Synonyme

Somatotropin-Releasing Hormon; SRH; Somatoliberin.

Englischer Begriff

Somatotropin releasing hormone; Growth hormone releasing hormone; GHRH.

Definition

Im Hypothalamus gebildetes Hormon.

Grundlagen

Das Wachstumshormon-Releasing Hormon stimuliert die hypophysäre Sekretion von Wachstumshormon.

Weiterführende Links

▶ Ghrelin

Wachstumshormon-Sekretagoga

Englischer Begriff

Growth hormone secretagogues; growth hormone-releasing peptides.

Definition

Wachstumshormon Sekretagoga umfasst eine Gruppe von Peptiden und Nicht-Peptiden, deren wesentliche Eigenschaft es ist, in Tieren bzw. beim Menschen Wachstumshormon über eine hypothalamisch-hypophysäre Aktivierung freizusetzen.

Wachstumskurven

Grundlagen

Normale ethnospezifische (mitteleuropäische) Kurven. Ein Abweichen davon läßt gestörtes Wachstum (▶ Wachstumsstörungen) erkennen.

Wachstumskurven, krankheitsspezifische

Englischer Begriff

Specific growth charts.

Definition

Standardisierte Wachstumskurven (Mittelwert, ±1SD, ±2SD) mit repräsentativen Referenzen für Jungen und Mädchen mit gestörtem Wachstum infolge einer Grunderkrankung.

Grundlagen

Krankheitsspezifische Wachstumskurven dienen dazu, zusätzlich zur Grunderkrankung vorliegende wachstumsmindernde Faktoren zu erkennen und den Einfluß therapeutischer Maßnahmen auf das Längenwachstum zu verdeutlichen. Für folgende Erkrankungen mit assoziiertem Kleinwuchs sind spezifische Wachstumskurven etabliert: Ullrich-Turner-Syndrom, Noonan-Syndrom, Silver-Russell-Syndrom, Prader-Willi-Syndrom, hypo-/dysplastische Nierenerkrankungen, Hypo- und Achondroplasie, kongenitale spondyloepiphysäre Dysplasie, diastrophe Dysplasie

oder Pseudoachondroplasie, Muskeldystrophie Typ Duchenne, Trisomie 21. Für das Marfan-Syndrom und Williams-Beuren-Syndrom, die mit Großwuchs assoziiert sind, liegen ebenfalls spezifische Wachstumskurven vor.

Wachstumsstörungen

Synonyme

Zwergenwuchs; Minderwuchs; Kleinwuchs; Hochwuchs; Großwuchs; Riesenwuchs.

Englischer Begriff

Disturbancies of growth.

Definition

Krankhafte Abweichung des Körperwachstums von der Norm, bestimmt von aktueller und definitiver Körperlänge/-höhe und Wachstumsgeschwindigkeit.

Grundlagen

Die Körperlänge wird bis zu einem Alter von 2 Jahren im Liegen, die Körperhöhe nach Vollendung des 2. Lebensjahres im Stehen gemessen. Für Körperhöhe und Wachstumsgeschwindigkeit in verschiedenen europäischen Regionen liegen regelmäßig aktualisierte Messdaten und Perzentilenkurven gesunder Bezugspopulationen vor, für die Beurteilung ausländischer Kinder sind entsprechende bevölkerungsspezifische Perzentilenkurven erforderlich. Die Körperhöhe kleinwüchsiger Kinder und Jugendlicher (und auch Erwachsener) liegt unterhalb der altersentsprechenden 3. Perzentile, eine Körperhöhe über der 97. Perzentile bedeutet Hochwuchs. Nach neueren deutschen Tabellen liegt nach Abschluss des Längenwachstums die 97. Perzentile für Männer bei 197,7 cm und für Frauen bei 177,2 cm. Begriffe wie Minderwuchs, Zwergenwuchs oder Riesenwuchs sollen

W

Wachstumsstörungen, Tabelle 1 Ursachen des Kleinwuchses.

Normvarianten	Konstitutioneller Kleinwuchs
Pathologische Kleinwuchsformen	– Intrauteriner und häufig postnatal persistierender Kleinwuchs – Fetale Ursachen (Röteln, Toxoplasmose, Zytomegalie) – Maternale Ursachen (Alkohol-, Drogenabusus, Mehrlingsschwangerschaft)
Konstitutionell genetische Skeletterkrankungen	– Chromosomale Veränderungen – Ullrich-Turner-Syndrom – Down-Syndrom – Prader-Labhardt-Willi-Syndrom
Syndrome mit Kleinwuchs	– Silver-Russel-Syndrom – Noonan-Syndrom – Williams-Beuren-Syndrom
Störungen des Längenwachstums bei nicht endokrinen Erkrankungen	– Darmkrankheiten (M. Crohn, Zöliakie) – Nierenkrankheiten (rTA, Glomerulonephritis) – Kardiovaskuläre Erkrankungen (angeborene Vitien) – Pulmonale Erkrankungen (Asthma, Mukoviszidose) – Immundefekte – Metabolische Erkrankungen (Glykogenspeicherkrankheiten) – Blutkrankheiten (Thalassämien) – Radio- oder Chemotherapie maligner Erkrankungen
Störungen des Längenwachstums bei endokrinen Erkrankungen	– Angeborener Wachstumshormonmangel (genetische Formen, anatomische zentralnervöse Malformationen) – Erworbener Wachstumshormonmangel (Kraniopharyngeome, Histiocytosis X, Meningitis, Geburtstrauma, Schädelbestrahlung)

Wachstumsstörungen, Tabelle 2 Ursachen des Großwuchses.

Normvarianten	– Familiärer Hochwuchs – Konstitutionelle Entwicklungsbeschleunigung
Pathologische Hochwuchsformen	– Endokrine Störungen – Hypophysärer Riesenwuchs – Hyperthyreose – Pubertas präcox vera – Pseudopubertas präcox (z.B. adrenogenitales Syndrom, NNR-Tumoren, Gonadentumoren)
Stoffwechselstörungen	– Marfan-Sydrom – Homozystinurie
Konnatale Formen	– Zerebraler Gigantismus (Sotos-Syndrom) – Beckwith-Wiedemann-Syndrom
Adiposogigantismus	
Chromosomale Aberrationen	– Klinefelter-Syndrom – XYY-Syndrom

durch Messung der Scheitel-Steiß-Länge oder Sitzhöhe, der Unterlänge und der Armspannweite erfasst.

Abweichungen von der Norm während der Wachstumsphase und nach Abschluss des Längenwachstums, können familiär, aber auch krankhaft bedingt sein. Angefügte Tabellen sollen ohne Anspruch auf Vollständigkeit einen Überblick über mögliche Ursachen von Klein- und Großwuchs geben (Tab. 1 und 2).

wegen des diskriminierenden Inhalts nicht mehr verwendet werden.

Weiterhin wird unterschieden zwischen proportioniertem und dysproportioniertem Klein- (z.B. Achondroplasie) und Großwuchs (z.B. Klinefelter-Syndrom). Diese Abweichungen von der Norm werden

Wallungen

Synonyme
Fliegende Hitze; aufsteigende Hitze.

Englischer Begriff
Hot flushes; hot flashes.

Definition
Gefühl der aufsteigenden Hitze.

Grundlagen

Wallungen treten zumeist perimenopausal im Rahmen der klimakterischen Beschwerden auf. (Siehe auch ▶ Klimakterium).

Wasser- und Elektrolythaushalt

▶ Wasserhaushalt

Wasserdiarrhoe-Hypokaliämie-Achlorhydrie-Syndrom

▶ Verner-Morrison-Syndrom

Wasserdiurese

Synonyme

Erhöhte Wasserausscheidung.

Englischer Begriff

Water diuresis.

Definition

Ausscheidung meist großer Mengen von in Bezug auf das Plasma verdünntem bzw. hypoosmolarem Urin.

Grundlagen

Eine Wasserdiurese tritt bei einem Mangel an antidiuretischen Hormon (ADH bzw. Vasopressin) typischerweise im Rahmen eines Diabetes insipidus centralis auf. Alternativ kann auch eine renale ADH Resistenz (Diabetes insipidus renalis) vorliegen. Diagnostisch wird die Plasma- und Urinosmolarität gemessen und miteinander in Bezug gesetzt.

Wasserhaushalt

Synonyme

Wasser- und Elektrolythaushalt.

Englischer Begriff

Water balance.

Definition

Mit dem Elektrolythaushalt eng verknüpfte Aufrechterhaltung der unterschiedlichen Zusammensetzung von Intra- und Extrazellulärflüssigkeit unter Berücksichtigung der ständigen Wasseraufnahme und -ausscheidung.

Grundlagen

Die Wasseraufnahme des menschlichen Körpers beträgt ca. 2 Liter am Tag, wobei die Hälfte über flüssige Nahrung und ca. 0,7 Liter über feste Nahrung aufgenommen werden. Der Rest entsteht als so genanntes Oxidationswasser im Stoffwechsel. Der menschliche Körper besteht im Erwachsenenalter zu ca. 60% aus Wasser. Von diesem befindet sich fast zwei Drittel im Intrazellulärraum. Die Flüssigkeit im Extrazellulärraum verteilt sich im Wesentlichen auf die interstitielle Flüssigkeit und das Plasmawasser des Blutes sowie auf geringere Menge anderer Flüssigkeiten wie z.B. den Liquor. Der Wassergehalt des menschlichen Körpers kann nicht direkt gemessen werden. Die Messung der Osmolarität des Plasmas und Urins, des Blutdrucks, der physikalischen Dichte des Urins und des Hämatokrits können zur Abschätzung des Status des Wasserhaushaltes herangezogen werden.

Unter optimalen Bedingungen entspricht die Wasserabgabe des Körpers der Aufnahme und beträgt daher etwa ebenfalls 2 Liter am Tag. Über den Harn werden dabei 1 Liter ausgeschieden, über den Stuhl 0,1 Liter, über die Lungen und die Haut als so genannte Perspiratio insensibilis ca. 0,9 Liter. Bei erhöhter Umgebungstemperatur steigt der Wasserverlust über die Haut stark an (Perspiratio sensibilis, Schwitzen) und muss durch dementsprechend vermehrte Wasseraufnahme wieder ausgeglichen werden.

W

Der Wasserhaushalt kann durch ein Zuviel (Hyperhydratation) oder ein Zuwenig (Hypohydratation) an Wasser im menschlichen Körper gestört sein. Diese sind oft mit einer Störung im Elektrolythaushalt verbunden, über die die Hyper- oder Hypohydratation genauer definiert werden kann (hyper- oder hypoosmolar bzw. hyper- oder hypoton).

Wasserhaushalt, hormonale Regulation

Englischer Begriff

Hormonal regulation of water balance.

Definition

Verschiedene Hormonsysteme, die den Wasserhaushalt regulieren.

Grundlagen

An der Regulation des Wasserhaushaltes sind mehrere Hormonsysteme beteiligt. Die Mineralokortikoide der Nebennierenrinde, allen voran das Aldosteron, steigern das Blutvolumen durch vermehrte Elektrolyt- und Wasserretention in der Niere. Die Sekretion von Aldosteron wird indirekt durch Renin, das von der Niere bei vermindertem Blutdruck in den Vas afferens der Glomeruli freigesetzt wird, gesteuert. Dabei erhöht Renin die Überführung von Angiotensin in seine aktive Form (Angiotensin I zu Angiotensin II durch das Angiotensin converting enzyme, ACE).
Auch das im Hypothalamus gebildete und im Hypophysenhinterlappen ausgeschüttete Vasopressin (Antidiuretisches Hormon, ADH) führt zu einer erhöhten Wasserretention in der Niere, indem es die Wasserrückresorption an den Sammelrohren steigert. Zu einer vermehrten Natrium- und Wasserausscheidung hingegen führt das atriale natriuretische Hormon (ANP), das von speziellen Zellen im Herzvorhof gebildet wird und als Reaktion auf eine vermehrte Volumenbelastung des Herzens ausgeschüttet wird. Weitere Hormone wie z.B. Geschlechtshormone oder Wachstumshormon haben ebenfalls Einfluss auf den Wasserhaushalt, jedoch nicht im selben Umfang wie das Renin-Angiotensin-Aldosteron-System, ADH und ANP.

Waterhouse-Friderichsen-Syndrom

Synonyme

Hämorrhagische Nebennierenapoplexie; fulminante Meningokokkensepsis.

Englischer Begriff

Waterhouse-Friderichsen syndrome; meningococcal adremal syndrome.

Definition

Unter dem Waterhouse-Friderichsen-Syndrom (WFS) versteht man eine beidseitige hämorrhagische Nebennierenapoplexie, gefolgt von akuter Nebennierenrindeninsuffizienz (NNRI) (Versagen der Kortisol- und Aldosteronsekretion, auch von DHEA, Adrenalin), im Rahmen einer fulminanten Meningokokkensepsis mit Kreislaufinsuffizienz und Multiorganversagen durch Verbrauchskoagulopathie (disseminierte intravaskuläre Koagulation, DIC). DIC wird durch Endotoxine der *Neisseria meningitidis* ausgelöst. Auch Infektionen mit *Pseudomonas, Streptococcus pneumoniae, Haemophilus influenzae* und anderen gramnegativen Keimen können eine DIC und damit auch ein WFS auslösen. Endotoxin aktiviert mehrere Schritte in der Koagulationskaskade, auch den Hageman-Faktor (Faktor XII); es induziert die Expression des Gewebefaktors (tissue factor) auf den Zelloberflächen der Monozyten und Gefäßendothelien, wodurch die Gerinnung beschleunigt wird. Diese erste

Gerinnungsphase wird gefolgt von einer Phase des Verbrauchs von Grinnungsfaktoren und Thrombozyten und einer Phase der Fibrinolyse.

Symptome

Symptome der Sepsis, wie Fieber, Schüttelfrost, Nausea, Erbrechen und Muskelschmerzen, letztlich auch komatöse Zustände. Charakteristisch für die DIC ist ein Exanthem, dessen rote Maculae rasch petechial blutig werden. Petechien und Sugillationen (Purpura) zeigen sich typischerweise am Rumpf und an den Beinen, auch im Bereich der Handgelenke sowie im Bereich der Schleimhäute. Aus diesen Blutungen können hämorrhagische Blasen, Nekrosen und Ulzera werden. Akrozyanose, bei schwerer DIC auch Ischämien und prägangränöse Veränderungen an Fingern, Zehen, Nase, Genitalien und Hautarealen. Zeichen einer Meningitis sind nicht immer vorhanden. Aus der DIC resultieren Hämorrhagien, Mikrothromben und zirkulatorisch bedingte Gewebsschädigungen, die letztlich in einem Multiorganversagen enden, so auch in einer Nebennierenapoplexie. Die akute NNRI zeigt im Rahmen dieses Kranheitsbildes keine charakterischen oder differenzierenden Symptome, sie ist allein aufgrund der hämorrhagischen Diathese zu vermuten. Nausea, Erbrechen, abdominelle Schmerzen, Kreislaufinsuffizienz, Schock, Hypoglykämie, auch das fehlende Ansprechen auf Vasopressoren, wie Dopamin, sind vieldeutig und können Ausdruck eines Kortisolmangels, aber auch eines Multiorganversagens sein.

Diagnostik

Infektion: Nachweis von *Neisseria meningitidis*, ihrer DNA und Antigene aus Blut, Liquor, Synovialflüssigkeit oder Hautläsionen. Aussaat und Anzüchtung auf Agar, DNA-Amplifikation mittels PCR, Agglutination auf Polysaccharid-Antigene; Mikroskopisch im Liquorsediment intrazellulär und extrazellulär semmelförmige

gramnegative Diplokokken. Auch andere Keime kommen in Betracht, siehe oben.
DIC: Thrombozytopenie, Schistozyten im Blutausstrich. PT (Quick), PTT und Thrombinzeit verlängert, Antithrombin III und Fibrinogen vermindert, Fibrinspaltprodukte erhöht.
NNRI: Vor Substitution Asservation von Blut oder Plasma zur Krtisolbestimmung. Fehlendes oder erniedrigtes Plasmakortisol; bei Sepsis und adäquater Stressreaktion der Nebennierenrinde wären Werte zwischen 20–30 µg/dl (550–800 nmol/l) zu erwarten. ACTH variabel, da episodisch sezerniert und Hypophysenvorderlappen und Hypothalamus auch durch DIC betroffen sein können.

Differenzialdiagnose

Andere bakterielle Infektionen, die DIC auslösen können, wie *Pseudomonas, Streptococcus pneumoniae, Haemophilus influenzae* und andere gramnegative Keime. Auch Viren, Rickettsien, Histoplasmose, Malaria und Kala-Azar. Gynäkologische Erkrankungen, wie septischer Abort, akute Plazentalösung, Fruchtwasserembolie. Fettembolisation, z.B: nach schwerem Trauma. Neoplasien, wie muzinöse Karzinome, akute Promyelozyten-Leukämie. Hämolyse. Endothelschädigung wie bei hämolytisch-urämischem Syndrom, akuter Glomerulonephritis, Kasabach-Merritt-Syndrom. Jede akute und ausgedehnte Verbrauchskoagulopathie (DIC) kann zur hämorrhagischen Nebennierennekrose und akuten NNRI führen.

Allgemeine Maßnahmen
Lebensmodifikation
Intensivüberwachung auf Isolierstation. Ansteckungsgefahr!

Therapie
Kausal
Intensivüberwachung der Vitalfunktionen. Flüssigkeitsersatz, bisweilen mehrere Liter pro 24 Std. Elektiv maschinelle Beatmung,

elektiv Vasopressoren, wie Adrenalin oder Dopamin.

Infektion: Nach Probennahme zum Erregernachweis, ohne Resultat abzuwarten, sofort Cephalosporine der zweiten Generation, z.B. Cefotaxim 2 g intravenös alle 8 Std oder Ceftriaxon 1 g alle 12 Std über 5 Tage. Dadurch werden auch andere mögliche Keime abgedeckt.

DIC: Antithrombin-III-Infusion mit dem Ziel, etwa 80 % der Norm zu erreichen. Erst dann Frischplasma (fresh frozen plasma) zur Substitution der Gerinnungsfaktoren und Thrombozytenkonzentrat zum Ausgleich der Thrombopenie. Gabe von Heparin ist umstritten, vielleicht bei Akrozyanose, Thrombosen, Ischämien und drohender Gangrän indiziert.

NNRI: Substitution mit Hydrocortison 100 mg als Initialbolus intravenös, dann kontinuierliche Infusion in 5 %iger Glukose mit einer Rate von etwa 10 mg/h, mit dem Ziel, den Plasmaspiegel bei 30 μg/dl (800 nmol/l) einzustellen. Andernfalls Hydrocortisonbolus mit 100 mg alle 6 Std. Bei diesen hohen Hydrocortisondosen ist eine Mineralokortikoid-Substitution überflüssig. Wenn sich der Allgemeinzustand bessert, dann langsame Dosisreduktion über einige Tage bis letztlich die tägliche Regelsubstitution mit Hydrocortison oral um 8 Uhr mit 20 mg und um 16 Uhr mit 10–15 mg erreicht ist. Sobald die tägliche Hydrocortisonsubstitution 100 mg unterschreitet, ist eine Mineralokortikoid-Substitution mit täglich 0,1 mg Fludrocortison erforderlich. Meningokokken-Infektionsprophylaxe bei Personen mit engem Kontakt zum Kranken, insbesondere aus dem familiären Lebensraum, z.B. bei Erwachsenen: Rifampicin: 600 mg alle 12 Std oral, 4 mal in Folge; oder Ciprofloxacin: 500 mg oral als Einmaldosis, oder Ofloxacin: 400 mg oral als Einmaldosis. Vorher Abstriche aus dem Nasen- und Rachenraum zur Suche nach möglicher primärer Infektionsquelle bei Kontaktpersonen (Dauerträger), dann Eradikation nach Antibiogramm.

Akuttherapie

Siehe oben, kausale Therapie.

Dauertherapie

Die primäre Nebennierenrinden-Insuffizienz nach überstandenem WFS persistiert lebenslang und bedarf immer, ohne Unterbrechung, der Substitution mit Hydrocortison und Fludrocortison. Bei sonst gesunden Personen mit 60–70 kg Köpergewicht gilt als minimale tägliche Erhaltungssubstitition: Hydrocortison oral um 8 Uhr 20 mg und um 16 Uhr 10 mg zusammen mit Fludrocortison 1 mal 0,05 mg. Die Dosierung ist individuell nach klinischen Kriterien anzupassen, d.h. Normalisierung der orthostatischen Blutdruckregulation, ferner körperliche Leistungsfähigkeit und Befinden, wobei weitere Organfolgeschäden des WFS einzurechnen sind. Eine mäßige Zunahme der Hautpigmentierung ist auf Dauer nicht zu vermeiden. Laborkriterien: Absenkung der Renin-Aktivität oder des Angiotensins II in den oberen Normbereich, normales K^+ und Na^+, normales Hb_{A1C}, normaler Nüchternblutzucker, Normalisierung des Blutbildes, insbesondere Zahl der Eosinophilen, der neutrophilen Granulozyten und Lymphozyten. Bei ausgeprägter körperlicher Belastung sind höhere Dosen erforderlich, auch bei somatischen Erkrankungen, u.a. bei Fieber, Diarrhoe und Erbrechen, Traumata und operativen Eingriffen. Hierbei sind Tagesdosen von 100–300 mg Hydrocortison erforderlich.

Bewertung

Wirksamkeit

Die akute und dann lebenslange Substitution der primären NNRI ist sehr effektiv, unbedingt lebensnotwendig, darf somit nicht unterbrochen werden. Nur wenige Stämme der *Neisseria meningitidis* haben Antibiotika-Resistenz entwickelt. Die Therapie der DIC führt nicht immer zum Erfolg.

Verträglichkeit

Die akute und lebenslange Substitution der primären NNRI mit Hydrocortison und Fludrocortison ist bei optimal gewählter, physiologischer Dosierung nebenwirkungsfrei und damit gut verträglich.

Pharmakoökonomie

Das billigere synthetische Prednison oder Prednisolon kann als Ersatzglukokortikoid im Notfall eingesetzt werden. Bei Dauertherapie ist zu bedenken, daß in Dosierungen äquivalent zur Regelsubstutution mit Hydrocortison (Kortisol) eine Mineralokortikoidwirkung praktisch nicht mehr gegeben ist.

Nachsorge

Nachsorge ist lebenslang durchzuführen. Kontrolluntersuchungen zunächst alle 4 Wochen, bis eine optimale Substitution der primären NNRI mit Hydrocortison und Fludrocortison gefunden ist, dann alle 6 Monate fortlaufend. Patient ist über die Folgen einer Substitutionsunterbrechung (Addison-Krise) aufzuklären, ebenso über die selbständige Erhöhung der Hydrocortisondosis über wenige Tage als Anpassung an wechselnde Lebensumstände und Gesundheitsstörungen. Fakultativ DHEA, 10–50 mg/Tag. Ein Notfallausweis („Kortison-Pass") ist auszustellen. Die Nachsorge weiterer bleibender DIC-Schäden wird vom betroffenen Organ bestimmt.

Prognose

Die Prognose ist schlecht bezüglich Überleben und Heilung, insbesondere kritisch, wenn eine Meningitis fehlt; dann haben sich DIC und WFS so rasch entwickelt, daß den Neisserien keine Zeit blieb, sich an den Meningen anzusiedeln. In gleicher Weise ungünstig ist das Fehlen der Akutphasenproteine, d.h. Blutsenkungsreaktion normal, C-reaktives Protein nicht erhöht. Antibiotika-Prophylaxe bei Kontaktpersonen (siehe oben, kausale Therapie). Impfprophylaxe bei besonders Exponierten und Personen mit Sichelzellanämie, Asplenie und Zustand nach Splenektomie.

Literatur

1. Munford RS (2001) Meningococcal infections. In: Braunwald E, Fauci AS, Hauser SL et al. (Hrsg) Harrison's Principles of Internal Medicine. McGraw-Hill, New York, S 927–931

WDHA-Syndrom

▶ Verner-Morrison-Syndrom

Wechseljahre

▶ Klimakterium

Weiblicher Fettverteilungstyp

▶ Fettverteilung, gynoide

Weiche Struma

▶ Struma mollis

Wermer-Syndrom

▶ Neoplasie, multiple endokrine Typ I

Whipple Trias

Definition

Typischer Befund/Symptomkomplex bei vorliegen eines Insulinoms (siehe ▶ Inselzelladenom).

Grundlagen

Die Trias, welche im Rahmen eines Insulinons auftreten kann, besteht aus folgenden 3 Komponenten: Hypoglykämische Anfälle nach Fasten oder körperlicher Belastung, Glukosekonzentration im Blut < 30 mg/dl, schlagartige Besserung der Symptomatik nach intravenöser Glukosezufuhr.

Williams-Beuren-Syndrom

► Hyperkalzämie, idiopathische

Wilson-Krankheit

Synonyme

M. Wilson; hepatolentikuläre Degeneration.

Englischer Begriff

Wilson's disease.

Definition

Nach dem Neurologen S.A.K. Wilson benannte, autosomal-rezessiv vererbte Erkrankung, der eine Kupferüberladung in verschiedenen Organen zugrunde liegt. Durch eine Mutation des Wilson-Genes ATP7B auf dem langen Arm des Chromosoms 13 ist der Kupfertransport von der Leber in die Gallengänge gestört, was zu einer allmählichen Anreicherung von Kupfer in der Leber führt. Sind die Speicherkapazitäten der Leber erschöpft, kommt es zu einem zunehmenden Übertritt von Kupfer ins Blut. In Geweben (Gehirn, Blut, Herz, Nieren, Parathyreoidea und Knochen) mit hoher Affinität zu Kupfer kommt es sodann zu einer sekundären Akkumulation von Kupfer, was zu entsprechenden Organschäden führen kann, so auch zu Hypoparathyreoidismus und Tetanie. Die Krankheitshäufigkeit liegt nach derzeitigem Wissenstand bei 30 zu 1 Million.

Symptome

Patienten mit einem M. Wilson weisen sehr unterschiedliche Krankheitsverläufe auf, wobei das klinische Bild von den jeweils betroffenen Organen geprägt ist. Symptome treten in der Regel zwischen dem 5. und 30. Lebensjahr auf. Erste Symptome sind häufig hepatischer Genese. So können Zeichen einer Hepatitis oder Leberzirrhose auftreten. Da das zentrale Nervensystem durch die Bluthirnschranke gegen die Kupferintoxikation geschützt ist, treten die typischen Symptome der Basalganglien (Dystonie, Bradykinese, Dysarthrie) und des Zerebellums (Ataxie, Dysarthrie, Gangstörung) häufig erst um das 20. Lebensjahr herum auf. Als psychische Zeichen einer ZNS-Manifestation sind häufig kognitive Defizite sowie eine Affektlabilität und eine flach euphorische Stimmungslage mit Distanzlosigkeit zu finden. Als akuter Notfall können akute hämolytische Krisen auftreten, welche in ihrem Verlauf durch eine möglicherweise bereits bestehende Leberzirrhose mit konsekutiver Koagulopathie und Thrombozytopenie kompliziert werden können. Bei Einlagerung von Kupfer in das Reizleitungssystem des Herzens können lebensbedrohliche Herzrhythmusstörungen auftreten. Weniger dramatisch, aber als diagnostisch wichtiges Zeichen, lassen sich aufgrund von Kupferablagerung im Bereich der Kornea häufig so genannte Kayser-Fleischer-Kornealringe finden, welche als grünlich-braun gefärbte Ringe um die Kornea imponieren. Nach tetanischen Zeichen ist zu suchen.

Diagnostik

Zur Diagnostik eignen sich als laborchemische Untersuchungen die Kupfer und Coeruloplasmin-Konzentration im Serum (erniedrigt) und die Kupfer-Konzentration im 24-Stunden-Urin (etwa 10fach über die Norm gesteigert). Wichtig ist hierbei zu bemerken, dass durch die Einnahme von Kontrazeptiva ein normaler Coeruloplasminspiegel vorgetäuscht werden kann. Eine augenärztliche Untersuchung mit der Spaltlampe dient dem Nachweis von Kayser-Fleischer-Korneairingen. Eine Leberbiopsie kann zur Bestimmung des hepatischen Kupfergehalts durchgeführt werden. Schließlich steht auch ein Gentest zur Verfügung.

Zusammengefasst ergeben sich folgende diagnostische Kriterien, welche jedoch einzeln nicht für die Diagnosestellung hinreichend sind:

- Nachweis eines Kayser-Fleischer-Ringes in der Spaltlampenuntersuchung
- Deutlich erniedrigter Coeruloplasmin-Serumspiegel ($<$ 15 mg/dl)
- Exzessiv erhöhte Kupferausscheidung im 24h-Sammelurin ($>$ 250 µg/Tag)
- Exzessiv erhöhter Leberkupfergehalt (250 µg/g Trockengewicht).

Differenzialdiagnose

Differenzialdiagnostisch sind alle Erkrankungen heranzuziehen, welche mit der jeweils Organ bezogenen Symptomatik einhergehen (insbesondere Leber und ZNS).

Allgemeine Maßnahmen

Diät

Die Vermeidung kupferreicher Nahrungsmittel ist als begleitende Maßnahme sinnvoll.

Therapie

Kausal

Eine kausale Therapie steht derzeit noch nicht zur Verfügung.

Akuttherapie

Die Akuttherapie richtet sich nach den Komplikationen der jeweiligen Organmanifestation, z.B. Stillung einer Ösophagusvarizenblutung bei Leberzirrhose.

Dauertherapie

Ziel der Therapie ist die Entleerung der Körperkupferdepots. Das Mittel der ersten Wahl ist bis heute D-Penicillamin (Metalcaptase). Bei Unverträglichkeit kann auf Trien (Trientine) ausgewichen werden. Als Reservemittel steht Metramolybdat zur Verfügung. Auch eine orale Zinktherapie kann nach so genannter Entkupferung als Erhaltungstherapie besonders während einer Schwangerschaft eingesetzt werden, da Zink kompetitiv die Kupferaufnahme aus dem Darm hemmt. Bei Versagen der medikamentösen Therapie ist die Lebertransplantation rettende Alternative.

Bezüglich des D-Penicillamins (DPA) ist folgendes Therapieschema zu empfehlen: Es werden 15–20 mg/kg KG täglich eingesetzt, wobei in der Initialphase der Entkupferung bis zu 2400 mg verabreicht werden können. Es empfiehlt sich, mit 300 mg zu beginnen und pro Woche um 300 mg zu steigern, so dass nach einem Monat eine Therapie mit 1200–1500 mg DPA durchgeführt werden kann. Eine Dosis von 900–1200 mg DPA ist ausreichend, einen Patienten ohne neurologische Symptome über einen Zeitraum von einem Jahr zu entkupfern. Da der Rücktransport über die Bluthirnschranke deutlich langsamer stattfindet als der Rückfluss aus anderen Organen, empfiehlt es sich, Patienten mit neurologischer Manifestation eine initial höhere Therapie von 1800–2400 mg über die ersten zwei Jahre zu verabreichen. Nach Besserung der neurologischen Symptomatik kann auf die obige Erhaltungsdosis allmählich reduziert werden. Nachgewiesener Hypoparathyreoidismus ist mit Vitamin-D-Derivaten zu behandeln (siehe ▶ Hypoparathyreoidismus).

Nachsorge

Monitoring-Parameter für die Therapie mit DPA ist die Ausscheidung von Kupfer im 24h-Urin. Empfohlen wird, den Urin ohne Therapie nach einer vorausgegangenen zweitägigen Medikamentenpause zu sammeln. Erreicht der Patient in zwei aufeinander folgenden Messungen in einem Abstand von 3 Monaten normale Werte,

W

kann er als entkupfert betrachtet werden. Der 24Stunden-Urin sollte in der Initialphase alle 4 Wochen, nach einem halben Jahr alle 3 Monate, nach 2 Jahren jedes halbe Jahr, nach 5 Jahren nur noch jährlich untersucht werden. Des Weiteren sollten regelmäßig Leber- und Nierenretentionswerte kontrolliert werden. Wichtig ist auch die Erfassung der Eiweiß-Ausscheidung im 24-Stunden-Urin, da in der Initialphase der Therapie sehr hohe Mengen an toxischem Kupfer über die Nieren ausgeschüttet werden müssen, was zu Nierentubulischädigung führen kann.

Bei neurologischen Patienten sollte der klinisch neurologische Befund regelmäßig im Verlauf erhoben und dokumentiert werden. Kupferbeschichtete Intrauterinpessare (IUP) zur Konzeptionsverhütung sollten gemieden werden, auch wenn die Kupferabgabe aus dem IUP mit etwa 25 µg/Tag sich nur auf 1-2 % des Nahrungskupfers beläuft.

Prognose

Bei frühzeitigem Therapiebeginn und konsequent fortgeführter Therapie ist die Prognose günstig.

Weiterführende Links

▶ Zäruloplasminmangel
▶ Hypoparathyreoidismus

Literatur

1. Schmidt HHJ (2003) Diagnostik und Therapie des M. Wilson. Deutsches Ärzteblatt 100:171–175
2. Stremmel W, Meyerrose KW, Niederau C, Hefter H, Kreuzpaintner G, Strohmeyer G (1991) Wilson disease: clinical presentation, treatment, and survival. Ann Intern Med 115:720–726

Wirbelkörperfraktur, pathologische

Englischer Begriff

Pathological vertebral fracture.

Definition

Fraktur eines oder mehrerer Wirbelkörper ohne adäquates Trauma als Folge von z.B. Tumoren oder Knochenstoffwechselstörungen.

Symptome

Akut Schmerzen über der Frakturstelle, bei Beteiligung der Wirbelkörperhinterkante auch Querschnittssymptomatik möglich. Chronisch Wirbelsäulendeformitäten (Gibbus), verminderte Körpergröße, typische Tannenbaumfigur der Rückenhautfalten.

Diagnostik

Wegen des oft unspezifischen klinischen Bildes werden viele pathologische Wirbelkörperfrakturen erst durch eine Röntgenaufnahme erkannt. In der seitlichen Aufnahme erkennt man bei osteoporotisch bedingter pathologischer W. die typische Blockwirbel-, Fischwirbel- oder Plattwirbelbildung. Zum Nachweis der Osteoporose Knochendichtemessung mittels DEXA. Bei V.a. Knochenmetastasen Knochenszintigraphie und Primariussuche. Gegebenenfalls auch Knochenbiopsie.

Differenzialdiagnose

Traumatisch bedingte Wirbelkörperfraktur, bei Rückenschmerzen und Querschnittssymptomatik ohne sichere Frakturzeichen auch Bandscheibenvorfall, andere Wirbelsäulenverletzungen.

Allgemeine Maßnahmen

Diät

Generell wird zur Vermeidung osteoporotischer Folgeschäden eine erhöhte Kalziumaufnahme empfohlen. Zusätzlich wird bei Übergewichtigen eine Gewichtsreduktion empfohlen.

Therapie

Kausal

Je nach Art der Fraktur konservative oder operative Behandlung der Fraktur durch

Orthopäden oder Chirurgen. Bei osteoly-tischen Knochenmetastasen Radiatio oder Chemotherapie.

Probetherapie

Prophylaxe und Therapie der Osteoporose medikamentös durch Gabe von Vitamin D, Kalziumpräparaten oder in fortgeschrit-tenen Fällen von Bisphosphonaten. Bei Knochenmetastasen Bisphosphonate.

Nachsorge

Physiotherapeutische Betreuung von Pati-enten mit Osteoporose als prophylaktische und als rehabilitative Maßnahme.

Wochenbett

▶ Puerperium

Wochenbettdepression

▶ postpartale Depression

Wochenbettpsychose

▶ Postpartum Psychose

Wohlstandssyndrom

▶ metabolisches Syndrom

Wolfram Syndrom

▶ DIDMOAD-Syndrom

W

Xanthelasma

Synonyme

Xanthelasma palpebrarum; Plural: Xanthelasmata.

Englischer Begriff

Xanthelasma.

Definition

Zur Gruppe der Xanthome gehörende Hautveränderung, in der Hälfte der Fälle durch eine Hyperlipoproteinämie Typ II bedingt.

Symptome

Flache, strohgelbe, weiche Plaques, meist symmetrisch an beiden Oberlidern und am medialen Augenrand gelegen.

Diagnostik

Blickdiagnose, unter dem Mikroskop finden sich typische, im polarisierten Licht doppelbrechende Cholesterinkristalle. Bei gleichzeitigem Vorliegen eines Arcus lipoides corneae ist eine Dys- oder Hyperlipoproteinämie als Ursache wahrscheinlich; zur Abklärung der Ursache Bestimmung des Lipidgehalts im Serum, Lipoproteinelektrophorese und Serumelektrophorese (Xanthelasmata können Ausdruck einer sekundären Dyslipoproteinämie im Rahmen einer monoklonalen Gammopathie sein). Bei ca. der Hälfte der Patienten mit Xanthelasmata, besonders bei älteren Menschen, lässt sich aber keine Hyper- oder Dyslipoproteinämie als Ursache finden.

Differenzialdiagnose

Syringome (Hidradenom), Milien, Komedonen.

Allgemeine Maßnahmen

Diät

Im Anfangsstadium lässt sich durch eine Normalisierung der Blutfettwerte (fettarme Diät) eine Rückbildung der Xanthelasmata erreichen.

Therapie

Dauertherapie

Evtl. Behandlung der Hyperlipoproteinämie mit Fibraten oder vorzugsweise CSE-Hemmern (Statine). Eine monoklonale Gammopathie als Ursache für eine sekundäre Hyperlipoproteinämie erfordert weitere Abklärung und gegebenenfalls Therapie.

Operativ/strahlentherapeutisch

Abtragung der Xanthelasmata mittels laserchirurgischer (Erbium-YAG-Laser) oder kryochirurgischer Maßnahmen bietet gute kosmetische Ergebnisse; ein Rezidiv kommt allerdings häufig vor.

Prognose

Xanthelasmata stellen für die Patienten eher ein kosmetisches Problem dar, unabhängig von einer evtl. Grunderkrankung sind sie harmlos. Größere Xanthelasmata können allerdings die Lidöffnung behindern.

Literatur

1. Braun-Falco O, Plewig G, Wolff HH (1995) Dermatologie und Venerologie, 4. Auflage. Springer, Berlin Heidelberg New York
2. Dirschka T (2001) Lightfaden Dermatologische Therapie, 1. Auflage. Urban & Fischer, München Jena

Xanthelasma palpebrarum

▶ Xanthelasma

Xanthinurie

Englischer Begriff

Xanthinuria.

Definition

Erhöhte Ausscheidung von Xanthin, einem Produkt der Purinsynthese, im Urin (bis zu 170 mg/24 Stunden, Normalwert: 6–13 mg/24 Stunden) entweder aufgrund eines angeborenen Enzymdefekts (reduzierte Aktivität der Xanthindehydrogenase, die die Reaktion von Xanthin und Hypoxanthin zu Harnsäure katalysiert), aufgrund von Leberererkrankungen oder bei Therapie mit Allopurinol bei Patienten mit Lesch-Nyhan-Syndrom oder verminderter Hypoxanthin-Guanin-Phosphoribosyl-Transferase-Aktivität.

Symptome

Aufgrund der extrem geringen Löslichkeit von Xanthin bei jedem Urin-pH-Wert kann es schnell zum Ausfallen von Xanthin-Kristallen kommen, die sich in den Nierentubuli absetzen und so zu einem schwerwiegenden postrenalen Nierenversagen führen können. Diese Gefahr besteht auch bei verminderter renaler Clearance z.B. im Rahmen eines akuten Nierenversagens oder bei Flüssigkeitsmangel. In 10 % der Fälle wurden zudem durch die Ablagerung von Xanthinkristallen in anderen Geweben bedingte Folgeerkrankungen wie Myopathien, Arthropathien oder Duodenalulzera beschrieben.

Diagnostik

Sammelurin über 24 Stunden zur Bestimmung des Xanthingehalts, im Urinsediment können sich typische Xanthinkristalle finden lassen. Evtl. Nachweis des Enzymdefekts der Xanthindehydrogenase (zwei Subtypen) mittels Leber- oder Darmbiopsie möglich. Die Harnsäurespiegel im Plasma sind bei verminderter Xanthindehydrogenaseaktivität vermindert.

Differenzialdiagnose

Neben der Klassifikation der Xanthinurie-Ätiologie (primär oder sekundär) kann das Auftreten von Kristallurie und Nierensteinen auch bei anderen Enzymdefekten der Purinsynthese wie z.B. einer verminderten Adenin-Phosphoribosyltransferase-Aktivität oder einer erhöhten Phosphoribosylpyrophosphat-Synthetase-Aktivität auftreten.

Allgemeine Maßnahmen

Lebensmodifikation

Vermeiden von warmen Temperaturen und übermäßiger körperlicher Betätigung, da hierdurch die Wasserausscheidung über die Niere zugunsten der Wasserausscheidung über die Haut eingeschränkt wird und ein Ausfallen von Xanthinkristallen eher möglich ist.

Diät

Ausreichende Flüssigkeitsaufnahme und purinarme Kost.

Therapie

Kausal

Eine kausale Behandlung des Gendefektes ist nicht möglich. Bei bereits symptomatischer Xanthinurie unter Allopurinol-Therapie Umstellung oder Abbruch der urikostatischen Therapie erwägen.

Operativ/strahlentherapeutisch

Bei Vorliegen von Xanthinsteinen Versuch zur Steinentfernung mittels Lithotomie oder Steinzertrümmerung mittels extrakorporaler Stoßwellenlithotripsie.

Prognose

Der Gendefekt ist nicht heilbar, bei sekundärer Xanthinurie aber Besserung mit Behebung der Ursache.

Literatur

1. Simmonds HA (2003) Heriditary xanthinuria, Orphanet encyclopedia http://www.orpha.net/data/patho/GB/uk-XDH.html

Xenoöstrogene

▶ Antiöstrogene

XX-Mann

Synonyme

46,XX-Mann.

Englischer Begriff

46,XX-male.

Definition

Seltene (Inzidenz 1:25.000 Männer) Störung der Geschlechtsentwicklung mit Translokation des geschlechtsbestimmenden Faktors (SRY) vom Y-Chromosom auf das X-Chromosom während der Meiose.

Symptome

Die betroffenen Individuen haben einen männlichen Phänotyp mit typischen Erscheinungsbildern des hypergonadotropen Hypogonadismus: kleine, dystrophe Hoden, Oligozoospermie, Azoospermie oder Aspermie, Gynäkomastie, aber normal entwickelter Phallus, normale Körperbehaarung, keine Intelligenzauffälligkeiten. Die Symptomatik variiert allerdings sehr stark.

Diagnostik

Genaue Sexualanamnese inkl. pubertärer Entwicklung, sonographische Bestimmung der Größe von Hoden und Prostata, evtl. Spermiogramm, v.a. bei Kinderwunsch, Nachweis von erhöhten FSH- und LH-Konzentrationen bei erniedrigten Androgenspiegeln. Evtl. Nachweis des Gendefekts mittels Fluoreszenz-In-Situ-Hybridisierung (FISH).

Differenzialdiagnose

Andere Ursachen des primären hypergonadotropen Hypogonadismus wie Klinefelter-Syndrom, Hodenagenesie oder Hodendysgenesie, sekundärer hypergonadotroper Hypogonadismus bei Maldescensus testis, Hodentrauma.

Allgemeine Maßnahmen

Lebensmodifikation

Evtl. psychotherapeutische Betreuung.

Therapie

Kausal

Keine kausale Therapie möglich.

Probetherapie

Die Symptome des Hypogonadismus können sich durch die Gabe von Testosteronderivaten bessern. Bei Kinderwunsch Überweisung an ein auf künstliche Befruchtung spezialisiertes Zentrum.

Operativ/strahlentherapeutisch

Evtl. subkutane Mastektomie bei störender Gynäkomastie.

46,XX-Mann

▶ XX-Mann

XXY-Syndrom

▶ Klinefelter-Syndrom

X

XY-Gonadendysgenesie

Synonyme

Komplette Gonadendysgenesie; reine Gonadendysgenesie; Swyer-Syndrom.

Englischer Begriff

Pure gonadal dysgenesis.

Definition

Phänotypisch weibliche Individuen mit männlichem Genotyp (46,XY).

Symptome

In den meisten Fällen fällt die Störung erst aufgrund der ausbleibenden Pubertätsentwicklung auf. Normale Intelligenz und normaler Körperwuchs, primäre Amenorrhoe, Sterilität, virilisiertes äußeres Genitale, in Einzelfällen Nachweis der genitalen Keimleiste, die maligne entarten kann.

Diagnostik

Sonographischer Nachweis der fehlenden inneren Genitalien und der Keimleisten, Karyogramm mit Nachweis des 46,XY-Genotyps. Hypergonadotroper Hypogonadismus mit erhöhten FSH- und LH-Konzentrationen bei gleichzeitiger Verminderung der Sexualhormonspiegel.

Differenzialdiagnose

Andere Störungen der Geschlechtsentwicklung wie z.B. Hermaphroditismus, Pseudohermaphroditismus femininus, die ebenfalls mit einem hypergonadotropen Hypogonadismus einhergehen.

Allgemeine Maßnahmen

Lebensmodifikation

Evtl. psychotherapeutische Betreuung.

Therapie

Kausal

Eine kausale Therapie ist nicht möglich.

Dauertherapie

Durch die Gabe von Östrogenen wird die Entwicklung der weiblichen Geschlechtsmerkmale ermöglicht.

Operativ/strahlentherapeutisch

Die operative Entfernung der evtl. vorliegenden Stranggonaden wird wegen der Gefahr der malignen Entartung dringend empfohlen. Evtl. plastisch-chirurgische Korrektur des äußeren Genitales.

Prognose

Die Patientinnen müssen akzeptieren, dass ein Kinderwunsch nicht erfüllt werden kann. Ansonsten ist aber ein normales Leben möglich.

XYY-Mann

Synonyme

XYY-Syndrom; 47; XYY-Syndrom.

Englischer Begriff

xyy-male; xyy-syndrome.

Definition

Überflüssiges Y-Chromosom bei ansonsten phänotypisch unauffälligen Männern. Relativ häufige Variante (1:1000) der Geschlechtschromosomenverteilung aufgrund einer Störung der väterlichen Meiose.

Symptome

Die Betroffenen bleiben in den meisten Fällen unauffällig. Durch das überzählige Y-Chromosom kommt es zu keinen Störungen in der sexuellen oder körperlichen Entwicklung. Berichtet werden höchstens überdurchschnittliche Größe (bis zu 7 cm über der erwarteten Körpergröße), erhöhte physische Aktivität, die bei einem Teil der Betroffenen auch zu erhöhter Aggressivität umschlagen kann, teilweise verminderte Intelligenz sowie teilweise Störungen in der Spermatozoenbildung.

Diagnostik

Bei Verdacht Karyogramm. Ansonsten bei unerfülltem Kinderwunsch Spermiogramm zur Diagnose einer evtl. bestehenden Oligozoospermie.

Differenzialdiagnose

Ähnliche psychische Auffälligkeiten wie beim ADHS.

Allgemeine Maßnahmen

Lebensmodifikation

Evtl. sozialpädiatrische und psychologische Betreuung der Betroffenen bei entsprechenden Verhaltensauffälligkeiten.

Therapie

Kausal

Eine kausale Therapie ist nicht möglich.

Dauertherapie

Keine Gabe von Sexualhormonen, da die Testosteronbildung nicht gestört ist.

Prognose

Aus medizinischer Sicht gut, soziale Prognose vom Einzelfall abhängig.

XYY-Syndrom

▶ XYY-Mann

X

Yohimbin

Englischer Begriff

Yohimbin.

Substanzklasse

Phytopharmakon isoliert aus der Rinde des tropischen Baumes Pausinystalia yohimba. Soll als Aphrodisiakum bzw. Potenzmittel wirken.

Gebräuchliche Handelsnamen

Yohimbin „Spiegel", Yocon-Glenwood, Pluriviron mono.

Indikationen

Potenzstörungen des Mannes insbesondere erektile Dysfunktion.

Wirkung

Die Verwendung von Yohimbin als Aphrodisiakum und Potenzmittel wurde aus der Volksmedizin Westafrikas übernommen. Dabei soll die hauptsächliche Wirkung von Yohimbin in der Anregung und Stärkung des Geschlechtstriebs bestehen, wodurch sich Yohimbin auch den Aphrodisiaka zuordnen lässt. Über den Wirkungsmechanismus von Yohimbin gibt es in der Literatur unterschiedliche Angaben. Zum Einen soll Yohimbin eine vermutlich rezeptorvermittelte Erweiterung der Gefäße und damit eine vermehrte Durchblutung der Beckenorgane bewirken. Andererseits soll Yohimbin aber auch eine Blockade der α-2-Rezeptoren auslösen. Es wird vermutet, dass über diesen Mechanismus das Zusammenziehen der ableitenden Venen bewirkt bzw. verstärkt wird, was eine Versteifung des Penis fördert. Zusätzlich wird aber auch von einer zentralen Wirkung im Gehirn ausgegangen. Methodisch gute kontrollierte Studien zur Wirksamkeit von Yohimbin bei Potenzstörungen liegen zur Zeit noch nicht vor.

Dosierung

Dreimal täglich 1–2 5 mg-Tabletten.

Darreichungsformen

Tabletten.

Kontraindikationen

Yohimbin ist nicht für eine Behandlung von Frauen und Jugendlichen unter 18 Jahren geeignet. Yohimbin darf nicht gegeben werden, wenn ein erniedrigter Blutdruck vorliegt und wenn Erkrankungen bestehen, bei denen ein plötzlicher Blutdruckabfall oder ein Anstieg der Herzfrequenz schädlich ist. Ein erhöhter Blutdruck, ein vorgeschädigtes Herz und eine eingeschränkte Leber- oder Nierenfunktion können die Anwendung von Yohimbin einschränken. Das Gleiche gilt für Patienten, die unter Angststörungen oder psychiatrischen Erkrankungen mit affektiven Störungen leiden. Bei einem Glaukom soll Yohimbin ebenfalls nur eingeschränkt angewendet werden.

Wechselwirkungen

Mit folgenden Substanzen bzw. Substanzgruppen wurden Wechselwirkungen beobachtet:

- Clonidin: Die Wirkungen von Yohimbin und Clonidin können sich gegenseitig aufheben
- Clomipramin: Bei einer kombinierten Gabe mit Clomipramin kann es zu erhöhten Konzentrationen von Yohimbin im Blut kommen
- Opioide: Yohimbin kann bei einer gleichzeitigen Gabe den schmerzlindernden Effekt der Opioide verstärken

- Alprazolam: Wenn Yohimbin und Alprazolam zusammen angewendet werden, kann es zu einer abgeschwächten Wirkung von Alprazolam kommen
- trizyklische Antidepressiva: Bei einer gemeinsamen Gabe mit Yohimbin können sich die unerwünschten Wirkungen der Antidepressiva verstärken.

Pharmakodynamik

Nicht genau untersucht.

Zac

Synonyme

Loc 1; PLAGLI.

Definition

Zac ist ein Gen, das ein Eiweiß kodiert, das den Zellzyklus reguliert (Zellzyklus-Arrest) und zur Apoptose (programmierter Zelltod) führen kann.

Zäruloplasmin

Synonyme

Caeruloplasmin; Ferroxidase I; Coeruloplasmin.

Englischer Begriff

Ceruloplasmin.

Definition

Glykoprotein aus der α2-Globulin-Fraktion der Plasmaproteine.

Grundlagen

Zäruloplasmin ist ein Protein mit einem Molekulargewicht von ca. 160 kU, das mehrere Aufgaben erfüllt. Zum einen ist es in der Lage, Kupferionen zu binden und zu transportieren. Insgesamt sind über 95 % des Serumkupfers an Zäruloplasmin gebunden. Zum anderen kann es die Oxidation von Fe^{2+}-Ionen in Fe^{3+}-Ionen sowie von

Phenol katalysieren. Der Referenzbereich liegt bei 15–60 mg/dl. Beim M. Wilson ist der Gehalt an Zäruloplasmin im Serum vermindert.

Zäruloplasminmangel

Synonyme

Coeruloplasminmangel; M. Wilson.

Englischer Begriff

Wilson syndrome.

Definition

Autosomal-rezessiv vererbte Stoffwechselstörung (30 zu 1 Million) bei der das Kupfertransporteiweiß Zäruloplasmin nicht in ausreichenden Mengen gebildet wird. Dabei kommt es zu gewebsschädigenden Kupferablagerungen v.a. in der Leber und im Zentralnervensystem aber auch im Bereich der Haut und der Niere, des Knochens und der Hornhaut des Auges.

Symptome

Symptombeginn zwischen dem 6. und 30. Lebensjahr. Bei Kindern steht meistens die Leberschädigung im Vordergrund. Dabei kommt es zu einer Hepatosplenomegalie, einer Hepatitis mit oder ohne Ikterus und/oder zu einer Leberzirrhose. Bei Jugendlichen und jungen Erwachsenen stehen neurologische Symptome im Vordergrund. Hier findet man Sprach- und Schreibstörungen, extrapyramidalen Tremor, Gang- und

Schluckstörungen, Chorea-Ataxie, Minderung der Hirnleistung und Psychosen. Diese Symptome werden häufig von Nierenfunktionsstörungen und Blutbildveränderungen (hämolytische Anämie, Leukozytopenie und Thrombozytopenie) begleitet.

Diagnostik

Spaltlampenuntersuchung (Ausschluss des sog. Kayser-Fleischer-Kornealrings).
Bestimmung des Zäruloplasmin- und Kupferspiegels im Serum und des Kupfers im 24-Stunden-Urin.
gegebenenfalls Leberbiopsie mit Bestimmung des hepatischen Kupfers.
Radiokupfertest.
Molekulargenetische Untersuchung des Patienten und der Geschwister.

Differenzialdiagnose

Andere Erkrankungen der Leber und des zentralen Nervensystems.

Allgemeine Maßnahmen

Lebensmodifikation

Gegebenenfalls Gebrauch von kupferfreien Kochgefäßen aus Edelstahl oder Glas.

Diät

Aufgrund ihrer schweren Durchführbarkeit kann die Einhaltung einer kupferarmen Diät nicht empfohlen werden. Es wird der Verzicht auf Innereien, Nüsse, Pilze, Vollkorn, Kakao, Schokolade und Meeresfrüchte sowie die sparsame Verwendung von Salz und Pfeffer empfohlen. Bei einem Kupfergehalt von > 100 µg/L im Leitungswasser empfiehlt sich die Verwendung von entmineralisiertem Wasser.

Akuttherapie

Lebertransplantation bei fulminantem Leberversagen und Hämolyse.

Dauertherapie

Gabe des Komplexbildners D-Penicillamin (900–2400 mg/täglich und richtet sich nach der Konzentration des freien Kupfers im Serum (< 10 µg/dl) und der Kupferausscheidung im Urin (< 80 µg/Tag nach Medikamentenpause von 48 Stunden), Einnahme in mehreren Einzeldosen 1–2 Stunden vor oder nach der Mahlzeit). Bei Unverträglichkeit empfiehlt sich die Therapie mit dem Kupferchelatbildner Trientine (Bezug aus England über internationale Apotheke, 1200–2400 mg/Tag verteilt in 3 Einzeldosen). Begleitende orale Gabe von Zink (Verminderung der intestinalen Kupferresorption, Tagesdosis 150 µg in 3 Einzeldosen). Der Supplementierung antioxidativer Substanzen wie Vitamin E wird ein protektiver Effekt zugeschrieben (keine Primärtherapie).

Prognose

Überlebenszeit bei unbehandelter Erkrankung: ca. 10 Jahre. Günstige Prognose mit Rückbildung der Symptomatik bei rechtzeitiger, früher Erkennung.

Weiterführende Links

▶ Wilson-Krankheit

Zellhormone

▶ Zytokine

Zerebrales Salzverlustsyndrom

▶ Salzverlustsyndrom, zentrales

Zerebrosidlipidose

▶ Gaucher-Krankheit

Zink

Englischer Begriff

Zinc.

Substanzklasse

Mineralstoffpräparate.

Gebräuchliche Handelsnamen

Zink Verla 10 mg/20 mg.

Indikationen

Zinkmangelzustände, die durch Ernährungsumstellung alleine nicht behoben werden können z.B. bei Therapie mit Chelatbildnern (z.B. Penicillamin) oder chronisch entzündlichen Darmerkrankungen. Ein Zinkmangel kann sich klinisch als Zinkmangeldermatitis manifestieren. Beim M. Wilson wird Zink therapeutisch zur Reduktion der Kupferaufnahme aus dem Darm eingesetzt.

Wirkung

Erhöhung der Zinkkonzentration im Serum.

Dosierung

Je nach auslösender Ursache 10 mg (leichter Zinkmangel) bis hin zu 180 mg (M. Wilson) am Tag.

Darreichungsformen

Verschiedene Zinksalze als Brausetabletten, Kautabletten, Kapseln oder Injektionslösung.

Kontraindikationen

Aktive Autoimmunprozesse (insbesondere Autoimmunenzephalitiden), akutes Nierenversagen oder schwerwiegende Nierenparenchymschäden.

Nebenwirkungen

Bei Überdosierung metallischer Geschmack auf der Zunge, Kopfschmerzen, Übelkeit, Erbrechen, Diarrhoe.

Wechselwirkungen

Veränderte Eisen- und Kupferresorption, verminderte Zinkresorption bei gleichzeitiger Therapie mit Chelatbildnern wie z.B. Penicillamin. Unter Zinkgabe kann die Resorption von Chinolonen und Tetrazyklinen aus dem Gastrointestinaltrakt beeinträchtigt sein.

Zirbeldrüse

► Corpus pineale

Zirbeldrüsenhormon

► Melatonin

Zoledronat

► Zoledronsäure

Zoledronsäure

Synonyme

Zoledronat.

Englischer Begriff

Zoledronic acid.

Substanzklasse

Bisphosphonate.

Gebräuchliche Handelsnamen

Zometa.

Indikationen

tumorbedingte Hyperkalzämie (TIH), Prävention von skelettbezogenen Komplikationen (z.B. pathologische Frakturen) bei Patienten mit fortgeschrittenen, auf das Skelett ausgedehnten Tumorerkrankungen, Osteoporose.

Wirkung

Hemmung der Osteoklastenaktivität, zusätzlich wurden auch antiangiogenetische und analgetische Effekte beobachtet.

Z

Dosierung

Zur Prävention von skelettbezogenen Komplikationen und zur Behandlung von TIH Infusion von 4 mg Zoledronsäure alle 3–4 Wochen in 100 mg Kochsalzlösung gelöst. Bei der Osteoporosetherapie können auch jährlich einmal 4 mg infundiert werden, welche genauso effektiv ist, wie die Infusion niedrigerer Dosierungen in kürzeren Abständen. Dosisanpassung bei Niereninsuffizienz.

Darreichungsformen

Steriles Pulver zur Zubereitung einer Infusionslösung.

Kontraindikationen

Schwangerschaft, Stillzeit, bekannte Überempfindlichkeit gegen Bisphosphonate oder gegen Bestandteile der Infusionslösung.

Nebenwirkungen

Grippeähnliche Symptome in ca. 9 % der Fälle (Fieber, Knochenschmerzen, Myalgien, Arthralgien, Müdigkeit, Schüttelfrost), nicht behandlungsbedürftige Hypophosphatämie, gastrointestinale Symptome (Übelkeit, Erbrechen, Appetitlosigkeit), Rötung an der Injektionsstelle, Exantheme, Konjunktivitiden.

Wechselwirkungen

Bei gleichzeitiger Gabe von Aminoglykosiden kann es zu einer länger anhaltenden Hypokalzämie kommen.

Zollinger-Ellison-Syndrom

Synonyme

Gastrinom.

Englischer Begriff

Zollinger-Ellison-syndrome.

Definition

Solitäre oder multiple, benigne oder maligne Tumoren des Gastrointestinaltrakts (überwiegend im Pankreas), die Gastrin produzieren.

Symptome

Durch die übermäßige Gastrinproduktion kommt es zu einer ständigen Säureproduktion in den Belegzellen der Magenschleimhaut und dadurch zu Bildung von Ulzera im oberen Gastrointestinaltrakt, evtl. mit Komplikationen wie Perforation oder Blutung. Die Symptome reichen von Bauchschmerzen mit Diarrhoen und Steatorrhoen bis hin zum Bild eines akuten Abdomens.

Diagnostik

Nachweis der Ulzera mittels Gastroskopie, Messung der Gastrinproduktion basal und nach Stimulation mit Sekretin, Lokalisation der Tumoren mittels (Endo-)sonographie und Computertomographie, evtl. auch Somatostatinrezeptor-Szintigraphie. Evtl. diagnostische und kurative Laparotomie.

Differenzialdiagnose

Andere Ursachen für peptische Ulzera gehen nicht mit erhöhter Gastrinproduktion einher. In 25 % sind Gastrinome mit anderen endokrin aktiven Tumoren vergesellschaftet (Wermer-Syndrom). Beim Polak-Syndrom kommt es zu einer Proliferation der gastrinproduzierenden Zellen im Magenantrum.

Therapie

Probetherapie

Durch Gabe von Somatostatinanaloga (Octreotid) oder von Interferon-α kann eine antiproliferative Wirkung auf das Gastrinom erreicht werden.

Dauertherapie

Protonenpumpenhemmer zur Senkung der gastralen Säureproduktion, wenn keine kurative Therapie möglich.

Operativ/strahlentherapeutisch

In 30–40 % der Fälle ist eine kurative Entfernung des Gastrinoms möglich. Bei Ulkuskomplikationen wie Perforation oder Blutung Notfallmaßnahmen ergreifen.

Prognose

Die Prognose hängt sehr stark von der Dignität des Tumors und von der Möglichkeit zur kurativen Resektion ab.

Zona fasciculata

Englischer Begriff

Zona fasciculata.

Definition

Breite mittlere Zone der Nebennierenrinde.

Grundlagen

Die Zona fasciculata der Nebennierenrinde ist Bildungsort der adrenalen Glukokortikoide, von denen Kortisol das Bedeutendste ist.

Zona glomerulosa

Englischer Begriff

Zona glomerulosa.

Definition

Schmale äußere Zone der Nebennierenrinde.

Grundlagen

In der Zona glomerulosa, der äußersten Schicht der Nebennierenrinde, werden Mineralokortikoide, insbesondere Aldosteron gebildet.

Zona reticularis

Englischer Begriff

Zona reticularis.

Definition

Innere Zone der Nebennierenrinde.

Grundlagen

Die Zona reticularis ist Bildungsort der adrenalen Sexualhormone insbesondere der Androgene wie z.B. Dehydroepiandrosteron (DHEA).

Zona x

▶ Zone x

Zone x

Synonyme

Zona x.

Englischer Begriff

Zona x.

Definition

Gewebebereich in der Nebennierenrinde, in welchem Androgene als 17-Ketosteroide gebildet werden.

Zöruloplasmin

▶ Zäruloplasmin

Zuckerkandl Organ

▶ Paraganglion, suprarenales

Z

Zuckerkrankheit

▶ Diabetes mellitus

Zuckerschock

▶ Hypoglykämie

Zungengrundstruma

Englischer Begriff

Lingual goiter.

Definition

Dystopes Schilddrüsengewebe am Zungengrund, das oft mit einer Hypo- oder Aplasie der eigentlichen Schilddrüse einhergeht.

Symptome

Eine Zungengrundstruma führt oft schon im Kindesalter zu Symptomen der Hypothyreose, weil die Bildung von Schilddrüsenhormonen im Vergleich zur normalen Schilddrüse vermindert ist. Zudem kann es durch größere Zungengrundstruma zu Schluckbeschwerden und Globusgefühl kommen.

Diagnostik

Inspektion des Zungengrundes, Nachweis von aktivem Schilddrüsengewebe mittels ^{99m}Tc-Szintigraphie, Funktionsstatus über Messung der Konzentrationen von TSH, fT_3 und fT_4 im Serum.

Differenzialdiagnose

Andere benigne oder maligne Zungentumoren.

Therapie

Dauertherapie

Schilddrüsenhormongabe zur Behandlung der evtl. vorliegenden Hypothyreose.

Operativ/strahlentherapeutisch

Eine operative Entfernung des Gewebes ist ohne spätere Substitutionstherapie nur möglich, wenn an der regulären Lokalisation noch ausreichend Schilddrüsengewebe vorhanden ist.

Zweistufenpille

Substanzklasse

Kontrazeptiva, Ovulationshemmer.

Gebräuchliche Handelsnamen

Neo-Eunomin.

Indikationen

Schwangerschaftsverhütung.

Wirkung

Durch die gezielte Gabe von Östrogenen und Gestagenen in zwei unterschiedlichen Dosierungen wird eine Ovulation verhindert.

Dosierung

Beispielsweise über 11 Tage 50 µg Ethinylöstradiol und 1 mg Chlormadinonazetat, dann weitere 11 Tage 50 µg Ethinylöstradiol und 2 mg Chlormadinonazetat, dann 6 Tage Einnahmepause.

Darreichungsformen

Tabletten.

Kontraindikationen

Schwangerschaft, Lebererkrankungen, stattgehabte Thrombembolien, schwerer Diabetes mellitus mit Gefäßschäden, Sichelzellanämie, Endometriumhyperplasie, hormonempfindliche maligne Tumoren, Herpes gestationis in der Anamnese, Otosklerose während vorangegangener Schwangerschaften, Migräne, nicht abgeklärte Genitalblutungen.

Nebenwirkungen

Spannungsgefühl in den Brüsten, Libidoveränderungen, Gewichtsschwankungen, depressive Verstimmung, Magenbeschwerden, Übelkeit, Erbrechen, Kopfschmerzen, Chloasma, Zwischenblutungen, häufigeres Auftreten von Vaginalsoor, Thrombembolien bei Vorhandensein anderer Risikofaktoren.

Sofortiges Absetzen der Pille bei Eintreten einer Schwangerschaft, Anzeichen von Thrombophlebitiden oder thrombembolischen Ereignissen, geplanten Operationen mit längerer Ruhigstellung, Migräneanfällen, sensorischen Ausfällen, motorischen Störungen, starken Oberbauchschmerzen, plötzlichem Ikterus, anhaltendem Hypertonus, epileptischen Anfällen oder Neu- oder Wiederauftreten einer Porphyrie.

Wechselwirkungen

Verminderte kontrazeptive Funktion bei gleichzeitigem Einnehmen von Barbituraten, Rifampicin, Phenytoin oder Carbamazepin. Auch die Einnahme von Johanniskrautpräparaten kann die Empfängnisverhütung abschwächen.

Zwergenwuchs

▶ Wachstumsstörungen

Zwergwuchs

▶ Mikrosomie

Zwischengeschlechtlichkeit

▶ Differenzierung, sexuelle, Störung

Zwischenhirn

Synonyme

Dienzephalon.

Englischer Begriff

Interbrain; diencephalon.

Definition

Teil des Hirnstamms, der den Dritten Ventrikel umschließt und Sitz lebenswichtiger Regulationszentren ist.

Grundlagen

Das Zwischenhirn bildet den obersten Abschluss des Hirnstamms und umfasst unter anderem den Hypothalamus, den Thalamus, das Pallidum und weitere wichtige Zentren zur Steuerung wesentlicher Körpervorgänge. Der Thalamus bildet dabei eine wichtige Schnittstelle zwischen den peripheren Sinnesorganen und dem Großhirn. Das Pallidum beteiligt sich mit den anderen, zum Großhirn gehörenden Basalganglien an der Steuerung motorischer Vorgänge. Der Hypothalamus bildet das Steuerzentrum für die meisten hormonellen Regulationskreise. Hier werden Releasing und Inhibiting-Faktoren für die Sekretion von Hormonen des Hypophysenvorderlappens gebildet und ins Blut des hypophysären Pfortadersystems freigesetzt. Die hypothalamischen Hormone ADH und Oxytocin werden direkt über den Hypophysenhinterlappen ins Blut ausgeschüttet.

Zwischenzellstimulierendes Hormon

Synonyme

Luteinisierendes Hormon; ICSH; LH.

Englischer Begriff

Interstitial cell stimulating hormone.

Z

Definition

Mit dem luteinisierenden Hormon der Frau identisches Gonadotropin des Mannes, das die Leydigschen Zwischenzellen im Hoden zur Androgenproduktion anregt.

Grundlagen

Mittlerweile wird der Begriff LH für beide Geschlechter verwendet, dennoch ist beim Mann der Begriff ICSH korrekter. ICSH ist ein Glykoproteinhormon mit einem Molekulargewicht von 28.000 U, das aus zwei Aminosäurenketten besteht. Es wird durch Stimulation durch GnRH aus den basophilen Zellen des Hypophysenvorderlappens ausgeschüttet und gelangt über den Blutkreislauf zu den Leydigschen Zwischenzellen des Hodens, in denen es die Synthese und Sekretion von Testosteron und anderen Androgenen stimuliert.

Bei verminderter oder fehlender Ausschüttung von ICSH (z.B. bei Schädelbasistraumen mit Hypophysenstielabriss oder hormoninaktiven Hypophysentumoren) kommt es zu einem hypogonadotropen Hypogonadismus. Ein hypergonadotroper Hypogonadismus hingegen ist Folge von Hodenschäden, bei denen aufgrund der verminderten Androgensynthese die negative Rückkopplung am Hypothalamus ausbleibt und so erhöhte Serumkonzentrationen von ICSH gemessen werden können. Ein hormonproduzierender Hypophysentumor als Grund für erhöhte ICSH-Konzentrationen ist hingegen selten.

Zyclisches AMP

▶ Cyclo-Adenosinmonophosphat

Zyclisches Adenosinmonophosphat (cAMP)

▶ Adenosinmonophosphate

Zyklusstörungen

Synonyme

Zyklustempostörungen; Menstruationsstörungen; Menstruationstempostörungen; Periodenstörungen; Blutungsstörungen.

Englischer Begriff

Disorders of menstruation; irregular menstrual cycle.

Definition

Zyklusstörungen (ZS) sind wesentliche Abweichungen vom Ausmaß einer normalen Menstruationsblutung (Blutungsausmaß) und von ihrer zeitlichen Folge (Blutungsrhythmik). Der normale Menstruationszyklus (Eumenorrhoe) weist eine regelmäßige Rhythmik auf mit Blutungsintervallen von 25–31 Tagen (Intervall zählt vom 1. Tag der Blutung bis zum nächsten 1. Tag), einer Blutungsdauer von 3–5 Tagen und einer Blutungsstärke, die einen täglichen Bedarf an 2–5 Vorlagen oder Tampons bedingt.

Grundlagen

Der Menstruationszyklus der Frau in der Fertilitätsphase zwischen Menarche und Menopause entsteht und wird unterhalten durch das endokrine Zusammenspiel von Hypothalamus und Adenohypophyse einerseits sowie des Ovars andererseits als auch der Prozesse der Follikelreifung, Ovulation, Corpus-luteum-Bildung und -Involution unter Beteiligung der Hormone LH-RH, Dopamin, LH, FSH, Prolaktin, Progesteron, Androstendion, Östradiol, IGF-1, Inhibin und Aktivin. Funktionelle Störungen und organische Veränderungen des Hypothalamus, der Adenohypophyse, des Ovars mit Anomalien der Hormonproduktion und Hormonwirkung können zu ZS führen, ebenso wie primär ontogenetische Fehlbildungen und erworbene anatomische Veränderungen am inneren und äußeren Genitale. Auch schwere Allgemeinerkrankungen, Hungerzustände, Adipositas und

Störungen des Blutungsausmaßes

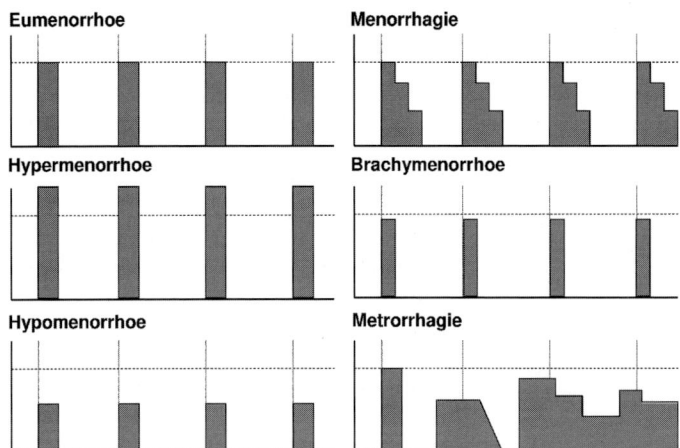

Zyklusstörungen, Abb. 1 Störungen des Blutungsausmaßes.

Störungen des Blutungsrhythmik

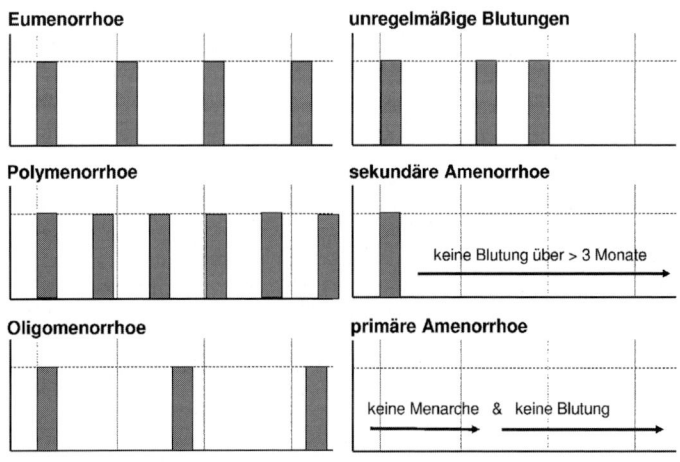

Zyklusstörungen, Abb. 2 Störungen des Blutungsrhythmik.

psychische Belastungen verursachen ZS. ZS in der Menarche und Prämenopause sind physiologisch. Störungen des Blutungsausmaßes sind in Abb. 1 zusammengestellt: Verstärkte Blutung mit > 5 Vorlagen pro Tag sind Hypermenorrhoen, verminderte Blutungen mit < 2 Vorlagen sind Hypomenorrhoen; Menorrhagien dauern länger als 5 Tage; Brachymenorrhoen sind verkürzt auf < 3 Tage. Eine Blutungsdauer von mehr als 14 Tagen, dann mit nicht mehr erkennbarem Zyklus, wird Metrorrhagie genannt. Störungen der Bluungsrhythmik zeigt Abb. 2: Menstruationen mit verkürzten Intervallen (< 25 Tage) sind Polymenorrhoen, mit verlängerten Intervallen (> 31 Tage) Oligomenorrhoen; dauert das Intervall mehr als 3 Monate, dann liegt eine sekundäre Amenorrhoe vor; sind die Intervalle von unterschiedlicher Länge, dann

Z

Spottings (Schmierblutungen)

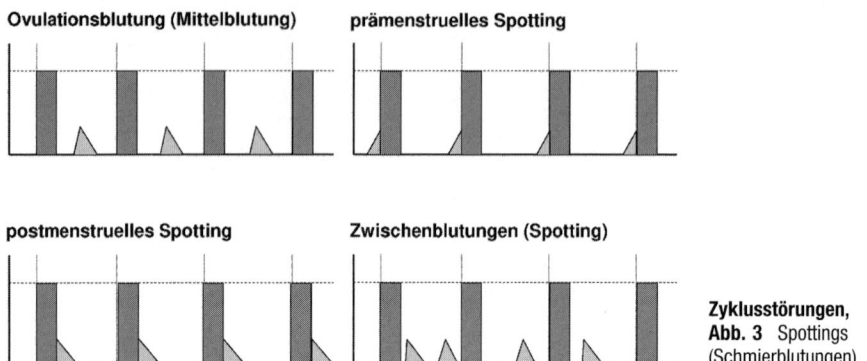

Zyklusstörungen, Abb. 3 Spottings (Schmierblutungen).

spricht man von unregelmäßigen Blutungen; sind bei fehlender oder durchlaufener Pubertät nie Blutungen aufgetreten, dann bezeichnet man dies mit primärer Amenorrhoe. Minimalblutungen werden als Schmierblutungen oder Spottings bezeichnet (siehe Abb. 3): Die Ovulationsblutung (Mittelblutung) ist eine leichte Blutung kurz vor dem Eisprung; ferner unterscheidet man prämenstruelle und postmenstruelle Spottings, außerdem unregelmäßig im Intervall lokalisierte Zwischenblutungen. Blutungsstörungen bei fehlender Ovulation und fehlender Corpus-luteum-Funktion sind anovulatorische Zyklusstörungen. Zu den Zyklusstörungen im weiteren Sinne zählen auch Dysmenorrhoe und prämenstruelles Syndrom.

Zyklustempostörungen

▶ Zyklusstörungen

Zymohexase

▶ Aldolase

Zystisches Corpus luteum

▶ Corpus-luteum-Zyste

Zytokine

Synonyme

Wachstumsfaktoren; Zellhormone.

Englischer Begriff

Cytokines.

Definition

Zusammenfassende Bezeichnung für Proteine, die als Wachstumsfaktoren wirken.

Grundlagen

Als Zytokine werden körpereigene Proteine (Polypeptid-Wachstumsfaktoren, Lymphokine, Interleukine u.a.) bezeichnet, die in der Regel von verschiedenen Zellen produziert werden und Wachstumsfaktoren für unterschiedlichste Zellen darstellen. Neben den Zytokinen können auch niedermolekulare Peptide oder Hormone als Wachstumsfaktoren wirksam sein.

Anhang

Glossar Englisch–Deutsch

Abadie's sign   Abadie-Zeichen, Dalrymple-Zeichen
Abdominal adiposity   Fettverteilung, abdominale
Abdominal adipose tissue   Fettgewebe, viszerales
A-β-lipoproteinemia (ABL)   A-β-Lipoproteinämie
Abnormal lipid metabolism   Fettstoffwechselstörungen
Abnormal lipoprotein metabolism   Fettstoffwechselstörungen
Accelerated hyperthyreoidism   Krise, hyperthyreote
Acetate derivatives   Essigsäure-Derivate
Achard-Thiers syndrome   Achard-Thiers-Syndrom
Acid-base balance   Säure-Basen-Haushalt
Acid-maltase deficiency   Glykogenose, Typ II
Acidosis   Azidose
Acne   Akne
Acquired adrenogenital syndrome   adrenogenitales Syndrom, erworbenes
Acquired hyperlipoproteinemia   Hyperlipoproteinämie, sekundäre
Acromegaly   Akromegalie
Acromicria   Akromikrie
Acropachy   Akropachie
Activin   Aktivin
Actual value   Istwert
Acute thyroiditis   Thyreoiditis, akute; Thyreoiditis, suppurative
Addison's disease   Addison, Morbus
Addison-Schilder syndrome   Adrenoleukomyelopathien

Adenohypophysis   Adenohypophyse
Adenoma of the thyroid gland   Schilddrüsenadenom
Adenosine monophosphates   Adenosinmonophosphate
Adenylate cyclase   Adenylcyclase
Adipogenesis   Lipogenese
Adipolysis   Lipolyse
Adiponectin   Adiponectin
Adiposity   Fettsucht
Adiposogenital dystrophia   Fröhlich, Morbus
Adipsia   Adipsie; Durstverhaltensstörungen
Adolescent goitre   Adoleszentenstruma
Adrenal adenoma   Nebennierenrindenadenom; Nebennierenrindentumoren, benigne
Adrenal carcinoma   Nebennierenrindenkarzinom
Adrenal cortex   Nebennierenrinde
Adrenal cortex autoantibody   Nebennierenrinden-Antikörper
Adrenal gland   Nebenniere
Adrenal insufficiency   Nebennierenrindeninsuffizienz
Adrenal mass   Nebennierentumoren
Adrenal medulla   Nebennierenmark; Paraganglion, suprarenales
Adrenal tumor   Nebennierenrindentumoren; Nebennierentumoren
Adrenalectomy   Adrenalektomie
Adrenaline   Adrenalin
Adrenarche   Adrenarche
Adrenergic   Adrenerg
Adrenergic receptor   Adrenozeptor
Adrenocortical   Adrenokortikal

Adrenocortical insufficiency
Insuffizienz, adrenokortikale
Adrenocortical nonresponsiveness
ACTH-Unempfindlichkeit
Adrenocorticotropic hormone
adrenokortikotropes Hormon
Adrenogenital syndrome
androgenitales Syndrom
Adrenoleukodystrophy   Adrenoleuko-
dystrophie; Adrenoleukomyelopathien
Adrenoleukodystrophy adult
Adrenoleukodystrophie, im
Erwachsenenalter
Adrenoleukomyelopathy
Adrenoleukomyelopathien
Adrenomyeloneuropathy
Adrenoleukomyelopathien
Adult-onset diabetes   Diabetes mellitus,
Typ 2
Agalactia   Agalaktie
Agalactosis   Agalaktie
Agenesis   Agenesie
Agnus castus fruit extract
Mönchspfefferfruchtextrakt
Akro-osteolysis   Akroosteolyse
Albright's hereditary osteodystrophy
Pseudohypoparathyreoidismus
Albuminuria   Albuminurie
Aldolase   Aldolase
Aldosterone   Aldosteron
Aldosterone synthase deficiency
Hypoaldosteronismus, primärer
kongenitaler
Aldosteronoma   Aldosteronom
Alendronate   Alendronsäure
Alfacalcidol; α-Calcidol   α-Calcidol
Algomenorrhoea   Dysmenorrhoe
Alkalaemia   Alkaliämie
Alkaptonuria   Alkaptonurie
Allopurinol   Allopurinol
Alloxan   Alloxan
Alopecia   Alpoezie
Alpha cells   Alpha-Zellen
Alpha-endorphin   alpha-Endorphin
Alpha-lipoprotein; α-Lipoprotein
Lipoproteine, hoher Dichte
Alpha melanocyte stimulating hormone
Alpha-MSH

Alprostadil   Alprostadil
Aluminium osteopathy   Aluminiumos-
teopathie
Amenorrhea   Amenorrhoe
**Amine precursor upake and
decarboxylation**   APUD-System
**Amine precursor upake and
decarboxylation cells**   APUD-Zellen
Amino acid metabolism
Aminosäurestoffwechsel
Aminoacidopathy   Aminoazidopathien
Aminoaciduria   Aminoacidurie
Aminoglutethimide   Aminoglutethimid
Amiodarone   Amiodaron
Amiodarone hypothyroidism
Amiodaron-Thyreopathie
Amiodarone thyrotoxicosis
Amiodaron-Thyreopathie
**Amiodarone-induced thyroid dysfunc-
tion**   Amiodaron-Thyreopathie
Anabole steroids   anabole Steroide
Anabolism   Anabolismus
Anacidity   Anazidität
Andersen's disease   Glykogenose, Typ
IV
Androgen depriviation   Androgende-
privation
Androgen excess   Hyperandrogenämie
Androgen insensitivity syndrome
Feminisierung, testikuläre
Androgen receptor   Androgenrezepto-
ren
Androgen release   Androgenausschüt-
tung
Androgen resistance   Androgenresis-
tenz
Androgen synthesis   Androgensynthese
Androgenization   Androgenisierung
Androgens   Androgene
Android (abdominal) obesity
Adipositas, androider Typ
Androstan derivatives   Androstan-
Derivate
Androstandiol   Androstandiol
Androstandiol glucuronide
Androstandiolglukuronid
Androstanolone   Androstanolon
Androstendione   Androstendion

Androsterone   Androsteron
Aneurine   Thiamin
Angiotensin converting enzyme (ACE)
Angiotensin-Konversionsenzym
Angiotensin I   Angiotensin I
Angiotensin II   Angiotensin II
Angiotensin III   Angiotensin III
Angiotensinogen   Angiotensinogen
Anorchia   Anorchie
Anovulatory bleeding   Blutung,
anovulatorische
Anovulatory cycle   Anovulation
Antagonist   Antagonist
Anterior pituitary   Adenohypophyse;
Hypophysenvorderlappen
Anterior pituitary hormones
Hypophysenvorderlappenhormone
Anterior pituitary lobe   Adenohypo-
physe
Anti-androgens   Antiandrogene
Antidiabetic drugs   Antidiabetika
Antidiabetic substances   Antidiabetika
Antidiabetic substances of plant origin
Antidiabetika, pflanzliche
Antidiuresis   Antidiurese
Antidiuretic hormone   Antidiuretisches
Hormon
Antidiuretic hormone (ADH)
Vasopressin (AVP)
Antidiuretic hormone-system
ADH-System
Anti-dysmenorrhoica   Antidysmenor-
rhoika
Antiestrogens   Antiöstrogene
Antigestagens   Antigestagene
Anti-gonadotropins / gonadotropin
antagonists   Antigonadotropine
Antihormones   Antihormone
Antihyperuricemic agents   Gichtmittel
Anti-infective agents   Antiinfektiva,
gynäkologische
Antiinfectives   Antiinfektiva,
gynäkologische
Antilipemic   Lipidsenker
Anti-lipidamics   Antilipidämika
Antimicrosomal antibodies
Thyreoidale mikrosomale Antikörper

Anti-mullerian hormone
Anti-Müller-Hormon
Antioestrogens   Antiöstrogene
Antisense-mRNA techniques
mRNA-anti-sense-Technik
Antithyroglobulin antibodies
Thyreoglobulin-Antikörper
Antithyroid drug   Thyreostatikum
α_1-antitrypsin-deficiency
α_1-Antitrypsinmangel
Anxiety disorder   Angsterkrankung
Apolipoproteins   Apolipoproteine
Apomorphine   Apomorphin
Apparent mineralocorticoid excess
Mineralokortikoidexzess, scheinbarer
Appetizers   appetitstimulierende Mittel
Arachidonic acid   Arachidonsäure
Arcuate nucleus   Nucleus arcuatus
Argininaemia   Argininämie
Arginine   Arginin
Arginin-vasopressin   Argipressin
Argipressin   Argipressin
Aromatase   Aromatase
Aromatase deficiency   Aromataseman-
gel
Aromatase inhibitors   Aromatasehem-
mer
Arteriosclerosis   Arteriosklerose
Arthritis associated with
endocrinopathies   Arthritis bei
endokrinen Störungen
Ascorbic acid   Vitamin C
Atrial natriuretic hormone   Atrio-
peptin
Atrial natriuretic peptide   Peptid,
atriales natriuretisches
Atriopeptide   Atriopeptin
Atriopeptin   Atriopeptin
Atrophia   Atrophie; Atrophie,
pathologische
Atrophic thyroiditis   Thyreoiditis,
atrophische
Atrophy   Atrophie; Atrophie,
pathologische
Atyreosis   Schilddrüsenaplasie
Autocrine secretion   Sekretion,
autokrine

Autoimmune polyendocrine syndrome (APS)   Polyglanduläres Autoimmunsyndrom

Autoimmune polyendocrine syndrome type I (APS-I)   Polyglanduläres Autoimmunsyndrom Typ I

Autoimmune polyendocrinopathy-candidiasis-ectodermal dystrophy (APECED)   Polyglanduläres Autoimmunsyndrom Typ I

Autoimmune thyroiditis   Thyreoiditis, autoimmune

Autointoxication   Autointoxikation

Autonomous adenoma of the thyroid   Adenom, autonomes der Schilddrüse

Autonomous goiter   Struma mit Autonomie

Autonomy of the thyroid   Struma mit Autonomie

Autonomy of the thyroid gland   Struma mit Autonomie

Autoreceptor   Autorezeptor

Axillary temperature   Axillartemperatur

Azotemia   Azotämie

Azoturia   Azoturie

Bacterial thyroiditis   Thyreoiditis, suppurative

Baroceptor   Barosensorreflex

Baroreceptor   Barosensor; BarosensorreflexBreast

Bartter's syndrome   Bartter-Syndrom

Basal body temperature   Aufwachtemperatur; Basaltemperatur

Basedow goiter   Struma bei Morbus Basedow

Basic fibroblast growth factor   Fibroblastenwachstumsfaktor, basischer

Basophil pituitary adenoma   Hypophysenadenom, basophiles

Basophilic pituitary adenoma   Hypophysenadenom, basophiles

Benign adrenal tumor   Nebennierenrindentumoren, benigne

Benign nodule of the thyroid   Schilddrüsenadenom

Benign pancreatic tumor   Pankreastumoren, benigne

Benign thyroid tumors   Schilddrüsentumoren, benigne

Benzbromarone   Benzbromaron

Beriberi   Beriberi

Beta carotene   Betacaroten

Beta-3-adrenergic-receptor   Beta-3-Rezeptor, adrenerger

Beta-3-adrenergic-receptor gene   Beta-3-Rezeptor-Gen, adrenerges

Beta-endorphin   Beta-Endorphin

Beta-lipoprotein   Lipoproteine, niedriger Dichte

Betamethasone   Betamethason

BGP   Osteocalcin

b-HCG   Beta-HCG

Bicalutamide   Bicalutamid

Biguanide   Biguanide

Bioassay   Bioassay

Biocatalysators   Biokatalysatoren

Biogenic amines   Amine, biogene

Biotin   Biotin

Birth control pill   Antibabypille

Bisphosphonate   Bisphosphonate

Bleeding after the normal menstruation   Postmenstruelle Blutung

Bleeding due to organic cause   Blutung, organisch bedingte

Bleeding in the postmenopause   Postmenopausenblutung

Blood glucose concentration   Blutzucker

Blood pressure   Blutdruck

B-lymphocytes   B-Lymphozyten

Body mass index   Gewicht-Längen-Indizes

Bone development retardation   Ossifikationsstörung, allgemeine

Bone formation retardation   Ossifikationsstörung, sekundäre

Bone gamma-carboxylglutamic acid-containing protein   Osteocalcin

Bone-Gla-Protein   Osteocalcin

Bradykinin   Bradykinin

Brancher deficiency glycogenosis   Glykogenose, Typ IV

Breast   Brustdrüse; Milchdrüse

Brittle bone disease   Osteogenesis imperfecta
Brittle diabetes   Brittle Diabetes
Broca's formula   Broca-Formel
Broca's index   Broca-Formel
Bromocriptine   Bromocriptin
Brown fat cells   Fettzellen, plurivakuoläre
Budenoside   Budenosid
Buformin   Buformin
Buserelin   Buserelin

Cabergoline   Cabaseril; Cabergolin
CAH   Adrenogenitales Syndrom, kongenitales; 21-Hydroxylase-Mangel
α-Calcidol   α-Calcidol
Calcifediol   Calcifediol
Calcipenic osteomalacia   Osteomalazie, kalzipenische
Calcitonin   Thyreokalzitonin
Calcitriol   Calcitriol
Calcium   Kalzium
Calcium balance   Kalziumhaushalt
Calcium carbonate   Kalziumkarbonat
Calcium homeostasis   Kalziumhaushalt
Calcium metabolism   Kalziumhaushalt; Kalziumstoffwechsel
Calcium phosphate   Kalziumphosphat
cAMP response-element-binding-protein   cAMP response-element-binding-protein
Candidal balanitis   Balanitis candidomycetica
Cannon's fight or flight response   Cannon's Stresstheorie
Carbimazole   Carbimazol
Carbonhydrate metabolism   Kohlenhydratstoffwechsel
Carbutamide   Carbutamid
Carcinoid   Tumor, neuroendokriner
Carcinoid syndrome   Karzinoid-Syndrom
Carney complex   Carney Komplex
Carpal spasm   Pfötchenstellung
Catabolism   Katabolie
Causing diabetes   diabetogen
CBG   Transkortin

C-cell carcinoma of the thyroid   Schilddrüsenkarzinom, medulläres
C-cells   C-Zellen
Celecoxib   Celecoxib
Cell containing multiple lipid droplets   Fettzellen, plurivakuoläre
Center of satiety   Sättigungszentrum
(Central) precocious puberty   Pubertas praecox, zentrale
Cerebral salt-loosing syndrome   Salzverlustsyndrom, zentrales
Ceruloplasmin   Zäruloplasmin
Cetrorelix   Cetrorelix
Charcot's disease   Charcot Fuß, diabetischer
Charcot's foot   Charcot Fuß, diabetischer
Chiasmal syndrome   Chiasma-Syndrom
Chlorpropramide   Chlorpropramid
Cholecalciferol   Colecalciferol
Cholecystokinin (CKK)   Pankreozymin
Cholecystokinine   Cholecystokinin
Cholinergic agonists   Prokinetika
Chorionic gonadotrophin prolactin   Plazentalaktogen, humanes
Chorionic gonadotropin   Choriongonadotropin
Chromaffinoblastoma   Phäochromozytom, malignes
Chromaffinoma   Phäochromozytom, malignes
Chromophile tumor   Phäochromozytom, malignes
Chronic lymphocytic thyroiditis   Thyreoiditis, autoimmune
Chronic renal failure   Niereninsuffizienz, chronische
Chronic thyroiditis   Thyreoiditis, chronische
Chvostek's sign   Chvostek-Zeichen; Fazialiszeichen
Chylomicrons   Chylomikronen
Clear-cell system   APUD-System
Climacteric   Klimakterium
Climacterium   Klimakterium
Clodronate   Clodronsäure
Clofibrate   Clofibrat
Clomiphene   Clomifen

Clomiphene test   Clomifentest
Cloprednol   Cloprednol
CNC   Carney Komplex
Cod fish vertebra   Fischwirbelform
Cod fish vertebra formation
Fischwirbelbildung
Colchicine   Colchicin; Kolchizin
Cold nodule   Knoten, kalter;
Schilddrüsenknoten
Colloid goiter   Kolloidstruma; Struma
colloides
(Common) alpha subunit   Lutropin α
Compensatory atrophia   Atrophie,
kompensatorische
Compensatory atrophy   Atrophie,
kompensatorische
Conatal hypothyroidism   Kretinismus
Congenital adrenal hyperplasia
Adrenogenitales Syndrom,
kongenitales; 21-Hydroxylase-Mangel;
Hypertoniesyndrom, adrenogenitales
Congenital adrenal hyperplasia (female)
Hypergenitalismus
Congenital cortisol resistance
Glukokortikoid-Resistenz, kongenitale
Congenital glucocorticoid resistance
Glukokortikoid-Resistenz, kongenitale
Congenital goitre   Neugeborenen-
struma
Congenital hyperthyroidism
Autonomie, kongenitale der Schilddrüse
Congenital hypothyroidism
Kretinismus, sporadischer;
Myxödem, kongenitales;
Neugeborenenhypothyreose
Conjugated estrogens   Östrogene,
konjugierte
Conn's disease   Hyperaldosteronismus,
primärer
Constipation   Obstipation
**Constitutional delay of growth and ma-
turation**   Entwicklungsverzögerung,
konstitutionelle
Contraceptives   Kontrazeptiva
Corpus luteum   Corpus luteum
Corpus luteum cyst   Corpus-luteum-
Zyste

Corpus luteum of menstruation
Corpus luteum menstruationis
Corpus luteum of pregnancy   Corpus
luteum graviditatis
Corpus luteum phase   Corpus-luteum-
Phase
Corticoids   Kortikoide; Kortikosteroide
Corticoliberin   CRH
Corticoliberin releasing factor   CRH
Corticosteroid-binding globulin (CBG)
Corticosteroid Binding Globulin;
Transkortin
Corticosteroids   Kortikoide;
Kortikosteroide; Kortikosteroide, zur
systemischen Anwendung
Corticotropin releasing factor
CRHggg
Corticotropin-releasing hormone
CRH
Cortisol   Kortisol
Cortisol receptor defect
Glukokortikoid-Resistenz, kongenitale
Cortisol-binding globulin   Transkortin
Cortisone   Kortison
Cortistatin   Kortistatin
Cortisone acetate   Kortisonazetat
Cortone acetate   Kortisonazetat
Craniopharyngioma   Kraniopharyn-
geom
Cretinism   Kretinismus; Myxödem,
kongenitales
Cross-sex hormone treatment
Hormonersatztherapie, paradoxe
Cryptorchidism   Maldescensus testis
Cushing's disease   Cushing, Morbus
Cushing's syndrome   Cushing, Morbus
**Cushing's syndrome due to aberrant
receptor expression in the adrenal
cortex**   Cushing-Syndrom durch
adrenal aberrante Rezeptorexpression
**Cushing's syndrome due to
adrenocortical hyperplasia**
Cushing-Syndrom durch noduläre
Nebennierenrinden-Hyperplasie
**Cushing's syndrome due to
adrenocortical neoplasia**   Cushing-
Syndrom durch adrenokortikale
Neoplasie

Cyclic adenosine monophosphate
Cyclo-Adenosinmonophosphat
Cyclofenil   Cyclofenil
Cyclooxygenase   Cyclooxygenase
CYP19   Aromatase
CYP21 deficiency   21-Hydroxylase-
Mangel
CYP21A2 deficiency   21-Hydroxylase-
Mangel
CYPIIB1 deficiency   11-β-
Hydroxylase-Defekt
Cyproheptadine   Cyproheptadin
Cyproterone   Cyproteron
Cytochrome P450arom   Aromatase
Cytochrome P450C21 deficiency
21-Hydroxylase-Mangel
Cytokines   Cytokine; Zytokine

D1 dopamine receptor   D1-Rezeptoren
DA1 receptor   D1-Rezeptoren
DA2 receptor   D2-Rezeptoren
Dalrymple's sign   Dalrymple-Zeichen
Danazol   Danazol
De Quervain thyroiditis   Thyreoiditis
de Quervain
Debrancher deficiency   Glykogenose,
Typ III
**Decreased testosterone concentration
in elderly man**   Androgendefizit,
partielles des alternden Mannes
Defects of thyroid hormone synthesis
Dyshormonogenese, thyreoidale
Deficiency – vitamin C   Skorbut
Deflazacort   Deflazacort
Dehydroepiandrosterone
Dehydroepiandrosteron
Dehydroepiandrosterone sulfate
Dehydroepiandrosteronsulfat
**Dehydroepiandrosterone sulfate loading
test**   DHEAS-Test
Delayed menstruation   Menstruatio
tarda
Demegestone   Demegeston
Dementia   Demenz
Demoxytocin   Demoxytocin
11-Deoxycorticosteroids   11-Desoxy-
kortikosteroide

Deoxycorticosterone   Desoxycorton;
Desoxykortikosteron
Deoxycortone   Desoxycorton
Desmopressin   Desmopressin
Desogestrel   Desogestrel
Dexamethasone   Dexamethason
Dextrinosis   Glykogenosen
Dextro-thyroxine (D-Thyroxine)
D-Thyroxin
Diabetes caused by genetic defects
Diabetes mellitus, infolge genetischer
Defekte
Diabetes insipidus   Diabetes insipidus
Diabetes insipidus centralis   Diabetes
insipidus centralis
Diabetes insipidus renalis   Diabetes
insipidus renalis
Diabetes mellitus   Diabetes mellitus
**Diabetes mellitus with acute
complications**   Diabetes mellitus,
akute Komplikationen
**Diabetes mellitus with chronic
complications**   Diabetes mellitus,
chronische Komplikationen
Diabetic angiopathy   Angiopathien,
diabetische
Diabetic cataract   Cataracta diabetica
Diabetic coma   Coma diabeticum
Diabetic fetopathy   Fetopathia diabetica
Diabetic foot   diabetisches Fuß-Syndrom
Diabetic heart diseases   Diabetes,
Herzerkrankungen
Diabetic nephropathy   Diabetes
mellitus, Nephropathie
Diabetic neuropathy   Diabetes
mellitus, Neuropathie; Polyneuropathie,
diabetische
Diabetic oculomotor paralysis
Okulomotoriuslähmung, diabetische
Diabetic pseudoperitonitis
Pseudoperitonitis diabetica
Diabetic retinopathy   Retinopathie,
diabetische
Diabetogenic   diabetogen
Diacylglycerol   Diazylglyzerin
**Diagnostic procedures for the thyroid
gland**   Schilddrüsendiagnostik
Dialysis   Dialyse

Diazoxide   Diazoxid
Dichysterol   Dihydrotachysterol
Diclofenac   Diclofenac
Diencephalon   Zwischenhirn
Dienestrol   Dienestrol
Dienogest   Dienogest
Diet   Diät
Diethylstilbestrol   Diethylstilbestrol
Differentiated thyroid carcinoma
Schilddrüsenkarzinom, differenziertes
Diffuse toxic goiter   Autonomie,
disseminierte der Schilddrüse
Dihydrotachysterol   Dihydrotachysterol
Dihydrotestosterone   5-α-Dihydrote-
stosteron
1α,25-Dihydroxyvitamin D3   Calcitriol
3β,25-Dihydroxyvitamin D₃
Calcifediol
Dip stick   Teststreifen
Disodium monofluorophosphate
Natriumfluorphosphat
Disorders of menstruation
Zyklusstörungen
Disturbancies of growth
Wachstumsstörungen
Dopamin receptor scan   Dopamin-
Rezeptor-Scan
Dopamine2-receptor   D2-Rezeptoren
Dopaminagonists   Prolaktinhemmer
Dopamine receptors   Dopaminrezepto-
ren
Drospirenone   Drospirenon
Dual-energy x-ray absorptiometry
Dual-x-ray Absorptiometry
Dual x-ray absorptiometry   Dual-x-ray
Absorptiometry
Dydrogesterone   Dydrogesteron
**Dysfunction of the hypothalamic-
pituitary axis**   Dysfunktion,
hypothalamisch-hypophysäre
Dysfunctional bleeding   Blutung,
dysfunktionelle
Dyshormonogenetic goiter   Struma bei
Enzymdefekten
Dyslipidosis   Lipidstoffwechselstörun-
gen
Dyslipoidosis   Lipidstoffwechselstörun-
gen

Dysmenorrhoea   Dysmenorrhoe
Dysphonia   Dysphonie, endokrin
bedingte

Eating disorder   Appetitstörungen
Ectopic acromegaly   Akromegalie,
paraneoplastische
Ectopic ACTH syndrome
ACTH-Syndrom, ektopes
**Ectopic adrenocortocotropic hormone
syndrome**   Cushing-Syndrom durch
ektope ACTH-Produktion
Ectopic CRH syndrome   Cushing-
Syndrom durch ektope CRH-Produktion
Ectopic hormone production
Syndrom, paraneoplastisches
Ectopic hormone secretion
Hormonbildung, ektope
Ectopic humoral syndromes
Endokrinopathien, paraneoplastische
Electrolytes   Mineralstoffe
Embryogenesis of the mammary gland
Mammogenese
Empty sella syndrome   Empty-sella-
Syndrom
Encephalines   Enkephaline
Endemic cretinism   Kretinismus,
endemischer
Endemic goitre   Struma infolge
Iodmangels
Endocrine arthrosis   Arthritis bei
endokrinen Störungen
Endocrine atrophia   Atrophie,
endokrine
Endocrine atrophy   Atrophie,
endokrine
Endocrine edema   Ödem, endokrines
Endocrine hypertension   Hypertonie,
endokrin bedingt
Endocrine myopathy   Myopathie,
endokrine
Endocrine secretion   Sekretion, innere
Endocrine shock   Schock, endokriner
Endocrinology   Endokrinologie
Endocrinopathies   Endokrinopathien
Endogenous morphine   Morphine,
endogene
Endometriosis   Endometriose

Endorphines   Endorphine
Enlargement of the tongue
  Makroglossie
Enterogastrones   Enterogastron
**Enzyme defects of testosterone biosyn-
  thesis**   Testosteron-Biosynthesestörung
Enzyme inhibitors   Enzym-Inhibitoren
Enzymeinduction   Enzyminduktion
Enzymes   Biokatalysatoren; Enzyme
Eosinophilic adenoma   Adenom,
  eosinophiles
Epidermal growth factor   Epidermal
  growth factor
Epimestrol   Epimestrol
Epinephrin   Epinephrin
Epinephrine   Adrenalin
Erectile dysfunction   erektile
  Dysfunktion
Ergocalciferol   Ergocalciferol
Erythropoietin   Erythropoetin
Essential aminoacids   Aminosäuren,
  essentielle
Essential aminoacids mixture
  Aminosäuremischung, essentielle
Essential fatty acids   Fettsäuren,
  essentielle
Estradiol   Östradiol
Estradiol valerate   Östradiol-Valerat
Estren   Estren-Derivate
Estriol   Östriol
Estriol succinate   Östriol-Succinat
Estrogen priming   Östrogen-Priming
Estrogen priming test   Östrogentest
Estrogen receptor expression
  Östrogenrezeptorstatus
Estrogen receptors   Östrogen-
  rezeptoren
Estrogens   Östrogene
Estrone   Östron
Ethinyl estradiol   Äthinylöstradiol;
  Ethinylöstradiol
Ethisteron   Ethisteron
Ethylene   Ethylen
Ethynodiol   Ethynodiol
Etidronate   Etidronsäure
Etiocholanolone   Ätiocholanolon
Etomidate   Etomidat

Etonogestrel   Etongestrel
Eunuchism   Eunuchismus
Eunuchoidism   Eunuchismus
Euthyroidism   Euthyreose
Every-three-month-injection
  Dreimonatsspritze
Excess of androgens   Hyperandrogen-
  ämie
Exogenic Cushing's syndrome
  Cushing-Syndrom, iatrogenes
Exophthalmos   Exophthalmus
Extract of the bark of Copalchi
  Copalchirindenextrakt

Familial gout   Gicht, primäre
**Familial high-density lipoprotein
  deficiency**   An-α-Lipoproteinämie
Familial hyperlipoproteinemia
  Hyperlipoproteinämie, primäre
Familial hyperthyroidism   Autonomie,
  kongenitale der Schilddrüse
Fanconi's syndrome   Fanconi-Syndrom
Fasting value   Nüchternwert
Fatty acids   Fettsäuren
Fatty breast   Lipomastie
Feedback   Rückkoppelung
Feedback mechanism   Feedback-
  Mechanismus
Feeding   Ernährung
Female contraception   Kontrazeption
  der Frau
Female pseudohermaphroditism
  Pseudohermaphroditismus femininus
Fenofibrate   Fenofibrat
Fertile eunuch syndrome
  Eunuchoidismus, fertiler;
  Pasqualini-Syndrom
Fibrates   Clofibrinsäurederivate
Fibroblast growth factors
  Fibroblastenwachstumsfaktoren
Fibrous dysplasia of bone
  McCune-Albright-Syndrom
Fibrous goiter   Struma fibrosa
Finasteride   Finasterid
Fine needle aspiration biopsy
  Feinnadelpunktion
Fludrocortisone   Fludrokortison
Fluocortolone   Fluocortolon

Fluoride   Fluorid; Natriumfluorphosphat
9-α-Fluorohydrocortisone
    Fludrokortison
Fluoxymesterone   Fluoxymesteron
Flutamide   Flutamid
Foam cells   Schaumzellen
Focal thyroiditis   Thyreoiditis, fokale
Follicle-stimulating hormone (FSH)
    Follikelstimulierendes Hormon
Follicular adenoma   Adenom,
    follikuläres der Schilddrüse;
    Schilddrüsenadenom
Follitropin beta   Follitropin beta
Forbes' disease   Glykogenose, Typ III
Fractionated conventional radiotherapy
    Radiatio, fraktionierte
Free fatty acids (FFA)   Fettsäuren, freie
Free T₄   Thyroxin, freies
Free thyroxine   Thyroxin, freies
Fröhlich obesity   Fröhlich, Morbus
Fröhlich's syndrome   Fröhlich, Morbus
Fructose   Fruktose
Fructose intolerance   Fruktoseintole-
    ranz
Fructose-1,6-biphosphate deficiency
    Fruktose-1,6-Diphosphatase-Mangel
Fructosuria   Fruktosurie
Fruit of chaste tree   Fructus Agni casti
fT₄, FT₄   Thyroxin, freies
Functional autonomy of the thyroid
    Autonomie, funktionelle der
    Schilddrüse; Autonomie, multifokale
    der Schilddrüse
Functioning pituitary adenoma
    Hypophysenadenom, endokrin aktives

G cells   G-Zellen
Galactorrhea syndromes
    Amenorrhoe-Galaktorrhoe-Syndrom
Galactorrhea-amenorrhea syndrome
    Galaktorrhoe-Amenorrhoe-Syndrom
Galactosemia   Galaktosämie
Gamma cells of pituitary gland
    Gammazellen der Hypophyse
Gamma-knife treatment   Gamma-
    Knife-Therapie
Gastric inhibitory polypeptide   Gastric
    inhibitory polypeptide

Gastrin   Gastrin
Gastrin producing cells   G-Zellen
Gastrin-1   Gastrin
Gastrin-2   Gastrin
Gastrointestinal hormones
    Darmhormone; Hormone,
    gastrointestinale
Gaucher's disease   Gaucher-Krankheit
General adaptation syndrome
    allgemeines Anpassungssyndrom
Generalized atrophia   Atrophie,
    generalisierte
Generalized atrophy   Atrophie,
    generalisierte
Generalized glycogenosis
    Glykogenose, Typ II
Gestagens   Gestagene
Gestational diabetes   Gestationsdiabe-
    tes
Gestodene   Gestoden
Gestonoron   Gestonoron
Gestrinone   Gestrinon
Gestronol   Gestonoron
GH   Wachstumshormon;
    Wachstumshormon, humanes
Ghrelin   Ghrelin
GHRH   Wachstumshormon-Releasing
    Hormon
GHRH-(1-29)-NH2   Sermorelin
Gianirelix   Gianirelix
Gibberellin   Gibberelline
Gierke's disease   Glykogenose, Typ I
Gigantism   Gigantismus; Makrosomie
Gilbert's syndrome   Gilbert-
    Meulengracht-Syndrom
Gitelman's syndrome   Gitelman-
    Syndrom
Gland   Drüse
Glandotrope hormones   Glandotrope
    Hormone
Glands, endocrine   Drüsen, endokrine
Glucagon   Glukagon
Glucagonoma   Glukagonom
Glucocorticoid receptor defect
    Glukokortikoid-Resistenz, kongenitale

**Glucocorticoid-remediable hyperaldos-
teronism** Hyperaldosteronismus,
durch Glukokortikoide supprimierbar

**Glucocorticoid-suppressible hyperal-
dosteronism** Hyperaldosteronismus,
durch Glukokortikoide supprimierbar

**Glucocorticoid-suppressible
mineralcorticoid excess**
Hyperaldosteronismus, durch
Glukokortikoide supprimierbar

Glucocorticoids Glukokortikoide

Gluconeogenesis Glukoneogenese

Glucose-6-phosphatase deficiency
Glykogenose, Typ I

α-Glucosidase inhibitors α-Glukosidaseinhibitoren

Glucosuria Glukosurie

Glutamic acid decarboxylase antibodies
Glutamatdekarboxylaseantikörper

Glycemia Glykämie

Glycogen storage disease
Glykogenosen

Glycogenolysis Glykogenolyse

Glycogenosis Glykogenosen

Glycosuria Glykosurie

GNAS1 gene defect G$_s$α-Defekt

GnRH-agonists GnRH-Agonisten

Goiter Struma

Goiter by goitrogenic substances
Struma durch strumigene Substanzen

Goiter by goitrogens Struma durch
strumigene Substanzen

**Goitre in resistance to thyroid
hormone** Struma bei
Schilddrüsenhormonresistenz

Goitrogen Strumigene Substanzen

Goitrous autoimmune thyroiditis
Struma bei Immunthyreopathien

Goitrous thyroiditis Struma bei
anderen Entzündungen

Gonadal agenesis Gonadenagenesie

Gonadal dysgenesis Gonadendysgenesie; Gonadendysgenesie
46,XX; Gonadendysgenesie 46XY,
Swyer-Syndrom

Gonadarche Gonadarche

Gonadoblastoma Gonadoblastom

**Gonadotrophin-releasing hormone
(GnRH)** Follikelstimulierendes
Hormon-Releasing-Hormon

Gonadotropin Gonadotropin, humanes
hypophysäres

Gonadotropin antagonists
Antigonadotropine

**Gonadotropin-releasing hormone
(GnRH, GRH)** Gonadotropin-
Releasing-Hormon

**Gonadotropin-releasing hormone (or
factor)** Follikelstimulierendes
Hormon-Releasing-Hormon

Gonadotropins Gonadotropine;
Gonadotropine, männliche

Gordon's syndrome Gordon-Syndrom

Goserelin Goserilin

Gout Gicht

Gout in the knee Gonagra

Gouty arthritis Gichtarthropathie

G-protein defect G$_s$α-Defekt

Graaf's follicle Graaf-Follikel

Graafian follicle Graaf-Follikel

Graafian vesicle Graaf-Follikel

Graefe's sign Graefe-Zeichen

Granulomatous thyroiditis
Thyreoiditis de Quervain

Grave's opthalmopathy Orbitopathie,
endokrine

Graves' disease Basedow, Morbus;
Graves' disease

Growth factors Wachstumsfaktoren

Growth hormone Wachstumshormon

Growth hormone secretagogues
Wachstumshormon-Sekretagoga

**Growth hormone secretagogues
receptor** GHS-Rezeptor

Growth-hormone-releasing hormone
Wachstumshormon-Releasing Hormon

**Growth hormone-releasing hormone/
-factor** Growth-Hormone-Releasing-
Hormone

Growth hormone-releasing peptides
Wachstumshormon-Sekretagoga

Growth retardation Mikrosomie

**Growth retardation due to endocrine or
metabolic disease** Minderwuchs,
endokriner

Gsα defect   G$_s$α-Defekt
Gynaecomastia   Gynäkomastie
Gynoid obesity   Adipositas, gynoider
Typ
Hairless woman syndrome
Feminisierung, testikuläre
Hamolsky's test   T$_3$-Test
Hand-Schuller Christian disease
Hand-Schüller-Christian-Krankheit
Hashimoto's thyroiditis   Hashimoto-
Thyreoiditis; Thyreoiditis,
autoimmune
Hashitoxicosis   Thyreoiditis,
schmerzlose
HCG producing tumors   Tumoren,
HCG-bildende
HCG secreting tumors   Tumoren,
HCG-bildende
Hemochromatosis   Bronzediabetes
Hepatic phosphorylase deficiency
Glykogenose, Typ VI
Hepatorenal glycogenosis
Glykogenose, Typ I
Hepatosplenomegalia   Hepatospleno-
megalie, lipoidzellige
Hepatosplenomegaly   Hepatospleno-
megalie, lipoidzellige
Hereditary hyperthyroidism
Autonomie, kongenitale der Schilddrüse
Hers' disease   Glykogenose, Typ VI
Heterochronia   Heterochronie
HGH   Wachstumshormon, humanes
High blood pressure   Hypertonie,
arterielle
High-density lipoprotein   Lipoproteine,
hoher Dichte
Hirsutism   Hirsutismus
Histamine   Histamin
Histiocytosis X   Hand-Schüller-
Christian-Krankheit
Histrelin   Histrelin
Homovanillic acid   Homovanillinsäure
Hormonal contraceptives
Kontrazeptiva, hormonelle; Minipille
Hormonal regulation of water balance
Wasserhaushalt, hormonale Regulation
**Hormone producing tumors of the
ovary**   Ovarialtumoren, hormonaktive

Hormone receptors   Hormonrezeptoren;
Rezeptoren, hormonale
Hormone replacement therapy
Hormonersatztherapie;
Substitutionstherapie
Hormone secreting pituitary adenoma
Hypophysenadenom, endokrin aktives
Hormones   Drüsenhormone; Hormone
Hot flashes   Wallungen
Hot flushes   Hitzewallungen; Wallungen
Hot nodule   Knoten, heißer;
Schilddrüsenknoten, heißer
Houssay phenomenon   Houssay-
Biasotti-Phänomen
Howard-Hopkins-Connor-test
Howard-Hopkins-Connor-Test
HRT   Hormonersatztherapie
HTG; hTg   Thyreoglobulin
**Human chorionic gonadotropin (hCG)
test**   Leydig-Zellfunktionstest
Human chorionic gonadotropin test
Human chorionic gonadotropin
stimulation test
Human chorionic somatotropin
Plazentalaktogen, humanes
Human chorionic thyrotropin (hCT)
Chorionthyreotropin, humanes
Human growth hormone
Wachstumshormon, humanes
Human menopausal gonadotropin
Gonadotropin, humanes menopausales;
Urofollitropin
Human menopausal gonadotropine
Menopausengonadotropin, humanes
Human placental lactogen
Plazentalaktogen, humanes
Human thyroglobulin   Thyreoglobulin
Hunger center   Hungerzentrum
Hungry bone disease   Rekalzifizierungs-
Tetanie
Hunter syndrome   Hunter-Krankheit
Hurthle cell adenoma   Struma
postbranchialis
Hurthle cell carcinoma   Hürthle-Tumor,
Struma postbranchialis
Hurthle cells   Hürthle-Zellen
Hydrocortisone   Kortisol
1α-Hydroxycholecalciferol   α-Calcidol

17-Hydroxycorticosteroids
17-Hydroxykortikosteroide
[4-(4-Hydroxy-3-iodophenoxy)-
3,5-di-iodophenyl]acetic acid
Tiratricol
11-β-Hydroxylase   11-β-Hydroxylase
21-Hydroxylase deficiency   21-Hydro-
xylase-Defekt, 21-Hydroxylase-Mangel
21-Hydroxylase deficiency, salt wasting
form   21-Hydroxylase-Defekt, salt
wasting form
Hydroxylases   Hydroxylasen
11-β-Hydroxylation   11-β-Hydroxy-
lierung
17-Hydroxypregnenolone
17-Hydroxypregnenolon
3-β-Hydroxysteroid-dehydrogenase-
deficiency   3-β-Hydroxysteroid-
Dehydrogenase-Defekt
1α-Hydroxyvitamin D₃   α-Calcidol
Hyperadrenocorticism   Hyperkortizis-
mus
Hyperaldosteronism   Hyperaldosteronismus
Hyperalimentation   Überernährung
Hyperandrogenism   Hyperandroge-
nämie
Hypercalcemia   Hyperkalzämie
Hypercalcemic crisis   Krise,
hyperkalzämische
Hypercalciuria   Hyperkalzurie
Hypercholesteremia   Hypercholeste-
rinämie
Hypercholesterolemia   Hypercholeste-
rinämie
Hypercortisolemia   Hyperkortisolämie
Hyperdynamic hypertension
Minutenvolumenhochdruck
Hyperfunctioning solitary nodule
Adenom, autonomes der Schilddrüse
Hypergenitalism   Hypergenitalismus
Hypergonadism   Hypergonadismus
Hypergonadotropic hypogonadism
Hypogonadismus, primärer
Hyperhidrosis   Hyperhidrose
Hyperinsulinemia   Hyperinsulinämie
Hyperinsulinism   Hyperinsulinismus
Hyperkalemia   Hyperkaliämie

Hyperkortisolism   Hyperkortisolismus
Hyperlipoproteinemia   Hyperlipopro-
teinämie
Hypermagnesemia   Hypermagnesiämie
Hypermenorrhea   Hypermenorrhoe
Hypernatremia   Hypernatriämie
Hyperparathyroidism   Hyperparathy-
reoidismus
Hyperphagia   Überernährung
Hyperphosphatemia   Hyperphosphat-
mie
Hyperplasia of the adrenal cortex
Cushing-Syndrom durch noduläre
Nebennierenrinden-Hyperplasie
Hyperprolactinemia   Hyperprolak-
tinämie
Hyperreninism   Hyperreninismus
Hypertension   Hypertonie, arterielle
Hyperthyroidism   Hyperthyreose
Hyperthyroidism in the elderly
Altershyperthyreose
Hyperthyroiditis   Thyreoiditis,
schmerzlose
Hypertrichiasis   Polytrichie
Hypertrichosis   Hypertrichose;
Polytrichie
Hypertriglyceridemia   Hypertriglyzeri-
dämie
Hypertrophic lymphocytic thyroiditis
Thyreoiditis, autoimmune
Hyperuricemia   Hyperurikämie
Hypervascular goiter   Struma vasculosa
Hypervolaemia   Volumenüberschuss
Hypervolemia   Volumenüberschuss
Hypoaldosteronism   Hypoaldosteronis-
mus
Hypocalcemia   Hypokalzämie
Hypocalciuria   Hypokalzurie
Hypodipsia   Durstverhaltensstörungen
Hypoglycaemia   Hypoglykämie
Hypoglycaemic coma   Koma,
hypoglykämisches
Hypoglycemia   Hypoglykämie
Hypoglycemic coma   Koma,
hypoglykämisches
Hypogonadism   Hypogonadismus
Hypogonadism in elderly man
Androgendefizit, des alternden Mannes

Hypokalemia   Hypokaliämie
Hypolipoproteinemia   Hypolipopro-
teinämie; Hypolipoproteinämien,
primäre, Hypolipoproteinämien,
sekundäre
Hypomagnesemia   Hypomagnesiämie
Hyponatremia   Hyponatriämie
Hypoparathyroid   parathyreopriv
Hypoparathyroidism   Hypoparathy-
reoidismus
Hypophosphatemia   Hypophosphat-
ämie
Hypophyseal   Gonadotropin, humanes
hypophysäres
Hypophysectomy   Hypophysektomie
Hypophysis   Hypophyse
Hypopituitarism   Hypophyseninsuffizi-
enz; Hypophysenvorderlappeninsuffizi-
enz
Hyporeninemic hypoaldosteronism
Hypoaldosteronismus,
hyporeninämischer
Hypothalamic hormones
Hypothalamushormone
**Hypothalamic-pituitary-gonadal
axis**   Hypothalamus-Hypophysen-
Gonadenachse
Hypothalamus   Hypothalamus
Hypothermia   Hypothermie
Hypothyroid myopathy   Myopathie,
hypothyreote
Hypothyroidism   Hypothyreose
Hypothyroidism in the elderly
Altershypothyreose
Hypotrigliceridemia   Hypotriglyzerid-
ämie
Hypovolaemia   Volumenmangel
Hypovolemia   Volumenmangel

Iatrogenic Cushing's syndrome
Cushing-Syndrom, iatrogenes
Ibuprofen   Ibuprofen
Ideal body weight formula
Broca-Formel
Idiopathic hypercalcemia of infancy
Hyperkalzämie, idiopathische
Idiopathic hypercalciuria
Hyperkalzurie, idiopathische

**Idiopathic hypogonadotropic
hypogonadism**   Eunuchoidismus,
fertiler
Idiopathic hypoparathyroidism
Hypoparathyreoidismus, idiopathisch
Idiopathic hypothalamic hypogonadism
Hypogonadismus, hypothalamischer
idiopathischer
Idiopathic infertility   Infertilität,
idiopatische
Imidazol derivates   Imidazol-Derivate
Impaired glucose tolerance
Glukosetoleranzstörung
Inappropriate lactation   Amenorrhoe-
Galaktorrhoe-Syndrom
Inappropriate secretion of TSH
Schilddrüsenhormonresistenz
Incidentaloma   Inzidentalom
Increased metabolism   Hypermetabo-
lismus
Indeterminated nodule   Knoten,
warmer
Infection of spermatic duct
Samenableitende Wege, Infektion
Inferior petrosal sinus sampling
Sinus-petrosus-Katheterisierung
Infertility   Infertilität
**Inherited nonautoimmune autosomal
dominant hyperthyroidism**
Autonomie, kongenitale der Schilddrüse
Inhibin   Inhibin
Inhibitor of the 5-α-reductase
5-α-Reduktasehemmer
Inositol   Inositol
Insulin   Humaninsulin; Insulin
Insulin auto-antibodies   Insulin-Auto-
antikörper
Insulin hypoglycaemia test
Insulinhypoglykämietest
Insulin pump   Insulinpumpe
Insulin receptors   Insulinrezeptoren
Insulin resistance   Insulinresistenz
Insulin secretagogues   Sulfonylharn-
stoffe; Sulfonylharnstoff-Derivate
Insulin tolerance test   Insulinhypoglyk-
ämietest
Insulin-dependent diabetes   Diabetes
mellitus, Typ 1

Insulin/glucose ratio   Insulin/Glukose-
Äquivalent
Insulin-induced hypoglycaemia
Insulinhypoglykämietest
Insulin-like growth factor   Insulin-like
Growth Factor
Insulin-like growth factor 1
Insulin-like Growth Factor 1
Insulin-like growth factor 2
Insulin-like Growth Factor 2
**Insulin-like growth factor binding
protein 3**   IGFBP3
Insulinoma   Inselzelladenom
Interbrain   Zwischenhirn
Interleukins   Interleukine
Intermediary metabolism
Intermediärstoffwechsel
Intermediate lobe of the pituitary
Hypophysenzwischenlappen
Intermedin   Intermedin
Intermenstrual pain   Mittelschmerz
**Intermittent malabsorption of
carbohydrates**   Kohlenhydratmalab-
sorption, passagere
Intersex   Differenzierung, sexuelle,
Störung
Interstitial cell stimulating hormone
zwischenzellstimulierendes Hormon
**Interstitial cell stimulating hormone
(ICSH)**   Interstitial cell stimulating
hormone
Intracrine secretion   Sekretion,
intrakrine
Intrathoracal goiter   Struma, dystope
Lokalisation intrathorakal
Intrathoracic goiter   Struma, dystope
Lokalisation intrathorakal
Intrauterine device   Intrauterinpessar
Intrinsic factor   Intrinsic factor
Invasive fibrous thyroiditis
Riedel-Struma; Strumitis fibrosa
Involutional osteoporosis
Involutionsosteoporose
Iodide   Iodid
Iodide channel defect   Iodidtransport-
Defekt
Iodide organification defect
Thyreoperoxidase-Defekt

Iodide recycling defect
Iodtyrosindehalogenase-Defekt
Iodide transport defect   Iodidtransport-
Defekt
Iodination   Iodination
Iodine   Iod
Iodine blockage of the thyroid
Plummerung
Iodine concentration defect
Iodidtransport-Defekt
Iodine deficiency   Iodmangel
Iodine intoxination   Iodismus
Iodism   Iodismus
Iodization   Iodisation
Iodized salt   Kochsalz, iodiertes;
Speisesalz, iodiertes
Iodotyrosine dehalogenase defect
Iodtyrosindehalogenase-Defekt
Iodotyrosine deiodinase defect
Iodtyrosindehalogenase-Defekt
Iodotyrosyl conjugation defect
Thyreoperoxidase-Defekt
Iridal rubeosis   Rubeosis iridis
Iron   Eisen
Irregular menstrual cycle
Zyklusstörungen
Islet cell antibody   Inselzellantikörper
Islet cell tumor   Pankreasadenom,
endokrines
Islet cells   Inselzellen; Pankreas,
endokrines
Islet-cell adenoma   Inselzelladenom
Islet-cell carcinoma   Inselzellkarzinom
Islets of Langerhans   Langerhans-Inseln
Isolated LH deficiency   Pasqualini-
Syndrom
Isolated luteinizing hormone deficiency
Pasqualini-Syndrom
Isotretinoin   Roaccutan
Isthmus of thyroid gland   Isthmus
glandulae thyroideae

Jaffe-Lichtenstein-disease   Dysplasie,
fibröse
Juvenile bleeding   Blutung, juvenile
Juvenile diabetes   Diabetes mellitus,
Typ 1
Juvenile goiter   Pubertätsstruma

Juvenile hormone   Juvenilhormon
Juvenile thyroiditis   Thyreoiditis, juvenile
Juvenil-onset diabetes   Diabetes mellitus, Typ 1

Kalium   Kalium
Kallmann's syndrome   Kallmann-Syndrom
Ketoacidosis   Ketoazidose
Ketoconazole   Ketoconazol
Klinefelter syndrome   Klinefelter-Syndrom
Kussmaul's coma   Coma diabeticum

L-3',5',3,5-tetraiodothyronine Thyroxin
Lactation   Laktation
Lactation amenorrhoea   Laktations-amenorrhoe
Lactation period   Laktationsperiode
Lactoflavin   Vitamin B_2
Langerhans cell granulomatosis Hand-Schüller-Christian-Krankheit
Lanreotide   Lanreotid
Large for date baby   Riesenkind
Late menopause   Klimakterium tardum
Late-onset 21-hydroxylase deficiency   21-Hydroxylase-Defekt, late-onset-Form
LATS   Thyreotropin-Rezeptor-Anti-körper
Launois-Cléret syndrome   Fröhlich, Morbus
LDL apheresis   LDL-Apherese
Leprechaunism   Leprechaunismus
Leptin   Leptin; Plasmaleptin
Lesch-Nyhan-Syndrom   Hyperuri-kämiesyndrom
Leukodystrophy   Neurolipidosen, leukodystrophe
Leukotrienes   Leukotriene
Leuprolide acetate   Leuprorelin
Levornorgestrel   Levornorgestrel
Levothyroxine   Levothyroxin
Leydig cell agenesis   Leydig-Zell-Hypoplasie

Leydig cell hypoplasia   Leydig-Zell-Hypoplasie
Leydig cell insufficiency   Leydig-Zellinsuffizienz
Leydig cell tumor   Leydig-Zelltumor
Leydig cells   Leydig-Zellen; Leydig-Zwischenzellen
LH resistance   Leydig-Zell-Hypoplasie
Liddle's syndrome   Liddle-Syndrom
Ligneous thyroiditis   Riedel-Struma; Strumitis fibrosa
Limbic system   limbisches System
Limit dextrinosis   Glykogenose, Typ III
Lingual goiter   Zungengrundstruma
Liothyronine   Gesamt-Triiodthyronin
Liothyronine sodium   Liothyronin
Lipemia   Lipidämie
Lipid metabolism   Fettstoffwechsel; Lipidstoffwechsel
Lipid reducer   Lipidsenker
Lipid storage disease   Lipidspeicher-krankheiten
Lipidosis   Lipidspeicherkrankheiten
Lipodystrophy   Lipodystrophie
Lipodystrophy syndrome Lipodystrophie-Syndrom
Lipogenesis   Lipogenese
Lipoidosis   Lipidspeicherkrankheiten
Lipolysis   Lipolyse
Lipometabolism   Lipidstoffwechsel
Lipopathy   Lipidstoffwechselstörungen
Lipopolysaccharides   Lipopolysaccha-ride
Lipoprotein   Lipoproteine
Lipoprotein electrophoresis Lipoproteinelektrophorese
Lipoprotein metabolism Fettstoffwechsel
α-β-**Lipoproteinemia**   A-β-Lipoprotein-ämie
Lisurid   Lisurid
Lithic acid   Harnsäure
Lithium acetate   Lithiumazetat
Lithium aspartate   Lithium-D,L-hydro-genaspartat
Lithium carbonate   Lithiumcarbonat
Load test   Suppressionstest

long-acting thyroid stimulator
Thyreotropin-Rezeptor-Antikörper
Looser zones/milkman syndrome
(multiple, bilateral, and
symmetric pseudofractures)
Looser-Umbauzonen
Loperamid   Loperamid
Low potassium nephropathy
Nephropathie, hypokaliämische
Low-density lipoprotein   Lipoproteine,
niedriger Dichte
Low T$_3$–syndrome   Low T3-Syndrom
Low T$_3$-low T$_4$–syndrome (Euthyroid
sick syndrome)   Low T$_3$-low
T$_4$-Syndrom
l-thyroxine   Gesamt-Thyroxin
Luteal cyst   Corpus-luteum-Zyste
Luteal phase   Corpus-luteum-Phase;
Lutealphase
Luteal phase defect   Corpus-luteum-
Insuffizienz
Luteal phase dysfunction
Corpus-luteum-Insuffizienz
Luteinizing hormone   Luteinisierendes
Hormon
Luteinizing hormone-releasing hormone
test   LHRH-Test
Luteotropin   Luteotropes Hormon
Luteotropin-releasing hormone
Luteotropin-Releasing Hormon
Lynestrenol   Lynestrenol
Lypressin   Lypressin
8-Lysin-Vasopressin   Lypressin
Lysodren   Lysodren

Mab   Thyreoidale mikrosomale
Antikörper
MAb   Thyreoperoxidase-Antikörper
Macroangiopathy   Makroangiopathie
Macronodular adrenocortical
hyperplasia   Cushing-Syndrom
durch adrenal aberrante
Rezeptorexpression
Macroprolactinaemia   Makroprolak-
tinämie
Macroprolactinoma   Makroprolakti-
nom
Macrosomia   Makrosomie; Riesenkind

Magnesium   Magnesium
Magnesium balance   Magnesiumhaus-
halt
Magnesium chloride   Magnesiumchlo-
rid
Major depression   Depression
Malabsorption   Malabsorption
Maldescended testis   Maldescensus
testis
Male climacterium   Andropause
Male contraception   Kontrazeption des
Mannes
Male internal   Pseudoherm-
aphroditismus masculinus
internus
Male pseudohermaphroditism
Androgynie; Pseudohermaphroditismus
masculinus
Male sex hormone   Testosteron
Malign thyroid tumor   Schilddrüsentu-
moren, maligne
Malignancy-related hypercalcemia
Hyperkalzämie, maligne
Malignant goiter   Struma maligna
Malnutrition   Malnutrition;
Unterernährung
Mammary gland   Brustdrüse
Mammary glands   Mamma
Mammary hyperplasia   Mammahy-
perthophie
Manifest osteoporosis   manifeste
Osteoporose
MAP kinase cascade   MAP-Kinase-
Kaskade
Marfan syndrome   Marfan-Syndrom
Marine-Lenhart syndrome
Marine-Lenhart-Syndrom
Masculinization   Maskulinisierung
Mastitis neonatorum   Mastitis
neonatorum
Mastodynia   Mastalgie
Mastopathy   Mastopathie
Maturity-onset diabetes   Diabetes
mellitus, Typ 2
Maturity onset diabetes in the young
Maturity onset diabete in the young
Maturity onset diabetes of the young
Maturity onset diabete in the young

McArdle's disease   Glykogenose, Typ V
McArdle-Schmid-Pearson disease Glykogenose, Typ V
McCune-Albright syndrome McCune-Albright-Syndrom
Medrogestone   Medrogeston
Medroxyprogesterone   Medroxyprogesteron
Medroxyprogesterone acetate Medroxyprogesteronazetat
Medullary thyroid carcinoma Schilddrüsenkarzinom, medulläres
Megestrol (acetate)   Megestrol
Melanocyte-stimulating hormone Intermedin
Melanotropin   Intermedin; Melanotropin; Melanozyten-stimulierendes Hormon
Melanotropin-releasing hormone Melanotropin-Releasing Hormon
Melatonin   Melatonin
Menarche   Menarche
Menin gene   Menin
Meningococcal adrenal syndrome Waterhouse-Friderichsen-Syndrom
Menopausal syndrome   Menopausen-syndrom
Menopause   Klimakterium, Menopause
Menorrhagia   Menorrhagie
Menotropin   Humanes Menopausen-Gonadotropin
Menses   Menses; Menstruation; Regelblutung
Menstrual bleeding   Regelblutung
Menstrual cycle   Menstruationszyklus
Menstrual period   Menstruation
Menstruation   Menses
Menstruation   Menstruation; Regelblutung
Meprednisone   Meprednison
Merseburg triad   Merseburger Trias
Mesterolon   Mesterolon
Mestranol   Mestranol
Metabolic   Metabolisch
Metabolic acidosis   Azidose, metabolische

Metabolic alkalosis   Alkalose, metabolische
Metabolic Anomalies   Stoffwechsel-anomalien
Metabolic crisis   Krise, metabolische
Metabolic diseases   Stoffwechselkrank-heiten
Metabolic osteopathy   Knochenerkran-kung, metabolische
Metabolic syndrome   Metabolisches Syndrom; Überernährung, Stoffwechselveränderungen
Metabolism   Metabolismus; Stoffwechsel
Metabolism of porphyrins   Porphyrin
Metabolite   Metabolit
Metahexamide   Metahexamid
Metergoline   Metergolin
Metformin   Metformin
Methimazole   Methimazol; Thiamazol
Methylestrenolon   Methyltestosteron
Methylprednisolone   Methylpredniso-lon
Metoclopramide   Metoclopramid
Metopirone test   Metyrapontest
Metrorrhagia   Metrorrhagie
Microalbuminuria   Mikroalbuminurie
Microangiopathy   Mikroangiopathie
Micropenis   Hypogenitalismus
Micropill   Mikropille
Microprolactinoma   Mikroprolaktinom
Microsomal antibodies   Thyreoidale mikrosomale Antikörper; Thyreoperoxidase-Antikörper
Microsomia   Minderwuchs
Midcycle bleeding   Mittelblutung
Midcyclical bleeding   Ovulationsblu-tung
Mifepriston   Mifepriston
Mild hypothyroidism   Hypothyreose, präklinische
Mineralocorticoids   Mineralokortikoide
Minerals   Mineralstoffe
Mitotane   Lysodren; Mitotan; OP DDD
Moebius' sign   Moebius-Zeichen
Monoamine oxidase   Monoaminoxidase
Monooxygenases   Hydroxylasen
Moon face   Mondgesicht

Motilin Motilin
Moxisylyte Moxisylyt
Mucopolysaccharidosis II
Hunter-Krankheit
Mullerian inhibiting substance
Anti-Müller-Hormon
Multifocal toxic goiter Autonomie,
disseminierte der Schilddrüse
Multifokal autonomy of the thyroid
Autonomie, multifokale der Schilddrüse
Multilocular adipose cell Fettzellen,
plurivauoläre
Multinodular goiter Knotenstruma
Multiple daily injections insulin therapy
Basis-Bolus-Prinzip
Multiple endocrine neoplasia
Neoplasie, multiple endokrine
Multiple endocrine neoplasia type 1
Neoplasie, multiple endokrine Typ I
Multiple endocrine neoplasia type 2A
Neoplasie, multiple endokrine Typ II
Multiple endocrine neoplasia type 2B
Neoplasie, multiple endokrine Typ III
Muscle phosphofructokinase deficiency
Glykogenose, Typ VII
Muscle phosphorylase deficiency
Glykogenose, Typ V
Myopathy thyrotoxic Myopathie,
thyreotoxische
Myxedema Myxödem
Myxedema coma Myxödemkoma

Nateglinide Nateglinid
Natural corticoids Kortikoide,
natürliche
Natural corticosteroids Kortikosteroi-
de, natürliche
Nelson's tumor Nelson-Tumor
Neonatal goitre Neugeborenenstruma
Neonatal overgrowth Riesenkind
Neoplastic disease of the thyroid
Struma bei benignen oder malignen
Schilddrüsentumoren
**Nephrolithiasis caused by uric acid
stones** Harnsäurenephrolithiasis
Nerve growth factor Nerve growth
factor
Neuroendocrine Neuroendokrin

Neurohormones Neurohormone
Neurohypophysis Hypophysenhinter-
lappen
Neurosecretion Neurosekretion
Neurotensin Neurotensin
Neurotoxicosis Neurotoxikose
Neurotransmitter Neurotransmitter
Newborn tetany Neugeborenentetanie
Nicotinic acid derivatives
Nicotinsäurederivate
Nicotinic-acid amide Nicotinsäureamid
Nodular goiter Knotenstruma
Nodular goiter Struma nodosa
Nomegestrol Nomegestrol
Non endocrine dwarfism
Minderwuchs, nicht endokrin bedingter
Stoffwechselstörungen
Non esterified fatty acids (NEFA)
Fettsäuren, freie
Non-central precocious puberty
Pseudopubertas praecox
Nonfamilial hyperlipoproteinemia
Hyperlipoproteinämie, sekundäre
Non-functioning pituitary adenoma
Hypophysenadenom, endokrin inaktives
Non-insulin-dependent diabetes
Diabetes mellitus, Typ 2
Non-secreting pituitary adenoma
Hypophysenadenom, endokrin inaktives
Nontoxic goiter Struma, euthyreote
Noonan syndrome Noonan-Syndrom
Noradrenalin Noradrenalin
Noradrenaline Arterenol
Norepinephrine Arterenol
Norethisterone Norethisteron
Norethisterone acetate Norethistero-
nazetat
Norethisterone enanthate
Norethisteronenanthat
Norethynodrel Norethynodrel
Norgestimate Norgestimat
Norgestrel Norgestrel
Normetanephrine Normetanephrin
Nortestosterone Nortestosteron
Nutrition Ernährung

O,p' DDD OP DDD
Ob gene Adipositas-Gen

Obese gene   Adipositas-Gen
Obesity   Adipositas; Fettsucht
Ob-protein   Plasmaleptin
Octreotide   Octreotid
Octreotid-scintigraphy   Octreotid-Scan
Oculomotor paralysis   Okulomotorius-
lähmung
Ocytocin   Oxytocin
Oligodipsia   Oligodipsie
Oligomenorrhea   Oligomenorrhoe
Oligopeptide   Oligopeptide
Oncocytes   Onkozyten
Oncocytic tumor of the thyroid   Struma
postbranchialis
Open loop systems   Open-Loop-
Systeme
Optic nerve   Nervus opticus; Sehnerv
Oral antidiabetic compounds
Antidiabetika, orale
Oral antidiabetic drugs   Antidiabetika,
orale
Oral antidiabetics   Sulfonylharnstoffe;
Sulfonylharnstoff-Derivate
Oral glucose tolerance test
Glukose-Toleranztest, oraler
Orbital decompression   Orbitadekom-
pression
Orchidometer   Orchidometer
Organified iodine   Iod, organisches
Orlistat   Orlistat
Ornipressin   Ornipressin
Ossification center   Knochenkern
Osteoblasts   Osteoblasten
Osteocalcin   Osteocalcin
Osteoclasia   Osteoklasie
Osteoclasts   Osteoklasten
Osteocyte   Osteozyten
Osteodensitometry   Osteodensitometrie
Osteoid   Osteoid
Osteomalacia   Osteomalazie;
Osteopathie, kalzipenische; Rachitis
**Osteomalacia due to malabsorption
and/or malnutrition**   Osteomalazie,
alimentäre
Osteoporosis   Osteoporose
Ostitis fibrosa cystica   Osteodystrophia
fibrosa generalisata
Ovarian cycle   Ovarialzyklus

Ovarian function   Ovarialfunktion
Ovarian hormones   Ovarialhormone
Ovarian hyperstimulation syndrome
Überstimulationssyndrom, ovarielles
Ovarian hypoplasia   Ovarialhypoplasie
Ovarian insufficiency   Ovarialinsuffizi-
enz
Ovarian stimulation   Stimulation,
ovarielle
Overfeeding   Überernährung
**Overfeeding-associated metabolic
disturbances**   Überernährung,
Stoffwechselveränderungen
Overgrowth   Riesenwuchs
Ovulation   Eisprung; Follikelsprung;
Ovulation
Ovulation induction   Ovulationsinduk-
tion
Ovulation suppressors   Ovulations-
hemmer
Ovulation tests   Ovulationstests
Ovulatory bleeding   Blutung,
ovulatorische
Oxyphilic tumor of the thyroid   Struma
postbranchialis
Oxytocin   Oxytocin

Pachyacry   Pachyakrie
Paget's disease   Morbus Paget
Pamidronic acid   Pamidronsäure
Pancreas   Bauchspeicheldrüse; Pankreas
Pancreas insufficiency   Pankreasinsuf-
fizienz
Pancreatic islets   Langerhans-Inseln
Pancreatic polypeptide   Polypeptid,
pankreatisches
Pancreozymin   Pankreozymin
Pancreozymine   Cholecystokinin
Panhypopituitarism   Hypophysenin-
suffizienz; Panhypopituitarismus
Papaverine   Papaverin
Paracrine   Parakrin
Paracrine secretion   Sekretion,
parakrine
Parafollicular cells of the thyroid
C-Zellen
Paraganglio(neuro)ma   Phäochromo-
zytom, malignes

Paraganglioma Paragangliom
Paramethasone Paramethason
Paraneoplastic acromegaly
Akromegalie, paraneoplastische
Paraneoplastic endocrine syndrome
Syndrom, paraneoplastisches
Paraneoplastic goiter Struma infolge
paraneoplastischer Produktion von TSH
Paraneoplastic syndrome
Paraneoplasie; Syndrom,
paraneoplastisches
Paraneoplastic syndromes
Endokrinopathien, paraneoplastische
Parathyroid adenoma Parathyreoid-
adenom
Parathyroid glands Epithelkörperchen
Parathyroid hormone Parathormon
Parathyroid hormone antagonists
Nebenschilddrüsenhormon-
Antagonisten
Parathyroid scintigraphy
Nebenschilddrüsenszintigraphie
Pars infundibularis Pars infundibularis
Pars tuberalis of hypophysis Pars
tuberalis
Partial agonist Agonist, partieller
Pasqualini's syndrome Pasqualini-
Syndrom
Pathological vertebral fracture
Wirbelkörperfraktur, pathologische
Pegvisomant Pegvisomant
Pen Pen
Pendred's syndrome Pendred-Syndrom
Pendrin defect Pendred-Syndrom
Pentagastrin test Pentagastrintest
Pentosephosphate cycle
Pentosephosphatzyklus
Peptid hormones Proteohormone
Peptide hormones Peptidhormone
Perchlorate Kaliumperchlorat;
Natriumperchlorat; Perchlorat
Perchlorate depletion test
Perchlorat-Discharge-Test
Perchlorate discharge test
Perchlorat-Discharge-Test
Perimenopause Perimenopause
Perineoplastic thyroiditis Thyreoiditis,
perineoplastische

Period after the menstruation
Postmenstruum
Peripheral neuropathy Po-
lyneuropathie bei endokrinen
Erkrankungen; Polyneuropathie bei
Stoffwechselerkrankungen
Pernicious anaemia Perniziöse Anämie
Persistent hyperinsulinemic
hypoglycemia of infancy
Nesidioblastose
Persistent mullerian duct syndrome
Pseudohermaphroditismus masculinus
internus
Petrosal sinus sampling Sinus-petro-
sus-Katheterisierung
pH pH
Phentolamine Phentolamin
Phenylalanine Phenylalanin
Pheochromoblastoma Phäochromo-
blastom
Pheochromocytoma Phäochro-
mozytom; Phäochromozytom,
malignes
Pheromones Pheromone
Phosphate metabolism Phosphathaus-
halt; Phosphatstoffwechsel
Phosphopenic osteomalacia
Osteomalazie, phosphopenische
Phyllochinon Vitamin K
Physiological atrophia Atrophie,
physiologische
Physiological atrophy Atrophie,
physiologische
Phytohormone Phytohormon
Pickwick-Syndrome Pickwick-
Syndrom
Pigment stones Kalziumbilirubinsteine
Pill Pille
Pineal body Corpus pineale
Pineal gland Corpus pineale
Pioglitazone Pioglitazon
Piroxicam Piroxicam
Pituitary Hypophyse
Pituitary ablation Hypophysektomie
Pituitary adenoma Hypophysenade-
nom
Pituitary dwarfism Minderwuchs,
hypophysärer

Pituitary function test
Hypophysenfunktions-Test
Pituitary gigantism   Hochwuchs
hypophysärer
Pituitary hormones   Hypophysenhor-
mone
Pituitary overgrowth   Riesenwuchs,
hypophysärer
Pituitary tumor transforming gene
Pituitary tumor transforming gene
Pituitary tumors   Hypophysentumoren
Pituitary-dependent Cushing's disease
Cushing, Morbus
Plummer's disease   Autonomie,
funktionelle der Schilddrüse;
Autonomie, multifokale der Schilddrüse
Plunging goiter   Struma retrosternalis
PMS   Prämenstruelles Syndrom
Polycystic ovary syndrome
Ovarialsyndrom, polyzystisches
Polydipsia   Durstverhaltensstörungen;
Polydipsie
**Polyglandular autoimmune syndrome
type II**   Polyglanduläres
Autoimmunsyndrom Typ II
Polymenorrhoea   Polymenorrhoe
Polyneuropathy   Polyneuropathie bei
endokrinen Erkrankungen; Polyneuro-
pathie bei Stoffwechselerkrankungen
Polyoestradiolphosphate
Polyöstradiolphosphat
Polyostotic fibrous dysplasia
Dysplasie, fibröse
Polypeptide hormones   Polypeptidhor-
mone
Polypeptides   Polypeptide
Polysaccharides   Polysaccharide
Polytrichia   Polytrichie
Polytrichosis   Polytrichie
Polyuria   Polyurie
Pompe's disease   Glykogenose,
Typ II
Porphin   Porphin
Porphine   Porphine
Porphyria   Porphyrie
Porphyrines   Porphyrine
Portal vessels of the pituitary gland
Pfortadergefässe der Hypophyse

Post partum depression   Postpartale
Depression
Post partum thyroiditis   Thyreoiditis,
postpartale
Postaggression syndrome
Postaggressionssyndrom
Posterior pituitary lobe
Hypophysenhinterlappen
**Postmenopausal urinary human
gonadotrophin (hMG)**
Urofollitropin
Postmenopause   Postmenopause
Postoperative tetany   Rekalzifizierungs-
Tetanie
Postsurgical hypoparathyroidism
Hypoparathyreoidismus,
parathyreopriver
Post-traumatic stress disorder (PTSD)
Posttraumatische Belastungsstörung
(PTSD)
Potassion metabolism   Kaliumstoff-
wechsel
Potassium   Kalium
Potassium chloride   Kaliumchlorid
Potassium metabolism   Kaliumhaushalt
Potassium perchlorate   Kaliumperchlo-
rat
Prader-Willi-syndrome   Prader-Willi-
syndrom
Prasteron   Prasteron
Pre-β-lipoprotein   Lipoproteine, sehr
niedriger Dichte
Preclinical diabetes   Prädiabetes
Preclinical Osteoporosis   Osteoporose,
präklinische
Precocious menopause   Climacterium
praecox
Precocious puberty   Hypergenitalismus
Precoma   Präkoma
Prediabetes   Prädiabetes
Prednisolon   Prednisolon
Prednison   Prednison
Prednyliden   Prednyliden
Pregnancy diabetes   Diabetes,
Schwangerschaft; Gestationsdiabetes
Pregnanetriol   Pregnantriol
Pregnant mare serum gonadotropin
Serumgonadotropin

Pregnenolole Pregnenolol
Premature menarche Menarche,
prämature; Menstruatio praecox
Premenarche Prämenarche
Premenopause Prämenopause
Premenstrual syndrome
Prämenstruelles Syndrom
Premenstruum Prämenstruum
Prepuberty Präpubertät
Pressoreceptor Barosensorreflex
Pretibial myxedema Myxödem,
prätibiales
Primary congenital hypoaldosteronism
Hypoaldosteronismus, primärer
kongenitaler
**Primary disorders in phosphate
metabolism** Phosphatsstörungen,
primäre
Primary hyperaldosteronism
Hyperaldosteronismus, primärer
Primary hyperlipoproteinemia
Hyperlipoproteinämie, primäre
Primary hyperparathyroidism
Hyperparathyreoidismus, primärer
Primary hypoaldosteronism
Hypoaldosteronismus, primärer;
Pseudo-Conn-Syndrom
Primary hypogonadism
Hypogonadismus, primärer
Primary myxedema Thyreoiditis,
atrophische
Primary osteoporosis Osteoporose,
primäre
Progesterone Progesteron
Progesteronereceptor Progesteronre-
zeptor
Progestin Progestagene
Prohormone Prohormon
Proinsulin Proinsulin
Prokinetic agents Prokinetika
Prolactin Prolaktin
Prolactin inhibiting agents
Prolaktinhemmer
Prolactin inhibiting factor
Prolaktininhibierendes Hormon
Prolactinoma Prolaktinom
Prolactin-releasing factor
Prolaktin-Releasing Factor

Proliferation phase Proliferationsphase
Proliferative retinopathy Retinopathie,
proliferative
Promegestone Promegeston
Proopiomelanocortin Pro-
Opiomelanocortin
**Pro-Opio-Melano-Cortin producing
cells** POMC-Zellen
Propylthiouracil Propylthiouracil
Prorenin Prorenin
Pro-Sertoli cells Pro-Sertoli-Zellen
Prostaglandins Prostaglandine
Protein-bound iodine (PBI) in thyroxine
Iod in proteingebundenem Thyroxin
**Protein-bound iodine (PBI) in
triiodothyronine** Iod in
proteingebundenem Triiodthyronin
Pseudo Cushing's syndrome
Pseudo-Cushing-Syndrome
Pseudoendocrinopathy Pseudoendo-
krinopathie
Pseudohermaphroditism
Hermaphroditismus spurius;
Pseudohermaphroditismus masculinus
internus
Pseudohermaphroditism (female, male)
Pseudohermaphroditismus
Pseudohyperparathyroidism
Pseudohyperparathyreoidismus
Pseudohypoaldosteronism
Pseudohypoaldosteronismus
Pseudohypoaldosteronism type I
Pseudohypoaldosteronismus Typ I
Pseudohypoaldosteronism type II
Gordon-Syndrom
Pseudohypoparathyroidism
Pseudohypoparathyreoididmus
Pseudohypoparathyroidism type 1a
$G_s\alpha$-Defekt
Pseudomenstruation Pseudomenstrua-
tion
Pseudo-pseudohypoparathyroidism
Pseudo-Pseudohypoparathyreoidismus
Pseudotuberculous thyroiditis
Thyreoiditis de Quervain
Pubarche Pubarche
Puberty Geschlechtsreife; Pubertät

Puerperal psychosis   Postpartum-
Psychose
Puerperium   Puerperium
Pure gonadal dysgenesis   XY-Gonaden-
dysgenesie
Purine metabolism   Purinstoffwechsel
Pyramidal lobe   Lobus pyramidalis
Pyridoxin   Pyridoxin
Pyrimidine metabolism
Pyrimidinstoffwechsel

Quinagolid   Quinagolid
Quingestanol   Quingestanol

Rabson-Mendenhall syndrome
Rabson-Mendenhall-Syndrom
Rachitic rosary   Rosenkranz
Radiation therapy for gynecomastia
Mamillenbestrahlung
Radio isotope labeling   Markierung,
radioaktive
Radioactive iodine therapy
Radioiodtherapie
Radioiodine therapy ^{131}Iodtherapie
Radioiodine uptake test   Radioiodtest
Radiosurgery   Gamma-Knife-Therapie;
Radiatio, stereotaktische
Raloxifen   Raloxifen
Reactive polydipsia   Polydipsie,
reaktive
Receptor   Rezeptoren
Recombinant gonadotropin
Gonadotropine, rekombinante
5-α-Reductase   5-α-Reduktase
5-α-Reductase deficiency
5-α-Reduktase Defekt
Regular insulin   Altinsulin
Relaxin   Relaxin
Release inhibiting factors   Release
inhibiting factors
Releasing factors   Releasing factors
Releasing hormones   Releasing-
Hormone
Renal hormones   Hormone, renale;
Nierenhormone
Renal osteodystrophy   Osteopathie,
renale

Renal salt-wasting syndrome
Salzverlustsyndrom, renales
Renal tubular acidosis   Azidose,
renal-tubuläre
Renin   Renin
Renin angiotensin aldosterone system
Renin-Angiotensin-Aldosteron-System
Reninism   Hyperreninismus
Reninoma   Reninom
Repaglinide   Repaglinid
Reproduction assisted   Reproduktion,
assistierte
Resistance to thyroid hormone
Schilddrüsenhormonresistenz
Respiratoric acidosis   Azidose,
respiratorische
Respiratory alkalosis   Alkalose,
respiratorische
Respiratory chain   Atmungskette
Ret1-gene   Ret1-Gen
Retinoic acid   Retinsäure
Retinol   Vitamin A$_1$
Retinopathy, non proliferative
Retinopathie, nicht proliferative
Retrosternal goiter   Struma
retrosternalis
Reverse T$_3$ Triiodthyronin, reverses
Reverse Triiodothyronine
Triiodthyronin, reverses
Reverse 3,5,3'-Triiodothyronine
Triiodthyronin, reverses
Riboflavin   Vitamin B$_2$
Rickets   Osteomalazie; Osteopathie,
kalzipenische; Rachitis;
Vitamin-D-Mangel-Rachitis
Riedel's struma   Riedel-Struma;
Strumitis fibrosa
Riedel's thyreoiditis   Riedel-Struma
Riedel's thyroiditis   Riedel-Struma;
Strumitis fibrosa
Rimexolon   Rimexolon
Risedronic acid   Risedronsäure
Rosiglitazone   Rosiglitazon
RU2323   Gestrinon
RU5020   Promegeston
Rubeosis faciei   Rubeosis faciei
Rubeosis iridis   Rubeosis iridis
Rupture of follicle   Follikelsprung

Sabre tibia   Säbelscheidentibia
Salt-loosing nephritis   Salzverlustsyndrom, renales
Salt wasting syndrome   Salzverlustsyndrom
Satiety center   Hungerzentrum
Saturated fatty acids   Fettsäuren, gesättigte
Schwartz-Bartter syndrome   Schwartz-Bartter-Syndrom
Scintigraphy   Dopamin-Rezeptor-Scan
Scorbutus   Skorbut
Scurvy   Skorbut
Second messenger   Second messenger
Secondary amenorrhea   Amenorrhoe, sekundäre
Secondary gout   Gicht, sekundäre
Secondary hyperaldosteronism   Hyperaldosteronismus, sekundärer; Pseudo-Bartter-Syndrom
Secondary hyperlipoproteinemia   Hyperlipoproteinämie, sekundäre
Secondary hypoaldosteronism   Hypoaldosteronismus, sekundärer
Secondary hypogonadotropic hypogonadism   Hypogonadismus, hypogonadotroper
Secondary osteoporosis   Osteoporose, sekundäre
Secretin   Sekretin
Secretion   Sekretion
Selective estrogen receptor modulator   Östrogenrezeptor-Modulatoren, seletive
Selenium   Selen
Self-poisoning   Autointoxikation
Sellar diaphragm   Diaphragma sellae
Senile osteoporosis   Involutionsosteoporose
Serum free T$_4$ Thyroxin, freies
Serum free thyroxine   Thyroxin, freies
Serum gonadotropin   Serumgonadotropin
Serum iodine   Serumiod
Sex change   Geschlechtsumwandlung
Sex hormone-binding globulin   Sex Hormone Binding Globulin

Sex hormones   Geschlechtshormone; Sexualhormone
Sex reassignment   Geschlechtsumwandlung
Sex transformation operation   Umwandlungsoperation
Sex-behavior center   Sexualzentrum
Sexual maturity   Geschlechtsreife
Sheehan's syndrome   Sheehan-Syndrom
Short acting insulin   Altinsulin
Short stature   Mikrosomie
SIADH   Syndrom der inadäquaten ADH-Sekretion
Sibutramine   Sibutramin
Signal transduction cascade   Signaltransduktionskette
Sildenafil   Sildenafil
Silent thyroiditis   Thyreoiditis, schmerzlose
Simple goiter   Struma, euthyreote
Simple-virilizing 21-hydroxylase deficiency   21-Hydroxylase-Defekt, simple-virilizing-Form
Small vagina   Hypogenitalismus
Sodium   Natrium
Sodium ^{123} I rectilinear scan   Radioiodtest
Sodium chloride   Natriumchlorid
Sodium fluorid   Natriumfluorid
Sodium perchlorate   Natriumperchlorat
Soft goiter   Struma mollis
Somatostatin   Somatostatin
Somatostatin receptor scintigraphy   Octreotid-Scan
Somatotropin   Wachstumshormon
Somatotropin-releasing hormone   Wachstumshormon-Releasing Hormon
Somatrem   Somatrem
Somogyi effect   Somogyi-Effekt
Specific growth charts   Wachstumskurven, krankheitsspezifische
Spermatic ducts-obstruction   Samenableitende Wege, Obstruktion
Spermatogenesis   Spermatogenese
Spermatogenesis disorder   Spermatogenesestörung

Spermicides   Kontrazeptiva, zur lokalen Anwendung
Spermiogenesis   Spermiogenese
Spermiogenesis disorder   Spermiogenesestörung
Sphingolipidoses   Sphingolipidosen
Sphingomyelinosis   Sphingomyelinose
Sporadic cretinism   Kretinismus, sporadischer
Spotting   Schmierblutung
Statins   Statine
Steatorrhea   Pankreasstuhl
Steatorrhoea   Salbenstuhl
Stellwag's sign   Stellwag-Zeichen
Stereotactic radiotherapy   Radiatio, stereotaktische
Steroid diabetes   Steroiddiabetes
Steroid hormones   Steroidhormone
Steroid 11-β-hydroxylase deficiency   11-β-Hydroxylase-Defekt
Steroid-induced myopathy   Myopathie, steroidinduzierte
Steroidogenic diabetes   Steroiddiabetes
Streak gonads   Stranggonaden
Stress   Stress
Struma diffusa parenchymatosa   Struma diffusa parenchymatosa
Struma fibrosa   Struma fibrosa
Struma lymphomatosa   Struma lymphomatosa; Struma lymphomatosa Hashimoto
Struma ovarii   Struma ovarii
Strumectomy   Strumektomie
Subacute thyroiditis   Thyreoiditis de Quervain
Subclinical hypothyroidism   Hypothyreose, präklinische
Substernal goiter   Struma retrosternalis
β-Subunit of human chorionic gonadotrophin   Beta-HCG
Sudorrhea   Hyperhidrose
Sulfonamides   Sulfonamide
Sulfonylurea   Tolazamid
Sulfonylureas   Sulfonylharnstoffe; Sulfonylharnstoff-Derivate
Sulindac   Sulindac
Sulphinpyrazone   Sulfinpyrazon

Suppression scintigraphy   Suppressionsszintigraphie
Suppression test   Suppressionsszintigraphie; Suppressionstest
Suppurative thyroiditis   Thyreoiditis, suppurative
Suprarenal paraganglion   Paraganglion, suprarenales
Surrenalectomy   Adrenalektomie
Syndrome of inappropriate ADH secretion   Syndrom der inadäquaten ADH-Sekretion
Syndrome of inappropriate antidiuresis   Syndrom der inadäquaten ADH-Sekretion
Syndrome of inappropriate vasopressin secretion   Syndrom der inadäquaten ADH-Sekretion
Syndromes of malabsorption   Malabsorptionssyndrome
Syntheses of glycogene   Glykogensynthese
Synthetic 1-24corticotropin   Tetracosactid

T_3 in vitro uptake test T_3-Test
T_3 resin uptake T_3-Test
T_3 uptake T_3-Test
T_3 uptake test T_3-Test
T_3/T_4index T_3/T_4-Index
T_3/T_4 ratio T_3/T_4-Index
T_3 U T_3-Test
T_3 -uptake-test RT_3U
T_4   Thyroxin
Tall Stature   Großwuchs
Tamoxifen   Tamoxifen
Tauri disease   Glykogenose, Typ VII
TBPA   Transthyretin
Teratospermia   Teratozoospermie
Teratozoospermia   Teratozoospermie
Teriparatid   Teriparatid
Terlipressin   Terlipressin
Terms   Menstruation
Tertiary hyperparathyroidism   Hyperparathyreoidismus, tertiärer
Tertiary structure   Tertiärstruktur
Test stick   Teststreifen
Test strip   Teststreifen

Testicular dystopia   Hoden, Lageanomalien
Testicular feminization   Feminisierung, testikuläre
Testicular insufficiency   Hodeninsuffizienz, sekundäre
Testicular tumor   Hodentumoren
Testosterone   Testosteron
Testosterone enanthate   Testosteronenanthat
Testosterone undecanoate   Testosteronundecanoat
Tetany   Pfötchenstellung
Tetraiodothyronine   Thyroxin
TG, Tg   Thyreoglobulin
TG antibodies   Thyreoglobulin-Antikörper
Theca cells   Thekazellen
Theca-interstitial cells   Thekazellen
Thelarche   Thelarche
Thesaurismoses   Speicherkrankheiten
Thiamine   Thiamin
Thiamine deficiency   Beriberi
Thiamine pyrophosphate   Thiaminpyrophosphat
Third space   Dritter Raum
Thirst   Durst
Thymic hormone   Thymosin
Thymosin   Thymosin
Thyreotoxicosis factitia   Hyperthyreosis factitia
Thyrocalcitonin   Thyreokalzitonin
Thyroglobulin   Thyreoglobulin
Thyroglobulin antibodies   Thyreoglobulin-Antikörper
Thyroglobulin defect   Thyreoglobulinsynthese-Defekt
Thyroglobulin iodination defect   Thyreoperoxidase-Defekt
Thyroglobulin synthesis defect   Thyreoglobulinsynthese-Defekt
Thyroid adenoma   Schilddrüsenadenom; Struma bei benignen oder malignen Schilddrüsentumoren
Thyroid antibodies   Schilddrüsenantikörper
Thyroid aplasia   Schilddrüsenaplasie

Thyroid autonomy   Autonomie der Schilddrüse
Thyroid carcinoma   Schilddrüsenkarzinom; Schilddrüsenkarzinom der Thyreozyten; Struma bei benignen oder malignen Schilddrüsentumoren
Thyroid crisis   Krise, thyreotoxische
Thyroid diagnostics   Schilddrüsendiagnostik
Thyroid disease   Schilddrüsenerkrankung
Thyroid dyshormonogenesis   Dyshormonogenese, thyreoidale
Thyroid dystopia   Schilddrüsendystopie
Thyroid gland   Schilddrüse
Thyroid heterotopia   Schilddrüsendystopie
Thyroid hormone   Thyroxin
Thyroid hormone resistance   Schilddrüsenhormonresistenz
Thyroid hormones   Schilddrüsenhormone
Thyroid hyperplasia   Schilddrüsenhyperplasie
Thyroid nodule   Schilddrüsenknoten
Thyroid peroxidase defect   Thyreoperoxidase-Defekt
Thyroid preparations   Schilddrüsenpräparate
Thyroid storm   Krise, hyperthyreote; Krise, thyreotoxische
Thyroid test   Schilddrüsenfunktions-Test
Thyroid tissue   Schilddrüsengewebe
Thyroidectomy   Thyreoidektomie
Thyroiditis   Strumitis; Thyreoiditis
Thyroiditis by immune stimmulation   Immunstimulationsthyreoiditis
Thyroid-stimulating hormone   Thyreotropin
Thyroperoxidase antibodies   Thyreoidale mikrosomale Antikörper; Thyreoperoxidase-Antikörper
Thyrotoxic crisis   Krise, hyperthyreote; Krise, thyreotoxische
Thyrotoxic periodic paralysis   Episodische Paralyse, hyperthyreote
Thyrotoxic storm   Krise, thyreotoxische

Thyrotoxicosis   Hyperthyreose, Thyreotoxikose
Thyrotrophin   Thyreotropin
Thyrotropin   Thyreotropin; TTH
Thyrotropin receptor antibodies   Thyreotropin-Rezeptor-Antikörper
Thyrotropin receptor defect   TSH-Rezeptor-Defekt
Thyrotropin resistance   TSH-Rezeptor-Defekt
Thyrotropin-releasing hormone   Thyreotropin-Releasing Hormon
Thyroxine   Thyroxin
Thyroxine binding globulin   Globulin, thyroxinbindendes
Thyroxine iodine   Thyroxingebundenes Iod
Thyroxine-binding prealbumin   Transthyretin
Thyroxine-bound iodine   thyroxingebundenes Iod
Tiludronic acid   Tiludronsäure
Tissue hormons   Gewebehormone
Tolazamide   Tolazamid
Tolbutamide   Tolbutamid
Tolrestat   Tolrestat
Tophaceous gout.   Gicht, chronisch-tophöse
Total 3,5,3'-triiodothyronine   Gesamt-Triiodthyronin
Total lipids   Gesamtlipide
Total Thyroxine   Gesamt-Thyroxin
Toxic adenoma   Adenom, autonomes der Schilddrüse
Toxic multinodular goitre   Autonomie, funktionelle der Schilddrüse; Autonomie, multifokale der Schilddrüse
Toxic nodule   Adenom, autonomes der Schilddrüse
TPO defect   Thyreoperoxidase-Defekt
TPO-Ab   Thyreoperoxidase-Antikörper
TPP   Thiaminpyrophosphat
Transcortin   Transkortin
Transcription factors   Transkriptionsfaktoren
Transforming growth factor-α   Transforming growth factor-α

Transforming growth factor-β   Transforming growth factor-β
Transmitter   Überträgerstoff
Transsexuality   Transsexualität
Transthyretin   Transthyretin
TRH   Thyreotropin-Releasing Hormon
TRH-Test   TRH-Test
TRIAC   Tiratricol
Triacylglycerol   Triglyzeride
Triamcinolone   Triamcinolon
Triglyzeride   Triglyzeride
Triiododothyroacetic acid   Tiratricol
3,5,3'-Triiodothyroacetic acid   Tiratricol
3,5,3'-Triiodothyronine   Triiodthyronin
3,5,3'-Triiodothyronine acid   Tiratricol
Triiodothyronine test   Triiodthyronin-test
Trilostane   Trilostan
Trimegestone   Trimegeston
Triphasic oral contraceptive   Dreistufenpille
Triptorelin   Triptorelin
Trotter's test   Perchlorat-Discharge-Test
True hermaphroditism   Hermaphroditismus verus
Tryptophane   Tryptophan
Tryptophane catabolism   Tryptophanabbau
TSH   Thyreotropin; TTH
TSH receptor antibodies   Thyreotropin-Rezeptor-Antikörper
TSH receptor defect   TSH-Rezeptor-Defekt
TSH resistance   TSH-Rezeptor-Defekt
TSH-dependent goiter   Struma infolge paraneoplastischer Produktion von TSH
TSH-Test   TSH-Test
TTR   Transthyretin
Tuberculosis of the thyroid   Schilddrüsentuberkulose
Tuberculous adrenalitis   Nebennierentuberkulose
Tumor related hypercalcemia   Hyperkalzämie, maligne
Tumor-suppressor-gene MEN1   Menin
Tumors of the thyroid   Schilddrüsentumoren

Turner syndrome   Ullrich-Turner-
Syndrom
Type 1 diabetes   Diabetes mellitus,
Typ 1
Type 2 diabetes   Diabetes mellitus,
Typ 2
Type 2 diabetes mellitus   Altersdiabetes
Type A insulin resistance syndrome
Insulinresistenz-Syndrom Typ A
Type B insulin resistance syndrome
Insulinresistenz-Syndrom Typ B
Type I glycogen storage disease
Glykogenose, Typ I
Type II diabetes   Diabetes mellitus,
Typ 2
Type II glycogen storage disease
Glykogenose, Typ 2
Type III glycogen storage disease
Glykogenose, Typ III
Type IV glycogen storage disease
Glykogenose, Typ IV
Type V glycogen storage disease
Glykogenose, Typ V
Type VI glycogen storage disease
Glykogenose, Typ VI
Type VII glycogen storage disease
Glykogenose, Typ VII
Type I diabetes   Diabetes mellitus,
Typ 1
Tyrosine kinase receptor
Tyrosin-Kinase-Rezeptor

**Undifferentiated thyroid
carcinoma**   Schilddrüsenkarzinom,
undifferenziertes
Unit   Einheit
Unmodified insulin   Altinsulin
Unsaturated fatty acids   Fettsäuren,
ungesättigte
Unspecific stress syndrome
allgemeines Anpassungssyndrom
Urate oxidase   Uratoxidase
Uratic arthritis   Gichtathropathie
Uric acid   Harnsäure
Uricase   Uratoxidase
Uricosuric agents   Urikosurika
Urinary calculus   Harnstein
Urinary glucose   Harnglukose

Urofollitropin   Urofollitropin
Urolith   Harnstein

Varicocele   Varikozele
Vascular endothelial growth factor
Vascular endothelial growth factor
Vasoactive intestinal polypeptide
Polypeptid vasoaktives intestinales;
Vasoactive intestinal polypeptide
Vasopressin   Argipressin
Vasopressin (AVP)   Vasopressin (AVP)
Vasopressin-system   ADH-System
Verner-Morrison syndrome
Verner-Morrison-Syndrom
Very low-density lipoprotein
Lipoproteine, sehr niedriger Dichte
VIP   Vasoactive intestinal polypeptide
VIPoma   Verner-Morrison-Syndrom
Virilisation   Virilisierung
Virilization   Androgenisierung;
Maskulinisierung; Virilisierung
Visceral adipose tissue   Fettgewebe,
viszerales
Visceral adiposity   Fettverteilung,
abdominale
Visceromegaly   Viszeromegalie
Visfatin   Visfatin
Vitamin A   Vitamin A
Vitamin A_1   Vitamin A_1
Vitamin A-acid   Roaccutan
Vitamin A_1acid   Retinsäure
Vitamin B_1   Thiamin; Vitamin B
Vitamin $B_{1 deficiency}$ Beriberi
Vitamin B_2   Vitamin B_2
Vitamin B_6   Pyridoxin; Vitamin B_6
Vitamin B_{12}   Vitamin B_{12}
Vitamin C   Vitamin C
Vitamin C deficiency   Skorbut
Vitamin D   Vitamin D
Vitamin K   Vitamin K
Vitamins   Vitamine
Vitex agnus-castus   Fructus Agni casti
Voglibose   Voglibose

W/H ratio   Taille-Hüft-Relation
Waist-to-hip ratio   Taille-Hüft-Relation
Water balance   Wasserhaushalt
Water deprivation test   Durstversuch

Water diuresis   Wasserdiurese
Waterhouse-Friederichsen syndrome
   Waterhouse-Friederichsen-Syndrom
White adipose tissue   Fettgewebe,
   weißes
Williams syndrome   Hyperkalzämie,
   idiopathische
Williams-Beuren syndrome
   Hyperkalzämie, idiopathische
Wilson syndrome   Zäruloplasminman-
   gel
Wilson's disease   Wilson-Krankheit
Withdrawal bleeding   Abbruchblutung;
   Hormonentzugsblutung
Wolfram syndrome   DIDMOAD-
   Syndrom

Xanthelasma   Xanthelasma
Xanthinuria   Xanthinurie
46,XX-male   XX-Mann
xyy-male   XYY-Mann
xyy-syndrome   XYY-Mann

Yohimbin   Yohimbin

Zinc   Zink
Zoledronic acid   Zoledronsäure
Zollinger-Ellison-syndrome
   Zollinger-Ellison-Syndrom
Zona fasciculata   Zona fasciculata
Zona glomerulosa   Zona glomerulosa
Zona reticularis   Zona reticularis
Zona x   Zone x

Generika und Handelsnamen

Auswahl von Handelsnamen, die die angegebenen Wirkstoffe enthalten.

Handelsnamen	Wirkstoff
▶ A.T. 10	Dihydrotachysterol
▶ Activelle Filmtabletten	Norethisteronazetat
▶ Actonel	Risedronsäure
▶ Actos	Pioglitazon
▶ Adrenalin	Epinephrin
▶ Advantan	Methylprednisolon
▶ Afro	Methyltestosteron
▶ Agnucaston	Fructus Agni casti
▶ Agovirin	Methyltestosteron
▶ Alene	Epimestrol
▶ Allo	Allopurinol
▶ Allo.comp-ratiopharm	Benzbromaron
▶ Allomaron	Benzbromaron
▶ Allopurino Hexal	Allopurinol
▶ Allopurinol STADA	Allopurinol
▶ Allvoran	Diclofenac
▶ Amaryl	Glimepirid
▶ Andriol	Testosteronundecanoat
▶ Androcur	Cyproteron
▶ Android	Methyltestosteron
▶ Androral	Methyltestosteron
▶ Anturan	Sulfinpyrazon
▶ AO-128	Voglibose
▶ APO-go	Apomorphin
▶ Apstil	Diethylstilbestrol
▶ Arcosterone	Methyltestosteron
▶ Ardeydorm	Tryptophan

▶ Ardeytropin	Tryptophan
▶ Aredia	Pamidronsäure
▶ Arterenol	Arterenol
▶ Astonin H	Fludrokortison
▶ Avandia	Rosiglitazon
▶ Avel Fango	Testosteronenanthat
▶ Azuglucon	Glibenclamid
▶ Azuperamid	Loperamid
▶ Bastiverit	Glibenclamid
▶ Benosid Aerosol	Budenosid
▶ Benzbromaron AL 100	Benzbromaron
▶ Benzbromaron-ratiopharm	Benzbromaron
▶ Berlicort	Triamcinolon
▶ Berlinsulin	Altinsulin
▶ Berlthyrox	Levothyroxin
▶ Betapar	Meprednison
▶ Beta-Wolff Creme	Betamethason
▶ Betnesol	Betamethason
▶ Biofem	Fructus Agni casti
▶ BIO-H-TIN	Biotin
▶ BIOKUR	Biotin
▶ Biotin Hermes	Biotin
▶ Biotin IMPULS	Biotin
▶ Biotin STADA	Biotin
▶ Biotin-Asmedic	Biotin
▶ Biotin-ratiopharm	Biotin
▶ Biviol	Desogestrel
▶ Bondiol	α-Calcidol
▶ Bondronat	Ibandronat
▶ Bonefos	Clodronsäure
▶ Brexidol	Piroxicam
▶ Bromocriptin-ratiopharm	Bromocriptin
▶ Budecort	Budenosid
▶ Budenofalk	Budenosid
▶ Budenosid von ct	Budenosid
▶ Budenosid-ratiopharm	Budenosid
▶ Budenosid-Stada	Budenosid
▶ BVK Roche	Biotin

▶ Cabaseril	Cabaseril
	Cabergolin
▶ Calcort	Deflazacort
▶ Calderol	25-Hydroxycholecalciferol
▶ Carbimazol Henning	Carbimazol
▶ Carotaben	Betacaroten
▶ Carotin	Betacaroten
▶ Carotin-Dragees	Betacaroten
	Biotin
▶ Carotinora	Betacaroten
▶ Casodex	Bicalutamid
▶ Caverjet	Alprostadil
▶ Cefanorm	Fructus Agni casti
▶ Cefasel	Natriumselenit
▶ Celebrex	Celecoxib
▶ Celestamine	Betamethason
▶ Celestan	Betamethason
▶ Cerazette	Desogestrel
▶ Cernevit	Biotin
▶ Cerucal	Metoclopramid
▶ Cetrotide	Cetrorelix
▶ Chlormadinon 2 mg JENAPHARM	Chlormadinon
▶ Choragon	Choriongonadotropin
▶ Cilest	Norgestimat
▶ Climen	Cyproteron
▶ Climodien	Dienogest
▶ Clinofem	Medroxyprogesteron
▶ Clinoril	Sulindac
▶ Clinovir	Medroxyprogesteron
▶ Clofibrat STADA	Clofibrat
▶ Clomhexal	Clomifen
▶ Clomifen-ratiopharm Tabletten	Clomifen
▶ Cluenone	Progesteron
▶ Colchicum-Dispert	Colchicin
	Kolchizin
▶ Colchysat	Colchicin
	Kolchizin
▶ Conceplan M Tabletten	Norethisteronazetat
▶ Contraneural	Ibuprofen

▶ Cordarex	Amiodaron
▶ Cortidene Depot	Paramethason
▶ Cortiron (Desoxykortikosteronazetat, DOCA)	Desoxykortikosteron
▶ Cortiron-Depot (Desoxykortikosteronenanthat)	Desoxykortikosteron
▶ Cortison Ciba	Kortisonazetat
▶ Cuvalit	Lisurid
▶ Cyclo Menorette	Levornorgestrel
▶ Cyclo Oestrogynal	Levornorgestrel
▶ Cyclo-Progynova	Norgestrel
▶ Cyclosa	Desogestrel
▶ D₃-Vicotrat	Colecalciferol
▶ Danazol-ratiopharm	Danazol
▶ Daphaston	Dydrogesteron
▶ Deacura	Biotin
▶ Deca-Durabolin	Nandrolon Nortestosteron
▶ Decortilen	Prednyliden
▶ Decortin H	Prednisolon
▶ Decortin Tablette	Prednison
▶ Dedrei	Colecalciferol
▶ Dedrogyl	Calcifediol 25-Hydroxycholecalciferol
▶ Dekristol	Colecalciferol
▶ Delphicort	Triamcinolon
▶ Delphimix	Triamcinolon
▶ Demulen	Ethynodiol
▶ Depodilar	Paramethason
▶ Depostat	Gestonoron
▶ Desmin	Desogestrel
▶ Desmogalen	Desmopressin
▶ Desmopressin	Desmopressin
▶ Dexa	Dexamethason
▶ Dexagalen	Dexamethason
▶ Dexahexal	Dexamethason
▶ Dexamethason	Dexamethason
▶ Dexa-ratiopharm	Dexamethason
▶ DHT	Dihydrotachysterol
▶ Diabinese	Chlorpropramid
▶ Diamicron	Gliclazid

▶ Diane-35	Cyproteron
▶ Diastabol	Miglitol
▶ Diclac	Diclofenac
▶ Diclo	Diclofenac
▶ Diclofenac	Diclofenac
▶ Diclophlogont	Diclofenac
▶ Didronel	Etidronsäure
▶ Dimetriose	Gestrinon
▶ Diphos	Etidronsäure
▶ D-Mulsin	Colecalciferol
▶ Dolgit	Diclofenac Ibuprofen
▶ Doloproct	Fluocortolon
▶ Dolormin	Ibuprofen
▶ Dopergin	Lisurid
▶ Doss	α-Calcidol
▶ Dostinex	Cabergolin
▶ D-Tracetten	Colecalciferol
▶ Dufaston	Dydrogesteron
▶ Duofem	Levonorgestrel
▶ Duphaston	Dydrogesteron
▶ Durafenat	Fenofibrat
▶ Duraglucon	Glibenclamid
▶ Duraphat	Natriumfluorid
▶ Duravolten	Diclofenac
▶ Duvaron	Dydrogesteron
▶ Dyneric Henning Tabletten	Clomifen
▶ Eferox	Levothyroxin
▶ Effekton	Diclofenac
▶ EinsAlpha Injektionslösung	α-Calcidol
▶ EinsAlpha Kapseln	α-Calcidol
▶ Enantone	Leuprorelin
▶ Endiaron L	Loperamid
▶ Entocort	Budenosid
▶ Erecnos	Moxisylyt
▶ Estracomb TTS	Norethisteronazetat
▶ Estradiol Jenapharm	Östradiol-Valerat
▶ Ethinylestradiol Jenapharm	Ethinylöstradiol

► Ethisteron	Ethisteron
► Etomidat-Lipuro	Etomidat
► Euglucon	Glibenclamid
► Eunova	Biotin
► Euthyrox	Levothyroxin
► EVE 20	Norethisteron
► Evista	Raloxifen
► Farlutal	Medroxyprogesteron
► Fasax	Piroxicam
► Faulding	Pamidronsäure
► Favistan	Methimazol Thiamazol
► Felden	Piroxicam
► Femicur	Fructus Agni casti
► Femigoa	Levornorgestrel
► Femovan	Gestoden
► Femranette	Levornorgestrel
► Femulen	Ethynodiol
► Fetodur	Cyclofenil
► Flexase	Piroxicam
► Flumid	Flutamid
► Fluoretten	Natriumfluorid
► Flutamid	Flutamid
► Foligan	Allopurinol
► Forsteo	Teriparatid
► Fortecortin	Dexamethason
► Fosamax	Alendronsäure
► Fosfestrol	Chlorotrianisen
► FrekaVit	Biotin
► Frubiase	Ergocalciferol
► Fugerel	Flutamid
► Gabunat	Biotin
► Gastronerton	Metoclopramid
► Gestafortin	Chlormadinon
► Gestamestrol N	Mestranol
► Gestatron	Dydrogesteron
► Glib	Glibenclamid
► Gliben	Glibenclamid

▶ Glibenclamid	Glibenclamid
▶ Glibenese	Glipizid
▶ Glicornorm	Chlorpropramid
▶ Gluborid	Glibornurid
▶ Glucobay	Acarbose
▶ Glucophage	Metformin
▶ Glucoremed	Glibenclamid
▶ Glukovital	Glibenclamid
▶ Glurenorm	Gliquidon
▶ Glutril	Glibornurid
▶ Glycylpressin	Terlipressin
▶ Glymese	Chlorpropramid
▶ Gravibinon	Hydroxyprogesteron
▶ Gravistat	Levornorgestrel
▶ Grindex	Demoxytocin
▶ Guar Verlan	Guarmehl
▶ Gynodian Depot Injektionslösung	Prasteron
▶ Gynorest	Dydrogesteron
▶ Haemopressin	Terlipressin
▶ Haldrone	Paramethason
▶ Halotestin	Fluoxymesteron
▶ Honvan	Chlorotrianisen
▶ Hormobin	Methyltestosteron
▶ Humedia	Glibenclamid
▶ Huminsulin Normal	Altinsulin
▶ Hydrokortison	Hydrokortison
▶ Hyperstat	Diazoxid
▶ Hypertonalum	Diazoxid
▶ Hypnomidate	Etomidat
▶ Hypnorex retard	Lithiumcarbonat
▶ Ibutop	Ibuprofen
▶ Icavex	Moxisylyt
▶ Imodium	Loperamid
▶ Implanon	Levornorgestrel
▶ Implanon implantat	Etongestrel
▶ Insulin Actrapid	Altinsulin
▶ Insulin B. Braun ratiopharm Rapid	Altinsulin
▶ Insuman Rapid	Altinsulin

▶ Invenol	Carbutamid
▶ Ipstyl	Lanreotid
▶ Irenat	Natriumperchlorat
▶ Irenat Tropfen	Perchlorat
▶ Isopregnenone	Dydrogesteron
▶ Isotret-HEXAL	Roaccutan
▶ Isotretinoin-ratio	Roaccutan
▶ Ixense	Apomorphin
▶ Janafenac	Diclofenac
▶ Jodthyrox	Levothyroxin
▶ Jutaglucon	Glibenclamid
▶ Kalma	Tryptophan
▶ Kessar	Tamoxifen
▶ Kirim	Bromocriptin
▶ Klimonorm	Levonorgestrel
▶ Kliogest N Filmtabletten	Norethisteronazetat
▶ Kryptocur	Gonadorelin
▶ Lafamme	Dienogest
▶ Lamuna	Desogestrel
▶ Lederlon	Triamcinolon
▶ Leios	Levonorgestrel
▶ leukominerase	Lithiumcarbonat
▶ Levogynon	Levonorgestrel
▶ LHRH Ferring	Gonadorelin
▶ Li 450 „Ziethen"	Lithiumcarbonat
▶ Liserdol	Metergolin
▶ Lithium Apogepha	Lithiumcarbonat
▶ Lithium Aspartat	Lithiumcarbonat
▶ Lithium-Aspartat	Lithium-D,L-hydrogenaspartat
▶ Livial	Tibolon
▶ Liviel	Tibolon
▶ Liviella	Tibolon
▶ Longivol	Methyltestosteron
▶ Lop Dia	Loperamid
▶ Lopalind	Loperamid
▶ Lopedium	Loperamid
▶ Lovelle	Desogestrel
▶ L-Thyroxin	Levothyroxin

▶ L-Tryptophan-ratiopharm	Tryptophan
▶ Lutrelef	Gonadorelin
▶ Lysodren	Lysodren O,p' DDD Mitotan
▶ Maninil	Glibenclamid
▶ Marvelon	Desogestrel
▶ Mayne	Pamidronsäure
▶ MCP	Metoclopramid
▶ Mediatric	Methyltestosteron
▶ Medobiotin	Biotin
▶ Medrate	Methylprednisolon
▶ Megestat	Megestrol
▶ Meldian	Chlorpropramid
▶ Menogon	Humanes Menopausen Gonadotropin (HMG)
▶ Menopax	Cyclofenil
▶ Merbentul	Chlorotrianisen
▶ Mericomb	Norethisteron
▶ Meridia	Sibutramin
▶ Merigest	Norethisteron
▶ Merrill	Dydrogesteron
▶ Merz Spezial Dragees	Biotin
▶ Mesteron	Methyltestosteron
▶ Metandren	Methyltestosteron
▶ Methizol	Thiamazol
▶ Methizol 5	Methimazol
▶ Methylprednisolon	Methylprednisolon
▶ Methyltestosterone	Methyltestosteron
▶ Metypred	Methylprednisolon
▶ Metyrapone Ciba	Metyrapon
▶ Metysolon	Methylprednisolon
▶ Microgynon	Levonorgestrel
▶ Microlut	Levonorgestrel
▶ Mifegyne	Mifepriston
▶ Mikro-30 Wyeth	Levonorgestrel
▶ 28 mini	Levonorgestrel
▶ Minirin	Desmopressin
▶ Minisiston	Levonorgestrel
▶ Minulet	Gestoden

▶ Miranova	Levornorgestrel
▶ Monoflam	Diclofenac
▶ Monostep	Levornorgestrel
▶ MPA GYN	Medroxyprogesteron
▶ MPA Hexal	Medroxyprogesteron
▶ MPA-beta	Medroxyprogesteron
▶ Multibionta	Biotin
▶ MUSE	Alprostadil
▶ Nadisan	Carbutamid
▶ Nebido	Testosteronundecanoat
▶ Nemestran	Gestrinon
▶ Neo-Eunomin	Zweistufenpille
▶ Neo Stediril	Levornorgestrel
▶ Neo-Thyreostat	Carbimazol
▶ Neogynon	Levornorgestrel
▶ Neogynona	Levornorgestrel
▶ Nizoral	Ketoconazol
▶ Nocutil	Desmopressin
▶ Nolvadex	Tamoxifen
▶ Noristerat	Norethisteronenanthat
▶ Normalip	Fenofibrat
▶ Norprolac	Quinagolid
▶ Novapressin	Terlipressin
▶ Novastep	Levornorgestrel
▶ Novial	Desogestrel Dreistufenpille
▶ NovoNorm	Repaglinid
▶ Novopulmon	Budenosid
▶ Novothyral	Levothyroxin
▶ Octostim	Desmopressin Oxytocin
▶ Oestronora	Levornorgestrel
▶ Optalidon	Ibuprofen
▶ Orabet	Tolbutamid
▶ Oranil	Carbutamid
▶ Orasthin	Oxytocin
▶ Oreton	Methyltestosteron
▶ Orgalutran	Gianirelix

▶ Orimeten	Aminoglutethimid
▶ Ortho Novum 1/50	Mestranol
▶ Ospur D$_3$	Colecalciferol
▶ Ossin Retard	Natriumfluorid
▶ Osspulvit S Forte	Ergocalciferol
▶ Osspur	Natriumfluorid
▶ Ostac	Clodronsäure
▶ Oviol	Desogestrel
▶ Oxytocin Hexal	Oxytocin
▶ Pamidronat	Pamidronsäure
▶ Paspertin	Metoclopramid
▶ Perikursal	Levonorgestrel
▶ Peritol	Cyproheptadin
▶ Petibelle	Drospirenon
▶ Pirorheum	Piroxicam
▶ Pluriviron mono	Yohimbin
▶ POR 8	Ornipressin
▶ Praeciglucon	Glibenclamid
▶ Pramino	Dreistufenpille Norgestimat
▶ Pravidel	Bromocriptin
▶ Precose	Acarbose
▶ Predalon	Choriongonadotropin
▶ Pregnandiol	Pregnandiol
▶ Pregnantriol	Pregnantriol
▶ Pregnin	Ethisteron
▶ Presomen comp.	Medrogeston
▶ Primolut-Nor	Norethisteronazetat
▶ Probenecid Weimer	Probenecid
▶ Prodel	Dydrogesteron
▶ Procyclo	Östradiol-Valerat
▶ Pro-Diaben	Glisoxepid
▶ Profact Depot Monatsimplantat	Buserelin
▶ Profact nasal	Buserelin
▶ Profact pro injectione	Buserelin
▶ Progesteron-Depot	Hydroxyprogesteron
▶ Proglicem	Diazoxid
▶ Progynon C Tabletten	Ethinylöstradiol

▶ Progynova	Östradiol-Valerat
▶ Proluton	Hydroxyprogesteron
▶ Propecia	Finasterid 5-α-Reduktasehemmer
▶ Propycil 50	Propylthiouracil
▶ Proscar	Finasterid 5-α-Reduktasehemmer
▶ Prothil	Medrogeston
▶ Protropin	Somatrem
▶ Proviron-25	Mesterolon
▶ Psorcutan Beta	Betamethason
▶ Pulmicort	Budenosid
▶ Quilonum	Lithiumazetat
▶ Quilonum retard	Lithiumcarbonat
▶ Rectodelt Zäpfchen	Prednison
▶ Reductil	Sibutramin
▶ Regitin	Phentolamin
▶ Relefact LH-RH	Gonadorelin
▶ Respicort	Budenosid
▶ Retrone	Dydrogesteron
▶ Rewodina	Diclofenac
▶ Rimexel	Rimexolon
▶ Roaccutan	Roaccutan
▶ Rocaltrol	Calcitriol
▶ Rodazol	Aminoglutethimid
▶ Sandostatin	Octreotid
▶ Sandostatin LAR	Octreotid
▶ selenase	Natriumselenit
▶ Sequilar	Levornorgestrel
▶ Sisare	Östradiol-Valerat
▶ Skelid	Tiludronsäure
▶ Solu-Decortin H	Prednisolon
▶ Somatuline LA	Lanreotid
▶ Somavert	Pegvisomant
▶ Starlix	Nateglinid
▶ Stediril	Levornorgestrel Norgestrel
▶ Stimovul	Epimestrol
▶ Summavit	Ergocalciferol

► Supprelin	Histrelin
► Suprarenin	Epinephrin
► Synacthen	Tetracosactid
► Synapause	Östriol-Succinat
► Synarela	Nafarelin
► Synphasec	Dreistufenpille
► Syntestan	Cloprednol
► Syntocinon	Oxytocin
► T Lingvalete	Methyltestosteron
► Tachystin	Dihydrotachysterol
► Tampovagan	Diethylstilbestrol
► Terolut	Dydrogesteron
► Terracortril N	Betamethason
► Terzolin	Ketoconazol
► Teston	Methyltestosteron
► Testormon	Methyltestosteron
► Testosteron	Methyltestosteron
► Testosteron depot 250 mg	Testosteronenanthat
► Testosteron depot Jenapharm	Testosteronenanthat
► Testoviron-depot-250-Injektionslösung	Testosteronenanthat
► Testovis	Methyltestosteron
► Testred	Methyltestosteron
► Tetragynon	Levonorgestrel
► Thevier	Levothyroxin
► Thiamazol	Methimazol
► Thiamazol Henning	Thiamazol
► Thybon	Liothyronin
► Thyreocomb	Levothyroxin
► Thyreotom	Levothyroxin
► Thyronajod	Levothyroxin
► Thyrotardin inject	Liothyronin
► Thyrozol	Methimazol Thiamazol
► Tolbutamid R.A.N.	Tolbutamid
► Trenantone	Leuprorelin
► Triam-oral	Triamcinolon
► Tridin	Natriumfluorphosphat
► Tridomose	Gestrinon

▶ Triette Dragees	Dreistufenpille
▶ Trigoa	Dreistufenpille Levornorgestrel
▶ Trigynon	Levornorgestrel
▶ Trijodthyronin	Liothyronin
▶ Trinordiol	Levornorgestrel
▶ Trinordiol21	Dreistufenpille
▶ TriNovum	Dreistufenpille
▶ Triquilar	Dreistufenpille Levornorgestrel
▶ Trisequens	Norethisteronazetat
▶ Trisiston	Dreistufenpille Levornorgestrel
▶ Tristep	Levornorgestrel
▶ Ultralan	Fluocortolon
▶ Uniplant (55mg Nomegestrolazetat)	Nomegestrol
▶ Uprima	Apomorphin
▶ Urbason	Methylprednisolon
▶ Utrogest	Progesteron
▶ Valette Dragees	Dienogest
▶ Vexol Augentropfensuspension	Rimexolon
▶ Viagra	Sildenafil
▶ Vigantol	Colecalciferol
▶ Vigantoletten	Colecalciferol
▶ Vigorsan	Colecalciferol
▶ Viridal	Alprostadil
▶ Virilitt	Cyproteron
▶ Virilon	Methyltestosteron
▶ Vistimon	Mesterolon
▶ Vitamin D_3-Hevert	Colecalciferol
▶ Volon	Triamcinolon
▶ Volon A	Triamcinolon
▶ Voltaren	Diclofenac
▶ Xenical	Orlistat
▶ Yasmin	Drospirenon
▶ Yocon-Glenwood	Yohimbin
▶ Yohimbin „Spiegel"	Yohimbin
▶ Zink Verla	Zink
▶ Zometa	Zoledronsäure

► Zovia	Ethynodiol
► Zyloric	Allopurinol
► Zymafluor	Natriumfluorid

Handelsnamen und Generika

Auswahl von Wirkstoffen, die die angegebenen Handelspräparate enthalten.

Wirkstoff	Handelsnamen
▶ Acarbose	Glucobay Precose
▶ Alendronsäure	Fosamax
▶ Allopurinol	Allo Allopurino Hexal Allopurinol STADA Foligan Zyloric
▶ Alprostadil	Caverjet MUSE Viridal
▶ Altinsulin	Berlinsulin Huminsulin Normal Insulin Actrapid Insulin B. Braun ratiopharm Rapid Insuman Rapid
▶ Aminoglutethimid	Orimeten Rodazol
▶ Amiodaron	Cordarex
▶ Apomorphin	APO-go Ixense Uprima
▶ Arterenol	Arterenol
▶ Benzbromaron	Allo.comp-ratiopharm Allomaron Benzbromaron AL 100 Benzbromaron-ratiopharm
▶ Betacaroten	Carotaben Carotin Carotin-Dragees Carotinora

▶ Betamethason	Beta-Wolff Creme Betnesol Celestamine Celestan Psorcutan Beta Terracortril N
▶ Bicalutamid	Casodex
▶ Biotin	BIO-H-TIN BIOKUR Biotin Hermes Biotin IMPULS Biotin STADA Biotin-Asmedic Biotin-ratiopharm BVK Roche Carotin-Dragees Cernevit Deacura Eunova FrekaVit Gabunat Medobiotin Merz Spezial Dragees Multibionta
▶ Bromocriptin	Bromocriptin-ratiopharm Kirim Pravidel
▶ Budenosid	Benosid Aerosol Budecort Budenofalk Budenosid von ct Budenosid-ratiopharm Budenosid-Stada Entocort Novopulmon Pulmicort Respicort
▶ Buserelin	Profact Depot Monatsimplantat Profact nasal Profact pro injectione
▶ Cabaseril	Cabaseril
▶ Cabergolin	Cabaseril Dostinex
▶ α-Calcidol	Bondiol Doss EinsAlpha Injektionslösung EinsAlpha Kapseln
▶ Calcifediol	Dedrogyl
▶ Calcitriol	Rocaltrol
▶ Carbimazol	Carbimazol Henning Neo-Thyreostat

▶ Carbutamid	Invenol Nadisan Oranil
▶ Celecoxib	Celebrex
▶ Cetrorelix	Cetrotide
▶ Chlormadinon	Chlormadinon 2 mg JENAPHARM Gestafortin
▶ Chlorotrianisen	Fosfestrol Honvan Merbentul
▶ Chlorpropramid	Diabinese Glicornorm Glymese Meldian
▶ Choriongonadotropin	Choragon Predalon
▶ Clodronsäure	Bonefos Ostac
▶ Clofibrat	Clofibrat STADA
▶ Clomifen	Clomhexal Clomifen-ratiopharm Tabletten Dyneric Henning Tabletten
▶ Cloprednol	Syntestan
▶ Colchicin	Colchicum-Dispert Colchysat
▶ Colecalciferol	D_3-Vicotrat Dedrei Dekristol D-Mulsin D-Tracetten Ospur D_3 Vigantol Vigantoletten Vigorsan Vitamin D_3-Hevert
▶ Cyclofenil	Fetodur Menopax
▶ Cyproheptadin	Peritol
▶ Cyproteron	Androcur Climen Diane-35 Virilitt
▶ Danazol	Danazol-ratiopharm
▶ Deflazacort	Calcort
▶ Demoxytocin	Grindex

▶ Desmopressin	Desmogalen Desmopressin Minirin Nocutil Octostim
▶ Desogestrel	Biviol Cerazette Cyclosa Desmin Lamuna Lovelle Marvelon Novial Oviol 22 Tabletten Oviol 28 Tabletten–(Zweiphasenpräparate)
▶ Desoxykortikosteron	Cortiron (Desoxykortikosteronazetat, DOCA) Cortiron-Depot (Desoxykortikosteronenanthat)
▶ Dexamethason	Dexa Dexagalen Dexahexal Dexamethason Dexa-ratiopharm Fortecortin
▶ Diazoxid	Hyperstat Hypertonalum Proglicem
▶ Diclofenac	Allvoran Diclac Diclo Diclofenac Diclophlogont Dolgit Duravolten Effekton Janafenac Monoflam Rewodina Voltaren
▶ Dienogest	Climodien Lafamme Valette Dragees
▶ Diethylstilbestrol	Apstil Tampovagan A.T. 10 DHT Tachystin

► Dreistufenpille	Novial Pramino Synphasec Triette Dragees Trigoa Trinordiol21 TriNovum Triquilar Trisiston
► Drospirenon	Petibelle Yasmin
► Dydrogesteron	Daphaston Dufaston Duphaston Duvaron Gestatron Gynorest Isopregnenone Merrill Prodel Retrone Terolut
► Epimestrol	Alene Stimovul
► Epinephrin	Adrenalin Suprarenin
► Ergocalciferol	Frubiase Osspulvit S Forte Summavit
► Ethinylöstradiol	Ethinylestradiol Jenapharm Progynon C Tabletten
► Ethisteron	Ethisteron Pregnin
► Ethynodiol	Demulen Femulen Zovia
► Etidronsäure	Didronel Diphos
► Etomidat	Etomidat-Lipuro Hypnomidate
► Etongestrel	Implanon implantat
► Fenofibrat	Durafenat Normalip
► Finasterid	Propecia Proscar
► Fludrokortison	Astonin H
► Fluocortolon	Doloproct Ultralan
► Fluoxymesteron	Halotestin

▶ Flutamid	Flumid Flutamid Fugerel
▶ Fructus Agni casti	Agnucaston Biofem Cefanorm Femicur
▶ Gestoden	Femovan Minulet
▶ Gestonoron	Depostat
▶ Gestrinon	Dimetriose Nemestran Tridomose
▶ Gianirelix	Orgalutran
▶ Glibenclamid	Azuglucon Bastiverit Duraglucon Euglucon Glib Gliben Glibenclamid Glucoremed Glukovital Humedia Jutaglucon Maninil Praeciglucon
▶ Glibornurid	Gluborid Glutril
▶ Gliclazid	Diamicron
▶ Glimepirid	Amaryl
▶ Glipizid	Glibenese
▶ Gliquidon	Glurenorm
▶ Glisoxepid	Pro-Diaben
▶ Gonadorelin	Kryptocur LHRH Ferring Lutrelef Relefact LH-RH
▶ Guarmehl	Guar Verlan
▶ Histrelin	Supprelin
▶ Humanes Menopausen Gonadotropin (HMG)	Menogon
▶ Hydrokortison	Hydrokortison
▶ 25-Hydroxycholecalciferol	Calderol Dedrogyl
▶ Hydroxyprogesteron	Gravibinon Progesteron-Depot Proluton
▶ Ibandronat	Bondronat

▶ Ibuprofen	Contraneural
	Dolgit
	Dolormin
	Ibutop
	Optalidon
▶ Ketoconazol	Nizoral
	Terzolin
▶ Kolchizin	Colchicum-Dispert
	Colchysat Bürger
▶ Kortisonazetat	Cortison Ciba
▶ Lanreotid	Ipstyl
	Somatuline LA
▶ Leuprorelin	Enantone
	Trenantone
▶ Levornorgestrel	Cyclo Menorette
	Cyclo Oestrogynal
	Duofem
	Femigoa
	Femranette
	Gravistat
	Implanon
	Klimonorm
	Leios
	Levogynon
	Microgynon
	Microlut
	Mikro-30 Wyeth
	28 mini
	Minisiston
	Miranova
	Monostep
	Neo Stediril
	Neogynon
	Neogynona
	Novastep
	Oestronora
	Perikursal
	Sequilar
	Stediril
	Tetragynon
	Trigoa
	Trigynon
	Trinordiol
	Triquilar
	Trisiston
	Tristep

► Levothyroxin	Berlthyrox
	Eferox
	Euthyrox
	Jodthyrox
	L-Thyroxin
	Novothyral
	Thevier
	Thyreocomb
	Thyreotom
	Thyronajod
► Liothyronin	Thybon
	Thyrotardin inject
	Trijodthyronin
► Lisurid	Cuvalit
	Dopergin
► Lithiumazetat	Quilonum
► Lithiumcarbonat	Hypnorex retard
	leukominerase
► Lithiumcarbonat	Li 450 „Ziethen"
	Lithium Apogepha
	Lithium Aspartat
	Quilonum retard
► Lithium-D,L-hydrogenaspartat	Lithium-Aspartat
► Loperamid	Azuperamid
	Endiaron L
	Imodium
	Lop Dia
	Lopalind
	Lopedium
► Lysodren	Lysodren
► Medrogeston	Presomen comp.
	Prothil
► Medroxyprogesteron	Clinofem
	Clinovir
	Farlutal
	MPA GYN
	MPA Hexal
	MPA-beta
► Megestrol	Megestat
► Meprednison	Betapar
► Mesterolon	Proviron-25
	Vistimon
► Mestranol	Gestamestrol N
	Ortho Novum 1/50
► Metergolin	Liserdol
► Metformin	Glucophage

▶ Methimazol	Favistan Methizol 5 Thiamazol 40 mg inject „Henning Thiamazol Thyrozol
▶ Methylprednisolon	Advantan Medrate Methylprednisolon Metypred Metysolon Urbason Afro Agovirin Android Androral Arcosterone Hormobin Longivol Mediatric Mesteron Metandren Methyltestosterone Oreton T Lingvalete Teston Testormon Testosteron Testovis Testred Virilon
▶ Metoclopramid	Cerucal Gastronerton MCP Paspertin
▶ Metyrapon	Metyrapone Ciba
▶ Mifepriston	Mifegyne
▶ Miglitol	Diastabol
▶ Mitotan	Lysodren
▶ Moxisylyt	Erecnos Icavex
▶ Nafarelin	Synarela Deca-Durabolin
▶ Nateglinid	Starlix
▶ Natriumfluorid	Duraphat Fluoretten Ossin Retard Osspur Zymafluor
▶ Natriumfluorphosphat	Tridin
▶ Natriumperchlorat	Irenat
▶ Natriumselenit	Cefasel selenase

▶ Nomegestrol	Uniplant (55mg Nomegestrolazetat)
▶ Norethisteron	EVE 20 Mericomb Merigest
▶ Norethisteronazetat	Activelle Filmtabletten Conceplan M Tabletten Estracomb TTS Kliogest N Filmtabletten Primolut-Nor Trisequens
▶ Norethisteronenanthat	Noristerat
▶ Norgestimat	Cilest Pramino
▶ Norgestrel	Cyclo-Progynova Stediril
▶ Nortestosteron	Deca-Durabolin
▶ O,p' DDD	Lysodren
▶ Octreotid	Sandostatin Sandostatin LAR
▶ Orlistat	Xenical
▶ Ornipressin	POR 8
▶ Östradiol-Valerat	Estradiol Jenapharm Procyclo Progynova Sisare
▶ Östriol-Succinat	Synapause
▶ Oxytocin	Octostim Orasthin Oxytocin Hexal Syntocinon
▶ Pamidronsäure	Aredia Faulding Mayne Pamidronat
▶ Paramethason	Cortidene Depot Depodilar Haldrone
▶ Pegvisomant	Somavert
▶ Perchlorat	Irenat Tropfen
▶ Phentolamin	Regitin
▶ Pioglitazon	Actos
▶ Piroxicam	Brexidol Fasax Felden Flexase Pirorheum
▶ Prasteron	Gynodian Depot Injektionslösung

▶ Prednisolon	Decortin H Solu-Decortin H
▶ Prednison	Decortin Tablette Rectodelt Zäpfchen
▶ Prednyliden	Decortilen
▶ Pregnandiol	Pregnandiol
▶ Pregnantriol	Pregnantriol
▶ Probenecid	Probenecid Weimer
▶ Progesteron	Cluenone Utrogest
▶ Propylthiouracil	Propycil 50
▶ Quinagolid	Norprolac
▶ Raloxifen	Evista
▶ 5-α-Reduktasehemmer	Propecia Proscar
▶ Repaglinid	NovoNorm
▶ Rimexolon	Rimexel Vexol Augentropfensuspension
▶ Risedronsäure	Actonel
▶ Roaccutan	Isotret-HEXAL Isotretinoin-ratio Roaccutan
▶ Rosiglitazon	Avandia
▶ Sibutramin	Meridia Reductil
▶ Sildenafil	Viagra
▶ Somatrem	Protropin
▶ Sulfinpyrazon	Anturan
▶ Sulindac	Clinoril
▶ Tamoxifen	Kessar Nolvadex
▶ Teriparatid	Forsteo
▶ Terlipressin	Glycylpressin Haemopressin Novapressin
▶ Testosteronenanthat	Avel Fango Testosteron depot 250 mg Testosteron depot Jenapharm Testoviron-depot-250-Injektionslösung
▶ Testosteronundecanoat	Andriol Nebido
▶ Tetracosactid	Synacthen

▶ Thiamazol	Favistan
	Methizol
	Thiamazol Henning
	Thyrozol
▶ Tibolon	Livial
	Liviel
	Liviella
▶ Tiludronsäure	Skelid
▶ Tolbutamid	Orabet
	Tolbutamid R.A.N.
▶ Triamcinolon	Berlicort
	Delphicort
	Delphimix
	Lederlon
	Triam-oral
	Volon
	Volon A
▶ Tryptophan	Ardeydorm
	Ardeytropin
	Kalma
	L-Tryptophan-ratiopharm
▶ Voglibose	AO-128
▶ Yohimbin	Pluriviron mono
	Yocon-Glenwood
	Yohimbin „Spiegel"
▶ Zink	Zink Verla
▶ Zoledronsäure	Zometa
▶ Zweistufenpille	Neo-Eunomin